《金匮要略》
历代名家集注

主　编◎王庆国　刘　敏　李成卫

副主编◎闫军堂　王雪茜

人民卫生出版社
·北京·

圖書在版編目（CIP）數據

《金匱要略》歷代名家集注 / 王慶國，劉敏，李成衛
主編 . -- 北京 : 人民衛生出版社，2025. 1. -- ISBN
978-7-117-37514-6

Ⅰ. R222.32

中國國家版本館 CIP 數據核字第 2025JS1600 號

人衛智網	www.ipmph.com	醫學教育、學術、考試、健康， 購書智慧智能綜合服務平臺
人衛官網	www.pmph.com	人衛官方資訊發布平臺

《金匱要略》歷代名家集注
《Jingui Yaolüe》Lidai Mingjia Jizhu

主　　編：王慶國　劉　敏　李成衛
出版發行：人民衛生出版社（中繼綫 010-59780011）
地　　址：北京市朝陽區潘家園南里 19 號
郵　　編：100021
E - mail：pmph @ pmph.com
購書熱綫：010-59787592　010-59787584　010-65264830
印　　刷：北京匯林印務有限公司
經　　銷：新華書店
開　　本：787×1092　1/16　　印張：56
字　　數：1260 千字
版　　次：2025 年 1 月第 1 版
印　　次：2025 年 3 月第 1 次印刷
標準書號：ISBN 978-7-117-37514-6
定　　價：199.00 元
打擊盜版舉報電話：010-59787491　E-mail：WQ @ pmph.com
質量問題聯系電話：010-59787234　E-mail：zhiliang @ pmph.com
數字融合服務電話：4001118166　E-mail：zengzhi @ pmph.com

编 委

暢洪升　陳　萌　魯　藝　金　豔　計　燁

馬曉娜　孫良明　房克英　王東芳　李長香

湯　陽　周　剛　劉曉倩　李　欣　姚舜宇

任梓林　羅再奕　樓倩文　楊奕楠

　　《金匱要略》（後簡稱《金匱》）是漢代張仲景《傷寒雜病論》中"雜病"的部分，為北宋校正醫書局孫奇將《金匱玉函要略方》"斷自雜病以下，終於飲食禁忌"而成。《金匱玉函要略方》為北宋翰林學士王洙於蠹簡中所得，分三卷，上卷辨傷寒，中卷論雜病，下卷載其方，並療婦人。故今本《金匱》為宋人刪定，與《金匱玉函要略方》已不同。宋後醫家以《金匱》為"萬世醫門之規矩準繩"（朱丹溪《局方發揮》），"後世雜證方書之祖，乃有藥味、有方論之《靈》《素》"（徐彬《金匱要略論注·序》），且與《傷寒論》"相為表裏"，有"不讀《傷寒論》者，不可以言醫；不讀《金匱要略》者，並不可以言《傷寒論》"（李彣《金匱要略廣注·序》）之論。

　　《金匱》是中醫臨床奠基之作，其首注本為元代趙以德所撰《金匱方論衍義》。然其注釋之興起卻在明末清初，源於中醫學之"由博返約"。清代初期，始有徐彬《金匱要略論注》、程林《金匱要略直解》、李彣《金匱要略廣注》及周揚俊《金匱玉函經二注》等幾家注本。這些注本，旁徵博引，尤重《黃帝內經》（後簡稱《內經》），以示《金匱》與《內經》有類儒家道統孔子與周公的學術傳承。

　　經以載道。注釋經典，關鍵在於"體道"。如朱震亨《局方發揮》："仲景諸方，實萬世醫門之規矩準繩也，後之欲為方圓平直者，必於是而取則焉。曰《要略》之方果足用乎？曰天地氣化無窮，人身之病亦變化無窮，仲景之書載道者也，醫之良者引例推類，可謂無窮之應用，借令略有加減修合，終難逾越矩度。"秦伯未教授《金匱要略簡釋》講得很明確："本人認為，學習張仲景的《傷寒論》，主要是學習他的辨證論治方法。懂得了基本法則，不但全部《傷寒論》容易會通，閱讀其他醫書容易迎刃而解。《傷寒論》最可寶貴的地方就在於此。《金匱要略》……其辨證論治的精神是一致的。"

　　"為道屢遷""唯變所適"。《金匱》注釋研究中的創新，就在注釋者所體之"道"的變遷中延續至今。為此，本書遴選注解，全在創新觀點的有無。當前的中醫學，應以與時俱進、銳意創新為根本。然而，創新須以前人成果為基礎，方有根基。如周揚俊《金匱玉函經二注·自序》云："嘗思事不思古，其法不立；師古而不師聖人，其理不精。"指出研習仲景《金匱》的意義，在於使學術精深而有根基。我們編集《〈金匱要略〉歷代名家集注》（同此前編集《〈傷寒論〉歷代名家集注》），以《金匱》原文為綱，遴選有創新觀點的注解，並按時間順序排列，以展示歷代注家有根基的創新和《金匱》學術發展的脈絡，其目的就是為今天仲景學說乃至中醫學的發展，打下一個堅實的基礎。

目 錄

緒　言

　　集解是經典研究的傳統模式。《金匱要略》（簡稱《金匱》）是中醫四部經典古籍之一，是治療雜病的典範，與《傷寒論》一起被古今醫家讚譽爲方書之祖、醫方之經。《金匱要略》集解的意義在於，集諸家所長，借助注釋，重構經典，爲中醫多元化的臨床應用提供知識與方法支撐。

　　《金匱》屬《傷寒雜病論》16卷中的"雜病"部分，由東漢張仲景撰於3世紀初。《傷寒雜病論》歷經傳抄，失真失散，傷寒部分經晉太醫令王叔和收集、整理、編次，形成《傷寒論》一書傳世。而《傷寒雜病論》另一古傳本名《金匱玉函要略方》，由北宋翰林學士王洙發現於翰林院書庫。發現時書簡共3卷，上卷爲辨傷寒，中卷則論雜病，下卷記載藥方。後北宋校正醫書局林億等人根據當時所存的蠹簡文字重予編校，取其中以雜病爲主的内容，仍厘訂爲3卷，改名《金匱要略方論》，後世簡稱《金匱要略》。全書共25篇，方劑262首，共列舉病證60餘種。書中所述病證以内科雜病爲主，兼有部分外科、婦產科等病證，是中國現存最早的一部診治雜病專著，而此書名"金匱"，也是言其重要和珍貴之意，"要略"，言其簡明扼要之旨，表明本書内容精要，價值珍貴，應當慎重保藏和應用。

　　成書以後，《金匱》相關研究主要發展出雜病研究、《金匱》注釋研究以及《傷寒雜病論》或仲景學說、經方研究等方向。上海中醫學院（現上海中醫藥大學）裘沛然教授主編的《中國醫籍大辭典》對專門研討《金匱》的書籍進行統計，達230多種。

　　中醫學有透過經典注釋融匯新知、創造新知的傳統。就《金匱》而言，融匯的新知，是注家所處時代醫學領域内外的新知識、新思想，是研究、注釋《金匱》所採用的新方法、新視角；創造的新知，是醫家採用新方法揭示出的内隱於原文中的關於疾病因機證治、理法方藥的新規律、新見解。後者是注本研讀的醫學目的所在，而前者是理解後者的基礎與關鍵，二者不可分離。爲此，在集解疾病診治的具體知識之前，需要瞭解《金匱》學術發展史，熟悉各時期在不同學術環境下《金匱》研究的學術特點與貢獻。

　　《金匱》學術發展史，大致可以分爲四個階段。第一階段，宋明時期，是《金匱》成爲醫學經典的前期，以病機、治法及組方、制方理論爲研究方法，隸屬於雜病或《傷寒論》研究，以散在研究爲主，僅有《金匱方論衍義》一個注本，流傳亦不廣。第二階段，清代中早期，《金匱》成爲醫學經典。受乾嘉學派影響，《金匱》注本越來越多，最終使其與《傷寒論》等一同成爲醫學經典；臟腑氣化理論逐漸替代六經辨證成爲分析《金匱》疾病診治的核心理論。第三階段，清代晚期及民國，受中西醫匯通學派影響，《金匱》研究中引入生理、病理、藥理等西醫學知識。第四階段，中華人民共和國成立以後，隨着辨證論治理論的成熟與發展，《金匱》的辨證體系成型爲以原著爲基礎的臟腑經絡辨證體系。

第一階段，宋明時期，是《金匱》成爲醫學經典的前期。

從宋至明，《金匱》研究屬於雜病或《傷寒論》研究，以散在研究爲主。明代俞橋云："元金以來，世寡經見。諸家或載《金匱》方治，多於他書中得之耳。"醫家多從不同方面對《金匱》的某個理論、某種學說或某些病證作出專題闡發。如朱肱在《南陽活人書》中採用了《金匱》的方劑；陳無擇據《金匱》理論發展了三因說；張元素謂"仲景藥爲萬世法，號群方之祖，治雜病若神"，在小注中提到了《金匱》；李杲受《金匱》治虛勞當甘溫扶中思想的影響，發展了脾胃學說；朱震亨的《局方發揮》常以《金匱》的理論與方藥爲依據，詳述"局方"之弊。

這個時期，研究《金匱》的著作，僅有《金匱方論衍義》一個注本，流傳亦不甚廣。謝觀《中國醫學源流論》云："《金匱》一書，治者遠較《傷寒》爲少，宋元人皆無注釋，明初趙以德乃有《衍義》之作，其書傳本甚少，故《四庫》著錄惟得徐忠可所注。"明代注《金匱》者唯趙以德一家，首開注解《金匱》之先河，具有溯源開流之功。據曹炳章《歷代傷寒書目考》所載："注傷寒，宋有五十七家，金二十家，元三十家，明九十一家，共計一百九十八家。而《金匱》，惟明趙以德《金匱玉函要略衍義》一家而已。"

此期，《金匱》研究成果雖然分散，但屬於宋明時期醫學發展的一部分，是《金匱》研究的開端，尤其是採用新的病機與治法理論闡發原著，爲後世《金匱》研究提供了新的方法與範式，故不容忽視。北宋之後，《傷寒論》研究興盛，引發金元時期醫學爭鳴與變革。《四庫全書總目·醫家類》云："儒之門戶分於宋，醫之門戶分於金元。觀元好問《傷寒會要》序，知河間之學與易水之學爭；觀戴良作《朱震亨傳》，知丹溪之學與宣和《局方》之學爭也。"從北宋傷寒學到金元醫學，核心的主題是將《傷寒論》研究成果推廣到雜病。而這一學術進展的基石，是北宋傷寒學建立的發表攻裏診治體系，即疾病在表宜發汗，用麻黃湯、桂枝湯類方劑加減治療，疾病在裏化熱當用承氣湯類方攻下治療的體系。這一診治體系是第一個將根據病症使用方藥拆分爲分析病症病機、根據病機確立治法、根據治法選擇或組織方劑進行治療的診治體系，其因機證治、理法方藥一線貫穿的診治特點，使疾病診治、方劑選擇或組織藥物成爲一個理性分析的過程。這個在外感病診治中形成的新範式，對其他疾病的診治有強大的影響，以至於金元時期的醫學可以認爲是該範式在雜病中推廣的結果。

這個推廣過程可以分爲兩個層次。第一個層次是將北宋傷寒學發表攻裏診治體系中包含的病機、治法、方藥等具體知識推廣應用到雜病。以劉完素、張從正爲代表，直接應用《傷寒論》研究成果，將陽鬱化熱的病機與發表攻裏的治法、方劑直接應用到雜病治療。如劉完素創立火熱論、三一承氣湯及雙解散等，可用於雜病的發表攻裏；而後來張從正將汗、吐、下三法理論提升爲普適於所有疾病的治法，後世稱攻下派。用現代中醫理論分析，無論外感、內傷，疾病都有虛實。在雜病的診治中過用發表攻裏攻邪的治法與方藥，容易導致過度攻伐的弊端，故爲稍後的易水學派所指摘。李杲在其著作《內外傷辨惑論》中對其作出批駁："概其外傷風寒，六淫客邪，皆有餘之病，當瀉不當補；飲食失節，中氣不足之病，當補不當瀉。舉世醫者，皆以飲食失節，勞役所傷，中氣不足，當補之證，認作外感風寒，有餘客邪之病，重瀉其表，使榮衛之氣外絕，其死只在旬日之間。所謂差之毫釐，謬以千裏，可不詳辨乎？！”其後著作有《脾胃論》等，被現代醫家尊爲“補土派”。

兩個學派在疾病攻補上的認識差異，表現在對《傷寒論》三陰病的認識上，引發所謂“河間之學與易水之學爭”。北宋傷寒學以朱肱《類證活人書》影響最大。朱肱認爲六經病中三陰病爲陰證，當用溫法治療，有積滯才可以攻下。劉完素等以六經病皆從火化、三陰病亦當攻下之說駁詰朱肱。而李杲《傷寒會要》和《傷寒治法舉要》，及王好古《陰證略例》以三陰病可攻可補，支持、發展了朱肱的認識。這就是所謂“河間之學與易水之學爭”，雖然表面上是對傷寒三陰病治法的不同認識，而背後卻是對疾病虛實攻補的原則差異。而對外感、內傷各疾病虛實攻補的系統認識到金元四家集大成者朱震亨才得以完成，即至朱震亨，雜病才建立起系統的病機與治法體系。

第二個層次是將北宋傷寒學發表攻裏診治體系中包含病機分析、組方制方的相對抽象的診治方法推廣到雜病的診治中，從而建立雜病自身的因機證治、理法方藥齊備的診治體系。與後世八綱表裏辨證比較，北宋傷寒學發表攻裏診治體系的證類與治法相對簡單，但是，它構建了因、機、證、治、方、藥關係體系，使臨床處方成爲一個理性分析過程，這無論從方劑學發展角度還是從臨床診治過程的角度看，都是一個巨大的歷史進步。宋代之前及宋代大部分方書，均以“藥證方”的模式陳述，基本模式：前列主治病症，後列藥物及煎服法；可有方劑名稱，也可以沒有方劑名稱，沒有病因、病機、治法分析。在這種陳述方式下，無論這些方劑是由怎樣的思想指導而組成，對於臨床應用來說，經驗性的方症、方病對應仍然是主要的用方思路。自宋代始，在陳述方式上出現了“方論”，即在敘述主治病症與方藥之外，著重論述方劑適用病症的病因、病機，以及方劑的治法、藥物配伍關係，如《小兒藥證直訣》等。這是方劑學從經驗積累到理性飛躍的開始，宋傷寒家建立的表裏診治體系就是這一學術動向的典型成果。

無論是劉完素還是張元素、李杲，他們都在病機、治法及組方、制方的方法與內容上進行了大量的探索。如劉完素在運氣學說基礎上拓展了《黃帝內經》病機理論，創立用藥法象等與病機相應的組方理論；張元素、李杲則從臟腑寒熱虛實等方面分析病機、治法及組方原則。在這些理論支撐下，臨床上對疾病的診治趨向於通過病症分析病因、病位與病機，並在病機與治法基礎上選擇藥物組成方劑，而不是晉唐以來由主治病症直接確定方劑。《醫學發明》序言描述李杲依據病機處方：“東垣老人李君明之，可謂用藥不拘於方者也。凡求治者，以脈證別之，以語言察之，以內經斷之。對證設方，其應如響。間有不合者，略增損輒效。蓋病之變無第，君之方與之無窮，所以萬舉萬全也。”朱震亨在《格致餘論》中對其師羅知悌也有類似的描述。

“羅每日有求醫者來，必令其診視脈狀回稟。羅但臥聽，口授用某藥治某病，以某藥監其藥，以某藥爲引經。往來一年半，並無一定之方。至於一方之中，自有攻補兼用者，亦有先攻後補者，有先補後攻者。又大悟古方治今病焉能吻合？隨時取中，其此之謂乎。是時羅又言，用古方治今病，正如拆舊屋湊新屋，其材木非一，不再經匠氏之手，其可用乎？由是又思許學士釋微論曰：予讀仲景書，用仲景之法，然未嘗守仲景之方，乃爲得仲景之心也。"

這段《格致餘論》中文字提供三個資訊：①羅知悌診治疾病依病機治法組方，不用成方。②朱震亨對此感觸很深，說明這個臨床操作模式對於他來說是個新知識。③朱氏將其引申至《傷寒論》《金匱要略》，引用許叔微的觀點，認爲"讀仲景書"的關鍵在於"用仲景之法"，而不是其中固定的方劑。而朱震亨從這個新的臨床操作模式對依據病症處方舊有的操作模式進行批駁，就是"丹溪之學與宣和《局方》之學爭"。

至朱震亨，雜病的診療有了自身完整病因病機、治法、組方體系。故明代有"雜病法丹溪"之說，而丹溪學派對《金匱》的研究成果亦最突顯。首先，朱震亨明確提出"仲景之書，載道者也"，將《金匱》的學習與應用價值的上升到"道"的層面，超越了一般方書。

"然則《要略》之方，果足用乎？抑猶有未發者乎？予曰：天地氣化無窮，人身之病亦變化無窮。仲景之書，載道者也。醫之良者，引例推類，可謂無窮之應用。"（《局方發揮》）

其次，朱震亨對《金匱》病因病機治法等多有發揮。如朱震亨《格致餘論》提出："補腎不如補脾，脾得溫則易化而食味進，下雖暫虛，亦可少回。"《金匱》中有多個條文在脾腎兩虛的情況下選擇補脾而不補腎。如《金匱要略·血痹虛勞病脈證並治第六》小建中湯證："虛勞裏急，悸，衄，腹中痛，夢失精，四肢酸疼，手足煩熱，咽乾口燥，小建中湯主之。"又如"產前安胎，白术、黃芩爲妙藥也。條芩，安胎聖藥也"一說，出自朱丹溪的《丹溪心法·金匱當歸散論》。

第三，最爲重要的是，新的完整的雜病診治體系爲《金匱》的注釋提供了方法與知識的支撐。從隱性知識理論分析，《金匱》注釋實際上是採用新的診治體系將內隱於原著的關於疾病診治的知識顯性化、體系化。原著在疾病分類、病因病機與治法分析中採用了漢代醫經家經脈學的理論，但方劑應用依舊是"藥證方"的模式。藥物治療源於對症治療，《傷寒論》《金匱要略》也有這個學術特點。原文陳述方式以脈證＋方藥爲主，少有病機與治法的論述。故至今有經方流派以方證相應、藥證一體來研究應用仲景學術。所不同者，作爲漢代第一部融合醫經、經方諸家，開創醫方之學的醫著，《傷寒雜病論》中統領諸具體方證應用有源於漢代醫經家經脈學的人體模式與醫學理論。這些理論尚不能爲疾病診治、方劑組成每個步驟與細節提供細緻的分析，也就爲新的臨床操作模式出現後注家對原文內隱的因機證治、理法方藥的知識挖掘與創新留出了充足的空間。用新知識、新體系闡釋《金匱要略》在朱震亨後條件具備，這就不難理解第一個注本《金匱方論衍義》的作者何以是丹溪弟子趙以德。

趙良仁，字以德，少習儒，後師從朱丹溪，治驗頗豐，以醫術聞。精研《內經》《傷寒論》《脈經》諸書，博及太極陰陽之理，注釋《金匱要略》，發闡經義，彰明醫理，尤善"以經釋經"，後世醫家襲其注者甚多，而《金匱方論衍義》謂可與成無己《注解傷寒論》相媲美。此書雖然未經刊行，但開創了用宋以後新的雜病診治體系注釋、重構《金匱》診治體系的先河，故意義深遠而重大。

第二階段，清代中早期，《金匱》成爲醫學經典。

清代大量的注本及相關研究著作的出現，是《金匱》成爲醫學經典的學術基礎。作爲醫學經典著作，應當具備三個特點：一是形成較早；二是原著文本原貌得到維護，有大量注本，以其爲學科基本的知識體系做蒙學之用；三是流傳廣泛。在宋明時期《金匱》被奉爲經典。如李東垣《內外傷辨惑論》云：“易張先生云，仲景藥爲萬世法，號群方之祖，治雜病若神。後之醫者，宗《內經》法，學仲景心，可以爲師矣。”注本僅有一家，也流傳不廣。故吳謙在《訂正仲景全書·金匱要略注》中有謂：

“《傷寒論》論傷寒，《金匱要略》論雜病，乃仲景全書。《傷寒論》得成無已創注，續者五十餘家，故得昌明宇內；《金匱要略》人罕言之，雖有趙良、徐彬等注釋，但其文義古奧，系千載殘編錯簡，頗多疑義，闕文亦複不少，承訛襲謬，隨文蔓衍，宜後人視爲迂遠，束諸高閣。”

由此看來，在宋明時期，《金匱》不是一個實際上的經典著作。認真分析可以得出，明代醫學以《黃帝內經》爲經典，張景岳以之爲“三墳之一”、“發明至理，以教後世”（《類經·序》）之書。其學科體系，《內經》之下，臨床則分傷寒宗仲景、熱病法河間、內傷尊東垣、雜病用丹溪四家。如明代李梴《醫學入門·傷寒序》：“仲景傷寒立論，萬世典也；河間溫暑補方，三時用耳；至於傳經直中，分別陰陽雜證，乃丹溪之獨見，傷寒大義如此。然西北風高，傷寒者多；東南地燠，內傷者多，是以東垣又作《內外傷論》以辨之。……三世四家之書，缺一不可。”又如明代吳正倫《脈症治方·凡例》“脈明，而後審症。症不審，則無以施治。故論症專以《內經》爲主，次以劉、張、李、朱四家議論爲羽翼。……治法不明，則用藥無所據。故治法亦以《內經》、四子爲主，然後參以諸家之說。”張仲景以論傷寒而與劉、李、朱三家並稱，《傷寒論》《金匱》尚未成爲《內經》之下、諸書之上的醫學經典，則是顯而易見的了。

清代乾嘉學派，爲《金匱》確立醫學經典地位提供了社會文化土壤。乾嘉學派是指清代的一個學術流派，以對中國古代社會歷史各個方面的考據而著稱。由於學派在乾隆、嘉慶兩朝達到頂盛，故得名。清代乾嘉學派，以“鄭學”爲旗幟，以“漢學”相標榜，對我國兩千多年以來的文獻典籍，進行了大規模的整理總結，使豐富的文化遺產賴以保存，並爲後人閱讀、利用和整理提供了方便，奠定了基礎。乾嘉學派中有許多嚴肅學者，在治學態度與治學方法上，嚴謹踏實，一絲不苟，而且還開拓了近代實證學風之先河。

《金匱》在清代出現大量注本顯然受乾嘉學派的影響。乾嘉學派興盛於乾嘉時期，但其起源於清初學者黃宗羲、顧炎武、方以智等人對儒家經典的研究、注釋。《金匱》的注本大量出現，也在清初。如徐彬的《金匱要略論注》（1671），程林的《金匱要略直解》（1673），李彣的《金匱要略廣注》（1682）及周揚俊的《金匱玉函經二注》（1687）等幾個最早注本，均成書於康熙年間。其後，受《傷寒論》錯簡的影響，出現了《金匱》類著作。如沈明宗（字目南）認爲《傷寒例》是王叔和插入，《臟腑經絡先後病》“夫人秉五常”一條，才是《傷寒論》《金匱要略》的總綱，並把它列爲首條。《沈注金匱要略·凡例》：“王叔和編輯傷寒雜證，原是一書，統名《金匱玉函經》，誠仲景功臣，德莫大焉。惜以己見插入，致使先聖之意反晦。蓋《金匱》首章，原該傷寒、雜病通部之序列，而第一卷，乃通部察病治法之綱領……而叔和複添蛇足，更作序例……餘今一概刪去。"其後，吳謙《醫宗金鑒》、葉霖《金匱闕疑》、高學山《高注金匱要略》，均以"夫人秉五常"爲總綱，列爲首條。如《醫宗金鑒》："此篇乃一書之綱領，前人誤編爲次篇，先後失序，今冠於首，以統大意。"黃元御《金匱懸解》，不但類編章內條文，更把全書病症按外感、内傷、外科、婦人分類編排；魏荔彤《金匱要略方論本義》，以《周易》之辭、占，類推《金匱》病的常與變、文與法，是對《金匱》内在診治體系的探索。

《金匱》研究的發展理路亦與乾嘉學派同步。乾嘉學派分兩期，第一期以顧炎武等學者爲代表，學術特點爲博大；第二期以乾嘉時期段玉裁爲代表，學術特點爲專一，反宋學。《金匱》研究也有第一期博采眾家，第二期專以《內經》等漢唐醫著爲注而否定宋明醫家的特點。如早期的《金匱要略廣注》，因其名"廣注"，故而引述前賢見解頗多；注釋源本《內》《難》，又博采金元及明代諸家之說，闡發原文重在理、法。如書中徵引徐之才、朱肱、許叔微、張從正、朱震亨、王履、張兼善、趙獻可、樓英、王三陽、徐彬以及婦科之郭稽中、武之望，本草之陳藏器、李時珍等著述外，旁及《周易》《尚書》《虎鈐經》等非醫學著作。而乾嘉以後的《金匱》注家，有了新的學術傾向，開始注重以漢唐醫學醫著注釋，而否定金元以後出現的命門水火、五行生克制化，及氣味厚薄、引經報使等學說注家和注本。如黃元御把劉完素、朱震亨二人稱之爲"二悍"，把明代薛己、張介賓之輩稱做"群凶"，說當時的醫風是"二悍作俑，群凶助虐"。受他影響的醫家有張琦、歐陽兆熊等，他們共同的特點就是鄙薄金元以來諸家學說。再如陳念祖《長沙方歌括·勸讀十則》："劉、張、朱、李四家，雖尊仲聖之名，鮮有發揮。更有庸妄者，顛倒是非。"又其《金匱要略淺注》，以《靈樞》《素問》更正其前注家的觀點，"然改正處以《素問》《靈樞》爲主，以《難經》爲輔，以《千金》《外臺》等書而推廣之，以各家諸刻而互參之，必求其與仲師本章本節上下節有闡發無滯礙者，然後注之。"陳氏反對明代溫補派籠統浮泛的治療思想，提倡使用經方。

注家強調《金匱》的經典地位，無不以儒家道統作。比如徐彬把《金匱》與其他醫著的關係，同儒家經史與百家著作關係類比，謂："不習經義，不可以論史；不讀史，不可以衡論百家之書。……張仲景者，醫家之周、孔也。仲景之《傷寒論》《金匱要略》，醫家之六經也。……此餘著《金匱要略論注》，正如六經既明，則古今諸史不期而自明。謂源流既正，即複泛涉方書，自有朝宗之好耳。"（《金匱要略論注·自序》）

最終，這些注本的出現，奠定了《金匱》的經典地位。大量注本的出現，並廣爲傳播，使《金匱》成爲一個醫學經典著作。如周揚俊《金匱玉函經二注·自序》提倡讀仲景書並云："嘗思事不師古，其法不立；師古而不師聖人，其理不精。……故仲景既著《傷寒論》垂萬世法，而複出其心思，著《金匱玉函經》爲雜證矩範，使天下後世有志此者，於此啟悟。"李彣著《金匱要略廣注》的原因，亦爲《金匱》"擯置不講，醫家幾欲覆甕""不忍坐視泯滅"。陳念祖《長沙方歌括·勸讀十則》"以讀仲師書，爲第一勸"。而清代把《金匱》作爲國家醫學考試基本科目，後又加試《醫宗金鑒》，而吳謙的《訂正金匱要略》就在其中。

隨着《金匱》及《傷寒論》注本的增多，張仲景的地位也得以脫離"四家"而真正成爲醫聖。如徐大椿《醫學源流論·四大家論》："醫道之晦久矣。明人有四大家之說，指張仲景、劉河間、李東垣、朱丹溪四人，謂爲千古醫宗。此真無知妄談也。夫仲景先生，乃千古集大成之聖人，猶儒宗之孔子。河間、東垣，乃一偏之學。丹溪不過斟酌諸家之言，而調停去取，以開學者便易之門。此乃世俗之所謂名醫也。三子之於仲景，未能望見萬一，乃躋而與之並稱，豈非絕倒？如扁鵲、倉公、王叔和、孫思邈輩，則實有師承，各操絕技，然亦僅成一家之言。如儒家漢唐諸子之流，亦斷斷不可與孔子並列，況三人哉！"而陳念祖《長沙方歌括·勸讀十則》："明時以張長沙與劉河間、李東垣、朱丹溪爲四家。此李士材之誤也。張石頑云：張是張子和，當知相沿之誤。"黃元御將黃帝、岐伯（《內經》）、秦越人（《難經》）、張仲景（《傷寒論》《金匱要略》）四人稱之爲四聖，肆力於闡釋四聖之書，撰有《四聖心源》《四聖懸樞》等書。信奉黃元御的歐陽兆熊把醫學書籍和儒學經典相比擬，認爲"《素問》《靈樞》，醫之六經也；《傷寒》《金匱》，醫之四子書也"。他把醫家黃元御比作儒家的朱子（朱熹），認爲"宗黃氏即以宗仲景，不宗仲景，黃、岐之法不立；不宗黃氏，仲景之法不明"。

《金匱》與《傷寒論》並列，處於《內經》《難經》之下、其他醫著之上的地位得到確立。其實例不止在注本中以儒家道統類比，以仲景爲醫家之孔子、爲聖人，《金匱》《傷寒論》相當於儒家的六經，高於其他醫著之上，這在綜合性醫著中也有反映。如張璐《張氏醫通·凡例》："是編首列《靈》《素》病機，次則《金匱》治例，以冠諸論。"徐大椿《蘭臺軌範·凡例》："每病先敘病原，次《金匱》《傷寒》，次《病源》《千金》。"此爲《金匱》成爲醫學經典之又一例證。

清代，《金匱》注釋整合病機與方論，是醫學發展的一次由博返約。在內容上，清代注家延續朱震亨"載道者也"的觀點，強調《金匱》中醫學道理的重要價值。如陳文述《重刊金匱二注序》："漢張仲景醫理最精，以傷寒一門，爲病中最要，既爲《傷寒論》以明治法，複爲《金匱玉函經》以爲治雜症之矩矱。"注家將新的醫學理論與知識體系用來闡釋《金匱》，實質爲《金匱》診治體系的重構，這樣一部原本"鮮有理論"的《金匱》，就被注釋成包含有各時期基本醫學理論與操作特點的有理有法、有方有藥的新體系。《金匱》的注本，以《內經》及後世醫家的理論分析原文病機與方劑的結構，採用的是金元以後關於病機與方論的學術成果。金元以後的病機與方論著作，如《景岳全書》《證治準繩》，宏大而駁雜，而《金匱》文簡義賅，如此注釋客觀上完成了對病機與方論的整合、由博返約。爲此，徐彬謂《金匱》"乃有藥味、有方論之《靈》《素》"。惟有如此，《金匱》才可能作爲後世醫著、臨床各科的基礎，完成其醫學經典的作用。

日本丹波氏父子的《金匱玉函要略輯義》及《金匱玉函要略述義》二書，較有代表性，闡發多有新意。

第三階段，清代晚期及民國，受中西醫匯通學派影響，《金匱》研究中引入生理、病理、藥理等西醫學知識。

這一時期，儘管要面對社會思潮、政府不利政策的壓力，《金匱》研究著作和刊行仍然進入了一個繁盛的時期。據統計，《全國中醫圖書聯合目錄》1949 年以前中醫藥著作 12 124 種，成書於民國時期的就有 4 330 種；其中，傷寒金匱類 796 種，成書於民國時期的 275 種。既有純以中醫之理研究者，也有結合西說進行闡發者。較有代表性的有曹穎甫的《金匱發微》，黃竹齋的《金匱要略集注》，陸淵雷的《金匱要略今釋》，余無言的《金匱要略新義》，朱光被的《金匱要略正義》等。

就內容分類而言，延續前代思路，將《金匱》及前代注釋整理、編輯、發揮以便於學習、記憶、臨床應用的實用類著作最多，爲第一類。如嚴岳蓮《金匱要略淺注方論合編》（1908）、胡毓秀《傷寒論金匱要略集注折衷》（1937），以《金匱要略淺注補正》爲藍本，取陳修園、唐宗海二家之說加以集注，折衷其義；吳槐綬《金匱方證詳解》（1906）、許宗正《金匱論方合解》（1911）等重在解釋方劑；趙恕鳳《金匱醫案》（1935）介紹作者驗案及心得體會；鐘文煥《金匱懸解經方歌括》、羅振湘《金匱方證歌括》（1936）等總結爲臨證歌括；包一虛《雜病表》以列表和圖形解讀原著。第二類是《金匱》教材。該類圖書始於民國初期，初爲師徒授受所用，多稱爲"講義"，中醫專門學校編印的教材也稱爲"講義"，如馬湯檻、何公旦 1935 年編撰的《金匱學講義》，爲浙江中醫專科學校教材。

就學術風尚而言，清代晚期及民國時期，西學東漸，《金匱》學術研究出現否定陰陽五行及運氣學說、引用西醫學知識注解原文和強調經方的經驗性與實證性三個特點。如嚴鴻志《金匱廣義》注"風氣雖能生萬物，亦能害萬物"，以空氣解"風氣"，以空氣的"清潔"還是"含有一種微生物"來說明"風氣"對萬物的"生""害"；又解三焦爲"網膜"、腠理爲"白膜"。曹穎甫注"肝病傳脾"，不從五行生克解，而從肝脾解剖部位解，"肝臟血虛，則其葉燥挺而壓於脾"（《金匱發微》）。又以肌肉之間大小縫隙解"腠理"："所謂腠理者，人身肌肉方斜、長短、大小不等之塊湊合而成。湊合處之大隙，即謂之腠；肌肉並衆絲而成塊，衆絲之小隙，即謂之理。"余無言的觀點更爲明確，其觀點主要寫在《金匱要略新義·凡例》中。如其反陰陽五行及運氣學說："本書編輯，一貫《傷寒》之前例。探取諸家學說，以腳踏實地指歸，力避空談。凡運氣陰陽等理論，概所不取。偶有陰陽等字，系屬代表某事某物者，即不得已而用之。"引證西醫："引證西醫學說，擇善而從，是者是之，非者非之。治療之法，不以中西分是非，而以療效定優劣。"強調經驗與實證："每一病證，必在其原有條文下，旁引諸家學說，並參自己經驗，詳爲注釋，務使得一明確之理論，合理之治療。""凡予附列之醫治驗案，皆餘經驗之事實，決非捕風捉影之談可比。"

民國時期，《金匱》研究受日本學者湯本求真《皇漢醫學》影響，有中體西用、西體中用之爭。《皇漢醫學》成書於 1927 年，內容全以中醫理論爲基礎，闡述中醫治療的效用，全書很多是作者結合西醫學說來注釋中醫理論，學術特點是典型的"西體中用"。湯本求真（1876—1941）是 20 世紀初日本醫學界"西學漢"的巨擘更是日本漢方醫學古方派的一代宗師。《皇漢醫學》1928 年 4 月、9 月，先後出版了第二、第三卷，全書 57 萬字。該書的出版，對當時的日本醫界產生了深遠的影響。著名漢醫奧田謙藏爲該書撰寫跋文時贊揚說："此書成後，公之於世，所以補正現代醫術之謬誤缺陷，故無論矣；又將醫界之寶庫、漢方醫學之真諦一一揭出，負啓導後進之大任。"《皇漢醫學》出版後，正值中國的國民黨政府欲"廢止舊醫以掃除醫事衞生之障礙"，引起全國中醫界的極大憤慨和強烈反對。爲了分庭抗禮，改變當局者對中醫的陳見，中醫界必須論證中醫之科學性。此書問世不久，國內即有多種譯本。譯者周子敍云："凡湯本之所言，皆余所欲言而不能言者也。中醫垂絕之緒，庶幾可以複振矣。"曹穎甫先生在此書序言中說："處此中西激爭之際，是爲吾人增色不少，是與國醫前途有極大關係也。"

宣導中西醫匯通、"中醫科學化"的醫家受《皇漢醫學》影響甚大。如陸淵雷《金匱要略今釋》自序："余之治醫也，主以漢師訓詁，遠西科學。讀漢唐古書，博考深思，去其浮空執滯，爲之疏通互證。向之中西畫若鴻溝者，竊不自量，輒欲糅合爲一。故方術則中土，理法則遠西。""方術則中土，理法則遠西"顯然是受《皇漢醫學》"西體中用"影響的知識結構。其他如朱莘的《傷寒雜病論精義折中》、王秉鈞的《傷寒論金匱要略新注》等，主張"中西自然融會貫通，取長補短"。反者道之動。亦有反對中西匯通的醫家，如楊育曾編《傷寒金匱折中》，推崇張志聰、柯琴、徐大椿、陸懋修諸家論注，認爲中西醫學術分歧，與其牽強附會，不若存其本真。

第四階段，中華人民共和國成立以後，以高等院校中醫專業本科《金匱要略》教材爲主導，以整體觀和辨證論治核心方法的《金匱》研究，取得了豐碩的成果。

中華人民共和國成立以後，借鑒《醫宗金鑒》將仲景之書作爲培養中醫人才的經驗，《金匱》一直作爲高等中醫院校的必修課教材，國家多次組織學驗俱豐的金匱研究專家修訂編審，並有教學參考書問世。同時還再版了一些好的版本及注本，新版了一些本學科的專注，如譚日強《金匱要略淺述》、楊百茀《金匱集解》。至於各家中醫雜誌，也發表了很多研究文章，從版本、原文、文義、文法、學術思想、臨床、實驗各方面進行了廣泛研究。

中西體用的爭議終以"中體西用"佔據主體，整體觀和辨證論治成爲當代中醫理論體系的基本特徵。新的體系下，《金匱》研究教學、科研、臨床等多方面取得豐碩成果，對其辨證論治體系的認識從辨證論治到臟腑辨證、臟腑經絡辨證，也經歷了一個從引入新方法到方法與原文結合創建新體系的過程。首先，秦伯未編著《金匱要略簡釋》認爲"鑽研仲景著作，主要是學習他的辨證和治法"（見虛勞病）；譚日強《金匱要略淺述》前言認爲"其學術思想，與《傷寒論》同樣是以《內經》的理論體系爲基礎，以辨證論治的方法爲主導"。近 30 年來，學者認爲《金匱》的辨證論治的特點爲辨病與辨證結合，以臟腑經絡爲中心，以四診爲基本診法，以八綱爲綱領。

唯道屢新，唯變所適。從原著"辨某某病脈證並治"的操作模式，到宋以後各代不同的病機治法體系，《金匱》注本不斷地引入新的方法，創造新的雜病診治理論與應用模式。歷代中醫臨床始終面臨複雜的疾病系統，僅以某一種診治模式很難適應臨床需求。歷代《傷寒論》《金匱》的注本或集注本，承載着建立開放、多元診療系統的任務。本書的編寫目的亦是如此。

本書編寫說明如下：

1. 本書對東漢張仲景著《金匱要略方論》二十五篇（上、中、下三卷）作全面集注。

2. 本書原文以明代吳遷鈔宋本《金匱要略方》爲底本。不刪減（包括附方），次序不更動。

3. 本書採集歷代注家的精闢論述，以注本完成時間爲次序，展現仲景診治雜病的精彩。

4. 各篇以原著原文、方證爲綱，內容依次爲原文、歷代名家注釋。

5. 各家注解依次爲醫家及醫著、注解及其所在篇卷。首選趙以德《金匱方論衍義》論述，缺者補用周揚俊《金匱玉函經二注》。其他精選歷代代表性觀點。

6. 注解選擇以注家原創觀點爲主，引用前期醫家的觀點不重複引用，觀點接近者亦不再引用。

7. 書末附有主要注家及書目。

藏府經絡先後病脉證第一

原文 問曰：上工治未病，何也？師曰：夫治未病者，見肝之病，知肝傳脾，當先實脾，四季脾王不受邪，即勿補之。中工不曉相傳，見肝之病，不解實脾，惟治肝也。

夫肝之病，補用酸，助用焦苦，益用甘味之藥調之。酸入肝，焦苦入心，甘入脾。脾能傷腎，腎氣微弱，則水不行；水不行，則心火氣盛，則傷肺；肺被傷，則金氣不行；金氣不行，則肝氣盛，則肝自愈。此治肝補脾之要妙也。肝虛則用此法，實則不在用之。

經曰"虛虛實實，補不足，損有餘"，是其義也。餘藏準此。（一）

趙以德曰（《金匱方論衍義》）：經謂五藏相傳者，必是藏氣因邪並之，邪正相合，發動則有餘，故得傳於不勝也。

今乃云肝虛之證，知其傳脾。然肝虛必弱，弱則必爲所勝者克，奚能傳於不勝也？《藏氣法時論》曰：肝欲補，急食辛以補之；欲瀉，以酸瀉之。今云肝虛之病，補用酸，又奚爲與《內經》相反也？

試嘗思之：《金匱要略》首篇之所敘者，由人禀五行氣味以成形，形成則聲色漸著，於是四者日行變化於身形之中，未嘗斯須離也，遂次第列於篇首，以爲治病之規範。此條特明於味者耳。

夫陰陽者，在天，爲風、寒、濕、熱、燥、火之氣；在地，成水、火、土、金、木之形；在物，化辛、酸、鹹、苦、甘之味。是故人之五藏，從五行生數，配其奇偶，互成體用。天一生水，在體爲精，在氣爲寒；地二生火，在體爲神，在氣爲熱；精與神配，寒與熱配，二者形之始著，自合一奇偶也。天三生木，在體爲魂，在氣爲風；地四生金，在體爲魄，在氣爲燥；魂與魄合，風與燥配，居形生成之中，亦合奇偶。然生物者，氣也；成之者，味也。以奇生則成而偶，以偶生則成而奇。寒之氣堅，故其味可用鹹以軟；熱之氣軟，故其味可用苦以堅；風之氣散，故其味可用酸以收；燥之氣收，故其味可用辛以散。土兼四時，行無定位，無專性，陰陽沖氣之所生，故其味甘以緩。《洪範》亦曰：稼穡作甘。

味之成者爲體，氣之成者爲用，有諸體而行諸用。故肝木者必收之而後可散。非收則體不立，非散則用不行，遂致體用之偏之氣，皆足以傳於不勝也。偏於體不足者必補酸以收之，偏於用不足者必補辛以散之，故補體者必瀉其用，補用者即瀉其體。因知《內經》云辛補，爲其用也；仲景云酸補，爲其體也。

然仲景之言亦出《內經》。《內經》謂：風生木，木生酸，酸生肝。豈非酸乃肝之本味？以本味補本體，不待言而可知。故正言時論補瀉其用之行變化者，亦不可以爲仲景相反也。

又云弱水壯火，使金氣不行，則肝氣自愈者，水乃木之母，火乃木之子，此即母能令子虛，子能令母實之義，由子克退鬼賊故也。然不止此一法，又有所謂虛則補其母，實則瀉其子。二者之法，常對待而立，爲五行逆順而設。逆行則相勝，順行則相生，治相勝者，則當弱水旺火；治相生者，則當益水瀉火。水能生木，於木虛者，便當補水，水盛則木得受其所生矣；於木實者，便當瀉火，火退則金氣來制，而木平矣。仲景謂"肝虛用此，實則不用"者，意則在是。

觀夫《內經》治勝復之氣於既復之後，兩氣皆虛，必補養安全而平定之，使餘之氣自歸其所屬，少之氣自安其所居。初勝之際，其氣爲實，則瀉其有餘。由是而言，仲景此條之意，又未必不似於斯也。（卷上）

徐彬曰（《金匱要略論注》）：醫中有大關目，不可專指一病者，仲景於首卷，特揭數十端以定治療之法。此則論五行相克之理，必以次傳，而病亦當預備以防其傳也。問古云"上工治未病"，豈真毫無所病，而先治之乎？謂五行相克之理，每傳於所勝，假如見肝之病，肝木勝脾土，故知必傳脾，而先務實脾。脾未病而先實之，所謂治未病也。然四季土旺，旺不受邪，即勿補之，恐實實也。其中工不曉此理，不預爲脾計，則專治肝，以脾爲未病而不治，逮既病而治之，則已晚矣。其實脾之法如何？謂肝之病，倘在宜補，則本藏虛，喜本藏之味，酸先入肝，故爲補；心火爲肝之子，苦先入心，子能令母實，故焦苦爲助；脾則肝所勝者也，用甘味益之，似無謂。不知脾土能制腎水，腎水弱，心無所制，心火能制肺金，而肺爲火所傷。至於肺傷而肝木榮，何也？金者木之仇也，金傷而木盛矣，故曰肝自愈。此理甚微，故曰：此治肝補脾之要妙也。然弱腎，縱心，傷肺，原非美事，但因肝虛，故取矯枉而得其平，不得已中之妙法也。倘肝有實邪，方將瀉肝不暇，可補助之，又委曲以益之乎？故曰：實則不在用之。此法即《經》所謂"虛虛實實，補不足，損有餘"之義。諸藏皆然，不獨肝也。故曰：他藏准此。

論曰：肝木虛，正宜資於腎水。今曰：肝之病，補用酸，助用苦，益用甘。甘者，扶土製水，使火盛而傷仇木之肺金也。將必肺之病，補用辛，助用鹽，益用酸。扶木製土，使水盛而傷仇金之心火。心之病，補用苦，助用甘，益用辛。扶金製木，使土盛而傷仇火之腎水。腎之病，補用鹽，助用酸，益用苦。扶火制金，使木盛而傷仇水之脾土。脾之病，補用甘，助用辛，益用鹽。扶水制火，使金盛而傷仇土之肝木。是一概扶我所勝，而制我所不勝，反傷其生我者，而助我所生者。豈虛則補其母之義乎？不知此處立論，只重救受傳之藏，故曰治未病。謂病之所以遷延不愈者，不憂本藏之虛，而憂相傳不已，則病乃深，如木必克土之類。故以必先實脾爲治肝之要妙，即爲治諸藏之總法也。是故補母不若直補本藏之切；而又助其子，子能令母實，則本藏更旺；乃又扶肝木所克之脾土，委曲以制其仇木之肺金。謂既虛不堪再損，故以安其仇爲急。若但執補母之說，滋水以生木，則子能令母實，腎水得助，而肺金實，其爲損肝當何如？若虛則補其母，別有說也。假如肝病虛，而四季土旺，實脾之說，既不可用。即非四季土旺，而其人脾土素強，可再益脾，以使乘肝乎，即須滋腎水以潤肝木矣。故曰：虛則補其母。諸藏亦如是耳。（卷一）

沈明宗曰（《沈注金匱要略》）：此問答五藏病，當合時令虛實之治也。蓋望聞問切，四診精明，則預知傳變吉凶，故爲上工。而治未病者，乃今病爲已病，邪乘所勝，後起而爲未病。即肝病傳脾，脾病傳腎，腎病傳心，心病傳肺，肺病傳肝之義。本篇提肝病爲已病，預防木盛乘脾之未病，故當先實脾，俾脾氣實而金亦王，木得平而不乘脾土爲要。中工不曉相傳脾土之害，不解實脾，惟治其肝，以致木邪臨土，脾病陡起，經謂粗工兇兇，以爲可攻，故病未已，新病復起是也。在四季脾王之月，不受木乘，即勿補之，其或誤補，是犯實實之戒矣。此言風木時令之實，則當培土之陰，以防木乘之未病，此下乃明木令之虛，亦當培土之陽，資生營衛而濟肝虛，俾肝氣盛而火亦王，金氣平而不乘於木，亦爲治未病也。後人不明仲景立言，是以肝木一藏虛實，而明五藏之治，概以肝實混統注釋，故復明之。夫肝之病，補用酸者。因肝藏藏血，而血虛受邪，故用酸味屬陰，從肝陰之性，而補陰血爲君。經謂補上下者從之是也。又用焦苦入心養正，使心火不竊母氣爲助。益用甘味之藥調者，甘能入脾，資生營衛，充濟諸藏之虛，而肝得其濟，則金亦平而不伐於木。經謂佐君之爲臣也，因肝虛，故用酸入肝，焦苦入心，甘入脾而調之。甘入脾者，謂甘熱之品也，又謂脾能傷腎，腎氣微弱，則水不行。水不行，則心火氣盛則傷肺。肺被傷，則金氣不行，金氣不行，則肝氣盛，則肝自愈。復明木虛而受金寒之暴病，是互時令賊邪淫克，吉凶在於瞬息之間，所以伐實救虛，乃勝復相制之理，實非縱火刑金，而爲治病之常。若常法以扶其不足，損其有餘，爲肝虛補脾，以防未病，若肝盛誤補，是助木乘脾，而致未病矣。此明肝虛金邪暴傷，故使肝氣盛，則肝自愈。重以前後互言，故曰治肝補脾之要妙，肝虛則用此法，實則不在用之。又囑不可虛虛實實之誤，當以補不足損有餘而爲治五藏虛實之常，謂是其義也。然舉一隅而使三隅反，故曰餘藏准此。（卷一）

魏荔彤曰（《金匱要略方論本義》）：此條乃仲景總揭諸病當預圖於早，勿待病成方治，以貽悔也。治之預，則用力少而成功多，所謂曲突徙薪之助，宜加於焦頭爛額之上也。天下事概如此矣，豈止醫藥爲然？《中庸》云：凡事預則立，不預則廢。亦爲凡事言也。篇皆設爲問答以明。問曰：上工治未病，何也？師曰：夫治未病者，見肝之病，知肝傳脾，當先實脾。先言肝者，以四時之氣始乎春，五藏之氣始於肝。《洪範》言履端於始，序則不愆，故先引肝以爲之准云。五藏之氣旺，則資其所生，由肝生心，心生脾，脾生肺，肺生腎，腎生肝，順則吉也；病則侮其所克，肝克脾，脾克腎，腎克心，心克肺，肺克肝，逆則凶也。故善養生者，必明乎五氣順布、四時順行之序，而後不致倒行逆施，與天行有悖也。周子所謂君子修之吉，小人悖之凶，既兼理氣而言，則醫家亦不外乎此義矣。所以肝病必傳於脾，上工必先實脾，使肝病以不得傳而可愈也。然藏氣之衰旺，與時令相流通。四季之月，每季土旺十八日，合算畸零，以應五行各旺七十二日之數。若適當其際，則脾旺自不受邪，即勿補之，而肝自不得肆其侮也。設過補脾，又犯實實之戒矣。但此衰旺消息之理，上工方知之，若中工以下，即不能曉識矣。

不曉相傳之義，見肝之病，不解實脾，惟治肝也，所謂頭病治頭，脚病治脚，一病執一方，如庸醫之學也。夫肝之病，必肝虛者多，虛者補之，補必用酸，正治也；若夫助其子勢，即以助母之勢也，焦苦入心，助心必用焦苦，此旁治也；更有益其所勝之勢，即以衰其病之勢矣，甘入脾，益脾必用甘味，以調濟之，此又反治也。明乎三治之治而預圖之，何病不已乎？所以然者，脾能傷腎，腎氣微弱，則水不行。此水爲陰寒之水氣，足以入厥陰，而傷及少陽者，故水不行而心火氣足，不食肝母之氣，而肝自安。故心火足而肝陽暢達，木得火而欣欣向榮，必也。且於是而肺金畏火制而不敢來侮肝，故曰傷。然非真傷肺也，使頑燥之氣（批）水爲陰寒之水氣，金乃頑燥之金氣，足以發明仲景之意於不言。不伐厥陰生意，而肺金常得溫，故云和。金氣乃不行也，金氣不行，則肝木暢茂條達而病自愈矣。一治肝之法而輾轉顧慮，於五行之理，蓋如是之周詳縝密，而後可善其治肝之用也。此治肝必補脾之要妙也。非上工庸易明哉？肝之虛者，必用此法，而肝無難理矣。今世之治肝者必治肝，治肝不效，則必治腎，虛則補其母也。然水氣寒，木氣斂，究不效也。不如治脾，且治心，必火土溫和，而水木之氣方能舒暢。師早已度此金針，特人多誤認泥丸作大丹耳！師又爲明肝實者則不在此例用此治。然實邪易泄，虛病難調。知補虛之法，而泄實之法自能類推矣。師又引經以總結之，經曰：虛虛實實，補不足，損有餘。蓋虛者復攻之，是犯虛虛之禁也；實者復補之，是犯實實之禁也。惟虛而不足者補之，實而有餘者損之，方合於經言之義也乎。學者再能邪正標本之間，辨虛實而爲補損，則於師神明之旨，方有契焉！師更明餘藏准此，舉一隅而可以三隅反矣。（卷上）

尤怡曰（《金匱要略心典》）：《素問》云：邪氣之客於身也，以勝相加。肝應木而勝脾土，以是知肝病當傳脾也。實脾者，助令氣王，使不受邪，所謂治未病也。設不知而徒治其肝，則肝病未已，脾病復起，豈上工之事哉？肝之病補用酸者，肝不足則益之以其本味也。與《內經》"以辛補之"之說不同。然肝以陰藏而含生氣，以辛補者所以助其用，補用酸者所以益其體。言雖異，而理各當也。助用苦焦者，《千金》所謂心王則氣感於肝也。益用甘味之藥調之者，越人所謂損其肝者緩其中也。"酸入肝"以下十五句，疑非仲景原文，類後人謬添注脚，編書者誤收之也。蓋仲景治肝補脾之要，在脾實而不受肝邪，非"補脾以傷腎，縱火以刑金"之謂。果爾，則是所全者少，而所傷者反多也。且脾得補而肺將自旺，腎受傷必虛及其子，何制金强木之有哉！細按語意，"見肝之病"以下九句，是答上工治未病之辭；"補用酸"三句，乃別出肝虛正治之法。觀下文云"肝虛則用此法，實則不在用之"，可以見矣。蓋藏病惟虛者受之，而實者不受；藏邪惟實則能傳，而虛則不傳。故治肝實者，先實脾土，以杜滋蔓之禍；治肝虛者，直補本官，以防外侮之端。此仲景虛實併舉之要旨也。後人不察肝病緩中之理，謬執"甘先入脾"之語，遂略酸與焦苦，而獨於甘味曲窮其說，以爲是即治肝補脾之要妙。昔賢云詖辭知其所蔽，此之謂耶。（卷上）

陳念祖曰（《金匱要略淺注》）：問曰：上工治未病，何也？師曰：病不外邪正虛實，邪氣盛則實，正氣奪則虛，是邪正統於虛實中也。夫上工治未病者，見肝邪之爲實病，知已病之肝必傳未病之脾，當先實脾。若春之三月，夏之六月，秋之九月，冬之十二月。四季脾王不受邪，即勿補之；所以然者，藏病惟虛者受之，而實則不受，藏邪惟實則能傳，而虛則不傳也。中工不曉邪実則相傳，見肝之病不解，先實未病之脾，惟治其肝，不防其傳也。夫肝虛之病，補其本藏之體則用酸，經云：木生酸，酸生肝，遂其曲直之性也，補之猶恐不及，則用助，助其陽必用焦熱之藥，使心旺而氣感於肝也，助其陰必以苦，用苦寒之藥，養心液之不足，泄君火之有餘，則木得其養矣。助之猶恐不足，以用益。益用甘味之藥調之。蓋稼穡作甘，則用培土升木之法，其法悉備於烏梅丸之中也。若中工不解，誤以酸入肝，焦苦入心，甘入脾，三句為克制之治，然則肝虛正治之法，當從何處求之？以下十二句，是述工之誤，以爲補脾能傷腎，腎氣微弱則水不行，水不行則心火氣盛，則傷肺；肺被傷，則金氣不行，金氣不行則肝氣盛，則肝自愈，以此治肝補脾之要妙也。然則上工治肝虛之病則用此酸甘焦苦之藥，按調補助益之妙法，若治肝實之病則不在治肝虛之例可用之。經曰“無虛虛，無實實，補不足，損有餘”，是其義也。餘藏准此。餘藏，他藏也。實者，防其傳，先治其未病之藏；虛者，補其虛，求本藏之體用。遵經旨而治之，則得矣。

此論五行之理，以次而傳，別中上二工之治，學者當審其虛實，而分其治法焉。

按：肝陰藏，論標本，挾心包之火；論表裏，含少陽之氣，故惡燥而復喜煖。治之之法，補用酸者，肝屬木，木生酸，酸生肝，補本藏之體，順曲直之性也。助用焦苦者，焦藥性溫，入心，俾心氣旺而感於肝也。如木得陽春之氣，則欣欣向榮矣。過煖則爲熱，如盛夏溽暑熏蒸，枝垂葉萎，故必作以苦寒之藥，入心以清其火，養液以維其陽，陰長陽潛，木得遂其條達之性矣。肝苦急，與甘味以緩之，爲調肝補土之義也。以下脾能傷腎十二句，是述中工誤認克制之說，以爲治肝補脾之要妙，故復申之曰：肝虛則用此法，“此”字指調補助益而言。又曰：實則不在用之。言實者，當防其傳，不在補虛之例，此仲師虛實併舉之旨，以明正治之法也。又引經而證之曰“虛虛實實，補不足，損有餘”，是其義也。漢文古奧，注家往往多誤。

男元犀按：肝與膽同居，體陰而用陽，藉膽火以爲用，故《內經》不從標本，而從中見。《金匱》助用焦苦者，焦苦俱入心而亦主火爲用，其義一也。實者降其火，用其用；虛者補其火，助其用，別其用之不同也。知肝傳脾者，肝屬厥陰巽木，脾屬太陰坤土，以陰傳陰，侮其所勝之義也。本節先君小注中，“實出烏梅丸”一句，取厥陰全體之治，於群書無字中會出，是文家化境也。按《厥陰篇》：消渴，氣上撞心，心中疼熱，飢而不欲食，食則吐蚘，下之利不止。以及便血、吐膿、煩嘔、厥熱等證，立烏梅丸一方，降逆止利，順接陰陽法，破陰行陽，爲傳轉法，借以調肝實脾，以明體用之妙也。夫以體用言之，方用烏梅，酸平入肝，納氣補其體；當歸苦溫，入肝養血而通經，俾氣血調而木得遂矣；人參甘寒，益脾中之陰；乾薑苦溫，補脾中之陽，令陰陽和則脾健，而邪不能侵矣；黃連、黃蘗苦寒入心降火，降炎上之火，以溫下寒，此爲用其用也；蜀椒、桂枝焦辛入心，補陽氣，散寒水，令心君旺，而下交於腎，此爲助其用也；妙在細辛之辛香，交通上下，領諸藥環轉周身，調氣血，通絡脉，以運其樞；附子入腎，鎮浮陽，煖水藏，以固其根。味備酸甘焦苦，性兼調補助益，統厥陰體用而並治之，則土木無忤矣。中工不曉此理，以補土製水，縱火刑金，則是治一藏而殃及四藏，惡在肝虛之治法哉！（卷一）

朱光被曰（《金匱要略正義》）：此章示人知病邪有傳變，補瀉有定法，爲治百病之權衡也。蓋五行之氣，子母相生而亦乘勝相加，故經言“七傳者死，間藏者生”。七傳者，《難經》所云傳其所勝也。則肝病實脾之旨，實開千古治病之法門。但一藏有一藏之體用，相乘有相乘之虛實，故即肝藏以例其餘。

如肝病而虛者，其病氣復欲傳脾，則本氣愈虛而脾藏復傷。當此之時，何以調治，故仲景於病氣未傳之先，而立委曲綢繆之法。酸爲肝之體，酸入肝，補其正以瀉邪也。苦爲木之用，苦入心，養其子以助正也。甘味入脾，兼能緩肝，和調兩藏，令弗相戕也。且土爲水之防堤，防堤堅固，則水不泛濫，而君火有權，肝益有氣。金爲木之仇，肺金有制，則肅殺不行，而材木暢遂，損有餘補不足之義如此，然專爲肝家氣分虛者而設，若肝氣實，當直用疏泄本氣方法矣。反是實實虛虛，禍可勝言哉！仲景舉一以例其餘，極爲剴切詳明。（卷上）

曹穎甫曰（《金匱發微》）：此節借肝病傳脾，以明上工治未病之說也。肝藏血，虛則其葉燥，挺而壓於脾。脾氣鬱，則痛延腹部，遂有腹中急痛之證。《傷寒論》云：陽脉急，陰脉弦，腹中急痛，先予小建中湯。蓋桂枝湯其味本甘，加飴糖則其味益甘。《內經》所謂"肝苦急，急食甘以緩之"，即實脾之說也。脾王不必泥四季，但濕土當旺之時即是。長夏用小建中，即病脹懣，故曰勿補。中工不知因肝藏血虛之故，而用甘味以實脾，而以小建中湯爲治肝補脾不二法門，則大誤矣。蓋肝之本味酸，而中含有膽液則苦。肝與胃同居膈下，而胃實爲生血之原，肝膽之液滲入胃中，並能消食。寒則吐酸，肝之液也；熱則吐苦，膽之液也。要之爲胃氣不和。胃氣不和則無以資肝藏之血，且濕勝則肝膽不調，故多嘔。濕之所聚，蚘病乃作，然則所謂補用酸，助用焦苦者，以烏梅丸言之也。但焦苦當言苦溫，以烏梅之酸，合細辛、乾薑、蜀椒、桂枝、附子之溫及黃連、黃蘗之苦燥，而後胃溫濕化，肝膽之鬱方得條達。更有胃中虛寒，乾嘔吐涎沫，而專用苦溫之吳茱萸湯，而不用酸以補之者，此證寒濕初起，肝藏未虛，故但需助胃陽而止嘔也。若夫益用甘味以調之者，乃專指建中湯言之。以上三法，皆爲肝虛而設。凡病虛則生寒，實則生熱。故有肝乘脾、肝乘肺，而刺期門者；亦有厥深熱深而當下者；亦有肝實血熱，熱利下重，而用白頭翁湯者。若不問虛實而概用建中湯以治肝補脾，不病脹懣，即病煩躁。故曰：不任用之。無實實，無虛虛，補不足，損有餘，當是古《內經》文，見扁鵲《難經》。（卷之一）

原文 夫人稟五常，因風氣而生長，風氣雖能生萬物，亦能害萬物，如水能浮舟，亦能覆舟。若五藏元真通暢，人即安和；客氣邪風，中人多死。千般疢難，不越三條：一者，經絡受邪，入藏府，爲內所因也；二者，四肢九竅，血脉相傳，壅塞不通，爲外皮膚所中也；三者，房室、金刃、蟲獸所傷。以此詳之，病由都盡。

若人能養慎，不令邪風干忤經絡；適中經絡，未流傳藏府，即醫治之；四肢才覺重滯，即導引、吐納、針灸、膏摩，勿令九竅閉塞；更能無犯王法、禽獸災傷；房室勿令竭乏，服食節其冷熱苦酸辛甘，不遺形體有衰，病則無由入其腠理。腠者，是三焦通會元真之處，爲血氣所注；理者，是皮膚藏府之文理也。（二）

趙以德曰（《金匱方論衍義》）：此條舉生身之氣而言。所謂五常者，五行經常之氣也。上應列宿。在地成象，名曰剛柔，金、木、水、火、土也；在天無質，名曰陰陽，風、寒、濕、熱、相火也。人在氣交中，稟地之剛柔，以成五藏百骸之形；稟天之陰陽，以成六經之氣。形、氣合一，神機發用，駕行穀氣，出入內外，同於天度；昇降浮沉，應夫四時。主宰於身形之中者，謂之元真。

其外感者，皆客氣也。主、客之氣，各有正、不正。主氣正，則不受邪；不正，則邪乘之。客氣正，則助其生長；不正，則害之。主氣不正者，由七情動中，服食不節，房勞過度，金刃蟲獸，傷其氣血，盡足以虛之。客氣不正者，由氣運興衰，八風不常，盡足以虛之。客氣傷人，或謂風、寒、濕、熱、相火俱有德、化、政、令行於時，和則化，乖則變，變則眚，豈獨風能生、能害於物哉？今仲景止言風而不及五氣，何也？曰：陰陽在天地間，有是氣，則有是理。人稟是氣，即以為命；受是理，即以為性。若仁者，乃風木之理，風木乃仁之氣。先儒且言：仁者，天地生物之心，兼統五常之性，其風木者，亦天地生物號令之首，必兼統五常之氣，五氣莫不待其鼓動以行變化。故《內經》曰：之化之變，風之來也。大抵醫之獨言風，猶儒之專言仁也。《內經》又曰：八風發邪，以為經風，觸五藏。《靈樞》曰：虛邪不能獨傷人，必因身形之虛，而後客之。又云：風寒傷人，自孫絡傳入經脉、肌肉、筋骨，內傷五藏。仲景所謂人能養慎，不令邪中為內外所因者。蓋取諸此，以分表裏者也，非後世分三因之內外也。語同而理異，三因之內因，由七情、房勞虛其元真，以致經絡藏府之氣自相克伐者也。（卷上）

徐彬曰（《金匱要略論注》）：此段言病之變態雖多，而因則為三，以示淺者不得深治，深者不得淺治也。謂人秉陰陽五行之全，而殊於異類，其生而長，則實由風與氣。蓋非八風，則無以動蕩而協和；非六氣，無以變易而長養。故《內經》曰：風生木，木生肝。又曰：神在天為風。曰：天之在我者德也，地之在我者氣也，德流氣薄而生者也。又曰：陽化氣，陰成形。然有正氣，即有惡氣；有和風，即有狂風。其生物、害物，並出一機，故有浮舟覆舟之喻。於是就有形言之，則有五藏；從無形言之，則為元真。風與氣皆流行之物，人之藏府應之，故通暢則安和。四時正氣為主氣，不正惡氣為客氣；養物之風為正風，害物之風為邪風。其生物有力，則害物亦有力，所以中人多死。然風有輕重，病有淺深，人身只一內外，故約言之，千般疢難，不越三條：一者，邪從經絡藏府發自內而深，為內所因；二者，病從四肢、九竅、皮膚，沿流血脉而淺，為外所因；三者，病從王法、房室、金刃、蟲獸而生，雖漸及經絡而非經絡之謂，雖害於皮膚而非皮膚之謂，為不內外因，所謂病之由也。與陳無擇所言三因，微有不同。人於此慎養，不令風寒異氣干忤經絡，則無病。適中經絡，未入藏府，可汗吐或和解而愈；或入內稍淺，下之可愈，所謂醫治之也，此應前內因一段。若六淫之邪，僅感皮膚，流傳九竅血脉，所入淺，但吐納、導引，如修真之類，針灸、膏摩，如外科之法，則重滯通快，而閉塞無由，此應前外因一段。更不犯王法災傷，則無非意之侮；又雖有房室而不令竭乏，則內實不虛，此應前房室一段。若"服食"數句，合言服食起居，無所不慎也。腠理云者，謂凡病糾纏於身，不止經絡血脉，勢必充滿腠理，故必慎之，使無由入。腠者，三焦與骨節相貫之處，此血氣所往來，故曰元真通會；理者，合皮膚藏府內外，皆有其理，細而不紊，故曰文理。

論曰：內外因之說，仲景欲人知病之所感淺深，分別施治。故後論中風，有邪在皮膚、邪在經絡、邪在藏府之分；後論經阻，至云"歷年血寒，積結胞門，寒傷經絡，凝堅在上，則爲肺癰"之說，則此處內因之意，不從內傷外感爲辨，而從病之淺深爲辨可知。若四肢九竅，血脉相傳，壅塞不通，明指手痹腳氣、屬風疥癩、一切痛癢小病爲言。觀下云才覺手足重滯語氣，取其淺而易治可治。若房室，其傷在內，而反列於內因外因之外。蓋仲景之論，以風氣中人爲主，故以從經絡入藏府者，爲內爲深；自皮膚流血脉者，爲外爲淺；而房室所傷，與經絡皮膚無相干涉者，爲不內外因。謂病因於虛，非客氣邪風中人之比也，則治宜專補其陰，而不得犯經絡血脉可知。後人別用行經補血之藥治房室虛損，其誤亦可知也。又論曰：思邈常謂地水火風，和合成人。凡人火氣不調，舉身蒸熱；風氣不調，全身僵直，諸毛孔閉塞；水氣不調，身體浮腫，氣滿喘粗；土氣不調，四肢不舉，言無音聲。火去則身冷，風止則氣絕，水竭則無血，土散則身裂云。然則風之在人相爲形體，故曰人秉五常，因風氣而生長。可知六氣之害人，去風尤爲親切。但五氣有損無益，風則生長因之，故既曰邪風中人多死，又曰風能生萬物。（卷一）

李彣曰（《金匱要略廣注》）：前節云上工治未病，此云不遺形體有衰，病無由入其腠理，亦治未病之意也。五常者，人之性，即仁義禮智信也。人因風氣生長，言風兼言氣者，以風中有氣。如《莊子》云大塊噫氣，《禮經》云煦嫗覆育萬物是也。《靈樞》云：風從其所居之鄉來者，爲實風，主長養萬物，是因風氣而生也；從其衝後來者，爲虛風，主殺主害。《素問》云：風者百病之始，是因風氣而害也。通節以元真二字爲主。元真者，藏真之元氣，<small>經云藏真散於肝，通於心，濡於脾，高於肺，下於腎。</small>所謂天真是也。五藏元真通暢，人即安和。即《內經》恬澹虛無，真氣從之，精神內守，病安從來也。客氣者，客忤不正之氣，以邪從外感，如客自外來，故云客氣也。邪風者，經云八風發邪，以爲經風，觸五藏，邪氣發病。又云虛邪賊風，避之有時，故中人多死也。三條，即內因、外因、不內外因也。頭面七竅，合前後二陰爲九竅也。（卷上）

沈明宗曰（《沈注金匱要略》）：此條是書中大旨，通部之綱領，前人誤編次章，茲冠於首，以正頭緒，不致紛紜也。蓋《天元紀大論》云：五運陰陽者，天地之道也，萬物之綱紀，變化之父母，生殺之本始。在天爲玄，在人爲道，在地爲化，化生五味，道生智，玄生神。神在天爲風、寒、暑、濕、燥、火之五氣，在地爲木、火、土、金、水之五行，在人爲心、肝、脾、肺、腎、之五藏。又謂在天爲氣，在地成形，形氣相感，化生身形萬物。故仲景曰，夫人秉五常，即秉天地五運陰陽之常氣，氣即風也。然風迺東方甲乙生發之氣，爲四時六氣之首，而天氣化生，長養萬物，必隨八風動盪之機而發，發則寒暑燥濕火相隨，應時而化。人感此氣而成，謂因風氣而生長。然風有邪正，正風者，即溫和之風，生育萬物也。邪風者，乃飄飄之風，肅殺萬物也。故以風氣始能生萬物，亦能害萬物，如水能浮舟，亦能覆舟之譬。五藏元真通暢，人即安和者，謂人之內氣不虛，則不受邪而爲病也。若天氣寒時而反熱，熱時而反寒，爲客氣邪風，中人多死。乃謂衝方來者，傷人之風也。凡人身之病，不出表裏陰陽，內因、外因、不內外之三因。故曰：千般疢難，不越三條。一者，經絡受邪入藏府，爲內所因，即大邪中表，感冒風寒，傳經入裏，乃經絡受邪之病也；二者，邪從四肢九竅，入於血脉肌肉筋骨，壅塞不通，即拘攣、癱瘓、風痹之類，爲外皮膚所中，是軀殼井滎俞合募原受邪爲病也；三者，不從六淫，而因房室、蟲獸所傷，爲不內外因，即自作勞傷之疾也。以此詳之，病由多盡。若人能養慎，不令邪風干忤經絡，謂無內損，則身無病。或中經絡，未流傳藏府，即醫治之，可免七傳之患，謂內因必須早治也。四肢才覺重滯，便行導引、吐納、針灸、膏摩諸法，勿令九竅閉塞，不致筋攣軟短、痛痹癱瘓諸疾，謂外因必須早治也。更無王法，禽獸災傷，房室勿令竭乏，服食節其冷熱、苦酸辛甘，謂不因風寒致病，而過節勞傷，須當自慎，故曰不令形體有衰。《靈樞》曰：虛邪不能獨傷人，必因身形之虛而後客之。故得三焦之氣，統領氣血津液，充溢藏府腠理，則邪不能入，所謂病則無由入其腠理。然三焦之氣充溢軀殼、藏府、肌肉、皮膚，相合罅隙之路爲腠，故爲三焦通會元真之處，爲血氣所注。而精津血液灌溉滋滲藏府、筋骨、肌肉、皮膚，出入之竅爲理，故爲皮膚藏府之文理。總皆賴三焦之氣，充溢藏府，津液實之，則腠理密而不受邪爲病也。（卷一）

魏荔彤曰（《金匱要略方論本義》）：此條乃明天地風氣生死萬物之理，見人當善爲調攝，遠其戕害，禀其滋益，能不須丹術而自得長生久視之道也。治病貴預矣，而得病必有因，試再申其本原之義。人禀五常而生。常者，恒也，恒久而不已之氣也；五者，在先天爲水火木金土，在後天爲水木火土金也。人禀先天之五行而成形，人禀後天五行而得生。其氣亙古如斯，生生不已，非至常能如是乎。然此氣在人者自生生，在天者自流行。流行者，氣也，而四時布，八風起矣。是人亦萬物之一，俱生於風氣，長於風氣，復戕害於風氣，亦亙古如斯而已。水能浮舟，亦能覆舟，則喻乎人生而後，後天御氣之說也。禀此氣而生，能日順乎生之氣，使有所保全調劑，浮舟之義也；禀此氣而生，日逆乎生之氣，使有所散亡擾亂，覆舟之義也。見人孑然之身，上代天工，裁成輔相，能盡其宜，且能左右萬民，化育萬物。況我躬之不克自淑乎？所以善全此五常之氣，必內明其五常之氣所屬實備於體，而後可以踐形盡性也。醫雖專言氣，而理豈外是哉？聖哲知五常之氣，即係于五藏，而爲五藏之元真也，必使之與天氣相通，於人氣得暢，轉相生養，循環無終，此身可以疾病不生而長生，其氣可以陰陽不偏而常和。此明哲保身之至計也。若夫不善調攝，內失其元真，外徹其保障，而客氣邪風隨得乘隙投罅，而中人多至於死，可不慎歟！風氣猶是也。何以有客氣邪風之名？則非陰陽時令之正，乃天地孤虛之邪，猛厲陰賊，夭紮人物者也。立天之道曰陰與陽，立地之道曰柔與剛。在陰陽剛柔言之，原不可偏廢，而陽剛常爲正，陰柔常爲邪，未嘗非一氣也，而變化之道寓焉，邪正之名義，又不得不分屬之矣。其間客氣邪風，千變萬化，爲疢爲難，見病萬端，而大要不越三條。知斯三者，則知所以養身也。一者，經絡受邪，本表證也，而久則舍於藏府。是固表證也，而必內有所因也，必五藏六府之中先虛，有隙可乘，有罅可投，而後經絡空虛，開門揖盜，此五藏元真失守之故也。二者，四肢九竅，雖於藏府，爲末爲外，而血脉得以相傳，不致壅塞不通者，亦必藏府之氣充滿流動，而後四肢輕健有力，九竅開合得宜也。如藏府有實邪積聚，則血脉所由之隧道，氣行血走之营卫，津注精输之支系，皆凝滞格阻而为患矣。于是塞者方塞，通者自通，（批）塞者，正气闭而不通；通者，邪气乘而入也。客气邪风，又得外从皮肤而中之，皮肤之所以受邪，由于腠理不和；腠理之所以不和，由于营卫不协；营卫不协，由于阴阳偏胜；阴阳偏胜，由于藏府气强弱不匀；而其实六府又由于五藏，藏之元真不足，则内之邪气有余，斯为积聚格阻，而四肢九窍见病也。亦五藏元真失守之故也。三者，房室、金刃、虫兽所伤。房帷衽席之间，男女宴好之际，刀锯鼎镬在侧，而猛兽毒虫所伏也。房室之劳损其精，金刃虫兽之伤亡其血。精损血亡，有相关属之义，精损者，未有血不空虚；亡血者，未有精不枯竭者也。苟损其一，必见疾病，兼丧其两，即臻死亡。盖精与血，莫非五藏之元真也。此亦五藏失守之故也。以此三者详之，万病根源，悉尽于此。能加谨焉，可以与言医药之仁术矣。若人能全养身之道，客气邪风慎毋令干忤经络也，即或偶然无意，不过适中经络而已，必不能中府中藏，顷刻弗救也。再遇良医，于未流传藏府之时，即从其经络之表治之，驱风散邪，病可已矣。且五藏元真常保，气旺血盛，药力有所凭藉而肆其祛除之用，至易易也。惟其五藏元真有失，斯正气衰竭，正血枯耗，即浅中经络之疾，多致医药不灵；传流渐深，五藏元真之关，宁不至重乎？再或医药之余，佐以导引、吐纳、针灸、膏摩，无非内保五藏元真，外御客气邪风，勿令九窍闭塞之旨耳。九窍者，藏府之门户也；五藏者，又六府之根源也。知此则内外表里，洞然一贯，而补泄升降，确然有主，虽导引、吐纳、针灸、膏摩外治之法，何非内治之理相通者乎？更能谨言慎行，无犯王法；临渊履冰，不蹈禽兽灾患危险之地，清心寡欲，夫妇人道虽有而勿令竭乏其精气；撙节爱养，无奢侈之习；淡泊宁静，制口腹之欲，服食节其冷热，五味调其苦酸辛甘，不令过度偏敝，于是形体不致遗以衰朽之患，而病且无由入其腠理矣。况深而经络乎？况再深而为府为藏乎？形体者，藏府之表也；藏府者，形体之里也。内外表里交相培养，圣贤修身之道如是也，而养身之道亦如是也。理与气无分受，则修与养岂可不兼尽而可谓之圣贤乎？凡人以医为不足学者，皆不明乎此旨者也。师犹恐人以腠为外而忽之，示之曰：腠者，是三焦通会元真之处。人之形体，于躯壳之内，大段分三截为三焦；于躯壳之外，细微分皮毛为腠理。五藏之元真，在内通会于三焦，而在外则三焦之气血通会于腠理。三焦虽寓形，而实以五藏之元真为气血者也。故腠者，即为五藏元真通会之处，必本三焦之气血以为宣达耳。言腠是周身之营血卫气所辖会之处也。言腠必言理，是周身皮肤之文理也。皮肤之文理，何以亦关藏府？非五藏有元真，则三焦无气血矣，则周身何以为腠？而腠何以有文理乎？观此则知大小本末内外俱无二气，无二气即无二理，适成其为一物一太极而已。周子所谓无极之真，二五之精，妙合而凝，乾道成男，坤道成女，化生万物者此也。朱子所谓五行一阴阳，五殊二实，无余欠也；阴阳一太极，精粗本末，无彼此者，此也。孰谓黄帝岐伯之学，与尧舜禹汤文武周孔有异致也乎？虽医之所言者气也，而未有有其气而不存其理者也。（卷上）

吴谦曰（《医宗金鉴》）：五常者，五行也。五行之气，风、暑、湿、燥、寒也；五行之味，酸、苦、甘、辛、咸也。夫人禀此而有其形，则藏府日与气味相通。不曰五气，而曰风气者，该他气而言也。盖风贯四气，犹仁贯四德，故曰因风气而生长也。然風氣雖能生萬物，亦能害萬物者，蓋主氣正風，從其所居之鄉而來，主長養萬物者也；客氣邪風，從其衝後而來，主殺害萬物者也。人在氣交之中，其生其害，猶水能浮舟亦能覆舟也。天之五氣，人得之則爲五藏真元之氣，若通暢相生，雖有客氣邪風，勿之能害，人自安和；如不通暢，則客氣邪風，乘隙而入，中人多死。然人致死之由，雖有千般疢難，大要不外三因：一者，中虛，經絡受邪，即入藏府，此爲內所因也；二者，中實，雖感於邪，藏府不受，惟外病軀體，四肢九竅，血脉壅塞，此爲外所中也；三者，房室金刃、蟲獸所傷，非由中外虛實，感召其邪，是爲不內外因也。以此三者詳之，千般疢難，病由悉盡矣。若人能慎養形氣，不令客氣邪風干忤經絡，即適中經絡，未傳藏府，遂醫治之，自可愈也。四肢九竅，才覺重滯，尚未閉塞，即導引、吐納、針灸、按摩，亦可愈也。更能無犯王法，禽獸災傷，房室勿令竭乏，服食節其冷熱，五味各得其宜，不使形氣有衰，萬病疢難無由而入其腠理矣。腠者，一身氣隙，血氣往來之處，三焦通會真元之道路也。理者，皮膚藏府，內外井然，不亂之條理也。（卷十八）

陳念祖曰（《金匱要略淺注》）：夫人稟五常，日在五氣之中，而實因風氣而生長，風即氣，氣即風，所謂人在風中而不見風是也。風氣雖能生萬物，亦能害萬物，如水能浮舟，亦能覆舟。若五藏得和風，則元真通暢，其呼吸出入間，徐疾有度，上下得宜。人即安和。否則一失其和，則爲客氣邪風，中人多死。然風有輕重，病有淺深，雖千般疢難，總計不越三條：一者，中虛人經絡受邪入藏府，爲內所因也；二者，中實人，藏府不受，惟外體四肢九竅，血脉相傳，壅塞不通，爲外皮膚所中也；三者，房室金刃，蟲獸所傷。非由中外虛實感召其邪，是爲不內外因也。以此詳之，病由以此三條而都盡。若人能養慎，不令邪風干忤經絡，適中經絡，未流結藏府，即以發汗和解之法醫治之，則內因之病可免也。四肢才覺重滯，即導引吐納，針灸膏摩，勿令九竅閉塞。則外因之病可解也。更能無犯王法，禽獸災傷，房室勿令竭之。此不內外之因可免也。凡服食節其冷熱苦酸辛甘，各適其宜，不遺形體有衰，病則無由入其腠理。腠者，是一身之空隙。三焦通會元真處；理者，是合皮膚藏府內外井然不紊之義理也。

此以風氣二字，提出全書之大主腦也。上論肝病，按虛實體用之治法，爲開宗第一義，可知獨重者在此。此節即暢發之，風氣二字宜串講，切不可泥舊注，以八風六氣板之也。六氣之害人，在風尤爲親切，但五氣有損無益，風則生長因之。《內經》云：風生木，木生肝。又云：神在天爲風。又云：大氣舉之。佛經以風輪主持天地，人得風氣以生，日在風中而不見風，鼻息出入，傾刻離風即死。可知人之所以生者，風也。推而言之，木無風，則無以遂其條達之情；火無風，則無以遂其炎上之性；金無風，則無以成其堅勁之體；水無風，則潮不上；土無風，則植不蕃。書中切切以風爲訓，意者，和風一布，到處皆春矣。所患者，風失其和，即爲客氣邪風，所以特立三因救治之法。考後賢陳無擇《三因方》，以六淫邪氣所觸，病從外來者爲外因；五藏情志所感，病從內生者爲內因；飲食房室，跌撲金刃所傷，不從邪氣情志所生者，爲不內外因。而不知仲景以客氣邪風爲主，故不以外感內傷爲內外，而以經絡藏府爲內外也。（卷一）

朱光被曰（《金匱要略正義》）：風爲百病之長，故以客氣邪風總揭致病之源，以經絡藏府、皮毛血脉總揭營衛表裏之辨。內因、外因，即邪之在內在外爲言，非內傷外感也。例內雖若爲中風家立論，然邪之中人，先皮毛後經絡，入藏府，由淺而深，百病皆然，故曰千般疢難，不越三條，欲人於三條中悟致治之大法也。（卷上）

高學山曰（《高注金匱要略》）：五常，即五行，其名本《內經‧五常政論》來。東方生氣，動而爲風，人稟東方之生氣而生，故曰因風生長。風又爲六淫之首，百病之長，故曰亦能害生，生害而廣言萬物者，見人在萬物之中而不可逃也。觀於浮舟覆舟之水，其理益可信矣。元真者，五藏之元陽真氣也。此句爲養生治病之要，學者當吃緊着眼。蓋元真通暢，衛氣自固，經絡自不受邪，豈能入藏府，是無藏府之內因。又元真通暢，而神機流貫。四肢九竅，血脉不致壅塞，是無皮膚之外因。言欲避風氣之害，惟有珍重元真，養生者可以保其不病，治病者可以救其已病，不特爲後文二十五篇之綱，亦且爲本篇一十七條之大綱也。客氣，謂《五常政》《六微旨》中加臨之氣。邪風，謂天地虛邪之風也。二句仍合內外因而言，猶言不知珍重元真，則內氣不充於外，外邪深入於內，而必死矣，直者爲經，橫者爲絡，經絡外通皮毛，內通藏府，藏府之元真不充，中邪必致入藏，故曰內因。手、足爲四肢，耳、目、口、鼻以及二陰爲九竅，俱以元真通暢，而使血脉相傳。倘血脉壅塞，則是外邪中之，遂使元真不貫，故曰皮膚所中。是不言外因，而實爲外因可知。房室，女色也；金刃，非殺戮之謂，如古之宮腐、刖足者是。玩下文病由字自見。蟲獸，指爪牙角毒而言也。言除却藏府元真之氣不充，血脉元真之氣不貫，惟有如此，則成不內不外病由，故曰不越三條也。今就內因而言，上之養元真，慎起卧，使邪不干經絡，次之雖已受邪，預爲醫治，使之不流藏府，就外因而言，受邪必由四肢而漸至九竅，才覺重滯，或搖動爲導引，以利其機，或呼吸爲吐納，以清其氣，或針以出其血，或灸以壯其火，或膏藥以活其凝聚，或按摩以散其鬱結，邪去氣行，九竅焉得閉塞哉。治內外因者如此。王法即上文金刃而廣之，如鞭樸笞杖之類；禽獸，即蟲獸，如今之云廣所謂孔雀糞能致瘴者皆是；災傷，指墜溺種種也。言不內不外之因，雖曰天數，亦可謹慎，故曰更能。若房室嗜慾之多寡，衣服飲食之冷熱，五味之於形體，雖各有所喜，亦各有所惡。偏好，則偏衰者，理也。並能慎之，則病由安得入其腠理乎。語氣已完，後二句，又就腠理而自釋其義耳。皮肉之窈冥虛空爲腠，五藏之元真各自開門，由其本經而出於皮肉之窈冥虛空。又三焦之陽，亦各從上中下而氤氳於此，故曰通會之處。夫氣之所注，血即隨之，故爲血氣之所注也。理者，皮膚之絞，與肉輪並其絲絡相應者，自然皆從本藏府之形質化出，故曰皮膚、藏府之文理也。

嚴鴻志曰（《金匱廣義》）：夫人在氣交之中，無時不與風暑濕燥寒五行之氣相戰爭。若五藏元真通暢，客氣邪風，即不能干犯，若形體有衰，未有不爲客邪所中。乃仲聖不曰四氣，而獨曰風氣，非四氣之不能害人，以風氣爲四時所最烈也。蓋風氣者，即空氣也，天空之中，其氣微則爲空氣，甚則爲風氣，能生萬物，亦能害萬物，西人不知此理，往往見病人寒熱不休，欲其吸新鮮空氣，以補助之，不知病者內虛已甚，未受空氣之益，而先受空氣之害，其亦不思甚矣。

夫空氣無所謂新陳也，其所謂新陳者，以地方關係。若地方空曠，林木森盛，其空氣每多清潔；若地方狹隘，人煙稠密，其空氣必多不潔，且空曠中含有一種微生物，最爲疾病之媒介，人吸之每致受害，西人之說，理亦有諸。

乃仲聖提出風氣二字，爲全書之大主腦，誠以風爲六氣之一，有正有邪。正風者，從八方應時而來，相生和緩之主氣也，人感之而不病；邪風者，從其衝後而來，相克衝烈之客氣也，人觸之而即病。五氣有損無益，風則生長因之，由是而推，凡人致病之由，其大要不外三途：一者中虛經絡受邪，即入藏府，爲內所因之病也；二者中實，雖感於邪，藏府不受，惟外病軀體，四肢九竅，血脉壅塞，爲外所中之病也；三者房室、金刃、蟲獸所傷，非由中外虛實感召其邪，是爲不內外因之病也。千般疢難，終不外乎此，蓋在人知所慎養矣。（卷一）

曹穎甫曰（《金匱發微》）：人禀五常，不過言人之禀五德耳。《金匱要略淺注》謂曰在五氣之中，非也。玩以下方說到風氣，便知所謂因風氣而生長者，人得風中空氣，則精神爽健，然必清晨吸受，方爲有益。故昔人多有吹卯風而得大壽者，然亦不可太過，過則爲病。譬如今人多喜吸受空氣，甚至天寒地凍，夜中開窗眠睡，有不病傷寒者乎？此即風氣生萬物，亦能害萬物之說也。是何異水能載舟，亦能覆舟乎？要惟本體强者，乃能無病。故藏府元氣充足，呼息調暢，然後眠食安而營衛和。若外來之客氣邪風，亦當思患預防，否則中人多死。假如風中皮毛肌腠，則病傷寒中風。風中於筋，則病拘攣。風中藏府，即口噤不識人。風中於頭，則巔眩，或疼痛，或口眼不正。風中於體，則半身不遂，是謂邪風。且風爲百病長，合於燥則病燥，合於濕則病濕，合於寒則病寒，合於暑則病暑，是謂客氣。然治之得法，猶有不死者。若夫疫癘之氣、暴疾之風，中人往往致死。此節爲全書大綱，特舉外因、內因、不外不內因三條以爲之冠。六氣之病起於皮毛肌腠，故善治病者治皮毛，其次治肌膚。今以皮毛肌腠不固，邪中經絡而入藏府，是爲外因。四肢九竅，血脉相傳，脾胃主四肢，中陽不運，風濕困於四肢，則四肢爲之不舉。肝開竅於目而資於腎，腎陰耗而膽火盛，則目爲之昏。腎開竅於耳而資於腦，腦氣虧而膽火張，則耳爲之聾。肺開竅於鼻，風邪襲肺，則鼻中不聞香臭。胃開竅於舌，胃中宿食不化，則口中不知五味。胃與大小腸下竅在肛門，腸胃燥則大便閉。三焦下竅在膀胱，濕痰阻其水道，則小溲不利；陽熱結於膀胱，則小溲亦爲之不利，是謂內因。若夫房室之傷，則病內熱惑蠱；金刃之傷，緩則潰爛，急則病破傷風；蟲獸之傷，毒血凝瘀，甚則走竄周身而死，金刃初傷，用小薊葉打爛塗之，不致出血太過。毒蛇咬傷，用壁虱入麫醬內，搗塗即愈。瘋犬咬傷，血必走竄大腸凝結成塊，久則發狂，宜抵當湯下之。是爲不內不外因。許半龍曰：從經絡傳藏府當爲外因，血脉壅塞不通爲內因。原本倒誤，今從其說校正。即此三因推之，全書大綱略盡於此。凡此者，惟預爲防範者能免之。才中皮毛肌腠，即用麻黃、桂枝二湯以發之，然後病機不傳經絡。既傳經絡，未及藏府，即用葛根湯以發之，則外因之內陷者寡矣。血脉不流通，則四肢爲之重滯。然當甫覺重滯，或用八段錦、十二段錦法，使筋節舒展；或吸氣納於丹田，而徐噓散之，使周身血分、水分隨之運行。甚或濕壅關節，時作痠痛，則針灸以通陽氣，膏摩以破壅滯，則內因之閉塞九竅者寡矣。然猶必安本分以避刑辟，遠山林以避蛇虎，遠牀第以保精髓，節衣服之寒煖，節五味之過當。務令營衛調適，內外强固，六淫之邪乃無由入其腠理，則病之成於不內不外因者又寡矣。所謂腠理者，人身肌肉方斜、長短、大小不等之塊湊合而成，湊合處之大隙，即謂之腠。肌肉並眾絲而成塊，眾絲之小隙，即謂之理。胸中淋巴系統發出之乳糜水液，出肌腠而成汗，故曰通會元真。元真者，固有之元氣、真氣，血分中營陰及之，水分中衛陽亦及之，故曰通會文理。即合併成塊之肉絲，不獨肌肉有之，即胃與小腸、大腸並有之。各具淋巴微管，發出水液，故仲師連類及之耳。其實病氣之始入，原不關乎內藏也。（卷之一）

陸淵雷曰（《金匱要略今釋》）：此條言一切疾病之原因，且示人以衛生之道也。五常即五行。風氣包括自然界之氣候變化而言。凡氣候之變化，皆所以生長萬物，然有時亦足以害萬物，是以有浮舟覆舟之喻。動植物有宜於春夏，不宜於秋冬者，入冬即枯死。人及高等動物，能歷數十寒暑而不死者，以其身體有一種調節機能，能適應氣候之變化故也。惟調節機能之力量有限度，若氣候變化過於急劇，調節機能力不足應付，則生活狀態起異常變化，是爲疾病。故疾病者，係身體自起之變化，而邪風實爲引起病變之原因。調節機能之說，出於英人斯賓塞氏，其實即《金匱》所謂元真，亦即所謂真氣，調節機能不能應付氣候之劇變而病，乃所謂邪之所湊，其氣必虛也。故曰：五藏元真通暢，人即安和，客氣邪風，中人多死。可知真理所在，中西本自一貫。（卷一）

原文 問曰：病人有氣色見於面部，願聞其說。師曰：鼻頭色青，腹中痛，苦冷者死。鼻頭色微黑者，有水氣。色黃者，胸上有寒。色白者，亡血也。設微赤，非時者，死。其目正圓者，痙，不治。又色青爲痛，色黑爲勞，色赤爲風，色黃者便難，色鮮明者有留飲。（三）

趙以德曰（《金匱方論衍義》）：青者，肝之色。肝苦急，急則痛、苦冷者，是厥陰挾其腎水爲寒。寒極則陽亡，陽亡則死。微黑者，腎之色也。腎屬水，水停則色微黑而不焰；若焰者，是水勝火而血死。黃者，脾之色。脾主土，輸穀氣於上焦，以化榮衛。今胸中有寒，穀氣不化，鬱爲胃熱，顯出其黃色。黃爲中焦蓄熱，今不謂中焦熱而爲胸中有寒者，乃指其治病之本而言也。白者，肺之色。肺主上焦，以行榮衛，榮之色充則面華，不充則面白，知其亡血也。赤爲火色，若非火令之時，加於白色之上，是火重來克金也，故死。目通於肝，眼皮屬之脾。其肺金不能製木，風木得以自盛，反勝脾肺，是故風急則眼皮斂濇，目爲之正圓；甚則筋强肉重而成痙。痙由木賊土敗，故亦不治。

雖然，色不可一例取，則又云青爲痛者，與上文義同。黑爲勞者，房勞也。入房太甚，竭精無度，情火熾而腎水乏，則又與水氣之黑異矣。此屬之火也，火之色雖赤，然是火發於腎陰之中，故不赤而反黑；其黑必枯燥，不似水氣之黑，黑而光澤也。赤爲風者，由熱生風，子令母實故也。黃爲便難者，以中焦熱燥其液，腸胃不潤，是以便難。然是黃色必枯而不澤，所以又謂其若鮮明者爲留飲。留飲，以津液不行，滯其穀氣，化熱致黃也。

雖然，同此論已，及考夫《內經》，其五色又有從觀於面、察於目，謂面黃目青、面黃目赤，面黃目白，面黃目黑，皆不死；面青目赤，面赤目白，面青目黑，面黑目白，面赤目青，則皆死。又謂青如翠羽，赤如雞冠，黃如蟹腹，白如豕膏，黑如烏羽者，是生色也；青如草茲，赤如衃血，黃如枳實，黑如炲煤，白如枯骨，是死色也。又有從五藏分部，顏、頰、鼻、頤者，如《刺熱篇》論赤色是也。

由是推之，五藏善惡之色，更必有隨其氣顯露其色，各於其所司目、唇、鼻竅之內外者，蓋仲景欲明望色知病之道，故舉此略耳。（卷上）

徐彬曰（《金匱要略論注》）：此段乃醫家之望法也。但望法貴在神氣動靜之間，而此只就氣色之見於面部者爲問。故即《內經》明堂察法，增損答之。謂明堂者，鼻也，《內經》言明堂，骨高以起，平以直，五藏次於中央，六府挾其兩側，首面上於闕庭，王宮在於下極。此言五色之見，各有其色部也。然尤重於準頭，故曰：鼻頭色青，腹中痛。謂鼻准屬脾，青爲肝色，乃肝木挾腎寒以乘土，而上徵於鼻，下徵於腹。又苦冷，則爲暴病而亡陽，主卒死，故曰：苦冷者死。若鼻頭色微黑，則黑雖腎色，微非沉夭，且無腹痛，但主水氣而非暴病矣。若色黃，乃土鬱而本色見，非上有寒飲以遏之不能使鬱，故曰：胸上有寒。若色白，則經曰血脫者色白，夭然不澤，故曰亡血。然《靈樞·五色篇》謂白爲寒，應知不見亡血證，即以寒斷矣。設微赤，土得火色似相宜，不知鼻亦爲肺之外候，微赤而非時，則非生土之火，而爲克金之火，又主藏燥而死矣。然目又爲五藏精華之所聚，神氣之所生，正圓則目瞑不轉，而至於痓，是陰絕。產婦多痓，亦亡陰也，合之正圓，陰絕無疑，故曰不治。以下又“色青”數句，承“其目”句，似專言目。然《內經·五色篇》先曰：青黑爲痛，黃赤爲熱，白爲寒。後又言：黃赤爲風，青黑爲痛，白爲寒，黃而膏潤爲膿，赤甚者爲血，痛甚爲攣，寒甚爲皮不仁。下即云五色各見其部，似屬概言。又《五色篇》云：常候闕中，薄澤爲風，衝濁爲痹，在地爲厥，此其常也。各以其色言其病云云。則闕中者，眉間也；在地者，巨分也。可知五色合明堂上下而概言之矣。謂色青爲痛，諸痛皆屬肝也。黑爲勞，勞則陽氣內伐，熱舍于腎，腎乘心，心先病，腎爲應故黑。風爲陽邪，故曰赤爲風。前《內經》又曰赤爲熱，風，故熱也。黃則脾鬱，故便難。然前既云：色黃者，胸上有寒。此又云便難。要知寒遏於上，則脾鬱於下也。又下經云：水病人，目下有臥蠶，面目鮮澤。故曰：色鮮明者，有留飲。若《千金》論目赤色者，病在心；白色者，病在肺；青色者，病在肝；黃色者，病在脾；黑色者，病在腎。黃色不可名者，病在胸中，是候目另有法，此只合明堂言之爲是。（卷一）

李彣曰（《金匱要略廣注》）：治病有望、聞、問、切四法，此望而知之之法也。蓋面爲諸陽之會，《內經》云：聲合五音，色合五行。脉以應月，色以應日。又云：精明五色者，氣之華也。故氣色可驗於面部。脾屬土，鼻者土之位，青者木之色。鼻頭色青，是肝木侮脾土。以脾經入腹，色青爲寒，故主腹痛，苦冷，死也。黑爲水色，鼻頭色微黑，是水來乘土，故主有水氣。脾脉上膈，胃脉下膈，皆喜溫惡寒，若胸上有寒，則中焦塞窒，胃不能受納水穀，脾不能運化精微，故自現其本色而黃也。血者心之所主，《內經》云：心合脉，其榮色也，又心之華在面。亡血，則血無以華其色而心氣衰。經云血脫者色白，夭然不澤是也。微赤見於秋月，是火來克金，爲非其時，故主死。痓屬太陽證，目者，心之使，神之舍也。目正圓者不治，以太陽脉起目內眥。經云瞳子高者，太陽不足，戴眼者，太陽已絕也。肝木色青，腹乃脾部，此木實則痛，故主腹痛也。腎藏精，勞則精竭傷腎，故本色見而黑。經云：煩勞則張，精絕。又云：腎虛面如漆柴是也。風爲陽邪，故色赤。本經云：裏水者，一身面目黃腫，小便不利。黃家濕熱內瘀，小便不利，故身黃者，便難也。一云小便淋閉，鼻色必黃，則黃色專主鼻言。蓋鼻者肺之竅，肺主通調水道。今小便難者，以熱灼津液，水道不利，故鬱蒸而鼻發黃色也。鮮明者，水之色。留飲者，水所聚。本經云：水病，目下有臥蠶，面目鮮澤是也。（卷上）

尤怡曰（《金匱要略心典》）：此氣色之辨，所謂望而知之者也。鼻頭，脾之部；青，肝之色；腹中痛者，土受木賊也；冷則陽亡而寒水助邪，故死。腎者主水，黑，水之色，脾負而腎氣勝之，故有水氣。色黃者，面黃也，其病在脾，脾病則生飲，故胸上有寒。寒，寒飲也。色白亦面白也，亡血者不華於色，故白；血亡則陽不可更越，設微赤而非火令之時，其爲虛陽上泛無疑，故死。目正圓者陰之絕也，痙爲風強病，陰絕陽強，故不治。痛則血凝泣而不流，故色青。勞則傷腎，故色黑。經云：腎虛者面如漆柴也。風爲陽邪，故色赤。脾病則不運，故便難。色鮮明者有留飲。經云：水病人目下有臥蠶，面如鮮澤也。（卷上）

吳謙曰（《醫宗金鑒》）：氣色見於面部，而知病之死生者，以五氣入鼻，藏於五藏，其精外榮於面也。色者，青、赤、黃、白、黑也。氣者，五色之光華也。氣色相得者，有氣有色，平人之色也。即經云：青如翠羽，赤如雞冠，黃如蟹黃，白如豚膏，黑如烏羽者，生也。氣色相失者，色或淺深，氣或顯晦，病人之色也。即經云：浮澤爲外，沉濁爲內；察其浮沉，以知淺深；察其夭澤，以觀成敗；察其散搏，以知新故；視色上下，以知病處；色粗以明，沉夭爲甚，不明不澤，其病不甚也。有色無氣者，色本不澤，死人之色也。即經云：青如藍葉，黃如黃土，赤如衃血，白如枯骨，黑如炲者，死也。鼻者，明堂也。明堂光澤，則無病矣。而曰見青色爲腹中痛，鼻苦冷甚者死；黑色爲水爲勞；黃色爲上寒下熱，小便難；面目鮮明，內有留飲；色白爲亡血；色赤爲熱爲風，若見於冬，爲非其時者，死。目直視，正圓不合，如魚眼者，痙，不治。此氣色主病之大略也，其詳皆載《內經》。（卷十八）

黃元御曰（《金匱懸解》）：《靈樞·五閱五使》：脈出於氣口，色見於明堂。《靈樞·五色》：明堂者，鼻也。青爲木色，鼻頭色青，是木邪克土，當腹中痛。若腹裏苦冷者，則水寒木枯，土敗火熄，於法當死。黑爲水色，鼻頭色微黑者，必有水氣。黃爲土色，鼻雖土位，而實竅於肺，肺位在胸，色黃者，土冷胃逆，傳於肺部，法應胸上有寒也。白爲金色，木藏血而主色，色白者，血亡木枯而金氣乘之，故白而不華，《傷寒·脈法》所謂面白脫色也。設色見微赤，而非其應見之時者，則死。蓋亡血之家，緣於土敗胃逆，肺金失斂，又見赤色，則火不歸水，逆刑肺金，而吐衄之病，無有止期。是其中氣崩潰，陽根下斷，必主死也。足太陽之脈，起於目之內眥，上巔下項，而行身後。《素問·診要經終論》：太陽之脈，其終也，戴眼，反折，瘛瘲。瘛，急。瘲，緩。痙者，頸項強急，脊背反折，緣太陽之脈屈而不伸也。筋脈急縮，上引目系，開而不闔，故其目正圓，直視不瞬。此太陽之脈終，故不治也。又青爲木色，木枯當衝擊而爲痛。黑爲水色，水寒則虛損而爲勞。黃爲土色，土濕則鬱結而便難。鮮明爲留飲之色，留飲在中，故鮮明而不黯淡也。此望而知之之法也。（卷一）

朱光被曰（《金匱要略正義》）：此望而知之之法也。夫人先天之本在腎，後天之本在脾，脾屬土，土病發見於鼻；腎屬水，水病發見於目，故即目與鼻以該先後天之爲病焉。青爲寒主痛，然青又爲肝色，是木乘土之象。腹痛苦冷，則陽和盡失而陰寒獨熾，必主卒厥而死也。黑爲水色，土病失其堤防，腎邪泛濫，故主有水氣也。黃本土色，土鬱則色蒸於外，以寒飲在胸上，滯其清氣，故土色亦上阻也。經言血脫者色白，故白責之亡血。若赤爲火色，鼻准雖屬土，而亦肺竅所開。非時微赤，則火炎上燥，金氣鑠絶，故主死也。此五色之徵於鼻者也。

至於目爲五藏精氣之所注，正而圓，則精氣已絶，不能闇瘜流動，必主發瘈不治也。"色青"數句，即徵之目上四眶，當與《內經》五色篇參看。然在《內經》合明堂上下而概言之，此似專言目耳。五色屬五藏，《千金》候目法最明晰。（卷上）

周孝垓曰（《金匱要略集解》）：鼻頭脾之部，青爲肝色，土受木賊，故腹中痛；苦冷則陽亡，陽亡則死也；黑爲腎色，腎屬水，水停則黑也，又主房勞者，火熾水乏，是火發於腎水之中，故不赤而反黑，但黑必枯燥，不似水氣之光澤。經云：腎虛者，面如漆柴是也；面色黃者，脾鬱也。胸中有寒，則穀氣不化，鬱而爲熱，致腸胃燥而不潤，故上爲寒飲，下爲便難。血脫者色白，夭然不澤，設微赤非時者死，血亡陽越，火盛金鑠也。正圓者不治，風急筋強，木賊土敗也。風爲陽邪，故面色赤。飲爲水邪，故面目鮮澤。（卷上）

高學山曰（《高注金匱要略》）：此及下五條，俱暗承前條，言欲治未病，何以審知五藏之本病，而且先實其所勝也。是非望色、聞聲、切脉不可。故又設爲問答而言，曰：鼻頭爲面王，於內屬中土，望色者最爲要緊。色青，是木凌土位，鼻爲腹，又下文曰青爲痛，故知其腹中痛也。所賴陽氣燠土，生金子以製木鬼，則青色可退，腹痛可愈。若更苦冷，則衛陽衰敗，命門之陽可知，不能復溫，故主死。黑爲北方水色，鼻頭微黑，是水反乘土，故主有水氣。土氣憑肺德而氤氳於胸中，以爲宗氣，則脾胃之氣舒展。胸上有寒，則阻扼土氣，不能上布，而鬱於中宮，亦遂於本位上現其本色。故色黃者，知胸上有寒也。脾胃爲後天精悍之原，夭然色白，故知亡血，而生機不榮也。非其時，兼秋冬而言，微赤爲火氣，凌金焦土，其死於所不勝之春夏乎。若微赤而且目正圓者，微赤爲土無津液，目正圓爲肝腎枯燥，夫精汁短少而得風熱者，則病瘈。瘈病在經，宜開玄府以發散；在府，宜驅胃實以攻下。鼻微赤而目正圓者，兩皆不可，故曰不治。痛，則陽氣不通，而陰寒切責，故色青應之。勞，則神氣虛耗，而精氣外薄，故色黑應之。風爲陽邪，氣從上炎，且能化熱，故於色赤者，知其中風也。脾胃之氣不下通，則火土之光外浮，故於色黃者，知其便難也。此句與"胸上有寒"句同義，蓋中焦之氣，總以上舒下暢爲運化之妙。上不舒，固現黃色，下不暢，亦現黃色。合而詳之，則庶幾矣。留飲與水不同。水，爲積聚之外水。飲，則膈中之液，或因風寒濕熱所成，而不能流行者是也。然留飲，久必成熱，故色則紅白鮮明者，水火之兼色耳。以上俱跟鼻頭而言，推而廣之，則自庭與闕上，以及闕中下極等處，各可類診矣。此望而知之之上工也。

曹穎甫曰（《金匱發微》）：氣色之見於面部者，無病之人亦有之。借如夏令行烈日中則面赤，暴受驚恐則色白，此其易知也。明乎此，乃可推病人之氣色。曰"鼻頭色青，腹中痛"者，鼻頭，鼻之上部盡頭處，非鼻准之謂，相家謂之印堂，醫家謂之闕下。小兒下利，印堂多見青色，腹痛不言可知。下利手足逆冷，爲獨陰無陽，故曰"苦冷者死"。濕家身色如熏黄者，黄中見黑色也。今印堂微見黑，故知其有水氣。濕病屬脾藏，脾統血，血中有黄色之液，濕勝而血負，病在營，故其黄黑相雜。水氣屬三焦、腎與膀胱，病在衛，故印堂微黑。胸中爲飲食入胃，發生水液之處。其水液由脾陽生發，中醫謂之中焦，西醫謂之淋巴系統。胸中有寒，是病留飲，故萎黄見於印堂。血不華色則白，故亡血者色白。人飲酒則面有赤色，行日中及向火并同，爲其血熱內盛，陽氣外浮也。傷寒陰寒內據，真陽外脫，則亦面見赤色，是謂戴陽。此證多屬冬令，故曰非時者死，謂非夏令血熱張發之候也。按寒飲之色黄，失血之色白，或全見面部。戴陽之赤色，或見額上及兩顴，不定在鼻之上部，故無鼻頭字，非省文也。面色既辨，然又必驗之於目。剛痙無汗，周身筋脉緊張，故目系强急而目正圓。此證脉必直上下行，《內經》所謂但弦無胃也，故曰不治。目色青，少年婦人時有之，或不必因病而見，然往往有肝鬱乘脾而腹中急痛。若夫色黑爲勞，與女勞疸額上黑同。凡人目中瞳人則黑，其外微黄，惟女勞則瞳人外圈俱黑。吾鄉錢茂材信芳，診宋姓病斷其必死，不三月果死。予問故。錢曰："女勞目之外眶盡黑，法在必死。蓋瞳人精散外溢，如卵黄之忽散，臭敗隨之矣。"風邪中於頭，則入於目而目脉赤，荆芥、防風、蟬衣、僵蠶等味熏洗，足以愈之，仲師固無方治也。色黄便難，是謂穀疸，宜茵陳湯。惟鮮明有留飲，當指面目鮮澤者，及目下有卧蠶形者言之。若專以目論，則巧媚之婦人，固自有明眸善睞者，何嘗病留飲乎？（卷之一）

原文 師曰：病人語聲寂然，喜驚呼者，骨節間病；語聲喑喑然不徹者，心膈間病；語聲啾啾然細而長者，頭中病—作痛。（四）

趙以德曰（《金匱方論衍義》）：此條舉聽五行之病聲而言。所謂寂然者，欲語而默默處也。夫陰靜而陽躁，此病在厥陰，故好寂然也。厥陰，在志爲驚，在聲爲呼，在體爲筋，筋束關節，所以厥陰之病喜驚。在聲爲呼，則知其病在骨節也。

喑喑然不徹者，聲出不揚也。蓋肺主氣，膈乃肺之部，宗氣行呼吸出入昇降於是焉。語聲之不徹，則知其氣不得昇，是心膈之有病也。

啾啾者，聲小啾唧也；細而長者，其氣起自下焦，從陰則細，道遠則長，蓋是巨陽主氣，少陰與之爲表裏，巨陽有邪，則少陰上從而逆於巔。腎在聲爲呻，陽主躁，故呻吟之聲從陽變而爲啾唧細長也。巨陽脉在頭，是頭中病。亦仲景特發聽聲察病之一法耳。

若更推而廣之，則五音之宮、商、角、徵、羽，五聲之歌、哭、笑、呻、吟之變，皆可求五藏表裏虛實之病、五氣之邪，尤醫者之當要也。（卷上）

徐彬曰（《金匱要略論注》）：此段乃醫家聞法也。《內經》謂肝木在音爲角，在聲爲呼，在變動爲握；心火在音爲徵，在聲爲笑，在變動爲憂；脾土在音爲宮，在聲爲歌，在變動爲噦；肺金在音爲商，在聲爲哭，在變動爲欬；腎水在音爲羽，在聲爲呻，在變動爲慄。然聲之所至，上中下三焦必有殊而未詳。故仲景又以聲音之疾徐大小，分察其病之在下、在中、在上。而曰語聲寂寂然，喜驚呼者，骨節間病，謂靜嘿屬陰，而厥陰肝木在志爲驚，在聲爲呼。今寂寂而喜驚呼，知屬厥陰。唯厥陰則知病必起下焦，而深入骨屬筋節間矣。曰語聲喑喑然不徹者，心膈間病，謂聲雖有五藏之分，皆振響於肺金，故亮而不啞。今喑喑然不徹，是胸中大氣不轉，壅塞金氣，故不能如空谷之音，所以知病在胸中膈間。《經》謂中盛藏滿，氣勝傷恐者，聲如從室中言，是中氣之濕也，其即此歟！曰語聲啾啾然細而長者，頭中病，謂腎脉本劑頸而還，乃少陰腎與太陽膀胱爲表裏，太陽脉上至頂，今腎氣隨太陽經脉達於巔頂，則腎之在聲爲呻者，反上徹而啾唧細長，其氣直攻於上，則爲頭中病也。淺而言之，頭中有病，則唯恐音氣之上攻，故抑小其語聲，而引長發細耳。（卷一）

李彣曰（《金匱要略廣注》）：此聞而知之之法也。骨節、心膈、頭中諸病，皆指疼痛言。而痛病之發於語聲，有各異者，以所痛之部位不同也。驚呼者，忽然而呼，若驚狀也。蓋骨節痛無常時，或暫時痛止，則語聲寂然，及忽然掣痛，則亦忽然驚呼。《內經》云：肝主筋，諸筋皆屬於節。又云：肝病發驚駭，肝在聲爲呼。此驚呼者，肝病也。《經》所謂風氣通於肝，諸痛屬於木是也^{肝屬木}，人胸前有膈膜一層，前齊鳩尾，後齊脊骨之十一椎，遮隔濁氣，不使上熏心肺，故名膈^{心在膈上}。肺雖主聲音，然腎爲生氣之原，呼吸之門，則語聲發於腎間動氣，自下而達上者也。心膈間病，則上焦阻塞，礙其上達之氣道，故語聲喑喑然不徹也^{喑喑者，呻吟低小之聲。不徹者，聲不透達也}。若頭在上部^{三陽經皆上頭，肝經出額交巔}，病則與胸中氣道無礙，語聲得以上達透徹，故聲長。然頭者，精神之府，病則精神虛憊，故語聲仍啾啾然細而長也^{啾啾，痛楚不耐煩之聲}。（卷上）

尤怡曰（《金匱要略心典》）：語聲寂寂然喜驚呼者，病在腎肝，爲筋髓寒而痛時作也；喑喑然不徹者，病在心肺，則氣道塞而音不彰也；啾啾然細而長者，痛在頭中，則聲不敢揚，而胸膈氣道自如，故雖細而仍長也。此音聲之辨，聞而知之者也。然殊未備，學者一隅三反可矣。（卷上）

黃元御曰（《金匱懸解》）：《素問·金匱真言論》：東方青色，入通於肝，其病發驚駭。《陰陽應象論》：在體爲筋，在藏爲肝，在聲爲呼。《五藏生成論》：諸筋者，皆屬於節。語聲寂寂然，喜忽然驚呼者，肝之聲也，肝主筋，而筋會於節，故爲骨節間病。肺主聲，位在心膈之上，語聲喑喑然不徹者，此心膈間病。肺氣不清，故聲音不亮也。頭痛者，響震則頭鳴而痛劇，故語聲啾啾細長。此頭中之病，不敢高聲語也。^{此聞而知之之法也}。（卷一）

朱光被曰（《金匱要略正義》）：此聞而知之之法也。寂寂然喜驚呼，以陰主寂靜，厥陰又在志爲驚，在聲爲呼，今聲寂寂而但驚呼，則知病屬下焦骨節間也。聲振響於肺，氣分壅滯，音必不宣，今喑喑然不徹，知病在中焦胸膈間也。聲高則氣揚，必上達於頭，今語聲啾啾然細而長，則中下兩焦無恙，特恐音氣上攻作痛耳，知病在上焦頭中也。（卷上）

高學山曰（《高注金匱要略》）：成文爲語，不成文爲聲。寂然者，久而不聞也。驚呼，忽然如受驚而呼叫之狀。蓋骨屬少陰腎藏，節者，神氣遊行出入之所，少陰性沉，故病則喜寐。語聲寂然，喜寐之應，故知其病在骨也。神氣者，火也，忽然驚呼者，是遊行出入之火，有以致其忽然疼痛，故知其病在骨之節也。愔愔，不明之象，不徹者，呻吟才出而即回，猶言不透徹也。夫病人痛楚，聲喚以開泄其氣者，心爲之主令也。今愔愔不徹，是心膈有剝膚之痛，而不暇聲喚，故中道而自廢耳。啾啾，尖浮之義，加之聲出細長，是從下而上托其疾苦之象，故知其頭中痛也。明以寂然之突呼，言腎家之下部。以愔愔不徹之短聲，言心膈之中部，以尖而浮細之長聲，言頭中之上部。由此推之，夫亦可從五音之陰陽凌替，而神會其藏府之玄機矣。此聞而知之之上工也。

曹穎甫曰（《金匱發微》）：無病之人，語聲如平時。雖高下、疾徐不同，決無特異之處。寒濕在骨節間，發爲痠痛，故急於語言而聲寂寂。轉側則劇痛，故喜驚呼。心膈間爲肺，濕痰阻於肺竅，故語聲暗暗然不徹。頭痛者，出言大則腦痛欲裂，故語聲啾啾然細而長，不敢高聲語也。（卷之一）

原文 師曰：息搖肩者，心中堅；息引胸中上氣者，欬；息張口短氣者，肺痿唾沫。（五）

趙以德曰（《金匱方論衍義》）：息者，呼氣出粗，類微喘而有聲也。呼出心與肺，今火乘肺，故呼氣奔促而爲息也。搖肩者，肩隨息氣搖動，以火主動故也。其心之經脉過於肩，因心中有堅實之邪，不得和於經脉，故經脉抽掣搖動。

息引胸中上氣，欬者，胸中，脉所主也，宗氣之所在，火炎於肺，則肺收降之政不行，反就燥而爲固濇堅勁，氣道不利，所以上氣出於肺中者，則欬也。

息張口短氣，肺痿唾沫者，此又火炎於肺之甚者，收降清肅之氣亡，惟從火出，故張口不合也。宗氣亦衰，而息短矣；津液不布，從火而爲沫唾矣。

此仲景用呼息以爲察病之法，與後條吸對言，以舉端耳。然息病屬於內外者，豈止此而已？動搖與息相應者，又寧獨在肩而已？豈無陰虛以火動者焉？如《內經》謂：乳子中風熱，喘鳴肩息者，脉實火也；緩則生，急則死。是又在脉別者也。（卷上）

徐彬曰（《金匱要略論注》）：此言聞法之最細者。先於呼吸出入之氣，而辨其病之在上、在下，爲實、爲虛。故就一呼一吸爲一息之常理，而先分別其出氣之多者三，以徵其病之在上焦也。謂息出於鼻，一呼必一吸。然呼出，心肺主之；吸入，腎肝主之；呼吸之中，脾胃主之。所主既分，則出入之際，亦宜分而詳之。於是就其呼之多者，徵其息，而不與吸並言。曰息搖肩者，心中堅，謂息而出多者，火上竄也，至搖肩則甚矣。使非心中邪實，而氣稍得下行，何至於此，故曰心中堅。曰息引胸中上氣者，欬，謂上氣爲逆，至息引其胸中之氣上逆，則肺金收降之令不行，乃上逆而欬。曰張口短氣者，肺痿唾沫，謂短氣，虛也；張口，是有涎沫阻遏，不容氣返之勢，則必肺氣不通，而爲肺痿唾沫。三者全於呼，而證其病之在心肺也。然不竟言呼而曰息者，蓋出氣雖大，中無小還，不能大呼，故揭出"搖肩、息引、張口"六字，而病之在呼者，宛然，然不得但言呼也。（卷一）

李彣曰（《金匱要略廣注》）：一呼一吸謂之息。肺主氣，凡呼吸皆屬於肺。堅，實也。心中血結氣聚，呼吸則氣道不利，難以昇降，牽引而痛，肩爲搖聳，此邪實也。《內經》云：皮毛者，肺之合也。皮毛先受邪氣，邪氣以從其合也。其寒飲食入胃，從肺脉上至於肺，則肺寒外內合邪，則爲肺欬，故息引胸中上氣者，欬。此氣逆也。本經云：熱在上焦者，因欬爲肺痿。張口短氣者，欲欬不能欬，乃喘喝不寧之狀。氣虛不能攝涎，故吐沫，此肺虛也。（卷上）

吳謙曰（《醫宗金鑒》）：息者，一呼一吸也。搖肩，謂抬肩也。心中堅，謂胸中壅滿也。呼吸之息，動形抬肩，胸中壅氣上逆者，喘病也。呼吸引胸中之氣上逆，喉中作癢梗氣者，欬病也。呼吸張口，不能續息，似喘而不抬肩者，短氣病也。蓋肺氣壅滿，邪有餘之喘也；肺氣不續息，正不足之短氣也。然不足之喘，亦有不續息者；有餘之短氣，亦有胸中壅滿者。肺氣上逆者，必欬也。欬時唾痰，嗽也。若欬唾涎沫不已者，非欬病也，乃肺痿也。（卷十八）

朱光被曰（《金匱要略正義》）：此下兩章，就病人之呼吸定息，以辨其爲實爲虛，此望聞之最細者。凡呼出心與肺，吸入腎與肝，一呼一吸之中，脾胃主之。呼與吸中少停之際，謂之息。因先就呼出之息，以辨其病之所在，如息而至於搖肩，是心中邪實，氣不得下行而但上竄也。如息引胸中上氣，是肺全失降令，上逆而欬也。息而至於張口短氣，是出氣之多，幾不能定息，清肅不行，而爲肺痿唾沫也。三者俱於出氣中證之，故息就呼邊說。（卷上）

丹波元堅曰（《金匱玉函要略述義》）：沈曰：肺熱葉焦，氣弱不振，津液化而爲涎，上溢於口，故吐涎沫，似是。蓋古所謂沫者，即今之痰涎，不必是白沫。（卷上）

曹穎甫曰（《金匱發微》）：痰飲留於膈間，則心下堅滿。《痰飲篇》所謂：雖利，心下續堅滿。膈間支飲，其人喘滿，心下痞堅。《寒疝篇》脉緊大而弦者，必心下堅。則此云“息搖肩，心中堅”者，其必爲“心下堅”之誤無疑。心爲君主之藏，不能容納外邪。惟心下爲膈與胃相逼處，痰濕流於膈間，則氣爲之阻而氣不順。至於兩肩用力搖動，則心下之堅滿可知矣。此爲濕痰凝固之證，所謂宜十棗湯者也。至於息引胸中上氣而欬，即後文欬而上氣之證。吐黃濁者，宜皂莢丸。有水痰者，宜射干麻黃湯。張口短氣者，肺痿吐沫，即後篇所謂肺痿之證。以上三者，皆出於主氣之肺，辨息至爲切近，故類及之。（卷之一）

陸淵雷曰（《金匱要略今釋》）：息搖肩，謂呼吸時肩部搖動。心中堅，謂胸部窒悶也。肺葉雖有彈力，然不能自行張縮，故呼吸動作非肺葉所自營。吸氣時腹部季肋向外擴張，使膈膜下壓，而胸部容積增大。呼氣時反是，腹部季肋收縮，膈膜上推，使胸部容積減小，於是肺中之氣一入一出而呼吸成。若胸部窒悶，則膈膜之上下推動不利，而腹部季肋之張縮不能增減胸部之容積，呼吸受其障礙，於是兩肩起救濟代償，承代腹部季肋之張縮。兩肩上擡，雖膈膜不動，而胸部之容積亦增。兩肩下壓，雖膈膜不動，而胸部之容積亦減。肩部擡壓不已，以營呼吸，故息搖肩者，知其心中堅也。

氣管發炎，則滲出物令喉頭作癢，於是引起欬嗽，以驅除作癢之物。喉癢而欬，與鼻癢而嚏同一作用，蓋在吸氣未畢之際，因空氣通過喉管之發炎部時，衝動滲出物而作癢，不得不急迫作欬也，故曰息引胸中上氣者欬。

肺痿，《巢源》作肺萎，謂若草木之枯萎不榮也。肺葉失其彈力，則碳氧氣之交換不足供身體之需要，故張口以助呼吸。但雖然口張而氣之出入仍短，所謂呼吸困難，亦即氣喘也。據《外臺》所引蘇遊許仁則之論，肺痿即今之肺結核。而《金匱》所論，殊不似結核病，此條似肺氣腫，第七篇中甘草乾薑湯證則似支氣管哮喘。（卷一）

原文 師曰：吸而微數，其病在中焦，實也，當下之即愈，虛者不治。在上焦者，其吸促；在下焦者，其吸遠，此皆難治。呼吸動搖振振者，不治。（六）

趙以德曰（《金匱方論衍義》）：穀之精氣，乃分三隧，清者化榮，濁者化衛，其一爲宗氣，留胸中以行呼吸焉。呼吸固資於宗氣，然必自陰陽闔辟而爲之機。於是，呼出者，心肺主之；吸入者，腎肝主之。心肺，陽也；腎肝，陰也。若中焦有邪實，則阻其昇降，宗氣因之不盛於上，吸氣因之不達於下，中道即還。宗氣不盛則吸微，中道即還，則往來速，速則數，故吸而微數。瀉中焦實，則昇降行而吸即平矣。不因中焦實，即是腎肝之陰虛，根本不固，其氣輕浮上走，脫陰之陽，宗氣亦衰。若此者，死日有期，尚可治乎？

然則上焦固是主乎呼，下焦固是主乎吸，若陰陽之配合，則又未始有相離者，故上焦亦得而候其吸焉。而心肺之道近，其真陰之虛者，則從陽火而昇，不入於下，故吸促；肝腎之道遠，其元陽之衰者，則因於陰邪所伏，卒難昇上，故其吸遠。此屬真陰元陽之病，皆難以治。

若夫人身之筋骨、血肉、脉絡，皆藉陰氣之所成，生氣毋所克，然後得以鎮靜而爲化生之宇。今陰氣憊矣，生氣索矣，器宇亦空矣。惟呼吸之氣往來於其中，故振振動搖不自禁也。若此者，即《內經》所謂出入廢，則神機化滅是也，故針藥無及矣。（卷上）

徐彬曰（《金匱要略論注》）：此從吸氣多者，以徵其病之虛實，而分治之難易也。謂一呼一吸爲平，吸多是明有使之不平，致微且數，而吸氣之往返於中焦者速，故曰其病在中焦，實也。故下之，則壅通而愈。若非實而虛，則肝腎之本不固，其氣輕浮，脫之於上，不可治矣。然病之在上在下不同，在上焦，則因心肺之陽虛，不能生陰，乃下濟之陽變爲厥陽，而不入於下，以心肺之道近，故吸促。在下焦，則因肝腎之陰虛，乃上交之陰變爲燥火，而卒難昇上，肝腎之道遠，故吸遲。吸爲收攝元氣之主，促與遲，皆因元氣虧，故難治。若呼吸往來振振動搖，直是營衛往返之氣已索短期迫矣，故不治。（卷一）

李彣曰（《金匱要略廣注》）：《難經》云：呼出心與肺，吸入腎與肝。中焦實，則上下之氣不得昇降，欲呼不得出，欲吸不能入，故吸而微數者，氣促也。經云：短氣腹滿而喘，可攻裏也。下去中焦之實，則上下之氣宣通，可以昇降自如而愈矣。虛者，邪盛正衰，既不可下，又不可補，故不治。邪在心肺者，其氣昇而不降，但浮於上焦，以上焦部位甚近，故吸促_{促者，急也。}病在肝腎者，丹田元氣將絕，氣又降而難昇，移時方得一吸，不能接續如常，以下焦部位甚遠，但覺出入之氣濡遲，故吸遠 "遠" 字作 "遲" 字解，與 "促" 字對看。此正虛，邪亦不盛，但云難治。若呼吸動搖振振，則氣與形離，虛之極矣，故不治振，動也。振振，動搖之貌。（卷上）

沈明宗曰（《沈注金匱要略》）：此辨喘息分虛實，定可治與不可治也。息而微數，即氣息微而喘促也。因外邪而挾痰食燥屎鬱結，上中二焦之氣滯而不能上通下達，故息而微數。病在中焦爲實，故當下之則愈。設無痰食燥屎阻滯而息微數，即營衛虛敗，氣不歸源之虛喘，故爲虛者不治。而又以呼吸之遲促分治心肺脾肝腎虛之據。然心肺居上爲近，若心肺之氣虛而不能納氣歸源，其吸必細短而促；肝腎居下爲遠，若肝腎下焦陰虛，不能攝氣歸源，其吸必長而遲。故喘病屬實者，可用下法爲易愈，若上中下三焦元氣虛憊所致者，瀉之則愈損，補之則不及，故皆難治。見呼吸動搖振振者，是陰陽營衛俱敗，惟存一線浮游之氣，逼迫呼吸，頃刻垂絕，故不治也。（卷一）

黃元御曰（《金匱懸解》）：吸氣微數，此中焦盛實，肺氣不降，下之府清而氣降，則愈矣。若中虛而吸數，此氣敗而根絕，法爲不治。氣逆於上焦者，其吸促，氣陷於下焦者，其吸遠，此皆中氣之敗也，昇降失職，最難治也。呼吸動搖振振者，真氣拔根，脫亡不久，此不治也。此亦聞而知之之法也。（卷一）

朱光被曰（《金匱要略正義》）：此從吸入之息，以徵其病之所在也。吸主腎肝，其位遠，今吸而微數，是氣不能下達，中途即返，明屬中焦邪實所致，宜用下法以通壅塞，此邪實而吸數也。若不因邪實而吸自微數者爲虛，法在不治。何也？虛在上焦，則清陽不能下際，吸因近而迫促，故令數。虛在下焦，則真氣不能上交，吸因遠而難到，亦令數。此二句即 "虛者不治" 之注腳。要之非真不治，特難治也，可見一呼一吸，藏氣攸關。若至於動搖振振，則藏氣不歸，出入往返之機將息，又何以治之耶？合呼吸言之，以總結上兩節。（卷上）

高學山曰（《高注金匱要略》）：中焦胃府，爲息道之所經，呼不數，則鼓動之真呼無病，且無搖肩上氣等候，則肺與肝腎又無病。而吸獨微數，是吸爲中焦所經之胃府熱入而不容下引之故，故知下之而愈。蓋胃實去，而氣機相安於下引也。虛者，即指胃不實而言，吸微數而胃不實，是命門鼓伏之機，伏氣偏短，元陰大損之診，故不治也。上焦吸促，謂呼長於吸，伏機不能引氣歸根，下焦吸遠，謂吸長於呼，鼓力不能載氣報息，挽回上絕下脫之候。十中不得二三，故曰皆難治。呼吸動搖至振振者，經所謂以肩息者死，喘而其動應衣者死，故不治。此與上條，又合言望聞二診，以爲上工也。但上條兼言呼吸之病在上焦者皆生，此條單言吸氣之病在中焦者易愈，吸氣之單病在上下二焦者多死。呼吸之兼病在上下二焦者，萬不得生也。

葉霖曰（《金匱要略闕疑》）：於吸中分病之輕重，尤爲入細。吳謙曰：其 "吸促" 當是 "遠"，下 "遠" 字當是 "促" 字。蓋呼吸均促，昇降氣阻，其實者，必有腹滿便鞕之證，故可治。若呼之氣促，吸之氣長，病在呼，呼出心與肺，故知喘在上焦；呼之氣長，吸之氣短，病在吸，吸入腎與肝，故知喘在下焦。至於形氣不能相保，必不治矣。據此則雖但言吸，亦合呼而言之是已。然人之呼吸，原不能劃分，今上焦之病但能呼出而其吸則短，下焦之病但能吸而其呼則短，是陰陽偏勝不能相報，而又無實證，故難治，即仍原文亦可玩。兩條似前條論息重在呼出，次條專言呼入。遠者難也。

肺癰病篇有"呼氣不入"可作"促"字，注腳"吸氣不出"可作"遠"字，注腳最明亮。（卷上）

曹穎甫曰（《金匱發微》）：息由丹田上出肺竅，是爲呼；由肺竅下入丹田，是爲吸。呼吸略無阻礙，乃爲無病之人。惟中脘宿食不化，則吸入之氣至中脘而還，不能下入丹田，故出納轉數。下之則上下通徹，略無窒礙。此大承氣湯所以爲承接中氣之用也。然有本爲大承氣證，始病失下，病久精氣耗損，腸胃枯燥而死者。即有久病虛羸，一下正隨邪盡，以致虛脫而死者。因此後醫失誤，轉授前醫以爲口實，而硝黃遂成禁例。然則仲師言虛者不治，爲法當早下言之，非爲見死不救之庸工言之也。大下後食復同此例。若夫肺虛而吸氣乏力，故吸促；腎虛而納氣無權，故吸遠。促者，上焦不容；遠者，下焦不攝，故曰難治。其不曰不治，而曰難治者，肺癰、肺痿、肺脹及膈間有留飲，其吸皆促，爲其有所阻也；亡血失精，其吸皆遠，爲其不相引也。數者皆有方治，而愈期正不可知，故曰難治。至於呼吸動搖振振，其人必大肉瘻陷，大骨枯槁，午後微熱，死在旦夕。雖使扁鵲復生，無能爲力矣。（卷之一）

原文 師曰：寸口脈動者，因其王時而動，假令肝王色青，四時各隨其色。肝色青而反色白，非其時色脈，皆當病。（七）

趙以德曰（《金匱方論衍義》）：《內經》有謂五藏之脈，春弦、夏鈎、秋毛、冬石。強則爲太過，弱則爲不及。四時皆以胃氣爲本，有胃氣曰平，胃少曰病，無胃曰死。有胃而反見所勝之藏脈，甚者今病，微者至其所勝之時病。又謂五藏之色在王時見者，春蒼、夏赤、長夏黃、秋白、冬黑；所主外榮之常者，白當肺、當皮，赤當心、當脈，黃當脾、當肉，青當肝、當筋，黑當腎、當骨。五色微診，可以目察，能合脈色，可以萬全。其《內經》之言如此，斯論殆將本於是之節文也。（卷上）

徐彬曰（《金匱要略論注》）：此言醫道貴因時爲色爲脈，其理相應。寸口是概言兩手寸關尺也，謂鼓而有力爲動，因時之王而王，宜也，色亦應之，即明堂察色之法也。此不獨肝，姑假肝言之。則青爲肝之王氣，值時王，而反色白，則因肝受肺克，不能隨時之王也。於是色反時，病也；脈反時，亦病也；色反脈，脈反色，亦病也。故曰非其時色脈，皆當病。（卷一）

李彣曰（《金匱要略廣注》）：脈有寸、關、尺三部。凡經中單言寸脈，則不及關尺。如言寸口，則有但指寸脈而別乎關尺者，亦有兼舉寸、關、尺三部而總名爲寸口者。以此脈即肺經之太淵穴，去尺澤穴一尺，故名尺，去魚際穴一寸，故名寸也。如《難經》云：寸口者，脈之大會。《內經》云：氣口成寸，以決死生。氣口，即寸口，此皆統舉寸、關、尺三部而言者也。因其王時而動者，如春時木旺，則肝脈動而弦，其色青；夏時火旺，則心脈動而鈎，其色赤；長夏土旺，則脾脈動而緩，其色黃；秋時金旺，則肺脈動而毛，其色白；冬時水旺，則腎脈動而石，其色黑。是四時各隨其色也。肝色青而反色白，則金來克木，故力非時。推而言之，心色赤而反色黑，脾色黃而反色

青，肺色白而反色赤，腎色黑而反色黃，皆非時色脉，而當病者也。（卷上）

沈明宗曰（《沈注金匱要略》）：前言天時過與不及，爲察證治病之權衡，此以人之色脉合於天時而相反者爲病也。夫寸口者，概言兩手寸關尺部也；動者，因時令至而鼓動生氣之機行，故謂王時而動。所以人氣應之而顯於脉，乃四時生王之氣，隨時而變，故曰肝王色青。四時各隨其色脉，如春弦、夏洪、秋毛、冬石是也。然春王脉當微弦，是合春平，爲無病。或色反見白，脉反見濇，乃賊克之徵，非其時色脉，皆當病矣。觀此二條，察證治病，若不合天地人三才一貫之理，則爲謬妄不經而談醫也。（卷一）

尤怡曰（《金匱要略心典》）：王時，時至而氣王，脉乘之而動，而色亦應之。如肝王於春，脉弦而色青，此其常也。推之四時，無不皆然。若色當青而反白，爲非其時而有其色，不特肝病，肺亦當病矣，犯其王氣故也。故曰：色脉皆當病。（卷上）

黃元御曰（《金匱懸解》）：寸口脉動者，因其王時而動，如木王於春，則肝脉動，火王於夏，則心脉動，金王於秋，則肺脉動，水王於冬，則腎脉動，土王於四季，則脾脉動也。動者，一氣獨旺，鼓動而有力也。脉既應時，色亦應脉，四時各隨其色。假令肝王，則色應青，而反色白，是木衰而金賊也。凡色不應脉，皆當病也。此望而知之、切而知之之法也。（卷一）

陳念祖曰（《金匱要略淺注》）：此言醫道貴因時而察其脉色也。脉色應時爲無病，若色反時，病也；脉反時，亦病也；色反脉，脉反色，亦病也。推而言之，證與脉相合者順，相生者吉，相反者，治之無不費力也。（卷一）

朱光被曰（《金匱要略正義》）：上言察色望聞以知疾苦，此更參之脉，以決病機也。蓋人藏真之氣徵於外者爲色，流行於營衛者爲脉，合色與脉，復准諸天時，而後可以診治諸病，法當於寸口診之。寸口爲脉之大會，寸口脉動，鼓而有力，亦必與時相應，與色相合，方許無病，故即寸口以該諸脉，即春令以律四時，即肝府以例五藏焉。（卷上）

丹波元堅曰（《金匱玉函要略述義》）：按此條，上文言脉不言色，下文言色不言脉，是互文見意，故結以“非其時色脉”句。（卷上）

原文 問曰：有未至而至，有至而不至，有至而不去，有至而太過，何謂也？師曰：冬至之後，甲子夜半少陽起，少陽之時陽始生，天得溫和。以未得甲子，天因溫和，此爲未至而至也；以得甲子而天未溫和，此爲至而不至也；以得甲子而天大寒不解，此爲至而不去也；以得甲子而天溫如盛夏五六月時，此爲至而太過也。（八）

趙以德曰（《金匱方論衍義》）：夫斗建子月中辰，即冬至節也。節陽至，一之氣即至，故律管飛灰候於是日。今仲景乃云冬至後甲子夜半候以致未至者，何歟？殆以天干地支所合節至之日，便名甲子，非直待其真甲子至以候氣也。不然，假如乙丑丙寅日冬至，兩月後方是甲子，其時始候之乎？考之《內經》，候氣至不至，有謂四時者，有謂五運者，有謂六氣者，發明詳矣。在四時，則曰天以六六爲節，地以九九制會，六甲終歲，三百六十日法也。五日爲一候，三候爲一氣，六氣爲一時，四時爲一歲，而各從其主治焉。求其氣之至時也，皆從始春，未至而至，此謂太過，則薄所不勝、乘所勝也，命曰氣淫；至而不至，此謂不及，則所勝妄行，而所生受病，所不勝薄之，命曰氣迫。然在脉應春弦、夏鈎、秋毛、冬石，太過者，病在外；不及者，病在內。在五運相襲而皆治之，終其之日。陽氣先天而至，當歲之運，氣則太過；陰年後天而至，當歲之運，則氣不及；與其年和，則非太過不及而平。與司天、地氣不和，則勝而極復；復則鬱發，待時而作；作則風、濕、燥、熱、火、寒之氣非常而暴。在六氣則曰與六氣之勝：清氣大來，燥之勝也，風木受邪，肝病生焉；熱氣大來，火之勝也，燥金受邪，肺病生焉之類。在脉應則曰：厥陰之至，弦；少陰之至，鈎；少陽之至，大而浮；太陰之至，沉；陽明之至，短而濇；太陽之至，大而長。至而和則平，至而甚則病，至而反者，病；至而不至者，病；未至而至者，病；陰陽易者，危。

然候六氣之應，常以正月朔旦平明視之，睹其位而知其所在。而其至則從運之先天後天也。由是觀之，仲景言四時之定法者，若遇氣運加臨主位，則必將奉天政之寒溫，雖與四時氣有反者，難謂逆時也，候同也。且經曰：主勝逆，客勝從。又曰：必先歲氣，毋伐天和。此又不在獨守四時之氣，而參之以運氣者矣。（卷上）

徐彬曰（《金匱要略論注》）：此論天氣之來，有過不及，不言及醫，然而隨時制宜之意在其中。四時之序，成功者退，將來者進，故概曰至。然參差不齊，故有先至、不至、不去、太過之問。因言歲功之成，以冬至後甲子起少陽，六十日陽明，六十日太陽，六十日太陰，六十日少陰，六十日厥陰。王各六十日，六六三十六，而歲功成。即少陽王時言之，則以未當溫和而溫和者，爲先至；已當溫和而不溫和者，爲不至；或大寒不解，爲不去；溫熱太甚，爲太過。其於他時甲子日，亦概以此法推之。若人在氣交之中，有因時而順應者；有反時而衰王者；有即因非時異氣而致病者，故須熟審時令之氣機。有如少陽起，以爲治病之本，故《六節藏象論》曰：求其至也，皆歸於春。（卷一）

李彣曰（《金匱要略廣注》）：人身通乎天地，以陽氣爲主，若天地之陽氣不和，則人身之陽氣亦乖，感之者，遂有傷寒溫暑時病等疾。故推冬至後甲子日，夜半甲子時少陽起爲定例，以陽生於子也。少陽者，甲膽一陽之氣，謂之初陽，又名稚陽。因陽氣初生，未壯盛也。《易經》復卦云：先王以至日閉關，商旅不行。安靜養微陽也。有未至者，以未得甲子言也。有至者，以已得甲子言也。而至、而不至、而不去、而太過，以天氣溫和、未溫和、或大寒、或如盛夏言也。此即天時節氣寒煖之乖沴，而人因此受病矣。

按：黃帝使大撓作甲子，以正天時。造歷者取冬至年月日時，皆會於子，爲歷元。後則陰陽度數不齊，不能皆會於子，越數千餘年，而後冬至，始得年月日時，復會於子。故每年甲子俱在冬至之後。然堯時甲子冬至日在虛一度。後至秦莊襄元年，凡二千二十八年，冬至日在斗二十二度。迄宋慶曆甲申，凡一千二百九十二年，冬至日在斗五度。今已在箕六度矣，上距堯時差四十餘度，不幾差四十餘日乎。今寒煖愆期不時，或者歲差故耶。則至與不至或不去太過等，未必不由此也。（卷上）

沈明宗曰（《沈注金匱要略》）：此以司天運氣辨太過不及，以合三陰三陽，爲察證治病之權衡也。經云：夏至四十五日，陰氣微上，陽氣微下；冬至四十五日，陽氣微上，陰氣微下。然陰陽昇降進退皆從二至爲始也，故仲景以冬至之後甲子夜半起少陽，其義正合《內經》冬至四十五日，三陽開泰之意。以正來歲一年時令太過不及，則二甲子起陽明，三甲子起太陽，四甲子起太陰，五甲子起少陰，六甲子起厥陰，而終一歲。蓋冬至之後甲子，乃一陽齊於地面，將發來春溫令；若未得甲子，而天得溫和，時令未至，其氣先至，爲未至而至，經謂來氣有餘；若已得甲子，天未溫和，而時令已至，其氣未至，爲至而不至，經謂來氣不及；已得甲子而天大寒不解，乃新令已至，舊令不退，爲至而不去，亦舊氣有餘，新氣不及；若已得甲子，即當天溫，而反如盛夏五六月時，爲至而太過，亦爲來氣有餘也。然時正則人民安和，或遇不及，則乘年之虛，遇月之空，太過則失時之和，客氣邪風中人多死，故當佔時令之蚤晏，則知六氣之虛實，然後治病無失。後人妄議仲景三百九十七法，無一言道及運氣，非略之也，蓋有所不取也。嗟嗟，既無一言及之，此上下二條，所談何事，要知不讀《金匱》之陋矣。（卷一）

魏荔彤曰（《金匱要略方論本義》）：此二條乃因脉色之應時，明時令之過不及，見在天之氣候有不齊，而人之疾病亦隨之爲損益。末更詳於診法，總不出陰陽偏勝之戒也。問曰：有未至而至，有至而不至，有至而不去，有至而太過，何謂也？若應至而至，應去而去，氣之常也。未至而至等四氣，氣之變也。未至而至，至而太過，氣之盈也；至而不至，至而不去，氣之縮也。或陰勝於陽，陽勝於陰，故有盈縮之故，而與中氣有沴也。天氣有沴，而人之氣亦乖。陽虧者，必病於天氣陰獨之候；陰歉者，必病於天氣陽亢之時。人之氣未嘗不與天之氣同一氣也。萬物一太極也。而人又各爲氣者，一物一太極也。師乃就陽之初生，時令元始之氣以概論之。冬至之後甲子夜半，言歷元也。一歲一十二節，二十四氣，每氣三候，每候五日，爲六十時，必由甲子起候之元。所以冬至甲子夜半後，子正初刻，方爲少陽初起之時；夜半以前，子初四刻，猶爲癸亥之夜子也。少陽之起，則爲少陽之時，陽氣自此始生，黃鍾之律諧之以作樂，歷元之紀算之以制歷，在順而布之，逆而推之而已。此時天氣必得陽和爲應至而至，氣之正而中者也。若未得此甲子，天因溫和，爲未至而至，陽之偏勝也；已得此甲子，而天未溫和，爲至而不至，陰之偏勝也；已得此甲子，而天大寒不解，此爲至而不去，陰之勝而太過也；已得此甲子，而天溫如盛夏五六月時，此爲至而太過，陽之勝而太過也。由此推之，十二節，二十四氣，七十二候，無不有氣之中正、氣之偏勝及勝之太過，而人之氣應之，疾病生死壽夭，悉關乎是矣。善治生者，以一身之小，能自全其中正之氣與天時之氣，順受其正，而嚴防其逆，是以康寧壽考而吉；不善治生者，縱無窮之慾，反以兆致沴戾之氣，使一身之氣本平者乃偏勝，其偏勝者乃太過，是以疾病死亡而凶。其所關於天人之故，寧細哉？於是人病而脉不能得其平矣。（卷上）

尤怡曰（《金匱要略心典》）：上之至謂時至，下之至謂氣至，蓋時有常數而不移，氣無定刻而或遷也。冬至之後甲子，謂冬至後六十日也。蓋古造歷者，以十一月甲子朔夜半冬至爲歷元。依此推之，則冬至後六十日，當復得甲子，而氣盈朔虛，每歲遞遷，於是至日不必皆值甲子。當以冬至後六十日花甲一周，正當雨水之候爲正。雨水者，冰雪解散而爲雨水，天氣溫和之始也。云少陽起者，陽方起而出地，陽始生者。陽始盛而生物，非冬至一陽初生之謂也，竊嘗論之矣。夏至一陰生，而後有小暑、大暑；冬至一陽生，而後有小寒、大寒。非陰生而反熱，陽生而反寒也。天地之道，否不極則不泰；陰陽之氣，剝不極則不復。夏至六陰盡於地上，而後一陰生於地下，是陰生之時，正陽極之時也；冬至六陽盡於地上，而後一陽生於地下，是陽生之時，正陰極之時也。陽極而大熱，陰極而大寒，自然之道也。則所謂陽始生天得溫和者，其不得與冬至陽生同論也審矣。至未得甲子而天已溫，或已得甲子而天反未溫，及已得甲子而天大寒不解，或如盛夏五六月時，則氣之有盈有縮，爲候之或後或先，而人在氣交之中者，往往因之而病。惟至人爲能與時消息而無忤耳。（卷上）

黃元御曰（《金匱懸解》）：《難經》：冬至後，得甲子，少陽王；復得甲子，陽明王；復得甲子，太陽王；復得甲子，太陰王；復得甲子，少陰王；復得甲子，厥陰王。王各六十日，六六三百六十日，以成一歲，此天人之所同也。

五行之序，成功者退，將來者進。冬至之後，甲子之日，夜半之時，少陽初起。少陽之時，一陽始生，天氣漸向溫和，節候之正也。以未得甲子，而天因溫和，來氣太早，此爲未應至而已至也；以得甲子，而天未溫和，來氣太遲，此爲應至而不至也；以既得甲子，而天大寒不能解，此爲已至而不去也；以方得甲子，而天溫如盛夏五六月時，此爲應至而太過也。此天氣之不正。

天人同氣，人之六氣，隨天之六氣而遞遷，《難經》：少陽之至，乍大乍小，乍短乍長，陽明之至，浮大而短，太陽之至，洪大而長，太陰之至，緊大而長，少陰之至，緊細而微，厥陰之至，沉短而敦。人氣不正，則脉不應時，而太過不及之診見矣。此亦切而知之之法也。（卷一）

陳念祖曰（《金匱要略淺注》）：此一節論天氣而不及醫，然隨時制宜之道，在其中也。尤在涇云：上之至謂時至，下之至爲氣至。蓋時有常數而不移，氣無定刻而或遷也。冬至之後甲子，謂冬至後六十日也。蓋古造歷者，以十一月甲子朔夜半冬至爲歷元。依此推之，則冬至後六十日當復得甲子在，則氣盈朔虛，每歲遞遷，於是至日不必皆值甲子，當以冬至後六十日花甲一周，正爲雨水之候爲正。雨水者，冰雪解散而爲雨水，天氣溫和之始也。云少陽起者，陽方起而王地，陽始生者，陽始盛而生物，非冬至一陽初生之謂也。竊嘗論之矣。夏至一陰生，而後有小暑大暑；冬至一陽生，而後有小寒大寒。非陰生而反熱，陽生而反寒也。天地之道，否不極則不泰，陰陽元氣，剝不極則不復。夏至六陽盡於地上，而後一陰生於地下，是陰生之時，正陽極之時也。冬至六陰盡於地上，而後一陽生於地下，是陽生之時，正陰極之時也。陽極有大熱，陰極而大寒，自然之道也。則所謂陽始生，天得溫和者，其不得與冬至陽生同論也，審矣。至未得甲子而天已溫，或已得甲子而天反未溫，及已得甲子而天大寒不解，或如盛夏五六月時，則氣之有盈有縮，如候之或後或先，而人在氣交之中者，往往因之而病，惟至人爲能與時消息無忤耳。（卷一）

朱光被曰（《金匱要略正義》）：人身一小天地，凡歲氣之有過不及，人身應之，即爲病氣，故以至字立之准。先至、未至、不去、太過，是四序有常而盈虛無定。如冬至甲子起少陽，謂冬至後六十日內得甲子爲少陽起，是謂一陽初生。天得溫和，道其常也。其間或寒或熱，或先或後，人在氣交之中，不能與時消息，往往因之而病，故仲景特揭歷元以繩六氣焉。

按冬至後甲子起少陽，雨水以後起太陽，穀雨以後起陽明，夏至以後起少陰，處暑以後起太陰，霜降以後起厥陰，六氣各旺六十日。將來者進，成功者退，皆以甲子算起，乃合四時之序。（卷上）

高學山曰（《高注金匱要略》）：此條承上文非其時色脉句來，言非時之色脉，雖爲人病，實爲天氣使然。上工負裁成輔相之任，所貴知天時之變，而補救其偏弊之色脉也。夫天以從溫而熱，以致大熱，復從清而寒，以至大寒。一歲凡十二月，以統二十四節。人亦由少陽、歷陽明，而至太陽，復由太陰，歷少陰，而至厥陰。手足凡十二經，以應二十四氣。天之初溫，起於冬至後之甲子，則人之微陽，應於足少陽之膽經，歷冬至後之四節，而終手足少陽之氣焉。天之初熱，交於雨水後之甲子，則人之正陽，應於足陽明之胃經，歷雨水後之四節，而終手足陽明之氣焉。天之大熱，交於穀雨後之甲子，則人之亢陽，應於足太陽之膀胱經，歷穀雨後之四節，而終手足太陽之氣焉。三陰仿此。仲景假古經之文，而設爲問答者，蓋謂除却冬至後之甲子，天氣溫和，所謂時至而氣即至者爲平氣。天氣平，則人之色脉俱應，而病者少矣。若夫早至、遲至、寒氣不去、熱氣太過，皆爲天地乖舛之氣，而生人遂多非時之色脉。大乖舛，則大不應；小乖舛，則小不應。知此，則寒熱之宜，五味之用，施之各當，業此者其可忽乎？舉一冬至後之甲子，則夏至後之甲子可反悟矣。舉一冬至後之甲子，則雨水穀雨等節後之甲子，又可類推矣。

嚴鴻志曰（《金匱廣義》）：首節開章言風氣能生害萬物，推及邪之干忤，各有淺深；次節即言上工治病，當治未病，不治已病，以盡治法之要妙；此節言時令氣候，有過與不及。人在氣交中，有因時而順應者，有反時而衰王者，有即因非時異氣而致病者，故須熟審時令之氣機，以爲治病之標準，蓋即隨時制宜之道也。

夫四時之序，成功者退，將來者進，故概曰至，然參差不齊，均有先至不至、不去太過之異。然從冬至後甲子起少陽而推，六十日陽明，六十日太陽，六十日太陰，六十日少陰，六十日厥陰，王各六十日，六六三百六十日，而歲功成。其間未至而至，至而不至，至而不去，至而太過，容或有之，人在氣交之中，苟不知順時調息，而疾病生焉。若引《難經》第七難之說，謂此節是論三陰三陽之脉，因時而旺，未免鑿矣。（卷一）

陸淵雷曰（《金匱要略今釋》）：夫六氣者，氣候變化之代名詞耳。地球繞日而行，其軌道即所謂黃道，地軸與黃道面斜交，成六十六度一十三分之角，故四季之晝夜有長短；因晝夜之長短，日光射於地面之斜正，故氣候有溫涼之變。地球之繞日無時或息，即氣候之變化亦無時或息。節氣之日，與平常之日，同在變化之中，則節氣與疾病，宜無何等關係。春分秋分爲晝夜平均之日，冬至夏至爲晝夜長短之極，皆氣候變化之大關鍵，謂其能轉移疾病，猶可說也。若其他節氣，不過人爲的分黃道爲二十四段，每段十五度，地球每至各個十五度交界之處，名爲節氣。節氣日之氣候變化，與平日無異，豈能影響人身？然年老之人，遇節氣則筋骨每感痠楚，大病之起，及其死亡，常在二分二

至，尤以冬至前之大雪，冬至後之小寒佔多數。一若歷驗可徵者，天下事不可索解者甚多，醫學其一也。（卷一）

師曰：病人脉浮者在前，其病在表；浮者在後，其病在裏，腰痛背强不能行，必短氣而極也。（九）

趙以德曰（《金匱方論衍義》）：脉浮爲虛。關前屬陽主表，關後屬陰主裏。所謂表者，以足太陽言也；裏者，以足少陰言也。一府一藏，是其表裏所合。其太陽經自足循背至頭；腰者，腎府也，是故表病則背强不能行，裏病則腰痛短氣而極少。

雖然，寸、尺脉浮非一經一病之可盡，今獨出此證何也？大抵用表裏而言病，必舉太陽、腎爲例。蓋太陽是諸陽之屬，凡受邪必自此始；腎是治內之主事，書獨言此，例以推之。（卷上）

徐彬曰（《金匱要略論注》）：浮脉原主表，仲景特於浮中分出表裏，欲人知浮脉之變也。謂浮脉爲陽，故三部脉皆浮，爲太陽證。然寸關尺有定位，關前爲陽，關後爲陰。脉浮者在前，陽脉陽位，病在表無疑；浮在關後，陽脉陰位，陰屬裏，病即在裏矣。李瀕湖曰：寸浮，頭痛眩生風，或有風痰聚在胸，關上土衰兼木旺，尺中溲便不流通。亦仿此意。然使陰位得陰脉，則爲寒下等病，今得陽脉，是病雖在裏，而挾陽爲病也，故病不見於少腹，而爲腰痛背强不能行。且下焦氣傷，不能上接於胸中而氣短，短而極，此陰中有陽邪，在裏之經，而不在裏之藏也。此裏之陽病也。故後論陽病十八，而腰背痛在其中。此獨贅三語，示裏病之下，正爲裏有不同耳。故舉以爲脉浮在後之例云。論曰：以前後分浮脉之陰陽，而定表裏，此仲景刱論也。然其言多蘊蓄，正當引申觸類，不可泥。盡有無病者，而關前浮，關後低弱，豈亦屬表乎？無病者而關後浮，關前低，豈亦屬表之裏乎？故仲景特揭"病人"二字，則知必有表證可疑者，乃如此斷耳。至有病起之前脉浮，表也；殆脉平而表減，減後脉復浮，豈表又復發乎？亦當以裏推之，此言外意也。（卷一）

李彣曰（《金匱要略廣注》）：寸脉爲前，屬陽。凡外感者，寸脉必浮，故主病在表。尺脉爲後，屬陰。其脉不當浮而浮，此腎氣虛損之象。《本經》云：尺脉浮爲傷腎是也，故主病在裏。《靈樞》云：腎脉上股貫脊，故虛則腰痛背强不能行。又腎爲生氣之原，呼吸之門，故短氣而極者，精血已竭。五勞六極之謂，此皆病在裏之證也。（卷上）

沈明宗曰（《沈注金匱要略》）：此以關脉前後分表裏而辨內傷外感也。前者，關前寸口脉也。寸口屬陽主表，而浮者在前，邪在於表，即風中於前之外感也。後者，關後尺脉也。尺脉屬陰，主裏，而浮者在後，爲病在裏，即內傷精血之病也。兩尺主腎，其脉貫脊，陰虛陽盛則見脉浮。精血虛而受邪，痹着不行，不能上貫於脊，腰痛背强不能行。精虛不能攝氣歸源，氣反上逆，故短氣而急也。（卷一）

尤怡曰（《金匱要略心典》）：前，謂關前；後，謂關後。關前爲陽，關後爲陰。關前脉浮者，以陽居陽，故病在表；關後脉浮者，以陽居陰，故病在裏。然雖在裏而系陽脉，則爲表之裏，而非裏之裏，故其病不在腸腎，而在腰背膝脛，而及其至，則必短氣

而極，所以然者，形傷不去，窮必及氣，表病不除，久必歸里也。（卷上）

黃元御曰（《金匱懸解》）：寸在前主表，尺在後主裏，病人脉浮者在前，其病在表，浮者在後，其病在裏。表病則腰痛背强不能行，足太陽行身之背，挾脊抵腰而走足也。裏病則短氣而極，手太陰肺主宗氣而行呼吸也。前後俱浮，則表裏兼病，肺之藏與太陽之經氣逆而不降故也。此亦切而知之之法。（卷一）

陳念祖曰（《金匱要略淺注》）：師曰：病人脉浮者在關前，以關前爲陽，其病在表；浮者在關後，以關後爲陰，其病在裏，然關後雖爲里之部位，而浮却非裏證之正脉，不過爲表之裏，而非裏之裏，故其病不在腹中少腹，而爲腰痛背强，膝脛不能行，然形傷不去，窮必及氣，此關後脉浮，可以必其短氣而爲此證之極也。

浮脉原主表，此於浮脉中分出表裏，欲人知浮脉之變也。推之沉脉，原主裏，亦可於沉脉中分出表裏。遲脉原主寒，數脉原主熱，更無不可於遲數中分出寒熱也。是亦望乎一隅而三反之。（卷一）

丹波元簡曰（《金匱玉函要略輯義》）：案《十四難》：前大後小，即頭痛目眩；前小後大，即胸滿短氣。張世賢注云：前者，謂寸；後者，謂尺。正與本條之義合矣。揚雄《方言》：極，疲也。沈訓急，未知何據。（卷一）

原文 問曰：經云厥陽獨行，何謂也？師曰：此爲有陽無陰，故稱厥陽。（十）

趙以德曰（《金匱方論衍義》）：厥，猶極也；獨行無陰與配也。王冰注《內經》一水不勝五火，謂五藏厥陽也。經又謂：六陽並至，謂之至陽。又謂：至陽盛，地氣不足。由是觀之，火即陽也；至陽，即厥陽也；獨行，猶並至也。皆是陰不足而陽盛之極者也。（卷上）

徐彬曰（《金匱要略論注》）：厥陽者，孤陽也，故經曰獨行，仲景以無陰注之。按《千金》論冬月傷寒，慎不可熏，熏之逆客，其息則喘，無持客熱，令口爛瘡，陰脉且解，血散不通，正陽遂厥，陰不往從，客熱狂入，內爲結胸，脾氣遂弱，清溲利通云。此可悟有陽無陰之故，並可悟厥陽之見證矣。（卷一）

李彣曰（《金匱要略廣注》）：厥陽，即陽厥也。《內經》云：陽氣衰於下，則爲寒厥；陰氣衰於下，則爲熱厥下者，足也。熱厥必起於足下者，以陽氣起於足五指之表。陰脉者，集於足下而聚於足心，故陽氣勝則足下熱也。又云：酒氣與穀氣相薄，熱盛於中，故熱遍於身。夫酒氣盛而慓悍，腎氣衰，故手足爲之熱也。又云：有病怒狂者，名曰陽厥。蓋陽明常動，巨陽少陽不動。不動而動，大疾，此其候也。此厥陽獨行，有陽無陰之大概也。（卷上）

魏荔彤曰（《金匱要略方論本義》）：此條乃就脉之陰陽偏勝至於亢獨，以辨其失中漸致之理，示人預識而知調濟之法也。天氣人氣，俱有沴變，而在人得之爲疾病，脉乃應之。問曰：厥陽獨行，何謂也？蓋診之而陽勝偏亢之象也。名之曰厥陽，正陽也，在三陽爲陽明，陽之勝而必聚於陽明，未虧陰分之血，先燥陽分之津，此陽勝而亢之疾必在胃，而脉必見於厥陽獨行也。獨行盛大之極，餘脉雖有，不足以配合之，故獨行也。師曰：此爲有陽無陰，故稱厥陽。陽亢於上，陰絕於下，陰陽脫離，而不治之證成矣。非急救其陰，以濟其陽，庸有當乎？反是而陰獨陽滅，有陰無陽，亦可類推而施救援也。即未至厥陽獨陰，苟有偏勝之機，早爲察識而調和之，何至成有陽無陰、有陰無陽之危證乎？甚矣！上工治未病，爲通篇之要言不煩者哉！（卷上）

尤怡曰（《金匱要略心典》）：厥陽獨行者，孤陽之氣，厥而上行，陽失陰則越，猶夫無妻則蕩也。《千金方》云："陰脉且解，血散不通，正陽遂厥，陰不往從。"此即厥陽獨行之旨歟！（卷上）

黃元御曰（《金匱懸解》）：陽性上行，有陰以吸之，則昇極而降；陰性下行，有陽以煦之，則降極而昇。有陽無陰，則陽有昇而無降，獨行於上，故稱厥陽。（卷一）

高學山曰（《高注金匱要略》）：此合下條，俱言厥證，神昏氣阻，猝不知人者爲厥。厥陽，猶言厥於陽也。肝腎之陰血虛於下，而陽氣以無輔而上浮胸膈，故曰有陽無陰。但胸膈者，心君出神明之治，肺氣司百脉之全，心肺氣實，則神明塞而百脉阻，故不知人而厥，即下文實氣相搏之脉是也。然氣機有昇降，氣暴聚則厥，氣漸散則厥自回矣。不言生死者，以有下入藏入府之論也。

曹穎甫曰（《金匱發微》）：油燈將滅，火必大明，膏油竭於下，則光氣脫於上。是故虛勞不足之人，日晡有微熱，甚者入夜壯熱。至有喉痹口燥而爛赤者，此火如煤油，如火酒，救之以水，則熛焰益張；撲之以灰，則息矣。故昔人有甘溫清大熱之法。《內經》所謂"勞者溫之"重也。然補血養陰，正不可少，若油燈之添油者然，但恐不能受重劑耳。倘更投以寒涼，爲有不死者乎！（卷之一）

陸淵雷曰（《金匱要略今釋》）：大失血之後，有卒然昏倒者，產婦去血過多而運悶，是其例。此時血液之存者極少，而交感神經之興奮特甚。血爲陰，神經之作用爲氣爲陽，殆所謂有陽無陰，厥陽獨行歟。（卷一）

原文 問曰：寸脉沉大而滑，沉則爲實，滑則爲氣，實氣相搏，血氣入藏即死，入府即愈，此爲卒厥。何謂也？師曰：唇口青，身冷，爲入藏，即死；知身和，汗自出，爲入府，即愈。（十一）

趙以德曰（《金匱方論衍義》）：沉，陰象也；滑，陽象也；陰主血，陽主氣。邪在於血則血實，邪在於氣則氣實，故血實者，脉沉；氣實者，脉滑；邪盛者，脉大。

五藏治內，屬陰，主藏精、宅神。今血氣並其邪而入，堵塞五藏，身之精氣不行，神機化滅，昇降出入之道皆絕。榮絕則唇口青，《靈樞》曰：足厥陰氣絕則唇青。

夫六府治外，屬陽，主傳運水穀之氣，充乎內外者也。今血氣並邪入於府，府之陽動，不比藏之陰靜。靜者，得其邪則因而堵塞不行；動者，邪雖入，終不能久閉其氣道。何則？爲在內之神機應於外，主養榮衛之氣，則散行於表而身和，和則腠理開，邪散而汗自出，榮衛之氣行，故愈矣。此仲景舉陰陽藏府之大端者如此。

至若厥病多由，難以概論。《內經》曰：血氣並走於上則爲大厥，暴死者，其上，非膻中、三焦之府者乎？而乃以氣反則愈，不反則死。又如邪客五絡，狀若尸厥者，以通絡脉爲治，非頭面諸脉證？——爲難概論也。（卷上）

徐彬曰（《金匱要略論注》）：寸脉者，心肺之位，神氣所居，不浮而沉，邪實也；大而且滑，病氣也。病邪之氣，與血氣相搏，動傷神明，爲病卒暴，故曰卒厥無疑也。然曰入藏死、入府愈，脉既沉矣，又分藏府，故疑所指，不知此屬中風之類也。風喜歸肝而克脾，則邪並於脾而唇口青，陽氣不通而身冷，曰入藏者，內傳也。若身和汗出，是邪不走內而走外，外則散，曰入府者，外出也。（卷一）

李彣曰（《金匱要略廣注》）：厥，逆也。卒厥者，猝然僵仆，昏不知人也。實則邪氣在內，故脉沉。氣與風痰鼓激，故脉滑。藏屬陰而在裏，唇青身冷，陰寒盛也，故入藏即死。府爲陽而屬表，身和汗出，陽氣通也，故入府即愈。

按：厥證有六，陽厥、陰厥、痰厥、氣厥、蚘厥、尺厥是也。又仲景《傷寒論》云：少陰脉不至，腎氣微，少精，血奔氣促迫上入胸膈，宗氣反聚，血結心下，陽氣退下，熱歸陰股，與陰相動，令身不仁，此爲尸厥。（卷上）

沈明宗曰（《沈注金匱要略》）：此卒厥脉與證也。寸脉主上爲陽，沉爲裏實，大爲陽盛，滑爲陰中陽氣有餘而上逆，逆則陰陽之氣相並於上，爲實氣相搏。血氣入藏者，即邪氣入藏也。邪既入藏，堵塞經隧，神明無主，卒倒無知，謂之卒厥。若唇口青，身冷，即是邪氣入藏，堵塞血脉，神機不能出入，藏氣垂絕，所以主死。經謂血氣并走於上，則爲大厥暴死是也。若身和汗出，乃邪氣入府，閉塞府氣不得出入，一時卒倒，非藏絕之比。頃時陽機外達，邪氣隨之外泄，故知入府即愈。（卷一）

魏荔彤曰（《金匱要略方論本義》）：此二段，乃因陰陽偏勝獨亢之理，而明其藏府淺深之病，以諦審其吉凶生死也。問曰：寸脉沉大而滑，沉則爲實，滑則爲氣。寸脉不應沉而見沉，且大而滑，則堅實凝聚之邪也，所以沉則爲實邪，而滑更爲邪氣之聚，要之乃胸膈之間結聚實邪，而正氣亦因之混雜於中，不能開解，如結胸之類是也。於是實邪與聚氣相搏爲患，血氣俱凝結於胸肺，不能散佈於營衛，且將乘虛而內攻藏府矣。設入心肺二藏，則邪氣干心必死，邪氣干肺，肺必枯痿，亦主死也。若由胸膈而可以入於胃府，則可以由胃府而下大小腸，從二便中泄其邪氣矣，故云入府即愈，有可愈之法也。若其邪乃寒邪，是氣亦寒氣也，寒邪寒氣中於藏，且可以得卒厥之證，所以在三陰有直中之疾，不止上客胸膈，止能中心肺二藏也。卒厥何謂乎？師曰卒厥之證，唇口青、身冷，爲邪寒、寒氣直中三陰之藏。唇口朱色，青則面部盡青可知矣；身冷，則手足厥逆可知矣；陽已絕根，故即死也。如身不冷而和，汗自出者，寒邪寒氣乃歸於府。府，陽也，以陰入陽，不同以陰入藏陰之危也。陰入陽，陽必與之戰勝。汗出者，陽氣宣達之義，陽通則陰寒邪氣不至於攻藏而深入矣，所以知爲即愈。此又就三陰之藏，寒邪寒氣起於下部者明之也。然上部胸膈之間，陽分也，心肺二藏爲陰寒所乘，必由上部陽虛得之；而下部腎肝二藏，陰寒所犯，必由下部陽衰得之；中部脾藏又與胃相表裏，非胃陽中虧，亦無陰寒能侵襲之理也。則凡陰寒入藏之病，何不由陰獨陽狐之所致乎？君子於此有扶陽抑陰之治，於《易》同功用矣。師所以必言之於首篇，以示履霜堅冰之漸也。戒之哉！（卷上）

尤怡曰（《金匱要略心典》）：實謂血實，氣謂氣實，實氣相搏者，血與氣並而俱實也。五藏者，藏而不瀉；血氣入之，卒不得還，神去機息，則唇青身冷而死；六府者，傳而不藏，血氣入之，乍滿乍瀉，氣還血行，則身和汗出而愈。經云：血之與氣，並走於上，則爲大厥，厥則暴死。氣復反則生，不返則死是也。（卷上）

吳謙曰（《醫宗金鑒》）："寸脉沉大而滑，沉則爲實，滑則爲氣，實氣相搏"之十八字，文理不順，衍文也。血氣之"血"字，當是"厥"字，始與卒厥相合，必傳寫之訛也，並似有理。（卷十八）

黃元御曰（《金匱懸解》）：寸口脉沉大而滑，沉則爲腎水之實，滑則爲肝木之氣，此緣水寒木陷，鬱而欲昇，故見沉滑。實氣相搏，必傷中焦血氣，血氣傷深而入藏即死，傷淺而入府即愈，此爲卒然厥仆。何以辨其入藏入府、或死或愈也？蓋脾竅於口而主肌肉，唇舌者，肌肉之本也。唇口青，是土敗而木賊，身冷，是火敗而水旺，此爲藏陰之盛，入藏即死也。如身和，汗出而不冷，此爲府陽之盛，入府即愈也。此亦切而知之之法。（卷一）

朱光被曰（《金匱要略正義》）：兩寸分主氣血，位上焦，脉宜浮。今沉大而滑，是氣血與邪相搏，沉爲血實，滑爲氣實也。上焦實壅，發爲卒厥無疑。但入藏入府，卒難分曉。不知左右爲陰陽之道路，氣血兩病，如從血分內陷則入藏，藏者深藏難出，必致唇青身冷而死。氣分外傳則入府，府者流行不守，必汗出身和而愈也。（卷上）

高學山曰（《高注金匱要略》）：此條即上文厥陽之脉證也。沉爲在裏，大爲陰虛，滑爲氣並於上，而血熱隨之之診。今見於寸口，寸口應膻中胸中之部，膻中爲心神之所出入，胸中爲宗氣之所氤氳，神氣一時閉阻，故猝然而厥。藏，指心肺而言；府，指三焦而言。膻中胸中內逼心肺，外通三焦，厥氣入藏，則神氣不能復通，故死。厥氣入府，則陽熱可以渙散，故愈。

曹穎甫曰（《金匱發微》）：大氣挾血，並而上逆，則寸口見沉大而滑之脉。但舉寸口，則關後無脉可知。氣血菀於上，衝動腦氣，一時昏暈而爲暴厥。血逆行而入於腦，則血絡爆裂死，故唇口青。青者，血凝而死色見也。若衝激不甚，血隨氣還，身和汗出而愈矣。須知入藏、入府爲假設之詞，觀下文在外入裏可知。不然，氣血並而上逆，方冀其下行爲順，豈有入藏即死、入府即愈之理。門人章次公言：入藏爲腦充血，腦膜爲熱血衝破，一時血凝氣脫，故唇口青、身冷者死，腦固藏而不瀉也；入府爲氣還三焦脉絡，散入肌腠皮毛，故身和汗出者生，三焦固瀉而不藏也。此與《內經》所謂氣與血並走於上，則爲大厥，厥則暴死，氣復還則生，不還則死，其義正同。否則，即云並走於上矣。《內經》雖未明言腦，而其旨甚明。尤在涇猶強指爲腔內之五藏，通乎？否乎？章說較鄙人爲詳盡，故並存之。（卷之一）

原文 問曰：脉脫入藏即死，入府即愈，何謂也？師曰：非爲一病，百病皆然。譬如浸淫瘡，從口起流向四肢者，可治；從四肢流來入口者，不可治；病在外者可治，入裏者即死。（十二）

趙以德曰（《金匱方論衍義》）：脫者，去也。經脈乃藏府之隧道，爲邪氣所逼，故經氣脫去其脉，而入於內。五藏，陰也；六府，陽也；陰主死而陽主生，所以入藏即死，入府即愈而可治。非惟藏府之陰陽然也，凡內外陰陽之邪毒出入表裏者，皆然也。（卷上）

徐彬曰（《金匱要略論注》）：前云沉實相搏，此邪重，故藏不能當。乃有邪微，但正氣虧亦脫，脉乃正氣，故云脫。入於藏即死，入於府則愈，豈府耐虛而藏不耐虛乎？不知凡病以出陽爲淺，傳陰爲深，故曰非爲一病，百病皆然。浸淫瘡之喻，從口從四肢，顯而易明。口屬陰，四肢屬陽，陰陽之分，即有可治不可治之別。推之他病，藏府之理一也。然“藏府”二字，混而難測；“裏外”二字，淺而易曉。故復結言，病在外者可治，在裏者即死，欲人於“裏外”二字，辨藏府之所入也。（卷一）

李彣曰（《金匱要略廣注》）：此承前節說來。前卒厥脉沉滑者，有入藏入府之異，此並言脉脫者，又有入藏入府之異，亦指卒厥而言。浸淫瘡，濕漬腐爛不已。從口流向四肢，則自內出外，邪氣漸散之兆，故可治。從四肢流來入口，則自外侵里，邪氣漸深之徵，故不可治。然入府者，病在外而淺，故可治；入藏者，病在裏而深，故即死耳。

李瑋西曰：病在外二句，推開說概指諸病而言，即上文百病皆然之意。入裏者死，如痹氣入藏，脚氣衝心之類。仲景治少陰下利，厥逆無脉者，白通加豬膽汁湯。服湯脉暴出者死，以正氣驟泄也；微續者生，以陽氣漸復也。此又爲脉脫者，決死生之明驗歟。

或問曰：既云脉脫，則其人必死矣，遑問入藏入府乎？曰：此因卒厥一時氣逆，故脉爲之伏匿，望其陽氣漸復，而脉漸起耳。若果真氣絕而脉脫，且奈之何哉？（卷上）

沈明宗曰（《沈注金匱要略》）：前云寸脉沉大而滑，血氣入藏入府，而爲卒厥。此云卒厥，有脉脫入藏即死、入府即愈之辨也。脉脫者，非虛脫之脫，乃邪氣堵塞，正氣不行，經隧脉道不鼓而似脫也。夫邪氣入藏，塞閉經隧，氣脉不行，營氣不通，則唇口青、身冷。但邪進而不退，藏氣敗傷，故主死矣。入府脉脫者，邪氣壅於經絡，脉氣不行，藏氣內守而不傷敗，故身和煖。而陰陽進退，氣機轉動之時，府氣衝和，送邪外出，汗出即愈。譬如浸淫瘡，從口起流向四肢者，邪從內發於外，泄而不進，故可治；若從四肢流來入口者，邪往內入，進而不泄，藏氣傷敗，故不可治。此示凡病在表爲輕而易治，入裏者深重則難治也。（卷一）

魏荔彤曰（《金匱要略方論本義》）：師既明陰獨陽孤之故，又必明陽亢陰亡之故。問曰：脉脫入藏即死，入府即愈，何謂也？蓋脉脫者，離也。何謂之離？陰獨陽孤則陽脫矣，陽亢陰亡則陰脫矣。見此陰陽離脫之脉，決其陰陽之氣，由於藏者，一藏氣絕，即可決其死日也，所以入藏即死矣。然陰陽之氣脫離於府，獨不死而愈乎？請更明其說。若非藏氣之元真內脫，而只爲府氣之脫，或者有邪在府中，如胃，如大小腸，如膀胱，如三焦，皆水穀氣血有感之邪所經由之道路，倘有積聚凝滯，忽而開散，則脉亦必見解脫之驗。是此脉之見脫，未必盡爲正氣之脫，多系實邪之散，故以見脫脉爲即愈之機也。蓋藏中氣血附於真元，無他物可存注，故藏脉見脫，即爲藏真內脫，可以決其死；府中氣血，附於水穀，有實物可積滯，故府脉見脫，即爲府邪外脫，可以決其愈。生死之間，辨於虛實表裏者如此，其理亦微矣哉！至於五藏，亦間有積聚邪氣，然附於藏而不在藏中，雖邪散，必不至藏真見脫脉也；六府亦間有真氣失守，然真氣本於藏，而不能專主於府，雖真脫尚可以補救，亦不至如藏真見脫之必死也。惟胃府一府，五藏六府皆禀受其氣，此府如脫亡其真氣，容不死乎？然胃府之陽脫，必腎陽先脫久矣，胃府之陰脫，必脾陰先脫久矣，究爲藏脫而死，非府脫而死也。其理又至微矣哉！師乃爲約略以明之曰：非爲一病，百病皆然。姑就浸淫瘡表外之疾以驗之，浸淫瘡從口流四肢者，邪氣開也，府脫也，故可治；從四肢流入口者，邪氣凝聚，必真元失守也，藏脫也，所以明其不可治。推之凡病在外者可治，府病也；入裏者即死，藏病也。故凡外感病，由皮毛而經絡，由經絡而府，由府而藏，此其淺深也；凡內傷病，由軀殼中之氣血，而府藏之陰陽，由府藏之陰陽，而五藏之元真，此其次第也。明乎此內外表裏之淺深次第，而病之進退存亡了如指掌耳！（卷上）

尤怡曰（《金匱要略心典》）：脉脫者，邪氣乍加，正氣被遏，經隧不通，脉絕似脫，非真脫也，蓋即暴厥之屬。經曰：趺陽脉不出，脾不上下，身冷膚鞕。又曰：少陰脉不至，腎氣微，少精血，爲尸厥，即脉脫之謂也。厥病入藏者，深而難出，氣竭不復，則死；入府者，淺而易通，氣行脉出即愈。浸淫瘡，瘡之浸淫不已，《外臺》所謂轉廣有汁，流繞周身者也。從口流向四肢者，病自內而之外，故可治；從四肢流來入口者，病自外而之裏，故不可治。李瑋西云："病在外"二句，概指諸病而言，即上文"百病皆然"之意。"入裏者死"，如痹氣入腹、脚氣衝心之類。（卷上）

丹波元堅曰（《金匱玉函要略述義》）：按先兄曰：此條，諸注失鑒。蓋是承上條，更申其理。脉，即血脉，係血氣之省文。考字書，脫，或然之辭，宜爲助語看，始妥。脫本外脫之義，脫而稱入，甚不相協。《素·方盛衰論》："脉脫不具，診無常行。"吳昆注云：脉或不顯也，可以相證矣。吳子《勵士篇》：脫其不勝，取笑於諸候。《後漢書·李通傳》：事既未然，脫可免禍。宋越德麟《侯鯖錄》曰：脫者，可也，爾也，謂不定之詞。漢晉人多言脫如何，亦或也。胡三省《通鑒》注云：脫者，或也。又曰，脫者，未可必之辭也，此皆可例。（卷上）

嚴鴻志曰（《金匱廣義》）：凡卒厥之人，均系外中風寒，致陰陽氣不相順接，以致卒然而厥。其人若唇口青，身冷，乃外邪直中，厥逆之氣，因之入藏，難望其生；若身和汗自出，此雖感外邪，厥逆之氣，不過入府，未必致死。況卒厥者，其脉絕，必如脫，因一時厥逆，正氣被邪氣所遏，致脉不顯，未必即成死候。宜以厥氣入藏入府，以決生死：譬如浸淫瘡以爲比例，蓋口屬陰，四肢屬陽，其瘡從陽至陰者不可治，從陰至陽者爲可治。不獨一病，百病皆然也。（卷一）

曹穎甫曰（《金匱發微》）：上節獨言寸口，則有上無下，脉垂脫矣。則此云脉脫，當指無脉言之。陳修園以爲"脫換"之"脫"，非也。按《傷寒論》云：利厥無脉，服白通湯加豬膽汁，脉微續者生，暴出者死。微續者，胃氣尚存，故曰入府即愈；暴出者，真藏脉見，故曰入藏即死。（卷之一）

原文 問曰：陽病十八，何謂也？師曰：頭痛，項、腰、脊、臂、脚掣痛。陰病十八，何謂也？師曰：欬、上氣、喘、噦、咽、腸鳴、脹滿、心痛、拘急。五藏病各有十八，合爲九十病。人又有六微，微有十八病，合爲一百八病。五勞、七傷、六極、婦人三十六病，不在其中。

清邪居上，濁邪居下，大邪中表，小邪中裏，馨飪之邪，從口入者，宿食也。五邪中人，各有法度，風中於前，寒中於暮，濕傷於下，霧傷於上，風令脈浮，寒令脈急，霧傷皮腠，濕流關節，食傷脾胃，極寒傷經，極熱傷絡。（十三）

趙以德曰（《金匱方論衍義》）：仲景敘病，必有所自，多出《內經》。若此所謂陰陽五藏各本病者，則《內經》之所無，必在其他古書有之。如世言三十六種風，七十二般氣，與此所言一百八病，婦女三十六病者，皆有以數拘之。此必是集古書之說。夫《內經》聖人之言，窮陰陽變他生病之道，其有數乎？於是仲景用之以論傷寒，略舉六經之概，即有三百九十七法，可見一百八病之數，非仲景立法之言。未明其說，姑且勿論，以俟識者。末篇論邪中身形，各類以相感，脈以邪成象，言雖簡約例是推之，莫不可極其廣矣。（卷上）

徐彬曰（《金匱要略論注》）：此段前言病有陰陽藏府之異，後言感有五邪中人之殊，欲人參互而求責也。謂病在陽，當從陽治，如頭項居上，陽也；腰脊雖在中，督脈所主，亦陽也；四肢屬陽，則臂與脚亦陽也；陽有太、少、陽明三經，合六處，豈非三六十八乎？病在陰，當從陰治，如欬也，上氣而喘也，噦也，咽痛也，腸鳴脹滿也，心痛拘急也，皆三焦以內之病，是裏也，陰也。陰有太、少、厥陰三經，合六處，豈非三六十八乎？然而陰病既有十八，則陰屬藏，五藏各有十八，豈非合爲九十病乎？陽病既有十八，則陽屬府，六府各有十八，但病爲稍微，豈非合爲一百八病乎？以上乃專爲外至之邪，中於陰陽藏府者，約略爲言，去古甚遠，不能逐病而悉數之矣。姑附《靈樞》所列，用緩急大小滑濇六脈，以求五藏同者，候參。〔肺〕脈急甚爲癲疾；微急爲肺寒熱，怠惰，欬唾血，引腰背胸，若鼻息肉不通。緩甚爲多汗；微緩爲痿瘻偏風，頭以下汗出不可止。（總是甚則病進，微則兼虛。）大甚爲頸腫；微大爲肺痹引胸背，惡日光。小甚爲泄，微小爲消癉。滑甚爲息奔上氣，微滑爲上下出血。濇甚爲嘔血；微濇爲鼠瘻，在頸與腋之間，爲下不勝其上，其應喜酸。〔心〕脈急甚爲瘛瘲；微急爲心痛引背，食不下。緩甚爲狂笑；微緩爲伏梁，在心下，上下行，有時唾血。大甚爲喉介；微大爲心痹引背，善淚出。小甚爲善噦，微小爲消癉。滑甚爲善渴；微滑爲心疝引臍，小腹鳴。濇甚爲瘖；微濇爲血溢，爲維厥、耳鳴、癲疾。〔肝〕脈急甚爲妄言；微急爲肥氣，在脅下如覆盃。緩甚爲嘔，微緩爲水瘕痹。大甚爲內癰；微大爲肝痹，陰縮，欬引小腹。（查古本，肝脈太甚者，尚有“善紐”字。）小甚爲多飲，微小爲消癉。滑甚爲癲疝，微滑爲遺溺。濇甚爲溢飲，微濇爲瘛瘲筋痹。〔脾〕脈急甚爲瘛瘲；微急爲膈中爲飲，食入而還出，復沃沫。緩甚爲痿厥；微緩爲風痿，四肢不用，心慧然若無疾。大甚爲擊仆；微大爲疝氣，腹裏大，膿血在腸胃之外。小甚爲寒熱，微小爲消癉。滑甚爲癏癃瘲；微滑爲蟲毒、蛕、蠍，腹熱。濇甚爲腸潰；微濇爲內潰，多下膿血。〔腎〕脈急甚爲骨痿、癲疾；微急爲沉厥、奔豚、足不收、不得前後。緩甚爲折脊；微緩爲洞，洞者，食不化，下咽還出。大甚爲陰痿；微大爲石水，起臍下，以至小腿得腫，垂垂然，上至胃脘，死不治。小甚爲洞泄，微小爲消癉。滑甚爲癩癲；微滑爲骨瘻，坐不能起，目無所見，見黑花。濇甚爲大癰；微濇爲不月，爲沉痔。附《千金》所述，用刺合脉之法以治六府者，候參。大腸病，爲腸中切痛而鳴濯濯，冬日重感於寒，爲病泄，當臍而痛，不能久立，取肓之原，巨虛、上廉、三里。小腸病，爲小腹痛，腰脊控睾而痛，時窘之後，爲耳前熱，肩上及手小指、次指之間熱，取巨虛、下廉，按其所過經脉以調之。胃病者，爲腹膜脹，胃脘當心而痛，支兩脇，膈咽不通，飲食不下，取三里。膽病者，善太息，口苦嘔宿汁，心澹澹如人將捕之，咽中介介然數唾，刺三里以下，胃氣逆，刺足少陽血絡，以閉膽。邵三焦病，爲腹氣滿，小腹尤堅，不得小便窘急，溢則水留即爲脹，刺委陽。膀胱病，爲小腹偏腫而痛，以手按之即欲小便而不得，爲肩上熱及足小指外廉，脛踝後皆熱，若脉陷取委中。其五勞、七傷、六極，與婦人三十六病，皆非外邪深傷經絡藏府之病，故不在數。今附《千金》所述五勞、七傷、六極，以備考。五勞者，久視傷血，久臥傷氣，久坐傷肉，久立傷骨，久行傷筋。七傷者，大飽傷脾，大怒氣逆傷肝，強力舉重、坐濕地傷腎，形寒飲冷務肺，憂愁思慮傷心，風雨寒暑傷形，大怒恐懼不節傷志。六極者，氣極、血極、筋極、骨極、肌極、精極也。又附婦人十二瘕、九痛、七害、五傷、三痼，爲三十六病者，以備考。十二瘕者，謂所下之物，一如青泥，二如青血，三如紫汁，四如赤皮，五如膿痂，六如豆汁，七如葵羹，八如凝血，九如青血似水，十如米汁，十一如月浣，十二如經度不應期也。九痛者，一陰中痛傷，二陰中淋痛，三小便即痛，四寒冷痛，五月水來腹痛，六氣滿注痛，七汗出陰如蟲嚙痛，八脇下痛，九腰痛。七害者，一害食，二害氣，三害冷，四害勞，五害房，六害妊，七害睡。五傷者，一孔痛，二中寒熱痛，三小腸急牢痛，四藏不仁，五子門不正。三痼者，一月水閉塞不通，二絕產乳，三羸瘦不生肌肉。然邪之所以只傷陽，所以只傷陰，所以在表，所以在裏，所以在上，所以在下，所以在脾胃，則邪有清濁不等，大小不同，或止飲食之異耳。在裏病之小而在裏也，亦表邪也，即所謂小邪中裏也。如今人些小傷風腹病之類皆是。其所傷之時節淺深，亦各於邪所中時分之。故曰五邪中人，各有法度。五邪者，即下風、寒、濕、霧、食也。風爲陽邪，故中於前，前者，朝也，衛也；寒爲陰邪，故中於暮，暮者，晚也，榮也；濕爲濁邪，故傷於下；霧爲清邪，故傷於上；風性輕揚，故令脉浮；寒性斂束，故令脉急；霧性清陽，故走皮腠；濕性陰濁，故流關節；飲食，脾胃主之，故傷止脾胃，不及經絡腠理；極寒傷經，冬月陽不在外，故無以外固，而邪傷及經，所以有正傷寒之說也；極熱傷絡，夏月陽氣在外，暑熱並之，汗出絡虛，所以有痹癰、中暑等病，而無六經之傷寒也。（卷一）

李彣曰（《金匱要略廣注》）：頭項等皆在表，故爲陽病。欬、上氣等，皆屬裏，故爲陰病。清邪居上，即霧傷於上也。霧性陰寒滲潤，不似雨露暴注淋漓，故名清邪。濁邪居下，即濕傷於下也。風爲百病之長，故名大邪，風傷衛，故中表。寒氣遒緊，故名小邪，寒傷榮，故中裏。蘗飪邪從口入，即後濕傷脾胃也。五邪，即風、寒、霧、濕、熱也。法者，條理也。度者，時候也。風爲陽邪，故中於午前，以午前屬陽也。寒爲陰邪，故中於日暮，以日暮屬陰也。風性鼓動，故令脉浮，寒性凝斂，故令脉急。脉急與脉數異，脉數者，以至數速疾而言。脉急者，寒邪鼓激，脉體勁直，切指按之，緊如弦者是也。霧爲清邪，濛濛滲溉，故傷上部，又傷皮腠。濕爲濁邪，重滯浸灌，故傷下部，又流關節。循內者爲經，浮外者爲絡。寒傷營，深中於裏，則經脉凝濇，故傷經。熱氣浮外，又夏氣在絡，故傷絡也。

按六微取之於合，胃合入於三里，大腸合入於巨虛、上廉，小腸合入於巨虛、下廉，三焦合入於委陽，膀胱合入於委中央，膽合入於陽陵泉。凡六合所病，皆屬於微，微者，邪在六府，而外合於經絡，爲病之輕微者也。五勞者，心勞神損，肺勞氣損，脾勞食損，肝勞血損，腎勞精損也。七傷者，大飽傷脾，大怒氣逆傷肝，強力舉重、久坐濕地傷腎，形寒飲冷傷肺，憂愁思慮傷心，風雨寒暑傷形，大怒恐懼傷志也。六極者，肝傷筋極，心傷脉極，脾傷肉極，肺傷氣極，腎傷骨極，藏府氣衰，視聽已卸，爲精極也。婦人三十六病，《千金方》載十二癥、九痛、七害、五傷、三痼不通是也。（卷上）

周揚俊曰（《金匱玉函經二注》）：此總《內經》所着之病，而爲之分陰陽、悉表裏、合上下內外以立言，庶幾經絡明、府藏着、所因顯，不致散而難稽也。如三陽在外，病頭痛等六證，則各有所行之經，各顯本經之證，三而六之，非十八乎？而三陰之在裏者亦然，五藏各有十八，合計爲九十病。其爲病則於《靈樞》論心脉爲瘛瘲，班班可考矣。若六府則何如？府居內而實，合於經者也。故言府者取諸合，如胃合三里，大腸合巨虛上廉，小腸合巨虛下廉，三焦合委陽，膀胱合委中央，膽合陽陵泉。故邪之在府者，外合於經，其受患爲淺，而欲散不難，不若五藏之深且甚焉，故曰微也。其爲病，《內經》有分屬，仲景括爲一百八病，蓋因府之六以爲數也。凡此共二百三十四病，統內外而言之也。乃專爲內因者，如所謂五勞，既視久傷血等云云也。夫行立坐臥，俱不可強，乃至久者，必迫於所不得已也。其爲傷孰甚焉，然後知人之有體，固有以用之也；不用則體爲不運，然使過於用則體亦太勞而失所養矣。若七傷，則太飽傷脾等云云也。夫五藏各有所司，苟無以節之，或貪於可欲之事，或任其性氣之偏，皆足害其和，而況形爲外之氣侵，志爲內之情動乎？至極者，又各極其偏之謂也。氣血也，肌肉也，筋骨也，精神也，相均始爲無弊設，有過則必有不及者矣。婦人三十六病，癥居十二，謂月不應期而所下之物不一色也。夫婦人爲陰，其痛屬腰半以下居多者，以衝、督、任三脉之病有九痛也。七害、五傷、三因，各詳於經，共爲三十六病焉。然則人之病也，邪有以中之也，明乎所中之邪，則此邪非彼邪，從可識矣；人之一身上下表裏盡之矣。而所謂清、濁、大、小邪者，一爲霧露，一爲地濁；本天者親上，本地者親下；百病之長傷人之陽，肅殺之氣傷人之陰者是也。從口入者爲內傷，亦足使人發熱、腹痛、喘嘔、脹滿，不去其陳而致新，不足以爲功。然邪之本於外中者，因乎六氣，乃仲景以爲五邪，如風、寒、濕、霧、熱，而遺燥之一氣，豈非以風寒與火皆足以成燥，則燥本非一致，而其情已兼三氣之內歟？夫風之傷人，三時俱有；若寒，必於冬，故云暮。其脉證詳於《傷寒論》中矣，而仲景復詳於此者，以其統論病之陰陽，不可不言天地之陰陽；分論人之五藏，不可不言所淫之五邪。蓋五氣之勝，在天地；五行之不足，在人也。故曰：邪之所湊，其氣必虛也。（卷一）

魏荔彤曰（《金匱要略方論本義》）：此條乃歷敘疾病分陰陽表裏之大概，約略其數以示人知諦審之根源也。凡病由於藏府，關乎死生，顧至重哉，可不詳求其表裏陰陽，而何以明其虛實寒熱，以施其補泄溫涼之治乎？問曰：陽病十八，陰病十八，何謂也？想古有此語，故求明於師。師以頭痛、項、腰、脊、臂、腳掣痛爲陽病，以欬、上氣、喘、噦、咽、腸鳴、脹滿、心痛、拘急爲陰病以答之。大約陽病皆軀殼以外之病，而陰病皆軀殼以裏之病耳。頭項腰脊臂腳，軀殼以外之物也；欬氣喘噦咽腸腹心，軀殼以內之氣也。此內外又不在表裏之論，而亦可謂之表裏也。然此內外之病，雖分軀殼內外，亦未有不由於藏府之虛實寒熱得之；而五藏之虛實寒熱，未有不由於陰陽二氣之偏勝獨亢者也；而偏勝與獨亢，皆過不及之氣所爲也。試考五藏病各有十八，每藏有陰陽偏勝各一病，寒熱病也；再有陰陽獨亢各一病，虛實病也；再有陰陽俱太過、陰陽俱不及各一病，又合虛實寒熱而並見者也，是每藏有六病矣。於何驗之？驗之於脉法。蓋脉之診，每部有浮中沉三診，是每藏有三候，而每候有六病，合計之三六十八，病之數甚明也。不辨陰陽偏勝之病，不知寒熱之因矣；不辨陰陽獨亢之病，不知虛實之故矣；不辨陰陽俱太過、俱不及之病，不知虛實有邪正，而寒熱有真假矣。安得不一一求明之？更統五藏而計之，九十病之所由名也。推之六微之每有十八病，合爲一百八病，亦此理，而就六府以求之者也。府何以名之曰微？微者，較藏氣有巨微之分也。此藏府之一百九十八病，俱陰陽二氣，或各偏勝獨亢，或俱太過不及所致也。而所以致此者，則五勞傷其藏真，七傷傷其氣血，六極傷其經絡者也。極者，盡也。就手足各六經之盡處，以該其全經也，如言行其經盡之義也。此又在一百九十八病之外，而實致一百九十八病之根源也。再者，婦人雖與男子同其藏府，而不與男子同其氣血，男子陽父之道，氣分爲主，女子陰母之道，血分爲主也。故另有三十六病，別立婦人病之篇，亦不在此一百九十八病之中也。病之得名既多，而病之成自非一邪，在天有八衝之風，在地有六淫之氣，在人有五味、六慾、七傷之感，又不可不辨之，以決其何邪爲病，而後虛實之在正邪者，可以究其性情而制之，寒熱之爲真假者，可以明其機變而御之。師於是歷舉諸邪之所居與所中以爲示。所居則陰病十八之類也，軀殼以內之病也；所中則陽病十八之類也，軀殼以外之病也。清邪者，本乎天氣，故爲病於人必居上部；濁邪者，本乎地氣，故爲病於人必居下部；大邪者，風氣之猛暴者也，本乎陽，故爲病於人必中表；小邪者，風氣之賊險者也，本乎陰，故爲病於人必中裏；䉘飪之邪，有形之物也，從口而入，宿食致病也，是謂之五邪中人，所以致一百九十八病，必研窮之，得其邪之名，方知其病之義，知其病之義，方可施其治之法也。然五邪中人，又各有法度。法度者，邪有衰旺之時，邪有經行之路，俱不外本天本地，從陰從陽之理也，所以謂之法度，如規矩準繩之一定之方圓平直也。故風邪陽邪，中人必朝，多在前半日陽盛時也；寒邪陰邪，中人必暮，多在後半日陰盛時也；濕邪中人必下，濕者本乎地，故中人於下體受之也；霧邪中人必上，霧者本乎天，故中人於上體受之也。此邪之中人法度，可約略言之，而其餘可以引觸者也。五邪中人矣，又於何驗之？乃驗之於脉。風邪陽也，故令人脉浮，浮者昇散之象，本天，親上也；寒邪陰也，故令脉急，急者收降之象，本乎地，親下也；霧本乎天，中人上受，故皮腠病，皮腠，表陽之分也；濕本乎地，中人下受，故關節病，關節，裏陰之分也；邪從口入者，飲食不節，傷其傷胃也。此五邪之外入而致傷，有可徵信爲據者也。然邪氣雖五，寒熱二者，爲病於人身之陰陽，尤其甚焉。極寒之氣，天地之陰氣也，極則爲獨陰，必傷人身營衛統行之大經，經者陽也；極熱之氣，天地之陽氣也，極則爲亢陽，必傷人身營衛分佈之小絡，絡者陰也。就極寒極熱而言其所傷，凡可類推，天地獨勝獨亢、過不及之邪，皆能中人內外爲病，參伍錯綜，不止於一百九十八類，將不知其凡幾矣。病之辨名列證，不同如此，保身者可不慎歟！施治者可不謹歟！（卷上）

尤怡曰（《金匱要略心典》）：頭、項、腰、脊、臂、脚六者，病兼上下，而通謂之陽者，以其在軀殼之外也。欬、上氣、喘、噦、咽、腸鳴、脹滿、心痛、拘急九者，病兼藏府，而通謂之陰者，以其在軀殼之裏也。在外者有營病、衛病、營衛交病之殊，是一病而有三也，三而六之，合則爲十八，故曰陽病十八也；在裏者有或虛或實之異，是一病而有二也，九而二之，合則爲十八，故曰陰病十八也。五藏病各有十八，六微病又各有十八，則皆六淫邪氣所生者也。蓋邪氣之中人者，有風、寒、暑、濕、燥、火之六種，而藏府之受邪者，又各有氣分、血分、氣血並受之三端，六而三之，則爲十八病，以十八之數推之，則五藏合得九十病，六微合得一百八病。至於五勞、七傷、六極，則起居、飲食、情志之所生也。婦人三十六病，則經月、產乳、帶下之疾也。均非六氣外淫所致，故曰不在其中。清邪，風露之邪，故居於上；濁邪，水土之邪，故居於下；大邪漫風，雖大而力散，故中於表；小邪，戶牖隙風，雖小而氣銳，故中於裏；穀飪，飲食之屬，入於口而傷於胃者也。是故，邪氣有清濁大小之殊，人身亦有上下、表裏之別，莫不各隨其類以相從，所謂各有法度也。故風爲陽而中於前，寒爲陰而中於暮，濕氣濁而傷於下，霧氣清而傷於上，經脉陰而傷於寒，絡脉陽而傷於熱，合而言之，無非陽邪親上，陰邪親下，熱氣歸陽，寒氣歸陰之理。（卷上）

吳謙曰（《醫宗金鑒》）：此章曰"十八"、曰"九十"等文，乃古醫書之文，今不可考，難以強釋。五勞七傷等說，亦詳在《千金》，故不復注也。頭痛，項、腰、脊、臂、脚掣痛，病皆在外，故爲陽病也；欬、上氣、喘、噦、咽、腸鳴、脹滿、心痛、拘急，病皆在內，故爲陰病也。清邪居上，謂霧邪本乎天也；濁邪居下，謂濕邪本乎地也。六淫天邪，故名大邪，六淫傷外，故曰中表也；七情人邪，故名小邪，七情傷內，故曰中裏也。穀飪者，飲食也。飲食之邪，從口而入，食傷隔夜不化，故名曰宿食也。五邪，謂風、寒、濕、霧、飲食也。夫五邪之中人，莫不各以類而相從。前者早也，風中於早，從陽類也。寒中於暮，從陰類也。霧邪清輕，故傷皮膚。濕邪濁重，故流關節。飲食失節，故傷脾胃。極寒之食傷經，以經屬陰也；極熱之食傷絡，以絡屬陽也。（卷十八）

黃元御曰（《金匱懸解》）：經絡在外爲陽，頭、項、腰、脊、臂、脚六者掣痛，是謂陽經之六病。陽有三陽，太陽、陽明、少陽三經，一經六病，三六十八，此陽病之十八也。五藏在內爲陰，欬嗽上氣、喘促、噦逆、咽痛、腸鳴脹滿、心痛拘急，是爲陰藏之六病。陰有三陰，太陰、少陰、厥陰三經，一經六病，三六十八，此陰病之十八也。五藏之病，非第各有十八，一藏之病，虛則六氣乘我，實則我乘六氣，合之本氣自病，亦有六條，是爲三六十八。五藏病各有十八，合爲九十病也。人又有六微，《難經》：心脉急甚者，肝邪干心也；心脉微急者，膽邪干小腸也。凡藏邪則甚，府邪則微，故六府之病，謂之六微。一府之病，虛則六氣乘我，實則我乘六氣，合之本氣自病，亦有六條，是爲三六十八。六府病各有十八，合爲一百八病也。此三陽三陰、五藏六府之中於五邪，虛實相乘之大數也。五勞，五藏之勞病；六極，六府之極病；七傷，飲食、憂勞、飢飽、房室、經絡、營衛、氣血之損傷。五勞七傷，解見虛勞。婦人三十六病，解見婦人妊娠、產後、虛勞。皆本內傷，不關外邪，故另當別論，不在其中。

五邪維何？清邪居於上，濁邪居於下，大邪中於表，小邪中於裏，槃飪之邪，從口入者，宿食也，是謂五邪。五邪中人，各有一定之法度。風為大邪，中於身前，多得之日早，寒為小邪，中於身後，多得之日暮，濕為濁邪，傷於下焦，霧為清邪，傷於上部，此五邪中人之部位也。風則令脉浮虛，是謂大邪之中表，寒則令脉緊急，是謂小邪之中裏，霧則傷其皮腠，居於上而中於表，濕則流於關節，居於下而中於裏，食則傷其脾胃，入於口而中於中，此五邪中人之處所也。邪雖有五，不過寒熱二者而已，五邪中人，總之極寒則內傷於經，極熱則外傷於絡也。（卷一）

陳念祖曰（《金匱要略淺注》）：問曰：陽病十八，何謂也？師曰：三陽之氣，主軀殼之外，如頭痛，項、腰、脊、臂、腳掣痛。六者，雖兼上下，却以其在軀殼之外，故謂之陽病。病在外者，有營病、衛病、營衛兼病之殊，是一病而有三也。三而六之，故合為十八病也。又問曰：陰病十八，何謂也？師曰：三陰之氣，主軀殼之裏，如欬、上氣、喘、噦、咽、腸鳴、腹脹、心痛、拘急。九者，雖兼藏府，以其在軀殼之裏，故謂之陰病。病在裏有或虛或實之異，是一病，而有二也。九而二之，故合為十八病也。然三陰三陽，六氣之傳變無形也。五藏六府，藏府之病證有形也。藏府受風、寒、暑、濕、燥、火六淫之邪，又各有氣分、血分、氣血並受之二端，六而三之，則為十八。五藏病各有十八，合而計之共為九十病。人又有六府之病，視藏稍微，微有十八病，合而計之共為一百八病，其數各井然而不紊，至於久視傷血，久臥傷氣，久坐傷肉，久立傷骨，久行傷筋，名為五勞，大飽傷脾，大怒氣逆傷肝，强力舉重、坐臥濕地傷腎，形寒飲冷傷肺，憂愁思慮傷心，風雨寒暑傷形，大怒恐懼不節傷志，名為七傷；氣極、血極、筋極、骨極、肌極、精極名為六極；婦人十二瘕、九痛、七害、五傷，三因，共計三十六病，非六氣外淫所致，均不在其中。學者自當分別而論也。雖然以上所言，陰陽藏府各證，皆就人身之受邪者，分其名目，猶未就邪氣之分屬，而究其所以然也。大抵輕清之邪居上，重濁之邪居下，從天得者，為大邪中表，從人得者，為小邪中裏，槃飪之邪，從口入者，為宿食也。五邪中人，以類相從，各有法度。風為陽類而中於午前，寒為陰類而中於暮，濕重濁而傷於下，霧輕清而傷於上。再驗之一身，風為陽邪，令脉緩而浮；寒為陰邪，令脉緊而急；霧邪輕清而傷皮腠；濕邪重濁而流關節；宿食止傷脾胃，而不及經絡腠理；極寒之時，令陽內伏而不固外，病多傷經；熱極之時，令陽浮於外，而暑熱並之；汗出則絡傷，病多傷絡，合而言之，無非以類相從之理也。

此一節，由陰陽藏府五邪之分合異同，經氣時候原委，以及所當然者如彼，所以然者如此，欲學者體認於文字之外則得矣。附錄《千金》婦人三十六病，以備參考。十二瘕者，謂所下之物，一如青泥，二如青血，三如紫汁，四如赤皮，五如膿痂，六如豆汁，七如葵羹，八如凝血，九如青血似水，十如米汁，十一如月浣，十二如經度不應期也。九痛者：一陰中痛傷，二陰中淋痛，三小便即痛，四寒冷痛，五月水來腹痛，六氣滿注痛，七汗出陰如蟲嚙痛，八脅下痛，九腰痛。七害者：一害食，二害氣，三害冷，四害勞，五害房，六害娠，七害睡。五傷者：一孔痛，二中寒熱痛，三小腹急牢痛，四藏不仁，五子門不正。三因者：一月水閉塞不通，二絕產乳，三羸瘦不生肌肉。

又《康熙字典》檕字注云：讀與馨同。吳醫唐立三云："飪爲烹調生熟之節，則檕飪句爲檕香可口過食之而停滯也。"（卷一）

丹波元簡曰（《金匱玉函要略輯義》）：十八病、九十病，《金鑒》不釋爲是。六微亦未詳何義。程云：見《千金》，未有所考。咽，沈以爲咽痛，恐非。《廣韻》咽，一結切，音噎，哽咽也，蓋咽中哽塞之謂。檕，趙本釋音，檕音穀，即穀也。案此古文異構，詳見於方氏《通雅》：飪，熟食也。《金鑒》欲改作檕，且以極寒爲飲食之寒熱，並不可從。唐大烈《吳醫彙講》：以馨飪解之，亦非也。（卷一）

丹波元堅曰（《金匱玉函要略述義》）：按此條分爲兩段。前段，是就經絡藏府，而舉疾證數目。程注錯算，周氏爲是。《後漢書·郭玉傳》方診六微之技，亦不審其義。後段，說五邪而分三節，先就其性立名。風善行而數變其性。見《千金》。更反復示其所中，餘義結以極寒極熱，可謂盡矣。但注家於大邪小邪，迂曲費說，甚失經旨，不知三節互相照應，大邪言風，小邪言寒，其義了然。周氏所解殊卓。蓋風則泛散，故稱之大；寒則緊迫，故稱之小。且風之傷人爲最多，寒則稍遜，亦其所以得名歟。凡性輕揚，故先中表，而令脉浮；寒性慓悍，故直中裏，而令脉急。

又按《素·太陰陽明論》曰：故傷於風者，上先受之。傷於濕者，下先受之。《靈·百病始生》篇曰：風雨則傷上，清濕則傷下。《辨脉法》曰：寸口脉陰陽俱緊者，法當清邪中於上焦，濁邪中於下焦。皆文異旨近。又陶氏《本草序例》曰：夫病之所由來雖多端，而皆關於邪。邪者，不正之目，謂非人身之常理。風寒暑濕，飢飽勞逸，皆各是邪，非獨鬼氣疫癘者矣。本條"邪"字，得此言而始明矣。（卷上）

葉霖曰（《金匱要略闕疑》）：十八病向無的注，若以六氣而論，寒風熱暑濕燥，或傷營，或傷衛，或營衛俱傷，三六得十八，似與《素問》是動所生病及《難經》分氣分血之旨相合。微者府也，然微無府義，《爾雅》脛病曰微耳，此不知何本。五勞、七傷、六極見《千金方》及《巢氏病源》，三十六病散見婦人病中，詳《千金》《外臺》等書，飲食亦從口入，扁鵲論五邪與此正同。此節類敘得病總綱，承上節恰宜相次，前人誤列第十二，今遷正。

形軀之外爲陽，形軀以內爲陰，蓋就人身而言。又《道藏》獨載風病有四百八證，合六淫不勝其繁也。

六淫之邪爲大邪，七情所傷爲小邪，舊說皆然，玩文義似即說。飲食所傷，下文便注一句，明說從口入者也，但五邪宜照舊說爲是，如以從口入者爲小邪，不合五數。（卷上）

嚴鴻志曰（《金匱廣義》）：此節是統言陰陽藏府各病，以及風寒濕霧食，五邪中傷，及寒極傷經，熱極傷絡，乃仲景挈要略諸病之大綱，故宜在前。如頭痛、項、腰、脊、臂、脚掣痛諸陽病，其條目即本略痙病、中風、歷節、跌蹶手指臂腫諸篇是也；欬、上氣、喘、噦、咽、腸鳴、脹滿、心痛拘急諸陰病，即本略肺痿、嘔吐、腹滿、胸痹諸篇是也；其曰五勞七傷六極，及婦人三十六病，即本略血痹虛勞、婦人妊娠、產後、雜病諸篇也；寒風則統諸五藏風寒篇；濕則統諸水氣、黃疸、瘧疾、痰飲、瘡癰諸篇也；傷經傷絡，即百合、驚悸吐衄下血諸篇也。學者果能融會全書，綱舉目張，尋其

所集，思過半焉，不必以陽病十八，陰病十八，五藏病九十六，六微病一百八等，費辭解釋，過事穿鑿。（卷一）

陸淵雷曰（《金匱要略今釋》）：十八病、一百八病，蓋古醫家相傳有此說，今不可考。師所舉答，亦難得其條理。程氏云：陽病屬表而在經絡，故一頭痛，二項，三腰，四脊，五臂，六腳掣痛，病在三陽，三六一十八病。陰病屬裏而在藏府，故一欬，二上氣喘，三噦，四咽，五腸鳴脹滿，六心痛拘急，病在三陰，三六一十八病。（以上程氏）姑備一說。噦即呃逆。咽讀如嗌，謂咽中哽塞。六微未詳，沈氏以爲小邪中裏，邪襲六府。周揚俊《金匱衍義補》，亦用其說，然亦難信。五勞者，志勞，思勞，心勞，憂勞，疲勞也。六極者，氣極，血極，筋極，骨極，肌極，精極也。七傷者，一曰陰痿，二曰陰寒，三曰裏急，四曰精連連，五曰精少、陰下濕，六曰精清，七曰小便苦數，臨事不卒，俱見《巢源》。婦人三十六病，詳婦人雜病篇。清邪，霧也；濁邪，濕也；大邪，風也；小邪，寒也。寒邪有直中太陰者，故曰中裏。檠即穀字之異體。飪，熟食也。中前中暮，文意不明。《金鑒》以前爲早，亦於詁訓無徵，脉急乃拘急之急，即脉緊。元堅云：風則泛散，故稱之大；寒則緊迫，故稱之小。且風之傷人爲最多，寒則稍遜，亦其所以得名歟。風性輕揚，故先中表而令脉浮；寒性慓悍，故直中裏，而令脉急。陶氏《本草序例》曰：夫病之所由來雖多端，而皆關於邪。邪者，不正之目。謂非人身之常理，風寒暑濕，飢飽勞逸，皆各是邪，非獨鬼氣疫屬者矣。（以上元堅）極寒傷經，極熱傷絡，亦以陰陽比象爲言。《內經》所謂經絡，意指血管，直行者爲經，支分而互聊者爲絡。深者爲經，淺者爲絡。然經絡之徑路，與解剖所見血管之徑路大異，則經絡究屬何物，尚不可知。或附會傷經傷絡之文，乃謂傷寒在經，溫熱在絡，在經者傳，在絡者不傳。傳者當用麻桂，不傳者當用石斛，亦近於臆說。祝君味菊則以脉爲動脉，絡爲靜脉，經爲神經，當再考之。（卷一）

原文 問曰：病有急當救裏、救表者，何謂也？師曰：病，醫下之，續得下利清穀不止，身體疼痛者，急當救裏；後身體疼痛，清便自調者，急當救表也。（十四）

趙以德曰（《金匱方論衍義》）：此條本出《傷寒論》，謂：病在表，醫反下之，至清穀不止，以四逆湯救裏；裏氣和，津液生，清便調，其表證身疼痛者尚在，則以桂枝湯救表。由此可見，清穀雖止，小便未調，猶未可以救表也。何則？小便未調，則津液未生，津液未生則裏氣未和，爲穀氣之未充也。汗出於穀，穀氣不充，則表未可以強發汗也，強發汗則亡陽之證作矣。（卷上）

徐彬曰（《金匱要略論注》）：此言醫當知緩急先後之序也。謂表裏分治，常理也。乃有表而復有裏，倘因誤下而來，不得如餘邪未清，雙解表裏，雖身疼痛，不可治表，謂稍緩而表邪將盡入內，故曰急當救裏。逮清便調，而身仍痛，又不得以餘邪略之，謂內既曾利，稍緩而裏將復受表邪，下利不止也，故又曰急當救表。（卷一）

李彣曰（《金匱要略廣注》）：此治傷寒例也。傷寒裏證已實而表證尚在者，當先解表而後攻裏，若先下之，則裏虛表邪陷裏，爲結胸痞滿等病。如表證未罷，裏證已虛者，宜先救裏而後治表。蓋治以裏虛爲重也，今病表證未除，醫誤下之，下利清穀，此裏虛也，故雖身疼痛，急當救裏，後得清便自調，則裏證已愈。尚身體疼痛，表證仍在，故急當救表也《傷寒論》救裏宜四逆湯，救表宜桂枝湯。（卷上）

周揚俊曰（《金匱玉函經二注》）：先表後裏者，不易之法也。乃有救裏先於表者，豈無謂乎？答曰：攻表者，正以裏爲急也。邪在表，苟不依法治之，將延遲時日，勢必內入而大患。醫乃不明此理，下之或早或重，遂使下利清穀，至於不止，則裏已急矣。表證雖在，法當救裏，裏和而表未解，仍當救表，此亦一定之法也。然仲景何以不言所以救之之法耶？而四逆以佐正，桂枝以退邪，已詳於《太陽篇》中矣。（卷一）

尤怡曰（《金匱要略心典》）：治實證者，以逐邪爲急；治虛證者，以養正爲急。蓋正氣不固，則無以御邪而却疾，故雖身體疼痛，而急當救裏。表邪不去，勢必入裏而增患，故既清便自調，則仍當救表也。（卷上）

原文 夫病痼疾，加以卒病，當先治其卒病，後乃治其痼疾也。（十五）

趙以德曰（《金匱方論衍義》）：痼疾，非一日所感，積來漸矣，故非一日可治，亦無速變之患，不過遇卒病加之重耳。卒病者，一時所感，變更不測，即當速治，勿使延蔓。此其所治先後緩急必然之理也。若夫非痼疾而屬於先後之二病者，則自當分標本論治，不在此法矣。（卷上）

周揚俊曰（《金匱玉函經二注》）：痼疾，謂病已沉痼，非旦夕可取效者；卒病，謂卒然而來，新感而可取效於旦夕者。乘其所入未深，急去其邪，不使稽留而爲患也。且痼疾之人，正氣素虛，邪尤易傳，設多瞻顧，致令兩邪相合，爲患不淺，故仲景立言於此，使後之學者知所先後也。（卷一）

沈明宗曰（《沈注金匱要略》）：此有舊疾，復感新邪，當分先後治也。痼者，邪氣堅固難拔；卒者，邪氣驟來而易去也。若病者宿有痼疾，而忽加卒病，務當先治卒病，不使邪氣相並，轉增舊疾。但久病乃非朝夕可除，須當緩圖，所以後乃治其痼疾也。（卷一）

尤怡曰（《金匱要略心典》）：卒病易除，故當先治，痼疾難拔，故宜緩圖，且勿使新邪得助舊疾也。讀二條，可以知治病緩急先後之序。（卷上）

高學山曰（《高注金匱要略》）：痼疾者，堅固之義，經久之宿病。卒病者，猝然之病，如風寒之類，凡新感者皆是。不特痼疾之根深，法當緩取，猝病之氣銳，勢必蔓延，且譬之積薪，後來者居上，而易於搬運，故當知先後之治也。

陸淵雷曰（《金匱要略今釋》）：痼疾謂慢性病，病已沉錮，不能旦夕取效，亦不至旦夕死亡者也。卒病謂新感急性病，不急治即可致命者也。痼疾加卒病，當先治卒病，後治痼疾，是爲大法，若欲同時兼治，則藥力龐雜，反不能取效。然有時因卒病而痼疾加劇，則方藥亦當稍稍並顧，如喘家作桂枝湯，加厚朴杏子，是其例也。又醫書所載證治，卒病與痼疾各不相蒙，而臨牀實驗，常有卒病痼疾混淆者，謂爲某種痼疾固不似，謂爲某種卒病又不似，初學者往往迷於診斷，是當細問經過證狀以詳辨之。《金匱》首篇中，惟此兩條足爲醫家圭臬，學者宜究心焉。（卷一）

原文 師曰：五藏病各有得者愈，五藏病各有所惡，各隨其所不喜者爲病。病者素不應食，而反暴思之，必發熱也。（十六）

趙以德曰（《金匱方論衍義》）：《內經·藏氣法時》《宣明五氣》二論謂五藏各有所惡，各有所宜，各有所禁。然欲益其不足，愈其病，則當用其所宜，勿用其所惡、所禁。若此條之所云者，似之矣。得者，得其宜，與五藏相和，故病愈；惡者，所不喜而惡之，與藏氣不相宜，則害之，害之故爲病；其不應食者，亦與病不相宜之物也；反暴思而食之，必將其正氣相擊。而陽氣鬱積必發熱矣。更以食入於胃，復長氣於陽，兩陽相合，即與《傷寒》食餅同也。（卷上）

徐彬曰（《金匱要略論注》）：此言五味能愈疾，亦能增疾，因五藏之喜好不同也，故曰五藏各有所得者愈。謂肺欲收，急食酸以收之；肺苦氣上逆，急食苦以泄之；心欲軟，急食鹹以軟之；心苦緩，急食酸以收之；肝欲散，急食辛以散之；肝苦急，急食甘以緩之；脾欲緩，急食甘以緩之；脾苦濕，急食苦以燥之；腎欲堅，急食苦以堅之；腎苦燥，急食辛以潤之。則各得所濟而愈也。然味有爲各藏所惡者，如辛本肺之味，氣病傷肺，則辛走氣，辛即爲肺所惡矣，故曰氣病毋多食辛。苦本心之味，血病傷心，則苦走血，苦即爲心所惡矣，故曰血病毋多食苦。酸本肝之味，筋病傷肝，則酸走筋，酸即爲肝所惡矣，故曰筋病毋多食酸。甘本脾之味，肉病傷脾，則甘走肉，甘即爲脾所惡矣，故曰肉病毋多食甘。鹹本腎之味，骨病傷腎，則鹹走骨，鹹即爲腎所惡矣，故曰骨病毋多食鹹。此因病而各有所惡，非其本然也。《靈樞》有五惡，肝惡風，心惡熱，肺惡寒，腎惡燥，脾惡濕。此乃性所近，惡其甚也，非既病之所惡。然有非因病而惡，原爲本藏所不喜者，多食則病生。假如金畏火，苦爲心火之味，則肺金所不喜矣，故曰多食苦則皮膚槁而毛拔。火畏水，鹹爲腎水之味，則心火所不喜矣，故曰多食鹹則脉凝泣而變色。木畏金，辛爲肺金之味，則肝木所不喜矣，故曰多食辛則筋攣急而爪枯。土畏木，酸爲肝木之味，則脾土所不喜矣，故曰多食酸則肉胝䐢而唇揭。水畏土，甘爲脾土之味，則腎水所不喜矣，故曰多食甘則骨疼痛而齒落，乃各隨不喜之味所傷而爲病也。然五藏喜惡雖有定體，又有因病變易之理。假如骨病，既不應食鹹，而忽暴思鹹之類，使非病氣鬱熱，何以變其性情，故曰必發熱，謂邪勝正則藏氣因邪而熱，熱則所好反也。《靈樞》所以有五裁，謂不可縱也。

論曰：所欲所苦，五藏各得其相濟之味而愈，固爲補偏救弊正理。然變易爲言，則論所得，又有在常理之外者，不可不知。假如恐爲腎志，恐過傷腎；思爲脾土，思反勝恐；寒爲腎體，寒極傷血；燥能涸水，燥可勝寒；鹹爲腎味，過鹹傷血；甘爲土味，甘反勝鹹；怒爲肝志，怒過傷肝；悲爲肺金，悲反勝怒；風爲肝主，風極傷筋；燥爲金氣，燥可勝風；酸爲肝味，過酸傷筋；辛爲金味，辛反勝酸；思爲脾志，思過傷脾；怒爲肝木，怒反勝思；濕爲脾化，濕極傷肉；風爲木氣，風可勝濕；甘爲土味，過甘傷肉；酸爲木味，酸反勝甘；喜爲心志，喜過傷心；恐爲腎水，恐反勝喜；熱爲心體，熱極傷氣；寒爲腎主，寒可勝熱；苦爲心味，過苦傷氣；鹹爲腎水，鹹反勝苦；憂爲肺志，憂過傷肺；喜爲心火，喜反勝憂；熱非肺性，熱傷皮毛；寒能救金，寒可勝熱；辛爲金味，辛傷皮毛；苦爲心味，苦反勝辛。皆相反而相救，此亦五藏各有所得而病愈也，因其病變則治之，亦以變爲得耳。五藏各有七情六氣滋味之所傷、所勝也。（卷一）

程林曰（《金匱要略直解》）：《内經》云，肝色青，宜食甘；心色赤，宜食酸；肺色白，宜食苦；脾色黃，宜食酸；腎色黑，宜食辛。此五藏得飲食而愈者。肝病愈於丙丁，起於甲乙；心病愈於戊己，起於丙丁；脾病愈於庚辛，起於戊己；肺病愈於壬癸，起於庚辛；腎病愈於甲乙，起於壬癸。此五藏自得其位而愈者。五藏所惡，心惡熱，肺惡寒，肝惡風，脾惡濕，腎惡燥，各隨其所惡而不喜者爲病也。若病人素不食而暴食之，則入於陰，長氣於陽，必發熱也。（卷上）

李彣曰（《金匱要略廣注》）：《難經》云：五藏有五色，皆見於面，當與寸口尺内相應。假令色青，脉當弦而急；色赤，脉中緩而大；色白，脉浮濇而短；色黑，脉沉濡而滑。是色脉相應，爲各有得，故愈也。各有所惡，如《内經》心惡熱、肺惡寒、肝惡風、脾惡濕、腎惡燥之類。各隨其所不喜，如《内經》辛走氣，氣病無多食辛；鹹走血，血病無多食鹹；苦走骨，骨病無多食苦；甘走肉，肉病無多食甘；酸走筋，筋病無多食酸。爲五禁之類。思食發熱，由胃有虛火，從中達外也。（卷上）

周揚俊曰（《金匱玉函經二注》）：五藏配五味，理之正也。言理之自然而見共性焉。即以見其情焉。何也？如仲景言藏之各得者，得其性之近也。《内經》則言欲，非以其情乎？仲景言所惡，亦以其性也，而復云不喜，亦即《内經》之所云苦，非以其情乎？然則五藏既各有性，則惟遂其性，而情始洽焉，斯病者愈矣。使拂其性而所惡乘之，則情抑而爲病，固其常也。雖然，肝欲酸，喜其收也。又云：肝欲辛，又喜其散，五藏皆然。豈其欲本有相反者耶？殊不知木曰曲直，曲直作酸，酸以固其體也；木喜條達，實近於散，辛以益其用也。天下無體不立，無用不生，體用得而自和矣。論如肝惡風，木性不喜動也。而木又自足生風，風性急，木失其養而足以生之，故又云肝苦急也，苦急而肝病矣。經謂急食甘以緩之，則病可愈。假使忽思食苦，是反得子助，而氣爲有餘，則發熱可必，他藏如之。故五味得其平，則足以相養而無偏勝之患；四時合於正，則各以相生而無不足之虞。此在人之善調之也。（卷一）

尤怡曰（《金匱要略心典》）：所得、所惡、所不喜，該居處服食而言。如《藏氣法時論》云：肝色青，宜食甘；心色赤，宜食酸；肺色白，宜食苦；腎氣黑，宜食辛；脾色黃，宜食鹹。又，心病禁溫食、熱衣；脾病禁溫食、飽食、濕地、濡衣；肺病禁寒飲食、寒衣；腎病禁焠焫熱食、温炙衣。《宣明五氣篇》所云心惡熱，肺惡寒，肝惡風，脾惡濕，腎惡燥；《靈樞·五味》篇所云肝病禁辛，心病禁鹹，脾病禁酸，肺病禁苦，腎病禁甘之屬皆是也。五藏病有所得而愈者，謂得其所宜之氣之味之處，足以安藏氣而却病氣也。各隨其所不喜爲病者，謂得其所禁所惡之氣之味之處，足以忤藏氣而助病邪也。病者素不應食，而反暴思之者，謂平素所不喜之物，而反暴思之，由病邪之氣變其藏氣使然，食之則適以助病氣而增發熱也。（卷上）

黄元御曰（《金匱懸解》）：五藏病各有所得者愈，如肝虛得春而愈，心虛得夏而愈，燥盛得濕而愈，濕盛得燥而愈也。五藏之病，各有所惡，惡則不喜，本其所惡而反得之，則隨其所不喜而爲病，如病者素不應食，是食爲所惡，而反暴思之，是必藏府之發熱也。此問而知之之法也。（卷一）

高學山曰（《高注金匱要略》）：各有得，心病得肝氣，肝病得腎氣，腎病得肺氣，肺病得脾氣，脾病得心氣者，一也；五藏各乘其王時，二也；心肝脾肺腎之各有所喜者，三也。此單指得其所喜者而言。得其所喜者而愈，《傷寒論》謂渴欲飲水者，少少與之，令胃氣和則愈，是其義也。所惡，謂心惡熱，肺惡寒，肝惡風，脾惡濕，腎惡燥，並各藏之所不勝者皆是。不喜，即所惡。謂心惡熱，熱乘之，則心病；心不勝腎，腎乘之，則病且危矣。餘藏仿此。不應食，指五味而言，人於五味中，素有所偏惡者，所不勝之藏，氣虛也。忽反暴思之，則是此藏因邪氣實之，故知其必發熱也。首言得五藏之性，則病者愈，次言失五藏之性，則不病者致病。末言變其素不喜，爲暴喜，則可以占病；然則變其素所喜者，爲暴不喜，亦非細故也。

曹穎甫曰（《金匱發微》）：五藏病各有所得者愈，以五味爲最近，本篇首節舉例甚明。肝虛者補用酸，故厥陰病之烏梅丸，以烏梅爲君。肝虛乘脾，則腹中急痛。急痛者，肝葉燥而壓於脾，脾氣不舒，痛延腹部，因用甘味之藥以實脾，故小建中湯方治，以飴糖爲君。苦入心，故瀉心湯降逆方治，以黃連爲君。辛入肺，故十棗湯瀉痰泄水方治，以芫花爲君。鹹入腎，故小便不利之蒲灰散，以蒲灰爲君。茯苓戎鹽湯治小便不利，亦此意也。此五藏之病，各有所得而愈之大略也。肺惡寒而主皮毛，寒由皮毛犯肺，則病傷寒；汗出不徹，水在膈間，即病喘欬。脾惡濕而主肌肉，外風凝沍肌腠，因病中風；留着不去，滲入關節，因病歷節；濕與水氣並居，留於中脘，即病痰飲；下陷大腸，即病下利；泛濫充塞，即病水腫。心惡燥，亦惡水，膽胃燥氣上薄心藏，則心氣不足，而病吐血、衄血，是爲瀉心湯證；水氣凌心，則心下悸，是爲小青龍湯證。肝惡燥，燥則膽火盛而病消渴；肝惡怫鬱，有所逆則乘脾，而腹中急痛；肝又惡濕，濕勝而血勝，穢濁所聚，蚘病乃作。腎惡寒，水寒則血敗，因病下血；腎又惡燥，藏燥則精竭，筋脉不舒，因病痿躄。此五藏各有所惡之大略也。脾喜燥而惡濕，多飲茶酒，則病濕痰；多臥濕地，則病風痹。肺喜溫而惡寒，形寒飲冷，則病寒飲；風寒襲肺，皮毛不開，則病風濕。腎喜溫而惡水，水停脅下，則小便不利，不病腹滿，即病腰痛。肝喜涼而惡熱，血虛生燥，則病善怒，氣上撞心，血熱傷絡，則便膿血。此則五藏之氣，隨其所不喜爲病之大略也。要而言之，脾藏濕，故惡濕；肺藏涼，故惡寒；心藏熱，故惡熱；腎藏多水，故惡水；肝藏合膽火生燥，故惡燥。此藏氣有餘而爲病者也。然發汗太過，脾精不濡，痙病乃作。腸胃燥實，肺熱葉焦，乃生痿躄。心陽不振，則脉變結代。腎寒精冷，令人無子。肝藏血寒，則病厥逆。然則藏氣不足，又何嘗不爲病乎？究之治病當求其本，斷無成跡之可拘，議《金匱》者，亦觀其通焉可耳。（卷之一）

原文 夫諸病在藏，欲攻之，當隨其所得而攻之。如渴者，與豬苓湯。餘皆仿此。（十七）

趙以德曰（《金匱方論衍義》）：此概言諸病在藏之屬裏者，治法有下之、泄之、奪之、消之、溫之、寒之、和以平之，各量輕重，從宜施治，務去其邪，以要其正。故引渴病以比類之。而是證之用豬苓湯，見後消渴證中。（卷上）

徐彬曰（《金匱要略論注》）：見病治病，此理之常。此條何以上獨拈出在藏二字，下專指一渴證，又主一豬苓湯以爲準則。要知渴果止上焦燥熱，則花粉爲的藥矣；如渴在胃，則葛根爲的藥矣；如渴在陽分，則白虎湯宜矣；如渴屬太陽餘邪，則五苓散宜矣。唯渴在藏不專在府，而宜豬苓湯者，則必以豬苓湯爲攻其所得。在藏猶言在陰，別於府渴而言之也。故仲景《傷寒論》中，一云少陰病，下利六七日，欬而嘔渴，心煩不得眠者，豬苓湯主之；一云陽明病，脉浮發熱，渴欲飲水，小便不利者，豬苓湯主之。水屬陰，故工此方。蓋前證少陰病，病在下也，後證小便不利，病亦在下也，病在下而熱邪又搏結水飲於中，故必以此利水潤燥爲的藥，所謂隨其所得，不等之泛然治渴也。此治其原本法，故曰餘皆仿此。（卷一）

沈明宗曰（《沈注金匱要略》）：此即前條五藏蘊熱之攻法也。雜病攻法，與傷寒痞滿燥實堅用陷胸、承氣迥別。然傷寒乃無形之邪與有形燥屎熱結於胃，當從下奪，此言心、肝、脾、肺、腎、五藏，感受六淫無形之大小諸邪，中裏爲病，是非一概使邪腸胃而去。下則徒傷脾胃，病變不測，是當隨其所得之藏，表裏出入之處而驅，故曰隨其所得而攻之。如邪在心當瀉小腸，在肺瀉大腸，在脾奪其胃，在腎瀉膀胱，乃使表裏相通，出入之門戶而去也。惟有肝膽不通皮毛、前後二陰，前人謂膽無出入，惟有和解之法，或借胃府之路而出，又當審胃氣之虛實而行焉。如渴與豬苓湯者，是以腎之一藏而發明五藏。因邪積於腎，故用阿膠以養肝腎之陰，使藏邪之機向表。澤瀉、滑石引導腎間無形之邪，俾從膀胱而出，正所謂當隨其所得而攻之。若心病當用導赤之意，所謂餘皆仿此。蓋經謂攻裏不遠寒者，是邪在胃府，故以硝黃鹹寒，直攻腸胃，隨其便處而出。此仲景自出手眼，另用甘淡滲泄小便，或從吐下諸法，乃使五藏無形之邪各從其便處而出。誠補《內經》未備，開發後學之良規耳。（卷一）

尤怡曰（《金匱要略心典》）：無形之邪，入結於藏，必有所據，水、血、痰、食，皆邪藪也。如渴者，水與熱得，而熱結在水，故與豬苓湯利其水，而熱亦除；若有食者，食與熱得，而熱結在食，則宜承氣湯下其食，而熱亦去；若無所得，則無形之邪，豈攻法所能去哉。（卷上）

陳念祖曰（《金匱要略淺注》）：夫諸病在藏，法宜攻下，而陽明入府則不傳，藏猶藏治也。若杲實在腸胃，雖十日不更衣無所苦，謂不宜急下也。而惟陽明，少陰中，有急下之證，夫曰急下，似當直攻而無疑矣。然攻之一法，最爲元妙，若欲攻之，當隨其所同中得其所獨而攻之，陽明中得其急下三證。一曰：六七日，目中不了了，睛不和。一曰：陽明病，發熱汗多者。一曰：發汗不解，腹滿痛者。此急防其悍氣盛而陰絕也。少陰中得其急下三證。一曰：少陰病，得之二三日，口燥舌乾者。一曰：少陰病，自利清水，色純青，心下必痛，口乾燥者。一曰：少陰病，六七日，腹脹不大便者。此急防其火不戢，將自焚也。如所得者不在可攻之例，第見其渴者，即《論》中所云"少陰病，下利六七日，欬而嘔渴，心煩不得眠者"是也，"陽明病，脉浮發熱，渴欲飲水，小便不利者"是也。二證均與豬苓湯。寓育陰於利水之中，則熱從小便去，而渴亦止，此與攻下法相表裏也。餘皆仿此。

此一節，言邪之在藏者宜攻。而攻法之神妙者，在於"隨其所得"四字。徐忠可順文敷衍，絕無發明，尤在淫以水血痰食添出蛇足，二君皆未得言中之旨。（卷一）

朱光被曰（《金匱要略正義》）：此言藏病不同府邪。藏以陰液爲主，一有邪客，動致陰傷，故以攻邪爲第一義。然欲攻藏邪，須顧陰液，必先驗其渴不渴爲第一義。蓋渴爲陰傷，不可漫用攻法也。故特表太陽轉入少陰治法，而用豬苓湯一方，以見邪從陽經而來，仍宜從陽經而出。然已轉入陰經，急宜護惜陰氣，方是隨其所得而攻之旨也。仲景引伸，以待學者因端竟委，則一百八病，可以類推矣。（卷上）

痓濕暍病脉證治第二

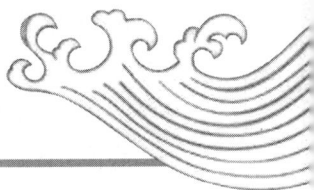

原文 太陽病，發熱無汗，反惡寒者，名曰剛痓。一作痙，餘同。（一）

　　趙以德曰（《金匱方論衍義》）：此嘗出《傷寒論》中，成無己注謂：《千金方》以太陽中風，重感於寒濕，則變痓。太陽病，發熱無汗，爲表實，則不當惡寒，今反惡寒者，則太陽中風，重感於寒，爲痓病也。以表實感寒，故曰剛痓。又謂：痓，當作痙，傳寫之誤。痙者，惡也，非強也。注文如是。

　　若從《千金》，必因中風重感而致痓，則本經謂發汗太過而致痓，與《內經》云：肺移熱於腎，傳而爲柔痓；爲氣骨皆熱，故痓，豈皆重感而爲病乎？又若訓痓字爲惡、爲非強，且王冰注柔痓者爲氣骨皆熱，故筋柔而無力，骨痓強而不舉，豈非痓亦強歟？若止以痓爲風強，必因中風得之。於《內經》有：厥陰在泉，客勝，內爲痓強拘瘈。由厥陰風化，固有以類之也。至於論太陽厥逆寢汗痓者，則非風矣。《病機》云：諸痓強直，皆屬於濕；亦非風也。

　　自此而言，凡外淫、內傷之成熱，皆足以致其痓。熱甚而深之，則傷其髓，不充於骨，則爲骨強；止從表熱得之，則爲經筋之強。以仲景所言，太陽表熱，分重感虛實，爲剛柔二痓，亦有所自來。《內經》曰：因於濕，首如裹，濕熱不攘，大筋緛短，小筋弛長；緛短爲拘，弛長爲痿。王注以表熱爲病，當汗泄之。反濕其首，熱氣不釋，兼濕內攻。大筋受熱則縮而短，小筋得濕引而長；縮短故拘攣而不伸，引長故痿弱而無力。正此謂也。

　　後代惟王海藏得之，以擴仲景之意，謂三陽太陰皆病痓：若背反張，則屬太陽；若低頭視下，手足牽引，肘膝相構陽明痓也；若一目或左或右斜視，並一手一足搐搦者，少陽痓也。若發熱，脉沉細，腹痛者，太陰痓也。此論固善矣，惜乎其不及少陰、厥陰，以全三陰之痓。豈其二藏之經筋不爲內外之強？有類於太陰者乎？且《靈樞》曰：足少陰之筋，循脊內，挾膂，上至項，與足太陽筋合。其病在此，爲主癇瘈及痓，在外陽病者不能俛，在內陰病者不能仰。此非少陰之痓病乎？況厥陰肝藏主筋，又豈有風熱過甚而不自傷其筋？以致其筋緛短之強乎？（卷上）

　　周揚俊曰（《金匱玉函經二注》）：此論痓病也，非傷寒也。非傷寒何得以太陽目之？以其頭痛、腰脊痛，與太陽傷營不異，故以太陽定之。然既曰太陽，又何以名痓？其角弓反張，正《內經》之所謂痓也。痓亦爲寒因，故寒鬱而熱，氣閉皮毛，汗無由出，全是傷營本證。所異者，止是不惡熱而反惡寒爾。其所以反惡寒者，何也？因其人先傷於濕，後復感寒，兩陰相合則寒。雖發熱，終爲濕氣挾持，經絡筋節之間閉而不

061

宣，一身之陽鬱抑而不外越，故身即熱而情則惡寒也。又濕在筋節，則寒爲所持，遂流連而不得去，正氣阻滯，邪氣獨留，又安望其屈伸如故、轉運無礙乎？角弓反張，有由來也；名曰剛者，寒氣堅勁，性使然也。（卷二）

高學山曰（《高注金匱要略》）：太陽病，指頭項强痛而言。太陽爲寒邪所傷，邪從陽經之性而化熱，故發熱，寒邪凝閉，則毛竅實，故無汗。惡寒者，太陽被邪之本證也。曰反惡寒者，正就痙病而言。痙病因津液短少，而陽熱在經之證，理宜不該惡寒，故曰反也。發熱無汗，其經絡之拘强，更甚於有汗者，故曰剛痙也。此條之證，全是傷寒，却曰剛痙者，當合後文伏堅之脉而言。蓋痙與傷寒之外證頗同，惟伏堅與浮緊之脉爲辨耳。此寒邪化熱之痙，痙之正病也。

原文 **太陽病，發熱汗出而不惡寒，名曰柔痙。（二）**

趙以德曰（《金匱方論衍義》）：是證亦出《傷寒論》中，注謂：太陽病，發熱汗出，爲表虛，則當惡寒；其不惡寒者，爲陽明病。今發熱汗出而不惡寒者，非陽明證，則是太陽中風，重感於濕，爲柔痙也。表虛感濕，故曰柔痙。即上條所引《內經》爲表熱兼濕內攻，大筋澳短，小筋弛長之痙也。所謂柔痙者，非不强也，但剛痙强而有力，柔痙强而無力爲異爾。（卷上）

徐彬曰（《金匱要略論注》）：此二條，即《傷寒論》辨寒傷榮、風傷衛法也。取以爲痙病剛柔之別，省文也。蓋痙即痙，强直之謂也。痙病必有背項强直等的證，故既曰痙，即省文不言。但治痙病剛柔之辨，最爲喫緊，故特首拈無汗、反惡寒爲剛，有汗、不惡寒爲柔，以示辨證之要領耳。謂發熱無汗惡寒，本傷寒家證，若痙而項强背直者見之，乃衛陽與腎中真陽氣本相通，今太陽經寒濕相搏，而氣侵少陰，直陽不達，故反惡寒也。寒性勁切，故曰剛。發熱有汗不惡寒，本傷風而並陽明證，若痙而項强背直者見之，是太陽陽明傷濕而兼風，非寒邪內侵之比也。風性溫和，故曰柔，非止項强而身體則軟爲柔痙也。觀後栝樓桂枝湯，乃治柔痙主方也，注曰身體强、几几然可知。（卷二）

李彣曰（《金匱要略廣注》）：風傷衛則疏泄腠理而汗出，汗出爲表虛，當惡寒，其不惡寒者，是太陽中風，重感寒濕者也。柔痙者，以其有汗，而濕性濡潤也。（卷上）

沈明宗曰（《沈注金匱要略》）：此以風寒二證，辨定剛柔二痙也。痙病由於太陽受寒，重感濕邪，或傷風受濕而變爲痙。故提太陽發熱無汗反惡寒之寒傷營證爲剛痙，發熱汗出不惡寒之風傷衛證爲柔痙。然未具低頭視下，脊强反折，仲景遂爲痙者，何也？蓋欲明其無汗惡寒，營實爲剛痙之始；有汗不惡寒，衛虛爲柔痙之先。故揭此二條，着其要領也。（卷二）

吳謙曰（《醫宗金鑒》）：痙病既屬太陽，當以太陽虛實例之，故曰：太陽病發熱、無汗、惡寒爲實邪，名曰剛痙者，强而有力也。發熱汗出、不惡寒爲虛邪，名曰柔痙者，强而無力也。（卷十八）

朱光被曰（《金匱要略正義》）：此揭痙病有剛柔之別，以有汗無汗爲傷營傷衛之大

關鍵。寒性勁急，故曰剛；風性溫和，故曰柔。（卷上）

高學山曰（《高注金匱要略》）：太陽病同上。太陽為風邪所傷，風為陽熱，故發熱。風性疏洞，故汗出。不惡寒者，陽熱在經，而無陰氣在上在外故也。名柔痙者，以汗出而經氣之勁直，少遜於寒邪也。此條全是太陽傷風，略並陽明之候。而曰柔痙者，當合後條沉遲之脉而言。蓋痙與傷風之外證頗同，惟沉遲與浮緩之脉為辨耳。此風邪陽熱之痙，亦痙之正病也。

嚴鴻志曰（《金匱廣義》）：夫所謂剛痙者，強而有力之謂也；柔痙者，強而無力之謂也。剛柔二痙，以此為辨，故不必以有汗無汗、惡寒不惡寒為別。（卷一）

原文 太陽病，發熱，脉沉而細者，名曰痙，為難治。（三）

趙以德曰（《金匱方論衍義》）：此條嘗出《傷寒論》痙病篇。彼不言難治，於是成無己止注其重感於濕。意殆以沉而細系寒濕之本脉，故不言其難治。

設不因寒濕之邪，而沉細見於太陽發熱之表病，則是陽病見陰脉，誠為難矣。若朱奉議，以痙病脉盡沉遲弦細者，非也。如《脉經》云：脉沉細，名曰陽中之陰，少氣；陰氣不通，為痙病，發熱者，殆與此無少異耳。（卷上）

徐彬曰（《金匱要略論注》）：古人以強直為痙，外證與傷寒相似，但其脉沉遲弦細，而項背反張強硬，如發癇狀為異耳。如前二條，既以無汗有汗分剛柔為辨，此復以脉沉細為辨。謂太陽病發熱是表中風矣，復加以濕纏綿經中，內挾寒氣，令筋脉抽急，而背項強直，脉反沉細。沉細者，寒濕用事，邪欲侵陰之象也，於是項背強直，故名痙。痙脉本伏，弦細則元氣憊，即難治。非痙病另有脉浮大者易治，而此之沉細為難治也，觀仲景前後，從無一"浮大"字，可知。（卷二）

李彣曰（《金匱要略廣注》）：痙屬太陽，其病主表。發熱者，表證也，反得沉細裏虛之脉，此脉不與病應，故難治。（卷上）

周揚俊曰（《金匱玉函經二注》）：太陽，陽經也；發熱，陽證也。何以知為痙？以有或剛或柔之證見也。脉沉與細，陰脉也。沉為少陰本脉，而復不能鼓之使顯，乃有如絲者來去其間，則是無陽中又屬陰虛矣。何也？惟無陽令沉、無陰因細也。陽證陰脉，豈易治乎？嘉言謂：難治，初非不治。比類而觀，則仲景少陰例中，原有麻黃附子細辛湯之法。余以為不可也。蓋始得之，反發熱脉沉者，以脉沉是本而發熱為標，是少陰兼太陽之表，猶易為力也。若夫太陽顯少陰之脉，有不難為功者乎？況較少陰更多一細乎？雖然，後條太陽病脉亦沉細，何以不云難治？以有濕也。濕不但細宜，即沉並宜矣。然則又何以知其病之非濕乎？濕必流於關節，今關節無疼痛，故知之。（卷一）

魏荔彤曰（《金匱要略方論本義》）：今不浮而沉，知風寒之邪初感於表，而已挾他邪墜之矣。更兼乎細，中風當弦不弦，中寒當緊不緊，按之濡軟，則細之診也。是即濕病中之本脉，見於太陽病表中風寒之內，則為內寒挾濕更無疑也。風寒挾濕在表，全賴裏中正氣及正陽旺盛，則驅風寒、除濕邪俱易為力，非同單中風寒，但治其表，即可已病也。仲景特明之曰難治，正恐誤治者一味發汗治表，或大下除濕致起大變耳。設於治

風寒挾濕之中，遇見沉細爲脉者，便審諦其在裏之正氣與正陽，又何不可立奏膚功乎？故知言難治者，正恐誤治爲難耳。（卷上）

吳謙曰（《醫宗金鑒》）：發熱，太陽病也。脉沉細，少陰脉也。而名曰痙者，必有或剛或柔之證也。以太陽痙證在，而見少陰之脉，表裏兼病也。夫太陽之邪鬱於外，故病發熱；少陰之邪凝於內，故脉沉細。然痙病而見弦緊之脉，是爲本脉，即或沉遲，尚爲可治。今沉而細，邪入少陰，陽氣已衰，豈易治乎？故曰難也。（卷十八）

陳念祖曰（《金匱要略淺注》）：此一節言太陽之裏少陰，痙病在少陰，最重之證也。故於辨其剛柔之後，特筆以提斯，欲人之知所重也。（卷一）

高學山曰（《高注金匱要略》）：太陽病，發熱，見上條，不言有汗無汗者，兼上二條之風寒而言。言太陽見發熱之表證，其脉多浮者，以陰陽之氣兩出，而與邪搏故也。若見表證，而脉又沉，是裏陰短少不出而附其陽，而經絡獨得乾熱之應，故痙。然治經表乾熱之邪，非發表不能散其勢。若沉而更見細，細爲無陽之診，發表以去邪熱，剛柔之陽痙或解，而厥逆瀉利之陰痙將復作矣。故曰難治。陰痙，即俗所謂慢驚風者。是詳見後注，並有方治擬補。此亦痙之正病也。

曹穎甫曰（《金匱發微》）：此條見《傷寒論》。蓋痙爲津液枯燥之證。衛氣不和於表，故發熱。營氣不足於裏，故脉沉細。發熱爲標陽，脉沉細則爲本寒，裏氣不溫，則水寒不能化氣，是當用栝樓桂枝以解表，加熟附以溫裏，釋詳《傷寒發微》，茲不贅。（卷之一）

陸淵雷曰（《金匱要略今釋》）：《傷寒論》及《玉函經》《脉經》，並無"爲難治"三字。

太陽病發熱脉沉而細者，乃麻附細辛湯、麻附甘草湯所主，未爲難治。今曰痙、曰難治者，以其有頭項强急、口噤背反張之證，非兩感傷寒也。夫曰太陽，則病尚初起，病初起即項背勁强，脉沉而細者，乃惡性腦脊髓膜炎，致命極速，故曰難治。其常性之類，脉則不沉細，乃洪大而弦。（卷一）

原文 太陽病，發汗太多，因致痙。（四）

趙以德曰（《金匱方論衍義》）：成無己注《傷寒論》謂：發汗太多，則亡陽。陽氣者，精則養神，柔則養筋。陽微不能養筋，則筋脉緊急而成痙。雖然，發汗亡陽，陽亡寒起，致緊急而爲痙，固也，然發汗後爲痙者，難以緊急概言。發汗必用辛熱之劑，汗雖出，熱不爲汗解，反得辛熱之藥以助之。熱愈甚而拘攣其筋脉，亦有之。又如《傷寒論》中有曰：傷寒頭痛，翕翕發熱，形象中風，常微汗出，自嘔者，不可發汗，發汗則成痙，身强，難以屈伸。注云：傷寒，當無汗惡寒，今頭痛發熱，微汗自嘔，則傷寒之邪傳而爲熱，欲行於裏；若發汗則虛其表，熱歸經絡，熱甚生風，故身强直爲痙。（卷上）

吳謙曰（《醫宗金鑒》）：此承上文，詳申發汗過多成痙之義也。太陽病當發汗，若發汗太過，腠理大開，表氣不固，邪風乘虛而入，因成痙者，乃內虛所召入也，宜以桂

枝加附子湯主之，固表溫經也。由此推之，凡病出汗過多，新產、金瘡破傷出血過多，而變生此證者，皆其類也。（卷十八）

黃元御曰（《金匱懸解》）：太陽病，發汗太多，亡其津血，筋脉失養，感於風寒，因成痙病。（卷四）

高學山曰（《高注金匱要略》）：此及下文三條，俱非痙病，因誤治以傷陰，遂亦成痙者也。發汗太多，不特火熨等治，令其大汗，凡表藥過劑。及發汗後更發汗者皆是。汗雖陽液，而經隧絡脉，實賴以爲和軟。因致痙者，木出津而勁，土去水而板之象。

原文 夫風病，下之則痙，復發汗，必拘急。（五）

趙以德曰（《金匱方論衍義》）：筋者，肝之合；脉者，心之合。風內應於肝，外應於筋；熱內應於心，外應於脉。是故風病而成熱者，其邪氣即已應筋脉，若更下之，則虛其陰；復汗之，則虛其陽。陰虛則榮血微，筋無養而成痙；陽虛則衛氣衰，脉無養而拘急。（卷上）

李彣曰（《金匱要略廣注》）：下多亡陰，則液脫不能榮筋，故成痙。汗多亡陽，則氣虛不能衛外，故拘急惡寒之狀也。（卷上）

吳謙曰（《醫宗金鑒》）：以上論痙，皆外感風、寒、濕而爲病也。亦有因風邪爲病，不應下而下之傷液，不應汗而汗之傷津，以致津液枯燥，筋失所養而病痙者。故曰：風病下之則痙，復發汗必拘急。此不可以外感痙病治之，當以專養津液爲務也。（卷十八）

陳念祖曰（《金匱要略淺注》）：夫風病，不知用桂枝湯解之，而以下藥下之，下多則亡陰，陰亡陽無所制，則灼筋而成痙，若下後復發其汗，汗多則亡。經云："陽氣者，精則養神，柔則養筋。"今下而復汗，身必拘急。（卷一）

周孝垓曰（《金匱要略集解》）：張璐曰：風病而熱者，其邪已應於筋脉，若更下之，則傷其營血，筋無養而成痙，汗之則傷其衛氣，脉無養而拘急矣，治宜附子湯。（卷上）

曹穎甫曰（《金匱發微》）：風病，陳修園以爲發熱有汗之桂枝湯證，是不然。太陽病固自有先下之不愈，因復發汗，表裏俱虛，其人因致冒，終以自汗解者，亦有下後氣上衝，而仍宜桂枝湯者。亦有誤下成痞，誤下成結胸者。獨發汗致痙之證，爲中風所希見，則所謂風病者，其爲風溫無疑。夫風溫爲病，其受病與中風同，所以別於中風者，獨在陰液之不足，故脉浮、自汗、心煩、腳攣急者，不可與桂枝湯，得湯便厥。所以然者，爲其表陽外浮，裏陰內虛，陰不抱陽，一經發汗，中陽易於散亡也，但此猶爲證變之未甚也。更有脉陰陽俱浮，自汗出，身重息鼾，言語難出之證，一經誤下，即見小便不利、直視失溲。若火劫發汗，則瘛瘲如驚癇。所以然者，裏陰素虧，誤下則在上之津液下奪，目系因之不濡。火劫則在裏之津液外鑠，筋脉因之不濡。津液本自不足，又從而耗損之，風燥乃益無所制，故上自目系，下及四肢，無不拘急，而痙病成矣。不然，本篇汗出、發熱不惡寒之柔痙，與傷寒、溫病條之不惡寒，何其不謀而合乎？是知中風

一證，津液充足者，雖誤汗、誤下，未必成痙，惟津液本虛者，乃不免於痙也。（卷之一）

原文 瘡家，雖身疼痛，不可發汗，汗出則痙。（六）

趙以德曰（《金匱方論衍義》）：此條亦見《傷寒論》。注謂：表虛聚熱則生瘡，瘡家身疼如傷寒，不可發汗，發汗則表愈虛，熱勢愈甚，生風，故變痙也。雖然，瘡已，以其熱從腠理開，汗出而散之可也。（卷上）

徐彬曰（《金匱要略論注》）：痙雖概為風寒濕所中，然原其因，多由亡血，筋無所榮，邪得以襲之。故仲景復原痙病之由，而曰太陽病果寒多，本宜發汗，太多則血傷，不能榮筋；而痙病屬風，不宜下，下之則重傷其陰；而痙又發汗，則陰陽兩傷而拘急。若瘡家，血本虛燥，以疼痛為風，而發其汗，則液亡筋燥而不能和調，乃亦為痙。雖汗下後，或有邪乘，然總以陰虛液脫為主，故特詳其致痙之因如此。（卷二）

吳謙曰（《醫宗金鑒》）：瘡家初起，毒熱未成，法當汗散。已經潰後，血氣被傷，雖有身痛表證，亦不可發汗，恐汗出血液愈竭，筋失所養，因而成痙。或邪風乘之，亦令痙也。（卷十八）

丹波元堅曰（《金匱玉函要略述義》）：按瘡家，謂金瘡家。閒，古作創，說詳於《傷寒論述義》中。蓋身疼痛，本麻黃湯所主。如金瘡家，軀殼血乏，縱得傷寒，倘發其汗，則筋脈益燥，遂為痙病也。此與破傷風之邪入自瘡口者，其機稍異。（卷上）

曹穎甫曰（《金匱發微》）：此條見《傷寒·太陽篇》。蓋人之汗液，由衛氣外出者屬水分，由營氣外出者屬血分。身疼痛，原系寒凝肌腠，急當發汗以救表。惟瘡家營分素虧，一經發汗，血液重傷，至於不能養筋，一身為之拘急，是亦投鼠不忌器之過也。夫病至無可措手，要當用藥熏洗，使邪從外解，而不當任其疼痛。如浮萍、藁本、荊芥、薄荷、防風等味，俱可煎湯熏洗，但使略有微汗，疼痛當止。（語詳《傷寒發微》）（卷之一）

原文 病者身熱足寒，頸項強急，惡寒，時頭熱，面赤目赤，獨頭動搖，卒口噤，背反張者，痙病也。若發其汗者，寒濕相得，其表益虛，即惡寒甚；發其汗已，其脈如蛇。一云：其脈浛浛。（七）

趙以德曰（《金匱方論衍義》）：成無己在《傷寒》注曰：太陽中風，重感寒濕，乃變為痙也。身熱足寒者，寒濕傷下；時頭熱，面赤目赤，風傷於上也；頭搖者，風主動也，獨頭搖者，頭為諸陽之會，風傷陽也——若純傷風者，則一身盡動搖，手足亦搐搦。此者內挾寒濕，故頭搖也；口噤者，寒主急也，卒口噤者，不常噤也，有時而緩。若風寒相搏，則口噤而不時開。此者加之風濕，故卒口噤也。風寒客於足太陽經中，故筋脈拘急，頸項強，背反張也。此證出《傷寒論》中，其衍文者，無"發其汗"以後二十五字。（卷上）

周揚俊曰（《金匱玉函經二注》）：痙病之發其汗者，誤也。誤則陽氣徒虛，而邪不復出，且反以動其濕，而濕不去，兩相搏聚，蒂固根深，遂使衛氣更虛，較之未汗前之惡寒爲尤甚矣。試言其脉：則因誤汗，逼令真陽脫入濕中，所以形容其如蛇也。言脫出之陽本疾急親上，輕矯若鼠，爲濕氣所紐，則遲滯如蛇之象，盡力奔迸，究竟不能興飛矣。此脉之至變、義之至精者也。（卷二）

魏荔彤曰（《金匱要略方論本義》）：外感之風邪鬱於表分，則身熱也，所挾之濕阻於裏分，則足寒也。頸項强急、面赤、目赤、獨頭動搖者，無非風挾濕邪鬱閉其表，濕挾熱邪盛行於裏。風挾濕而外鬱，鬱久而熱愈深，濕挾熱而上炎，炎甚而風更屬，總爲風濕挾熱之邪。《內經》所謂濕上甚爲熱者，此也。以致血耗於內，而隧道空虛，風行於身，而筋骨拘急爲卒口噤、爲背反張，無非風熱鼓蕩於中，而濕邪留滯其間，正氣不爲舒通，病邪彌漫莫制，此痙病中最盛之邪也。此即初條所謂柔痙本證也，法當驅風固衛，除濕清熱爲治。乃發其汗，汗出而表虛生寒，且汗出而濕邪遂滋，寒濕相得，成爲一家，表正已虛，不可開散，於是惡寒更甚，而正陽愈微矣。此與太陽中風發汗過多之亡陽相類，其陽宜乎迅於奔脫矣。然其中間雜濕邪，雖爲病氣，却是羈絆陽走之物，陽欲因汗出亡，又因濕濡滯，所以診之而其脉如蛇。（批）形容如蛇好。夫弦直爲痙病本脉也，今又言蛇，則爲痙變脉矣。乃欲伸因濕不能伸，欲屈因風不能屈，陽之離合去留，均在未可知也，可不急爲匡救乎？此柔痙不治風濕，而誤爲發汗亡陽之禁也。凡治柔痙者，當謹識之勿誤也。（卷上）

尤怡曰（《金匱要略心典》）：痙病不離乎表，故身熱惡寒；痙爲風强病，而筋脉受之，故口噤、頭項强、背反張、脉强直。經云：諸暴强直，皆屬於風也。頭熱足寒、面目赤、頭動搖者，風爲陽邪，其氣上行而又主動也。寒濕相得者，汗液之濕，與外寒之氣，相得不解，而表氣以汗而益虛，寒氣得濕而轉增，則惡寒甚也。其脉如蛇者，脉伏而曲，如蛇行也。痙脉本直，汗之則風去而濕存，故脉不直而曲也。（卷上）

陳念祖曰（《金匱要略淺注》）：痙有本證，可以備言其形狀，亦有誤治之變證，變脉，可以略陳其大概，今請先言其本證。經云："因於風者，上先受之。"故病痙者，上而身熱未及於下，故下而足寒；風傷太陽之經，故頸項强急；風傷太陽之氣；故通身惡寒，陽氣上行於頭面，故時頭熱面赤；太陽之脉記於目內眥，風熱傷於經脉，故目赤。頸項皆强急而不能動，獨頭雖風象而動搖，强急則筋不舒，而牙關緊閉，且風客會厭，而語言不出，所以卒然口噤，背反張者，風邪入經輸也。此痙病本證之形狀也。若不知其爲痙，而誤發其汗者，汗之沾濡衣被則爲濕，濕之陸續不乾則生寒，寒濕相得，其表因汗而益虛，虛甚即惡寒甚。蓋痙之未成，太陽原有感寒之證，而痙之既成，陽邪用事，熱甚灼筋，何至惡寒之甚，此爲誤治而一變也。發其汗已，不獨證之一變，而其强直之脉亦變屈曲如蛇。（卷一）

丹波元堅曰（《金匱玉函要略述義》）：按此條諸證，皆是係于邪着筋脉，風熱上扇之所致。（卷上）

高學山曰（《高注金匱要略》）：此條系太陽經血不足之人，寒濕濁邪，兩中於下，於是鬱寒、鬱濕而兩化爲熱。化熱循太陽而上衝，太陽之經血不足以御之，故見種種乾熱之證，而痙也。身熱足寒者，本寒標熱之應。玩下文寒濕相得，則言寒而濕在其中，故曰寒濕之濁邪，兩中於下也。頸、項、頭、面、目與牙車、下至背部，俱太陽之所經，故頸項强急，頭熱，面目時赤，獨頭動搖，牙關卒噤，並背反張者，俱經血不足，而乾熱逼之之應，故知爲痙也。惡寒爲太陽之本證，時頭熱"時"字，與口之卒噤相應，蓋化熱之邪，終不若風熱之盛實。故但時熱、時赤，時動搖，卒噤、卒反張也。

曹穎甫曰（《金匱發微》）：此條見《傷寒論》本篇而佚其後半節。身熱至惡寒，爲葛根湯證；時頭熱至背反張，爲大承氣湯證（語詳《傷寒發微》）。惟發其汗下，當有衍文。痙病之未成，原有屬於太陽而當發汗者，惟已傳陽明，燥氣用事，一經發汗，即當見經脉强急。不當有"寒濕相得，其表益虛，惡寒益甚之變"數語，似屬濕證脫文，不知者誤列於此。陳修園明知陽邪用事，熱甚灼筋，不當惡寒，猶爲之含混强解，此亦泥古之過也。愚按：若發其汗，其脉如蛇，獨承上"時頭熱面赤"以下言之，非承上"身熱足寒"證言之也。《內經》云：肝主筋，肝藏血虛生燥，則其脉弦急。後文所謂直上下行是也。發其汗，其脉如蛇，乃肝之真藏脉見。《五藏風寒積聚篇》所謂：肝死脉浮之弱。按之如索不來，或曲如蛇行者死，是也。蓋痙病脉本弦急，重發汗則經脉益燥，直上下行之弦脉一變而成屈直難伸之狀，脉固如此，筋亦宜然，一身之拘急可知矣。黃坤載以爲即直上下行，非是。（卷之一）

原文 暴腹脹大者，爲欲解。脉如故，反伏弦者，痙。（八）

趙以德曰（《金匱方論衍義》）：肝在五行爲木，在六氣爲風，所勝之者燥金，不勝之者濕土。若金旺，則木受制而鬱矣，木鬱必發，發則從火過於所不勝之中土，故脾土得木火而腹爲暴脹大，如《內經》所謂厥陰在泉者腹脹。與諸腹脹大，皆屬於熱者同類也。是故以腹之暴脹，因知木之鬱於肝者也，已出之脾而木氣行矣，火與俱而燥金之氣退矣，金退木行，故曰欲解；解則其脉行，應浮大，今不浮大而如故，反伏弦者，則是風猶鬱在陰而自病，故所合之筋脉已成痙矣。此條暴脹之先不見敘證，遽曰欲解，必有可解之病在也。（卷上）

曹穎甫曰（《金匱發微》）：痙病之成，始於太陽，而傳於陽明。太陽水氣，受陽明燥化，陰液消鑠，筋脉乃燥，但陽明不從標本而從中氣，容有一轉而入太陰者，《傷寒·太陽篇》發汗後腹脹滿，厚朴生薑半夏甘草人參湯主之，即此證也。痙病本由血少，統血之脾藏當虛，而復以發汗張其虛氣，病乃轉入太陰，而腹部虛脹。病機由表入裏，筋脉不更受灼，故爲欲解。惟下文"脉如故，反伏弦"，則殊不可通。沉弦則非曲如蛇行矣。何得云如故耶？按此"反"字，當爲"及"字，傳寫之誤也。脉如故，即上節曲如蛇行之謂。沉弦，即下節直上下行，其所以屈曲如蛇者，爲其脉中營氣不足，汗後陽氣暴張，氣欲行而血不從也。所以直上下行者，爲血分熱度增高，脉道流行，暴張而不和也。夫血少則筋燥，懸生物之筋於風中，可證也。熱血灼筋，則筋亦暴縮，投生物之肉於沸油中，可證也。故痙病之作，由於筋之受灼，驗之於脉，無不可知。血虛固傷筋，血熱亦傷筋也。（卷之一）

原文 夫痙脉，按之緊如弦，直上下行。—作築築而弦。（九）

趙以德曰（《金匱方論衍義》）：痙病由風寒互爲之。重感於邪，寒脉則緊，風脉則弦，是本脉也。《脉經》謂：直上下行者，督脉也；見之則大人癲，小兒癇，二者盡爲背反張。由督脉與太陽合，行於脊裏，相引而急，故顯出督脉之象也。今痙強，無異於癲癇之背反張者，是交相干於督脉，而見其上下行之象矣。（卷上）

徐彬曰（《金匱要略論注》）：《脉經》亦曰，痙家脉伏堅，直上下，總不離於沉緊。今之伏弦，亦沉緊類耳。直上下，緊之象也，可知痙病寒多。（卷二）

李彣曰（《金匱要略廣注》）：風令脉弦，寒令脉緊。然經云：緊如轉索無常，弦如弓弦不移。則二脉相似又恐其易混，故云緊如弦，而實非弦也。直者，不柔和而堅搏切指也。上下行者，自寸至尺，皆見緊直之脉也。（卷上）

周揚俊曰（《金匱玉函經二注》）：《脉經》謂：直上下行者，督脉也。見之則大人癲、小兒癇，兩者盡爲背反張，由督脉與太陽合行於脊裏，相引而急，故顯出督脉之象也。今痙強無異於癲、癇之背反張者，是亦相干於督脉，而見其上下行之象矣。（卷二）

吳謙曰（《醫宗金鑒》）：痙之爲病，其狀勁急強直，故其脉亦勁急強直。按之緊，勁急之象也，如弦直行之象也。（卷十八）

黃元御曰（《金匱懸解》）：脉緊如弦，直上下行，即上章之其脉如蛇也。（卷四）

丹波元簡曰（《金匱玉函要略輯義》）：案緊，不散也；弦，不緩也。如字，當讀爲而。《玉函》《脉經》可證。（卷一）

原文 痙病有灸瘡，難治。（十）

趙以德曰（《金匱方論衍義》）：痙病，有風熱燥急其筋骨，不當復灸以火，且助火能深入助陽，風熱得之，愈固而不散，所以難治。（卷上）

徐彬曰（《金匱要略論注》）：治痙，終以清表爲主，有灸瘡者，經穴洞達，火熱內盛，陰氣素虧，即後栝樓桂枝湯、葛根湯，嫌不遠熱，大承氣更慮傷陰，故曰難治。（卷二）

李彣曰（《金匱要略廣注》）：痙病筋脉強急，陽氣消亡，加以素有灸瘡，則焦骨傷筋，血氣虧損，此陰陽兩虛之證，非表藥所能解散，故難治。（卷上）

尤怡曰（《金匱要略心典》）：有灸瘡者，膿血久潰，穴俞不閉。婁全善云：即破傷風之意。蓋陰傷不勝風熱，陽傷而不任攻伐也。故曰難治。（卷上）

黃元御曰（《金匱懸解》）：灸瘡，艾火燔灼，焦骨傷筋，津血消鑠，未易卒復，故難治也。（卷四）

陳念祖曰（《金匱要略淺注》）：痙爲太陽中風之病，風爲陽邪，誤用燒針則爲逆，若見有灸瘡，則風火相煽，其陰立亡，難治。

此一節言痙病誤灸之難治也。師不出方《傷寒論》火逆諸方，亦恐其過溫，餘用風

引湯減去桂枝，乾薑一半研米煮服，往往獲效。（卷一）

曹穎甫曰（《金匱發微》）：痙病爲風燥傷筋之證，血虛不能養筋，而復加以灸瘡，使其證屬中風傳來，則當用栝樓根以生津，桂枝湯以發汗。然又恐犯瘡家發汗之戒，故云難治。但裏急於外，又不當先治灸瘡，竊意先用芍藥甘草加生地以舒筋，加黃耆、防風以散風，外用墻灰年久者調桐油以清熱毒而生肌，其病當愈。陳修園《金匱要略淺注》謂借用風引湯去桂枝、乾薑一半，研末煮服，往往獲效。蓋此方主清熱袪風，揆之於理，當自可用。（卷之一）

原文 太陽病，其證備，身體强，几几然，脉反沉遲，此爲痙，栝樓桂枝湯主之。（十一）

栝樓桂枝湯方

栝樓根二兩　桂枝三兩　芍藥三兩　甘草二兩　生薑三兩　大棗十二枚

上六味，以水九升，煮取三升，分溫三服，取微汗。汗不出，食頃，啜熱粥發之。

趙以德曰（《金匱方論衍義》）：所謂太陽病其證備，是何證之備也？大抵太陽經脉自足上行，循背至頭項，此是其所過之部。太陽經氣主表，凡有邪客之，則表不和；而經氣變動發病，隨其所過之部而爲之狀者，皆是其證也。考之《傷寒論》，有謂：太陽病，項背强，几几然，反汗出惡風者，桂枝加葛根湯主之。亦是其一也，正與此同而少異者。彼以汗出惡風，其脉必浮；此言脉沉遲，必汗不出，不出則亦不惡風，於是不加葛根而加栝樓根。俱是益津和血養筋之劑，彼之几几然，項背强，雖未至於痙，然經脉已拘急，不利於運動，故用葛根之甘行陽，從表分衛中以生津液，和其經脉。沉遲，汗必不出，不出則亦不惡風，則是病在表之榮血分。榮血，陰也，其體沉，其行遲，所以脉應其象，外息於寸口，內不養於筋經，故痙强之病作焉。所以栝樓根味苦入陰，用以生榮血，益陰分津液，養其筋經者，爲君；桂枝之辛以散，芍藥之酸以收，一陰一陽，理其表者，爲臣；甘草、薑、棗合辛甘之味，行脾之津液，而和榮衛者，爲使。立方之旨，其在斯歟？（卷上）

徐彬曰（《金匱要略論注》）：此爲痙證有汗、不惡寒者主方。太陽病，其證備者，身熱、頭痛、汗出也。身體强即背反張之互辭，几几然即頸項强之形狀，脉反沉遲謂陽證得陰脉，此痙脉之異於正傷寒也。獨不言口噤，見數證即是也，見口噤更宜可知。其原由筋素失養，而濕復挾風以燥之。故以桂枝湯爲風傷衛主治，加栝樓根以清氣分之熱，而大潤其太陽經既耗之液，則經氣流通，風邪自解，濕氣自行，筋不燥而痙愈矣。（卷二）

沈明宗曰（《沈注金匱要略》）：此出柔痙之方也。太陽證備，身體强，故爲痙病。几几然者，如短翼之鳥，欲飛而不能飛之狀，是兼陽明矣。然風少濕多，侵於肌肉，以致脉沉；濕鬱氣滯，脉則遲矣。若以太陽較之，其脉當浮，此得太陰濕脉，故脉反沉遲。此之沉遲，必然有力，非虛寒軟弱之比，故爲病痙。然雖不言有汗之柔痙，此用桂枝湯和營衛。而解太陽衛分之邪，栝樓能清胸膈之熱，不出有汗風傷衛之大法，可以意

會。（卷二）

尤怡曰（《金匱心典》）：几几，背强連頸之貌。沉本痙之脉，遲非內寒，乃津液少而營衛之行不利也。傷寒項背强几几，汗出惡風者，脉必浮數，爲邪風盛於表。此證身體强几几然，脉反沉遲者，爲風淫於外，而津傷於內，故用桂枝則同，而一加葛根以助其散，一加栝樓根兼滋其內，則不同也。（卷上）

吳謙曰（《醫宗金鑒》）：太陽病，其證備，謂頭痛、項强、發熱、惡風寒具見也。而更身體强，有几几然俯仰不能自如之象，痙病也。但脉反見沉遲太陰之脉，非太陽浮緊無汗剛痙者比，故不與葛根湯，而與栝樓桂枝湯，和太陽之表，清太陰之裏也。（卷十八）

黃元御曰（《金匱懸解》）：太陽病，頸項强急，發熱惡寒，汗出，中風之證具備，身體强鞕，几几不柔，脉反沉遲，此爲柔痙。栝樓桂枝湯，薑、桂達經氣而瀉營鬱，甘、棗補脾精而滋肝血，芍藥、栝樓清風木而生津液也。（卷四）

高學山曰（《高注金匱要略》）：太陽病，其證備者，如頭項强痛而惡風發熱之謂，非指上文之痙證備也。身體强三句，始入痙病。身體指後髮際及夾脊而言。几几，驚禽伸頸之象。傷寒之陽明病，亦以此爲狀。但陽明之經脉在前，人迎以下邪盛，故頸項支於前而几几然。太陽之經脉在後，風池以下邪盛，故頸項强於後而几几然也。見如此太陽證，脉若見浮，則脉證相對，而爲太陽中風正病。乃反見沉遲，沉爲在裏，遲爲無陽。裏無陽氣，則不能領津液以上滋。而此太陽諸證，爲乾熱可知，故曰爲痙。主栝樓桂枝湯者，以桂枝本湯能解營分之熱邪，使不至熱枯湯液，一也；且太陽之陽熱，從汗渙散，使在下之陰津吸起，二也。栝樓蔓生，性走經絡，而氣清滋潤，且根善上行，是從裏陰而引其精汁於太陽之經脉者也。以之治有汗之柔痙，宜矣。

曹穎甫曰（《金匱發微》）：太陽病，其證備，則頸項强痛、發熱自汗惡風之證也。身體强几几，背强急而不能舒展，邪陷太陽經輸也。自非將成痙證，則有汗之中風，脉宜浮緩，而不宜沉遲。夫痙脉伏弦，淺即爲伏，遲爲營氣不足。此正與太陽篇無血尺中遲者同例。血不養筋而見沉伏之痙脉，故以培養津液爲主，而君栝樓根，仍從太陽中風之桂枝湯，以宣脾陽而達營分，使衛與營和，汗出熱清，筋得所養，而柔痙可以不作矣。（卷之一）

原文 太陽病，無汗而小便反少，氣上衝胸，口噤不得語，欲作剛痙，葛根湯主之。（十二）

葛根湯方

葛根四兩　麻黃三兩，去節　桂枝三兩，去皮　芍藥二兩　甘草二兩，炙　生薑三兩　大棗十二枚

上七味，㕮咀，以水七升，先煮麻黃、葛根，減二升，去沫，內諸藥，煮取三升，去滓，溫服一升，覆取微似汗，不須啜粥，餘如桂枝湯法將息及禁忌。

趙以德曰（《金匱方論衍義》）：按《傷寒論》中有：太陽病，項背強几几，無汗，惡風，葛根湯主之。注曰：輕可去實。以中風表實，故加麻黃、葛根以祛風，桂枝湯以和表也。

今以小便反少，氣上衝胸，口噤不得語，欲作剛痙者，亦用之，何也？蓋太陽欲入傳陽明熱，陽明不受邪，故氣逆上衝胸；而陽明筋脉內結胃口，外行胸中，過人迎，環唇口，以其經多氣多血。胸中，肺部也；上焦主分佈津液，行水道。今太陽與陽明熱並胸中，故水道不行，則小便少；津液不布，則無汗。人迎在結喉兩旁，近會厭發聲機關之處，由陽明所過筋脉，遇所並之熱，遂攣急牽引，以口噤不得語，欲作剛痙。

胸中近表，論其在上，則屬太陽；論其居前，則屬陽明，宜乎是方治其兩經之病也。何以言之？蓋葛根本陽明經藥，能生津出汗，行小便，解肌。易老云：太陽初病，未入陽明，不可便服葛根，是引賊破家也。又云：用此以斷太陽之路，即是開發陽明經氣以却太陽傳入之邪也。故仲景治太陽、陽明合病，桂枝湯加麻黃、葛根也。（卷上）

徐彬曰（《金匱要略論注》）：剛痙之背項強直，而無汗發熱，又反惡寒，原屬寒濕居中，陰陽兩傷之象，有如發熱爲太陽病矣。無汗乃寒傷榮本證也，此時邪尚在表不在裏，而小便反少，氣上衝胸，明是太陽隨經之邪，自府侵藏，動其衝氣，且口噤不語是太陽主開而反閤，聲不得發，則陰陽兩傷，勢必強直惡寒，所不待言，故曰欲作剛痙。獨不言背反張，見數證即是，故曰欲作。藥用桂權全湯，加葛根、麻黃，風寒兼治也。然足陽明之脉，起於鼻交頻中，旁納太陽之脉，故自太陽而侵及陽明，勢將頸項強不已，而漸胸滿，特以葛根主之，以杜兼併之勢，爲無汗剛痙主方，且桂枝原能治衝氣也。（卷二）

李彣曰（《金匱要略廣注》）：寒傷榮則凜慄收斂，閉固津液，故無汗而小便反少也。氣上衝胸，寒邪逆上也，寒則筋急，故口噤不得語。無汗，故欲作剛痙。

此即桂枝湯加麻黃、葛根也。經云"桂枝本爲解肌"，不更發汗。今因剛痙無汗，故加麻、葛，即桂枝麻黃各半湯之例。或曰，經云發汗太多，因致痙。今既成痙，又用葛根湯發汗，何也？曰：既見太陽表證，剛痙無汗，安得不小發其汗乎？況麻、葛、桂枝雖能行陽發表，而內有芍藥以養陰和榮，甘草、薑、棗皆行津液和榮衛之品，又取微似汗，不令多汗，則於發散之中仍寓潤養之意，於汗多成痙之戒何？先煮麻黃、葛根去沫者，去其浮越剽悍之性，亦不欲其過於發汗也。（卷上）

沈明宗曰（《沈注金匱要略》）：此出剛痙之方也。太陽病無汗，是同寒傷營證，但濕鬱膀胱，氣化不行，故小便反少；邪入陽明，則氣上衝胸，而口噤不得語，故曰：欲作剛痙。此太陽而兼陽明經府，大筋受邪，所以無汗，故用桂枝湯和營衛，加葛根、麻黃，汗解太陽陽明兩經寒濕之邪也。（卷二）

尤怡曰（《金匱要略心典》）：無汗而小便反少者，風寒濕甚，與氣相持，不得外達，亦並不下行也。不外達，不下行，勢必逆而上衝，爲胸滿，爲口噤不得語，馴至面赤頭搖，項背強直，所不待言，故曰欲作剛痙。葛根湯，即桂枝湯加麻黃、葛根，乃剛痙無汗者之正法也。

按，痙病多在太陽、陽明之交，身體強、口噤不得語，皆其驗也。故加麻黃以發太陽之邪，加葛根兼疏陽明之經，而陽明外主肌肉，內主津液，用葛根者，所以通隧谷而逐風濕，加栝樓者，所以生津液而濡經脉也。（卷上）

吳謙曰（《醫宗金鑒》）：此申明剛痙在表，以明其治也。太陽病，爲頭項强痛、發熱等證也。無汗，謂傷寒也。太陽傷寒，小便不當少，今反少者，是寒氣盛而收引也。不當氣上衝胸，今氣上衝胸，是寒氣盛而上逆也。不當口噤不得語，今口噤不得語，是寒氣盛，牙關緊急而甚也。以太陽傷寒，而有此衝擊勁急之象，是欲作剛痙之病也。麻黃湯能治太陽，而不能治陽明，故以葛根湯兼太陽、陽明兩經之治，剛痙無汗之正法也。（卷十八）

朱光被曰（《金匱要略正義》）：此太陽寒傷營證之致變也。寒邪固宜汗解，今既無汗，剛小便必利，乃反少者，是必寒邪挾濕蒙閉於上，侵犯中下，三焦不通，表裏不達，故濁氣上衝而爲胸滿口噤。是太陽一經，前後左右，俱爲邪痹，其欲作剛痙無疑。曰欲作者，以未全備强急惡寒、獨頭動搖諸證也。則欲開太陽，必合麻、甘、薑、桂以宣發之。欲降濕濁，必先昇舉陽明之清氣，以運行之，此葛根之所由倍加。使之領載陽明之濁邪，一併從表而散，有汗便調，剛痙不作矣，豈不快乎！（卷上）

高學山曰（《高注金匱要略》）：蓋痙之所以爲病，所慮者，天地不交，水火未濟耳。今小便反少，氣上衝胸，其裏陰之機，尚在向表，主葛根湯以發汗，則泄其上者下氣必從，疏其表者裏陰自動，將津液之氣可昇，而沉伏之脉自起矣。且攻邪之法，自有層次。寒傷營分，爲太陽之第二層，二門之象也。則太陽衛氣，爲第一層之大門。陽明分肉，爲第三層之堂陛。與其就第二層，即賊以驅賊，不如從三層堂陛之間，振臂一呼，而賊易去耳，此不用麻黃湯而用葛根湯之深意也。至於直任葛根而不畏其疏泄者，以其無汗，並小便反少二證故也。無汗而小便少，胃中必有積飲，借積飲以爲汗，既不虞其損傷津液，且內飲去而表熱解，故曰借水行舟、因粮殺賊之妙也。詳《傷寒論》太陽與陽明合病條下，參看自悉。

原文 痙爲病，一本痙上有剛字。胸滿口噤，臥不着席，腳攣急，必齘齒，可與大承氣湯。（十三）

大承氣湯方

大黃四兩，酒洗　厚朴半斤，炙，去皮　枳實五枚，炙　芒消三合

上四味，以水一斗，先煮二物，取五升；去滓，內大黃，煮取二升；去滓，內芒消，更上微火一二沸，分溫再服，得下止服。

趙以德曰（《金匱方論衍義》）：此傳陽明風熱甚之深者也。成無己謂傷寒證，以陽明入府，腹滿者下之；而胸滿者，未深入，猶帶表邪，所鬱陽氣不宣故爾，非汗即吐。然而未論及此痙病之胸滿也。胸滿豈可一概而言帶表乎？有表則屬表，有裏則屬裏。若此背不着席、齘齒，與項背强、口噤之屬表者不同，由熱甚入深之所致，故此之胸滿，亦熱之極也。況風熱燥爍津液，陰血消亡，至於下焦，屬陰之筋脉皆攣急矣。然熱甚入深者，非苦鹹寒下之，不足以除其熱，救其陰。夫傷寒病瘛瘲者，以熱生風而搐，尚爲

難治，況此甚於瘛者？非下之不能療也。然亦有不治者，若《靈樞》：熱而痙者死，腰折、瘛瘲、齒齘也。（卷上）

徐彬曰（《金匱要略論注》）：前用葛根湯，正防其寒邪內入，轉而爲陽明也。若不早圖，至背項強直，外攻不已，內入而胸滿，太陽之邪仍不解，氣閉而口噤，角弓反張而臥不着席，於是邪入內必熱，陽熱內攻而脚攣齘齒。蓋太陽之邪並於陽明，陽明脉起於脚，而絡於齒也。故直攻其胃，而以硝、黃、枳、樸清其熱，下其氣，使太陽陽明之邪，一併由中土而散，此下其熱，非下其食也。（卷二）

尤怡曰（《金匱要略心典》）：此痙病之屬陽明瘀熱者。陽明之筋起於足，結於跗；其直者，上結於髀。陽明之脉，入齒中，挾口環脣；其支者，循喉嚨，入缺盆下膈，故爲是諸證。然無燥實見證，自宜滌熱而勿蕩實，乃不用調胃而用大承氣者，豈病深熱極，非此不能治歟。然曰可與，則猶有斟酌之意，用者慎之。（卷上）

吳謙曰（《醫宗金鑒》）：此申痙病入裏，以明其治也。痙病而更胸滿，裏氣壅也；臥不着席，反張甚也；脚攣急，勁急甚也；必齘齒，邪緊甚也。此皆陽明熱盛灼筋，筋急而甚之象，故以大承氣湯直攻其熱，非攻陽明之實也。其曰可與，非盡言其可與，有慎重之意。（卷十八）

陳念祖曰（《金匱要略淺注》）：此一節爲痙之既成，出一救治之正方，大旨在瀉陽明之燥氣而救其津液，清少陰之熱氣而復其元陰，大有起死回生之神妙。或問：凡曰"可與"，則猶有相酌之意，豈因大承氣之過峻而云然乎？而不知此證，舍大承氣並無他法，猶恐服大承氣之後，重證猶未盡除，還當審其緩急，而商其再服與否，此際令憑醫家之定識定力也。或一下之後，病勢已減，審系陽明，以白虎加人參湯滋陽明之燥；審系少陰，以黃連阿膠湯救少陰之陰。二湯可以頻服，服後又以竹葉石膏湯收功。抑或以三湯用於大承氣之前，全要心靈手斂，此仲師"可與"二字言外之意也。（卷一）

葉霖曰（《金匱要略闕疑》）：此證病入里，陽明胃實最急之證。第疑條中並無可攻見證，此法似難用。脚攣急有兩種，前《傷寒》中是虛寒，此與背反張同見，又是實熱。認證獨憑一二端，雖亦看病之妙訣，然亦要從四面核來，方不誤耳。又《熱病論》言不可刺者九，熱而痙，腰折，瘛瘲，齒噤齘，原是死證。"可與"二字宜玩。（卷上）

陸淵雷曰（《金匱要略今釋》）：胸滿，與氣上衝胸同理，呼吸困難而不勻，可望而知也。臥不着席，反張甚也。齘者，上下齒緊切作聲。齘齒者，口噤甚也。云可與者，明大承氣湯非治痙之主方，爲其燥實而用之耳。（卷一）

原文 太陽病，關節疼痛而煩，脉沉而細一作緩。者，此名濕痹。《玉函》云：中濕。濕痹之候，小便不利，大便反快，但當利其小便。（十四）

趙以德曰（《金匱方論衍義》）：此證出《傷寒論》。注云：霧傷皮腠，濕流關節。疼痛而煩者，濕氣內流也。濕同水也，脉沉而細者，水性趨下也。痹，痛也。因其關節煩疼，而名曰濕痹，非脚氣之痹也。《內經》曰：濕勝則濡泄。小便不利，大便反快，濕氣內勝也。但當利其小便，以宣泄腹中濕氣。古云：治濕不利小便，非其治也。

雖然，大抵此爲小便通陽氣，行水道，今爲濕氣內勝，陽氣被鬱，故小便不利。利之則陽氣行，雖在關節之濕，亦得宣泄矣。設小便利已，而關節之痺不去，必又自表治之。（卷上）

徐彬曰（《金匱要略論注》）：此論濕之挾風，而濕勝以致痺着者。謂發熱惡風，太陽病也，乃濕勝而疼痛。太陽病來，邪自表入，濕挾風，風走空竅，故流關節。關節者，機關湊會之處也，風氣滯於中，故逼心而煩，然風爲濕所搏，而失其風之體，故脉沉而細，即知濕勝，即名中濕，從太陽病來，知稍挾風，然非風濕之比，故但曰中濕。亦曰濕痺，痺着不去也。氣既爲濕所痺，則氣化不敏，或小便不利，大腸主津，濕則反快，而不艱澀也。濕病非必皆入內，若小便不利，大便反快，則表裏俱病矣。病風者多燥閉，故以濕勝而快者爲反耳。但當利其小便者，便利而氣化，氣化而濕行，見不必狃於太陽而治風，亦非痛在骨節，而當溫散之比矣。（卷二）

魏荔彤曰（《金匱要略方論本義》）：此條乃總揭濕病之證，示人知所辨審，而立治法也。濕氣者，六氣之一，故其感人亦同於風寒，其受病亦先於太陽。其濕而兼風者，則爲柔痙；其濕而兼風，更帶寒者，則爲剛痙；若夫單感濕氣於太陽，則另爲一病。仲景是以必辨別而論之。如其人亦太陽經受病也，關節疼痛，非頭疼體痛之比，近於骨節疼痛，類於傷寒之太陽中寒矣，但不發熱而煩，診之脉不浮緊而沉細，則濕氣感人，而寒邪附之耳。濕氣不孤行，必附於別氣，非風則寒。今感人而關節疼痛，知附於寒者多，而爲病於太陽者同也，仲景名之曰濕痺。辨名定義，濕而挾寒，二邪相合，不須疑矣。其脉沉而不浮，正濕氣重着之象，細而不緊，亦濕氣濡軟之診。蓋寒單在表則脉浮緊，今隨濕在表，則脉變爲沉，緊亦變爲細矣。合證脉而觀之，而濕痺之證躍如目前矣。再諦其病因，外有濕邪中表，則內濕之盛於平日可知。內外濕氣相合，足以阻塞人身正氣流通之道，氣化遂不行，而小便必不利矣。小便不能宣泄，而水濕浸淫，其性潤下，未有不致大便之快也。是必平日脾土斡運無力，太陽宣導不速，以致濕存於裏，而召濕於外。非先除內濕，無以驅逐外濕，所謂去朝中朋黨難，去河北賊易也。法當利其小便，以泄濕水之盛，內濕無住着，則外濕留戀之根鏟矣。然後可徐議發表分之寒，而除挾寒之濕也。故利小便爲除濕家第一義也。（卷上）

吳謙曰（《醫宗金鑒》）：此承上條互詳其義，謂濕家身痛不可發汗，當有利小便之法也。太陽病，一身關節煩疼，若脉浮細者，濕在外也，當汗之；小便不利，大便反快，脉沉細者，濕在內也，當利之。今濕氣淫於內外，故關節煩疼，着而不行，小便不利，大便反快，此名濕痺。雖有身痛，其脉不浮細，故不可發汗。設脉沉細，故但當利小便。若小便利，濡瀉止，痺不愈，身仍疼痛，汗之可也。（卷十八）

黃元御曰（《金匱懸解》）：濕流關節，經脉鬱阻，故生煩痛。土濕木遏，清陽不達，故脉沉細。此名中濕，亦曰濕痺。木鬱不能疏泄水道，腸胃滋濡，故大便反快，而小便不利。但當利其小便，以泄濕氣也。（卷四）

朱光被曰（《金匱要略正義》）：此總揭濕病之脉證與治法也。病屬太陽，則必兼見發熱項强等候，但骨節疼，胸滿脉沉細，中風初無此證此脉也，故曰此之中濕。以濕性沉着，痺其清陽，氣不宣化使然。清肅不行，故小便不利；濕走濁道，故大便反快。惟

一利其小便，使膀胱之氣化行，濕自祛而諸證自已矣。利小便即是開太陽法，此太陽中濕之正治。（卷上）

丹波元堅曰（《金匱玉函要略述義》）："大便反快"句，諸注未妥。愚意快者，快調和平之謂。言小便不利者，津液偏滲大腸，法當濡瀉。而今濕邪壅閉，水氣內鬱，不敢漏泄，故使大便反如平也。注家多以"濡瀉"解"快"字。然瀉利數行，豈得云之快，且小便不利者，勢必瀉利，則不宜下。"反"字，故知前注之非。顧如此證，綢繆失治，必變遍身浮腫。（卷上）

葉霖曰（《金匱要略闕疑》）：外濕甚則汗，內濕甚則利小便。《內經》胞痹者，小便如淋，下焦濕着，氣不化也。利其小便而濕去瀉止，痛不解，乃從外治。此言沉細，是濕淫本脈；以不浮，故先從內治。利小便不言何藥，蓋五苓、豬苓之類。（卷上）

曹穎甫曰（《金匱發微》）：前篇曰濕流關節，又曰濕傷於下。蓋太陽病汗出不徹，由腠理流入肢節空隙，因病痠疼，是爲歷節所由起。陽氣爲寒濕所遏，故內煩。脈之沉細，在痙病爲寒水在下不能化氣，濕病亦然。濕者，水及膏液合并，滯而不流，若痰涎然。下焦垢膩，故小溲不利，水道壅塞不通，溢入回腸，故大便反快。大便有日三四行，而飲食如故者，是宜五苓散倍桂枝。但得陽氣漸通，而小便自暢，大便之溏泄固當以不治治之。餘解詳《傷寒發微》，不贅。（卷之一）

陸淵雷曰（《金匱要略今釋》）：太陽病，頭痛發熱惡寒，其脈浮者爲傷寒。濕痹之異於傷寒者，脈不浮而沉細。太陽病，脈沉細而項背強急者爲痙。濕痹之異於痙者，項背不強急，但關節疼痛而煩。（卷一）

原文 濕家之爲病，一身盡疼，一云疼煩。發熱，身色如熏黃也。（十五）

趙以德曰（《金匱方論衍義》）：此證見《傷寒論》。注曰：身黃如桔子色者，陽明瘀熱也。此身色似熏黃，即非陽明瘀熱。身黃發熱者，梔子柏皮湯主之，爲表裏有熱，則身不疼痛。此一身盡痛，非傷寒客熱也，知濕邪在經而使之。脾惡濕，濕傷則脾病而色見，是以身發黃者，爲其黃如煙熏，非正黃色也。（卷上）

徐彬曰（《金匱要略論注》）：此言全乎濕而久鬱爲熱者。謂濕挾風者，風走空竅，故痛止在關節，若單濕爲病，則浸淫遍體，一身盡痛，不止關節矣。然濕久而鬱，鬱則熱，故發熱，熱久而氣蒸於皮毛，故疼之所至即濕之所至，濕之所至即熱之所至，而色如熏黃。熏者，濕爲濁陰，鬱則熱燥，故色黃，復帶焦黑而不亮也。（卷二）

李彣曰（《金匱要略廣注》）：黃家爲濕熱交蒸之病。但濕不熱，但熱不濕，俱不發黃。傷寒陽明瘀熱，則黃色鮮明如橘子色，陽黃也。此太陰受濕，則黃色昏黯如熏黃色，陰黃也。王海藏云：色如橘子黃，黃病也，一身不痛；如煙熏黃，濕病也，一身盡痛。蓋脾主肌肉，屬濕土，土色黃，脾惡濕也。陽明表裏有熱，則身不疼。此身疼，非傷寒客熱，知濕邪在經而爲黃也，發熱亦濕氣熏蒸所致。（卷上）

尤怡曰（《金匱要略心典》）：濕外盛者，其陽必內鬱。濕外盛爲身疼，陽內鬱則發熱。熱與濕合，交蒸互鬱，則身色如熏黃。熏黃者，如煙之熏，色黃而晦，濕氣沉滯故

也；若熱黃則黃而明，所謂身黃如橘子色也。（卷上）

朱光被曰（《金匱要略正義》）：前條關節疼痛而煩，尚兼表邪，故開太陽可解。若濕邪浸淫不解，鬱蒸爲熱，中州坐困，勢必濕遍周身，不止僅流關節矣。濕甚則熱深，身色如熏黃矣。濕家之爲病若此，不可不細分表裏寒熱而施治也。（卷上）

原文 濕家，其人但頭汗出，背強，欲得被覆向火。若下之早則噦，或胸滿，小便不利，一云利。舌上如胎者，以丹田有熱，胸上有寒，渴欲得飲而不能飲，則口燥煩也。（十六）

趙以德曰（《金匱方論衍義》）：按《傷寒論》成無己注曰，濕家，有風濕，有寒濕，此寒濕相搏者也。濕勝則多汗，傷寒則無汗，寒濕相搏，雖有汗而不能周身，故但頭汗出也。背，陽也；腹，陰也；太陽之脉，挾脊抵腰，太陽客寒濕，表氣不利而背強也。裏有邪者，外不惡寒，表有邪者，則惡寒。欲得背復向火者，寒濕在表而惡寒也。若下之早，則傷動胃氣，損其津液，故致噦而胸滿、小便不利。下後裏虛，上焦陽氣因虛而陷於下焦，爲丹田有熱。表中寒，乘而入於胸中，爲胸中有寒，故使舌上生白胎滑。藏燥則欲飲水，以胸中客寒濕，故不能飲，而但口燥煩也。（卷上）

徐彬曰（《金匱要略論注》）：此言濕家有榮熱氣寒，上下內外相阻者。一偏阻於經，一偏阻於腹。詳其證以別之，謂濕家有但頭汗出，寒濕格陽在頭也，然其人經中寒濕相搏而背強，又不耐寒而欲覆被向火，明是表邪偏阻，外熱內寒，倘不待變熱而早下之，所謂攻其熱必噦矣。或上焦陽不足而胸滿，膀胱熱而小便不利，且舌上如胎非胎，明是丹田有熱而小便不利，胸上有寒而胸滿舌胎。即使渴欲得飲然不能飲，仍非上熱之渴，乃因下焦榮分熱而欲水，上焦氣分寒而不能飲，徒口燥煩也。則所以調其寒熱，而和其上下，治濕者可不另具一變通之法乎。（卷二）

沈明宗曰（《沈注金匱要略》）：此言表濕誤下，邪陷之變也。濕淫所勝，痹着太陽，身背則強；鬱遏陽氣不得下達，氣反上蒸，故頭汗出。若太陽病不發熱，背強欲得覆被向火，乃屬衛虛濕盛，則當濕經散邪爲正。此不溫經而反下之，濕邪乘虛陷入胸間，則噦而胸滿，與結胸痞氣頗同。胸邪拒格，肺不通調，故小便不利。熱蒸津液，膩滯於舌，則舌上如胎，實非胎也。下則傷陰，陰傷則火盛於下，爲丹田有熱，邪陷於胸，爲胸上有寒。寒即濕也。邪格陽氣在上，燥鑠津液，則渴欲得飲。而濕陷胸中制燥，故不能飲，但口燥煩也。（卷二）

尤怡曰（《金匱要略心典》）：寒濕居表，陽氣不得外通而但上越，爲頭汗出，爲背強，欲得被覆向火，是宜驅寒濕以通其陽。乃反下之，則陽更被抑，而噦乃作矣；或上焦之陽不布，而胸中滿；或下焦之陽不化，而小便不利，隨其所傷之處而爲病也。舌上如胎者，本非胃熱，而舌上津液燥聚，如胎之狀，實非胎也。蓋下後陽氣反陷於下，而寒濕仍聚於上，於是丹田有熱而渴欲得飲，胸上有寒而復不能飲，則口舌燥煩，而津液乃聚耳。（卷上）

吳謙曰（《醫宗金鑒》）：濕家頭汗出者，乃上濕下熱，蒸而使然，非陽明內實之熱，蒸而上越之汗也。背强者，乃濕邪重着之强，非風濕拘急之强也。欲復被向火者，乃一時濕盛生寒，非傷寒之惡寒也。若誤以陽明內濕之熱，上越之頭汗而遂下之，則濕從寒化，即乘虛入於上，則肺氣逆而胸滿；入於中，則胃不和而爲噦；入於下，則膀胱氣化不行，爲小便不利。舌上白滑如胎者，蓋以誤下熱陷，丹田有熱也。寒聚於上，胸中有寒也，所以渴欲得水，而不能飲。由下有熱而生口燥煩，由上有寒而不化生津液，雖口燥舌乾，而不能多飲。（卷十八）

黄元御曰（《金匱懸解》）：濕鬱發熱，皮毛蒸泄，則汗自出。若但頭上汗出，是其陽鬱於上，而猶未盛於中也。濕在太陽之經，脉絡壅阻，是以背强。太陽行身之背。陽鬱不得外達，是以惡寒。俟其濕熱內盛，而後可下。若下之太早，則土敗胃逆，噦而胸滿，小便不利，舌上如胎。以太陰土濕，乙木遏陷，而生下熱，在於丹田。至其胸中，全是濕寒，雖渴欲得水，却不能飲，止是口中煩燥而已。以其陽鬱於上，故頭汗口渴。舌竅於心，陽虛火敗，肺津寒凝，膠塞心宮，故舌上如胎，實非盛熱生胎也。

蓋濕證不論寒熱，總因陽虛。陽鬱不達，是以生熱。陽氣極虛，則不能化熱，止是濕寒耳。（卷四）

丹波元簡曰（《金匱玉函要略輯義》）：案胸上有寒，丹田有熱，諸注欠詳，第程、錢二氏，義似稍通，然猶未清晰。因考此寒熱互誤。黄連湯條云：胸中有熱，胃中有邪氣。邪氣，即寒也。方中用乾薑、桂枝，其義可見耳。他諸瀉心湯、烏梅丸之類，悉爲上熱下冷設。《巢源》有冷熱不調之候，云：陽並於上，則上熱；陰並於下，則下冷，而無上冷下熱之證，其故可也。蓋火性炎上，水性就下，病冷熱不調，則熱必浮於上，寒必沉於下，是所以無下熱上冷之候也。凡誤下之證，下焦之陽驟虛，氣必上逆，則上焦之陽，反因下而成實，以火氣不下行，故爲上熱下冷之證。此條證亦然。舌上如胎而口燥者，上熱之微；渴欲得飲，而不能飲者，下冷之驗。與厥陰病心中疼熱、飢而不能食，雖有飲食之別，其理則一也。故如此證，亦必非寒熱錯雜之劑，則難奏效，學者宜致思焉。（卷上）

葉霖曰（《金匱要略闕疑》）：濕上甚爲熱，故頭汗，非陽明內蒸而爲汗也。陽爲濕熱鬱遏故背强，即重着之互詞。被覆向火亦惡寒之變文。下之則濕從寒化矣，如苔者白滑而粘膩，寒熱互結之象。（卷上）

原文 濕家下之，額上汗出，微喘，小便利—云不利。者，死；若下利不止者，亦死。（十七）

趙以德曰（《金匱方論衍義》）：此證嘗出《傷寒論》。注曰：本是後條"濕家身煩痛，可與麻黄加術四兩，發其汗爲宜"。妄下之，因致此逆。蓋逆則真陽自上越，陰自下脫。其額上汗出、微喘者，陽之越；小便利與下利不止者，陰之脫也。陰陽離決，必死之兆也。

自此而推之，下之，雖額上汗出、微喘，若大小便不利者，是陰氣不脫，而陽之根猶在也；下之，雖大小便利，若額上無汗出與喘，是陽氣不越，而陰之根猶在也。則非

離決，可以隨其虛而救之。（卷上）

　　徐彬曰（《金匱要略論注》）：濕在人身經絡肌腠間病也。大府者，人身元氣之關，若動大府，則經絡之邪不去，而元氣頓削，故治濕始終不可下。觀首章云：但當利其小便。後章云：法當汗解。可知矣。即後仲景治濕方，但有溫以燥之法，有風以燥之法。東垣師其意，有昇陽除濕湯，有羌活勝濕湯，此始終不可下之明驗也。雖仲景有"下之早則噦"句，似乎太早不可，而後則可下也，不知此為頭汗而表未解者，慮其有內入之事，表邪內入則可下矣，非言治濕可下也。故曰濕家下之，則陽虛者，因寒下之藥，驟然攻之，腎陽先脫，腎先病，心為應，額為心部，而腎水乘之，則額上汗出微喘，孤陽上脫也。更小便利，則上下交脫矣，故死。若其人上焦之陽未至於脫，而下利不止，腎為陰，主二便不止，是陰脫也，故亦死。（卷二）

　　李彣曰（《金匱要略廣注》）：濕在表，下之則反虛其裏氣。額者，諸陽之會，額上汗出，是孤陽無根而上脫也。微喘者，裏氣不守而上逆也。經云：汗出發潤，喘不休者，肺絕也。小便利，或下利者，陰氣不藏而下泄也，此陰陽離絕之證，故死。（卷上）

　　吳謙曰（《醫宗金鑒》）：此承上條互詳誤下，以明濕家頭汗之死證也。夫誤下，額汗微喘，若小便不利，是濕家額汗之喘，未可言死也。今小便反利，則知非濕氣上溢，乃上脫額汗之喘，故曰死。若下利不止，亦知非濕去之利，乃中脫直下之利，故曰亦死。（卷十八）

　　陳念祖曰（《金匱要略淺注》）：濕家誤下變證，既如此之多，若不明言其死證，恐醫者猶執迷不悟也。濕家誤下之，頭汗已，後而額上汗出，以陽明之脉交額中，此陽明之氣脫絕，而真液上泄也。且見微喘，以太陽之氣與肺相合，而主皮毛，此太陽之氣絕，而真氣上脫也。且見小便不利者，以少陽三焦司決瀆而出水道，此少陽之氣絕，而津液下注也。三陽氣絕，上下離脫，故死；若下利不止者，中土敗而地氣陷，不必三陽氣絕而亦主死。（卷一）

原文 風濕相搏，一身盡疼痛，法當汗出而解，值天陰雨不止，醫云此可發汗。汗之，病不愈者，何才也？蓋發其汗，汗大出者，但風氣去，濕氣在，是故不愈也。若治風濕者，發其汗，但微微似欲出汗者，風濕俱去也。（十八）

　　趙以德曰（《金匱方論衍義》）：按《傷寒論》注是條曰：值天陰雨不止，明其濕勝也。《內經》曰：陽受風氣，陰受濕氣。又曰：傷於風者，上先受之；傷於濕者，下先受之。風濕相搏，則風在外而濕在內。汗大出者，其氣暴，暴則外邪出而裏邪不能出，故風去而濕在。汗微微而出者，其氣緩，緩則內外之邪皆出，故風濕俱去也。（卷上）

　　徐彬曰（《金匱要略論注》）：此言風濕兩平者，當汗解而不可過也。謂風濕相搏疼痛，法原當汗解，值天陰雨，則濕更甚，可汗無疑，而不愈何故。蓋風性急，可驟驅，濕性滯，當漸解。汗大出則驟風去，而濕不去，故不愈。若發之微，則出之緩，緩則風濕俱去矣。然則濕在人身，粘滯難去，驟汗且不可，而況可驟下乎。故前章曰下之死，此但云不愈，見用法不當而非誤下比也。（卷二）

李彣曰（《金匱要略廣注》）：風濕相搏，搏者，凝結不解之義。一身盡疼，表證也，自宜發汗，值天陰雨，又當濕勝之時，然風屬陽邪，其性輕浮，濕屬陰邪，其性凝滯。成注謂風在外，濕在內者，非。此俱屬表證也。汗大出者，以發之太驟，則輕浮者易去，而凝滯者難驅，故不愈也。微微似欲汗出，《經》所謂漬形以爲汗。妙在漬字，有浸潤透徹之義，即桂枝湯，通身縶縶微似有汗者佳，勿如水流漓也。（卷上）

尤怡曰（《金匱要略心典》）：風、濕雖並爲六淫之一，然風無形而濕有形，風氣迅而濕氣滯，值此雨淫濕勝之時，自有風易却而濕難除之勢，而又發之速而驅之過，宜其風去而濕不與俱去也。故欲濕之去者，但使陽氣內蒸而不驟泄，肌肉關節之間充滿流行，而濕邪自無地可容矣。此發其汗，但微微似欲汗出之旨歟？（卷上）

朱光被曰（《金匱要略正義》）：濕家非特不可妄下，即汗之亦有法。蓋風性迅速，濕性濡滯，兩邪縮合，更值時令助濕，自非驟汗可解，法當運陽以散邪，令有形之濕，暗從無形之風而解，即是微微汗出，風濕俱去之道也。以見此證宜桂枝加術湯，而非麻黃湯之任。"值天陰雨"句，更示人因時變通意。（卷上）

高學山曰（《高注金匱要略》）：風濕，即後文第八條。所謂汗出當風者是也。蓋津液已離經絡，化而爲汗，即如天地氤氳之氣，已化成雨之象。雨着地而爲水，與汗伏皮而爲濕，同一義也。汗出當風，汗之將出未出者，即便伏住，加之汗出而毛竅已開，風邪襲其玄府，則風與不出之汗相搏矣，不必中風而復中濕之謂也。久傷取冷，亦能落汗。汗客爲濕，濕生熱，熱生風，此雖濕風，亦可名爲風濕。故八條並及之。後凡言風濕者俱仿此。無着處而煩熱者曰疼，是爲風因；有着處而沉滯者曰痛，是爲濕因。若單濕化熱以生風，則疼痛亦有時而互見者。一身，指手足太陽之部而言，濕從當風而汗不出，故其法仍宜出汗以解濕，並解其風也。陰雨不止，是天地濕勝之時，乘此而以汗去濕，是勝一內濕之空，而仍爲外濕入之之地也。況汗大而不得其法乎。其不能盡解宜也。蓋風性輕浮，理或可以驟泄，濕性凝滯，勢必燥於熏蒸。此汗大而愈風不愈濕之道也。故治風濕者，乘晴明之日，已應天地之燥化。又微微似汗，則得熏蒸之法，而濕自去。濕去而風亦與之俱去者，濕本而風標故也。意者主桂枝加術湯乎？抑即八條之麻杏薏甘，或九條之防薯加桂湯耳？

曹穎甫曰（《金匱發微》）：太陽病，發汗後，或自汗，風邪乘之，毛孔閉塞，汗液之未盡者，留着肌理成濕，一身肌肉盡痛，是爲風濕相搏。此證本應發汗，與太陽傷寒之體痛同。後文麻黃加術湯、麻黃杏仁薏苡甘草湯，其主方也。以麻黃之發汗，白术、薏苡之去濕，本期風濕俱去，然適當天時陰雨，病必不去。藥可與病氣相抗，而地中之濕與雨中之寒，決非藥力所能及，故雖發汗，病必不愈。（卷之一）

原文 濕家，病身疼發熱，面黃而喘，頭痛，鼻塞而煩，其脉大，自能飲食，腹中和，無病，病在頭中寒濕，故鼻塞，內藥鼻中則愈。《脉經》云：病人喘。而無"濕家病"以下至"而喘"十一字。（十九）

趙以德曰（《金匱方論衍義》）：按《傷寒論》是條注曰"病有淺深，證有中外，此則濕氣淺者也"，何以言之？濕家不云關節煩疼，而云身上疼痛，是濕氣不流關節而外客肌表也；不云發熱身似熏黃，復云發熱面黃而喘，是濕不干於脾而薄於上焦也。陰受濕氣，則濕邪為深，今頭痛、鼻塞而煩，是濕邪客於陽，而不客於陰也。濕家之脉沉細，為濕內流，今脉大者，是濕不內流，而在表也。又以自能飲食，腹別無滿痞，為腹中和無病，知其濕氣微淺。內藥鼻中，以宣通頭中寒濕。

是注其理明且盡矣。若夫《脉經》之無身上疼痛十三字，豈無其說乎？頭痛、鼻塞，其病在頭；身上疼痛、發熱，其病在經脉。內藥鼻中者，為去頭中寒濕，故減十三字耳。然則三陽經皆上於頭，太陽與陽明俱到鼻額，今頭中寒濕，而鼻為之塞也，則二經脉皆不通，鬱而發熱，身為疼痛。內藥鼻中，頭上之濕散，則二陽之經脉行，而病可盡愈矣。（卷上）

徐彬曰（《金匱要略論注》）：此言濕之搏寒，而偏於頭者，不當服湯藥也。謂濕家身疼發熱，其常也，因濕鬱而面黃，又邪氣內侵，為喘為煩，似中外有邪，然頭痛鼻塞，則在頭為甚，且脉大是中不弱也，能飲食，腹中和矣。雖有煩喘，乃經中之邪內侵，而內實無病，邪獨在頭矣，故曰病在頭中寒濕，故鼻塞。病在上者，宜從上越之，故曰納藥鼻中則愈，非責肺也。（卷二）

李彣曰（《金匱要略廣注》）：此中濕之淺者，故證表不在裏。兼言寒濕者，以濕性原屬寒也。身疼者，濕着於表也。頭痛者，濕浮於上也。濕怫鬱而發熱，濕熏蒸而面黃。或喘，鼻塞而煩者，濕壅滯不宣而氣為之不利也。脉大者，病在表，能飲食者，邪未入裏也。此受濕尚淺，但頭中寒濕，故鼻塞。納藥鼻中，以泄頭中寒濕，病自愈矣。（卷上）

沈明宗曰（《沈注金匱要略》）：此濕淫於上，與濕從下受不同也。濕邪感於太陽，與肺氣相合，氣鬱於表，故身疼發熱，面黃而喘，頭痛鼻塞而煩也。邪居於表，故脉大。自能飲食者，腹中和而無病，當責病在頭中寒濕。寒濕者，以濕屬陰故也。蓋鼻為肺竅，肺氣受濕則鼻塞，故當納藥鼻中，搐去黃水，俾肺氣通調，大氣一轉，肌腠開而濕痹解矣。（卷二）

魏荔彤曰（《金匱要略方論本義》）：此條乃申明濕家內因濕熱之證，辨證正所以立法也。濕家病身疼，寒在表也；發熱、面黃而喘，素有積濕，挾熱以相召也。濕病無頭痛鼻塞而煩之理，挾熱則有上衝之勢，亦如傷寒中風陽邪鬱閉，內能生熱之義也。診之其脉大，濕脉應細，今大則熱盛可知也。其人有熱在內，則能飲食，寒濕在表，則腹中和無病。而病獨在頭中寒濕者，病邪在頭為患也。頭中為諸陽之首，非寒濕能犯之地。今頭中有寒濕，則熱氣挾之上炎，激而行之，可使在山，非寒濕外邪自能然也，有濕熱在內為之主持也。熱邪引濕邪，干乎上清之分，鼻為清氣出入之竅，所以必塞。但通宣其清氣於上清而病愈矣。法當內藥鼻中，溜出濕水，濕除則熱散，熱散則外感之寒濕亦無所依皈矣。此治濕家濕熱在裏，寒濕在表，上衝頭目之法。凡濕家內因於濕熱者，可以比照而類推也。（卷上）

尤怡曰（《金匱要略心典》）：寒濕在上，則清陽被鬱。身疼、頭痛、鼻塞者，濕上甚也；發熱、面黃、煩、喘者，陽上鬱也；而脉大，則非沉細之比；腹和無病，則非小便不利，大便反快之比。是其病不在腹中而在頭，療之者宜但治其頭，而毋犯其腹。內藥鼻中，如瓜蒂散之屬，使黃水出則寒濕去而愈，不必服藥以傷其和也。（卷上）

高學山曰（《高注金匱要略》）：此條當是裏濕枕濕，而濕中於頭之證。故無事於發汗及利小便，但納藥鼻中，使濕從嚏涕而出也。身，指太陽之夾脊而言。身疼痛者，濕中於頭，濕性將下流，而太陽之經氣阻滯也。發熱者，濕雖在頭，然已阻滯其經氣，皮毛爲經氣之合，鬱濕化熱，故發熱也。面黃者，陽氣不充之應。若面色紅而不黃，則陽氣力能蒸濕外解，而身疼發熱，便不得謂之濕因矣。喘者，濕滯太陽之皮毛，皮毛內合肺竅，而不能通暢也。頭痛者，太陽之經上聚於頭，今爲濕所把持而悶冒也。鼻塞者，濕滯氣機，即上文喘證之義。煩亦單指鼻而言，蓋謂鼻因塞而煩熱也。脉大者，濕持其上，太陽之經氣，欲浮不得，而悶爲旁鼓之象。"自能飲食"六句，謂濕在頭而腹中無病，若發汗及利小便，則徒傷中下二焦之氣，是反招頭上之濕，使之下流也。豈如納藥鼻中，因涕以去其濕，得高者越之之旨乎。

原文 濕家身煩疼，可與麻黃加术湯發其汗爲宜，慎不可以火攻之。（二十）
麻黃加术湯方
麻黃三兩，去節　桂枝二兩，去皮　甘草一兩，炙　杏仁七十個，去皮尖　白术四兩
上五味，以水九升，先煮麻黃，減二升，去上沫，內諸藥，煮取二升半，去滓，溫服八合，覆取微似汗。

趙以德曰（《金匱方論衍義》）：此爲寒濕之邪。蓋邪者，濕與寒合，故令人身疼。大法：表寒成熱，則可發汗；無熱，是陽氣尚微，汗之恐虛其表。今是證雖不云發熱，而煩已生，煩由熱也，所以服藥不敢大發其汗，且濕亦非暴汗可散。故用麻黃湯治寒，加术去濕，使其微汗耳。

然濕邪在表者，惟可汗之，不可火攻，火攻則增其熱，必有發熱之變。所以戒人慎之。（卷上）

徐彬曰（《金匱要略論注》）：濕雖宜汗，但前云大出，則濕反不去，則知汗中自有法。故以麻黃湯爲發汗之主，而加术一味，以爲固本清濕之地，則內外兩得矣。然發汗雖亦有火攻之法，而非治濕也，故又戒之。（卷二）

李彣曰（《金匱要略廣注》）：身煩疼，濕邪在表也。麻黃湯恐汗大出，風氣去，濕氣在，故加白术，以緩中而燥濕，欲其一發一補。所謂微微似欲汗出者，風濕俱去之意也，火攻則濕與熱並，或邪氣鬱而爲黃病，或正氣虛而爲亡陽矣。

麻黃、桂枝發邪於表，杏仁利氣於中。然恐過於發散，故加甘草，甘以緩之，所以緩麻黃之峻烈也。白术苦以燥之，所以燥脾土之濕滯，且白术益脾，又有無汗則發，有汗則止之功。（卷上）

魏荔彤曰（《金匱要略方論本義》）：此條乃申明濕家寒濕在表，爲之立散寒除濕發汗之法；復明寒濕無可攻下之理，以示禁也。濕家身煩疼，外感寒濕也。其內有濕，不

必論其何因，惟以先治其表之寒濕爲急也。仲景所以云可與麻黃加术湯發其汗爲宜也。麻黃散太陽表寒，桂枝驅太陽表濕，杏仁降泄逆氣，甘草、白术燥補中土，更以取微汗爲治表之金針。此固以之治表邪也，而内因之濕爲寒因、爲熱因，俱兼理而無妨礙矣。故治濕病之裏，以利水爲第一義；而治濕病之表，以取微汗爲第一義也。學者識之。（卷上）

陳元犀曰（《金匱方歌括》）：身煩疼者，寒濕之邪着於膚表也。膚表實，故無汗；無汗，則邪無從出矣。方用麻黃湯發膚表之汗，以散表寒，又恐大汗傷陰，寒去而濕反不去，加白术補土生液，而助除濕氣，此發汗中寓緩汗之法也。（卷一）

丹波元堅曰（《金匱玉函要略述義》）：按此條，乃證以方略者也。今就其方考之，是風濕之屬表實者。發熱惡寒無汗，其脉浮緊，可推而知矣。故以麻黃湯發散鬱邪，加术以驅表濕。此方之義，宜用蒼术，非逐裏濕也。（卷上）

陸淵雷曰（《金匱要略今釋》）：麻黃湯方，解在《傷寒論今釋》。彼用甘草一兩。术分赤白，始於《名醫别錄》。仲景書本但稱术，後人輒加白字，《别錄》之赤术，即今之蒼术。此方意在使濕從汗解，則宜蒼术。（卷一）

原文 病者一身盡疼，發熱，日晡所劇者，名風濕。此病傷於汗出當風，或久傷取冷所致也，可與麻黃杏仁薏苡甘草湯。（二十一）
麻黃杏仁薏苡甘草湯方
麻黃去節，半兩，湯泡　甘草一兩，炙　薏苡仁半兩　杏仁十個，去皮尖，炒
上剉麻豆大，每服四錢匕，水盞半，煮八分，去滓，温服。有微汗，避風。

趙以德曰（《金匱方論衍義》）：按《傷寒論》注曰"身盡疼痛，濕也；發熱日晡所得，風也。若汗出當風而得之者，則先客濕而後感風；若久傷取冷得之者，則傷風而後中濕。"注文若是。其謂日晡所劇爲風者，則義未了。予按《内經·太陰陽明論》曰：太陰陽明爲表裏，脾胃脉也；外合肌肉。故陽受風氣，陰受濕氣。所以風濕客之，則一身肌肉盡痛。夫陽氣者，一日而主外，平旦人氣生，屬少陽；日中陽氣隆，屬太陽；日西氣門内閉，屬陽明。是故陽明之氣主於申酉，所以日晡所劇也。

方用麻黃治寒濕，取汗，爲主；杏仁利氣，薏苡仁除風熱濕痹，爲臣；甘草和脾胃，解肌肉，爲使。（卷上）

徐彬曰（《金匱要略論注》）：此言濕有偏於風，而積漸内着者，治當微發汗，以止其内入，而安肝脾也。謂濕流關節，痛止關節，一身盡疼發熱，則是濕由皮毛，遍體蒸鬱，不止關節矣。但未淫於肌肉，故身不重，風爲濕所搏，故無汗，尤日晡所劇。日晡爲申酉時，金之氣，肺主之，肺之合皮毛，明是風濕從肺之合，而浸淫内着，至肺金旺時，助邪爲虐而加甚，與濕從下受者不同，故曰此爲風濕。然皮毛受邪，風何以夾濕，所以知因汗出當風，或久傷取冷所致。故以麻杏利肺氣，微發汗以清皮毛之邪，但肺病必傳肝，皮毛必及肌肉，故以薏苡、炙草壯筋悅脾，而去風勝濕，_{所謂治未病也}。比前方去桂术加薏苡，而炙草獨多，餘劑概輕，治在上，故小其制也。（卷二）

李彣曰（《金匮要略广注》）：身疼者，湿也，发热者，风也。阳明王于申酉戌时，病则日晡所剧。今风湿外薄，亦日晡所剧者，何也？盖阳明者，土也，主肌肉而恶湿，凡外感风湿，肌肉受伤，皆属阳明经证，故当其王时，则邪正相争而亦病剧也。汗出当风得之者，先客湿而后感风，汗亦湿类也。久伤取冷所致者，或风或湿，所感不论先后，而并得伤之也，成无己云：此先伤风而后中湿者。与此汤兼去风湿。

麻黄发表，杏仁利气。甘草和荣卫，又以缓麻黄之迅烈。苡仁去湿，入肺脾二经，肺主通调水道，脾土既燥，则自能制湿矣。（卷上）

尤怡曰（《金匮要略心典》）：此亦散寒除湿之法。日晡所剧，不必泥定肺与阳明，但以湿无来去，而风有休作，故曰此名风湿。然虽言风而寒亦在其中，观下文云"汗出当风"，又曰"久伤取冷"，意可知矣。盖痉病非风不成，湿痹无寒不作，故以麻黄散寒，薏苡除湿，杏仁利气助通泄之用，甘草补中，予胜湿之权也。（卷上）

吴谦曰（《医宗金鉴》）：病者，谓一身尽痛之病人也。湿家一身尽痛，风湿亦一身尽痛，然湿家痛，则重着不能转侧；风湿痛，则轻掣不可屈伸。此痛之有别者也。湿家发热，早暮不分微甚；风湿之热，日晡所必剧。盖以湿无来去，而风有休作，故名风湿。原其由来，或为汗出当风，或为久伤取冷，相合而致，则麻黄杏仁薏苡甘草汤，发散风湿，可与也明矣。（卷十八）

朱光被曰（《金匮要略正义》）：夏月暑湿用事，肺金最易受伤，形寒饮冷，肺气壅遏，故一身尽疼也。发热甚于日晡时者，以申酉为金之气主事也，故以麻、杏利肺气，薏苡利湿，甘草清热，足矣。（卷上）

高学山曰（《高注金匮要略》）：主麻杏薏甘汤者。甘草属土，为内主脾胃、外主肌肉之药，以之为君，盖欲其由脾胃以达肌肉之意。薏苡甘温，善燥中土，且趁甘草浮缓之性，则能从下从里，而熏蒸其湿于在上在表也。杏仁通利肺窍，以引其机，为薏、甘熏蒸之接应。麻黄发越毛孔，以开滞郁之障。譬之驱贼，薏、甘为内室之传呼，杏仁为中途之援引，麻黄直开大门以放其去路耳，与前条麻黄加术汤同意。物其制之大小略殊，并少桂枝一层证候而已。上条曰"湿家"，则为病既久，非小剂可愈者，故大其制；此条曰"病者"，则其湿尚浅，故不必用大剂，以过伤其气，且麻黄加泡，杏仁加炒，止用其轻清之气而已足矣。又本条较前条，多日晡而剧一证，日晡而剧，为肌肉当王时，而有自振之气，则营分尚未受湿，故不必用桂枝也。

曹颖甫曰（《金匮发微》）：一身尽疼，为寒湿凝沍肌理，血络阻滞作痛，若阴疽然，前文已详言之。发热者，寒湿外闭，血分之热度以阻厄而增剧也。日晡所为地中蒸气上腾之时，属太阴湿土，故阳明病欲解时，从申至戌上，所以解于申至戌上者，为热盛之证，当遇阳衰阴盛而差也。明乎此，可知申至戌上为太阴主气，湿与湿相感，故风湿之证，当日晡所剧。究病之所由成，则或由汗出当风，或由久伤取冷。《内经》云："形寒饮冷则伤肺。"肺主皮毛，务令湿邪和表热，由皮毛一泄而尽，其病当愈。师所以用麻黄汤去桂枝加薏苡者，则以薏苡能去湿故也。（卷之一）

原文 风湿，脉浮，身重，汗出，恶风者，防己黄芪汤主之。（二十二）

防己黃耆湯方

防己一兩　　甘草半兩，炒　　白朮七錢半　　黃耆一兩一分，去蘆

上剉麻豆大，每抄五錢匕，生薑四片，大棗一枚，水盞半，煎八分，去滓，溫服，良久再服。喘者，加麻黃半兩；胃中不和者，加芍藥三分；氣上衝者，加桂枝三分；下有陳寒者，加細辛三分。服後當如蟲行皮中，從腰下如冰，後坐被上，又以一被繞腰以下，溫令微汗，差。

　　趙以德曰（《金匱方論衍義》）：此證風濕，皆從陽受之。其病在外，故脉浮、汗出；凡身重，有肌肉痿而重者，有骨痿而重者，此之身重，乃風濕在表，故不作疼，虛其衛氣而濕着爲身重。由是，以黃耆實衛，甘草佐之；防己去濕，白朮佐之。然則風濕二邪，獨無散風之藥何耶？蓋汗多，知其風已不留；惡風者，以表虛而風出入乎其間，因之惡風耳。惟實其衛，正氣壯，則風自退。此不治而治者也。

　　若其有喘者，濕中兼寒也，則加麻黃以散之。若風內應肝木，傷其胃，中不和者，則加芍藥以瀉之；芍藥味酸，能自土中瀉木。若氣上衝者，則加桂枝以散其逆。若下有陳寒者（下謂下焦，肝腎之分），則加細辛以溫之；細辛，散裏之表藥也。

　　服後云云者，方中另作一段，然考之，當在"下有陳寒加細辛"之後，連爲一段。何則？細辛佐防己去寒濕，黃耆實表。表尚全實，則濕不退，所以皮中如蟲行；表實未全，則陽氣未周，於是從腰下其陳寒者，猶得如冰，必以被令溫，助接其陽，使之微汗。（卷上）

　　徐彬曰（《金匱要略論注》）：此言風濕中有脾氣不能運，濕不爲汗衰者，又不得泥微發汗之例。謂上條之一身盡疼，邪雖遍體，正氣猶能自用，且發熱則勢猶外出也。假若身重，則肌肉之氣，濕主之，雖脉浮汗出惡風，似邪猶在表，然濕不爲汗解，而身重如故，則濕欲搏風，而風熱盛不受搏，反搏肌肉之正氣，明是脾胃素虛，正不勝邪，外風內濕，兩不相下。故以朮、甘健脾強胃爲主，加耆以壯氣，而以一味防己逐周身之風濕，謂身疼發熱之濕，邪尚在筋膝，此則正氣爲濕所痹。故彼用薏苡、炙草，靖內以佐麻、杏所不逮，此反用耆、朮、甘爲主，不發汗故不宜耆、朮。協力防己，以搜外之風濕。蓋濕既令身重，則雖脉浮、汗出、惡風，不可從表散也；然薑多而棗少，宣散之意，在其中矣。（卷二）

　　李彣曰（《金匱要略廣注》）：脉浮者，風也，身重者，濕也。濕勝則多汗，風傷衛，表虛則亦汗出惡風也。

　　經云：邪之所湊，其氣必虛。汗出惡風者，表虛也。黃耆實表以固衛氣，衛氣實則風濕無所容而自散矣。風濕從皮毛而入肌肉，白朮入脾胃二經，能壯肌肉而燥濕，與黃耆同爲無汗則發、有汗則止之劑。甘草助脾土而制濕，防己入膀胱經以利水，爲治風水要藥。一云行十二經，分木、漢二種，木防己治風，漢防己治水。加薑棗，行津液而和營衛也。風壅於肺則喘，加麻黃以通肺壅。芍藥入脾經，能於土中瀉木，故胃不和者加之。氣上衝者，欲作奔豚也，桂枝泄奔豚，故加之。細辛味辛氣溫，能散水氣以去內寒，故下有陳寒加之。如蟲行皮中者，藥氣行而風濕散也。腰下如冰者，濕性陰寒從下部滲去也，

故令重被繞腰，溫令微汗以發之。（卷上）

沈明宗曰（《沈注金匱要略》）：此風濕表虛之方也。脉浮爲風邪在衛，身重爲濕氣在營。風多於濕，表虛不固，汗出惡風。然衛虛不可再汗，所以甘、术去濕安中，黃耆實表散邪，惟仗防己，善驅風濕，固護衛氣之中，略具驅邪之一面耳。（卷二）

魏荔彤曰（《金匱要略方論本義》）：此條乃申解濕家風濕外感，內有濕因，已無熱之可挾，將見虛寒之證，立法於治表之中，即寓顧裏之治也。如濕家外感者，風濕之邪，風濕即可云寒濕，前言之矣。診其脉浮，外感之驗也；身重，內濕之召也；且身重而汗出，則陽微而表不固也；汗出而惡風，風濕盛於外而濕寒積於內，陽氣平日虛無可審也。仲景主之以防己黃耆湯，防己宣風除濕之品，一味而外，盡屬補中燥土固表之藥。大棗、甘草、白术、黃耆內治者多，防己、生薑外治者少，而防己大不同於麻黃之用，除濕驅風而全無解散之性。可見此證汗出惡風，虛寒之象已露，即不敢妄爲發散以亡其久弱之陽矣。凡在濕家內因寒濕者，可不概以此爲例乎！加減法中見喘微用麻黃，喘則微有上浮之熱，故欲其宣達，俾熱隨風濕上越於表也；胃中不和，恐有吐利，加芍藥之酸以收其正氣於胃，而不爲濕邪內混，則不爲吐利矣；氣上衝加桂枝，辛以達其清氣於上，而不使濕邪上逆，則氣不上衝矣；下有陳寒，正內因濕寒之根也，加細辛之辛溫散寒於陰分，則陰寒不逼陽上越，庶無額上汗出、微喘、小便利等證致蹈危機矣。此皆爲濕家內本虛寒，思患而預防之者也。服後如蟲行皮中，寒濕之外感者欲透表而解；從腰以下如冰，陳寒在下可知，坐被繞腰以下，溫令微汗而差，則細辛溫經散寒之效也。寒在下則入陰分以溫之，又不可即謂之爲少陰經濕病也。此仲景爲濕家內因虛實者立一預防之法也。（卷上）

尤怡曰（《金匱要略心典》）：風濕在表，法當從汗而解，乃汗不待發而自出，表尚未解而已虛，汗解之法不可守矣。故不用麻黃出之皮毛之表，而用防己驅之肌膚之裏。服後如蟲行皮中，乃從腰下如冰，皆濕下行之徵也。然非耆、术、甘草，焉能使衛陽復振，而驅濕下行哉？（卷上）

朱光被曰（《金匱要略正義》）：脉浮汗出惡風，風盛於表也。身重，濕盛於裏也。風行於皮毛，尚易表散，而濕滯於肌肉，係戀風邪，相得不解，汗之徒傷其正耳。是必先壯衛氣以助乾健之勢，而沉着之濕邪從裏托出，此防己黃耆湯之所爲設也。耆、甘補氣以達表，白术培土以勝濕，而以風濕並主之防己，統領耆、术，分陝以成保釐之功，風濕去而氣隨復矣。曰服後當如蟲行皮膚中，蓋正氣鼓動，邪從裏出，其氣機有如此也。（卷上）

丹波元堅曰（《金匱玉函要略述義》）：防己黃耆湯，注家以爲實衛滲濕之劑，此殊不然。防己，皮水有防己茯苓湯，而陶隱居曰是療風水家要藥爾，然則亦是系逐表濕之品。黃耆，但黃耆建中湯治裏虛，其他如黃耆桂枝五物湯、烏頭湯、耆芍桂酒湯、桂枝加黃耆湯，皆用治濕着。蓋托陽排結，於濡滯之邪，適然相對矣。术之驅外濕，既如前述，況方後曰服後當如蟲行皮中。曰：令微汗差。則知此方爲風濕家解肌之治，而非滲利之劑也，明矣。（卷上）

高學山曰（《高注金匱要略》）：蓋汗出當風，是汗鬱於風而成濕，如上條所云，故曰風濕，則風濕之病，濕爲本而風爲標矣。夫鬱濕化熱，濕熱與虛陽相並於外，故脉見浮。虛陽外並，則陰無健主，而坤呈地象，故身重。脉浮身重，系虛陽爲濕熱熏蒸，故汗出。汗出，則毛竅疏洞，故惡風也。濕家必由汗解，汗出而濕自去者，常也。今脉浮、身重、惡寒如故，則知汗出，爲虛陽自越，而濕邪自在也。濕邪自在，故主防术甘草以燥之；虛陽自越，故君黄耆以斂之耳。

陸淵雷曰（《金匱要略今釋》）：脉浮故名曰風，身重故名曰濕，汗出惡風則表虛。故不用麻黄之發汗，而用黄耆之托陽，且此證不但身重，亦當兼腫，而其腫重在身半以下。水氣病篇附方云：病者但下重，從腰以上爲和，腰以下當腫及陰。難以屈伸，可以見也。治水濕之法，身半以上者發汗，身半以下者利小便。此證既汗出表虛，其腫重又在身半以下，故用黄耆和其自汗，用白术之吸收，防己之下達，引濕從小便出也。（卷一）

原文 傷寒八九日，風濕相搏，身體疼煩，不能自轉側，不嘔不渴，脉浮虛而濇者，桂枝附子湯主之。若大便堅，小便自利者，去桂加白术湯主之。（二十三）

桂枝附子湯方

桂枝四兩，去皮　生薑三兩，切　附子三枚，炮，去皮，破八片　甘草二兩，炙　大棗十二枚，擘

上五味，以水六升，煮取二升，去滓，分溫三服。

白术附子湯方

白术二兩　附子一枚半，炮，去皮　甘草一兩，炙　生薑一兩半，切　大棗六枚

上五味，以水三升，煮取一升，去滓，分溫三服。一服覺身痹，半日許再服，三服都盡，其人如冒狀，勿怪，即是术、附並走皮中逐水氣，未得除故耳。

趙以德曰（《金匱方論衍義》）：按是證亦出《傷寒論》。其注曰：傷寒與中風，至八九日再經之時，邪氣多在裏，必不苦疼痛；今日數多，復身體疼煩不能自轉側者，風濕相搏也。煩者，風也；身疼不能自轉側者，濕也。脉浮虛爲風，濇爲寒濕也；不渴不嘔，裏無邪也。風濕但在經也。與桂枝附子湯，以桂枝散表之風，附子逐經中之濕。小便利，大便堅，爲津液之不和；桂枝發汗，走津液，故去之，而加白术。

雖然，自病而察藥，自藥而審病，因知身之不能自轉側者，非惟濕邪所致也，亦爲陽氣不充，筋脉無養，故動之不能也。去陽氣不充之濕者，必以辛熱氣味之藥，則可補其陽而逐其濕，與治寒濕同法。是證之用附子者，殆此歟？於是，雖大便堅而不爲熱結者，亦用之，如後條身疼不能屈伸用附子甘草湯治者，亦此意。不然，身疼脉浮，爲病在經，又不言其有汗，何不取汗而解？乃云其服藥如冒也。冒者，得非陽虛不勝夫邪藥相逐而然歟？（卷上）

徐彬曰（《金匱要略論注》）：此言風濕，有在傷寒後，而兼陰分虛寒者，即當顧其本元，而分別行陽燥濕之法。謂傷寒八九日，正邪解之時，乃因風濕相搏，身體疼煩，

不能自轉側，不言熱，不言汗，則表邪欲解而熱微，使嘔且渴，則裏有熱矣，今不嘔渴，則脉浮風也，浮而虛濇，寒濕在內，而外陽不行也。故以桂枝湯去芍加附以開寒痹，並行通體之風濕，然桂枝所以行營衛而走表者，若大便堅、小便自利，是表裏無病，病在軀殼，無取治表，即去桂加術，以壯腸胃之氣，使燥濕之力從內而出，則風之挾濕而在軀殼者，不從表解而從熱化也，故曰其人如冒狀，勿怪，即是術附並走皮中云。（卷二）

周揚俊曰（《金匱玉函經二注》）：傷寒至八九日，亦云久矣，既不傳經，復不入府者，因風濕持之也。所顯外證煩疼者，風也；不能轉側者，濕也；不嘔不渴者，無裏證也。其脉浮虛而濇，正與相應，然後知風濕之邪在肌肉，而不在筋節，故以桂枝表之；不發熱爲陽氣素虛，故以附子逐濕，兩相縮合，自不能留矣。然在經曰：傷於濕者，必小便不利，大便反快。今其人與此相反者，知膀胱之氣化無傷，而胃府之津液已耗也，又安取於桂枝之散佈乎？加白術者，所以安胃也。然白術性燥，仲景何以復燥其結耶？殊不知內已結者，邪入必易，況外無熱證，必濕多風少可知矣。設濕氣內入，將有初鞕後溏之慮，故用術、草以和中氣，仍薑、附以驅外邪。略轉易間，便是因人而施之大道也。然則人病何常？精神不等，仲景又何能逐一以相告耶？（卷二）

沈明宗曰（《沈注金匱要略》）：此傷寒未解，重感風濕之邪也。傷寒八九日，肌表已虛，外邪易襲，重感風濕，營衛不和，故身體疼煩。陽虛不能輕蹻，不能自轉側。不嘔不渴者，裏無病而證在表。脉見浮虛濇者，因先發汗而傷陽氣，重襲風濕，痹着三陽。故以桂枝湯去芍藥之酸收，和營衛而去表風，加附子行陽逐濕，以開風濕之痹。若中虛邪陷，逼迫津液，偏滲前陰，不潤腸間，則大便堅，小便自利。所以去走表之桂枝，加白術安中而生營血津液，滋潤腸間之燥耳。（卷二）

魏荔彤曰（《金匱要略方論本義》）：身體疼煩，不能自轉側，可見身重而寒濕內盛也。不嘔不渴，內無熱而陽微也。脉浮虛而濇者，浮爲表證，虛爲陽衰，濇爲兼濕也。此寒濕因於內者盛，所以風濕搏於外者久，不得解者，日益加重也。仲景主以桂枝附子湯，純以昇扶陽氣於裏爲治矣。佐以大棗、甘草補中除濕，而微以桂枝之辛散、附子之溫經，爲治外之用。……再或大便堅、小便自利者，不惟陽微，且中虛之甚也。大便雖堅，恐其犯下利不止之條；小便自利，恐其犯額上汗出微喘之條；桂枝之昇陽，恐反拔孤陽之根，昇之於上，將外越矣。於前方去桂，加白術補中燥土，無非爲濕家陽微計耳。（卷上）

吳謙曰（《醫宗金鑒》）：此承上條詳申脉證，以明其治也。謂此風濕之病，雖得之傷寒八九日，而不嘔不渴，是無傷寒裏病之證也。脉浮虛濇，是無傷寒表病之脉也。脉浮虛，表虛風也。濇者，濕也。身體煩疼，風也。不能轉側，濕也。乃風濕相搏之身體疼痛，非傷寒骨節疼痛也。與桂枝附子湯溫散其風濕，從表而解也。若脉浮實者，則又當以麻黃加術湯，大發其風濕也。如其人有是證，雖大便硬，小便自利，而不議下者，以其非邪熱入裏之硬，乃風燥濕去之硬，故仍以桂枝附子湯。去桂枝者，以大便堅，小便自利，不欲其發汗，再奪津液也。加白術者，以身重着濕在肌分，用以佐附子逐水氣於皮中也。（卷十八）

黄元御曰（《金匮悬解》）：湿为风郁，两相搏结，营卫壅滞，故身体烦疼，不能转侧。脉法：风则浮虚，脉浮虚而涩者，血分之虚寒也。桂枝加附子汤，桂枝和中而解表，附子煖血而驱寒也。若大便坚，小便自利者，则木达而疏泄之令行，湿不在下而在中，去桂枝之疏木，加白术以燥土也。（卷四）

朱光被曰（《金匮要略正义》）：伤寒八九日，邪当解矣。而不解者，以表阳自虚，而为风湿相持故也。身体疼烦，不能转侧，正是风为湿搏之徵。但湿邪犯胃必呕，湿阻大肠必渴，今不呕不渴，则邪不在肠胃而在肌肉腠理之间，故脉浮虚而涩。浮为风，虚涩为湿滞，是惟辛温达表之品，以行阳散邪，而后痹着得解。故用桂枝、附子温行表里之风湿，佐以生姜、甘、枣以助和中达外之势，通体之风湿俱解矣。若大便坚，小便自利，而见身重烦疼之证，是病又不繫风邪，而衹是皮中之水寒湿气为痹，故即去桂加白术，专温通三焦，令水湿即在皮中而散。如冒状者，正气鼓动，水气亦随而动，正邪相搏，未得遽胜之象，所谓与术附并走也。（卷上）

原文 风湿相搏，骨节疼烦，掣痛不得屈伸，近之则痛剧，汗出短气，小便不利，恶风，不欲去衣，或身微肿者，甘草附子汤主之。（二十四）

甘草附子汤方

甘草二两，炙　附子二枚，炮，去皮　白术二两　桂枝四两，去皮

上四味，以水六升，煮取三升，去滓，温服一升，日三服。初服得微汗则解，能食，汗出复烦者，服五合。恐一升多者，服六、七合为妙。

赵以德曰（《金匮方论衍义》）：此证亦出《伤寒论》。其注曰：风则伤卫，湿流关节，风湿相搏，两邪乱经，故骨节疼烦，掣痛不得屈伸，近之则痛剧也。风胜则卫气不固，汗出，短气，恶风不欲去衣，为风在表；湿胜则水气不行，小便不利，或身微肿，为湿外薄也。与汤散湿、温经、固卫。

观夫此方，与前意同，但此不用枣、姜，为汗出更不发之；白术以去湿收汗，益短气也。（卷上）

徐彬曰（《金匮要略论注》）：此言风湿，有痹甚而痛多者。谓风湿相搏，以致骨节疼烦掣痛，甚乃风入增劲，不能屈伸，近之则痛剧，是骨肉皆痛，痛极而痹矣。因而外湿汗出，内湿短气，气不宣化而小便不利，且复内虚，恶风不欲去衣，形为风气所鼓而微肿，则寒湿胜而阳不行，故以术、附、甘壮其肠胃之气，而以桂枝大行其阳，此与前去桂加白术汤，彼以不呕不渴、大小便如常，故去桂，但将姜、枣以宣其上焦之气，使仗附子大力而行其湿，此则内外骨肉无往不痹，非姜、枣所能宣通，故不用姜、枣，加桂枝，谓行荣卫之气，而开其痹者，非此不能耳。（卷二）

李彣曰（《金匮要略广注》）：经云湿家一身尽疼，又太阳中风体痛。此骨节疼烦掣痛，风则伤卫，湿流关节也。风气疏泄，故汗出短气。中风表虚，故恶风着衣。小便不利，湿内壅也。身肿，湿外薄也。主此汤温经以祛风湿。

白术补脾胜湿，桂枝发表祛风，甘草养正缓邪，附子性走而不守，浮中沉无所不

致，昔人謂能引發表藥逐在表之風邪，引溫煖藥除中外之寒濕是也。（卷上）

沈明宗曰（《沈注金匱要略》）：此陽虛邪盛之證也。風濕傷於營衛，流於關節經絡之間，邪正相搏，骨節疼煩掣痛。陰血凝滯，陽虛不能輕蹻，故不得屈伸，近之則痛劇也。衛陽虛而汗出，裏氣不足則短氣而小便不利。表陽虛而惡風，不欲去衣。陽傷氣滯，故身微腫。然表裏陰陽，正虛邪實，故用甘、术、附子，助陽健脾除濕，固護而防汗脫；桂枝宣行營衛，兼去其風，乃補中有發，不驅邪而風濕自除。蓋風濕證，須識無熱自汗，便是陽氣大虛，當先固陽爲主。（卷二）

尤怡曰（《金匱要略心典》）：此亦濕勝陽微之證。其治也不出助陽散濕之法。云得微汗則解者，非正發汗也。陽復而陰自解耳。夫風濕在表，本當從汗而解，麻黃加术湯、麻黃杏仁薏苡甘草湯，其正法也；而汗出表虛者，不宜重發其汗，則有防己黃耆實表行濕之法；而白术附子則又補陽以爲行者也；表虛無熱者，不可遽發其陽，則有桂枝附子溫經散濕之法；而甘草附子則兼補中以爲散者也。即此數方，而仲景審病之微，用法之變，蓋可見矣。（卷上）

吳謙曰（《醫宗金鑒》）：風濕相搏，身體煩疼重着，不能轉側者，濕勝風也。今掣痛不可屈伸，風勝濕也。掣痛不可屈伸，近之則痛劇，汗出、短氣、惡風不欲去衣，皆風邪壅盛也。小便不利，濕內蓄也。身微腫者，濕外搏也。以甘草附子湯微汗之，祛風爲主，除濕次之也。此上二條，皆詳風濕之義，以明風濕之治也。

甘草附子湯，即桂枝附子湯去薑、棗加白术也。去薑、棗者，畏過散也；加白术者，燥中濕也。日三服，初服一升，不得汗，則仍服一升，若得微汗則解。解則能食，解已徹也，可止再服。若汗出而復煩者，是解未徹，仍當服也，但不可服一升，恐已經汗出而過汗也，服五合可也。如不解，再服六七合爲妙。似此服法，總是示人不可盡劑之意，學者宜詳求之。（卷十八）

曹穎甫曰（《金匱發微》）：此與上節並見太陽下篇，于《傷寒發微》中言之已詳。茲復略而言之。蓋水與濕遇寒則冰，遇熱則融，此理之最易明者也。風濕相搏，至於骨節疼煩掣痛不得屈伸，近之則痛劇，此可見寒濕流入關節，表裏氣血隔塞不通（此與瘡瘍作痛略同，蓋氣血以不通而痛也），不通則痛。此證暴發爲濕，積久即成歷節。汗出短氣，亦與歷節同。濕猶在表，故惡風不欲去衣，或身微腫，不似歷節之純爲里證。風陽引於外，故小便不利。惟證情與歷節同源，故方治亦相爲出入。甘草附子湯，用甘草、白术、桂枝，與桂枝芍藥知母同。用熟附子二枚與烏頭五枚、炙草三兩同。惟一身微腫，似當用麻黃以發汗，仲師棄而不用者，正以濕邪陷入關節，利用緩攻也。否則發其汗而大汗出，風去而濕不去，庸有濟乎？（卷之一）

原文 太陽中暍，發熱惡寒，身重而疼痛，其脉弦細芤遲。小便已，洒洒然毛聳，手足逆冷，小有勞，身即熱，口開，前板齒燥。若發其汗，則其惡寒甚；加溫針，則發熱甚；數下之，則淋甚。（二十五）

趙以德曰（《金匱方論衍義》）：是證亦出《傷寒論》。其注曰：病有在表，有在裏，

有表裏俱病者。發熱惡寒，身重疼痛者，表中暍也；脉弦細芤遲者，中暑脉虛也；小便已，洒洒然毛聳，手足逆冷者，太陽經氣不足也；小有勞，身即熱者，謂勞其陽氣而暍即發也；口開，前板齒燥者，裏有熱也。口開，謂喘暍也，以喘暍不止，故前板齒乾燥。若發汗以去表邪，則外虛陽氣，故惡寒甚；若以溫針助陽，則火熱內攻，故發熱甚；若下之以除裏熱，則內虛而膀胱燥，故淋甚。

注雖已解過治之失，於當救之道則未明。予嘗思之，此證屬陰陽俱虛。脉弦細者，陽虛也；芤遲者，陰虛也。所以溫針復損其陰，下之重傷其陽。此證惟宜甘藥補正，以解其熱耳。即《靈樞》所謂：陰陽俱不足，補陽則陰竭，補陰則陽亡。可將以甘藥，不可飲以至劑。（卷上）

徐彬曰（《金匱要略論注》）：此即潔古所謂靜而得之爲中暑，爲陰證也。蓋暍即暑也。太陽中暍者，太陽脉爲一身之外衛，凡六氣之感，無不由之，故暑亦必由太陽入。唯太陽，故發熱惡寒。夏月氣溢孫絡，於時濕土司令，傷暑者必兼濕，故身重而疼痛，暑熱必傷氣，故弦細芤遲，虛脉也。然暑非中熱之謂，暑熱內受，陰寒外束，即東垣所謂廣廈納涼之類，故無汗不渴，而身反重痛也。或更先傷生冷，暑復加之，過寒在下，則寒而泄。但膀胱主一身之外，大熱傷絡，絡在外，與膀胱相應，故小便已，則洒洒然毛聳者有之。謂絡有邪，小便已而氣收，有如毛豎，此膀胱與絡相應之象也。膀胱之經，既受暑邪而過強，則腎藏氣弱，陽氣不能順接，故手足逆冷者用之，此藏與府虛實不調而氣阻也。由經不受邪，格陽在外之象。暑既爲涼所閉，熱乃內聚於心，勞則火動並之，故小有勞身即熱。腎雖未受邪，然膀胱府病，則腎陰受鑠，齒乃骨之餘，前板齒尤督脉所注，故口開前板齒燥。板齒在上，尤心火併之也。若此者，暑熱傷氣而不傷形，邪原不深，和中而宣發之，在人臨證消息，故仲景不出方，但曰發其汗則惡寒甚，猶之濕家發汗，其表益虛，則惡寒甚也。又曰加溫針則發熱甚，火熱傷榮氣也。又曰數下之則淋甚，謂暑初未入腹，下之而膀胱受暑，乃鑠陰爲淋也。火、汗、下，既爲所戒，則治法從可推，東垣主大順散，庶近之。然輕重不同，亦勿泥。（卷二）

李彣曰（《金匱要略廣注》）：此條中暍所見者，皆傷寒暑虛證，此以時逢長夏六月也，濕熱令行，氣虛受困，非若勞人奔馳烈日，病燥渴煩躁，治以人參白虎湯例也。然仲景無治法，東垣以清暑益氣湯主之，可見爲濕熱交蒸之病無疑矣。蓋發熱惡寒，身重疼痛，暑病有之，濕病亦有之，暑脉弦細芤遲，濕脉亦沉而細也。太陽經行身之表，府屬膀胱，溺所從出，小便已，洒洒然毛聳者，因溺則太陽府虛，故外而太陽經亦虛也。手足逆冷者，陽氣內虛，不溫於四末也。小有勞，身即熱者，暑傷氣也。口開者，濕熱壅盛，肺氣不利也。經云：因於暑，汗，煩則喘暍。齒燥，虛渴也。經云：陽氣者，衛外而爲固也。炅則氣泄，濕則脾困，故見此等證。發汗惡寒者，陽虛於外也。溫針發熱者，熱攻於內也。下之淋甚者，津液竭而膀胱不利也。（卷上）

尤怡曰（《金匱要略心典》）：中暍即中暑，暑亦六淫之一，故先傷太陽而爲寒熱也。然暑，陽邪也，乃其證反身重疼痛，其脉反弦細而遲者，雖多中暍，而實兼濕邪也。小便已，洒洒毛聳者，太陽主表，內合膀胱，便已而氣餒也。手足逆冷者，陽內聚而不外達，故小有勞，即氣出而身熱也。口開前板齒燥者，熱盛於內，而氣淫於外也。

痙濕暍病脉證治第二

091

蓋暑雖陽邪，而氣恒與濕相合，陽求陰之義也。暑因濕入，而暑反居濕之中，陰包陽之象也。治之者一如分解風濕之法，辛以散濕，寒以清暑可矣。若發汗則徒傷其表，溫針則更益其熱，下之則熱且內陷，變證隨出，皆非正治暑濕之法也。（卷上）

吳謙曰（《醫宗金鑒》）：此承上文互詳證脉，不可妄行汗、下也。中暍本有汗，若發熱無汗，身重疼痛者，雖證似傷寒，然見弦細芤遲虛脉，則非傷寒也。且有小便已，洒洒然惡寒毛聳之狀，皆太陽膀胱表氣，爲暑所傷而畏也；手足逆冷者，暑傷氣，氣不能達四肢則寒也；小有勞，身即發熱，口開，前板齒燥者，勞則動熱，暑熱益烈，傷陰液也。此皆中暍危證。若以發熱無汗，惡寒身痛，誤爲傷寒之表，妄行發汗，則表氣愈虛，惡寒更甚也。若以手足逆冷，誤爲陽虛，妄加溫針，則暑邪愈盛，發熱更熾也。若以壯熱齒乾，誤爲胃火，而數下之，則水源竭澖，尿淋窘甚也。凡此之證，皆中暍，妄行汗、下、溫針致變，以白虎加人參湯主之，或人參湯調辰砂六一散亦可也。（卷十八）

高學山曰（《高注金匱要略》）：此條是藏府之陽虛，而衛氣衰薄，故暍邪得以熱傷其表氣也。熱傷其表氣，故發熱。衛氣衰薄而受傷，故惡寒也。陽主輕清，陽虛而且見傷，故身重。疼痛者，熱邪逼其經氣，而不得上浮外鼓之應。夫太陽之脉宜浮，夏月之脉宜洪，今見弦細芤遲，弦細爲減，減者瘦削之義，是陽氣之不能充其脉體也。遲爲在藏，是藏陽氣微，故不能健應於脉至也。芤者，無陰之診，陽生於陰，明系陰精短少，而暍熱之邪充之，故以芤見。陽氣因之而弱，故以弦細與遲同見也。太陽外主皮毛，內通小便，小便已，則膀胱氣空，而皮毛之氣，急赴空處，故洒洒然毛聳也。手足爲陽，氣之充，陽虛且病，故不能貫於四末，而逆冷也。勞則神浮，神者火也，火浮，故身熱。口開者，虛陽爲暍邪所逼，有下陷而不能收攝其唇口之象。板齒爲督脉之所入處，督脉兩界於太陽，而與之爲合，太陽傷暍，故督脉熱於所入而燥也。發汗，則陽益虛，故惡寒甚。溫針，則外火與暍邪相襯，故熱甚。數下之，則氣機奪於後陰，而膀胱之治化不能傳送，且暍邪因虛下沉，故淋甚者也。本經不列方，以鄙意擬之，炙甘草湯滋陰以實其芤，合四逆湯扶陽以益其弦細與遲之脉，陰陽充暢，暍邪或解於自汗乎。

曹穎甫曰（《金匱發微》）：中暍係在太陽，則伏氣之說正當不攻自破。發熱惡寒，似傷寒；身重疼痛，似風濕；小便已，洒洒然毛聳，手足逆冷，又似表陽大虛。所以有此見象者，夏令天氣鬱蒸，汗液大泄，則其表本虛，表虛故惡寒；感受天陽，故發熱；加以土潤溽暑，地中水氣上昇，易於受濕，濕甚，故身重而體痛；小便已，洒洒然毛聳者，暑令陽氣大張，毛孔不閉，表虛而外風易乘也；所以手足逆冷者，暑濕鬱於肌肉，脾陽頓滯，陽氣不達於四肢也。是證營衛兩虛，衛虛故脉見弦細，營虛故脉見芤遲。小有勞，身即熱，口開，前板齒燥，此證要屬陰虛。衛陽本虛之人，發汗則衛陽益虛，故惡寒甚。陰虛之人而加溫針，故發熱甚。營陰本虛之人，下之則重傷其陰，故淋甚。此證忌汗、下、被火，與太陽溫病略同。但彼爲實證，故汗、下、被火後，多見實象。此爲虛證，故汗、下、溫針後，多見虛象。要之爲人參白虎、竹葉石膏諸湯證，固不當以形如傷寒，妄投熱藥也。（卷之一）

原文 太陽中熱，暍是也。汗出惡寒，身熱而渴，白虎加人參湯主之。（二十六）

白虎加人參湯方

知母六兩　石膏一斤，碎　甘草二兩　粳米六合　人參三兩

上五味，以水一斗，煮米熟湯成，去滓，溫服一升，日三服。

趙以德曰（《金匱方論衍義》）：此證亦出《傷寒論》。其注云：汗出惡寒，身熱而不渴者，中風也；汗出惡寒，身熱而渴者，中暍也。然而未有以明其至理者焉。

此但言中風初得表證，與自汗出、身熱、惡寒相似，獨以渴不渴為辨耳。吁！豈謂中風終無渴者耶？若傷寒、中風，則皆有背微寒與時時惡風而渴者矣，亦以白虎人參湯治之乎？夫此汗出惡寒，身熱而渴，豈不與彼證所同者哉？蓋此證為令火之氣酷其肺金，肺主氣者也，肺傷則衛氣虛。然太陽膀胱屬水主表，肺金之子也，母虛而子亦不足，衛虛表不足，由是汗出、身熱、惡寒。《內經》曰：心移熱於肺，傳為鬲消。鬲消則渴也，皆相火傷肺之所致，此可知其是在救肺也。

石膏雖能除三焦火熱，然仲景名白虎者，為石膏功獨多於清肺，退肺中之火，是用為君；知母亦就肺中瀉心火，滋水之源，人參生津，益所傷之氣，而為臣；粳米、甘草，補土以資金，為佐也。（卷上）

徐彬曰（《金匱要略論注》）：此即潔古所謂動而得之為中熱，為陽證也。謂太陽直中暑熱，此正暑也。暑則逢濕而汗出，暑則內熱而惡寒，然雖惡寒，暑之傷人，心先受之，故身熱而渴，熱必傷氣，故治以白虎加人參。東垣主蒼朮白虎湯，謂季夏濕土用事，蒼朮尤宜之也。（卷二）

沈明宗曰（《沈注金匱要略》）：此言正暑病也。邪之傷人，無有不從皮毛而入，故曰太陽中熱。但汗出、惡寒身熱，似乎太陽感冒。而太陽風寒，必無作渴之理。此無形暑熱傷於皮毛，內應於心，心氣熱而汗出，肺氣受傷則惡寒，邪居氣分，故身熱而渴，即動而得之為中暑。此暑乘肺金，以白虎湯清金養胃，生津止渴，暑自清矣。（卷二）

魏荔彤曰（《金匱要略方論本義》）：此條乃申明治太陽中暍之法也。太陽中暍，歷敘其脈證及誤治之禁，至是方明示其治法。而補出"汗出"二字，正見三夏炎蒸，腠理疏泄，邪易得入，汗易得出，或為暍氣所傷，或為寒濕所鬱，俱於治暍之中，必宜散其表邪，補益其中氣，而後可言治暍也。仲景主之以白虎加人參湯，以知母之苦寒清內熱，以石膏之辛涼散鬱熱，以甘草、粳米、人參補虛益氣，除寒濕而拒暑暍，使熱消而不致於寒其裏，寒濕去而不致於虛其表，一了百當之治法也。（卷上）

吳謙曰（《醫宗金鑒》）：中暑熱病，亦由太陽而入，故曰太陽中熱者，暍是也。汗出惡寒，身熱而渴，頗似太陽溫熱之病，但溫熱無惡寒，以熱從裏生，故雖汗出而不惡寒也。中暍暑邪，由表而入，故汗出惡寒也。究之於脈，溫熱之浮，浮而實；中暍之浮，浮而虛，以暑熱傷氣也。究之於渴，溫熱之渴，初病不過欲飲；中暍之渴，初病即大引飲也。溫熱則傳經，變病不一；中暍則不傳，不愈即死也。雖同為太陽經中之病，而虛實施治，自有不同。用白虎加人參湯主之者，蓋以益氣為主，清暑熱次之也。（卷十八）

丹波元堅曰（《金匱玉函要略述義》）：按此條與前條即中暍虛實之別，而暍證之理，無出於此二端。徐氏注上條曰：此即潔古所謂靜而得之，爲中暑，爲陰證也。注此條曰：動而得之爲中熱，爲陽證也，誤矣。（卷上）

原文 太陽中暍，身熱疼重而脉微弱，此以夏月傷冷水，水行皮中所致也，一物瓜蒂湯主之。（二十七）
一物瓜蒂湯方
瓜蒂二七個
上剉，以水一升，煮取五合，去滓，頓服。

趙以德曰（《金匱方論衍義》）：此證嘗見《傷寒論》中。注云：脉虛身熱，得之傷暑。身熱脉微弱者，暍也；身體疼重者，水也。夏時暑熱，以水灌洗而得之。一物瓜蒂散服之。

嘗觀仲景暍病，惟出三證，豈偶然哉？舉其端，將爲後世準繩。一者，明其表裏俱虛；一者，言其暍中表之熱；而此，言其外邪鬱令火，而成中暍也。若是邪鬱令火，比類而推其因，殆有不可勝言者焉，如取風涼者、感霧濕者、食生冷者、素有積熱者、陰血素虛不勝夫熱者、宿邪感動者、處陰地者——凡是之因皆足以鬱其令火，爲中暍之病，或輕或重，或表或裏，或虛或實，隨證發現。

若論其治邪退熱，較量權衡，又可一言盡哉？諸家集類方論，徒多其證，聚其方，未有明言其脉證屬於何因，害於何經，用何藥爲君以治之。苟不潛心於仲景書者，吾未信其泛然從方論者，果切於病情乎？

瓜蒂，《本草》謂其主胸腹邪氣，皆吐下之。此以夏傷冷水，水行皮中，而皮中者，豈非屬表？何乃用是藥去胸中之水乎？蓋《內經》有形寒飲冷則傷肺，況皮是肺之所合，內外相應。且瓜蒂又治四肢浮腫，下水，而冷水之在皮中者，不惟灌洗得，而飲冷停水者，亦得散於皮中，故兩者皆得而用之。（卷上）

徐彬曰（《金匱要略論注》）：此亦靜而中暑之類。但前乃陰寒之氣，身受口吸，遏暑在絡，爲傷無形之氣，故脉弦細芤遲。若此之身熱疼重同，而脉微弱，則中氣尤傷矣。然中氣傷，何緣疼重，故推其致此之由，爲夏月傷冷水，水行皮中，乃傷內而脉微，傷外而身熱疼重也。水爲有形之物，故以瓜蒂湯吐之，謂水去而內氣復，則外暑解也。然此條傷有形之水，去其有形而不另圖治，則知首條傷無形之氣，但當調補其無形而兼表散，不必深治可知，所以不立方歟。東垣主大順散，調補而兼表散也。（卷二）

李彣曰（《金匱要略廣注》）：中暍，邪在表，故身熱。傷冷水，故身疼重。暑傷氣，氣虛，故脉微弱也。

瓜蒂氣味苦寒，治身面四肢浮腫，散皮膚中水氣，苦以泄之也。（卷上）

沈明宗曰（《沈注金匱要略》）：此傷暑之時，非傷暑邪也。太陽氣虛則受水邪，陽氣抑鬱，身熱疼重，而脉微弱。以故汗法難施，惟宜瓜蒂湯湧吐其邪，俾胸中大氣一轉，膀胱與肺氣開泄，通調水濕，自從汗便兩解，乃精義入神之妙法也。（卷二）

周孝垓曰（《金匱要略集解》）：張璐曰：此用冷水、灌汗，有形之水，鬱遏皮毛，閉其汗濕，所以身熱疼重，以一物瓜蒂湯湧吐，則陽氣發越，汗大泄而熱愈矣。後人不敢效用，每以五苓散加葱豉，或梔子豉湯併用，探吐皆效。（卷上）

嚴鴻志曰（《金匱廣義》）：此節身熱疼痛，與上同，而不言惡寒，但言脉微弱，而不言弦細芤遲，似乎與上條異，其實仲景申言上條未盡之意。凡夏月傷冷水，水漬皮中，復中暑邪，豈有發熱而不惡寒哉！不言惡寒，而惡寒已在言外；脉微弱，即包括弦細芤遲在內。《內經》所謂身熱脉虛，得之傷暑是也。推究暑濕合邪，其濕由傷冷水所致，故以一物瓜蒂湯煎服，搐去胸中之水，則皮中之水，亦與之俱出，誠神乎技矣！（卷一）

陸淵雷曰（《金匱要略今釋》）：身熱而脉微弱，所謂脉虛身熱，得之傷暑也。疼重者，外濕也。夏月傷冷水，水行皮中，言所以得暑濕之原因。蓋傷冷水但能引起身熱，水不致行於皮中，外濕則汗液不得蒸發故耳。主一物瓜蒂湯，藥證不相對，《傷寒論》及《玉函》《脉經》，並無"一物瓜蒂湯主之"七字是。（卷一）

百合狐惑陰陽毒病脉證治第三

原文 論曰：百合病者，百脉一宗，悉致其病也。意欲食，復不能食，常默默，欲臥不能臥，欲行不能行，飲食或有美時，或有不用聞食臭時，如寒無寒，如熱無熱，口苦，小便赤，諸藥不能治，得藥則劇吐利，如有神靈者，身形如和，其脉微數。

每溺時頭痛者，六十日乃愈；若溺時頭不痛，淅然者，四十日愈；若溺快然，但頭眩者，二十日愈。其證或未病而預見，或病四五日而出，或病二十日、或一月微見者，各隨證治之。（一）

趙以德曰（《金匱方論衍義》）：所謂百脉一宗，悉致其病者，然則經脉十二，絡脉十五，此云百脉，果何脉歟？蓋脉者，血之府，即是血行於脉，灌溉表裏，聯絡俞會，徧佈形體。言其百者，舉大數之眾多也；猶言百骸耳。且又脉之循行，與天地合度，應水漏百刻，是故脉之流行者，各有定位，因之而爲百脉，亦宜矣。

又何其一宗，而悉致病耶？蓋盡歸於手心主也。而心主血、主脉，而心又爲火之主。心，君也；君不用事而手心主代之，由是手心主得專行一身陰血之生化，因號之爲母氣，百脉皆宗之。若火淫則熱，熱蓄不散則積，積則毒生而傷其血，熱毒之血流於脉，本因母氣之淫邪，是故百脉一宗，悉致其病也。

考之《內經》，有解㑊證，與此百合證無少異。解㑊既屬之熱中無血，百合豈非亦是熱中無血者乎？請試逐病論之：血屬陰，陰者，腎水之所主。《內經》曰：腎虛則飢不欲食，故欲食復不能食也；陰虛者，惡煩，所以常默默也。衛氣者，夜行陰則寐，今衛氣因陰虛不得降，故欲臥而不得臥也。足得血則能步，血既病已，於是欲行不能行也。飲食者，由血氣運化而後安，脾屬血而喜香，血時和則食美，時不和則惡聞食臭也。氣陽而血陰，若氣盛則熱，氣衰則寒，今病在血，不干於氣，所以雖如寒則無寒，雖如熱而無熱也。血氣和合則流通，不和則塞，塞則熱生，上熱爲口苦，下熱爲便赤也。藥雖治病，然必藉胃氣以行之，若毒血在脾胃經絡，而閉塞之，藥雖入，亦莫行也；胃弱不安於藥者，得藥則反劇吐利，有如鬼神之爲祟狀也。病不在皮肉筋骨，則身如和。惟熱在於血，而血虛，故脉微數也。脉之微數，陰之虛也；陰虛則腎虛；腎與膀胱爲表裏，腎虛則膀胱不得引精於腎而亦虛；膀胱之脉下入會陰，上至巔，爲諸陽主氣，今溺而膀胱之脉爲氣下泄，輕則不能舉之於上，而上虛，上虛則淅然頭眩；重則虛氣逆上於巔，而爲頭痛。以此之輕重，則可知愈日之遠近也。

夫病有定所，則可言定期，今以百脉之病，流轉無定處，故其證之發現，亦無定期，或未病而見，或數日一月而見。用是以察其病之表裏淺深，出見形狀，如下文之陰陽見者，隨證而救之。故以所列之方觀之，《日華子》謂"百合安心、定膽、益志、養五藏"，爲能補陰也；治產後血狂運，爲能去血中熱也；除痞滿，利大小便，爲能導滌血之瘀塞也。而是證用之爲主，蓋可見瘀積者矣。

若汗之而失者，是涸其上焦津液，而上焦陽也，陽宜體輕之藥，故用知母佐以救之。知母瀉火、生津液、潤心肺。

若下之而失者，則損其陰，瘀血下積。而下焦陰也，陰宜鎮重之劑，故用滑石、代赭佐以救之。滑石開結利竅，代赭除脉中風痹瘀血。

若吐而失者，則損上、中二焦之血。用雞子黃補血佐以救之。

若不經吐、下、發汗，未有所治之失，病形得如初者，但佐之生地黃汁補血涼血。涼則熱毒消，補則新血生；蘊積者，行而自大便出，如黑漆矣。

其一月不解，百脉壅塞，津液不化而成渴者，故用百合洗，則一身之脉，皆得通暢；而津液行，其渴自止；勿食鹽豉，以味鹹而凝血，且走之也。

若渴不差，是中無津液，則以栝樓、牡蠣主之。若變發熱者，乃因脉塞，鬱而成熱，以滑石通利佐之。滑石性涼，又可治熱血之積塞者，自微利而出，故熱除矣。

夫百合病，自見《金匱要略》後，諸方書皆不收，獨朱奉議收之，謂傷寒變成斯疾。此乃病由之一端耳。竊嘗思之，是病多從心生：或因情欲不遂，或因離絕菀結，或憂惶煎迫，致二火鬱之所成。百脉既病，故百體皆不安，所以見不一之病狀。自今觀之，諸方書不收百合病，乃有勞瘵之名，殆將以百合病與勞瘵同形狀，或瘀血積於脉亦同，因而不收，但並其而棄之，深爲可惜。於脉、病救之二法，遂不明於世矣。（卷上）

徐彬曰（《金匱要略論注》）：此言傷寒虛勞之人，都有正氣不能御邪，致浸淫經脉，現證雜亂，不能復分經絡，曰百合病，謂周身百脉皆病。然若有所宗而主之，以致各病而各不能專持其病者。但覺行、住、坐、臥、飲食皆妨，而寒熱、口苦、便赤、吐利雜出，且得藥則劇，身形反如和，毫無可捉摸，而唯其脉微數，似有病邪餘熱輾轉爲患。現證不能食，默默不能臥，似屬陽明；寒熱，口苦，似屬少陽；小便赤，似屬太陽；吐利，似屬三焦府病，未深入藏，故恐邪久留連陽經，搏結於腦，則猝難脫身，而非不治之病。但於溺時而頭痛者，知其深。曰六十日愈，謂月再周而陰勝，則陽邪自平也。頭不痛而淅淅然，則病稍淺矣，快然而頭眩，則邪更淺矣，故愈日以漸而速也。至其病發之先後遠近，無非視內氣並邪蓄之淺深，故曰各隨證治之。乃《千金》曰：其狀惡寒而嘔者，病在上焦也，二十三日當愈；其狀腹滿，微喘，大便堅，三四日一大便，時復小溏者，病在中焦也，六十二日當愈；其狀小便淋瀝而難者，病在下焦也，三十三日當愈。各隨證治之。則知此病，有搏邪在內，而微有三焦之分者，其治法，又當分三焦而和之可知矣。（卷三）

李彣曰（《金匱要略廣注》）：病名百合，以百脉合而成病也。一宗者，宗氣也。人身榮氣出於中焦，宗氣出於上焦，正當膻中發源之處。膻中，任脉穴名，在兩乳間。《難經》云：氣會膻中，是爲上氣海。《針經》云：五穀入胃，其糟粕、津液、宗氣分爲三隧。宗氣積於胸中，出喉嚨以貫心肺而行榮衛，蓋分而爲百脈，合而爲一宗也。百病一宗，悉致其病，則源流上下表裏，無一不病矣。所以致此病者，《內經》云凡傷於寒則爲病熱今之傷寒，古名爲熱病，熱氣遺留不去，伏於脈中，則昏昏默默，凡行臥飲食寒熱，皆有一種虛煩不耐之象，以致熱在上則口苦，熱在下則便赤，逆於上則爲吐，溢於下則爲利也。如有神靈者，以心肺俱病，神魄無所憑依而爲之昏憒也。身形不和而如和者，熱伏於脈而不覺也。脈微數者，熱客脈中而傷榮也。頭者，諸陽之首；膀胱者，太陽之府，溺從此出。太陽經上額交巔，溺則膀胱府虛，陽氣下陷，故經氣亦虛而頭痛也。頭痛者，其病深，故六十日，周一甲子之數始愈。溺時但洒淅怯寒者，表中陽氣尚未虛極，故四十日愈。若溺快然，則太陽經氣已充，但頭眩，則較頭痛爲漸輕，故二十日愈。其證二字指溺時頭痛淅然諸證而言。或未病預見者，謂未經百合病之先，預見溺時頭痛等證也。下三句仿此。各隨證治之，指下文諸治法言。（卷上）

沈明宗曰（《沈注金匱要略》）：蓋詳百脈一宗，悉致其病，乃人身五藏六府，十二經絡，皆致其病。然雖藏府百脈皆病，終不離乎肺主氣，心主血，心營肺衛受邪也。夫營行脈中，衛行脈外，晝日行陽二十五度，夜行陰二十五度，邪氣隨其營衛，流行經脈藏府，朝會氣口，以故見證不一，爲百脈一宗，悉致其病也。若邪氣淫於胸中，連及上脘，則意欲食復不能食。走於肝腎，故常默默，傳入太陰脾胃，故欲臥不能臥，欲行不能行，邪去於胃，飲食或有美時。壅抑胃氣不伸，則不欲聞食臭時。熱流於腎，故如寒無寒。虛邪鬱抑心包三焦，故如熱無熱。轉於膽府，則生口苦。流於膀胱，併入小腸，故小便赤。然藥入此藏而邪往彼藏，藥力不能追病。所以諸藥不能治，反傷胃氣，得藥則劇。胃中營衛之氣不和，吐利如有神靈，外無表熱，身形如和。脈微數者，數爲陰虛，微屬氣弱，要知邪正氣血皆虛，纏綿爲病矣。以上諸證，非一日盡現，是數十日移易而見證。若始起於肺，遺與膀胱，則子母之氣合病。然膀胱之氣下達則溺，而溺時邪鬱於巔，不能下達，故每溺時頭痛。然膀胱太陽屬寒水之經，當以地六成之之數定期，則當六日氣更轉過一藏，應當六十日，終於五藏六府。故頭痛者，六十日愈。若邪氣積於肺之皮毛，而溺時通泄肺氣，故淅淅然。因肺之經脈而不上頭，故溺時頭不痛，但洒洒然矣。以地四生金之數應之，四日氣更轉過一藏，當行四十日，終於五藏六府，故頭不痛而淅淅然者，四十日愈。若邪鬱心包，而木火通氣，邪並於肝，故作頭眩。溺時則小腸之氣下通，而心氣亦通，故溺時快然。以地二生火之數應期，二日氣更轉過一經，是當二十日，終於五藏六府。故快然於胸中。曰愈者，寒邪未入藏府，所以病而易退，或初起有寒無寒，後只如熱無熱，故四五日而出此胃脘。治感冒六淫之病，以汗吐下虛其正氣，餘邪藏伏營衛之中，故二十日、一月後見病，是當隨證治之。（卷三）

尤怡曰（《金匱要略心典》）：百脈一宗者，分之則爲百脈，合之則爲一宗。悉致其病，則無之非病矣，然詳其證，意欲食矣，而復不能食；常默然靜矣，而又躁不得臥；飲食或有時美矣，而復有不用聞食臭時；如有寒如有熱矣，而又不見爲寒不見爲熱；諸藥不能治，得藥則劇吐利矣，而又身形如和。全是恍惚去來，不可爲憑之象。惟口苦、小便赤、脈微數，則其常也。所以者何？熱邪散漫，未統於經，其氣遊走無定，故其病亦去來無定。而病之所以爲熱者，則徵於脈，見於口與便，有不可掩然者矣。夫膀胱者，太陽之府，其脉上至巔頂，而外行皮膚。溺時頭痛者，太陰乍虛，而熱氣乘之也；淅然快然，則遞減矣。夫乍虛之氣，溺已即復，而熱淫之氣，得陰乃解。故其甚者，必六十日之久，諸陰盡集，而後邪退而愈，其次四十日，又其次二十日，熱差減者，愈差速也。此病多於傷寒熱病前後見之。其未病而預見者，熱氣先動也；其病後四五日，或二十日，或一月見者，遺熱不去也。各隨其證以治，具如下文。（卷上）

陳念祖曰（《金匱要略淺注》）：论曰：百合病者，分爲百脉合爲一宗，無經絡可別，悉致其病也。第見其證，意欲食而復不能食，口欲言，而又不言，而常默默，欲卧而又躁，而不能卧，欲行而又懶，而不能行，欲飲食，或有美時，或有不欲聞食臭時，如寒無寒，如熱無熱，口苦，小便赤，諸藥不能治。得藥則劇吐利，如有神靈者。身形如和，以上諸證，全是恍惚去來不可爲憑之象，惟憑之於脉與溺，確知其爲熱。其脉微數，數則主熱也。溺出膀胱，膀胱爲太陽之府，其脉上至巔頂，溺時頭痛者，太陽乍虛，而熱氣乘之也。今每溺時而頭每痛者，乃熱氣之甚者，必六十日之久，月再周而陽氣復，陰氣復而陽邪平，然後乃愈；若溺時頭不痛，淅淅然者，則病稍淺矣，大約四十日可愈；若溺時快然，但頭眩者，則更淺矣，不過二十日可愈。其百合證多於傷寒大病後見之，或未病而預見，熱氣先動也。或病四五日而出，或二十日或一月後見者，遺熱不去也。各隨證治之。

此詳言百合病之證脉也。此證多見於傷寒大病前後，或爲汗吐下失法而變，或平素多思不斷，情志不遂，或偶觸驚疑，猝臨異遇，以致行住坐卧飲食等，皆若不能自主之勢，此病最多，而醫者不識耳。（卷二）

朱光被曰（《金匱要略正義》）：按此證乃心營肺衛交邪。心主百脉，肺主周身之氣化，心爲君主，元首蒙塵，百職爲之叢脞，故百脉一宗，悉致其病，而飲食起居，俱失其常也。肺爲心之華蓋而爲外藩，以御百邪。肺病則如寒無寒，如熱無熱而吐利兼臻也。口苦便赤者，心陽搏結，則膽亦迫熱而流液，且心與小腸爲表裏，小腸禀受肺氣，水源被傷故也。故但於其溺時徵之，以驗其邪之淺深，病之輕重。溺之源發於上焦心與肺，位最高，主頭，邪重則痛，輕則但眩也。其愈期定於六十、四十、二十日者，二藏屬陰，病發於陰，陰之數偶也。治法取乎百合者，蓋欲使明君復辟，必先廓清其建都之地。百合氣最清，入肺，味微苦入心，最能肅清上焦，用以爲君。且以泉水之至清而澄靜者，爲下行之嚮導，用以爲使也。病亦以百合名者，所謂名以義起也。然此證多由誤治所致，故下文各隨其所犯何逆，以定治法。（卷上）

高學山曰（《高注金匱要略》）：百合病者，宗氣血脉，百不合之病也。以百不合之病，而合之以百合，以藥名病，猶云柴胡證、桂枝證之義，故曰百合病也。百脉者，百骸之血脉，就上中下三焦而言；一宗者，一身之宗氣，就心肺之夾空而言。然氣主乎血，血抱乎氣，嘗有夫唱婦隨、君令臣供之妙。若陰血一傷，則其氣自爲渙散，而氣血失合一之用，故悉致其病也。是則氣原無病，所病者，惟是血不足以副之，故見夫若無家、君幾失國之象。下文欲食、欲卧、欲行、欲飲食或有美時，及無寒無熱等一半，俱陽氣未病之候；而不能食、不能卧、不能行，或飲食有不用，而且食聞臭及如熱等一半，俱陰不能爲陽以贊厥成耳。默默，神機以失依而有消阻之狀。口苦者，陽浮於上也；小便赤者，陽陷於下也。藥不對證，故不能治。蓋行諸藥者，以脾胃之陰陽相得，然後能使之內走藏府，外達經表耳。今陽有餘而弛，陰不足而縱，陽弛，故得陽藥則劇吐，陰縱，故得陰藥則劇利也。如有神靈，指預知暗識之類。蓋陰不能宅陽，而魂離神蕩，往往有在家而預知行人之至，靜臥而潛通竊議之言者是也。此條神機不守，爲百合病之最重者。俗解頂上文之得藥吐利爲言，則謬甚矣。身形如和者，陽氣無病之應；脉微數者，陰血乾熱之應。陰短陽長之人，每當溺時，則膀胱一空，而陰氣下流，其陽熱愈浮於上。故頭痛六十日，爲六氣轉換之候。五行之鬼氣，滿則必移，而平氣接之，是爲子制其鬼也，故期其愈。若頭不痛，但淅然及溺快，而但頭眩者，其陰虛陽浮之候，遞減而愈期，亦各較速也。其證，統指欲食至頭眩等證而言，未病而見，謂不因他病而自成百合病者，即下文第五條百合地黃湯證是也。病四五日三項，謂不論新舊，先因他病而致虛陰氣以成此病，即下文二條之百合知母湯、三條之百合滑石代赭湯、四條之百合雞子黃湯等證是也。或有問余者曰：子何以知此證之陽氣無病，但病陰虛而陽自渙散也耶？答曰，以本篇方意知之。諸方中用藥，俱就上中下而峻補其陰，至於氣分，但用百合一味以招來收攝之而已矣。見諸方下，客首肯而去。

葉霖曰（《金匱要略闕疑》）：此等病，或傷寒熱病之後，餘熱未解，或平素多情志不遂，或偶觸驚疑，故有如此見證。脉微數不必治逆而然，此類病非微數，或結，或促，或弱濇，皆當有之。上驗於頭，下驗於溺，太陽爲諸陽主氣，是其經之候。未病而見，是情志內因；病後見，氣血未平，遂成解㑊。《活人書》謂是心肺二經病，亦未確。愈期不可解。（卷上）

嚴鴻志曰（《金匱廣義》）：金匱雜病二十二篇，仲景大都設爲問答，以明因證脉治，而獨於百合病，冠以論曰二字，蓋以百合病係傷寒大病之後餘熱未解、百脉未和而來，其病爲莫可名狀之病，其證爲無可奈何之證，因命名曰百合病，而着爲論，以詳言其脉證也。

百合病，乃百脉一宗，悉致其病，故驗之病者飲食、行臥、寒熱之間，竟有莫得其病之所以然者，藥之加劇，如有神靈，其實乃大病之後，形神皆虛，鬱熱未解之故也。所以其口則苦，其小便則赤，身形如和，而脉則微數，即爲此病之確據矣。若論其愈期，當驗之於溺，溺出膀胱，膀胱爲太陽之府，其脉上至巔頂而絡於腦，溺時頭痛，知熱氣之甚，其愈大約須六十日；溺時頭不痛，但淅淅然者，其熱氣較輕，大約須四十日；溺時快然，但頭眩者，其熱氣更輕，大約須二十日，不過舉其邪熱之輕重而定愈期之遲速耳。雖然，百合證或竟有未病而預見者，或病四五日而出，或二十日或一月後見者，均未可知，要在隨證治之耳。

程雲來云：頭者，諸陽之首，溺則陽氣下施，頭必爲之搖動，曷不以老人小兒觀之，小兒血氣未足，腦髓不滿，溺將出，頭爲之搖，老人血氣衰，肌肉濇，腦髓清，故溺出時，不能射遠，將完必濕衣，而頭亦爲之動。由此觀之，溺出頭之痛與不痛可以驗邪之淺與深矣。（卷一）

陸淵雷曰（《金匱要略今釋》）：默默，他本皆作默然。百合病，前人無確解。百脉一宗，悉致其病，則全身無適而非病矣。然所舉證候，自意欲食以下至脉微數，皆是恍惚去來，不可爲憑之象。惟口苦、小便赤、脉微數，知其病屬熱。其實是神經衰弱之一種。西醫言神經衰弱之原因，可分先天、後天兩種，兩親嗜酒，高齡結婚，醋醉行房，或受胎時有重病，如梅毒、肺癆、癌腫等，則所生子女易患神經衰弱，是爲先天素因。精神過勞，苦心焦慮，爲神經衰弱之重大原因，是爲後天原因。此外則煙酒、鴉片、手淫、房勞，及傷寒、流行性感冒、梅毒、內藏下垂、生殖器病等，亦往往誘發此病。其證狀甚有出入，最普通者爲失眠、健忘、思考力退減、食欲不振，或善飢、頭痛、眩暈、耳鳴、眼花、心悸等。而精神異常尤爲本病之特徵，其人衣着態度，言談舉止，往往有特異情狀。若持續既久，則性情亦變，視一切事皆不當意，常責望人之寬諒，已則絕不能寬諒人，甚或破壞人之歡樂以爲快，焦勞憂慮，至於自殺者有之。

今所謂神經衰弱者，包括精神上一切神經官能病而言。中醫古書則以證狀及治療法，分屬於數種病名。其精神異常之病屬心病；苦心焦慮之病屬肝病；有先天素因，及得之手淫房勞者，屬虛勞。惟傷寒熱病後神經衰弱者，爲百合病。中西病名，固大多數不能對照，不特神經衰弱與百合病也。

何以知百合病起於傷寒熱病也？《千金》云：百合病者，皆因傷寒虛勞大病已後，不平復，變成斯病。是即西醫所謂傷寒、流行性感冒所引起之神經衰弱也。西醫治神經衰弱，謂原因不除者，畢生莫治，百合病是熱病餘波，當不若一般神經衰弱之難愈。然以溺時頭痛與否，預斷愈期，其理竟不可解。《千金》亦云：其狀惡寒而嘔者，病在上焦也。二十三日當愈，其狀腹微喘，大便堅，三四日一大便，時復小溏者，病在中焦也。六十三日當愈。其狀小便淋瀝難者，病在下焦也，三十三日當愈。其證或未病而預見云云。證謂神經衰弱證，諸病字，指傷寒熱病也。（卷一）

原文 百合病，發汗後者，百合知母湯主之。（二）

百合知母湯方

百合七枚，擘　知母三兩，切

上先以水洗百合，漬一宿，當白沫出，去其水，更以泉水二升，煎取一升，去滓；別以泉水二升煎知母，取一升，去滓，後合和，煎取一升五合，分溫再服。

徐彬曰（《金匱要略論注》）：十二經絡，皆朝宗於肺，而氣口成寸，乃仲景注百合病云"百脉一宗，悉致其病"。豈非謂百脉之病，無可名狀，一宗於肺而爲病乎。百合者，味甘平，微苦色白，陽中之陰，補肺藥也。觀其用之爲主，而即以百合名病，則仲景因肺爲治之意，不更曉然乎。然不明言肺，何也？蓋百合病，乃傷寒餘邪留連陽經，而浸淫於各府之陰，無正氣以統之，各自爲病，互相牽引，若出一宗，而現證無一是肺，則知病雖不在肺，而肺之治節即實不行矣。肺爲華蓋，五藏之長，且主周身之氣，故宜主此爲治。故以百合之夜合屬陰，色白歸肺，瓣瓣相附，無往不合者，補肺之正氣，以合於他藏而理其滯者爲主。其在汗後者，汗過傷陽，陽虛熱鬱，不可攻補，故以百合同知母之保肺清胃而滋腎者，以養其陰，加之泉水以清其熱，而陽邪自化也。其在下後者，下多傷陰，虛邪在陰，陰虛火逆，攻補無益。故以百合同滑石之走竅，代赭之鎮逆者，

以通陽氣，加之泉水以瀉陰火，而陰氣自調也。（卷三）

李彣曰（《金匱要略廣注》）：前節云各隨證治之，此節以下，皆隨證治之之法也。病名百合，即以百合治之，前哲俱未發明，今以臆解之，實有至理存焉。蓋古人用藥治病，有因其名而治之者，如治風用防風，生產用益母草之類是也；有因其形而治之者，如川楝子、荔枝核治疝，胡桃肉、沙苑蒺藜補腎，大腹皮治腹脹之類是也。可見醫者意也，皆因名與形之相類而以意使之者也。今病名百合，藥亦名百合，其名同也，瓣瓣合成，猶如心肺，其形同也。心形如未敷蓮花，中有七孔三毛，通天真之氣。肺形六葉兩耳，四垂如蓋，中有二十四孔，以分佈諸氣。二藏形皆如百合。況百合氣味甘寒，入心肺二經。本草稱其有清心安神、保肺益氣之功，則以之治百合病，乃仲景至精至巧之治，神而明之者也。但其熱在脉，而不在皮毛，發汗則陰氣即虛，復亡津液，知母入肺經而滋陰清熱，以肺合皮毛，汗從皮毛中出則肺虛，故加知母以潤肺也。（卷上）

魏荔彤曰（《金匱要略方論本義》）：百合病用百合，蓋古有百合病之名，即因百合一味而瘳此疾，因得名也。如《傷寒論》條內云太陽病桂枝證，亦病因藥而得名之義也。後人見"百脉一宗"四字及列證龐雜，似乎百端湊合之病矣，不知一氣爲病而一藥爲治，無取乎岐雜之見也。《本草》：百合甘平無毒，主邪氣。氣病則正氣爲邪氣，治其氣而邪氣復爲正氣矣。他山取石，所以攻玉，去其瑕而瑜自全矣，非二物也。又云：利大小便，補中益氣。此百合病中所以爲主藥也。氣之爲病無二義，非實而不順，即虛而不足，今一物而兼順利與補益，則有餘之實，邪氣可泄，而不足之虛，正氣可充，道一以貫之君子多乎哉？若夫於一物之中有增減者，則原文所謂隨證治之者也，且不必拘執而可爲變通者。惟百合一味爲君主，乃仲景大經大法之昭垂，不可妄爲移易焉。其中用知母佐之者，以清肺經之熱，能助百合泄邪氣得宣通，而補正氣無膠滯也，故以爲第一方。（卷上）

尤怡曰（《金匱要略心典》）：人之有百脉，猶地之有眾水也，眾水朝宗於海，百脉朝宗於肺，故百脉不可治，而可治其肺。百合味甘平微苦，色白入肺，治邪氣，補虛清熱，故諸方悉以之爲主，而隨證加藥治之，用知母者，以發汗傷津液故也。（卷上）

吳謙曰（《醫宗金鑒》）：百合病不應汗而汗之，不解者，則致燥。以百合知母湯主之者，清而潤之也。（卷十九）

黃元御曰（《金匱懸解》）：百合之病，即其溺時頭痛觀之，是病在氣分也。主氣者肺，肺朝百脉，百脉之氣，受之於肺，一呼則百脉皆昇，一吸則百脉皆降。呼吸出入，百脉關通，是以肺病則百脉皆病。肺氣清明，則神思靈爽，甘寢飽食。肺氣不清，則鬱悶懊憹，眠食損廢矣。是宜清肺，肺氣清和，百脉自調，而其由來非一，則用法不同。若得於發汗之後者，是汗亡肺津，金被火刑也。百合知母湯，百合清肺而生津，知母涼金而瀉火也。（卷六）

朱光被曰（《金匱要略正義》）：可見此病多由誤治所致也。誤汗則傷上焦，誤下則傷下焦，誤吐則傷中焦。汗乃心液，汗出營虛，君火必致燔灼，則肺焦液枯，不可不慮，故以知母之苦寒清降者，以輯心寧肺，燥焰自熄也。下後藏陰虧損，下焦厥氣，必致上逆，肺胃之氣益傷，故以代赭鎮逆氣，滑石宣清竅，佐百合以廓清餘邪也。吐傷中焦之精氣，胃汁耗，則藏陰俱燥，故用雞子黃和潤中州，以除燥氣，而後百合得展其清養之功也。俱用泉水煎者，法取澄清流而弗滯之義。（卷上）

陳元犀曰（《金匱方歌括》）：百脉俱朝於肺，百脉俱病，病形錯雜，不能悉治，只於肺治之。肺主氣，氣之爲病，非實而不順，即虛而不足。百合能治邪氣之實，而補正氣之虛；知母入肺金，益其水源，下通膀胱，使天水之氣合，而所傷之陰轉則其邪從小便出矣。若誤汗傷陰者，汗爲陰液，陰液傷，故以此湯維其陽，維陽即所以救陰也。

王晉三云：本文云百脉一宗，明言病歸於肺。君以百合甘涼清肺，即此可療此疾，再佐以各經清解絡熱之藥，治其病所從來；當用先後煮法，使不悖於手足經各行之理；若誤汗傷太陽者，溺時頭痛，以知母救肺之陰，使膀胱水府知有母氣，救肺即所以救膀胱，是陽病救陰之法也。（卷一）

高學山曰（《高注金匱要略》）：百合病發汗後者，猶言發汗之後，因而成百合病也。發汗，則心肺之陰液大傷，而上焦神氣有懶散不完之象，故見首條諸證。知母滋陰清熱，善走肝腎。肝爲心之母，腎爲肺之子，合子母而兩補心肺之陰精。然後以形象心肺，瓣瓣朝宗之百合，收攝其神氣而抱攬之，則知母滋陰以調百脉。百合斂陽以歸一宗，針鋒逼對矣。先必別煎者，各完其性也。然後合和者，相與有成也。煎用泉水者，取其上泛而流長。蓋上泛之性歸宗，流長之性貫脉也。

曹穎甫曰（《金匱發微》）：太陽寒水，由三焦下達膀胱爲溺，由腎陽蒸化膀胱，外出皮毛爲汗，故溺與汗爲一源。寒水下陷，輕則爲蓄水，重則爲蓄血。汗之由肺出皮毛者，屬水分；由脾出肌腠者，屬血分，故血與汗爲同體。營爲血之精，行於脉中；衛爲水之精，行於脉外。人一身之水，藉血熱而化氣，故肌腠孫絡溫而後皮毛固，一身之血，得水液而平燥，故三焦水道通，而後血海濡。今以方治爲標準，可知病之輕重。汗傷肺陰者，治以百合知母湯，但滋肺陰已足，下後水液下出大腸。由藏病累及藏陰，熱濕逗留爲病，則治以百合滑石代赭湯。吐後液虧，陽氣上冒，累及主脉之心藏而怔忡不寧，或至不能卧寐，則治以百合雞子黃湯，此其易知者也。惟不經吐、下、發汗，而見百脉俱病，自來注家未有知其病由者。陳修園知其病在太陽，不能從傷寒太陽篇悟到太陽之變證。黃坤載識爲瘀濁在裏，不能定瘀濁之名，識病而不能徹底，非所以教初學也。予以爲此證直可決爲太陽標熱內陷，蒸成敗血之證，故方治用百合七枚以清肺，用生地黃汁一升以清血熱（一升約今一大碗，須鮮生地半斤許）。血熱得生地黃汁之清潤，則太陽標熱除，敗血以浸潤而當下，觀其分溫再服，大便如漆，可爲明證矣（按陽中本無血，惟熱鬱蒸腐陰絡乃有之，此亦利下膿血之類，觀於病蓄血者，大便必黑，於此證當可了解）。（卷之一）

原文 百合病，下之後者，滑石代赭湯主之。（三）

滑石代赭湯方

百合七枚，擘　滑石三兩，碎，綿裹　代赭石如彈丸大一枚，碎，綿裹

上先以水洗百合，漬一宿，當白沫出，去其水，更以泉水二升，煎取一升，去滓；別以泉水二升，煎滑石、代赭，取一升，去滓，後合和重煎，取一升五合，分溫服。

李彣曰（《金匱要略廣注》）：熱在脉而不在府，下之則熱邪入裏，協熱遂利而下焦不固，故加滑石之分利者，泌水穀以分陰陽，代赭石之重濇者，鎮下焦而固虛脫。（卷上）

魏荔彤曰（《金匱要略方論本義》）：至下之後，不用知母，而以滑石代赭湯主之者，以重墜之品，隨下藥之勢，使邪氣自下泄也。用代赭石之濇，濇大便也；用滑石之滑，利小便也；知母清肺，治氣化之源；滑石利水，治氣化之流也；又以赭石杜塞岐路，不使正氣旁泄也，無非助百合爲理者也。（卷上）

尤怡曰（《金匱要略心典》）：百合病不可下而下之，必傷其裏，乃復以滑石、代赭者，蓋欲因下藥之勢，而抑之使下，導之使出，亦在下者引而竭之之意也。（卷上）

吳謙曰（《醫宗金鑒》）：百合病不應下而下之，不解者，則怯中。以滑石代赭湯，清而鎮之也。（卷十九）

黃元御曰（《金匱懸解》）：百合病，得於下之後者，是以傷中氣，濕動胃逆，肺鬱而生熱也。滑石代赭湯，百合清金而瀉熱，滑石、代赭滲濕而降逆也。（卷六）

陳元犀曰（《金匱方歌括》）：誤下者，其熱必陷，熱陷心傷下焦之陰，故以百合清補肺金，引動水源；以代赭石鎮離火，而不使其上騰；以滑石導熱氣，而能通水府，則所陷之邪從小便而出，自無灼陰之患矣，此即見陽救陰法也。

王晉三云：誤下傷少陰者，溺時淅然，以滑石上通肺，下通太陽之陽，恐滑石通府利竅，仍蹈出汗之弊，乃復代赭石重鎮心經之氣，使無汗泄之虞，是陰病救陽之法也。（卷一）

高學山曰（《高注金匱要略》）：百合病下之後者，猶言因下後而成百合病也。下後，則脾與肝腎之津液大傷，而下焦神氣有懶散不完之象，故見首條種種等證也。滑石甘寒鎮重，甘能聚氣，寒能養陰，鎮重則能令招攝神氣之百合，下斂三陰散亡之氣，分別水穀，又其治下後之餘事也。下後必多陰氣上逆，故加代赭以鎮之耳。

原文 百合病，吐之後者，百合雞子湯主之。（四）
百合雞子湯方
百合七枚，擘　雞子黃一枚
上先以水洗百合，漬一宿，當白沫出，去其水，更以泉水二升，煎取一升，去滓；勻，煎五分，溫服。

徐彬曰（《金匱要略論注》）：吐傷元氣，而陰精不上奉。故百合病，在吐後者，須以雞子黃之養陰者，同泉水以滋元陰，協百合以行肺氣，則氣血調而陰陽自平。（卷三）

李彣曰（《金匱要略廣注》）：吐則傷胃，雞子黃純是血液所成，能養胃氣，以病邪在脉，脉者血之府，欲其入血分以和脉也。（卷上）

沈明宗曰（《沈注金匱要略》）：此吐後變病之方也。吐傷胸胃之陽，津液亦傷，微邪以隨衛氣流行而成百合病也。故用泉水同百合，專清肺氣之熱；雞子黃同泉水，清熱

而補胸膈陽中之陰。俾陰陽和而邪自散，病則解。正謂病發於陽，以陰法救之之證也。（卷三）

魏荔彤曰（《金匱要略方論本義》）：其誤吐之後，用雞子黃者，佐百合以補陰。吐則傷陰，補之以救誤，而百合治氣如故也。（卷上）

尤怡曰（《金匱要略心典》）：本草雞子安五藏，治熱疾，吐後藏氣傷而病不去，用之不特安內，亦且攘外也。（卷上）

吳謙曰（《醫宗金鑒》）：百合病不應吐而吐之，不解者，則虛中。以百合雞子湯，清而補之也。（卷十九）

陳元犀曰（《金匱方歌括》）：吐後傷中者，病在陰也。陰傷，故用雞子黃養心胃之陰，百合滋肺氣，下潤其燥。胃爲肺母，胃安則肺氣和而令行，此亦用陰和陽，無犯攻陽之戒。

王晉三云：誤吐傷陽明者，以雞子黃救厥陰之陰，以安胃氣。救厥陰，即所以奠陽明，救肺之母氣，是亦陽病救陰之法也。（卷一）

高學山曰（《高注金匱要略》）：百合病吐之後者，猶言因吐後而成百合病也。吐後，則脾胃之陰液大傷，而中焦神氣有懶散不完之象，故見首條種種諸證也。雞蛋黃，血液渾金，且色黃而居中，爲大補土液之聖藥，能使百合收攝中宮之氣，聚爲一宗，故主之。

原文 百合病，不經吐、下、發汗，病形如初者，百合地黃湯主之。（五）

百合地黃湯方

百合七枚，擘　生地黃汁一升

上先以水洗百合，漬一宿，當白沫出，去其水，更以泉水二升，煎取一升，去滓，內地黃汁，煎取一升五合，分溫再服。中病，勿更服，大便當如漆。

徐彬曰（《金匱要略論注》）：既不經吐、下、發汗，則無傷陰傷陽之可慮，但病形如初。初者，即《傷寒論》所謂太陽病是也。如初不解，是陽經之困極，而陰氣亦耗竭矣。心爲五藏之主，故以生地之涼血補心者，同百合、泉水養陰，以化其陽經之久邪。（卷三）

李彣曰（《金匱要略廣注》）：百合病，不經汗吐下，未免熱鬱血脉中而不散，生地黃甘寒，入心經，能養脉涼血，所謂潤經益血，復脉通心也。大便如漆，則瘀血行而積熱解矣。（卷上）

沈明宗曰（《沈注金匱要略》）：此未病而預見之方也。不經吐下發汗而病形如初，乃始起病時。就顯如寒無寒，如熱無熱，是因氣血素虛受邪，以隨經脉流行藏府，而現諸證。若拘證治證，則藥至此而邪往於彼，必無取效。矧不因吐下發汗而得，是無偏陰偏陽之可責，不必守其經證而治，但和心營肺衛之病源，俟源清則病自退。故用百合味苦氣涼入肺，以清氣熱；生地黃入心補血而涼血熱，同泉水補陰而抑陽，使陰陽和，而積熱並瘀血自從大便而去，故曰當如漆也。（卷三）

尤怡曰（《金匱要略心典》）：此則百合病正治之法也。蓋肺主行身之陽，腎主行身之陰。百合色白入肺，而清氣中之熱；地黃色黑入腎，而除血中之熱。氣血既治，百脉俱清，雖有邪氣，亦必自下。服後大便如漆，則熱除之驗也。《外臺》云：大便當出黑沫。（卷上）

吳謙曰（《醫宗金鑒》）：百合一病，不經吐、下、發汗，病形如初者，是謂其病遷延日久，而不增減，形證如首章之初也。以百合地黃湯，通其百脉，涼其百脉。中病勿更服，恐過服生地黃，大便當如漆也。

〔集解〕程林曰：百合花葉皆四向，故能通達上下四旁，其根亦眾瓣合成，故名百合，用以醫百合病也，有以夫。

高世栻曰：百合色白味甘，手太陰之補劑也。其花晝開夜合，如氣之日行於陽，夜行於陰，司開闔，以榮衛和陰陽。（卷十九）

黃元御曰（《金匱懸解》）：百合病，不經吐、下、發汗，病形如初者，瘀熱淫蒸，敗濁未泄。百合地黃湯，百合清金而除煩熱，地黃瀉胃而下瘀濁也。（卷六）

陳念祖曰（《金匱要略淺注》）：百合病不經吐、下、發汗，病形如初者，即所謂未病預見是也。此固熱氣先動，以百合地黃湯主之。然亦有太陽病久久不愈，始終在太陽經者，亦用此湯。（卷二）

陳元犀曰（《金匱方歌括》）：病久不經吐、下、發汗，病形如初者，是鬱久生熱，耗傷氣血矣。主以百合地黃湯者，以百合苦寒清氣分之熱，地黃汁甘潤泄血分之熱，皆取陰柔之品以化陽剛，為泄熱救陰法也。中病者，熱邪下泄，由大便而出矣，故曰如漆色。（卷一）

高學山曰（《高注金匱要略》）：百合病不經吐下發汗者，猶言不因吐、下、發汗而成百合證也。病形如初，具首節全證之謂，不因汗、吐、下之誤治，而自成其證，則其人之上、中、下三焦，陰液皆虛，陽氣以無偶而參錯故也。生地黃體直味重，氣厚液全，通補三焦十二經之血脉，用汁一升，以為之主。而令完神聚氣之百合為佐，是補百脉而通其氣，以輔一宗也。中病勿更服，恐地黃甘寒之性，過傷陽氣也。大便如漆，所以驗中病之法。蓋液短者，則地黃之汁滲走百脉，故大便無所見。大便如漆，則百脉不受地黃而自下，故知中病也。時解謂瘀血行下，未是。

陸淵雷曰（《金匱要略今釋》）：百合病醫案，所見甚少。石頑此案，亦未以百合竟全功。其論病情，皆悠謬不可為訓，錄之以備參考而已。至此媼之病，當於桂枝加龍骨牡蠣湯、桂枝去芍藥加蜀漆龍骨牡蠣湯、桂枝甘草龍骨牡蠣湯、茯苓桂枝白术甘草湯、茯苓桂枝甘草大棗湯，諸方中擇其適當者用之。

張璐曰：石頑治內翰孟端士尊堂太夫人，因端士職任蘭臺，久疏定省，兼聞稍有違和，虛火不時上昇，自汗不止，心神恍惚，欲食不能食，欲臥不能臥，口苦，小便難，溺則洒淅頭暈，自去歲迄今，歷更諸醫。每用一藥，輒增一病。用白术則窒塞脹滿，用橘皮則喘息怔忡，用遠志則煩擾悶熱，用木香則腹熱咽乾，用黃耆則迷悶不食，用枳殼則喘欬氣乏，用門冬則小便不禁，用肉桂則顱脹欬逆，用補骨脂則後重燥結，用知、蘗則小腹枯癃，用芩、梔則臍下引急，用香薷則耳鳴目眩，時時欲人扶掖而走，用大黃則臍下築築，少腹愈覺收引，遂致畏藥如蠍，惟日用人參錢許，入粥飲和服，聊藉支撐。交春，虛火倍劇，火氣一昇，則周身大汗，神氣駸駸欲脫，惟倦極少寐，則汗不出而神思稍寧。覺後少頃，火氣復昇，汗亦隨至，較之盜汗迥殊。直至仲春中澣，邀石頑診之，其脉微數，而左尺與左寸倍於他部，氣口按之似有似無。診後，款述從前所患，併用藥轉劇之由。石頑曰：此本平時思慮傷脾，脾陰受困，而厥陽之火盡歸於心，擾其百脉致病，病名百合。此證惟仲景《金匱要略》言之甚詳，本文原云諸藥不能治，所以每服一藥，輒增一病。惟百合地黃湯爲之專藥。奈病久，中氣虧乏殆盡，復經藥誤而成壞病。姑先用生脉散加百合、茯神、龍齒，以安其神。稍兼萸、連以折其勢。數劑稍安，即令勿藥，以養胃氣。但令日用鮮百合煮湯服之，交秋天氣下降，火氣漸伏，可保無虞。迨後仲秋，端士請假歸省，欣然勿藥而康。後因勞心思慮，其火復有昇動之意，或令服左金丸而安。嗣後稍覺火炎，即服前丸。第苦燥之性，苦先入心，兼之辛燥入肝，久服不無反從火化之虞。平治權衡之要，可不預爲顧慮乎。（卷一）

原文 百合病，一月不解，變成渴者，百合洗方主之。（六）
百合洗方
上以百合一升，以水一斗，漬之一宿，以洗身。洗已，食煮餅，勿以鹽豉也。

徐彬曰（《金匱要略論注》）：渴有陽渴，有陰渴。若百合病一月不解，而變成渴，其爲陰虛火熾無疑矣。陰虛而邪氣蔓延，陽不隨之而病乎。故以百合洗其皮毛，使皮毛陽分得其平，而通氣於陰，即是肺朝百脉，輸精皮毛，使毛脉合精，行氣於府之理。食煮餅，假麥氣以養心液也。勿食鹽豉，恐傷陰血也。（卷三）

李彣曰（《金匱要略廣注》）：熱伏脉中，久則消鑠津液，故變成渴，煮百合洗之，則血脉充暢，津液流通而渴止矣。

按：百合病成渴者，心火上炎，肺金銷鑠也，然肺合皮毛而主氣，故洗皮毛而氣通。心合血脉，食麵餅者，以麥入心經，心血既充，則脉病自解矣。勿以鹽豉者，因病在血脉，經云鹹走血，血病無多食鹽是也。豉味苦而上通，氣多發越，能令人吐。又按：作豉法，雜薑、椒、鹽、醋，醋味酸斂，鹽味走血，薑、椒辛烈散氣也。（卷上）

沈明宗曰（《沈注金匱要略》）：此病久不解，變渴之方也。一月不解，邪火偏熾而鬱於胃，消耗津液，肺胃熱燥，所以變渴。邪氣不隨營衛流行，痹着胃中，又非百合病之常治矣。病雖在胃，始終百脉一宗而爲治法之綱，故用百合漬蒸漿洗皮，用以清氣血統領之師，而助清肅之令，乃調肺府，俾邪氣不入，諸證自瘳。食以煮餅，而調養其胃，勿以鹽豉，恐其引入血分故也。（卷三）

魏荔彤曰（《金匱要略方論本義》）：其一月不解，變成渴者，以百合洗之，不惟補其氣，而且潤其燥也。皮毛主肺，潤皮毛，正所以潤肺耳。（卷上）

吳謙曰（《醫宗金鑒》）：百合病本不渴，今一月不解，變成渴者，外以百合湯浸洗其身，通表瀉熱；內食煮餅，勿以鹽豉，不致引飲，而渴自止也。（卷十九）

丹波元簡曰（《金匱玉函要略輯義》）：《總病論》云：煮餅，是切麵條，湯煮水淘過，熱湯漬食之。《活人書》注云：煮餅，即淡熟麵條也。張師正《倦遊錄》云：凡以面爲食煮之，皆謂湯餅。（卷一）

陳元犀曰（《金匱方歌括》）：皮毛爲肺之合，洗其外，亦所以通其內也；又食煮餅者，假麥氣、穀氣以輸津；勿以鹽豉者，恐鹽味耗水以增渴也。（卷一）

高學山曰（《高注金匱要略》）：百合病爲宗氣渙散之證。氣散則陰液與之俱散而爲汗者，理也。況一月不解之久，其變成渴也宜矣。以百合之收攝真氣者，漬水以洗之，則外散之氣內抱，而陰液得全，渴將自止矣。麥形象心，爲少陰之穀，性能聚液，故可作煮餅爲食也。鹽能令器津泄，非洗毛竅以收津氣者之所宜，故戒食鹽也。豉爲養性之味，鹽豉且戒，況其他乎？

曹穎甫曰（《金匱發微》）：病至一月不解，則肺陰傷於裏而皮毛不澤，脾陽停於裏而津液不生，內外俱燥，遂病渴飲，此非水氣停蓄，阻隔陰液而不能上承，不當用豬苓、五苓之方治治之。仲師主以百合洗方，洗已，食以不用鹹豉之蒸餅，其意與服桂枝湯後之啜熱粥略同。蓋食入於胃，營氣方能外達，與在表之衛氣相接，然後在表之藥力乃得由皮毛吸入肺藏，而燥熱以除，所謂營衛和則愈也，其不用鹹豉，以百脉既病，不當走血故也。（卷之一）

原文 百合病，渴不差者，栝樓牡蠣散主之。（七）

栝樓牡蠣散方

栝樓根　牡蠣熬，等分

上爲細末，飲服方寸匕，日三服。

徐彬曰（《金匱要略論注》）：渴不差，是雖百合湯洗而無益矣。明是內之陰氣未復，由於陽亢也。故以栝樓根清胸中之熱，牡蠣清下焦之熱，與上平陽以救陰同法。但此從其內治耳，故不用百合而作散。（卷三）

李彣曰（《金匱要略廣注》）：渴不差者，血虛內熱也，栝樓根能撤熱生津，牡蠣水族，鹹寒入腎經，腎屬水，張元素謂牡蠣壯水之主以制陽光，則渴飲不思是也。（卷上）

沈明宗曰（《沈注金匱要略》）：此用洗方，渴不差而出方也。洗方乃獨調肺胃受邪。此母病子亦病，邪連下焦，腎與膀胱氣熱水虧，因氣鬱不舒而上熱不散，故洗之而渴不差。更用栝樓根清肺止渴而生腎水，牡蠣收陰補腎，又瀉膀胱之熱，俾子母相生，陰長陽消，渴自止矣。（卷三）

尤怡曰（《金匱要略心典》）：病變成渴，與百合洗方而不差者，熱盛而津傷也。栝樓根苦寒，生津止渴，牡蠣鹹寒，引熱下行，不使上爍也。（卷上）

朱光被曰（《金匱要略正義》）：用百合洗法，而渴不差，是非獨肺燥熱，而且下焦之陰火上炎，故取用苦鹹法，以直清陰分，花粉滌上焦之熱，牡蠣降陰火之逆。其不用百合者，謂已用過洗法也。（卷上）

陈元犀曰（《金匮方歌括》）：洗後而渴不差，是内之陰氣未復；陰氣未復，由於陽氣之亢。故用牡蠣以潛其陽，栝樓根以生其津，津生陽降，而渴愈矣。（卷一）

高學山曰（《高注金匮要略》）：不差，承上文而言，用百合洗方，而渴仍不解之謂。洗之而渴不差，是中焦之營陰渙散，不能上供喉舌而陽獨亢之應。牡蠣靜藏水底，有收攝真壬之象。栝樓滋陰清熱，且根性上蔓，是又昇其清潤於廉泉舌本者。加之服以米飲，則引入胃中，而胃液立起，其主之也，不亦宜乎。

曹穎甫曰（《金匮發微》）：百合洗方，所以潤肺主之皮毛，以肺藏張翕之氣原自與皮毛之張翕相應，易於傳達。譬之百川赴海，一區所受，萬派同歸。又懼其未也，更食煮餅以助脾陽，使裏氣外出，引藥力內漬肺藏，而其渴當差。其不差者，必浮陽上昇，肺藏之受灼特甚也。栝樓根清潤生津，能除肺胃燥熱而濡筋脉，觀柔痙用栝樓桂枝湯可知。牡蠣能降上出之浮陽，觀傷寒柴胡龍牡救逆湯可知。合二味以爲方治，既降浮陽，又增肺液，渴有不差者乎？然必杵以爲散者，則以病久正氣不支，藥當漸進也。試觀久飢之人，驟然飽食則死，徐飲米湯則生，可以知用藥之緩急矣。（卷之一）

> **原文** 百合病，變發熱者，*一作發寒熱。*百合滑石散主之。（八）
> 百合滑石散方
> 百合一兩，炙　滑石三兩
> 上爲散，飲服方寸匕，日三服。當微利者，止服，熱則除。

徐彬曰（《金匮要略論注》）：仲景嘗謂發於陽部，其人振寒而發熱，則知變發熱者，内熱不已，淫於肌膚，而陽分亦熱。故以滑石清腹中之熱，以和其内而平其外，兼百合壯肺氣以調之。不用泉水，熱已在外，不欲過寒傷陰，故曰當微利，謂略疏其氣，而陰平熱則除也。（卷三）

沈明宗曰（《沈注金匮要略》）：此邪鬱肺氣爲病也。邪滯肺氣，壅逆不流，故變發熱。方用百合，獨清肺氣之熱；滑石甘涼，以利諸竅，使膀胱與肺子母氣和，上通下達，便當微利，邪從膀胱而去，熱自除矣。（卷三）

尤怡曰（《金匮要略心典》）：病變發熱者，邪聚於裏而見於外也。滑石甘寒，能除六府之熱。得微利，則裏熱除而表熱自退。（卷上）

吳謙曰（《醫宗金鑒》）：百合病，如寒無寒，如熱無熱，本不發熱，今變發熱者，其内熱可知也，故以百合滑石散主之。其微利，熱從小便而除矣。（卷十九）

高世栻曰：滑石亦名液石，又名礜石，石之脂膏也。主治身熱，泄澼，利小便。

朱光被曰（《金匮要略正義》）：上一條變成渴，陽邪内擾而劫陰。此則變發熱，是邪已向外，止鬱蒸於皮膚腠理。故以滑石助百合，清泄上焦之表熱，俾鬱邪即從清竅而出，故曰微利止服也。其不用泉水者，以熱已向外，不必更清裏也。（卷上）

陈元犀曰（《金匮方歌括》）：百合病原無偏熱之證，變發熱者，内熱充滿，淫於肌膚，非如熱之比。主以百合滑石散者，百合清金瀉火降逆氣，從高源以導之；滑石退表裏之熱，利小便；二味合爲散者，取散以散之之義，散調絡脉於周身，引内外之熱氣，

悉從小便出矣。（卷一）

高學山曰（《高注金匱要略》）：膀胱之化機不運，則陽熱由小腸而上浮胸膈，故上條見渴證。又從胸膈而外浮於表分，故此條見熱證也。滑石分理陰陽，爲中下二焦清利之品，配百合以收攝其氣，則水道下泄而陽熱自除矣。微利，即止服，陰虛不得過以分消傷津液也。

首條言本證曰欲飲食，或有美時，或有不用，是百合病原無渴證。又曰如熱無熱，是百合病原無熱證，則前條之渴，此條之熱，俱因一月不解變出，故兩曰變成也。

曹穎甫曰（《金匱發微》）：人體之府藏，清陽內涵則涼，濁陰內蘊則熱。傷寒傳陽明，由於胃濁失降，其明證也。百合病內藏雖燥，其初固無表熱。變熱者，久鬱而生熱也。此證陽氣與陰液俱虛，腸胃初無宿食，欲去鬱熱，三承氣湯俱非所宜，白虎、竹葉石膏雖能清熱，而不能疏其瘀滯。仲師立方，用百合滑石散。滑石劑量三倍於百合，百合以潤燥，滑石以清熱，石質重滯，取其引熱下行，但使服後微利，其熱當除，所以用散者，亦因病久正虛，不宜湯劑也。（卷之一）

陸淵雷曰（《金匱要略今釋》）：百合七方，證候不完具，方意亦不甚可解。日本醫生自東洞以下，皆置而不論，殆未經試效也。郭白雲云：仲景以藥之百合治百合病，與《神農經》主治不相當。《千金》難曉其義，是以孫真人言傷寒雜病，自古有之。前古名賢，多所防御。至於仲景，時有神功。尋思旨趣，莫測其致。所以醫人不能鑽仰萬一也。然百合之爲物，豈因治百合之病而後得名哉？或是病須百合可治，因名曰百合乎？少時，見先生言，以百合湯治一僕病得愈。余是時未甚留意，不解仔細詳看。雖見其似寒似熱，似飢似飽，欲行欲臥，如百合之證。又自呼其姓名，有終夕不絕聲，至醒問之，皆云不知，豈所謂如有神靈者耶？（卷一）

原文 百合病，見於陰者，以陽法救之；見於陽者，以陰法救之。見陽攻陰，復發其汗，此爲逆；見陰攻陽，乃復下之，此亦爲逆。（九）

趙以德曰（《金匱方論衍義》）：《傷寒》治法有謂"陽盛陰虛，汗之則死，下之則愈；陰盛陽虛，汗之則愈，下之則死。"今百合病所云"見於陰者，以陽法救之；見於陽者，以陰法救之"，與《傷寒》之語意大同而小異。何則？在彼直言其盛，所以行汗、下之法；此但言其見以救之，則是無汗、下之宜施。何以知其然？所敘百合病，皆持兩端：欲臥不臥，欲食不食；如寒無寒，如熱無熱。爲其脉行表裏之病，但當救之，非如傷寒陽氣之變見於內外，必行汗下者也。設用《傷寒》法，見病出表輒汗，入裏輒下，雖表裏不逆，然亦傷之。是以前條用方救之是也。其後所結汗，下之逆者，爲反表裏汗下之逆者也。（卷上）

李彣曰（《金匱要略廣注》）：百合病多端，前數條治法亦說不盡，故此節總結上文，而以大概治例言之也。救與攻二字不同，救者補其虛，攻者去其實也。故見陰之盛者，如厥逆之類，則當用補陽法救之，以散其陰。見陽之亢者，如燥渴之類，則當用滋陰法救之，以抑其陽，此正治也。若見陽之亢，則陰絕矣，不能救陰而反攻其陰，且復發汗以燥其津液；見陰之盛，則陽衰矣，不能救陽而反攻其陽，且復下之以損其真元，則逆之甚也。要知百合病原無汗下之法，不可不慎。（卷上）

沈明宗曰（《沈注金匱要略》）：此治百合病之要法也。邪正兩虛，微邪伏於營衛，邪正流行而病。當分陰陽以施救治。陰陽者，即心營肺衛之氣血也。病見於陰者，邪從陽分傳入於陰，必當先清氣分之邪，使氣邪清而不傳於陰。陽氣和而旋運，陰邪不能粘滯，則邪解而病自愈。故曰：見於陰者，以陽法救之。若邪在陽，則陽盛陰虛，當濟其陰，以和其陽，使邪自去而熱自退。故曰：見於陽者，以陰法救之。設不以見陰和陽，見陽和陰，而見陽反攻其陰，復發其汗，見陰反攻其陽，而復下之，逆施倒行，誅伐無過，陰陽盡傷，故爲逆也。（卷三）

尤怡曰（《金匱要略心典》）：病見於陰，甚必及陽；病見於陽，窮必歸陰。以法救之者，養其陽以救陰之偏，則陰以平而陽不傷；補其陰以救陽之過，則陽以和而陰不敝。《內經》用陰和陽，用陽和陰之道也。若見陽之病而攻其陰，則並傷其陰矣，乃復發汗，是重傷其陽也，故爲逆；見陰之病而攻其陽則並傷其陽矣，乃復下之，是重竭其陰也，故亦爲逆。以百合爲邪少虛多之證，故不可直攻其病，亦不可誤攻其無病，如此。（卷上）

吳謙曰（《醫宗金鑒》）：此承上條以明其治也。百合一病，難分陰陽表裏，故以百合等湯主之。若病見於陰者，以溫養陽之法救之；見於陽者，以涼養陰之法救之。即下文見陽攻陰，或攻陰之後，表仍不解，復發其汗者，此爲逆。見陰攻陽，或攻陽之後，裏仍不解，乃復下之者，此亦爲逆也。（卷十九）

朱光被曰（《金匱要略正義》）：此仲景契緊爲人慎重汗下之處。按百合一證榮衛交病，則陰陽必致兩傷，是陰陽二字當參活解，非病發於陰、發於陽之謂也。但由誤汗、誤吐、誤下，以及因循致變。其病機發見之端，必有偏見之處。陽法救陰，陰法救陽，即《內經》用陽和陰，用陰和陽之謂，不越篇中治法。若知母、滑石及百合洗，俱清上焦表法，即所謂陽法也。若生地、牡蠣、雞子黃，俱治中下裏分，即所謂陰法也。可見百合病救之不暇，尚可誤攻耶。一逆尚引日，再逆促命期矣。（卷上）

高學山曰（《高注金匱要略》）：見於陰，謂百合病之成於下後者。蓋下後，則真陰損傷而真陽渙散。陽法救之，即滑石代赭及百合洗方之類。其意在斂氣歸宗，故曰陽法也。見於陽，謂百合病之成於汗吐後者。蓋汗吐後，則陽液損傷，而陰氣渙散。陰法救之，即百合知母及栝樓牡蠣之類。其意在添精潤脉，故曰陰法也。反此則逆，總見百合病之始終不可汗下，況用吐乎？李氏舊注，以陽亢陰盛解見陰見陽，大謬。蓋陽亢之說，猶於變渴變熱二條，影射得去，至陰盛一邊。試問本篇諸條治法，將何所指乎？皆以不知百合一病。盡因傷損陰陽二液，以致或陰或陽，爲之懶散浮蕩故也。

嚴鴻志曰（《金匱廣義》）：上節謂諸藥不能治，得藥則劇吐利，如有神靈者云云，可見百合病爲不治之病，且無可治之藥，乃仲景於無可治之中，而思所以治之者，故曰百合病。見於陰者，以陽法救之；見於陽者，以陰法救之。若見陽攻陰，復發其汗，見陰攻陽，乃復下之，均爲逆治。惟不經汗吐下，而病形如初之莫可名狀者，可以百合地黃湯主之。如是，則百合地黃湯爲百合病之主方也無疑，若下節百合知母湯、滑石代赭

湯等，均爲百合病救逆之方。誠以大病之後，百脉未和，主以百合，內熱未解，佐以生地黃汁，俾陰陽和而病除矣。（卷一）

曹穎甫曰（《金匱發微》）：見於陽者，以陰法救之，蓋統上七節言之。水液不足，衛陽大傷，故曰"見於陽，養陰泄熱"，故曰"以陰法救之"。百合病，爲似病非病之證，所謂見於陰者，以陽法救之，本篇既不列病狀，又無方治，讀《金匱》者，不無疑寶，不知肺陰既傷，陽氣外浮，故用百合養其肺陰；若營陰不達，當以扶助脾陽主治，即不當用百合，且不得謂之百合病矣。豈能更列於本篇乎？按太陽篇云：病人藏無他病，時發熱自汗出而不愈者，此衛氣不和也。先其時發汗則愈，宜桂枝湯。此證衛強營弱，營爲陰，故曰見於陰，桂枝湯能振脾陽，故曰以陽法救之。若夫陽浮於外，復發汗以戕裏陰，陽乃益無所制；陰盛於裏，復下之以傷中陽，陰乃寖成寒中，故皆爲逆也。（卷之一）

陸淵雷曰（《金匱要略今釋》）：神經衰弱之證候，至不一律。約而言之，不過陰陽寒熱。首條之口苦溲赤脉數，是熱證，是爲見於陽。然其病是虛不是實，其熱由於陰虛，故當以陰法救之。若有寒證，則爲見於陰，其寒由於陽虛，故當以陽法救之。見陽攻陰，則陰益虛，復發其汗，則更傷其陽。見陰攻陽，則陽益虛，乃復下之，則陰亦傷，是皆治之逆也。徐彬《金匱論注》云，《內經》所謂用陰和陽，用陽和陰，即是此義。故諸治法皆以百合爲主，至病見於陽，加一二味以和其陰，病見於陰，加一二味以和其陽。（卷一）

原文 狐惑之爲病，狀如傷寒，默默欲眠，目不得閉，卧起不安，蝕於喉爲惑，蝕於陰爲狐，不欲飲食，惡聞食臭，其面目乍赤、乍黑、乍白。蝕於上部則聲喝—作嘎。甘草瀉心湯主之。（十）
甘草瀉心湯方
甘草四兩　黃芩　人參　乾薑各三兩　黃連一兩　大棗十二枚　半夏半升
上七味，水一斗，煮取六升，去滓，再煎，溫服一升，日三服。

趙以德曰（《金匱方論衍義》）：狐惑病，謂蟲蝕上下也。世謂風中有蟲，凡蟲自風生固矣。然風，陽也；獨陰不生，必有所憑而後化，蓋因濕熱久停，蒸腐氣血而成瘀濁，於是風化所腐爲蟲矣。設風不由濕熱，而從寒涼者，肅殺之氣縱然腐物，蟲亦不化也，由是知此病也。

蟲生於濕熱、敗氣、瘀血之中，其來漸矣，遇極乃發，非若傷寒一日而暴得者也。病發默默欲眠，目不得閉，卧起欠安者，皆五藏久受濕熱，傷其陰精，衛不內入，神不內寧故也；更不欲食，惡聞食臭者，倉廩之府傷也；其面乍赤、乍黑、乍白者，由五藏不足，更爲衰旺，迭見其色也。其出者，從濕熱之極所發之處而蝕之，蝕上部者，內損心肺，外傷咽喉；肺者，氣之主；咽喉，聲音之戶。由是，其聲嘎矣，故用甘草瀉心湯主之，治其濕熱，分利其陰陽。而黃連非惟治心脾熱也，而亦治蟲。後世方論謂是證，或初得狀似傷寒，或因傷寒所變，然皆蟲證也。又謂：傷寒病，腹內熱，飲食少，腸胃

空虚而蟲不安，故隨所食上下部而病名狐惑也。以此二或字觀之，則非獨傷寒變是證，凡熱病皆能生蟲也。（卷上）

李彣曰（《金匱要略廣注》）：狐惑是傷寒遺熱所致，故仍狀如傷寒也。默默欲眠者，內熱神昏，經云蟲動則令人㤖心是也。喉、肛與前陰皆關竅所通，津液滋潤之處，故蟲每蝕於此。不欲飲食，惡聞食臭，是內熱而胃氣不和，故有目不得閉、臥起不安之證。經云：胃不和則臥不安。蟲或動或伏，無有定時，故面目赤白黑，亦無定色也。蝕於上部，即喉也，喝者，聲破而啞也。

苦以泄之，芩、連之苦以清熱，又殺蟲也蟲得苦則伏。甘以補之，人參、甘草、大棗之甘以和胃也。辛以潤之，半夏、乾薑之辛以潤燥而和聲也。（卷上）

尤怡曰（《金匱要略心典》）：狐惑，蟲病，即巢氏所謂䘌病也。默默欲眠，目不得閉，臥起不安，其躁擾之象，有似傷寒少陰熱證，而實爲□之亂其心也；不欲飲食，惡聞食臭，有似傷寒陽明實證，而實爲蟲之擾其胃也；其面目乍赤、乍黑、乍白者，蟲之上下聚散無時，故其色變更不一，甚者脉亦大小無定也。蓋雖蟲病，而能使人惑亂而狐疑，故名曰狐惑。徐氏曰：蝕於喉爲惑，謂熱淫於上，如惑亂之氣惑而生䘌；蝕於陰爲狐，謂熱淫於下，柔害而幽隱，如狐性之陰也，亦通。蝕於上部，即蝕於喉之謂，故聲嗄；蝕於下部，即蝕於陰之謂，陰內屬於肝，而咽門爲肝膽之候（出《千金》），病自下而衝上，則咽乾也。至生蟲之由，則趙氏所謂濕熱停久，蒸腐氣血而成瘀濁，於是風化所腐而成蟲者當矣。甘草瀉心，不特使中氣運而濕熱自化，抑亦苦辛雜用，足勝殺蟲之任。（卷上）

吳謙曰（《醫宗金鑒》）：狐惑，牙疳、下疳等瘡之古名也，近時惟以疳呼之。下疳即狐也，蝕爛肛陰；牙疳即惑也，蝕咽腐齦，脫牙穿腮破唇。每因傷寒病後，餘毒與濕䘌之爲害也。或生斑疹之後，或生癖疾下利之後，其爲患亦同也。狀如傷寒，謂發熱憎寒也。默默欲眠，目不得閉，謂其病或在陰，亦或在陽，故臥起俱不安也。此病有蟲，蟲聞食臭而動，動則令人煩心，故不欲飲食，惡聞食臭也。面目乍赤、乍黑、乍白，亦由蟲動交亂胃中，胃主面，故色無定也。惑蝕於上部之喉，故先聲嗄，毒在喉也。狐蝕於下部之陰，故先咽乾，毒在陰也。外治之法，苦參湯、雄黃散解毒殺蟲，尚屬有理。內用甘草瀉心湯，必傳寫之誤也，姑存之。（卷十九）

程林曰：《靈樞經》云：蟲動則令㤖心，是以有臥起不安等項也。《脉經》云：病人或從呼吸，上蝕其咽；或從下焦，蝕其肛陰。蝕上爲惑，蝕下爲狐。狐惑病者，豬苓散主之。《百合狐惑陰陽毒》

朱光被曰（《金匱要略正義》）：按上章百合乃太陽之致變，此章狐惑乃陽明之致變也。蓋陽明居中，無所復傳，濕熱蘊釀不解，必致變而生蟲，故欲眠目不得閉，臥起不安，不欲飲食，惡聞食臭，俱是陽明之見證，然而正非陽明傷寒也。以其熱淫於上，侵蝕於喉爲惑；濕淫於下，侵蝕於陰爲狐。上下爲蟲所苦，陽明受侮特甚，於是胃不安穀，飲食俱廢。且蟲之往來無定，即面目生色不一。以其蝕於上也，氣分傷而聲嗄；蝕於下也，血分傷而咽乾。方用甘草瀉心，苦辛開泄，足以殺蟲而瀉上焦之熱。苦參、雄黃，亦一苦一辛，功專燥濕殺蟲，而用熏洗者，以蟲在肛門即就近制之也。（卷上）

丹波元簡曰（《金匱玉函要略輯義》）：《醫說》云：古之論疾，多取像取類，使人易曉。以時氣聲嗄咽乾，欲睡復不安眠，爲狐惑，以狐多疑惑也。

郭白雲云：狐惑，蠱病。多因醫者汗吐下太過，又利小便，重亡津液，熱毒內攻，藏府焦枯，蟲不得安，故上下求食。亦有不發汗，內熱焦枯而成者。凡人之喉及陰肛，比他肌肉津潤，故蟲緣津潤而食之。蠱病又不止因傷寒而成，多自下感，或居濕地，或下利久而得，當於蠱中求之，案此說極是。但至言蟲不得安，上下求食，豈有此理。蝕是蝕爛之義，濕熱鬱蒸所致，非蟲實食喉及肛之謂也。（卷一）

陳元犀曰（《金匱方歌括》）：蟲有情識，故能亂有情識之心藏而生疑惑矣。蟲爲血化之物，故仍歸於主血之心。方且類聚群分，若有妖妄，憑借而然，其實不外本身之血氣以爲祟耳。此方補虛而化濕熱，雜以辛苦之味，名曰瀉心，意深哉！（卷一）

高學山曰（《高注金匱要略》）：此虛邪陰火逼傷胃中真陽而爲上浮下陷之證也。狐性善疑。惑，炫惑也。言或眠或起，或上或下，或前或後，令病者自疑，醫者炫惑之義。狀如傷寒，指頭疼、發熱而言。默默欲眠者，胃中真陽爲虛邪陰火所傷，不能自振而有遁伏少陰之象。故下文不欲飲食，惡聞食臭二證，同一根蒂也。目不能閉，臥起不安者，虛熱上衝而陽氣又有雖微而不能自伏之勢也。蝕者，非真有蟲食之義，謂陰熱敗物，有濕朽霉爛之象，如蟲之食物者然也。蓋虛邪陰火之氣，由中焦而上衝，則歷胃脘及肺而喉嗌爲結聚之處，下陷則歷小腸至膀胱，或由大腸，而前後二陰爲結聚之處，故皆爲蝕也。面目爲神氣之所會，火昇，然烘然而赤，陽伏，則黳然以黑；氣陷，則天然以白。邪熱有昇降，氣機有起伏故也。喝者，聲出自閉，如吱喝之狀，蓋所以自禁其上衝之氣耳。上部，凡喉、舌、牙花皆是。主甘草瀉心湯者，甘草甘能守中，重用之以爲君，則乾薑之溫，在胃陽，人參之補，在中氣，半夏降上逆，芩連清標熱，則中焦之真陽復而虛邪陰火自熄矣。

或曰：陽與火似爲同類，今曰虛邪陰火逼傷真陽，敢問其所以異？且既曰火，而復用辛熱之乾薑，何也？答曰：真陽體溫用醇，不焦不殺，三春太和之氣也。虛邪陰火者，不特與真陽不同，亦與實邪陽火有辨。陽火有根有焰，生於木而死於水。故天地之酷熱，可以風散，可以雨解。陰火無起無止，生於水而伏於金，故雷電之火光，陰雨則見，晴明則藏。乾薑辛溫，辛爲金之味，辛溫，又爲晴之象，此古聖人本先天庚金伏丙火之理，以定方也，於乾薑又何疑焉。

陸淵雷曰（《金匱要略今釋》）：《成績錄》云：一婦人，證如前章所言，惟氣不逆無動爲異，常無故悲傷。先生（謂吉益南涯也，名猷，東洞之子，《成績錄》皆記其治驗）與甘草瀉心湯而痊愈。案《成績錄》前章云，一男子，平居鬱鬱不娛，喜端坐密室，不欲視人，逆氣甚，動則直視，胸腹有動，失治六年所。先生診之，與柴胡薑桂湯而愈。

《生生堂治驗》云：近江大津人某，來見先生，屏人私語曰，小人有女，年甫十六，有奇疾，每夜至亥初，俟家人熟睡，竊起舞躍，其舞曼妙嫻雅，雖才妓不能過。至寅末，始罷而就寢，如是以爲常。餘常竊窺之，每夜輒異其舞，從無雷同，而皆奇妙不可名狀。明朝，動止食飲，不異於常，亦不自如其故。或告之，則愕然不信，不知是鬼所憑，抑狐所惑也。聞先生門多奇疾，幸賜存視。先生曰：證蓋嘗有之，即所謂狐惑病者也。往診之，果然，與之甘草瀉心湯。不數日，夜舞自止。

淵雷案：以上兩則，皆甘草瀉心湯治狐惑之驗案。特其人不發熱，亦無蝕咽蝕陰之證耳。（卷一）

原文 蝕於下部則咽乾，苦參湯洗之。（十一）

苦參湯方

苦參一升

以水一斗，煎取七升，去滓，熏洗，日三服。

趙以德曰（《金匱方論衍義》）：蟲蝕下部則咽乾者，下部，腎之所在，任脉附焉。腎，水也；濕熱甚於下，則蟲蝕於下，而腎水受傷，經脉乏水以資之，挾濕熱，逆而燥其咽嗌，故用苦參湯洗。苦參能除熱毒，療下部䘌，因以洗之。

雖然，此治之外者耳，苦究其源，病則自內而出外，豈獨治其標而已哉？試用上部服瀉心湯者觀之，則下部亦必有可服之藥；自下部用洗法者觀之，則上部咽喉亦必有外治之理。此仲景特互發之耳。不然，何後世方論有服下部藥者，與內食五藏者乎？（卷上）

李彣曰（《金匱要略廣注》）：下部，即前陰也，蟲蝕之，則津液竭於下而咽喉乾於上。凡蟲生於濕熱，苦參氣味苦寒，苦以燥濕，寒能勝熱，故主殺蟲。（卷上）

魏荔彤曰（《金匱要略方論本義》）：再或生於極陰而蝕於下部之肛門，亦邪熱之氣必由大便下泄，蟲隨生於其間而蝕於其間。熏之以雄黃，單取殺蟲之義，以其蟲近身外，可以雄黃之烈氣灼之而斃，不足有干於藏府矣。又皆因蟲治蟲之法也。然治蟲者，治其標也，治虛熱者，治其本也。下部二法，一從標治，及於清熱而不及於補虛；一從標治，且連補虛清熱俱不及矣。是又在主治者以前治上部之法，佐其不逮可也。況虛熱之極，即上部之蟲，亦有先從本治，後從標治者，亦在學者於補虛之中寓清熱之理，而不可使虛者益虛，熱者且寒，蟲雖殺而他變又起。何非善診者所當用心乎？（卷上）

陸淵雷曰（《金匱要略今釋》）：《本經》云：雄黃，主惡瘡疽痔死肌，殺精物惡鬼邪氣百蟲毒。以熏肛蝕，即今之消毒法也。《證類本草》豬苓條，《圖經》引張仲景云：黃疸病及狐惑病，並豬苓散主之。豬苓、茯苓、術等分，杵末，每服方寸匕，水調下。蓋即《脉經》所云之方。然此方治狐惑，恐不效。《千金》有治狐惑湯方，黃連、甘草各四兩，右二味，㕮咀，白酢漿一斗，漬之一宿，煮取二升，分為三服。（卷一）

原文 蝕於肛者，雄黃熏之。（十二）

雄黃

上一味為末，筒瓦二枚合之，燒，向肛熏之。《脉經》云：病人或從呼吸，上蝕其咽；或從下焦，蝕其肛陰。蝕上為惑，蝕下為狐。狐惑病者，豬苓散主之。

趙以德曰（《金匱方論衍義》）：蝕於肛，濕熱在下。二陰雖皆主於腎，然肝脉循於肛，肛又爲大腸之門戶；大腸，金也，濕熱傷之，則木來侮，是以蟲蝕於此焉。雄黃本主惡瘡，殺蟲，又有治風之義，故用熏之。注引《脈經》豬苓散主之者，亦分別濕熱耳。（卷上）

李彣曰（《金匱要略廣注》）：厥陰屬風木而生蟲，雄黃味苦有毒，獨入厥陰，爲殺蟲解毒之聖藥。陰與肛俱在下極，藥力未必到此，故用熏洗之法。（卷上）

魏荔彤曰（《金匱要略方論本義》）：其有蟲生於陰、蝕於陰，陰即下部也。下部爲陰分，有蟲必有熱，陰熱未有不津耗，津耗未有不咽乾者。洗之以苦參湯，固是以苦殺蟲矣，而湯由皮毛以入，汗由腠理而出，亦除濕清熱滋乾之治也。自人中以下，俱爲陰分，不必定在二陰也。故用湯洗浴，俾下部便於沾濡，而氣蒸作汗散熱，氣入挾苦殺蟲，一法而表裏兼治也。（卷上）

陳元犀曰（《金匱方歌括》）：蝕於喉爲惑，蝕於陰爲狐。狐惑病乃感風木濕熱之氣而生，寒極而化也。苦參苦寒，氣清屬陽，洗之以通陽道；雄黃苦寒，氣濁屬陰，熏之以通濁道，但雄黃稟純陽之色，取其陽能勝陰之義也。熏洗二法，按陰陽分配前後二陰，此又別其陰中之陰陽也。二味俱苦寒而燥者，苦以瀉火，寒以退熱，燥以除濕，濕熱退而蟲不生矣。（卷一）

原文 病者脈數，無熱，微煩，默默但欲臥，汗出，初得之三四日，目赤如鳩眼；七八日目四眥—一本此有黃字。黑。若能食者，膿已成也，赤豆當歸散主之。（十三）

赤豆當歸散方
赤小豆三升，浸令芽出，曝乾　當歸三兩
上二味，杵爲散，漿水服方寸匕，日三服。

趙以德曰（《金匱方論衍義》）：凡脈數則發熱而煩，而此者爲熱在血，不在榮衛，故不發熱，但微煩耳。汗出者，以血病不與衛和，血病則惡煩，故欲默；衛不和則陽陷，故欲臥，腠理因開而津液泄也。三四日目赤如鳩眼者，熱血循脈炎上，注見於目也；七八日四眥黑者，其血凝蓄則色變成黑也。若能食，膿已成者，濕熱之邪散漫，則毒血流，傷其中和之氣，不清故不能食；若能食，可知其毒血已結成膿，胃氣無憂，故能食也。用赤豆、當歸治者，其赤小豆能消熱毒，散惡血，除煩排膿，補血脈，用之爲君；當歸補血，生新，去陳，爲佐；漿水味酸，解熱毒，療煩，入血爲使也。（卷上）

徐彬曰（《金匱要略論注》）：此言人病濕熱侵陰，有類於狐惑而加甚者。故繼狐惑證，而曰病者乃概詞，如《驚悸篇》中論瘀血，先提病人病者起，非即指狐惑病也。觀後用藥，絕不同於治狐惑可知矣。謂脈數，陰分熱也；無熱，不在表也；更微煩，默默但欲臥，汗出，陰分熱可知；但初得之，僅止於熱，故二三日目赤如鳩眼；目通於厥陰，熱氣乘之，故赤。鳩，鴿也。七、八日，熱極而肌傷，則四眥黑；火乘胃，則反能食；肌傷則膿，故曰膿已成也。然狐惑但欲眠，此言欲臥，則昏然欲睡，乃邪獨乘陰而更甚矣。藥用赤豆、當歸者，赤小豆善去濕而解毒清熱；當歸辛散，主下焦陰分之病，

故以此引豆入血分，而去其濕熱毒，非補之也。（卷三）

李彣曰（《金匱要略廣注》）：此亦狐惑病也，脉數爲熱，無熱者以熱伏於內不覺其熱也；微煩者，熱也；默默欲卧，內熱神昏也，且熱自內蒸則汗從外泄。經云：藏府精華上注於目。其目赤如鳩眼，四眥黑，則熱毒已深，膿成，則熱毒並歸下部。胃虛，求食自助，故能食也。前不欲飲食，是胃不和也，此能食爲胃虛。經云：脉數不止而熱不解，則生惡瘡。今膿成在何處？大率在陰與肛之間，蓋積熱生蟲，亦積熱成膿，是亦惡瘡之類也，故主赤豆當歸散。

當歸治惡瘡而和血。赤豆，心之穀也，色赤，入血分，其性下行，主散血排膿。漿水，即酸泔水也，或云煮粟米飲釀成，能解煩渴，以味酸也，能化滯物，以其米味之變也，亦猶神曲、麥芽，既經醞造，能消食耳。（卷上）

張璐曰（《張氏醫通》）：脉數而煩，熱邪之徵也，何反無熱耶？脉法曰，無故脉數，必生癰疽。今癰發於內，故無熱；瘀蓄於內，故汗出；初得三四日，毒邪內盛，勢必上蒸，故目赤如鳩眼；至七八日，膿成而滯，未得下泄，故四眥黑；毒勢方張，故默默不欲食；毒邪將化，故漸能食。方用赤小豆令芽出，以通營分之熱毒，當歸以散腸胃之積血，用散不用湯者，取有質之物，以迅掃在下之膿血也……並治腸癰便毒，及下部惡血諸疾。

尤怡曰（《金匱要略心典》）：脉數微煩，默默但欲卧，熱盛於裏也；無熱汗出，病不在表也；三四日目赤如鳩眼者，肝藏血中之熱，隨經上注於目也。經熱如此，藏熱可知，其爲蓄熱不去，將成癰腫無疑。至七八日目四眥黑，赤色極而變黑，則癰尤甚矣。夫肝與胃，互爲勝負者也，肝方有熱，勢必以其熱侵及於胃，而肝既成癰，胃即以其熱並之於肝，故曰：若能食者，知膿已成也。且膿成則毒化，毒化則不特胃和而肝亦和矣。赤豆、當歸乃排膿血除濕熱之良劑也。

再按此一條，注家有目爲狐惑病者，有目爲陰陽毒者，要之亦是濕熱蘊毒之病，其不腐而爲蟲者，則積而爲癰。不發於身面者，則發於腸藏，亦病機自然之勢也。仲景意謂與狐惑陰陽毒，同源而異流者，故特論列於此歟。（卷上）

吳謙曰（《醫宗金鑒》）：病者脉數，謂病狐惑之人脉數也。數主瘡主熱，今外無身熱，而內有瘡熱，瘡之熱在於陰，故默默但欲卧也；熱在於陽，故微煩汗出也。然其病初得之三四日，目赤如鳩眼者，是熱蘊於血，故眥絡赤也。七八日四眥皆黑者，是熱瘀血腐，故眥絡黑也。若不能食，其毒尚伏諸裏；若已能食，其毒已化成膿也。故以赤小豆排癰腫，當歸調瘀血，米漿和胃氣也。（卷十九）

丹波元簡曰（《金匱玉函要略輯義》）：〔程〕當歸，主惡瘡瘍；赤小豆，主排癰腫；漿水，能調理藏府。三味爲治癰膿已成之劑，此方蝕於肛門者，當用之。按後先血後便，此近血也，亦用此湯，以大腸肛門，本是一源，病雖不同，其解藏毒則一也。漿，酢也。炊粟米熟，投冷水中，浸五六日，生白花，色類漿者。案漿水法，出《本草蒙筌》。《張氏醫通》云：此方治腸癰便毒，及下部惡血諸疾。（卷一）

陳元犀曰（《金匱方歌括》）：此治濕熱侵陰之病，大抵濕變爲熱，則偏重於熱。少陰主君火，厥陰主風木，中見少陽相火，病入少陰，故見微煩，默默但欲卧等證；病入厥陰，故目赤現出火色，目眥黑，現出火極似水之色，主以赤豆去濕，清熱解毒，治少陰之病；當歸導熱養血，治厥陰之病；下以漿水，以和胃氣。胃氣與少陰和，則爲火土合德；胃氣與厥陰和，則爲土木無忤。微乎！微乎！

又按：或謂是狐惑病，或謂是陰陽毒病，然二者皆濕熱蘊毒之病，《金匱》列於二證交界處，即是承上起下法。（卷一）

嚴鴻志曰（《金匱廣義》）：此節徐彬謂人病濕熱侵陰，有類於狐惑而加甚者，故次狐惑證後，實非狐惑病也。尤在涇謂此條之證，與狐惑陰陽毒，同源而異流，故特論列於此。余以爲此言濕熱內蘊之人，又中疫癘之氣而成毒，即陰陽毒初起之候也。如病者脉數而身熱，默默欲臥而汗自出，顯見濕熱疫癘初合，蒸鬱之象也，鬱極則毒生矣。試觀病之初得三四日，即目赤如鳩眼，其內蘊之熱可知；至七八日，目四眥皆黑，其內蘊之熱，化毒可知。肝開竅於目，肝熱則目爲之赤，熱極則目眥爲之黑，有諸內必形諸外，蓄熱成癰，癰腫成膿，所必然也。主以赤豆當歸散，所以排膿血，除濕毒，於法爲當矣。（卷一）

曹穎甫曰（《金匱發微》）：脉數，無熱，微煩，但欲臥，汗出。夫無熱、脉數，此爲腸中有癰，自汗出爲膿未成，腸癰條下已歷歷言之。惟癰將成之狀，瘡癰篇初無明文，此云初得之三四日，目赤如鳩眼，內熱蘊蒸之象也。又云七八日目四眥皆黑，若能食者，膿已成也。目四眥黑，爲內癰已腐，而敗血之色外見，此當是瘡癰篇諸癰腫節後脫文，傳寫者誤錄於此。赤豆當歸散治腸中所下之近血，則此條當爲腸癰正治。婦人腹中癰用當歸散，亦以其病在大腸而用之。可見本條與狐惑篇陰陽毒絕不相干，特標出之，以正歷來注家之失。（卷之一）

原文 陽毒之爲病，面赤斑斑如錦文，咽喉痛，唾膿血，五日可治，七日不可治，升麻鱉甲湯主之。（十四）
陰毒之爲病，面目青，身痛如被杖，咽喉痛，五日可治，七日不可治，升麻鱉甲湯去雄黃、蜀椒主之。（十五）
升麻鱉甲湯方
升麻二兩　當歸一兩　蜀椒炒去汗，一兩　甘草二兩　鱉甲手指大一片，炙　雄黃半兩，研
上六味，以水四升，煮取一升，頓服之，老少再服，取汗。《肘後》《千金方》陽毒用升麻湯，無鱉甲，有桂；陰毒用甘草湯，無雄黃。

趙以德曰（《金匱方論衍義》）：按古方書謂陽毒者，陽氣獨盛，陰氣暴衰，內外皆陽，故成陽毒；謂陰毒者，陰氣獨盛，陽氣暴衰，內外皆陰，故成陰毒。二者或傷寒初得，便爲是證，或服藥後變而成之。陽毒盡治以寒涼，陰毒盡治以溫熱，藥劑如冰炭之異，何乃仲景用一方治之乎？雖曰陰毒者去雄黃、蜀椒，則是反去其溫熱者矣？且注曰：《肘後》《千金方》陽毒用升麻湯，無鱉甲，有桂；陰毒用甘草湯，無雄黃。豈非皆是熱毒傷於陰陽二經絡耳。在陽經絡，則面赤斑斑如錦文，吐膿血；在陰經絡，則面

青，身如被杖。此皆陰陽、水火、動靜之本象如此，豈是寒熱之邪乎？

嘗以升麻、鱉甲之藥考之。本草謂，升麻，能解時氣毒癘，諸毒攻咽喉痛，與熱毒成膿血，開壅閉，療發斑；當歸，能破惡血，養新血，補五藏肌膚；甘草和中，利血脉，緩急止痛，調藥奏功；鱉甲去惡血；雄黃破骨節積聚，闢鬼邪惡氣，骨蒸熱極；蜀椒通血脉，調關節，逐肌骨皮膚死肌，去留結，破血，治天行時氣。諸藥所能者如此。

即此觀之，仲景於陰陽二證總用一方，蓋可見矣。病形雖由陰陽發證，論邪則一屬熱毒與血病也。所以不分表裏，俱以升麻解熱毒爲君，當歸和血爲臣，餘者佐之而已。但雄黃、蜀椒，理陽氣藥也，故病在陰者去之。如《肘後》《千金》陽毒去鱉甲有桂枝者，鱉，水族，乃陰中之陽，不如桂枝經調陽絡之血；陰毒不去蜀椒者，蜀椒亦陰中之陽，非若雄黃陽中之陽，故留之以治陰也。方旨如此而已。

所謂五日可治，七日不可治者，五日乃土之生數，熱未極也，尚可以治；七日乃火之成數，熱之極，陰陽消滅，不可治矣。其邪比之傷寒，加之以毒，故傷寒至七日猶得再經，而此至七日，不惟滅其陰，且火極亦自滅矣。（卷上）

徐彬曰（《金匱要略論注》）：《內經》云，傷於寒，皆爲熱病。然邪在陽經，久而熾盛，則爲毒矣，故有陽毒之病。其病乃熱淫榮衛，搏結於胃，上於咽喉，總是陽熱，故熾於上焦，而肝脾之陰不交。面者，陽明之氣所注，故火熱盛，而面赤斑斑如錦也；咽喉雖有陰陽之分，大火所衝，玉石無分，故咽喉俱痛也；陽經熱盛，心火併之，心主血，則化而爲膿，病在上焦，故唾也；陽毒病甚，雖非傷寒傳經之比，然人身經脉遞運五日，經氣未偏，故可治；七日，則陰陽經氣已周而再行，故不可治。藥用升麻鱉甲湯，此熱搏氣血，不可直折，故以升麻合生甘草，昇散熱毒爲主；而以雄黃解毒爲臣；鱉甲、當歸以理其肝陰爲佐；蜀椒導其熱氣爲使；非陽毒反起於陰經，而用鱉甲也。蓋治病之法，病在陽，必兼和其陰，即兵家伐魏救趙之法耳。亦即所謂病見於陽，以陰法救之也，然非補也。

寒邪直中陰經，久而不解，則爲毒矣，故有陰毒之病。其病乃直中於腎，浸淫肝脾，寒氣凜烈，所至疼痛，面目者，肝脾之部所及也，土受寒侵，木乃乘之，故色青；寒侵肌肉，與衛氣相爭，故痛如被杖；咽喉亦痛者，少陰脉上至咽，故有伏寒者，咽必痛，喉雖屬陽，痛甚則氣相應也；然邪總以相傳而深，深則難治，故亦曰五日可治，七日不可治。藥用升麻、鱉甲，獨去蜀椒、雄黃者，蓋陰邪爲毒，雖陰亦有陰燥之氣，則溫之無益，即攻之亦偏而鮮濟。故去蜀椒之溫、雄黃之猛，而但以鱉甲、當歸走肝和陰以止痛，升麻、甘草從脾昇散，以化其寒，謂直折而有剛燥之患，不若辛平而得散解之功也。（卷三）

李彣曰（《金匱要略廣注》）：陽毒者，疫氣化而爲熱也，病在陽明，陽明經脉循面，面赤斑斑如錦文者，血熱毒盛，胃火亢極，夾血上浮於肌肉之外也陽明主肌肉。《靈樞》云：胃經循喉嚨入缺盆，病則頸腫喉痹。今毒氣上壅，津液熱腐，故咽喉痛，吐膿血，五日傳經未盡，故可治，七日傳經盡，故不可治。

陰毒者，疫氣入於陰經也，病在少陰腎經，寒色悽慘，故面目青，寒氣斂束，故身痛如被杖，所謂寒傷形者，此也。吳綬云：陽毒咽痛，熱極也；陰毒咽喉不利，冷極也。少陰脉循喉嚨，挾舌本，其病咽腫嗌痛，蓋冷則經脉凝濇，血氣閉固不通，故咽喉亦通也。

李昇璽曰：咽痛寒熱不一，惟少陰傷寒咽痛有二證，一以多汗亡陽，用乾薑附子溫經復陽；一以陰盛格陽，用通脉四逆湯散陰通陽。可見咽痛多屬寒證無疑。

熱毒聚胃，故用升麻入胃經以解毒；鱉甲、當歸養陰和血；雄黃解毒散瘀；甘草甘以緩之、瀉之，爲解毒止痛、吐膿血之聖藥；蜀椒辛溫，能引熱氣下行，用治陽毒，所謂從治之法，引火歸源之意也。然大法治斑，不可下，恐毒氣內陷也；不可汗，恐增斑爛也。今此方云取汗者，因毒氣鬱蒸爲害，須汗以通暢陰陽之氣，要不似麻黃湯之大發汗也。陰毒亦主此方者，以陰毒蘊結不散，故用升麻達陽氣以散凝陰，鱉甲、當歸、甘草同爲和陰血、養正氣之劑，則身痛咽痛俱止矣。去雄黃、蜀椒者，以其不吐膿血，則無取雄黃之散瘀血雄黃能使血化爲水，且身痛在表，亦無取蜀椒之溫中耳。

或問仲景《傷寒論》治陽證以白虎、承氣，治陰證以四逆、理中。今治陽毒不用寒藥，治陰毒不用熱藥，僅用升麻鱉甲湯，何也？答曰：此非正傷寒例也，觀王趙二公論可知矣。附錄於左。

趙養葵曰：此陰陽二毒，是感天地疫癘非常之氣，沿家傳染，所謂時疫證是也。觀方內老小再服，可見。

王履曰：仲景雖有陰毒之名，然其敘證不過面目青，身痛咽痛而已，並不言陰寒極盛之證，其升麻鱉甲湯，並不用大熱藥，是知仲景所謂陰毒者，非陰寒之病，乃感天地惡毒異氣入於陰經，故曰陰毒耳。後人謂陰寒極盛之證稱爲陰毒，引仲景所敘面目青，身痛如被杖，咽喉痛數語，欲用附子散、正陽散等藥。竊謂陰寒極盛之證，固可名爲陰毒，然終非仲景所以立名之本意。觀後人所敘陰毒，與仲景所敘陰毒自是兩般，豈可混論。蓋後人所敘陰毒祇是內傷冷物，或暴寒所中，或過服寒涼藥，或內外俱傷於寒而成。（卷上）

尤怡曰（《金匱要略心典》）：毒者，邪氣蘊蓄不解之謂。陽毒非必極熱，陰毒非必極寒。邪在陽者爲陽毒，邪在陰者爲陰毒也。而此所謂陰陽者，亦非藏府氣血之謂，但以面赤斑斑如錦紋，咽喉痛，唾膿血，其邪着而在表者謂之陽；面目青，身痛如被杖，咽喉痛，不唾膿血，其邪隱而在表之裏者謂之陰耳。故皆得用辛溫昇散之品，以發其蘊蓄不解之邪，而亦併用甘潤鹹寒之味，以安其邪氣經擾之陰。五日邪氣尚淺，發之猶易，故可治；七日邪氣已深，發之則難，故不可治。其蜀椒、雄黃二物，陽毒用之者，以陽從陽，欲其速散也；陰毒去之者，恐陰邪不可劫，而陰氣反受損也。（卷上）

吳謙曰（《醫宗金鑒》）：陰陽平，正氣也；陰陽偏，邪氣也；陰陽變，異氣也。正氣者，即四時令平之氣也，中人爲病，徐而淺；邪氣者，即四時不和之氣也，中人爲病，速而危；異氣者，非常災癘之氣也，中人爲病，暴而死。所以過五日不治，以五藏相傳俱受邪也。此氣適中人之陽，則爲陽毒；適中人之陰，則爲陰毒。非後人所論陰寒極、陽熱極之陰毒、陽毒也。觀其所主之方，要不過升麻、甘草、當歸、鱉甲、蜀椒、雄黃，而並不用大寒大熱之藥，則可知仲景所論陰毒陽毒，非陰寒極、陽熱極之謂也。此二證即今世俗所稱痧證是也。陽毒終屬陽邪，故見面赤斑斑如錦文，唾膿血之熱證；

陰毒終屬陰邪，故見面目青，身痛如被杖之寒證。二證俱咽喉痛者，以此證乃邪從口鼻而下入咽喉，故痛也。

〔按〕由此推之，凡邪所過之處無不痛也。故中此氣之人，不止咽喉痛、身痛，甚至有心腹絞痛，大滿大脹，通身絡脉青紫暴出，手足指甲色如靛葉，口噤牙緊，心中忙亂，死在旦夕者。若謂必從皮毛而入，未有爲病如是之速者也，是必從口鼻而下入咽喉無疑。況陰毒反去雄黃、蜀椒，必傳寫之訛。故治是證者，不必問其陰陽，但刺其尺澤、委中、手中十指脉絡暴出之處出血，輕則用刮痧法，隨即服紫金錠，或吐、或下、或汗出而愈者不少。若吐瀉不止，厥逆冷汗，脉微欲絕，用炮附子、炮川烏、吳茱萸、丁香、生乾薑、甘草；虛者加人參救之，亦多得生。（卷十九）

黃元御曰（《金匱懸解》）：陽毒之病，少陽甲木之邪也。相火上逆，陽明鬱蒸，而生上熱。其經自面下項，循喉嚨而入缺盆，故面赤喉痛而吐膿血。藏氣相傳，五日始周，則猶可治。七日經氣已周，而兩藏再傷，故不可治，《難經》所謂七傳者死也。五十三難：假令心病傳肺，肺傳肝，肝傳脾，脾傳腎，腎傳心，一藏不再傷，故言七傳者死。七日肺肝再傷，故死也。升麻鱉甲湯，升麻、甘草，清咽喉而松滯結；鱉甲、當歸，排膿血而決腐瘀；雄黃、蜀椒，瀉濕熱而下逆氣也。

陰毒之病，厥陰乙木之邪也。肝竅於目而色青，故面目青。足太陰之脉，上膈而挾咽，脾肝鬱迫，風木衝擊，故身與咽喉皆痛。升麻鱉甲去雄黃蜀椒湯，升麻、甘草，清咽喉而松迫結；鱉甲、當歸，破痞瘀而滋風木也。（卷六）

陳念祖曰（《金匱要略淺注》）：陰陽二毒，是感非常災癘之氣，從口鼻而下入咽喉，致死甚速，試以陽毒言之。陽毒之爲病，爲異氣中人之陽也。面赤斑斑如錦紋，咽喉痛，吐膿血。五日經氣未遍，故尚可救治，五日之外，五藏相傳俱受邪，至七日陰陽經氣已周而再行，則不可治，升麻鱉甲湯主之。

異氣適中人之陰，則爲陰毒。陰毒之爲病，面目青，身痛如被杖，咽喉痛，五日經氣未遍，尚可救治，至七日陰陽經氣已周而再行，則不可治，升麻鱉甲湯去雄黃、蜀椒主之。

此言陰陽二毒，治之不可姑緩也。仲師所論陰毒陽毒，言天地之癘氣，中人之陽氣陰氣，非陰寒極、陽熱極之謂也。蓋天地災癘之氣，便爲毒氣。人之血氣，晝行於陽，夜行於陰，癘氣之毒，值人身行陽之度而中人，則爲陽毒。面者，諸陽之會，陽毒上於陽位，故面赤斑斑如錦紋。陽毒上迫胸膈，故吐膿血，以陽氣法天，本乎天者親上也。值人身行陰之度而中人，則爲陰毒。邪入於陰，則血凝泣，血不上榮於面，而面目青；血不環周於一身，而身痛如被杖，以陰氣主靜，凝而不流之象也。夫陰陽二毒，皆從口鼻而下入咽喉。咽喉者，陰陽之要會也。感非時之癘氣，則真氣出入之道路，不無妨礙，故二毒俱有咽喉痛之證。要之異氣中人，毒流最猛，五日經氣未遍，尚可速治，若至七日，陰陽經氣已周，而作再經，則不可治矣。方用升麻鱉甲湯以解之。升麻，《本經》云"氣味甘平苦，微寒無毒。主解百毒，辟瘟疫邪氣，入口皆吐出，中惡腹痛，時氣毒癘，諸毒喉痛口瘡"云云。君以升麻者，以能排氣分，解百毒，能吐能升，俾邪從口鼻入者，仍從口鼻而出。鱉甲氣味酸平無毒，佐當歸而入肝，肝藏血，血爲邪氣所凝，鱉甲稟堅剛之性，當歸具辛香之氣，直入厥陰，而通氣血，使邪毒之侵於營衛者，得此二味而並解。甘草氣味甘平，解百毒，甘能入脾，使中土健旺，逐邪以外出。妙在使以蜀椒辛溫，雄黃苦寒，稟純陽之色，領諸藥及解陽毒，其陰毒去雄黃、蜀椒者，以邪毒不在陽分，不若當歸、鱉甲直入陰分之爲得也。（卷二）

陳元犀曰（《金匱方歌括》）：王晉三云：升麻入陽明、太陽二經，昇清逐穢，辟百邪，解百毒，統治溫癘陰陽二病。如陽毒爲病，面赤斑如錦紋；陰毒爲病，面青、身如被杖、咽喉痛。毋論陰陽二毒，皆已入營矣，但升麻僅走二經氣分，故必佐當歸通絡中之血，甘草解絡中之毒，微加鱉甲守護營神，俾椒、黃猛劣之品攻毒透表，不能亂其神明；陰毒去椒、黃者，太陰主內，不能透表，恐反動癘毒也。《肘後》《千金方》陽毒無鱉甲者，不欲其守，亦恐其留戀癘毒也。

朱光被曰（《金匱要略正義》）：二條亦屬傷寒之變。陽毒陰毒，非有陰陽二邪也。以陽邪盛於陽經，則謂之陽毒；陽邪下乘陰經，則謂之陰毒也。一則面赤發斑，一則面青身痛，同是熱淫之氣，搏結陽明，並於上焦心火，則爲發斑吐膿；並於下焦厥陰，則爲身痛如被杖。其皆咽痛者，以毒從陽分而來，咽居陽位，毒火焚之必痛也。故皆以升麻、甘草，以昇散陽邪爲主；蜀椒、雄黃攻毒爲臣；然辛溫恐傷陰氣，故用當歸、鱉甲入肝以和陰爲佐。其陽毒用川椒、雄黃者，以陽從陽，同氣相求也。陰毒去之者，陰燥已甚，不堪再犯也。曰五日、曰七日者，以邪發於陽，陽之數奇也。（卷上）

丹波元堅曰（《金匱玉函要略述義》）：郭氏曰：升麻、甘草二湯，觀其用藥，性甚緩，然諸家必先用之者，以古人治陰陽二毒者，惟此二湯。故須用之以去其毒勢，而後輔之以他藥也。

〔余述〕百合、狐惑、陰陽毒三病，考之《巢源》《千金》，多系傷寒後所變，此其所以合爲一篇歟。但百合、狐惑，注家或謂在後世爲某病，然其說竟屬牽湊，實不能知其爲何證。如陽毒、陰毒，就唐宋諸書考之，則殆是三陽合病，與少陰直中之類。然仲景不舉之《傷寒論》中，則知是別一種證，而亦未明其爲今之某病也，然則三病也者，古特有而今絕無者耳。痘疹創於東漢，腳氣盛於晉唐，風會變遷，理之所然。庸詎疑於古今之有異乎？（卷上）

丹波元簡曰（《金匱玉函要略輯義》）：《蘭臺軌範》云：蜀椒辛熱之品，陽毒用，而陰毒反去之，疑誤。《活人書》加犀角等四味，頗切當。

董氏《醫級》云：此湯兼治陽毒陰毒二證，陽毒用此方治療，陰毒亦以此方，去雄黃、倍川椒爲治。以陰毒不吐膿血，故去雄黃；陰盛則陽衰，故倍川椒也。大抵亢陽之歲多陽毒，流衍之紀多陰毒也。但每遇此證，按法施治，曾無一驗，凡遇此證，多以不治之證視之。百歲老人袁雲龍曰：細詳此二證，俱有咽喉痛三字，竊論瘍科書，有鎖喉風、纏喉風、鐵蛾纏三證，其狀相似。有面色赤如斑者，有面色淒慘而青黑者，有吐膿血者，有身痛如杖，有氣喘息促，讝語煩躁者，總以咽喉痹痛爲苦。一發之間，三五日不減，即無生理，豈非陽毒陰毒之類乎？再詳其脈，緩大者生，細促者死。予見此二證，先用咽喉科利痰方治之，全活甚眾。

案《巢源》云：夫欲辨陰陽毒病者，始得病時，可看手足指，冷者是陰，不冷者是陽。又云：陽毒者，面目赤，或便膿血；陰毒者，面目青而體冷，若發赤斑，十生一死，若發黑斑，十死一生。《千金》亦云：陽毒，狂言或走，或見鬼，或吐血下利，其脉浮大數。陰毒，短氣不得息，嘔逆，唇青面黑，四肢厥冷，其脉沉細緊數。由此觀之，陽毒乃不得不用活人陽毒升麻湯，及化斑湯之屬，即後世所謂陽斑也。陰毒乃不得不用龐氏附子飲、霹靂散、正陽丹之類，即後世所謂陰斑也。而以升麻鱉甲湯一方主之者，可疑。董氏無一驗之說，覺不誣矣。（卷一）

高學山曰（《高注金匱要略》）：此陰火之鬱於上焦營分，而殘暴其血中之清陽者。營血屬陰而受毒，故曰陰毒，與傷寒陰邪中藏之毒不涉。營血受陰火之毒，色不上華，故面青。又肝藏血，而開竅於目，營血傷於陰熱，而肝氣外應，故目亦青也。營行脉中，營血熱而脉絡之氣不舒，故身痛如被杖也。膻中爲陽府而多熱，其別絡則內通心主之血，而外絡咽喉，陰火逼營陰而膻中更熱，故上逆於咽喉而刺痛也。五日以內可治，七日以外不可治。以陰火之毒，如陰險陰毒之人，其陰狠忍酷，不問中氣中血，俱不得因循養禍以待斃也。即主本湯而獨去雄黃、蜀椒者，以陰火熱邪，其中傷血分而耗血，與中傷氣分而耗血頗同，故只消去其氣分之使藥，而已足矣。舊注牽扯疫熱陰寒，以釋陰陽二毒，略無是處。

葉霖曰（《金匱要略闕疑》）：陰陽之氣，有正有偏有異，異氣中人爲厲，最暴，此陰陽毒非後人所論陰寒陽熱之謂也。看所敘證候，咽喉必痛，是其氣皆由口鼻而受，下入咽喉也。看所用方藥，絕與驅寒瀉熱之法不同，即今世俗所稱痧證，約略相似。唯王履、趙獻可辨之的確，前乎此者，未之晰也。紫金錠可服。

此方意在去毒，但陰毒何以反去椒黃，恐是前四味治陽毒，治陰毒者如椒黃耳。再疑狐惑證中，當歸赤小豆方或是陰陽毒病之外，另有此種與狐惑無涉，編書誤置在前，此等皆未可定。按此篇十一條所論三種證候，皆不恒見之病，經《醫宗》另輯，存疑一篇，百合病，但存而不論，至狐惑兩證，古名與今不同，陰陽二毒亦偶一見之。大抵作喉痺治死者應亦不少，又將傷寒中陰證混同論治，李東垣尚不能辨之，而欲以四逆等湯治陰毒，名之不正有自來矣，竊意此類必是溫熱濕溫項下雜證。愚輯傷寒疑似篇，於不可汗篇取出四五條，與此等證候看來是一是二，獨推重麻黃升麻湯一方，惜無人可與上下其議，欲集成一書而未果也。（卷上）

瘧病脉證並治第四

師曰：瘧脉自弦，弦數者多熱，弦遲者多寒。弦小緊者下之差，弦遲者可溫之，弦緊者可發汗、針灸也。浮大者可吐之，弦數者風發也，以飲食消息止之。（一）

趙以德曰（《金匱方論衍義》）：今觀此篇，雖未盡《內經》諸篇論瘧之詳，然亦取其一二，立方以明其治法。此條敘脉，固亦未盡瘧脉之變，然舉其自弦，則"自"之一字，已該其脉之要。何則？弦者，少陽甲木之象也；瘧邪客於榮氣之間，與衛氣合而病作；寒熱者，正隸少陽半表半裏之分，所以少陽爲瘧之舍，故弦乃瘧之自家脉也。於是少陽引邪，退而就陰，陰則寒，寒則遲；進而就陽，陽則熱，熱則數。寒則溫，雖不言多熱者涼之，必涼之可知矣。此明表裏進退，成其虛實而調之者也。復言小緊與弦緊汗下之者，此又明表裏之有實邪而攻之者也。浮大者，以明病不在表裏而在上者也，非若《內經》之謂瘧脉大虛者，斯因其浮，而用吐耳。弦數風發者，非前多熱之所云，此更論其熱之變，而木從火則風生，風得火則旺，旺則克土，火發木淫，必先實脾，實脾莫如資以飲食，消息寒涼之味以止之。此乃明其病在中者也。仲景凡一言一字，皆立準繩，學者詳之。（卷上）

徐彬曰（《金匱要略論注》）：瘧者，半表裏病，而非驟發之外病也。故《內經》曰：夏傷於暑，秋必痎瘧。又曰：先傷於寒，後傷於風，爲寒瘧。又曰：先傷於風，後傷於寒，爲溫瘧。又曰：在皮膚之內，腸胃之外。唯其半表裏，則脉必出於弦。蓋弦者東方甲木之氣，經屬少陽，乃傷寒之陰脉，而雜證之陽脉也。證在表裏之界，脉亦在陰陽之間，故曰瘧脉自弦。自者，謂感有風寒，而脉唯自弦也。於是脉既有一定之象，而兼數爲熱，兼遲爲寒，此其大綱也。若治之法，緊亦寒脉也，小緊則內入矣。蓋脉以大者爲陽，則小緊而內入者爲陰，陰不可從表散，故曰下之愈。遲既爲寒，溫之無疑。弦緊不沉，寒脉而非陰脉，非陰，故可發汗針灸也。瘧脉概弦，而忽浮大，知邪高而淺，高者越之，故曰可吐。雖然半表裏者，少陽之分也，少陽病禁汗吐下，而瘧何獨不然，乃仲景亦出汗吐下三法，謂邪有不同，略傍三法，以爲驅邪之出路，非真如傷寒之大汗吐下也。瘧之少陽，比傷寒傳經之少陽，因其邪之來，蓄而不傳，似無端受虐，故曰瘧。地分既同，故其脉皆出於弦也。不獨汗吐下不可恃，邪既留連難出，即藥亦不可恃矣。故仲景既曰：弦數者多熱。又申一義曰：弦數者風發也，以飲食消息止之。見多熱不已，必至極熱，熱極生風，風生則肝木侮土，而傳其熱於胃，坐耗津液，陽愈偏而不返，此非可徒求之藥，須以飲食消息，止其熾熱，即梨汁、蔗漿生津止渴之屬，正《內經》風淫於內，治以甘寒

之旨也。（卷四）

魏荔彤曰（《金匱要略方論本義》）：瘧病者，寒熱病也。寒熱兩見，而病實一邪，一邪在少陽經，介於半表半裏之間，欲出太陽透表不能則熱，欲入陽明歸里不能則寒。淺者邪但在少陽之經，深者則及於足少陽之膽府。邪淺者，病淺而發速，一日一作；邪深者，病深而發遲，間日一作，甚則三日一作，亦如傷寒厥陰證厥深熱深，厥微熱微之旨也。其爲病必外感風寒於太陽以病於表，又必內傷濕熱於陽明以病於裏。風寒在太陽者，入於少陽之半表；濕熱在陽明者，出於少陽之半裏。風陽邪，寒陰邪，在表之邪本二，而入於少陽之半表則成一邪矣；濕陰邪，熱陽邪，在裏之邪亦二，而出於少陽之半裏則亦成一邪矣。故《傷寒》在太陽分風寒二邪，在初入陽明亦分風寒二邪之因，在少陽則俱合一無可分晰。瘧病乃少陽病，亦如之也。且《傷寒》之少陽，乃自太陽、陽明遞傳者，而瘧病之少陽，乃自太陽、陽明兩投者，（批）來路清矣。故在表可分言風寒，而在裏必分言濕熱，又不同於傷寒自陽明傳入之邪，辨其風寒來路矣。故合言其濕熱二邪，而陽明之自內出於少陽者可明矣；合言其風寒二邪，而太陽之自外入於少陽者可知矣。內外俱陰陽兩雜而合一之邪，故爲病寒熱並見而只在一經也。（批）正病明矣。凡後人言五藏有瘧者，固岐羊之說。即岐伯云其間日者，邪氣與衛氣客於六府一語，六府亦指膽府而言，而非泛言他府也。（批）《內經》言六府多系胃府，此處言六府系言膽府，俱非泛言六府也。是總在讀古人書者，不以文害辭，辭害意也。不善讀此句，則泛言六府之瘧，失其少陽之指歸；善讀書者，反能明少陽經則病淺，一日一作，在膽府則病深，間日、三日一作之旨矣。又如傷寒厥陰病，厥淺熱淺者在經，厥深熱深者在肝藏也。（批）此證切矣。肝膽藏府相連，同爲陰陽昇降之道路，行於身之兩側，如天地之卯酉，爲陰陽日月之門戶。在厥陰則厥熱互見，在少陽則寒熱往來，少陽之陽，又淺於厥陰之陰，故少陽之寒熱往來又速於厥陰之厥熱互見。（批）少陽膽府，其病輕於厥陰肝藏。且府陽也，故發速；藏陰也，故發遲，皆一定之理。寒熱往來至深不過三日一作，厥熱互見至淺乃厥三日熱三日。二證參觀，而寒熱之理躍如矣。因此而求，則瘧爲表證，不發於藏，其理可知也；瘧爲經病，重方及府，其理可知也；夏傷於暑，長夏傷於濕，秋病痎瘧，其理可推也；冬傷於寒，經春不發，夏乃發溫瘧，其理可推也。理明則一了百當，理不明則面牆而立矣。可不慎歟！此瘧病寒熱兩作，爲一邪在少陽之義也。至於瘧之爲病，又證各不同，所以巢氏謬分五藏，不知證不同而在少陽同也。證不同者，各有所因之不同，而爲病於少陽無不同也。證不同者，或參雜以他病有不同，而主病在於少陽無不同也。此又治瘧必治少陽之大旨也。其在《內經》論之最詳，而仲景似言之反略，但善讀古人書者，參合而求之，引伸而通之，詳者固詳，略者亦詳焉。余今注《金匱》，明仲景之略者也，而不敢不於仲景之說引伸於無盡，則上古聖人言論風旨，堪爲想見矣。仲景論瘧，必首言脉，脉爲凡病之主腦，而獨首言及瘧者，瘧之脉純而不雜也，雜者亦不出純中附見者也。師曰"瘧脉自弦"四字，乃瘧家主腦之脉也。病在少陽，木氣應之，弦見左關者其主，弦見六部者其應，無不以弦爲宗也。兼見之脉，必列敘於後者；兼見之證，即各屬於其脉，而附於弦者，如一診也。診不同則證各異，而法亦各異，乃專其治於少陽，終如一法也。請爲悉舉之以明其辨。弦數者，內傷於熱者多也，傷於熱則陰虛，故多熱也；弦遲者，內傷於濕者多也，傷於濕必陽微，故多寒也。此瘧之內因也。弦而小緊者，即細緊也，細爲積，緊爲實，不可作內寒論也，下其積，破其實，則內因於積實之邪者除矣。弦而遲者，遲亦寒也，緊爲表寒，遲爲里寒也，宜溫之，（批）言溫而散亦在內。溫其寒，則內因於寒邪者除矣。弦不細而但緊者，緊見於弦中則浮緊也，見於細中則沉緊也。沉緊爲內傷之邪，浮緊爲外感之邪也。外感於表可發汗，又緊爲寒，可針灸解其表、溫其寒，而外因於寒邪者可除矣。浮大者，浮候表、亦候上，大爲盛、亦爲實，實盛見於上，邪在高分也，可吐之乘其勢而湧出，以除其內因實盛之邪也。弦數者，弦爲風，數爲熱，風生熱而陰敝，熱生風而裏虛，理之以飲食消息，益其津液，養其裏陰，而風熱內因之邪自除矣。此仲景就脉而分言其治法，爲瘧家立振綱攝領之治也。（卷上）

尤怡曰（《金匱要略心典》）：瘧者少陽之邪，弦者少陽之脉，有是邪，則有是脉也。然瘧之舍，固在半表半裏之間，而瘧之氣，則有偏多偏少之異。故其病有熱多者，有寒多者，有裏多而可下者，有表多而可汗、可吐者，有風從熱出，而不可以藥散者，當各隨其脉而施治也。徐氏曰：脉大者爲陽，小者爲陰，緊雖寒脉，小緊則內入而爲陰矣。陰不可從表散，故曰下之愈。遲既爲寒，溫之無疑。弦緊不沉，爲寒脉而非陰脉，非陰故可發汗、針灸也。瘧脉概弦，而忽浮大，知邪在高分，高者引而越之，故可吐。喻氏曰：仲景既云弦數者多熱矣，而復申一義云，弦數者風發，見多熱不已，必至於極熱，熱極則生風，風生則肝木侮土而傳其熱於胃，坐耗津液，此非可徒求之藥，須以飲食消息，止其熾熱，即梨汁、蔗漿，生津止渴之屬，正《內經》風淫於內，治以甘寒之旨也。（卷上）

黃元御曰（《金匱懸解》）：弦爲少陽之脉，寒邪在經，以類相從，內舍三陰，少陽居二陽三陰之間，內與邪遇，相爭而病作，故瘧脉自弦。少陽甲木，從相火化氣，其初與邪遇，衛氣鬱阻，不得前行，漸積漸盛，內奪陰位，陰氣被奪，外乘陽位，裏束衛氣，閉藏而生外寒。衛氣被束，竭力外發，重圍莫透，鼓盪不已，則生戰慄。及其相火鬱隆，內熱大作，寒邪退敗，盡從熱化，則衛氣外發而病解。此痎瘧之義也。

但相火不無虛實。弦數者，火勝其水，其病多熱。弦遲者，水勝其火，其病多寒。弦而小緊者，府熱重而表寒輕，下之則差。弦遲者，內寒，可溫其裏。弦緊者，外寒，可發汗、針灸，以散其表。浮大者，宿物內阻，可吐之。弦數者，木鬱而風發也，以飲食消息而止之，如梨漿、瓜汁清潤甘滑之品，息其風燥，經所謂風淫於內，治以甘寒是也。（卷五）

陳念祖曰（《金匱要略淺注》）：師曰：瘧者，寒熱往來之有定候也。雖有三陽三陰之異，而其舍總不外乎半表半裏之間，少陽主乎半表半裏，脉必弦。今爲之提其大綱曰：瘧脉自弦。而弦中之兼見者，弦數者多熱，弦遲者多寒，一隅可以三反也。至於因證施治，弦小緊者，及其小而知其在裏，可下之而差，弦遲者，多寒無有疑義，即可溫之，弦緊而不小者，知其在表而不在裏，可以發汗針灸也；弦而浮大者，知其邪在高分，可以吐而越之，弦數者多熱，治則宜清，而熱極生風，當知其爲風發也，若以上因脉施治諸法，治之而猶不止，更當以飲食消息止之。即《難經》所謂"損其脾者，調其飲食，適其寒溫"之旨也。

男元犀按：《素問·瘧論》言之甚詳，大約邪氣與衛氣並居，合則病作，離則病休。一日發者，正氣不虛，易愈。間日與三日，正氣虛，內薄於陰，難愈。仲景以《內經》之旨深遠、難與中人以下說法，另尋陰陽出入大衝要處，獨取少陽爲主，以補《內經》未言之旨，並示後人握要之圖，開口即云瘧脉自弦，看一自字，大有深意，見瘧證雖各不同，而少陽脉之真面目，自不可掩。（卷二）

曹穎甫曰（《金匱發微》）：弦爲少陽之脉，此盡人之所知也。然瘧病何以屬少陽，則以手少陽三焦寒水不得暢行皮毛之故。究其病由，厥有數因。人當暑令，靜處高堂邃宇，披襟當風，則汗液常少，水氣之留於皮毛之裏者必多，秋風一起，皮毛收縮，汗液乃凝泣於肌理，是爲一因；勞力之人，暑汗沾漬，體中陽氣暴張，不勝煩熱，晝則浴以涼水，夜則眠當風露，未經秋涼，皮毛先閉而水氣留着肌理者尤多是，是爲二因；又或秋宵苦熱，驟冒曉涼，皮毛一閉，水氣被遏，是爲三因。三因雖有輕重之別，而皮裏膜外並留水氣，故其脉皆弦。痰飲之脉必弦者，由其有水氣故也。太陽寒水痹於外，一受秋涼，遂生表寒，營血受壓，與之相抗，是生表熱，故有寒熱往來之變。惟水氣輕者，隨衛氣而動，休作日早，其病易愈；水氣重者，隨營血內伏，休作日晏，其病難愈。血熱內張，故脉弦數而多熱；水寒外勝，故脉弦遲而多寒。長女昭華治多熱者，用小柴胡湯加石膏、知母；治多寒者，則加乾薑、桂枝。此本孫氏《千金方》。每歲秋間，治愈者動至數十人，足補仲師方治之闕。至如弦小緊者，下之差，或不盡然，所謂小緊者，或即溫瘧其脉如平之謂。蓋溫瘧之爲病，但熱不寒，即寒亦甚微，渴飲惡熱，不勝煩苦，本屬陽明熱證，用桂枝白虎湯後，表雖解而腹及少腹必脹痛，即不痛，亦必大便不行。予嘗治斜橋一妊婦，先病溫瘧，繼病腹痛，先用桂枝白虎湯，愈後，繼以腹痛下利，用大承氣湯而愈。後治法界年近不惑之老人亦然。可見下之而差，爲溫瘧言之。辛未六月，浦東門人吳雲峰患間日瘧，發則手足攣急麻木，口苦吐黃水，午後熱盛讝語，中夜手足不停，脉滑數而弦，用大柴胡湯下之，一劑而差。此可證當下之瘧脉，不定爲弦、小、緊矣。遲爲血寒，故弦遲者，可溫之。弦緊爲太陽傷寒之脉，水氣留着皮毛，故可發汗。留着肌腠，故可針灸。浮大之脉，陽氣上盛，證當自吐，不吐則其胸必悶，故可用瓜蒂赤小豆散以吐之。至謂弦數者爲風發，證狀未明，以理斷之，大約風陽暴發，兩手拘攣，卒然嘔吐，若吳生之證。所謂以飲食消息止之者，不過如西瓜汁、蘆根湯、綠豆湯之類，清其暴出之浮陽，然究不如大柴胡湯可以劚除病根也。惟此證病後胃氣大傷，飲食少進，當以培養胃氣爲先務，此又不可不知耳。（卷之一）

陸淵雷曰（《金匱要略今釋》）：此條憑脉不憑證，乃脉經家言，非仲景法。然瘧脉自弦是事實。徵之實驗，瘧始發，惡寒戰慄時，其脉弦，發熱汗出時則不弦。脉之所以弦，因淺層動脉收縮故也。淺層動脉收縮，則皮色蒼白，口唇指甲作紫藍色，見鬱血證。故脉弦與鬱血同時俱見，皆在瘧病之惡寒期中。數屬熱，遲屬寒，亦是脉法大綱。弦小緊者以下，則不可過信矣。（卷二）

原文 病瘧，以月一日發，當以十五日愈；設不差，當月盡解；如其不差，當云何？師曰：此結爲癥瘕，名曰瘧母，急治之，宜鱉甲煎丸。（二）

鱉甲煎丸方

鱉甲十二分，炙　烏扇三分，燒　黃芩三分　柴胡六分　鼠婦三分，熬　乾薑三分　大黃三分　芍藥五分　桂枝三分　葶藶一分，熬　石韋三分，去毛　厚朴三分　牡丹五分，去心　瞿麥二分　紫葳三分　半夏一分　人參一分　䗪蟲五分，熬　阿膠三分，炙　蜂窠四分，熬　赤消十二分　蜣蜋六分，熬　桃仁二分

上二十三味爲末，取鍛竈下灰一斗，清酒一斛五斗，浸灰，候酒盡一半，着鱉甲於中，煮令泛爛如膠漆，絞取汁，內諸藥，煎爲丸，如梧子大，空心服七丸，日三服。

《千金方》用鱉甲十二片，又有海藻三分、大戟一分、䗪蟲五分，無鼠婦、赤消二味，以鱉甲煎和諸藥爲丸。

趙以德曰（《金匱方論衍義》）：《內經》云，天度者，所以制日月之行也；氣數者，所以紀化生之用也。五日謂一候，三候謂一氣；然人之三陰三陽上奉之而爲之應焉。是瘧有發於月一日者，至十五日則一氣終，人氣亦更，故瘧氣隨變而散；設猶不愈，則至月盡，又歷第二氣，終其天之月，以應人之血，月再生魄，血亦更新，邪當從其更新而解矣。若人不愈，則是榮氣內着，不得流行與日月度數相應。而肝藏血，血並其邪歸之於肝，是以瘧母多結左脅下。由是，用柴胡行氣，鱉甲破血爲君，餘二十一味佐之，行血、補血、散結、導滯而已。

雖然天人氣候之相應者大法固如是，然人之禀質有强弱，邪中有重輕，質弱邪重，雖不內結瘧母，亦至連月者有之；質强邪輕，不待一候即瘥者亦有之。然仲景此論，補《內經》未言耳。（卷上）

徐彬曰（《金匱要略論注》）：瘧邪居少陽之分，不內不外，此衛氣所往還也。衛行陰陽，瘧邪憑之，更實更虛，則正邪之相勝，自不外天之陰陽爲消長。天氣以半月而更，天氣更，則人身之氣亦更，不則天人之氣再更，其瘧邪縱盛亦强弩之末矣。故曰：以月一日發，當以十五日愈，設不瘥，當月盡解。謂月自虧而圓，自圓而虧，又進而生魄，則天氣之生亦可知；自滿而空，自空而滿，又退而減，則邪氣之消亦可知。設又不瘥，則正氣漸充，而不受邪，乃從脅肋肝分，假物成形，故曰此結爲癥瘕。然前此邪無依據，陰陽變易，愈日可期，既有癥瘕，則邪憑之以自固，而邪反有根，故曰瘧母。既可自無而有，則必自微而巨，將邪勝正消，漫無愈期，故曰急治之。藥用鱉甲煎者，鱉甲入肝，除邪養正，合鍛竈灰所浸酒去痕，故以爲君；小柴胡、桂枝湯、大承氣湯，爲三陽主藥，故以爲臣；但甘草嫌柔緩而減藥力，枳實嫌破氣而直下，故去之；外加乾薑、阿膠，助人參、白术養正爲佐；痕必假血依痰，故以四蟲、桃仁合半夏消血化痰；凡積必由氣結，氣利而積消，故以烏扇、葶藶利肺氣，合石膏、瞿麥清氣熱而化氣散結；血因邪聚則熱，故以牡丹、紫葳去血中伏火、膈中實熱爲使；《千金方》去鼠婦、

赤硝，而加海藻、大戟以軟堅化水更妙。（卷四）

李彣曰（《金匱要略廣注》）：月一日，謂本月內，瘧初發之第一日也，傳經七日爲一周，十五日再傳經盡，故瘧當愈。或云五日爲候，三候爲一氣，十五日天道節氣更移，則人身陰陽氣血亦爲變易，故十五日愈。癥瘕者，邪盛正衰，血結氣聚，或痰與食固結不解也。急治之，遲則難散矣。後治牝瘧用龍骨，此治瘧母用鱉甲，龍屬陽，鱉屬陰，一陰一陽之義也。

肝藏血，凡疝癖癥瘕，皆肝經血液凝結之病。肝色青，鱉色亦青，能獨入厥陰肝經而散瘕癖，故以之爲君，柴芩清熱，人參補虛，半夏散結，即小柴胡湯也，爲傷寒半表裏和解之劑，今治瘧母，乃除風暑寒熱之要藥，以清其源之意也。桂枝發表，芍藥和榮，即桂枝湯也，爲中風解肌之方，今治瘧母，乃外走表面內養陰，爲徹表裏、和榮衛之要藥。大黃、厚朴、桃仁，即傷寒桃仁承氣湯，以治蓄血，今治瘧母，爲逐血攻痞之劑，再用阿膠養血，丹皮行瘀，其餘蘆蟲、赤硝、鼠婦、紫葳逐邪於血中，石韋、葶藶、瞿麥、烏扇、蜂房、蜣螂攻邪於氣分，取煅竈下灰者，即用伏龍肝之意，以其得火土之氣，用以溫補脾氣，爲養正祛邪之法，煎以清酒，欲其行也。此治瘧母祖方，不可易也。（卷上）

沈明宗曰（《沈注金匱要略》）：此明瘧母而出方也。天之寒邪賊風，感人虛經藏府，營衛兩受，更盛更虛，證見往來寒熱，故爲瘧也。然瘧邪相搏，必應天地之氣，虛實進退，轉動病極。故月一日發者，發於黑晝月。月廓空時，氣之虛也，當俟十五日，一氣來復。白晝月，月滿之時，天氣實而人氣復，邪氣退而病當愈。設不瘥，必候天氣再轉，故當月盡解。如其不瘥，又當云何？然月自虧而滿，陰已進而陽已退；自滿而虧，陽已長而陰已消。天地陰陽，運動進退，消長已周，病尚不愈，是屬營衛已虛，正氣不能敵邪外出。故不應天地之氣進退消長，邪反羈留，搏聚左右脅下隱僻空處，相依痰血成形，結爲癥瘕，名曰瘧母。日久根深，牢不可拔，故曰急治。方用鱉甲煎者，以竈灰浸酒，煮甲如膠，其鹹平，專入肝經血分養陰，而消癥瘕爲君。小柴胡、桂枝合大承氣三湯，總去三陽表裏未結之邪，爲臣。但嫌甘草之緩，枳實破氣直下，故去之。人參、白术、阿膠，以養氣血之正，爲佐。然外邪必假痰血結爲癥瘕，以四蟲合桃仁、半夏，消血化痰；凡成癥瘕，正氣必結，以烏扇、葶藶，宣導肺氣之結，石韋、瞿麥，通利小便，而滲氣分之濕；乾薑以驅血中之寒；丹皮、紫葳，能行血滯而清風化之熱，爲使。《千金方》去赤硝、鼠婦，加海藻、大戟，鹹能軟堅，破其堅壘，化水尤善。（卷四）

魏荔彤曰（《金匱要略方論本義》）：再仲景之論病也，必先明其愈期，在《傷寒論》中皆然也。蓋病有由來，必有由去，知其來去，而病情斯可得也。即或來之迅速，去也留連，亦可以諦審於遲速順逆之間，而商其調劑之法。病瘧於月初得者，當於月半可愈。初三哉生明，陽盛之候也；月半後哉生魄，陰盛而陽濟可愈矣。設不差，十八日哉生魄，陰盛之候也，月盡後哉復生明，陽盛而陰濟，無不可愈矣。寒熱之邪不外陰陽，陰陽之氣不外勝復，一定之理也。此以人身之氣血，配天地之陰陽，順大化而審病機也。如其再不差，則與化行有逆，必有逆之在人之故，不可專求之於瘧病也。仲景設病爲問答曰：當云何？師曰：此結爲癥瘕。寒熱雜合之邪在少陽，而上下格阻之氣結厥陰，聚於肝下之血分，而實爲瘧病之母氣，足於生瘧而不已。此所陰陽互盛，歷月經年，而病不除也。蓋有物以作患於裏，如草樹之有根荄，必須急爲拔去，方可刈芟其枝葉。不然，旋伐旋生，有母在焉，未有不滋蔓難圖者矣。宜鱉甲煎丸，緩以治之。治瘧母從緩，治其本之義也。藥品最多，而主以鱉甲，入厥陰血分作主腦，破癥瘕、瘳久瘧；佐以丹皮、芍藥、阿膠養肝經之血，柴胡、桂枝、乾薑昇少陽之邪，血足陽昇，爲瘧母之滯者可通矣；桃仁、大黃、赤硝、紫葳以驅熱下泄於大便，葶藶、石韋、瞿麥、黃芩驅熱分泄於小便，熱去而瘧母之聚者可開矣；人參、半夏、厚朴以固氣燥土，使下泄者去邪而不傷正也；鼠婦、䗪蟲、蜂窠、蜣螂以破瘕除癥，兼通利水道，使下泄者不止於熱，且兼除濕之用。是一方而固氣燥土、養血昇陽以興禮樂，破瘕消熱、滲濕消癥以用征誅，一舉而無義不備矣，誠從緩而治之神方也，焉有瘧母可以留中作祟者乎？迨瘧母既除，而其標病可隨證已之，覆巢之餘，無完卵矣。（卷上）

尤怡曰（《金匱要略心典》）：天氣十五日一更，人之氣亦十五日一更，氣更則邪當解也。否則三十日天人之氣再更，而邪自不能留矣。設更不愈，其邪必假血依痰，結爲癥瘕，僻處脅下，將成負固不服之勢，故宜急治。鱉甲煎丸，行氣逐血之藥頗多，而不嫌其峻；一日三服，不嫌其急，所謂乘其未集而擊之也。（卷上）

黃元御曰（《金匱懸解》）：病瘧以此月之初一日發，五日一候，三候一氣，十五日氣候一變，故當愈。設其不瘥，再過一氣，月盡解矣。如其仍然不瘥，此其邪氣盤鬱，結爲癥瘕，名曰瘧母。當急治之，宜鱉甲煎丸，鱉甲行厥陰而消癥瘕，半夏降陽明而消痞結，柴胡、黃芩清瀉少陽之表熱，人參、乾薑溫補太陰之裏寒，桂枝、芍藥、阿膠疏肝而潤風燥，大黃、厚朴瀉胃而清鬱煩，葶藶、石韋、瞿麥、赤硝利水而瀉濕，丹皮、桃仁、烏扇、紫葳、蜣螂、鼠婦、蜂窠、䗪蟲破瘀而消癥也。（卷五）

陳元犀曰（《金匱方歌括》）：王晉三云：鱉甲煎丸，都用異類靈動之物，若水陸，若飛潛，昇者降者，走者伏者，咸備焉。但恐諸蟲擾亂神明，聚鱉甲爲君守之，其泄厥陰破癥瘕之功，有非草木所能比者。阿膠達表熄風，鱉甲入裏守神，蜣螂動而性昇，蜂房毒可引下，䗪蟲破血，鼠婦走氣，葶藶泄氣閉，大黃泄血閉，赤硝軟堅，桃仁破結，烏扇降厥陰相火，紫葳破厥陰血結，乾薑和陽退寒，黃芩和陰退熱，和表裏則有柴胡、桂枝，調營衛則有人參、白芍，厚朴達原，劫去其邪，丹皮入陰提出其熱，石韋開上焦之水，瞿麥滌下焦之水，半夏和胃而通陰陽，竈灰性溫走氣，清酒性煖走血。統而言之，不越厥陰、陽明二經之藥，故久瘧邪去營衛而着藏府者，即非瘧母，亦可借以截之。按《金匱》惟此丸及薯蕷丸藥品最多，皆治正虛邪着久而不去之病，非集血氣之藥，攻補兼施，未易奏功。（卷二）

曹穎甫曰（《金匱發微》）：病瘧之由，不外寒熱，早用加減小柴胡湯，何至十五日、一月而始愈。況一月不差，結爲癥瘕之說，尤不可信，此傳寫之誤也。瘧母之成，多在病愈之後，豈有瘧之未差而成瘧母者？此痞或在心下，或在臍下，大小不等。惟鱉甲煎丸至爲神妙，或半月而消盡，或匝月而消盡。予向治朱姓板箱學徒，及沙姓小孩親驗之。蓋此證以寒瘧爲多，胎瘧亦間有之，他瘧則否。北人謂瘧爲脾寒，南人謂無痰不成瘕，二者兼有之。脾爲統血之藏，脾寒則血寒，脾爲濕藏，濕勝則痰多，痰與血並，乃成癥瘕。方中用桃仁、䗪蟲、蜣螂、鼠婦之屬以破血，葶藶以滌痰，君鱉甲以攻痞，而參用小柴胡湯以清少陽，乾薑、桂枝以溫脾，阿膠、芍藥以通血，大黃、厚朴以調胃，赤硝、瞿麥以利水而泄濕，瘧母乃漸攻而漸消矣。細玩此節文義，當云病瘧結爲癥瘕，如其不差，當云何？師曰：名曰瘧母，當急治之。以月一日發，當十五日愈；設不差，當月盡解。宜鱉甲煎丸。陳修園、黃坤載輩望文生訓，殊欠分曉。（卷之一）

原文 師曰：陰氣孤絕，陽氣獨發，則熱而少氣煩冤，手足熱而欲嘔，名曰癉瘧。若但熱不寒者，邪氣內藏於心，外舍分肉之間，令人消鑠脫肉。（三）

趙以德曰（《金匱方論衍義》）：《內經》云，但熱而不寒者，陰氣先絕，陽氣獨發，則熱而少氣煩冤，手足熱而欲嘔，名曰癉瘧。又云：肺素有熱氣盛於身，因有用力，風寒客於分肉之間而發，發則陽氣盛，陽氣盛而不衰，其氣不及於陰，故但熱而不寒；氣內藏於心，而外舍於分肉之間，令人消鑠肌肉，故命曰癉瘧。

此二者，一爲先傷於風，一爲肺素有熱，所感之邪雖不一，然並是陽盛。又《內經》云：陽盛逢風，兩陽相得，而陰氣虛少，少水不能滅盛火，而陽獨治，如炙如火，當鑠肉也。由是觀之，瘧之寒熱更作，因陰陽之氣互爲爭並。若陰衰少，則離絕其陽，先自退處，不與之並，而陽亦不並之陰，故陽獨發，但熱而已。

此條二者之癉瘧，總而論之，其少氣煩冤，肺主氣，肺受火抑故也；手足熱者，陽主四肢，陽盛則四肢熱也；欲嘔者，火邪上衝，胃氣逆也；內藏於心者，心乃五藏陽火之主，故陽盛則直隸而藏之，外舍分肉之間也；消鑠肌肉者，消萬物者莫甚於火，火甚則肌肉鑠矣。

然此條固無治法，自後條治溫瘧者觀之，亦可治此癉瘧也。何則？白虎湯，退熱藥也，分肉、四肢，內屬脾胃，非功於其所舍者乎？又瀉肺火，非救其少氣煩冤者乎？設其別有兼證，豈不可推加桂之例，以加別藥乎？仲景於此，雖不言方治，蓋可知矣。凡立一法，則是以比類用之。

雖然，自其陰氣孤絕一語觀之，又足有可論者。夫陰陽之在身者，血與氣也，水與火也，內屬乎心與腎也。而寒本乎陰，熱本乎陽，以寒之熱，固可退陽而回陰也；然治病有輕重，豈一法而盡哉？小熱之氣，涼以取之；大熱之氣，瀉之於內，或反佐以取之。取之不衰，求其屬以衰之，謂“壯水之主，以消陽光”也。（卷上）

徐彬曰（《金匱要略論注》）：此即節略《內經》肺素有熱，而偶受風寒，內藏於心，外舍分肉，但熱不寒之癉瘧也。故仲景似敘似釋，曰肺熱氣實，及發時陽盛，總是陰氣孤絕，則陽氣獨發，獨發則熱甚，熱甚則傷氣而少氣，氣少而熱不散則煩冤，陰絕則手足熱，煩冤不已則嘔，此癉瘧所由名也。若但熱不寒之故，乃獨發於陽，氣不及陰，則病全在陽，上焦受之，上焦唯心與肺但熱，故知邪氣內藏於心，熱及肌膚，故知外舍分肉，壯火食氣，故知必消鑠脫肉。然則心氣既熱，不先鑠肺，而爲外熱，何也？蓋肺氣素實，邪自外來，故曰藏於心，與心虛而熱收於內者不同，故不能鑠肺，但外熱，然至

消鑠脱肉，則久而漸及肺矣。（卷四）

沈明宗曰（《沈注金匱要略》）：此即經謂肺素有熱，氣盛於身，厥逆上衝，中氣實而不外泄，或有所用力，腠理開發，風寒舍於皮膚之內、分肉之間而發，謂之癉瘧。而肺素受熱，重感寒邪，內藏於心，心陽益盛，乘克肺陰，爲陰氣孤絕。邪偏陽火熾盛，爲陽氣獨發。肺受火刑，則少氣煩冤，手足熱而欲嘔。然陽氣獨發，乃微有洒淅惡寒，則肺熱挾併心火齊轉，發熱如灼，即熱多寒少，一九、二八之分，故爲癉瘧，即溫瘧。其脉如平不弦是也。邪氣藏心，心陽發病，肺邪不能復心爲寒，故但熱不寒。邪氣外舍分肉之間，所以消鑠脱肉。蓋瘧病乃營衛兩受其邪，故顯往來寒熱，此偏於心肺氣分邪多，故但熱不寒而脉亦不弦也。（卷四）

魏荔彤曰（《金匱要略方論本義》）：仲景更爲列舉其證，定名出治以示人，再設爲問答以明之。師曰：陰氣孤絕，陽氣獨發，則熱而少氣煩冤，手足熱而欲嘔，名曰癉瘧。何爲癉瘧？若瘧病但熱而不寒者是也。癉者火毒也。小兒熱結之毒曰癉，又黃癉之病亦此癉，皆熱盛於裏之義也。熱盛於裏，則陽盛於少陽之半表裏，而陰不勝，斯退伏不見，故但熱不寒。然此熱豈無所根系而發哉？師又爲明其發熱之原，曰：邪氣內藏於心，外舍分肉之間，令人消鑠肌肉。則心者，其熱發之原，而分肉者，其存邪之宅乎？心藏也，屬裏；分肉軀殼也，屬表。瘧爲少陽，病何屬於心？而邪又在少陽之經，何云屬軀殼之分肉間，不與前說相悖歟？不知師謂邪氣內藏於心者，言發熱之原，非瘧之原也。瘧爲寒熱兩見之證，今但熱不寒，是心藏有熱以附乎瘧而陽增盛，陽氣既盛則周身分肉之間皆熱邪彌漫，反奪瘧病寒熱之勢，使陰甘於退避，而陽獨見橫肆也。故師首明之曰陰氣孤絕，陽氣獨發，正見瘧之爲病，本寒熱兩停之證，而附於他端則變矣。陽盛者陽偏，陰盛者陰偏，遂失正瘧之形狀，而另立門戶，不得不別其瘧名以諦之。此瘧病之所以雖同在少陽而歧路多端也。其證既爲陽盛，則少氣煩冤，壯火食氣而心神不安也。手足熱而欲嘔，心有積熱而四末蒸灼也。且其邪既舍於分肉，則必耗分肉之陰，而心藏有熱，又爲耗陰之本，津枯液燥，肉削肌臞，師定其消鑠肌肉，爲陽盛陰衰深慮也。主治者必當加意以固陰矣。癉瘧之義如此。（卷上）

尤怡曰（《金匱要略心典》）：此與《內經》論癉瘧文大同。夫陰氣虛者，陽氣必發，發則足以傷氣而耗神，故少氣煩冤也。四肢者，諸陽之本，陽盛則手足熱也。欲嘔者，熱干胃也。邪氣內藏於心者，癉爲陽邪，心爲陽藏，以陽從陽，故邪外舍分肉，而其氣則內通於心藏也。消鑠肌肉者，肌肉爲陰，陽極則陰消也。（卷上）

黃元御曰（《金匱懸解》）：《素問·瘧論》：其但熱而不寒者，陰氣先絕，陽氣獨發，則少氣煩冤，手足熱而欲嘔，名曰癉瘧。癉瘧者，肺素有熱，氣盛於身，厥逆上衝，中氣實而不外泄。因有所用力，腠理開，風寒舍於皮膚之內、分肉之間而發。發則陽氣盛，陽氣盛而不衰，則病矣。其氣不及於陰，故但熱而不寒。氣內藏於心而外舍於分肉之間，令人消鑠肌肉，故名曰癉瘧。癉瘧但熱不寒，緣其陽盛陰虛，肺火素旺。汗出竅開，風寒內入，淺居皮中，閉其衛氣。衛陽鬱發，熱傷肺氣，手足如烙，煩冤欲嘔。以陰氣先虛而邪客又淺，是以但熱無寒。其熱內蓄於心，外舍分肉之間，令人消鑠肌肉，是癉瘧之義也。（卷五）

陳念祖曰（《金匱要略淺注》）：師曰：陰氣孤絕，陽氣獨發，陽獨發，氣爲火蝕，火無水濟，則熱而少氣煩冤，陰孤絕，無以濡外，無以守中，則手足熱而欲嘔，名曰癉瘧。若欲知其但熱不寒之所以然者，須知其邪氣內藏於心，外舍分肉之間，令人消鑠肌肉。肌肉爲陰，陽極則消也。

按《內經》所論之癉瘧，撮其大略，以肺素有熱，而偶受風寒，內藏於心，外舍分肉，表則寒而裏則熱，緣陰氣內虛不能與陽相爭，故但熱而不作寒也。師不出方，余比例而用白虎加桂枝湯，以白虎清心救肺，以除裏熱，加桂枝調和營衛，以驅外邪，誠一方而兩扼其要也。即先熱後寒，名爲熱瘧，亦以白虎清其先，桂枝却其後，極爲對證，此法外之法也。然此節與《內經》稍異，師又略節經文，不言及外感風寒，以"陰氣孤絕，陽氣獨發"二句爲主，方內有桂枝，又未中的，師早已熟審矣。若明薛立齋、張景岳、趙養葵用六味地黃湯及玉女煎之說，反致滯邪生熱而增劇，俗傳瘧痢三方，爲害更速，師於此等重證而不出方者，欲人尋繹而自得也。《傷寒論》自序云"若能尋餘所集，思過半矣"，此物此志也。

男元犀按：下節白虎加桂枝湯，是《內經》所言之癉瘧，非師所云云癉瘧之治也。師未出方，似可借用竹葉石膏湯之類，而梨汁、甘蔗汁，亦可以佐之。（卷二）

高學山曰（《高注金匱要略》）：凡五邪中人，陽氣御其寒，陰氣御其熱者，常也。若陽不足以御寒，而陰外乘之，則惡寒；陰不足以御熱，而陽下從之，則發熱。然惡寒，則陽氣作勢而熱勝寒；發熱，則陰得主令而正勝熱，是陰陽相抱之妙也。若其人平素陰氣，原自孤絕，及瘧邪中之，陽氣與邪獨發。而無陰以濟之，則一發便熱。且胸中正氣，爲亢熱所傷，比之三伏晴乾田禾之生意，有垂頭捲葉之象，故不足以息而少氣也。心有所虧，氣有屈者，冤之義也。今陽伸陰縮，火長水短，皆內虧裏屈之象，故殊覺乾煩而如有所冤抑矣。手足，指手心足心而言，蓋勞宮、湧泉爲手足少陰之經穴，熱則陰氣孤絕之徵；欲嘔者，火性上炎，陽氣獨發之證也。名曰癉瘧，癉者，單也，熱也，陽氣單病而獨熱之謂，與《內經》之所謂癉瘧同義。但其證不因邪而因人。人身陰液一虛，不論風寒暑濕之邪中之，俱能從其有餘之氣而化熱。熱邪相搏，而陰氣不足以濟之，則癉瘧成矣。然就下文若但熱不寒觀之，則癉瘧多先熱而後寒者。蓋陽氣自盛，既不遜邪而內並，且無陰氣出而夾呈於陽分，故不先寒而先熱。至於氣盛則滿，滿則必衰，此盈虛自然之道。故熱後生寒者，病癉瘧者所必至之勢也。況《內經》所論溫瘧，以爲陰虛而陽盛，陽盛則熱，熱衰則氣復返入而寒。夫癉瘧之名，就人身之陰虛言之；溫瘧之名，就天時之化氣言之，其實則一也。不寒，指熱之前後而言，承上文陰氣孤絕，陽氣獨發，而見種種等候之癉瘧。若是既不先寒而熱，復不熱後生寒，是但熱不寒矣。夫癉瘧與瘟瘧復有辨。以五藏各能藏邪，肝腎固多逆寒，而脾肺主氣，氣起則熱，而伏則寒。惟心爲陽藏而屬火，熱後不寒，是火熄尚有餘熱之象，故知邪氣之內藏於心也。又瘧之作也，不外乎出三陽之舍。太陽則寒熱並見，少陽則寒熱往來，惟陽明不惡寒而惡熱。分肉爲陽明之部，故知邪氣之舍於陽明分肉間也，津液不足御邪熱，而以肌肉當之，則其如銷鑠也宜矣。

曹穎甫曰（《金匱發微》）：此節爲溫瘧標準。陰氣孤絕，或由汗出太過，或由亡血失精，水分不足，血熱獨强，溫瘧之證，其脉不弦者，水分虛也。水分不足，則亢陽無制，是爲厥陽獨行，故此病不發則如平人，一發即身熱如灼，渴欲飲冷，氣短胸悶，其苦不可言喻。手足熱者，謂不似尋常瘧證手足尚見微寒也。欲嘔者，陽氣上亢，膽胃逆行也。但熱不寒，故名癉瘧（《說文》：癉，勞也。人勞則陽氣張，觀於勞力之人，雖冬令多汗，陽氣以用力外出之明證也）。邪氣內藏於心，外舍於分肉之間，不過形容表裏俱熱，非謂心藏有熱，各藏、各府無熱也。予謂胃主肌肉，觀下文肌肉消鑠，此證當屬陽明。原人一身肌肉，由水分與血分化合，水液本自不足，又經表裏俱熱，亢熱熏灼，血分益增枯燥，則既類堯肌如臘，欲求如郭重之肥見惡於季康子者，不可得矣。大肉陷下，大骨枯槁，能久存乎？（卷之一）

陸淵雷曰（《金匱要略今釋》）：此條語出《瘧論》。脫肉，徐鎔本誤肌肉，趙刻本、俞橋本及《外臺》並作脫肉，與《瘧論》同。《瘧論》云：其但熱不寒者，陰氣先絕，陽氣獨發，則少氣煩冤，手足熱而欲嘔，名曰癉瘧。癉瘧者，肺素有熱，氣盛於身，厥逆上衝，中氣實而不外泄，因有所用力，腠理開，風寒舍於皮膚之內，分肉之間而發。發則陽氣盛，陽氣盛而不衰，則病矣。其氣不及於陰，故但熱而不寒。氣內藏於心，而外舍於分肉之間，令人消鑠脫肉，故名曰癉瘧。案：陰氣先絕，陽氣獨發云者，其人津液少，而體溫之形成亢盛，所謂陰虛陽盛之體也。古人名體溫曰衝氣，又以肺主氣，故體溫亢進者，謂之肺素有熱。又以心主火，而爲陽藏，故瘧病之但熱不寒者，謂之氣內藏於心。後人竟以癉瘧爲心肺之病，則誤矣。體溫之放散，身半以上爲多，故氣盛於身，則厥逆上衝，少氣煩冤也。手足爲諸陽之本，陽盛，故手足熱。熱干於胃，故欲嘔。名曰癉瘧，癉者熱也。津液本少，又發癉瘧，則體內脂肪、蛋白質，愈益分解而消耗，故令消鑠脫肉。（卷二）

原文 溫瘧者，其脉如平，身無寒但熱，骨節疼煩，時嘔，白虎加桂枝湯主之。（四）

白虎加桂枝湯方
知母六兩　甘草二兩，炙　石膏一斤　粳米二合　桂去皮，三兩
上剉，每五錢，水一盞半，煎至八分，去滓，溫服，汗出愈。

趙以德曰（《金匱方論衍義》）：《內經》名溫瘧亦有二，一者謂先傷風，後傷寒。風，陽也，故先熱後寒。一者爲冬感風寒，藏於骨髓之中，至春夏，邪與汗出，此病藏於腎，先從內出之外，衰則氣復反入，是亦先熱後寒。

二者之溫瘧，則皆有陰陽往復寒熱之證，而此之無寒但熱，亦謂之溫瘧，將不類於《內經》者。然不類而類者也，一皆以邪熱爲重而名之，但陰不與陽爭，故無寒耳；陰陽不相爭，寒熱不往復，此痹於骨節，不與陽通，則骨節痛煩；火氣上逆，則時嘔。用白虎治其陽盛也；加桂療骨節痹痛，通血脉，散瘧邪，和陰陽以取汗也。（卷上）

徐彬曰（《金匱要略論注》）：《內經》論瘧，除痎瘧爲概言，止有先寒後熱、先熱後寒及但熱不寒三項，故止有寒瘧、溫瘧、癉瘧三名。按《生氣通天府經》又曰：魄汗未盡，

形弱而氣爍，穴俞已閉，發爲風瘧。此亦寒瘧之屬，但對溫瘧言則曰寒，此則因汗未透之餘邪，故還他風字，以見邪之本於風也。其溫瘧二段，似有淺深之分，不知先熱之瘧不恒有，因與寒瘧辨先後，復提在前，乃即冬邪藏腎而發必先熱者也，非另有先傷於風，在皮膚腸胃間，與後傷之寒，亦在皮膚腸胃間，而發時絕異冬傷於寒之溫瘧也。然則先熱之溫瘧其熱多，正與癉瘧同一機局，故仲景總挈一"溫瘧"二字。而下所注，則身無寒但熱，骨節疼煩，時嘔，皆癉瘧之證，但曰脉如平，以比瘧脉自弦者有別。謂冬不藏精，而受邪之溫瘧，與肺素有熱而加外感之癉瘧，皆邪不專少陽，故主以白虎加桂枝湯，是從太陽陽明之例爲治，而專清上焦之熱也。溫瘧較癉瘧，似病發於腎，不宜專治上焦，不知溫瘧遇暑汗泄，邪氣與汗皆出，則既出之餘邪，亦唯治上焦表分爲急矣。蓋邪原自表來，則從表驅出之爲正耳。不然仲景"溫瘧"二字，謂指先熱之溫瘧，則冬傷腎之溫瘧，仲景豈真列之虛損而不出方乎。此之溫瘧方，若謂專指冬傷腎之溫瘧，故不明言治癉瘧，豈癉瘧非瘧而不出方乎。《內經》有兩溫瘧，仲景止出一溫瘧方，《內經》有癉瘧，仲景又不出方，而合證於溫瘧中，未免疑城難破，得此快然。（卷四）

　　李彣曰（《金匱要略廣注》）：《內經》云：溫瘧因冬中風寒，氣藏骨髓，至春陽氣大發，邪氣不能自出，因遇大暑，腦髓爍，肌肉消，腠理發泄，或有所用力，邪氣與汗皆出，此病藏於腎，其氣先從內出之於外也。此陰虛而陽盛，陽盛則熱矣，衰則氣復反入，則陽虛而寒，故先熱後寒，名曰溫瘧。《內經》以先熱後寒者爲溫瘧，仲景以無寒但熱者爲溫瘧。其脉如平者，邪氣深入，伏藏於內，不平而如平耳。身無寒但熱者，寒邪醞釀既久，悉化爲熱也。骨節疼煩，以冬時邪藏於腎，腎主骨，骨髓之內不勝其熱也。時嘔者，胃氣熱而上逆也。白虎湯清內熱，加桂枝治骨節煩疼。（卷上）

　　沈明宗曰（《沈注金匱要略》）：此溫瘧，即前癉瘧而出方也。瘧乃營衛受邪，風寒相半，故往來寒熱，必見弦脉爲常。此偏肺素受熱，氣盛於身，陰氣先絕，陽氣獨發，邪熱偏客於心，不涉風木主病，故脉不弦而平，即《內經》火淫所勝，肺氣受克，勝復之瘧也。然陽既獨發於心，不入陰分，則身亦無寒而但熱。陽邪在表，惟有骨節疼煩，心火乘胃，耗乾津液，邪火上衝，所以時嘔。故用白虎湯，養胃生津救肺；加桂枝和營衛，而驅偏表之邪。俾金清而生水，以水制火，則瘧自愈。（卷四）

　　魏荔彤曰（《金匱要略方論本義》）：又有所謂溫瘧者，何也？溫瘧有三，總屬陽盛，而淺深之邪不同。仲景所言於《金匱要略》中者，溫瘧之一也。《素問》又有溫瘧二證，證不同而所因亦各異，詳注於後。請先爲注仲景之名溫瘧。溫瘧者，亦熱積於內而陽盛陰伏，無寒但熱之證也。然其人不純是內發之熱，惟其外感之風寒鬱於表分，故內生熱而發外，所以骨節疼煩、時嘔。見外寒內熱之因，不同於外無覆冒，從內自生之陷，爲猛烈實甚也，所以其脉如平人。此溫瘧之邪淺者也。然同爲陽盛陰虧之證，不容不救陰以濟陽，同用爲熱多寒少之治，仲景以白虎加桂枝湯主之，以秋令之涼肅，治內熱之熏蒸。如夏月溽暑方殷，而天末涼風惠然其來，又何陰不漸滋，而陽不漸斂乎？心藏之邪以清，分肉之熱以解，癉瘧之熱毒固可除矣。即如平人脉之溫瘧，有骨節疼煩一證，熱由表邪所鬱，加桂枝而表邪亦可解矣。內熱治以辛涼，固爲兩解表裏，而加桂於少陽病中，使熱邪得以昇散爲解散，又不同於太陽病熱證之用白虎也。此其義，皆業醫家不可不明者也。或問曰：心藏內藏邪氣，何以桂枝爲對？答曰：用桂枝少許於白虎湯中，總爲少陽病計也，木氣非桂枝辛香不能由半表而達於太陽之表，與心藏無涉也，亦與主肌肉之陽明無涉也，加桂枝總爲少陽起見，所謂瘧病多端而不離少陽爲治也。知此方可與言治瘧之理也。此仲景所言於《金匱要略》中之溫瘧也。若《素問》所言溫瘧，則何如？此蓋喻氏嘉言引之於瘧病法律中，而詮解少失其義者也。敢續明之併列於仲景書中，以《內經》補仲景，非蛇足也。

《內經》云：帝曰：先熱而後寒者何也？岐伯曰：此先傷於風而後傷於寒，故先熱而後寒也，亦以時作，名曰溫瘧。又云：帝曰：夫病溫瘧與寒瘧而皆安舍？舍於何藏？岐伯曰：溫瘧者，得之冬中於風，寒氣藏於骨髓之中，至春則陽氣大發，邪氣不能自出，因遇大暑，腦髓鑠，肌肉消，腠理發泄，或有所用力，邪氣與汗皆出，此病藏於腎，其氣先從內出之於外也。如是者，陰虛而陽盛，陽盛則熱矣，衰則氣復反入，入則陽虛，陽虛則寒矣，故先熱而後寒，名曰溫瘧。此《內經》言溫瘧有二，而喻氏引之於瘧病法律中，與仲景互爲發明者也。此二證與仲景所言不難辨。仲景所言者，二證但熱不寒之瘧也，一曰癉瘧，一曰溫瘧。《內經》所云者，二證先熱後寒之瘧也，俱曰溫瘧，此以寒熱之有無先後爲分晰者也。仲景所名癉瘧，但熱不寒之熱，熱根生於心，而熱氣舍於分肉；至於溫瘧之但熱不寒之熱，則不過陽鬱於表之熱，故脉如平，此二證其熱大分淺深也。《內經》所言之第一種溫瘧，其先熱後寒之熱，亦如仲景所言之溫瘧，不過陽鬱於表之熱，特寒熱之次序稍變於常瘧耳，其發亦以時變，而仍不失其常，亦熱之淺者也。至《內經》所言第二種之溫瘧，則又似同於仲景所言之癉瘧矣，然先熱後寒，與癉瘧之但熱不寒又不同。蓋寒熱之見於外不同，而積熱生於裏有同耳。何以謂之同於癉瘧？以仲景所言癉瘧有夙熱，而《內經》所言溫瘧亦有夙熱者也；仲景所言夙熱藏於心藏，《內經》所言夙熱藏於腎藏也。瘧病原非藏邪，以熱在藏爲瘧之根，如瘧母在肝藏爲瘧之母，俱係于藏，而以藏言，而瘧則究非藏病焉。故熱藏於心即根於心，熱藏於腎即根於腎，此俱熱之深者也。推之於仲景所言之癉瘧，《內經》亦謂之屬於肺藏，亦不過系屬於藏之義而已。但《內經》即謂夏傷於暑，喻氏又補長夏傷於濕，秋必病瘧矣，何以《內經》又云溫瘧者得之於冬，至春陽氣大發，而邪氣不能自發，必待夏月腠理開泄，有所用力，邪方隨汗皆出，不幾二說相悖乎？不知《內經》所云夏傷於暑，長夏傷於濕，爲秋病之先寒後熱之正瘧及熱多寒少、但熱不寒之雜瘧言也。《內經》所云冬傷於風寒，夏乃病瘧，單爲先熱後寒之溫瘧言也，其經春不發，至夏乃病，《內經》自詮解無遺義，明言此邪藏於骨髓之中至深之地。故春氣發在骨髓外，則邪不能自發，夏月熱入骨髓，有所勞用其力，力屬於筋骨，邪方隨用力出汗而發，理至當也。乃喻氏謬注，謂爲藏於腎藏，腎火外發爲熱，發而後收爲寒。腎火豈自發而可以自收，同於陽氣乎？氣有卷舒曲伸，腎火一發，則不可復收，非回陽不爲斂藏矣。試觀夫氣，氣可往復，火一發則爲灰，即火盡薪傳，鑽燧改火，俱新火也，其仍已發之火乎？即此可知腎火忽發忽收之說爲妄也。且喻氏自言瘧非藏病，何云腎火？又是瘧病言少陰爲蛇足之故智矣。腎雖主骨髓，而骨髓與分肉同爲表，究非腎藏之裏也，學者須識此，則表裏不致舛混也。再通爲考究仲景所言及《內經》所言之證，熱藏於心，舍於分肉者，熱也；熱藏於腎，舍於骨髓者，亦熱也：俱陽盛而陰退伏之候也。但熱藏於心之癉瘧爲實熱，熱藏於腎之溫瘧近於虛熱。治熱必用白虎湯，治少陽之熱，必加桂枝，然則兼虛必用人參，亦可類推矣。腎爲足少陰也，心亦未嘗非手少陰也，在心未必皆爲之實，在腎又未必盡爲之虛也，又學者不可不細辨之者也。此《內經》言溫瘧有二，而喻氏引以發明《金匱》之未備，俱未嘗言方出治者，余總以仲景之白虎湯主之，治心火於少陰，與治腎火於少陰，似亦相去不遠也。氣虛則加人參，津亡則加生地，血虛則加歸、芍，熱甚則在心加黃連、在腎加黃蘗，似俱不出陽盛救陰之法也。願天下善學仲景者，與余言相考訂也，則幸甚矣！如此則先寒後熱、先熱後寒、但熱不寒、熱多寒少之瘧，種種可明。（卷上）

黃元御曰（《金匱懸解》）：《瘧論》：先傷於風而後傷於寒，故先熱而後寒，亦以時作，名曰溫瘧。溫瘧者，得之冬中於風，寒氣藏於骨髓之中，至春陽氣大發，邪氣不能自出。因遇大暑，腦髓鑠，肌肉消，腠理發泄，或有所用力，邪氣與汗皆出。此病藏於腎，其氣先從內出之於外也。如是者，陰虛而陽盛，陽盛則熱矣。衰則氣復反入，入則陽虛，陽虛則寒矣。故先熱而後寒，名曰溫瘧。溫瘧先熱後寒，緣冬月中風，泄其衛氣。風愈泄而衛愈閉，遏其營血，鬱而爲熱。後傷於寒，皮毛斂束，而風不能泄，營熱更鬱。營血司於肝木而生於腎水，冬時腎水蟄藏而肝木已枯，此熱遂藏骨髓之中。至春乙木萌生，陽氣大發，骨髓之熱，可以出矣，腎主骨髓，乙木生於腎水，故骨髓之熱，當隨木氣外出。而外爲寒束，不能自出。因遇大暑，腦髓燔鑠，肌肉消減之時，腠理發泄，邪可出矣。即不遇大暑，或有所用力煩勞，氣蒸汗流，邪亦出矣。熱邪與汗皆出，表裏如焚，於是陽盛而陰虛。物極必反，陽氣盛極而衰，復反故位，陰氣續復，漸而翕聚，是以寒生。此溫瘧之義也。

溫瘧即癉瘧之輕者，其熱未極，則陽衰陰復，能作後寒，是謂溫瘧。熱極陰亡，後寒不作，是謂癉瘧。曰身無寒，但熱，仲景指溫瘧之重者而言，即癉瘧也。骨節者，身之谿穀，腎水之所潮汐，熱極水枯，故骨節煩疼。嘔者，熱盛而胃逆也。白虎加桂枝湯，石膏、知母清金而瀉熱，甘草、粳米益氣而生津，桂枝行經而達表也。風寒在表，故熱藏骨髓，桂枝解散風寒，引骨髓之熱外達於皮毛也。（卷五）

陳念祖曰（《金匱要略淺注》）：又有溫瘧者，冬不藏精，則水虧而火盛，火盛於內，外爲寒氣所格而不出，則火內鬱，日盛一日，至春令感溫氣而發，夏令感熱氣而發。是病在伏氣，與乍感不同，故其脉如平，但此病當憑證而不憑脉。《難經》云"溫病之脉，行在諸經"，不知何經之病，即此意也。身無寒，但熱，骨節煩疼，時嘔，爲熱從腎出，外舍其合，而上並於陽明也。以白虎加桂枝湯主之。蓋於大涼肺胃之中，加一辛溫之品，因其勢而利導之也。

此言溫瘧與《內經》不同，而其義則相表裏也。然余謂仲師書，讀其正面，須知其對面，須知其反面，須知其旁面，則順逆分合，如織錦回文，字字扣得着。上節言癉瘧，單主陰絕陽發，以補經文之未盡，至於經文所云"肺熱加以外感，爲癉瘧之正證"，亦包括在內，均一癉瘧，不無毫厘千里之判，此所以不率爾而出方也。至此節論溫瘧，又與《內經》不同，意者伏氣外出之徵，其始也，熱爲寒鬱而內藏，其發也，寒因熱盛而俯首。究竟釀此猖狂之熱禍，皆緣寒邪之格外爲禍端，以白虎清其熱勢，加桂枝追其所由來，可謂面面周到。且所云無寒但熱疼嘔之證，俱是《內經》癉瘧之正證，師於此補敘其正證，補出其正方，文法錯綜變化，非細心人不能體會。雖然，篇首有"弦數者，風發"一句，《傷寒論》有風溫一證，於此可以悟開大覺路，即可以普濟無量蒼生矣。（卷二）

朱光被曰（《金匱要略正義》）：陽氣爲寒所折，遏抑日久，感春溫之氣而發，所謂冬傷於寒，春必病溫是也。無寒便熱與癉瘧相同，但多骨節疼，則先爲寒氣侵傷可知。寒邪束縛，五內之陽氣無從宣發，藉春令感觸與鬱邪相迸，上焦爲燔灼之地，諸陽主上焦，故但熱無寒也。身但熱，則宜白虎湯以清之，骨節疼兼見太陽表證，故加桂枝以解之也。（卷上）

陳元犀曰（《金匱方歌括》）：王晉三云：《內經》論瘧，以先熱後寒、邪藏於骨髓者，爲溫瘴二瘧；仲景以但熱不寒、邪藏於心者，爲溫瘴二瘧。《內經》所言，是邪之深者；仲景所言，是邪之淺者也，其殆補《內經》之未逮歟！治以白虎加桂枝湯，方義原在心營肺衛，白虎湯清營分熱邪，加桂枝引領石膏、知母上行至肺，從衛分泄熱，使邪之鬱於表者，頃刻致和而瘧已。至於《內經》溫瘴瘧，雖未有方，然同是少陰之伏邪。在手經者，爲實邪；在足經者，爲虛邪。實邪尚不發表而用清降，何況虛邪有不顧慮其亡陰者耶？臨證之際，化而裁之，是所望於用之者矣！（卷二）

原文 瘧多寒者，名曰牡瘧，蜀漆散主之。（五）
蜀漆散方
蜀漆燒，去腥　雲母燒二日夜　龍骨等分
上三味，杵爲散，未發前，以漿水服半錢。溫瘧加蜀漆半分，臨發時服一錢匕。一方云母作雲實。

趙以德曰（《金匱方論衍義》）：心者，牡藏也；邪在心而成瘧，故曰牡瘧。何以言之？心肺居上，陽也，而心乃陽中之陽，令邪氣伏結心下，則心虛。《內經》曰：心虛者，熱收於內，則陽氣不行於外，故外寒。積聚津液以成痰，是以牡瘧反多寒也。用蜀漆和漿水以吐所結痰邪，龍骨以療氣伏心下者，雲母安藏補虛，以除內收之熱。若夫溫瘧亦用是，少加蜀漆治者，則亦爲邪氣結伏在心下，致陽氣不入於陰，反獨盛在外，以成熱而不寒，故亦以此去其所結，以取差耳。（卷上）

徐彬曰（《金匱要略論注》）：先寒後熱，既爲寒瘧，乃有心氣素虛，外邪襲之，挾有形之涎爲依傍，邪困心胞，氣不能透肌表而多寒者。蓋先傷無形之寒，邪復內入，並涎爲有形之寒，寒實傷心，故名牡瘧，心爲牡藏故也。後人以單寒爲牝，誤也。唯無形之寒，挾有形之涎，則心胞內之邪，爲外所困而不能出，故以蜀漆劫去其有形之涎，蓋常山能吐瘧，而蜀漆爲常山之苗，性尤輕虛，爲功於上也；雲母甘平，能內除邪氣，外治死肌，有通達心胛之用；龍骨收濕安神，能固心氣，安五藏。故主以蜀漆，而以二藥爲佐也。（卷四）

李彣曰（《金匱要略廣注》）：《內經》曰：夏傷於暑，汗出，腠理開發，因遇淒愴之小寒，藏於腠理皮膚之中，秋傷於風，則病成矣。夫寒者，陰氣也；風者，陽氣也。先傷於寒而後傷於風，故先寒後熱，名曰寒瘧。此云多寒，則是但寒無熱也。《內經》以先寒後熱者為寒瘧，仲景以多寒者為牝瘧。凡人身以熱為陽，寒為陰，物以陽為牡，陰為牝。此因寒多陰勝，故名牝瘧。主蜀漆散昇陽退陰也。

牝瘧證多陰寒，治宜助陽溫散為主。云母之根為陽起石，下有云母，上多云氣，性溫氣昇，乃昇發陽氣之物。龍骨屬陽，能逐陰邪而起陽氣。蜀漆乃常山之苗，功能治瘧，不用根而用苗者，取其性多昇發，能透達陽氣於上之義也。溫瘧加蜀漆，亦取其昇散之功，但牝瘧屬陰，邪氣深入，未發時服者，先其機而奪之。溫瘧屬陽，邪氣浮越，臨發時服者，折其勢而散之也。（卷上）

沈明宗曰（《沈注金匱要略》）：此寒多熱少之方也。瘧多寒者，如三七、二八之分也，瘧發必因衛入於營分則寒，營邪出衛則熱。此屬衛邪多而營邪少，衛邪拒格營邪，不得外出，入衛為熱，故寒多而熱少。方用蜀漆散和漿水，吐其胸中拒格之邪，則營分之微邪亦隨上出，一舉兩得，而蕩逐無餘。蓋蜀漆，乃常山苗也。常山善吐，此不用常山而用蜀漆者，取其苗性輕揚，以入重陽之界，引拔其邪。合之龍骨，鎮心寧神，蠲除伏氣。本草謂云母甘平、屬金、主肺，而肺金得補則陰水自生。衛陽之邪，不得入陰，反從上出，牝瘧愈矣。（卷四）

魏荔彤曰（《金匱要略方論本義》）：更有寒多熱少之一證，再為明其病而立其法。如瘧多寒，則熱少不須言矣，名之曰牝瘧。牝者，陽物也，則牝瘧者，亦陽勝而陰虧之瘧也。陽盛陰虧，何不治其陽，而以蜀漆散治其濕？則其人熱盛於內，而素有水飲，所謂夏傷於暑者，熱也；所謂長夏傷於濕者，濕也，熱與濕內傷於陽明，前言之矣。而熱與濕又必較論其偏勝，前條所注皆內傷熱盛於濕之義；此則內傷濕盛於熱之義也。濕為水邪，必犯心藏，心名牝藏，以少陰君火為諸陽之主，故以陽名之，言水邪挾熱，逆而干犯於心，名之曰牝瘧。言此瘧為犯心之瘧，如京師有寇名之曰京寇，所以示人以勤王宜亟也。仲景主之以蜀漆散，以蜀漆為吐藥，和漿水以助其吐，非益其濕也；以云母、龍骨鎮其心，驅其邪，為鎮為驅，俱寓治水之義也。後有移治於溫瘧，即仲景所言之但熱不寒之溫瘧也。如患溫瘧，而熱盛於濕者，必用白虎湯。其或挾濕為甚，漸有浸淫之勢，所謂濕上甚為熱，而上逆於頭目，及作嘔逆等證，則非蜀漆散加蜀漆不為功也。此仲景於牝瘧之治，明濕邪之浸淫，將使熱邪得留戀，去濕正所以去熱也。總之風寒外感於太陽，熱濕內傷於陽明，合而為少陽陰陽之邪，發為寒熱之證，此病之本也。至於病之所因不同，附於所因之病又不同，此病之末也。於其末既詳論之，無遺於其本，不必他說也，但少陽病治其少陽而已。附《外臺秘要》三方，柴胡去半夏加栝樓湯、柴胡加桂薑湯二方，尤為得治少陽之法，謹並釋注之於後。（卷上）

尤怡曰（《金匱要略心典》）：瘧多寒者，非真寒也。陽氣為痰飲所遏，不得外出肌表，而但內伏心間。心，牝藏也，故名牝瘧。蜀漆能吐瘧痰，痰去則陰伸而寒愈；取云母、龍骨者，以蜀漆上越之猛，恐並動心中之神與氣也。（卷上）

黃元御曰（《金匱懸解》）：先寒後熱，緣陽為陰束，故閉藏而為寒，陽氣鼓發，故鬱蒸而為熱。陽虛不能遽發，故寒多而熱少。陽敗而不發，則純寒而無熱。瘧多寒者，陰盛而陽虛也，是其寒邪凝瘀，伏於少陽之部。必當去之，蜀漆散，云母除其濕寒，龍骨收其濁瘀，蜀漆排決積滯，以達陽氣也。（卷五）

陳念祖曰（《金匱要略淺注》）：瘧少熱多寒者，非真寒也。緣無形之寒氣，挾有形之痰飲，伏於心間，陽氣不能外透於肌表，故多寒，甚則有寒無熱、心為牝藏，因名之因牝瘧，以蜀漆散主之。驅其心胸結伏之痰飲，則內陷之邪，亦轉旋而外出。

此言牝瘧證也。方中云母無真，未能速效。且此方原是宣通心陽，使氣行於肌表，則不至偏陰用事，却不專在於湧吐也。故不注明"吐"之一字，餘借用桂枝去芍，加蜀漆龍骨牡蠣救逆湯如神。（卷二）

朱光被曰（《金匱要略正義》）：此痰邪壅阻上焦，陽氣不得宣通，故寒多而熱少，非單寒之謂也。以邪閉心氣，心為牝藏，故名牝瘧。蜀漆功專開豁上焦之痰邪，云母通達心脾而除餘邪，龍骨鎮攝心氣以御外邪，合三物之長以建奇功，立法微妙，不可思議。（卷上）

高學山曰（《高注金匱要略》）：寒時長而熱時短，寒多於熱，故曰多寒，非但寒不熱之謂也。按《內經》寒瘧論，夏傷於暑，汗出而腠理開發，因遇悽愴之小寒，藏於腠理皮膚之中。秋傷於風，而益其寒，則病成矣。夫寒者，陰邪也；風者，陽邪也。先傷於寒而後傷於風，故先寒後熱。愚謂寒裏風表，是寒主而風客，故且寒多於熱矣。《金匱》之名牝瘧，即經所謂寒瘧者是也。俗解硬將多寒"多"字抹煞，而以但寒無熱為牝瘧，謬矣。蓋瘧邪未有不見熱者，特有熱多熱少之異耳。況牝牡雌雄，禽獸之陰陽，猶人之曰男女也。誠如所言，因牝瘧之名，便謂有寒無熱，則將謂女人身中，全無陽氣溫熱也得乎？主蜀漆散者，其意以為心氣出而御夏，肺氣出而御秋，此五藏與四時，各以類應之道也。今夏傷於暑，是心陽為熱邪所傷，秋傷於風，是肺氣又為風邪所傷。心陽肺氣，兩傷於上，故不能推散風寒，而致寒多熱少之牝瘧也。其治例只消將命門中之陽氣，昇而上之，使其氣勻滿於心肺之間，則大氣一轉，其邪乃散。故以云母、龍骨，體質沉重之石類，將蜀漆監至下焦，使之溫溫，上通下吸，而已足矣。蓋云母之性，遇陰晦則吐氣生雲而善昇，遇晴明則吸氣歸雲而善攝。燒至二日夜，是以火力奪晴明之造化，迫不用其善吐而昇陰晦之雲，特取其善吸以攝風寒之氣者也。龍骨，前人俱誤認為龍蛇之蛻，其實乃龍脉之石骨，所以通山川之靈道者。用以入藥，為手少陰心主，斂神聚氣之真品焉。蜀漆，東垣稱其上稱心氣，有飛針走線之功，蓋言其神速也。明明先以沉重石類，墜下蜀漆，然後俟龍骨、蜀漆，本天親上之性，從下焦昇發其陽神以充心部，所以治其多寒之標也。俟云母，本地親下之性，從上焦吸取其陰邪以歸子虛，所以治其牝瘧之本也。各用等分者，使勢均力敵，不相牽制，可以各行其性也。未發先服者，乘風寒之陰翳未起，而使陽光昇滿膈中，逼陰邪於下，俾云母之就近吸之者，尤易易也。至於溫瘧亦主此散，特加蜀漆半分，直是壺天勝境，恍惚間另是一番世界。吾不知仲景當日。從何得此妙用耶。蓋溫瘧之邪氣，內藏於心，服白虎加桂湯以治其分肉之所舍，而未及其所藏也。故以飛走心經之蜀漆，用至折半而為君，龍骨之入手少陰，原屬本性。又得蜀漆之兼力以趨之，則其入心，更與之同速矣。夫蜀漆、龍骨，同心合德，以奉心主，則云母亦因之而上浮，於是云母則倒吸陰精以上滋，龍骨則通提腎氣以相濟，而所謂陰氣孤絕，陽氣獨發者，可得其平矣。然後蜀漆以飛走之性，散其所藏，則少氣煩冤之諸證亦解。一湯一散，合表裏而兩治之，則癉瘧中之但熱不寒，而名溫瘧者，寧有不冰釋者哉。臨發時服，以發則所藏盡出，而去之無所留遺故也。

嚴鴻志曰（《金匱廣義》）：瘧多寒者，非純寒無熱，但寒多於熱耳，寒氣凌心，心爲牝藏，因名曰牝瘧，主以蜀漆散，和漿水，吐其心下伏結之邪，則內陷之邪，亦隨之俱出，一舉而蕩逐無餘，不亦快哉。

夫《內經》之言瘧也，邪客風府，衛氣會而始發，此指瘧邪之所在。又云：夏傷於暑，秋病痎瘧。此指瘧疾之病源，後賢張心在謂三陽交於膽，三陰交於脾，三陽之瘧治在膽，三陰之瘧治在脾，亦名言也。

西醫名瘧爲麻拉利亞，言由該病蟲侵入人之血液中而發，其成熟期不同，有每日、間日、三日之殊，其治麻拉利亞，以金雞納霜爲聖藥。考金雞納霜，又名規尼涅，制以硫酸，名硫酸規尼涅，制以鹽酸，名鹽酸規尼涅，性皆涼，而鹽酸爲涼尤甚，能入三焦外達腠理而發汗，又能入脅下板油中，搜剔瘧邪之根柢，然效雖立致，禍亦旋踵，往往瘧愈之後，或患痢，或患脹，痢尚可救，脹必傷生，見之屢矣，不若中法審因施治，毫無流弊也。

瘧病之因不一，如風寒變瘧，多發深秋初冬；暑濕化瘧，多發夏末秋初；而痰食化瘧，陰虛化瘧，勞役化瘧，及女人鬱瘧，小兒胎瘧，四時皆有；惟疫瘧不常有耳。前哲謂瘧不離乎少陽，故治瘧多用小柴胡加減，殊不知近世之瘧，正瘧少而時瘧多，或因暑濕，或因痰食，豈可概以小柴胡治之哉！如暑瘧，其治在肺，桂枝白虎湯爲主；濕瘧，其治在脾，藿香正氣散加減；暑濕並重，治在脾胃，桂苓甘露飲加減。若兼痰多加半夏、川貝，食滯加枳實、青皮，隨證而治，方爲合法。

王宇泰謂瘧發寒多者，宜昇其陽，使不並於陰，則寒自已；熱多者，宜降其陰，使不並於陽，則熱自已；寒熱交作，一昇一降，而以滲利之藥從中分之，使不交併則愈。因制一主方，用柴胡一錢五分，升麻、葛根、防風、羌活各五分，俱甘辛氣清，使昇陽氣離乎陰而寒自已；知母一錢，石膏三錢，黃芩五分，俱性寒下行，引陰氣下降，使離於陽而熱自已；豬苓一錢五分，分利陰陽，使不交併；穿山甲一錢，引諸藥出陰入陽，穿走經絡；薑制厚朴一錢以利氣；三和曲一錢五分以行痰。主此加減，所投輒驗。

徐彬謂仲景治瘧，皆以抶去其邪爲急，然實有病氣留連，久而正衰不能逐邪者，故薛立齋謂凡人久瘧，諸藥不效，以補中益氣內加半夏，用人參一兩，煨薑五錢，不截之截，此至論也。（卷一）

曹穎甫曰（《金匱發微》）：瘧之所以多寒者，皮毛爲水氣所遏，陽氣不得宣也。水氣留於上膈，則寖成痰涎，故世俗有無痰不成瘧之說。蜀漆爲常山苗，能去濕痰，故用之以爲君。云母石，《本經》主治中風寒熱，如在舟車，是爲止眩暈、鎮風陽之品。龍骨當爲牡蠣之誤。《本經》牡蠣主治欬逆，並言治痰如神，水歸其宅。可見蜀漆散方治專爲風痰眩暈而設。蓋上膈之濕痰去，然後陽氣得以外達，益可信無痰不成瘧之說，爲信而有徵矣。

補三陰證方治

瘧之輕者日發；血分熱度漸低，則間日發；熱度更低則間二日發，世俗謂之三陰瘧。然此證仲師既無方治，俗工又不能醫，故常有二三年始愈者。予早年即好治病，有鄉人以三陰瘧求診，診其脉遲而弱，予決其爲正氣之虛，爲之擬方，後此鄉人愈後，將此方遍傳村巷，愈十餘人。後於李建初書塾診其侄克仁之子，脉證併同，即書前方授之，二劑愈。名常山草果補正湯，此方並治虛瘧。癸酉十月初三日，麥加利銀行茶役韓姓子，寒熱日三四度發，服此汗出而愈。

方用：常山四錢　草果四錢　生潞黨五錢　茯苓四錢　全當歸八錢　生白术四錢　炙草五錢　川芎三錢　熟地一兩　小青皮三錢　知母二錢　半夏三錢　生薑八片　紅棗九枚（卷之一）

附《外臺秘要》方

原文 牡蠣湯：治牡瘧。

牡蠣四兩，熬　麻黃四兩，去節　甘草二兩　蜀漆三兩

上四味，以水八升，先煮蜀漆、麻黃，去上沫，得六升，內諸藥，煮取二升，溫服一升。若吐，則勿更服。

趙以德曰（《金匱方論衍義》）：此與前牡瘧名同，故治亦同，略以有初感寒邪爲異。牡蠣者，能軟堅消結，除滯血，今更佐之蜀漆，以理心下所結之瘧，可知矣。而甘草佐麻黃，非獨散寒邪，且可發越陽氣而通於外，陽通結去，其病即瘥。（卷上）

徐彬曰（《金匱要略論注》）：牡瘧概由邪擾心胞，使君火不能外達，故以牡蠣之鹽寒軟堅散結，兼能安腎而交心者爲君；仍以蜀漆吐其邪，而加麻黃、甘草，以助外達之勢。（卷四）

沈明宗曰（《沈注金匱要略》）：牡瘧，即仲景謂瘧多寒者是也。因衛邪多，而拒格營之微邪不出，所以寒多熱少。故以牡蠣收陰養正而截瘧，甘草和中，以麻黃取汗通陽，而驅營分之邪，蜀漆以吐上焦衛分之熱，深得仲景之意。故附錄參考。（卷四）

陸淵雷曰（《金匱要略今釋》）：各篇中附方，蓋宋臣孫奇、林億等校理醫籍時采入，決擇頗精，亦有本是仲景方，而《要略》遺佚者。故諸家注本，多存而不去。（惟程氏《直解》及《醫宗金鑒》不載附方。）日本醫亦與仲景方同論列。此方，《外臺》列於蜀漆散之前，云：仲景《傷寒論》牝瘧。多寒者名牝瘧，牡蠣湯主之。方中甘草下有炙字，蜀漆下更有七字云"若無，用常山代之"。煮服法云：右四味切，以水先洗蜀漆三遍，去腥，以水八升，煮蜀漆及麻黃，去沫，取六升，內二味，更煎取二升，去滓，溫服一升，即吐勿更服則愈。

《方極》云：牡蠣湯，治甘草麻黃湯證（甘草麻黃湯治喘急迫或自汗或不汗者）而胸中有動者。《方極》云：治瘧疾惡寒甚，胸腹動劇者，兼用紫圓。

趙氏云：牡蠣軟堅消結，除滯血，今更佐之蜀漆，以理心下所結之邪。而甘草佐麻黃，非獨散寒，且可發越陽氣，而通於外。陽通結去，其病即瘥。尤氏云：蓋亦蜀漆散

之意，而外攻之力較猛矣。元堅云：此方吐而兼汗者，張戴人法，間有此類。然愚嘗用治瘧夜間發，及熱甚無汗者，服後不吐而汗，稍稍邪解就愈，尤氏以謂外攻之力較猛者，信矣。（卷二）

柴胡去半夏加栝樓湯：治瘧病發渴者，亦治勞瘧。
柴胡八兩　人參　黃芩　甘草各三兩　栝樓根四兩　生薑二兩　大棗十二枚
上七味，以水一斗二升，煮取六升，去滓，再煎取三升，溫服一升，日二服。

趙以德曰（《金匱方論衍義》）：《內經》謂，渴者，刺足少陽。此證殆是足少陽木也、火也，胃土被木火之傷，則津液燥而渴，是以用柴胡、黃芩治木火，人參、甘草補胃，栝樓生津益燥，薑、棗發越榮衛。若勞瘧之由木火盛、榮衛衰、津液竭者，亦必以此治也。（卷上）

徐彬曰（《金匱要略論注》）：《傷寒論》寒熱往來爲少陽，邪在半表裏故也。瘧邪亦在半表裏，故入而與陰爭則寒，出而與陽爭則熱，此少陽之象也。是謂少陽而兼他經之證則有之，謂他經而全不涉少陽則不成其爲瘧矣。所以小柴胡亦爲治瘧主方，渴易半夏加栝樓根，亦治少陽成法也。攻補兼施，故亦主勞瘧。（卷四）

沈明宗曰（《沈注金匱要略》）：小柴胡湯，陰陽表裏兩解之方也。瘧乃營衛風寒兩受之證，故用之而爲兩解。余謂方中加芎、歸，以驅營分之邪尤妙。若瘧病發渴者，木火乘於胃中，消耗津液，故去半夏之燥，加栝樓根，清熱生津止渴，則營衛和而瘧自愈。勞瘧，必因擾動營衛不和所致，以此和之，故亦治也。（卷四）

陳元犀曰（《金匱方歌括》）：王晉三云：正瘧，寒熱相間，邪發於少陽，與傷寒邪發於少陽者稍異。《內經》言：夏傷於大暑，秋傷於風，病以時作，名曰寒瘧。《金匱》云：瘧脉多弦，弦數者風發，正於淒愴之水寒，久伏於腠理皮膚之間，營氣先傷，而後風傷衛，故仲景用柴胡去半夏而加栝樓根，其義深且切矣！蓋少陽瘧病發渴者，由風火內淫、劫奪津液而然，奚堪半夏性滑利竅，重傷陰液？故去之。而加天花粉生津潤燥，豈非與正傷寒半表半裏之邪，當用半夏和胃而通陰陽者有別乎？

柴胡桂薑湯：治瘧寒多微有熱，或但寒不熱。服一劑如神。
柴胡半斤　桂枝三兩，去皮　乾薑二兩　栝樓根四兩　黃芩三兩　牡蠣三兩，熬　甘草二兩，炙
上七味，以水一斗二升，煮取六升，去滓，再煎取三升，溫服一升，日三服。初服微煩，復服汗出，便愈。

趙以德曰（《金匱方論衍義》）：是瘧也，以寒多言之，有若與牡瘧相類；以藥論之，則非也。牡瘧邪客心下，而此者，風、寒、濕痹於肌表。而肌表者，行陽以溫分肉；今以邪痹之，其陽氣不得通於外，遂鬱伏於榮血之間、半表半裏之分也。陽化氣

熱，血滯成瘀，着於其處，遇衛氣行度，及之則病作。其肌表之邪，並之於裏，故多寒；裏氣由表之痹勝，不出與陽爭，故少熱或無熱也。是以用柴胡爲君，發其鬱伏之陽，佐以桂枝、乾薑，散其肌表之痹；栝樓根、牡蠣爲臣，除留熱，消瘀血；佐以黃芩助柴胡，治半表半裏；甘草以和諸藥，調陰陽也。得汗則痹邪散，血熱行，而病瘳耳。（卷上）

徐彬曰（《金匱要略論注》）：胸中之陽氣，散行乎分肉之間，今以邪氣痹之，則外衛之陽，鬱伏於內守之陰，而血之痹者，既寒凝而不散，遇衛氣行陽二十五度而病發，其邪之入榮者，既無外出之勢，而榮之素痹者，亦不出而與陽爭，所以多寒少熱，或但寒不熱也。小柴胡本陰陽兩停之方，寒多，故加桂枝、乾薑，則進而從陽痹着之邪可以開矣；更加牡蠣以軟其堅壘，則陰陽豁然貫通，而大汗解矣。所以云一劑如神也，此喻師之論妙極，故全錄之。（卷四）

沈明宗曰（《沈注金匱要略》）：寒多微有熱，亦三七、二八之分也。衛邪入營則寒，營邪相隨衛氣行陽則熱。此衛邪多而營邪少，衛實拒格，營中微邪，不能外出與衛氣相爭爲熱，故寒多微有熱。若衛邪過盛，營邪全不能出，但寒不熱耳。方用柴胡、桂枝、甘草，以驅衛分之邪；黃芩、半夏、栝樓根，清熱化痰而和裏氣；乾薑溫散營血之微寒；牡蠣以破堅壘，而益真陰。俾汗出則衛邪自去，瘧病頓除，故服一劑如神。（卷四）

魏荔彤曰（《金匱要略方論本義》）：柴胡湯治少陽，《傷寒》少陽證言之，《金匱》更取之治瘧。在少陽治少陽，傷寒病可，瘧亦可也，凡病皆可也。有柴胡，而外感之邪合於少陽者，由半表而昇表；有黃芩，而內傷之邪合於少陽者，由半裏而泄裏；人參、甘草、大棗以補中；生薑以佐柴胡而透表；栝樓根清熱滋乾以治發渴，而即以治消渴及受勞即發之勞瘧。去半夏陽性之苦，恐其助陽爲瘧；用栝樓根陰性之苦以滋陰而濟陽也。此爲瘧病發渴者言治，亦陰虧陽盛之治耳。而凡多熱少寒，但熱不寒之瘧，皆可用之臻效矣。再者柴胡加桂薑一方，《金匱》言用以治瘧之寒多熱微，或但寒不熱，此濕盛於熱及陰盛於陽之瘧也。亦以柴芩爲表裏分治，佐以桂枝乾薑之辛溫以扶助陽氣，兼用牡蠣去濕也。栝樓根有可以易半夏者，有不可以易半夏者。蓋半夏之苦入心，而栝樓根之苦入肺，入肺以肅金而少陽之邪有制，入心以生火而少陽之邪反有助矣，此去半夏加栝樓根之義也。傷寒有用有不用者，傷寒之少陽，胃不成實者多，熱必不盛於裏，則用半夏，爲有益胃宣陽之效。瘧病之少陽、陽明有熱者多，熱多盛於裏，則用栝樓根，爲有清熱下濕之益。所以傷寒於半夏有用不用，而瘧病於半夏必不用也。此一物之微，非體驗之不能知也。其牡蠣治牡瘧一方，吐之不已，必汗之。汗者心之液，汗出而水邪不致侵心藏矣，且濕甚於裏，亦有汗解之法，但爲正氣有餘者言也，不可不審其虛實，而見牡瘧，即混投此方。雖載之《金匱》中，所當臨時斟酌爲治者也。後人治瘧之方多矣，豈能外《金匱》前後六方之範圍乎？甚矣！歧雜之書，滋於後世，而古聖賢之意，愈失而愈遠也，可慨也夫！

喻氏論瘧諸條，有可採者，附錄以廣後學之聞見。其方亦酌錄二三，以備參考，非敢雜亂乎仲景也。所謂闡發貴其多，而決擇貴其精也。

厥陰之邪，必犯於陽明之胃；少陽之邪，必犯乎少陰之心。傷寒厥陰病，其人不能食，雜病陰陽毒，屬於厥陰，其人亦不能食，必化膿後方能食。傷寒少陽病，其人心煩而悸，雜病瘧病屬於少陽，其人亦有牡瘧之證。可見病邪有必由之境，氣行有一定之路，非人所能爲也，人生而具者也。業醫者隔垣之照，所以貴於能明也。此又可以推之凡病，而皆當引伸於無盡者也。（卷上）

陳元犀曰（《金匱方歌括》）：王晉三云：夏月暑邪，先傷在內之伏陰，至秋夏感涼風，更傷衛陽。其瘧寒多微有熱，顯然陰陽無爭，故瘧邪從衛氣行陰二十五度；內無捍格之狀，是營衛俱病矣，故和其陽即當和其陰。用柴胡和少陽之陽，即用黃芩和裏；用桂枝和太陽之陽，即用牡蠣和裏；用乾薑和陽明之陽，即用天花粉和裏；使以甘草調和陰陽。其分兩陽分獨重柴胡者，以正瘧不離乎少陽也；陰藥獨重於花粉者，陰虧之瘧以救液爲急務也。和之得其當，故一劑如神。

元犀按：先賢云瘧病不離少陽。少陽居半表半裏之間，邪入與陰爭則寒，出與陽爭則熱。爭則病作，息則病止。止後其邪仍居於少陽之經。愚意外爲陽，內爲陰。先寒者，邪欲出，其氣干於太陽，衝動寒水之氣而作也。後熱者，以胃爲燥土，脾爲濕土，濕從燥化，則木亦從其化，故爲熱爲汗也。汗後木邪仍伏於陽明之中，應期而發者，土主信也，蓋久瘧胃虛，得補可愈，故先君用白术生薑湯多效。（卷二）

陸淵雷曰（《金匱要略今釋》）：今《外臺》第五卷瘧病門不載此方，本出《傷寒論》太陽中篇，用法方解。詳《傷寒論今釋》。

《成績錄》云：富士山祝史某，僑居京師，得疾請醫。醫診以爲外邪，與藥即愈。乃梳髮浴身，而疾復發，煩渴引飲，胸腹有動，明日即愈，愈後復發，約每六七日而一發。如是數次，醫不以爲虛，即以爲邪熱，然藥之不愈。遂請先生。先生曰：醫誤矣。斯病乃瘧耳。令服柴胡薑桂湯，不過數帖，疾去如濯。

淺田宗伯《橘窗書影》云：一婦女，產後惡露既盡，時時惡寒面熱，舌上赤爛，頭汗出，心下微結，腹滿，小便不利，腰以下微腫。醫或以爲褥勞，或以爲黃胖，雜治之，不驗。餘診爲血熱挾蓄飲之證，與柴胡薑桂湯，加吳茱萸、茯苓。自丁酉之秋，迄戊戌之春，舊病已愈過半。尚守前方，遂全治。

又云：一婦人，外感不解，日日惡寒發熱有定時，狀如類瘧，汗出不止。眾醫治之月餘，或以爲風勞，或以爲血熱，紛無定論。餘診之曰：脉沉弦，且心下微結，恐有蓄飲動悸，爲邪熱水飲並鬱之證。乃與柴胡薑桂，加鱉甲、茯苓。又以時時氣鬱乾嘔，兼用三黃瀉心湯，加香附、檳榔、紅花，爲泡劑，服之二三日。諸證減半，不數旬而痊愈。

又云：一婦人，外感後，熱不解，時時發熱如瘧，盜汗出，胸腹動悸，目眩耳鳴，或肩背強急，頭大如戴大石，耳中如撞大鐘，歷更諸醫，一年餘，無寸效。餘用柴胡薑桂湯加黃耆鱉甲，數十日，熱減，盜汗止。因去黃耆、鱉甲，加吳茱萸、茯苓，兼用六味地黃加鐵沙煉，諸證痊愈。（卷二）

中風歷節病脉證並治第五

夫風之爲病，當半身不遂；或但臂不遂者，此爲痹。脉微而數，中風使然。（一）

趙以德曰（《金匱方論衍義》）：此證半身不遂者，偏風所中也；但臂不遂者，風遂上受也。風之所客，凝濇榮衛，經脉不行，分肉、筋骨俱不利，故曰此爲痹。衛者，水穀之悍氣，陽也，溫分肉，肥腠理，循行脉外，佐其動也，滑利充溢；榮者，水穀之精氣，陰也，循脉中，應刻而動，沉靜翕徐。盡因風着爲痹，榮遂改微，衛遂變數，故脉微數也。此即《內經·風論》謂風各入其門戶所中者之一證耳。其餘散於各篇，不言風而病偏枯者，則不可勝數：或得之汗出偏沮，或得之陽盛陰不足，或胃脉內外大小不一，或心脉小堅急，或腎水虛者。《靈樞》亦敘於《熱病篇》中，皆能致偏枯、瘖痱之病。

觀夫經旨，不言其邪，惟從陰陽藏氣有餘不足之故，豈非深有旨焉？殆是六淫、七情、飲食、起居、房勞，凡能傷其陰陽藏氣之虛，致榮衛經脉痹而不能周流於身者，皆其邪也，不可一言而盡指之故耳。劉河間因不以此證列於風類，而乃入火類，曰：中風癱瘓者，非謂肝木之風實甚，亦非外中於風，良由將息失宜，而心火暴甚，腎水虛衰，不能制之，而熱氣拂鬱，心神昏冒，筋骨不用，卒倒無知也。或即不死，發過而偏枯者，由經絡左右雙行，而熱鬱結，氣血不得宣通。若一側得通，則否者痹而癱瘓也。此論發前人所未發，觀是書者，尤宜兼通焉。（卷上）

徐彬曰（《金匱要略論注》）：此段所重，不就風病，詳其出證，重在半身與臂，辨其是風非風，庶不至誤治也。謂風之爲病，原由陽虛，外邪得以襲之，陽虛則不止一肢一節矣。即云各入其門戶所中，而爲偏風，不及全體，亦當半身不遂，不遂者不用也。若但臂不遂，譬如樹之一枝，何關全體陽氣耶，故曰此爲痹。如陽不虛，則若夏天之氣溢外絡而不受邪矣，若少年之衝風而愈矯健矣。若陰虛生熱，則非外中之風，不可並論也。痹者，閉也，不仁也，謂一節之氣，偶閉而不仁也。於是證之於脉，必微而數，微者，陽之微也，數者風之數也。曰中風使然，謂風乘虛人，而後使之半身不遂也。仲景論肺癰又曰，微則爲風，數則爲熱，就肺言之也。

論曰：仲景於冬時傷寒，治分寒傷榮、風傷衛及風寒兩傷，而篇名貫之以傷寒。蓋冬不藏精，致寒侵肌骨，而殺人最捷，其間不無傷風者，統之以寒，謂風不足以殺人，實冬寒之易於殺人也。其論中風，既專屬風，而仍不外寒爲言。蓋邪之以漸着人皮膚，雖概由風，而風即挾寒，故統之以風。謂三時之寒未即殺人，漸深之風，乃殺人於不覺也。故仲景於首段揭"中風"二字，以脉微而數，爲正虛邪盛之主象。第二段，即論浮緊之爲寒者，而次之以侯氏黑散，爲邪未侵於心者，示人以填塞空竅之法，與建中之理相類也。第三段，即論遲緩之爲風者，而次之以風引湯，爲除熱之方，示人以風之善行數變爲癲癇者必由於熱，與白虎之意相類也；又次之以防己地黄湯，爲熱已侵於心者，而示人以清心安神之法，與必先救裹之理相類也。然中風病，不論寒多風多，大概由於虛，故首尾不脱虛字，而淺深則自不同耳。（卷五）

李彣曰（《金匱要略廣注》）：半身不遂，即偏枯證也。不遂者，謂不能屈伸轉動，不遂其意也。經云：三陽三陰發病，爲偏枯痿易 言左右變易爲痿也，四肢不舉。蓋三陽者，足太陽膀胱也，其經自頭背下行至足；三陰者，足太陰脾也，脾主四肢，故二經多有半身不遂之病。若痹者，閉也，藏府正氣爲邪氣所閉，則痹而不仁。《靈樞》云：病一臂不遂，時復又移一臂者，非風也，痹也。此亦云風病當半身不遂，若但臂不遂者，痹也，非風也。蓋風與痹，似同而實異，故《內經》風、痹各爲立論，而《局方》風、痹類同一治者，非也。脉微者，正氣虛也；數者，風爲陽邪，其氣煩擾不寧也。

李昇璽曰：《內經》云：風氣勝者爲行痹。則痹亦有屬中風所致者，但一臂與半身，輕重淺深之間，自各不同，此風與痹所宜分，而治法亦宜各爲辨也。或云脾主四肢，臂不遂者，有屬脾病，或濕痰死血使然。（卷上）

沈明宗曰（《沈注金匱要略》）：此分中風與痹也。風之爲病，非傷於氣，即侵於血，故當半身不遂。但臂不遂者，邪氣入於肢節之間，故爲痹。痹者，邪氣閉塞經隧，氣血不通，較之中風則又輕也。然脉微爲陽氣微而受風，數則風邪化而爲熱，此氣血虛而風客，故脉微而數，爲中風使然。蓋微數之脉，是血虛風熱之實，若見浮緩則爲陽弱虛風矣。（卷五）

尤怡曰（《金匱要略心典》）：風徹於上下，故半身不遂；痹閉於一處，故但臂不遂。以此見風重而痹輕，風動而痹着也。風從虛入，故脉微；風發而成熱，故脉數。曰中風使然者，謂痹病亦是風病，但以在陽者爲風，而在陰者則爲痹耳。（卷上）

吳謙曰（《醫宗金鑒》）：風病，《內經》論之詳矣。但往往與痹合論，後人惑之，故仲景復言之曰：風之爲病，當半身不遂，即經所謂偏枯也；或但兩臂不遂者，非中風也，即痹病也。蓋痹爲陰病，脉多沉濇；風爲陽病，脉多浮緩；今脉微而數，中風使然。其脉微者，正氣虛也；數者，邪氣勝也。故病中風之人，因虛而召風者，未有不見微弱之脉者也；因熱而生風者，未有不見數急之脉者也。（卷十九）

陳念祖曰（《金匱要略淺注》）：中風之病，《內經》論之甚詳，而讀者每苦不得其要，且多與痹合論，同中之異，更不可以不辨。夫風之爲病，中人徹於上下，故當半身不遂，或着於一處，但臂不遂者，此不爲風而爲痹，此風與痹之大分別也。然風從虛入，熱從風發，故診其脉虛爲微而熱爲數，可以一言定之曰：中風既成之證使然。若未中之前，初中之項，則不盡然也。

此一節，先辨風與痹之殊，後之"脉微而數，中風使然"八字，提出中風之大綱，如大海行舟，茫茫無際，中按羅經，以定子午，則所向自無差錯。余注之曰：風從虛入，皆陽虛而言也。陽字指太陽而言，太陽虛，則不能衞外而爲固，故脉微。余又注之曰：熱從風發，以其人素有內熱，而風中之，風爲陽邪，內熱外風，風火交煽，故脉數。學者當知此八個字，是大慈大悲菩薩立於云端指示，以下止有四方。首方則爲初中時邪未侵心者，示一堵塞法；次方爲既中後，邪已入心爲癱癇者，示一下熱法；三方爲邪已入心，病如狂狀者，示一表裏兼治法；四方爲風攻於頭而不去，示一外治法。細繹方意無非着眼於少陰，少陰兼手足而言，寒從水化而歸於下，以足少陰爲主，風從火化而歸於上，以手少陰爲主。知其真證，便得真方，學者當於引而不發之中，得其躍如之妙。（卷二）

朱光被曰（《金匱要略正義》）：風之中人，乘虛而入，不必動關全體，或止半身，或僅一臂，皆謂之痹。痹者，閉也，《內經》所云風痹是也。以元氣有強弱，邪氣有輕重，故爲病不同，唯憑之於脉。如脉微而數，微爲正虛，數爲風發，養正祛風，一定之理矣。然此猶爲外風乘虛襲入而設，尚屬暴病，若積弱之軀，或高年氣血衰憊，以致半身不遂，當屬偏枯論所云男子發左、女子發右者是也。若以風邪治之，是爲促命期矣。蓋男子以氣爲主，氣不足則無以鼓動血分，左偏屬血，故血泣而枯也。女子以血爲主，血不足以榮養氣分，右偏屬氣，故氣餒而枯也。偏枯之處，氣血不行，而變化內風，譬若偏枯之樹，節竅空槁而蟲蟻萌發也。治法惟有栽培未枯一偏，從陽以引陰，從陰以引陽，朝滋夕壅，容有回春之理。余見俗醫，每遇偏枯一證，只知治受害一偏，男子發左，純以養血爲事；女子發右，純以消痰去濕爲事；甚有不顧氣血強弱，而專以疏風急急者。嗟乎！枯者枯矣，培之不及，而再伐之，又何忍乎？先民有作，當爲之痛心疾首者也。何不參觀物理以司人命耶！（卷上）

高學山曰（《高注金匱要略》）：本經之中風與《傷寒論》中之中風，其不同者有二。以《傷寒論》之所謂中風者，單是冬月之寒風，故其遺暑、濕、燥、火，而獨入寒門者此也。寒風兩襲經絡，而交爭於營衛，故立見發熱等之表證。此則三時之風，以其不兼寒氣，故但覺營血微煩。而衛氣不密，因循時日，而不即發者，一也。又《傷寒》所言之風寒，單是外邪，故外邪一散，了無餘事；本經所言者，又是三時之風，平素襲入，風氣通於肝，因而外邪與肝藏之虛相結，及上焦之陽一虛，不拘經絡府藏，隨其虛處，而肝以陰藏之氣，變動生風，且挾外邪而暴中之，如二條、三條之證矣，是比《傷寒》所言之風，多一肝藏之虛邪，二也。知此二者，則《傷寒》《金匱》其中風之名同證異，並遲速微甚之機，俱洞徹矣。此陽虛之人，外風中入經絡，而營衛痿頓，未經勾結藏邪，而爲中風之輕證者也。蓋謂人身肢體，惟是衛陽外密，營陰內主，故得乾健坤順之用，而輕便靈動者此也。若陽氣原虛，外風中入，則風邪持陽而耗陰。陽氣受持，則失其健用而軟弛；陰液漸耗，則失其順正而硬強，此不遂之所由致也。但風屬陽邪而善走，不拘或左或右，中則從巔至末，而半邊之身俱不遂者勢也。若或但見一臂不遂，則是痹着之病，另見痹門，不可誤認爲陽邪善走之風因矣。下文又言不遂之脉以證之。夫風性疏洞而善汗，且屬陽熱之邪，善汗，則汗泄而衛陽益虛，故脉微。陽熱，則液傷而營陰自短，故脉微而且數也。言半身不遂之證，診其脉又微數，則是確爲中風使然，而非痹病無疑矣。微數，就營陰衛陽而言，則知脉亦指寸口，與下文二條、三條同一診法。然則主桂枝湯以散風，加人參、附子以補其微，加當歸、阿膠以滋其數，或不失仲景之意乎。

曹穎甫曰（《金匱發微》）：不明風之爲義，不足以知中風之病。譬之驚飆乍發，林木披靡。風從東受，則木靡於西；風從西來，則木靡於東。本體所以偏斜不正者，風力之所着偏也。故口眼喎僻，半身不遂，所受之風，雖有輕重，而一面之暴受壓迫則同。然則風之着於人體者，偏左病即在左，血氣乃受約而並於右；偏右病即在右，血氣乃受約而並於左。血氣不行之手足乃廢而不用，故曰當半身不遂。但臂不遂者，此爲寒濕痹於筋絡，當用威靈仙、獨活等，合桂枝附子湯以治之，不當與中風同治矣。脉爲血分盈虛之大驗，血虛故脉微（與《傷寒·太陽篇》脉微、脉濇同）。風爲陽邪，其氣善於鼓動，故脉微。蓋脉微者不必數，虛固多寒也；脉數者不必微，熱固多實也。今半身不遂，脉微而有數象，故決爲中風使然，然則卒然暈倒，痰涎上湧，兩脉但弦無胃者，豈得謂之中風耶？予嘗治四明鄔炳生右手足不用，與無錫華宗海合治之。診其脉微而數，微爲血虛，其人向患咯血、便血，營分之虛，要無可疑。日常由外灘報關行，夜半回福田庵路寓所，風邪乘虛，因而致病。以傷寒之例求之，則脉浮爲風；以雜病之例求之，則數亦爲風。瘧脉之弦數爲風發，可爲明證。予因用麻黃湯，外加防風、潞參、當歸、川芎、熟地等味，宗海針手足三里、曲池、委中、肩井、合穀、環跳、跗陽、豐隆、離鉤等穴而灸之。三日即能步行，獨金元四家，主痰、主火、主風，而不辨其爲虛，根本先謬。獨不見侯氏黑散有人參、芎、歸以補虛，風引湯重用龍骨、牡蠣以鎮風陽之犯腦耶？又不見防己地黃湯之重用地黃汁耶？（卷之二）

陸淵雷曰（《金匱要略今釋》）：不遂，謂不能運用自如也。半身不遂者，病必在大腦；但臂不遂者，病或在脊髓，或在末梢神經。元堅云：凡形骸一節之氣。閉而不仁者，皆謂之痹。今止云臂者，蓋舉一隅爾。尤氏云：風從虛入，故脉微；風發而成熱，故脉數。曰中風使然者，謂痹病亦是風病，但以在陽者則爲風，而在陰者則爲痹耳。丹波氏云：脉微而數，可疑。今驗風病，多脉浮大而滑，而或數或不數。（卷二）

原文 寸口脉浮而緊，緊則爲寒，浮則爲虛，寒虛相搏，邪在皮膚；浮者血虛，絡脉空虛；賊邪不瀉，或左或右；邪氣反緩，正氣即急，正氣引邪，喎僻不遂。邪在於絡，肌膚不仁；邪在於經，即重不勝；邪入於府，即不識人；邪入於藏，舌即難言，口吐涎。（二）

趙以德曰（《金匱方論衍義》）：《內經》有謂十二經絡脉者，皮之部也。百病之生，必先於皮毛。邪中之，腠理開，開則邪入，客於絡脉；留而不去，傳入於經；留而不去，傳入於府，廩於腸胃。仲景今言是病，即此之謂也。

絡脉，蓋經脉行氣，皆在皮部，絡脉浮近於皮膚，故善惡色見於外；經脉伏行於隧道，故善惡之脉朝於寸口而後見。絡脉不自動，隨經脉而動。此由絡脉之血空虛，所以脉見浮也；寒邪之氣緊束，故浮緊之脉並見於寸口。絡脉從經脉，左右雙行，當邪入之時不治。至於其邪隨絡脉流行，邪所在之側則血虛，血虛則經氣緩；邪所不在之側則血和，血和則經氣行如度而急，緩急牽引，故口眼喎僻不遂。

邪在於絡，其衛氣循於皮膚之中、分肉之間者，與之相遇，則不榮於肌膚，故肌膚不仁；邪在於經，則榮氣之行濇，內不養於骨，則骨重，外不滋於肉，則身重而不勝。仲景所謂入府、入藏者，然府有六，藏有五，果何府藏也？原其意，亦是《內經》之謂廩於胃者也。夫胃者，土也，水穀之海，十二經皆受氣於胃。胃者，六府之總司，多氣多血者也。心者，神明之宅，五藏之主。由是諸府經絡受邪，受極則歸於胃，胃得之則熱甚，津液壅溢爲痰涎，閉塞隧道，榮衛不行。胃之支別脉上絡於心者，並塞其神氣出入之竅，故不識人也。諸藏受邪，極而變者，亦必歸於心，於是心得邪則神散而樞機息。舌者，心之竅；機息則舌縱，廉泉開。舌縱，則難以言；廉泉開，則口流涎。此今世俗宗此說也。（卷上）

沈明宗曰（《沈注金匱要略》）：此營血素虛，寒風入中也。風中於表則脉浮，冬時寒風中血，故寸口脉浮而緊。然寒風初入營血，故見脉緊爲寒，久則風化爲熱，則緩而不緊矣。血虛受風，謂浮則爲虛，內挾於寒，故曰虛寒相搏。邪在皮膚，言始中之淺也。血虛不能充滿經絡，爲絡脉空虛，正氣不能送邪外出，所以賊邪不瀉。賊邪者，既從所不勝來者之風也，或左血右氣之中，賊邪纏綿不散，而反爲緩，正氣日衰，故爲即急。正氣虛處引邪而進，閉塞經絡，營衛不利，則爲喎僻不遂。喎僻者，邪犯陽明少陽經絡，口眼歪斜是也。不遂者，半身手足不用也。周身之絡，皆在肌肉皮膚之間，風邪痺於絡脉，氣血不行，則爲不仁。羈持經氣不能周行通暢，則重不勝。邪入於府，堵塞胸間，神機不能出入鑒照，則不識人。入於五藏，並湊於心，藏真不能溉灌於舌，舌即難言。風乘於胃，胃熱則緩，藏氣不攝，廉泉開而涎沫出矣。（卷五）

尤怡曰（《金匱要略心典》）：寒虛相搏者，正不足而邪乘之，爲風寒初感之診也。浮爲血虛者，氣行脉外而血行脉中，脉浮者沉不足，爲血虛也。血虛則無以充灌皮膚，而絡脉空虛，並無以捍御外氣，而賊邪不瀉，由是或左或右，隨其空處而留着矣。邪氣反緩，正氣即急者，受邪之處，筋脉不用而緩，無邪之處，正氣獨治而急，緩者爲急者所引，則口目爲僻，而肢體不遂，是以左喎者邪反在右，右喎者邪反在左。然或左或右，則有邪正緩急之殊，而爲表爲里，亦有經絡藏府之別。經云："經脉爲里，支而橫者爲絡，絡之小者爲孫。"是則絡淺而經深，絡小而經大，故絡邪病於肌膚，而經邪病連筋骨，甚而入府，又甚而入藏，則邪遞深矣。蓋神藏於藏，而通於府；府病則神窒於內，故不識人；諸陰皆連舌本，藏氣厥不至舌下，則機息於上，故舌難言而涎自出也。（卷上）

吳謙曰（《醫宗金鑒》）：中風虛邪之脉，皆當浮緩，以浮主風，緩主虛也。榮分見緩，經絡之血亡也；衛分見緩，經絡之氣空也。蓋邪風中人，未有不由經絡血氣空虛而中也。賊邪不瀉，留而不去，在左則病左，在右則病右，淺則病經絡，深則病藏府。邪在於絡，則爲病肌膚，麻木不仁也；邪在於經，則爲病身肢偏重，喎斜不遂也；邪入於府，則爲病九竅閉不識人也；邪入於藏，則爲病舌瘖難言，唇緩吐涎也。（卷十九）

黃元御曰（《金匱懸解》）：寸口脉浮而緊，緊則爲寒，浮則爲虛，寒虛相搏，則邪在皮膚，而病中風。蓋緊者營血之寒，浮者營血之虛。肝木藏血而胎君火，火者，血中溫氣之所化也。溫氣不足，故營血虛寒，而脉見浮緊。血虛寒盛，則木鬱風動，是以脉浮。絡脉空虛，一被外風感襲，則內風鬱發，而爲賊邪，賊邪不得外泄，或入於左，或入於右，隨其正氣之偏虛而中之，無一定也。邪氣之所在，氣留而血歸之，氣血去而正歸邪，則邪氣反緩，而正氣即急。正氣緊急，而引其邪氣，則邪處之筋長，正處之筋短，鼻口喎僻而不遂，《素問·繆刺論》：邪中於經，左盛則右病，右盛則左病是也。邪氣淺在於絡，即肌膚痹着而不仁。邪氣次在於經，即身體遲重而不勝。邪氣內入於府，則胃土上逆，濁氣熏蒸，化生痰涎，堵塞心竅，即昏憒不能識人。邪氣內入於藏，則脾土下陷，筋脉緊急，牽引舌本，即謇澀不能言語。太陰脾脉，上連舌本。脾敗不能攝涎，即口角涎流。府邪必歸於胃，藏邪必歸於脾，以胃敗而後邪侵於府，脾敗而後邪侵於藏也。中風之病，由於土濕，土濕則木鬱而風動。以風木而賊濕土，胃逆則神迷，脾陷則言掘，是皆中氣之敗也。（卷三）

陳念祖曰（《金匱要略淺注》）：此為初病中風之偏於寒者，而詳其證之遞深也。師未出方。徐忠可云：節下侯氏黑散即次之，疑系此證之方。然餘謂四肢煩重，心中寒甚者為的劑，若風火交煽，喻嘉言取用驅風至寶膏甚妙。方用：防風二兩半，白术一兩半，芍藥二兩半，芒消五錢，生石膏一兩，滑石三兩，當歸二兩半，黃芩一兩，甘草二兩，大黃五錢，連翹五錢，川芎三兩半，麻黃五錢，天麻一兩，山梔子五錢，荊芥五錢，黃蘗五錢，桔梗一兩，薄荷五錢，熟地黃一兩，羌活一兩，人參一兩，全蠍五錢，細辛五錢，黃連五錢，獨活一兩，共二十六味為末，煉蜜丸彈子大，每服一丸，細嚼，茶酒任下，臨臥服。但此方醫者病人，或疑其散，或疑其攻，或疑其雜，往往不肯服而死，蓋有命焉，不可強也。呂純陽大丸更效。又按，風中經絡與府者，可用驅風至寶膏。若入藏，最防迸入於心，宜用侯氏黑散，於驅補之中，行其堵截之法。至於風引湯，按法用之，無往不利。（卷二）

丹波元簡曰（《金匱玉函要略輯義》）：〔魏〕喎僻不遂，口喎眼僻，心有所使，而能給，則心遂。今舉手，手不應，舉足，足不應，故謂之不遂也。〔程〕不識人者，經所謂曚昧暴瘖，此邪入府，則曚昧不識人。入藏，則舌難言，而為瘖矣。舌難言，則唇吻不收，而涎下也。

案喎僻不遂，《內經》所謂偏風偏枯。《巢源》有風口喎候，又有風偏枯、風身體手足不隨、風半身不隨等候，即《外臺》以降所謂癱瘓風也。肌膚不仁，《巢源》有風不仁候云，其狀搔之皮膚如隔衣，是也。重不勝，《巢源》有風腲腿候云，四肢不收，身體疼痛，肌肉虛滿，骨節懈怠，腰腳緩弱，不自覺知。又有風痹曳候云，筋肉懈惰，肢體弛緩不收攝，蓋此之類也。不識人，《內經》所謂擊仆。《巢源》有風癔候云，其狀奄忽不知人，喉裏噫噫然有聲，即卒中急風是也。詳見於《醫說》劉子儀論。舌難言，《內經》所謂瘖俳。《巢源》有風舌強不得語候云。脾脉絡胃夾咽，連舌本散舌下，心之別脉，系舌本。今心脾二藏受風邪，故舌強不得語也。由以上數義觀之，正知此條，乃是中風諸證之一大綱領也。張璐則以侯氏黑散主之，誤甚。（卷一）

高學山曰（《高注金匱要略》）：此平時外風中入，而與肝藏之虛邪相結，於是皮膚經絡腑臟，各隨虛處，而外鼓上浮以暴中之者也。上條是未經勾結藏邪之風，故直曰風之為病，又曰中風使然。此則已經內通肝氣，變動而出，故但曰邪而已矣。脉之寸口，在表，應皮膚經絡；在上，應頭目口鼻；在內，則府應膻中，藏應心肺者也。今其脉舉之得浮，按之而緊，緊則寒氣凝斂之象，浮則陰血空虛之象，寒虛兩相搏於寸口，以寸口之在表者斷之，則先是皮膚之大血空虛而見浮，肝木之陰邪外鼓而見緊，故知邪在皮膚也。此時若主桂枝湯以走皮膚，外加補血之當歸以平其浮，加祛寒之附子、麻黃以緩其緊，則賊邪猶可瀉也。夫浮者，分肉之大血虛也，大血既虛，則托於皮膚中之絡脉，其營血之虛更可知。彼皮膚猝暴之邪，如同流賊，經久不瀉，則乘虛而貫入絡脉，於是從絡而或左或右，各隨所注而上頭目。邪勝，則正不能束邪，故受病一邊，反覺寬緩。正不勝，則邪反乘正，故不受邪一邊，便覺緊急。邪滿正虧，常相侵犯，如正氣之引邪以自就者然，則口鼻反向不受病一邊而喎僻，且莫能自主而不遂矣。"邪在於絡"四句，又補言浮者血虛一段，以申明首條當半身不遂之意。蓋謂血虛而絡虛者，不特一喎僻已也。或左則左俱病，或右則右俱病，小絡少血，而以氣通肌肉者，故受邪則捍格而氣不通，此不仁所由見也。大經少氣，而以血養筋骨者，故受邪，則遲遰而血不周，此重而不勝所由見也。蓋善行數變之風邪，病則半身不遂，有必至之勢者，此耳。下文入府入藏兩段，又從浮緊之脉，推廣而言其重證也。夫即寸口而診其內，左手之府屬膻中，膻中如政府，為心君出入之靈道，浮則心氣上虛，緊則寒斂而神明內閉，故邪入其府，即不識人。右寸之藏屬肺，肺金主聲音，系靈機出納之橐籥，浮則肺氣內虛，緊則寒切而管簧勁急，故邪入其藏，舌即難言。且此藏主游溢精汁之權，浮則有昇無降，浮而緊，為寒液上泛之象，故口吐涎。左寸不言心而獨言其府者，以入心則死，無證可言故也。

　　門人問曰：中風為藏邪，各因虛處，而外鼓上浮以中之者，既聞其義矣。夫入藏入府之證，並見皮膚經絡等候，是從下焦而上入府藏，因而由府藏之胸分，溢出於經絡皮膚之表，其理可以神會。每見皮膚經絡之證，識人能言，則府藏之未病，鑿鑿可據。若謂上從太陽之胸分而外出者，則膻中及肺，一藏一府，皆麗胸中。邪既從此經過，則府藏安得不病，而獨皮膚經絡乎，既不從胸分而外出，敢問何由而中於表，竟與府藏不涉耶。答曰：太陽管皮膚經絡，固矣。其陽明等五經之氣，各另開門而自出其經絡，以附於太陽之表，此蓋由本藏之經，而出之太陽者也。

　　嚴鴻志曰（《金匱廣義》）：此節詳言風邪中人，由營衛而經絡而藏府，較前條為尤備也。如病風之人，寸口脉浮而緩，浮則為風，緩則為虛，營分見虛，經絡之血亡也；衛分見緩，經絡之氣空也。凡邪風中人，未有不由經絡氣血空虛而入，所以賊邪不瀉，或着於左，或着於右，留而不去，邪氣反緩，正氣因急，正氣引邪，喎僻不遂，在絡則肌膚不仁，在經則體重不勝，入府即不識人，入藏即舌喑難言，口吐涎沫，種種見證，所必然也。

　　按中風論脉，宗《金鑒》而更正之，而節次前後，余亦以為當如是編易，庶無淺深輕重倒置之弊。

　　仲景論風由外入，就其虛者而中之，各有淺深之不同，且辨明痓之所由來，多半系中風使然。三條詳言其證而無其方，乃孫奇等竟以《外臺》療癲癇之侯氏黑散，療癲癇之除熱鎮心紫石湯改名風引湯，及防己地黃湯、頭風摩散等次其後，致後學據方驗證，轉滋淆亂，惟《金鑒》則不載是矣。誠以風之所中，有中皮膚、中血脉、中經絡府藏之異，且有挾火、挾風、挾痰、挾虛之別，未可以成方拘定後人眼目，要在臨證時詳察施治耳。

後賢劉河間則主火，李東垣則主氣，朱丹溪則主痰，雖各有見地，究屬一偏，未足概中風之全也。蓋人之一身，每多兼三者而有之，曷不曰風從外入，必挾身中素有之邪，或火、或氣、或痰而爲病耶，喻嘉言非之是矣。

方書以真中類中分門，張景岳又以非風另立一門，而中風究系何病，反令後學莫從。若以外風猝中爲真，五藏內風暴動爲類，因不必分中之真類，而竟直名之曰內風外風可也。外風之中，猶傷寒之直中，內虛者中之深，不內虛者中之淺。至於內風，乃藏氣自虛，發則眩暈跌仆，瘈厥昏憒，自病亦有之，因自病而召外風亦有之，以此爲辨，較爲明顯。

又昔人云：中府多着四肢，中藏多滯九竅。夫四肢，非府也，若謂脾主四肢，脾更屬藏而非府矣，大抵風淫末疾，無論中經、中府、中藏，必四末爲之不用，由風入營衛，營衛之氣短縮不行故也。至五藏開竅於眼耳鼻口舌固矣，而前後二陰之竅，又屬府不屬藏，未可併舉也。且五藏非一齊俱中，但以何竅不利，驗何藏受邪可耳。喻氏此論，頗有見識。

夫中風，大證也。其來也迅，其發也暴，一時猝倒無知，牙關緊閉，痰涎上壅，危在頃刻，醫者幾難辨其虛實，無所措手。然既曰中風，知其風由外中，如何舍風而別求治法，尤氏在涇續出之《金匱翼》，治中風八法可師也：一曰開關，取用聖濟白礬散，即生白礬二兩，生薑一兩，連皮搗，水二升，煎取一升二合，與白礬合研，濾分三服，及急救稀涎散，即豬牙皂角四挺，晉礬一兩，爲細末，輕者服錢半，重者二錢。二曰固脫，取用參附湯，人參、制附子等分，不拘五錢或一兩，酌宜，用薑水煎服。三曰泄大邪，取用千金小續命湯，即麻黃、桂枝、杏仁、芍藥、甘草、人參、川芎、防己、黃芩各一兩，制附子半兩，防風一兩半，爲粗末，每服五七錢，水盞半，生薑五片，煎至一盞，熱服，加減出入，隨證酌用。或潔古三化湯，即厚朴、枳實、大黃、羌活各等分，煎服，以微利爲度。四曰轉大氣，取用嚴氏八味順氣散，即人參、白术、茯苓、青皮、烏藥、白芷各一兩，甘草半兩，及良方勻氣散，即白术、烏藥、人參、天麻各一錢，沉香、青皮、白芷、木瓜、紫蘇、甘草各五分，生薑三片，煎服。五曰逐痰涎，取用滌痰湯，即制南星、半夏、枳實、茯苓各二錢，橘紅錢半，石菖蒲、人參各一錢，竹茹七分，生薑五片，煎服。或清心散，即薄荷、青黛、硼砂各二錢，牛黃、冰片各三分，研細末，先以蜜水洗舌，後以薑汁擦舌，將藥末蜜水調稀，搽舌本上。六曰除風熱，取用竹瀝湯，即竹瀝、荊瀝各五合，生薑汁三合，以酒調服。或用千金地黃煎，即生地汁二升，枸杞根汁二升，生薑汁一升，酥三升，荊瀝、竹瀝各五升，梔子仁、大黃各四兩，茯苓六兩，天冬、人參各八兩，先煎地黃等汁成膏，餘五物爲散，內攪調勻，每服一方寸匕。七曰通竅隧，取用蘇合香丸，即白术、硃砂、犀角、青木香、香附、訶子肉、白檀香各二兩，龍腦五錢，熏陸香、安息香、蘇合香油各一兩，麝香七錢半，沉香、丁香、蓽撥各二兩，煉白蜜爲丸，如梧子大，每服四丸。或至寶丹，即犀角、硃砂、雄黃、玳瑁、琥珀各一兩，麝香、龍腦各一錢，金銀箔五十片，西牛黃半兩，安息香一兩，共研末分作百丸，臨用化服一丸。八曰灸腧穴，按其穴而灸之。而陳修園則以爲中經，外有六經之形證，如太陽則頭痛脊强，陽明則目痛鼻乾，身熱不得臥，少陽則胸滿口苦，脅痛耳聾，寒熱，太陰則自利腹痛或便難，少陰則口渴時厥，厥陰則囊縮遺溺，手足厥逆，面色亦有五色可診，主以小續命湯加減。中府，內有便溺之阻隔，宜三化湯通之，夾有經病，宜防風通聖散兩解之。中藏，有唇緩失音，耳聾目瞀鼻塞，大小便難諸證，或猝倒不省人事，有閉脫之別，急以三生飲，加人參一兩，另煎濃汁調入灌之。如牙關緊閉，以烏梅丸浸醋擦其牙；痰塞咽喉，以稀涎散吐其痰；不省人事，以半夏末，吹入鼻中取其嚏。惟中血脉，非表非裏，邪無定處，或偏於左，或偏於右，口眼喎斜，半身不遂，宜大秦艽湯主之，其法亦簡易可從。若風火交煽，喻嘉言取用祛風至寶膏甚妙，須預製備用，俾病人不嫌其藥之峻利攻散，亦醫者不可不知也。

按清時王清任云：人之行坐動靜，全仗元氣，元氣藏於氣管之內，分佈周身，左右各得其半。若元氣足則有力，元氣衰則無力，元氣絕則死矣。若十分元氣，虧二分，剩八分，每半身仍有四分，則無病。若虧五分，剩五分，每半身祇有二分半，此時雖未病半身不遂，已有氣虧之證，因不痛不癢，人自不覺，而元氣既虧，經絡自然空虛，有空氣之隙，難免其氣向一邊歸併，如右半身之二分半，歸併於左，則右半無氣，左半身之二分半，歸併於右，則左半無氣，無氣則不能動，名曰半身不遂，此所謂類中證也。然類中亦有實證，如其人素稟陽盛，過噉肥甘，積熱釀痰，壅塞隧道，治宜化痰清熱，流利氣機，始終忌投補滯。

據近人張伯龍氏，即《內經·調經論》血之與氣，並走於上，則爲大厥，厥則暴死，氣復反則生，不反則死一節。參以西醫血衝腦經之說，謂腦有神經十二對，分佈全體，以主宰身之知覺運動。凡猝倒昏瞀，痰氣上壅之證，皆由肝火自旺，化風煽動，挾其氣血並走於上，直衝犯腦，震擾神經，致神經失其功用，上實下虛，所謂類中風也。大致用息風潛陽、養水鎮逆，屢能獲效，然非所以治真中之法也，而亦不可不知。（上卷）

曹穎甫曰（《金匱發微》）：《傷寒論》有中風，《雜病論》亦有中風，同名而異病，究竟是一是二，此不可以不辨也。仲師云：寸口脉浮而緊，緊則爲寒，浮則爲虛，寒虛相搏，邪在皮膚，此即太陽傷寒麻黃湯證也。此時營血不虛，絡脉中熱血出而相抗，因病發熱，表氣未泄，則猶宜麻黃湯。設汗液從皮毛出，即當用中風之桂枝湯以助脾陽，俾風邪從絡脉外泄，然此爲營血不虛者言之也。營血不虛，則所中者淺，而其病爲《傷寒論》之中風；營血既虛，則所中者深，而其病即爲雜病論之中風。是故素病咯血、便血之人，絡脉久虛，傷寒正治之法遂不可用，《傷寒論》所以有亡血不可發汗之戒也。脾爲統血之藏而主四肢，風中絡脉，乃內應於脾而旁及手足，於是或左或右而手足不舉矣。故其病源與太陽篇之中風同，而要有差別。風着人體，外薄於皮毛肌腠，散在周身，則氣散而緩。惟偏注於一手一足，則氣聚而急。邪薄於左，則正氣並於右；薄於右，則正氣並於左。正氣以並居而急，邪乃從之，因有口眼喎斜、半身不遂之變。風之所着，受者見斜。昔之詩人有"寒食東風御柳斜""輕燕受風斜"之句，可爲喎僻、偏枯之明證已。至如後文所列四證，惟入於藏一條，爲半身不遂者所必有，其餘不過連類及之。夫所謂邪在於絡、肌膚不仁者，則風與寒濕相雜之證也。濕凝於肌，則絡爲之痹，故有不痛不癢、麻木不仁者。亦有濕勝而成頑癬者，此證治之未必即愈，不治亦必無死法，是爲最輕。所謂邪在於經即重不勝者，以太陰經病言也。蓋風之中人，皆由血虛，風從肌腠而入，阻厄脾陽，陽氣不達於肌肉，則身爲之重。此風濕爲病，脉浮身重，防己黄耆湯證也。所謂邪入於府即不識人者，以陽明府病言也。風之中人，由於血虛，虛則生燥，如吐下後大便不解者然。不識人者，即陽明篇發則不識人之證。蓋燥熱在下，則陽氣上衝於腦而神識昏蒙，下之以大承氣湯，腦中陽熱下降，神識即清，所謂釜底抽薪也。惟入藏之說，向無確解，陳修園主心腎，黄坤載則主心腎脾，謂三藏之脉，俱連舌本，但未見愈疾之方而空言聚訟，徒貽笑柄耳。世傳中風不語用黄耆、防風各數兩，煎湯，以大盎盛之，置牀下熏之，冷則再煎再熏，一日即能言，此爲黄九峰法。鎮江蔣寶素用之入煎劑，名黄風湯（蔣爲九峰門人，着有《醫略》傳世）。大抵正氣引邪上行，腦氣閉塞，鼻竅不通，喉竅獨開，故口中流涎。所以難言者，脉爲風激，血菀於腦，舌本之脉牽掣而愈短也。黄風湯只二味，一以袪風，一以補正，先令從鼻竅熏入於腦，腦氣一疏，則脉之牽掣者緩，舌即能轉，鼻竅開而喉竅順矣。章次公以腦爲藏而不瀉，卒厥爲血菀於腦，故入腦亦名入藏。今西醫亦以中風爲腦充血，揆之此證，理解併合，山川可以崩竭，此議不可改也。（卷之二）

陸淵雷曰（《金匱要略今釋》）：寒虛相搏，邪在皮膚者，古人不知神經系統之實質上起病變，而以風從外入爲病原故也。絡脉即血管，意謂：血管空虛，風入而爲賊邪，留而不瀉，或入於左，或入於右。健康人兩側之肌膚，本是端正如一，緩急平均，今風邪所入，肌膚爲之寬緩，然無病之側不寬緩，則牽引而喎僻也。絡指淺層血管，經指深層血管，重不勝之病，深於不仁，故以不仁爲絡病，重不勝爲經病。元堅云，痹論曰：皮膚不營，故爲不仁。次注曰：不仁者，皮頑不知有無也。《診要經終論》次注曰：不仁，謂不知善惡。尤氏云：神藏於藏而通於府，府病則神窒於內，故不識人。諸陰皆連舌本，藏氣厥，不至舌下，則機息於上，故舌難言而涎自出也。

以今日之病理學說言，則腦出血由於血管中壓力增高，血壓之高由於動脉硬化，及大腦動脉之粟粒形動脉瘤。所以致動脉病變之原因甚多，如衰老、嗜酒、多食、梅毒、鉛中毒、痛風、慢性腎炎、心藏肥大、心內膜炎等，皆是。至於引起腦出血之誘因，則爲大喜大怒，飽食温浴等。發作時不識人者，因大腦皮質受出血竈之壓迫，故知識昏蒙也。及出血歇止，病竈收縮，崩壞物漸被吸收，大腦皮質之被壓輕減，則病人自醒。然病竈不消滅，則喎僻不遂之半身，終不能恢復。肌膚不仁者，知覺神經麻痹也，知覺神經之纖維，常與運動神經之纖維混合一處，其中樞亦在大腦。故不遂之半身常不仁；舌難言，口吐涎者，舌下神經及顏面神經麻痹也。

自宋以後，言卒中之原因者，河間主火、東垣主虛、丹溪主痰之三說者，後人多祖述之，其實皆非主因也。當卒中之際，或面色緣緣而赤，脉洪大而滑，鼻息深長，得大劑甘涼藥而病減，此河間說之由來也。或痰涎湧盛，得大劑除痰藥而病減，此丹溪說之由來也。偏枯癱瘓，得大劑補益藥而病減，此東垣說之由來也。然卒中之人，多體格佳良，肥胖多血者，則不得爲虛。未中之前，本無痰證火證，則不得爲痰爲火，然則火

也、虛也、痰也，皆既中以後之證候治法，非卒中之原因在也。（卷二）

原文 侯氏黑散：治大風，四肢煩重，心中惡寒不足者。《外臺》治風癲。
菊花四十分　白术十分　細辛三分　茯苓三分　牡蠣三分　桔梗八分　防風
十分　人參三分　礬石三分　黃芩三分　當歸三分　乾薑三分　芎藭三
分　桂枝三分
上十四味，杵爲散，酒服方寸匕，日一服。初服二十日，溫酒調服，禁一切
魚肉大蒜，常宜冷食，六十日止，即藥積在腹中不下也，熱食即下矣，冷食
自能助藥力。

趙以德曰（《金匱方論衍義》）：心主血，陽藏也。榮衛不布，內無所養，則心中惡
寒不足生焉。是以甘菊花爲君，治風兼治濕。治風以防風佐，治濕以白术佐。桔梗亦能
治風痹，通膈氣，舟楫諸藥。細辛、桂枝助防風；礬石、茯苓助白术；黃芩、乾薑、牡
蠣開利內外寒熱痹氣；參、歸更與乾薑、牡蠣治心中寒不足者。初治欲開其痹着，則用
溫酒以行藥勢。禁諸熱物，宜冷食者，爲礬石能固澁諸藥，留積不散，取其久效。而礬
石性得冷即止，得熱則下故也。（卷上）

徐彬曰（《金匱要略論注》）：此爲中風家挾寒而未變熱者，治法之準則也。謂風從
外入，挾寒作勢，此爲大風，大風概指涎潮卒倒之後也。證見四肢煩重，豈非四肢爲諸陽之
本，爲邪所痹，而陽氣不運乎，然但見於四肢，不猶愈體重不勝乎。證又見心中惡寒不
足，豈非漸欲陵心乎。然燥熱猶未乘心，不猶愈於不識人乎。故侯氏黑散用參、苓、
歸、芎補其氣血爲君；菊花、菊花入肝養陰，病因風必傷肝，故獨多。白术、牡蠣養肝脾腎爲
臣；而加防風、桂枝以行痹着之氣，細辛、乾薑以驅內伏之寒，兼桔梗、黃芩以開提肺
熱爲佐；礬石所至，却濕解毒，收澁心氣，梔子力運行周身爲使；庶舊風盡出，新風不
受，且必爲散，酒服至六十日止，又常冷食使藥積腹中不下，蓋邪漸侵心，不惡熱而惡
寒，其由陰寒可知。若胸中之陽不治，風必不出，故先以藥填塞胸中之空竅，壯其中
氣，而邪不內入，勢必外消，此即《內經》所謂"塞其空竅，是爲良工"之理。若專治
其表裏，風邪非不外出，而重門洞開，出而復入，勢將莫御耳。（卷五）

沈明宗曰（《沈注金匱要略》）：直侵肌肉藏府，故爲大風。邪困於脾，則四肢煩
重。陽氣虛而風未化熱，則心中惡寒不足。故用參、术、茯苓健脾安土，同乾薑溫中補
氣，以菊花、防風能驅表裏之風，芎、歸宣血養血爲助，桂枝導引諸藥而開痹着，以礬
石化痰除濕，牡蠣收陰養正，桔梗開提邪氣，而使大氣得轉，風邪得去。黃芩專清風化
之熱，細辛祛風而通心腎之氣相交，以酒引群藥至周身經絡爲使也。（卷五）

尤怡曰（《金匱要略心典》）：此方亦孫奇等所附，而去風除熱補虛下痰之法具備。
以爲中風之病，莫不由是數者所致云爾，學者得其意，毋泥其跡可也。（卷上）

陳念祖曰（《金匱要略淺注》）：喻嘉言云：方中取用礬石以固澁諸藥，使之積留不
散，以漸填空竅，必服之日久，風自以漸而息。所以初服二十日，不得不用酒調下，以
開其痹着，以後則禁諸熱食，惟宜冷食，如此再四十日，則藥積腹中不下，而空竅塞

矣。空竅填則舊風盡出，新風不受矣。蓋礬惟得冷即止，得熱即行，故囑云熱食即下矣。冷食有能助藥力，抑何用意之微耶？

愚按：風家挾寒，雖未變熱，而風爲陽邪，其變甚速，觀此方除熱之品，與袪寒之品併用，可見也。高明如尤在涇，尚有疑義甚矣，讀書之難也！余每用此方，病人惑於人言而不敢服，輒致重證莫救，不得已遵喻嘉言法，用驅風至寶膏，或借用後卷婦人門竹葉湯，一日兩服多效。然亦有不得不用此散者，亦必預製以送，不明告其方，以杜庸俗人之論說也。（卷二）

朱光被曰（《金匱要略正義》）：此由中氣虛寒而爲風邪所痹也。風本清邪，主之於肝，發於上焦，故用菊花清肝散風爲君，黃芩以助其清邪之力，防風以助其宣散之勳也；病本於中虛，參、芩、白术壯補其中氣；治風先治血，川芎、當歸活血以袪風，則心中之不足瘳矣；乾薑守中，以治中寒，細辛入陰，以袪伏寒，桂枝行陽，以散表寒，則心中之惡寒亦除矣；然陽邪恐致擾陰，礬石酸寒，足以澄清手少陰之邪，牡蠣鹹寒，足以降泄足少陰之邪；夫風淫於上也，藥性易致下行，桔梗舟楫之劑，載藥上浮以爲功，且開提氣化，以行周身之風痹，而又助之以酒，使之浸淫於中，運行於表。常使冷食積中不下者，以裏氣已虛，先藉藥力防護，而袪邪不可迅速也。（卷上）

陳元犀曰（《金匱方歌括》）：王晉三云：程雲來謂《金匱》侯氏黑散，係宋人校正附入唐人之方，因逸之，其辨論頗詳。而喻嘉言獨贊其立方之妙，驅風補虛，行堵截之法，良非思議可到。方中取用礬石以固澀諸藥，冷服四十日，使之留積不散，以漸填其空竅，則風自熄而不生矣。此段議論，獨開千古之秘，誠爲治中風之要旨。讀方下云：初服二十日用溫酒調，是不欲其遽填也；後服六十日並禁熱食，則一任填空竅矣。夫填竅本之《內經》"久塞其空"，是謂良工之語，煞有來歷。（卷二）

周孝垓曰（《金匱要略集解》）：張璐曰：大風四肢煩重，脾土受風木之制，土氣內結，不能敷布於四末也；心下惡寒不足者，胸中爲濁氣填塞，心火內蘊不得發越，熱極反兼寒化耳。方中用菊花爲君，以解心下之蘊熱，防、桂、辛、桔以昇發腠理；參、芩、白术以實脾杜風；芎、歸以潤燥息火；牡蠣、礬石以固澀腸胃，使參、术之性留積不散，助其久功；乾薑、黃芩一寒一熱，寒爲風之嚮導，熱爲火之反間也；用溫酒服者，令藥性走表以開其痹也。冷食而禁熱物者，恐礬得熱而下，不能盡其藥力，以礬石性得冷即止，得熱則下也。

郭雍曰：黑散，本爲滌除風熱，而反用牡蠣、礬石止澀之味，且令冷食，使藥積腹中，然後熱食，則風熱、痰垢與藥漸次而下也。（卷上）

曹穎甫曰（《金匱發微》）：古人所立方治，一方有一方之作用。作用不可知，當於病理求之；一方有一方之主名，主名不可知，當於藥味求之。侯氏黑散一方，主治大風四肢煩重，心中惡寒不足者。四肢煩重爲風濕痹於外，心中惡寒不足爲氣血傷於裏，脾陽不達於四肢，故煩重。血分虛而熱度不充內藏，故心中惡寒，此病理之易明者也。桂枝爲《傷寒論》中風主藥，防風以袪風（薯蕷丸用之），菊花能清血分之熱（合地丁草能愈疗毒），黃芩能清肺熱，白术、茯苓以去濕，濕勝必生痰，故用桔梗以開肺，細辛、乾薑、牡蠣以運化濕痰。但濕痰之生，由於氣血兩虛，故用人參以補氣，當歸、川芎以和血，此藥味之可知者也。惟礬石一味，不甚了然，近人張錫純始發明爲皂礬。按皂礬色黑，能染黑布，主通燥糞而清內藏蘊濕。張三豐伐木丸用之以治黃癉，俾內藏蘊濕，從大便而解者，正爲此也，然則方之所以名黑散者，實以皂礬色黑名之，如黑虎丹、黑錫丹之例。要知病屬氣血兩虛，風濕痹於表裏，方治實主疏通而不主固澀。女勞癉腹脹，治以消石礬石散，亦此意也。由此觀之，方後所云初服二十日溫酒調服者，冀藥力之通行脉絡也。禁一切魚、肉、大蒜者，恐其更增濕熱，爲藥力之障礙也。至如四十日常宜冷食以助藥力，特以不用溫酒言之。若四十日常食冷飯及粥，不病宿食，必病寒中。風疾未除，新病又作，治病者固當如是乎？蓋皂礬熱則速行，冷即緩下，所以慾藥積腹中者，則以太陰蘊濕，有如油垢，非一過之水所能盡也。喻嘉言乃謂固澀諸藥，使之積留不散，以漸填空竅，彼既誤皂礬爲明礬，於立方之旨已謬，豈知藥積腹中原不過欲其逾數時而後下，否則積六十日之藥於腹中，其人已脹懣死矣。陳修園復亟稱之，是何異瘖者之唱、聾者之聽乎？亦可笑已。（卷之二）

陸淵雷曰（《金匱要略今釋》）："六十日止即藥積"七字，趙刻本作"自能助藥力"五字，今據徐鎔本、俞橋本改。丹波氏云：此方主療文法，與前後諸條異。先揭方名，而後治云云者，全似後世經方之例，故程氏、尤氏、《金鑒》，並云宋人所附。然《巢源・寒食散發候》云：仲景經有侯氏黑散，《外臺》風癲門載本方，引《古今錄驗》，無桔梗，有鐘乳、礬石。方後云，張仲景此方更有桔梗八分，無鐘乳、礬石。乃知此方，隋唐之人以爲仲景方，則非宋人所附較然矣。徐氏云：大風，概指涎潮卒倒之後也。沈氏云：直侵肌肉藏府，故爲大風。

淵雷案：此方重用白术之吸收，桔梗之排膿（桔梗之治效，日華本草及吉益氏說是也，今人以爲諸藥之舟楫，乃誤信潔古之說），而引之以上行之菊花，以治腦中出血灶竈。佐以祛風養血、消痰降逆之品，而行之以溫酒，以治不遂之神經。似是中風正治之方，然唐宋以來醫書，未見此方之治驗，知黑散之不用久矣。豈以其不能取效歟？又案《素問・長刺節論》云：病大風，骨節重，鬚眉墮，名曰大風，此即今之麻風。疑本方治大風，即是麻風。沈注直侵肌肉藏府，亦與麻風病理暗合，然麻風爲難治之病，本方殆無效也。（卷二）

原文 寸口脉遲而緩，遲則爲寒，緩則爲虛，榮緩則爲亡血，衛緩則爲中風。邪氣中經，則身癢而癮疹。心氣不足，邪氣入中，則胸滿而短氣。（三）

趙以德曰（《金匱方論衍義》）：天道乾健而坤靜，順；人道亦應之，氣健而血順也。氣血平和，然後脉不緩不急，不遲不數，日行百刻，以周於身，而朝寸口。是以候寸口以求其虛實者焉。故寸口遲，知陽氣之健運不及，則寒；寸口脉緩，知榮氣應刻不逮，榮氣不逮則亡血。衛氣不運則因其中風，經虛邪入，榮衛不布於皮膚，血凝津滯，發爲身癢癮疹。然癮疹有赤白，赤原血凝，白屬津滯。由是言之，身癢癮疹不獨風也，必津凝血滯而復成之。其津凝與濕同耳，非濕不成癮疹。心爲陽藏，陽不足則內應於心，亦不足榮衛不健，與邪混鬱於胸中，害其宗氣之布息，故胸滿而短氣。（卷上）

徐彬曰（《金匱要略論注》）：此段主一"緩"字，言中風之偏於風者，而有淺深之不同也。謂寸口脉遲挾微寒也，緩本風脉，並遲而見，則爲風虛，於是緩在榮，爲血不充而亡，緩在衛，爲氣搏風而不鼓，邪既屬風，所以中經則身癢而癮疹，即《水氣篇》曰：風强則爲癮疹，身體爲癢，癢者爲泄風。心氣不足，即《五藏風寒篇》曰：心傷者，其人勞倦之謂也。入中則胸滿而短氣，即《胸痹篇》曰：胸痹，胸中氣塞短氣之謂也。（卷五）

李彣曰（《金匱要略廣注》）：此節中風，以榮衛經脉爲主。蓋經即脉也，脉者血之府，榮行脉中，衛行脉外，若心合血脉，則又統領榮衛以行乎經脉者也。如經脉營衛充周，雖有風邪，何從而入？惟榮衛俱虛，故風邪得以中經也。脉遲與緩，似同而實異。遲者，一息脉二三至；緩者，脉一息四五至，往來從容不數疾也。然此所謂緩者，乃懈弛不鼓動之緩，非有胃氣和緩之緩也。寸口兼言遲緩，而榮衛但言緩者，寒少而虛多，先虛而後寒也。寸口，兼脉之尺寸言，榮則單指尺脉，衛則單指寸脉。以尺脉在下，屬陰，主內，故爲榮；寸脉在上，屬陽，主外，故爲衛也。或云榮指沉脉，衛指浮脉言，然浮沉之間，急則俱急，緩則俱緩，無所異也。惟榮主血，榮緩則不能充乎脉中，故爲亡血；衛主氣，衛緩則不能實乎脉外，故爲中風也。邪氣中經，此邪氣即風氣也。經云：遲爲無陽，不能作汗，其身必癢。以痛爲實，癢爲虛也。癮疹者，風邪搏血鬱蒸而化熱也。又經云：風氣相搏，必成癮疹。身癢者名泄風，久爲痂癩是也。心合血脉，心氣不足，仍是榮緩亡血之證。經云：陽受氣於胸中。邪氣入中，以虛寒相搏，陽氣不足，則邪氣上逆而奔迫，故胸滿短氣也。（卷上）

尤怡曰（《金匱要略心典》）：遲者行之不及，緩者至而無力；不及爲寒，而無力爲虛也。沉而緩者爲營不足，浮而緩者爲衛中風，衛在表而營在裏也。經不足而風入之，血爲風動，則身癢而癮疹；心不足而風中之，陽用不布，則胸滿而短氣。經行肌中，而心處胸間也。（卷上）

吳謙曰（《醫宗金鑒》）：上條發明虛邪賊風之爲病，此條發明榮衛風寒之爲病也。寸口脉浮而緊，緊則爲寒，浮則爲風。風寒之邪，相搏於表，鬱於皮膚經絡，則令人身癢而發癮疹也。若其人心氣不足，謂心胸之氣不足，而邪氣入心胸，故令人胸滿而短氣也。（卷十九）

黃元御曰（《金匱懸解》）：寸口脉遲而緩，遲則爲氣血之寒，緩則爲營衛之虛，營緩則爲裏虛而亡血，衛緩則爲表虛而中風。邪氣中於經絡，風以泄之，而衛氣愈斂，閉遏營血，不得外達，則身癢而生癮疹。癢者，氣欲行而血不行也。血鬱爲熱，發於汗孔之外，則成紅斑。衛氣外斂，不能透發，斑點隱見於皮膚之內，是爲癮疹。營氣幽鬱，不得暢泄，是以身癢。若心氣不足，邪氣乘虛而入中，壅遏宗氣，則胸膈脹滿而短氣不舒也。（卷三）

高學山曰（《高注金匱要略》）：遲，就至數之不及四五至而言；緩，就體狀之懈弛松寬而言。陽氣微而鼓動之機不能貫珠連續，則遲，故曰遲則爲寒；精悍衰而不能充滿脉體，則緩，故曰緩則爲虛也。夫寸口之外應者，則主營衛經絡，今其部位見緩，若系中取之而在營分，則精血衰而不能充於脉中，故爲松寬不飽之象，則知緩爲亡血所致矣，此句是客；若系浮取之而在衛分，則是悍氣衰而不能令於脉外，故爲懈弛不挺之象，則知緩爲中風所致矣，此句是主。以下文單言氣而不言血故也。營衛屬經表，是邪已中其經矣。於是經氣自虛之因，則經大氣小，而竄動如蟲行皮中，故身癢。中風之因，風爲陽邪而善化熱，則傷其絡血，而發爲忽起忽落，半含半露之癮疹矣。又寸口之上應者，則主心肺胸膈，今其部見緩，則是心肺夾空之氣不足，以致風邪入於其中。胸中爲真氣氤氳之位，邪氣乘之，則相犯而不容，故滿。又胸中爲息道游溢之鄉，邪氣入之，則機滯而艱濇，故短氣也。此承首節而言陽虛之人，外風中入經絡而爲未經勾結藏邪之證也。但細按本篇前後，共論九條，計方二道，除下文等六條，俱論歷節外，而論中風者止此三條，又除第一條及第三條言單中外風之外，其言兼中藏邪者，僅有第二一條。且後文兩方，俱確係歷節治例，而中風一門，並無方藥，殘缺無疑。嗟乎！照妖之寶鏡失圓，垂世之鼎彝折足，真令人飲恨無窮也。海內藏《仲景全書》之古本，或原文具在，或論條方治，有坊本所遺失而未經載刻者，倘能賜教示知，以廣鄙陋，是有望於博雅之君子焉。

曹穎甫曰（《金匱發微》）：風之中人，必乘營血之虛，脉之所以遲也。營虛則風從衛分傳入者，營血熱度不足以相閉拒，風乃得乘間而入，此中風之大略也。邪氣中經，身癢癮疹，當即世俗所謂風疹，其病猶在表中。予前治其壽侄及上海法租界姚金福室人，並以麻黃加术湯取效。又在清和坊治愈一老年婦人，亦用此方，可爲明證。惟心營不足，風邪乃轉而入裏。夫胸爲太陽出入之道路，上中二焦水氣分佈之總區也（西醫謂之淋巴幹）。風從皮毛入，遏其清陽之氣，阻水液之散佈，故令胸滿而氣短。仲師不出方治，竊謂當用桂枝湯去芍藥加參、术、防風、黃耆，助心陽而補脾陰，使營氣略和，風將自息，風引湯似不合病。（卷之二）

附方

原文 風引湯：除熱癱癇。

大黃　乾薑　龍骨各四兩　桂枝三兩　甘草　牡蠣各二兩　寒水石　滑石　赤石脂　白石脂　紫石英　石膏各六兩

上十二味，杵，粗篩，以韋囊盛之，取三指撮，井花水三升，煮三沸，溫服一升。治大人風引，少小驚癇瘈瘲，日數十後，醫所不療，除熱方。《巢氏》云：脚氣宜風引湯。

趙以德曰（《金匱方論衍義》）：風者，外司厥陰，內屬肝木，上隸手經，下隸足經，中見少陽相火，所以風自內發者，由火熱而生也。風生必害中土，土主四肢，土病則四末不用，聚液成痰。癱瘓者，以風火挾痰注於四肢故也。癇者，以風熱急其筋脉，內應手心主故也。由是二者，盡可用此湯治之。

首用大黃之寒，走而不止者，瀉其火，火退而風息，掃去凝痰固矣。然復用乾薑之熱，止而不走者何哉？前哲有云：大黃之推陳致新，如將軍之戡定禍亂。由是言之，將無監軍，兵無嚮導，能獨成其功乎？夫一陰一陽之爲道，故寒與熱相濟，行與止相須，然後寒者不慘，熱者不酷，行者不疾，止者不停，所以大黃逐熱行滯，以通榮衛而利關節，則必以乾薑安之，桂枝導之，佐大黃之達四肢、藏府，而不肆其峻快，不然，將從諸藥石而下走矣。桂枝又散風木，乾薑尤能治血、祛風濕痹、去風毒，二者因得以相制相使。爲是熱癲癇，猶慮乾薑之熱中，更以石膏、滑石制之。非惟中上免有寒熱之患，其石膏、滑石又稟清肅之金性，亦以製木救土，瀉陽明肺熱，解肌肉風痹也。然而風自生者，必因陰水不足以制火，火因妄動而生風，風火妄動，滿招損，反自制，其心之精神不守，非鎮重之劑則不能安其神、益其水，故以寒水石補陰水，紫石英、白石脂、赤石脂、牡蠣、龍骨斂精神，定魂魄，固根本也。（卷上）

沈明宗曰（《沈注金匱要略》）：熱風而乘血虛中人，邪正相搏，木火互徵，風化爲熱，則心熱熾盛，血脉痹着，故成熱癲癇也。是以大黃下徹心脾之熱，龍、牡收攝心腎相交，牡蠣同寒水石，濟水之主而鎮陽光；赤白二脂、紫石英，以養心脾之正；石膏專清風化之熱；滑石以利竅通陽；桂枝、甘草，和營衛而驅風外出。然以大黃、石膏、牡蠣、寒水石諸寒藥爲君者，因時令熱風之製，恐寒涼太過，致傷胃氣，故用乾薑溫中爲佐。巢氏治脚氣，因其藥性下達，龍牡收鎮心腎故也。（卷五）

魏荔彤曰（《金匱要略方論本義》）：似爲中風虛而有熱者主治也。然其中藥品，除濕利水者居其半，治熱次之，治風又次之。迨爲熱盛於內，風微於外，從濕邪以治痰，從熱邪以治火，而中風之本病可除也。然非虛不甚虛，有邪在則實者，不可與也。若真虛甚，自有仲景《傷寒論》中太陽中風病之桂枝加黃芩湯在也。（卷上）

尤怡曰（《金匱要略心典》）：此下熱清熱之劑，孫奇以爲中風多從熱起，故特附於此歟。中有薑、桂、石脂、龍、蠣者，蓋以牆雙泄，以熱監寒也。然亦猛劑，用者審之。（卷上）

陳念祖曰（《金匱要略淺注》）：用前方而尚恐其不及者，宜黃連阿膠湯，從少陰之本以救之；餘熱不除，虛羸少氣，近於痿證者，以竹葉石膏湯清補之。二方如神。

巢氏云：脚氣宜風引湯。按喻嘉言云：本文有正氣引邪，喎僻不遂等語，故立方即以風引名之。（卷二）

朱光被曰（《金匱要略正義》）：熱甚則生風，除熱即所以息風也。風陽擾攘則生痰，爲癲爲癇，莫非風痰所發，清熱所以治其源也。名曰風引，謂風邪自此引去，政不必用風藥矣。按榮緩爲亡血，衛緩爲中風。蓋血枯，則燥火生而內風自動；表虛，則腠理疏而外風易入。黑散屬衛緩中風例治法，風引屬榮緩亡血例治法也。但既曰亡血，何以輕用大黃？以其營緩，緩則有濡滯之象，非真無血，特滯而不行，如女子血枯初候，而用大黃䗪蟲法也。故在衛緩必主行陽，在榮緩必主濡血，有固然者。然至於風動痰生，風引驚癇，裏氣紊亂已極，治法不得不曲爲顧戀。桂、甘、龍、牡，和榮衛，輯心腎，扶正以端其本；滑石、石膏、寒水石，清三焦之燥熱；赤白石脂、紫石英，鎮藏家之逆氣；薑以通神明，而用乾薑之辛溫，兼入血分，佐大黃以能行能止，共襄底定之功也。（卷上）

丹波元簡曰（《金匱玉函要略輯義》）：此下熱清熱之劑。孫奇以中風多從熱起，故特附於此歟。中有薑桂石脂龍蠣者，蓋以牆馭泄，以熱監寒也，然亦猛劑，用者審之。

中風歷節病脉證并治第五

161

案此方，亦非宋人所附，《外臺·風癎門》引崔氏甚詳，云：療大人風引，少小驚癎瘛瘲，日數十發，醫所不能療，除熱鎮心。紫石湯，方，與本方同。右十二味，擣篩，盛以韋囊，置於高涼處。大人欲服，乃取水二升，先煮兩沸，便內藥方寸匕，又煮取一升二合，濾去滓，頓服之。少小未滿百日，服一合。熱多者，日二三服，每以意消息之。永嘉二年，大人小兒，頻行風癎之病，得發例不能言，或發熱，半身掣縮，或五六日，或七八日死。張思惟合此散，所療皆愈。此本仲景《傷寒論》方，《古今錄驗》、範汪同。《千金·風癎門》紫石散，即本方。主療服法併用。由此觀之，風引，即風癎掣引之謂，而爲仲景之方甚明，程氏、尤氏輩亦何不考也。但"除熱癱癎"四字，義未允，劉氏《幼幼新書》作"除熱去癱癎"，樓氏《綱目》作"除熱癲癎"。王氏《準繩》同。其改癱作癲，於理爲得矣。

汪氏《醫方集解》云：侯氏黑散、風引湯，喻氏雖深贊之，亦未知其果當。以此治風而獲實驗乎？抑亦門外之揣摩云爾也。（卷一）

陳元犀曰（《金匱方歌括》）：大人中風牽引，小兒驚癎瘛瘲，正火熱生風，五藏亢盛，及其歸迸入心，其治同也。此方用大黃爲君，以蕩除風火熱濕之邪，取用乾薑之止，而不行者以補之，用桂枝、甘草以緩其勢，又用石藥之濇以堵其路；而石藥之中又取滑石、石膏清金以平其木；赤白石脂厚土以除其濕，龍骨、牡蠣以斂其精神魂魄之紛馳；用寒水石以助腎之真陰，不爲陽光所鑠；更用紫石英以補心神之虛，恐心不明而十二經危也。明此以治入藏之風，游刃有餘矣。後人以石藥過多而棄之，昧孰甚焉！（卷二）

丹波元堅曰（《金匱玉函要略述義》）：張氏《千金方衍義》曰：風引者，風淫末疾。而四肢引動也。

按《本草衍義》，作治風熱瘛瘲，及驚癎瘛瘲。《幼幼新書》作除熱去癲癎《輯義》癲字，偶訛作癱。《醫壘元戎》，作除熱癲癎。

又按尤氏以此方爲猛劑，然其藥不過大黃、石膏等，而僅用三指撮，則固無須顧慮矣。三指撮，即方寸匕餘。《素問·識病能論》下，引陶氏序例以證之。

《千金》，治少小壯熱，渴引飲下痢。龍骨湯方。

於本方去乾薑、牡蠣、滑石、白石脂、紫石英，加栝樓根，各二兩治下篩。以酒水各五合，煮散二合二沸，去滓，量兒大小服之。按二合疑。宜覆審。（卷上）

周孝垓曰（《金匱要略集解》）：張璐曰：前方袪風外散，此方引風內泄。故用大黃兼甘草、桂枝、滑石、石膏以化風熱；乾薑以爲反諜，使火無格拒之慮；石英、寒水以潤血燥；石脂、龍骨、牡蠣以補塞其空，絕風火復來之路。《靈樞》所謂久塞其空，謂之良工是也。

徐彬曰：此湯通陽氣，安心腎，以蕩滌風火濕熱之邪，故大人、小兒風引、驚癎皆主之。巢氏用治脚氣，以石性下達，可勝濕熱，不使攻心也。（卷上）

曹穎甫曰（《金匱發微》）：病以風引爲名，似當以半身不遂爲主要，所謂正氣引邪喎僻不遂者是也。但風起於四末，則爲偏中風；中於頭，則爲眩暈。以方治考之，治瘛瘲必有驗，治偏中必無濟。所云除癱癎者，不定以偏中言之也。血不過頭，借如手上刀

162

傷，以指捺傷處按於顛頂，其血自止。惟風陽吸於上，則一身之氣血一時併入於腦，故有卒然暈倒痰涎上湧而死者，熱血菀於腦而腦膜爲之暴裂也（西醫謂腦充血）。血逆行於上，則百脉爲之牽掣。小兒所以病瘈瘲者，亦由於此。蓋此類病證，胸中先有熱痰，外風引之，乃並熱血而上入於腦，如風起水湧者然。方中大黃用以泄熱，非以通滯，此與瀉心湯治吐血同，所謂釜底抽薪也。乾薑炮用，能止腦中上溢之血。向在常熟見錢肆經理鼻衄，納炮薑灰於鼻中，其衄即止，所謂煤油着火，水潑益張，灰撲立止也。（此味下脫注炮字。）所以用龍骨、牡蠣者，此與《傷寒·太陽篇》誤下煩驚、讝語，用柴胡加龍骨、牡蠣；火迫劫之，發爲驚狂，桂枝去芍藥，加蜀漆、牡蠣、龍骨；及下後燒針煩躁，主桂甘龍牡湯，用意略同。二味鎮浮陽之衝腦，而牡蠣又有達痰下行之力也。所以用桂枝甘草者，桂枝湯方治，原所以去邪風，而於本方風引之義，固未盡合。蓋桂枝湯發脾陽之汗而出之肌理，原爲營氣不虛者而設。若營氣本虛，陽氣張發於上，衝氣被吸引而上逆，非扶中土而厚其堤防，不足以制衝逆，而痰與熱血，將一時併入於腦，此即發汗過多、心下悸、欲得按，主以桂枝甘草湯。臍下悸，欲作奔豚，主以苓桂甘棗湯之例，欲其不能逾中脘而上冒也。其餘所用寒水石、滑石、紫石英、石膏，不過清涼重鎮，使諸藏百脉之氣不受外風牽引而已。方中惟赤石脂、白石脂二味，至爲夾雜不倫。喻嘉言《寓意草》所載治寒濕下利，頗着特效。《傷寒》利在下焦之禹餘粮湯，寒濕下利之桃花湯，赤石脂並爲要藥，可見其功用全系止濇，與上用大黃之意絕然相反，故不用此方則已，若用此方，此二味究當除去，否則藥不合病，且更生諸藥之阻力也。（卷之二）

陸淵雷曰（《金匱要略今釋》）：丹波氏云：此方亦非宋人所附，《外臺》風癇門引崔氏甚詳。云：療大人風引，少小驚癇，瘈瘲日數十發，醫所不能療，除熱鎮心。紫石湯。（方與本方同）上十二味，擣篩，盛以韋囊，置於高涼處，大人欲服，乃取水二升，先煮兩沸，便內藥方寸匕，又煮取一升二合，濾去滓，頓服之。少小未滿百日，服一合，熱多者，日二三服，每以意消息之。永嘉二年，大人小兒頻行風癇之病，得熱，例不能言，或發熱，半身掣縮，或五六日，或七八日死。張思惟合此散，所療皆愈。此本仲景《傷寒論》方，古今錄驗範汪同。（《千金》風癇門紫石散即本方，主療服法並同）由此觀之，風引，即風癇掣引之謂，而爲仲景之方甚明。但"除熱癱癇"四字，義未允。劉氏《幼幼新書》作除熱去癲癇。樓氏《綱目》作"除熱癲癇"，（王氏《準繩》同）其改"癱"作"癲"，於理爲得矣。

淵雷案：風癇掣引，即後世所謂搐搦，亦即痙攣，乃神經系統病常見之證。小兒患急性熱病，亦往往發痙攣，即俗所謂急驚風。大人風引，少小驚癇，蓋漢晉人語，猶今世醫人，於大人則名動肝風，於小兒則名急驚風也。此方治風引驚癇，而云除熱癱癇。林億等亦知癱字之誤，故引《外臺》文以證之。又，據張思惟之所治，云大人小兒頻行風癇，知是流行性傳染病，其證不能言，或發熱，半身掣縮，五六日、七八日而死，則是流行性腦膜炎。惟方意與近頃所見之腦膜炎證不對，唐以來亦未聞治驗，不知有效否。尤氏云：此下熱清熱之劑，中有薑桂石脂龍蠣者，蓋以濇馭泄，以熱監寒也。（卷二）

原文 防己地黃湯：治病如狂犬，妄行，獨語不休，無寒熱，其脉浮。

防己一分　桂枝三分　防風三分　甘草二分

上四味，以酒一杯，漬之一宿，絞取汁，生地黃二斤，㕮咀，蒸之如斗米飯久，以銅器盛其汁，更絞地黃汁，和分再服。

趙以德曰（《金匱方論衍義》）：狂走讝語，有熱脉長者，則陽明。若此無寒熱，其脉浮者，非其證也。然脉浮者，血虛從邪並於陽而然也。《內經》曰：邪入於陽則狂。此狂者，謂五藏陰血虛乏，魂魄不清，昏亂而動，故狂妄言走不休也。

桂枝、防己、防風、甘草，酒浸其汁，用是輕清歸之於陽，以散其邪，用生地黃之涼血補陰，熟蒸以歸五藏，益精養神也。蓋藥生則散表，熟則補衰，此煎煮法也。又降陰法也，陰之不降者，必少昇舉以提其陽，然後降之，方可下，不然，則氣之相並，不得分解矣。（卷上）

徐彬曰（《金匱要略論注》）：此亦風之逆入於心者也。風昇必氣湧，氣湧必滯涇，涇滯則留濕，濕留壅火，邪聚於心，故以二防、桂、甘去其邪，而以生地最多，清心火、涼血熱，謂如狂、妄行、獨語不休，皆心火熾盛之證也。況無寒熱，則知病不在表，不在表而脉浮，其為火盛血虛無疑耳。後人地黃飲子、犀角地黃湯等，實祖於此。若頭風乃偏着之病，故以附子劫之，咸清其邪。（卷五）

魏荔彤曰（《金匱要略方論本義》）：似為風寒兼中於表，而積熱內狂於心者主治也。然其中藥品，亦不外治風而兼除濕。絞以生地黃汁，引除風濕之味於血分中，亦分從火治、風治、濕治，兩解其在表之風濕中於衛而且中於營者也。此亦虛不甚虛，有風濕邪在則實者，方可與也。若真虛甚，自有《傷寒論》中太陽中風病之苓桂术甘湯在也。且此二方注，一云治癰癇，一云治如狂狀，則癲癇驚狂皆有實熱，不同風痹痿厥皆有虛因。又當就仲景原注而明原方，不可但見列於中風病中，即謂為仲景之大經大法也。在仲景當日，或因中風病而附及於癲癇驚狂之治，亦如《內經》論風證而諸風俱在，不可膠柱而與言鼓瑟也。此亦就原注釋原文，亦非余敢為臆說也。（卷上）

陳念祖曰（《金匱要略淺注》）：此亦風逆入心之治法也。徐靈胎云："此方他藥輕而生地獨重，乃治血中之風也，此等法最宜細玩。"愚按：《金匱》書寥寥數語，讀者如疑其未備，然而所包者廣也。中風以少陰為主，此節言風逆於少陽之徵，出其方治曰病如狂狀、妄行、獨語不休者，蓋以手少陰心火也。陽邪逆之，則風乘火勢，火借風威，其見證無非動象。曰無熱者，熱歸於內，外反無熱，即《傷寒論》桂枝二越婢一湯證，外無大熱之例也。曰其脉浮者，風火屬陽之本象也。然有正面，即有對面，手足少陰，可一而二之，實二而一之者也。考之唐宋後各家之論中風，曰昏迷不醒等證，其不為狂狀可知也。曰猝倒口噤等證，其不為妄行狂語可知也。曰面為粧朱，可知寒盛於下，格陽於上，不能無熱也。曰冷汗不止，可知其四肢厥逆不止，無熱也。曰脉脫，曰無脉，又將何以言浮乎？蓋以足少"腎水也。'邪逆之，則寒水相遭，寒冰徹骨，其見證無非靜象，方書用三生飲一兩，薛立齋又加人參一兩者，蓋指此也。若痰涇如湧，三因白散可用；真陽上脫，氣喘痰鳴，黑錫丹可用。凡此皆為四逆證之例，究非中風之本

證，其證見於《傷寒論》中，《金匱》闕之於中風門外，所以示立法之純也。（卷二）

朱光被曰（《金匱要略正義》）：風邪挾濕，壅於陽明，胃之支脉絡於心，故神明昏亂如狂，妄行獨語不休也。二防散風祛濕，桂、甘入榮和衛，而重用生地汁，以濡血息風，養營滋胃，制方絕妙。風本無形，二防、桂、甘蒸爲露，獨取清氣，以入上焦氣分。生地黄只取汁，流而不滯，直達下焦，與濕同行，風從此息，神明自安矣。（卷上）

陳元犀曰（《金匱方歌括》）：徐靈胎云：生漬取清汁歸之於陽，以散邪熱；蒸取濃汁歸之於陰，以養血。此皆治風邪歸附於心，而爲癲癇驚狂之病，與中風、風痹自當另看。（卷二）

曹穎甫曰（《金匱發微》）：不明病理者，不可與論古人之方治。蓋風邪失表之證，往往隨經而瘀熱於裏，太陽標熱内陷，因致熱傷血海，太陽證所以蓄血也。此節病由曰病如狂狀，妄行獨語不休，無寒熱，其脉浮，此爲中風而蓄血於下，與風吸百脉、血竄腦部、舌難言而口吐涎者，正自不同。熱結在裏，故無表熱。病在太陽之府，故脉浮，如狂、喜妄，在傷寒爲蓄血之證；獨語、如見鬼狀，爲熱入血室。仲師成例具在，不可誣也。惟傷寒之蓄血爲血實，故用抵當湯、桃核承氣湯以下之。中風則本由血虛（《傷寒論》所謂營弱衛强），虛者不可重虛，故但用防己地黄湯，重用地黄汁以清瘀血，防己以泄濕，防風以疏風，甘草、桂枝以扶脾而解肌，此法正與百合證用地黄汁同。服後中病，亦當大便如漆，蓄血同也。（卷之二）

陸淵雷曰（《金匱要略今釋》）：趙刻本，分並誤錢，甘草作二錢，《醫方類聚》（朝鮮書）作二分，今據徐鎔本改。此方未審是否仲景方，《千金》第十四卷風眩門所載，似是古制。其文云：治語狂錯，眼目霍霍，或言見鬼，精神昏亂，防己地黄湯方。防己二兩，生地黄五斤（別切，勿合藥漬，疾小輕，用二斤），甘草二兩，桂心、防風各三兩，上五味㕮咀，以水一升，漬之一宿，絞汁，着一面，取其滓着竹簀上，以地黄着藥滓上，於三斗米下蒸之。以銅器承取汁，飯熟，以向前藥汁合絞取之，分再服。

《千金》風眩一門，蓋專載徐嗣伯方，引徐嗣伯曰：夫風眩之病，起於心氣不定，胸上蓄實，故有高風面熱之所爲也。痰熱相感而動風，風心相亂則悶瞀，故謂之風眩。大人曰癲，小兒則爲癇，其實是一。據此，則防己地黄湯，乃治癲癇之方。癲癇，俗名羊癇風，系官能性神經系統病。發作無時，初發之年齡，自七歲至二十歲。重證癲癇發作時，卒倒不省人事，全身痙攣，牙關緊閉，口吐白味，歷十秒鍾乃至五分鐘，徐徐蘇醒，此固非防己地黄湯所能治。若輕證癲癇，不過突然眩暈，及輕度失神，言語動作，一時中止，現一時性虛神，少頃清醒，操作如故。或於行路之際，忽然昏糊，走入他人之家，或至非所欲至之地，然後清醒。又有所謂類似癲癇證者，其人神識亡失，縱火殺人，清醒後不自知。或發强度之精神興奮，恐怖驚愕，又現運動機能之失調，突然奔走，或旋轉不已。此其證候，皆與防己地黄湯證符合。

《方函口訣》云：此方治老人男女，因老耄而妄語狂走者。《金匱》雖屬於中風，實則失心風之類也。一老婦，面目手足微腫，心氣不樂，對人輒落淚愁傷，他無餘證，用此方而痊愈。

《蘭臺軌範》云：此方他藥輕而生地獨重，乃治血中之風也，此等法最宜細玩。淵雷聞之太炎先生云：《素問·病能論》以生鐵洛飲治陽厥怒狂。本方重用地黃，地黃含鐵質，與生鐵洛飲同意。（卷二）

原文 頭風摩散方
大附子一枚，炮　鹽等分
上二味，爲散。沐了，以方寸匕，已摩疢上，令藥力行。

趙以德曰（《金匱方論衍義》）：頭者，諸陽之所會，太陽爲之長。若風寒濕客之，諸陽不得流通，與邪壅塞於巔而作痛，故用附子性之走者，於疢處散其邪；以鹽味之潤下，從太陽膀胱水性者佐之，用其引領諸陽下降，則壅通而病愈矣。（卷上）

魏荔彤曰（《金匱要略方論本義》）：疢上即患處也。中風病，頭未必有患處，而此方附見者，亦猶前二方爲癲癇驚狂附見者也。（批）大案闕疑，存信也。或曰：沍寒重陰，束縛陽氣於顚頂之上，頭爲之震楚，鹽附散主之。已，自己也。此又以仲景之出方證出方，均非余敢臆說也。後此則另言歷節風之病，詳其脉證而出治矣。然亦與中風有相通之理也，故仲景附爲一篇。試再爲注明其義。（卷上）

陳念祖曰（《金匱要略淺注》）：此言偏頭風之治法也。附子辛熱以劫之，鹽之鹹寒以清之，內服恐助其火，火動而風愈乘其勢矣。茲用外摩之法，法捷而無他弊，且驅殼之病，《內經》多用外法，如馬膏桑鈎及燙法皆是，今人不講之矣。

愚按：中風，大證也。《內經》與風痹、風懿等證並論，讀者莫得其要。後世主火、主氣、主血、主痰、主虛，紛紛不一，而且以真中、類中分門，張景岳又以非風另立一門，而中風究系何病？究用何方？茫然無據，每致患者十難救一。今讀《金匱》此論，以風字專指八方之風，中字從外入內，如矢之射人一般。病從太陽而起，在外在府者爲淺，在內在藏者爲深，迸於少陰者爲較重，何等明亮！何等直捷！何等精粹！間有言之未盡者，余於小注、總注，遵先生之大旨而補之，庶無駁而不純，編而不舉之憾。其云"邪在於絡"二句，言絡邪病表，在六經之表也。其云"邪在於經"二句，言經邪病裏，在六經之裏也。其云"邪入於府，即不識人"二句，府指陽明之胃府也。其云"邪入於藏，舌即難言"二句，藏指少陰之藏也。均以風引湯爲主，余又以驅風至寶膏佐之。本卷附方，亦可消息而借用之，但不可令喧客奪主耳。而第一方侯氏黑散，爲逐風填竅之神劑，凡中風證初患未經變熱者宜之，病後尤賴以收功，免致再患，爲終身之廢疾。《金匱》論只七節，方只四首，其實論外有論，方外有方，所貴讀者之善悟也。江西喻嘉言喜讀仲景方，着《醫門法律》全錄《金匱》原文，而參以時說，以致奪朱亂雅。其中有彼善於此者，如資壽解語湯，治中風脾緩，舌強不語，半身不遂等證，方用防風、炮附子、天麻、酸棗仁各一錢，肉桂、羚羊角各八分，羌活、甘草各五分，水煎，入竹瀝二匙，薑汁一滴服。又於此方去羌活，加熟地黃、枸杞子、菊花、胡麻仁、天門冬，治腎虛風入不語，以少陰脉縈舌本也。又補錄地黃飲子方，治舌喑不能言，足廢不能用，以腎虛氣厥不至舌下，方用熟地黃、巴戟天、山茱萸、肉蓯蓉、石斛、炮附子、五味子、白茯苓、石菖蒲、遠志、肉桂、麥冬各五分，加生薑五片，棗二枚，薄荷五葉，水一杯半煎八分服。嘉言引此數方，大與《金匱》所論相反，後人遵其法而多誤。《醫學梯階》譏其駁雜，信不誣也。余在直隸供職，着《金匱要略淺注》，此一證稿經三易，忽於防己地黃湯證，從對面反面處會悟，遂不禁拍案大呼曰：風爲陽邪，爛熟語，大有精義！他若陰邪爲病，如三生飲、三因白散、黑錫丹等法，當闕之於中風門外，即加味六君子湯。嘉言注云：治四肢不舉，屬於脾土虛者，須用此以治其本，不可加入風藥，方用人參、白术、茯苓、甘草、陳皮、半夏各一錢，麥門冬三錢，薑三片，棗二枚，水二杯煎六分，加竹瀝一小盞，溫服；口渴者，去半夏，加葳蕤、石膏；虛甚不熱者，加附子，此亦主虛而立論，或爲善後調理之法則可。若中風時，藉此湯培元氣以勝邪，亦何異於閉門而追寇哉！（卷二）

陳元犀曰（《金匱方歌括》）：《靈樞》：馬膏，白酒和桂，桑鈎鈎之，醇酒入椒、薑，綿絮熨之，三十遍而止。皆外法也，特於此推論之。（卷二）

曹穎甫曰（《金匱發微》）：此方之義不可知，惟近人所傳偏頭痛、目赤用食鹽和水塗太陽穴，半日之間，其痛立止，其赤立消，當是此方遺意。加以附子善走，風陽之入腦者，當更易散，此與納藥鼻中同，不關於內藏者也。（卷之二）

陸淵雷曰（《金匱要略今釋》）："疢"，俞橋本同，他本俱作"疚"。此方《千金》《外臺》俱載之，《外臺》第十五卷頭風頭痛門，但引《千金》，不云張仲景方。《千金》第十三卷頭面風門，名頭風散方。云：附子一枚，中形者，鹽如附子大。上二味，治下篩，沐頭竟，以方寸匕摩頂上，日三。案頭風者，發作性之頭眩頭痛也，亦系官能性神經系統病。本草陳藏器云：鹽，去皮膚風毒。（卷二）

原文 寸口脉沉而弱，沉即主骨，弱即主筋，沉即爲腎，弱即爲肝。汗出入水中，如水傷心，歷節黃汗出，故曰歷節。（四）

趙以德曰（《金匱方論衍義》）：腎主水，骨與之合，水性下，故脉沉者病在骨也；肝藏血，筋與之合，血性濡，血虛則脉弱，故脉弱者病在筋也。心主汗，汗出入水，其汗爲水所止，心氣不得越，因而傷之。水汗相搏，聚以成濕，濕成則內應於脾；脾，土也，土克腎水，是以濕傷其骨。關節者，骨之所湊，筋之所束，故濕獨善流關節，以克其所勝，侮其不勝。然水汗所鬱之濕，久變爲熱，濕熱相蒸，濕屬土，土色黃，是以歷節發出黃汗也。（卷上）

徐彬曰（《金匱要略論注》）：此言歷節病，亦從外邪，而此則因水氣所致者也。謂寸口脉沉而弱，沉弱者，陰脉也，沉則遠於肌肉，故曰沉主骨。沉中見弱，筋近骨而柔，故曰弱主筋。骨者，腎主之；筋者，肝主之。然病雖在筋骨肝腎，實由外邪，故云從汗出得。但外邪何以能傷筋骨，水爲陰物，故云因汗出入水，水傷其心，以漸及之，乃濕流關節而歷節痛，外水心火相鬱而黃上出，但非中風不遂之比，故曰歷節，言外邪挾濕入與陰爭，遞歷關節而爲痛也。觀仲景謂胸中有留飲，其人短氣而渴，四肢歷節痛，脉沉者，有留飲，可知心傷則飲留，漸及肝腎，皆飲氣爲之接引也。（卷五）

李彣曰（《金匱要略廣注》）：此歷節病，不獨中風而又有挾濕者。蓋風令脉浮，此脉沉，故有辨也。此寸口脉，通指寸關尺三部而言。東垣云：外傷風寒，是腎肝之氣已絕於內。蓋腎合骨，肝合筋，故主骨者，即爲腎，主筋者，即爲肝也。沉即爲腎者，腎脉伏藏在下也，弱即爲肝者，肝藏血而血亡，《經》所謂風客淫氣，精乃亡，邪傷肝也。汗出則受風矣，又入水中，以致水傷心而歷節黃汗出，《經》所謂風濕相搏，骨節疼煩掣痛者是也，故曰歷節。蓋心屬火，水傷心則水克火矣，黃汗出者，水氣鬱蒸所致也。（卷上）

沈明宗曰（《沈注金匱要略》）：此肝腎虛而傷水，病歷節黃汗之因也。經以兩手寸關尺皆爲寸口，此寸口者，即兩手脉沉而弱也。沉爲腎氣不足而主骨，弱爲肝血虛而主筋。然肝腎氣並不足，則寸口脉沉而弱，爲腎虛盜汗。汗出入水，水濕傷而流於關節筋骨之間，爲邪在表，則病歷節，而不病黃汗。或內入傷營，爲入水傷心，則病黃汗矣。然傷邪雖一，病分表裏不同，此總結爲歷節黃汗出，故又曰歷節也。蓋觀下文，是非盡屬外邪所致，或飲酒內濕，或汗出當風，風寒濕內外相合成痺。妙義無窮，讀者詳之。（卷五）

尤怡曰（《金匱要略心典》）：此爲肝腎先虛，而心陽復鬱，爲歷節黃汗之本也。心氣化液爲汗，汗出入水中，水寒之氣從汗孔入侵心藏，外水內火，鬱爲濕熱，汗液則黃，浸淫筋骨，歷節乃痛。歷節者，遇節皆痛也。蓋非肝腎先虛，則雖得水氣，未必便入筋骨；非水濕內侵，則肝腎雖虛，未必便成歷節。仲景欲舉其標，而先究其本，以爲歷節多從虛得之也。

按，後《水氣篇》中云："黃汗之病，以汗出入水中浴，水從汗孔入得之。"合觀二條，知歷節、黃汗，爲同源異流之病。其瘀鬱上焦者，則爲黃汗，其並傷筋骨者，則爲歷節也。（卷上）

朱光被曰（《金匱要略正義》）：寸口候藏陰，水寒重着，故脉沉。風性輕揚，故脉弱。寸口沉弱，知其病在筋骨也。蓋水邪歸腎，腎主骨；風邪歸肝，肝主筋也。然病雖在腎肝，而邪終由表入，以汗出毛孔開，而入水中，水淫傷心，諸痛屬心，因遍歷骨節筋絡而痛，故名歷節。汗出必黃，以濕鬱爲熱所致。蓋水邪自皮毛而進，溢於外爲黃汗，流於關節爲歷節，是黃汗、歷節，雖有表裏之殊，而溯源則一耳。（卷上）

高學山曰（《高注金匱要略》）：寸口，當指左心右肺而言。右寸之脉屬肺，肺主氣而配天，天者，高遠之象也，故其脉常浮。今反浮爲沉，是肺氣下鬱之應。又肺腎爲子母，腎藏精而主骨，肺脉下沉，是肺以金母之氣，而下伏於腎子之骨間矣，故曰沉即主骨，沉即爲腎也。左寸之脉屬心，心主血而應夏，夏者，開張之象也，故其脉常來盛去衰，今反盛爲弱，是心血內滯之應。又心肝爲子母，心脉內弱，是心以火子之液，而內結於木母之筋脉矣，故曰弱即主筋，弱即爲肝也。夫諸筋者皆屬於節，節者，神氣遊行出入之所。又陽氣者，柔則養筋，今神氣內鬱下伏，不能遊行出入以養筋，其故何也？惟是夏月及用力而汗出，則心肺之氣血，正在發揚，若乘此入水，則水寒之氣，束肺抑心而下結，內伏於筋骨之節縫，故歷節痛。黃汗出者，鬱水寒而成濕，鬱氣血而生熱，濕熱交併於歷節之外故也。此言歷節之成於寒濕者。

葉霖曰（《金匱要略闕疑》）：歷節痛即痛痹，俗名白虎痛風，得之內濕居多。按《內經》曰：風病在陰者，命曰痹。特立《痹論》，而有骨痹、筋痹、脉痹、肌痹、皮痹。詳五藏痹證情狀及胞痹、腸痹，又有痛與不痛、不仁之別，可爲悉矣。仲景於風門舉痹證以爲別，即《內經》之旨也。獨言歷節，蓋論筋痹、痛痹，其餘或省或脫簡，俱未可定，至胸痹、血痹，又當別論。喻嘉言一併收入痹證中，益繁亂也。（卷上）

曹穎甫曰（《金匱發微》）：肺主一身治節，獨爲五藏主，故近世診病者，皆取決於手太陰動脉。《傷寒》《金匱》所言寸口，皆統關前後言之（此層本不待言，因後一節有太陰脉浮而弱一條，恐人不明爲手太陰動脉，故略言之）。大凡歷節之成，要不外乎水寒血敗，血痹於下，則營氣不能上承，故手太陰之動脉必弱；水氣勝則陽氣不昇，故脉沉。此證以濕留關節爲大綱。關節爲筋與骨交會之所，汗出入水，不用麻黃加术湯以發之。寒濕傷筋，故筋痛；傷骨，故骨痛。肝主筋，血不行故筋痹；腎主骨，髓日敗，故骨痹，而脉之沉弱應之。蓋人之一身，氣分多於水分，則脉浮；水分多於氣分，則脉沉。故歷節而見沉弱之脉，即可決爲汗出入水所致。人身之汗孔，隨肺氣而張發，水漬於外，毛孔中要有正氣抵拒，涓滴不能滲入。所以病此者，涼水浸灌於外，皮中汗液，悉化寒水，水寒則傷血，心爲主血之藏，故仲師言如水傷心云者，原不謂水氣凌心也。水濕滲入關節，故歷節痛。太陽標熱鬱而欲出，故發黃汗（黃汗在腋下，映衣成黃色），此爲歷節之第一因。（卷之二）

陸淵雷曰（《金匱要略今釋》）：《巢源·歷節風候》云：歷節風之狀，短氣，自汗出，歷節疼痛不可忍，屈伸不得，是也。歷節系一種急性熱病，而以關節腫痛爲特徵，《金匱》本條及《巢源》，俱不言發熱。然下文味“酸則傷筋”條云：假令發熱，便爲歷節也。可知歷節必發熱矣。歷節蓋即急性關節風濕病，其病有流行性及流行時期，當亦是傳染病，惟病原體至今未能確指。其誘因，以感冒及居處潮濕爲最多，故高燥地方不常見，卑濕窪下之墟多有之，是即古人所謂汗出入水，汗出當風矣。

急性關節風濕病之起，大抵全無前驅證狀，亦有先顯不規則之關節痛，不舒適，及咽痛等狀者，寒戰者少，大多由惡寒而發熱，同時一關節或數關節作痛，熱至三十九或四十度，脉搏軟而數，大約每分鐘百餘至。舌上濕，生灰白苔，此外更有一般急性熱病之尋常證狀，如厭食、口渴、大便秘結、小便短赤等，大多數出汗甚多，汗極酸臭，多生汗疹，精神恍惚。年少而病篤者，或至昏睡。受病之關節，一動即痛，紅腫而熱，病在膝關節者最多，次則踝、肩、腕、肘、髖、手、足等。諸關節之受病不同時，常依次繼續腫痛，每歷一關節，熱必再度上昇，此爲熱病中之最困苦者。病人略轉動即大痛，汗出如洗，每致非常虛弱，困頓不起。風濕病之亞急性者，發熱不過三十八度，受病之關節較少，炎腫亦較輕。

證狀與風濕病類似之病，有多數性續發性關節炎，膿毒性關節炎，淋菌性關節炎，此皆並發於他種傳染病之經過中。有原發病固有之證候，可以鑒別。最難鑒別者，爲畸形性關節炎，其特殊性狀，爲滑膜軟骨及關節周圍之構造改變，有時或爲骨痿縮或肥大。然始病時，竟與風濕病難別。又有痛風，系新陳代謝病，以體內成多量之尿酸爲特徵，惟發熱輕微，關節之疼痛，夜間甚劇，而晝日幾於無痛。凡此數種，古醫書皆稱歷節，皆在本篇之範圍。痛風之名，本出自我國，蓋起於金元以後，丹溪《格致餘論》有痛風論，云：瘀濁凝澀，所以作痛，夜則痛甚，是也。晉唐人則謂之白虎病，《外臺》第十三卷引《近效論》云：白虎病者，大都是風寒暑濕之毒，因虛所致，將攝失理，受此風邪，經絡結滯，血氣不行，蓄於骨節之間，或在四肢，肉色不變，其疾晝靜而夜發。發即徹髓酸疼，乍歇，其病如虎之嚙，故名曰白虎之病也。（卷二）

原文 趺陽脉浮而滑，滑則穀氣實，浮則汗自出。（五）

趙以德曰（《金匱方論衍義》）：趺陽，胃脉。胃屬土，土者，濕所化也。《脉經》謂：浮滑爲有宿食。此雖非宿食之穀，然滑乃陽盛也。《內經》曰：食入於胃，長氣於陽。是乃飲食肥美所長之陽，成其濕熱之氣，宜乎亦得稱之穀也。脉浮汗自出者，《內經》曰"汗者，穀之精氣"，今穀之盛陽，出之於表，浮爲衛虛，虛不能固其腠理，盛陽因自作汗出也。（卷上）

徐彬曰（《金匱要略論注》）：此概言歷節因風濕，其在胃、在腎不同，而皆因飲酒汗出當風所致，乃歷節病之因於風者也。謂趺陽，脾胃脉也，滑爲實，知穀氣實，浮爲熱盛，故汗自出，然穀何以不行而實，豈非酒濕先傷之乎？胃何以致熱，豈非風搏其濕乎？若少陰脉，左尺也，主腎，主陰弱，則陰不強，故知血不足，腎脉本沉，無故而浮，故知爲風，風血相搏，而邪與正爭，故疼痛如掣，有似抽掣也。然風何以得至少陰，豈非因酒濕挾風而乘之乎？若盛人，肥人也，肥人濕多，脉得澀小，此痹象也。於是氣爲濕所搏而短，因風作使而自汗，氣血爲邪所痹，而疼痛不可屈伸。然肥人固多濕，何以脉驟澀小，豈非酒濕困之乎？何以疼痛有加而汗出不已，豈非濕而挾風乎？脉證不同，因風則一，故曰此皆飲酒汗出當風所致。（卷五）

李彣曰（《金匱要略廣注》）：此歷節病不獨外感風濕，而又有內傷穀氣者之所致也。趺陽，胃脉也，診在衝陽脚面上動脉。經云：食入於陰，長氣於陽。滑者，脉如流珠，乃胃氣有餘之象，故爲穀氣實。實則氣蒸於外，衛氣疏泄，不能固表，故脉浮汗出而受風也。

按前節汗出則腠理開而受風，入水則寒氣勝而透骨，故濕流關節，歷節而痛，是外因也。此節趺陽脉浮滑者，胃中水穀濕熱之氣蒸發於外，以致汗出受風，亦歷節而痛，此內因也。汗即是濕，汗出更受風，是亦風濕相搏之證。（卷上）

魏荔彤曰（《金匱要略方論本義》）：再論其趺陽浮而過滑，浮者風也，滑者熱也。趺陽，陽明之脉，本大。滑者大之甚，故曰過滑。滑則穀氣實，穀氣即胃氣，胃氣實則火盛而津衰也。兼以浮脉爲風，風火相煽，胃津之存者寡矣。故歷節之間表證也，風寒濕三邪爲患，固宜以驅風寒、除濕邪之藥爲治矣。而趺陽脉浮滑，則裏證之火盛津亡，猶非風燥辛溫之藥可以竟投也。見治歷節者，不可不兼顧其裏，勿但舉一而廢百焉，斯可矣。就趺陽論之，而當顧慮者如此，其他又可不知凡幾矣。況胃內津衰火盛，而穀氣之實非實也，乃邪熱與夙食相停蓄也。內熱生風，原足爲外風之召，在中風亦由內熱者多矣。況內熱甚則汗大出，更足開門受盜，爲歷節致成之由也。此仲景又必論趺陽，以明所以然也。（批）何云：經曰火淫於內，治以甘寒，存胃津也。河間之羚角散救金水之原，以治歷節之火痛；丹溪之犀角散清心胃之熱，以治風火相搏之疼，皆從胃氣實而引伸之也。印云：滑者痰滯也，穀氣實正痰滯之根也。經云飲食入胃，散精於脾。今兼浮脉而汗出，則胃中津液衰，故不能散精於脾，或不能盡化，或水穀雖去，其氣尚留，實於胃中，爲痰滯之根也。故此汗出，亦是穀氣實於胃而熏蒸成汗者，故有清胃熱以消痰滯之治也。（卷上）

黃元御曰（《金匱懸解》）：趺陽脉浮而滑，滑則陽盛而穀氣實，浮則氣蒸而自汗出。少陰脉浮而弱，弱則爲營血之不足，浮則爲風邪之外中。風邪與血虛相合，即筋骨痛如掣。趺陽，胃脉，少陰，腎脉，腎水溫昇，則生肝木而化營血。水寒不能生木，是以血虛。血中溫氣，實胎君火，血虛則溫氣不足，最易感召陰邪。水冷血寒，鬱格陽明，胃氣不得下行，故穀氣蒸泄，自汗常出。水濕之邪，入於汗孔，流注關節之中，內與肝腎之寒合傷筋骨。復得風邪外閉，寒濕鬱發，即筋骨掣痛，而病歷節。水煖血溫，不作此病也。（卷三）

朱光被曰（《金匱要略正義》）："飲酒汗出當風"六字，該內傷外感言，是歷節、黃汗病之源頭，故以之總括上文。蓋飲酒多，即爲穀氣實，必取之趺陽，以趺陽爲脾胃脉也。浮爲風熱，滑爲濕實，豈非濕壅熱鬱而生風乎？汗出當風，即屬外感，必取之少陰，以少陰與太陽相表裏也。弱爲陰氣弱，浮爲風氣強，風搏血而掣痛，豈非風邪壅閉而致濕熱乎？然浮滑浮弱，俱爲常人言之，若肥盛之人，不在此例。夫盛人脉自不浮而濇小，但見短氣自汗，歷節疼，至於不可屈伸，亦必以飲酒汗出當風斷之，政不得拘定脉之浮象矣。（卷上）

嚴鴻志曰（《金匱廣義》）：按：徐忠可曰：歷節與黃汗最難辨，觀仲景兩言假令發熱，便爲歷節，似歷節有熱，而黃汗無熱，然仲景敘黃汗，又每日身熱，則知黃汗亦有發熱，但總無不熱之歷節耳。若黃汗由汗出入水中浴，歷節亦有由汗出入水，而水傷心，故黃汗汗黃，若歷節或亦汗黃，則知歷節之汗，亦有不黃，但總無不黃之黃汗耳。歷節言肢節疼，言疼痛如掣，黃汗不言疼痛，則知肢節痛，歷節所獨也。若黃汗言渴，言四肢頭目腫，言上焦有寒，其口多涎，言胸中窒不能食，反聚痛，暮躁不得眠，而歷節但有足腫黃汗，則知以上證皆黃汗所獨也。若是者，何也？黃汗、歷節，皆是濕鬱成熱，逡巡不已，但歷節之濕，邪流關節，黃汗之濕，邪聚膈間，故黃汗無肢節痛，而歷節無上焦證也。（卷一）

曹穎甫曰（《金匱發微》）：此節前半節以趺陽、寸口之脉求出歷節根源。寸口即手太陰動脉，陳修園本作少陰者，誤也。趺陽脉在小兒系鞋帶處，爲胃脉之根。趺陽脉浮而滑，浮爲陽氣外出，滑則爲穀氣實，浮則汗自出。按宿食篇云：脉數而滑者實也。此有宿食，下之愈。外汗出而內有宿食，有似陽明府病，未可定爲歷節，故此證當並取決於手太陰動脉。太陰脉浮爲風邪在太陽，弱爲血虛（營氣不能上承與前證略同）。風氣着於肌理，則濕邪凝洇而血爲之痹，然但專就寸口而觀，可決爲汗出當風，終不能斷爲酒後之汗出當風。蓋飲酒汗出當風，其肌肉先痹，此時不用桂枝湯以發之，則濕熱蒸於內而府濁不行，趺陽之脉因見浮滑。脾主四肢，爲統血之藏，濕熱壅於胃，則脾陽不達於四肢，於是營血內停，風濕乃日流於關節，手太陰動脉因見浮弱（太陽病中風脉本浮緩，濕痹於外，血之熱度愈低，乃變浮弱）。風束於外，濕不得泄，濕與血並，遂成陰寒，故疼痛掣，此爲歷節之第二因。盛壯之人多氣與血，脉當浮滑而大，反見濇小者，濕勝而脾陽不達也。短氣者，酒濕傷肺也。自汗者，風主泄也（觀中風有汗可知）。汗本太陽寒水隨陽而出，瘀濕內停，則寒濕不隨汗解，未盡之魄汗一受外風，遂與濕並而流入關節，故手足節骱處疼痛不可屈伸，此爲歷節之第三因。（卷之二）

陸淵雷曰（《金匱要略今釋》）：跌陽，胃脉也，診在衝陽。衝陽在足跌上五寸，骨間動脉上，當大指、次指之間，此與下條，並是脉經家說黃汗歷節痛之故。（卷二）

原文 少陰脉浮而弱，弱則血不足，浮則爲風，風血相搏，即疼痛如掣。（六）

原文 盛人脉濇小，短氣，自汗出，歷節疼，不可屈伸，此皆飲酒汗出當風所致。（七）

趙以德曰（《金匱方論衍義》）：少陰脉者，太衝腎脉也。腎脉本沉，因飲酒當風，使之而浮，浮則腎傷；腎屬陰，主血，腎傷，血必不足而脉弱也。

肥人本多氣多血，其脉充盛；今反濇者，由其血不足也；小者，氣衰也。何以致其腎而然歟？皆始於酒也。酒，濕熱有毒，飲之入胃，過則傷衛傷榮，迫津爲汗；汗出當風，乘虛入客，與衛相干，則短氣、自汗出；入傷筋骨，則歷節疼痛，不可屈伸。（卷上）

李彣曰（《金匱要略廣注》）：此歷節病之因血虛而致者也。少陰，腎脉也，診在太谿在內踝上動脉。腎脉宜沉而微石，今反浮而弱，經云尺脉浮爲傷腎。故爲血不足，爲風也。風在血中，則慓悍勁切，無所不至，爲風血相搏。蓋血主榮，養筋骨者也，若風以燥之，則血愈耗而筋骨失其所養，故疼痛如掣。昔人云：治風先養血，血生風自滅，此其治也。

此歷節病之因飲酒而致者也。當看盛人二字，盛人肥壯，脉當洪大，而反濇小，以體盛於外者，氣欠於中，故易受風邪也。況肥人多濕，酒性濕而且熱，飲之則內而熏蒸腸胃，外而發泄皮毛，更易汗出，斯時偏喜當風熱蒸故也，則風入筋骨間爲歷節痛。所以其脉濇小者，濇爲血虛，小爲氣弱，此脉與形體不相應者也。短氣者，肺氣虛而難以接續。自汗出者，風邪鼓蕩，腠理疏泄也。《內經》云：飲酒中風，則爲漏風。此歷節病之所由成也。（卷上）

沈明宗曰（《沈注金匱要略》）：此少陰，乃指左寸心脉也。心主血，而脉弱則爲血不足，浮則爲風，血虛風客，痹着經隧，風血相搏，故疼痛如掣。即經"風氣勝者爲行痹"是也。

此內濕外風，表裏合病也。體盛之人，脉應盛，而反濇小，即知正虛濕盛之故。因素積酒穀濕熱，熱湊腠理開而招風內襲，挾痰痹着胸間，則爲短氣。風邪入胃，內濕合蒸，則自汗出。然表風連胃，內濕應經，風濕交合於關節之間，故歷節疼，不可屈伸。此飲酒汗出當風，內外合邪所致病也。（卷五）

魏荔彤曰（《金匱要略方論本義》）：寸口脈既論矣，再爲論其少陰於尺脉。浮而弱，風邪上受之。在寸口浮爲風，而尺中之浮似不可概以風言矣。然浮見於尺，知風之入至深也。何以入於至深？則尺脉弱故也。此尺爲少陰，然則風中腎藏乎？非也，此就少腹以下言之也。少腹以下，下焦之分，多血之處，此而血少，則尺脉弱。不必定爲腎藏弱受風，方可候之於尺也，下以候下而已矣。然則仲景何以言少陰？則以少陰在尺候，就尺言其部位耳。不必拘執少陰二字歸病腎藏，於歷節之風病無涉，令後人起疑也。夫以胃府受風，即不識人，腎藏豈可受風乎？故知血少脉弱指下焦血分言之也。下焦血多之地，乃竟少弱見於脉矣，其周身內外，無處不血少可知也。血少於藏府之內，則火能妄行；血少於經絡之外，則風斯直突；風血相搏，即風熱橫肆也。筋骨之間，爲風所射，爲火所灼，有不疼痛如掣者乎？此又就血虛召風，入於筋骨之間爲患，明言其由然也。見人無時不當以氣血充積爲實也。

試再就人生軀體之肥瘠，而明歷節之證。盛人者，肥盛而豐厚之人也。外盛者，中必虛，所以肥人多氣虛也。氣虛必短氣，氣虛必多汗。汗出而風入筋骨之間，遂歷節疼痛之證見矣。筋骨有邪，屈伸艱難，此爲飲酒汗出當風所致固矣。然肥人中陽虛微，表衛疏泄，腠理開張，津液外發，風易得乘汗出而外襲，熱易得因液亡而內生。亦不必定酒可生熱，酒後汗出當風，始可得歷節病也，不過就酒客以言其致病之理耳。（卷上）

尤怡曰（《金匱要略心典》）：趺陽、少陰二條合看。知陽明穀氣盛者，風入必與汗偕出；少陰血不足者，風入遂着而成病也。（卷上）

吳謙曰（《醫宗金鑒》）：盛人脈盛，不應澀小；盛人氣長，不應氣短。今盛人脉澀小，短氣，是形氣脉息不合也。審其證，自汗出，歷節疼不可屈伸，詢其由，得之於飲酒汗出當風也。此又發明歷節不止一端之義也。（卷十九）

高學山曰（《高注金匱要略》）：盛人，兼肢體魁梧，肌肉豐厚而言。盛大當陰陽兩足爲合，乃其脉澀小，澀則血虛，小則氣弱，是脉不充形矣。且驗其外證，呼吸屢而短氣，則與脉小之氣弱相應。自汗出而液傷，則與脉澀之血虛相應，合之歷節疼而不可屈伸，則因疑可以生悟矣。夫現是盛人，則脉證不該虛弱，現病虛弱，則其人不合尚盛，是知爲飲酒汗出當風所致之暴病矣。蓋盛人原是煩熱，加以浮熱之酒性，兩熱相灼，則蒸出脾胃心肺之液而汗出。汗出則血傷，故脉乍澀，又汗出則氣泄，故脉乍小。且汗出而氣血兩虛，故當風而風得以襲之，而成歷節耳。暴病於盛人尚無所損，盛人非飲酒安能暴病，仲景之診法，何細密至此哉？

原文 諸肢節疼痛，身體魁瘰，腳腫如脫，頭眩短氣，溫溫欲吐，桂枝芍藥知母湯主之。（八）

桂枝芍藥知母湯方

桂枝四兩　芍藥三兩　甘草二兩　麻黃二兩　生薑五兩　白朮五兩　知母四兩　防風四兩　附子二兩，炮

上九味，以水七升，煮取二升，溫服七合，日三服。

趙以德曰（《金匱方論衍義》）：此藥察之，當是風寒濕痹其榮衛、筋骨、三焦之病。何以言之？頭眩短氣，上焦痹也；溫溫欲吐，中焦痹也；腳腫如脫，下焦痹也；諸肢節疼痛，身體魁瘰，筋骨痹也。魁瘰之名，雖近世無之，然考之於韻：以魁爲火，以瘰爲筋結。由是觀之，即身體所痛，筋結之處皆腫大也。

然濕多即腫，寒多則痛，風多則動。用桂枝治風，麻黃治寒，白术治濕。防風佐桂，附子佐麻黃、白术，其芍藥、生薑、甘草，亦如桂枝湯之類，和發其榮衛也。知母治腳腫，引諸藥下行，袪邪，益氣力。此方有附子，以行藥勢，開痹之大劑。然分兩多而水少，恐分其服，而非一劑，《三因方》以每服四錢。（卷上）

徐彬曰（《金匱要略論注》）：此言歷節病，由風濕外邪而兼脾腎俱虛之方也。謂諸肢節疼痛，濕流關節也；因而身體爲邪所痹則尩羸；濕從下受，亦或自上注之，總是濕喜歸下，故腳腫如脫；腎虛挾風，故頭眩；衛氣起於下焦，腎元既虧，三焦無主，致太陽與陽明相牽制爲病，故胃氣欲下行，而太陽掣其氣在上，太陽欲上行，而胃濕相搏不利，故短氣、溫溫欲吐。用桂枝湯去棗加麻黃以助其通陽，加白术、防風以伸脾氣，加知母、附子以調其陰陽，謂欲制其寒，則上之鬱熱已甚，欲治其熱，則下之腎陽已痹，故並加之耳。喻師謂此爲三焦痹方，似偏於內言之。若論痹，則內外上下無所不痹矣。桂枝行陽，母、芍養陰，方名獨挈三味，以此證陰陽俱痹也。（卷五）

李彣曰（《金匱要略廣注》）：此歷節病由氣血兩虛而致者也。風濕相搏，四肢節節皆痛，即歷節病也。身體尩羸，邪盛正衰也；腳腫如脫，氣絕於下也；頭眩短氣，氣虛於上也；溫溫欲吐，氣逆於中也。此三焦氣血兩虛，故本湯主袪風濕而溫氣血。

此方桂枝、芍藥、甘草，即桂枝湯也。《傷寒論》風傷衛者，用以解肌和榮。麻黃、桂枝、白术、甘草，即麻黃加术湯也但少杏仁，爲發汗去風濕、緩正氣之劑。桂枝、附子、白术、甘草，即桂枝附子湯、甘草附子湯二方也，《傷寒論》皆治風濕相搏、骨節疼煩之藥。推而廣之，小續命湯亦祖其意而加減之者也。小續命湯通治風痓之劑，但加人參、杏仁、防己三味。其用黃芩，即知母之意。今由主治之意而論之，則桂枝、麻黃、防風袪風濕以攘外，白术、甘草益脾氣以補中，生薑散逆，芍藥、知母養陰，附子生用則溫經散寒，熟用則益陽除濕。此一方而數方俱焉，精義備焉，誠治歷節病之聖方也。（卷上）

魏荔彤曰（《金匱要略方論本義》）：再者亦有瘦人而患肢節疼痛，身體尩羸者。瘦人血虛內熱，是其常也。內熱則亦可汗出，汗出則亦可召風，不必定肥人始多汗也。瘦人有熱則好就寒濕之地，或其陰虛內熱，多飲漿水，素有濕邪與熱合爲一家。而腳下先腫，濕邪自下起，必自下先受之也。濕熱在體，風邪乘之而歷節成矣，於是掣痛之勢如脫，甚不可奈。濕上甚爲熱，熱上甚而引風，風上甚而耗氣衝胸。頭眩、短氣、溫溫欲吐，皆風邪、熱邪、濕邪合爲患者也。主之以桂枝芍藥知母湯，以桂枝、防風、麻黃、生薑之辛燥治風治濕，白术、甘草之甘平補中，芍藥、知母之酸寒苦寒生血清熱，是風濕熱三邪並除之法也。其間如附子，走濕邪於經隧中，助麻桂爲驅逐，非以溫經也。況此方乃通治風濕熱三邪之法，非專爲瘦人出治也。肥人平日陽虛於內者多，非扶助其陽氣，則邪之入筋骨間者難以輕使之出。用附子於肥人，尤所宜也，勿嫌其辛溫而云不可治血虛內熱之證也。瘦人陰虛火盛之甚，加芍藥，減附子，又可臨時善其化裁矣。何非仲景法中所該乎？人慎勿刻舟而求劍也。觀於後條烏頭可用，而附子又何疑焉？（卷上）

尤怡曰（《金匱要略心典》）：諸肢節疼痛，即歷節也；身體尫痛，腳腫如脫，形氣不足，而濕熱下甚也；頭眩，短氣，溫溫欲吐，濕熱且從下而上衝矣，與腳氣衝心之候頗同。桂枝、麻黃、防風，散濕於表；芍藥、知母、甘草，除熱於中；白术、附子，驅濕熱於下；而用生薑最多，以止嘔降逆，為濕熱外傷肢節，而復上衝心胃之治法也。（卷上）

吳謙曰（《醫宗金鑒》）：歷節之證，諸肢節疼痛也。身體尫羸，即上條身體羸瘦，甚言其瘦之甚也。腳腫如脫，即上條獨足腫大，甚言其腫之甚也。頭眩短氣，陽氣虛也。溫溫欲吐，寒邪盛也。而不用烏頭湯者，因無黃汗之濕勝也。用桂枝芍藥知母湯者，以壯陽氣，散寒濕為急也。故方中桂枝芍藥倍於麻黃、防風，大加白术、附子，其意專在溫行陽氣，次在散寒濕也。多用生薑，因其欲吐；更佐知母、甘草者，以其劑過辛熱，監製之也。（卷十九）

陳元犀曰（《金匱方歌括》）：用桂枝湯去棗加麻黃，以助其通陽；加白术、防風，以伸其脾氣；芍藥、附子、知母，以調其陰陽；多用生薑，以平其嘔逆。（卷二）

高學山曰（《高注金匱要略》）：此總承上文四、五、六、七諸條，而言其證治，故不曰歷節，而曰諸肢節疼者。猶云寒濕、風濕、中風，諸樣肢節疼痛之謂。尫羸，肌肉瘦削也。六經之用，經絡外走，骨節內通，然後使水中之壬上昇，火中之丁下降。骨節病風濕，則陽液不昇，故身體尫羸；陽氣不降，故腳腫如脫也。風淫巔疾，故頭眩；濕淫氣滯，故短氣。溫溫欲吐者，風濕交持，而陽明中土，有化霧上騰之象。主桂枝芍藥知母湯者，真功極窮泉，用周天表者之所經營而得者也。夫四條之汗出入水，是水寒抑其汗而成濕，以入骨節者。五條之胃實自汗，雖不言濕，而於言外，見自汗者為風所襲，必將鬱其汗而成種種之證者。七條之酒汗當風，是風邪蔽其汗而成濕，以入骨節者，則歷節之候，除六條血虛而單中風之外，餘皆濕因。以腎為水藏而主骨與濕相召，故直入其所主之骨節，則治例當注意在腎家矣。但腎中陰陽自足，則雖中風濕，勢必外推於自汗，下推于小便，而令其邪自去。何得安然遺於骨節，而成歷節等候乎，則腎氣之衰弱，已鑒鑒可據。虛則補其母，離桂枝芍藥知母湯，將誰任乎？知母色白，而味淡氣溥，色白應西金，氣味淡薄，則輕清應在天之象，故為肺家第一專藥。此救肺之白虎湯用知母，補肺之百合知母湯用知母。又其確證也。以辛溫之桂枝，與之平配，則桂枝因知母而直入肺家，是以桂枝之辛挑動肺氣，而以其溫通和肺神也。又恐辛甘之性，從上發汗，而不下入腎經之骨縫，故又佐以酸斂之芍藥，少少下引之。而使辛醎溫熱之附子，一直接入腎藏。然後君以燥濕之白术，散濕之生薑，臣以甘緩之甘草，使培骨節之土氣，總交於發越之麻黃，又從筋骨間，而徐徐透為微汗也。殿之以防風者，防風能密衛氣，恐風濕去而復為風所襲耳。然則以附子為入腎之嚮導，以白术、生薑、甘草為除濕之中軍，以麻黃為班師之首領，以防風為留鎮之善後，以桂枝、芍藥、知母，原為後軍之督率，而不意便道中，却收去風之奇捷矣。神哉方也。

六條之少陰血虛，單中風而成歷節者，雖無鬱汗之濕，其腎氣之虛，與中風之宜從汗解俱同。以鄙意擬之，於本方去除濕之白朮、生薑，換補肝血之當歸、補腎血之生地，則易一主將，而全軍俱變矣。故其曰主之者，是以此方爲主。原與人以神明進退之用，而與他處之曰宜某湯者，其文例不同也。

嚴鴻志曰（《金匱廣義》）：諸肢節疼痛，兼之身體羸尪，脚腫如脫，已成歷節之證，又復頭眩、短氣、溫溫欲吐，其三焦氣血兩虛，周身營衛俱微，已可概見。故主以桂枝芍藥知母湯，所以和營衛，壯陽氣，散寒濕，其證較重，其方亦較烏頭湯爲更進也。（卷一）

曹穎甫曰（《金匱發微》）：歷節一證，大率起於皮毛肌腠，陽氣不能外達，寒濕遂留於關節，此即肢節疼痛所由來，所謂不通則痛也。身體尪羸者，統血之藏久虛，不能營養分肉也。脚腫如脫者，寒濕下注之象也。頭眩爲血虛（西醫謂之腦貧血，亦有見於歷節治愈之後者），氣短爲濕勝（病痰飲者多喘，濕勝故也），獨胃中尚有浮熱，故溫溫欲吐。溫溫，如釜中冷水，被炭火下迫，釜底時有一漚上浮，俗名胃泛。桂枝芍藥知母湯方，惟知母一味主治欲吐，餘則桂、芍、甘草、生薑以通陽而解肌，麻黃、附子、白朮以開表而去濕，防風以祛風，方治之妙，不可言喻。予嘗治一戴姓婦人親驗之，但病因與仲師所舉大有不同，乃知肢節疼痛，仲師特下一“諸”字，正以其所包者廣也。蓋此婦妊娠八月，爲其夫病求醫，抱而乘車，病人身重，將腹中小兒壓斃。夫病愈而妻病腹痛，乃求醫。醫藥而墮之，腐矣！妊婦本屬血虛，死胎既下，因貧不能善後，濕毒留頓腹中，久乃旁溢肢節，死血與寒濕并居，因病歷節。手足拘攣，入夜手足節骱劇痛，旦日較緩，其爲陰寒無疑，蓋二年矣，予因用原方以每兩折爲二錢，用熟附塊四錢，二劑不應。二診改用生附子，汗乃大出，兩劑肢節便可詘信，足腫亦小，獨手發出大泡，有膿有水，將成潰爛。予用丁甘仁法，用大小薊各五錢、丹皮一兩、地骨皮四錢，以清血熱。二劑而痂成，四劑而痂脫，遂與未病時無異，以爲可無患矣。忽然陰癢難忍，蓋濕毒未盡而下注也。予因令其用蛇牀子煎湯熏洗，良瘥。未幾，入市購物，卒然暈倒，諸恙退而血虛之眞象見。予乃用大熟地一兩，潞黨參五錢，川芎、當歸各四錢，龍骨、牡蠣各一兩，凡二十餘劑而止，今已抱子矣。（卷之二）

陸淵雷曰（《金匱要略今釋》）：此條證候，正合急性關節風濕病，其他膿毒性、淋菌性、梅毒性諸關節炎亦可用此方。

《方機》云：桂枝芍藥知母湯，治歷節疼痛攣急，頭眩，溫溫欲吐者。

《類聚方廣義》云：治風毒腫痛，憎寒壯熱，（案麻桂併用爲放散體溫，故治壯熱）渴而脉數，欲成膿者。

又云：痘瘡貫膿不足，或過期不結痂，憎寒身熱，一所疼痛而脉數者，餘毒欲成癰也，宜此方。

《方函口訣》云：此方以身體瘣瘟爲目的，治歷節經數日，骨節腫起如木瘰，兩脚微腫，因疼痛而上逆，爲頭眩乾嘔者。又用於腰痛、鶴膝風，及俗所謂脚氣者，皆有效。

丹波氏云：桂麻防風，發表行痹，甘草生薑，和胃調中。芍藥知母，和陰清熱。而附子用知母之半，行陽除寒。白术合於桂麻，則能袪表裏之濕。而生薑多用，以其辛溫，又能使諸藥宣行也。與越婢加术术湯其意略同。（卷二）

原文 味酸則傷筋，筋傷則緩，名曰泄；鹹則傷骨，骨傷則痿，名曰枯；枯泄相搏，名曰斷泄。榮氣不通，衛不獨行，榮衛俱微，三焦無所御，四屬斷絶，身體羸瘦，獨足腫大。黃汗出，脛冷。假令發熱，便爲歷節也。（九）

　　趙以德曰（《金匱方論衍義》）：《內經》有云，味過於酸，肝氣以津；味過於鹹，大骨氣勞，短肌。以津，謂津液不濡而內溢；短肌，謂走血而肌縮；大骨氣勞，謂鹹入骨走血，髓無養也。由是觀之，此之泄者即溢也。津液內溢，而成濕，筋得濕，則弛長而緩，故名之泄。枯者，髓無血養則減，減則骨痿，故名之枯。血走，絶而不流，謂之斷；濕勝而名之泄。血不流則榮不通，榮衛相將，榮不通，衛不獨行；三焦、形體皆藉血以養，血亡則三焦無所依；四屬者，皮、肉、脂、髓也，無血以滋，則身體羸瘦；獨有所蓄之濕，下流傷腎，腎主下焦，故脚腫大；濕勝則多汗，脾色黃，濕本於脾，故黃汗出；腎虛而陽不下降，則脛冷。假令陰虛濕鬱變熱，則濕不泄而流於筋骨關節。故仲景可謂善立言矣。如歷節一證，各分其用，以水、以酒、以天氣；此又以飲食之味。然獨出治天氣一方，人或怪其不具，噫！方可具哉？病有不常，體有強弱，時有寒暑，已出之方，猶目爲準繩而已，又焉可執而不變也！若能求經氣，辨邪正，明藥性，則何患其有證無方？而不以三隅反也。（卷上）

　　徐彬曰（《金匱要略論注》）：此論飲食傷陰，致榮衛俱痺，足腫脛冷，有類歷節，但當以發熱別之也。謂飲食既傷陰，然味各歸其所喜攻，酸爲肝之味，過酸則傷筋，筋所以束骨而利機關，傷則緩漫不收，肝氣不斂，故名曰泄。鹹爲腎之味，過鹹則傷腎，腎所以華髮而充骨，傷則髓竭精虛，腎氣痿憊，故名曰枯。肝腎者，人之本也，腎不榮而肝不斂，根銷源斷，故曰斷泄。飲食傷陰，榮先受之，乃榮氣不通，榮衛本相依，榮傷，衛不獨治，因循既久，榮衛俱微，三焦所以統領內氣而充貫四肢者也，失榮衛之養，而無所恃以爲御，御者攝也，四屬之氣不相統攝而斷絶。四屬者，四肢也。元氣既憊，身體羸瘦，足尤在下，陽氣不及，腫大脛冷，榮中氣鬱，則熱而黃汗，然此皆陰分，病非歷節，歷節挾外之濕邪而重且痛也，唯外邪必發熱，故曰假令發熱，是表分亦有邪，從肌肉而歷關節，便爲歷節。此條若不發熱，乃是內傷，而變虛弱，以致榮分鬱熱而汗出也，然必不痛，以非外邪故耳。

　　論曰：歷節與黃汗最難辨，觀仲景兩言假令發熱便爲歷節，似歷節有熱，而黃汗無熱。然仲景敘黃汗，又每曰身熱，則知黃汗亦可有熱，總無不熱之歷節耳。若黃汗，由汗出入水中浴，歷節亦有由汗出入水，而水傷心，故黃汗汗黃，歷節或亦汗黃，則知歷節之汗亦有不黃，總無汗不黃之黃汗耳。若歷節言肢節疼，言疼痛如掣，黃汗不言疼痛，則知肢節痛，歷節所獨也。若黃汗言渴，言四肢頭面腫，言上焦有寒，其口多涎，言胸中窒，不能食，反聚痛，暮躁不得眠，而歷節但有足腫黃汗，則知已上證，皆黃汗所獨也。若是者何也？黃汗、歷節，皆是濕鬱成熱，逡巡不已，但歷節之濕即流關節，黃汗之濕邪聚膈間，故黃汗無肢節痛，而歷節無上焦證也。<small>黃汗重在腫，歷節重在痛，但黃汗之腫及頭面，而歷節獨在足，歷節之痛偏關節，而黃汗之痛或單在胸。</small>（卷五）

李彣曰（《金匱要略廣注》）：此歷節病之傷飲食滋味而致者也。經云：味過於酸，肝氣以津<small>津津然液泄之意</small>，味過於鹹，大骨氣勞。蓋肝合筋，腎合骨，此筋傷則緩，骨傷則痿者，即《難經》所謂筋緩不能收持，骨痿不能起於牀者是也。泄者，津液漏泄之意。今人食酸味則口流涎，而額與鼻上汗出，此其證也。腎藏精而主骨，鹹味走血下泄，故腎虛精竭骨失所養而枯也。經云：榮行脉中，衛行脉外。又云：陰在內陽之守也，陽在外陰之使也。今榮氣不通，故衛氣亦虛，不能獨行也。三焦主氣，無所御者，氣不能主持也。四屬，皮肉脂髓也。<small>時解作四肢者非。</small>身體羸瘦，正榮衛俱微處。肝腎主下部，獨足腫大，脛冷者，肝腎俱虛，其氣已絕於下也。《內經》云：脾胃者，倉廩之官，五味出焉。黃汗出者，脾胃濕熱外注，以味傷則脾胃困也。發熱者，正氣虛而邪氣勝也，故爲歷節。不可屈伸疼痛，烏頭湯養正逐邪。

麻黃去榮中寒邪，泄衛中風熱，更用黃耆實衛，芍藥和榮，甘草養正瀉邪，不用附子而用烏頭者，以病在筋骨榮衛間，附子溫中不若烏頭走表也，恐其性烈，故用蜜煎解毒，又取甘以緩之之義。（卷上）

沈明宗曰（《沈注金匱要略》）：此互前條飲食內傷肝腎，即同虛勞。若受外邪，則爲歷節、黃汗之證也。經云：謹和五味，骨正筋柔，血氣以流，腠理以密。此因五味不調，味過於酸則傷肝，肝主筋，而肝傷則筋亦傷，筋傷則縱緩不收，血亦不斂，故名曰泄。味過於鹹則傷腎，腎主骨，而腎傷則骨亦傷，骨傷則髓不滿，痿弱內乾，故名曰枯。若受外邪襲於營血，則精血不流，所以爲斷。濕熱傷肝，消耗精血，而爲泄。筋緩精枯，故謂枯泄相搏，名爲斷泄。但營衛本相依附而行，邪侵營血，血濇營滯，衛不獨行，營衛不長，以致俱微，三焦而無所御，御者，統也。乃陰陽營衛皆不統溢於四肢，故曰四屬斷絕。而邪熱內蒸，消耗氣血肌肉，外顯身體羸瘦，風濕下流，氣血壅滯，獨足腫大矣。若黃汗出，脛冷者，乃外水傷於營血，則爲黃汗。若發熱者，邪居關節之表，乃病歷節，而不病黃汗也。（卷五）

魏荔彤曰（《金匱要略方論本義》）：歷節風病，固爲筋骨間之邪矣，然其病又有得之嗜味，病從口入於先，然後風從之也。飲食大欲，過嗜則傷，五味皆然。而就筋骨言之，則味酸傷筋也。酸能收陰而斂血，血常斂，則筋常弛而無力，故緩，名之曰泄。泄者，血亡也。鹹能軟堅而下氣，氣常下，則骨常弱而不強，故痿，名之曰枯。枯者，精敗也。血亡則陰虛而熱生，精敗則陽虛而風入，風與熱相煽，即枯與泄相搏也，名曰斷泄。（批）愷切詳明。陽敗風入則正氣斷，陰亡熱生則正血泄，就其陰陽氣血疏縱柔弱處形容病情也。再推之於營衛，血即亡則榮氣必不通，榮不通則衛必不獨行，榮氣濇滯於脉內，衛氣疏散於脉外，則在表之氣兩微矣。三焦在內，更何所藉以爲藩籬？此四屬榮衛之氣斷絕，而股肱手足，置若身外之物。此爲歷節風病言也。而中風病之理，亦不過榮衛俱虛，三焦無所御，四屬斷絕而已。若或身體羸瘦，獨足腫大，兼汗出脛冷，再兼發熱，仲景謂其便爲歷節，則專就筋骨言筋骨之風邪也。其所由來，亦與中風病殊途而同歸者也。蓋中風之爲病，肌膚不仁、半身不遂；歷節之爲病，肢節疼

痛、不能屈伸。其狀亦大同而小異，故仲景編次於中風之後，見證雖分，而可以意爲會通耳。（卷上）

尤怡曰（《金匱要略心典》）：此亦內傷肝腎，而由於滋味不節者也。枯泄相搏，即筋骨並傷之謂；曰斷泄者，言其生氣不續，而精神時越也。營不通因而衛不行者，病在陰而及於陽也。不通不行，非壅而實，蓋即營衛涸流之意。四屬，四肢也。營衛者，水穀之氣，三焦受氣於水穀，而四肢禀氣於三焦，故營衛微，則三焦無氣而四屬失養也。由是精微不化於上，而身體羸瘦，陰濁獨注於下，而足腫、脛冷、黃汗出，此病類似歷節黃汗，而實非水濕爲病，所謂肝腎雖虛，未必便成歷節者是也。而虛病不能發熱，歷節則未有不熱者，故曰"假令發熱，便爲歷節"。後《水氣篇》中又云："黃汗之病，兩脛自冷，假令發熱，此屬歷節。"蓋即黃汗歷節而又致其辨也。（卷上）

吳謙曰（《醫宗金鑒》）：此詳申上條互發其義，以明其治。歷節之病，屬肝、腎虛。肝、腎不足於內，筋骨不榮於外，客邪始得乘之而爲是病也。究其所以致虛之由，不止一端也。如飲食之味過傷，日久亦爲是病也。味過於酸則傷肝，肝傷則筋傷，筋傷則緩不收持，名曰泄也。味過於鹹則傷腎，傷腎則骨傷，骨傷則枯不能立，名曰枯也。枯泄相搏，名曰斷絕。斷絕者，即榮氣不通，衛不獨行，榮衛俱虛，三焦失所，四維斷絕，身體羸瘦也。若獨足腫、脛冷，寒勝凝於下也；黃汗自出，濕勝發於中也。假令發熱，則屬風，便爲歷節也。病歷節者，歷節疼痛不能屈伸也，故主之以烏頭湯，通營行衛，並驅風寒濕之邪也。以蜜制烏頭，亦緩毒法耳！（卷十九）

朱光被曰（《金匱要略正義》）：前言飲酒汗出當風，雖合內傷外感，尚屬有餘實證。而此條獨就飲食邊說，因循偏害，爲不足虛證也。蓋肝爲風藏，腎爲水藏，非必六淫之風爲風也，而厥陰內蘊之風正屬，非必六淫之水爲水也，而少陰浩蕩之波甚張。惟此內風與水，得其養則和暢安瀾，失其養則怒號崩潰。究其致病之因，傷於味者居多。如酸喜歸肝，過酸則肝氣走泄而筋緩；鹹喜歸腎，過鹹則腎氣枯寂而骨痿。枯與泄相搏，猶之水無源而木無根，下焦斷泄矣。下焦斷泄，則中焦之榮氣格而不通，榮不通則衛亦不能獨運，於是榮衛式微，三焦無所禀受以統御周身四屬，裏氣全無，爲斷絕，爲羸瘦，痹斯極矣。足腫脛冷者，寒濕浸淫，微陽不及下行故也。爾時病氣深沉，圖治實難，幸而終爲滋味所傷。味之走泄筋骨者，亦可外達肌表，發而爲黃汗，蒸而爲發熱，致變歷節。雖尚可調治，而亦重大難堪矣。人可縱情恣意於食物乎？若論治法，要不越烏頭湯及崔氏八味丸條例中參酌也。（卷上）

高學山曰（《高注金匱要略》）：五行各具陰陽，如甲乙壬癸等類，而其性情好惡，常相反而不相同者。以陽生則陰死，陰生則陽死，故也。比如甲木生於亥，乙即死於亥；乙木生於午，甲即死於午；壬水生於申，癸即死於申；癸水生於卯，壬即死於卯之類。夫肝爲木藏，木中甲陽而乙陰，甲主陽神，外流其餘氣以應筋，故性喜調暢。而《內經》以辛補之，以酸瀉之者是也。乙主陰象，內固其形藏以應肝，故性喜斂束，而《金匱》以酸補之者是也。然甲生則乙死，過辛而傷其形藏之肝；乙生則甲死，過酸而傷其餘氣之筋矣。蓋酸則斂肝之陰血者，並斂其養筋之陽氣，筋失陽健之用，故緩，名之曰泄者，肝血不與筋俱，而其氣亦漸散泄也。腎爲水藏，水中壬陽而癸陰，壬主陽神，外流其餘氣以應骨，故性喜鎮靜。而《內經》以甘補之、以鹹瀉之者是也。癸主陰象，內固其形藏以應腎，故性喜降潤，而《金匱》以鹹補之者是也。然壬生則癸死，過甘而傷其形藏之腎；癸生則壬死，過鹹而傷其餘氣之骨矣。蓋鹹則抑腎之陰精者，並抑其強骨之陽氣，骨失陽健之用，故痿，名之曰枯者，腎精不與骨俱，而其氣亦漸枯槁也。骨之陽病而枯，筋之陽病而泄，兩相搏結，則是肝腎斷其所養，而筋骨之氣漸泄，名曰斷泄，不亦宜乎？以上言肝腎筋骨之自爲病也。經絡之營氣，雖化於胃中之水穀，然實與肝腎之精血相貫通者也。肝腎病斷泄，則營氣以不通而漸微，其胃中所化之悍氣，又乘營陰而出爲外衛者。營氣既微，則衛不能獨行而自盛，故營衛俱微矣。此言肝腎病於內，因而營衛亦病於外也。御，如執御之義，上焦胸中之陽，中焦胃分之陽，下焦命門之陽，皆以精血爲車，而御之以周行者也。肝腎之精血，內斂下伏，則三焦之氣，無所乘駕，而漸冷之意，亦在言外矣。此言肝腎病於下，因而胸中胃分，亦病於上矣。四屬，即指上下內外也。承上文而言酸收鹹降，使精血內斂下伏，以致肝腎之陽，內病下病，於是營衛外微，三焦上弱，而上下內外之四屬，俱捍格而有斷絕之勢矣。經絡之營衛俱微，故身體羸瘦，肝腎之精血，爲酸鹹之味所斂伏，故獨足腫大，黃汗出也。陰氣自伏，則陽氣自微，故脛冷，即上文筋緩骨痿之理也。假令發熱，則是陽氣不獨行，而鬱於筋骨之縫，其爲歷節無疑。此言歷節之外證，以證其四屬斷絕之意。主烏頭湯者，以通陽透節之烏頭爲主，而用蜜熬以爲煎者，取其留連胃中，以爲內通外達之地。然後以甘緩之甘草，破芍藥之酸斂，而特令其引烏頭之陽氣內入筋骨。以實表之黃耆監麻黃之發越，而特令其引烏頭之陽氣外行營衛，將肝腎之伏陽一起，則蒸其精血，而與三焦營衛，復得交通矣。至其純用辛甘之味，不特辛以破酸，甘以救鹹，且病機發於補陰而賊陽，故方意專於昇火以運水也。

曹穎甫曰（《金匱發微》）：浪如屋，巨舟覆。順則利濟，逆則殺人者，均之水也。烏焚巢，旅人號，炊爨之所需，熹出之可畏者，均之火也。故服食寒煖、酸苦辛甘，皆當有節，於首篇已詳言之，今特於歷節證之。人皆知酸味之善斂，而不知其性最易發酵。今試以鹹化水，投醋其中，則如湯之沸，溢出盆盎，和面塗傷，能去瘀血，非以揮發之性，力能破血耶？此可知酸之所以補肝，實因酸味發揚肝藏血液，得遂其條達之性，而無鬱塞脹痛之病。若味過於酸，則血液發揮太甚，久且不足以養筋，而筋爲之緩，病在血液旁泄，故名曰泄。人皆知鹹味之爲潤下，而不知其性燥烈。今試投鹽於熾炭爐中，則火力加猛。多食鹽而渴者，非以苦燥之質足以傷津耶？此可知鹹之所以補腎，實因鹹味燥烈，能排下焦之水而無脅下硬滿之變也。若味過於鹹，則津液灼鑠太甚，髓不足以充骨，而骨爲之痿，病在精髓內枯，故名曰枯。血以發而過泄，精以燥而日枯，汗液乃不達肌表，故曰斷泄。營氣不通，衛不獨行，則陰弱而陽亦微，腎陽不能統攝水道，故三焦無所御；肝陰不能養筋，故四屬斷絕；血虛而寒濕在下，故身羸而足腫；血虛而濕勝，陽氣不能達表，故黃汗時出腋下；寒濕流注於足，故脛冷。以上諸證並屬陰虧濕勝。若風寒乘虛，鬱其表氣，風濕相搏，乃外熱發而內疼痛，故發熱便爲歷節。此爲歷節之第四因。（卷之二）

原文 病歷節，不可屈伸，疼痛，烏頭湯主之。（十）

烏頭湯方：治脚氣疼痛，不可屈伸。

麻黃　芍藥　黃耆各三兩　甘草三兩，炙　川烏五枚，㕮咀，以蜜二升，煎取一升，即出烏頭。

上五味，㕮咀四味，以水三升，煮取一升，去滓，內蜜煎中，更煎之，服七合。不知，盡服之。

　　趙以德曰（《金匱方論衍義》）：烏頭湯，概敘治歷節不可屈伸疼痛，於方下又復言治脚氣疼痛不可屈伸。必當時集仲景書者，於此條下有方而無藥；在脚氣中，方之名同而有藥，藥之性所治者又合，故兩出之。

　　二者之病，皆是風寒傷於筋。麻黃開玄府，通腠理，散寒邪，解氣痹；芍藥以理血痹；甘草通經脈以和藥；黃耆益衛氣，氣壯則邪退；烏頭善走，入肝，逐風寒，故筋脉之甚者，必以烏頭治之。然以蜜煎，取緩其性，使之留連筋骨，以利其屈伸；且蜜之潤，又可益血養筋，並制烏頭燥熱之毒。（卷上）

　　徐彬曰（《金匱要略論注》）：歷節病，即行痹之屬也。乃濕從下受，挾風流注，故或足腫而必發熱，病歷節，括足腫發熱，言承上文也。且更不可屈伸而疼痛，故以甘芍和陰，麻黃、黃耆通肌肉之陽氣，而藉川烏之迅發，以行其痹着。（卷五）

　　沈明宗曰（《沈注金匱要略》）：此寒濕歷節之方也。經謂風寒濕三氣合而爲痹，此風少寒濕居多，痹於筋脉關節肌肉之間，以故不可屈伸疼痛，即寒氣勝者爲痛痹是也。所以麻黃通陽，出汗散邪而開痹着。烏頭驅寒而燥風濕，芍藥收陰之正，以蜜潤燥，兼制烏頭之毒，黃耆、甘草固表培中，使痹着開而病自愈。謂治脚氣疼痛者，亦風寒濕邪所致也。（卷五）

　　尤怡曰（《金匱要略心典》）：此治寒濕歷節之正法也。寒濕之邪，非麻黃、烏頭不能去；而病在筋節，又非如皮毛之邪，可一汗而散者，故以黃耆之補、白芍之收、甘草之緩，牽制二物，俾得深入而去留邪。如衛瓘監鍾、鄧入蜀，使其成功而不及於亂，乃制方之要妙也。（卷上）

　　朱光被曰（《金匱要略正義》）：不可屈伸、疼痛，風寒濕三氣俱有。麻黃、烏頭辛溫解散而痹痛可開，芍藥、甘草泄肝和脾而屈伸自和，黃耆大補氣分，助麻黃、烏頭以攘外，協芍藥、甘草以安內，法律井然，以整以暇。（卷上）

　　丹波元簡曰（《金匱玉函要略輯義》）：《張氏醫通》云：烏頭善走入肝，逐風寒，故筋脉之急者，必以烏頭治之。然以蜜煎，取緩其性，使之留連筋骨，以利其屈伸。且蜜之潤，又可益血養筋，兼制烏頭燥熱之毒。《千金》大棗湯，治歷節疼痛，於本方，去芍藥、附子，加烏頭、大棗、生薑。（卷一）

　　丹波元堅曰（《金匱玉函要略述義》）：按此方，比之桂芍知母湯，其力更烈，治歷節初起急劇證，功效不可言。黃耆亦以驅濕，說見於前。（卷上）

　　嚴鴻志曰（《金匱廣義》）：此承上條互發其義以明其治也。歷節之病，屬肝腎虛，肝腎之所以虛，原不獨在飲食一端。即就飲食而言之，如過食酸，酸則傷筋，筋傷則緩，名曰泄；過食鹹，鹹則傷骨，骨傷則痿，名曰枯。枯泄相搏，名曰斷絕。所謂斷絕者，乃榮氣不通，衛不獨行，榮衛之氣俱微，三焦失所，四維斷絕，身焉得不羸瘦者乎！惟身雖羸瘦，足獨腫大，脛冷，其寒氣下陷可知。黃汗自出，其濕氣外蒸可知。寒濕內鬱，未必即成歷節，設再感風邪，身即發熱，便成歷節也。病歷節則不可屈伸疼痛，非用烏頭湯不為功。蓋麻黃發汗祛風，烏頭卻寒勝濕，黃耆助陽，甘芍和陰，尚恐烏頭有毒，以蜜製之，庶不致有害。此方之所以對證也。（卷一）

曹穎甫曰（《金匱發微》）：歷節一證，大約寒濕痺於關節，陽氣痺於肌表。陰痺而陽欲外泄，則熱發而黃汗出。陽痺而寒濕阻於筋脈，則疼痛不可屈伸。此為陰寒重證，非桂枝芍藥知母湯所能通治，故不得已而用烏頭湯。亦猶蚘厥重證，烏梅丸所不能治，不得已而用甘草粉蜜湯也。按烏頭為附子之母，若芋婆然，其顆甚小，一枚約有今權三錢，五枚則一兩半矣。然則麻黃、芍藥、黃耆、炙草之各三兩，不當如《日知錄》折成七錢八分矣。蓋以兩計可折，以枚計則無可折，豈古今藥劑權量，初無沿革耶？否則今日所用之大稱，即古人藥劑之權量耶？此方重用烏頭，以歷節足腫脛冷，確定為少陰寒濕而用之，與寒疝用大烏頭煎同。徐忠可乃謂膝脛不冷，似可加黃蘗、知母。夫使膝脛不冷，豈可用烏頭五枚耶？足見仲師既歿，醫家更無通才也。（卷之二）

陸淵雷曰（《金匱要略今釋》）：《方極》云：烏頭湯，治骨節疼痛，不可屈伸，若自汗，若盜汗，若腹絞痛者。

《方機》云：烏頭湯，治歷節疼痛，不可屈伸者，腳攣急，疼痛不可屈伸者，腳腫疼痛者，以上兼用莪蕡（即平水丸，商陸、甘遂、芒消、芫花、吳茱萸），時時以紫圓（代赭石、赤石脂、巴豆、杏仁，出《千金方》）攻之；仲呂（即如神丸，大黃、甘遂、牽牛子）亦可也。腰以下腫，疼痛者，兼用莪蕡，或仲呂，或桃花散（桃花、大黃）。腹中絞痛拘急，不得轉側，身重，手足厥冷，陰縮者，小腹攣急，陰囊偏大者，兼用莪蕡或仲呂。自汗盜汗出，浮腫者，兼用桃花散。

《類聚方廣義》云：腳氣痿弱，不能起立，麻痺殊甚，諸烏附劑無效者，宜此方。

又云：治痛風，百節疼痛腫起，及偏枯癱瘓結毒，骨節酸疼，或隆起者，俱兼用七寶承氣丸十幹承氣丸。腹滿便秘，或有堅塊者，兼用夾鍾圓（大黃、消石、人參、甘草）或大承氣湯。有經水之變者，桃核承氣湯。偏枯證，心氣不定，或健忘，心下痞者，瀉心湯。

又云：治痘瘡起脹貫膿，其勢不振，灰白內陷，下利身冷，寒戰咬牙，掉頭不止者。

又云：癰疽纍日膿不潰，堅硬疼痛不可忍者；已潰之後，毒氣凝結，腐蝕不復，新肉難生者；附骨疽，瘻瘡，瘀膿不盡者；久年梅毒，沉滯而不動者，並主之。隨宜兼用七寶（七寶丸有三方，其一用牛膝、輕粉、土茯苓、大黃丁子，其二用巴豆丁子、大黃，其三用水銀、消石、礬石、鹽），十幹梅肉（梅肉散也，梅肉霜、梔子霜、輕粉、巴豆），又有可用熏藥者。

元堅云：此方比之桂芍知母湯，其力更烈。治歷節初起急劇證，功效不可言。黃耆亦以驅濕，說見於前。（《濕病》防己黃耆湯下）

淵雷案：烏附大毒之劑，得蜜則瞑眩劇而奏效宏。村井杶《續藥徵》，謂蜜主治結毒急痛，兼助諸藥之毒，是也。我國注家皆以爲制毒潤燥，蓋未經實驗耳。又案：烏頭附子，皆係雙蘭菊之球根，性效相同。居中而大者爲烏頭，旁出而小者爲附子，故本草謂烏頭附子母也。蜀中產者良，故名川烏頭。別有野生者，不作球形，而作長條形，則爲草烏頭，性效亦同。仲景書，本但稱烏頭，本方中云川烏者，系後人所改。

《成績錄》云：一男子，左脚攣急，不得屈伸，時時轉筋入腹，自少腹至胸下鞕滿，氣上衝不得息，自汗如流，兩足厥冷，二便秘閉，微渴，日夜不眠，仰卧不能轉側，舌上微黑。先生與烏頭湯，汗止厥已，諸證少緩，然而兩便不通，鞕滿如故，轉筋益甚。更與桃仁承氣湯，經二三日，大便快利，小便亦能通，歷十日許，諸證悉愈。

《續建殊錄》云：一男子，心下鞕痛，手足厥冷，頭出冷汗，嘔吐不能飲食。服紫圓二錢，下利數行，痛益甚如絞。冷汗不止。乃與大柴胡湯，鞕痛益甚，更作烏頭湯服之，諸證頓退。淵雷案：《續建殊錄》日人武貞夫記其師吉益南涯之治驗也。以南涯之精練，猶且再投藥而不中病，可見醫事之難。

加古坎主水徵瘡治方論云：安田清助者，患梅毒五六年。諸藥皆無效。予診之，其證脉沉數，面色黧黑，骨立身焦，歷節疼痛，時時往來寒熱，喘欬特甚。眾醫以爲不起，因先作烏頭湯，飲之三十有餘日，以運動其毒。更作曾津比留丸（水銀、消石、砒石、礬石、膽礬、綠礬、食鹽）。服之十日，諸證悉退，但脚攣急，不能起居。因作芍藥甘草附子湯飲之，四十日許而全瘥，肥滿壯健，能行百里。

又云：贊州引田浦一婦人，苦梅毒十餘年，諸藥皆不效。請治於予，其證脉沉數，面色憔悴，四肢拘急，肩腕腹背結毒，常出膿汁，臭氣觸鼻。因先作烏頭湯及伯州散（蝮蛇、蠏、鹿角各燒爲霜），服之四十餘日，更作化毒丸（薰陸、大黄、雄黄、亂發霜、生生乳）服之。凡八日，諸患減半。後二十日，再作化毒丸服之如前，至八日而止服。以紫圓隔日攻之，病減十之八九。毒猶未盡，周身微腫，因作越婢加朮附子湯飲之，時以梅肉散攻之，五十日許，毒乃盡除。

尾臺榕堂《方伎雜誌》云：齋藤鐵之助，乞診曰：自九月頃，腰脚痛，不能行步，藩醫以爲疝，服藥三十日而不效。余診之，因偃卧日久，身體脫肉，腰股痛甚。乃與烏頭湯，兼用七寶承氣丸。服之五六日，痛少輕。病人問病名，余戲云：一人而兩名，功令所禁，今閣下所病，或名爲疝，或名爲脚氣，或名爲打撲，爲名已多，僕不當更命名矣。又十日許，用丸藥大便少通，乃轉方，用芍藥甘草附子大黄湯，每與六帖，共二十日許，已能扶杖踞坐。其年冬，益精心服藥，痛漸去，筋漸弛，至臘月中旬，大抵全快。廿四五日頃，能起牀如案。

淵雷案：中醫診斷之目的，爲欲用藥，用藥必憑證候，故診斷惟務審證，不一定探察病竈病菌。以命其病名，乃病人之求診者，往往欲先知病名，殊令醫者有時窘於應付，尾臺氏不肯臆造病名，蓋守東洞之遺教也。

《橘窗書影》云：萬吉之息，年八歲，昨年以來，右脚攣急，不能行步，漸至右臂骨突出，經筋痛不可按，其他如故。醫概以爲肝證，與抑肝散之類。余以爲胎毒所流注也，用烏頭湯如法服之，兼用化毒丸，數十日而攣痛漸緩，得以起步。余邇來療此證十人，大抵用此法拔其沉痼，但病足枯如柴，或椎骨突出作龜背，或兩足繚戾，指甲橫斜者，不可不慮其初也。

又云：水野之妻，產後手足疼痛不解，醫以爲風濕，治之數日而不知。余診之曰：身無寒熱，痛不走注，病凝結而腫起，恐是瘀血流注也。與桂苓丸料（桂枝茯苓丸也）加大黃、附子，蒸當歸、荷葉、礬石，以熨痛處，腫散痛和，兩足平復，但左手掌後腫起突出，不得屈伸，痛甚。乃與烏頭湯，掌後貼芫青膏，膿水出，痛去復常。（卷二）

原文 礬石湯：治脚氣衝心。
礬石二兩
右一味，以漿水一斗五升，煎三五沸，浸脚良。

趙以德曰（《金匱方論衍義》）：脚氣病者，古人皆謂感水清濕之邪，然即《內經》之謂痿痹厥逆證也，李東垣有飲乳酪之說。予亦嘗思之：足六經起於足五指之間，若天之六淫、飲食寒熱、勞逸之氣，凡留滯於是，大經不得循環而下墜者，皆足以致其氣血衰弱而無力也，腫痹而不仁也，屈伸不利而疼痛也，氣逆而上衝也，豈獨感地之水清濕者而然乎？然而此證上衝者，當是足少陰感濕，上衝手少陰也。

白礬味酸澀，性燥，燥可去濕、消腫，澀可以收斂逆氣。雖然，病重必不當內服其藥，脚氣衝心，水克火也，豈細故者哉。（卷上）

徐彬曰（《金匱要略論注》）：礬石收濕解毒，故以之爲外治，然至衝心，亦能治之。蓋脚氣而至衝心，皆由腎水挾脚氣以凌心，得礬石之却水，而勢自不能相陵，所以有護心之功也。脚氣類歷節之足腫，故附有此方。（卷五）

沈明宗曰（《沈注金匱要略》）：夫脚氣一證，仲景不出專論，但附一方。觀其湯下云：治脚氣衝心。然脚氣因風濕、寒濕、濕熱所致。經云：傷於濕者下先受之。陰病者，下行極而上，因上中二焦之氣先虛，脾濕下流，相招外邪，互蒸成熱，上衝於心，即地氣加天之謂也。故用礬石，味酸性溫，煎湯淋洗，善能收濕澄濁，清熱解毒。然濕從下受，當使下滲而去，則不衝心矣。（卷五）

尤怡曰（《金匱要略心典》）：脚氣之病，濕傷於下，而氣衝於上。礬石味酸澀，性燥，能却水收濕解毒，毒解濕收，上衝自止。（卷上）

丹波元堅曰（《金匱玉函要略述義》）：按此方，用之脚氣，如痿軟引日者，或見奏功。衝心之證，豈其所宜。《活人書》稱脚氣用湯淋洗者，醫之大禁。而《景岳全書》詳論禁不禁之別，當參。（卷上）

周孝垓曰（《金匱要略集解》）：脚氣之病，初起甚微，飲食如故，人多不覺，惟猝然脚膝屈弱，或腫或不腫，皆是濕邪爲患。《千金》論云，脚氣不得一向以腫爲候，其小腹頑痹不仁者，脚多不腫，小腹頑痹不過三五日，即令人嘔吐者，名脚氣入心，如此者死在旦夕。凡患脚氣到心，難治，以腎水克心火故也。今以礬石外治，至衝心亦能治之，蓋得礬石之收濕解毒，而水勢自不能凌心，其護心之功大矣。（卷上）

曹穎甫曰（《金匱發微》）：陳修園以爲疼痛不可屈伸，以烏頭湯主之。至衝心重證，似難以外治幸功，似也。近世所傳驗方，白礬二兩，地漿水十大碗（掘地灌水和泥取出，名曰地漿），新杉木三四片，煎六七沸，用杉木桶盛之浸腳，留一半，徐徐添入。上用衣被圍身，使略有微汗，洗畢，飲稀粥一碗。如不愈，用前方加硫黃三錢，無不愈矣。按此方即仲師原方。本書尚多脫漏，特補出之。蓋腳氣一證，濕勝下，挾風陽而上升，故其氣衝心。方中所以用礬者，以礬能燥濕故也。所以用地漿水者，錢乙所謂以土伏水，水得其平，風自止也。所以用杉木者，以杉木燥濕，能治腳氣腫痛也（柳子厚救死方曰：得腳氣夜半痞絕，脅塊如石，昏亂且死。鄭洵美傳杉木湯，食頃大下，塊散而氣通。用杉木節一升、桔葉一升、棗兒檳榔七枚，打，童便三升煎，一服下，止後服）。所以使其略有微汗者，欲其氣之外散。所以加用硫黃者，則以硫雖燥熱，能引大腸穢濁下行，與他藥炎上者不同，故衝心之腳氣，亦得借引濁下行之力，使不上冒也。然則方用白礬，不如用皂礬爲勝。以皂礬引濁下行之力，與石硫適相等也。辛未八月，鄉人莊姓病此，兩足腫大，氣急、心痛、易飢，此證氣分居多，而寒濕不甚。長女昭華投以加味雞鳴散，方用吳萸五錢、木瓜五錢、檳榔三錢、黑豆五錢、桔梗三錢、青陳皮各三錢、蒼白术各三錢、生甘草一錢、生耆五錢、紫蘇六兩、生薑一大塊，濃煎服之。一夕而足腫全消，此八月十四日事也，附錄之以爲臨證之一助，又按痛者屬氣分，麻木在少腹屬血分。予曾治焦店潘姓，用加味四物湯取效。方用川芎三錢、當歸五錢、白芍四錢、生地一兩、吳萸三錢、木瓜三錢、生附子二錢、防己三錢、牛膝一兩，三劑而愈，與病屬氣分者不同，存以備參。（卷之二）

附方

原文 《古今錄驗》續命湯：治中風痱，身體不能自收，口不能言，冒昧不知痛處，或拘急不得轉側。姚云：與大續命同，兼治婦人產後去血者，及老人小兒。

麻黃　桂枝　當歸　人參　石膏　乾薑　甘草各三兩　芎藭一兩　杏仁四十枚

上九味，以水一斗，煮取四升，溫服一升，當小汗，薄覆脊，憑几坐，汗出則愈。不汗，更服。無所禁，勿當風。並治但伏不得臥，欬逆上氣，面目浮腫。

趙以德曰（《金匱方論衍義》）：痱病者，榮衛氣血不養於內外，故身體不用，機關不利，精神不治。然是證有虛有實，虛者，自飲食、房勞、七情得之，如《內經》所謂內奪而厥，則爲瘖、痱是也；實者，是風、寒、暑、濕感之。虛者不可以實治，治之則愈散其氣血。合此方明言其中風痱，其榮衛之屬實邪者也，故用續命名，乃麻黃湯之變者，加乾薑開血受寒痹，石膏解肌受風痹，當歸和血，人參益氣，芎藭行血散風也。其並治欬逆上氣、面浮者，亦爲風寒而致之也。（卷上）

徐彬曰（《金匱要略論注》）：痱者，痹之別名也。因榮衛素虛，風入而痹之，故外之榮衛痹，而身體不能自收持，或拘急不得轉側。內之榮衛痹，而口不能言，冒昧不知痛處。因從外感來，故以麻黃湯行其榮衛，乾薑、石膏調其寒熱，而加芎、歸、參以養其虛。必得小汗者，使邪仍從表出也。若但伏不得臥、欬逆上氣、面目浮腫，此風入而痹其胸膈之氣，使肺氣不得通行，獨逆而上攻面目，故亦主之。（卷五）

沈明宗曰（《沈注金匱要略》）：《靈樞》云：痱之爲病，身無痛者，四肢不收，智亂不甚，其言微，甚則不能言，不可治，故後人仿此而出方也。風邪入於藏府，營衛經絡皆痱，則身體不能自收持，口不能言。痹着營衛，所以冒昧不知痛處。然風氣通肝，肝之經絡受邪，在外則拘急不能轉側，故用麻黃湯通陽，使邪從表而出。然痱因氣血大虧所致，故以乾薑、芎、歸、人參溫補氣血爲本；加石膏辛甘，能散風化之熱。但邪機內向而無汗者，故用麻黃開腠散邪。若自汗者，當易桂枝湯，加諸藥則善。（卷五）

尤怡曰（《金匱要略心典》）：痱者，廢也，精神不持，筋骨不用，非特邪氣之擾，亦真氣之衰也。麻黃、桂枝所以散邪；人參、當歸所以養正；石膏合杏仁，助散邪之力；甘草合乾薑，爲復氣之虛。乃攻補兼行之法也。（卷上）

陳念祖曰（《金匱要略淺注》）：考岐伯謂中風有四：一曰偏枯，半身不遂；二曰風痱，於身無所痛，四肢不收；三曰風懿，奄忽不知人；四曰風痹，諸痹類風狀。風懿，即該中風卒倒內，《金匱》不重舉。（卷二）

朱光被曰（《金匱要略正義》）：風之傷人也，必先犯肺，故主以越婢，清肺以疏壅。然邪之客處，其氣必虛，人參壯補其元氣；乾薑溫守其中氣；加桂枝，入營而和衛；加芎、歸者，治風先治血也。（卷上）

陳元犀曰（《金匱方歌括》）：風，陽邪也，氣通於肝。痱，閉也。風入閉塞其毛竅，阻滯榮衛不行也。蓋風多挾寒，初中時由皮膚而入，以漸而深入於內，鬱久則化熱，熱則傷陰，陰傷內無以養其藏府，外不能充於形骸，此即身體不能自收持，口不能言，冒昧不知痛處所由來也。主以《古今錄驗》續命湯者，取其祛風走表，安內攘外，旋轉上下也。方中麻黃、桂枝、乾薑、杏仁、石膏、甘草，以發其肌表之風邪，兼理其內蘊之熱；又以人參、當歸、芎藭補血調氣，領麻黃、石膏等藥，穿筋骨，通經絡，調榮衛，出肌表之邪。是則此方從內達外，圍轉周身，驅邪開痱，無有不到。稱曰《古今錄驗》續命湯，其命名豈淺哉？（卷二）

丹波元堅曰（《金匱玉函要略述義》）：按此方，即大青龍湯變方，而尤氏所謂攻補兼施者已。中風邪氣本輕，但以血氣衰弱殊甚，故招其侮，大抵表候爲內證所掩，往往使人難於辨認。蓋續命湯，發表補虛，對待爲方，實爲中風正治之劑，而推其立方之旨。則亦足以明中風所因之理，學者豈可不深味乎！如晉唐諸家所增損，其方頗夥，茲不繁載。（卷上）

陸淵雷曰（《金匱要略今釋》）：出《外臺》第十四卷風痱門，"冒昧"下，有"不知人"三字。用麻黃三兩，芎藭一兩，杏仁四十枚，餘各二兩。煮服法後云：範汪方，主病，及用水升數，煮取多少，並同。汪云是仲景方，本欠兩味。據此，知本方是仲景舊方，而《金匱》遺佚，故林億等取附篇末。範汪東晉人，其言當有所據也，芎藭原闕兩數，今依《外臺》補，《千金》用三兩。

《類聚方廣義》云：婦人草蓐中得風，頭痛發熱惡寒，身體痹痛，腹拘急，心下痞鞕，乾嘔微利，咽乾口燥，欬嗽甚者，不速治，必爲蓐勞，宜此方。

《方函口訣》云：此方用於偏枯初期，有效。其他產後中風，身體疼痛者，或風濕涉於血分，疼痛不止者，又後世用五積散之證，熱勢劇者，皆可用。案五積散，系和劑局方，治外感寒邪，内傷生冷，頭疼身痛，項背拘急，惡寒，腹痛嘔吐，以及寒濕客於經絡，腰脚痠疼，婦人經血不調，難產。其方系蒼朮、桔梗、麻黃、枳殼、厚朴、乾薑、半夏、茯苓、甘草、白芷、當歸身、白芍藥、川芎、肉桂也。

淵雷案：《千金》《外臺》所載中風方，以續命名湯者，無慮數十首，其方不過數味出入，皆以麻桂爲主藥。麻桂所以發表散熱，爲表證而設，然今所見江浙一帶之中風，表證皆不急，無有需麻桂者。時師或以此疑古方不可用，此誤也。周君價人，嘗治軍朔方，言其地苦寒，大風時起，走石揚沙，部伍巡徼，往往喎僻不遂而歸，數見亦不以爲怪。但當昇置帳幕中，勿遽溫覆，稍灌溫湯，俟口噤略緩，則與續命湯發其汗，數日便復常。周君嘗治某權要，與麻黃八錢而不知，加至一兩二錢，始得汗。藥量之重，有如此者。此等中風，本非腦出血，不過受風寒之劇烈刺激，末梢運動神經起病變，故喎僻不遂。其表證乃因肌腠緊縮，汗腺固閉所致，與太陽傷寒之由於菌毒者，亦證同而因異。知覺神經受劇烈刺激，影響大腦，故令冒昧不知人。凡此皆是官能上疾患，非若腦出血之實質上起病變，而續命湯實爲適應之方。乃知續命湯證，北地所常有，特江南少見耳。或者因此謂仲景方適於河北，不適於江南，則又執一之論，舉一而廢百者矣。

《橘窗書影》云：某氏之室，得外感，表證解後，右脚拘急腫痛，不能起步，脉浮數。余診曰：熱雖解而脉浮數，此邪氣下注，筋脉不能流通也。與《金匱》續命湯，四五日而愈。湯本氏云：余每以續命湯治前證，及歷節風越婢湯之證而兼血虛者，又用於後世五積散之證，皆有速效。古方之妙，不可輕視。

又云：北條氏，年七十餘。平日肩背強急，時覺臂痛。一日，右肩強急甚，方令按摩生療之，忽言語謇澀，右身不遂，驚而迎醫。服藥四五日，自若也。余診之，腹候快和，飲食如故，他無所苦，但右脉洪盛耳。與《金匱》續命湯，四五日而言語滑，偏枯少差，脉不偏勝，得以杖而起步矣。（卷二）

原文 《千金》三黃湯：治中風，手足拘急，百節疼痛，煩熱心亂，惡寒，經日不欲飲食。

麻黃五分　獨活四分　細辛二分　黃耆二分　黃芩三分

上五味，以水六升，煮取二升，分溫三服。一服小汗，二服大汗。心熱加大黃二分，腹滿加枳實一枚，氣逆加人參三分，悸加牡蠣三分，渴加栝樓根三分，先有寒加附子一枚。

趙以德曰（《金匱方論衍義》）：此六氣斂束筋經，陽氣不布，內收於心，則神亂而煩熱。（此下闕佚）（卷上）

徐彬曰（《金匱要略論注》）：此風入榮衛肢節之間，擾亂既久，因而邪襲腎府，手足拘急，陽不運也。百節疼痛，陰不通也。煩熱心亂，熱收於心也。惡寒，經日不欲飲食，腎家受邪，不能交心關胃也。故以麻黃通陽開痹，而合黃耆以走肌肉，合黃芩以清邪熱，獨活、細辛專攻腎邪爲主，而心熱、腹滿、氣逆、悸、渴及先有寒，各立加法，爲邪入內者治法之準繩也。（卷五）

沈明宗曰(《沈注金匱要略》)：肝主筋節，邪在肌表，筋節應之，手足拘急，百節疼痛，肝風乘心則煩熱心亂。然心虛則熱收於內，外反惡寒矣。木邪橫格，胃氣不伸，經日不欲飲食。此邪尚在三陽經絡，故用麻黃開腠通陽；恐其虛風不任麻黃發散，以黃耆制之；獨活、細辛以疏心腎之氣相交，邪即外出；黃芩專清風化之熱也。(卷五)

魏荔彤曰(《金匱要略方論本義》)：亦爲中風正治，而少爲變通者也。以獨活代桂枝，爲風入之深者設也；以細辛代乾薑，爲邪入於經者設也；以黃耆補虛以熄風也；以黃芩代石膏清熱，爲濕鬱於下熱甚於上者設也。大汗心熱加大黃以泄熱也；腹滿加枳實以開鬱行氣也；氣逆加人參以補中益胃也；悸加牡蠣，防水邪也，即治濕熱也；渴加栝樓根，以肅肺生津除熱也。大約爲虛而有熱者言治也。又云：先有寒加附子一枚。先有寒即素有寒也，素有寒則無熱可知，縱有熱，亦內真寒外假熱而已。云加附子，則凡大黃、枳實、栝樓根俱可不用，原方中之黃芩亦應斟酌矣。此又爲虛而有寒者言治也。(批)或云：附子用以助獨活、細辛驅風邪濕，非溫經也，亦通。(卷上)

朱光被曰(《金匱要略正義》)：此本虛，下焦素有伏風，復感外風，內外並治之法也。手足拘急，百節疼痛，伏邪所發也。煩熱惡寒，外風所致也。客邪擾於上，伏邪發於下，上下交邪，陽明困極，故不欲食飲也，心爲胃之子，故神明亦亂也。方用麻黃以通清陽，開上痹爲君，而協黃耆走肌肉而達表，合黃芩清上焦以除煩；獨活、細辛宣通腎肝，以搜剔伏邪，上下表裏咸理，極爲允當矣。而更立加法者，以本虛邪盛，不得不曲爲綢繆也。(卷上)

陳元犀曰(《金匱方歌括》)：此附治風中太少，通護陰陽，驅邪之方也。足太陰屬脾，主四肢，手足拘急，惡寒。經日不欲飲食者，脾不運也。手少陰屬心，主神，心病則神昏，故心亂而發煩熱也。足少陰屬腎，主筋骨，病則百節疼痛也。方用麻黃、黃耆入太陰，宣陽發表，淨脾中之邪，以黃芩清其心熱以止煩，又用細辛、獨活入腎，穿筋骨，以散腎邪，此主治之大意也。方下氣逆加人參等六法，其意未會，不敢強解，留俟後之學者。(卷二)

周孝垓曰(《金匱要略集解》)：張璐曰：此六氣斂束筋經，陽氣不布，內薄於心，則神亂而煩熱；熱鬱於內，不得達表，故惡寒，經日而不發熱；邪氣內賊，故不欲飲食。觀煩熱心亂一語，病情灼然，故方中雖以麻、活、辛開發腠理於外，即以黃芩清解風熱於內，更慮衛虛，雖於作汗，乃以黃耆助之，與黃耆建中之義不殊。其用黃耆之意有二：一以佐麻黃開發之權，一以杜虛風復入之路也。方後注云：心熱加大黃，言心中煩熱不除，知黃芩不能袪之外散，即加大黃以引之下泄也；其加枳實、加人參、加牡蠣、加栝樓等法，或治旺氣，或助本元，各隨標本而施；加附子者，專佐麻黃之蒸發，助黃耆之溫經，殊非限寒之謂，與麻黃附子細辛湯同源異脈也。(卷上)

原文 《近效方》术附子湯：治風虛頭重眩，苦極，不知食味，暖肌補中，益精氣。

白术二兩　附子一枚半，炮，去皮　甘草一兩，炙

上三味，剉，每五錢匕，薑五片，棗一枚，水盞半，煎七分，去滓，溫服。

徐彬曰（《金匱要略論注》）：腎氣空虛，風邪乘之，漫無出路，風挾腎中濁陰之氣厥逆上攻，致頭中眩苦至極，兼以胃氣亦虛，不知食味，此非輕揚風劑可愈。故用附子暖其水藏，白术、甘草暖其土藏，水土一暖，猶之冬月井中，水土既暖，陽和之氣可以立復，而濁陰之氣不驅自下矣。（卷五）

沈明宗曰（《沈注金匱要略》）：脾腎氣虛，招風中入，風氣通肝，乘於脾胃，中氣虛而不能主持，風爲掉眩，故頭重眩苦極。胃氣不伸，則不知食味。然陽虛則肌肉不溫，所以附子補陽而生脾土，甘、术健脾溫胃，所謂煖肌補中，即是益精氣也。（卷五）

陳念祖曰（《金匱要略淺注》）：喻嘉言云，《經》謂“內奪而厥，則爲風痱”。仲景見成方中，有治外感風邪，兼治內傷不足者，有合經意，取三方，以示法程。一則曰《古今錄驗》續命湯，治營衛素虛而風入者；再則曰《千金》三黃湯，治虛熱內熾而風入者；三則曰《近效》术附湯，治風已入藏，脾腎兩虛，兼諸痺類風狀者，學者當會仲景意，而於淺深寒熱之間，以三隅反矣。（卷二）

朱光被曰（《金匱要略正義》）：此由中陽虛衰，復被邪客所致。故以附子溫起真陽，而以白术、甘草填補中州，庶濁陰散而精氣充，虛風自熄矣。（卷上）

陳元犀曰（《金匱方歌括》）：喻嘉言云：此方全不用風藥，但以附子煖其水藏，术、草煖其土藏，水土一煖，則濁陰之氣盡趨於下，而頭重苦眩及食不知味之證除矣。（卷二）

原文 崔氏八味丸：治腳氣上入，少腹不仁。

乾地黄八兩　山茱萸　薯蕷各四兩　澤瀉　茯苓　牡丹皮各三兩　桂枝　附子炮，各一兩

上八味，末之，煉蜜和丸，梧子大。酒下十五丸，日再服。

徐彬曰（《金匱要略論注》）：因論歷節推言之也。謂歷節之因，雖風濕兼有之，概多足腫脛冷，是病在下焦。下焦屬陰，陰虛而邪乘之，正未可知，但腳氣上入，少腹不仁，以八味丸爲主。歷節病原與腳氣相通，故前治歷節烏頭方，兼治腳氣，此方主治腳氣，可與治風濕歷節相參。蓋腳氣不必兼風，行陽去濕，治正相類，然唯桂枝，故有徧行榮衛之力，若肉桂，則專下入而補矣。今人習用肉桂，不知此理也。（卷五）

魏荔彤曰（《金匱要略方論本義》）：腳氣上入少腹，似歷節中證；若不仁，則中風證也。八味滋腎水、益相火，兼壯水之本、益火之原，二義亦無從風之表治，又專立下虛中風之本治也。（卷上）

尤怡曰（《金匱要略心典》）：腎之脉，起於足而入於腹，腎氣不治，濕寒之氣隨經上入，聚於少腹，爲之不仁，是非驅濕散寒之劑所可治者，須以腎氣丸補腎中之氣，以爲生陽化濕之用也。（卷上）

黃元御曰（《金匱懸解》）：按中風之病，仲景未嘗立方，其證與八味甚合。崔氏以之治歷節腳氣，若以治中風，則妙甚矣。（卷三）

丹波元堅曰（《金匱玉函要略述義》）：前有礬石湯等，故後人附以此方。蓋此方證，即病邪淹留，痹着少腹者，故從緩治。更有少腹不仁，屬衝心之漸者，實非此方所對也。（卷上）

陸淵雷曰（《金匱要略今釋》）：嚴氏《濟生方》云：加味腎氣丸（於本方加車前子、川牛膝）治腎虛腰重脚腫，小便不利。薛氏云：治脾腎虛，腰重脚腫，小便不利，或肚腹腫脹，四肢浮腫，或喘急痰盛，已成蠱證，其效如神。（卷二）

原文 《千金方》越婢加术湯：治肉極，熱則身體津脫，腠理開，汗大泄，屬風氣，下焦脚弱。
麻黄六兩　石膏半斤　生薑三兩　甘草二兩　白术四兩　大棗十五枚
上六味，以水六升，先煮麻黄，去上沫，內諸藥，煮取三升，分溫三服。惡風加附子一枚，炮。

徐彬曰（《金匱要略論注》）：此治風極變熱之方也。謂風勝則熱勝，以致內極熱而汗多，將必津脫，津脫而表愈虛，則腠理不能復固，汗泄不已，將必大泄。逢溫勝者，亦發汗，久則熱極而汗更甚也。風入榮爲屬，《內經》曰：屬者，有榮氣熱府。今風入榮爲熱，即是屬風氣矣。蓋風勝氣浮，下焦本虛，至厥陽獨行，而濁陰不降，無以養陰而陰愈虛，則下焦脚弱。故以麻黄通痹氣，石膏清氣分之熱，薑、棗以和榮衛，甘草、白术以理脾家之正氣，汗多而用麻黄，賴白术之扶正，石膏之養陰以制之，故曰越婢加术湯。所謂用人之勇，去其暴也。汗大泄，而加惡風，即須防其亡陽，故加附。（卷五）

沈明宗曰（《沈注金匱要略》）：風入於胃，風濕相蒸，則肉極熱，故腠理開。津液外越，則汗大泄，爲身體津脫。而陽明胃府，營衛之源，多血多氣之經，賊邪壅遏於胃，熱蒸營衛則肌肉腐爛而爲屬風。下焦脚弱者，亦屬陽明氣虛風濕所致，故用甘、术、薑、棗，補胃而行營衛。麻黄輕浮，以徹風氣從表而出。雖汗大泄而爲表虛，得白术、石膏，清散陽明風熱，俾邪去，汗不泄矣。（卷五）

魏荔彤曰（《金匱要略方論本義》）：似爲屬風言治，然歷節及中風，有風熱大盛，汗出津亡者，俱可擇用也。主以麻黄散邪於表，則內不致大熱；佐以石膏清內熱之原，所以爲表熱汗出，竈底抽薪也；生薑、甘草、白术、大棗，俱從補中之裏治，所以維正氣之根，使不致陽隨汗出，陰隨熱耗也；惡風加附子，又爲陽虛多汗者預設一防。故此方凡屬風、歷節、中風身熱汗泄、表虛陽微者，俱有裨益也。各附方之義，亦俱從仲景意中經營而得，然偏駁不純者有之，終不如仲景《傷寒論》中治太陽中風病諸風之純而不駁。余既引而列敘之於前，遵仲景法爲宗主也；後敘各附方於後，取之貴博，擇之貴精，以各附方爲羽翼仲景者也。學者深造而自得之，應不以余言爲河漢。（卷上）

朱光被曰（《金匱要略正義》）：陽明主肌肉，陽明熱極，則不能司合，而汗泄致風，風動火炎，故津脫。風陽上浮，故下部脚弱。其必致脚弱者，以脾與胃爲表裏，脾主四肢也。故藥用越婢以清熱熄風，加白术以補中而實腠理也。（卷上）

陸淵雷曰（《金匱要略今釋》）：本方有附子，《刪繁》同，第十八卷風毒脚弱痹門，亦引《千金》越婢湯，而有术附。注云：此仲景方，本云越婢加术湯，又無附子。胡洽云：若惡風者加附子一枚，多冷痰者加白术。然則《千金》但有越婢湯，無越婢加术之名，其方則《金匱》越婢湯加术附也。此所附者，乃《金匱·水氣病篇》之越婢加术湯，而綴以《千金》之主療，又用胡洽之說，惡風加附。蓋林億等湊合爲之，故與《千金》《外臺》小有出入也。案越婢加术附湯，石膏協麻黃，附子協术，皆所以逐水祛濕，日本醫多有治驗。（附見下文）若謂附子石膏寒濕相制，則俗醫之淺見矣。

《外臺》引《删繁論》曰：凡肉極者，主脾也。脾應肉，肉與脾合，若脾病則肉變色。又曰：至陰（謂脾也）遇病爲肌痹，肌痹不已，復感於邪，內舍於脾，體淫淫如鼠走，其身上津液脫，腠理開，汗大泄，鼻上色黃，是其相也。凡風氣藏於皮膚，肉色則敗，以季夏戊已日得之於傷風，爲脾風。脾風之狀多汗，陰動傷寒，寒則虛。虛則體重怠墮，四肢不欲舉，不嗜飲食，食則欬，欬則右脅下痛，陰陰引肩背，不可以動轉，名曰厲風。裏虛外實，若陽動傷熱，熱則實，實則身上如鼠走，唇口壞，皮膚色變，身體津液脫，腠理開，汗大泄，名曰惡風。（《千金》同）淵雷案：越婢加术湯證，當是慢性腎炎。因泌尿障礙，水毒積於肌肉，皮膚起救濟代償，故熱則腠理開，汗大泄。水氣病篇以本方治裏水（裏水當作皮水），可以證也。肉極屬風之云。本非實際，蓋慢性腎炎之患者，皮膚常蒼白，故謂之肉極。極者，疲極之意。又因肌肉有積水，積水是濕之類，肉與濕皆屬於脾，故《删繁》謂之脾風爾。注家或以厲風爲癩，則不考《千金》《外臺》，誤之甚矣。林億等以本方兼治下焦脚弱，故附於此。日本醫則以下焦脚弱爲越婢加术附證之一，用之有驗。（見下文）所以然者，水濕之性就下，舊說以附子爲下焦藥，其理可推而知也。

《巢源·婦人脚氣痛弱候》云：若風盛者，宜作越婢湯，加术四兩。淵雷案：風盛，謂脉浮汗出惡風也，可參看水氣病篇越婢湯條。

《方極》云：越婢加术湯，治越婢湯證（喘及渴欲飲水，或身疼惡風寒者）而小便不利者。

《方極》云：一身悉腫脹，脉浮，自汗出，惡風而小便不利者，或一身面目黃腫，小便自利，其脉沉而渴者，或小便不利，不渴者，越婢加术湯主之。兼用仲呂或葫蘆，迫於胸中劇，則以紫圓攻之。

《類聚方廣義》云：越婢加术湯，治眼珠膨脹熱痛，瞼胞腫起，或爛瞼風，癢痛羞明，眵淚多者，兼用應鍾散（大黃、川芎，本名芎黃散），時以梅肉散或紫圓攻之。

和田東郭《導水瑣言》云：脚氣不拘乾濕二證，凡小水短濇，氣急，手足麻痹甚，或膝骨弛緩者，可用越婢加苓术湯。

附越婢加术附湯之用法治驗

《方機》云：脚氣一身腫滿，小便不利，或惡寒，或兩脚不仁者，越婢加术附湯主之。兼用紫圓。

《類聚方廣義》云：越婢加术附湯，治水腫身熱惡寒，骨節疼重，或麻痹，渴而小便不利者，兼用葫蘆丸、仲呂丸等。又治諸瘍經久，爲流注狀者，及所稱破傷濕者。又治疥癬內攻，一身洪腫，短氣喘鳴，咽乾口渴，二便不通，巨裏動如怒濤者。更加反鼻

（蝮蛇霜也）效尤勝。當以仲呂丸、紫圓、走馬湯等下之。又治風濕痛風，身熱惡寒，走注腫起，或熱痛，或冷痛，小便不利而渴者，兼用蕤寶丸。又治痿躄證，腰腳麻痹，而有水氣，或熱痛，或冷痛者。

《建殊錄》云：某者，壬午秋，左足發疔。瘍醫治之，後更生肉莖，其狀如蛭，用刀截去，不知所痛，隨截隨長。明年，別復發疔，治則如初，爾後歲以爲常。生肉莖者凡五條，上下參差，並垂於脛上焉。眾醫莫知其故，先生診之，心胸微煩，有時欲飲水，腳殊濡弱，爲越婢加术附湯及伯州散飲之，時以梅肉散攻之。數日，莖皆脫下而愈。又云：越中僧玉潭者，病後左足屈縮，不能行步，乃爲越婢加术附湯飲之，時以紫圓攻之。每攻，其足伸寸許，出入三月所，行步復常，而指頭尚無力，不能跂立，僧益下之不止。一日，遽起取架上之物，已而自念，其架稍高，非跂立不能及，因復試爲之，則已如意矣。

華岡青州《醫談》云：某之母，患乳癌。初視之，核大如梅核，而腋下有塊，服魔藥（麻醉藥也）一時許，割出之，核重六錢五分。越八日，發熱，且瘡口大腫痛，是爲破傷濕，轉用越术附，六七帖而愈。蓋以其乳圍赤色，左臂及腋下同時赤腫，乃流注之證，而是越术附證也。凡金瘡及諸瘡瘍，有如此之證者，皆因外襲，越术附湯皆主之。越术附治破傷濕，古人所未言，記之以待後人試效焉。湯本氏云：破傷濕，即蜂窩組織發炎。因瘡口消毒不淨，細菌侵入所致。流注，即淋巴管及淋巴腺發炎也。破傷濕流注用越术附湯，誠華岡氏之偉績，然此方非治一切破傷濕流注者。蓋師（謂仲景也）之方劑，統治萬病，方之所治，無一定之病，而有一定之證。故破傷濕流注而有越术附之證者，得越术附而愈，越术附非專治破傷濕流注之方。破傷濕流注，亦非專宜越术附之病也。余近頃，治八歲兒右肘淋巴腺炎，其證寒熱往來，體溫三十九度，煩渴，口舌乾燥，舌上白苔，口苦，食機不振，惡心，右肘腺部發赤腫痛，不可屈伸，因與小柴胡湯半帖，加石膏三十克。服之三日，脫然而愈，知治病非可預定方劑矣。

又云：一人腋下漫腫，按之微痛，塾生診以爲痞癖，投大黃牡丹皮湯。後先生云是流注，視其左手，果有疵，因與越术附湯，兼用紫圓。凡水血凝滯，而腫痛不移者，可與越婢湯。（卷二）

血痹虛勞病脉證並治第六

問曰：血痹病從何得之？師曰：夫尊榮人骨弱肌膚盛，重困疲勞汗出，臥不時動搖，加被微風，遂得之。但以脉自微濇，在寸口、關上小緊，宜針引陽氣，令脉和緊去則愈。（一）

徐彬曰（《金匱要略論注》）：特將血痹並虛勞論治，見此證，原由質虛勞倦，不得與他痹證同法也。謂尊榮人，素習安間，膂力不出，故骨弱；膏粱故肌膚盛；又疲勞汗出，則氣竭表虛，因而臥則神氣不斂，或不時動搖而微風乘之，此時本氣素弱，疲勞耗氣，汗則陽氣虛，臥則陽氣伏，於是外之陽氣不能閉固榮氣，而轉側動搖，風雖微，如入空谷，乃風與血搏而得痹。脉者，榮氣之所注也，得風則本氣之緩者轉而爲微，本氣之滑者變而爲濇。然風濕雖搏于中上二焦，而邪之前鋒已及下焦，故尺中小緊。但邪雖及下，而病原總由陽虛，外不能固，內不能充，故曰"宜針引陽氣"。陽氣至而脉和，和則上下貫徹，邪不能久留而緊去，故愈。（卷六）

李彣曰（《金匱要略廣注》）：尊榮人，頤養太過，起居安逸，不耐疲勞者。故平日間骨弱肌膚盛，體雖外充而氣則內怯也。重困疲勞，則氣耗而內外皆越，故汗出，臥不時動搖，加被微風，得血痹之證也。脉自微濇，血虛也，小緊，以被微風也。風屬外感，故在寸關陽部上見之。夫血，陰類也，微濇小緊，陰脉也。針以引導陽氣，則榮衛通調，陰陽相濟，其脉自和，即《難經》氣主煦之，血主濡之之謂。緊去則愈，微風去也。（卷上）

周揚俊曰（《金匱玉函經二注》）：陽所以統夫陰者也，統陰則血必隨氣行矣。乃經言血痹而不言氣，何哉？不知血之痹由於氣之傷也。經曰：入於脉則血凝而不流。夫所以不流者，氣爲邪阻也。然邪之足以傷者，必因于作勞，則衛氣不能固外，而後邪得以入之。故仲景發其不流之故，以明得病之由。言天下惟尊榮人爲形樂之苦，形樂，故肌膚盛；志苦，故骨弱。骨弱則不耐勞，肌盛則氣不固，稍有勞困，汗易出也。夫汗者，血之液也。衛不固，斯汗出，汗出斯陽氣虛，雖微風且得以襲之，則血爲之痹。故一見脉微，則知其陽之不足；一見脉濇，則知其陰之多阻，此血痹之本脉也。而其邪入之處，則自形其小緊，小爲正氣拘抑之象，緊爲寒邪入中之徵。然仲景明言微風，何以反得寒邪耶？蓋邪隨血脉上下，阻滯汁沫，未有不痛者，故痛爲脉緊也。針以泄之，引陽外出，則邪去而正自伸也，否則終於痹也。然則固外之陽，所重惜也，富貴者能知陽氣素不自強，則不敢作勞，即不穫已而勞，或亦有以知節而不至於汗出，汗出矣，不致臥後動搖，又何致虛風痹血耶？仲景言虛勞，乃以血痹發其先，良有以也。（卷六）

魏荔彤曰（《金匱要略方論本義》）：痹病者，風寒濕雜合而成者也。《內經》云：其風氣勝者爲行痹，寒氣勝者爲痛痹，濕氣勝者爲着痹。則三邪俱外至之氣也。仲景何以名之曰血痹？就其感者言，則外至之氣也；就其受者言，則爲脉裏之營血也，故謂之曰血痹。《內經》言痹，分四時、別五藏，然初感不過在表，久之其邪內舍於裏，究非中藏之邪也，雖以骨痹、筋痹、脉痹、肌痹、皮痹五者分言，然統以營血爲歸宿之所。在此俱治痹者，不可不明者也。且《內經》所言邪舍五藏，必根於內傷七情，〔批〕《內經》云：淫氣喘息，痹聚在肺；淫氣憂思，痹聚在心；淫氣遺溺，痹聚在腎；淫氣乏竭，痹聚在肝；淫氣肌絕，痹聚在脾。與仲景所言較廣；蓋合內外以言痹，所以並有腸痹、胞痹等證。繼云諸痹不已，亦益內也，見內舍者之難治也；其風氣勝者，其人易已也，見外感着易醫也。易治而不得其法，則易者終歸於難矣，可不慎歟！至於或痛、或不痛、或不仁、或寒、或熱、或燥、或濕之故，帝厯問而岐伯詳答之，不必復贅矣。學者能不一爲檢閱而遽言治痹乎！乃仲景所言寥寥數語者，則以痹之一端以發意也。其論證與《內經》所言舍於五藏者遠，舍於六府者近。《內經》言六府各有俞，風寒濕氣中其俞，而食飲應之，循俞而入舍其府，則治府必先治胃也明矣。胃者，營衛氣之本。岐伯曰：水穀之精氣爲營，能入於脉，循行上下，貫五藏六府；水穀之悍氣爲衛，其氣剽疾滑利，不能入於脉也，循皮膚之中，分肉之間，熏於肓膜，散於胸腹。則內痹、外痹，何非營衛之氣受邪？又何非視胃陽衰旺，以爲風寒濕三邪之迎拒耶？然則治中風必顧慮其本病，不可但從標治，治痹何獨不然乎？此仲景所以明一端，以爲痹病之權輿焉。非《內經》詳而仲景略也。胃主後天之氣，人生以後全賴是以延壽命、卻病疾。胃氣旺而營衛和，則外邪何由得感乎？況流連不已？至於舍藏府腸胞之間，其人之胃氣衰、胃陽微可審矣。在中風邪乘於內虛，在痹病亦邪乘於內虛。內虛者，惟尊榮人居多，仲景於是首舉之以明血痹。然豈盡爲尊榮人方得血痹之疾哉？然則尊榮人，亦內虛之別名而已。內虛於下，則骨弱也；內虛於中，則肌膚反盛重也。腎陽足而骨強，胃陽強而肌實。今骨既弱矣，肌雖盛而沉重不輕捷矣，是上下之陽俱微而胃氣不能振勵，營衛俾有拒邪不受之能也。於是風寒濕三邪得以乘其隙而投之矣，與中風之受病奚異乎？況痹者亦中風之漸也，未有中風而不始於痹者。二證各立門戶，亦《內經》論風證之大旨，而其理實有相通也。仲景編次於中風之後，後人誤敍與虛勞同篇，〔批〕喻氏又將血痹強牽入虛勞中，可謂刻舟求劍矣。可見分篇列次，非仲景本意。痙、濕、暍不必定爲一病也，於此更明矣。請爲尊榮人即內虛人得痹病申言其故。其人骨弱肌重，必不耐勞煩，少勞則疲而汗出，精神不振，倦怠思臥，臥又不能安貼，不時動搖，兼以中虛多惡風寒，臥時必加被；惟其加被而熱更作，又動搖而去被，微風乘其氣倦體疲，汗出身臥，得而入其隙矣。然微風也，非大風也，不爲中風，而爲痹。又因臥必近地之濕氣，同欲加被之寒，合其邪以相襲，透其衛而着于營，專爲風邪在表，有皮膚肌肉經絡之分；若兼寒帶濕，則必膠滯于營血中；以微風之陽邪，不能勝寒濕二陰邪之力也，寡必從眾也，遂相率投于陰營，方以類聚也。此內虛以臥而得痹者，則凡起居動靜，俱可該也。特以臥時氣收神斂，營衛之行稍遲，故邪更易召致耳，非謂痹定臥方得也。然既知其爲內虛矣，雖風寒濕三邪爲外感，宜發散驅逐，奈其脉自微濇，惟寸口及關之上小緊，是外感爲輕，而內傷實重也，豈可遽爲發散驅逐，使邪未必除而正已不支乎？仲景言宜用針以引陽氣，陽氣得暢達流行，而三邪自退表脫體，豈能久而漸深，內舍於藏府腸胞乎？令脉和陽昇而微濇漸起也，言緊去陽足而風寒濕之病脉不留也。是痺病以扶陽助氣爲治本之要術也。尊榮人爲其內虛，故用之而效。凡內虛者用之皆可效也，豈必痺盡王侯卿相乎？此治痺之大經大法，可由數語而詳爲推致者也。蓋仲景用針法意在扶陽，用藥亦不出此物此志耳。（卷上）

尤怡曰（《金匱要略心典》）：陽氣者，衛外而爲固也。乃因疲勞汗出而陽氣一傷，臥不時動搖，而陽氣再傷，於是風氣雖微，得以直入血中而爲痺也。經云：邪入于陰則痺也。脉微爲陽微，濇爲血滯，緊則邪之徵也。血中之邪，始以陽氣傷而得入，終必得陽氣通而後出。而痺之爲病，血既以風入而痺于外，陽亦以血痺而止於中，故必針以引陽使出，陽出而邪去，邪去而脉緊乃和，血痺乃通，以是知血分受痺，不當獨治其血矣。（卷上）

吳謙曰（《醫宗金鑒》）：曆節屬傷氣也，氣傷痛，故疼痛也。血痺屬傷血也，血傷腫，故麻木也。前以明邪氣聚於氣分，此以明邪氣凝於血分，故以血痺名之也。尊榮人，謂膏粱之人。素食甘肥，故骨弱肌膚盛重，是以不任疲勞，疲勞則汗出，汗出則腠理開。亦不勝久臥，臥則不時動搖，動搖即加被微風，亦遂得以干之。此言膏粱之人，外盛內虛，雖微風小邪，易爲病也。然何以知病血痺也？但以身體不仁，脉自微濇，則知邪凝於血故也。寸口關上小緊，亦風寒微邪應得之脉也。針能導引經絡取諸痺，故宜針引氣血，以瀉其邪，令脉不濇而和，緊去邪散，血痺自通也。（卷十九）

黃元御曰（《金匱懸解》）：血痺者，血閉痺而不行也。此以尊榮之人，骨弱肉豐，氣虛血盛，重因疲勞汗出，氣蒸血沸之時，安臥不時動搖，血方動而身已靜，靜則血凝，加被微風吹襲，閉其皮毛，內鬱不得外達，因此痺着，而不流通。血痺不行，則脉自微濇。風寒外閉，則寸口關上小緊，緊者，寒閉之脉。清邪居上，故氣行于寸關。此宜針引陽氣，令陽氣通達，則痺開而風散，緊去而脉和，自然愈也。

久痺不已，而成乾血，則爲大黃䗪蟲之證矣。（卷七）

陳念祖曰（《金匱要略淺注》）：問曰：血痺之病，從何得之？師曰：夫尊榮之人。形樂而志苦，志苦故骨弱，形樂故肌膚盛，然骨弱則不能耐勞，肌膚盛則氣不固，若重因疲勞則汗出，汗後愈疲而嗜臥，臥中不時動搖，加被微風，遂得而干之。風與血相搏，是爲血痺。但以血痺人兩手寸關尺六部脉本自微濇，一見脉微，則知其陽之不足，一見脉濇，則知其陰之多阻，而其邪入之處在於寸口，以左寸之心主營，右寸之肺主衛也。今診其關上之寸口小緊，緊爲邪微，又合各部之微濇，可知陽傷，而邪困以阻其陰，必得氣通，而血方可循其度。宜針引陽氣，令脉和緊去則愈。

此言血痺之證，由於質虛勞倦，列于虛勞之上，與他痺須當分別也。（卷二）

朱光被曰（《金匱要略正義》）：元氣內虛之人，最易外感成疾。膏粱之徒骨肉柔脆，更因疲勞傷其形神。汗臥傷其衛氣，且不時動搖，以致傷及元精。動搖者，所謂有動於中，必搖其精也。爾時雖無六淫之氣乘之，內虛已着，乃加被微風，襲虛而入。風本傷衛，臥中衛氣伏于營中，與血相搏，而血遂痺矣。夫營行於脉中者也，元虛之人，其脉本微，今因血痺而且濇矣。寸口關上爲心主肝脾之位，榮氣之所出，痺則不能下交于衛，衛氣亦致孤餒，故尺中小緊，小爲陽虛，緊爲陰寒也。虛寒如此，唯宜針引陽

氣，以鼓動三焦，庶春回陽轉而生氣萌動也。後人治虛損，用補中益氣，從陽引陰。八味、都氣，從陰以引陽，即針引之意。（卷上）

嚴鴻志曰（《金匱廣義》）：凡血痹之病，無論膏粱之人，藜藿之輩，均能致之。仲景設爲問答，而獨舉尊榮人者，系血痹之證，尊榮人爲居多也。蓋藜藿之軀，形實骨堅，陽氣內充，易耐勞苦，即感微風，其邪未必即入血分而痹，惟膏粱之輩，外形雖盛，筋骨實多內弱，陽氣不固，一經疲勞，則汗自出，其臥亦不時動搖，不必猝受大風，即被微風，邪亦直入血分而留連不解，血得風邪而痹着不行，陽氣亦因之遂阻，斯時診其脈，則微濇在寸口，關上小緊，明顯陽微血痹，風邪深入之象，治當用針以引陽氣，令脈和緊去，其病則愈，此初得血痹之治法也。（卷一）

曹穎甫曰（《金匱發微》）：血痹初得之狀，仲師初無明文，但云尊榮之人骨弱肌膚盛，重因疲勞汗出，臥不時動搖，加被微風，遂得之。自來注家多未明瞭，予特抉其隱情而發之，大約與虛勞失精家病原相伯仲耳。夫所謂尊榮之人者，美人充下陳，左擁而右抱，臥必晏起，納穀不多，靜坐終日，動時恒少，脾陽先已不振（脾肉之吸收作用），肌肉雖盛，腠理實虛，加以內壁既多，精氣遂削，精髓空虛，骨乃荏弱，不受外邪固已不能任事，況又入房汗出，全身動搖，微風襲之，血受風遏，陽氣不達，陰血遂凝，此風不受于肩井，即受于風池、風府，以其背在上也，故知其臂必麻木，背必痠痛。平時脈本微濇，而關上獨見小緊者，正以痹在上部，不及中下也。此病在草野之夫，不足爲患，獨紈袴少年，氣體素弱，因而成痹。故但需針灸所病之穴，俾血從內動，即風從外解，而緊去脈和矣，玩"則愈"二字，此意自見。丁甘仁云：吾之門診，所以多用輕藥者，彼固未有重病也。亦此意也。近有富人金姓，多姬侍，時發病，無錫華宗海一針即愈。後宗海離上海，求診于党波平，亦如之，倘今不異于古所云耶。（卷之二）

陸淵雷曰（《金匱要略今釋》）：重困，諸家本並作重因，魏氏及《金鑒》，並以重字屬上爲句。《脈經》臥上有起字，《脈經》《千金》，得之下並有"形如風狀"四字。稻葉元熙云：趙本作重困，似是。賈誼新書：民臨事而重困，則難爲工矣。倉公傳：爲重困于俞，忿發爲疽。此皆言累困也（《金匱述義》引）。尊榮之人，饜飫肥甘，不任作勞，故筋骨柔脆，肌肉豐腴，抵抗病因之力至弱。偶爾疲勞汗出，或起臥動搖，感冒微風，遂成血痹。《素問·五藏生成篇》云：臥出而風吹之，血凝於膚者爲痹。王注：痹謂麻痹也。《脈經》《千金》，此條有形如風狀句。麻痹如風，即血痹之證候矣。但以以下，當是脈經家所沾注。蓋神經必賴體溫煦之，血液濡之，然後柔和而能致其用。今脈微濇，則是血循環濇滯也。寸口關上小緊，則是淺層動脈收縮，體溫不得隨血以達肌表也。脈變見於寸口關上者，其病在外，故爲末梢知覺神經麻痹之候。凡官能性疾患，其實質無大變化者，針刺最易取效，故曰宜針引陽氣，陽氣謂官能，亦謂引達體溫也。

湯本氏云：多數西醫，以知覺麻痹，直歸於知覺神經之炎證或變質，是謬見之甚者。何則？凡知覺神經之病，必因外傷或特種毒物之作用而起，其病非爲自動的，常爲被動的。換言之，非因知覺神經之原發病而續發麻痹，乃因毒害性物質使續發知覺神經病，其歸結則生麻痹也。故毒害性物質爲原因，知覺神經病爲結果，麻痹則結果之結果矣。因此之故，治血痹，當用桂枝茯苓丸或當歸芍藥散，驅逐瘀血水毒爲主，除其真正

病原，而知覺神經之病變如何，反可不問。然則知覺神經之病，中醫所知，反比西醫爲深，此其所以能治麻痹也。（卷二）

原文 血痹陰陽俱微，寸口關上微，尺中小緊，外證身體不仁，如風痹狀，黃耆桂枝五物湯主之。（二）

黃耆桂枝五物湯方

黃耆三兩　芍藥三兩　桂枝三兩　生薑六兩　大棗十二枚

上五味，以水六升，煮取二升，溫服七合，日三服。一方有人參。

徐彬曰（《金匱要略論注》）：陰陽，寸口人迎也。總是大概皆濇微，此獨去“濇”字，以微脉爲主耳。尺中小緊，謂細尋之有小緊者，此病邪直入之形，正如《明堂篇》測病法所謂“下銳下向”也。然此由全體風濕血相搏，痹其陽氣，使之不仁。故以桂枝壯氣行陽，芍藥和陰，薑、棗以和上焦榮衛，協力驅風，則病原拔，而所入微邪亦爲强弩之末矣。此即桂枝湯去草加耆也，立法之意重在引陽，故嫌甘草之緩不若黃耆之强有力耳。（卷六）

李彣曰（《金匱要略廣注》）：沉脉爲陰，浮脉爲陽，浮沉寸關俱微，則全體俱見不足之脉。又脉有七診，獨小者，病陽氣虛也。脉緊如轉索無常，有外感寒邪斂束之狀，皆陰脉也。血氣既虛，微風外客，故外證身體不仁，如風痹狀，實非風也。五物湯以和陰陽而祛邪氣。

脉微、體不仁，則榮衛不通，黃耆肥腠理以實衛氣；芍藥斂陰氣而和榮血；桂猶圭也，宣導聘使，爲通陰陽氣血之品；薑棗合用，行津液而和榮衛，爲治血痹之良劑。

或問：此湯大類桂枝湯、黃耆建中湯二方，何以不用甘草、膠飴？曰：桂枝湯用甘草，辛甘發散爲陽之義也，建中湯用甘草、膠飴，補脾氣也。脾主中州，故補脾以建中爲名。此治血痹身體不仁，藥宜補而兼行，庶幾利於健運，故不用甘緩之品。（卷上）

周揚俊曰（《金匱玉函經二注》）：此條是申上條既痹之後，未能針引以愈，遂令寸口微者，今則陰陽俱微，且寸關俱微矣，且尺中小緊矣。夫小緊既見於尺，則邪之入也愈深而愈不得出，何也？正虛之處，便是容邪之處也。《脉經》內外謂之陰陽，上下亦謂之陰陽。今尺既小緊，則微屬內外也明矣。若言證以不仁概之，蓋身爲我身，則體爲我體，而或爲疼痛，或爲麻木，每與我相阻，其爲不仁甚矣，故以風痹象之，非真風痹也。經曰：風寒濕三者合而成痹。然何以單言風痹也？邪有兼中，人之受者必有所偏，如多於風者，則其痛流行不常，淫於四末。蓋血以養筋，血不通行，則筋節爲之阻塞，且血藏於肝，肝爲腎子，腎既受邪，則血無不壅滯，於是以黃耆固衛，芍藥養榮，桂枝調和榮衛，托實表裏，驅邪外出，佐以生薑宣胃，大棗益脾，豈非至當不易者乎？（卷六）

魏荔彤曰（《金匱要略方論本義》）：隨因出方而更診其脉。診血痹之爲脉，陰陽俱微。陰，榮之診也；陽，衛之診也。榮衛之氣弱，則脉必陰陽俱微也，胃陽之素虛可知也。然此微在寸口、關上，則上氣不足更可知也。獨尺中小緊，非腎病也，亦不過胃陽之根復微，故風寒濕三邪得以乘于榮衛也。榮衛之氣根于胃陽，胃陽根于腎陽，尺中小緊，腎陽亦非充裕矣，所以邪中于榮衛。其外證在身體或皮膚不仁，如中風之痹狀。血痹與風痹有異乎？中于榮則爲血痹，中於皮膚則爲風痹。風痹兼寒濕者少，血痹兼寒濕者多，總不出胃陽虛而榮衛弱之理也，不必拘牽而大貴神明也。此仲景所以主之以黃耆桂枝五物湯，在風痹可治，在血痹亦可治也。以黃耆爲主固表補中，佐以大棗；以桂枝治衛昇陽，佐以生薑；以芍藥入榮理血，其成厥美，五物而榮衛兼理，且表榮衛、裏胃陽亦兼理矣。推之中風於皮膚肌肉者，亦兼理矣，固不必多求他法也。即云痹病多端，一方不足備用，然《內經》可考其病源也。中風病中引《傷寒論》太陽中風病諸方，可移取其治法也。寒邪濕邪雜于三陽三陰者，不一而足，其治法亦層見疊出，何必一一列之於痹病中而始可治痹病乎？此乃刻舟求劍之人。豈可與言仲景？市頭買數部方書，檢查醫治可矣。道不同不相爲謀。如此，立論設想，則請不必觀仲景之書可也。若後學必於求按證得方，則喻氏《法律》書中論證出方，尚有可觀。上考之《內經》，下證之喻氏，以求仲景之理法，亦可漸得矣。（卷上）

尤怡曰（《金匱要略心典》）：陰陽俱微，該人迎、趺陽、太溪爲言。寸口關上微，尺中小緊，即陽不足而陰爲痹之象。不仁者，肌體頑痹，痛癢不覺，如風痹狀，而實非風也。黃耆桂枝五物和榮之滯，助衛之行，亦針引陽氣之意。以脉陰陽俱微，故不可針而可藥，經所謂"陰陽形氣俱不足者，勿刺以針而調以甘藥也"。（卷上）

吳謙曰（《醫宗金鑒》）：此承上條，互詳脉證，以明其治也。上條言六脉微濇，寸口關上小緊，此條言陰陽寸口關上俱微，尺中亦小緊，合而觀之，可知血痹之脉浮沉、寸口、關上、尺中俱微、俱濇、俱小緊也。微者虛也，濇者滯也，小緊者邪也，故血痹應有如是之診也。血痹外證，亦身體頑麻，不知痛癢，故曰：如風痹狀。但不似風痹，曆關節流走疼痛也。主黃耆桂枝五物湯者，調養榮衛爲本，祛風散邪爲末也。（卷十九）

黃元御曰（《金匱懸解》）：血痹，寸陽尺陰俱微，其寸口關上則微，其尺中則微而復兼小緊，"脉法"：緊則爲寒，以寒則微陽封閉而不上達，故脉緊。外證身體不仁，如風痹之狀，以風襲皮毛，營血凝濇，衛氣鬱遏，漸生麻痹，營衛阻梗，不能煦濡肌肉，久而枯槁無知，遂以不仁。營衛不行，經絡無氣，故尺、寸、關上俱微。營瘀木陷，鬱于寒水，而不能上達，故尺中小緊。黃耆桂枝五物湯，大棗、芍藥滋營血而清風木，姜、桂、黃耆宣營衛而行瘀濇，倍用生薑，通經絡而開閉痹也。（卷七）

陳念祖曰（《金匱要略淺注》）：血痹證脉之通體陰陽俱微，前言微濇，今言微而不言濇，以濇即在微中也。寸口脉在關上者亦微，尺中小緊，前言緊在關上之寸口，今言緊在尺中，非前後矛盾也？邪自營衛而入，故緊止見於寸口，即入之後，邪搏于陰而不去，故緊又見於尺中也。外證身體不仁，雖如風痹之狀，其實非風，以黃耆桂枝五物湯主之。經云："陰陽形氣俱不足者，勿刺以針，而調以甘藥。"茲方和營之滯，助衛之行，甘藥中亦寓針引陽氣之義也。

此節與上節合看，其義始備，其方即桂枝湯，妙在以耆易草，倍用生薑也。（卷三）

朱光被曰（《金匱要略正義》）：承上言陰陽俱微，營衛交痹矣。寸口關上、尺中俱見虛寒，三焦絕無正氣鼓動，其裏氣已甚憊，而外且見身體不仁證象，是氣因血而亦痹，不能融貫百骸肌體，有似風痹，而實不必由風也。但其治法，亦正從同。如桂枝湯本爲太陽中風和榮衛之要藥，茲特去甘草之和緩，而君以黃耆之峻補者，統率桂、芍、薑、棗，由中達外。俾無形之衛氣，迅疾來復，有形之營血，漸次鼓蕩，則痹可開，而風亦無容留之處矣。（卷上）

嚴鴻志曰（《金匱廣義》）：上條言初得血痹之病，尚可用針以引陽氣，此條言血痹已成，非針所能治療。夫血痹之人，陽既不足，陰復澀微，乃陰陽俱微者也。所以其肌體頑痹，痛癢不覺，狀如風痹，而實與風痹不同，乃諸家以陰陽俱微爲指脉言，如果屬脉，仲景胡不曰脉陰陽俱微，而奚必再曰寸口關上尺中也，其所以曰寸口關上微，尺中小緊者，以見血痹之證，衛陽虛而營陰痹，所以脉見微象，邪客血絡，所以脉見小緊，教人以脉辨證也。故主以黃耆五物湯，用黃耆助陽，芍藥養陰，桂枝、薑、棗調和營衛，俾正氣充而邪去，爲正當不易之治法也。（卷一）

曹穎甫曰（《金匱發微》）：病至氣血兩虛，與上節本原柔脆，正虛病輕者，固自不同。寸口關上脉微，尺中小緊，陰血不充，陽氣鬱塞之脉證也。氣血不通，故身體不仁，如風痹狀，甚則兩足痿弱，或更因陽氣閉塞，不濡分肉，麻木不知痛處。此證治法，以宣達脾陽，俾風邪從肌肉外泄爲主，故用解肌去風之桂枝湯去甘草，而用黃耆者，正以補裏陰之虛而達之表分也。（卷之二）

陸淵雷曰（《金匱要略今釋》）：《傷寒論》言脉之陰陽，多稱脉陰陽。惟桂枝湯條陽浮而陰弱，不稱脉。注家皆以爲陽脉浮，陰脉弱。然下文云：陽浮者熱自發，陰弱者汗自出。則陽浮謂體溫外趨，陰弱謂血漿滲泄，不必指脉也。此條陰陽俱微，亦不稱脉，故沈氏以爲陰陽營衛俱微，邪入血分而成血痹。《金鑒》則仍以陰陽爲脉，似沈義長矣。營衛俱微，神經不得煦濡而麻痹，故外證爲身體不仁。寸口二句，亦是脉經家沾入，釋在上條。

丹波氏云：《血氣形志篇》王注：不仁，謂不應用則痛痛矣（廣韻：音頑，《巢源》《千金》間有頑痹之文，知頑麻之頑原是痛字）。《巢源·血痹候》云：血痹者，由體虛，邪入于陰經故也。血爲陰，邪入於血而痹，故爲血痹也。其狀形體如被微風所吹，此形容頑痹之狀也。風痹，諸家不注，惟《金鑒》云：不似風痹曆關節，流走疼痛也。此以風痹爲曆節，恐誤也。《巢源·風痹候》云：痹者，風寒濕三氣雜至，合而成痹。其狀肌肉頑厚，或疼痛，由人體虛，腠理開，故受風邪也。據此，則風痹乃頑麻疼痛兼有，而血痹則唯頑麻而無疼痛，曆節則唯疼痛而不頑麻，三病各異，豈可混同乎？淵雷案：血痹風痹，皆是末梢知覺神經之病，曆節則非神經系統病，已詳前篇。丹波氏以疼痛與否，辨血痹風痹，就《巢源》文字而論，當是。至《金鑒》所云，蓋因痹論有風氣勝者爲行痹之文，故以風痹爲流走疼痛，惟“曆關節”三字有語病，未必混風痹於曆節也。

《方極》云：黃耆桂枝五物湯，治桂枝湯證而嘔，身體不仁，不急迫者。和久田寅叔云：方極但就藥味之去加言之，于本文之證無所考。此證雖用桂枝，無衝逆之證，而有痹不仁之外證，亦無發嘔之候，非以嘔而增加生薑也。

丹波氏云：據桂枝湯法，生薑當用三兩，而多至六兩者何！生薑味辛，專行脾之津液，而和營衛藥中用之，不獨專於發散也。淵雷案：此方即桂枝湯，去甘草，倍生薑，而君以黃耆也。桂枝湯取其調和營衛，黃耆取其祛除皮下組織之水毒，恢復皮膚之營養，生薑取其刺激腸黏膜，催促吸收而下降水毒，此治麻痺之由於營養障礙者也。原注一方有人參者，《千金》第八卷風痺門黃耆湯，即本方加人參，共六味，故單名黃耆湯，無"五物"二字，主療與《金匱》同。（卷二）

原文 夫男子平人，脉大爲勞，極虛亦爲勞。（三）

李彣曰（《金匱要略廣注》）：平人者，形如無病之人，經云脉病人不病者是也。勞則體疲於外，氣耗於中，脉大非氣盛也，重按必空濡，乃外有餘而內不足之象。經云：獨大者病。又云：大則病進。脉極虛，則精氣竭矣。蓋大者，勞脉之外暴者也；極虛者，勞脉之內衰者也。故勞脉虛者易識，大者難知，以脉狀似實也。東垣當歸補血湯黃耆一兩，當歸二錢，治肌熱煩渴，目赤面紅，脉洪大而虛，重按全無。經云：脉虛、血虛，此得之飢困勞役者，誤服白虎湯必死。然則脉可不審乎。（卷上）

周揚俊曰（《金匱玉函經二注》）：虛勞爲不足之病，則必爲不足之脉也。經云：煩勞則張，精絕。正以勞則陽氣外張，舉之有餘也。然其餘也，既非內蘊之充，又豈外邪之助，以是大爲勞也。至問脉之重虛，對以上虛尺虛，言上下皆虛也。又云脉虛者不象陰也，不似手太陰之充盛也，故極虛者亦云勞。然則大者固爲勞力飢飽，而極虛者則不免于房勞矣。（卷六）

魏荔彤曰（《金匱要略方論本義》）：虛勞者，因勞而虛，因虛而病也。人之氣通于呼吸，根於藏府，靜則生陰，動則生陽。陰陽本氣之動靜所生，而動靜復能生氣之陰陽，此一神兩化之道也。故一動一靜，互爲其根，在天在人，俱貴和平，而無取於偏勝。偏則在天之陽愆陰伏而化育乖；在人則陽亢陰獨而疾病作。然則虛勞者，過於動而陽煩，失于靜而陰擾，陰日益耗而陽日益盛也，是爲因勞而虛，因虛而病之由然也。《內經》云：邪氣盛則實，精氣奪則虛。蓋始因精氣奪而虛，邪氣遂盛而實，此尚可爲也；久之，邪氣有漸與正俱虛者，已難挽回矣；更有邪不與正俱虛而終盛者，則醫藥難施而針砭莫救矣。然既云勞而虛矣，則勞必有一定之外因，而虛亦必有一定之內因。仲景名之曰五勞，其本於《內經》之言五虛乎？《內經》云：肝病者，兩脅下痛引少腹，令人善怒，虛則目䀮䀮無所見，耳無所聞，善恐，如人將捕之；心病者，胸中痛，脅支滿，脅下痛，膺背肩甲間痛；兩臂內痛，虛則胸腹大，脅下與腰相引而痛；脾病者，肌肉痿，身重，善足不收行，善瘈，腳痛，虛則腹滿腸鳴，飧泄食不化；肺病者，喘欬逆氣，肩背痛，汗出，尻陰股膝髀腨胻足皆痛，虛則少氣不能報息，耳聾嗌乾；腎病者，大腹脛腫，喘欬身重，寢汗出，憎風，虛則胸中痛，大腹少腹痛，清厥，意不樂。此五虛者，所以爲精奪之內因。而五病者，所以爲邪盛之外因乎？但終不知何以致其虛也？仲景又列言七傷，其本於《內經》之言五不足乎？《內經》云：心藏神，肝藏血，肺藏氣，脾藏肉，腎藏志。又云：氣虛者肺虛也。推之五藏，神虛則心虛，血虛則肝虛，肉虛則脾虛，志虛則腎虛，莫不爲然矣。是五不足之故，皆有外見可徵者。而所以致虛之由，亦可因此而盡詳之矣。多動其氣，而無靜以養之，則氣虛而肺虛矣；多動其血，而無靜以養之，則血虛而肝虛矣；多動其肉，而無靜以養之，則肉虛而脾虛矣；多動其神，而無靜以養之，則神虛而心虛矣；多動其志；而無靜以養之，則志虛而腎虛矣。此五虛之所以原于勞，而五勞之所以致虛也乎。後明之以七傷，傷雖有七，而所傷不過五。是五勞、七傷皆耗其藏中真陰，生其藏中邪熱，於是邪實而精奪，遂成虛勞之病矣。〔批〕虛勞必起於內熱，終於骨蒸有熱者十有七八。其一二虛寒者，又必邪熱先見，而其後日久隨正氣俱衰也。藏爲陰，陰即藏中真氣，迨實邪耗真氣既盡，而真藏脉外見，遂不可治矣！或問藏爲陰，陰即藏中真氣，豈藏中無陽乎？非也。《內經》云：所謂陰者，真藏也。蓋藏中之真乃陰也。藏中之真，固陰陽俱有者也，而在藏中之陰分，故曰陰即藏中真氣也。此蓋爲邪實而精奪者言也。若夫邪久或不能實，與精同其消散者，則藏中之陽，又爲藏中真氣矣。此又陰陽隨時，就其所重者言之也。當邪氣方盛，則必耗其陰，及邪氣已衰，又累敝其陽矣。豈可執一而論乎？仲景根原《內經》，爲邪氣盛則實，精氣奪則虛者言虛勞也，曰：夫男子平人，脉大爲勞，極虛亦爲勞。脉大者，邪氣盛也；極虛者，精氣奪也。以二句揭虛勞之總，而未嘗言其大在何脉，虛在何經，是在主治者隨五勞、七傷之故而諦審之，豈數言可盡者乎？（卷上）

尤怡曰（《金匱要略心典》）：陽氣者，煩勞則張，故脉大；勞則氣耗，故脉極虛。李氏曰：脉大非氣盛也，重按必空濡。大者，勞脉之外暴者也；極虛者，勞脉之內衰者也。（卷上）

吳謙曰（《醫宗金鑒》）：男子平人，應得四時五藏平脉，今六脉大而極虛，非平人之脉也。然大而無力，勞役傷脾氣；極虛者，內損腎陰精也。此皆欲作虛勞之候，故有如是之診也。（卷十九）

黃元御曰（《金匱懸解》）：脉大者，表陽離根而外浮，所謂大則爲芤也。極虛者，裏陽虧乏而內空，所謂芤則爲虛也。或大，或芤，皆以勞傷元氣之故也。（卷七）

陳念祖曰（《金匱要略淺注》）：虛勞病，其機一見於脉，即當早治，夫男子平人，脉大爲七情色慾過度，內損腎精，勢將爲勞，脉極虛，爲飢飽勞役過度，內損脾氣亦爲勞。病者須當治之以早也。

此以大虛二脉，提出虛勞之大綱。意者腎經損則真水不能配火，故脉大；脾氣損則穀氣不能內充，故脉虛。二脉俱曰爲者，言其勢之將成也。《難經》云：損其脾者，調其飲食，適其寒溫；損其腎者，益其精。未雨綢繆，其在斯乎！（卷三）

朱光被曰（《金匱要略正義》）：此總敘虛勞之脉證與色以相參也。大與極虛，是虛勞之主脉。益大爲元陰虧，虛爲元陽弱也，下文脉證俱從此參互。（卷上）

嚴鴻志曰（《金匱廣義》）：虛勞病不獨男子有之，女子亦有之，仲景特以男子爲言者，系男子主陽，女子主陰，男子虛勞，類多陽虛，女子虛勞，類多陰虛，雖未盡然，大都不外此矣。即舉平常不病之男子而言之，其脉若大，非實大，顯見陽浮于外，陰虛於內，陰陽不相維繫，勢將爲勞。其脉若虛，虛且極虛，顯見陽已虛微，陰復不足，陰陽至於兩虧，亦將爲勞，其治固不容或緩也。（卷一）

曹穎甫曰（《金匱發微》）：陰虛生內熱，陽氣外張，故脉大。陽衰生裏寒，陰血不

充，故脉極虛。脉大則發熱，脉極虛則惡寒。（卷之二）

陸淵雷曰（《金匱要略今釋》）：凡慢性病，見營養不良，機能衰減之證者，古人統稱虛勞。如腎上腺病、遺精病、前列腺漏、陰萎、壞血病、白血病、貧血病、萎黃病、神經衰弱等，古人皆以爲勞傷所致，皆屬於虛勞之範圍。惟肺結核即次篇之肺萎，而注家亦與虛勞等視。蓋中醫之用藥，視證不視病，故病名多氾濫無斷制，虛勞其尤氾濫者已。（卷二）

原文 男子面色薄者，主渴及亡血，卒喘悸，脉浮者，裏虛也。（四）

李彣曰（《金匱要略廣注》）：此節以亡血爲主。《內經》云：精明五色者，氣之華也。又云：心之華在面，其充在血脉。勞則氣耗火動，迫血妄行，必致亡血。蓋血主濡之，血亡則精采奪而面色薄，津液去而煩且渴矣。又勞者，氣血俱耗，肺主氣，氣虛則喘，心主血，血虛則悸。卒者，卒然見此病也。脉浮爲裏虛，以勞則真陰失守，孤陽無根而氣散於外者，精奪於內也，即前節脉大爲勞之意。

李瑋西曰：脉浮屬外感，何以又屬裏虛？此必浮而無力者也。若浮而有力，則又作別論矣。（卷上）

周揚俊曰（《金匱玉函經二注》）：引仲景出望之法以教人也。經曰：心者，生之本，神之變，其華在面，而其充在血脉。故手少陰爲君主之官，神明出焉。然使憂愁思慮，則足以傷之。夫神傷則體弱，體弱則所生者不足，自未能榮於色矣。蓋心所以生血，而色者，神之旗也；陰血既少，則津液自枯，故主渴也；渴必引水以自救，而渴不復爲水止，則飲多而停於心下，阻其呼吸之隧而爲喘，失其君火之司而爲悸，所不免也。若此者脉必浮，豈非所生之血不足鼓其脉於外乎？心所以合脉者也，於是知其心氣之虛於裏焉也。（卷六）

魏荔彤曰（《金匱要略方論本義》）：仲景再爲驗辨之于色于證于脉以決之。男子面色薄，即不澤也，此五藏之精奪而面色失其光潤也。然光必在面皮內蘊，潤必在面皮內敷，方爲至厚，若大見呈耀，則亦非正厚色矣。今言薄，則就無光潤者言也，其人必患消渴及諸失亡其血之疾，因而喘於肺而悸於心。卒者，忽見忽已之謂。此俱爲邪盛之實、精奪之虛也。診之必浮大者，邪盛也；大而浮，邪盛兼精奪也，故總歸之於裏虛而已。（卷上）

尤怡曰（《金匱要略心典》）：渴者，熱傷陰氣；亡血者，不華於色。故面色"者，知其渴及亡血也。李氏曰：勞者氣血俱耗，氣虛則喘，血虛則悸。卒者，猝然見此病也。脉浮爲裏虛，以勞則真陰失守，孤陽無根，氣散於外，而精奪於內也。（卷上）

吳謙曰（《醫宗金鑒》）：此復申虛勞面色白，互詳其證之義也。面色白不因衄者，是血不內生也；因衄者，是血亡於外也。今曰"面色薄"，謂面色淺淡不華，亦不足之色也。故主津液不足之渴，及吐衄亡血，氣虛卒喘，血虛卒悸也。（卷十九）

黃元御曰（《金匱懸解》）：血者，色之華也，亡血而無以華色，故面色清薄。血弱則發熱而作渴，《傷寒》所謂諸弱發熱，熱者必渴也。熱盛火炎，則刑金而作喘。血亡

肝虚，風木鬱衝，則生悸動。凡脉浮者，皆緣裏氣之虛，表陽不能内交也。（卷七）

陳念祖曰（《金匱要略淺注》）：虛勞病，見於脉者，尚隱而難窺，而徵之於色，則顯而易見，男子面色無華而淺薄者，主氣不布精而口渴及失血過多而亡血，卒然之頃，或氣不順而喘，心不寧而悸，更診其脉，若脉之浮於外者，便知其裏之虛也。甚則爲真陰失守，孤陽無根，氣散於外，精奪於内之急證，可不畏哉！

此言望色而得其虛，又當参之於脉，而定其真虛與否也。（卷三）

朱光被曰（《金匱要略正義》）：人之氣血，會於面部，故明堂五色，藏府之寒熱虛實應之。今面色衰薄，則知其爲陽精所降也，陽精降，則陰不上奉，燥渴亡血在所必致。上焦虛損，故主喘與悸也。榮氣發于上焦，行於脉中，裏虛即營虛，脉無裏則浮，即浮大爲勞之義也。（卷上）

嚴鴻志曰（《金匱廣義》）：上條以脉辨證，此條以色察證，所謂望診也。如男子面色薄而無華，一望而知其精氣内奪矣。夫精氣奪則津液耗，故主渴及亡血，亡血則心肺傷，故可必其卒然而喘悸也。（卷一）

曹穎甫曰（《金匱發微》）：此節爲望色審證及脉而知虛勞之病也。面色之厚薄，視其人之氣血爲轉移，氣血充，則頰轉豐腴，無論赫如渥丹爲厚，即膚如凝脂亦爲厚；氣血不充，則枯白不華，無論面如削瓜爲薄，即肥白如瓠者亦爲薄，爲其精虧而血少也。精虧則生内熱，而引水自救，故主渴；血少則色夭不澤，故主亡血，此一望而可知者也。腎不納氣則喘（此爲精竭者所必有），心營虛耗則悸（此爲亡血所必至），雖喘與悸皆有虛實之辨，要惟虛勞之喘，坐臥則略定，稍動則肩搖而息粗，是爲卒然而喘，與汗出飲水之喘、痰飲之喘、靜處不能暫停者，固不同也。虛勞之悸，略無驚恐，則坦坦如平人。若據梧沉思，忽聞對座高聲，或凝神夜坐，忽見燈旁物影，不覺怦然大動，是爲卒然而悸，與水氣凌心之悸、煩熱之悸絕無間斷者，又不同也。至謂脉浮爲裏虛，則爲仲師失辭，原其意殆指浮取則見、重按若無之芤脉，承上渴及亡血言之，否則浮爲在表，浮則爲風，傷寒浮緊，中風浮緩，豈得概謂之裏虛耶？（卷之二）

陸淵雷曰（《金匱要略今釋》）：沈氏云：血乃神之旗，營衛之標。若面色薄者，是白而嬌嫩無神，乃氣虛不統營血於面也。陰血虛而陽氣則盛，虛火上僭，津液不充，則渴。氣傷而不攝血，則亡血，虛陽上逆。衝肺卒喘。心營虛而真氣不斂，則悸。尤氏云：脉浮爲裏虛，以勞則真陰失守，孤陽無根，氣散於外，而精奪於内也。

淵雷案：沈氏釋面色薄，頗似西醫所謂勞瘵質。勞瘵質者，其人面狹長，容貌軟弱，面色蒼白，眼光銳利，齒牙整齊，長頸而狹胸。其肋骨斜向下行，鎖骨上窩陷凹甚深，吸氣肌薄弱，心藏及血管系易於興奮（易於潮紅或失色），手足細長，筋肉及脂組織發育不良。凡具斯等體格者，對於結核菌之抵抗力特弱，易罹肺結核云。（卷二）

原文 男子脉虛沉弦，無寒熱，短氣裏急，小便不利，面色白，時目瞑，兼衄，少腹滿，此爲勞使之然。（五）

李彣曰（《金匱要略廣注》）：《内經》云：脉者血之府也。勞則氣血俱虛，故見虛而沉弦不足之脉。無寒熱，以無表邪也。短氣裏急，氣虛不接續也。小便不利有二，一屬肺金氣虛不能生水，一屬膀胱內竭不能化氣而出也。面白者，血不華色也，目得血而能視，血虛故目瞑也。衄者，勞則虛火上炎，氣不攝血也。少腹者，肝腎之部，滿者，肝腎兩虛，即裏急不足之意。此虛勞在肺肝腎三經也。（卷上）

周揚俊曰（《金匱玉函經二注》）：人之身以陽氣爲主，惟作勞則動傷元氣，故於此先言脉，並言證，以見男子之陽虛也。夫虛者，勞之本脉也，舉按不實之中而復見少厥二陰之象，則其爲內傷陽氣何如？而陽虛者必惡寒，內傷者多發熱，故《經脉》云：假令寸口脉微，名曰陽不足，陰氣上入陽中，則洒淅惡寒也；假令尺脉弱，名曰陰不足，陽氣下陷入陰中，則發熱也。今三部同等，已非上入下陷之候，則其無寒熱可知。然膻中者，氣之海也，穀之精氣，濁者化衛而一爲宗氣，行胸中以司呼吸，於是呼出者心肺主之，吸入者腎肝主之。心肺陽也，腎肝陰也。夫以舉按豁然之脉，而止見其有陰無陽，是中之宗氣不能爲之資，斯呼者無以壯其出，而吸者不能深其入，遂令昇降無力，而短氣不足以息也。中州之氣既虛，使水穀未能消腐，而清氣不能上昇，則腎陽未旺，肝氣下乘，故頻圊而裏急。膀胱爲州都之官，氣不化而水道不出。至如經謂十二經脉、三百六十五絡皆上於面，然肺爲氣之總司，若氣虛則肺亦虛，故面雖諸陽之會，而色獨如金也。且陰氣盛則目瞑，今陽衰，有不爲之目瞑者乎？兼衄者，陽絡傷則血外溢，而爲衄也。少腹滿者，因小便不利也。此爲勞傷元氣，所以至此。然則仲景即不言治法，自當調以甘藥，培中土以益元陽，不待言矣。若舍黃耆建中，又何以爲法耶？（卷六）

魏荔彤曰（《金匱要略方論本義》）：仲景再爲敘其脉證。診之大而浮，必浮取盛而沉取衰之脉也，其言裏虛可也。若浮診之脉浮大爲虛矣；沉診之脉沉弦者，無乃非虛乎？不知此正所謂邪盛也。弦脉見於沉分，應身發寒熱；今無寒熱，則此弦乃血虛於肝之象。血虛於肝，則熱生於裏。短氣者，壯火食之而損也；小便不利，津液消也；面色白，營氣竭也；時目瞑，肝虛風動也；兼衄，血虛火動也；裏急少腹滿，腎肝之火上盛，則下陽必虛，陰凝于下焦也。凡此脉證，皆勞而虛，虛而病之徵也。所以明之曰：此爲勞使之然。（卷上）

尤怡曰（《金匱要略心典》）：脉虛沉弦者，勞而傷陽也，故爲短氣裏急，爲小便不利，少腹滿，爲面色白；而其極則並傷其陰，而目瞑兼衄。目瞑，目不明也。（卷上）

吳謙曰（《醫宗金鑒》）：此復申虛極爲勞，以詳其證之義也。脉虛沉弦，陰陽俱不足也；無寒熱，是陰陽雖不足而不相乘也；短氣面白，時瞑兼衄，乃上焦虛而血不榮也；裏急，小便不利，少腹滿，乃下焦虛而氣不行也。凡此脉證，皆因勞而病也，故曰：此爲勞使之然。（卷十九）

黃元御曰（《金匱懸解》）：脉虛者，空虛而不實；沉者，陽陷而不昇；弦者，水寒而木枯也。無寒熱者，無表證也。短氣者，氣不歸根。裏急者，木鬱不達。小便不利者，土濕木陷，不能行水。面色白者，血不華色。時時瞑者，陽不歸根，昇浮而眩暈。衄者，肺金之不斂。少腹滿者，肝木之不昇。此皆勞傷中氣，不能昇降陰陽，故使之然也。（卷七）

陳念祖曰（《金匱要略淺注》）：男子勞而傷陽，陽氣不足，其脉虛沉弦，不關外邪，其身無寒熱，但病短氣裏急，小便不利，面色白，爲陽傷之易見者，人可共知，而上虛則眩，當隨時自見其目瞑陽虛陰必走，有時兼見爲鼻衄，丹田、氣海、關元等穴，俱在少腹，元陽傷則少腹滿，此爲勞而傷陽使之然。（卷三）

朱光被曰（《金匱要略正義》）：脉虛爲勞矣，若兼見沉弦，沉爲衛氣伏，弦爲衛氣結，即無寒熱表邪，而短氣裏急，純屬下虛陰逆，中陽不布之象，因而小便不利。少腹滿，衛陽不運也。面色白，血不上榮也。目瞑兼衄，陰火上逆也。此爲下焦勞傷，即極虛爲勞之義也。（卷上）

嚴鴻志曰（《金匱廣義》）：前既言脉虛爲勞，今更言脉虛而且弦，見於沉部，無寒熱，非外感也，乃陽虛及陰之見證也。故短氣，爲肺氣不足；裏急、小便不利、少腹滿，爲腎陽不充；面色白，時目瞑兼衄，爲氣內虛而血逆妄行也。凡此脉證，亦皆爲勞使之然耳。（卷一）

曹穎甫曰（《金匱發微》）：凡脉見沉弦者，不主裏水，即主表寒。衛虛則生寒，營虛則生熱，故表邪見沉弦者，必有寒熱。今無寒熱，則非表邪可知。虛陽不歸其根，故短氣；裏急者，似脹非脹，似痛非痛，而中氣否塞也。小便不利而少腹滿者，三焦水道由腎下達膀胱。水道得溫則行，遇寒則凍，腎陽既耗，水道遂瘀。按此證必兼腰痛，嘗見好眠睡忍小便者，其腰必痛，水瘀腎藏，以膨急而傷也；否則其膀胱必痛，亦以膨急而傷也。若夫腎陽以多飲而喪，則水藏虛寒，其氣不能上下行，不上行則與水之上源隔絕，而見氣短裏急；不下行則下流之輸泄無力，而見小便不利、少腹急。下文雖有小建中一方以治裏急，八味腎氣丸以治小便不利，自非猛自懲艾，實於生命無濟，倘如《西廂記》所云"月移花影，疑是玉人來"，雖盧、扁，其奈之何！（卷之二）

陸淵雷曰（《金匱要略今釋》）：元堅云：無寒熱，又見短氣（第九篇）、吐血瘀血（第十六篇）及妊娠（第二十篇）中，俱言無外邪，《金鑒》恐誤。瞑、眩通用，後條云目眩，然則目瞑即目眩也。

丹波氏云：本篇標男子二字者，凡五條，未詳其意，諸家亦置而無說。蓋婦人有帶下諸病，產乳眾疾，其證似虛勞而否者，不能與男子無異，故殊以男子二字別之歟。淵雷案：男子字，又見消渴篇、黃疸篇。蓋五勞六極，男子爲多，七傷又全是男子生殖器病，虛勞多標男子者，殆以此也。（卷二）

原文 勞之爲病，其脉浮大，手足煩，春夏劇，秋冬瘥，陰寒精自出，酸削不能行。（六）

李彣曰（《金匱要略廣注》）：脉浮大者，裏虛而氣暴於外也。四肢者，諸陽之本，勞則陽耗陰虛而生內熱，故手足煩。凡勞傷多屬陰虛，宜收斂而忌張散，春夏木火盛炎之際，且氣浮於外，則裏愈虛，故劇。秋冬金水相生之候，且氣斂於內則外不擾，故瘥也。陰寒者，命門火衰也，精自出，腎水不藏也，腎主骨，故酸削不能行削，弱也。經云：強力舉重則傷腎。此虛勞之病在腎者也。（卷上）

周揚俊曰（《金匱玉函經二注》）：夫脉之大有二：一曰大爲實；一曰大則爲芤，芤則爲虛。今屬之于勞，則所傷在元氣，而無血以和之也。然傷者在氣，而何損於血也？經曰：陽生則陰長，故無陽則陰無以生，無陰則陽無以化。舉按之間，但覺其大而非有力於去來也。然何以他脉不兼見？夫惟不兼見，故盛於外者，非由於素養之得宜，只因營衛之氣滿於中焦，致火不生土而太陰病。故手足煩者，脾屬四肢也。經曰：煩勞則張，精絕，辟積于夏，使人煎厥。故逢收藏之時而稍差，不似春夏之散見也。經曰：强力舉重則傷腎。又曰：腎者，精之處也，其充在骨。夫既真陽不能守，而陰精有不外遺者乎？酸削不能行，亦所必至也。（卷六）

魏荔彤曰（《金匱要略方論本義》）：然仲景詳其色脉，舉出諸證，無非爲動多勞，陽偏而邪實，靜少養，陰衰而精虛，再三昭其戒而已。惟其邪實，故血妄行而衄吐；益以亡津，隨飲隨消，渴不能止；血枯榮竭，面色悴憔，火炎風動，頭目眩冒，而諸證並集矣。然邪實而精虛，必上實而下虛，攻之不可，補之不受，將何以爲救理乎？仲景又因脉之浮大而明其邪盛精奪之故，以明陰陽消長之機。其人脉浮大而手足煩，則內陰虛熱盛，四末動擾，不能自已矣。邪本陰虧陽亢，內生之焰也，然亦隨天時爲衰旺。春夏者，陽時也，陰虛之病必劇；秋冬者，陰時也，陰虛之病稍瘥。就人之脉證，徵時令之陰陽。其進退有不爽者，而治法從此立矣。再者，如此火盛於上，則必陽衰於下，於裏急少腹滿已明之矣。於是胃陰不足而邪火熾于上焦，嗣腎陽不足，而邪寒凝滯于下焦，陰寒既內迫，陽精自外出，爲白濁、爲遺精、爲鬼交，皆上盛下虛之必致也。精既出奪，必益虛寒，腿脚酸軟，肌肉瘦削，遂不可行立，而骨痿不能起於牀矣。越人因此而明自上損于下，自下損於上之理，明如指掌，無非仲景數言之所該也。此時上邪若隨正衰，尚可大補其下陽；若上邪不隨正衰，而仍炎上無返也，則明達者，必爲之束手也矣。（卷上）

尤怡曰（《金匱要略心典》）：脉浮者，勞而傷陰也，故爲手足煩，爲痠削不能行，爲春夏劇而秋冬差；而其極則並傷其陽，而陰寒精自出，此陰陽互根，自然之道也。若脉浮弱而濇，則精氣交虧而清冷不溫，此得之天稟薄弱，故當無子。（卷上）

吳謙曰（《醫宗金鑒》）：此言浮大爲勞，以詳其證也。手足煩，即今之虛勞，五心煩熱，陰虛不能藏陽也。陰虛精自出，即今之虛勞遺精，陰虛不能固守也。酸削不能行，即今之虛勞膝酸，削瘦骨痿，不能起於牀也。夫春夏陽也，陰虛不勝其陽，故劇；秋冬陰也，陰虛得位自起，故瘥。

〔集注〕程林曰："寒"字作"虛"字看，陰虛則氣不守，而精自出矣。（卷十九）

黃元御曰（《金匱懸解》）：脉浮大，手足煩者，陽氣內虛而外盛也。春夏陽氣浮昇，內愈寒而外愈熱，故劇。秋冬陽氣沉降，外熱輕而內寒減，故瘥。緣中氣虛敗，不能交濟水火，火炎而上熱，水漸而下寒。腎者，蟄閉封藏之官也，水冷不能蟄藏陽氣，則陰寒精自出，水寒不能生發肝木，則痠削不能行也。（卷七）

陳念祖曰（《金匱要略淺注》）：勞而傷陰之爲病，陰病而虛，虛陽愈熾，其脉浮大，手足煩，春夏木火炎盛之際，氣浮於外，則裏愈虛而劇，秋冬金水相生之候，氣斂於內，則不外擾而差，陰虛而陽必蕩，故陰寒精自出，精枯而骨漸痿，故酸削不能行。（卷三）

朱光被曰（《金匱要略正義》）：勞之爲病以下三條，俱屬下焦虛損證，如脉大爲勞矣，而並見浮象，是真陰有虧，而虛陽上泛，故脉浮而大。手足煩熱者，陽主四肢也。春夏劇、秋冬差者，元虛不任宣發，止合收藏也。少陰虛寒，則精藏不固，腎主骨，骨衰則酸削不能行矣。（卷上）

嚴鴻志曰（《金匱廣義》）：前條既言脉大爲勞，今更言脉大見於浮部，手足煩熱，明是虛陽外浮，內實陰虛之見證。虛則精自出，酸削不能行，故春夏陽氣盛，則病證劇；秋冬陰氣復，則病漸瘥。（卷一）

曹穎甫曰（《金匱發微》）：上節言腎陽之虛，小便不利與少腹急爲連文，與下“少腹拘急、小便不利者”同。“面色白”三語屬陰虛，爲此節脫簡，今訂正之。血虛而陽絡之末空，不能上榮顏面，因而色白；腦爲髓海，髓之精則以目睛爲標，精竭而腦虛，目睛失養，不能勝陽光之逼，故時目瞑；陰虛而浮陽竄腦，腦氣熱，則顱骨之縫開，故兼衄。此證惟目時瞑者爲予所親見。予詩友吳葦青名希鄂者，詩才高儁，嘗患房勞證，畏陽光，雖盛暑，必以黃布罨窗欞，與人對語時，忽然閉目良久，人皆謂目力之不濟，而不知腦氣之不能濡養眸子，不能久耐陽光也。手足煩爲掌心足底皆熱，脾陰虛也。春夏不勝陽熱，故劇；秋冬陽氣伏藏，故差。陰虛之人，相火不能蟄藏，宗筋易舉易泄，而膽火益弱，陰頭益冷，宜乎髀肉日削，欲行不得，而一步三折搖矣。（卷之二）

（《金匱要略今釋》）：凡虛勞骨蒸，五心煩熱，皆即《內經》所謂陰虛而熱。若問陰虛何以生熱，當先知陰虛是何種病變。古醫書所言陰陽，有指機能之衰減或亢進者，有指病之屬於退行性或進行性者，有指體液與體溫者，有指實質與官能者。虛勞之病，必見營養不良，則陰虛之陰，乃指營養素也。營養素攝取於日常之飲食，營養素中之無氮氣有機物，即碳水化物及脂肪，爲造成體溫及工作精力之原料。所食碳水化物，消化後變成葡萄糖，吸收而入於血液，與呼吸所得之氧氣接觸，起氧化作用，緩慢燃燒而生體溫。葡萄糖氧化後，分解爲碳酸氣及水，排出體外，別以新食之碳水化物補充之。惟血液中所含葡萄糖之量，不能過千分之二，若所食碳水化物過多，血液不能容，則化爲動物澱粉，貯於肝藏，肝藏又不能容，則化爲脂肪，貯於體內。少食或絕食時，動物澱粉及脂肪，皆還化葡萄糖，以給血液之需要焉。所食脂肪，消化後變成脂酸及甘油，吸收後復爲脂肪，亦起氧化作用，以生體溫。故營養素得自消化吸收，是爲陰生於陽，體溫及工作精力出於營養素，是爲陽生於陰，此之謂陰陽互根。若因少食絕食，或他種病變之結果，致營養不良，不能攝取碳水化物及脂肪時，則爲陰虛。陰虛則無原料以造成體溫，其人當體溫低落而寒，今陰虛而所以反熱者，蓋病未至於死，機體必起種種救濟作用，以維持其生命。凡中醫所謂證候，西醫所謂病變機轉及證狀，多非毒害性物質之本體，乃機體抵抗毒害性物質之現象也。上工視機體之抵抗現象，因勢利導，以施治療，機體之不及者輔翼之，過當者匡救之。仲景對證用藥，雖變化無方，要之不外此例。是故藥治，非所以直接敵毒害性物質，主要在補助人體之天然抗病力而已。病陰虛者，營養不良之爲害猶淺，若體溫之來源斷絕，其人可以立死，於是機體起救濟作用，於體內求他物質以代碳水化物，以供氧化燃燒而生體溫。無病時，身體外層之脂肪肌肉甚豐厚，燃燒葡萄糖所生之體溫，煦燠甚厚之脂肪肌肉，即不覺其熱。陰虛，則脂肪肌肉已不豐厚，救濟燃燒既起，因消耗而愈薄，所生體溫，煦燠甚薄之脂肪肌肉，已覺有餘，且分解脂肪肌肉時所生之熱，又近在軀體外層，易於觸知，是以陰愈虛則熱愈着。古人推勘病變，謂之陰不藏陽，水不涵火，未嘗不是。特無營養學以說明之，故語焉不詳耳。明乎此理，則知陰虛而熱者，法當益其陰，不可清其熱。經云：寒之不寒，責其無水。此其義也。（卷二）

原文 **男子脉浮弱而濇，爲無子，精氣清冷。（七）**

李彣曰（《金匱要略廣注》）：脉浮者，氣耗於外，弱者，血虧於內，濇者，陰氣不足也。經云：丈夫二八，腎氣盛，精氣溢瀉，故能有子。夫生子者精也，而言精兼言氣者，以精中有氣，必氣盛而精足，始得溫煖，生化而有子，若清冷則生化之源已絕，此一爲腎虛水竭，一爲命門火衰也。（卷上）

周揚俊曰（《金匱玉函經二注》）：浮，爲陽脉也，舉之有，按之無也。乃于舉之時未見其力，則浮兼弱矣，浮弱，陽氣之虛也。若濇，陰脉也，爲陰血不足。《脉經》曰：榮爲根，衛爲葉，榮衛俱微，則枝葉枯槁。是生氣微矣，又何能必其有子乎？正以精氣之清冷也。其在《詩》曰：冽彼下泉，浸彼苞稂。謂傷其生也。（卷六）

魏荔彤曰（《金匱要略方論本義》）：仲景既就精氣虛實冷煖中決人生死，即可就其中決人之子嗣。人生以先天元陽爲立身之本，必培養深厚，溫溫少火，不焰不熄，方足延壽命而生子息。今診其人脉浮弱，則胃陽已虛矣，兼見濇，則腎陽復微。《內經》所謂滑則生，濇則死也。自全不保，豈能有子？所以斷之爲無子，而又原精氣清冷之故，正爲虛勞之男子示深戒也；然精氣何以致清冷乎？未有不自失精始者，不知珍之如珠玉，而乃用之如泥沙，少艾滿前，慾動情盛，初乃可節而不節，繼則欲節而不能，後竟不得不節而無可節也。（卷上）

吳謙曰（《醫宗金鑒》）：男子之脉浮大而虛者，爲虛勞也。浮弱而濇者，則爲精氣清冷，故爲無子也。（卷十九）

黃元御曰（《金匱懸解》）：脉浮者，陽虛而不斂也；弱者，氣衰而不振也；濇者，血寒而不流也。此其肝腎陽虧，精氣清冷，不能生子也。

冬水蟄藏，地下溫煖，春時木氣發泄，則陽昇而物生。人之所以生子者，腎肝之陽旺也，若水寒木枯，生意不旺，不能生子也。（卷七）

陳念祖曰（《金匱要略淺注》）：此爲勞而傷陰使之然，男子精氣交虧，氣虧而脉浮弱，精虧而脉濇，爲得天之稟不足，當無子，蓋其人之精氣定是清冷。

此三節首言勞而傷陽，是承第一節“脉極虛爲勞”句來；次言勞而傷陰，是承第一節“脉大爲勞”句來；三言精氣俱虧，本於賦稟，是承第二節“脉浮裏虛也”二句來。然陰陽有互根之理，天定勝人，人定亦可勝天，此中調燮，補救之道，良醫功同良相。若熟江湖經走富貴門者，恃有八仙長壽丸、六八味丸、左右歸丸、人參養榮湯、補中益氣湯、金水六君煎、百花膏、加味歸脾湯、加味逍遙散等之捷徑，不必言及此也。（卷三）

朱光被曰（《金匱要略正義》）：脉浮大，爲下焦陰虛。若脉浮弱而濇，則下部之真

火益衰。男子之精，賴真火以爲運行，故能生生不息。今火衰則生氣已亡，精清氣冷，安望有子耶！（卷上）

嚴鴻志曰（《金匱廣義》）：男子之脉，如浮大而實，乃諸陽外充，精氣內足，爲不虛之候，乃脉見浮弱而濇，其諸陽不充，已顯於外，精氣清冷，實病於內，精冷陽虛，焉得有子。（卷一）

曹穎甫曰（《金匱發微》）：《易》始乾坤，生生之義大矣。《系辭傳》曰：夫乾，其靜也專，其動直也，是以大生焉。夫坤，其靜也翕，其動也辟，是以廣生焉。其所以像人體者，盡人能言之。人子始生，則母之交骨開，故謂之辟。寡慾則無二偶而腎陽充，故靜專而動直，此即大生之義也。若男子之脉，以陽氣不足而浮弱，以精血不足而濇，則其腎藏元陽必虛，而交感之時，精冷而不能有子，此證惟羊肉當歸湯足以療治。冬令服二三劑，定當黍谷回春，雖婦人有痛淋者，亦能生子，屢試而效。閱者尚能傳佈，功德莫大焉。（予所定之方用生羊肉三斤，當歸四兩，生附子一枚，生薑四兩。附子無麻醉性，羊肉不膻，生薑不甚辣，服此者向無流弊，勿懼。）（卷之二）

陸淵雷曰（《金匱要略今釋》）：此條即西醫所謂男性授胎不能證也，其原因或爲精液缺乏，或爲精子缺乏。此云精氣清冷，則精子缺乏也。脉浮者，陰虛肌肉薄，故脉管淺露也。脉弱而濇者，血少，且心機衰弱也。《巢源·虛勞無子候》云：丈夫無子者，其精清如水，冷如冰鐵，皆爲無子之候。冷，原注一作泠，泠者水名，作冷爲是。（卷二）

原文 夫失精家，少腹弦急，陰頭寒，目眩，髮落，脉極虛芤遲，爲清穀，亡血，失精。脉得諸芤動微緊，男子失精，女子夢交，桂枝加龍骨牡蠣湯主之。（八）

桂枝加龍骨牡蠣湯方

桂枝　芍藥　生薑各三兩　甘草二兩　大棗十二枚　龍骨　牡蠣熬，各二兩

上七味，以水七升，煮取三升，分溫三服。

徐彬曰（《金匱要略論注》）：此概言虛勞，中虛陽盛，真陰虛者，故以脉之浮大邊者爲主，而間有沉弦微緊者，證仍露陰虛之象也。謂男子平人，無病可責，而脉大或極虛，皆是勞證常脉。若面色薄，是陽精所降也。陽精所降，則虛燥隨之，故渴，甚則陰虛火動而亡血，加以元氣不繼而喘，心氣不足而悸，脉反不沉而浮。《內經》曰：浮者血虛，故曰裏虛也。若脉虛沉弦，似非浮大邊之陰虛者矣。然使無寒熱，非風寒之驟感矣。短氣裏急，仍是元氣內虛也。小便不利，腎不能主出也。面色白，血不能榮也。時目瞑，陰火不耐動也。兼衄，陰火迫清道之血也。少腹滿，腎不治也。非下元勞極，何以使然？若脉大既爲勞矣，更加浮，其證則手足煩，蓋陰既不足而虛陽復熾也。於是春夏助其陽則劇，秋冬助其陰則瘥。陰既虛，則陰寒無元陽以固之，而精自出。腎主下焦，虛久則酸削不能行矣。若男子脉浮弱而濇，浮弱主虛陽用事，濇則水虧，可必其無子，爲精氣清冷，有浮上之陽，無生陰之陽也。若慣於失精者，則腎虛，少腹爲腎之

府，虛則亡陰而弦急。陰頭，肝腎之標，虛則無陽而寒。目爲肝木，資于腎水，肝腎同源，虛則失養而眩。髮爲腎之華，虛則榮脱而落。是使脉得極虛芤遲，則挾虛挾寒，不能固氣而清穀，不能固血而血亡，不能固精而精失。然失精之家，脉復不一，苟得諸芤動微緊，是男子以虛陰而挾火則失精，女子以虛陰而挾火則夢交。主以桂枝龍骨牡蠣湯者，蓋陰虛之人大概當助腎，故以桂枝、芍藥通陽固陰；甘草、薑、棗和中上焦之榮衛，使陽能生陰；而以安腎寧心之龍骨、牡蠣爲補陰之主。（卷六）

李彣曰（《金匱要略廣注》）：此虛勞病之在肝腎二經者也。蓋肝主藏血，腎主藏精，亡血失精，則肝腎俱虛矣。少腹者，肝腎之部分，經云肝脉過陰器抵小腹，腎脉絡膀胱。少腹弦急，以肝腎兩虧，則裏氣虛而張急如弦也。肝主筋，前陰者，宗筋之所聚，肝衰故陰頭寒也。肝藏血，開竅於目，腎主骨，骨之精爲瞳子，又腎之華在髮，髮者血之餘，此肝腎兩虛，故目眩髮落也。芤脉者，浮沉有，中間無，似中空芤草，故名芤脉。譬如葱管，輕舉之，則得上面之葱皮，重按之，則着下面之葱皮，按其中央，卻空洞無物也。此亡血之脉，以脉者血之府。血虛則脉亦虛也。《內經》云：遲爲在藏。又云：遲則爲寒。脉極虛芤遲，則其證亦虛，清穀者，大便完穀不化而出，此命門火衰，不能生土所致也。

經云：數脉見於關上，上下無頭尾，如豆大，厥厥動搖者，名曰動也。又云：陽動則汗出，陰動則發熱，形冷惡寒者，三焦傷也。蓋陰陽相搏而虛者則動也。緊者，如轉索無常，乃陰脉也。芤動微緊則脉虛矣，故失精夢交，其證亦虛也。

桂枝湯乃傷寒解肌發表之劑，今用治虛勞，則桂枝、生薑固衛以行陽，芍藥、甘草、大棗和脾以養陰，又爲陰陽兼理之方矣。失精夢交，神魂不定，精氣虛脱也。經云：濇可去脱，龍骨、牡蠣之屬。蓋龍骨屬陽，入心肝腎三經，以心藏神，肝藏魂，腎藏精與志，用之所以安神魂而定志；牡蠣屬陰，入腎經，壯水之主以制陽光，則相火自熄，此益陽養陰之主方也。

李昇璽曰：或問失精夢交皆勞傷陰分之證，何以不單用養陰藥，而用此湯？不知病雖傷陰，而實在亡陽，故用桂枝、龍骨等益陽之藥，夫陽生則陰固矣，此制方之精義也。（卷上）

周揚俊曰（《金匱玉函經二注》）：經曰：腎主水，受五藏六府之精而藏之。又曰：厥氣接于陰器，則夢接內。蓋陰器，宗筋之所系也，而脾胃肝膽之筋亦皆聚焉，故厥陰主筋，則諸筋統於肝也。腎爲陰，主藏精；肝爲陽，主疏泄。故腎之陰虛則精不藏，肝之陽強則氣不固。若遇陰邪客之，與所強之陽相感，則或夢或不夢而精脱矣。是腎虛則無有不虛者也。膀胱與腎爲表裏，故少腹弦急爲陰結，而氣不化者可知。水不生木，則血不養筋，致宗筋憊而陰頭寒，以致虛風生則目眩，血不會則髮脱。種種虛狀，悉本諸此。而其脉則爲虛、爲芤、爲遲，可想而知也。夫陽虛則水穀不化，陰虛則亡血失精，故芤爲陰虛，復陰陽相搏而爲動；微則陽微，又微緊相搏而爲邪，皆《脉經》所云至虛者也。然則男子失精，女子夢交，何以已哉？此病之原，皆起於腎之不固，遂令三焦皆底於極虛矣，斯於法必以固精爲主治也。於是以桂枝和榮衛，芍藥收陰，生薑散寒，甘草、大棗益脾補氣，更用龍骨以濇其陽，牡蠣以濇其陰，庶腎肝既固，榮衛調和，而諸證自愈爾。（卷六）

魏荔彤曰（《金匮要略方论本义》）：如此则谓之失精家。失精家肾阳大泄，阴寒凝闭，小腹必急，小腹中之筋必如弦之紧而不能和缓，阴头必寒，下真寒如是，上假热可徵矣。火浮则目弦，血枯则髮落。诊其脉必极虚，或浮大，或弱涩，不待言矣。更兼芤迟，芤则中虚，胃阳不治，迟则裏寒，肾阳无根，或便清榖，中焦无阳也；或吐衄亡血，上焦浮热也；或梦交遗精，下焦无阳也，此虚劳之所以成。而精失血亡，阴阳俱尽，将何以为补救之神术乎？此亦难与言治法矣！而仲景婆心莫已，猶为立法。于未至如此危篤之前，善治者治未病，次则治方病，再次治病而未甚深。若夫大病已成，虽轩岐不能夺造化之权也。然何非其人自为生死乎？仲景於此明为昭示曰诸脉但得芤，则中虚已兆矣，兼动而微紧，动即短也，微即弱也，紧即涩也。芤为中取得中空之脉，浮取得微，沉取得涩，而且见短促，则上中下三候俱虚，虚劳不日可成矣。为男子必失精，为女子必梦交，此俱平日精失血亡，阳衰于下而阴耗於上，所以於下则真寒，於上则假热也。惟其上有假热而心神不宁，慾念时起；惟其下有真寒而肾关不固，精氣易泄。男子女人，皆一理也。当初见此脉证之时，即与施治，或未必遽至阴阳离绝，馴至不救，何非仲景之大仁大智乎？遂主之以桂枝龙骨牡蛎汤，即桂枝汤加龙骨牡蛎也。男子失精亡血，何与于桂枝汤驱风行卫之事？後人见而掩口以笑矣，不知仲景有深意存矣。桂枝扶阳也，而即以昇邪；芍药补阴也，而即以收氣；佐以生薑，宣浮热也；佐以甘草、大枣，益胃氣也；佐以龙骨、牡蛎，收涩肾中空虚滑脱之氣也。於是男子精固而不遗，女子阴收而不泄，杜其下泄精血之门，方徐议资补阴阳之治。不然遽施资补，而上有浮热，未必受也，且失精梦交不止，其源未搏而其流方畅，资补又何益乎？故用此法先塞其漏卮，而後黄流在中，可以为君子寿矣。此仲景用法而俗医不能测识之一也。又出天雄散一方，纯以温补中阳为主，以收涩肾精为佐，想为下阳虚甚而上热较轻者设也。不然，则服前方上热渐退而下寒愈见，乃真寒假热各露实形，反为病之退机也。於是大补其阳，大收其精，而虚热反可不治而自熄也。後人治有热虚劳，多不知补阳即是滋阴之义，往往恣用清凉，百无一救。苟能少明仲景之法，何至以人命为草菅乎？业医者不读仲景而言治，皆贼夫人之子者。（卷上）

尤怡曰（《金匮要略心典》）：脉极虚芤迟者，精失而虚及其氣也，故少腹弦急，阴头寒而目眩；脉得诸芤动微紧者，阴阳并乖而伤及其神与精也，故男子失精，女子梦交。沈氏所谓劳伤心氣，火浮不敛，则为心肾不交，阳泛於上，精孤於下，火不摄水，不交自泄，故病失精，或精虚心相内浮，扰精而出，则成梦交者是也。徐氏曰：桂枝汤外证得之，能解肌去邪氣，内证得之，能补虚调阴阳，加龙骨、牡蛎者，以失精梦交为神精间病，非此不足以收敛其浮越也。（卷上）

吴谦曰（《医宗金鉴》）：失精家，谓肾阳不固精者也。少腹弦急，虚而寒也。阴头寒，阳氣衰也。目眩，精氣虧也。髮落，血本竭也。若诊其脉极虚而芤迟者，当知极虚为劳，芤则亡血，迟则为寒，故有清榖、亡血、失精之证也。

〔集注〕程林曰：肾主闭藏，肝主疏泄，失精则过於疏泄，故少腹弦急也。阴头为宗筋之所聚，真阳日虧，故阴头寒也。目眩则精衰，髮落则血竭，是以脉虚芤迟也。虚主失精，芤主亡血，迟主下利清榖也。（卷十九）

〔注〕脉得諸芤動微緊者，謂概虛勞之諸脉而爲言也，非謂芤動微緊，僅主男子失精、女子夢交之候也。通擧男女失精之病，而用桂枝龍骨牡蠣湯者，調陰陽和榮衛，兼固瀋精液也。

黃元御曰（《金匱懸解》）：失精之家，風木鬱陷，則少腹弦急。溫氣虛敗，則陰頭寒涼。相火昇泄，則目眩髮落。緣水寒不能生木，木氣遏陷，橫塞於少腹，故弦硬而緊急。肝主筋，前陰者，宗筋之聚，腎肝之陽虛，故陰頭寒冷。水木下寒而不昇，則火金上熱而不降，相火昇騰，離根而虛飄，故目眩而髮落。其脉極虛芤遲瀋，此爲清穀亡血失精之診。凡脉得諸芤動微緊，皆陰中無陽，男子則失精，女子則夢交。蓋乙木生於腎水，溫則昇而寒則陷，腎主蟄藏，肝主疏泄，水寒木陷，鬱而生風，肝行其疏泄，腎失其蟄藏，故精滑而遺失也。此其中，全緣土虛。以水木爲陰，隨己土而上昇，則下焦不寒，火金爲陽，隨戊土而下降，則上焦不熱，上清則無嗽喘吐衄之證，下溫則無清穀遺精之疾，是謂平人。脾昇胃降之機，是爲中氣。中氣者，昇降陰陽之樞，交濟水火之媒，姹女嬰兒之配合，權在於此，道家謂之黃婆，義至精也。其位居坎離之中，戊己之界，此即生身之祖氣，胎元之元神，陰陽之門，天地之根也。《老子》：玄牝之門，是謂天地根，指此。桂枝龍骨牡蠣湯，桂枝、芍藥達木鬱而清風燥，姜、甘、大棗和中氣而補脾精，龍骨、牡蠣斂神氣而瀋精血也。（卷七）

陳念祖曰（《金匱要略淺注》）：以上各證，雖有陰陽之殊，而總不外乎一虛，於虛中求一真面目，當知有精氣神三寶，於精氣神中求一真救治，則惟有桂枝龍骨牡蠣湯一方，謂爲失精家之主方。而以上陰陽互見之證，亦在其中。亦且精氣神之爲病，千變萬化，無不總括其中。夫腎主閉藏，肝主疏泄，失精家，過於疏泄，故少腹弦急，前陰爲宗筋之所聚，氣隨精而過泄，故陰頭無氣而自寒，肝開竅于目，黑水神光屬腎，肝腎虛故目眩，腎之華在髮，肝藏血，髮者血之餘，肝腎虛故髮落，以上諸證，微之於脉，脉極虛芤遲，遲爲清穀，芤爲亡血，虛爲失精。然失精家脉復不一，苟脉得諸芤動微緊，男子爲陰虛不得陽之固攝而失精，女子爲陰虛不得陽之剛正而夢交，桂枝龍骨牡蠣湯主之。是湯也，伊聖闡陰陽造化之微，與小建中等方相表裏，用得其法，則頭頭是道矣。

此爲陰虛者出其方也。其方看似失精夢交之專方，而實爲以上諸證之總方也。時醫止知桂枝爲表藥，龍牡爲瀋藥，妄測高深，皆不讀《神農本草經》之過也。自夫失精家至桂枝加龍骨牡蠣湯止，隱承第一節脉大爲勞意，言虛陽盛而真陰虛者，故以脉之浮大邊爲主，而間有沉弦微緊者，仍露出陽衰之象，蓋以陰根于陽，陰病極則並傷其陽也。故其方以桂枝湯調陰陽，加龍骨、牡蠣，以專滋其陰。可知陰虛中又有陰陽之分也；故小注中多以陰陽分析。又按《小品》云：虛弱浮熱汗出者，此方除桂枝，加白薇、附子各三分，名曰二加龍骨湯。蓋以桂性昇發，非陰虛火亢者所宜，況此證之汗，因虛陽鼓之而外溢，必得白薇之苦寒瀉火，即是養陰；附子之辛熱導火，亦是養陰，功同腎氣丸。但腎氣丸《金匱》中五見，皆從利小便中而治各證，不若此方之泛應曲當也。究之偏于陰虛者宜此，否則原方及小建中等方，陰陽並理，面面周到，可謂入神。

男元犀按：龍者，天地之神也。龍骨者，龍之所脫也。海者，水之所歸也。牡蠣者，海氣之所結也。古聖人用此二味，絕大議論，今人以固瀋止脫四字盡之，何其淺也！（卷三）

朱光被曰（《金匱要略正義》）：可見失精家由於陽虛不能統攝者居多。陽虛不運，則陰寒凝聚，故少腹弦急與陰頭寒也。腎肝同源，竅于目，華於髮，精氣不充，則目眩而髮落矣。脾受氣于下焦，火虛則脾無陽運而清穀，脾不統血而亡血，脾氣下陷而失精矣。按其脉，非特極虛，而且芤遲，是合大與極虛之脉象，久久失治之增變也。故使診平人之脉，一見芤動微緊脉象，便以藏氣虛寒論，男子知其失精，女子知其夢交，通陽固陰，斯爲要務，此桂枝加龍牡湯所爲神也。若果陰寒之至，另立天雄散法，要非此方所能爲功也。然使真陰虧損，亡血失精，二方皆非其任矣，須知之。（批）須用八味腎氣丸法。（卷上）

嚴鴻志曰（《金匱廣義》）：夫所謂失精家，蓋精常失者也。精常失則腎陽虛，故少腹弦急；前陰爲宗筋之所聚，氣隨精而過泄，故陰頭寒；精氣內虧則目眩，精氣內耗則髮落；若脉得極虛芤遲，不特失精，並有清穀、亡血之候；若脉得諸芤動微緊，不特在男子主失精，在女子亦主失精，故多夢交也。桂枝龍骨牡蠣湯，調榮衛，和陰陽，兼固精氣，爲惟一之治耳。（卷一）

曹穎甫曰（《金匱發微》）：失精之情不同，始則有夢而遺，是尚有相火也，至於不夢亦遺，而腎陽始敗矣，又其甚則醒時亦遺，而腎陽益敗矣。少腹弦急，濁陰下注而小便不利也；陰頭寒，精氣虛而寒濕下注宗筋也；目之瞳人，視腦氣盈虛爲出入，腦氣以精血兩竭而虛，故目眩（此與痰飲之眩、少陽病之眩不同）。此與歷節之頭眩同，精神恍惚，開目則諸物旋轉，閉目則略定，世傳防眩湯間有特效，錄之以爲救急之助。方用黨參、半夏各三錢，歸、芍、熟地、白术各一兩，芎藭、山萸各五錢，天麻三錢，陳皮一錢，輕者四五劑，可以永久不發。予早年病此，嘉定秦芍畇曾用之，惟多芎藭三錢耳，至今三十年無此病，皆芍師之賜也。髮者血之餘，故少年血盛則黑，老年血衰則白，至於腎藏虛寒，胞中血海之血乃不能合督脉上行於腦，腦氣不濡而髮爲之落，此正如高秋風燥，草木黃落者然。脉失精則虛，亡血則芤，下利清穀則遲，勞之所以失精者，相火不能蟄藏也。所以失血者，陰氣益虛，相火益熾，陽根拔於下，血海之血乃隨之而上脫也。所以下利清穀者，人體精血日損，水分益寒，入胃之水飲以不得溫化而下陷矣。膽火下竄，真陰不守，在男子則爲失精，在女子則爲夢交，於是脉芤而見動，脉微而見緊，泄之愈甚，陰寒愈急。若更以滋陰降火之劑投之，則陽氣愈不得昇，陰液愈無統攝，故用桂枝湯以扶脾陽，加牡蠣、龍骨以固腎陰。獨怪近世醫家專用生地、石斛、麥冬、知母、玉竹、黃蘗一切陰寒滋膩之品，吾不知其是何居心也。（卷之二）

陸淵雷曰（《金匱要略今釋》）：此條言遺精證之證治也。脉得諸芤動微緊以下，程氏本別爲一條。桂枝下，《脉經》有加字。“脉極虛芤遲”二句，系插筆，疑是後人旁注，傳寫誤入正文，言極虛芤遲之脉。凡有三證，一下利清穀，二亡血，三失精也。虛謂浮大無根，芤謂中空外實，遲謂脉搏遲緩，三者皆陽虛血少之脉。丹波元胤（元堅《金匱述義》引）云：諸芤動微緊，芤與微反，動與緊反。蓋芤動與微緊，自是二脉。則上文脉大爲勞，極虛亦爲勞之意，故下一諸字也。

凡健康男子，不接內者，或一月半月遺精一回，此不爲病。若遺精度數過多，則爲病矣。《巢源·虛勞失精候》云：腎氣虛損，不能藏精，故精漏失。其病小腹弦急，陰頭寒，目眶痛，髮落。今其脉數而散者，失精脉也。凡脉芤動微緊，男子失精也。又虛勞夢泄精候云：腎虛爲邪所乘，邪客于陰，則夢交接，腎藏精，今腎虛不能制精，因夢感動而泄也。案少腹弦急，陰頭寒，是下虛寒之證。目眩髮落，是上衝逆之證。上衝逆而下虛寒，故治之以桂枝加龍骨牡蠣湯。失精夢交，男女互文耳，其實無別。

丹波氏云：小品之文，出於《外臺·虛勞夢泄精門》。云：小品龍骨湯，療夢失精，諸脉浮動，心悸，少急（案：少下當脫腹字），隱處寒，目眶疼，頭髮脫落。常七日許一劑，至良，方同，煮法後云虛羸浮熱汗出云云。又深師桂心湯，療虛喜夢與女邪交接，精爲自出方，一名喜湯，亦與本方同（本草白薇益陰清熱）。

《方極》云：桂枝加龍骨牡蠣湯，治桂枝湯證，而胸腹有動者。方機云：治失精，胸腹有動者，兼用應鐘。

《類聚方廣義》云：稟性薄弱之人，色慾過多，則血精減耗，身體羸瘦，面無血色，身常有微熱，四肢倦怠，唇口乾燥，小腹弦急，胸腹動甚，其窮不死何待。常服此方，嚴慎閨房，保嗇調攝，則可以肉骨而回生。

又云：婦人心氣鬱結，胸腹動甚，寒熱交作，經行常愆期，多夢驚惕，鬼交漏精，身體漸就羸瘦。其狀恰似勞瘵，孀婦室女，情慾妄動而不遂者，多有此證，宜此方。

《橘窗書影》云：幕府集會酒井六三郎，年十八，患遺尿數年，百治罔效。余診之，下元虛寒，小便清冷，且臍下有動，易驚，兩足微冷，乃投以桂枝加龍骨牡蠣湯，兼服八味丸。數日而漸減，服經半年而痊癒。桂枝加龍骨牡蠣湯，本爲治失精之方，一老醫用此治癒老宮女之屢小遺者，和田東郭用此治癒高槻老慮之溺閉，服諸藥不效者。余用此治遺尿，屢屢得效，古方之妙，在乎運用，當精思之。（卷二）

原文 天雄散方

天雄三兩，炮　白术八兩　桂枝六兩　龍骨三兩
上四味，杵爲散，酒服半錢匕，日三服，不知，稍增之。

尤怡曰（《金匱要略心典》）：按，此疑亦後人所附，爲補陽攝陰之用也。（卷上）

陳念祖曰（《金匱要略淺注》）：按：天雄藥鋪無真，當以大附子代之。

尤在涇云：此疑亦後人所附，爲補陽攝陰之用也。

男元犀按，尤注未確，先君移於八味腎氣丸方之後，而詳注之，可謂發前人所未發。（卷三）

陸淵雷曰（《金匱要略今釋》）：丹波氏云：程氏、《金鑒》，並刪此方。案《外臺》載范汪：療男子虛失精，三物天雄散，即本方無龍骨。云：張仲景方有龍骨，文仲同，知是非宋人所附也。

吉益氏云：天雄散，《金匱要略》載在桂枝加龍骨牡蠣湯條後，而不載其證。而李時珍作《本草綱目》曰：此仲景治男子失精之方也。然則舊有此證，而今或脫也。男子失精女子夢交桂枝龍骨牡蠣湯主之下，當云：天雄散亦主之。以余觀之，時珍之見，而豈以术附爲治失精夢交乎？此則觀於本草，可以知耳。夫失精夢交，水氣之變也，故以

术爲主藥也（《藥徵》术條）。

《方極》云：天雄散，治小便不利，上逆，臍下有動，惡寒者。《方機》云：治失精，臍下有動而惡寒，或衝逆，或小便不利者，兼用應鐘。

《類聚方廣義》云：天雄散，治老人腰冷，小便頻數，或遺溺，小腹有動者。

又云：陰痿病，臍下有動，或兼小便白濁者，嚴禁入房。服此方不過一月，必效，爲湯用，反良。

《方函口訣》云：此方，治桂枝加龍骨牡蠣湯證，而屬陰寒者。一人常苦陰囊冷，精汁時自出，長服此方丸藥而愈。

徐氏云：恐失精家有中焦陽虛，變上方而加天雄白术。元堅云：此方白术殊多，故徐氏以爲中焦陽虛之治（沈氏同）。然天雄實爲補下之品，則其說恐未核。要之。配合之理，殆爲難晰已。淵雷案：天雄與附子、烏頭，實爲一物。考諸本草，則天雄獨擅強陰之效。廣雅云：奚毒，附子也，一年爲側子，二年爲烏喙，三年爲附子，四年爲烏頭，五年爲天雄。時珍云：天雄有二種，一種是蜀人種附子而生出長者，或種附子而盡變成長者，即如種芋形狀不一之類。一種是他處草烏頭之類，自生成者。故《別錄》注烏喙云，長三寸以上者名天雄。是也。《別錄》云：天雄，長陰氣，強志，令人武勇，力作不倦。大明云：助陽道，煖水藏，補腰膝，益精。（卷二）

原文 男子平人，脈虛弱細微者，善盜汗也。（九）

李彣曰（《金匱要略廣注》）：自汗爲陽虛，乃衛氣不實，腠理疏泄，汗自出也。盜汗爲陰虛，目瞑則陽氣陷入陰中，不能外護皮膚而汗出，醒時陽氣復還在外，則汗止，如人睡被盜者然，因名盜汗。此屬陰虛證，故虛弱細微，亦見陰虛之脈也。（卷上）

周揚俊曰（《金匱玉函經二注》）：虛弱細微，絕不見陽，陽虛甚矣。經云：陰氣有餘，身寒多汗。然所謂有餘者，非誠餘也，即陽之不足言之也，故肺主氣，又合皮毛，司腠理，惟陽氣衰，則衛不固而自汗出。邪在於內，則元府不閉而汗從府藏出；邪在於外，則腠理不緻而汗從經絡出。藏府之陰捍格，衛氣浮散於外，無所依從，則汗出衛虛，水穀氣散脫者，汗自出，此皆不因動作而自出之汗也。至盜汗，則陽衰因衛虛，而所虛之衛行于陰，當目瞑之時，無氣以庇之，故腠開而汗。若一覺則行陽之氣復散於表而汗止矣，故曰盜汗也。夫至盜汗，而其虛可勝道哉。（卷六）

魏荔彤曰（《金匱要略方論本義》）：仲景既明勞之脈證，終歸於亡血失精，爲男女立失精夢交之治矣。又就其脈證反復申言，無非欲主治者理明則法不誤也。男子平人，爲形若無病者言也。其形雖不病而脈病，則病必踵至矣。設平人而見脈虛弱兼以細微，雖未至於脈極大而極虛，而已兆其漸矣。其脈之虛而弱，則陽已損也；細而微，則陰已消也。陽損必馴至於失精，陰耗必馴至於亡血也。驗其外證，必喜盜汗。陽損斯表不固，陰損而熱自發，皆盜汗之由，而即虛勞之由也。（卷上）

尤怡曰（《金匱要略心典》）：平人，不病之人也。脈虛弱細微，則陰陽俱不足矣。陽不足者不能固，陰不足者不能守，是其人必善盜汗。（卷上）

黃元御曰（《金匱懸解》）：脉虛弱細微者，裏陰盛而表陽虛，寐時衛氣不交，陰分外泄而不斂，故喜盜汗。（卷七）

陳念祖曰（《金匱要略淺注》）：男子平人，脉虛弱細微者，元陽不足矣。陽不足則不能衛外而爲固，且陽病而陰不能自長，陰亦不足，故不能自守，而喜盜汗也。（卷三）

朱光被曰（《金匱要略正義》）：上五條，歷敘男子平人下焦虛損之脉證。此四條歷敘男子平人勞傷中氣之脉證也。然下損無以生，扶中焦亦必致清穀便溏；中虛無以培植下焦，亦必致失精亡血。故並列脉證於前，以互相發明。謂人以中氣爲主，勞必傷中，虛弱細微，中陽衰替甚矣。虛陽無以衛外，而反入裏擾榮，故臥必盜汗出也。（卷上）

曹穎甫曰（《金匱發微》）：人體血分多於水分，則熱度高而脉道利，應指者條達而沖和；水分多於血分，則熱度低而脉道窒，應指者虛弱而微細。水分多則衛強，血分少則營弱。凡人醒時則陽氣外達，寐則陽氣內守，衛所以夜行于陰也，衛氣內守，則營氣當夜行于陽之時不能外泄，故寐者無汗。惟衛氣不守，營氣從之，乃爲盜汗。盜汗者，衛不與營和也。按傷寒之例，衛不與營和，先時以桂枝湯發汗則愈，更加龍骨以鎮浮陽，牡蠣以抑上逆之水氣，則盜汗當止，師雖不出方治，讀者當觀其通也。（卷之二）

陸淵雷曰（《金匱要略今釋》）：喜，趙刻本作善，今據徐鎔本改。《巢源·虛勞盜汗候》云：盜汗者，因眠睡而身體流汗也，此由陽虛所致，久不已，令人羸脊枯瘦，心氣不足，亡津液故也。診其脉，男子平人，脉虛弱微細，皆爲盜汗脉也。丹波氏云：《金鑒》云：此節脉證不合，必有脫簡，未知其意如何。蓋虛勞盜汗，脉多虛數，故有此說乎？（卷二）

原文 人年五六十，其病脉大者，痹俠背行，苦腸鳴，馬刀俠癭者，皆爲勞得之。（十）

李彣曰（《金匱要略廣注》）：《內經》云：男不過盡八八，女不過盡七七，而天地之精氣竭矣。故人年五六十，脉大者精氣內竭，而張散於外之象也。人身背爲陽，腹爲陰。經云：背者胸中之府，背曲肩隨，府將憊矣。又云：陽氣者，精則養神，柔則養筋。開合不得，寒氣從之，乃生大僂曲背也。今痹俠背行，則陽氣不行，血脉凝滯，亦開合不得，背曲肩隨之象也。經云：中氣不足，腸爲之苦鳴。鳴者，氣虛下陷也。癭生乳腋下，曰馬刀，又夾生頸之兩旁者，爲俠癭，俠者，挾也。馬刀，蛤蠣之屬，瘡形似之，故名。癭，一作纓，俠纓者，發於結纓之處也。二瘡一在頸，一在腋下，常相聯絡，故俗名曆串。《內經》謂陷脉爲瘻是也。瘻者，漏也。有狼瘻鼠瘻諸名。蓋膽經下頸，循脅裏，下腋，故生馬刀俠癭處，皆膽經過脉之處，以膽爲甲木，爲初陽，性宜舒暢，若人情志不伸，則甲膽之氣不昇，折而內鬱，常生此病。觀今人患馬刀俠癭者，必成癆瘵之病，成癆瘵者，先生馬刀俠癭之瘡，可驗也。（卷上）

周揚俊曰（《金匱玉函經二注》）：人生五十始衰，六十天癸竭，則已精少腎衰矣，使復有動作，遂令陽虛而邪得以客之，痹太陽經道，蓋太陽行於背者也。經謂：陽氣者，精以養神，柔以養筋，開闔不得，寒氣從之，乃生大僂。故病痹俠背行也。又云：

中氣不足，腸爲之苦鳴，至陷脈爲瘻，留連肉腠，爲馬刀俠癭。瘻者，即瘰癧也，以其形長如蛤，爲馬刀。或在耳前後，連及頤頷頭下，或下連缺盆，以及胸脅，皆謂之馬刀。此手足少陽經主之也。總以動作忿怒，憂忿氣鬱過甚，而爲風邪內湊，故其脈則大而舉按不實，其因則勞而元氣不足。仲景言之，恐後人復疑爲有餘而誤攻其邪耳。（卷六）

魏荔彤曰（《金匱要略方論本義》）：再或人年五六十而病，斯時未知何病，但作病脈論之而已。人病而脈大，非老年所宜也。必其人素有痹邪夙中於督脈，故痹俠背行；邪夙中于任脈，故腸鳴；其督脈之支者，出脊兩傍，故馬刀俠癭。是其人之脈大，固爲勞矣。必少年經營辛苦，損傷陰陽，榮衛枯泄，風寒兼濕因而乘之，乃因勞而得虛，因虛而得痹。雖與男子平人失精亡血之虛勞有異，爲虛爲勞，則本同而末異者也。然男子平人失精亡血之虛勞，年少而體方柔脆，故易至夭折；年五六十人，感邪成痹之虛勞，年老而體已堅硬，故可以終其天年。是虛勞而成痹，終是經絡病；虛勞而成失精亡血，則爲藏府病矣。經絡病可以引年，藏府病難於延歲也。此仲景引虛勞之類，以明虛勞也。（卷上）

尤怡曰（《金匱要略心典》）：人年五六十，精氣衰矣，而病脈反大者，是其人當有風氣也；痹俠背行，痹之俠脊者，由陽氣不足，而邪氣從之也；若腸鳴、馬刀、俠癭者，陽氣以勞而外張，火熱以勞而上逆。陽外張，則寒動於中而爲腹鳴；火上逆，則與痰相搏而爲馬刀、俠癭。李氏曰：癭生乳腋下曰馬刀，又夾生頸之兩旁者爲俠癭。俠者，挾也；馬刀，蠣蛤之屬，瘡形似之，故曰馬刀；癭，一作纓，發於結纓之處。二瘡一在頭，一在腋下，常相聯絡，故俗名癧串。（卷上）

吳謙曰（《醫宗金鑒》）：平人年二三十，常得大脈者，則多病勞。若人年已五六十，其脈亦大，不即病勞者，以氣血雖虛，而火自微也，火微故不病勞也。雖不病勞，然氣血榮衛，虛痹不行，故爲馬刀、鼠瘡、俠癧也。此發明脈大雖同，爲病不同之義也。（卷十九）

黃元御曰（《金匱懸解》）：病脈大者，陽不歸根而外盛也。痹挾背行者，足太陽之經行身之背，太陽不降，則經氣痹着，挾背而行也。腸鳴者，水寒而木鬱，乙木陷於寒水之中，鬱勃激宕，故雷鳴而氣轉也。馬刀挾癭者，瘰癧之瘡，足少陽之病也。足少陽之經，循頸側而入缺盆，隨足陽明而下降，水寒土濕，胃逆不降，則膽脈上壅，瘀結而生瘰癧。《靈樞·經脈》：膽足少陽之經，是動則病口苦，心脅痛，缺盆中腫痛，腋下腫，馬刀挾癭。《靈樞·癰疽》：其癰堅而不潰者，爲馬刀挾癭。此皆勞傷水土，不能滋培木氣故也。（卷七）

陳念祖曰（《金匱要略淺注》）：人年五六十，陽氣就衰，脈不宜大，而其病脈反大者，非真陽之有餘，乃虛陽之上兀，痹俠脊背之左右兩行，爲太陽之經道，太陽爲諸陽主氣，陽氣虛則痹而不行也。若陽氣以勞而外張，外張則寒動於中，而爲腸鳴，火熱以勞而上逆，上逆則與痰相搏，而生於腋下爲馬刀、生於頸旁爲俠癭者，皆爲勞得之。（卷三）

朱光被曰（《金匱要略正義》）：人生五十始衰，六十則陽氣益減，脈不當大而反大，是其大爲虛陽外鼓之大，而非真氣內實之大也。三陽皆虛，痹而不用，反汲引下焦之厥氣攻衝爲病。如太陽行身之背，瘁則督脉空乏，不能行氣於脊內，而於脊之兩傍，只任虛陽委頓而行，或致傴僂，或致痛苦，所謂俠背行也。陽明行身之前，瘁則中氣下陷，陰氣上攻，腸府爲之不寧，故鳴也。少陽行身之側，瘁則左昇之生氣不宣，而肝家厥火逆攻而燔灼上焦，或發馬刀，或結爲瘰，孰非過勞傷中所致耶。（卷上）

嚴鴻志曰（《金匱廣義》）：即如人年五六十，陽氣已衰，脉不宜大，而其脉反大者，非真陽之內充，乃虛陽之上亢也。背爲陽位，榮衛氣血之所流行，瘁俠不行，於是挾痰而生於乳腋下爲馬刀則有之，或生於頸之兩旁爲俠瘰則有之，原其所以致此，皆爲勞得之，其實多由於陽虛耳。（卷一）

曹穎甫曰（《金匱發微》）：少年氣血俱盛，則脉當實大而動數；老年氣血俱虛，則脉當虛細而安靜，此其常也。至於病脉，固不盡然，人當用力太過，陽氣外張，則其脉必大，此固不可以年齒論，然則師言其病脉大，瘁俠背行者，蓋謂勞力陽傷于前，陽張汗泄，故始病倦怠。見浮大之脉，毛孔不閉，風寒乘之，汗液未盡者，乃悉化爲濕，背毛錮於寒濕，因俠背而瘁，但既瘁之後，陽氣一虛，即脉不應大。此證初起，當與風濕同治，麻黃加术、麻黃杏仁薏苡甘草二湯，皆可用之。至於瘁證即成，則其脉當微，而爲黃者五物證。所以然者，瘁在太陽部分，陽氣已爲寒濕所困，豈有陽氣不達而其脉反大者乎？若陰寒內據，孤陽外越，則其脉亦大。陰寒內踞，則水走腸間而爲腸鳴，此證不見下利，即病腹痛，宜四逆理中輩。至於外證見馬刀俠瘰，則脉見弦大，時醫以爲小柴胡證，其實不然。馬刀之狀，若長形小蚌，生於腋下，堅硬如石，久乃成膿潰爛；俠瘰生於頸項，連連如貫珠，初起用旱煙杆中煙油塗之，三日即消，外科小金丹亦可用之，日三服，每服二粒，以消爲度。此證雖起于失志鬱怒，究與陰疽相類，其中必有寒濕結毒，小柴胡湯必然無濟，若不早治，一二年後潰爛不收，未有不死者也。（卷之二）

陸淵雷曰（《金匱要略今釋》）：沈氏云：虛陽上浮則脉大，營衛不充於軀殼，相循背之經隧，曰瘁俠背行（案：俠同夾）。

丹波氏云：《靈·經脉篇》少陽所生病云：腋下腫馬刀俠瘰。而癰疽篇云：其癰堅而不潰者，爲馬刀挾纓。潘氏《醫燈續焰》釋之云：馬刀，蛤蠣之屬，癰形似之。挾纓者，發於結纓之處，大迎之下頸側也。二癰一在腋，一在頸，常相連絡，故俗名曆串（以上《醫燈續焰》）。義尤明顯，知是瘰當依癰疽篇而作纓，馬刀俠瘰，即《靈·寒熱篇》所謂寒熱瘰癧，及鼠瘻寒熱之證。張氏注云：結核連續者爲瘰癧，形長如蜆蛤者爲馬刀，又張氏六要云：馬刀，小蜆也，圓者爲瘰癧，長者爲馬刀，皆少陽經鬱結所致，久成癧勞。（以上張氏六要）是也。蓋瘰癧者，未潰之稱，已潰漏而不愈者，爲鼠瘻。其所由，出於虛勞，瘰者，考《巢源》等，瘤之生於頸下，而皮寬不急，垂捶捶然者。故說文云：瘰，頸瘤也。與瘰癧迥別，瘰乃纓之訛無疑矣。又案瘁俠背行，若腸鳴，馬刀俠瘰，各是一證，非必三證悉見也，故以皆字而斷之。

淵雷案：馬刀挾纓，即頸部腋部之淋巴腺結核病。患者多系少壯之人，此云人年五六十，未核。腸鳴殆指結核性腸炎，否則不得屬虛勞也。瘁俠背行，則因衰老，雖是虛，不必是勞。又案：淋巴腺病，而《靈樞》以爲足少陽所生病，足少陽膽經，與手少陽三焦之經爲表裏。此亦三焦即淋巴系之一證。（卷二）

原文 脉沉小遲，名脫氣，其人疾行則喘喝，手足逆寒，腹滿，甚則溏泄，食不消化也。（十一）

李彣曰（《金匱要略廣注》）：此肺脾腎三經俱病也。肺主氣，氣爲陽，沉小遲，皆陽氣虛衰之脉，故爲脫氣，此肺病也。疾行則喘喝，以肺主出氣，而腎主納氣，爲生氣之原，呼吸之門，若真元耗損，則虛氣上逆而腎不納氣，故喘喝，此腎病也。又脾主四肢，四肢者，諸陽之本，逆寒者，陽虛不溫四末也，腹滿者，脾經入腹，氣虛中滿也，溏泄食不化者，此脾虛不能運磨水穀，多見鶩溏飧泄之證。嚴用和謂坎水不溫，不能上蒸脾土，沖和失布，中州不運而然者也。（卷上）

周揚俊曰（《金匱玉函經二注》）：人之所以運動無苦，四體溫和，食入自化者，皆吾身之真陽爲之也，故陽固則流行於脉中者，各安其部，而無陽衰陰見之象。今沉，少陰脉也，以其所處之位至下也。若寸關皆見，則各府藏之陽何在乎？況其兼者，曰小曰遲。《脉經》云：小者，氣血俱少。又云：遲爲榮中寒。彼此俱陰，絕不見陽，則其氣已大泄矣，故名脫也。夫尺虛之人，行走怔然，象步履之不正也，而況於氣脫者乎？故行稍疾，上喘喝，雖曰呼出心肺，吸入腎肝，自非宗氣行其呼吸，則昇降出入且無以安于自然矣，況勉強以動其氣乎？是故人之陽盛於中焦者也，脾之陽不固，則四肢上逆而冷矣；且脾之陽，又原于下焦者也，腎之真陽大虛，則不足以消腐水穀，爲腹滿，爲溏泄，正未有已也。（卷六）

魏荔彤曰（《金匱要略方論本義》）：仲景於是又言脫氣之虛勞。氣又精之所以爲精也。失精於下者，可成虛勞矣。脫氣則成虛勞於上者焉。就失精於下、脫氣於上推之，秦越人之論虛損，其言虛而感寒，則損其陽，即仲景所謂喜盜汗是也。陽虛表無護衛，汗易出，則風寒易入，再數爲治表發汗，而陽益虛矣。〔批〕分析清楚，配搭詳明。其言陽虛而陰盛，損則自上而下，一損損於肺，二損損於心，三損損於胃，即仲景所謂脫氣之虛勞也。其言虛而感熱，則損其陰，即仲景所謂渴及亡血、卒喘悸是也。陰虛裏無津液，渴愈作而火邪愈熾，再加以吐衄失亡，而陰益虛矣。其言陰虛而陽盛，損則自下而上，一損損於腎，二損損於肝，三損損於脾，即仲景所言失精之虛勞也。仲景既明失精之虛勞，能不復明脫氣之虛勞乎？如診之其脉沉小而遲，浮而大爲虛，沉而小亦。凡脉宜於浮小而沉大，爲本大而末小。今沉既小，則浮必反大，不則浮微欲無矣。沉小兼數，則爲陰虛血亡；沉小兼遲，則必陽虛氣耗也，故名之曰脫氣。驗其外證，疾行則喘喝。揣其平時，手足常逆寒。氣脫必陽衰，陽衰則裏寒腹滿，甚則溏泄，食不消也。非一損於肺而氣虛，漸至三損於胃而飲食不爲肌肉乎？此虛勞之自上損下，而先傷陽分者也。（卷上）

尤怡曰（《金匱要略心典》）：脉沉小遲，皆陰象也。三者並見，陰盛而陽乃亡矣，故名脫氣。其人疾行則喘喝者，氣脫而不固也。由是外無氣而手足逆冷，胃無氣而腹

滿，脾無氣而溏泄食不化，皆陽微氣脫之證也。（卷上）

吳謙曰（《醫宗金鑒》）：脉沉、細、遲，則陽大虛，故名脫氣。脫氣者，謂胸中大氣虛少，不充氣息所用，故疾行喘喝也。陽虛則寒，寒盛於外，四末不温，故手足逆冷也。寒盛於中，故腹滿溏泄，食不消化也。

〔集注〕徐彬曰：脉沉、小、遲，其爲陽衰無疑。沉、小、遲三脉相並，是陽氣全虧，故名脫氣。其軀爲空殼，疾行則氣竭而喘喝，四肢無陽而寒，腹中無陽而滿，甚則胃虛極而溏泄，脾虛極而食不化也。（卷十九）

黃元御曰（《金匱懸解》）：脉沉小而遲，是名脫氣，脫氣者，陰中之陽陷而不昇也。其人疾行則喘喝而仰息，喘喝者，陽中之陽逆而不降也，氣不歸根，故動則發喘。其手足逆冷，以四肢秉氣於脾胃，脾胃陽虛，四肢失秉，故寒冷不温。陽受氣於四末《素問》語，手足者，陽盛之處，温則爲順，不温而寒，是謂逆也。脾主昇清，胃主降濁，陽衰濕旺，昇降反作，清氣陷而濁氣逆，是以腹滿。脾陽昇動，則水穀消磨，清陽下陷，磨化失職，是生飧泄，故甚則大便溏泄，食不消化也。（卷七）

陳念祖曰（《金匱要略淺注》）：脉沉小遲，三者相並，是陽氣全虛，故名脫氣，氣脫則軀乃空殼，其人疾行則氣竭而喘喝，陽虛則寒，寒盛於外，則手足逆寒，寒盛於中，則爲腹滿，甚則溏泄，食不消化也。（卷三）

朱光被曰（《金匱要略正義》）：若在沉、小、遲三脉並見，則三焦陽氣全無，故名脫氣。疾行喘喝者，中虛不任勞動也。手足爲陽氣所主，陽虛故逆寒也，腹滿溏泄，食不消化者，脾無陽運，不能爲腸府轉輸也，此虛寒之甚者。（卷上）

嚴鴻志曰（《金匱廣義》）：若脉見沉小而遲，非精氣清冷之診，乃肺脾腎交病，名曰脫氣。如其人疾行，則肺氣不降，腎氣上逆，必病喘喝，脾氣不周於四末，必手足逆冷，腹滿，甚則溏泄，食不消化也。（卷一）

曹穎甫曰（《金匱發微》）：脉沉小而遲，是爲水寒血敗，血分熱度愈低，津液不能化氣，故名脫氣。疾行則喘喝者，腎虛不能納氣也；血分之熱度弱而又弱，故手足逆寒；寒水下陷，故腹滿而溏泄；胃中無火，故食不消化。按此條在《傷寒論》中爲少陰寒濕證，亦當用四逆理中主治。（卷之二）

陸淵雷曰（《金匱要略今釋》）：丹波氏云：《抱樸子》曰：奔馳而喘逆，或欬或懣，用力役體，汲汲短乏者，氣損之候也。面無光色，皮膚枯臘，唇焦脉白，腠理萎瘁者，血減之證也（以上《抱樸子》）。所謂氣損，乃脫氣也。……淵雷案：喘喝蓋古語，《素問·生氣通天論》"煩則喘喝"，《靈樞·經脉篇》"喝喝而喘"，皆謂氣急喘逆。王注《生氣通天論》：喝謂大呵出聲。非是，腹滿溏泄，當是腸膜之結核病，故屬虛勞。（卷二）

原文 脉弦而大，弦則爲減，大則爲芤，減則爲寒，芤則爲虛，虛寒相搏，此名爲革。婦人則半產漏下，男子則亡血失精。（十二）

徐彬曰（《金匱要略論注》）：此概言虛勞，中虛陰盛，真陽衰者，故以脉之沉小弦细者爲主，而间有芤大者，證仍現陽衰之象也。謂男子平人，無病可責，而脉虚弱微細，此陰分虚竭，元陽弱也，卧則衞氣入陰，而表復虚，故喜盗汗。若人年五六十，陽氣衰，脉來宜小弱而反大，則似非細小邊之陽虚者矣。然而痹俠背行，俠背是脊之兩旁痹，屬太陽經，陰不能後通，若腸鳴、刀瘲，是上焦陽虚，而厥陰之榮熱隨經上乘也，則脉之大，非陽有餘可知，故曰“皆爲勞得之”。若脉沉小遲，其爲陽衰無疑，沉小遲三脉相並，是陽氣全虧，故名脱氣，氣脱則軀乃空殼，疾行則氣竭而喘喝。四肢無陽而寒，腹中無陽而滿甚，則胃虚極而溏泄，脾虚極而食不化也。若脉輕按弦，而重按大。弦者減也，寒也。大者芤也，虚也。總是内虚外寒，陽分氣結，故曰虚寒相搏，此名爲革。革者，如鼓之革狀，浮外之邪實也。於是内氣虚，女不能安胎調經而半產漏下，男不能藏精統血而亡血失精矣。（卷六）

李彣曰（《金匱要略廣注》）：脉弦爲減，氣衰於外也，大爲芤，血失於内也。氣衰則陽不足而寒，血失則陰不足而虚。革脉者，浮取有餘，重按不足。丹溪云：如按鼓皮。外繃急而内空虚，以鼓爲革音，脉形象之，故名爲革。李士材曰：滑伯仁以革爲變革之義，誤矣。若云變革，是怪脉也，而革果怪脉乎？陰陽氣血，男婦俱有之，故半產漏下，亡血失精，總是氣虚不能攝血，血虚不能壯氣，皆陰陽氣血之乖也。成無己注以真陽減屬男子，陰血虚屬婦人，恐爲偏見。（卷上）

周揚俊曰（《金匱玉函經二注》）：《傷寒論》中有此條，方中行先生注：寒言陽氣減損而不足，芤言陰血衰竭而空虚，革言革易常度也。婦人陰血充足而能化，則得坤順之常，半產漏下，則不足以言坤之資生矣；男子陽精充盛而能化，則得乾健之常，亡血失精，則不足以言乾之資始矣。故天地之大德曰生，男不足以言資始，女不足以言資生，則人道大壞，故曰革也。一說革讀亟，變而促迫也，亦通。

愚按：《禮》曰：夫子之病革矣，不可以變。即音亟也。（卷六）

魏荔彤曰（《金匱要略方論本義》）：再或診之，脉弦而大。弦者，血亡而火邪盛也；大者，氣脱而正陽衰也。弦則爲減，減則胃陽受傷也。大即爲芤，芤即中氣已竭也。減爲胃陽傷，故爲寒；芤爲中氣竭，故爲虚。是虚乃氣脱而肺損也，減乃血亡而心損也。虚寒相搏，而風木無畏以克土，胃陽失令而胃氣又盡，至此即自上損於下而及胃，則不治之證也。仲景又名之曰革。革者，絶也，診之如按鼓皮，浮大而無根，則陽浮於上而下離其宅矣，何以全其生命耶？婦人雖有孕，亦半產而不能育，無孕則血下無時，不日爲血乾經閉矣；男子則亡血失精，同於上條。此又虚勞之自上損下而先傷陰分者也。（卷上）

尤怡曰（《金匱要略心典》）：脉弦者陽不足，故爲減爲寒，脉大者陰不足，故爲芤爲虚，陰陽並虚，外强中乾，此名爲革，又變革也。婦人半產、漏下，男子亡血、失精，是皆失其產乳生育之常矣，故名曰革。（卷上）

黄元御曰（《金匱懸解》）：此段見《傷寒·脉法》。脉弦而大，弦則爲陽衰而脉減，大則爲陰衰而脉芤，減則陽氣不足而爲寒，芤則陰血不充而爲虚，虚寒相合，此名爲革。婦人則半產漏下，男子則亡血失精，以其陽昇而不降，陰降而不昇，上熱下寒，陰中無陽，精血失統故也。

中氣者，交濟水火之媒眉批：道家黃婆嬰姹之旨，水火不濟，總以中氣之虛。後世醫法不傳，治此乃用清涼滋潤，中氣崩敗，水走火飛，百不一生。今之醫事，不可問也。漏下者，非經期而血下。血暴脫者，謂之崩中，如堤崩而水泄也。血續失者，謂之漏下，如屋漏而水滴也。（卷七）

《金匱要略》歷代名家集注

陳念祖曰（《金匱要略淺注》）：脉輕按弦而重按大，弦則爲陽微而遞減，大則爲外盛而中芤，減則陽不自振爲諸寒，芤則陰不守中爲中虛，虛寒相搏，此名爲革。革脉不易明，以弦減芤虛二脉形容之，則不易明者明矣。見此脉者，婦人則不能安胎而半產，不能調經而漏下，男子不能統血則亡血，不能藏精則失精。

自男子平人脉虛弱微細起，至亡血失精止，隱承第一節脉極虛亦爲勞意，分四小節。言虛陰盛而真陽衰者，故以脉之沉緊弦細邊爲主，而間有芤大者，仍現出陽虛之象，蓋以陽根于陰，陽病極則並傷其陰也。小注中以陰陽分疏，即此故也。下一節約其大要以出方，再下一節，從前方而推進一步，再下一節以陰陽之總根在下，舉一少腹一小便，以示一隅之舉也。（卷三）

朱光被曰（《金匱要略正義》）：若脉弦而大，全失陽和氣象，是弦因陽氣減而爲寒，大因中氣空而爲虛，外虛內寒，搏結於氣分，名之曰革，若鼓皮之外張，爲中空如此，何以融貫奇經乎？半產漏下，亡血失精，所固然也。（卷上）

嚴鴻志曰（《金匱廣義》）：以上諸條，虛勞脉證，統就男子一面立論，未及於女子也。本條則以男女並論，俾治者知所辨矣。如脉弦而大，弦者則爲減爲寒，大者則爲芤爲虛，內虛外寒，陽分氣結，虛寒相搏，乃爲革脉。革脉若見，在婦人則主半產漏下，在男子則主亡血失精，精血內奪，多成虛勞。（卷一）

曹穎甫曰（《金匱發微》）：脉弦爲陽氣衰，脉大而芤爲陰氣奪，陽衰則中寒，陰奪則裏虛，兩脉並見，名曰革。浮陽不降，則陽不攝陰；陰不抱陽，則精血寒陷，此條見婦人雜病篇。治婦人半產漏下，則有旋覆花湯。而男子亡血失精，獨無方治，而補陽攝陰之法，要以天雄散爲最勝，天雄以溫下寒，龍骨以鎮浮陽，白术、桂枝以扶中氣，而坎離交濟矣。黃坤載云：後世醫法不傳，治此乃用清涼滋潤，中氣崩敗，水走火飛，百不一生，今之醫士，不可問也。諒哉斯言！（卷之二）

陸淵雷曰（《金匱要略今釋》）：此條亦見於驚悸吐衄篇、婦人雜病篇，及《傷寒論》辨脉篇。凡仲景書中言脉諸條，以“則爲”二字遞接者，多不甚可解，蓋皆叔和之徒所附益矣。脉之弦，因血管收縮之故。脉之芤，因血管弛放，且管中血少之故。革亦是脉名，說者謂中空如按鼓皮，然則猶是芤脉耳。惟失血之後，脉弦脉芤，故是事實。蓋失血之初，體內後備血液及組織液急速補充，毛細血管及小動脉管亦作反射性收縮，故血壓不致低落，或且暫時上昇，此時按其脉，則指下挺然，直上下行，是爲弦脉。倘大失血再三不已，則補充既竭，小動脉管之反射收縮亦不復持續，此時按其脉則中空外實，狀如慈葱，是爲芤脉。故失血後始則脉弦，繼則脉芤，爲必然之步驟。且芤脉又必於大失血後見之，若僅僅痰中帶血，及點滴之便血衄血，脉必不芤。又失血後脉尚弦，是機體尚能自起救濟，藥治有所憑藉，中醫藥尚可救療。若失血後脉已芤，則正氣已損，非急予輸血之根本救濟無由脫其險候矣。（卷二）

原文 虚劳裏急，悸，衄，腹中痛，夢失精，四肢痠疼，手足煩熱，咽乾口燥，小建中湯主之。（十三）

小建中湯方

桂枝三兩，去皮　甘草三兩，炙　大棗十二枚　芍藥六兩　生薑二兩　膠飴一升

上六味，以水七升，煮取三升，去滓，內膠飴，更上微火消解，溫服一升，日三服。嘔家不可用建中湯，以甜故也。

徐彬曰（《金匱要略論注》）：上章所論證概屬陽虛，陽虛者，氣虛也。氣虛之人大概當助脾，故以小建中湯主之。謂虛勞者，元陽之氣不能內統精血，則榮枯而虛，裏氣乃急，爲悸，爲衄，爲腹中痛，夢失精。元陽之氣不能外充四肢、口咽，則陽虛而燥，爲四肢酸疼，爲手足煩，爲咽乾口燥。假令胸中之大氣一轉，則燥熱之病氣自行，故以桂、芍、甘、薑、棗大和其榮衛，而加飴糖一味以建立中氣，此後世補中益氣陽之祖也，雖無升、柴，而昇清降濁之理具于此方矣。

論曰：人身中不過“陰陽氣血”四字。氣熱則陽盛，血熱則陰盛，然非真盛也。真盛則爲氣血方剛而壯健無病矣。乃陰不能與陽和，而陽恃其燥，鼓而上乘則亢，爲渴，爲喘，爲煩，爲亡血。然而陰實虛寒，故爲小便不利，少腹滿急，爲陰寒精出，酸削不能行，爲精冷無子，爲陰頭寒，爲目眩髮落。陽不能與陰和，而陰挾其火，熱氣內乘則躁，爲盜汗，爲痹，爲刀瘦，爲喘喝，爲亡血失精。然而陽實不足，故爲手足寒，爲腹滿溏泄，爲不能化食，爲腹痛，爲咽乾口燥。其亡血失精，陰虛陽虛皆有之者，陰極能生熱也。故見脉在浮大邊，即當知陰不能維陽。腎爲陰之主，務交其心腎而精血自足，見脉在細小邊，即當知陽不能勝陰；脾爲陽之主，即補其中氣而三陽自泰，故仲景特拈此二大扇，以爲後人治虛勞之準。至陰熱極而燥，此虛勞之壞證也。故朱奉議以滋陰一法，補前人所不逮，豈治虛勞之正法乎？後人見滋陰亦有愈者，乃用參不用參，聚訟不已。豈知仲景以行陽固陰爲主，而補中安腎，分別用之，不專恃參，不專滋陰，爲恢恢遊刃也哉。（卷六）

李彣曰（《金匱要略廣注》）：脾主四肢，其經入腹，裏急腹痛，四肢痠疼，脾虛不能榮養中外也。悸者，氣虛，衄者，血熱也。夢失精者，陰虛不守也。手足煩熱者，脾爲至陰，陰虛生內熱也。脾經挾咽連舌本，開竅於口，咽乾口燥者，脾虛津液不布也。此虛勞病之在脾也。

或問虛勞諸病雜乘，獨用小建中湯補脾，何也？答曰：經云脾者土也，孤藏以灌四旁者也。蓋土爲萬物之母，土旺而木火金水循序以生，故《易》云：坤厚載物，萬物資生。又經云：四時百病，胃氣爲本。此東垣云補腎不如補脾也。今據本方解之，則桂枝行陽氣，芍藥養陰血，甘草、大棗、膠飴俱甘味入脾，歸其所喜，以鼓舞脾氣，昇騰灌溉而爲胃行其津液焉。又生薑佐桂枝以行陽氣，而辛以潤之，且與大棗合用，以行脾之津液而和榮衛也。此建立中州，全其母氣，功洵巨矣。（卷上）

周揚俊曰（《金匱玉函經二注》）：經云：形氣不足，病氣不足，此陰陽俱不足也，

不可刺之，刺之爲重虚。蓋氣不足者，如中氣不健，頻欲更衣，心下悸，或陽明内熱而血外溢，或腹中痛，或夢接内而遺，種種悉氣之不足爲之也。形不足者，即如四肢不但不强健而酸疼，甚至手足煩熱，津液少而乾燥，種種皆形之不足爲之也。經謂不可刺，以重虚者，宜補之以甘藥。此其意惟仲景遵之，培中央以灌輸府藏百脉，主以小建中，正稼穡作甘之意也。然觀此證，則腎虚爲多，水虧當壯水之主，以鎮陽光，火衰則益火之原以消陰翳，獨仲景不屑屑於此，而惟以樹立中氣爲第一義者何居？聖人曰：精，穀氣也。可見腎爲藏精之處，伎巧出焉，苟非有五穀之養，五味之調，則亦從何而生？然經又曰：精不足者，補之以味。假使胃不能納，脾不能運，又如之何？故聖人以建中主治，使中州之土已壞復起，將飲食入胃者，遊溢精氣，上輸於脾，脾氣散精，上歸於肺，如經所云者，則五藏百脉自裕矣，豈但已病乎哉？（卷六）

魏荔彤曰（《金匱要略方論本義》）：仲景又發婆心而爲出一方，亦貴于預爲經理，非待必損及于胃方救治也。當虚勞病形成之時，裏急者，陽衰津亡，内生燥煩也；悸者，氣脱而膻胞空虚也；衄者，肝木無畏而挾血妄行也；腹中痛者，即裏虚邪乘，而邪熱錯雜也；夢失精者，陽虚夢鬼交，而腎弱無收攝也；其外證必四肢痠疼，手足煩熱，咽乾口燥。内真寒而外假熱，下陽虚而上陰亡也。主之以小建中湯，以桂枝、生薑扶陽，甘草、大棗、膠飴益胃，芍藥收陰，無非從中爲治。若平易無奇，而實王道之至神者也。（卷上）

尤怡曰（《金匱要略心典》）：此和陰陽調營衛之法也。夫人生之道，曰陰曰陽，陰陽和平，百疾不生。若陽病不能與陰和，則陰以其寒獨行，爲裏急，爲腹中痛，而實非陰之盛也；陰病不能與陽和，則陽以其熱獨行，爲手足煩熱，爲咽乾、口燥，而實非陽之熾也。昧者以寒攻熱，以熱攻寒，寒熱内賊，其病益甚，惟以甘酸辛藥，和合成劑，調之使和，則陽就于陰，而寒以溫，陰就于陽，而熱以和，醫之所以貴識其大要也。豈徒云寒可治熱，熱可治寒而已哉。或問：和陰陽、調營衛是矣，而必以建中者，何也？曰：中者，脾胃也，營衛生成于水穀，而水穀轉輸於脾胃，故中氣立則營衛流行而不失其和；又中者，四運之軸，而陰陽之機也，故中氣立，則陰陽相循，如環無端，而不極於偏。是方甘與辛合而生陽，酸得甘助而生陰，陰陽相生，中氣自立，是故求陰陽之和者，必於中氣，求中氣之立，必以建中也。（卷上）

吳謙曰（《醫宗金鑒》）：虚勞云云者，概虚勞之證而言也，非謂虚勞之證，止於此也，故下文有諸不足之説也。均主以小建中湯者，欲小小建立中虚之意。合下六節，皆論虚勞，各有所主之方也。（卷十九）

黃元御曰（《金匱懸解》）：裏急者，乙木鬱陷，迫急而不和也。木性喜達，鬱而欲發，生氣不遂，衝突擊撞，是以腹痛。肝主筋，諸筋皆聚於節，生氣失政，筋節不暢，故四肢痠疼。膽氣上逆，胸肋壅塞，肝脉上行，昇路鬱阻，風木振揺，故心下悸動。子半陽生，木氣萌蘗，而生意鬱陷，不能上達，則慾動而夢交接，益以風木疏泄，是以精遺。風燥亡津，肺府枯槁，故咽乾口燥。風木善泄，肺金失斂，故血衄鼻竅。手之三陽，足之三陰，陷而不昇，故手足煩熱。手之三陽不昇，則陽中之陽陷於陰中，足之三陰不昇，則陰中之陽陷於陰中，故手足煩熱。此以中氣虚敗，風木下陷而相火上逆也。小建中湯，膠

飴、甘、棗補脾精而緩裏急，姜、桂、芍藥達木鬱而清風火也。（卷七）

陳念祖曰（《金匱要略淺注》）：陽虛之證，前論頗詳，茲再約其大要，而出其方治。虛勞病如元陽之氣不能內充精血，則營枯而虛，爲裏急，爲悸，爲衄，爲腹中痛，爲夢失精，如元陽之氣不能外充四肢口咽，則氣虛而燥，爲四肢酸疼，爲手足煩熱，爲咽乾口燥，《內經》云勞者溫之，又云調以甘味，以小建中湯主之。

此爲陽虛者出其方也。然小建中湯調其陰陽，和其營衛，建其中氣，其用甚廣，附錄尤注於後。

按：陽虛陰虛，古人亦有是說，而朱紫之最混者，薛立齋倡之，張景岳和之，至於今止知多寒者，可施耆、朮、薑、附等爲陽虛；多熱者，可施地、冬、歸、芍等爲陰虛，而斯文掃地盡矣。余於前注，亦以陰虛陽虛分析，然而裏急腹中痛，四肢酸疼，手足煩熱，脾虛也；悸，心虛也；衄，肝虛也。

男元犀按：血從清道出爲鼻衄，從濁道出爲吐血，下溢爲便血，統屬于衝、任、督之脉爲病，以衝、任、督之脉皆屬於肝也。

失精，腎虛也；咽乾口燥，肺虛也。五藏皆屬於陰，故謂陰虛之病。然《內經》云："脾爲陰中之至陰。"又云："陰病治陽。"故先以溫藥建其脾土，而五藏皆循環而受益。謂爲陽虛蓋以陰之失陽而虛也。

男元犀按：此注又從前注深一層立論，陰虛陽虛分解，猶是爲中人以下說法。（卷三）

朱光被曰（《金匱要略正義》）：此該上章中虛成勞，所列諸證而出治法也。本以勞傷中氣而致虛勞，勞則病不從表而從裏，則在裏之病氣自急，急者如悸衄以下等候，層見迭出之象也。虛則補之，急則緩之，緩急益虛，舍小建中別無良法，故以爲治虛勞裏急之主方。（卷上）

嚴鴻志曰（《金匱廣義》）：虛勞之病，不外陰陽各造其偏，設陽病不能與陰和，而陰寒獨勝，爲裏急，爲腹痛；設陰病不能與陽和，而陽熱獨盛，爲手足煩熱，爲咽乾口燥；其所以悸，所以夢失精，亦未始非陰陽不相和諧所致也。欲調和陰陽，非主以小建中湯不可。小建中者，小小建立中氣，中氣立，則營衛調陰陽和。其方用桂枝湯加膠飴，重加芍藥，乃甘辛生陽，酸甘助陰，陰陽相生，中氣自立，即《內經》所謂勞者溫之，甘藥調之之意也。（卷一）

曹穎甫曰（《金匱發微》）：裏急以下諸證，用小建中湯，此乃第一篇所謂治肝補脾之方治也。厥陰含少陽膽火，膽實則氣壯而强，膽虛則氣餒而悸。腹爲足太陰部分，肝膽之火逆于太陰，則腹中痛。厥陰之脉絡于陰器，膽火下泄，則夢失精。陰泄於下，腦應於上，則爲衄。脾精不行於四肢，故四肢痠楚而手足煩熱。脾精不上承，故咽乾而口燥。其病在脾，致病之由則爲肝膽，此證肝膽俱虛而不任瀉，故特出建中湯以補脾，使肝藏不虛，則膽火潛藏，豈能泄腎陰而傷脾藏，故又云肝虛則用此法也。（卷之二）

陸淵雷曰（《金匱要略今釋》）：丹波氏云：裏急，諸家無明解。《巢源·虛勞裏急候》云：勞傷內損，故腹裏拘急也。二十九難云：衝脉之爲病，逆氣裏急。丁注：逆氣，腹逆也。裏急，腹痛也。此云腹中痛，則《巢源》爲是。元堅云：此條，即虛勞之正證，實屬暌喪太過，虛火上亢者。筋失所養，故里急。血脈衰乏，故悸。悸即動築，驗之病者，知其非心動，血隨火上，故衄。寒盛於下，故腹中痛。下元不固而心神不寧，故失精。血道濇滯，故四肢酸疼，猶桂枝加芍藥生薑人參新加湯證身疼痛之理。虛陽外泛，故手足煩熱，上焦液枯，故咽乾口燥，皆是莫不自陰虛所致。陰虛，故不與陽相諧，是以用小建中湯，和調陰陽。蓋桂枝湯營衛均和，而此方則倍芍藥，專滋其陰，以配于陽，為虛勞正對之治矣。尾台氏云：虛勞裏急云云。余於此證，每用黃耆建中湯，其效勝小建中湯，學者試之。

《建殊錄》云：京師四條街，賈人三井某家僕三四郎者，四肢倦惰，有時心腹切痛，居常鬱鬱，氣志不樂，諸治無效。有一醫某者，以先生有異能，勸迓之。賈人曰：固聞先生之名，然古方家多用峻藥，是以懼未請爾。醫乃更諭，且保其無害，遂迓先生診之。腹中攣急，按之不弛，乃作小建中湯飲之。其夜胸腹煩悶，吐下如傾，賈人大驚懼，召某醫責之。醫曰：東洞所用非峻劑，疾適發動耳。賈人尚疑，又召先生，意欲無復服，先生曰：余所處非吐下之劑，而如此其甚者，蓋彼病毒勢已敗，無所伏，因自潰遁耳，不如益攻之也。翌早，病者自來謁曰：吐下之後，諸證脫然，頓如平日也。

《生生堂治驗》云：一男子久患頭痛，立則暈倒，醫以為梅毒，與芎黃湯及輕粉、巴豆之類攻之，數百日矣。先生診之，自心下至少腹拘攣，如繩之約，乃與小建中湯，百余帖而愈。（卷二）

原文 虛勞裏急，諸不足，黃耆建中湯主之。于小建中湯內，加黃耆一兩半，餘依上法。氣短胸滿者加生薑；腹滿者去棗，加茯苓一兩半，及療肺虛損不足，補氣加半夏三兩。（十四）

徐彬曰（《金匱要略論注》）：小建中湯本取化脾中之氣，而肌肉乃脾之所生也。黃耆能走肌肉而實胃氣，故加之以補不足，則桂、芍所以補一身之陰陽，而黃耆、飴糖又所以補脾中之陰陽也。若氣短胸滿，加生薑，謂飲氣滯陽，故生薑以宣之。腹滿去棗，加茯苓，蠲飲而正脾氣也；氣不順，加半夏去逆，即所以補正也。（卷六）

李彣曰（《金匱要略廣注》）：虛勞屬氣血兩虛。《難經》云：氣主煦之，血主濡之。則氣能統血而陽生陰長，此血脫者必先益氣也。建中湯加黃耆以實衛氣。

建中湯既補中宮而衛氣未實，則補中者仍未免於外泄，加黃耆以固衛氣，則衛實榮生，陽行陰守，八珍湯加黃耆，以成十全大補之功，義本諸此。

氣短胸滿，加生薑以溫胃氣，且辛以散之也；腹滿去棗，恐其滯也，加茯苓，下氣行水也；療肺虛補氣，加半夏運樞機以行補劑也。（卷上）

周揚俊曰（《金匱玉函經二注》）：不足之證不一，未有不因於氣虛者。夫陽生陰長，氣苟不充，則日就於損矣。故曰：衛氣者，所以溫分肉，充皮膚，肥腠理，司開闔者也。開闔損其常度，則裏急見焉，於是為證之不足者，且不可以概述矣。主以黃耆建中，正於補益中土者，兼足以托實肌表矣。（卷六）

魏荔彤曰（《金匱要略方論本義》）：氣甚加黃耆，津虛甚加人參，以治虛勞裏急。此言裏急，非裏急後重之謂也，乃虛歉無主之謂也。故名其方為建中，正所以扶持其中氣，使漸生陰陽；達于營衛，布於肢骸，而消其獨亢也。學者顧名思義，斯得之矣。
（卷上）

尤怡曰（《金匱要略心典》）：裏急者，裏虛脉急，腹中當引痛也；諸不足者，陰陽諸脉，並俱不足，而眩、悸、喘喝、失精、亡血等證，相因而至也。急者緩之必以甘，不足者補之必以溫，而充虛塞空，則黃耆尤有專長也。（卷上）

吳謙曰（《醫宗金鑒》）：所謂虛勞裏急諸不足者，亦該上條諸不足證之謂也。黃耆建中湯，建立中外兩虛，非單謂裏急一證之治也。桂枝龍骨牡蠣湯，即桂枝湯加龍骨、牡蠣；小建中湯，即桂枝湯加膠飴；黃耆建中湯，即桂枝湯加膠飴、黃耆也。故嘗因是而思仲景以一桂枝湯出入加減，無往不利如此，何後世一見桂枝，即爲傷寒發汗之劑？是但知仲景用桂枝湯治傷寒，而不知仲景用桂枝湯治虛勞也。若知桂枝湯治虛勞之義，則得仲景心法矣。蓋桂枝湯辛甘而溫之品也，若啜粥溫覆取汗，則發散榮衛以逐外邪，即經曰：辛甘發散爲陽，是以辛爲主也；若加龍骨、牡蠣、膠飴、黃耆，則補固中外以治虛勞，即經曰：勞者溫之，甘藥調之，是以溫以甘爲主也。由此推之，諸藥之性味功能、加減出入，其妙無窮也。（卷十九）

黃元御曰（《金匱懸解》）：虛勞之病，脾陽陷敗，風木枯槁，鬱迫不昇，是以裏急。木中溫氣，陽氣之根也，生氣之陷，原于陽根之虛。黃耆建中湯，膠飴、甘、棗補脾精而緩裏急，姜、桂、芍藥達木鬱而清風燥，黃耆補肝脾之氣，以培陽根也。（卷七）

陳念祖曰（《金匱要略淺注》）：虛勞裏虛脉急，以及眩、悸、喘、渴、失精、亡血、腹痛諸證之不足，相因而至，以黃耆建中湯主之。

此一節，即前節之證。前節之方，而推廣言之也。（卷三）

朱光被曰（《金匱要略正義》）：前列虛勞裏急證象而用建中矣，而此云諸不足，有營衛兼病，不可枚舉之象，故獨加黃耆一味，助甘、薑、糖、棗，從陽以大補其衛氣，助芍藥、桂枝入裏以大補其營氣，營衛兩調，中氣自建。而又立加減法，以應病機，由是諸虛不足，庶有所維持矣。（卷上）

嚴鴻志曰（《金匱廣義》）：虛勞裏急諸不足者，亦該上條諸不足之謂也。用黃耆建中湯，建立中外兩虛，非獨謂裏急一證之治也。果能加減得法，用之固頭頭是道矣。（卷一）

曹穎甫曰（《金匱發微》）：虛勞一證，急者緩之以甘，不足者補之以溫，上節小建中湯，其主方也。但小建中湯于陽虛爲宜，陰陽並虛者恐不能收其全效。仲師因于本方外加黃耆以補陰液，而即以黃耆建中爲主名，此外之加減不與焉。氣短胸滿加生薑者，陽氣上虛故氣短，陰干陽位故胸滿，因加生薑以散之；腹滿所以去棗加茯苓者，腹滿爲太陰濕聚，防其壅阻脾氣也，因去大棗，加茯苓以泄之，濕去而脾精上行，然後肺藏得滋溉之益，故肺之虛損亦主之；補氣所以加半夏者，肺爲主氣之藏，水濕在膈上，則氣虛而喘促，故納半夏以去水，水濕下降，則肺氣自調，其理甚明。陳修園以爲匪夷所思，不免自矜神秘，蓋彼第見俗工以補爲補，而不知以瀉爲補，故自負讀書得間耳。（卷之二）

陸淵雷曰（《金匱要略今釋》）：黃耆，能振肌表之正氣，轉輸其津液，諸肌表不足者，皮膚乾，不潤澤，衛氣不足以固腠理，津液以自汗盜汗而耗損，用黃耆振正氣，回津液，固腠理，則瘀水自回降，小便通利，肌膚滑潤矣。抑黃耆之用，以正氣不足爲主，雖曰治自汗盜汗，不可以此爲主效也。故余用黃耆，不問汗之有無，但視肌表之正氣乏，則不誤矣。

《方極》云：黃耆建中湯，治小建中湯證（裏急腹皮拘急及急痛者）而盜汗或自汗者。

《方機》云：盜汗，或汗出多，或身重，或不仁者，黃耆建中湯主之，兼用應鐘。

《方函口訣》云：此方主小建中湯之中氣不足，腹裏拘急，而帶諸虛不足者，故加黃耆也。仲景於黃耆，大抵爲托表止汗祛水之用，可知此方亦以外體不足爲目的。此方雖用於虛勞證腹皮貼背，無熱而欬者，然或有微熱者，或汗出者，無汗者，俱可用。

《續建殊錄》云：一男子，患久欬，嘗吐血，爾後氣力大衰，短氣息迫，胸中悸而煩，腹攣急，不能左臥，寐則汗出，下利日一二行，目上足跗生微腫。欬不止，飲食減少，羸瘦尤甚。則與黃耆建中湯，盜汗止，攣急漸緩，得左臥，不下利，微腫散，惟欬依然，更兼用解毒散，經日而諸證全退。（卷二）

原文 虛勞腰痛，少腹拘急，小便不利者，八味腎氣丸主之。方見腳氣中。（十五）

徐彬曰（《金匱要略論注》）：腰痛，少腹拘急，小便不利，皆腎家的證，然非失精等現證，此乃腎虛而痹，故以六味丸補其陰，仍須以桂、附壯其元陽也。（卷六）

李彣曰（《金匱要略廣注》）：此虛勞病之在腎經者也。腰者腎之府，腎脉絡膀胱，少腹其部分也，腎主二便，開竅于二陰，小便其所司也。腰痛、少腹拘急者，腎氣虛也，小便不利者，腎虛液竭，膀胱氣不化也。腎與膀胱爲表裏。經云：膀胱者，津液藏焉，氣化則能出矣。主八味丸以補腎虛。

夫腎爲水藏，而命門屬火以温養腎水，此一陽藏于二陰之間，以成坎體，所謂兩腎之間一點陽是也。《難經》以左爲腎右爲命門者非。據云男子以藏精，女子以系胞，然人稟天地之正氣，未有胞胎偏系，精藏一邊者也。今用六味丸補水，則陰虛內熱之證熄矣，所謂壯水之主以制陽光是也。蓋以熟地補腎爲主，山茱萸補肝佐之，此癸乙同歸一治，而腰痛少腹拘急可愈矣。山藥補脾，防水氣之泛溢，丹皮去相火，茯苓、澤瀉利水以瀉腎邪，則小便自利矣。又加桂附補命門相火，以去沉寒虛怯之患，所謂益火之源以消陰翳是也。

沈子華曰：今醫見小便不利，即用清涼藥瀉內熱矣，安知水火既濟者，以資化源而小便自利乎，此八味丸爲治天一生水之聖劑也。（卷上）

周揚俊曰（《金匱玉函經二注》）：腰者腎之府，腰痛爲腎氣之虛寒可知矣。惟虛寒，故少腹拘急，而膀胱之氣亦不化也。苟非益火以助真陽以消陰翳，恐無以生土而水得泛溢，不至上凌君火不止矣。主以八味，固補益先天之至要者也。（卷六）

魏荔彤曰（《金匱要略方論本義》）：仲景出建中湯，爲自上而損脫氣者主治也。其有自下而損失精者，則又立一法主之，爲八味腎氣丸。虛勞腰痛，少腹拘急，小便不利，純是腎中水火俱不足之證也。失精之故顯然矣。以六味丸壯水之本，加桂附益火之源，水火兼理於腎。凡上無熱而下虛者，建中湯為宜；上有熱而下虛者，八味腎氣丸為宜也。（卷上）

尤怡曰（《金匱要略心典》）：下焦之分，少陰主之，少陰雖為陰藏，而中有元陽，所以溫經藏，行陰陽，司開闔者也。虛勞之人，損傷少陰腎氣，是以腰痛、少腹拘急、小便不利，程氏所謂腎間動氣已損者是矣。八味腎氣丸補陰之虛，可以生氣，助陽之弱可以化水，乃補下治下之良劑也。（卷上）

吳謙曰（《醫宗金鑒》）：虛勞之人腰痛，腎氣虛而不行也，少腹拘急，小便不利，膀胱氣虛不化也，主以八味腎氣丸溫補下焦。腎與膀胱表裏之氣足，而腰痛、少腹拘急、小便不利，未有不愈者也。

〔集注〕程林曰：腰者腎之外候，腎虛則腰痛；腎與膀胱為表裏，不得三焦之陽氣以決瀆，則小便不利而少腹拘急矣。與是方以益腎間之氣，氣強則便溺行，而少腹拘急亦愈矣。（卷十九）

黃元御曰（《金匱懸解》）：腎位於腰，在脊骨十四椎之旁，足太陽之經，亦挾脊而抵腰中。腰者，水位也，水寒不能生木，則木陷於水，而腰痛作。木鬱風生，不能上達，則橫塞少腹，枯槁而拘急。乙木鬱陷，緣於土濕，木遏於濕土之中，疏泄之令不暢，故小便不利。八味腎氣丸，附子溫癸水而益腎氣，地黃滋乙木而補肝血，丹皮行血而開瘀濇，薯、萸斂精而止失亡，苓、澤瀉水而滲濕，桂枝疏木而達鬱也。（卷七）

陳念祖曰（《金匱要略淺注》）：虛勞腰痛為腎氣虛而不行，小腹拘急，小便不利者，為膀胱之氣虛而不化，以八味腎氣丸主之。

此補言下焦之證治也。八味腎氣丸為溫腎化氣之良方，若小便多者，大為禁劑，自王太僕著《元和經》極贊其功，然用者頗少。至薛立齋以之統治百病，趙養葵之《醫貫》奉為神丹，李士材、張景岳因之，以治本一說，文其模糊兩可之術，誤人不少。又按：《金匱》于桂枝龍骨牡蠣湯後，突出天雄散一方，與前後文不相連貫，論中並無一言及之，以致各注家疑為後人所附，而不知此方絕大議論，方中白术為補脾聖藥，最得土旺生金，水源不竭，納穀者昌，精生於穀之義，且又得桂枝化太陽之水府；天雄溫少陰之水藏。水哉，水哉！其體本靜，而川流不息者，氣之動，火之用也。更佐以龍骨者，蓋以龍屬陽，而宅于水，同氣相求，可以斂納散漫之火而歸根，以成陰陽平秘之道。《金匱》于虛勞證，窮到陰陽之總根，而歸之於腎，曰腰痛，曰小腹拘急，曰小便不利，略拈數證，以為一隅之舉，恐八味腎氣丸之力量不及，又立此方，誠為煉石補天手段。其證治方旨，俱未發明者，即《內經》禁方之意，重其道而不輕泄也歟！（卷三）

朱光被曰（《金匱要略正義》）：此下焦無陽之見證，故以八味丸，溫補其元陽。（卷上）

嚴鴻志曰（《金匱廣義》）：虛勞至腰痛，少腹拘急，小便不利，其腎陽之虛已極，即上條失精家之見證也。用八味腎氣丸，補陰之虛，可以生氣，助陽之弱，可以化水，亦即溫腎必佐涼肝之法也。（卷一）

曹穎甫曰（《金匱發微》）：虛勞腰痛，少腹拘急，小便不利，此腎陽不充之證也。

腎藏虛寒，則水濕不能化氣，膨急於上則腰痛，膨急於下則少腹拘急，此證仲師主以崔氏八味丸，然予曾用之，決然不應，乃知陳修園易以天雄散，爲不刊之論也。原腎藏所以虛寒者，則以腎陽不藏之故，腎陽不藏，則三焦水道得溫而氣反昇，水欲下泄，虛陽吸之，此水道所以不通也。方用龍骨、天雄以收散亡之陽，白术補中以制逆行之水，桂枝通陽以破陰霾之塞，於是天晴云散，水歸其壑矣。（卷之二）

陸淵雷曰（《金匱要略今釋》）：古醫書所言腎病，多是內分泌疾患，而關係腎上腺者十八九。又以腰部、少腹部爲腎之領域，腎又與膀胱爲表裏，故藥方能治腰痛少腹拘急小便不利者，名曰腎氣丸。腎氣丸即前篇之崔氏八味丸，原注脚氣中，徐本作中風中，爲是。篇名中風，不名脚氣也。用法方解治驗，互詳消渴篇及婦人雜病篇。（卷二）

原文 虛勞諸不足，風氣百疾，薯蕷丸主之。（十六）

薯蕷丸方

薯蕷三十分　當歸　桂枝　麴　乾地黃　豆黃卷各十分　甘草二十八分　人參七分　芎藭　芍藥　白术　麥門冬　杏仁各六分　柴胡　桔梗　茯苓各五分　阿膠七分　乾薑三分　白斂二分　防風六分　大棗百枚，爲膏

上二十一味，末之，煉蜜和丸，如彈子大，空腹酒服一丸，一百丸爲劑。

徐彬曰（《金匱要略論注》）：此不專言裏急，是內外皆見不足證，非獨裏急，諸不足也。然較黃耆建中證，前但云裏急，故主建中，而此多風氣百疾，即以薯蕷丸主之。豈非此丸似專爲風氣乎？不知虛勞證，多有兼風氣者，正不可着意治風氣。故仲景以四君、四物養其氣血，麥冬、阿膠、乾薑、大棗補其肺胃，而以桔梗、杏仁開提肺氣，桂枝行陽，防風運脾，神曲開鬱，黃卷宣腎，柴胡昇少陽之氣，白斂化入榮之風。雖有風氣，未嘗專治之，謂正氣運而風氣自去也。然薯蕷最多，且以此爲湯名者，取其不寒不熱，不燥不滑，脾腎兼宜，故以爲君，則諸藥皆相助爲理耳。（卷六）

李彣曰（《金匱要略廣注》）：因虛勞不足而致風氣者，經云：邪之所湊，其氣必虛是也。然風者，善行數變，故言百疾以統之。

薯蕷甘溫，入脾肺二經，補虛羸，除寒熱，在上滋源，在下補腎，故爲君。參、术、苓、草，四君子也，所以補氣；歸、芎、芍、地，四物湯也，所以補血。夫治風必養氣血者，以補虛勞爲主，所謂養正邪自消也。更用防風、柴胡、桂枝祛風，阿膠養血，豆黃卷和氣，麥冬、杏仁、桔梗、白斂順肺，乾薑溫中，大棗補脾，曲導藥力，酒行榮衛，而虛勞風疾愈矣。（卷上）

周揚俊曰（《金匱玉函經二注》）：虛勞不足之證，最易生風，倘不爲調攝，必致火氣日見不足，則所以善行數變者，不益流連而不息耶？故于手足太陰、少陰上下分補，而仍以中土爲主，務令三焦並益，榮衛和諧，而諸風自息矣。如桂枝、柴胡、防風，藉以固表昇陽，爲力頗多，非謂以此驅風，轉燥津液也。（卷六）

魏荔彤曰（《金匱要略方論本義》）：再者虛勞上損於肺，下損於腎，遞傳遞損，必

及於心肺，而歸極於脾胃。仲景又爲一法，以調理脾胃爲主，而以補氣養血生津散熱爲佐，從緩以固其本，爲七年求艾之治，而所以愼預防於不救者切矣！蓋人之元氣在肺，元陽在腎，既剝削則難於遽復矣，全賴後天之穀氣資益其生。是榮衛非脾胃不能通宣，而氣血非飲食無由平復也。仲景故爲虛勞諸不足而帶風氣百疾，立此薯蕷丸之法。方中以薯蕷爲主，專理脾胃，上損下損，至此可以撐持；以人參、白术、茯苓、乾姜、豆黃卷、大棗、神曲、甘草助之，除濕益氣，而中土之令得行矣；以當歸、芎藭、芍藥、地黃、麥冬、阿膠養血滋陰；以柴胡、桂枝、防風昇邪散熱；以杏仁、桔梗、白斂下氣開鬱。惟恐虛而有熱之人，資補之藥上拒不受，故爲散其邪熱，開其逆鬱而氣血平順，補益得納，亦至當不易之妙術也。勿以其迂緩而舍之。王道無近功，欲速則不達，聖人言之詳矣。（卷上）

尤怡曰（《金匱要略心典》）：虛勞證多有挾風氣者，正不可獨補其虛，亦不可着意去風氣。仲景以參、地、芎、歸、苓、术補其氣血，膠、麥、薑、棗、甘、芍益其營衛，而以桔梗、杏仁、桂枝、防風、柴胡、白薇、黃卷、神曲去風行氣，其用薯蕷最多者，以其不寒不熱，不燥不滑，兼擅補虛去風之長，故以爲君，謂必得正氣理而後風氣可去耳。（卷上）

吳謙曰（《醫宗金鑒》）：虛勞諸不足者，謂五勞、諸虛、百損也。上條以熱傷乾血爲言，此條以風氣百疾立論。熱傷其上之血分，則病肺癰；熱傷其下之血分，則病乾血。風中其外之氣分，則病肺痿；風中其內之氣分，則病百疾。主之以薯蕷丸，散諸風邪，補諸不足，滋諸枯槁，調諸榮衛，故其藥溫潤共劑，補散同方也。（卷十九）

黃元御曰（《金匱懸解》）：虛勞之病，率在厥陰風木一經。肝脾陽虛，生氣不達，木鬱風動，泄而不藏，於是虛勞不足，百病皆生。肺主收斂，薯蕷斂肺而保精，麥冬清金而寧神，桔梗、杏仁破壅而降逆，以助辛金之收斂。肝主生發，歸、膠滋肝而養血，地、芍潤木而清風，芎藭、桂枝疏鬱而昇陷，以助乙木之生發。土位在中，是爲昇降金木之樞，大棗補己土之精，人參補戊土之氣，苓、术、甘草培土而瀉濕，神曲、乾薑消滯而溫寒，所以理中而運昇降之樞也。木位在左，是爲克傷中氣之賊，柴胡、白薇瀉相火而疏甲木，黃卷、防風燥濕土而達乙木，所以剪亂而除中州之賊也。（卷七）

陳念祖曰（《金匱要略淺注》）：此方虛勞，內外皆見不足，不止上節所謂裏急諸不足也。不足者，補之。前有建中、黃耆建中等法，又合之桂枝加龍牡等法，似無剩義，然諸方補虛則有餘，去風則不足。凡人初患傷風，往往不以爲意，久則邪氣漸微，亦或自愈，第恐既愈之後，餘邪未淨，與正氣混爲一家，或偶有發熱，偶有盜汗，偶有欬嗽等證，婦人經產之後，尤易招風，凡此皆爲虛勞之根蒂，治者不可着意補虛，又不可着意去風，若補散兼用，亦駁雜而滋弊，惟此凡探其氣味化合所以然之妙，故取效如神。（卷三）

朱光被曰（《金匱要略正義》）：前條裏急諸不足，初無外見表證，而此則有風氣百疾，則當着意在表分可知。然外證實由裏虛而發，則補正祛邪，法貴萬全。故以四君、四物大補其氣血，麥冬、阿膠佐以養陰熄風，桂、薑、大棗助以養陽固表，諸氣不足，恃此以無恐也。然既有風氣，又不可不從風氣主治，因以防風散周身之風，桔梗、杏仁泄上焦氣分之風，自斂清中焦入營之風，柴胡昇少陽之生氣，神曲疏脾胃之滯氣，豆卷利下焦之濁氣。如是則風調而氣和，百疾有不咸理乎？但病氣紛紜，且攻且補，難以相協。惟君之以純粹生精之山藥，培養脾腎，俾其率補劑以治諸虛，和風藥以除百疾，調燮氣味，歸於沖和，制方之所以爲聖也。（卷上）

嚴鴻志曰（《金匱廣義》）：凡虛勞之病，既由諸不足而成，再兼風氣百疾，幾難施其治矣，仲景主以薯蕷丸，用四君補氣，四物補血，合桂枝、豆卷、柴胡、防風散風解邪，桔梗、杏仁、麥冬、白蘞潤肺化痰，阿膠、乾薑、大棗、神曲溫營和中，而以不剛不燥，淡滲兼潤之薯蕷，重用爲君。庶幾百疾可療，風氣可袪，諸不足可補也。（卷一）

曹穎甫曰（《金匱發微》）：虛勞諸不足，是爲正虛；風氣百疾，是爲邪實。正虛則不勝表散，邪實則不應調補，此盡人之所知也。若正虛而不妨達邪，邪實而仍應補正，則非盡人之所知也。仲師虛勞篇於黃耆建中、八味腎氣丸已舉其例，復於氣血兩虛外感風邪者出薯蕷丸統治之方，所用補虛凡十二味，舍薯蕷、麥冬、阿膠、大棗外，實爲後人八珍湯所自出。去風氣百疾者凡八味，白蘞能散結氣，治癰疽瘡腫、斂瘡口、愈凍瘡、出箭鏃、止痛，大率能通血絡壅塞，而排泄之力爲多。蓋風之中人，肌腠外閉而脾陽內停，方中用白蘞，所以助桂枝之解肌也；風中皮毛，則肺受之，肺氣被阻，欬嗽乃作，方中用桔梗、杏仁，所以開肺也；氣血兩虛，則血分熱度愈低，因生裏寒，方中用乾姜，所以溫裏也；風氣外解，必須表汗，然其人血虛，設用麻黃以發之，必致亡陽之變，故但用防風、柴胡、豆卷以泄之；且風着肌肉，脾陽內停，胃中不無宿垢，胃納日減，不勝大黃、枳實，故但用神曲以導之。要之補虛用重藥，懼不勝邪也；開表和裏用輕藥，懼傷正也。可以識立方之旨矣。（卷之二）

陸淵雷曰（《金匱要略今釋》）：此方蓋主虛損，而兼運動神經、營養神經之病證者。如後世回天再造丸之意，故云風氣百疾。（卷二）

原文 虛勞虛煩不得眠，酸棗湯主之。（十七）
酸棗湯方
酸棗仁二升　甘草一兩　知母二兩　茯苓二兩　芎藭二兩《深師》有生薑二兩
上五味，以水八升，煮酸棗仁，得六升，內諸藥，煮取三升，分溫三服。

徐彬曰（《金匱要略論注》）：虛勞，虛矣，兼煩是挾火，不得眠是因火而氣亦不順也。其過當責心，然心之火盛，實由肝氣鬱而魂不安，則木能生火。故以酸棗仁之入肝安神最多爲君；芎藭以通肝氣之鬱爲臣；知母涼肺胃之氣，甘草瀉心氣之實，茯苓導氣歸下焦爲佐。雖治虛煩，實未嘗補心也。（卷六）

李彣曰（《金匱要略廣注》）：虛煩不眠者，血虛生內熱而陰氣不斂也。《內經》云：衛氣行于陽，陽氣滿不得入于陰，陰氣虛，故目不得瞑。酸棗湯養血虛而斂陰氣也。

《內經》云：肝藏血，人臥則血歸於肝。肝虛者，血不歸經，故虛煩不眠。棗仁補肝，味酸，氣主收斂，則陰得其養，血自歸經而得眠矣；芎藭亦入肝經，佐棗仁以養肝

生血；茯苓降逆氣以除煩；知母滋陰虛以清熱；甘草補正瀉邪。皆所以成治虛煩不眠之功也。（卷上）

周揚俊曰（《金匱玉函經二注》）：按嘉言謂此方云：《素問》謂陽氣者，煩勞則張，精絕，辟積于夏，使人煎厥。可見虛勞虛煩爲心腎不交之病。腎水上不交於心火，心火無制，故煩而不得眠，不獨夏月爲然矣。方用棗仁爲君，而兼知母之滋腎爲佐，茯苓、甘草調和其間，芎藭入血分而解心火之燥煩也。（卷六）

魏荔彤曰（《金匱要略方論本義》）：又爲虛勞虛煩不得眠者立一法。正謂邪熱多必發熱甚，而心神受傷，夜不能寐也。主之以酸棗湯，以酸棗之氣香而味酸，入心收陰，佐以知母、芎藭滋陰養血，甘草、茯苓理其胃氣。此治有熱虛勞，必先滋其陰，而滋陰又必顧其胃陽，乃陰陽並理，而不相害悖之道，處方者必不可不知者也。人能遵循仲景之法而早見病機，治于未然，或已成病形而急爲匡救，亦可不至如《內經》所云大骨枯槁，大肉陷下，胸中氣滿，喘息不便，真藏脉見，期其日月而死矣。乃旸谷逝，而虞淵莫挽也，仲景能不惻然動念，而爲人曆舉之也。（卷上）

尤怡曰（《金匱要略心典》）：人寤則魂寓於目，寐則魂藏於肝，虛勞之人，肝氣不榮，則魂不得藏，魂不藏，故不得眠。酸棗仁補肝斂氣，宜以爲君。而魂既不歸容，必有濁痰燥火乘間而襲其舍者，煩之所由作也，故以知母、甘草清熱滋燥，茯苓、芎藭行氣除痰。皆所以求肝之治，而宅其魂也。（卷上）

吳謙曰（《醫宗金鑒》）：因虛勞而煩，是虛煩也。因虛煩而不得眠，是虛煩不得眠也。故主以酸棗仁湯，專治虛煩，煩去則得眠也。（卷十九）

黃元御曰（《金匱懸解》）：土濕胃逆，相火昇泄，是以虛煩，不得眠睡。酸棗湯，甘草、茯苓培土而瀉濕，芎藭、知母疏木而清煩，酸棗斂神魂而安浮動也。（卷七）

陳念祖曰（《金匱要略淺注》）：又有一種心火熾盛，實由肝鬱而成。木能生火，火盛則肝魂不安，此虛勞兼見之證，亦虛勞常有之證，故特爲之分別曰虛勞，虛煩不得眠，以酸棗仁湯主之。

此以挾火不得眠者，另作一節。上承風氣，下起瘀血，如制義之小過渡法，行文之變換如此。（卷三）

朱光被曰（《金匱要略正義》）：虛矣而煩，是虛爲陰氣虛，而煩爲陽氣煩也，煩而至於不得眠，則煩在暮夜深更，爲厥陰王時也。蓋厥陰主合，陽明亦主合，肝陰有虧，相火躁動，衝激上焦，陽明爲受侮之地，由是一藏一府，交相失職，但煩而不得眠矣。故用功專厥陰之酸棗，斂陰以和陽，功專陽明之甘草，和中而緩肝。然人身之氣，左昇右降不失其度，則氣血條達，而藏府之合辟以時。今中虛勞傷，昇降之道路幾廢，爰用芎藭之辛，佐酸棗入肝，以復其左昇之常；知母之苦，和甘草入胃，以還其右降之素；肝胃不和，則心主不寧，茯苓寧心而補虛，則煩自治也。（卷上）

嚴鴻志曰（《金匱廣義》）：虛勞又有虛煩不得眠者，即上條亡血家之見證也。用酸棗仁湯，專治虛煩，煩熱去，則安然得眠也。（卷一）

曹穎甫曰（《金匱發微》）：酸棗仁湯之治虛煩不寐，予既屢試而親驗之矣，特其所以然，正未易明也。胃不和者寐不安，故用甘草、知母以清胃熱。藏血之藏不足，肝陰虛而濁氣不能歸心，心陽爲之不斂，故用酸棗仁以爲君。夫少年血盛，則早眠而晏起，老年血氣衰，則晚眠而晨興，酸棗仁能養肝陰，即所以安魂神而使不外馳也，此其易知者也。惟茯苓、芎藭二味，殊難解說，蓋虛勞之證，每兼失精亡血，失精者留濕，亡血者留瘀。濕不甚，故僅用茯苓（茯苓無真者，予每用豬苓、澤瀉以代之，取其利濕也）；瘀不甚，故僅用芎藭。此病後調攝之方治也。（卷之二）

陸淵雷曰（《金匱要略今釋》）：丹波氏云：虛煩，空煩也，無熱而煩之謂。《千金》惡阻半夏茯苓湯主療，空煩吐逆。《婦人良方》作虛煩，可證。《三因》云：外熱曰躁，內熱曰煩。虛煩之證，內煩，身不覺熱，頭目昏疼，口乾咽燥不渴，清清不寐，皆虛煩也。葉氏統旨云：虛煩者，心中擾亂，鬱鬱而不寧也。良由津液去多，五內枯燥，或營血不足，陽勝陰微。

淵雷案：虛煩不得眠，亦神經衰弱之一種證候。人之睡眠，須血液流向下部，使腦部比較的貧血，方能入寐，所謂人臥則血歸於肝也。病虛勞者，因營養不足而神經衰弱，於是神經常欲攝血以自養。雖睡眠時，腦部仍見虛性充血，故虛煩不得眠。

《方極》云：酸棗仁湯，治煩躁不得眠者。《方機》云：治煩而不得眠者，煩悸而眠不寐者。

方輿輗云：酸棗仁湯，治虛勞煩悸不得眠者。煩悸，《金匱》原作虛煩，今從《千金方》改之。煩悸二字，能貫不寐之病原，學者當着心焉。

《類聚方廣義》云：諸病久久不愈，尪羸困憊，身熱寢汗，口乾喘嗽，大便溏，小便濇，飲噉無味者，宜此方。隨證選加黃耆、麥門冬、乾薑、附子等。

又云：健忘、驚悸、怔忡三證，有宜此方者，隨證擇加黃連、辰砂。

又云：脫血過多，心神恍惚，眩暈不寐，煩熱盜汗，現浮腫者，宜此方合當歸芍藥散。

又云：東洞先生治一病人，昏昏不醒，如死狀，及五六日者，用此方而速效，可謂圓機活法。

湯本氏云：本方證虛煩不得眠，頗似梔子豉湯證（《傷寒論》八十條）。然彼有身熱及舌苔，腹診有充血及炎性機轉，此則見貧血虛弱之狀貌，故冒頭稱虛勞，腹診有心尖心下之虛悸，故用茯苓，且多神經證狀，是二方之別也。

本草，酸棗仁，味酸平，主心腹寒熱，邪結氣聚，四肢酸痛，濕痹（《本經》）。煩心不得眠（《別錄》）。《藥徵》云：酸棗仁，主治胸膈煩躁，不能眠也。時珍曰：熟用不得眠，生用好眠。誤矣，眠與不眠，非生熟之所爲也，乃胸膈煩躁或眠或不眠者，服酸棗仁，則皆復常矣。而煩躁者，毒之爲，而人之造也。酸棗能治之，故胸膈煩躁，或寐而少寐，或寐而少寤，予不問酸棗之生熟，用而治之，則煩躁罷而寤寐復故也。淵雷案：唐宋以後醫人，雜用道家陰陽家言，東洞辭而辟之，然矯枉過正，每多偏激之論。失眠與不眠，固藥物所能左右，非造化所主也。今以眠不眠歸諸造化，而以胸膈煩躁爲酸棗仁之主療，過矣。胸膈煩躁者，知母、茯苓所主，亦酸棗湯一方所主，非酸棗仁一藥所主也。湯本氏云：酸棗仁爲收斂性神經强壯藥，無論不眠多眠及其他，苟屬神經證而屬於虛證，須收斂者，悉主治之。

《張氏醫通》云：虛煩者，肝虛而火氣乘之也，故特取棗仁，以安肝膽，爲主。略加芎藭，調血以養肝。茯苓、甘草，培土以榮木。知母降火除煩，此平調土木之劑也。

淵雷案：石頑此解至佳，古人凡神經證狀，謂之肝病。神經虛性興奮所引起之充血，謂之膽火。酸棗仁收斂神經，平其虛性充血，故曰安肝膽。茯苓之效，本經稱主驚邪恐悸，孫真人稱治心煩悶，及心虛驚悸，安定精神，其實是吸收心下水氣，使從小便而出，吸收作用古人歸諸脾土，故曰培土也。（卷二）

原文 五勞虛極羸瘦，腹滿不能飲食，食傷、憂傷、飲傷、房室傷、飢傷、勞傷、經絡榮衛氣傷，內有乾血，肌膚甲錯，兩目黯黑。緩中補虛，大黃䗪蟲丸主之。（十八）

大黃䗪蟲丸方

大黃十分，蒸　黃芩二兩　甘草三兩　桃仁一升　杏仁一升　芍藥四兩　乾地黃十兩　乾漆一兩　䗪蟲一升　水蛭百枚　蠐螬一升　䗪蟲半升

上十二味，末之，煉蜜和丸，小豆大，酒飲服五丸，日三服。

徐彬曰（《金匱要略論注》）：五勞者，血、氣、肉、骨、筋各有虛勞病也。然必由脾胃受傷，而虛乃難復，故虛極則羸瘦，大肉欲脫也；腹滿，脾氣不行也；不能飲食，胃不運化也。其受病之源，則因食、因憂、因飲、因房室、因飢、因勞、因經絡榮衛氣傷不同，皆可以漸而至極。若其人內有血，在傷時溢出，于回薄之間乾而不去，故使病留連，其外證必肌膚甲錯。甲錯者，如鱗也。肝主血主目，乾血之氣內乘於肝，則上熏於目而黯黑，是必拔其病根，而外證乃退，故以乾漆、桃仁、四蟲破其血。然瘀久必生熱，氣滯乃不行，故以黃芩清熱，杏仁利氣，大黃以行之。而以甘、芍、地黃救其元陰，則中之因此而裏急者可以漸緩，虛之因此而勞極者可以漸補，故曰"緩中補虛，大黃䗪蟲丸"。（卷六）

李彣曰（《金匱要略廣注》）：或問：勞傷何以有乾血乎？蓋血脈周流不息，灌溉一身者也，一有勞極諸傷，則血虛而不實，滯而不行，此乾血所由積也。血乾則不能充身澤毛，榮潤肌肉，故致甲錯。謂皮聚而肉厚，如衣甲然，又如魚鱉之生鱗甲，而錯雜於身體也。又肝藏血，開竅於目，目得血而能視，血乾則不能榮養其目，故兩目黯黑。經云：損其肝者緩其中。大黃䗪蟲丸皆攻下之藥，而云緩中補虛，何也？蓋乾血不去，則新血不生，攻邪即所以養正也。五勞解見篇首。

經云：留者攻之，燥者濡之。苦走血，鹹勝血，乾漆、虻蟲、水蛭、蠐螬、䗪蟲之苦鹹以攻乾血；甘緩結，苦泄熱，桃仁、大黃、黃芩之苦甘以下結熱；血乾則氣滯而榮竭，故用杏仁利氣，地黃潤燥，芍藥和榮。又恐藥力猛峻，甘草緩之；恐乾血堅凝，酒飲行之也。（卷上）

周揚俊曰（《金匱玉函經二注》）：嘉言云：七傷，《金匱》明謂食傷、憂傷、飲傷、房室傷、飢傷、勞傷、經絡營衛氣傷。及房勞傷，但居其一，後人不知何見，謂七者：陰寒、陰痿、裏急、精速、精少、陰下濕、精滑，小便苦數，臨事不舉，似乎專主腎傷爲言。豈有五勞分主五藏，而七傷獨主一藏之理？雖人身恣逞傷腎者恒多，要不可爲一

235

定之名也。故虛勞證，凡本之內傷者，有此七者之分，而虛勞發熱，未有不由瘀血者。若無內傷，則營衛運行，不失其次，瘀從何起？是必飲食起居，過時失節，營衛凝泣，先成內傷，然後隨其氣所阻塞之處，血爲瘀積，積之久，牢不可拔，新生之血，不得周灌，與日俱積，其人尚有生理乎？仲景施活人手眼，以潤劑潤其血之乾，以蠕動噉血之物行死血，名之曰緩中補血，豈非以行血去瘀爲安中補虛上着乎？然此特世所稱乾血勞之良法也。血結在內，手足脉相失者宜之，兼入瓊玉膏潤補之藥同用尤妙。試爲細參其證：肌膚甲錯，面目黯黑，及羸瘦不能飲食，全是營血瘀積胃中，而發見於肌膚面目，所以五藏失中土之灌漑而虛極也。此與五藏之本病不同，故可用其方而導其胃中之血，以內穀而通流營衛耳。許州陳大夫傳仲景百勞丸方云：治一切勞瘵積滯，不經藥壞證者，宜服。大夫其長於謀國者歟！方用當歸、乳香、沒藥各一錢，虻蟲十四個，人參二錢，水蛭十四個，桃仁十四個，浸去皮尖，爲細末，煉蜜丸如桐子大，都作一服，可百丸。五更用百勞水下，取惡物爲度，服白粥十日。百勞水即甘瀾水，以杓揚百遍者也。（卷六）

魏荔彤曰（《金匱要略方論本義》）：言五勞，即過勞五藏而傷其真氣也，前已歷敘以明之矣。以致藏真損傷，日就頹敗，遂裏虛至極，自上下而損，損至脾胃，則漸不可救。脾氣散而腹滿，胃氣竭而不能飲食，藏真既已內敗，穀氣又斷，而營衛盡絕矣，何所賴以全生乎？虛勞至此，迨不可救乎！《內經》因歷舉真脉藏色以示人，非謂但知所驗辨，且亦凜然昭所儆惕焉！真肝脉至，中外急，如循刀刃責責然，如按琴瑟弦，色青白不澤，毛折，乃死；真心脉至，堅而搏，如循薏苡子累累然，色赤黑不澤，毛折，乃死；真肺脉至，大而虛，如以毛羽中人膚，色赤白不澤，毛折，乃死；真腎脉至，搏而絕，如指彈石辟辟然，色黑黃不澤，毛折，乃死；真脾脉至，弱而乍數乍疏，色青黃不澤，毛折，乃死。此五者，固凡病皆作，而虛勞損藏，何藏受傷，重者必先絕何藏，而其藏脉色外見。一藏絕而四藏俱敝，遂不可治矣。可不慎歟！仲景至此，又爲追溯其致傷五藏之由，即前言之七傷也，曰食傷，曰憂傷，曰飲傷，曰房室傷，曰飢傷，曰勞傷，曰經絡榮衛氣傷。此乃不慎其起居，不制其嗜慾，不調其喜怒，不省其思慮，不節其飲食，不嚴其防御，不息其勞役，不戒其房帷，發於情而不能止以禮義，順其習而不能制以惕懼，馴至勞而傷，傷而虛，虛而仍勞仍傷，遂病矣。病而勞傷，尤有不肯自已者，此死亡之所以自取也，豈盡委於天命之數者乎？仲景于其中尤存不忍人之心焉，云內有乾血者，則血未至於枯，營衛未至於絕，而胃氣未至於竭者也。驗其外證，肌膚甲錯，血亡也；兩目黯黑，熱盛也。蓋陰虛血燥，邪火熾盛之證也，法宜緩中補虛。〔批〕此爲諸勞中血枯經閉之勞立法。中即裏也，緩中者，緩其裏急也。邪熱內焚，其中必躁煩擾亂而意急心忙，滋陰正所以爲緩中之治也。緩中爲滋陰補虛，即所以爲補陽補氣乎？而仲景以大黃䗪蟲丸主之，于滋陰則有，於補虛似無當，然又有說焉。方中黃芩、芍藥、地黃、甘草，陰可滋也；大黃、桃仁、杏仁、乾漆，皆破血之品，而潤燥在其中矣；四蟲之用，大同於癥病中治癥母之鱉甲煎內用五蟲破積行血，此物此志也。虛勞而不補虛，乃破血而云補虛者，此證爲虛勞之大熱無寒，陰大虧而陽太盛也，故不補氣補陽而但滋陰，又必破舊經枯乾之敗血，而生新爲養育之嫩血，血生而虛即補矣。〔批〕窺破仲景心事。蓋其虛原在血亡，而不在精失氣脫，故生血滋陰，即可以謂之補虛矣。此在婦人女子，寡婦女尼，因不月漸成虛勞者，尤所宜投也。況血亡而氣未脫、精未失，猶爲虛在陰而陽尚可爲，非同上氣脫、中血亡、下精失萃於一身，無藥可醫之疾也。此仲景必指出，而另爲立一法也。治虛蘆者，能于仲景之言內詳求言外引伸，按病以爲比屬，按證以爲神明，庶幾活人之術大行於世，而天地生我之心，亦可以仰答于萬一而無愧矣。（卷上）

尤怡曰（《金匱要略心典》）：虛勞證有挾外邪者，如上所謂風氣百疾是也。有挾瘀鬱者，則此所謂五勞諸傷，內有乾血者是也。夫風氣不去，則足以賊正氣而生長不榮；乾血不去，則足以留新血而滲灌不周，故去之不可不早也。此方潤以濡其乾，蟲以動其瘀，通以去其閉，而仍以地黃、芍藥、甘草和養其虛，攻血而不專主瘀血，一如薯蕷丸之去風而不着意於風也。喻氏曰：此世俗所稱乾血勞之良治也。血瘀於內，手足脉相失者宜之，兼入瓊玉膏補潤之劑尤妙。（卷上）

吳謙曰（《醫宗金鑒》）：五勞所傷，久之令人極虛羸瘦，腹中虛滿，不能飲食，宜緩中補虛，如前之建中等方也。原其所傷之道，不止過勞傷氣，房室傷精也，即飲食傷胃，飢過傷脾，渴過傷腎，憂思傷心，罷極傷肝，過言傷肺，皆令人經絡營衛氣傷。是以勞熱煎熬，內有乾血，故肌膚不潤，甲錯如鱗也；兩目不榮，黯黑不明也。似此乾血之證，非緩中補虛之劑所能治，故主以大黃䗪蟲丸，攻熱下血，俾瘀積去而虛勞可復也。（卷十九）

黃元御曰（《金匱懸解》）：五勞，五藏之勞病也。《素問·宣明五氣》：久視傷血，久臥傷氣，久坐傷肉，久立傷骨，久行傷筋，是謂五勞所傷。心主血，肺主氣，脾主肉，腎主骨，肝主筋，五勞不同，其病各異，而總以脾胃爲主，以其爲四維之中氣也，故五勞之病，至於虛極，必羸瘦腹滿，不能飲食，緣其中氣之敗也。五勞之外，又有七傷，飽食而傷，憂鬱而傷，過飲而傷，房室而傷，飢餒而傷，勞苦而傷，經絡營衛氣傷。其傷則在氣，而病則在血，血隨氣行，氣滯則血瘀也。血所以潤身而華色，血瘀而乾，則肌膚甲錯而不潤，兩目黯黑而不華，肝竅於目。《靈樞》肝病者眥青《五閱五使篇》，正此義也。血枯木燥，筋脉短縮，故中急而不緩。大黃䗪蟲丸，甘草培土而緩中，杏仁利氣而瀉滿，桃仁、乾漆、虻蟲、水蛭、蠐螬、䗪蟲破瘀而消癥，芍藥、地黃清風木而滋營血，黃芩、大黃瀉相火而下結塊也。

凡五勞七傷，不離肝木，肝木之病，必緣土虛。以中氣勞傷，己土濕陷，風木鬱遏，生氣不達，於是賊脾位而犯中原。脾敗不能化水穀而生肌肉，故羸瘦而腹滿。肝藏血而竅於目，木陷血瘀，皮膚失榮，故肌錯而目黑。大黃䗪蟲丸，養中而滋木，行血而清風，勞傷必需之法也。（卷七）

陳念祖曰（《金匱要略淺注》）：氣血肉骨筋勞傷，名爲五勞，五勞虛極，一身羸瘦，腹滿，不能飲食，傷在脾胃故也。原其受傷之因，或食傷、憂傷、飲傷、房室傷、飢傷、勞傷，以致經絡營衛氣傷，勞熱煎熬，內有乾血，肌膚不潤，如鱗甲之交錯，目得血而能視，血乾則兩目黯黑，凡裏急由於乾血者，以法緩其中，虛羸由於乾血者，以法補其虛，其法維何？大黃䗪蟲丸主之。（卷三）

朱光被曰（《金匱要略正義》）：凡勞必因虛，五勞虛極之候，勢必至形肉脫而贏瘦，脾胃傷而不能飲食。然究其受病之初，必因飲食飢飽傷其中，憂思鬱慮傷其上，勞力房室傷其下。三焦皆經絡營衛之所主，其氣一傷，血即瀦而不流，止於內而爲乾血。肌膚賴血以潤澤者也，血乾則甲錯矣。兩目藉血以洞視者也，血乾則黯黑矣。由是血愈乾，則中益枯燥而急，中燥急則虛必益至於極，是欲緩中補虛，莫若先攻乾血矣。故用四蟲合大黃、桃仁、生地、乾漆，群隊攻瘀之藥，而止用芍藥、甘草以和之。反得云補者，謂瘀去則血行，血行則中氣不至燥急而緩，諸虛漸次可復也，故曰補也。（卷上）

嚴鴻志曰（《金匱廣義》）：五藏勞損，以脾胃爲主重，脾胃受損，證必極虛贏弱，腹滿不能飲食，急宜緩中補虛，如前條用建中等法也。若飲食飢飽傷脾，憂愁思慮傷心，罷極辛勞傷肝，房室竭精傷腎，種種諸傷，皆能使經絡營衛之氣亦傷，由是勞熱煎熬，內有乾血，外象則肌膚甲錯、兩目黯黑，致成乾血勞證，惟大黃䗪蟲丸養正逐邪、通絡攻瘀，俾乾血去，而病可已也。（卷一）

曹穎甫曰（《金匱發微》）：大黃䗪蟲丸主治爲五勞虛極、贏瘦腹滿、不能飲食，外證則因內有乾血、肌膚甲錯、兩目黯黑，立方之意則曰緩中補虛。夫桃仁、芍藥、乾漆，所以破乾血（芍藥破血，人多不信，試問外科用京赤芍何意？），加以虻蟲、水蛭、蠐螬、䗪蟲諸物之攻瘀（䗪蟲，俗名地鱉蟲，多生竈下垃圾中，傷藥中用之以攻瘀血，今藥肆所用硬殼黑蟲非是）。有實也，大黃以瀉之；有熱也，杏仁、黃芩以清之；其中惟甘草緩中，乾地黃滋養營血。統計全方，似攻邪者多而補正者少，仲師乃曰緩中補虛，是有說焉？譬之強寇在境，不痛加剿除，則人民無安居之日，設漫爲招撫，難保不死灰復燃，況遷延日久，良民從賊者益眾，雖有良將勁卒，正恐無能爲役，是攻瘀即所以緩中，緩中即所以補虛也。今有患陽明實熱者，用大承氣湯不死，用滋陰清熱之藥者終不免於死，則本方作用，可以比例而得之矣。（卷之二）

陸淵雷曰（《金匱要略今釋》）：程氏云：此條單指內有乾血而言，夫人或因七情，或因飲食，或因房勞，皆令正氣內傷，血脉凝積，致有乾血積於中，而尪贏見於外也。血積則不能以濡肌膚，故肌膚甲錯，不能以營於目，則兩目黯黑，與大黃䗪蟲丸，以下乾血。乾血去，則邪除正旺，是以謂之緩中補虛，非大黃䗪蟲丸能緩中補虛也。喻氏云：甲錯者，皮間枯濇，如鱗甲錯出也。丹波氏云：甲錯，謂皮皺如鱗甲也。

淵雷案：肌膚甲錯，兩目黯黑，爲內有乾血之證。乾血之生，則因經絡營衛氣傷，血脉凝積之故。經絡營衛之所以傷，則因食傷憂傷，乃至勞傷之故。贏瘦腹滿，不能飲食，則內有乾血之結果也。乾血者，血管中形成之血栓，體內出血所凝結之血餅。以及因病而凝結於組織中之血成分，皆是。此等乾血，能直接間接致營養障礙，故令贏瘦腹滿，不能飲食。攻去乾血，則營養自恢復，乃所謂緩中補虛也。

程氏云：婦人虛勞，大半內有乾血，男子亦間有之。審其可攻而攻之，則厥疾可愈。

《醫學綱目》云：結在內者（案謂血結也），手足脉必相失，宜此方，然必兼大補劑瓊玉膏之類服之。湯本氏云：余之經驗，血結甚者，左手脉常相失。

《續藥徵》云：東洞翁嘗謂大黃䗪蟲丸說，非疾醫之言。柁謹按：翁蓋指五勞虛極，及七傷緩中補虛之語乎。夫羸瘦腹滿，不能飲食，內有乾血，肌膚甲錯，兩目黯黑數語，可謂此方之證具矣。若按其腹狀，而內外諸證，診察相應，則此方當須奏其功耳，明者其謂之何矣？淵雷案：肝硬化爲難治之病，若於早期用此方，有可救者。

和久田氏云：似小建中湯證，而虛羸甚，肌膚乾，腹滿攣急，按之堅痛者，爲乾血，大黃䗪蟲丸證也。移此治鼓脹血瘕，產後血腫水腫，瘰癧，小兒癖瘕等，累試而效。或曰，勞欬，白沫中雜吐血絲者，試之有效。

《類聚方廣義》云：治婦人經水不利，漸爲心腹脹滿，煩熱欬嗽，面色煤黃，肌膚乾，皮細起，狀如麩片，目中黑暗，或赤瀾羞明怕日者。

又云：治小兒疳眼，生云翳，瞼爛羞明，不能視物，並治雀目。

本草乾漆，味辛溫無毒，主絕傷補中（《本經》）。療欬嗽，消瘀血，痞結腰痛，女子疝瘕（《別錄》）。蝱蟲，味鹹微溫有毒，主惡血血瘀痹氣，破折，血在脅下，堅滿痛，月閉，目中淫膚，青翳白膜（《本經》）。療吐血在胸腹不去，破骨踒折血結，金瘡內塞（《別錄》）。䗪蟲，味鹹寒有毒，主心腹寒熱洗洗，血積癥瘕，破堅，下血閉，生子大良（《本經》）。《蘭台軌範》云：血乾則結而不流，非草木之品所能下，必用食血之蟲以化之，此方專治瘀血成勞之證。瘀不除，則正氣永無復理，故去病即所以補虛也。

《續建殊錄》云：一婦人，年二十餘歲。去春以來，絕食穀肉之類，雖食一口，即心下滿痛，或胸中滿痛，必吐之而後止。常好飲，或以熱湯，或以冷水，然過飲則必腹痛。吐水甚多，腰以下羸瘦甚，胸以上如平人，行步如常，按其腹，臍旁少腹堅如石，大便秘閉，若用下劑，徒令水瀉。月水不來，其婦自言苦腹滿，然按之不滿，則與茯苓澤瀉湯，兼用硝黃湯。服之五六十日，渴少減，稍食糖果，腹痛如故。有微欬，吐絡血，後投當歸芍藥散，兼用䗪蟲丸，諸證漸退。

中川故氏云：神仙病（謂不食也，日本俗名），世未有得其治者。防州福井驛福田某者，嘗遇此疾，考究久之，遂知瘀血，與大黃䗪蟲丸，大得其效。爾後每遇此證，必以此治之。淵雷案：以上兩案，皆無明確證候，特以不能飲食而用之耳。（卷二）

附方

《千金翼》炙甘草湯—云復脉湯：治虛勞不足，汗出而悶，脉結悸，行動如常，不出百日，危急者，十一日死。
甘草四兩，炙　桂枝　生薑各三兩　麥門冬半升　麻仁半升　人參　阿膠各二兩　大棗三十枚　生地黃一斤
上九味，以酒七升，水八升，先煮八味，取三升，去滓，內膠消盡，溫服一升，日三服。

徐彬曰（《金匱要略論注》）：此虛勞中潤燥復脉之神方也。謂虛勞不足者，使陰陽不至暌隔，榮衛稍能順序，則元氣或可漸復。若汗出由榮強衛弱，乃不因汗而爽，反得悶，是陰不與陽和也。脉者，所謂壅遏榮氣，令無所避，是爲脉，言其行之健也。今脉

結，是榮氣不行，悸則血虧而心失所養。榮氣既滯而更外汗，豈不立槁乎？故雖內外之藏府未絕，而行動如常，斷云不出百日，知其陰亡而陽自絕也。若危急，則心先絕，故十一日死；謂心懸絕，該九日死；再加火之生數，而水無可繼，無不死也。故以桂、甘行其身之陽，姜、棗宣其內之陽，而類聚參、膠、麻、麥、生地潤養之物，以滋五藏之燥，使陽得復行于榮中，則脉自復。名曰炙甘草湯者，土爲萬物之母，故既以生地主心，麥冬主肺，阿膠主肝腎，麻仁主脾，人參主元氣，而復以炙草爲和中之總司。後人只喜用膠、麥等，而畏姜、桂，豈知陰凝燥氣，非陽不能化耶。（卷六）

魏荔彤曰（《金匱要略方論本義》）：此條雖於太陽傷寒見之，而不止太陽爲然，傷寒爲然，蓋諸病病後俱然，明言之以立法也。傷寒脉見結代，證兼心動悸，則氣血爲病而及於神志之間焉。道家嘗云精氣神，精屬陰，氣屬陽，而脉則不雜於陰陽，又不離於陰陽者，即所謂神也。今見結代，神力不足，而神明內撼矣。心爲神所宅，脉爲神所麗，二者正神之爲病，病豈淺鮮者乎？仲景用炙甘草湯，蓋不問其表裏，而問其陰陽，不治其氣血，而理其神志，然究何嘗外于補陽益陰、生衛養營之爲治乎？甘草、生薑、桂枝、參、棗補陽生衛，助其氣也，麥冬、麻仁、生地、阿膠益陰養營，滋其血也。氣旺精足，而神有不昭昭朗朗者乎？緣此證不見氣血之爲病，而實爲病甚大，仲景用陰陽兩補之法，較後人所制八珍、十全等湯純美多矣！學者當體認其意而推引之可也。

觀此原文與原注，則知炙甘草名復脉湯，凡病之虛而陰陽有虧敝者，無不可用也，豈止傷寒！豈止虛勞乎！然必附見於此者，知當預爲補救其陰陽，不可至於頹敗而難於收拾也。期以百日者猶可救治，則真藏脉未見也；及危急矣，期以十一日死，則真藏脉已見矣。真藏脉見，應期以克賊是藏之日必死。如本日爲甲日，是土藏克賊之日矣，但本日未必死也，不過再逢甲日必死矣。其未至之九日，如遇克賊之日，亦可以決其死也。〔批〕如本日非甲日，未至之九日必有甲日在內，至其日則死。脾藏如此，餘可類推。故連本日，計至再逢此干之日，不出十一日也。前言不出百日，後言十一日，不言不出者，省文也。是雖小故，亦不可不明，以見古人主用心，無大小之異也。總爲預時治則吉，臨時治則凶，言其審慎之意而已。（卷上）

朱光被曰（《金匱要略正義》）：虛勞而致汗出，陽虛無以衛外矣。胸悶不舒，陰燥無以內榮矣。陽虛故脉結，陰燥故心悸也。此心營肺衛兩傷，病在無形，故能行動如常。然主不出百日危者，以九十日爲一時，百日則歲序已更，元氣不堪變更故也。若病深而急，死期迫矣。子以十一日者，陰陽衰脫，藏數五，府數六故也。藥用桂、甘、薑、棗以復其陽，地、冬、膠、麻以復其陰，而人參參兩於其間，以成位育之功，名之曰復脉，豈虛語哉！（卷上）

陸淵雷曰（《金匱要略今釋》）：《蘭台軌範》云：凡脉見結悸者，雖行動如常，亦不出百日而死。若復危急不能行動，則過十日必死。語極明白，從前解者多誤。……淵雷案：脉結有因於瘀血者，則非復脉湯所主，此猶易曉也。至於心藏瓣膜病，見陰虛證者，似乎宜用復脉湯矣。然嘗遇心藏代償性肥大者，其人心悸而脉不結，投此湯，初服小效，累服即不效，卒以不治。表而出之，以識我過，且明此湯可以治心肌衰弱，不可以治瓣膜病也。

片倉鶴陵《靜儉堂治驗》云：一女人，心中悸，胸下痞硬，臍上動悸，喑不能發聲，不大便五六日，時復頭眩，脉沉細，飲食不進。按法治之，諸證雖稍快，惟音聲不發，悸動不止，歷十九日，改劑用炙甘草湯，七八日而動悸止，音聲開，遂得復常。（卷二）

徐彬曰（《金匱要略論注》）：勞無不熱，而猶言冷者，陰寒之氣，與邪爲類，故邪挾寒入肝，而搏其魂氣，使少陽無權，生生氣絕，故無不死。又邪氣依正氣而爲病，藥力不易及，故難愈。獺者，陰獸也，其肝獨應月而增減，是得太陰之正，肝與肝爲類，故以此治冷癆，邪遇正而化也。獺肉皆寒，唯肝性獨溫，故尤宜冷癆。又主鬼疰，一門相染，總屬陰邪，須以正陰化之耳。（卷六）

魏荔彤曰（《金匱要略方論本義》）：夫傳屍之虛勞，列證甚繁。喻氏引蘇游之說於《法律》中矣。又載《紫庭方》云：傳屍伏屍，皆有蟲，用熏病人手背之法。又云：人死而蟲不死，人日惆悴，蟲日榮長，閱三傳而蟲之爲靈，非符藥所能制矣。又引葛稚川言：鬼疰爲五屍之一疰，諸鬼邪爲害，其變動不一，累年積月，漸就頓滯，以至於死，傳於傍人，乃至滅門。其言類於不經，雖天地之大，何所不有？即耳目之前，亦嘗聞其語矣。而仲景未言，余遵循而注之者，豈敢言乎？即喻亦云有其事而無其理者，不足尚也。續述許州陳大夫所傳仲景百勞丸一方，喻云可以加人參，只作一頓服，以取頓快，爲虛勞人殺蟲、行血、逐瘀主治也。或者此即仲景《金匱》所不逮，而另傳於人者乎？姑錄于後，以備參考，較之獺肝散之方，專治蟲害，葛稚川之論流爲妄誕，庶幾有此理者有此事，有此事者有此法，爲吾儒所當信好者焉。（卷上）

朱光被曰（《金匱要略正義》）：獺爲陰邪之獸，而肝獨應月增減，是得太陰之正氣，其性獨溫，故宜於冷勞。又主鬼疰一門相染者，以陰入陰，以邪逐邪，同氣相求之義也。（卷上）

陸淵雷曰（《金匱要略今釋》）：《肘後》云：屍疰鬼疰病者，即是五屍之中屍疰，又挾諸鬼邪爲害也。其病變動，乃有三十六種，至九十九種。大約使人寒熱淋瀝，恍恍默默，不的知其所苦，而無處不惡。累年積月，漸就頓滯，以至於死。死後復注易旁人，乃至滅門。覺知此候者，便宜急治之。（《千金》及《外臺》引崔氏並同）《巢源·五注候》云：注者住也，言其連滯停住，死又注易旁人也。案《肘後》無治冷勞之文。屍注鬼注，系肺結核之一種。嘗見一家患此病者，一人才死，他一人即起病，病至一定時期，則臥牀不起，臥牀後整足百日而死，死又注易旁人，如此相累而死者五人。所異者，其注易必系血統上之親屬，外姓婢僕，雖看護日久，終不傳染。若謂先天性遺傳病，則起病何以不限年齡，而必于病人乍死之際？若謂結核菌之傳染，則何以不傳染於看護人？尤可異者，無論如何醫治，絕不能稍延時日，亦不致促其命期。然其家從未試服獺肝，大約稍見眹兆時，急服獺肝，或可幸免。故云覺知此候，便宜急治也。

牛山活套云：骨蒸勞瘵之證，煎獺肝服之，或將獺肉用豆醬湯煮食，亦佳。啟益（香月牛山之名）常用之，多奏效，秘方也。

本草：獺肝，味甘溫有毒（《本經》）。主鬼疰蠱毒，止久嗽，除魚鯁，並燒灰酒服之（《別錄》）。治傳屍勞極虛汗客熱，四肢寒瘧，及產勞（蘇頌《圖經》）。晚近，治惡性貧血病，令病人多食哺乳動物之肝藏，大得治效。如犢肝製劑之治惡性貧血，尤其顯著者。蓋哺乳動物之肝腎，含維生素甚多，獺肝治屍注鬼疰，亦維生素之功也。但維生素多不耐高熱，經高熱則失其效用。附方炙乾，《肘後》作陰乾，爲是。《別錄》云燒灰服，殆不可從。（卷二）

肺痿肺癰欬嗽上氣病脉證治第七

原文 問曰：熱在上焦者，因欬爲肺痿。肺痿之病，何從得之？師曰：或從汗出，或從嘔吐，或從消渴，小便利數，或從便難，又被快藥下利，重亡津液，故得之。曰：寸口脉數，其人欬，口中反有濁唾涎沫者何？師曰：爲肺痿之病。若口中辟辟燥，欬即胸中隱隱痛，脉反滑數，此爲肺癰，欬唾膿血。脉數虛者爲肺痿，數實者爲肺癰。（一）

徐彬曰（《金匱要略論注》）：此言肺痿、肺癰，一出於熱，但肺痿者，氣痿而不振，乃無形之氣病，其成以漸，與肺癰之邪入血分，致有形血脉壅而不通，其源由風者不同也。故謂胸中爲肺之府，熱在上焦，則肺爲熱鑠而欬，所謂因熱而欬，因欬而爲肺痿也。然亦有久欬而不爲肺痿者，則知痿非無因，故曰或從汗出，是津脫也；或從嘔吐，是液傷也；或從消渴，是心火耗其陰也；或腸枯、便秘，强利求快，是脾津因下而亡也；總屬燥熱亡陰邊事，乃胃中津液不輸於肺，肺失所養，而肺乃痿矣。唯其因熱，所以寸口脉數，寸口雖當以右寸爲主，然兩手脉皆屬肺，則數當不止於右寸而已。數脉爲熱，熱宜口乾，乃欬則濁唾涎沫，似乎相反，不知肺唯無病，故能輸精於皮毛，毛脉合精，行氣於府，痿則痹而不用，飲食之水氣上輸者，不能收攝而運化，則爲濁沫而出諸口矣。故曰此爲肺痿之病，因熱而失其清肅不用也。若口中辟辟燥，是内有實邪也。欬則隱痛，是專有所傷也。更脉滑是邪實不虛也，其爲肺癰無疑，甚則欬唾膿血矣。唯其皆屬於熱，故脉皆數，但虛實不同，故曰虛爲肺痿，實爲肺癰。實者即上滑字義自見，然後章注肺癰本證，又曰脉微而數，非相背也。滑數者，已成而邪盛；微數者，初起而火伏也。（卷七）

李彣曰（《金匱要略廣注》）：經云：天氣通於肺。天處高而必有雨露，以爲潤澤，肺主氣而必有津液，以爲滋榮。若既從汗出、嘔吐、消渴、小便利數、便難快藥下利，是重亡津液，此肺痿受病之因也。（卷中）

周揚俊曰（《金匱玉函經二注》）：按嘉言云：人身之氣，禀命於肺。肺氣清肅，則周身之氣，莫不服從而順行。肺氣壅濁，則周身之氣，易致橫逆而犯上。故肺癰者，肺氣壅而不通也；肺痿者，肺氣痿而不振也。才見久欬、上氣，先須防此兩證。肺癰由五藏蘊崇之火，與胃中停蓄之熱，上乘乎肺，肺受火熱熏灼，血爲之凝，痰爲之裹，遂成小癰。所結之形漸長，則肺日脹而脅骨日昂，迺至欬聲頻並，痰濁如膠，發熱畏寒，日晡尤甚，面紅鼻燥，胸生甲錯。始先即能辨其脉證屬表屬裏，極力開提攻下，無不愈者。迨至血化爲膿，肺葉朽壞，傾囊吐出，始識其證，十死不救。嗟無及矣！間有癰小氣壯，胃强善食，其膿不從口出，或順趨肛門，或旁穿脅肋，仍可得生，然不過十中二三耳。仲景治法最精，用力開提於未成膿之先。今人施於既成膿之後，其有濟乎？肺痿者，其積漸已非一日，其寒熱不止一端，總由胃中津液，不輸於肺，失其所養，轉枯轉燥，然後成之。蓋肺金之生水，精華四布者，全藉胃土津液之富，上供罔缺。但胃中津液暗傷之竇最多，粗工不知愛護，或腠理素疏，無故而大發其汗；或中氣素餒，頻吐以傾倒其囊；或癉成消中，飲水而渴不解，泉竭自中；或腸枯便秘，强利以取其快，漏卮難繼。只此上供之津液，坐耗歧途。於是肺火日熾，肺熱日深，肺中小管日窒，欬聲以漸不揚，胸中脂膜日乾，欬痰艱於上出，行動數武，氣即喘鳴，衝擊連聲，痰始一應。《金匱》治法，貴得其精意大要，緩而圖之，生胃津，潤肺燥；下逆氣，開積痰，止濁唾；補真氣，以通肺之小管；散火熱，以復肺之清肅。如半身痿廢，及手足痿軟，治之得法，亦能復起。而肺近在胸中，呼吸所關，可不置力乎？肺癰屬在有形之血，血結宜驟攻；肺痿屬在無形之氣，氣傷宜徐理。故癰爲實，誤以肺痿治之，是爲實實；痿爲虛，誤以肺癰治之，是爲虛虛。此辨證用藥之大略也。然兩手寸口之脉，原爲手太陰肺脉，此云寸口脉數，云滑數，云數實數虛，皆指左右三部統言，非如氣口獨主右關之上也。其人欬，口中反有濁唾涎沫，頃之遍地者，爲肺痿，言欬而口中不乾燥也。若欬而口中辟辟燥，則是肺已結癰，火熱之毒，出現於口；欬聲上力，觸動其癰，胸中即隱隱而痛。其脉必見滑數有力，正邪氣方盛之徵也。數虛數實之脉，以之分別肺痿、肺癰，是則肺痿當補，肺癰當瀉明矣。（卷七）

沈明宗曰（《沈注金匱要略》）：此肺痿肺癰之辨也。心肺居上，腎水不足，心火刑金，爲熱在上焦。肺陰日消，氣逆則欬，故致肺痿。然本經明其始病之因，或從病後陰虛，過汗傷液，嘔吐傷津，消渴血虛津竭，或利小便數而傷陰，或便難反被快藥下利，而重亡津液，以致肺津枯燥，虛熱熏蒸，故寸口脉數，其人欬嗽，氣弱不振，津液不佈，化爲濁唾涎沫，而成肺痿。若口中辟辟燥，欬即胸中隱隱痛者，乃風寒侵入肺中，凝滯營血爲癰，故脉滑數而欬唾膿血。然無形虛熱致痿，故脉數虛，有形氣血凝滯成癰，而脉數實，此明肺癰屬實，肺痿屬虛也。（卷七）

魏荔彤曰（《金匱要略方論本義》）：肺痿肺癰者，熱在上焦之病也。熱有虛實。虛熱無形，相火之屬也；實熱有物，君火之類也。相火上昇，邪害空竅，其欬嗽上氣爲虛勞唾血、衄血、目赤、口爛、骨蒸發熱、消渴、盜汗等證；君火上炎，邪熏肺藏，其欬嗽上氣爲肺痿、肺癰二證。然相火上昇由於腎水竭，心火上炎由於胃津亡，皆陰不足而陽有餘之證，而虛實因是亦分矣。故相火之昇，於旺水之中，更宜扶益其火；而君火之炎，於除熱之餘，惟當清肅其氣。此治虛火與實火之不同法也。肺痿肺癰俱爲實火矣，何以於此二者又分虛實？則各有虛實之義也。肺痿者，津枯肺燥，金空而受火克也。肺癰者，痰壅血裹，金實而受火克也。金空而受火克則焦而痿，金實而受火克則膿而癰。此又就肺藏之受病者言其虛實，而不就火邪致病者言其虛實也。此所以二證又分虛實焉，而統以熱在上焦，爲病之主邪而已。（卷上）

尤怡曰（《金匱要略心典》）：此設爲問答，以辨肺痿、肺癰之異。"熱在上焦"二句，見《五藏風寒積聚篇》，蓋師有是語，而因之以爲問也。汗出、嘔吐、消渴、二便下多，皆足以亡津液而生燥熱，肺虛且熱，則爲痿矣。口中反有濁唾涎沫者，肺中津液，爲熱所迫而上行也，或云肺既痿而不用，則飲食游溢之精氣，不能分佈諸經，而但上溢於口，亦通。口中辟辟燥者，魏氏以爲肺癰之痰涎膿血，俱蘊蓄結聚於肺藏之內，故口中反乾燥，而但辟辟作空響燥欬而已。然按下肺癰條亦云，其人欬，咽燥不渴，多唾濁沫，則肺痿、肺癰二證多同，惟胸中痛，脉滑數，唾膿血，則肺癰所獨也。比而論之，痿者萎也，如草木之萎而不榮，爲津鑠而肺焦也；癰者壅也，如土之壅而不通，爲熱聚而肺癰。故其脉有虛實不同，而其數則一也。（卷上）

黃元御曰（《金匱懸解》）：寸口脉微而數，微則爲風泄於表，數則爲熱鬱於裏。微爲風泄，則竅開而汗出，數爲熱鬱，則陰束而惡寒。風則傷衛，風愈泄而衛愈閉，呼氣不能入，熱則傷營，衛有閉而營莫泄，吸氣不能出也。出氣爲呼，風泄於外，譬猶呼氣，泄而不閉，是呼氣不入。入氣爲吸，氣閉於內，譬猶吸氣，閉而不泄，是吸氣不出。風邪外傷其皮毛，熱邪內傷其血脉。風傷皮毛，故風舍於肺，皮毛閉塞，肺氣壅阻，則生欬嗽，口乾喘滿，咽燥不渴，多吐濁沫，時時振寒。熱傷血脉，故熱過於營，血脉凝滯，瘀蒸腐敗，化爲癰膿，癰膿蓄結，吐如米粥。始萌可救，膿成則死，蓋肺癰之病，因胸膈濕盛，外感風邪，肺氣壅遏，濕鬱爲熱，表則寒熱兼作，裏則瘀濁淫蒸，營血腐爛，化而爲膿，久而肺藏潰敗，是以死也。（卷十五）

曹穎甫曰：（《金匱發微》）：夫既稱熱在上焦，便當知上焦在人體中居何部位，"焦"字究屬何義，固不當如庸工所言三焦，有名而無形也。蓋上焦在胸中，即西醫所謂淋巴幹，爲發水成汗輸出毛孔作用；中焦在胃底，即西醫所指薛肉，中醫即謂之脾陽，爲吸收小腸水液，由上焦輸入肺藏作用；散佈未盡之水液，乃由肺下降，由腎藏注膀胱，是爲下焦。合上中下三部觀之，方顯出"焦"字之義，譬之釜中煮飯，蒸氣上浮，其飯始乾，蒸氣化水，仍回於下，釜底之飯，久久而焦。可見"焦"之爲義，爲排泄水液之統名，而排泄作用，實由於少陽膽火。師言熱在上焦，因欬爲肺痿，便可知病由燥熱矣。故仲師歷舉燥熱之病由以答之。

上文但舉肺痿病由，然猶未詳肺藏燥熱之脉證何如也。曰：寸口脉數，熱在肺也。曰：其人欬，氣上逆也。脉數而氣逆，病當口燥，乃口中反有粘膩之濁唾涎沫。可見肺藏之津液，被燥氣蒸逼，悉化痰涎，故可決爲肺痿。所以別於肺癰者，以其津液隨熱外泄而不內閉也。至於口中辟辟作聲，燥欬無津，每欬則胸中隱隱作痛，便可決爲肺癰。癰者壅也，蓋此證肺絡爲外邪壅塞，鬱而生熱，熱傷血滯，因而成癰。風襲於肺，故欬。血鬱成脹，故胸中隱隱作痛。血絡壅則營分熱度增高，故脉數。肺中熱鬱血腐，故欬吐膿血。要之，肺痿之與肺癰皆出於熱，不過爲虛實之辨，故脉數相似，浮而虛者爲痿，滑而實者爲癰也。（卷之二）

陸淵雷曰（《金匱要略今釋》）：肺結核之病，由結核桿菌竄入肺組織而起。菌之所至，先起炎證，上皮細胞繁殖堆積成一硬固小結節，故曰結核。其始，小如粟粒而半透明；繼則漸大，變爲黃色不透明之硬核。結節中無血管，故不得營養，易於壞死。壞死後，成黃色乾酪狀物，謂之乾酪變性。久而軟化，成糜粥狀，與痰唾同排出於外（注家謂肺痿不唾膿，誤也）。於是結節之中部成空洞，空洞之大小，或僅如豌豆，或過於胡桃，空洞內壁又分泌多量膿液，適爲結核菌之良好培養基。空洞多者，全肺有如蜂房，此肺結核之解剖狀況也。古人名爲肺痿者，蓋知其病源在肺，而病人羸瘦萎悴故也。蘇游許仁則之論，但言病之經過及證候，猶爲覈實。後人鑿說"痿"字，以爲肺葉萎而不榮，則望文生義矣。又，古人不知結核菌，而以亡津液爲肺痿之病源，未免倒果爲因，雖營養佳良，丰腴充實之人，肺染結核菌而發病，亦即趣於枯瘦。是亡津液者肺痿之所致，而非肺痿之原因也。"欬唾膿血"以下，《脉經》《千金》別爲一條，此就欬唾膿血一證，辨肺痿肺癰也。舊注以欬唾膿血屬上讀，謂膿血肺癰所獨有，非是。蓋肺痿肺癰外證之異，肺癰則屬實，其欬劇，其膿臭，其人不甚羸瘦。肺痿則屬虛，其欬不劇，或竟不欬，其膿不臭，其人羸瘦殊甚，如此而已。（卷三）

原文 問曰：病欬逆，脉之何以知此爲肺癰？當有膿血，吐之則死，其脉何類？師曰：寸口脉微而數，微則爲風，數則爲熱；微則汗出，數則惡寒。風中於衛，呼氣不入；熱過於榮，吸而不出。風傷皮毛，熱傷血肺；風含於肺，其人則欬，口乾喘滿，咽燥不渴，時唾濁沫，時時振寒。熱之所過，血爲之凝滯，蓄結癰膿，吐如米粥。始萌可救，膿成則死。（二）

徐彬曰（《金匱要略論注》）：此言肺癰之始終，全由客邪，較肺痿之因熱久欬者，其證稍驟。然其邪之從外而內，從微而極，則亦有漸也。謂肺癰亦傷肺，故必欬逆，然初時未見癰證，即欲別其爲癰，爲膿血，爲死不治，非脉不可，其脉豈即數實乎？不知初時，寸口脉本微而數，蓋風脉之形原緩而弱，在火伏肺內之時，外但見風脉之影響而微，故曰微則爲風；然氣實挾風而熱，仍露數象，故曰數則爲熱；微主風，風則表虛自汗，故微則汗出；內熱則外寒，故曰數則惡寒；其以漸而深，則自衛而營，有遽及之勢，當其中於衛也，先及皮毛，而趨於其合，則衛受之，然其邪盛，不與呼吸相隨，故呼則氣出而已。衛有邪，不與呼俱出，而此時之正氣不復能入，而與邪爭，逮風鬱爲熱，過於營分，則氣因吸入者，邪熱與吸俱入而不出。於是皮毛受風傷，血脉受熱傷，風在上，則欬而口乾；肺氣實，則喘而且滿。然上輸之水液，聚而不散，故咽爲火灼而自燥，胸仍貯飲而不渴，乃風敗所合，漸舍肺俞，而欬唾振寒。則肺葉間有形之凝滯，必急從瀉肺之法而下驅之，乃復因循，致大敗決裂，肺葉欲盡，尚可爲耶。故曰：始萌可救，膿成則死。萌者，謂初有膿而未甚也。肺癰之風與傷寒之風別異處，一在營衛，一在經絡，微有表裏之分，肺癰之邪在裏，所以淺則可汗，深則汗亦不能愈。（卷七）

李彣曰（《金匱要略廣注》）：此肺癰一證，不獨內傷，而亦有受外感者也。肺位上焦，故脉應上部寸口。微則爲風，外邪至而正氣虛也；數則爲熱者，火勢張而性速疾也。正氣虛而腠理疏泄，故汗出。熱伏於內，肌表反覺洒淅惡寒，此火極似水之象也。衛在外，呼出氣亦在外，風中於衛，呼氣不入者，風邪壅於外而真息不收於內也，夫壅於外，則風外傷皮毛矣。榮在內，吸入氣亦在內，熱過於榮，吸而不入者，熱氣鬱於內而不宣於外也，夫鬱於內，則熱內傷血脉矣。是以風傷皮毛，邪氣舍其所合，舍，居也，肺合皮毛。則肺氣壅逆，故欬而喘滿。熱傷血脉，則津液不布，故口乾咽燥，但熱不在胃，故不渴耳。多唾濁沫者，肺熱液敗也。時時振寒者，即上文數則惡寒之意。夫始因中風，其既也風悉化而爲熱，則不覺其有風，但見其有熱，故熱之所過，血爲凝滯，而蓄膿致吐。膿成則死，以藏真不可傷也。（卷中）

周揚俊曰（《金匱玉函經二注》）：按嘉言云：肺癰之脉，既云滑數，此復云微數者，非脉之有不同也。滑數者，已成之脉；微數者，初起之因也。初起左右三部脉脉微，知其衛中於風而自汗；左右三部脉數，知爲榮吸其熱而畏寒。然風初入衛，尚隨呼氣而出，不能深入，所傷者不過在於皮毛。皮毛者，肺之合也，風由所合，以漸舍於肺俞，而欬唾振寒。茲時從外入者，從外出之易易也。若夫熱過於榮，即隨吸氣所入不出，而傷其血脉矣。衛中之風，得榮中之熱，留戀固結於肺葉之間，乃致血爲凝滯，以漸結爲癰膿。是則有形之敗濁，必從瀉法而下驅之，使其邪毒隨驅下移，入胃、入腹、入腸，再一驅即盡去不留矣。安在始萌不救，聽其膿成而腐敗耶？（卷七）

魏荔彤曰（《金匱要略方論本義》）：仲景尤恐二證之易淆也。肺癰又有脉數而不滑大卻微而數者，恐人疑爲肺痿而誤治，於是又設爲問答以明之。問曰：病欬逆，脉之何以知此爲肺癰？見脉數而滑，不足以盡肺癰之診也，遂又問及於當有膿血，是膿血必隨欬逆而見也。又有誤吐之而即死者，其類既非數而滑可能該，又將何所類乎？師曰寸口脉微而數，是又肺癰之一診也。數仍爲熱，微則氣虛而表疏，表疏而風乘，即《傷寒論》中太陽中風之陽浮也。脉數而滑之肺癰，成於津亡之內傷；脉數而微之肺癰，成於氣虛之外感。師又就脉以明其病，微則爲風，數則爲熱，數則熱內盛，腠易開而風易入；微則氣本虛，邪易襲而氣易鬱。陽浮者汗自出，故微則汗出也；陰虛者熱自發，故數則惡寒也。〔批〕詳此隨原文詮注，極能詳盡。此俱於《傷寒論》中太陽中風言之詳也。試又就風熱二字言成肺癰之理。風中於衛，則陽鬱於表而肺氣壅盛矣。人之呼氣爲陽，一身之氣隨呼而昇，今肺氣壅盛，呼氣而津液之隨氣上昇者，不能輸注於肺。師言呼氣不入，謂肺中失滋潤之源也，師所以謂之曰呼而不入。久而不治表以解裏，而熱過於榮矣。風在衛不治，則變熱入裏，先過熱於榮，必然之勢也。營熱，則凡一身之血無不熱，而熱必上炎，肺又先受其熏灼矣。人身之吸氣爲陰，一身之氣隨吸而下降，今肺中既有風邪閉鬱其表，又邪熱熏灼其裏，雖吸而肺中之邪不隨下降之氣而泄矣。師言吸而不出，謂肺中有結聚之邪也，師所以謂之曰吸而不出。然則不入者，津液不入也，不出者，風熱不出也，於是風在表傷皮毛，熱在裏傷血脉。風本在表，而肺爲皮毛之主，又爲皮毛之合。風邪內舍於肺，則陽邪上逆，其人必欬而喘滿；陽邪耗津，必口乾咽燥；陽邪在表，故時時振寒。至於不渴而多唾濁沫者，則陽邪鬱閉，而痰血搏聚之機也。所以不同於傷寒太陽病風傷衛者，此也。熱已在裏，而肺爲太陰之司，又處諸陰之極，熱邪上克於肺，則陰藏內擾，血爲之凝滯，熱邪留停，則蓄結爲癰，熱邪久灼，則癰化爲膿。至吐如米粥者，則熱邪腐敗，而肺葉糜爛之徵也。所以不同於肺病內肺痿者，此也。此證在初萌之時，務清其熱邪，下其結聚，猶可保全。如膿已大成，肺已腐爛，尚有何術？可另爲換置一藏乎？此師所以決之以死也。推之肺痿未至焦枯，肺癰未至腐爛，識病機者，必當詳爲辨審，早施拯濟。將爲焦枯之痿，必大滋其陰而生其津，將爲腐爛之癰，必大涼其血而下其聚，何至遽臻死亡也？師曰始萌可救，膿成則死，爲凡病

治未然者說訣也，豈止肺痿肺癰已哉！（卷上）

吳謙曰（《醫宗金鑒》）：〔按〕"肺癰"之上，當有"肺痿"二字，不然本文論肺痿之義，則無着落，必是脫簡。脉微之三"微"字，當是三"浮"字，微字文氣不屬，必是傳寫之訛。

〔注〕病欬逆者，何以知爲肺痿肺癰也？欬而不渴，濁唾涎沫，脉數而虛，是以脉證知爲肺痿也。口中乾燥，胸中隱痛，脉數而實，是以脉證知爲肺癰也。至於所以受病之由，肺痿前已言之，而肺癰則未嘗言也，故又取所以致熱而病肺痿肺癰之由，互爲詳悉發明也。寸口肺脉也，肺脉當浮濇而短；今浮而數，是以知浮則爲風，數則爲熱。初病風熱，外搏皮毛，則榮衛受邪，故汗出而惡寒也。末傳風熱，內舍於肺，則榮衛分病。病肺痿者，屬風熱傷於衛氣，氣分有津液而無血，津液爲之濁，故其爲證，欬而不吐膿血，唾濁涎沫也。病肺癰者，屬風熱傷於營血，血分有血而無津液，血爲之凝蓄，故其爲證，欬而不唾涎沫，吐膿血如米粥也。其發熱汗出，惡寒惡風，欬而喘滿，咽燥不渴，呼氣不入，吸氣不出，則爲痿、癰。互相兼有必然之證也。呼氣不入，吸氣不出，乃言其呼吸氣促，難出難入，非竟不出入也。始萌可救，謂肺傷尚淺。膿成則死，謂肺已壞矣。蓋示人圖治於早，又特爲肺癰而諄諄言之也。（卷十九）

朱光被曰（《金匱要略正義》）：上條言脉滑數，胸痛吐膿，謂之肺癰。然在初病之時，要未嘗即見此脉證也。其始不過爲風熱所壅而已，風熱上壅，致礙呼吸之道路，氣滯血凝，結於高藏。當其始萌之時，尚可用開泄方法，迨至膿成，潰敗決裂，勢不可爲矣。可見肺痿由於內傷，因循積漸，治法妙在緩圖，緩圖則無傷正之虞。肺癰因於外邪疾風暴雨，治法利於速攻，速攻斯無噬臍之患也。（卷上）

嚴鴻志曰（《金匱廣義》）：此設爲問答以明肺癰之成，由於風熱蓄結也。病始欬逆，何以即知此爲肺癰，蓋其脉寸口浮數也。寸口爲肺脉，浮爲風爲汗出，數爲熱爲惡寒。風中於衛，衛虛則毫毛開；熱過於榮，榮實則血脉滯。呼吸之氣，出入因之不利，由是風邪舍於肺，始則欬唾濁沫，口乾咽燥，喘滿振寒，繼則熱過血凝，蓄結癰膿，吐如米粥，而成肺癰之證。但肺癰始萌可救，膿成則死，蓋肺爲嬌藏，不可侵犯，至生癰成膿，肺葉潰爛，勢難救治，明示人以此證宜亟圖於早也。（卷二）

曹穎甫曰（《金匱發微》）：欬逆之證，有痰飲，有風邪，有水氣。所以決定爲肺癰者，要有特異之脉證。肺癰之死證，固以吐膿血爲最後一步。要其最初病因則甚輕。揆仲師所舉脉證，特爲中風失治。中風之證，其脉浮，發熱自汗，惡寒，此宜桂枝湯以發之者也。今曰：寸口脉浮而數，浮則爲風，數則爲熱，浮則汗出，數則惡寒。風中於衛，呼氣不入；熱過於營，吸而不出。其與太陽中風發熱汗出、鼻鳴乾嘔者何異？若早用桂枝湯以發其汗，宜必無肺癰之病，惟其失時不治，致風熱內陷肺藏，久久浸成肺癰。究其所以然，風傷皮毛，則內舍於肺，熱傷肺絡，則變爲欬嗽。但初見口乾喘滿，咽燥不渴，多唾濁沫，時時振寒，雖非若前此之桂枝湯證，苟能清燥救肺，其病猶易愈也。惟其熱鬱肺藏，肺中血絡凝阻，若瘡瘍然，其始以血絡不通而痛，痛之不已，遂至蒸化成膿，吐如米粥，則內癰已成。始萌尚有方治，膿潰則萬無一生，此肺癰之大略也。（卷之二）

陸淵雷曰（《金匱要略今釋》）：多唾濁沫，趙刻本作時唾濁沫，今從徐鎔本改。此條大意，以風與熱爲肺癰之原因，蓋腐敗性支氣管炎、支氣管擴張、肺壞疽、肺膿瘍等，多系續發病。其原發病必有欬嗽，欬嗽則因外感風寒而起，故謂之風。肺癰初起，有機能亢進之證，故謂之熱爾。以呼吸不利、欬嗽、口乾諸候，分屬於風熱，未免鑿說。欬逆而脉微數，亦不足以斷定肺癰，案《脉經》肺痿肺癰篇，類此者更有六條，皆是叔和家言，非仲景舊文，不可信從。

《危氏得效方》云：始萌易治，膿成難治。診其脉，數而實，已成。微而濇，漸愈。面色白，嘔膿而止者，自愈。有膿而嘔食，面色赤，吐膿如糯米粥者，不治。男子以氣爲主，得之十求二三。婦女以血爲主，得之十全七八，歷試屢驗。

李氏《入門》云：肺癰脉數而虛，口燥咽乾，胸脅隱痛，二便赤濇，欬唾膿血腥臭，置之水中則沉。

潘氏《醫燈續焰》云：試肺癰法，凡人覺胸中隱隱痛，欬嗽有臭痰，吐在水內，沉者是癰膿，浮者是痰。丹波氏云：案今驗果如其言，又以雙筋斷之，其斷爲兩段者是膿，其粘着不斷者是痰，亦一試法也。

《蘭臺軌範》云：肺癰之疾，膿成亦有愈者，全在用藥變化，漢時治法或未全耳。（卷三）

原文 上氣面浮腫，肩息，其脉浮大，不治；又加利尤甚。（三）

徐彬曰（《金匱要略論注》）：此言肺癰之證，元氣憊者難治，有邪者尚可治也。謂肺癰由風，則風性上行，必先上氣，若兼面浮腫、肩息，氣昇不降也。又脉浮大，元氣不復能斂，則補既不可，汗又不可，況內外皆逆，氣非風比，可盡汗泄乎，故云不治。加利則陽從上脫，陰從下脫，故曰尤甚。若上氣但喘而躁，則喘爲風之扇，躁爲風之煩，其逆上之涎沫，將挾風勢而爲風水，風當先泄於肌表，水無風戰，自然順趨而從下出，故曰可汗而愈。（卷七）

李彣曰（《金匱要略廣注》）：肺在上，而其氣則常下降，所謂地道宜上昇，天氣宜下濟也。欬逆上氣，則氣逆矣。面浮腫者，氣昇火載。肩息者，喘息抬肩，此氣之上脫也。浮大者，脉暴出而內虛，此氣之外散也，故不治，加利則脾土更衰，不生肺金，此氣之下泄也，故尤甚。（卷中）

周揚俊曰（《金匱玉函經二注》）：肺爲氣之總司，主呼吸者也。今云上氣至於面浮腫，至爲肩息，是其肺氣壅逆，而肩爲動搖矣。何也？肺之所畏者，火也，設中焦邪實，阻其昇降，而炎上之性，有加無已，則所呼之氣，邪有以助之；而所吸之氣，不復下達，遂使出入肩息矣。加以脉浮大，火勢方張，本體既衰，而邪削更甚，又何法可令其內還而下趨乎？故不治也。然猶有可圖者，庶幾中土尚培，生氣未絕耳。若加利，爲尤甚也。（卷七）

沈明宗曰（《沈注金匱要略》）：此言肺死脉證也。上氣，面浮腫，肩息，乃脉寒壅逆於肺。邪實正虛，氣上不下，肺氣絕而正欲下脫，故脉浮大。氣已散而離根，故不治

矣。然利則陰從下脫，所以尤甚。（卷七）

魏荔彤曰（《金匱要略方論本義》）：仲景因肺病欬嗽，更及於上氣一證。蓋肺病即不成痿與癰，亦必欬嗽上氣者多，其間有微有甚，亦不可不辨也。有上氣而面浮腫，肩息，其脉浮大者，不治之證也；又加利尤甚矣。面浮腫，陽衰於中而氣散於上也；肩息者，至人之息息以腫，今息以肩，氣元已鑠其根，而浮游之氣呼吸於胸膈之上，所謂息賁也，又所謂息高也；診之脉浮大，必浮大而沉微，且欲絕也：俱爲上盛下絕，陰陽離脫之兆，其不治也。固宜，加以下利，陰又下泄，陽必上越，其死尤速也。此上氣之陽虛氣脫，病之重者。再或上氣，氣喘而心躁者，此外感風邪，內積水氣也。外風鬱於表而氣不舒，故喘；內水衝於心而氣不下，故躁。肺亦因之脹滿，則胸膈可知是風邪變熱，攜水濕上溯之證也。法當發其汗以治表，風邪解表而表不鬱，則氣舒不喘矣；汗出濕邪必隨風邪俱解，而裏不衝矣，且氣順躁止而肺亦不脹矣。師言欲作風水，風水邪除而病愈矣；師所以明之爲發汗則愈。此上氣之風鬱水逆，病之輕者，分列二證，主治者必詳爲審辨：一下虛而上反盛也，治之早，必大補其氣，或不至氣脫息賁而死；一表實而內自逆也，治之得，必外驅其邪，自不致風鼓水行而病矣。明乎表裏虛實，而上氣之治庶無誤矣。（卷上）

尤怡曰（《金匱要略心典》）：上氣面浮腫，肩息，氣但昇而不降矣。脉復浮大，則陽有上越之機，脉偏盛者，偏絕也。又加下利，是陰復從下脫矣，陰陽離決，故當不治。肩息，息搖肩也。（卷上）

吳謙曰（《醫宗金鑒》）：上氣，謂欬逆上氣也。面浮腫，謂面目浮腫也。肩息，謂喘也。其脉浮大不治，又加利尤甚，謂脉證兩虛，已屬不治，又加利，則上喘下利，陰陽兩脫，脉證相反，故曰：尤甚也。（卷十九）

高學山曰（《高注金匱要略》）：此下，又就上文之上氣而推廣言之。蓋謂上氣一證，其候多端，生死懸絕。肺癰固在其中，然不特肺癰爲然也。但凡上氣而面浮腫，肩息，脉浮大者，皆不治。

嚴鴻志曰（《金匱廣義》）：若上氣欬逆，致面目浮腫，肩息喘促，其氣有昇而無降矣。倘脉見浮大，爲陽氣上越，已屬不治，況加下利，是陰復下脫，尚何治之與有！（卷二）

陸淵雷曰（《金匱要略今釋》）：丹波氏云：上氣，諸家不釋。考《周禮・天官》疾醫職云，嗽上氣。鄭玄注：上氣，逆喘也。此一節，即是肺脹不治之證。

淵雷案：上氣肺脹之證，支氣管哮喘、急性支氣管炎、支氣管肺炎及肺氣腫俱有之，氣喘發作時，常於夜間睡後。雖甚困苦，卻不致命。惟支氣管炎及肺氣腫，往往因劇欬不已，呼吸困難，肺循環先起鬱血，馴至心室起代償性肥大，瓣膜閉鎖不全，全身靜脉鬱血，遂發水腫而死。然其致死之故，非死於水腫，乃死於血壓之下降也。肩息者，呼吸困難之故。面浮腫者，鬱血性水腫之故。脉浮大者，心室代償性肥大之故。又加下利，則胃腸亦病。舊說以脾胃爲後天水穀之本，凡慢性病末傳，見脾胃病者，爲死期已近之候。（卷三）

原文 上氣喘而躁者，屬肺脹，欲作風水，發汗則愈。（四）

李彣曰（《金匱要略廣注》）：《內經·水熱穴論》曰：腎者至陰也，至陰者盛水也。肺者太陰也，其本在腎，其末在肺，皆積水也。腎者胃之關也，關門不利，故聚水而從其類也。勇者勞甚，則腎汗出，逢於風，內不得入於藏府，外不得越於皮膚，客於玄府汗空也，行於皮膚，傳爲胕腫胕，脚面也，本之於腎，名曰風水。故水病腎爲胕腫、大腹，肺爲喘呼不得卧者，標本俱病也腎是本，肺是標。又《評熱病論》云：少氣，時熱，從胸背上至頭汗出，手熱，口乾苦渴，小便黄，目下腫，腹鳴身重，難以行，月事不來，煩不能食，正偃則欬，名曰風水。又《大奇論》：腎肝並沉爲石水，並浮爲風水。合《內經》觀之，腎病水氣上逆，因致肺脹，以肺爲母，腎爲子，因子病而害及於母，所以喘出於肺，躁出於腎也。發汗則愈者，肺合皮毛，汗出則風水之邪從皮毛中泄去，肺脹自消矣。（卷中）

周揚俊曰（《金匱玉函經二注》）：同一上氣也，此則作喘而不肩息者，正以皮毛乃肺之合，爲邪所蔽，遂令肺氣不得外達，故寒傷榮者，亦作喘也。彼燥，陰也，上氣何以復燥？肺氣既塞，遂令下流不化，水既不化，又令木氣不疏，此皆以母病而兼及於子也。一發其汗，則塞者得以外通矣，逆者得以下達矣。故曰愈也。（卷七）

沈明宗曰（《沈注金匱要略》）：此見肺癰當有肺脹之辨也。邪傷於衛，後入於營，而爲肺癰。此風傷於衛，內挾痰涎，壅逆肺氣，上逆奔迫，故喘而躁，是爲肺脹。然有肺氣壅逆，不得通調水道，水即泛濫皮膚，故曰欲作風水。治宜發汗驅風，從表而出，水即下滲，即下滌小青龍之證也。（卷七）

尤怡曰（《金匱要略心典》）：上氣喘而躁者，水性潤下，風性上行，水爲風激，氣湊於肺，所謂激而行之，可使在山者也，故曰欲作風水。發汗令風去，則水復其潤下之性矣，故愈。（卷上）

黄元御曰（《金匱懸解》）：欬嗽上氣，喘而躁煩者，此爲肺脹而氣阻也。氣爲水母，此欲作風水。以風中皮毛，遏閉肺氣，不能調水道而輸膀胱也。《素問·五藏生成論》：欬嗽上氣，厥在胸中，過在手陽明太陰。手陽明昇則化氣，手太陰降則化水，欬嗽上氣，辛金不降，無以行水，欲作風水之兆也。發汗以瀉其皮毛而消肺脹，則愈矣。（卷十五）

高學山曰（《高注金匱要略》）：肺不能納氣以歸元，故喘；腎將欲蒸濕以爲汗，故躁。上氣而喘躁並見，是腎欲輸水氣於肺，將作汗而上蒸。肺已自受風邪，不能爲腎分佈以外泄，則肺腎以子母相持，而風水合爲一片，肺之脹也宜矣。欲作風水，與《內經·水熱穴論》及《熱病論》之言風水者不同。蓋指腎以水藏之氣上熏，肺以風邪蓋之，風水相搏，於是肺不運水，腎不納水，聚濕成飲，久而溢出經絡，致成胕腫腹大等候。發汗，則肺之風邪，腎之水氣，可兩解矣，故愈。

此言肺腎兩相排擠，中間無所發越之上氣也。

陸淵雷曰（《金匱要略今釋》）：喘而躁者，呼吸困難，肺循環鬱血之候，故知欲作風水。風水者，水腫而汗出惡風，詳水氣病篇。謂之肺脹者，支氣管哮喘及慢性支氣管炎發作時，肺部胸廓常高張故也。發汗則愈者，汗劑能通利血循環，且鬱血時之滲出液，從汗腺排出，不致竟成水腫故也。（治風水亦用發汗法）沈氏以爲即下文小青龍之證，是也。

丹波氏云：肺脹一證，諸家未有云後世某證者。考下文云：肺脹欬而上氣。又云：欬而上氣，此爲肺脹，由此觀之，即後世所謂呷嗽哮嗽之屬。《巢源》云：痰氣相擊，隨嗽動息，呼呷有聲，謂之呷嗽。《本事續方》云：哮嗽如拽鋸，是也。淵雷案：呷嗽哮嗽之證候，凡支氣管哮喘、支氣管炎及支氣管肺炎諸病，俱有之。（卷三）

原文 肺痿吐涎沫而不欬者，其人不渴，必遺尿，小便數，所以然者，以上虛不能制下故也。此爲肺中冷，必眩，多涎唾，甘草乾薑湯以溫之。若服湯已渴者，屬消渴。（五）

甘草乾薑湯方

甘草四兩，炙　乾薑二兩，炮

上㕮咀，以水三升，煮取一升五合，去滓，分溫再服。

徐彬曰（《金匱要略論注》）：前既云上焦有熱，因欬爲肺痿，故又拈出有冷一條，以見肺痿中，有獨異者也。謂肺痿吐涎沫，因欬者多，乃有不欬且不渴，是肺中全無熱，必遺尿而小便數，以上虛，故小便無所節制耳。豈唯無熱，兼之有冷，則必陰氣上巓，侮其陽氣而爲眩，陰氣在中，凝滯津液而吐涎，所以黃汗中云，上焦有寒，其口多涎。故以甘草、乾薑溫其肺，使非下熱上寒，則得溫竟止矣。乃反渴，豈非陰分結熱，肺寒雖去，下熱仍在，欲成飲一溲二之消渴乎？故曰服湯已渴者，屬消渴。（卷七）

李彣曰（《金匱要略廣注》）：吐涎沫者，脾爲肺母，脾虛不能攝涎也。肺氣虛而不逆，故不欬，內無熱，故不渴也。遺尿、小便數，爲下虛。蓋肺居上部，膀胱居下部，肺氣虛不能約束津液而偏滲膀胱，此上虛不能制下也。虛則必寒，故肺中冷。以肺熱則閉癃，肺寒則遺溺。肺主通調水道，下輸膀胱。經所謂水液澄徹清冷皆屬於寒是也。經云上虛則眩，甘草乾薑湯以溫肺經。服湯已渴者，肺中有熱，則遺尿便數，非肺痿乃消渴也。《內經》云：肺消者，飲一溲二，死不治。又云：心遺熱於肺，傳爲鬲消是也。（卷中）

周揚俊曰（《金匱玉函經二注》）：嘉言云：肺熱，則膀胱之氣化亦然，小便必赤濇而不能多。若肺痿之候，但吐涎沫而不欬，復不渴，反遺尿而小便數者，何其與本病相反也？必其人上虛不能制下，以故小便無所收攝爾。此爲肺中冷，陰氣上巓，侮其陽氣，故必眩。陰寒之氣，凝滯津液，故多涎唾。若始先不渴，服溫藥即轉渴者，明是消渴飲一溲二之證，更當消息之矣。

愚按：肺寒，上虛也；便數，下虛也。聖人只溫其中，豈非以補其母則子自安？總司之地溫，而膀胱亦溫，下泉無洌彼之患矣。（卷七）

沈明宗曰（《沈注金匱要略》）：此肺寒致痿也。前傷津液，虛熱成痿，乃肺痿之常。此肺氣虛寒，痿之變也。經云：上焦開發，宣五穀味，充身澤毛，若霧露之漑。是胃中營衛之氣，相蒸於上焦，而成宗氣，溫養於肺，散佈津液，而爲常度。此胃虛則營衛衰弱，宗氣虛微，上焦不溫，津液不布，聚化爲沫，則吐涎沫。內無火氣動肺，不鑠津液，故不欬而不渴也。遺尿小便數者，因肺之上源，虛而不能制下，肺冷痿弱之故也。肺冷則腎陰上逆，必眩而多涎唾。方用甘草乾、薑溫補肺胃之氣，肺氣得溫，則津液布而涎沫不聚，痿自愈矣。若服甘草乾薑湯已，渴者屬熱痿，又非肺寒之比。因涎多聚溢胸中而制燥熱，故不渴。實熱內伏，而服乾薑湯助起肺胃之熱，遂作渴，故屬消渴也。（卷七）

魏荔彤曰（《金匱要略方論本義》）：上氣之證，既就表裏二證辨虛實如此，肺痿癰二證，亦就內因外因辨虛實如彼，似乎可謂詳盡矣，而又有說焉，則肺痿中又必辨內外虛實也。肺痿較肺癰，固爲虛熱之證矣，然又有肺痿而屬之虛寒者，則又不可不辨。如病亦肺痿也，乃吐涎沫而不欬，其人既不渴也，又遺尿，小便數，則肺痿同而有所以不同者也。師又自明其所以然者，以上虛不能制水故也。水出高源，惟金生水。今肺氣既虛，而無收攝之力，但趨脫泄之勢，膀胱之陽氣下脫，而肺津益清冷乾燥，故不特肺中熱可以成痿，即肺冷亦可以成痿也。肺葉如草木之花葉，有熱之痿，如日炙之則枯；有冷之痿，如霜殺之則乾矣。肺辛金也，實賴陽明之煖土培之、溫之，而金體柔和，則水生有源。如火灼寒凝，則金爲燥金矣，此肺冷之所以成痿也。（卷上）

尤怡曰（《金匱要略心典》）：此舉肺痿之屬虛冷者，以見病變之不同。蓋肺爲嬌藏，熱則氣鑠，故不用而痿；冷則氣沮，故亦不用而痿也。遺尿、小便數者，肺金不用而氣化無權，斯膀胱無制而津液不藏也。頭眩、多涎唾者，經云上虛則眩，又云上焦有寒，其口多涎也。甘草、乾薑，甘辛合用，爲溫肺復氣之劑。服後病不去而加渴者，則屬消渴，蓋小便數而渴者爲消，不渴者，非下虛即肺冷也。（卷上）

黃元御曰（《金匱懸解》）：肺痿之病，金被火刑，必欬而渴，若但吐涎沫而不欬者，則其人不渴，必當遺尿而小便數。所以然者，以上虛不能制下，氣不攝水故也。此爲肺中寒冷，必頭目眩暈，多吐涎唾。以其肺胃寒滯，陽不歸根，是以發眩。氣不四達，是以多涎。甘草乾薑湯，甘草補中而培土，乾薑溫肺而降逆也。此肺痿之寒者。（卷十五）

陳念祖曰（《金匱要略淺注》）：肺不用而痿其飲食游溢之精氣，不能散佈諸經，而但上溢於口，則時吐涎沫，且邪氣之來順而不欬者，痿則冥頑而不靈也。其人以涎沫多，而不覺其渴，未溺時，必自遺尿，溺時小便短而頻數，所以然者，以上焦氣虛不能制約下焦之陰水故也。此爲肺中冷，蓋肺痿皆由於熱，何以忽言其冷？然冷與寒逈別，謂得氣則熱，不得氣則冷，即時俗冷淡冷落之說也。肺爲氣主，氣虛不能自持於上，則頭必眩，氣虛不能統攝於中，則口多涎唾，宜甘草乾薑湯以溫之。經云：肺喜溫而惡寒。又云：肺喜潤而惡燥。可知溫則潤，寒則燥之理也。且此方辛甘合而化陽，大補肺氣，氣之所至，津亦至焉。若草木之得雨露，而痿者挺矣。若服此湯，而反渴者，屬消渴。又當按法而治之，不在此例也。

此申言肺痿證多由肺冷，而出其正治之方也。諸家於冷字錯認爲寒，故注解皆誤。（卷三）

朱光被曰（《金匱要略正義》）：猶是肺痿也，而又寒熱之分。前云上焦有熱，因欬爲肺痿。是燥熱鑠金，肺液乾涸而痿，故用潤燥滋乾方法，以俟津回液轉，而肺氣漸次充實。此條是中氣虛寒，清陽不振而痿，猶之天寒地凍，草木爲之枯槁，不得不用甘溫扶土以生金一法。是甘草、乾薑二品，即治痿之神聖也。若溫之而渴，則上焦之寒雖去，而遺尿小便數，下焦之結熱依然，竟屬消渴證矣，又安得不於下焦是圖乎？（卷上）

陳元犀曰（《金匱方歌括》）：肺痿皆爲熱證，然熱有虛實之不同。實熱宜用寒劑，而此則亡津液而致虛，以虛而生熱；若投以苦寒之劑，非苦從火化而增熱，則寒爲熱拒而不納矣。此方妙在以甘草之大甘爲主，佐以炮透之乾薑，變其辛溫之性而爲苦溫之用，於甘溫除大熱成法中，又參以活法。面面周到，神乎！神乎！（卷三）

高學山曰（《高注金匱要略》）：此與前條之痿不同。前條爲重亡津液，陽氣獨勝，故熱在上焦，而爲肺火自刑之熱痿。此則先因肺虛，虛則氣削而生陰翳。譬之花痿春寒、葉垂秋冷之象，而爲金寒水冷之痿也。吐涎沫者，肺無呵噓下潤之權，且不能收攝其津液而上泛也。無邪火以擾其肺管，故不欬，而亦不煩渴也。肺爲水之源，且其氣象天，嘗有提挈黃泉，傳送濁道之妙。肺虛不能提挈，故遺尿；肺寒不能傳送，故小便又數也。此非上虛不能制下之故乎。肺中虛冷，天失陽健之德，地必起而上犯清虛，肝以木氣上乘，故眩。腎以水氣倒注，故多涎沫。虛則補其母，非溫脾胃之中土以溫肺金，無他法也。重用甘以守中之甘草，使之徑趨脾胃，佐以辛溫之乾薑，是直從中土，昇其生金之化。且辛爲脾肺所喜之味，溫爲脾肺所宜之氣，明明土息泥香，乘春蒸發，而東風動蕩，卻化爲太空晴煖矣。至於辛則平肝以降眩，甘則制腎而鎮涎，又其餘事。兩味藥中，斡旋造化，烘染陰陽，其妙用乃如是也。若服湯已而忽然作渴，是肺中素有伏熱未發，故見種種不攝不傳之證。得辛甘以挑動之，則伏熱頓起而作渴，此屬另門之消渴，而非上虛不能制下之肺痿矣。

陸淵雷曰（《金匱要略今釋》）：吐涎沫，不渴，遺尿，小便數，皆是支氣管哮喘之證。病在呼吸器，而證候見於排泄器，故古人謂肺爲水之上源，又謂肺主行水。《素問·經脉別論》云：飲入於胃，游溢精氣，上輸於脾，脾氣散精，上歸於肺，通調水道，下輸膀胱。此雖謬於生理，然觀察病變藥效，良信。因此之故，呼吸器病見排泄障礙者，謂之上虛不能制下，謂之肺中冷矣。《傷寒》《金匱》中，凡云所以然者，皆辭氣卑弱，理致渺茫。若非叔和附益，亦是後人注文。然擇而用之，亦不無一得也。眩而多涎唾，皆肺胃寒證，故以甘草乾薑湯溫之。此條雖稱肺痿，實非肺結核病，以其不欬，故不得爲肺脹，以其不唾膿血，故不得爲肺癰，但以吐涎沫而謂之肺痿。可見古人於病名，未必一一深切。若服以下九字，《脉經》無之，《千金》第十七卷肺痿門云：服湯已，小溫覆之，若渴者屬消渴法。稻葉元熙云：若服湯已渴者，屬消渴，是假設之詞，與吳茱萸湯條“得湯反劇者，屬上焦也”（《傷寒論》二百四十八條）同例。（卷三）

原文 欬而上氣，喉中水雞聲，射干麻黃湯主之。（六）

射干麻黃湯方

射干十三枚，一法三兩　麻黃四兩　生薑四兩　細辛　紫菀　款冬花各三兩　五味子半升　大棗七枚　半夏大者，洗，八枚一法半升

上九味，以水一斗二升，先煮麻黃兩沸，去上沫，內諸藥，煮取三升，分溫三服。

徐彬曰（《金匱要略論注》）：肺痿乃因重亡津液，肺之本氣自病，熱深而痿，故有欬，有涎沫，而無上氣喘逆之證，則凡遇上氣喘逆，及有臭痰者，爲肺癰；無臭痰，只水雞聲者，爲火吸其痰，以此辨治，自無悞矣。然水乃潤下之物，何以逆上作聲，余見近來拔火罐者，以火入鉼，罨人患處，立將內寒吸起甚力，始悟火性上行，火聚於上，氣吸於下，勢不容已，上氣水聲亦此理耳。此非瀉肺邪，何以愈之，故治此病，加射干爲上，或白前次之，澤漆次之，皆能開結下水也。（卷七）

李彣曰（《金匱要略廣注》）：喉中水雞聲，痰氣壅塞而作聲也。麻黃、細辛開壅塞而泄風痰，射干、半夏、紫菀、款冬花皆保肺定喘之藥，生薑辛以散之，大棗甘以緩之。

李昇璽曰：此湯近似小青龍，亦證挾停飲者，以不煩躁，故不如前加石膏。（卷中）

周揚俊曰（《金匱玉函經二注》）：嘉言云：上氣聲如水雞，明系痰阻其氣爾。阻之務在去之。而仲景不專於去痰者，以肺受風寒，主氣之司已爲邪困而不能自持。莫若主於發表，而佐以潤燥、下氣、開痰，四法聚於一方內，以分解其邪，不使之合。此因證定藥之大法也。（卷七）

沈明宗曰（《沈注金匱要略》）：此寒風束肺之方也。寒風壅閉肺氣而不下達，則欬而上氣；津液不布，化爲痰涎，滯礙呼吸之氣，不利，痰隨外邪上吸，往來有聲，喉如水雞聲也。然肺氣既壅，恐其熱過於營，將成肺癰，故用射干專通咽閉，麻黃開發肺實之邪，細辛、紫菀、款冬，溫散爲助，半夏化痰而下逆氣，五味以收肺氣之正，薑、棗宣通營衛，俾邪散則肺不成癰矣。（卷七）

魏荔彤曰（《金匱要略方論本義》）：爲寒鬱於表，燥結於裏者立法。欬而上氣，氣鬱而格逆也；喉中水雞聲，氣格逆則聲阻滯也。〔批〕欬而上氣，寒令氣逆也；喉中水雞聲，肺鬱而聲音喘促也。雖爲欬而上氣者言治，而痿癰之先聲可奪矣。以射干爲君，專散胸中熱氣，兼破療老血在上部間者；佐以麻黃、生薑、細辛以散表鬱，紫菀、款冬、五味以收潤肺氣，半夏開鬱，大棗補中。一方而解表潤裏，邪去而正氣行，自結開而津液復，必無痿癰等證矣，此因外感而預防肺病之法也。（卷上）

尤怡曰（《金匱要略心典》）：欬而上氣，肺有邪，則氣不降而反逆也。肺中寒飲，上入喉間，爲呼吸之氣所激，則作聲如水雞。射干、紫菀、款冬降逆氣，麻黃、細辛、生薑發邪氣，半夏消飲氣，而以大棗安中，五味斂肺，恐劫散之藥，並傷及其正氣也。（卷上）

吳謙曰（《醫宗金鑒》）：欬逆上氣，謂欬則氣上衝逆也。上條發明不欬而吐涎沫者，非爲肺痿，是爲肺冷也。此條發明欬而不吐涎沫者，亦非肺痿，亦爲肺冷也。上條以不渴，小便數，多唾涎沫爲肺中冷，故以乾薑佐甘草，是以溫中爲主也。此條以氣上逆，喉中有水雞聲爲肺經寒，故以生薑佐麻黃，是以散外爲主也。病同冷飲，而有在外在內之別；方同辛溫，而有主溫主散之異也。水雞聲者，謂水與氣相觸之聲，在喉中連連不絕也。

〔集解〕程林曰：欬而上氣，如水雞聲連連不絕者，是湯主之。《內經》曰：肺苦氣上逆，急食苦以瀉之。射干、紫菀之苦，所以泄逆氣也。以辛瀉之，麻黃、生薑、細辛、半夏、款冬花之辛，所以瀉風邪也。以酸收之，以酸補之，五味子之酸，以補不足。虛則補其母，大棗之甘，所以補其母也。（卷十九）

黃元御曰（《金匱懸解》）：風寒外閉，肺氣鬱阻，逆衝咽喉，瀉之不及，以致呼吸堵塞，聲如水雞。此緣陽衰土濕，中氣不運，一感外邪，裏氣愈鬱。胃土上逆，肺無降路，而皮毛既闔，不得外泄，是以逆行上竅，衝塞如此。射干麻黃湯，射干、紫菀、款冬、五味、細辛、生薑、半夏下衝逆而破壅塞，大棗補土而養脾精，麻黃髮汗而瀉表寒也。此即傷風齁喘之證。（卷十五）

朱光被曰（《金匱要略正義》）：風邪挾痰上阻肺竅，會厭不得宣通，故喉中介介作水雞聲。散邪開結，無逾此方矣。按麻黃、生薑橫開肺邪於表，射干、紫菀、半夏直開肺邪於下，欬而上氣可立解矣。但肺藏最嬌，久受邪困，用藥毋容或苟，款花以保之，五味以斂之，大棗以補之，袪邪養正，美善兼至。（卷上）

高學山曰（《高注金匱要略》）：此即前二條小青龍並越婢之兼證也。小青龍一條，爲腎中水寒之氣上泛。越婢一條，爲胃中燥熱之氣上蒸。此條却因手太陰之陰陽兩虛，合子母而兩吸之，遂致腎之濁陰，胃之濁陽，雙起而乘肺，水土之邪，交併於清虛而成稠粘黃滯之痰。云合於肺胃會通之息道，而呼吸激之，則有聲矣。此欬而上氣、喉中水雞聲之應也。欬而上氣，當包前條肺脹句在內，與下文欬逆上氣條同義。以上氣而欬，未有不肺脹者。但有水脹、氣脹之異，故省文言之耳。至其主本湯之義，則又另有壺天廣大、遊覽不盡之妙。蓋因手太陰之陰陽兩虛，故以凌冬弩芽，從大寒中具生陽之氣之款冬花，挑動其陽神；以潤軟柔宛而善於補血之紫菀，深滋其津液；因腎家之賊陰上泛，故以細辛、五味溫斂其下焦之逆陰；因胃家之熱氣上侵，故以半夏、麻黃降散其中焦之動氣；射干多節，形同肺管，葉則扁生橫開，而其性尤專於袪濕，用以名湯，是取其走肺而令兩旁開拓其痰氣之意明矣。再加辛甘發散之薑棗爲佐，則腎胃之逆下消，肺中之滿外泄，其欬而上氣及喉中之水雞聲，有不貼然自靜者乎？

此比前小青龍條無躁證，故去乾薑；無風因，故去桂、芍及石膏耳。

嚴鴻志曰（《金匱廣義》）：欬則聲不揚而上氣急，嗽則聲揚而上氣緩，嗽輕而欬重，判然不同。但風邪外襲，寒飲內激，致氣難昇降，喉中作水雞之聲，其欬而上氣爲較甚矣，宜射干麻黃湯主之。用麻黃、生薑、細辛散其風邪，半夏、款冬、紫菀蠲其寒飲，射干療咽喉不利，五味斂肺氣上逆，大棗得生薑之助，而調和營衛也。（卷二）

曹穎甫曰（《金匱發微》）：太陽水氣不能作汗外泄，則留着胸膈而成寒飲，飲邪上冒則爲欬。胸有留飲，吸入之氣不順，則爲上氣。呼吸之氣引胸膈之水痰出納喉間，故喉中如水雞聲，格格而不能止。此固當以溫藥和之者也。故射干麻黃湯方治，麻黃、細辛、半夏、五味子並同小青龍湯。惟降逆之射干、利水之紫菀（《本草彙》云：能通小便）、散寒之生薑、止欬之款冬、和中之大棗，則與小青龍湯異。究其所以然，欬而上氣之證究爲新病，不似痰飲之爲痼疾。及時降氣泄水，開肺散寒，尚不至寖成痰飲。外此若細辛之治欬、五味之治氣衝、生麻黃之散寒、生半夏之去水，不惟與小青龍湯同，並與苓甘五味薑辛半夏湯同，可以識立方之旨矣。（卷之二）

欬逆上氣，唾濁，但坐不得眠，皂莢丸主之。（七）
皂莢丸方
皂莢八兩，刮去皮，用酥炙
上一味，末之，蜜丸梧子大，以棗膏和湯，服三丸，日三夜一服。

徐彬曰（《金匱要略論注》）：此比水雞聲，乃欬而上氣中之逆甚者也。至不得眠，非唯壅，且加閉矣。故以皂莢一味開之，合棗膏安胃，以待既開之後，另酌保肺之藥也。（卷七）

李彣曰（《金匱要略廣注》）：唾濁者，腎不納氣而水泛為痰也；坐不得眠，肺氣不降而上壅為逆也。皂莢味辛鹹，辛以散肺氣，鹹以走水氣而勝腎邪，棗膏和服，即葶藶大棗瀉肺湯之意。（卷中）

周揚俊曰（《金匱玉函經二注》）：經謂上氣者，陰氣在下，陽氣在上，諸陽氣浮，無所依從也。今欬逆上氣，是濁氣上干，清虛之位反為濁陰所據，故雖時時唾，而濁不為唾減也。皂莢性能驅濁，其刺又能攻堅，且得直達患處，用意神巧，誠不可思議者。嘉言云：火熱之毒，聚結於肺，表之、溫之，曾不少應。堅而不可攻者，用此丸豆大三粒，朝三服，暮一服吞，適病所，如棘針偏刺，四面環攻，如是多日，庶幾無堅不入，聿成蕩滌之功，不可以藥之微賊而少之也。胸中手不可入，既謂為代針丸可矣。（卷七）

沈明宗曰（《沈注金匱要略》）：此風邪致痰之病也。風邪壅逆肺氣，上而不下則欬逆上氣，津液不布，化為痰涎。而時時唾濁，痰壅氣滯，但坐不得眠矣。設遷延時日，熱過於營，膿成則死。此風邪驟至之病，而無積飲相挾，故以皂莢一味，能開諸竅，而驅風痰最疾。服三丸者，是取峻藥緩散之意也。（卷七）

魏荔彤曰（《金匱要略方論本義》）：欬逆上氣，時時吐濁，但坐不得眠，則較重於喉中水雞聲者矣。聲滯者，挾外感之因；唾濁則內傷之故；但坐不得眠，而肺癰之證將成矣。是上焦有熱，痰血包裹，結聚成患，不可不急為宣通其結聚，而後可津液徐生，枯乾獲潤也。皂莢丸主之，從緩者治上之道也。皂莢驅風理痹，正為其有餘除瘀滌垢之能也。欬逆上氣，時時唾濁，胸膈臭惡之痰血已結，容不急為滌蕩，使之湔洗不留乎？如今用皂莢澡浴，以除垢膩，即此理也。用丸俾徐徐潤化，自上而下，而上部方清。若用湯直瀉無餘，不能治上部之膠凝矣。古人立法誠善哉！此為預治肺癰將成者主治也。（卷上）

高學山曰（《高注金匱要略》）：此條又借欬逆上氣，而廣言肺癰之治例也。本門第四條曰多唾濁沫，第五條曰喘不得臥，俱肺癰之證，已見前注。蓋謂欬逆上氣之人，時唾濁沫，但可撐坐而不能臥倒者，無論癰與未癰，皆屬肺葉外腫、肺管內塞之候，邪氣過實，便宜皂莢丸主之。以皂莢之性，外能軟堅削形以消腫，內能搜風利竅以通氣。蜜丸而兼棗膏和服，取甘緩者，昇浮其性於肺中也。

門人問曰：本條皂莢丸，與五條葶藶瀉肺湯證頗相同。且俱作丸子，俱用大棗托起，而取定喘下氣之效，敢問二藥之同異，並其所以分主之證，一也。又首條言肺痿之證，亦曰口中反有濁唾涎沫，今於皂莢丸下，夫子但引四條之文，而謂獨廣肺癰之治例，何以知其不兼肺痿而言，二也。答曰：葶藶苦寒降散，蓋取降以止逆，散以舒氣而已。若夫皂莢，其味辛鹹，其性犀利。辛鹹，則外收內散，故能削形泄氣以消腫；犀利，則裁陽攘陰，故能斬關突入而奪壅，是葶藶之性稍平，而皂莢之性較峻矣。觀方後葶藶服至彈子大一丸，皂莢僅服梧子大三粒，且彼曰頓服，此曰日三夜一服，則當日仲景之意不昭然如見乎！大概葶藶瀉肺，是主初起之癰；皂莢一丸，是主將膿之候者也。至於濁唾涎沫，癰痿雖同，獨不思癰鼓風邪，痿惟奪液。治癰如驅盜，縱使破財盜去，而餘資猶得半全；治痿如救荒，假令縱糴盡粮，而殘喘何能苟活。皂莢削氣剝津，惟癰為富家之被盜者，任之可以無虞；彼痿為窮邑之遭荒，當之豈能無弊乎？我故謂廣肺癰之治例，而不兼言肺痿者，非漏也。

單是欬逆上氣，猶有風水之別證，若又兼濁唾不得眠二證，則邪實氣盛，而為肺癰最急最重之候。故葶藶瀉肺，不勝其任也。

尤怡曰（《金匱要略心典》）：濁，濁痰也。時時吐濁者，肺中之痰隨上氣而時出也。然痰雖出而滿不減，則其本有固而不拔之勢，不迅而掃之，不去也。皂莢味辛入肺，除痰之力最猛，飲以棗膏，安其正也。（卷上）

黃元御曰（《金匱懸解》）：欬逆上氣，時時唾濁，但能坐而不得眠，此肺氣之壅閉也。皂莢丸利氣而破壅，故能主之。（卷十五）

朱光被曰（《金匱要略正義》）：吐濁屬陽明胃病，何以亦主欬逆上氣？以肺被濁阻，清肅之令不行故也。至於但坐不得眠，其為欬逆特甚矣。濁邪不去，清氣必不能行，上氣亦何由止？惟以皂莢之最滑利者，直走腸胃，泄閉開濁，使逆上之邪，一旦豁然，不亦快乎！然氣味太峻，恐傷胃汁，奚用丸以緩之，且合棗膏以保之，方為有制之師也。（卷上）

周孝垓曰（《金匱要略集解》）：嘉言云：火熱之毒，結聚於肺，表之、裏之、清之、溫之，曾不少應堅而不可攻者，用此丸多日，庶幾無堅不入，聿成蕩滌之功，不可以藥之微賤而忽之也。張璐曰：若因外感所觸而成，當取用《千金》桂枝去芍藥加皂莢湯最佳，足補仲景之未逮。（卷上）

曹穎甫曰（《金匱發微》）：上節云欬而上氣，是不欬之時，其氣未必上衝也。若夫欬逆上氣，則喘息而不可止矣。此證惟背擁疊被六七層，尚能垂頭而睡；倘疊被較少，則終夜嗆欬，所吐之痰，黃濁膠粘。此證予於宣統二年侍先妣邢太安人病親見之。先妣平時喜食厚味，又有煙癖，厚味被火氣熏灼，因變濁痰，氣吸於上，大小便不通，予不得已自製皂莢丸進之。長女昭華煎棗膏湯如法，晝夜四服。以其不易下咽也，改丸如綠豆大，每服九丸。凡四服，浹晨而大小便通，可以去被安睡矣（後一年，聞吾鄉城北朱姓老婦，以此證坐月而死，可惜也）。（卷之二）

原文 欬而脉浮者，厚朴麻黃湯主之。（八）

厚朴麻黃湯方

厚朴五兩　麻黃四兩　石膏如雞子大　杏仁半升　半夏六升　乾薑二兩　細辛二兩　小麥一升　五味子半升

上九味，以水一斗二升，先煮小麥熟，去滓，內諸藥，煮取三升，溫服一升，日三服。

徐彬曰（《金匱要略論注》）：欬而脉浮，則表邪居多，但此非在經之表，乃邪在肺家氣分之表也。故於小青龍去桂、芍、草三味，而加厚朴以下氣，石膏以清熱，小麥以輯心火而安胃。總是清客熱，驅本寒。（卷七）

李彣曰（《金匱要略廣注》）：欬者，水寒射肺也，脉浮者，停水而又挾風以鼓之也。麻黃去風，散肺逆，與半夏、細辛、乾薑、五味子、石膏同用，即前小青龍加石膏，爲解表行水之劑也。然土能制水，而地道壅塞則水亦不行，故用厚朴疏敦阜之土，使脾氣健運而水自下泄矣。杏仁下氣去逆經云喘家加厚朴、杏子，小麥入心經，能通火氣，以火能生土助脾，而共成決水之功也。（卷中）

周揚俊曰（《金匱玉函經二注》）：嘉言云：若但欬而脉浮，則外邪居多，全以散邪爲主，用法即於小青龍湯中去桂枝、芍藥、甘草，加厚朴、石膏、小麥，仍從肺病起見。所以桂枝之熱，芍藥之收，甘草之緩，概示不用；而加厚朴以下其氣，石膏以清熱，小麥引入胃中，助其昇發之氣，一舉而表解脉和，於以置力於本病，然後破竹之勢可成爾。一經裁酌，直使小青龍載肺病騰空而去，神哉！（卷七）

魏荔彤曰（《金匱要略方論本義》）：欬而脉浮，亦表邪閉而內氣上逆也。厚朴麻黃湯之意，與射干麻黃湯相類，射干取其散結胸中大熱及老血，厚朴則但取降逆氣溫中焦而已。如但感風寒在表，內氣上逆，而胸無大熱、無老血者，可用此以解表降逆而病愈矣。更爲預治癰痿中先爲預治之法也。蓋不待其熱盛血結，而即理也，以厚朴爲主，其義已釋，杏仁、半夏更助以開之降之，麻黃辛以解散之，乾薑以溫理之，五味子以收攝之，小麥以津潤之。且又爲肺受風邪而上部清冷者早圖之也，豈必久鬱悶而成熱，又久熱留而血瘀，方臨渴掘井也乎？（卷上）

黃元御曰（《金匱懸解》）：欬而脉浮者，其病在上，是表邪外束，裏氣上逆，肺金鬱格而不降也。厚朴麻黃湯，麻黃發表而散寒，石膏、小麥清金而潤燥，朴、杏、薑、辛、半夏、五味破壅而降逆也。（卷十五）

陳元犀曰（《金匱方歌括》）：欬而脉浮者，內有飲而表有邪也。表邪激動內飲，飲氣上凌，則心肺之陽爲之蒙蔽；故用厚朴麻黃湯宣上焦之陽，降逆上之飲。方中厚朴寬胸開蔽，杏仁通泄肺氣，助麻黃解表出邪，乾薑、五味、半夏、細辛化痰滌飲，小麥保護心君；然表邪得辛溫而可散，內飲非質重而難平，故用石膏之質重者，降天氣而行治節，使水飲得就下之性，而無上逆之患也；尤妙先煮小麥，補心養液，領諸藥上行下出，爲攘外安內之良圖。可知仲師之方無微不到，學者當細心體認，方得其旨焉。（卷三）

丹波元堅曰（《金匱玉函要略述義》）：按此方證，係寒飲迫肺而無風寒外候，故於小青龍湯中去桂枝，以厚朴降逆爲君，其佐用杏仁，亦猶桂枝加厚朴杏子湯之例。況配以石膏，其驅飲之力更峻。（卷上）

曹穎甫曰（《金匱發微》）：欬而脉浮，水氣在胸膈間，病情與痰飲同；欬而脉沉，水氣在脅下，病情與痰飲異。惟病原等於痰飲，故厚朴麻黃湯方治略同小青龍湯。所以去桂枝、芍藥、甘草者，桂、芍、草爲桂枝湯方治，在《傷寒論》中原所以扶脾陽而泄肌腠。中醫所謂脾，即西醫所謂膵，在胃底，爲吸收小腸水氣、發舒津液作用，屬中焦。此證欬而脉浮，水氣留於胸膈。胸中行氣發水作用，西醫謂之淋巴幹，中含乳糜，屬上焦。去桂、芍、草，加厚朴者，正以厚朴去濕寬胸，能疏達上焦太多之乳糜故也。人體之中，胃本燥熱，加以胸膈留飲，遏而愈熾。所以加石膏者，清中脘之熱，則肺氣之下行者順也。所以加小麥者，欬則傷肺，飲食入胃，由脾津上輸於肺，小麥之益脾精，正所以滋肺陰也（婦人藏躁悲傷欲哭，用甘麥大棗。悲傷欲哭屬肺虛，三味皆補脾之藥，可爲明證也）。此厚朴麻黃湯大旨，以開表蠲飲爲主治者也。（卷之二）

陸淵雷曰（《金匱要略今釋》）：淺田氏云：此方藥味，似小青龍加石膏湯，而優於降氣之力，故用於喘息上氣者有效。若治溢飲，則宜小青龍加石膏。又與射干麻黃湯互用，惟此方宜於熱甚而脉浮者，異於彼方之無熱。又，富貴安佚之人，過食膏粱，腹滿而欬者，此方加大黃有效。麻黃與大黃伍，兩解表裏，與《千金》黑散同意，頗有奇趣。淵雷案：此方即小青龍加石膏湯，以厚朴、杏仁、小麥，易桂、芍、甘草。小麥緩和收斂，不利逐水。方中亦少除痰之藥，故知此方，治欬逆上氣、表熱盛、胸滿而痰不多者。至射干麻黃湯，則治欬逆上氣而痰多者。《千金》黑散出第五卷《少小嬰孺序例》中，其方乃麻黃、大黃、杏仁也。（卷三）

原文 脉沉者，澤漆湯主之。（九）

澤漆湯方

半夏半斤　紫參五兩—作紫菀　澤漆三斤，以東流水五斗，煮取一斗五升　生薑五兩　白前五兩　甘草　黃芩　人參　桂枝各三兩

上九味，㕮咀，内澤漆汁中，煮取五升，溫服五合，至夜盡。

李彣曰（《金匱要略廣注》）：脉沉爲水，以澤漆爲君者，因其功專於消痰行水也，水性陰寒，桂枝行陽氣以導之。然所以停水者，以脾土衰不能制水，肺氣逆不能通調水道，故用人參、紫參、白前、甘草補脾順肺，同爲制水利水之方。黃芩苦以泄之，半夏、生薑辛以散之也。澤漆，即大戟苗也，生時摘葉，有白汁，故以爲名。紫參主心腹積聚，散邪逐瘀。（卷中）

周揚俊曰（《金匱玉函經二注》）：浮爲在表，沉爲在裏。表裏二字，與傷寒之表裏大殊。表者邪在衛，即肺之表也；裏者邪在榮，即肺之裏也。熱過於榮，吸而不出，其血必結，血結則痰氣必爲外裏，故用澤漆之破血爲君，加入開痰下氣，清熱和榮諸藥，俾堅壘一空，元氣不損，制方之妙若此。（卷七）

沈明宗曰（《沈注金匱要略》）：此以脉之浮沉而分肺之營衛受病也。欬而脉浮，風邪在衛，即肺脹之類，其病尚淺，當使邪從表出，故以厚朴、杏仁下泄胸中氣實，麻黃開腠驅邪，石膏以清風化之熱，辛、半、乾薑兼驅客寒而滌痰飲，五味收肺之熱，小麥以調脾胃也。脉沉者，邪入血分而深，即熱過於營，勢必成癰吐膿。故用桂枝、薑、草宣通營衛；人參以養正氣；黃芩能降風熱之標；半夏滌痰，以降逆氣；澤漆破血結開壅而下水；紫菀同白前，辛潤開結而下氣止欬也。（卷七）

魏荔彤曰（《金匱要略方論本義》）：脉沉與欬而脉浮者對言，言欬而脉沉不浮，則表邪變熱入裏矣。故欬而脉沉，裏病也，熱病也，必素日形寒飲冷，傷其肺藏，變熱入裏，耗其正津，瘀其痰血，而欲成癰。主之以澤漆，澤漆，大戟苗也，較大戟寒性雖減而破瘀清熱、利水降氣有同性也，但性緩於大戟，故宜於上部用；佐以半夏開之，黃芩泄之，白前、紫參潤之，生薑、桂枝昇散之，人參、甘草補益之。煮取五升，至夜盡服，可謂預治肺癰，稍從急治者矣。（卷上）

尤怡曰（《金匱要略心典》）：此不詳見證，而但以脉之浮沉爲辨而異其治。按，厚朴麻黃湯與小青龍加石膏湯大同，則散邪蠲飲之力居多。而厚朴辛溫，亦能助表，小麥甘平，則同五味斂安正氣者也。澤漆湯以澤漆爲主，而以白前、黃芩、半夏佐之，則下趨之力較猛，雖生薑、桂枝之辛，亦只爲下氣降逆之用而已，不能發表也。仲景之意，蓋以欬皆肺邪，而脉浮者多居表，故驅之使從外出爲易；脉沉者氣多居裏，故驅之使從下出爲易，亦因勢利導之法也。（卷上）

黃元御曰（《金匱懸解》）：欬而脉沉者，其病在下，是水邪上泛，相火壅阻，肺金傷克而不歸也。澤漆湯，人參、甘草補中而培土，生薑、半夏降逆而驅濁，紫參、白前清金而破壅，桂枝、黃芩疏木而瀉火，澤漆決瘀而瀉水也。脉法：浮爲在表，表有寒邪，故用麻黃。（卷十五）

陳元犀曰（《金匱方歌括》）：欬而脉浮者，表有邪也。表邪不解，則干動內飲而爲欬，用厚朴麻黃湯寬胸解表，一鼓而下，則外邪內飲一併廓清矣。至於欬而脉沉者，裏不和也。裏氣不和，由於天氣不降，治節不行，而水道不通，致內飲上逆爲欬矣。用澤漆湯者，君澤漆，壯腎陰，鎮水逆；佐以紫菀、白前，開肺氣，散結氣，以達陽氣；又以半夏、黃芩，分陰陽，安胃氣，以降逆氣，並和裏氣；生薑、桂枝，調營衛，運陽氣，並行飲氣；人參、甘草，奠中土，交陰陽以和之。猶治水者，先修堤岸，以杜其氾濫之患也。先煮澤漆者，取其氣味濃厚，領諸藥入腎，充腎氣，使其吸引有權，則能通府以神其妙用焉。

受業林禮豐按：本方主太陽之裏。太陽底面便是少陰，欬而脉沉者，病在太陽之裏、少陰之表也。蓋太陽主皮毛，邪傷皮毛，必干於肺，肺傷則不能生水，而少陰之樞逆於下，故立此方。君以澤漆者，以其氣味苦寒，壯腎陰，利水而止欬也；復用白前宣肺氣，黃芩泄肺熱，人參補肺虛，甘草安脾氣，紫菀開結氣，桂枝化膀胱，半夏降逆，生薑滌飲，則肺邪可驅，肺虛可補，腎陰可壯，州都可達矣。煎法先煮澤漆，湯成而後入諸藥者，取其領諸藥以神其妙用也。（卷三）

曹穎甫曰（《金匱發微》）：惟病原異於痰飲，故澤漆湯方治，君行水之澤漆（本草利大小腸，治大腹水腫），而去水之生半夏，利水之紫菀佐之（原作紫參，非）。欬在上則肺熱不降，故用黃芩以清之，白前以降之。水在下則脾藏有寒，故用生薑以散之，桂枝以達之；水氣在下則胃氣不濡，故用人參、甘草以益之。此澤漆湯大旨，以去水肅肺和胃爲主治者也。（卷之二）

原文 大逆上氣，咽喉不利，止逆下氣者，麥門冬湯主之。（十）
麥門冬湯方
麥門冬七升　半夏一升　人參二兩　甘草二兩　粳米三合　大棗十二枚
上六味，以水一斗二升，煮取六升，溫服一升，日三夜一服。

徐彬曰（《金匱要略論注》）：此欬逆上氣中之有火邪而無風邪者，故以咽喉不利特揭言之。而藥概調補肺胃，單文一味半夏去逆，且注其功曰止逆下氣。示治火逆，不治風邪也。不用生薑，以能宣發火氣也。此火逆上氣，乃中焦虛火鑠肺，非同肺癰火結在肺者，故但補胃保肺耳。（卷七）

李彣曰（《金匱要略廣注》）：咽喉，肺系也，即會厭所在，爲氣之道路。大逆上氣，咽喉不利，則肺虛矣。方內補虛益氣之品，即所以止逆下氣也。

肺主氣，大逆上氣者，脾土不能生肺金，東垣所謂脾胃一虛，肺氣先絕是也。人參、甘草、大棗、粳米同爲補土生金之劑，麥冬清潤咽喉，半夏解散痰飲，皆所以止逆下氣也。（卷中）

周揚俊曰（《金匱玉函經二注》）：嘉言云：此胃中津液枯燥，虛火上炎之證，治本之良法也。夫用降火之藥而火反昇，用寒涼之藥而熱轉熾者，徒知與火熱相爭，未思及必不可得之數，不惟無益，而反害之。凡肺病有胃氣則生，無胃氣即死。胃氣者，肺之母氣也。本草有知母之名者，謂肺藉其清涼，知清涼爲肺之母也；有貝母之名者，謂肺藉其豁痰，實豁痰爲肺之母也。然屢施於火逆上氣，咽喉不利之證，而屢不應，名不稱矣。熟知仲景有此妙法，於麥冬、人參、甘草、粳米、大棗，大補中氣，大生津液，此中增入半夏之辛溫一味，其利咽下氣，非半夏之功，實善用半夏之功，擅古今未有之奇矣。（卷七）

沈明宗曰（《沈注金匱要略》）：此陰火上逆也。真陰之虛，陰火上逆刑金，爲火逆上氣，咽喉不利。惟當壯水之主，以鎮陽光，曰止逆下氣。故用麥冬、人參、甘、米、大棗，滋培後天胃氣以生肺金，即生陰水而降火邪，惟以半夏滌痰下逆，余竊疑爲肺痿之主方也。（卷七）

魏荔彤曰（《金匱要略方論本義》）：火逆上氣，挾熱氣衝也；咽喉不利，肺燥津乾也。主之以麥冬生津潤燥，佐以半夏開其結聚，人參、甘草、粳米、大棗概施補益於胃土以資肺金之助，是爲肺虛有熱津短者立法也。亦所以預救乎肺虛而有熱之痿也。（卷上）

尤怡曰（《金匱要略心典》）：火熱挾飲致逆，爲上氣，爲咽喉不利，與表寒挾飲上逆者懸殊矣。故以麥冬之寒治火逆，半夏之辛治飲氣，人參、甘草之甘以補益中氣。蓋從外來者，其氣多實，故攻發爲急；從內生者，其氣多虛，則以補養爲主也。（卷上）

黄元御曰（《金匱懸解》）：土虛胃逆，相火莫降，刑克辛金，肺氣逆衝，上竅壅塞，故火逆上氣，咽喉不利。麥門冬湯，甘、棗、參、粳補中而化氣，麥冬、半夏清金而降逆也。（卷十五）

陳念祖曰（《金匱要略淺注》）：上氣不欬，上言正爲邪奪者不治，邪盛而正不虛者，宜發汗矣；然此特爲外邪而言也。更有虛火鑠金，與風邪挾飲而上逆者，絕不相類。當另分其名曰火逆。火逆上氣，無欬逆吐痰、水雞聲等證。但覺咽喉若有物相礙，而不爽利，法宜止逆下氣，以麥門冬湯主之。

此言火逆證而出其方也。此證絕無外邪，亦無欬嗽，故用人參，否則人參必不可姑試也。（卷三）

朱光被曰（《金匱要略正義》）：火逆，非上焦有熱也。因正虛液涸，燥火挾痰上逆，以致咽喉不利，則逆甚矣。補虛潤燥，下氣生津，無出此方右矣。（卷上）

丹波元簡曰（《金匱玉函要略輯義》）：大逆上氣，咽喉不利，止逆下氣者，麥門冬湯主之。徐以下諸注"大逆"改作"火逆"。唯程仍原文。案"大"作"火"。原見於樓氏《綱目》。〔程〕大逆上氣，則爲喘爲欬，咽喉爲之不利。麥門冬、半夏，以下氣；粳米、大棗，以補脾；甘草、人參，以補肺。脾肺相生，則氣得歸原，而大逆上氣自止。〔沈〕余竊擬爲肺痿之主方也。《巢源·上氣鳴息候》云：肺主於氣，邪乘於肺，則肺脹。脹則肺管不利，不利則氣道澀，故氣上喘逆，鳴息不通。（卷二）

周孝垓曰（《金匱要略集解》）：張璐曰：此胃中津液枯燥，虛火上炎之證。凡肺病，有胃氣則生，無胃氣則死。胃氣者，肺之母氣也，故於竹葉石膏湯中，偏除方名二味，而用麥冬數倍爲君；兼參、草、粳米以滋肺母，使水穀之精微，皆得上注於肺，自然沃澤無虞。當知火逆上氣，皆是胃中痰氣不清，上溢肺隧，古據津液流行之道而然，是以倍用半夏，更加大棗通津滌飲爲先，奧義全在乎此。若濁飲不除，津液不致，雖日用潤燥生津之劑，焉能建止逆下氣之功哉？俗以半夏性燥不用，殊失立方之旨。（卷上）

高學山曰（《高注金匱要略》）：此雖承前四條越婢加半夏湯。而言肺胃交病之證。然其病機之微妙，章法之變幻，幾令人不可尋繹。無怪乎千古以來，善讀《金匱》者之寥寥也。蓋前四條之證，是肺爲胃熱所蔽，既不能外泄而自爲轉移，復不能下臨而相爲防御，則肺胃之氣兩實。兩實者宜兩責之，故主越婢以責肺，加半夏以責胃也。此條之證，是肺液欲枯，子困而取資於母，故大吸胃液以自救。其如胃中之土液亦乾，不能以精汁上供，但悉索其乾熱之濁氣以奔之，則所應者非所求，而大逆上氣矣。咽喉不利者，如有燥物阻滯之狀，既液乾而濁氣乘之之應也。譬諸天地，太空晴乾，下吸大地之靈陰以自潤，應則甘露生焉；苟無所應，而渣質乘之，日則浮塵高揚，夜則黃埃上布，重濁鬱胃，阻滯清虛者，此天地之大逆上氣、咽喉不利之象。倘非及時甘雨，遠被深滋，其能使兩相潤澤，各還其清寧之位乎？故以色白補陽液之麥冬爲君，而用至七升者，以小水不足以灌溉也。粳米甘溫入胃以之爲佐，欲令麥冬之潤，獨注中州也。然後以甘草托其下泄，大棗提其上蒸，總交於補氣而善行津脉之人參，以之爲龍。而云行雨施之化普矣。獨是大滋胃中之津液，且以甘浮之性，提之上潤肺金，恐如水激紅爐，氣衝灰起，則大逆不更甚乎？故又以降氣平胃之半夏，安之緝之耳。是此條爲肺胃之陰兩虛，兩虛者宜兩補之，故以全湯先補胃液，而次補肺液也。所謂病機之微妙者，此也。卷中列痿、癰、上氣凡三門，其上氣一門，連本湯共方七道，而主治全矣。肺癰連皂莢丸，雖止方三道，其於癰膿前後，似亦無漏。獨肺痿一門，於寒痿之變證，反出甘草乾薑一湯，而於重亡津液娓娓言之，正經熱痿反無方治，豈以熱痿爲不藥之證乎？而前後並無難治、不治字樣，反復思維，神明告我，始知仲景之意，以爲重亡津液，有竟成肺痿者，有但大逆上氣咽喉不利者，俱宜此湯，救胃以救肺，故省文互之耳。世之讀《金匱》者，諸將首條熱痿之證，與本方藥品湯意，細細較之，便見針鋒逼對，而知愚鄙之論，非牽强也。所謂章法之變幻者，此也。

曹穎甫曰（《金匱發微》）：火逆一證，爲陽盛劫陰。太陽上篇所謂誤下燒針，因致煩躁之證也。蓋此證胃中津液先虧，燥氣上逆，傷及肺藏。因見火逆上氣，胃中液虧則咽中燥；肺藏陰傷則喉中梗塞，咽喉所以不利也。麥門冬湯，麥冬、半夏以潤肺而降逆，人參、甘草、粳米、大棗以和胃而增液，而火逆可愈。喻嘉言不知肺胃同治之法，漫增清燥救肺湯，則不讀書之過也。（卷之二）

原文 肺癰，喘不得臥，葶藶大棗瀉肺湯主之。（十一）
葶藶大棗瀉肺湯方
葶藶熬令黃色，擣丸如彈丸大　大棗十二枚
上先以水三升，煮棗，取二升，去棗，內葶藶，煮取一升，頓服。

徐彬曰（《金匱要略論注》）：此比前上氣不得眠，乃因肺有癰膿，封住肺氣，臥不着也，故以葶藶瀉其肺實，下其敗濁，大棗安胃以行之也。觀後以此方治肺癰之不聞香臭，而喘鳴迫塞，則此治封住肺氣可知矣。（卷七）

李彣曰（《金匱要略廣注》）：肺癰氣逆則喘，喘自不得臥，葶藶瀉肺，大棗甘以緩之，甘以瀉之也。（卷中）

周揚俊曰（《金匱玉函經二注》）：此治肺癰喫緊之方也。肺中生癰，不瀉何待？恐日久癰膿已成，瀉之無益；日久肺氣已索，瀉之轉傷。惟血結而膿未成，當急以瀉肺之法奪之。況喘不得臥，不云甚乎？（卷七）

沈明宗曰（《沈注金匱要略》）：此治標之方也。風中於衛，血氣壅逆，呼氣不入，則喘不得臥，因循日久，必致肺葉腐敗，吐膿而死。故用葶藶急瀉肺實之壅，俾氣血得利，不致腐潰吐膿。且以大棗先固脾胃之元，其方雖峻，不妨用之耳。（卷七）

魏荔彤曰（《金匱要略方論本義》）：肺癰，喘不得臥，葶藶大棗瀉肺湯主之，有類於皂莢丸之治，而從其急者也。是肺癰已成，恐不可救，速爲拯濟之法也。葶藶大寒，破堅逐邪，通利水道，下伏留熱氣，以之爲君；復恐太快利傷氣傷津，佐之以大棗。蓋爲肺癰急治，至切當也。後云肺癰胸滿脹，一身面目浮腫，鼻塞，清涕出，不聞香臭酸辛，欬逆上氣，喘鳴迫塞，以前方主之。蓋肺癰至此證候，亦可謂危急矣，不容不急爲驅逐其邪水膿血，而取救於萬一也。然若依前法預治之，何必行險僥幸乎？此又師之所

以諄諄告戒，惟恐延誤者也。（卷上）

尤怡曰（《金匱要略心典》）：肺癰喘不得臥，肺氣被迫，亦已甚矣，故須峻藥頓服，以逐其邪。葶藶苦寒，入肺泄氣閉，加大棗甘溫以和藥力，亦猶皂莢丸之飲以棗膏也。（卷上）

吳謙曰（《醫宗金鑒》）：此承上條，以明急治之義也。肺癰者，謂口中辟辟乾燥，胸中隱隱作痛，脉數實也。而更加喘不得臥，是邪壅肺甚急，故以葶藶大棗瀉肺湯，大苦大寒，峻瀉肺邪，恐稍遷延，膿成則死矣。（卷十九）

黃元御曰（《金匱懸解》）：肺癰，喘不得臥，肺鬱而氣逆也。此緣土虛濕旺，濁氣痞塞，腐敗瘀蒸，肺無降路，葶藶大棗瀉肺湯，大棗補脾精而保中氣，葶藶破肺壅而排膿穢也。（卷十五）

朱光被曰（《金匱要略正義》）：前條因吐濁而不得眠，故知其邪壅中焦。此條因喘而不得臥，則邪全結在肺矣。實則宜瀉，葶藶專入肺而瀉結痰，故主之。重用棗湯者，亦猶皂莢丸之法也。（卷上）

丹波元堅曰（《金匱玉函要略述義》）：按葶藶，下水疏肺壅，故的治肺癰膿未成者也。《金鑒》所引趙氏注，據二注本，係于周氏補注。

《醫心方》引範汪方云：葶藶，熬令紫色，治令自丸，丸如彈丸。大棗廿枚，以水二升煮棗，令得一升半，去棗。內藥一丸，復煎得一升，盡服之。出支飲下。《本草圖經》引，亦作大棗二十枚。

按葶藶，以彈丸爲率，故不須舉兩數。大棗，諸書皆作二十枚，《本經》疑是錯寫。或曰：葶藶，搗之則粘膩，足以自丸，不必補末蜜二字。《外臺》，必效。療天行病後，因食酒面，肺中熱擁，遂成欬不止。於本方，加桑白皮、桔梗、麻黃。

又崔氏，療大腹水病，身體腫上氣，小便澀赤，云云。於本方，加杏仁，各搗，總和合。平旦空腹服八丸，云云。

《幼幼新書》《簡要濟眾》治小兒水氣腹腫，兼下痢膿血，小便赤澀方。葶藶子半兩，以棗肉和，搗爲丸。施圓端效方，名散腫丸。

《雞峰普濟方》曰：著作雷道矩病吐痰，頃間已及升餘，欬不甚，面色黯鬱，精神不快。兆告曰：肺中有痰，胸膈不利，令服仲景葶藶大棗湯。一服訖已，覺胸中快利，略無痰唾矣。（卷上）

陸淵雷曰（《金匱要略今釋》）：此治呼吸器病痰多喘盛之方，須陽證實證，乃可用之。其效用爲祛痰，與皂莢丸相似。皂莢丸主粘痰，此則主稀痰。其病實非肺癰，說在篇末。（卷三）

原文 欬而胸滿，振寒脉數，咽乾不渴，時出濁唾腥臭，久久吐膿如米粥者，爲肺癰，桔梗湯主之。（十二）

桔梗湯方 亦治血痹。

桔梗一兩　甘草二兩

上二味，以水三升，煮取一升，分溫再服。則吐膿血也。

徐彬曰（《金匱要略論注》）：此乃肺癰已成。所謂熱過於榮，吸而不出，邪熱結於肺之榮分。故以苦梗下其結熱，開提肺氣；生甘草以清熱解毒，此亦開痹之法。故又注曰：再服則吐膿血也。（卷七）

李彣曰（《金匱要略廣注》）：肺癰膿成則死，然既有膿血，則又宜吐出。本草云：甘草吐肺癰之膿血者，以甘能瀉熱也。桔梗色白，味苦辛，入肺經，苦以泄之，辛以散之，能昇提氣血，爲舟楫之劑，所以載甘草上昇而使之吐也。（卷中）

周揚俊曰（《金匱玉函經二注》）：肺癰由熱結而成。其濁唾腥臭，因熱瘀而致，故欬而胸滿，是肺不利也；振寒，陽鬱於裏也；咽乾不渴，阻滯津液也。彼邪熱搏聚，固結難散之勢，用桔梗開之，以散其毒；甘草解之，以消其毒，庶幾可圖，無使滋蔓。即至久久吐膿之時，亦仍可用此湯者，一以桔梗可開之，使下行，亦可托之，俾吐出；一以甘草可以長血肉，更可以益金母也。（卷七）

沈明宗曰（《沈注金匱要略》）：此癰成而出方也。風舍於肺，欬而胸滿振寒，內氣挾風化熱而脉數。然肺氣壅逆，津液化爲濁唾，而制胸膈之燥，咽乾不渴，時出濁唾腥臭者，明是肺爲腥臭，是熱過於營。吸而不出，氣血凝結，已成癰膿之兆。若緩時日，肺葉腐敗，吐膿則死。故用桔梗開提壅逆而破血結。甘草清熱解毒以和中氣，使胸肺之邪從吐而出，肺葉不致腐敗。故方後云"再服，則吐膿血也"。（卷七）

魏荔彤曰（《金匱要略方論本義》）：此即論中所載風中於衛，熱過於營，風舍於肺，熱凝其血，致成肺癰之證也。至此猶必急爲救之，所謂明知其不可爲而爲之者也。或其癰雖成，而膿未大成，肺葉完全，尚未腐敗，亦可回生也。主以桔梗療胸脅、下蠱毒、除寒熱、下逆氣，所以排膿去瘀、開竅除塞也；佐以甘草以緩之，緩其癰毒，不大肆害於心肺，可以暫全其生命，而徐爲滌除也。然而危矣。（卷上）

尤怡曰（《金匱要略心典》）：此條見證，具如前第二條所云，乃肺癰之的證"。此病爲風熱所壅，故以苦梗開之；熱聚則成毒，故以甘草解之。而甘倍於苦，其力似乎太緩，意者癰膿已成，正傷毒潰之時，有非峻劑所可排擊者，故藥不嫌輕耳，後附《外臺》桔梗白散，治證與此正同，方中桔梗、貝母同用，而無甘草之甘緩，且有巴豆之毒熱，似亦以毒攻毒之意。然非病盛氣實，非峻藥不能爲功者，不可僥倖一試也，是在審其形之肥瘠與病之緩急而善其用焉。（卷上）

吳謙曰（《醫宗金鑒》）：欬而胸滿，振寒脉數，咽乾不渴，時出濁唾腥臭，久久吐膿如米粥者，此爲肺癰證也。肺癰尚未成膿實邪也，故以葶藶之劑瀉之。今已潰後虛邪也，故以桔梗之苦，甘草之甘，解肺毒、排癰膿也。此治已成肺癰，輕而不死者之法也。（卷十九）

黃元御曰（《金匱懸解》）：欬而胸滿振寒者，肺氣鬱阻，陽爲陰閉也。脉數者，肺氣不降，金被火刑也。咽乾不渴者，咽燥而肺濕也。時出濁唾腥臭者，肺金味辛而氣腥，痰涎瘀濁，鬱蒸而腐化也，久而癰膿上吐，形如米粥，此爲肺癰。桔梗湯，桔梗行瘀而排膿，甘草泄熱而保中也。（卷十五）

朱光被曰（《金匱要略正義》）：邪結上焦，故胸滿。火伏於裏，故外振寒也。脉數咽乾，邪火燔灼何等！但乾而不渴者，以有濁唾時出故也。此癰膿已成，吐如米粥，若

不急爲排散，則肺葉潰盡，將成不救矣。惟以桔梗開結排膿，甘草清熱解毒，極輕極清，爲開上焦血痹之要藥。（卷上）

周孝垓曰（《金匱要略集解》）：前方攻下，此方開提；前條喘不得臥，故以瀉肺爲急，此條胸滿振寒，故以開痹爲宜也。宋人所附十六味桔梗湯，今仍之以備用。桔梗、貝母、當歸、瓜樓仁、枳殼、薏苡仁、桑白皮、百合各錢半，五味子、葶藶、地骨皮、甘草節、知母、防己、黃耆、杏仁各五分。上用清水煎服。（卷上）

高學山曰（《高注金匱要略》）：肺在胸中，癰則肺葉腫而肺氣滿，故但覺胸滿耳。振寒、脉數、咽乾不渴、濁唾腥臭、膿如米粥等候，注見本篇首條及三四條下。桔梗色白，味則苦辛而甘，其性微寒而善開提。色白，故爲肺金專藥。苦則泄熱，辛則散熱，甘則緩熱，微寒而善開提，則能解散其熱閉之邪，而使之上疏也。然後倍用浮緩之甘草，不特高抬上載，使桔梗留戀肺中，而得效其熏蒸宣發之用。且得甘草之甘能瀉熱，緩能舒緊之性，以爲後助，則清風蕩漾，積熱潛開。王政和平，奸謀自敗。其所滯之膿血，有不徐徐漸出而自愈者乎？此言膿成則死之救法也。

或謂本篇四條，一曰吐之則死，又曰膿成則死，夫膿成者既死矣，又何必立桔梗湯之治例。且湯後明綴曰分溫再服，則吐膿血，何以自犯其吐之則死之禁乎？答曰：膿血既成，包藏敗濁，潰爛日甚，管漏氣泄，息無關鎖，呼吸洞直，一往而散。是膿成曰死者，着意在膿字。蓋死於包藏其膿血，而使牆垣有盡壞之勢也。若夫苦寒窘胃，鹹寒湧泄，肺氣已傷，何堪再責？且吐則耗上焦之氣，上空而下陰逆湊，則喘促莫支，吐則亡胸中之陰。陰傷而陽毒更炎，則煩亂欲絕。是吐之曰死者，着意在吐字。蓋死於逼劫其膿血，而致陰陽有立盡之勢也。知此，則本湯之熏蒸開托，既非因循養禍之計，而又與瓜蒂散及鹽礬諸湯之有心責吐。以速傾危者，自不同矣。

陸淵雷曰（《金匱要略今釋》）：桔梗，《千金》作三兩。注云：《集驗》用二兩，《古今錄驗》用一兩，《外臺》引《集驗》作二兩。則吐，《千金》作必吐，《千金翼》作不吐，《外臺》作朝暮吐膿血則差，用法互詳《傷寒論今釋》。

《肘後方》云：喉痹，傳用神效方。桔梗，甘草炙，各一兩。上二味，切，以水一升，煮取服，即消，有膿即出。

《小兒方訣》云：甘桔散，治涎熱，咽喉不利，甘草炒，二兩。桔梗一兩，米泔浸一宿，焙乾用。上爲末，每服大二錢，水一盞，入阿膠半片，炮過，煎至五分，食後溫服。

元堅云：排膿散用枳實、芍藥、桔梗，排膿湯於本方加生薑、大棗，是知桔梗有排膿之功。但此間（謂日本也）所有，氣味輕淡，不足以抵當大病。彼士（謂中國也）古時之品，則恐不如此也。淵雷案：今用桔梗，實有排膿之效，不以古今異趣也。

《薛氏醫案》云：武選汪用之，飲食起居失宜，欬嗽吐痰，用化痰發散之藥。時仲夏，脉洪數而無力，胸滿面赤，吐痰腥臭，汗出不止。余曰：水泛爲痰之證，而用前劑，是謂重亡津液，得非肺癰乎。不信，仍服前藥，翌日果吐膿，脉數，左寸右寸爲甚，始信。用桔梗湯，一劑，膿數頓止，再劑全止，面色頓白，仍以憂惶。余曰：此證面白脉濇，不治自愈，又用前藥一劑，佐以六味丸治之而愈。（卷三）

原文 欬而上氣，此爲肺脹，其人喘，目如脫狀，脉浮大者，越婢加半夏湯主之。（十三）

越婢加半夏湯方

麻黃六兩　石膏半斤　生薑三兩　大棗十五枚　甘草二兩　半夏半升

上六味，以水六升，先煎麻黃，去上沫，內諸藥，煮取三升，分溫三服。

徐彬曰（《金匱要略論注》）：欬乃火乘肺，頻頻上氣，是肺之形體不能稍安，故曰此爲肺脹。喘者，脹之呼氣也，目如脫，脹而氣壅不下也，更加脉浮大，則脹實由邪盛。故以越婢清邪，而加半夏以降其逆，則脹自已也。（卷七）

李彣曰（《金匱要略廣注》）：凡人風熱外壅，氣急欬喘，則口開目瞪，以出逆氣，又內熱鬱悶者，鼻竅閉塞，目珠疼脹溜火，此皆目如脫狀之意也。脉浮爲風，大爲熱，治宜疏風清熱。

脾運水穀，主爲胃行津液，取卑如婢，湯名越婢者，取發越脾氣、通行津液之義也。今治肺脹，則麻黃散表邪，石膏清內熱，甘草、大棗養正緩邪，半夏、生薑散逆下氣也。（卷中）

周揚俊曰（《金匱玉函經二注》）：欬而上氣，則其氣之有衝而不下可知矣，其欬之相運而不已可知矣。此皆屬肺之脹使之也。邪入於肺則氣壅，肺壅則欲不喘不可得，惟喘極，故目如脫，所以狀脹與喘之至也。脉浮，邪也；兼大則邪實，而所以遺害於肺，正未有已，故必以辛熱發之，亦兼以甘寒佐之，使久合之邪，渙然冰釋，豈不快乎？然久蓄之飲，何由得泄？故特加半夏於越婢湯中，一定之法也。（卷七）

沈明宗曰（《沈注金匱要略》）：此風寒多而痰飲少之方也。邪氣壅逆於肺，欬而上氣，其人喘也。胸中賁鬱之極，故目如脫狀。脉浮大者，風多痰少，表盛所致。故用越婢湯驅散表邪，加半夏一味，消痰下逆足矣。（卷七）

魏荔彤曰（《金匱要略方論本義》）：欬逆肺脹，外感風寒、內氣鬱塞也；喘而目欲脫，氣上逆之甚也；診之脉浮大，外有風寒、內有蓄熱也。越婢湯之義，即從青龍湯所化，寓發散之理於柔道也，〔批〕說見《傷寒論》諸注中。且以攝孤陽之根，不令隨上逆之氣飛越也。加半夏者，意在開其閉塞，知鬱而氣逆如此，肺竅中必有痰涎之結聚，爲肺癰之根基也。麻黃、生薑解其鬱，石膏清其熱，半夏開其瘀、大棗、甘草益其胃，而表裏兼治矣。此又爲預治肺癰立。（卷上）

尤怡曰（《金匱要略心典》）：外邪內飲，填塞肺中，爲脹，爲喘，爲欬而上氣。越婢湯散邪之力多，而蠲飲之力少，故以半夏輔其未逮。不用小青龍者，以脉浮且大，病屬陽熱，故利辛寒，不利辛熱也。目如脫狀者，目睛脹突，如欲脫落之狀，壅氣使然也。（卷上）

吳謙曰（《醫宗金鑒》）：欬而上氣，此爲肺脹，其證肩息而喘，目突如脫之狀。今脉浮大，則可知浮則爲風，大則爲實，故以越婢加半夏湯主之，外疏皮毛，內降氣逆也。（卷十九）

黃元御曰（《金匱懸解》）：欬而上氣，此爲肺氣脹滿，其人喘阻，肺氣上衝，目如脱狀。脉浮大者，是表邪外束而裏氣上逆也。越婢加半夏湯，薑、甘、大棗培土而和中，石膏、麻黃清金而發表，半夏降逆而下衝也。（卷十五）

陳念祖曰（《金匱要略淺注》）：欬而上氣，上既詳其證矣。又有外邪內飲，填塞肺中而爲脹者，自當另看。欬而上氣，此病何以知其爲肺脹。蓋以其人大喘，目突如脫之狀，診其脉浮則知其風邪，若浮而且大者，則知其風火挾水飲而乘於肺，以越婢加半夏湯主之。

此詳肺脹證，而出其正治之方也。（卷三）

朱光被曰（《金匱要略正義》）：風熱相搏，壅於肺家血分，則爲癰。阻於肺家氣分，則爲脹。脹而至於欬喘，目如脫狀，則其氣能上而不能下，可出而不可入，勢孔迫矣。故用越婢加半夏，外內疏泄，即輕可去實之法也。脉浮而大，正合邪壅氣分之象。（卷上）

陳元犀曰（《金匱方歌括》）：此肺脹，原風水相搏，熱氣奔騰，上蒸華蓋，走入空竅，故欬而上氣喘，目如脫狀證。脉浮大者，風爲陽邪，鼓蕩於其間故也。方用麻黃、生薑直攻外邪，石膏以清內熱，甘草、大棗以補中氣，加半夏以開其閉塞之路，俾肺竅中之痰涎淨盡，終無肺癰之患也。（卷三）

高學山曰（《高注金匱要略》）：此承上文風水之肺脹，而言肺脹一證。又有不因肺風腎水，但以陽明胃氣太過，近從中焦上衝肺管，肺受熱閉，又不得從皮毛發越而肺實脹滿者，此但看其欬而上氣，無上條之躁證者即是。此爲肺脹，猶云此亦名爲肺脹也。肺既無外發之路，胃又以太過之氣乘之，兩相鼓吹，胃土以母氣乘肺子，與腎水以子氣乘金母同義，故亦喘也。手陽明之經，終於鼻旁之迎香穴，足陽明之經，溜於目下之承泣穴，俱與目近，經府之氣交盛，故其目之外脹，有如欲脫之狀也。主越婢加半夏湯者，越婢，君麻黃而加石膏三分之一，其義有三。肺盛，不得不以麻黃泄之，恐其發越太過，而以重墜之石膏鎮之，制麻黃發揚之性，使其和緩柔順，一也。肺實由於胃實，則肺熱可知。石膏氣味辛涼，涼則解熱，辛則利氣，二也。且其鎮墜之餘力，猶能衰陽明上衝之熱，三也。以守中之甘草爲使，尤有妙義。蓋取托住二者之性，令麻黃得石膏留鎮之氣而利肺者，優柔石膏合麻黃疏泄之功而平胃者鬆泛。然後以辛溫之生薑挑肺胃之真陽，以甘粘之大棗滋兩家之津液。似乎無弊矣。不知越婢一湯，終是發肺家之汗。假令上焦一空，中焦之氣乘虛襲之，遂同解鬥者絪甲之臂而令乙毆矣。故加降逆之半夏而重用之者，使協同石膏，壓下麻黃之餘性，以疏散胃氣，俾不得上干。蓋即驚悸條中，半夏麻黃丸之義也。夫中黃數寸之地，肺胃交爭而欬喘等之諸證雜見。主越婢本湯，則肺家因外泄而內讓。加半夏，則胃家因下退而上讓，其文王虞芮之化耶？方藥云乎哉。

陸淵雷曰（《金匱要略今釋》）：《方極》云：越婢加半夏湯，治越婢湯證（喘渴欲飲水，或身疼惡風寒）而嘔逆者。《方機》云：欬而上氣，喘或嘔者，越婢加半夏湯主之，兼用南呂。（滾痰丸也，黃芩、甘遂、青礞石、大黃）

《方輿輗》云：哮喘經日失治，痰氣益盛，見目脹出，或鼻鼓扇者。然脉浮大，是陽熱之候，所謂肺脹證也。越婢加半夏湯二三劑，可以取效。

《方函口訣》云：此方主肺脹，其證欬而上氣，喘而氣急，甚似支飲。然支飲之喘，初必胸痛，或手足厥冷，氣急不能側臥。肺脹之上氣，則熱勢強，卒發，目如脫狀，然非難以側臥者。半夏與石膏爲伍，有破飲鎮墜之效，與小青龍加石膏及厚朴麻黃湯同。又心下有水氣，或脅下痛，引缺盆者，宜小青龍加石膏。

李中梓《醫宗必讀》云：社友孫其芳之令愛，久嗽而喘，凡順氣化痰、清金降火之劑，無不遍嘗，絕難取效。一日，喘甚煩躁，余視其目則脹出，鼻則鼓扇，脉則浮而且大，爲肺脹無疑。遂以此投之，一劑而減，再劑而愈。（卷三）

原文 肺脹，欬而上氣，煩躁而喘，脉浮者，心下有水，小青龍加石膏湯主之。（十四）

小青龍加石膏湯方《千金》證治同，外更加脅下痛引缺盆。

麻黃　芍藥　桂枝　細辛　甘草　乾薑各三兩　五味子　半夏各半升　石膏二兩

上九味，以水一斗，先煮麻黃，去上沫，內諸藥，煮取三升。強人服一升，羸者減之，日三服，小兒服四合。

喻昌曰（《醫門法律》）：二方分治肺脹，皆以脉浮，當從汗解之例。越婢方中有石膏無半夏，小青龍方中有半夏無石膏。按二方所加之意，全重在石膏、半夏二味，協力建功。石膏清熱，藉辛溫亦能豁痰；半夏豁痰，藉辛涼亦能清熱也。觀麥門冬湯中，下氣止逆，全賴半夏入生津藥中。此二方，又藉半夏入清熱藥中，仲景加減成方，無非生心化裁，後學所當神往矣。案曰：此是外傷風寒，內有水氣，邪飲相搏之證，兼之煩躁，則挾有熱邪矣。故用麻、桂發汗，以泄水於外，薑、半、辛溫中，以散水於內，芍藥、五味以收逆氣，加石膏以治煩躁。溫寒並進，水熱俱捐，於法尤爲密也。（卷六）

徐彬曰（《金匱要略論注》）：此較前條，同是欬喘上氣，肺脹脉浮，然前條目如脫狀，則喘多矣。喘多責寒，故以麻黃、甘草爲主，而加石膏以清寒變之熱，此獨加煩躁，《傷寒論》中寒得風脉，而煩躁者，主以青龍湯，故亦主小青龍，然壅則氣必熱，故仍加石膏爾。（卷七）

李彣曰（《金匱要略廣注》）：心下有水，則水寒射肺，故致肺脹，而有喘欬煩躁之證，水病脉宜沉，而反浮者，水氣泛溢上壅，又心肺居上焦，其脉原屬浮也。

龍能變化施雨水，經云陽之汗以天地之雨名之。故發汗用大青龍，行水用小青龍，此命名制方之本意也。

心下有水，麻黃、桂枝發汗，以泄水於外；半夏、乾薑、細辛溫中，以散水於內；芍藥、五味子收逆氣，以平肺；甘草益脾土以制水；加石膏以去煩躁，兼能解肌出汗也。（卷中）

周揚俊曰（《金匱玉函經二注》）：此條證與上條無異；所異者，加躁，脉但浮爾。然前條躁者，欲作風水；此條躁者，心下有水，可見躁爲陰躁，而水爲陰之至也。君主之地，水氣上凌，豈細故耶？故前方於麻黃以杏仁易石膏，加薑、棗，發散之力微且緩；此於麻桂藥中加石膏，其力轉猛，然監以芍藥、五味、乾薑，其勢下趨水道，不至過汗也。然後知小青龍亦能翻江倒海，引水潛藏，不若大青龍之勝云致雨也。夫越婢湯有石膏，無半夏；小青龍方有半夏，無石膏。觀二方所加之意，全重此二物協力建功：石膏清熱，藉辛溫亦能豁痰；半夏豁痰，藉辛涼亦能清熱。不然，石膏可無慮，半夏不在所禁乎？仲景加減一味，已見因心化裁矣。（卷七）

沈明宗曰（《沈注金匱要略》）：此互上條肺脹治法也。風寒之邪，入於營衛，挾痰上逆，則欬而上氣，煩躁而喘。肺氣壅逆，謂之肺脹，即肺癰未成之初也。此氣分邪多，故脉見浮。然氣逆則津液化爲痰飲，而痰飲乃屬陰邪，內積胸膈，爲心下有水，當用小青龍滌飲散表。此風多寒少，表裏相半，故加石膏以清風化之熱。（卷七）

朱光被曰（《金匱要略正義》）：猶是肺脹，欬而上氣也。前條目如脫狀，明是風熱上壅，肺氣作脹。今欬喘而至煩躁，煩爲陽煩，躁爲陰躁，風從陽，水從陰，風與水搏之病象也。脉但浮者，可知風邪上淫於肺，而水邪則在心下，心下已屬裏分，不可但從表解，故用小青龍以兩解之，令風從表散，水從裏行。加石膏者，煩喘必挾火邪，先藉清寒以降之也。（卷上）

丹波元簡曰（《金匱玉函要略輯義》）：〔尤〕此亦外邪內飲相搏之證，而兼煩躁，則挾有熱邪，麻桂藥中，必用石膏，如大青龍之例也。又此條見證，與上條頗同，而心下寒飲，則非溫藥不能開而去之。故不用越婢加半夏，而用小青龍加石膏，溫寒並進，水熱俱捐，於法尤爲密矣。（卷二）

丹波元堅曰（《金匱玉函要略述義》）：按麻杏甘石湯、厚朴麻黃湯、越婢加半夏湯、小青龍加石膏湯，皆麻黃、石膏同用。麻黃發陽，石膏逐水，二味相藉，而驅飲之力更峻，不必取之於發表清熱。蓋此四方，緊慢稍異，而其旨趣，則大約相均。要在臨證之際，隨其劇易，以爲審處耳。（卷上）

高學山曰（《高注金匱要略》）：此承上文欲作風水之肺脹而詳其證治，故直接之曰肺脹也。欬而上氣，煩躁而喘，爲風水之全證。但此五證中，除却躁之一證爲腎中水寒之氣上騰之應，其餘四證俱系肺受風邪，爲腎濕所閉，於是不能分佈水飲。肺氣欲下而不得下，腎氣欲上而不得上，兩相擠撞之應也。夫聚水之脉宜沉，今驗其脉又反浮。浮爲心肺之應，心下有水氣無疑矣。譬諸天地，地氣以上而成雨，特懸於太空而未下耳。所以欬者，殷雷也。上氣者，云蒸霧湧也。煩者，鬱熱也。躁者，礎潤階潮也。喘者，氣濕風滯而不能鼓撼萬物也。小青龍之輕風疏雨以泄之，有不雲開氣爽而天地復還其高遠乎哉。但本湯之主風水肺脹，比傷寒論中之治水，另是一番世界。蓋桂、芍、甘草，透微汗以去風，已見傷寒注；加石膏者，因證中之帶煩也。餘皆腎家治水之藥，其意以爲腎中不寒，陰水之氣斷不上昇。故用乾薑、細辛之辛溫者，溫之所以燥之也。然後以半夏降逆陰之上衝，五味斂黃泉之倒湧，其懸於肺腎之夾空，而已成雨形者，使麻黃一泄而旁取矣。肺脹而發汗則愈者，此其一也。

附方

《外臺》炙甘草湯：治肺痿涎唾多，心中溫溫液液者。方見虛勞中。

徐彬曰（《金匱要略論注》）：肺痿證，概屬津枯熱燥，此方乃桂枝湯去芍，加參、地、阿膠、麻仁、麥冬也。此原屬仲景《傷寒論》中脉結代方。不急於去熱，而但以生津潤燥爲主，蓋虛回而津生，津生而熱自化也。至桂枝乃熱劑，而不嫌峻者，桂枝得甘草，正所以行其熱也。（卷七）

沈明宗曰（《沈注金匱要略》）：肺熱則痿弱不振，通調失職，聚液成涎，故涎唾多。而溫溫液液，即泛泛惡心之意也。然肺之痿熱，必從胃虛，或濕熱傷肺而致。故經謂"治痿獨取陽明"。但或瀉或補，隨其所宜。所以炙甘草湯補調脾胃，生津益肺，俾土金相生，涎沫止而痿自愈矣。（卷七）

魏荔彤曰（《金匱要略方論本義》）：在虛勞中，《金匱》業引之矣。其旨大約以潤燥補中爲主治。所謂心中溫溫液液又近於悸，〔批〕溫溫液液是欲吐不吐、虛煩之證，近於悸之注未妥。則虛而有熱，熱盛津枯，與麥門冬湯擇用之，誠效也。然亦貴預爲經營，不則雍容君子之風，恐不足赴湯蹈火也。（卷上）

朱光被曰（《金匱要略正義》）：中虛液涸，燥火挾飲，衝激上行，故心中有一種嘈雜不安景象。補虛潤燥，無逾此方。（卷上）

陳元犀曰（《金匱方歌括》）：肺痿涎唾多，心中溫溫液液者，心陰不足也。心陰不足則心陽上熾，勢必克金而成肺痿。方用炙甘草湯生津潤燥，養陰維陽，使陰復而陽不浮，則清肅之令自行於肺矣。余義見《傷寒論》，不再贅。（卷三）

陸淵雷曰（《金匱要略今釋》）：《類聚方廣義》云：骨蒸勞嗽，擡肩喘息，多夢不寐，自汗盜汗，痰中血絲，寒熱交發，兩頰紅赤，巨裏動甚，惡心憒憒欲吐者，宜此方。若下利者，去麻子仁，加乾薑，水煮爲佳。（案炙甘草湯，水酒合煮，此云水煮，謂勿用酒也。）

《方函口訣》云：肺痿少氣而胸動甚者，用此方，有一時之效。龍野秋山玄端以此方加桔梗爲肺痿之主方，蓋據《金匱》也。

《橘窗書影》云：某人妻，其證，消渴數日不愈。一醫以爲胃熱，屢下之，消渴止而舌上赤爛，齒齦糜爛，不能飲食，脉虛數，濁唾腥臭。余以爲肺痿之一證也。與炙甘草加桔梗湯，病漸愈。（卷三）

《千金》甘草湯

甘草

上一味，以水三升，煮減半，分溫三服。

魏荔彤曰（《金匱要略方論本義》）：又附甘草湯一方，亦解毒補中從緩之治也。爲平素肺氣不清，而中虛者主治也。非臨陣對敵之品也。（卷上）

丹波元簡曰（《金匱玉函要略輯義》）：《外臺》引《集驗》，療肺痿時時寒熱，兩頰赤氣方。童子小便，每日晚取之，去初末少許，小便可有五合，取上好甘草，量病人中指節，男左女右，長短截之，炙令熟，破作四片，内小便中。置於閑淨處，露一宿，器上橫一小刀，明日平旦，去甘草，頓服之。每日一劑，其童子勿令吃五辛。（卷二）

丹波元堅曰（《金匱玉函要略述義》）：按《傷寒類要》，以單甘草湯，治炙甘草湯證，其理一致。（卷上）

陸淵雷曰（《金匱要略今釋》）：原缺主療及兩數，方出《千金》第十七卷肺痿門，主療與《外臺》炙甘草湯同，惟唾多下有出血二字。甘草用二兩，《外臺》肺痿門引同。《千金翼》第十五卷補五藏門，名溫液湯，用三兩。《外臺》又引《集驗》，療肺痿時時寒熱，兩頰赤，氣急方。童子小便，每日晚取之，去初末少許，小便可有五合。取上好甘草，量病人中指節，男左女右長短截之，炙令熟，破作四片，內小便中，置於閑靜處，露一宿，器上橫一小刀。明日平旦，去甘草，頓服之。每日一劑，其童子，勿令吃五辛。案甘草湯，治急性喉頭炎，詳《傷寒論今釋》，喉與支氣管最近，故亦治支氣管病，非真肺痿也。

徐氏云：肺痿之熱，由於虛，則不可直攻，故以生甘草之甘寒，頻頻呷之，熱自漸化也。（卷三）

《千金》生薑甘草湯：治肺痿，欬唾涎沫不止，咽燥而渴。

生薑五兩　人參二兩　甘草四兩　大棗十五枚

上四味，以水七升，煮取三升，分溫三服。

徐彬曰（《金匱要略論注》）：此湯即甘草一味方廣其法也。謂胸咽之中，虛熱乾枯，故參、甘以生津化熱，薑、棗以宣上焦之氣，使胸中之陽不滯，而陰火自熄也。然亦非一二劑可以期效。（卷七）

沈明宗曰（《沈注金匱要略》）：生薑甘草湯，即炙甘草湯之變方也。甘草、人參、大棗，扶脾胃而生津液；以生薑辛潤，宣行滯氣，俾胃中津液溉灌於肺，則澤槁回枯，不致肺熱葉焦，爲治肺痿之良法也。（卷七）

魏荔彤曰（《金匱要略方論本義》）：又附生薑甘草湯一方，注云“治肺痿欬唾涎沫不止，咽燥而渴”，其意亦不出麥冬湯方之旨也。（卷上）

陳元犀曰（《金匱方歌括》）：中者，土也。土能生金，金之母，即資生之源也。夫肺痿欬唾涎沫不止，咽燥而渴者，是中土虛，水氣逆，阻其津液不能上滋也。方用生薑甘草湯者，君生薑破陰行陽，蒸津液上滋；佐以人參入太陰，振脾中之陽，育肺中之陰；又以棗、草助之，爲資生之始，令土旺則生金制水矣。（卷三）

陸淵雷曰（《金匱要略今釋》）：亦出肺痿門，大棗作十二枚，《外臺》引《集驗》，主療下注云：一云不渴，甘草二兩炙，大棗十二枚，餘並同。方後注云：仲景《傷寒論》、《備急》、範汪、《千金》、《經心錄》同。

元堅云：此方亦治肺冷而痿，猶是甘草乾薑湯之變方。而渴，當作不渴爲妥。

《方極》云：生薑甘草湯，治欬唾涎沫不止，心下痞鞕，急迫者。《方機》云：治欬唾涎沫不止，咽燥而渴者，兼用南呂。嘔吐不止，心下痞鞕而急迫者，兼用紫圓。（卷三）

《千金》桂枝去芍藥加皂莢湯：治肺痿，唾涎沫。

桂枝　生薑各三兩　甘草二兩　大棗十枚　皂莢一枚去皮子，炙焦

上五味，以水七升，微微火煮取三升，分溫三服。

徐彬曰（《金匱要略論注》）：此治肺痿中之有壅閉者，故加皂莢以行桂、甘、薑、棗之勢。此方必略兼上氣不得眠者宜之。（卷七）

沈明宗曰（《沈注金匱要略》）：用桂枝湯，嫌芍藥酸收，故去之。加皂莢利涎通竅，不令涎沫壅過肺氣而致喘痿。桂枝和調營衛，俾營衛宣行，則肺氣振而涎沫止矣。（卷七）

魏荔彤曰（《金匱要略方論本義》）：其義以昇散邪熱，開通壅閉為主，較之炙甘草湯但潤燥補中，少為聚效快捷，當肺熱初凝結之時，用作先聲，而徐商潤燥補中之治，未嘗非正法也。上四方，皆可為肺痿參用之，因其俱有得於仲景立論之理耳。（卷上）

陳元犀曰（《金匱方歌括》）：非辛溫之品，不能行陽運氣；非甘潤之品，不能補土生津。君以薑、桂之辛溫，行陽消陰；佐以大棗、甘草之甘潤，補陰生液。若夫開壅塞，滌污垢，以淨其涎沫者，則皂莢丸有專長耳。（卷三）

丹波元堅曰（《金匱玉函要略述義》）：按此方，桂枝去芍藥湯、桂枝甘草湯之意，取之扶胸中陽氣，不和調營衛。蓋亦屬肺冷之痿。（卷上）

陸淵雷曰（《金匱要略今釋》）：以上四方，皆云肺痿，而所主實非肺結核。加皂莢湯，尤非肺結核所宜。可知其所謂肺痿者，乃通常支氣管炎耳。支氣管炎久欬不已，抗毒力衰減，有引起肺結核之可能。然則之四方者，治欬而未成結核者也。（卷三）

《外臺》桔梗白散：治欬而胸滿，振寒脉數，咽乾不渴，時出濁唾腥臭，久久吐膿如米粥者，為肺癰。

桔梗　貝母各三分　巴豆一分，去皮，熬，研如脂

上三味，為散，強人飲服半錢匕，羸者減之。病在膈上者吐膿血，膈下者瀉出，若下多不止，飲冷水一杯則定。

徐彬曰（《金匱要略論注》）：此即前桔梗湯證也。然此以貝母、巴豆易去甘草，則迅利極矣。蓋此等證，危在呼吸，以悠忽遺禍，不可勝數，故確見人強，或證危，正當以此急救之，不得嫌其峻，坐以待斃也。（卷七）

沈明宗曰（《沈注金匱要略》）：欬而胸滿，振寒，時出濁唾腥臭，內膿已成。若以緩圖，勢必吐膿。故以桔梗開提肺氣，貝母清熱而化痰涎，巴霜峻猛熱劑，急破其癰，驅膿下出。病在膈上，則一吐盡除，而胸中肺氣，曠若太虛，膿雖已成，尚或圖救，乃逆流挽舟之治也。蓋觀方後云"病在膈下瀉出"者，豈有肺癰在於膈下之理，是對腸癰藏毒亦可用此方而言也。（卷七）

魏荔彤曰（《金匱要略方論本義》）：〔批〕經云：心主臭，入肺為腥臭。故腥臭者，定系熱

傷肺而將成癰也。方以理胸膈開瘀塞爲義，而用巴豆以泄其包裹之膿血，似亦可用以拯救危急者。服法分强人羸人，惟恐邪泄而正傷也。但藥不瞑眩，厥疾不瘳，亦延誤而不得已之治也。苟圖之於預，何必若是乎？（卷上）

丹波元堅曰（《金匱玉函要略述義》）：按此條與桔梗湯，證一而方異，蓋所傳之本不同也。然肺癰其膿稍成，正氣隨衰，峻猛之劑，恐不能堪。王氏所據，豈得無錯乎？（卷上）

陸淵雷曰（《金匱要略今釋》）：出第十卷肺癰門，引仲景《傷寒論》。米粥上有粳字，巴豆去皮下有心字，吐膿血作必吐二字。案此方即《傷寒論》之三物小白散也。用法方解治驗，互詳《傷寒論今釋》。云病在膈上者必吐，病在膈下者瀉出，明此方以蕩滌吐下爲功，非專治肺癰者也。此條與上文桔梗湯條，證同而方異，蓋所傳之本不同也。肺癰初起，病輕者，桔梗湯已堪勝任，病重而正氣實者，非桔梗白散之迅利不爲功。及其病已深沉，吐膿如米粥，則桔梗湯緩不去病，白散又峻不能堪，不可治矣。（卷三）

《千金》葦莖湯：治欬有微熱，煩滿，胸中甲錯，是爲肺癰。
葦莖二升　薏苡仁半升　桃仁五十枚　瓜瓣半升
上四味，以水一斗，先煮葦莖，得五升，去滓，內諸藥，煮取二升，服一升，再服，當吐如膿。

徐彬曰（《金匱要略論注》）：此治肺癰之陽劑也。蓋欬而有微熱，是邪在陽分也，煩滿則挾濕矣。至胸中甲錯，是內之形體爲病，故甲錯獨見於胸中，乃胸上之氣血兩病也。故以葦莖之輕浮而甘寒者，解陽分之氣熱，桃仁瀉血分之結熱，薏苡下肺中之濕，瓜瓣清結熱而吐其敗濁，所謂在上者越之耳。（卷七）

沈明宗曰（《沈注金匱要略》）：欬有微熱煩滿，邪在氣分而帶表證。胸中甲錯，則熱過於營矣。故用葦莖，體質輕浮，其味甘寒，能解在表之熱；桃仁以破血壅；薏苡補肺而滲利痰濕；瓜瓣其形象肺，入肺而清肺熱，能吐敗濁之瘀。故方後云"再服當吐如膿"，即去舊生新之意也。（卷七）

張璐曰（《張氏醫通》）：肺癰危證，乘初起時，極力攻之，庶可救療。仲景特立二方，各有主見，如患人平昔善飲嗜噉，痰淫漸漬於肺，宜皁莢丸；肥盛喘滿多痰，宜葶藶大棗瀉肺湯。《千金》補所不足，復立桂枝去芍藥加皁莢湯，以治風寒客邪感觸發熱之證。葦莖湯以治心脾過勞，肺氣不化，水道不利之疾，功效最速。……若畏其峻，而守王道之方，直養癰以待斃耳。明眼者辨治宜早也。

魏荔彤曰（《金匱要略方論本義》）：治欬有微熱，煩滿，胸中甲錯，是爲肺癰。則肺癰欲成未成之際，圖治當早者也。葦小蘆大，一物也。葦莖與蘆根同性，清熱利水，解渴除煩；佐以薏苡仁下氣寬中，桃仁潤肺滑腸，瓜瓣亦潤燥清熱之品。一服再服，注云當吐如膿。可見爲癰雖結，而膿未成，所以可治也。此於胸中甲錯一證辨之最爲的當。凡治肺癰無外感，而因內熱熏灼者，以此方爲第一義也。較之葶藶大棗湯、皁莢

丸，皆得預治之治。仲景所謂始萌可救者，其此之謂歟！（卷上）

尤怡曰（《金匱要略心典》）：此方具下熱散結通瘀之力，而重不傷峻，緩不傷懈，可以補桔梗湯、桔梗白散二方之偏，亦良法也。（卷上）

陳元犀曰（《金匱方歌括》）：此方以濕熱爲主。欬有微熱、煩滿、胸中甲錯者，是濕熱之邪結在肺也。肺既結，則阻其氣血不行而爲癰矣。方用葦莖解氣分之熱結；桃仁泄血分之熱結；薏苡利濕，清結熱之源；瓜瓣排瘀，開結熱之路。方下注云：再服當吐如膿者，指藥力行，肺癰潰矣。（卷三）

丹波元堅曰（《金匱玉函要略述義》）：按此方主證，蓋在虛實之間。

又按蘇敬《新修本草》白瓜條曰，《別錄》云，甘瓜子，主腹內結聚，破潰膿血，最爲好，腹腎脾內癰瘍要藥。《本草》以爲冬瓜，但用蒂不云子也。又今腸癰湯中之用，俗人或用冬瓜子。非也。又案諸本草，單云瓜子，或云甘瓜子，今此本誤作白字，當改從甘也。原本，膿，作濃；藥，作樂。今從《證類本草》改。此說可以確瓜瓣之爲甜瓜矣。（卷上）

原文 肺癰，胸滿脹，一身面目浮腫，鼻塞清涕出，不聞香臭酸辛，欬逆上氣，喘鳴迫塞，葶藶大棗瀉肺湯主之。方見上。三日一劑，可至三四劑。此先服小青龍湯一劑，乃進。小青龍方見咳嗽門中。（十五）

徐彬曰（《金匱要略論注》）：前葶藶大棗湯治肺癰喘不得臥，其癰氣僅攻於內也，此則癰氣走於經，而爲一身面目浮腫，攻於肺竅，而爲鼻塞清涕出，不聞香臭酸辛，則表裏均平。故先用小青龍一劑，而後專瀉肺家之實，亦極危之巧思也。（卷七）

李彣曰（《金匱要略廣注》）：肺在胸中，癰則胸爲脹滿。一身面目浮腫者，肺主氣、合皮毛，火昇氣逆也。鼻塞涕出，不聞香臭酸辛者，肺開竅於鼻，肺氣壅塞也。欬逆上氣、喘鳴迫塞，總屬肺氣不利所致。（卷中）

周揚俊曰（《金匱玉函經二注》）：經云，是動則病肺脹滿，膨膨然而喘欬。胃氣不昇，大腸之氣亦不降，則鼻塞不聞香臭，遂使周身腫浮，有種種之證也。然此表證尚多，豈可專瀉？不知肺癰始因邪由外入，及其成癰，則證復自內顯出。故論其常，當昇散開提者，且未可下奪；論其亟當下奪者，倘牽制於外，反昧膿成則死之大戒。安得不審所輕重哉？（卷七）

沈明宗曰（《沈注金匱要略》）：前條肺癰喘不得臥，仲景用此湯瀉實補虛。此肺癰胸滿脹，一身面目浮腫，鼻塞清涕出，不聞香臭酸辛，欬逆上氣，喘鳴迫塞，邪居衛分多而營分少，癰逆不宣，故先服小青龍湯以散表裏氣分之邪，繼以葶藶，專瀉肺中氣血之結。俾衛邪已散，而營邪亦從衛出，則癰膿消散，諸證自平矣。（卷七）

吳謙曰（《醫宗金鑒》）：此承上條，互詳其證，以同其治也。肺癰胸脹而滿，欬逆上氣，喘鳴迫塞，一身面目浮腫，鼻塞清涕出，不聞香臭酸辛，是邪外塞皮毛，內壅肺氣，比之喘不得臥，殆尤甚焉。亦以葶藶大棗瀉肺湯者，因其膿未成故也。（卷十九）

高學山曰（《高注金匱要略》）：此就前條喘不得臥而申言肺癰之全證也。胸脹滿已見，肺主周身之氣，肺腫而治節不行，故一身及面目浮腫矣。鼻塞，指息道而言，謂肺腫而息道不能從鼻呼吸之義。肺中之陽金屬庚，其氣常外出而主提挈運行之用。清涕出者，失提挈之權也。肺中之陰金屬辛，其神常內守而主感通氣味之妙，不聞香臭者，失感通之應也。酸爲肺金之所勝，辛爲肺金之所喜，且五味中惟二者之氣爲觸鼻，並此而亦不聞者，甚言之也。聲深而連續者曰嗽，聲浮而單見者曰欬。欬者，肺之遁聲。逆者，肺之窘氣。肺窘而遁，則逆且欬矣。上氣與吐衄血門不同，彼處之言上氣，因上焦虛餒，肝腎之下氣，乘之而直上，以致陽位逼窄而炫悶喘急，氣上而血亦隨之，是實實有氣上衝者。此處之言上氣，謂肺葉腫重，肺管不能納氣以下運，如有氣上塞之象，猶云氣高氣浮之謂。故葶藶大棗瀉肺之外，無餘藥餘義及於中下二焦者此也。況後文八條，推開肺癰，單就上氣二字而廣言其變證變治，故不可不細認者也。氣阻則喘，痰壅則鳴，氣道狹則迫，肺管腫則塞。全證如此，葶藶大棗湯之瀉肺，可緩乎哉。

陸淵雷曰（《金匱要略今釋》）：本篇瀉肺湯證二條，皆冠以肺癰字。然其證無膿血腥臭，其方不用排膿，而用逐水，可知其病非肺膿腫、肺壞疽，乃肺炎、支氣管炎之由於水毒結聚者耳。是以經文不當云肺癰，當云肺脹。乃注家拘牽經文肺癰字，以未成膿爲說。抑思痰飲欬嗽篇以此湯治支飲，正是葶藶逐水之功，於未成膿之肺癰何與哉？胸滿脹，欬逆上氣，喘鳴迫塞，皆肺炎、支氣管炎之證候。身面浮腫，乃肺循環鬱滯引起鬱血性水腫也。鼻塞清涕出，不聞香臭，則是并發鼻粘膜炎也。凡欬嗽氣喘而兼鼻粘膜炎者，必有外感。外感則當發表，故先服小青龍，後乃攻其水毒也。（卷三）

奔豚氣病脉證治第八

原文 師曰：病有奔豚，有吐膿，有驚怖，有火邪，此四部病皆從驚發得之。師曰：奔豚病，從少腹起，上衝咽喉，發作欲死，復還止，皆從驚恐得之。（一）

徐彬曰（《金匱要略論注》）：治病者，不問內傷外感，忽增一病，正當深究致此之由。如外邪既傷，復有因驚而入心者，甚則在因驚而動腎氣者，其現證雖殊，當知受病之原，則孰淺孰深，分而治之不難矣。故謂奔豚之與吐膿、驚悸、火邪爲四部病。奔豚，腎家病也，其吐膿、驚悸、火邪，皆上焦心分病，仲景各有治法。於吐膿則曰嘔吐膿血，不可治嘔，膿盡自愈。於心悸，用半夏麻黃丸。於火邪，用桂枝去芍加龍骨牡蠣湯。何知究其原，則同是驚發得之。謂本病之外，此復因驚而發也。先合四部爲言，見驚之能爲諸病若此，然此章單論奔豚，故後只言奔豚證治耳。

此述奔豚之主證，有物渾淪，其狀如豚，豚爲水畜，自下闞上，則名爲奔也。其起少腹，固腎邪動也，上衝咽喉，中上二焦不復有闞阻也；邪發於藏，與在經在府不同，故發作欲死；腎水畏土，故脾氣稍復還止。究其因，外邪不能直入，若此乃由驚氣傷心，恐氣傷腎，心腎之氣，本自交通，今乃因邪作使，無復限制，故曰從驚恐得之。

論曰：按仲景言厥陰之爲病，氣上衝心，言腎之積爲奔豚，此復言奔豚，氣從少腹上衝咽喉，皆從驚恐得之，驚則入心矣。然則此證果何屬耶，曰心、肝、腎皆有之。昔東垣曰：人身上下有七衝門。皆下衝上，衝其吸入之氣，使不得下歸於脾腎。然東垣所謂衝，乃真氣充滿，相爲關鎖，故使外氣不得內入，下陰不得上竄，乃自魄門而闌門，而幽門，而賁門，而咽門，而吸門，而飛門。陽氣恒昇，陰氣雌伏，於人爲無病，於天下爲泰寧。今因驚恐之邪，驟傷心氣，驚則氣下，心者君主也，下堂而奔，藩籬盡撤，則下焦雌伏之陰，因乙癸同原，腎邪乃挾肝氣而上入。如祿山既破潼關，長驅莫御，非有鳳翔恢復之師，長安正未易復耳。然則此證，乃積發於腎氣，借厥陰激亂而撤守在心，亦何疑哉。（卷八）

李彣曰（《金匱要略廣注》）：《內經》云：肝病發驚駭_{肝藏魂，魂搖則驚}。又云：脾移熱於肝，爲驚衄。又二陽一陰病主驚駭_{二陽胃也，一陰肝也}，又陽明終者善驚，又胃病聞木音則惕然而驚_{胃土也，聞木音驚者，土惡木也}。由是觀之，則心肝脾胃，皆有所驚也。今以奔豚從驚發得者言之，《傷寒論》云：太陽傷寒者，加溫針必驚也。蓋心主血，汗者心之液，燒針發汗則損陰血而驚動心氣，腎邪因心虛而凌上，發爲奔豚_{水克火也}，則因驚以致奔豚，此驚發之屬於心者也。以吐血膿血從驚發得者言之，胃爲水穀之海，驚則飲食停滯，氣血不行，蓄而爲熱，內不能容，外無所泄，於是腐化爲膿，病胃脘癰，而吐膿血者有之嘔吐出於胃，則因驚以致吐膿血，此驚發之屬於胃者也。以驚怖從驚發得者方之，《內經》云驚則氣亂，以心無所倚，神無所歸。丹溪謂心藏神，驚則神出於舍，舍空痰客，血氣入舍，痰拒其神不得歸，則因驚而驚怖不已，此驚發之亦屬於心者也。以火邪從驚發得者言之，經云：諸病驚駭，皆屬於火。心惡熱，火動則心惕不寧。又相火寄旺在肝膽，肝多驚，木旺則心火愈炎肝屬木。如小兒熱劇者其受驚必多，發搐者，則肝火彌熾，則因驚致火邪，此驚發之屬於心，而亦屬於肝膽者也。此病情宜細審也。

王肯堂曰：《內經》無有稱驚怖者，始於《金匱要略》，奔豚條云有驚怖，又云驚恐，由是見驚怖即驚恐。蓋怖，懼也，恐亦懼也，於義且同。然驚因觸於外事，內動其心，心動則神搖；恐因惑於外事，內歉其志，志歉則精却。故《內經》謂驚則心無所依，神無所歸，慮無所定，故氣亂矣；恐則精却，則上焦閉，閉則無氣以還，則下焦脹，故氣不行矣。此驚與恐之所由分也。奔豚從驚恐得之，解見前。

張子和云：驚者，爲自不知故也；恐者，爲自知也。蓋驚者，聞響即驚，恐者自知，如人將捕之之狀，及不能獨自坐臥，必有人伴侶，方不恐懼，或夜無燈燭，則亦恐懼是也。（卷中）

周揚俊曰（《金匱玉函經二注》）：此仲景言奔豚之始本於驚故，並及他病之亦因於驚者。夫奔豚，水獸也；奔豚證，腎病也。經曰：東方肝木，病發驚駭。肝爲火之母，故肝病則不足以生君火，而所勝者侮之也；肝爲水之子，故肝病則必至於擾腎水，而所生者顧之也。厥陰藏爲藏血之地，驚則氣凝，氣凝則血滯，故厥陰篇有嘔家癰膿，膿盡自愈也。陽明土，本畏木者也，木得邪助，下克斯土，故傳而爲驚怖。所以經謂見肝之病，當先實脾也。至肝病，已不得水之滋養，必熱甚生風，故火熾而未得熄焉。要之皆因於驚，而隨人之所虛以致病焉耳。

夫驚者，實有可畏觸於我也，因其可畏而惴惴焉疑，惕惕焉懼，則曰恐。故驚則傷心，恐則傷腎，腎爲作強之官，受傷則邪氣斯盛；心爲神明之出，受傷則正氣以衰。水本克火者也，於是腎邪欲上凌心，斯從少腹而上衝咽喉也，何也？夫少陰脉循喉嚨，因其所繫之經，而上衝殊便。縱使土可制水，乃由驚病肝，則木氣足以勝土；且因驚病心，則火氣又不足以生土。然則水氣之止，亦其勢衰而復還耳，豈誠陽明、太陰足以隄防之耶？（卷八）

沈明宗曰（《沈注金匱要略》）：此驚氣入心，病有四變也。但心虛受驚，驚則氣亂神浮，腎家舊積內動，欲上凌心，故爲奔豚。然驚則氣散，散則血不歸經，滯留肺胃，凝結成癰，蒸腐爲膿，則病吐膿。蓋驚邪入心，神明失守，狂妄不精，而爲驚怖。若燒針以治風熱傷衛之病，火氣入心，逼迫心神，狂亂煩躁，故爲火邪。然此四病，皆從心虛驚觸氣亂所致，謂驚發得之。

此出奔豚之證也，狀如江豚，故爲奔豚。心氣虛而驚入，神明不治，上中二焦氣虛，不復攔阻腎積之邪，直闖陽位，故從少腹起，上衝咽喉，氣逆神昏，所謂發作欲死。然陰邪上而不能久居陽分，即返於陰，爲復還止。此從驚氣傷心氣亂，恐氣傷腎致積，謂驚恐得之。（卷八）

魏荔彤曰（《金匮要略方论本义》）：奔豚气病者，气病也。气之铤而走险，有迫而致之者也。孟子曰：夫志，气之帅也，气，体之充也，以直养而无害，斯善矣。苟不能持其志，以致暴其气也，而奔豚作矣。师为人指示曰：病有奔豚，有吐脓，有惊怖，有火邪，此四部病，皆从惊恐得之。凡人心藏神，心安则神安。若因外事猝起，惊动其心，则神魂飞越，而为气为血俱从之奔越矣。又凡人喜则气开，忧则气敛，怒则气侈，恐则气歉。心既惊动，而气血随之，更复气歉，消阻闭藏，遂结聚成病，此奔豚、吐脓、惊怖、火邪四部病之根原也。四部者一气所成，而各聚不同，故分四种。就属位置而言之，可谓之四部也。气动而积热随之入肺，结聚则可成肺痈，为吐脓；气动而神不安其舍，惊气即为邪气，返于心而结聚，为惊怖；气动而心火随之上炎，熏灼于上焦而结聚，为火邪。此三者，各因其人何部受邪，病即中于何部，莫非扰乱其志，而凌突其气之故也。而奔豚则又有异焉！师曰：奔豚病从少腹起，上冲咽喉，发作欲死，复还止，皆从惊恐得之。此犹惊之剧焉者也。凡人心安则怡，怡则气上，惊则恐，恐则气下，大惊则气愈下，竟入少腹，乃一时仓慌畏惧，不知所出，而其人之神志遂不自知，已潜逃极幽深之所，以为避秦之宅焉。犹之《伤寒论》中汗多亡阳，振振欲擗地之义，其人不知其然而然也。按经云心藏神，肾藏志，恐伤肾，则志亦伤焉。于是心下则气下，气下则结聚于下，而奔豚伏于少腹矣。奔豚者，状气之似奔豚，非实有所谓奔豚也。初伏不觉也，伏久必飞。原为心气，上行是其本性，岂肯郁郁久居人下乎？忽而从少腹直起，上冲咽喉，发作时有欲死之状，顷之气复下，而病还止。此又惊病入之最深，发之最猛，故师必断以皆从惊恐得之也。（卷上）

尤怡曰（《金匮要略心典》）：奔豚具如下文。吐脓有欬与呕之别，其从惊得旨之未详。惊怖即惊恐，盖病从惊得，而惊气即为病气也。火邪见后惊悸部及伤寒太阳篇。云太阳病，以火熏之，不得汗，其人必躁，到经不解，必圊血，名为火邪，然未尝云从惊发也。惊悸篇云，火邪者，桂枝去芍药加蜀漆牡蛎龙骨救逆汤主之，此亦是因火邪而发惊，非因惊而发火邪也。即后奔豚证治三条，亦不必定从惊恐而得，盖是证有杂病伤寒之异。从惊恐得者，杂病也；从发汗及烧针被寒者，伤寒也。其吐脓、火邪二病，仲景必别有谓，姑阙之以俟知者。或云，东方肝木，其病发惊骇，四部病皆以肝为主，奔豚、惊怖皆肝自病，奔豚因惊而发病，惊怖即惊以为病也。吐脓者，肝移热于胃，胃受热而生痈脓也。火邪者，木中有火，因惊而发，发则不特自燔，且及他藏也，亦通。

前云惊发，此兼言恐者，肾伤于恐，而奔豚为肾病也。豚，水畜也；肾，水藏也。肾气内动，上冲胸喉，如豕之突，故名奔豚。亦有从肝病得者，以肾肝同处下焦，而其气并善上逆也。（卷中）

吴谦曰（《医宗金鉴》）：奔豚者，肾病也，以其病从少腹上冲咽喉，有如豚豕奔突之状，故名之也。发作则肾气上乘于心而欲死，作已则气衰复还于肾而止，故其病虽有微甚不同，然必皆从惊恐得之。盖惊伤心，恐伤肾，两藏交病也。水能胜火，肾上凌心，故治法宜泻肾而补心也。

〔集注〕张从政曰：惊者，为自不知故也；恐者，为自知也。（卷二十）

黄元御曰（《金匮悬解》）：奔豚者，肝木之邪，阳亡土败，水寒木郁，风动根摇，奔衝心肺，是謂奔豚。言其勢如奔豚也。吐膿者，驚悸之家，氣動血撓，離經鬱蓄，湧溢陽竅，是爲吐衄。不經吐衄。瘀砥陽氣，陽鬱熱發，淫蒸腐化，隨吐而上，是謂吐膿。驚怖者，水寒土濕，胃氣不降，膽木失根，神魂振惕，是謂驚怖。火邪者，火劫發汗，陽敗驚生，迷亂昏狂，卧起不安，是謂火邪。此四部之病，異派同源，悉屬肝膽。肝膽主驚，皆由木氣受傷，驚發於肝膽，而得之也。

《難經》：腎之積，名曰賁豚，發於少腹，上至心下，若豚狀，或上或下無時。《傷寒·霍亂》理中丸加減：若臍上築者，腎氣動也。《傷寒》：臍下悸者，必發奔豚。其實根原於腎而病發於肝，非純爲腎家之邪也。

病從少腹而起，上於胸膈而衝於咽喉，喘呼閉塞，七竅火生。木氣奔騰，勢如驚豚，若脅，若腹，若心，若頭，諸處皆痛，發作欲死，兇惡非常。及其氣衰而還，諸證乃止。其原皆從驚恐得之。

蓋五藏之志，腎主恐而肝主驚，驚則氣亂，恐則氣下。驚恐之時，肝腎之氣亂，其生發之常而爲淪落之勢。生氣殞墮，陷於重淵，日月積累，漸成鞭塊。《難經》以爲腎積，究竟是木陷於水，而成積聚也。其結於少腹，堅鞭不移者，奔豚之本。其衝於咽喉，奔突不安者，奔豚之標。其標不無燥熱，而其本則全是濕寒。以少陽甲木下行而溫癸水，水煖木榮，則膽壯而不生驚恐，甲木拔根，相火昇泄，膽肝皆寒，則驚恐作焉。人之倉卒驚恐，而振慄戰搖者，水漸而膽寒也。（卷九）

陳念祖曰（《金匱要略淺注》）：師曰："心者，君主之官也，神明出焉。"心不可病，心病則非輕，有心病，而腎之水氣凌之，則爲奔豚，有心病，而胃之燥土，從少陰之火化，而生內癰，則爲吐膿，有心病，而肝之風木，乘少陰之熱氣而煽動，則爲驚怖，有心病，而腎之陰水，不交於離火而既濟，則爲火邪，此四部病，皆從驚發得之。蓋以驚則傷心，凡心傷而致病者皆是，然心既傷矣，因驚而謂之驚，可也。非驚亦謂之驚，無不可也。

師曰：上既以奔豚合四部，而指其所以得矣。今請專言奔豚之病。奔豚病，有物渾淪，其象如豚，從下焦少腹起，上衝咽喉，從腎發作上乘於心，而欲死；作已則氣衰，復還於腎而止。皆從驚傷心，恐傷腎以得之。推之，幾有所傷於心者，皆可作驚觀也。有所傷於腎者，皆可作恐觀也。蓋以心腎之氣，本自交通，一受傷則無復限制矣。（卷四）

朱光被曰（《金匱要略正義》）：豚爲水畜，逆衝而上，有若奔然，故曰奔豚。其起少腹，以邪本厥陰也。上衝咽喉，汲引腎邪也。發作欲死，復還止，以厥陰爲病，必發厥，正氣少復，厥氣還止也。總之病發於肝而鼓動少陰陰邪，攻衝爲患，連腎亦不復有寧止矣，故曰從驚恐得之也。（卷上）

丹波元簡曰（《金匱玉函要略輯義》）：〔程〕篇目止有奔豚一證，而吐膿驚怕火邪，皆簡脫，必有缺文。經曰：太陽傷寒者，加溫針必驚也。若針處被寒，核起而赤者，必作奔豚。發汗後，臍下悸者，欲作奔豚。故奔豚病從驚發而得。

張氏醫說云：以腎氣奔衝爲奔豚，謂豚能奔逸，而不能遠也。此解得之。沈注云：狀如江豚，此說本於《丹溪心法》，決不可從。（卷上）

高學山曰（《高注金匱要略》）：此叙奔豚之正病也。上下二焦，譬之天地陰陽，各相當而無所侵犯。於是上焦以天之陽氣，從西肺而下降，下焦以地之陰精，從東肝而上昇，故曰左右者陰陽之道路。若上焦之心氣一空。則下焦少腹之陰，不由左右昇降之道路，而於中衝直上，以犯清虚，且更至於咽喉矣。夫上焦胸分，爲心肺之城郭，奔豚之氣迫肺，則氣道幾阻，迫心，則神機將寬，故發作欲死。但上極必復，衝極必還，下焦之賊陰，復還於下，則上焦之神氣，亦復還於上矣，故止。凡不測之事，猝然臨之於意外則驚，凜然持之於意中則恐，皆能消鑠其陽神陽液，而招奔豚之上突，故曰皆從驚恐得之也。

張子和謂驚爲自不知，恐爲自知，確甚。

葉霖曰（《金匱要略闕疑》）：按篇中只有此證，而前載吐膿、驚怖、火邪合四部病，非也，刪之。少陰脉循喉嚨，腎氣上衝，循經而上，故衝咽喉，此氣亦從衝脉而上，挾有肝邪。（卷下）

嚴鴻志曰（《金匱廣義》）：人受驚發，每得四部之病，曰奔豚，曰吐膿，曰驚怖，曰火邪，蓋驚則氣亂，腎氣不安而上衝，則爲奔豚；肝氣因急而淤結，則爲吐膿；膽氣因震而不寧，則爲驚怖；心氣因惕而暴動，則爲火邪。雖病證不同，而所以致病則一也，仲景本篇專言奔豚氣病，連類而及三者，亦探本之論耳。乃徐彬謂奔豚，腎家病也，其吐膿、驚悸、火邪，皆上焦心分病。仲景各有治法，於吐膿，曰嘔吐膿血，不可治嘔，膿盡自愈；於心悸，用半夏麻黃丸；於火邪，用桂枝去芍加龍骨牡蠣湯。可知究其源，則同是驚發得之。而尤怡則以爲是證，有雜病、傷寒之異，從驚恐得者，雜病也，從發汗及燒針被寒者，傷寒也。其吐膿、火邪二病，仲景必別有說，二家之說，頗有所見，錄之以備參考。

豚，豕也；奔，疾行也。奔豚之病，狀豕之疾行，因以爲名也。豚乃水畜，水屬腎，病由於腎；因驚恐而得，病由乎肝，乃肝腎同病也。肝脉循陰股，過陰器，抵少腹，挾胃，屬肝絡膽，上貫膈，布脅肋，循喉嚨，腎脉上貫肝膈，入肺中，循喉嚨，挾舌本，故奔豚病，從少腹起，循經絡上衝咽喉，發作則不可當，幾欲死，其氣復還本經則上矣。

按：徐彬謂仲景厥陰之爲病，氣上衝心，言腎之積爲奔豚。此復言奔豚氣從少腹上衝咽喉，皆從驚恐得之，驚則入心矣，似乎此病乃腎邪挾肝氣而上凌心主，所以欲死。余以爲病心，乃水能勝火，爲必然之勢，而水能生木，乙癸同源，致下焦肝腎之氣大發，有如豚竄奔突之狀，乃其病之本也。（卷二）

曹穎甫曰（《金匱發微》）：此一節，因奔豚起於驚發，而連類以及他證。吐膿爲肺癰，一桔梗甘草湯證也（見上篇）。誤列百合狐惑篇之赤小豆當歸散，腸癰方治，亦可用之。火邪有太陽陽熱，以火熏下陷胞中圖膿血者，仲師未出方治，竊意當用桃核承氣以下之。亦有太陽寒水，因灸而陷下焦，邪無從出，腰以下重而痺者，俟其陽氣漸復，乃能汗出而解（並見太陽篇）。獨驚怖一證未見，太陽病加温針必驚，火劫亡陽則爲驚狂。此本桂枝去芍藥加蜀漆龍骨牡蠣證，予謂暴感非常而病驚怖者，病情正與此同，所以然者，以二證並有熱痰上竄腦部故也。特無太陽表證者，但用蜀漆、龍骨、牡蠣已足。仲師以其與奔豚同出一原，故類舉之耳。（卷之二）

陸淵雷曰（《金匱要略今釋》）：病名驚怖，正由驚發得之之故。奔豚之病，詳其證候，亦容有得之驚發者。至謂吐膿火邪，亦從驚發而得，則必無之理矣。吐膿由於欬者，爲肺壞疽肺膿瘍之類，由於嘔者，爲胃潰瘍之類，其原因皆與驚發無關。火邪發驚，誠如尤氏之說，非因驚而發火邪也。仲景書中凡設爲問答，及稱師曰者，類多可議如此。

《素問·骨空論》云：衝脉爲病，逆氣裏急。又云，此生病（腎脉之絡，然王注云：任衝督一源而三岐），從少腹上衝心而痛，不得前後，爲衝疝。《靈樞·邪氣藏府病形》篇云：腎脉微急，爲沉厥奔豚，足不收，不得前後。《難經》五十五難云：積者陰氣也，其發有常處，其痛不離其部，上下有所終始，左右有所窮處。五十六難云：腎之積，名曰賁豚，發於少腹，上至心下，若豚狀，或上或下無時，久不已，令人喘逆，骨痿少氣。楊玄操注云：又有奔豚之氣，非此積病也，名同而病異，可以見耳，後世有奔豚疝氣之稱，即《內經》所謂衝疝。《巢源·奔豚氣候》云：夫奔豚氣者，腎之積氣，起於驚恐憂思所生。若驚恐則傷神，心藏神也，憂思則傷志，腎藏志也，神志傷動，氣積於腎，而氣上下游走，如豚之奔，故曰奔豚。其氣乘心，若心中踊踊，如車所驚，如人所恐，五藏不定，食飲輒嘔，氣滿胸中，狂癡不定，妄言妄見，此驚恐奔豚之狀。若氣滿支心，心下悶亂，不欲聞人聲，休作有時，乍瘥乍極，吸吸短氣，手足厥逆，內煩結痛，溫溫欲嘔，此憂思奔豚之狀，診其脉，來觸祝觸祝者（《外臺》引，無兩觸字），病賁豚也。腎脉微急，沉厥奔豚，其足不收，不得前後。綜上所引論奔豚者，《素問》以爲病在衝脉，《靈樞》《難經》以爲病出於腎，皆不言驚發，與《金匱》不同，楊玄操則以《素問》之衝疝，當《金匱》之奔豚，而以《難經》腎積爲別一種奔豚，巢元方則牽合《金匱》《靈樞》《難經》，而作調和之說。後世注仲景書者，胸中皆橫互一部《難經》，乃謂奔豚爲腎氣內動而上衝，謂桂枝加桂及苓桂草棗湯爲泄腎氣、伐腎邪。今考古人所謂腎病，多指內分泌疾患，奔豚之證，顯然與內分泌無關。《靈樞》《難經》以爲腎病，不足據也。楊氏心知奔豚非腎病，而又不敢破《難經》，故析腎積與奔豚氣爲二，此猶不失爲有識。巢氏及《傷寒》《金匱》諸注家，直以奔豚爲腎病，則過信《靈》《難》，勦說雷同而已。總之《靈樞》《難經》、巢氏、楊氏之說，吾皆不敢從，從《金匱》及《素問》可也。蓋奔豚之發也，氣從少腹直衝而上，其差也，氣從心胸直降而下，求其病變所在而不可得，乃懸擬人身有衝脉焉，是生此病，此《素問》衝脉說之所由來也。衝脉之爲物，固不可知，然器官組織之貫膈膜而上下者，爲大動脉、大靜脉、淋巴系之胸導管、食管及迷走神經之一枝耳。奔豚爾許劇烈之病，假令病在大動脉、大靜脉，則全身血循環將起絕大變化，斷無倏然平復之理。假令病在胸導管，則胸導管將因此破裂，其轉歸將爲出淋巴，亦無倏然平復之理。假令病在食管，則當有劇烈之嘔逆。今皆不然，又無以證明其爲迷走神經之病，不得已，而推求其故，則衝脉之說，似乎近理。至於《金匱》以爲得之驚發，於理尤覺切近。驚發者，驚恐刺激之謂，發作性官能病之原因於驚恐刺激者，指不勝屈，驗之奔豚病者，亦多有情志不舒之事實。由是言之，《金匱》謂驚發得之者，推其得病之原因，《素問》謂衝脉爲病者，擬其病變之所在，各見一端，合之斯備。（卷三）

283

原文 奔豚氣上衝胸，腹痛，往來寒熱，奔豚湯主之。（二）

奔豚湯方

甘草　芎藭　當歸各二兩　半夏四兩　黃芩二兩　生葛五兩　芍藥二兩　生薑四兩　甘李根白皮一升

上九味，以水二斗，煮取五升，溫服一升，日三夜一服。

徐彬曰（《金匱要略論注》）：此乃奔豚之氣，與在表之外邪相當者也。故狀如奔豚，而氣上衝胸，雖未至咽喉，亦如驚發之奔豚矣。但兼腹痛，是客邪有在腹也。且往來寒熱，是客邪有在半表裏也，故合桂枝、小柴胡；去桂、去柴，以太少合病治法，和其內相合之客邪；肝氣不調，而加辛溫之芎、歸；內寒疼逆，而加甘溫之生葛、李根，謂客邪去而肝氣暢，則奔豚不治而自止也。桂爲奔豚的藥而不用，裏急故也。（卷八）

周揚俊曰（《金匱玉函經二注》）：氣上衝胸，較衝咽喉稍緩。然腹痛明係木來乘土，若往來寒熱，少陽本病，以厥陰與少陽相表裏也。故以作甘者益上爲制水，半夏、生薑消散積滯，以辛溫去寒，以苦寒解熱，當歸益榮，芍藥止痛。凡發於驚者，皆以本湯主治，故即以病名湯。（卷八）

沈明宗曰（《沈注金匱要略》）：此風邪引動腎積也。前乃腎中積寒，直衝陽道，而至咽喉。此因肝膽風邪相引，腎中積風乘脾，故氣上衝胸而腹痛。厥陰受風，相應少陽，則往來寒熱，是以芎、歸、薑、芍，疏養厥陰少陽氣血之正，而驅邪外出；以生葛、李根，專解表裏風熱，而清奔豚逆上之邪；黃芩能清風化之熱；半夏以和脾胃，而化客痰。俾兩經邪散，木不臨脾，而腎失其勢，即奔豚自退。按奔豚雖屬腎病，此仗風邪引動積風而發。仲景引明非僅寒邪一端致病，誠補《素問》之不及也。（卷八）

尤怡曰（《金匱要略心典》）：此奔豚氣之發於肝邪者，往來寒熱，肝藏有邪而氣通於少陽也。肝欲散，以薑、夏、生葛散之；肝苦急，以甘草緩之；芎、歸、芍藥理其血；黃芩、李根下其氣。桂、苓爲奔豚主藥，而不用者，病不由腎發也。（卷中）

吳謙《醫宗金鑒》）：奔豚氣上衝咽喉，發作欲死，是奔豚之甚者也。氣上衝胸，腹痛，往來寒熱，是奔豚之微者也。甚者以桂枝加桂湯，從腎逐陰降逆也；微者以奔豚湯，以心調血散逆也。（卷二十）

陳念祖曰（《金匱要略淺注》）：然腎處於下焦，與肝相通，所謂乙癸同源是也。然肝腎之氣，並善上逆，今請言肝邪之發爲奔豚其木氣之逆則上而衝胸，木邪克土，其腹必痛，肝藏有邪，其氣通於少陽，則爲往來寒熱，以奔豚湯主之。

此言奔豚之由肝邪而發者，當以奔豚湯暢肝氣而去客邪也。第比爲客邪立法，若肝藏本病發作，以烏梅丸爲神劑，此即《金匱》之正面處，尋出底面也。（卷四）

丹波元簡曰（《金匱玉函要略輯義》）：案《本草別錄》云：李根皮，大寒無毒，治消渴，止心煩逆奔豚氣。知是李根皮，乃本方之主藥。

《外臺》《小品》奔豚湯，療虛勞五藏氣乏損，游氣歸上。上走時。若群豚相逐憧憧，時氣來便自如，坐驚夢精，光竭不澤，陰痿上引少腹急痛，面乍熱赤色，喜怒無常，耳聾目視無精光。於本方內，去芎藭、黃芩，加桂心、人參。

又《廣濟》，奔豚氣在心，吸吸短氣，不欲聞人語聲，心下煩亂不安，發作有時，四肢煩疼，手足逆冷。

於本方內，去芎藭、當歸、黃芩、生葛、芍藥、生薑，加乾薑、茯苓、人參、附子、桂心。案本方奔豚湯證，而屬虛寒者，宜用此方。（卷二）

陳元犀曰（《金匱方歌括》）：按《傷寒論》云：厥陰之爲病，氣上衝心。今奔豚而見往來寒熱，腹痛，是肝藏有邪，而氣通於少陽也。（卷三）

周孝垓曰（《金匱要略集解》）：張璐曰：氣上衝胸、腹痛者，陰邪上逆也；往來寒熱者，邪正交爭也。奔豚雖曰腎積，而實衝脉爲患。衝主血，故以芎、歸、芍、草、芩、半、生薑，散其堅積之瘀，葛根以通津液，李根以降逆氣，並未嘗用少陰藥也。設泥奔豚爲腎積而用伐腎之劑，則謬矣。即使果有水氣凌心，不過桂苓之類，《千金》成法可師，不必如東垣奔豚丸之用巴豆、烏、附等，耗水傷津藥也。（卷上）

高學山曰（《高注金匱要略》）：此平日陽明胃氣、少陽膈氣素壯，乍受驚恐，心陽既馳，而心血尤短，以致陽明少陽二府之氣同上而爭趨空處，而爲奔豚之變證也。夫奔豚之義，原因北方亥氣，衝突上焦，故名。不知三焦臣伏之用，從上制中，從中制下者也。上氣因驚而虛，則上不能制中，於是陽明少陽之氣，就近而兩爭之，故氣上衝胸，亦如奔豚之象，故亦曰奔豚也。陽明少陽之氣素壯，則中有以制下，而少腹之氣，不能假道於胃與膈，而跳衝胸中，故方意絕不責下焦之有餘，而但以黃芩清少陽之膈，生葛涼陽明之胃而已矣。其三焦滋息之源，則又從下化中，從中化上者也。心血因驚而虧於上，則中吸旁吸胃與膈之精汁以自潤。陽明液傷，故腹痛，少陽液傷，故往來寒熱。以補血之芎、歸、芍爲主，而以浮緩守中之甘草佐之。蓋浮緩，則托高血藥以上補心藏；守中，則持平血藥以還補胃陰。然後以辛溫之生薑，並填胸分之陽，以降斂之半夏，奠定二經之逆。殿之以甘李根之白皮者，甘李春花夏實，得少陽陽明之正氣，其根皮尤爲昇發生陽之路，是又欲昇其下焦之氣，以中實陽明，旁入少陽耳。夫氣上衝胸，而見腹痛及寒熱二證，故知所衝者爲少陽陽明之氣，以李根白皮昇下焦之陽，故知其非腎陰之上動，百世而下，當有以余言爲不謬者。

嚴鴻志曰（《金匱廣義》）：上條言奔豚氣上衝咽喉，上衝心，均爲至高之分受病。本條言上衝胸腹痛，較衝咽喉與心，其勢緩矣，但有往來寒熱，顯系腎邪輕而肝邪偏重。蓋肝藏病，而膽府亦未有不病也，主以奔豚湯，用芎、歸、芍、草調養肝膽，以生葛、黃芩、半夏、生薑，佐李根白皮解半表半裏之寒熱，肝膽之邪平，而少陰之氣亦平矣。（卷二）

曹穎甫曰（《金匱發微》）：奔豚之病，少腹有塊墳起，發作從下上衝，或一塊，或二三塊，大小不等，或並而爲一，方其上衝，氣促而痛，及其下行，其塊仍留少腹，氣平而痛亦定。但仲師言從驚恐得之，最爲精確，與《難經》所云從季冬壬癸日得之者，奚啻鄭昭宋聾之別。予嘗治平姓婦，其人新產，會有仇家到門尋釁，毀物漫罵，惡聲達戶外，婦大驚怖，嗣是少腹即有一塊。數日後，大小二塊，時上時下，腹中劇痛不可忍，日暮即有寒熱。予初投以炮薑、熟附、當歸、川芎、白芍，二劑稍愈，後投以奔豚湯，二劑而消。惟李根白皮爲藥肆所無，其人於謝姓園中得之，竟得痊可，蓋亦有天幸

焉。（卷之二）

陸淵雷曰（《金匱要略今釋》）：此奔豚之兼有往來寒熱者。往來寒熱，非奔豚必具之候。上衝腹痛，乃必具之候。非然者，即不名奔豚也。徐氏以此條爲奔豚氣，非驚發之奔豚。蓋用楊玄操之說，然非確論也。

淵雷案：奔豚有屬寒者，不宜黃芩、生葛等大涼之藥，則當求之《外臺》。《外臺》第十二卷，載奔豚方十三首，用李根皮者八首，有用茯苓、人參、桂心、乾薑、附子者，其法寒熱俱備，可以隨證取用。小丹波謂不取桂枝不再用茯苓者，以桂枝加桂湯、苓桂甘棗湯治奔豚，苓桂爲主藥故也。（卷三）

原文 發汗後，燒針令其汗，針處被寒，核起而赤者，必發貴豚，氣從少腹上至心，灸其核上各一壯，與桂枝加桂湯主之。（三）
桂枝加桂湯方
桂枝五兩　芍藥三兩　甘草二兩，炙　生薑三兩　大棗十二枚
上五味，以水七升，微火煮取三升，去滓，溫服一升。

李彣曰（《金匱要略廣注》）：汗者心之液，汗後又加燒針，則損陰血而驚心氣，心虛則腎氣凌心而上逆，發爲奔豚。因針處被寒，先灸核上以散寒。芍藥養陰；生薑散邪；桂枝導引陽氣，以泄腎邪；甘草、大棗補土以克水也。（卷中）

周揚俊曰（《金匱玉函經二注》）：奔豚，北方腎邪也，燒針令汗，縱不合法與少陰，何與而作奔豚？蓋太陽相與表裏也。針處被寒，核起而赤，吾知前此之邪未散，而後此之邪復入矣。惟桂能伐腎邪，所以用桂加入桂枝湯中，一以外解風邪，一以內泄陰氣也。各灸核上者，因寒而腫，惟灸消之也。（卷八）

魏荔彤曰（《金匱要略方論本義》）：此乃汗出陽虛衛泄，寒邪乘入，結聚於腠理爲患也。腠理雖表，實爲藏府之通會，赤核忽起，是虛處有寒，寒中有血，結聚之理同於上條，而標本之間俱有各異也。汗多者，太陽之皮膚陽氣上昇，太陽之膀胱寒必下結，兼有寒感於太陽之表與膀胱之府，表裏俱寒矣。於是陽衰於下部，而陰得而乘之，氣從少腹直上乘心。蓋太陽寒水之邪，所以凌其所不勝而犯心，與前條之奔豚原於驚恐，本屬心火，直衝咽喉，凌其所不勝而犯肺，雖同一義而各有各因，各成各邪，遂各凌其所侮之藏，較然不混也。誰謂病邪爲無知之物乎？法當灸其所起核上各一壯，散太陽之表寒也。灸後與桂枝加桂湯主之，意取昇陽散邪，固衛補中，所以爲汗後感寒，陽衰陰乘之奔豚立法也。與前條心動氣馳，氣結熱聚之奔豚源流大別也。是皆主治者尤當加意諦審，勿致貽誤者也。〔批〕然則犯心之奔豚，屬腎寒邪也；犯肺之奔豚，屬心火邪也；後臍下悸，欲作之奔豚，水邪也。（卷上）

尤怡曰（《金匱要略心典》）：此腎氣乘外寒而動，發爲奔豚者。發汗後，燒針復汗，陽氣重傷，於是外寒從針孔而入通於腎，腎氣乘外寒而上衝於心，故須灸其核上，以杜再入之邪，而以桂枝湯外解寒邪，加桂內泄腎氣也。（卷中）

吳謙曰（《醫宗金鑒》）：此條與《傷寒論》同。《傷寒論》中無"發汗後"三字，

而有"太陽傷寒者，加溫針必驚也"十一字，當從《傷寒論》爲是。蓋明所以致驚之由非一端，即寒侵針處，亦能爲是病也。夫太陽傷寒者，加溫針必驚也，謂病傷寒之人，卒然加以溫針，其心必驚，非謂溫針之後必生驚病也。燒針，即溫針也，燒針取汗亦汗法也。針處宜當避寒，若不知謹，外被寒襲，火鬱脉中，血不流行，所以有結核腫赤之患也。夫溫針取汗，其法亦爲迅烈矣，既針而營不奉行作解，必其人素寒陰盛也。故雖有溫針之火，但發核赤，又被寒侵，故不但不解，反召陰邪，而加針之時，心既驚虛，所以腎水陰邪，得上凌心陽而發奔豚也。奔豚者，腎水陰邪之氣，從少腹上衝於心，若豚之奔也。先灸核上各一壯者，外袪其寒邪，繼與桂枝加桂湯者，內伐其腎邪也。（卷二十）

黃元御曰（《金匱懸解》）：此段見《傷寒·太陽》。傷寒，燒針發汗，汗後陽虛脾陷，木氣不舒。一被外寒，閉其針孔，風木鬱動，必發奔豚。若氣從少腹上衝心胸，便是奔豚發矣。宜灸其核上各一壯，以散外寒，即以桂枝加桂湯，疏風木而降奔衝也。（卷九）

陳念祖曰（《金匱要略淺注》）：奔豚證，有腎氣乘外寒而衝心者，試約其證而出其方。發汗後，燒針令其再汗，針處被寒，寒襲腠理，火鬱脉中，以致核起而赤者，必發奔豚，氣從少腹上至心，灸其核上各一壯，與桂枝加桂湯主之。

此爲既成奔豚而出其正治之方也。（卷四）

朱光被曰（《金匱要略正義》）：此言奔豚因火邪驚悸而發，以見病氣之原相合也。如太陽病本當解肌，而誤發汗，又復燒針令汗，重重傷表，衛陽不固，營液消亡，於是寒邪突入，直逼營分，以驚發其奔豚之氣，所謂太陽傷寒，加溫針必驚也。故以桂枝湯加桂，而大護其衛氣，而兼和其營陰，令兩相縮合之邪從此解散，則下焦之陰邪不致上侮矣。赤核另用灸法，以從外治，謂寒邪驟乘，本當溫散，但由誤汗所致，不得更動其表，第令桂枝從裏扶正，灸法從外散邪。邪因火攻引入，即借火攻導出，妙法不可思議。（卷上）

周孝垓曰（《金匱要略集解》）：張璐曰：燒針、發汗則損陰血，驚動心氣。心氣因驚而虛，則觸動腎氣，發爲奔豚。先灸核上以散寒，次與桂枝加桂湯以泄奔豚之氣，所加之桂當用肉桂爲是。（卷中）

高學山曰（《高注金匱要略》）：此心陽，心液兩虛，而招腎陰之上衝者也。故方意單責上虛，而不責下實耳。蓋以桂枝、甘、薑，補心中之陽神，而以芍藥、大棗滋其心液也。餘詳《傷寒》注。

本條與《傷寒》之文小異，且方亦少更加桂一層，而其義則一也。

嚴鴻志曰（《金匱廣義》）：此條言奔豚氣病，亦有因傷寒誤治而得者，傷寒既發其汗，復加燒針令其汗，是重亡津液，津液亡則心氣虛，針處不慎，復被寒侵，遂起赤核，則營亦病。夫心氣虛，則腎水上犯，營氣病，則肝木亦逆，所以奔豚之氣，從少腹上衝至心，其勢炎炎，斯時宜灸其核上各一壯，散其寒邪，與桂枝加桂湯，伐其腎邪，俾氣血和斯病解矣。（卷二）

曹穎甫曰（《金匱發微》）：《傷寒論》此節發端無"發汗後"三字，蓋衍文也。燒針令發汗，本桂枝湯證，先服桂枝湯不解，刺風池、風府，却與桂枝湯則愈之證，乃針後不用桂枝湯，風邪未能外泄，寒氣乘虛而閉針孔。夫風池本少陽之穴，風府以督脉之穴而屬少陰，二穴爲寒邪所遏，則少陽抗熱，挾少陰衝氣，一時暴奔而上，此所以針處核起而赤，必發奔豚也。故仲師救逆之法，先灸核上，與桂枝加桂湯。此即先刺風池、風府，却與桂枝湯之成例。所以汗而泄之，不令氣機閉塞，吸而上衝也。余詳《傷寒發微》太陽篇，不贅。（卷之二）

陸淵雷曰（《金匱要略今釋》）：此條已見《傷寒論》太陽中篇，無“發汗後”三字。“上至心”作“上衝心者”四字。“主之”作“更加桂二兩也”六字，釋在《傷寒論今釋》。

方解用法，亦詳《傷寒論今釋》。六角重任氏謂奔豚可兼用三黄丸（即驚悸吐衄篇之瀉心湯方）或消石大圓（大黄、芒消、人參、甘草）。業師姚孟醺先生，嘗得此證，一湖南醫用丸藥下之而愈，錄之。見奔豚有可下之證，亦以知爲胃腸病矣。（卷三）

原文 **發汗後，臍下悸者，欲作賁豚，茯苓桂枝甘草大棗湯主之。（四）**

茯苓桂枝甘草大棗湯方

茯苓半斤　甘草二兩，炙　大棗十五枚　桂枝四兩

上四味，以甘瀾水一斗，先煮茯苓，減二升，內諸藥，煮取三升，去滓，温服一升，日三服。甘瀾水法：取水二斗，置大盆内，以杓揚之，水上有珠子五六千顆相逐，取用之。

李彣曰（《金匱要略廣注》）：李昇璽曰：合二方觀之，前因燒針發汗，陰陽兩虛，故用桂枝加桂行陽，芍藥養陰。此發汗不加燒針，但亡陽耳，不傷陰分，故不用芍藥養陰也。（卷中）

周揚俊曰（《金匱玉函經二注》）：汗本心之液，發汗而臍下悸者，心氣虛而腎氣動也。腎邪欲上淩心，故臍下先悸。取用茯苓直趨腎界以泄其水氣，故真武湯以此爲君，尚能攝外散之水，坐收北方，況於少陰藏中欲作未作者耶。（卷八）

魏荔彤曰（《金匱要略方論本義》）：師又爲發汗後，臍下悸者立一法。〔批〕臍下者，膀胱之位也。腎屬陰，宜静不宜動，今反悸動，皆因發汗亡陽於上，而陰邪乘之而起也。悸爲奔豚之兆，半渡擊之可也。此又預防奔豚之義也，云：欲作奔豚，以茯苓桂枝甘草大棗湯主之。臍下悸與心下悸同，而地分不同，同爲有水邪使悸也，心悸其常，臍悸不多見，要以臍下覺有歉然不足之處，而有時瞤動，是其候也。以茯苓治水爲君，佐以甘草、大棗和中益胃，桂枝昇陽驅邪，是又理下虛寒而爲水濕浸淫兼治也。上治奔豚雖有三法，而證自分兩途。後二條當與《傷寒論》中諸注參看，前一條又當與《金匱》中上氣積聚等證參看也，學者識之。

何云：此條與上條奔豚之病雖同，而致病之源各異。蓋上條本乎驚恐，此條因乎發汗，彼此殊途，治難合轍。夫太陽果屬傷寒者，發汗則病愈，何煩更用燒針令汗乎？細推發汗燒針後續變奔豚之證，則知以風認寒誤汗之弊昭然矣。正氣因汗而虛，邪氣乘虛以入，針處被寒，火邪鬱遏，則色赤結而不散則成核矣。且心液從汗而衰，腎液因汗而竭，反令太陽之風邪直入膀胱之府，腎中邪實恃有克火之威，故氣從小腹上至心者，此奔豚必發之故也。（卷上）

吳謙曰（《醫宗金鑒》）：發汗後，心下悸者，心陽虛，本經自病也。臍下悸者，腎邪乘虛上干心病也。奔豚者，臍下氣動而上衝也。欲作奔豚者，有似奔豚之狀而將作未作也。茯苓桂枝甘草大棗湯，所以補火土而伐水邪也。上條發明外感寒邪，能病奔豚，此條更申明內有水氣，亦能病奔豚也。

〔集解〕程林曰：汗後臍下悸者，陽氣虛而腎邪上逆也。臍下為腎氣發源之地，茯苓泄水以伐腎邪，桂枝行陽以散逆氣，甘草、大棗甘溫助脾土以制腎水。煎用甘瀾水者，揚之無力，全無水性，取其不助腎邪也。（卷二十）

黃元御曰（《金匱懸解》）：汗亡血中溫氣，木鬱風動，搖蕩不寧，則生振悸。輕則枝葉振惕而悸在心下，重則根本撼搖而悸在臍間。若臍下悸生，則奔豚欲作矣。苓桂甘棗湯，茯苓、桂枝瀉癸水而疏乙木，甘草、大棗補脾精而滋肝血也。（卷九）

陳元犀曰（《金匱方歌括》）：此發汗後心氣不足，而後腎氣乘之臍下悸，即奔豚之兆也。

孫男心典稟按：因驚而得，似只宜以心為治也。然自下而上，動於腎氣，激亂於厥陰，而撤守在心，實三經同病也。仲景三方，亦微示其意，學者當隅反之。余讀《金匱》茯苓桂枝甘草大棗湯治汗後腎氣凌心，即悟桂枝甘草湯叉手冒心之治也；更悟桂枝去芍藥加蜀漆牡蠣龍骨救逆湯，火逆驚狂之治也。因奔豚湯治氣上衝胸，即悟烏梅丸氣上衝心之治；並四逆散加茯苓，心下悸之治也。因桂枝加桂湯治氣從小腹上衝心，即悟理中湯去朮加桂，臍下動氣之治也。先祖云：仲景書一言一字，俱是活法，難與不讀書者道，亦難與讀書死於句下者道也。（卷三）

高學山曰（《高注金匱要略》）：悸者，跳動之狀，與心下之虛悸不同。此條著眼在"發汗後臍下悸"六字，故知其欲作奔豚也。蓋汗為心液，發汗後則上虛，上虛而臍下跳動，是下焦將匀其有餘，以上赴空處之漸，故知之。但臍下動悸，是臍下之實者，當責也，故君淡滲之茯苓，以腎藏不可瀉，瀉膀胱之府以瀉腎陰耳。桂樹嫩枝，辛溫而柔軟，具少火生氣之妙，甘草以浮之，大棗以托之，是使桂枝生陽之性，確乎在心肺之夾空，而填其上焦，如霧之氤氳矣。夫桂、甘、大棗，意在補上，而且降奔豚之上逆者，亦須憑高彈壓。水性下趨，況與茯苓先煮，則尤滲泄易下。恐失上焦之部位，故揚作甘瀾，以亂其下趨之性。使少少留連，以完全其補高治上之功用而已。真窮工極巧之方也，

此篇當與驚悸門方論參看。

胸痹心痛短氣病脉證治第九

原文 師曰：夫脉當取太過不及，陽微陰弦，即胸痹而痛，所以然者，責其極虛也。今陽虛知在上焦，所以胸痹、心痛者，以其陰弦故也。（一）

徐彬曰（《金匱要略論注》）：此言治病，當知虛之所在，故欲知病脉，當先審脉中太過不及之形，謂最虛之處，即是容邪之處也。假令關前爲陽，陽脉主陽，陽而微，虛也。關後爲陰，陰脉主陰，陰而弦，虛邪也。然弦脉爲陰之所有，雖云弦則爲減，虛未甚也。陽宜洪大，而微則虛之甚矣，虛則邪乘之，即胸痹而痛。此於病脉之外，另察太過不及，以知虛實，然此處重在虛邊，故下文即言實者，以爲對熘。痹者，胸中之陽氣不用也，痛者，陽不用，則陰火刺痛也。然則不虛，陰火何能乘之，故曰：所以然者，責其極虛。然單虛不能爲痛，今陽微而知虛在上焦，其所以胸痹心痛，以陰中之弦，乃陰中寒邪，乘上焦之虛，則爲痹爲痛，是知虛爲致邪之因，而弦乃襲虛之邪也。但雖有邪亦同歸於虛，陽微故也。若平人無寒熱，則非表邪矣。又不見胸痹心痛之證，然而短氣不足以息，非有邪礙其呼吸之氣而何，故曰實也，則並非胸痹矣。合出二條，所以示人辨虛實之法。（卷九）

李彣曰（《金匱要略廣注》）：《內經》云：胃脉平者，不可見；太過不及，則病見矣。太過者邪盛也，不及者正衰也。寸脉爲陽，以候上焦，正應胸中部分，若陽脉不及而微，則爲陽虛，知在上焦，故成胸痹。尺脉爲陰，主病在裏，然陰弦何以致胸痹心痛？蓋弦爲肝脉，肝屬木，經云木實則痛。又傷寒陽脉濇，陰脉弦，當腹中急痛者，小建中湯。雖心與腹部位不同，而陰弦爲內有虛寒，俱主裏痛則無異也。此陽微陰弦皆不及之脉也。

沈子華曰：陽受氣於胸中，診法上以候上，寸微應得上焦胸痹之病，然尺脉在下，與上焦無干，何以並見陰弦之脉？不知尺爲陰，弦亦屬陰，總是純陰無陽，故胸痹並見此脉也。（卷中）

周揚俊曰（《金匱玉函經二注》）：痹者，痞悶而不通也。經云：通則不痛。故惟痛爲痹。而所以爲痹者，邪入之；其所以爲邪入者，正先虛也。故曰脉取太過、不及，不及爲陽微，太過即陰弦。陽虛故邪痹於胸，陰盛故心痛。仲景已自申說甚明，乃知此證總由陽虛，故陰得以乘之。設或不弦，則陽雖虛，而陰不上干可知也。然胸痹有微甚之不同，則爲治因亦異：微者，但通上焦不足之陽；甚者，且驅其下焦厥逆之陰。通陽者，以薤白、白酒、半夏、桂枝、人參、杏仁之屬，不但苦寒不入，即清涼盡屏。蓋以陽通陽，陰分之藥不得預也。甚者，用附子、烏頭、蜀椒，大辛熱以驅下焦之陰。惟陰

退而陽可以漸復耳，可不留意乎？（卷九）

沈明宗曰（《沈注金匱要略》）：此胸痹陽虛陰盛，而挾外邪也。正氣微，則陽脉微，爲不及；陰邪盛，則陰脉弦，爲太過。陽氣微而客寒內侵，以挾肝腎之陰上逆於胸，痹着氣血不利而痛，曰陽微陰弦，即胸痹而痛。痹者，閉也，是經脉氣血鬱閉而不通也。求其所以然者，責其上焦陽氣極虛，下陰上逆，謂胸痹心痛者，以其陰弦故也。（卷九）

魏荔彤曰（《金匱要略方論本義》）：胸痹者，痹於胸也。痹病風挾寒濕之邪客於分肉，本在軀殼之表，何有痹於胸？乃痹於胸者，寒邪客於胸膈之裏，不必兼有風濕，亦可以凝其血、滯其氣而成痹也，故師又名之曰胸痹。胸痹何所原乎？師必爲之明其故，以示人見於脉診之而可知也。師曰夫脉當取大過不及，爲凡診家言之也。先以左右陰陽較，脉停者平人也，偏勝者病人也；後以六部浮沉較，脉勻者平人也，獨異者病人也。然則偏勝與獨異，於何知之？亦惟於太過不及之間知之而已。蓋凡診脉之道，咸如是也。若胸痹之脉則何如？師言陽微而陰弦，即胸痹而痛。以左右陰陽言，陽微必左手也，陰弦必右手也；以六部浮沉言，陽微必胃也，陰弦必肝也。左手陽昇之象也，脉微則陽弱而不振也，而右手之關脉必弱以應之；右手陰降之象也，脉弦則陰盛而必凝也，而左手之關脉必盛以應之。右關胃爲正陽，陽之宗也，左關肝爲厥陰，陰之會也，且左陽微，陽必虛於上，右陰盛，陰必侮而乘，虛者受邪，盛者聚邪，故陽部陰居邪凝正結而爲胸痹，且痛也。師又自明其所以然者，言當責其極虛也。非陽虛之極，則晴空萬里，太陽普照，又何陰翳足以點綴太虛爲障爲礙乎？故胸不痹則已，痹於胸，自可審識其人陽虛於上焦矣。上焦如霧，氣血輕清，本不易結聚，陽氣充周，則宣通流動，何至於痹？惟陽氣虛極，斯氣血凝聚，遲緩膠固，所以致於胸痹而心亦痛也。師言及此，見主治者，必當諦觀其平素之胃陽也。雖然胸痹、心痛自是陽虛矣，倘非右陰見弦，而左關應之，則陰邪不乘陽位，何至遽痹且痛乎？胸，陽位也，心亦牡藏也，惟其陰盛而凝，斯乘於胸，則氣血痞塞，而痹乘於心，斯寒熱雜合而痛矣。此所以又於陰弦之故而測識之也。（卷上）

尤怡曰（《金匱要略心典》）：陽微，陽不足也；陰弦，陰太過也。陽主開，陰主閉，陽虛而陰干之，即胸痹而痛。痹者，閉也。夫上焦爲陽之位，而微脉爲虛之甚，故曰責其極虛。以虛陽而受陰邪之擊，故爲心痛。（卷中）

吳謙曰（《醫宗金鑒》）：脉太過則病，不及亦病，故脉當取太過不及而候病也。陽微，寸口脉微也，陽得陰脉爲陽不及，上焦陽虛也；陰弦，尺中脉弦也，陰得陰脉爲陰太過，下焦陰實也。凡陰實之邪，皆得以上乘陽虛之胸，所以病胸痹心痛。胸痹之病輕者即今之胸滿，重者即今之胸痛也。（卷二十）

黃元御曰（《金匱懸解》）：診脉當取其太過不及，以定虛實。寸爲陽，尺爲陰，寸旺於尺，人之常也。寸微是陽虛於上，尺弦是陰盛於下。弦爲肝脉，應見於左關，尺弦者，水寒不能生木，木鬱於水而不昇也。木不昇則脾必陷，肝脾所以昇清陽，肝脾鬱陷，清陽不昇，是寸之所以微也。陽不敵陰，則陰邪上犯，濁氣填塞，是以胸痹。宮城逼窄，是以心痛。所以然者，責其上焦之清陽極虛也。陽在上，今寸微陽虛，因知病在上焦。其上焦所以胸痹而心痛者，以其尺脉之弦。陰盛而侵微陽，上凌清位，窒塞而不開，衝擊而不寧也。此脉之不及而病虛者。（卷十六）

陳念祖曰（《金匱要略淺注》）：師曰：病有最虛之處，即爲客邪之處，當辨之於脉，夫欲知脉當先取其太過之與不及，如關前之陽脉微是陽氣虛也。關後之陰脉弦，是陰邪實也，陰邪乘於陽位，即胸痹而心痛，所以然者，責其上焦陽氣極虛也。極虛則無以爲勝邪之本矣。然單虛不爲痛，今陽脉微則爲虛，知其病在上焦，究其所以胸痹、心痛者，以其陰中之弦乃陰中之寒邪，乘上焦之虛，而爲痹爲痛。是虛爲致邪之因，而弦則露其襲虛之本象故也。（卷四）

朱光被曰（《金匱要略正義》）：陽微，陽氣不及也；陰弦，陰氣太過也，惟陽微故致陰弦。關前爲陽，主胸部，陽脉宜大，而微則陽虛甚矣。陽虛，則陰益無所忌，必上干清道，蒙蔽微陽，妨礙呼吸，心爲之痛，氣爲之短，胸中遂成晦蒙否塞之區矣。可見胸之所以痹，純在陽脉微上，切不可以其陰脉之弦，誤認爲實，而執通則不痛之說也。若平人初無陽微陰弦之脉，又非有寒熱表邪，而短氣至於不足以息，此非痰實氣壅而何？又不可以其短氣誤認胸痹，而執陽虛法治之也。合出二條，以示人辨虛實之法。（卷上）

高學山曰（《高注金匱要略》）：脉有倫類，盛則俱盛，衰則俱衰，此大較也。故凡診脉者，當取其既有太過處，又有不及處。則不及者自爲病，而有餘者將乘之，而尤爲不及者之病矣。即如其脉，關以前之陽部得微，關以後之陰部得弦。夫關前之陽脉微，則自胃脘上至胸中，其真陽卑弱而不能奮鼓，故病名曰痹。關後之陰脉弦，則自胃府下至肝藏，其濁邪弦急而從上彈射，故證則見痛。所以然者，責在胸中陽位之極虛，故招下焦之上凌耳。二句就主之一邊說，即後文栝樓薤白及人參諸湯，填陽之案也。關前應胸分，關前之脉微，故知胸分之陽虛而病痹也。二句是自注，所以知其爲胸痹之故。弦脉，於藏爲肝，於氣爲陰，於邪爲寒，於證爲痛，病胸痹而心痛者。正弦脉以肝藏陰寒之邪，上乘陽虛之所致也。二句就客一邊說，即後文栝樓薤白加半夏，及薏苡附子等湯，並烏頭赤石脂丸，兼責中下二焦逆陰之案也。

此與腹滿寒疝第一條"寸口脉微弦"文雖同而大有分別。彼處之微弦，在寸口一部上見，蓋浮之得微，而沉之得弦也。此處之微弦，是寸口與關上，或下與尺中兩部分見，故三條曰寸口脉云云，關上脉云云。九條烏頭赤石脂丸一證，雖未嘗言脉，然就其證與方意細審之，又確爲尺弦之候故也。又彼處心肺間，其無形之宗氣虛餒，與此處同。而胸痹一證，多在當心之膈膜，其有形血肉中之氣虛，故痹着而痛，且從孫絡而痛徹於背也。大概無形之宗氣，虛於大驚大吐，或憂戚所致，其病頓，略久而上不能御下者，則成驚悸；或便難而見吐衄等血，其不能提下者，又成半產漏淋；亡血失精諸候，並傳變爲本門之胸痹者亦有之。當心之膈膜，其有形血肉中之氣，又虛於形寒飲冷，及傷心諸事者居多。其病漸而在心後之脉絡，故其曰心痛者，謂當心而痛，非心藏中之自痛也。

嚴鴻志曰（《金匱廣義》）：夫胸爲心主之宮城，乃陽氣流行之所，原不可以痹阻，倘有痰食水飲，阻於胃中、膈膜之間，礙其昇降之氣，陰氣上僭，心陽不宣，於是有胸痹之病。診之者當取其脉之太過不及，然後乃知其病之所在。設陽脉微，陽脉爲寸口，主上焦，微則陽氣虛，是不及也。陰脉弦，陰脉爲尺中，主下焦，弦則陰氣實，是太過也。陰氣上犯陽位，痹於胸中而心痛，遂成胸痹之疾，原其所以致此者，乃責其陽氣極虛故也。設平常無病之人，既無寒熱，其脉則陽微陰弦，其證則短氣不足以息，必有痰食水飲，阻其呼吸昇降，而不可以專責其虛，乃當責其實也，此辨脉察證之大要也。李彣曰：短氣與少氣有別，少氣者，氣少不足於言。《內經》云：言而微，終日乃復言者，此奪氣是也。短氣者，氣短不能相續，似喘非喘，若有氣上衝，故似喘而不搖肩，似呻吟而無痛是也，以此爲辨，不致混淆矣。（卷二）

曹穎甫曰（《金匱發微》）：診病者之脉，陽有餘，陰不足，則爲發熱自汗之中風，以陽有餘而陰不足也，故其脉右浮而左弱。陽不足，陰有餘，則爲胸膈引痛之胸痹，故其脉右微而左弦。營弱而衛强，故脉有太過不及。陽虛而陰盛，故脉亦有太過不及。胸痹之證，陽氣虛於上，而陰寒乘之證也。陽氣主上，陽脉微，故知在上焦（上焦在胸中，西醫謂之淋巴幹，爲發抒水液之總機。微管中並有乳糜，乳糜停阻，則凝結而痛）。心之部位在胸中，故曰胸痹心痛，與心中堅痞在心中，俱爲仲師失辭。脉弦爲有水，爲陰寒，水氣與寒並結胸中故痛，是可於左脉沉弦決之。（卷之二）

陸淵雷曰（《金匱要略今釋》）：《巢源·胸痹候》云：寒氣客於五藏六府，因虛而發，上衝胸間，則胸痹。胸痹之候，胸中愊愊如滿，噎塞不利，習習如癢，喉裏澀，唾燥，甚者心裏强否急痛，肌肉苦痹，絞急如刺，不得俯仰，胸前肉皆痛，手不能犯，胸滿短氣，欬唾引痛，煩悶，白汗出，或徹背膂，其脉浮而微者是也。不治數日，殺人。又心痛候云：心痛者，風冷邪氣乘於心也。其痛發，有死者，有不死者，有久成疹者。心爲諸藏主，而藏神，其正經不可傷，傷之而痛，爲真心痛，朝發夕死，夕發朝死。心有支別之絡脉，其爲風冷所乘，不傷於正經者，亦令心痛，則乍間乍甚，故成疹不死。淵雷案：胸中愊愊如滿，噎塞不利，習習如癢，喉裏澀，唾燥云云，爲食管病甚明；其朝發夕死者，爲心絞痛；其餘諸證，則爲肋間神經痛及胃神經痛矣。（卷三）

原文 平人無寒熱，短氣不足以息者，實也。（二）

李彣曰（《金匱要略廣注》）：寒熱者，表證也。病人短氣，有寒熱，則邪尚在表，非裏實也。若平人無寒熱，則外無表證，而短氣不足以息，此爲里實。以邪氣填塞胸中，即胸痹是也。然觀後數節，胸痹短氣，如栝樓、薤白、茯苓、杏仁、橘枳薑湯之類，皆用辛散下氣之藥，以邪在上焦氣分，非如傷寒陽明證，熱邪入府，用承氣湯下之之實也。傷寒喘而胸滿者，不可下。然首節云責其極虛，此又何以云實？不知經云邪之所湊，其氣必虛，留而不去，其病爲實是也。

李昇璽曰：觀首節"上焦陽虛"句，則短氣亦有屬虛者，須分初病、能食、脉有力爲實，久病、不能食、脉無力爲虛，此又不可不辨也。（卷中）

周揚俊曰（《金匱玉函經二注》）：陽不足，則陰上入而爲寒；陰不足，則陽下陷而爲熱；陰陽未嘗偏勝，故無寒熱如平人。然短氣不足以息者，是邪痹於中，而滯其昇降之氣。不可信其中虛而輒補之，以蹈實實之戒也。（卷九）

沈明宗曰（《沈注金匱要略》）：此短氣當分虛實也。但見胸痹、心痛、腹疼諸疾，而無外熱表證，謂之平人，即小邪中裏，相挾痰食氣壅，故短氣不足以息，而爲實證。若非胸痹外邪痰食壅滯之因，即是七情內損短氣，氣不歸源之虛勞。難治證也。（卷九）

尤怡曰（《金匱要略心典》）：平人，素無疾之人也。無寒熱，無新邪也；而乃短氣不足以息，當是裏氣暴實，或痰或食或飲礙其昇降之氣而然。蓋短氣有以素虛宿疾而來者，有從新邪暴遏而得者，二端並否，其爲里實無疑。此審因察病之法也。（卷中）

吳謙曰（《醫宗金鑒》）：平人，無病之人也。無寒熱，無表邪也。平人無故而有短氣不足以息之證，不可責其虛也，此必邪在胸中，痹而不通，阻礙呼吸，當責其實也。（卷二十）

陳念祖曰（《金匱要略淺注》）：其間亦有不從虛得者，當分別觀之。姑另備一審因察病之法，當無病之平人又無新邪而發寒熱，乃忽然短氣不足以息者，當是痰飲食積，礙其昇降之氣而然，此不責其虛，當責其實也。（卷四）

周孝垓曰（《金匱要略集解》）：張璐曰：上條言不及，此則言太過也。平人，言無內因虛勞、外因感冒，而患短氣不足以息者，當是胸中邪氣窒塞，腎中陰氣不得上通於胸中，故爲實也。（卷中）

曹穎甫曰（《金匱發微》）：其人素無他病，忽然肺竅氣短而呼吸不順，非留飲阻於膈上，即宿食留於中脘，與胸痹之陰寒上僭者不同，法當蠲飲導滯。仲師以其與胸痹相似而舉之，使人知虛實之辨也。（卷之二）

陸淵雷曰（《金匱要略今釋》）：成無己《傷寒明理論》云：短氣者，呼吸雖數，而不能相續，似喘不搖肩，似呻吟而無痛者是也。淵雷案：短氣爲胸痹之一證，於此言其屬實者，以下文胸痹諸方，多用栝樓、枳實、厚朴等攻破之藥故也。（卷三）

> **原文** 胸痹之病，喘息欬唾，胸背痛，短氣，寸口脉沉而遲，關上小緊數，栝樓薤白白酒湯主之。（三）
> 栝樓薤白白酒湯方
> 栝樓實一枚，搗 薤白半升 白酒七升
> 上三味，同煮，取二升，分溫再服。

徐彬曰（《金匱要略論注》）：此段實注胸痹之證脉，後凡言胸痹，皆當以此概之。但微有參差不同，故特首揭以胸痹之主證、主脉、主方耳。謂人之胸中如天，陽氣用事，故清肅時行，呼吸往還，不愆常度，津液上下，潤養無壅，痹則虛而不充，其息乃不勻，而喘唾乃隨欬而生。胸爲前，背爲後，其中氣痹則前後俱痛，上之氣不能常下，則下之氣不能時上而短矣。寸口主陽因虛，伏而不鼓則沉而遲，關主陰，陰寒相搏，則小緊而數，數者陰中挾燥火也。人迎爲陽，氣口爲陰，又關前爲陽，關後爲陰也。不言及尺，胸痹在上也。故以栝樓開胸中之燥痹爲君，薤白之辛溫以行痹着之氣，白酒以通行榮衛爲佐，其意謂胸中之陽氣布，則燥自潤，痰自開，而諸證悉愈也。

論曰：寸口脉沉而遲，關上小緊數，既爲胸痹主脉，前又云陽微陰弦，即胸痹而痛，熟爲是乎？曰：此正見仲景斟酌論證之妙。蓋胸痹證，陽既虛，虛則不運，不運則津液必凝滯而爲痰，故胸痹本與支飲、痰飲相類。但支飲、痰飲乃飲重而滯氣，胸痹則由陽虛而氣削，痰飲因之。故仲景既不列胸痹於支飲、痰飲中，即胸痹內，亦不拈煞一脉爲言。彼支飲云：欬逆倚息，短氣不得臥，其形如腫。此胸痹云：喘息欬唾，胸背痛，短氣。彼邪重，故不得臥；此虛，故前後胸背應痛，是大別異處。而曰：夫脉當取太過不及，陽微陰弦，即胸痹而痛。又注云：責其極虛。見胸痹證，當全責陽虛，既非表證外入之疾，亦非痰飲內積之比，故以栝樓、薤白潤燥通陽爲主，未常不取消痰下氣，而意實不同於治飲也。心子助陽，日劍不同，治飲在此一味。故細分寸口沉遲者，約略言其脉之在陽者爲微，細分關上小緊數者，約略言其脉之在陰者爲弦，當取太過不及者，約略之辭也。《靈樞》人迎大四倍於寸口，寸口大四倍於人迎，亦約略其大概也。令以陰陽概審關前關後，使人認定上焦陽虛，而胸痹一證與支飲、痰飲等，病因治法判然矣。（卷九）

李彣曰（《金匱要略廣注》）：痹在胸中，氣道窒礙，故喘息欬唾短氣也；胸背痛者，背爲陽，胸中陽氣虛，則其背亦虛，寒邪外徹，故牽引而痛也；寸脉主上焦，脉沉而遲者，經云沉爲在裏，遲爲在藏也，胸痹爲陽虛，關脉小者，陽氣不充，又緊則爲寒，數則爲虛也。

薤白辛而滑，能散結氣；栝樓甘而潤，能蕩滌胸中垢膩痰飲；不用洌酒而用白酒者，虛人飲洌酒，力不能勝，多致氣逆而喘，今胸痹短氣，不可再令氣喘，故但用白酒，取其通行痹氣足矣。《內經》所謂氣薄則發泄，厚則發熱，味厚則泄，薄則通是也。

李時珍曰：仲景治胸痹及結胸證皆用栝樓實，取其甘寒不犯胃氣，能降上焦之火，使痰氣下降也。成無己云：栝樓泄熱，蓋不嘗其味厚不苦，隨文傅會耳。（卷中）

周揚俊曰（《金匱玉函經二注》）：寒濁之邪，滯於上焦，則阻其上下往來之氣，塞其前後陰陽之位，遂令爲喘息、爲欬唾、爲痛、爲短氣也。陰寒凝泣，陽氣不復自舒，故沉遲見於寸口，理自然也。乃小緊數復顯於關上者，何耶？邪之所聚，自見小緊，而陰寒所積，正足以遏抑陽氣，故反形數。然陽遏則從而通之，栝樓實最足開結豁痰，得薤白、白酒佐之，既辛散而復下達，則所痹之陽自通矣。（卷九）

沈明宗曰（《沈注金匱要略》）：此寒邪痹胸而偏於肺，以脉遲緊分虛實也。蓋胸中陽氣，猶如杲日當空，萬里無雲，陽和通利，倏忽地氣上爲雲，則太虛昏昧，日月晦明，而胸痹猶是者矣。但陰盛挾邪上逆胸中，痹偏於肺，則喘息欬唾，胸背痛而短氣。然陽虛則肺氣亦虛，痹鬱胸中，故寸口脉沉而遲，乃言正氣虛寒之痹脉也。若中上二焦，陽氣未至虛極，寒邪挾陰上逆，邪正相搏而爲有餘，則關上脉現小緊而數，即是寒實之證。法當行陽散邪，則胸痹得開，非似沉遲虛寒，而用附子回陽，故用栝樓苦寒，潤肺消痰，而下逆氣，薤白辛溫，行陽散邪，以白酒宣通營衛，使肺通調，則痹自開矣。蓋此論當以寸口脉沉而遲，爲虛寒之證。關上小緊數，栝樓薤白白酒湯，爲寒實之證，另作一節解，否則，豈有遲數二脉同見之理哉。參水氣證。（卷九）

尤怡曰（《金匱要略心典》）：胸中，陽也，而反痹，則陽不用矣；陽不用，則氣之上下不相順接，前後不能貫通，而喘息、欬唾、胸痹痛、短氣等證見矣。更審其脉，寸口亦陽也，而沉遲，則等於微矣；關上小緊，亦陰弦之意，而反數者，陽氣失位，陰反得而主之。易所謂陰凝於陽，書所謂牝雞之晨也。是當以通胸中之陽爲主。薤白、白酒，辛以開痹，溫以行陽；栝樓實者，以陽痹之處，必有痰濁阻其間耳。（卷中）

吳謙曰（《醫宗金鑒》）：寸口脉沉而遲，沉則爲裏氣滯，遲則爲藏內寒，主上焦藏寒氣滯也。關上小緊而疾，小爲陽虛，緊疾寒痛，是主中焦氣急寒痛也。胸背者，心肺之宮城也。陽氣一虛，諸寒陰邪得以乘之，則胸背之氣痹而不通，輕者病滿，重者病痛，理之必然也，喘息、欬唾、短氣證之必有也。主之以栝樓薤白白酒湯者，用辛以開胸痹，用溫以行陽氣也。

丹波元簡曰（《金匱玉函要略輯義》）：〔程〕《內經》曰：肺痹者，煩滿喘而嘔。心痹者，脉不通，煩則心下鼓，暴上氣而喘。胸中者，心肺之分，故作喘息欬唾也。諸陽受氣於胸，而轉行於背，氣痹不行，則胸背爲痛，而氣爲短也。寸脉沉遲，關脉小緊，皆寒客上焦之脉，"數"字誤。

案沈云：遲字下，當有一若字。蓋此論當以寸口脉沉而遲，爲虛寒之證。關上小緊數，栝樓薤白白酒湯，爲寒實之證。另作一節解，否則豈有遲數二脉同見之理哉。此說似有理，然不如程之爲誤文之義長矣。

《張氏醫通》云：寸口脉沉遲者，陽氣衰微也。關上小緊者，胃以上有陰寒結聚，所以胸中喘息欬唾，胸背痛而短氣。栝樓性潤，專以滌垢膩之痰，薤白臭穢，用以通穢濁之氣，同氣相求也。白酒熟穀之液，色白上通於胸中，使佐藥力，上行極而下耳。案張不注及數脉，其意蓋與程同。

案薤白，本草，辛苦溫。《別錄》云：溫中散結氣。杜甫薤詩云：衰年關膈冷，味煖並無憂，可見其以辛溫，而散胸膈中之結氣也。白酒，注家無解，似指爲酒之白者。然《靈·經筋篇》，以白酒和桂云云，且飲美酒。由此觀之，白酒非常酒。《千金》方，用白戴漿一斗。《外臺》亦引仲景《傷寒論》載本條云：栝樓薤白白酒湯主之，而方中，則用白戴酒。程敬通云：戴，音再，酢漿也。知白酒即是酢漿，今用米醋極驗。

《千金》栝樓湯，主療與本文同。栝樓實一枚，半夏半升，薤白一斤，枳實二兩，生薑四兩。上五味，㕮咀，以白戴漿一斗，煮取四升，服一升，日二，仲景、《肘後》，不用生薑枳實半夏《外臺》，引《千金》同。（卷二）

陳元犀曰（《金匱方歌括》）：胸爲氣息之路，若陰邪佔居其間，則阻其陽氣不通，故生喘息、欬唾、胸背痛諸證。寸口者，脉之大會，陽之位也。《內經·診脉篇》云：上竟上者，胸喉中事也。上附上，右外以候肺，內以候胸中，左外以候心，內以候膻中。此云：寸口脉沉而遲，關上小緊數。寸口，即《內經》所謂上竟上也。沉爲在裏，遲爲虛寒。關上者，即《內經》所謂上附上也。緊爲陰邪，數爲陽氣，顯系胸中陽氣被陰寒痹塞，阻其前後之氣，不相貫通，故見以上種種諸證。方中用栝樓開胸結，薤白宣心陽，尤妙在白酒散痹通陽，引氣血環轉周身，使前後之氣貫通無礙，則胸中曠若太空，有何胸痹之患哉？（卷三）

丹波元堅曰（《金匱玉函要略述義》）：按先兄曰：《說文》曰，戴，酢漿也，從酉戈聲。鄭玄注《周禮》四飲曰：漿，今之戴漿也。陳藏器曰：醋，破結氣，心中酸水痰

飲。（卷上）

高學山曰（《高注金匱要略》）：此言胸痹之全證也。喘息及短氣者，胸中之本氣虛，而胃邪實之，以致呼吸之氣不能深入遠出之義。肺氣逆，故欬。肺液與氣俱逆，故欬而且唾也。胸背痛者，胸中陰維陰蹻之脉，其孫絡與督脉，及陽維陽蹻之在背者相貫。其痛從胸透背，故胸背陰沁而切痛也。"寸口"二句，又即首條陽微陰弦而深細言之。蓋寸口爲胸之應，沉爲陽不能上鼓，遲爲氣不能連續。是沉遲爲微脉之根蒂，寸口外微而內沉遲，故知胸中之陽氣極虛而病痹也。關上爲胃之應，緊即首條之弦脉，與傷寒之緊脉不同。傷寒之緊脉，因寒氣凝斂，脉從兩頭中縮而緊，其體常短，故曰形如轉索。轉索者，以中縮而緊也。弦脉之緊，因陰弛陽急，脉從兩頭扯拔而緊，其體較長，故曰狀如弓弦。弓弦者，以繃急而緊也。胸膈上虛下吸有力，以致中焦之氣奔之，吸張乘兩就之勢，故其脉數也。小緊數，猶言略略緊數之謂，蓋終不比有餘者之上射也。關上小緊數，故知胸病虛痹，胃以陰弛陽急之氣赴之，而致痛矣。夫胸膈象天，常喜輕清，薤白氣味俱薄，而性辛溫，薄則應在天之氣而走胸分，辛溫則能迎導其陽氣而發越之。佐以蔓生甘潤而善於通竅之栝樓，蔓生則走經絡，甘潤而通竅，則又能入絡脉，而行其陰中之氣矣。然後以浮緩之酒托之，取氣味俱薄之白酒者。一則以輕清應天，再則以少火生氣，將陽回春滿，從胸溫絡，而痹自愈矣。薤獨取白者，以白具上行之性故也。且南方種之以供蔬，嘗留白而就地刈之，不數天而苗長如故，則尤見其上行之最速者矣。

此胸痹之正病正方，單責胸分之陽虛，而未責中下者也。

葉霖曰（《金匱要略闕疑》）：按此條當有短氣證，是上"喘息"二字，不應作衍文。又疑"喘息欬唾"句衍，篇中並無申欬唾之語。（卷下）

嚴鴻志曰（《金匱廣義》）：胸痹之病，有息似喘而實氣短，肺見欬而口則唾，胸背疼痛不休者，乃陽虛之極也。陰寒得以上乘，故有痛則不通之象。若寸口脉沉遲，關上小緊數，主以栝樓薤白白酒湯，用辛溫之劑，所以開胸痹以行陽氣也。（卷二）

曹穎甫曰（《金匱發微》）：凡人勞力則傷陽，耐夜則寒襲，然而采芙蓉膏澤一榻明燈，冒城郭星霜，五更寒柝，卒不病此者，蓋以臥者陽不散，行者陽獨張也。惟勞力傴僂之人往往病此，予向者在同仁輔元堂親見之，病者但言胸背痛，脉之沉而濇，尺至關上緊。雖無喘息欬吐，其爲胸痹，則確然無疑。問其業，則爲縫工；問其病因，則爲寒夜傴僂制裘，裘成稍覺胸悶，久乃作痛。予即書栝樓薤白白酒湯授之。方用栝樓五錢、薤白三錢、高梁酒一小杯，二劑而痛止。翌日復有胸痛者求診，右脉沉遲，左脉弦急，氣短，問其業，則亦縫工。其業同，其病同，脉則大同而小異。予授以前方，亦二劑而瘥。蓋傴僂則胸膈氣凝，用力則背毛汗泄，陽氣虛而陰氣從之也。惟本條所舉"喘息欬唾"，所見二證皆無之，當移後節"不得臥"上，爲其兼有痰飲也。（卷之二）

陸淵雷曰（《金匱要略今釋》）：《方極》云：栝樓薤白白酒湯，治胸背痛，喘息欬唾者。《方機》云：兼用姑洗（控涎丹也，甘遂、大戟、白芥子）或白散，或紫圓。

《類聚方廣義》云：胸痹，心胸痛徹背者，非此二方（謂本方及栝樓薤白半夏湯也）不能治。而下方爲勝，隨證兼用姑洗丸，真心痛不得息者，可撰用此二方。淵雷案：真心痛恐非此二方所能治。

淵雷案：酢者，酢酒本字；醋者，酬醋本字。今字酢醋互易。米醋，《別錄》云：味酸苦溫無毒，消癰腫，散水氣，殺邪毒。藏器云：破結氣，心中酸水痰飲。

《張氏醫通》云：栝樓性潤，專以滌垢膩之痰，薤白臭穢，用以通穢濁之氣，同氣相求也。白酒熟穀之液，色白，上通於胸中，使佐藥力，上行極而下耳。

《續建殊錄》云：一婦人，胸中痛，煩悶，莫可奈何。切而按摩之，則其痛移於背，飲食藥汁不下，若下咽，必痛甚，一身肉脫，脉微細，與栝樓薤白白酒湯。服之二三帖，痛大退，飲食得下咽，爾後經十餘日，痛再發，以粉蜜湯（甘草粉蜜湯也）作丹兼用之，不幾日而痊愈。淵雷案：此證飲食下咽即痛甚，以兼用粉蜜湯而愈。粉蜜湯治蚘痛之方，知其病在胃，或在食管中也。（卷三）

原文 胸痹不得臥，心痛徹背者，栝樓薤白半夏湯主之。（四）
栝樓薤白半夏湯方
栝樓實一枚，擣　薤白三兩　半夏半斤　白酒一斗
上四味，同煮，取四升，溫服一升，日三服。

徐彬曰（《金匱要略論注》）：此貫以胸痹，是喘息等證，或亦有之也。加以不得臥，此支飲之兼證；又心痛徹背，支飲原不痛，飲由胸痹而痛氣應背，故即前方加半夏，以去飲下逆。此條若無心痛徹背，竟是支飲矣。（卷九）

李彣曰（《金匱要略廣注》）：胸痹陽虛氣逆，故不得臥也，心痛徹背，寒氣相引也解見前節。傷寒結胸病，二三日，不能臥，但欲起，心下必結，脉微弱者，此本有寒分也。夫胸痹、結胸，名雖不同，而俱不得臥，總之邪在胸中。胸痹爲陽虛，即結胸之有寒分也，結胸有寒分，即胸痹之陽虛也。二證正可互相發明。

此即前湯加半夏，爲辛以散結之意。然《甲乙經》用半夏治夜不眠，義本《靈樞》，蓋不得臥者，陰陽之氣不通於內外也，經脉以太陽爲開，陽明爲合，少陽爲樞，半夏入少陽經，爲轉運樞機之劑，使陰陽既通，其臥立至，此半夏治不得臥之精義也。

按仲景小陷胸湯治小結胸證，用半夏、栝樓實，今治胸痹亦用此二藥，但彼因裏虛熱入，故佐黃連，此因上焦陽虛，故用薤白、白酒以行陽氣也。（卷中）

周揚俊曰（《金匱玉函經二注》）：胸痹，痹在氣，氣在上焦，故即不言脉，而與上條無異，即證亦不甚相異也。所異者，止不得臥耳。經云：晝行於陽則寤，夜行於陰則寐。然則不得臥，以氣之行於陽而不行於陰故也。經以小半夏湯，覆杯即臥，非半夏爲得寐藥也，特以草生於夏，夏半爲一陰初生，由陽入陰，使氣歸於肝，而血亦入焉。故於本湯增此一味，而能事畢矣。可不謂神乎？（卷九）

沈明宗曰（《沈注金匱要略》）：此痹偏於心包與俞穴也。痹邪偏侵心包，氣逆不利，則不得臥。然心俞在背，心包與俞相應，故心痛徹背。而上焦陽虛，火不生土，脾虛則津液化痰，以前湯開痹，加半夏而消痰飲也。（卷九）

魏荔彤曰（《金匱要略方論本義》）：其不得臥而痛掣背者，用半夏之苦以開鬱行氣

固矣。痛甚則結甚，故減薤白之濕，用半夏之燥，更能使膠膩之物隨湯而蕩滌也。日三服，亦從上治者應徐取頻服也。（卷上）

尤怡曰（《金匱要略心典》）：胸痹不得臥，是肺氣上而不下也；心痛徹背，是心氣塞而不和也。其痹爲尤甚矣。所以然者，有痰飲以爲之援也，故於胸痹藥中，加半夏以逐痰飲。（卷中）

吳謙曰（《醫宗金鑒》）：上條胸痹胸背痛，尚能臥，以痛微而氣不逆也。此條心痛徹背不得臥，是痛甚而氣上逆也，故仍用前方，大加半夏以降逆也。（卷二十）

黃元御曰（《金匱懸解》）：胸痹不得眠臥，心痛徹背者，是陰邪上塡，衝逼心宮，而胸膈痹塞，氣無前降之路，膈上莫容，是以後衝於脊背也。栝樓薤白半夏湯，栝樓滌瘀而清煩，薤白、白酒、半夏破壅而降逆也。（卷十六）

高學山曰（《高注金匱要略》）：“胸痹”二字，包上條之脉證在內，後仿此。前條之證，因胸中自虛，下吸胃氣，胃家本無上犯之意，猶胸中之謾藏冶容，誨其淫盜耳。故以塡陽通氣之外，略無餘議下及者，此也。本條之證，胸中之虛未甚，卻以胃家之濁邪方實，以盛凌衰而貫注之。濁氣上浮而不下伏，故不得臥，且胸分虛而客氣上乘，猶之盜賊所經，於牆垣門徑之低小殘缺者，則一往趨之。心後之絡，外通於背，陽虛而痹，牆垣之低小，門徑之殘缺是也。濁氣從胸之心後而貫痹，故痛如在心。又從痹之絡脉而貫背，故痛徹背矣。於前湯中，減辛溫塡氣之薤白過半，故知胸中之虛未甚。君平胃降氣之半夏而用至半升，故知以盛凌衰，爲胃中之邪過實也。是此湯即第一條太過不及而兩責之者，蓋以栝樓薤白本湯，責胸分之陽虛者十之三，加半夏爲君，而責胃中之氣實者十之七也。

岐黃論臥與不臥，明明說是氣伏於陰分，則神明收藏，故得臥；氣出於陽分，則靈醒發越，故不得臥，半夏秫米湯治之。覆杯即臥者，以半夏乘春發生，入夏將半，即歸根復命而苗便枯，故名。是聖人取半夏之性降，能伏其氣以入於陰分故也。佐秫米者，滋胃中之陰液以覆庇陽神，猶之衣被之用而已。李氏舊注，引《甲乙》、本《靈樞》之意，而以半夏治不眠，謂半夏入少陽經，已乖仲景用在陽明之旨。至其謂爲轉運陰陽之藥，陰陽得通，其臥立至，則平人之白日不欲臥者，其陰陽俱不通者耶，冤哉。

嚴鴻志曰（《金匱廣義》）：喘息而至不得臥，心痛而至徹背者，乃胸中陽氣痹塞之甚也。痹甚無從發泄，則陽氣或從背部而徹，或假肺中而出，故現證如是。用栝樓薤白半夏湯，即前方加半夏，辛開溫行，而濟以苦降也。若心痛徹背，背痛徹心，前後相連，疼痛無已，心肺之宮城，全爲陰邪所盤踞，斷非前方流通氣機平劑所能療，當用烏頭赤石脂丸主之。蓋烏頭、椒、薑，大辛大熱，得以峻逐陰邪；而以赤石脂入心固濇而收陽氣，俾陽氣振而陰邪退矣。（卷二）

曹穎甫曰（《金匱發微》）：欬而上氣，時吐濁，但坐不得眠，與此證不得臥相似，惟不見黃厚膠痰，則非皂莢丸證可知。欬逆倚息不得臥，爲風寒外阻，吸起痰飲，與此證不得臥同，而心痛徹背爲獨異，則非小青龍證可知。夫肺與皮毛，束於表寒，則浸成留飲，甚至倚息不得臥。惟胸背痛爲胸痹的證，固當從本證論治，特於前方加生半夏以蠲飲，所以別於前證也。（卷之二）

原文 胸痹心中痞，留氣結在胸，胸滿，脇下逆搶心，枳實薤白桂枝湯主之；人參湯亦主之。（五）

枳實薤白桂枝湯方

枳實四枚　厚朴四兩　薤白半斤　桂枝一兩　栝樓一枚，搗

上五味，以水五升，先煮枳實、厚朴，取二升，去滓，內諸藥，煮數沸，分溫三服。

人參湯方

人參　甘草　乾薑　白朮各三兩

上四味，以水八升，煮取三升，溫服一升，日三服。

徐彬曰（《金匱要略論注》）：胸痹而加以心中痞、胸滿，似痞與結胸之象，乃上焦陽微而客氣動膈也。注云：留氣結在胸，即客氣也，更脇下逆搶心，是不獨上焦虛，而中焦亦虛，陰邪得以據之，爲逆爲搶。故於薤白、栝樓，又加枳、朴以開其結，桂枝行陽以疏其肝。人參湯亦主之者，病由中虛，去其太甚，即可補正以化邪也。胸痹之虛，本陽氣微，非榮氣虛也，陽無取乎補，宜而通之，即陽氣暢，暢即陽盛矣。故薤白分以行陽爲主，不取補，其此曰人參湯亦主之，因脇下逆，由中氣虛，故兼補中耳。（卷九）

李彣曰（《金匱要略廣注》）：心，君主也。心痞胸滿，則主衰不得令，肝經相火竊君火以行權，故脅下逆搶心相火寄在肝膽，肝經循脅裏。然相火盛而水旺，則用枳實薤白桂枝湯以平之；心主衰而陽虛，用人參湯溫補之可也。

枳實、厚朴所以去痞泄滿，薤白辛以散之。脅下逆搶心者，肝邪也，肝屬木，木得桂而枯，故用桂枝伐肝。

此即理中湯也，人參、白朮補虛，甘草和中，乾薑溫中行氣，此養正邪自消也。（卷中）

周揚俊曰（《金匱玉函經二注》）：同一病也，一用通痞去滿之藥，一用辛散補中之味，全不相謀。謂治一證，豈仲景自爲矛盾耶？不知證有久暫，病有虛實也。假如氣果有滯，上焦痞滿，下氣亦上逆，不得不於通痹藥中加降氣消滿、調和榮衛之藥也；若夫病久而中氣大虛，宗氣不利，時時滿，或從脅下搶心，不用甘溫，必不足以益中州之氣；不用辛散，且不足以破凝滯之陰。氣足而清者自昇，濁者自降，將結去而搶消矣，又何痹之有焉？（卷九）

沈明宗曰（《沈注金匱要略》）：此肝氣乘土挾濕痹於胸也。經云：風寒濕三氣合而爲痹。原非一邪所致，此上焦陽虛，而中氣亦虛，風乘於胃，反挾濁濕，上逆胸中，以致心中痞滿，爲留氣結在胸。肝氣挾風逆上，故胸滿而脅下逆搶心，所以桂枝、薤白通陽而行營衛，兼驅風邪外出，栝樓化痰而利氣，枳實、厚朴以下濁濕而開心下之痞。但中州氣弱，木必乘脾，故用參、朮、薑、甘，溫補中上二焦之氣，輔正驅邪，胃陽昇而厥陰退，痹著自開，所以人參湯亦主之。（卷九）

魏荔彤曰（《金匱要略方論本義》）：胸痹自是陽微陰盛矣。心中痞氣，氣結在胸，

正胸痹之病狀也。再連脅下之氣，俱逆而搶心，則痰飲水氣俱乘陰寒之邪動而上逆，胸胃之陽氣，全難支拒矣。前方以枳實、厚朴開鬱溫中，薤白、桂枝昇陽益胃，微用栝樓實而不用根，以甘代苦，使作先驅，引陽入陰。猶必先後煮治，以融和其氣味，俾緩緩蕩除其結聚之邪，又治胸痹之一法也。再或虛寒已甚，無敢姿爲開破者，惟以溫補其陽氣爲主，正氣得旺，而邪氣自消，又治胸痹從本治之一法也。（卷上）

吳謙曰（《醫宗金鑒》）：心中，即心下也。胸痹病，心下痞氣，悶而不通者虛也。若不在心下而氣結在胸，胸滿連脅下，氣逆撞心者實也。實者用枳實薤白桂枝湯主之，倍用枳、朴者，是以破氣降逆爲主也。虛者用人參湯主之，即理中湯，是以溫中補氣爲主也。由此可知痛有補法，塞因塞用之義也。（卷二十）

陳元犀曰（《金匱方歌括》）：枳實、厚朴泄其痞滿，行其留結，降其搶逆，得桂枝化太陽之氣，而胸中之滯塞自開，以此三藥與薤白、栝樓之專療胸痹者而同用之，亦去疾莫如盡之旨也。

此別胸痹證虛實之治。實者邪氣搏結，蔽塞心胸，故不用補虛之品，而專以開泄之劑，使痹氣開則搶逆平矣。虛者心陽不足，陰氣上彌，故不以開泄之劑，而以溫補爲急，使心氣旺則陰邪自散矣。（卷三）

丹波元堅曰（《金匱玉函要略述義》）：《聖濟總錄》曰：胸痹之病，其脉陽微而陰弦，陽虛則知在上焦，陰弦故令胸痹心痛，古方用理中湯，取緩其中氣。

《陰證略例》理中湯方後曰：若胸痹脅下妨悶者，加枳實半兩，茯苓半兩。

《御藥院方》枳實理中丸，治證與本條同。於理中丸中加枳實、茯苓、附子。

按《外臺》《崔氏》，療時行四五日，大下後，或不下，皆患心中結滿，兩脅痞塞，胸中氣急，厥逆欲絕，心胸高起，手不得近，思與增損理中丸。於本方中，加栝樓根、枳實、茯苓、牡蠣。正師胸痹人參湯之意，其效甚著。而王好古、許國禎，則移崔氏之方，以治本證，亦善於變通者矣。（卷上）

周孝垓曰（《金匱要略集解》）：張璐曰：痰氣結聚胸中，胸滿溢於經脉，故從脅下逆上以搶心也。二湯，一治胸中實痰外溢，用薤白桂枝以解散之；一治胸中虛痰內結，即用人參理中以清理之。一病二治，因人素稟而施也。（卷中）

曹穎甫曰（《金匱發微》）：寒縛於表而肺氣內停，清陽之位固已爲陰霾所據，日久遂變痰涎。痰積於上，故胸中痞氣留積不散，胸中爲上焦發水行氣之道路。下焦水道由腎下接膀胱，腎膀並在脅下，胸中阻塞，脅下水氣爲陰霾所吸，乃從脅下逆行，衝迫心下。嘗見土潤溽暑之時，雲陰晝晦，地中水氣，爲在上蒸氣吸收，暴奔於上，俗名掛龍。自非雷上動之，風以散之，雨以降之，安在於頃刻之間，俾天光下濟。枳實、栝樓實達痰下行，譬之雨；薤白通陽，譬之雷；厚朴燥濕，譬之風，而胸中陰霾之氣，乃一泄無餘矣。上無所引，則下無所吸，但得胸滿一去而脅下之逆搶自定。至於人參湯一方，乃服湯後調攝之方，而非胸痹正治，明者辨之。（卷之二）

陸淵雷曰（《金匱要略今釋》）：徐鎔本、俞橋本，留並作氣，屬上讀。《千金》第十三卷胸痹門載此條，作心中痞，氣結在胸。《外臺》第十二卷胸痹心下堅痞緩急門引範汪，作心中痞堅，留氣結於胸中。胸滿，脅下逆氣搶心。本草枳實條，《圖經》引《金匱》，同《外臺》。

此條云：人參湯亦主之，然其證候，則皆枳實薤白桂枝湯所主。蓋枳實厚朴主留氣結在胸；胸滿，桂枝主脅下逆搶心，薤白栝樓主胸痹心中痞也。人參湯即理中湯丸，其主證爲心下痞鞕，小便不利，或急痛，或胸中痹。二方有虛實之異，不可相代。故尾臺氏云：此條爲枳實薤白桂枝湯之正證。若人參湯證而胸痹者，乃與人參湯。今考《千金》，無人參湯亦主之一句。別一條云：治胸痹治中湯。《外臺》胸痹門，既引仲景《傷寒論》療胸痹理中湯。胸痹心下堅痞緩急門又引範汪枳實湯（即本方），載此條之主療。注云：《古今錄驗》《千金》同。此本仲景《傷寒論》方，知範孫王諸君所見仲景書。此二方本係別條，後人見人參湯條但云胸痹，別無證候，遂連爲一條耳。

《方極》云：枳實薤白桂枝湯，治胸中痹、滿痛者。《方機》云：治心中痞，胸脅滿，脅下逆搶心者，又治胸滿心痛或背痛者，兼用南呂或控涎丹，膈噎胸痛者，兼用控涎或紫圓。

《險證百問》云：真膈噎者，與枳實薤白桂枝湯，或栝樓薤白白酒湯，或茯苓飲，或小陷胸湯，以紫圓攻之。間有得治者，其治者，必有一塊物。自胸下於腹，初至脅下，按之則爲半月狀，盡下於腹則大如瓜，乃噎止。不吐飲食，及下穢物，則如瓜者減，而得痊愈。

《類聚方廣義》云：世所謂痰勞，欬嗽胸滿而痛，或脅肋肩背攣痛，多粘痰，或唾血者，宜此方。當以胸滿、胸背攣痛爲目的，兼用南呂丸或姑洗丸。

《方函口訣》云：此方治胸痹逆搶之勢甚。心中痞結者，爲栝樓薤白白酒湯一類之藥。然白酒湯以喘息胸痛爲主，半夏湯以心痛徹背不得臥爲主，此方則以脅下逆搶爲主，其趣各異也。新崎國林能，用之治心腹痛，及膈噎反胃云。

淵雷案：薤白三方之辨，淺田氏之說是矣。胸痹心痛，皆有喘息欬唾之證。然係消化器病，而非呼吸器之原發病。故三方者，別無治喘欬之藥，東洞、南涯、琴溪（見下文治驗）、林能，且以枳實湯治膈噎，謂中醫不明病理，不知診斷，吾不信也。

《生生堂治驗》云：某，患胸痛嘔吐七年，變爲膈噎，師診之，六脉細小，心下悸，有水聲瀝瀝然，與枳實薤白桂枝湯。赫赫圓（未詳）每服三十丸，三日，所下痢，皆黑色如漆，病勢頗退。後十數日，心中懊憹，吐出黑痰膠固，所患方除。後經十餘年之久，復發而死。（卷三）

《雜病辨要》云：若心中痞，逆滿搶心者，枳實薤白桂枝湯主之。若中氣虛寒而逆搶心，心中痞，胸滿者，人參湯主之。案理中湯丸之方解用法，詳《傷寒論今釋》霍亂篇。

《續建殊錄》云：一婦人，患胸痛一二年，發則不能食，食不能下咽，手足微厥，心下痞鞕，按之如石，脉沉結，乃與人參湯。服之數旬，諸證漸退，胸痛痊愈。（卷三）

原文 胸痹，胸中氣塞，短氣，茯苓杏仁甘草湯主之；橘枳薑湯亦主之。（六）
茯苓杏仁甘草湯方

茯苓三兩　杏仁五十個　甘草一兩

上三味，以水一斗，煮取五升，溫服一升，日三服。不差，更服。

橘枳薑湯方

橘皮一斤　枳實三兩　生薑半斤

上三味，以水五升，煮取二升，分溫再服。《肘後》《千金》云：治胸痺，胸中愊愊如滿，噎塞習習如癢，喉中澀，唾燥沫。

徐彬曰（《金匱要略論注》）：胸痺而尤覺氣塞、短氣，是較喘息更有閉塞不通之象，氣有餘之甚也，知下之壅滯多矣。故以杏仁利肺氣，而加茯苓以導飲，甘草以補中，不則恐挾微寒，橘、枳以利中上焦氣，而加生薑以宣之，胸痺本屬虛，而治之若此，氣塞之甚，故先治標，後治本也。（卷九）

李彣曰（《金匱要略廣注》）：肺主氣，其脉起於中焦，正當胸中部分，胸痺氣塞短氣，則肺氣不利矣。茯苓杏仁甘草湯，下氣和中。橘枳薑湯，亦寬胸利氣，行陽散逆之劑也。（卷中）

周揚俊曰（《金匱玉函經二注》）：胸痺既有虛實，又有輕重。故痺之重者，必徹背徹心者也；輕者不然。然而何以亦言痺？以其氣塞而不舒，短而弗暢也。然一屬手太陰肺，肺有飲，則氣海壅而不利，故以茯苓逐水，杏仁散結，用之當矣。又何取於甘草？蓋以短氣則中土不足也，土爲金之母也。一屬足陽明胃，胃中實，故君橘皮以理氣，枳實以消滿，且使積滯去而機竅通；更加生薑之辛，無處不宣，靡有遏抑，庶邪去而正自快。此同一實證中，而又有藏府之別也。（卷九）

沈明宗曰（《沈注金匱要略》）：此痺胸中之氣也。邪氣阻塞胸膈，肺氣不得往來流利，則胸中氣塞短氣。方用杏仁通調肺氣，以茯苓滲導飲濕下行，甘草和中，俾邪去則痺開而氣不短矣。然胸痺乃胸中氣虛，土濕寒濁陰氣以挾外邪上逆所致，故橘、枳、生薑善於散邪下濁，所以亦主之。（卷九）

魏荔彤曰（《金匱要略方論本義》）：則爲邪實而正不甚虛，陽微而陰不甚盛主治也。痺則必氣塞，氣塞則必短氣，前言之矣。今開降其氣，而諸證自除矣。方以茯苓淡滲健脾爲君，其邪必合寒濕相雜也，杏仁降氣寬胸，甘草和胃補虛，亦從緩而標本俱治之法也。再或塞阻之甚，方用橘皮爲君開鬱行氣，枳實除堅破積，生薑溫中散邪，較前法從急治其標，亦未失治本之意也。（卷上）

朱光被曰（《金匱要略正義》）：同是胸痺氣塞短氣，何又分主兩法處治？蓋上焦陽痺，清氣不行，濁飲上逆，必至氣塞短氣。然上焦受氣於中焦者也，設胃脘痰邪膠結，蒙閉上焦，則胸中亦必至氣塞短氣。是病機微有虛實上下之分，治法不可無輕重緩急之異。果其上焦不開也，則宜用茯苓、杏仁輕清之品，以宣泄之。果其中焦痰滯也，則宜用橘、枳、生薑苦辛之味，以降泄之。此不可無分疆致治也，但一病之中，治亦有先後，先輕而後重，先上焦而後及中下，二方命意，其亦有秩然之次第歟！（卷上）

丹波元簡曰（《金匱玉函要略輯義》）：〔程〕膻中爲氣之海，痺在胸中，則氣塞短氣也。《神農經》曰：茯苓主胸脅逆氣，杏仁主下氣，甘草主寒熱邪氣，爲治胸痹之輕劑。

〔程〕氣塞氣短，非辛溫之藥，不足以行之。橘皮枳實生薑辛溫，同爲下氣藥也。《內經》曰：病有緩急，方有大小。此胸痹之緩者，故用君一臣二之小方也。（卷二）

陳元犀曰（《金匱方歌括》）：受業林禮豐按：胸痹胸中氣塞者，由外邪搏動內飲，充塞於至高之分，閉其氣路，非辛溫不能滌飲散邪，非苦泄不能破塞調氣。故重用橘皮、生薑之大辛大溫者，散胸中之飲邪；枳實之圓轉苦辛者，泄胸中之閉塞，譬之寇盜充斥，非雄師不能迅掃也。至若胸痹短氣，乃水邪射肺阻其出氣，只用甘草奠安脾氣，杏仁開泄肺氣，重用茯苓清治節，使水順趨於下，水行而氣自治，譬之導流歸海而橫逆自平也。二方並列，一用辛開，一用淡滲。學者當臨機而酌宜焉。（卷三）

丹波元堅曰（《金匱玉函要略述義》）：《聖濟》治風寒客於肝經，膈脘痞塞，脅下拘痛，常欲蹈其胸上，名肝着。蹈胸湯方，於本方，加桔梗、甘草、薤白。（卷上）

周孝垓曰（《金匱要略集解》）：張璐曰：短氣不足以息者實也。二方，一以疏利肺氣，一以疏利胃氣。（卷中）

葉霖曰（《金匱要略闕疑》）：痞是虛邪，胸滿而連及脅下，陰霾不開，病在陽氣不能宣通。二方皆是通陽，而補瀉各異。（卷下）

嚴鴻志曰（《金匱廣義》）：胸中氣塞，乃肺氣不宣也。不宣則短氣不足以息。夫肺爲華蓋，心居其中，肺氣窒則心系急，雖痛不甚，而痹象已具，用茯苓杏仁甘草利其肺氣，或用橘枳薑湯開其胸痹也。（卷二）

曹穎甫曰（《金匱發微》）：胸中氣塞，其源有二。一由水淳傷氣，一由濕痰阻氣。水傷氣，以利水爲主，而用茯苓爲君，佐杏仁以開肺，甘草以和中，而氣自順。濕痰阻氣，以疏氣爲主，而君橘皮、枳實以去痰，生薑以散寒，而氣自暢。證固尋常，方亦平近，初無深意者也。（卷之二）

陸淵雷曰（《金匱要略今釋》）：《方極》云：茯苓杏仁甘草湯，治悸而胸中痹者。《方機》云：治短氣息迫，或喘急者，兼用紫圓。酒客最多此病，以此湯，大有效。湯本氏云：余之經驗，本方證老人最多。

《成績錄》云：一男子，短氣息迫，喘不得臥，面色青，胸中悸，脈沉微。先生與茯苓杏仁甘草湯，服之三帖，小便快利，諸證痊愈。

原注所引《肘後》《千金》《外臺·胸痹噎塞門》引仲景《傷寒論》，同。方後注云：《肘後》，《小品》，文仲，深師，範汪，《古今錄驗》，《經心錄》，《千金》，同。《類聚方廣義》云：《諸病源候論》，“噎塞”下有“不利”二字，是。《脈經》曰：實脈大而長，微絃，應指愊愊然。注：愊愊，堅實貌。又《外臺》甘草瀉心湯方後云：兼治下利不止，心中愊愊堅而嘔，腸中鳴者，按愊愊，填塞之義也。和久田氏云：噎塞，習習如癢者，每食時，咽中常若癢也。橘皮解胸中氣滿，枳實破痞退痰，生薑開胃祛冷，是此方之意也。

《方極》云：橘皮枳實生薑湯，治胸中痹，滿而嘔者。《方機》云：治胸中痞塞，逆滿短氣者，又治呃逆不止者。（卷三）

原文 胸痹緩急者，薏苡附子散主之。（七）
薏苡附子散方
薏苡仁十五兩　大附子十枚，炮
上二味，杵爲散，服方寸匕，日三服。

徐彬曰（《金匱要略論注》）：緩急是肢節之筋，有緩有急，乃胸痹之邪淫及於筋也。肝主筋，乙癸同原，明是龍雷之火不足，故得以痹胸之氣，移而痹筋。以舒筋之薏苡，合附子以温起下元，則陽回而痹自去，用散者，欲其漸解之也。（卷九）

李彣曰（《金匱要略廣注》）：胸痹者，中氣虛寒痞塞所致。緩急者，或緩而痛暫止，或急而痛復作也。薏苡仁入脾以和中，入肺而利氣；附子温中行陽。爲散服，則其效更速矣。（卷中）

周揚俊曰（《金匱玉函經二注》）：胸痹緩急者，痹之急證也。寒飲上聚心膈，使陽氣不達，危急爲何如乎？故取薏苡逐水爲君，附子之辛熱爲佐，驅除寒結，席卷而下，又烏能不勝任而愉快耶？（卷九）

沈明宗曰（《沈注金匱要略》）：此寒濕痹於經絡，即寸口脉沉而遲，虛寒之方也。胸中陽虛，風寒濕陰之邪混合上逆，痹着胸背經絡，筋脉不和，或緩或急而痛，曰胸痹緩急。所以附子補陽驅寒，同薏苡舒筋燥濕，俾邪去則不緩急矣。（卷九）

魏荔彤曰（《金匱要略方論本義》）：爲陰寒之邪在胸停滯，發爲上逆，緩急不時者主治也。薏苡仁下氣寬胸，附子温中散邪，爲邪盛甚而陽微亦甚者立法也。（卷上）

尤怡曰（《金匱要略心典》）：陽氣者，精則養神，柔則養筋，陽痹不用，則筋失養而或緩或急，所謂大筋軟短，小筋弛長者是也。故以薏苡仁舒筋脉，附子通陽痹。（卷中）

吳謙曰（《醫宗金鑒》）：緩急者，謂胸痹痛而時緩時急也。當審其緩急而施治。若緩而不急者，以栝樓薤白白酒湯主之。今時緩時急，故以薏苡附子散，急通痹氣，以迅掃陰邪也。（卷二十）

丹波元簡曰（《金匱玉函要略輯義》）：《外臺》，引《古今錄驗》痹下，有偏字。案緩急之緩，或謂絞字之訛，此說似是而却非。（卷二）

陳元犀曰（《金匱方歌括》）：薏苡稟陽明金氣，金能制風，肝爲風藏而主筋，取治筋之緩急，人之所知也。合附子以大補陽氣，其旨甚奧。經云：陽氣者，精則養神，柔則養筋是也。《傷寒論》桂枝加附子湯與此相表裏。（卷三）

嚴鴻志曰（《金匱廣義》）：若胸痹之痛，有時緩時急者，乃邪正相戰之象，邪氣勝則痛，正氣勝則止。治宜扶正袪邪，故用薏苡入肺利氣，附子温中行陽。爲散服之者，俾散其痹，而其效更速矣。乃喻昌謂胸中之陽痹而不舒，其經脉所過，非緩即急，失其常度，故用薏苡仁舒其經絡，附子復其胸中之陽，亦通。（卷二）

曹穎甫曰（《金匱發微》）：胸痹緩急，仲師以薏苡附子散爲主治之方。薏苡去濕，附子散寒，此固盡人能言之，但緩急二字，畢竟當作何解，病狀未知而妄議方治，恐亦誤人不淺也。蓋胸爲太陽出入之道路，濕痹則痛，平時痛緩，遇寒則痛急，故謂之緩急。方用薏苡以去濕，大附子以散寒，欲藥力之厚，故散而服之。病不可以急攻，故緩而進之。方中薏苡用至十五兩，大附子十枚，以今權量計，大附子每枚當得一兩，則十枚亦得十五兩矣，誰謂古今權量之不同耶？（卷之二）

陸淵雷曰（《金匱要略今釋》）：元堅云：此緩急，主在急字，非或緩或急之謂。

淵雷案：此條言發作性肋間神經痛之治法，緩急正謂痛或緩或急，即西醫所謂發作性也。平時如無病，爲緩；發作而痛劇，爲急。當其緩時，無須服藥；急則薏苡附子散以救其急。然則雖謂或緩或急，主意仍在急字也。

程氏云：寒邪客於上焦則痛急，痛急則神歸之，神歸之則氣聚，氣聚則寒邪散，寒邪散則痛緩。此胸痹之所以有緩急者，亦心痛去來之義也。淵雷案：《靈樞·周痹》篇云：風寒濕氣客於外分肉之間，迫切而爲沫，沫得寒則聚，聚則排分肉而分裂也。分裂則痛，痛則神歸之，神歸之則熱，熱則痛解，解則他痹發，發則如是。此程說所本也。痛則神歸，氣血奔集於痛處，以爲救護也。氣血所聚則熱，故曰神歸則熱。從藥測病，知胸痹之所以急，正因局部虛寒，神經拘急之故，特無所謂寒邪耳。

丹波氏云：《外臺》引《古今錄驗》，載薏苡仁散二方。初一方用薏苡仁五百枚。甘草三兩，後一方與本方同，唯用薏苡仁一千五百枚。云，此方出僧深，範汪同，仲景方用薏苡仁十五兩。淵雷案：二方主療，皆云療胸痹偏緩急。

《聖惠方》云：薏苡仁散，治胸痹心下堅痞緩急。薏苡仁二兩，附子二兩炮，甘草一兩炙。上擣篩爲散，每服三錢，以水一中盞，入生薑半分，煎至六分，去滓，稍熱頻服之。

《方極》云：薏苡附子散，治胸中痹，惡寒者。《類聚方》云：當有惡寒或浮腫證。

龜鼻老人《用方經權》云：身體麻痹，如隔韉搔癢之證，或遍身生疣子之類，與此方有效。淵雷案：遍身生疣子，薏苡仁爲特效藥，而本草不言。

《類聚方廣義》云：《本草綱目》薏苡仁條引《金匱》，作周痹緩急。按《金匱·水病》篇曰，身腫而冷，狀如周痹。本方用於今之胸痹，痛休作有緩急者，或一身痹而惡寒，或浮腫疼痛者，皆有效。且宜本方與薏苡附子敗醬散共㕮咀而煮服。

元堅云：焦循雕菰集。羅浩《醫經餘論·序》曰：其論本草，以神農經爲主，而證以南陽之方，以薏苡主筋急拘攣，故《金匱》胸痹緩急者主之，用以健脾利濕，則失其義。程氏云：薏苡仁以除痹下氣，大附子以溫中散寒。（卷三）

原文 心中痞，諸逆，心懸痛，桂枝生薑枳實湯主之。（八）

桂薑枳實湯方

桂枝　生薑各三兩　枳實五枚

上三味，以水六升，煮取三升，分溫三服。

徐彬曰（《金匱要略論注》）：此以下，不言胸痹，是不必有胸痹的證矣。但心中痞是陰邪凝結之象也，非因初時氣逆不至此，然至心痛如懸，是前因逆而邪痞心中，後乃邪結心中，而下反如空矣。故以桂枝去邪，生薑、枳實宣散而下其氣也。（卷九）

李彣曰（《金匱要略廣注》）：《靈樞》：腎脉從肺出絡心，心如懸，若飢狀，此腎病也。蓋心君上而火欲其下降，腎居下而水欲其上昇，爲水火既濟。心中痞，則心火不下降，腎水亦不上昇，是爲心腎不交，故諸氣上逆，心懸痛虛懸而空痛。用桂枝、生薑行陽而止痛，枳實下氣而散逆也。（卷中）

周揚俊曰（《金匱玉函經二注》）：枳實、生薑，原以治氣塞，況於痞乎？故較前條稍減輕分兩，使痞者下其氣以開之。懸痛屬飲者，得生薑以散之，既足建功矣。乃去橘皮而用桂枝者，以所逆非一，或腎氣上衝，正未可知，桂伐腎邪，正其能事，不但調和榮衛，爲去痞臣也。（卷九）

沈明宗曰（《沈注金匱要略》）：此濕陰上痹，又互《內經》厥心痛之旨，因風而出方也。上焦陽氣不治，風寒濕邪上逆，搏結於胸，清濁混亂，則心中痞，當以行陽驅邪開痞之治也。蓋諸逆心懸痛，乃發《內經》諸藏之邪上逆於心，內無痰飲相挾，故不滿而更空痛，爲諸逆心懸痛，與痰飲相結痞滿之痛迥殊。然厥心痛，必因風寒挾引藏府之氣上逆而發。此但以風邪立方，所以桂枝、生薑以和營衛而驅邪外出，枳實下逆化痰而開痞結，用開心中痞。五藏厥逆諸痛，共出一方，令人仿此以爲同治，具爲聖法。（卷九）

魏荔彤曰（《金匱要略方論本義》）：心中痞，即胸痹之氣塞阻滯悶也。諸逆，兼有形無形之邪爲言，氣塞則逆，逆則諸氣隨之上逼於心，心爲邪氣所侵，斯懸而痛，俱爲陽微而邪痞之故也。主之以桂枝生薑枳實湯，無非昇陽散邪，開鬱行氣之治也，爲胸痹而心痛者立法也。（卷上）

尤怡曰（《金匱要略心典》）：諸逆，該痰飲、客氣而言；心懸痛，謂如懸物動搖而痛，逆氣使然也。桂枝、枳實、生薑，辛以散逆，苦以泄痞，溫以袪寒也。（卷中）

吳謙曰（《醫宗金鑒》）：心中痞，即上條心中痞氣也。諸逆，諸氣上逆也。上條之逆，不過撞心而不痛；此條之逆，則心懸而空痛，如空中懸物動搖而痛也。用桂枝生薑枳實湯，通陽氣破逆氣，痛止痞開矣。（卷二十）

黃元御曰（《金匱懸解》）：心中痞塞，諸氣上逆，心懸作痛，以膽胃不降，胸膈鬱滿，阻硋厥陰昇路，衝擊作疼。桂枝生薑枳實湯，枳、薑降濁而瀉痞，桂枝疏木而下衝也。（卷十六）

朱光被曰（《金匱要略正義》）：心痛即徹於背，背痛即徹於心，中間絕無正氣存貯，止任陰邪往來衝激，虛寒何等。爰用赤石脂，性濇味甘，稟堅凝之土德，鎮守中央，以堵截陰邪往來之道路。而以烏、附、薑、椒，群隊辛熱之品，以扶陽袪陰，允爲陰寒痹痛之主方。（卷上）

陳元犀曰（《金匱方歌括》）：心下痞者，心陽虛而不布，陰邪潛居心下而作痞也。尤云：諸逆，該痰飲客氣而言。心懸痛者，如空中懸物搖動而痛也。此注亦超。主以桂枝生薑枳實湯者，桂枝色赤，補心壯陽；生薑味辛，散寒降逆；佐以枳實之味苦氣香，苦主泄，香主散，爲泄痞散逆之妙品，領薑、桂之辛溫旋轉上下，使陽氣普照，陰邪迅掃而無餘耳。（卷三）

周孝垓曰（《金匱要略集解》）：張璐曰：心中痞者，心氣逆於上也，上氣逆，則中下亦逆，氣逆則經脉亦逆，故爲諸逆。上下氣逆，脉不交通，心主孤懸於上，不得營氣以和之，則必懸痛。桂枝行心氣以散痞，薑枳疏中焦以通經也。（卷中）

嚴鴻志曰（《金匱廣義》）：心中痞，即上條心中氣痞；諸逆，諸氣上逆也；心懸痛，心若懸空，無所依附，皆緣諸逆所致，而疼痛異常也，用桂枝生薑枳實湯辛散苦降，庶乎其痞則解，其逆則平，其痛則止矣。

按：喻昌曰：胸痹之證，乃陽氣不用，陰氣上干之候也。然有微甚不同，微者但通其上焦不足之陽，甚者必驅其下焦厥逆之氣。通胸中之陽，以薤白、白酒，或栝樓、半夏、桂枝、枳實、厚朴、乾薑、白朮、人參、甘草、茯苓、杏仁、橘皮，擇用對證三四味，即成一方，不但苦寒不入，即清涼盡屏。蓋以陽通陽，陰分之藥，所以不得預也。甚者則用附子、烏頭、蜀椒大辛熱，以驅下焦之陰，而復上焦之陽。補天浴日，在醫手眼，奈何後世總不知胸痹爲何病耳。又謂嘔吐噦篇中，有一條「病人胸中似喘不喘，似嘔不嘔，似噦不噦，徹心中憒憒然無奈者，生薑半夏湯主之」，必編者誤列於彼，實與胸痹無異，胡用方亦同。蓋陽受氣於胸，陰乘陽位，阻其陽氣布息呼吸往來之道，若喘若嘔若噦，實又不然，但覺憒亂無可奈何，故用半夏、生薑之辛溫，以燥飲散寒，則陽得以布，氣得以調，而胸際始曠也。《千金》用橘皮、吳茱萸，及加竹茹、人參，皆此例也。

考《千金》，治胸痹連背痛，用細辛散，即細辛、甘草各二兩，枳實、生薑、栝樓實、乾地黃、白朮各三兩，桂心、茯苓各五兩。胸中逆氣，心痛徹背，少氣不食，用前胡湯，即前胡、甘草、半夏、芍藥各二兩，黃芩、當歸、人參、桂心各一兩，生薑三兩，大棗三十枚，竹葉一升。胸中愊愊如滿，噎塞習習如癢，喉中澀燥唾沫，用橘皮枳實生薑湯，不應，用治中湯，即人參、白朮、乾薑、甘草各三兩。胸痹，腹背閉滿，上氣喘息，用下氣湯，即杏仁四十七枚，大腹檳榔二十七枚。胸背疼痛，用熨背散，即烏頭、細辛、附子、羌活、蜀椒、桂心各五兩，芎藭一兩六銖，足補《金匱》之未逮，要在學者詳求耳。（卷二）

陸淵雷曰（《金匱要略今釋》）：此條言胃神經痛之治法，用生薑、枳實，故知病在胃也。《肘後方》作心下牽急懊痛。

程氏云：心中痞，即胸痹也。諸逆，如脅下逆搶心之類。尤氏云：諸逆，該痰飲客氣而言。伊澤信恬云：懸牽，音義相同。懸痛，謂牽急而痛，《肘後》可證。又《巢源》有心懸急懊痛候；《千金》養胎篇，有腹滿懸急、心下懸急之文，亦並懸牽通用之徵也。（《金匱述義》引）淺田宗伯《傷寒雜病辨證》云：心痛有結痛、懸痛之異。心中支結而痛，此爲結痛；若從他處絃引而痛，此爲懸痛。懸絃通，懸癖古或作絃癖。《巢源》云：癖氣在脅肋間，絃互而起，欬唾則引脅下懸痛，所以謂之懸癖也，此可徵懸痛即絃痛矣。淵雷案：懸牽絃，並音近義通。心懸痛，謂心窩部牽引痛也。此正是胃神經痛之證候，或以懸爲空虛懸掛之義，非也。

《肘後方》云：治心下牽急懊痛方。（即本方）

《外臺》云：仲景《傷寒論》，心下懸痛，諸逆大虛者，桂心生薑枳實湯主之。

《方極》云：桂枝生薑枳實湯，治胸滿上逆，或嘔者。《類聚方》云：當有嘔證。

又云，"痞"下脫"滿"字耶。《方機》云：治心中痞，逆滿，心痛者。又治逆滿，吐出水，不受水藥者，並用消塊或南呂。

《雜病辨要》云：心包絡挾寒飲而微痛者，名曰心痛。心中痞，諸逆，心懸痛者，桂枝生薑枳實湯主之。

湯本氏云：余於狹心證，用大柴胡桃核承氣合方，屢奏奇效。蓋合方中包含桂枝生薑枳實湯故也。淵雷案：湯本以其所治爲狹心證。然用大柴胡桃核承氣，則知病在胃腸，是胃神經痛，非狹心證也。淺田氏以爲心包絡痛，亦未覈。《成績錄》云：一婦人患吐水，水昇胸間，漫漫有聲，遂致吐水，每日晡而發，至初更乃已。諸醫與大小柴胡湯及小半夏湯之類，無效。先生診之，用桂枝枳實生薑湯，乃痊愈。

又云：賈人津國屋某者之僕，謁曰：吾疾常起於薄暮，逮初更而止。其初起，橫骨（謂肋骨也）下邊有聲，漸昇至心下，此時必胸痛，大吐水，而後如平日，其他無所苦。衆醫交療，五旬而不差。先生診之，與桂枝枳實生薑湯，三服，病頓除。

又云：一男子，患吐水數十日，羸瘦日加，其證，每至黃昏，臍傍有水聲，揚騰上迫，心下滿痛，吐水數升，至初更必止，飲食如故。先生投桂枝枳實生薑湯，其夜水雖上行，然遂不吐。翌夜，諸證盡退，五六日而痊愈。淵雷案：以上三案，病證如出一轍，皆服桂枝枳實生薑湯而愈。此方治吐水，古人所未言，而《方機》言之，大抵《方極》之主療，出於理論。《方機》之主療，由於經驗。應用醫藥，經驗往往勝理論，讀古人書者，不可不知。（卷三）

原文 心痛徹背，背痛徹心，烏頭赤石脂丸主之。（九）

烏頭赤石脂丸方

蜀椒一兩—法二分　烏頭一分，炮　附子半兩，炮—法一分　乾薑一兩—法一分　赤石脂一兩—法一分

上五味，末之，蜜丸如梧子大，先食服一丸。日三服。不知，稍加服。

徐彬曰（《金匱要略論注》）：心背本屬兩面中之空竅，乃正氣所貯以通上下者，今心痛則通徹於背，背痛則通徹於心，明是正氣不足，而寒邪搏結於中。故以烏、附、薑、椒溫下其氣，而以赤石脂入心而養血，且鎮墜輯浮以安其中，邪去而胸中之正氣自復，則痛止矣。（卷九）

李彣曰（《金匱要略廣注》）：心痛在內而徹背，則內而達外矣；背痛在外而徹心，則外而入於內矣。故既有附子溫中，而復用烏頭走表，乾薑行陽散寒，蜀椒下氣開鬱。然心主血，不可無入血分之藥以和之，赤石脂入心經血分，性溫體重，性溫則能生陽氣於陰血之中，體重則能降痞氣於胸膈之下矣。（卷中）

周揚俊曰（《金匱玉函經二注》）：心痛徹背，背痛徹心，乃陰寒之氣厥逆而上干者，橫格於胸背經脉之間，牽連痛楚，亂其氣血，紊其疆界。此而用氣分諸藥，則轉益其痛，勢必危殆。仲景用蜀椒、烏頭，一派辛辣，以溫散其陰邪。然恐胸背既亂之氣難安，而即於溫藥隊中，取用乾薑之泥、赤石脂之澁，以填塞厥氣所橫衝之新隊。俾胸之

氣自行於胸，背之氣自行於背，各不相犯，其患乃除。此煉石補天之精義也。今人知有溫氣、補氣、行氣、散氣諸法矣，亦知有堵塞邪氣攻衝之寶，令胸背陰陽二氣並行不悖者哉。（卷九）

沈明宗曰（《沈注金匱要略》）：此上焦陽虛受寒也。邪感心包絡，經氣應外俞，則心痛徹背。邪襲背俞，氣從內走，則背痛徹心。俞藏相通，內外之氣相引，則心痛徹背，背痛徹心。故用烏頭、薑、椒，味辛氣熱，通陽散寒，赤石脂入心養血，鎮墜輯浮之氣而安中驅邪，俾正氣復而邪散痛止。然有風客背俞，痛亦如是，非盡屬寒，臨證以脉辨之則的。（卷九）

吳謙曰（《醫宗金鑒》）：上條心痛徹背，尚有休止之時，故以栝樓薤白白酒加半夏湯平劑治之。此條心痛徹背，背痛徹心，是連連痛而不休，則爲陰寒邪甚，浸浸乎陽光欲熄，非薤白白酒之所能治也，故以烏頭赤石脂丸主之。方中烏、附、椒、薑，一派大辛大熱，別無他顧，峻逐陰邪而已。（卷二十）

陳元犀曰（《金匱方歌括》）：喻嘉言曰：前後牽連痛楚，氣血疆界俱亂，若用氣分諸藥，轉益其痛，勢必危殆。仲景用蜀椒、烏頭一派辛辣，以溫散其陰邪，然恐胸背既亂之氣難安，而即於溫藥隊中，取用乾薑之守、赤石脂之濇，以填塞厥氣所橫衝之新隊，俾胸之氣自行於胸，背之氣自行於背，各不相犯，其患乃除，此煉石補天之精義也。今人知有溫氣、補氣、行氣、散氣諸法，亦知有填塞邪氣攻衝之訣，令胸背陰陽二氣並行不悖也哉！（卷三）

高學山曰（《高注金匱要略》）：細按證治，其脉亦當陽微陰弦，但微脉固在寸口，而陰弦之脉，當在關以下之尺中耳。人身心胸中之真陽，外爲周身衛氣之根，內爲中下二焦之主。真陽上虛，而脾胃之邪，就近犯之，則爲四、五、六、七等條之證。若夫腎爲牡藏，肝居至陰之下。其虛寒之邪，比之吳楚諸夷，周室既衰，而澤國蠻荊亦來遠窺王室矣。然肝腎之陰邪上犯，較之中土之逆爲尤甚。故心痛徹背，與四條之證既同。而胸陽內虧，衝氣衰薄，寒從背入，且與下陰之逆，起而貫痹者，同類而兩相感召，故背痛而又內徹於心也。夫三焦之化，陽從底生。蓋以命門之溫熱，蒸熟水穀，而化悍氣，然後上熏如霧，而貯爲胸陽者也。況本證又屬下焦之寒逆乎，是非溫下以溫上不可也，故以烏頭之老陽，壯先天之元氣；以附子之生陽，發後天之化氣；取蜀椒之辛斂者，所以補其陽而封之固之也；取乾薑之辛散者，又所以種其根而昇之舉之也。總交於氣重色赤之石中脂髓，以爲使者，氣重易致下行，色赤偏宜陰藏，石中之脂髓，豈非欲其入精血中，而溫資始之化源乎？丸非湯散之僅行上中者可比，且先食服之，故知其責在下焦也。弦脉主痛，今心痛徹背，背痛徹心，皆由於肝腎之邪，故知其陰弦在尺中，而非三條之所謂關上脉云云者也。

凡胸無痹病，而乍中寒者，亦有心背徹痛之證，並主此丸。故曰，此與上條俱就胸痹之證，而推廣言之者。

葉霖曰（《金匱要略闕疑》）：此方大溫，而用堵塞，不用通法，蓋全無痰滯等因，只有虛寒故也。凡古方有堵塞一法，後人不講久矣。（卷下）

陸淵雷曰（《金匱要略今釋》）：《千金》第十三卷心腹痛門，名烏頭丸，注云範汪不用附子，崔氏用桂半兩，爲六味。《外臺》第七卷心背徹痛門，引仲景《傷寒論》，注云：《千金》，必效。文仲、範汪、《經心錄》等同。出第十五卷中，又冷氣心痛門，引崔氏：療心痛與冷氣痛者，特相宜烏頭丸，即六味之方。方後云：此方，丹陽有隱士出山，云得華佗法，其療略同。若久心痛，每旦服三丸，稍加至十丸，盡一劑，遂終身不發。

《方輿輗》云：心腹痛已經年者，服此二三劑則得痊。

《續藥徵》云：烏頭赤石脂丸證不具，但云治心痛徹背、背痛徹心者。雖然，此方豈惟治心背徹痛乎？後世誤載之《金匱要略》心痛病篇內，故世醫皆以爲但治心痛之方也。枬案此方，本當在六經病篇內某證條下，而治心痛徹背、背痛徹心者矣。今詳前後之條，及病證方法，蓋厥陰病、蚘厥、心痛徹背、背痛徹心、下利惡寒者，主之。當是同甘草粉蜜湯、大建中湯等，在烏梅丸之前後矣。《外臺秘要》第七心背徹痛方內曰：仲景《傷寒論》，心痛徹背，背痛徹心，烏頭赤石脂丸主之。小注云：出第十五卷中，然則是本《傷寒論》厥陰病篇內方，而必有前後之證存矣。何以言之，則蜀椒治蚘厥，乾薑治下利腹痛，烏頭附子並治四肢厥逆，赤石脂惟治下利。由此觀之，此方豈惟治心背徹痛乎？余嘗疑烏梅能治蚘，故蚘厥心痛徹背背痛徹心，則此方不可無烏梅矣。然則烏頭是烏梅之誤矣乎？凡仲景之方，無烏頭、附子併用者，則益知烏頭是烏梅之誤矣。枬又按《外臺秘要》第七久心痛方內，有範汪療久心痛方，又名烏頭赤石脂丸。方內有桂心，無附子，此爲異耳。或疑附子是桂枝之誤矣乎，桂枝能治上衝而厥者。烏頭、附子，本同物同功，併存以俟明者試驗而已。（卷三）

原文 九痛丸：治九種心痛。

附子三兩，炮　生狼牙一兩，炙香　巴豆一兩，去皮心，熬，研如脂　人參　乾薑　吳茱萸各一兩

上六味，末之，煉蜜丸如梧子大，酒下。强人初服三丸，日三服；弱者二丸。兼治卒中惡，腹脹痛，口不能言；又治連年積冷，流注心胸痛，並冷腫上氣，落馬墜車血疾等，皆主之。忌口如常法。

徐彬曰（《金要略論注》）：凡心痛不離於寒，或有稍滯之積，故亦以乾薑、附子爲主，而加吳萸以降濁陰，狼牙以去浮風，巴豆以逐留滯，邪非虛不着，故加人參以養正，兼治卒中惡及連年積冷血疾者，養正驅邪，氣通而諸證悉愈耳。（卷九）

李彣曰（《金匱要略廣注》）：心痛九種，飲、食、寒、熱、氣、血、悸、蟲、疰也，一云飲、食、風、寒、熱、悸、蟲、忤、疰。諸書亦各不同，總之心痛悉屬虛寒，用人參補之，薑、附、吳茱萸、巴豆等以溫之。狼牙味苦酸，有毒，散邪氣，殺腹藏蟲也。（卷中）

周揚俊曰（《金匱玉函經二注》）：丸以九名，能治九種心痛，吾不知其治何者爲九也。且兼治卒中惡，腹脹痛，口不能言，又治連年積冷，流注心胸痛；並冷衝上氣，落馬墜車，血疾等，皆主之。由此言之，則知熱以去冷，辛以開鬱，降以治逆，香以散

結，甘以補正，毒以攻毒，萃群力於一方，合諸毒而不顧，用力少而成功多者。正以君主之地，無使竊發，故無禮於側，鷹鸇逐之，況於胞絡受害，不啻震驚輩轂者乎？此寧速無寧緩者也。然則火痛亦可治歟？曰：可。何也？此從治之法也。觀落馬墜車以及血疾。則皆因傷而滯，或素有瘀所，痛即不關於心者，無不可治也，明矣。（卷九）

沈明宗曰（《沈注金匱要略》）：《內經》有五藏胃府心痛，並痰、蟲、食、積，即爲九痛也。心痛之因，非風即寒。故以乾薑、附子驅寒壯陽，吳茱萸能降肝藏濁陰下行，生狼牙善驅浮風，以巴豆驅逐痰、蟲、陳滯之積，人參養正驅邪。蓋治中惡腹脹痛，口不能言，連年積冷，流注心胸痛，並冷氣上衝、落馬墜車、血疾等證者。因其藥品氣血皆入，補瀉攻伐皆備故也。（卷九）

丹波元堅曰（《金匱玉函要略述義》）：本篇題云胸痹心痛，而首條則二證並論。其他諸條，皆爲胸痹立方。栝樓薤白半夏湯，心痛徹背，不過言心胸痛甚。桂枝生薑枳實湯，心中痞，前注猶以爲胸痹。心痛，則僅烏頭赤石脂丸一方已。故二證之辨，難就而可考。以臆測之，胸痹其痛頗泛，心痛其痛殊緊，胸痹則病淺，心痛則病深。蓋二證中，更自有輕重之別，而其實似無大異同。故胸痹之方，足以治心痛，至真心痛，則固屬不治。仲景略而不言，殆以此也。短氣一證，病屬上焦，故亦連類並及者歟。（卷上）

周孝垓曰（《金匱要略集解》）：喻昌曰：九種心痛，乃久客之劇證，如腎水乘心、腳氣攻心之類。以其久着之邪，不同暴病，故藥則加峻；而湯改丸，取緩攻，不取急蕩也。痛久血瘀，陰邪固結，故用參附溫氣散邪，加生狼牙、巴豆、吳茱萸驅之，使從陰竅而出，以其邪據胸中，結成堅壘，非直擣其巢，則邪終不去耳。（卷中）

陸淵雷曰（《金匱要略今釋》）："衝"，趙刻及俞本並誤"腫"，今從全書及徐本改。此條，徐氏、沈氏、尤氏標"附方"二字，趙氏、程氏亦云非仲景方，是也。方出《千金》第十三卷心腹痛門，云：九痛丸，治九種心痛，一蟲心痛，二注心痛，三風心痛，四悸心痛，五食心痛，六飲心痛，七冷心痛，八熱心痛，九去來心痛，此方悉主之，并療冷衝上氣，落馬墜車血疾等。其方附子、乾薑各二兩，生狼毒四兩，無狼牙，餘同本方。方後云：空腹服如梧子一丸，卒中惡，腹脹痛，口不能言者，二丸。日一服，連年積冷，流注心胸者，亦服之，好好將息。神驗。《外臺》第七卷九種心痛門引《千金》，名附子丸。注云：必效，《經心錄》同，亦不云仲景方。案狼牙，《本經》云：味苦寒，有毒，主邪氣熱氣，疥瘙惡瘍瘡痔，去白蟲。《大明》云：殺腹藏一切蟲，止赤白痢。狼毒，《本經》云：味辛平，有大毒，主欬逆上氣，破積聚飲食、寒熱水氣、惡瘡鼠瘻疽蝕、鬼精蠱毒，殺飛鳥走獸。《別錄》云：除胸下積癖。是二藥俱主惡瘡瘍，俱能殺蟲，而狼毒獨主欬逆上氣，胸下積癖。則九痛丸所用，當是狼毒，非狼牙也。

程氏云：心痛雖分九種，不外積聚痰飲結血蟲注寒冷而成。附子、巴豆，散寒冷而破堅積；狼牙、茱萸，殺蟲注而除痰飲；乾薑、人參，理中氣而和胃脘；相將治九種之心痛。巴豆除邪殺鬼，故治中惡腹脹痛口不能言，連年積冷，流注心胸痛，冷氣上衝，皆宜於辛熱，辛熱能行血破血，落馬墜車，血凝血積者，故並宜之。（卷三）

腹滿寒疝宿食病脉證治第十

原文 趺陽脉微弦，法當腹滿，不滿者必便難，兩胠疼痛，此虛寒從下上也，當以溫藥服之。（一）

李彣曰（《金匱要略廣注》）：趺陽，胃脉也在脚面上，胃經循腹裏。微爲陰脉，弦屬肝脉，此陽氣不足，胃中虛冷所致。《內經》云胃中寒則脹滿是也。不滿者必便難，寒氣閉結也。胠，脅下也，肝經布脅肋。胠痛，肝氣滯也，虛則必寒，肝居下部，胃居中焦，在肝之上，由肝而至胃，此虛寒從下而上，乃肝木侮脾之象也，服溫藥以散虛寒之氣。（卷中）

周揚俊曰（《金匱玉函二注》）：嘉言云：趺陽，脾胃之脉，而見微弦，爲厥陰肝木所侵侮，其陰氣橫聚於腹，法當脹滿有加。設其不滿，陰邪必轉攻而上，決無輕散之理。蓋陰邪既聚，不溫必不散；陰邪不散，其陰竅必不通，故知其便必難，勢必逆攻兩胠而致疼痛，較腹滿更進一步也。虛寒之氣，從下而上，由腹而胠，才見一斑。亟以溫藥服之，俾陰氣仍從陰竅走散，而不致上攻，則善矣。

仲景所謂此虛寒自下上也，當以溫藥服之，包舉陰病證治，了無剩義。蓋寒從下上，正地氣上天之始，用溫則上者下，聚者散，直捷痛快，一言而終。故《卒病論》雖亡，其可意會者，未嘗不宛在也。

愚按：趺陽，爲足陽明胃，在跗上五寸間。夫府，陽也，土本大，今微弦，陰脉也。脉微者，本虛，必有乘之者矣，故兼木脉，克賊隨之。中州之地衰，安能清昇而濁降乎？腹滿必至，理自然也。設不滿，則真陽既不足以生土，是命門大虛，而膀胱之氣亦不化。何者？胃固司腎之開闔者也。便既難，則兩胠不但拘急，而疼痛矣。總之，腎氣一衰，不傳於胃，必傳膀胱，故曰虛寒自下上也。然則舍溫法何以爲治乎？吾知腹滿者必附子、理中；便難者八味丸，甚者四逆湯。仲景即不出湯，而意已躍然言外。（卷十）

魏荔彤曰（《金匱要略方論本義》）：腹滿者，氣病也。《內經》載黃帝曰：夫氣之令人脹也，在於血脉之中耶，藏府之內乎？岐伯曰：三者皆存焉，然非脹之舍也。黃帝曰：願聞脹之舍。岐伯曰：夫脹者，皆在於藏府之外，排藏府而郭胸脅，脹皮膚，故命曰脹。觀乎經文，知脹爲氣病。凡胸脅腹裏，雖各有畔界，要皆可以致逆成患矣。排者排擠之，使藏府若無所容也；郭者充實之，以胸脅爲郭郭。經之形容邪氣橫塞於腹裏，乘其空虛盤踞之情狀顯然也。然果何以致此乎？《內經》又載黃帝曰：脹者焉生？何因而有？岐伯曰：衛氣之在身也，常然並脉循分肉，行有逆順，陰陽相隨，乃得天和，五藏更始，四時循序，五穀乃化。然厥氣在下，營衛留止，寒氣逆止，真邪相攻，兩氣相搏，乃合為脹也。然則脹者，氣逆也，氣逆者為厥，氣在下也。氣逆者，寒氣也，寒氣逆上，與正氣相攻搏，而後失其營衛循行之常度，斯橫暴泛溢而為脹滿也，此腹滿之所由來也。然《內經》何以言五藏六府皆有脹？岐伯曰：心脹者，煩心短氣，臥不安。肺脹者，虛滿而喘欬。肝脹者，脅下滿而痛引小腹。脾脹者，善噦，四肢煩悗，體重不能勝衣，臥不安。腎脹者，腹滿引背央央然，腰髀痛。六府脹：胃脹者，腹滿，胃脘痛，鼻聞焦臭，妨於食，大便難；大腸脹者，腸鳴而痛濯濯，冬日重感於寒，則飧泄不化；小腸脹者，少腹䐜脹，引腰而痛；膀胱脹者，少腹滿而氣癃；三焦脹者，氣滿於皮膚中，輕輕然而不堅；膽脹者，脅下痛脹，口中苦，善太息。是又五藏六府皆可病脹，而脹病果何以定其歸着耶？《內經》復為明其歸着，岐伯曰：此飲食不節，故時有病也。雖然其病將已，時故當病，氣聚於腹也。〔批〕病雖已而病氣聚，聚之久而大病成矣。觀此知脹病必責在脾胃，此一藏一府，實為五藏六府之病源，不可不於此加意。未病者，善節飲食；已病者，善調脾胃，斯治脹病之要訣也。仲景所以論脹病首辨之於趺陽脉。趺陽脉，足陽明胃脉也。胃陽盛旺，則營衛條暢，流行無滯，而太陰之脾亦必相附，而兼盡表裏體用之道，一輸一運，周身內外，無不充達，何有於厥氣在下，寒氣逆上而為脹乎？惟診之而趺陽脉微且弦，此所以法當腹滿也。陽微則氣不足，氣不足則行而多阻，此脹之本也。兼見弦脉，弦則緊也，緊則寒氣逆上之徵也。胃陽既弱，則下陰漸起，再內而命門火衰，外而寒濕邪乘，而弦緊寒脉見於趺陽陽明之部，其陽弱而陰強可知矣。此所以厥逆之氣伏而在下，而陰寒之氣逆而僭上，為脹為滿，見於腹裏，排擠藏府，乳郭胸脅，正氣癃閉，邪氣彌漫滋甚也。仲景所以明其法當腹滿，無非以理決之耳。然又有腹雖不甚滿而便難者，則《內經》所謂胃脹者，妨於食，大便難也。食既妨入，便自艱出，上下不宣通之象也。甚且氣化不行而小便亦有難者，仲景不專言大便，而言便難，省文也。二便艱難，兩胠必疼痛，此正脹病之真情狀也。時醫或見其脹滿，多認為實，而惟以快利之藥下之為當矣，不知正有說焉。仍以《內經》明之，《內經》云：凡此諸脹者，其道在一，明知順逆，針數不失。瀉虛補實，神去其室，致邪失真，真不可定，粗之所敗，謂之夭命。補虛瀉實，神歸其室，久塞其空，謂之良工。是脹病雖不一，而治法維一。一者為何？明其虛實而已。實者邪實，而或兼於熱，虛者正虛，而必本於寒。況脹滿之原，原於厥陰之氣，自下而上，未有不寒不虛而能成脹者也。縱有實熱之標，終不離虛寒之本，顧可誤認為實為熱，而混理之乎？仲景必明為指示之曰：此虛寒從下上也，當以溫藥服之。非明乎虛實之義，而以神去真亡，粗工敗事為深戒者，烏能言簡而意該如此乎？言用溫藥，溫其寒也，而補之旨，不必再言矣。所謂久塞其空，謂之良工者乎？非仲景何人足勝任愉快也乎？（卷上）

尤怡曰（《金匱要略心典》）：趺陽，胃脉也；微弦，陰象也。以陰加陽，脾胃受之，則為腹滿，設不滿，則陰邪必旁攻胠脅而下閉穀道，為便難，為兩胠疼痛。然其寒不從外入而從下上，則病自內生，所謂腎虛則寒動於中也，故不當散而當溫。（卷中）

吳謙曰（《醫宗金鑒》）：趺陽胃脉也，當緩而和，今見弦脉，是肝脉也。肝脉見於脾部，是木盛土虛也，法當腹滿。今不腹滿者，肝脉微弦，不盛而脾不虛，故脾未受病

也。肝自鬱則失其條達之性，必本經自病，故便難兩胠痛也。然非肝火實病，此乃虛寒從下上也，當以溫藥服之。（卷二十）

黃元御曰（《金匱懸解》）：跌陽，胃脉，在足跌上，即衝陽也。微弦者，肝膽之氣也。脉見微弦，則木邪克土，戊土賊於甲木，胃逆而濁氣不降，法當腹滿。若不腹滿者，則甲木不賊戊土，乙木必賊己土，脾陷而清氣不升，法當便難，以脾陷肝鬱，不能行其疏泄之令也。肝膽之脉，行於脅肋，若見兩胠疼痛，此虛寒之氣從下而上也。當以溫藥服之，溫煖水土，以舒木氣也。蓋木生於水，木氣之鬱，必因水寒。水位在下，木位在左右脅肋之間，兩胠疼痛是木氣之鬱，此必寒水之氣從下而上侵於木位也。（卷十七）

高學山曰（《高注金匱要略》）：跌陽，足陽明脉也。其脉微弦，微爲胃中之陽土虛弱，弦爲肝木之脉。木乘弱土，而凌其所勝，則其氣嘗縱肆於中部，故法當腹滿。若跌陽脉微，而腹又不滿，則是微爲中氣不足，不能傳送。弦爲寒燥津液，故必便難。兩脅曰胠，少陽之部也。微爲中焦之膈氣不足，不能捍御。弦爲肝邪有餘，上衝少陽，故兩脅板疼而切痛。蓋便難者，氣機不下暢，故變爲上逆矣。此虛二字，當少頓，猶云此因中虛，而下焦之寒氣上衝陽位故也。溫藥，當指十五條之大黃附子湯，並理中四逆輩而言。

門人問曰：弦脉氣削，是爲寒診。夫子言之有素，頗聞梗概。然虛寒之脉，理宜泄瀉。今又云寒燥其津液，而有便難一證，是何理也？答曰：陽藏得暴寒，則下生泄注。陰藏得固冷，則內結便乾。此天地之化，當春夏之陰晦，則雲行雨施；入秋冬之嚴肅，則冰堅水涸矣。又曰：同一跌陽之脉，微而且弦，何以有腹滿胠痛之異乎？曰：胃中之府氣微，則弦脉下寒之邪，從中行直上，故腹滿；胃外之膈氣微，則弦脉下寒之邪，從兩旁夾上，故兩胠疼痛矣。

曹穎甫曰（《金匱發微》）：跌陽脉在足背，爲胃脉之根，其脉當滑大而和。今以微弦之脉見於跌陽，是謂陰加於陽。陰邪上逆，是生脹懣，譬之瓮水堅冰，沃以沸湯，猶恐不濟，稍事遲疑，則訇然崩裂矣。所以然者，寒之力百倍於熱也。是故寒入太陰則腹滿，不滿亦必痰涎壅阻，浸成痃痕，而大便不通。寒水上逆，則水道不行而兩胠疼痛。兩胠爲下焦水道從出之路，寒水膨則腰中痛引兩胠。所謂虛寒從下上者，爲水邪將上干陽位也。仲師言溫藥服之而未出方治，竊意當用大黃附子細辛湯。所以然者，以腹滿兼有寒痰故也（門人俞哲生言腹滿脉弦者，無宿食，宜附子粳米湯。便難者，有宿食，故宜溫下，亦通）。（卷之二）

原文 病者腹滿，按之不痛爲虛，痛者爲實，可下之。舌黃未下者，下之黃自去。（二）

李彣曰（《金匱要略廣注》）：虛者，寒氣也；實者，食積也；舌黃，熱聚於胃也，下之黃自去，熱邪解也。然云未下者下之，則已下者屬虛熱，又未可再下矣。（卷中）

周揚俊曰（《金匱玉函經二注》）：夫腹滿亦有屬實，實則非虛寒也，明矣。豈概以溫藥治之乎？故有試之之法。痛與不痛。虛實較然矣。蓋胃實必熱，熱蒸必舌黃。黃，土色也。下其實熱，黃不自已乎？有此一辯，並虛者愈審已。（卷十）

魏荔彤曰（《金匱要略方論本義》）：仲景遂就外證，而辨其虛實寒熱爲脹不同。如病者腹滿，按之不痛爲虛，痛者爲實。蓋徒爲無形之虛氣作痞塞，則按之無物，何痛之有？倘挾有形之實物爲患，如宿食在胃，疝氣在少腹等是也。按之有物，阻礙於藏府之側，焉有不痛者乎？此於按之痛否，以決其虛實之法也。然虛固正氣虛也，實亦邪氣實也。虛者固不可下矣，實者即遽可下乎？蓋實邪之中，亦有寒熱，惟既實而復熱，方有可下之道；如但屬寒，則無論爲虛爲實，俱無可下之理也。又於何辨之？仲景辨之於舌，舌白爲寒，舌黃爲熱。腹滿而舌黃，知其人邪實而熱盛矣，在可下之例者也。更必問其曾經下否？如已經攻下，尚當斟酌，必舌黃而未下者，乃可下之也。下之所以去其熱也，而黃因熱結，熱滌而黃自除，氣自消，脹自愈矣。此治實邪挾熱之腹滿，諸法中易爲力者也。（卷上）

尤怡曰（《金匱要略心典》）：腹滿按之不痛者，無形之氣，散而不收，其滿爲虛；按之而痛者，有形之邪結而不行，其滿爲實。實者可下，虛者不可下也。舌黃者熱之徵，下之實去，則黃亦去。（卷中）

吳謙曰（《醫宗金鑒》）：前條腹滿，以時減、時不減別虛實；此條腹滿，以痛、不痛辨有餘不足也。腹滿按之不痛爲虛，虛者脾虛也，可溫之，則當與厚朴生薑甘草半夏人參湯也。按而痛者爲實，實者胃實也，可下之，當與大承氣湯。胃實者舌胎必黃，若未下者，下之黃胎自去也。（卷二十）

黃元御曰（《金匱懸解》）：病者腹中脹滿，按之不痛爲虛，虛滿而未至滯塞也；痛者爲實，實滿而已至壅阻也。陳宿凝瘀，是可下之。舌黃者，濕氣乘心，故舌起黃胎。以心竅於舌，土性濕而色黃也。痛滿因於氣滯，氣滯必緣土濕，舌胎黃色，濕之外候，其未下者，下之濕氣內瀉，則黃色外退矣。（卷十七）

高學山曰（《高注金匱要略》）：虛痞無形，故按之不痛爲虛。熱實有形，故按之痛者爲實。承上文言寒氣上衝而腹滿者，當服溫藥。若實痛者，則又非溫藥之例，而爲可下之證也。胃中熱實，則火土之色上浮，故舌黃。未經下過者而下之，則熱實下散，而火土上浮之色必消，故黃自去。則既經下之而黃尚未去者，是爲虛熱，其主竹葉石膏之候耶。

曹穎甫曰（《金匱發微》）：同一腹滿，要有陰寒、宿食之辨。宿食則按之而痛，不按亦痛；陰寒亦有時而痛，按則痛止。然證情時有變遷，不當有先入之見。予曾與丁濟華治肉鋪范姓一證，始病喜按，既服四逆湯而愈矣。翌日劇痛，按之益甚，濟華決爲大承氣證，書方授之。明日問佺，愈矣。又與陳中權、黃彝鼎診葉姓女孩，始病腹滿不食，渴飲不寐，既下而愈矣。翌日，病者熱甚，予乘夜往診，脉虛弦而面戴陽，乃用附子理中湯，一劑而瘥。可見腹滿一證，固有始病虛寒，得溫藥而轉實者，亦有本爲實證，下後陰寒乘虛上僭者，倘執而不化，正恐誤人不淺也。至於舌苔黃厚或焦黑，大承氣一下即愈，此庸工能知之，不具論。（卷之二）

原文 腹滿時減，復如故，此爲寒，當與溫藥。（三）

李彣曰（《金匱要略廣注》）：腹滿不減者，實而可下，若有時而減，後復滿如故，是寒氣在裏，聚散無時，故當與溫藥。（卷中）

周揚俊曰（《金匱玉函經二注》）：曰時減，非竟不滿也；若不滿，則病已愈矣，不復如故矣。今則不然，時或稍可，乃復如故，則非實滿可知也。實則未有或減者也，故斷斷爲寒。寒無不溫，虛無不補，此正法也。（卷十）

魏荔彤曰（《金匱要略方論本義》）：再或其人腹滿，或服下藥，或服補藥，有時減退，未幾旋腹滿如故者，則不可作實與熱之治也。仲景明此爲寒，見裏寒總無下法，惟有溫藥與服，虛者以溫中補氣爲義，實者亦以溫中行氣爲義，乃治氣寒腹滿第一善法也。仲景特爲標出，婆心切哉！（卷上）

尤怡曰（《金匱要略心典》）：腹滿不減者，實也；時減復如故者，腹中寒氣得陽而暫開，得陰而復合也。此亦寒以內生，故曰當與溫藥。（卷中）

吳謙曰（《醫宗金鑒》）：此篇無治虛寒腹滿之方。“當與溫藥”之下，當有“宜厚朴生薑甘草半夏人參湯主之”十四字，必是脫簡，閱《傷寒論·太陰篇》自知。

〔注〕此承上條，互詳其證，以明其治也。腹滿便難，脾實病也，今腹滿而不便難，脾虛病也。且腹滿有時而減，有時復如不滿，乃虛寒也，當與溫藥主之。以厚朴生薑甘草半夏人參湯，消滿散寒，緩中降逆補虛，乃治虛滿之法也。（卷二十）

黃元御曰（《金匱懸解》）：陽清而陰濁，清則通而濁則塞，中氣痞塞，是以滿也。腹滿時減，復如故者，陽有時而復，故減，陰有時而勝，故復如故。陰易勝而陽難復，是以減不逾時而旋即如故。此爲陰勝而內寒，非有陳宿之阻格，當與溫藥，以驅寒邪也。（卷十七）

高學山曰（《高注金匱要略》）：腹滿不減，固爲熱實。即或少減，亦有胃氣漸復，而其熱實之滿，亦漸次消下者，故猶不得直斷爲寒也。惟時減而復如故，則知人身之微陽有起伏，陽起則如陰晦欲霽，太陽一照，而山嵐海氛有卷藏之象，故其滿時減。陽伏則又如方晴復晦，陰雲鬱蒸，故其滿復如故。此非寒氣上衝之滿而何？是當與辛甘之溫藥，益陽光以消陰氣矣。

此又申明首條宜溫之診法。

曹穎甫曰（《金匱發微》）：腹滿不減，減不足言，仲師即出大承氣方治矣。此却以時減時滿爲寒，知虛實之辨，即在減與不減矣。蓋宿良有形，陰寒無形，有形者不能減，無形者能減，此人之所易見也。嘗視同鄉章向青腹滿證，病經半載，馬澤人投以熟附子則稍減。予改用生附子三錢，佐以乾薑、白术，五六劑減其太半。六月中至上海，以方示惲鐵樵，以爲不必再服，由惲處方服之，無效。後赴丹陽訪賀醫，乃用海參腸、韭菜子等味，曰及此濕令治愈，乃不復發。回江陰後，服至十餘劑，病乃大痊，乃知去病方治，不可太過也。（卷之二）

原文 病者痿黃，躁而不渴，胸中寒實，而利不止者，死。（四）

李彣曰（《金匱要略廣注》）：此腹滿而見陽虛氣脫之證也。痿者，脾氣虛；黃者，脾色困也；躁者，陰盛格陽，陽氣欲脫而爭，將與形離也。若躁而煩渴者爲熱，則陽氣尚存，猶爲可治。今躁而不渴，陽氣虛也，胸中寒實，邪氣盛也，兼利不止，元氣又下泄矣，不治在一躁字，傷寒少陰下利，不煩而躁者死。（卷中）

周揚俊曰（《金匱玉函經二注》）：嘉言云：痿黃，乃中州土敗之象；躁而不渴，乃陰盛陽微之象；胸中寒實，乃堅冰凝沍之象，加以下利不止，此時即極力溫之，無能濟矣。蓋堅在胸而痕在腹，堅處拒藥不納，勢必轉趨其痕，而奔迫無度，徒促其藏氣絕耳。孰謂虛寒下利，可不乘其胸中陽氣未漓，陰寒未實，畚爲溫之也乎？

此論寒證亦有實者。實者何？邪實也。蓋惟正虛而邪實也。虛屬真陽虛，本腎；實屬胃家實，因寒。夫惟無火，不能消腐，故多滯多泄也。言其形則痿黃，證則躁而不渴，何也？躁爲陰躁，不渴則正陰凝之象也。嗟乎。陽不生則寒不去，寒不去則利又何能止耶？（卷十）

魏荔彤曰（《金匱要略方論本義》）：脹病之虛實寒熱，既有以辨之矣。然又有虛而似實，寒而似熱者，尤不可不審也。如病腹脹滿者，身體痿而肉色黃，有似乎瘀熱在裏之發黃也，兼以躁煩不渴，又似熱盛於上也。不知於痿、於不渴，即可辨其虛寒之甚矣。痿者，氣散而陽衰也；不渴者，寒凝而陰躁也。此胸中寒氣充塞，欲成無陽陰獨之證，故見不渴不發熱而躁煩之證，明是《傷寒論》中陰躁之危機矣。此時急爲回陽補中，尚可援救於萬一，若再兼下利不止，則陽絕於上，陰亦脫於下矣。此必死之徵也，可不慎歟！此又辨虛實寒熱於真假之間，至微者也。（卷上）

高學山曰（《高注金匱要略》）：承上文言腹滿之人，陽氣垂亡，又有溫之而不受溫之死證。病者，即上文所云腹滿者是也。痿，指面無生動之神氣而言。黃者，脾色外竄之應。躁則渾身毛竅，如有芒刺，亡陽之汗將作也。不渴，則內無陽熱可知。胸爲陽位，今寒邪固蔽，由腹滿而上實胸中，於是寒氣憑高鼓吹，而下利不止。夫痿黃爲脾陽中絕，躁爲腎陽外絕，不渴爲胃陽內絕，胸中寒實爲胸分之陽上絕，利不止爲元陽下絕。總以大劑薑附溫之，其能使既冷之灰復熱乎？故死。

曹穎甫曰（《金匱發微》）：病者痿黃，寒濕之象也。躁而不渴，寒濕隔於中脘，胃中無熱而津不上輸也。胸中寒實而利下不止，是爲上下俱寒，生陽俱絕，故仲師以爲必死。然用大劑朮、附以回陽，用去濕之赤石脂、禹餘粮以止濇下焦，或亦當挽救一二也。（卷之二）

原文 寸口脈弦者，即脇下拘急而痛，其人嗇嗇惡寒也。（五）

李彣曰（《金匱要略廣注》）：此腹滿而見肝氣鬱滯之證也。弦者肝脈，亦陰脈也，肝經布脅肋，性宜疏散。故經云：藏真散於肝。散者，即透達疏越之意。今肝經鬱於內，故脇下拘急而痛，肝氣怯於外，故嗇嗇惡寒也。嗇嗇，不足也，即惡寒之貌。

李昇璽曰：脅在身之兩旁。經云：左右者，陰陽之道路也。今見弦脈，乃肝經氣逆，而陰陽氣血俱爲凝滯，故內則脅痛拘急，外則惡寒。（卷中）

周揚俊曰（《金匱玉函經二注》）：前既言寒疝矣，此則言其脈與證也。夫弦，陰脈也，上見寸口，已非若發榮滋長之木、合旺於春者比矣，故拘急而痛，應在脅下。脅下者，肝之幕也，爲寒所持，冷冽之氣，自不舒容。寒常在，則惡亦不已也。試觀其人，知內氣之餒也。（卷十）

魏荔彤曰（《金匱要略方論本義》）：但脹滿之病，又不盡因內起厥寒之氣於下也，亦有外因寒濕之邪，湊合爲患者，亦必於脈證間辨之。如診之其人寸口脈弦者，知其脅下即有拘急而痛之證。何以言之？弦即緊也，緊即寒邪也，於寸口上部之脈見弦，知有外感之寒襲人，而與腹裏平素厥寒之氣相雜爲患也。所以不待關部見弦，而脅下已拘急作痛，蓋表裏寒邪相固洹，而其人之陽虛氣弱不待言矣。再諦之，其人必嗇嗇惡寒。寒在表，故惡寒；寒在裏，故脅下拘急而痛。此又脹滿病之另一因也，又不可不合表裏而辨其脈證，方能兼理之不誤也。（卷上）

尤怡曰（《金匱要略心典》）：寸口脈弦，亦陰邪加陽之象，故脅下拘急而痛；而寒從外得，與趺陽脈弦之兩肢疼痛有別，故彼兼便難，而此有惡寒也。（卷中）

吳謙曰（《醫宗金鑒》）：此詳申首條，兩肢疼痛屬寒之義也。寸口脈弦，即首條之弦也。脅下拘急而痛，即首條之兩肢疼痛也。何以知其爲寒也？然必其人有是陽虛嗇嗇惡寒之證，始爲肝寒而痛也，即有腹滿，亦當溫之可也。

〔集注〕程林曰：弦，肝脈，陰也。肝脈循脅裏，寒主收引，故脅下拘急而痛。以寒勝於內，而陽氣不行於外，故外亦嗇嗇而惡寒也。（卷二十）

陳念祖曰（《金匱要略淺注》）：微弦脈見於趺陽，與見於寸口者不同，以趺陽主胃，病從內生，寸口主營衛，病從外至也，若寸口脈弦者，弦爲寒而主痛，其人即脅下拘急而痛，與兩肢疼痛不同，蓋彼主乎內，而此主乎外也。主乎內者，其人痛而兼便難，主乎外者，其人痛而兼嗇嗇惡寒也。

此言寸口之弦，與趺陽之弦，同屬陰邪，而有內外之別也。（卷四）

高學山曰（《高注金匱要略》）：寸口上應膈氣，爲肺金之部。寸口脈弦，則肝脈之寒邪，上衝胸分之兩旁。不但縱以乘其所勝，而凌趺陽之胃土，並橫以乘其所不勝，而犯太陰之肺金矣。故脅下拘急而痛者，肝邪上乘，肺氣縮而不舒之應也。肝爲陰藏，又寸口之部，亦外應表氣。今其脈上乘寸口，則陰氣外出以干陽位，故惡寒也。嗇嗇見《傷寒論》注。

此申言首節兩肢疼痛句。

曹穎甫曰（《金匱發微》）：寸口脈弦，即太陽病浮緊之脈。太陽之脈出腦下項，夾脊抵腰中。太陽本寒入裏，故脅下拘急而痛。嗇嗇惡寒，病在皮毛。此當用葛根湯，使下陷之寒邪，循經上出而外達皮毛，便當一汗而愈。蓋脅下之拘急，原等於頂背強也。（卷之二）

原文 夫中寒家，喜欠，其人清涕出，發熱色和者，善嚏。（六）

李彣曰（《金匱要略廣注》）：《靈樞》云：陰氣積於下，陽氣未盡，陽引而上，陰引而下，陰陽相引，故數欠，是欠者，陽氣未盡而欲入於陰，或陰加於陽也。又運氣欠嚏有三，其一曰太陽司天，寒氣下臨，心氣上從，寒清時舉，瞀嚏數欠，故中寒家喜欠也。清涕者，鼻中清冷之液。蓋肺合皮毛，開竅於鼻，皮毛外受風寒，內入於其所合，則肺經亦寒，而清冷之液出於其竅也。發熱者，經云人傷於寒，則爲病熱古人名傷寒爲熱病。色和者，三陽經皆上於面，今陽氣稍充，尚不爲寒所困，故色和。《靈樞》云：陽氣和利，滿於心出於鼻，故爲嚏。此陽氣欲通也。

劉河間云：嚏者，鼻中因癢而氣噴，作於聲也。鼻爲肺竅，癢爲火化，心火邪熱，干於陽明，發於鼻而癢，則嚏也。或故以物擾之癢而嚏者，擾癢屬火故也。或視日而嚏者，由目爲五藏精華，太陽真火，晃曜於目，心神躁亂，而熱發於上，則鼻中癢而嚏也。（卷中）

周揚俊曰（《金匱玉函經二注》）：惡寒數欠，衛氣虛也。衛既不固，則寒易乘，而中氣自餒，故喜欠。然則肺主皮毛，外受邪而肺氣有不傷者乎？清涕之出，勢所必至也。若夫陽氣稍復，則寒邪自衰，而陰凝之色亦自此而消解。邪之出亦從肺開，故經曰已而嚏。（卷十）

魏荔彤曰（《金匱要略方論本義》）：寒邪鬱於皮膚，則營血滯而衛氣阻，精神必倦怠，筋骨必拘急，所以喜欠也。肺主皮毛，皮毛受寒，肺爲之合，外寒鬱者，內熱必生，其人所以清涕出而發熱也。若但爲外感之寒，其內無病，故色和。且寒鬱於肺，熱生於裏，有時發泄，自鼻作聲，故善嚏。此諸證俱爲外感寒邪者言也。外感寒邪，與脹滿病可與？以脹滿病，其中亦有內外合邪者，故必明辨乎外中寒之證，所以爲內中寒之應也。不然，在《傷寒論》中太陽寒傷營已論之詳，何乃復見於此乎？

若夫腹裏有寒，乃脹滿之根也，直謂之中寒而已矣。中寒豈一朝一夕之故？其人胃陽失治，脾土之令不行，轉運不能給，陰陽不能分，下利所以爲常也，其裏之虛寒可知矣。即兼有外邪，如前條欲作嚏，以宣陽氣，而陰寒內甚，陽氣微弱，欲振拔於群陰，而稍見聲響，亦不能也。如周報漢獻，久削權勢，雖欲虛作一令號召，豈可得乎？此以知其人肚腹寒邪，積之有素，斯與外感之寒互相交結，勢不可破，根不可拔，即欲剪除群雄，而王室已不可復興，惟有正邪兩敝而已，可勝惜乎？（卷上）

尤怡曰（《金匱要略心典》）：陽欲上而陰引之，則欠；陰欲入而陽拒之，則嚏。中寒者，陽氣被抑，故喜欠；清涕出、發熱色和，則邪不能留，故善嚏。

中寒而下利者，裏氣素虛，無爲捍蔽，邪得直侵中藏也；欲嚏不能者，正爲邪逼，既不能却又不甘受，於是陽欲動而復止，邪欲去而仍留也。（卷中）

吳謙曰（《醫宗金鑒》）：中寒家，謂素有中寒病之人也。前以時減辨腹滿之中寒，又以惡寒辨脅痛之中寒，此以喜欠清涕出而辨心胸之中寒也。欠者，呵欠也。夫人欲睡喜欠者，陰引陽入也；睡覺喜欠者，陽引陰出也。今中寒喜欠者，是陰盛引陽也。年老之人清涕出者，是陽虛也；遇寒之人清涕出者，是寒盛也。今中寒而清涕出者，是陽氣虛寒也。若發熱色和者，非爲中寒也，乃爲外寒所搏，雖有清涕出，亦因善嚏而出也。（卷二十）

黃元御曰（《金匱懸解》）：欠者，開口出氣。《靈樞·口問》：衛氣晝行於陽，夜行於陰，陰者主夜，夜者臥。陽者主上，陰者主下，故陰氣積於下。陽氣未盡，陽引而上，陰引則下，陰陽相引，故數欠。中寒之家，陰氣下盛，招引陽氣，引則陽陷，而陽性昇浮，隨引即昇，一陷一昇，是以有欠，常引常昇，故喜欠也。緣其陰盛陽衰，昇氣少而降令多，不必日暮而陰常司權故也。清涕出者，肺氣之上熏也。肺氣鬱阻，不得下達，則上熏鼻竅而生清涕。鼻孔窄狹，積氣不能暢泄，故衝激而爲嚏噴。以其中氣虛寒。樞軸不運，肺無下降之路，因而逆行上竅，肺氣熏衝，是以清水常流而嚏噴恒作。然欲涕而即出，猶是上焦陽氣之稍盛者，陽稍盛，則顏色和也。（卷十七）

陳念祖曰（《金匱要略淺注》）：寒有內外之別，上雖詳之於脈，更當辨之於所見之證，曰喜欠，曰清涕，曰色和，曰善嚏，以此而泛求於偶然病寒之人，猶恐其不足憑也。夫唯取證於素寒之人，名曰中寒家，始得其不易之准，吾觀人欲睡而喜欠者，陰引陽入也。睡覺而喜欠者，陽引陰出也。今其人爲中寒家而喜欠，其爲陰盛引陽也奚疑。又嘗觀年老之人，清涕出者，陽虛所致也。遇寒之人，清涕出者，寒盛所致也。今其人爲中寒家而清涕出，其爲陽氣虛寒也奚疑？若發熱色和者，非中寒也。乃爲外寒所搏，雖有清涕出，亦因其善嚏。寒不能留而出矣。

此言中寒家立論，以明中寒證，而並及外寒之輕證也。（卷四）

高學山曰（《高注金匱要略》）：藏府諸陽之氣，其在人身也，如輕煙薄霧，周流勻滿，故經脈安和。中寒，則藏府之本氣，爲寒所逼而內伏；經絡之餘氣，爲寒所逼而上浮。上下薄引，則經脈乍弛，而絡脈乍滿。經脈乍弛，故喜實其氣而腰欲伸；絡脈乍滿，故喜引其端而輔呵欠也。李氏引《內經》太陽司天，寒氣下臨，心氣上從，寒清時舉，胠嚏數欠，與此處之欠頗合。其引陰氣積於下，陽氣未盡上浮，陽引而上，陰引而下，陰陽相引，故數欠。是平人臥起之欠，並非倦怠欲臥之欠，與本文中寒喜欠者何涉？至其云欲入於陰，或陰加於陽二語，並不知《內經》所言陰陽上下相引之義。更誤，《內經》之意。蓋謂陰氣將積於下，陽氣未盡上浮，故陰陽各相引於上下，而中虛作欠。則欲入於陰，或陰加於陽，爲何語耶？若倦怠欲臥之欠，則又係陽氣將伏於下，陰氣未盡上浮，陽引而下，陰引而上，陰陽相引而欠矣。故曰並非倦怠欲臥之欠也。其人，中寒喜欠之人，肺藏惡寒而開竅於鼻；肺寒，則自出其液，而推逐其所惡於上竅，故清涕。清涕者，金寒水冷之應也。肺合皮毛而主氣，寒則氣鬱而不與皮毛相合，故發熱。色和爲陽氣未服之應，嚏從搏擊而出，其象爲雷。蓋肺能奮發而搏擊，以出其鬱寒之義也。仲景蓋謂中寒喜欠之人，肺氣不能震作而嚏，但出清涕，則肺已受寒，而其氣自阻，與皮毛之氣兩相拂鬱，故必發熱。若其人面色衝和，知陽氣自勝，肺尚有權，故能奮發而搏擊，以出其鬱寒矣。然則中寒喜欠者，但得色和善嚏，其不發熱可知也。

此及下文三條，又論外寒中入，而成腹滿之證。本條言中寒而有嚏以出者，有不能嚏出而發爲表熱者，此雖非腹滿正文，然實爲中寒腹滿之來路。故首及之，非泛言中寒之外感已也。二條正言中寒之腹滿，三條言中風冷之人本不腹滿，因誤下而致成腹滿之證也。

曹穎甫曰（《金匱發微》）：寒有微甚不同，輕者在肺，是爲表寒，重者在肚，是爲里寒。不曰在胃而曰在肚者，以太陽寒水與太陰濕土混雜，病在脾而不在胃也。胃氣鬱而欲伸，故喜欠。肺竅之氣經寒化水，故清涕出。善嚏者，清寒入肺竅，肺中熱氣與之相衝激也。體中之血與寒相抗，故發熱。寒不入營，故色和。此證俗名傷風，以荊、防、薑、蘇煎熏頭面而即愈者也。但失此不治，寒水陷入太陰，即病下利。寒入於裏，

不得外泄，故嚏不得。此時惟有重用五苓散，使水氣從小便出，庶爲近之，所謂因勢利導也。（卷之二）

原文 中寒，其人下利，以裹虛也，欲嚏不能，此人肚中寒。（七）

李彣曰（《金匱要略廣注》）上節中寒欠涕等證，其病在表；此下利欲嚏，其病在裹。在表者，其寒淺，故色和善嚏，陽氣欲通也；在裹者，其寒深，欲嚏不能，則陽氣未通，故知爲肚中寒。（卷中）

周揚俊曰（《金匱玉函經二注》）：寒之所中，不外陰陽兩經。然寒即中陰，亦曰經耳，何以即利？以陰經循乎裹也。然寒又何以即中陰經？以陽氣大衰，邪即中裹，故云裹虛也。裹虛下利，陽氣不能上昇，故欲嚏而未能，乃知陰寒內凝，陽氣未復，不若前條之所傷者在皮毛間也。（卷十）

吳謙曰（《醫宗金鑒》）：上條以喜欠、清涕自出，辨心胸之中寒；此條以下利、欲嚏不能嚏，而辨腹中寒也。其人下利，裹氣素虛也；欲嚏不能嚏，何以知此人腹中寒也？蓋噴嚏者，雷氣之義也，其人內陽外陰，陽氣奮發而爲嚏也。今欲嚏不能嚏，是陽欲出而復留，陰氣盛也，故知腹中寒也。（卷二十）

黃元御曰（《金匱懸解》）：中寒，其人大便下利，以其裹陽之虛也。若欲嚏不能，此人肚中陽虛而寒盛也。《靈樞·口問》：陽氣和利，滿於心，出於鼻，則爲嚏。嚏者，肺氣逆行，蓄極而通，而泄路迫狹，故激而爲響。至於欲嚏不能，則氣虛寒盛，較上之善嚏者，又不如也。（卷十七）

陳念祖曰（《金匱要略淺注》）：上言善嚏，果何取於口嚏乎？善嚏者，雷氣之義也。陰盛則陽伏，陽一得氣而奮發，在天爲雷，在人爲嚏也。若中氣素寒，其人下利，以裹虛而陽氣不振也，若欲嚏不能，是陽欲奮發，卻被陰留而中止，陰氣盛也。故知此人肚中寒。

此承上節善嚏二字，言中氣虛寒之人，欲嚏不能嚏也。中寒之中，是平聲。尤氏作去聲讀，誤也。《傷寒》《金匱》無"中寒"二字，不可不知。宋元後注家，附會此二字，不知遮蔽多少聰明人耳目。（卷四）

高學山曰（《高注金匱要略》）：中寒之人，但凡下利，則脾胃之陽氣裹虛，而腹中受寒，故不能分別水穀而下利也。脾肺同屬太陰，脾陽不振，肺氣可知，故不能嚏以出之矣。曰肚中寒，則腹之作脹，已在言外。

原文 夫瘦人繞臍痛，必有風冷，穀氣不行，而反下之，其氣必衝，不衝者，心下則痞。（八）

李彣曰（《金匱要略廣注》）：瘦人中氣凝寒，繞臍痛、有風冷、穀氣不行者，當與溫中藥爲是，反下之，虛其裹氣，虛而氣逆則上衝，虛而氣結則作痞，《傷寒》病發於陰而下之，因作痞，但滿而不痛者是也。蓋陰在內陽之守也。下多亡陰，則氣已無根，無根者，必致上竄，此衝與痞所由作也。（卷中）

周揚俊曰（《金匱玉函經二注》）：臍位乎陰，繞之而痛，必有所閟而不通者，況瘦人則榮氣素薄者乎？或風、或冷，其有襲之者矣。風冷既入，則必陽不盛，陽既不盛，孰爲消腐水穀？治之者必以辛温之味，鼓散其邪，庶幾可已。乃反以寒藥下之，則其邪必不服，猶之太陽反下，其氣上衝也。經謂：氣上衝胸，邪在大腸；若不上衝，則其邪尚在於胃。經又謂：客氣上逆，而心下痞也。（卷十）

魏荔彤曰（《金匱要略方論本義》）：脹病寒邪，既合内外爲辨矣，猶必合上下爲辨。臍以上腹也，臍以下少腹也。腹滿之寒氣，自下逆上，未有不根於少腹者，故胃陽弱，則責在腹，腎陽弱，則又責在少腹矣。如瘦人繞臍痛者，此虛寒從下而上之明據也。瘦人血虛多熱，本不易致寒冷之氣下積，然瘦人肌肉單薄，風冷之寒氣易於侵襲而入。今繞臍見痛，必有風冷之邪乘之，而穀氣乃不行也。〔批〕經云：臍上屬心，臍下屬腎，臍左屬肝，臍右屬肺，當臍中屬脾。故繞臍痛者，脾病而穀氣有不行也。穀氣胃氣，胃陽若旺，何至爲風冷迫處，其氣不行？腎陽若旺，何至爲風冷襲入，舍而不去？則其人陽虛氣弱，寒邪不惟合内外交侵，且欲聯上下爲一體矣。温藥服之，尚恐遲誤，況反下之乎？下之而陰寒之凝聚於下者，必更衝動而逆上。〔批〕此衝動者即類奔豚者。經所謂厥氣在下，寒氣逆上也。即有不衝者，亦必寒藥復結塞於心下作痞矣。在下繞臍，既有風冷之寒，在上心間，復有作痞之寒，一身上下皆陰寒踞處，陽令正氣，全不能宣佈流通矣，焉得不脹滿乎？焉得不下墜而爲寒疝，停留而有宿食哉？總由少陰陽明二陽衰弱，故諸陰駸盛也。主治者可不以扶陽抑陰爲義，神否泰轉移之術乎？此斡旋乾坤，維持世運手也，豈止醫治一人之身，淺鮮之道也耶！（卷上）

尤怡曰（《金匱要略心典》）：瘦人藏虛氣弱，風冷易入，入則穀氣留滯不行，繞臍疼痛，有似裏實，而實爲虛冷，是宜温藥以助脾之行者也。乃反下之，穀出而風冷不與俱出，正乃益虛，邪乃無制，勢必犯上無等，否亦竊據中原也。（卷中）

吳謙曰（《醫宗金鑒》）：此承上條寒實證誤以寒藥下之之義也。瘦人形氣虛弱，難御外邪，若繞臍痛，必有風冷傷胃，致令穀氣不行也。繞臍疼痛，雖屬實邪，但因風冷則爲寒實，醫者當温而行之，今反以寒藥下之，其風冷之邪，若上虛則氣上衝，中虛則痞結心下，理必然也。（卷二十）

陳念祖曰（《金匱要略淺注》）：若夫瘦人形氣虛弱，難御外邪。忽面繞臍痛，必有外入之風冷，風冷入内，則穀氣留滯而不行，醫者不曉以温藥助脾之行，而反以寒藥下之，雖下藥推蕩其穀氣，而寒性反增其風冷，由於正乃益虛，邪乃無制，其氣必犯上而爲衝，即不上衝者，亦必竊據流連，心下則痞。

此言素虛人一傷風冷，其腹滿雖爲積滯，法宜温行，不宜寒下以致變也。（卷四）

高學山曰（《高注金匱要略》）：肥人陰津不虧，瘦人陽氣不虧，此定理也。今以陽氣不虧之人，而繞臍作痛，則知痛非下焦虛寒上乘，明係風冷從臍入腹，而爲邪正相持之痛也。但風冷在腹，脾胃之陽，失運動之用，故穀氣不行者，常也。是宜桂枝加芍藥湯，外加乾薑、細辛，以驅風散寒爲合，乃誤以穀氣不行爲積滯，而反下之，則氣機因下而下陷者，必反浮而上衝胸膈，以致喘急矣。若不從胸膈上衝，則胃陽虧於寒下之藥，而下陰上乘胃脘，遂致痞塞腹滿矣。夫以陽氣不虧之瘦人，誤下之變尚如此，則肥人而陽氣衰者，其害可勝言哉。前兩條是從肩背所感之寒而言，此條又是從口鼻及腹臍所感之風寒而言也。

曹穎甫曰（《金匱發微》）：風邪挾寒，由肌腠入，則脾陽爲之不運，故表受風寒者，多不欲食，此穀氣所由停也。穀氣停則濁不行，故繞臍痛，此寒積也。治此者即宜四逆、理中，否則亦當溫下。若誤用寒涼，則氣必上衝。所以然者，宿食去而風寒不去也。按太陽篇下之後氣上衝者，可與桂枝湯；不上衝者，不得與之。所以然者，氣上衝，則風邪不因下而陷，故仍宜桂枝湯。若不上衝而心下痞，便當斟酌虛實而用瀉心湯矣。（卷之二）

原文 病腹滿，發熱十日，脉浮而數，飲食如故，厚朴七物湯主之。（九）
厚朴七物湯方
厚朴半斤　甘草　大黃各三兩　大棗十枚　枳實五枚　桂枝二兩　生薑五兩
上七味，以水一斗，煮取四升，溫服八合，日三服。嘔者加半夏五合；下利去大黃；寒多者加生薑至半斤。

徐彬曰（《金匱要略論注》）：此有表復有裏，但裏挾燥邪，故小承氣爲主，而合桂、甘、薑、棗以和其表。此即大柴胡之法也，但脉浮數，邪尚在太陽，故用桂枝去芍合小承氣耳。蓋腹之滿，初雖因微寒，乃胃素強，故表寒不入，而飲食如故。但腹滿發熱，且脉浮數，相持十日，此表裏兩病，故兩解之耳。若寒多，加生薑至半斤，謂表寒多也；若嘔，則停飲上逆矣，故加半夏；若下利，則表裏氣本虛寒，去大黃。（卷十）

李彣曰（《金匱要略廣注》）：腹滿，裏證也，發熱十日，飲食如故，則日數已久，漸成裏實，若脉仍浮數，即表邪尚在，又難大下，厚朴七物湯表裏兼治，即傷寒大柴胡湯、小柴胡湯加芒消、桂枝加大黃湯之意。

厚朴、大黃、枳實，即小承氣湯也，所以攻裏；桂枝、甘草、生薑、大棗，即桂枝湯例也但少芍藥，所以發表。此表裏雙解之劑。嘔加半夏，散逆也。下利去大黃，恐寒胃也。寒多加生薑，溫中也。（卷中）

周揚俊曰（《金匱玉函經二注》）：此有裏復有表之證也。腹滿而能飲食，亦熱邪殺穀之義；發熱脉浮數，此表邪正熾之時。故以小承氣治其裏，桂枝去芍藥以解其表。內外兩解，渙然冰釋，即大柴胡湯之意也。以表見太陽，故用桂枝耳。（卷十）

魏荔彤曰（《金匱要略方論本義》）：論脹病至此，陽虛是其本原，寒逆是其正病，而勾合外邪，又其勢所必至。於是初則正虛邪實，繼則邪正俱衰，甚則正日竭而邪不退減，遂成胸中寒實，下利不救之證。非救之不早之故乎？仲景乃於脹病初見端倪之時，即立一法，早爲圖維，其示人曰：病腹滿，發熱十日，脉浮而數，飲食如故，厚朴七物湯主之。言腹滿發熱十日，則病在初起，未過十日，寒逆雖在下，而上原有邪熱可知也，所以脉得浮數。浮數而發熱，似外感風邪之證矣。不知浮數而發熱，却無頭痛項強惡風等證，但見腹滿，則腹裏停滯有形之物，蘊隆作熱，氣向外泄，所以脉見浮數，而證爲發熱，惟其無外邪，故不見中風他證也。再諦之飲食如故，則雖有胃虛氣弱之由，而未如至有妨於食之甚也。未雨綢繆，首在調和胃氣，消泄停滯，以厚朴溫中下氣爲君，佐以甘草、大棗以補胃，桂枝、生薑以益陽，大黃、枳實以爲開破除滌，寓調胃承氣之理於其中。服法嘔者加半夏，利者即去大黃，寒多者倍生薑，雖意在行氣消脹，而其實理胃昇陽之義居多也。此爲脹病初發，預治於早，蓋若是之顧慮虛寒也。脉數身熱尚如此，其脉沉遲而身不熱者，其急爲溫中補氣，又何待言乎？（卷上）

尤怡曰（《金匱要略心典》）：腹滿，裏有實也；發熱脉浮數，表有邪也。而飲食如故，則當乘其胃氣未病而攻之。枳、朴、大黃所以攻裏，桂枝、生薑所以攻表，甘草、大棗則以其內外並攻，故以之安藏氣，抑以和藥氣也。（卷中）

吳謙《醫宗金鑒》）：病腹滿，裏證也。發熱，裏熱也。然十日脉浮而數，表熱亦未已也。飲食如故，胃熱能消穀也。因胃熱裏實，表熱發熱，故用厚朴七物湯，表裏均解，腹滿發熱兩除也。此桂枝湯、小承氣湯之復方也。

〔集注〕程林曰：腹滿者，內有實熱也。十日脉尚浮而數，浮爲在表，表熱邪未已，故發熱。數爲在裏，裏熱能消穀，故飲食如故。與此方蕩腹滿而除表熱。夫表裏俱實，當先解表，乃可攻裏，今表邪微而裏邪甚，故用承氣桂枝二湯，相合以和表裏，如傷寒之用大柴胡，此其義也。（卷二十）

黃元御曰（《金匱懸解》）：腹滿痛，發熱十日，脉浮而數者，外感風邪，經府皆鬱。經氣不泄，故發熱脉浮。府氣不通，故腹滿而痛。而飲食如故，則內證非寒。厚朴七物湯，薑、桂、甘、棗解表而和中，枳、朴、大黃瀉滿而攻裏也。以小承氣而合薑、桂、甘、棗，重用生薑，亦溫下法也。（卷十七）

朱光被曰（《金匱要略正義》）：此邪實腹滿也，故脉不弦而浮數，但脉浮發熱，邪尚在表，而病腹滿，且至十日不解，則表邪已緩，而裏證爲急。但視其飲食如故，知其胃氣尚強，可任攻伐，正不得拘於溫法也。爰以小承氣攻其裏，桂、甘、薑、棗和其表，斯爲外內兩解之主方。（卷上）

陳元犀曰（《金匱方歌括》）：病過十日，腹滿發熱，脉浮而數。夫脉浮而發熱，邪盛於表也。腹滿而脉數，邪實於裏也。表裏俱病，故以兩解之法治之。取桂枝湯去芍藥之苦寒，以解表邪而和營衛；小承氣湯蕩胃腸以泄裏實。故雖飲食如故，以病已十日之久，表裏交病，邪不去則正不復，權宜之法，在所必用也。嘔者，氣逆於上也，故加半夏以降逆；下利去大黃者，以表邪未解，恐重傷胃氣以陷邪也；寒多加生薑者，以太陽本寒之氣盛，重用生薑以散寒也。（卷三）

高學山曰（《高注金匱要略》）：此表熱日久不解，熱傷胃液，以致內實之腹滿也。言病腹滿之人，發熱已十日不解，則津液熱傷，是證已可據，其脉浮而且數。夫浮爲在表，以應發熱，數爲在府，以應胃熱，是脉又可據；飲食如故，則所進不少，是水穀又可據，其腹滿之爲胃實無疑。然因發熱十日所致，且其脉尚浮數，則又不得遺表熱，而單攻腹滿，是宜主厚朴、枳、黃三物，援承氣湯之例，攻證之腹滿，並責其脉之數。桂、甘、薑、棗四物，援桂枝湯之例，解證之發熱，並責其脉之浮大。於承氣去芒消者，因飲食如故，則知胃爲經表之移熱，而非邪入中土之候，故不使鹹寒者損胃陽也。於桂枝去芍藥者，因已有厚朴之降，大黃之沉，少留其走表之性，故不使酸斂者，過牽其發散也。嘔者，下氣上逆，半夏降逆，故加之。下利無積滯，而腹滿又爲虛痞矣，大黃傷胃陽，能令虛痞益甚，故去之。胃陽虛寒，則下陰上塞，故腹爲之虛滿，生薑能填胸中胃中之陽，排降陰逆以消滿，故寒多者加之，曰寒多者加至半斤。則原方之桂、甘、薑、棗，不但解表，並亦填其中氣，而助下運之機者乎。仲景之方，真常山之蛇也。此承六條中寒喜欠、清涕出、發熱等句，而言其變證也。

嚴鴻志曰（《金匱廣義》）：腹滿不欲飲食矣，而飲食如故，發熱至十日之久，表邪應解矣，而脉浮數如故，其證乃表熱裏寒也，用厚朴七物湯，是小承氣合桂枝去芍藥湯，而陶冶一爐，爲表裏兩解之法。滿痛不在心中，按之而在心下，心下者，胃也，胃實當下，有潮熱則不可下，惟大柴胡湯和而兼攻，此亦兩解方也，於法爲宜。

腹滿之病，即經云太陰所至爲中滿是也。後人不察，往往與脹滿並論，不知脹則由內及外，滿則由下而上，脹則多熱，經謂諸脹腹大，皆屬於熱。滿則多寒。仲景云：虛寒從下上，當以溫藥服之。幾微之間，不容不辨，要知中滿之病，本於脾家先虛，而後寒邪侵之則有之，亦有因腎氣虛，致下焦陰寒之氣上昇，侮其所勝，亦有因肝氣虛致下焦陰寒之氣橫逆，克其所畏。究之藏氣均有連帶關係，木乘土，水勝土，皆由於土虛乃能克賊也，而以虛寒從下而上爲腹滿，居十之五六矣。雖然，仲景又有所謂風冷者，有所謂中寒者，皆腹滿之外因也。有所謂胃中寒實者，有所謂心胸大寒者，皆腹滿之內因也。又有滿而痛者，有滿而不痛者，有痛在脅下，有痛在繞臍者，屬實屬虛，要在人明辨而施治耳。（卷二）

曹穎甫曰（《金匱發微》）：解外與攻裏同，此俗醫所訶，懸爲屬禁者也。病見腹滿發熱，是爲表裏同病。十日脉浮數，飲食如故，則裏實未甚而表邪未去。表邪爲風，故用中風證之桂枝湯而去芍藥；裏實爲大便硬，故用和燥氣之小承氣湯。此仲師參變方治，不從先表後裏之例者也。辛未秋七月，予治虹廟弄吳姓小兒曾用此方，下後熱退腹減，擬用補脾溫中法，病家不信，後仍見虛腫，延至八月而死，可惜也（下後脾虛則氣易脹，虛而寒氣乘之，則寒亦能脹）。（卷之二）

> **原文** 腹中寒氣，雷鳴切痛，胸脇逆滿，嘔吐，附子粳米湯主之。（十）
> 附子粳米湯方
> 附子一枚，炮　半夏半升　甘草一兩　大棗十枚　粳米半升
> 上五味，以水八升，煮米熟湯成，去滓，溫服一升，日三服。

徐彬曰（《金匱要略論注》）：此方妙在粳米，鳴而且痛，腹中有寒氣也。乃滿不在腹而在胸脇，是邪高痛下，寒實從下上，所謂腎虛則寒動於中也，故兼嘔逆而不發熱。以附子溫腎散寒，半夏去嘔逆，只用粳米合甘、棗調胃，建立中氣。不用術，恐壅氣也。（卷十）

李彣曰（《金匱要略廣注》）：腹中者，脾胃過脉之處，雷鳴切痛，胸脅逆滿，嘔吐，皆脾胃受寒，虛而上逆，爲肝木所侮也肝經循脅。

脾胃喜溫惡寒，附子溫中爲主，半夏散逆，甘草、大棗、粳米以實脾也。（卷中）

周揚俊曰（《金匱玉函經二注》）：嘉言云：腹中陰寒奔迫，上攻胸脅，以及於胃，而增嘔逆。頃之，胃氣空虛，邪無所隔，徹入陽位則殆矣。是其除患之機，所重全在胃氣。乘其邪初犯胃，尚自能食，而用附子、粳米之法，溫飽其胃。胃氣溫飽，則土厚而邪難上越，胸脅逆滿之濁陰，得溫無敢留戀，必還從下竅而出，曠然無餘。此持危扶顛之手眼也。

愚按：人之生，陽氣爲之耳。陽氣生於下焦，盛於中，而會於上，豈得復有寒乘之？於是陰陽通，清濁分，而上下因以位，由是清氣上昇，遂不致於下陷；濁氣下降，亦不至於上僭也。若使腹中有寒，則入者已不化，承者已不生，又何能生克不差，府藏相安乎？於是爲雷鳴、爲切痛、爲胸脅間逆滿，勢必至於嘔吐不已者，無他，地氣之寒爲之也。試觀氣寒者，於天時則爲嚴寒，於王事則爲兵刑，去生不幾遠乎。故聖人以附子回陽。陽回而寒氣去矣；以半夏散滿，滿散而嘔吐止矣。若論養胃，何如粳米？安脾，何如甘味？此言痛之因於寒，寒則未有不本於虛者也。（卷十）

魏荔彤曰（《金匱要略方論本義》）：正爲虛寒有積，溫補之中，兼開行之治立法也。附子之性，溫而帶走，以溫爲溫，以辛爲行，佐以半夏辛燥，亦兼溫與行之用，甘草、大棗，煮以粳米，俱爲胃家生津益正起見，則爲脹滿顧慮虛寒者至諄切也。何世醫不遵而動用攻下，致成危殆也哉？（卷上）

尤怡曰（《金匱要略心典》）：下焦濁陰之氣，不特肆於陰部，而且逆於陽位，中土虛而提防撤矣，故以附子輔陽驅陰，半夏降逆止嘔，而尤賴粳米、甘、棗培令土厚，而使斂陰氣也。（卷中）

吳謙曰（《醫宗金鑒》）：腹中切痛，寒也；腹中雷鳴，氣也。腹中寒氣，故雷鳴切痛。而胸脅逆滿者，腸胃之外寒氣爲之也；腹痛雷鳴嘔吐者，腸胃之中寒氣爲之也。主之以附子粳米湯，勝寒氣，和內外，此治腹中寒之法也。（卷二十）

黃元御曰（《金匱懸解》）：腹中寒氣，雷鳴切痛者，水寒木鬱，肝氣梗濇。而怫怒衝突，必欲强行，氣轉腸鳴，聲如雷引，排觸擊撞，是以痛切。胸脅逆滿，嘔吐者，膽胃上逆，經絡壅塞，濁氣熏衝，則生嘔吐。附子粳米湯主之，粳米、甘、棗補土而緩中，半夏、附子降逆而驅寒也。（卷十七）

陳元犀曰（《金匱方歌括》）：腹中雷鳴，胸脅逆胸嘔吐，氣也，半夏功能降氣；腹中切痛，寒也，附子功能驅寒；又佐以甘草、粳米、大棗者，取其調和中土，以氣逆爲病進於上，寒生爲病起於下，而交乎上下之間者，土也。如兵法擊其中堅，而首尾自應也。（卷三）

高學山曰（《高注金匱要略》）：此承七條中寒下利而言，故直接此人肚中寒，而曰腹中寒氣也。陰陽相搏，故雷鳴。寒邪凝斂，故切痛。胸爲太陽之部，脅爲少陽之部，實邪上凌陽位，故逆滿也。嘔吐者，胃中陽氣，爲寒所逼，而有欲遁之象。夫腹爲陽明之署，雷鳴切痛，以及嘔吐，是其本證。合胸脅而並見逆滿，則太少二陽之署，幾幾乎有陰寒蔽塞之勢矣。故主附子之大熱，交於守中之甘草，溫胃之粳米，而引至陽明之腹，蓋以扶陽者勝陰也。然後以大棗填上焦，半夏瀉陰氣，而胸脅自平，嘔吐自止矣。

七條曰中寒，其人下利，以裏虛也。蓋先以裏虛，遂中寒而下利，後以下利，遂寒逆而裏益虛，故見種種之候也。

曹穎甫曰（《金匱發微》）：此中陽將敗，水寒上逆之證也。寒乘中氣之虛，故曰寒氣。水走腸間，故雷鳴。寒氣結於太陰部分，故切痛。切痛者，沉着而不浮也。胸脅逆滿而嘔吐者，陽虛於上而腎藏虛寒，乘中陽之虛而上僭也。附子粳米湯，用炮附子一枚以回腎陽，用粳米、甘草、大棗以扶中氣，復加半夏以降衝逆。腎陽復，則虛寒之上逆者息矣；中氣實，則雷鳴切痛止矣；衝逆降，則胸脅逆滿嘔吐平矣。或謂腹中雷鳴爲有水，故納生半夏以去水。寒氣在腹，故切痛，故用附子以定痛，說殊有理，並存之。（卷之二）

原文 痛而閉者，厚朴三物湯主之。（十一）
厚朴三物湯方
厚朴八兩　大黃四兩　枳實五枚
上三味，以水一斗二升，先煮二味，取五升，內大黃，煮取三升，溫分一升。以利爲度。

徐彬曰（《金匱要略論注》）：痛而閉，則燥熱之久，陰氣消亡，故藥不嫌峻，而用小承氣，比大承氣無芒消，非外邪內結之比也。不即曰小承氣，而曰三物湯，以別於七物之兩解耳。（卷十）

李彣曰（《金匱要略廣注》）：《內經》云，熱氣留於小腸，癉熱焦渴，堅乾不得出，故痛而閉不通。此痛而閉者，爲內熱也。

厚朴泄滿，枳實去痞，大黃瀉實，即小承氣湯也。（卷中）

周揚俊曰（《金匱玉函經二注》）：此又言痛之實證也。閉者，氣已滯也，塞也。經曰：通因塞用，此之謂也。於是以小承氣通之。乃易其名爲三物湯者，蓋小承氣君大黃以一倍，三物湯君厚朴以一倍者，知承氣之行，行在中下也；三物之行，因其閉在中上也。繹此，可啓悟於無窮矣。（卷十）

魏荔彤曰（《金匱要略方論本義》）：閉者，即胃脹便難之證也。前厚朴七物湯下利即去大黃，今二便不止艱難，且閉塞矣，亦不得不先爲宣通，於是仍於溫藥之中兼破泄之治。厚朴爲君，大黃佐之，枳實爲使。服法多煮，去藥性之峻利，仍以利即爲度，乃治脹病權宜之法也。（卷上）

尤怡曰（《金匱要略心典》）：痛而閉，六府之氣不行矣。厚朴三物湯，與小承氣同。但承氣意在蕩實，故君大黃；三物意在行氣，故君厚朴。（卷中）

吳謙曰（《醫宗金鑒》）：腹滿而痛下利者，用理中湯，所以溫其中也；腹滿而痛便閉者，用厚朴三物湯，所以開其下也。（卷二十）

陳元犀曰（《金匱方歌括》）：此方不減大黃者，以行氣必先通便，便通則腸胃暢而藏府氣通，通則不痛也。（卷三）

高學山曰（《高注金匱要略》）：此又因上文之證，旁及風寒入腹而化熱者，與下卷十六篇吐衄門病人面無血色一條同例。《金匱》之省筆，多用此法，細讀前後三條之文氣自見。言下利裏虛，固宜大溫大補如彼。若雷鳴等證全具，其人痛而便閉者，則又以氣不下通，而實熱之邪勢由上逆，故見種種急切之候也。厚朴降氣，枳實泄氣，大黃下氣，則閉者下通，而諸證自息，豈止痛止云乎哉？

原文 按之心下滿痛者，此爲實也，當下之，宜大柴胡湯。（十二）
大柴胡湯方
柴胡半斤　黃芩三兩　芍藥三兩　半夏半升，洗　枳實四枚，炙　大黃二兩　大棗十二枚　生薑五兩
上八味，以水一斗二升，煮取六升，去滓再煎，溫服一升，日三服。

徐彬曰（《金匱要略論注》）：此亦兩解之方。但此爲太陽已傳少陽者設也。謂按之心下痛，此有形爲病，故曰實而當下。用大柴胡者，不離於小柴胡之和解，而稍削其有形之邪耳。（卷十）

李彣曰（《金匱要略廣注》）：要看"心下"二字，凡痛在腹中者，邪已入府，故宜大下。此滿痛在心下，未全入府，邪熱未深，故不用大承氣，而用大柴胡，於攻裏之中仍兼和解之法，此心下與腹中有上下深淺之別也。

大法表寒宜汗，裏熱宜下，邪在半表半裏，雖未爲熱實，而寒已漸化爲熱，下可汗下，宜小柴胡湯和解之。若邪已入裏，裏證既急而表證猶在者，則於小柴胡湯中加大黃、枳實、芍藥，以泄熱瀉實，爲表裏兼治之法。茲以裏有實邪，而滿痛尚在心下，故主此湯攻裏，仍不忘半表裏和解之意也。（卷中）

周揚俊曰（《金匱玉函經二注》）：心下者，胸也。滿且痛，不屬有形乎？故曰實，實則當去。然何取於大柴胡湯？柴胡，表藥也，非有外邪，無取兩解，乃必出於此者，正以實則必滿，按則必痛，以至於內發熱，津液耗而元氣下陷，勢所必至也。故仲景以柴胡昇清陽爲主治；而散滿者、去熱者、收陰者、下結者，各有分治；且兼薑、棗以益脾液，取意豈淺鮮哉。（卷十）

魏荔彤曰（《金匱要略方論本義》）：然脹病虛寒，忌輕下矣。亦有正雖虛而邪方實，則下之有物無殞也。所以前論中仲景即出按之痛否之法，以示人虛實之故，而分可下不可下之大關。如按之心下滿痛者爲實也，當下之，宜大柴胡湯。此迺爲邪實而且挾熱者言也，非謂邪實而挾寒者也。仲景已敘之《傷寒論》中太陽篇矣，云：傷寒十餘日，熱結在裏者，與大柴胡湯主之。宜下之而不用大承氣，乃用大柴胡者，正與《傷寒論》篇中所言相符也。蓋太陽表證未罷，裏熱總盛，必兼昇散之義，以爲下恐礙表寒也。脹病寒厥在下，裏熱總盛，亦必兼昇散之義，以爲下恐礙下寒也。於邪實有熱，法宜下之者，其斟酌用法又如此，概可混言下之乎？推此則治脹病乃不得已而爲下也，非以下爲主治也明矣。〔批〕此注即大柴胡湯，神算之玄機。（卷上）

尤怡曰（《金匱要略心典》）：按之而滿痛者，爲有形之實邪。實則可下，而心下滿痛，則結處尚高，與腹中滿痛不同，故不宜大承氣而宜大柴胡。承氣獨主裏實，柴胡兼

通陽痹也。（卷中）

吳謙曰（《醫宗金鑒》）：〔按〕"按之心下滿痛"之下，當有"有潮熱"之三字，若無此三字，則不當與大柴胡湯，是必傳寫之遺。

〔注〕按之心下滿痛，有潮熱者，此爲表裏俱實，當下之，宜大柴胡湯兩解之。此二治皆下實滿之法也。（卷二十）

黃元御曰（《金匱懸解》）：心下滿痛者，少陽之經鬱迫陽明之府也。少陽之經，由胃口而行兩脅，膽胃上逆，經府壅塞，故心下滿痛。此爲實也，法當下之，宜大柴胡湯，柴、芩、芍藥清解少陽之經，枳實、大黃寒瀉陽明之府，半夏、薑、棗降逆而補中也。（卷十七）

朱光被曰（《金匱要略正義》）：心下滿痛，是邪結陽位也，當屬結胸證例。但按之則痛，則知不按則不痛，雖系實邪，終非陷胸可治。惟用大柴胡以昇清而降濁，則滿痛自解，然此方爲表裏兩解之法，要必兼挾半表裏之證象者。（卷上）

高學山曰（《高注金匱要略》）：若雷鳴等前證具，而按其心下滿痛。心下爲胃之應，按之滿痛，是有形之積聚在胃，故爲內實而當下之也。但不主大小承氣，及調胃等湯，而獨任大柴者，以前證之胸脅逆滿及嘔吐等候，係陽明府實，因而溢出少陽之部者居多。故以柴、半、黃芩爲主，降少陽部署之逆，所以治脅滿，並止其嘔吐也。以薑、棗填太陽部署之氣，使下焦不得上犯，所以治胸滿，並止其雷鳴切痛也。然後以大黃之寒下，枳實之消散，總托於酸斂之芍藥，而並力下趨耳。此豈大小承氣及調胃等湯所能勝任者乎？

曹穎甫曰（《金匱發微》）：今日之醫家，莫不知大柴胡爲少陽陽明合病方治，而仲師乃以治心下滿痛，心下當胃之上口，滿痛爲胃家實，非必盡關少陽，此大可疑也。不知小柴胡湯本屬太陽標陽下陷方治，按傷寒之例，太陽病汗、下、利小便，亡其津液，則轉屬陽明；汗出不徹者，亦轉屬陽明。一爲寒水發泄太盡，一爲標熱下陷。故心下支結，外證未去者，柴胡桂枝湯主之。發熱汗出，心下痞硬，嘔吐下利者，大柴胡湯主之。可見太陽將傳陽明，其病必見於心下矣。此心下滿痛，所以宜大柴胡湯，亦猶心下痞硬、嘔吐下利者之宜大柴胡湯，皆爲標熱下陷而設，初不關於少陽也。（卷之二）

原文 腹滿不減，減不足言，當須下之，宜大承氣湯。（十三）
大承氣湯方
大黃四兩，酒洗　厚朴半斤，去皮，炙　枳實五枚，炙　芒硝三合
上四味，以水一斗，先煮二物，取五升，去滓，內大黃，煮取二升，內芒硝，更上火微一二沸，分溫再服，下，餘勿服。見前痙病中。

徐彬曰（《金匱要略論注》）：前有腹滿時減，當溫之一條，故此以減不足言者別之，見稍減而實不減，是當從實治，而用大承氣。此比三物湯多芒消，熱多故耳。（卷十）

李彣曰（《金匱要略廣注》）：腹滿不減者，實也，當用大承氣湯下之，若減則不足

言實，不可輕下矣。

《內經》云：濁氣在上，則生䐜脹。大黃苦寒瀉熱，《經》所謂攻裏不遠寒是也；厚朴苦以行滯；枳實下氣最速，故能泄滿消脹；芒消辛以潤燥，鹹以軟堅，經云熱淫於內，治以鹹寒，佐之以苦是也。

張卿子先生云：乾陽亢極於上，而日有悔，悔字即陰承於下，五行家所謂陰生於午，坤象所謂順承天，亢害承制之義爽然。此湯不曰制火，不曰生陰，而曰承氣，仲景真法天而爲方者也。（卷中）

周揚俊曰（《金匱玉函經二注》）：大承氣，大下藥也。在傷寒入府，每每慎戒，何宿食而遽可用乎？觀上"腹滿不減，減不足言"二句，吾知必用下。如大柴胡等而不爲稍減，須大下之，不可觀望以坐耗胃家津液耳。（卷十）

魏荔彤曰（《金匱要略方論本義》）：迨爲前論中按之痛者爲實，舌黃未下者言治乎！腹滿不減，減不足言，按之而痛，舌上黃苔，實而有熱，原有可下之法，故仲景又將《傷寒論》中治陽明之法移注於此，然究之下其熱也，非下其脹也。脹之標可下，脹之本不可下也，亦不得已而用之法也。設下之而脹大減，不復脹，下之誠是矣；設下之而脹減，不旋踵而復如故，則前論中所謂此爲寒，當與溫藥者也。安知下非真寒，上非假熱乎？又在主治者詳審其脉證矣。必脉見滑數，證見發熱作渴，且能飲水，方可一下無疑也。此又余之推廣仲景下法，無令致誤者也。（卷上）

尤怡曰（《金匱要略心典》）：減不足言，謂雖減而不足云減，所以形其滿之至也，故宜大下。以上三方，雖緩急不同，而攻泄則一，所謂中滿者瀉之於內也。（卷中）

吳謙曰（《醫宗金鑒》）：腹滿時減、時滿，虛滿也；腹滿常常而滿，實滿也。腹滿不減，減不足言，謂腹滿不減，雖減不過稍減，不足言減也。虛滿當溫，實滿當下，故宜大承氣湯下之，此治實滿之法也。（卷二十）

黃元御曰（《金匱懸解》）：腹滿時減，已復如故，此爲寒也。今腹滿不減，雖少減，而究不足言減，此非虛寒，是實邪也。內實，故常滿而不減，當須下之，宜大承氣湯也。（卷十七）

朱光被曰（《金匱要略正義》）："減不足言"四字，極見痞滿燥實堅兼至之象，以見即用小承氣減之，不足言減也，不得不用芒消之鹹潤，助將軍以成功耳。（卷上）

高學山曰（《高注金匱要略》）：腹滿時減，以陽氣有起伏，陽起則陰伏，故其滿有時或減，此爲虛痞。若腹滿晝夜並不減動，及些小減去而不足言減，猶曰算不得減。此爲胃脘漸下漸實之應，故與腹滿不減者同，宜大承下之而無疑也。

葉霖曰（《金匱要略闕疑》）：此條是辨寒熱之法，而虛實之義亦包舉在內。蓋熱者實證多，虛者寒證多，然第言大判爾。此陽明篇中論胃家虛實之文，"宜大承氣"句亦彼處原文，此處不應便下四字也。溫藥不云何方，可知上半條只宜渾舉，集書者少理會矣。吳謙曰：太陰篇有生薑厚朴半夏人參甘草方恰合。（卷下）

陸淵雷曰（《金匱要略今釋》）：厚朴三物湯證，滿痛在大腹部；大柴胡湯證，滿痛在胸脅，而延及下腹部；大承氣湯證，滿痛在繞臍部，初學當以此審擇。（卷三）

心胸中大寒痛，嘔不能飲食，腹中寒，上衝皮起，出見有頭足，上下痛而不可觸近，大建中湯主之。（十四）

大建中湯方

蜀椒二合，汗　乾薑四兩　人參二兩

上三味，以水四升，煮取二升，去滓，內膠飴一升，微火煎取一升半，分溫再服；如一炊頃，可飲粥二升，後更服，當一日食糜，溫覆之。

徐彬曰（《金匱要略論注》）：此以下，皆治寒痛之法也。謂心胸中本陽氣治事。今有大寒與正氣相阻則痛，正氣欲降，而陰寒上逆則嘔。胃陽爲寒所痹，則不能飲食，便腹中亦寒氣浮於皮膚，而現假熱之色，乃上下俱痛，而手不可近，此寒氣挾虛滿於上下內外，然而過不在腎。故以乾薑、人參，合飴糖以建立中氣，而以椒性下達者，並溫起下焦之陽，爲溫中主方。（卷十）

李彣曰（《金匱要略廣注》）：心胸寒痛，嘔不飲食，寒在上膈也。腹中寒上衝，寒在中焦也，皮起出見有頭足，乃寒氣上衝之象，非真有一物具頭足也。寒氣凝結，故上下痛不可觸近，非裏實不可按之痛也，故但宜建中，不可攻下。

人參、膠飴甘溫，以補裏虛；乾薑辛熱，以散內寒；蜀椒溫中下氣，以腹中寒上衝也。方名建中者，建立也，脾主中州，則上下四旁寒邪悉散，陽春舒布矣。（卷中）

周揚俊曰（《金匱玉函經二注》）：上中二焦所以受寒邪者，皆由於中氣素虛也。虛則陽氣不布，而所積者爲寒飲，所衝者爲寒氣，所顯者有影無形。爲寒痛，故取辛熱之品以散其邪，甘溫之味以培其土，則中州已圮而復立矣。故名曰大建中。（卷十）

沈明宗曰（《沈注金匱要略》）：此心胃受寒，引動下焦陰氣上逆而痛也。中上二焦氣虛受寒，故心胸中大寒痛。寒邪引動下焦陰氣而挾衝脉上逆，則痛嘔不能飲食，故上衝皮起，出見似有頭足之狀，即《內經》按之喘動應手之類也。邪氣充斥三焦而爲寒實，故上下痛而不可觸近。方用人參、膠飴、乾薑，建其中氣而溫散胸膈之寒，蜀椒能達濁陰下行，俾胃陽充而寒散痛止，此非腎經虛寒直中，故不用桂、附回陽耳。（卷十）

魏荔彤曰（《金匱要略方論本義》）：實熱之邪，宜從攻下矣，而虛寒之法，不可不即踵明之。見脹病實熱之邪，可下者居其一，而虛熱、虛寒及實寒不可下者居其三，主治者容可昧哉？於是仲景示人虛寒之治曰：心胸中大寒痛，嘔不能飲食，腹中寒，上衝皮起，出見有頭足，上下痛而不可觸近，大建中湯主之。此所謂實寒之證。故首言不當下而當溫也。況虛熱乎？況虛寒乎？此證歷舉其實邪，上逆痛嘔，阻格飲食，衝起之物，有形有質，至於痛不可觸，按之愈不可奈矣。若以實邪按之痛，即爲可下，未有不大誤者！仲景爲出大建中湯一法，主以蜀椒，佐以乾薑，使以人參，實寒之治理昭然。除溫補之外，更無除寒泄實之別法。更且食糜溫覆，極盡其內外扶陽益正之意，則溫中正所以除寒，而補氣正所以泄脹也。以視誤下而虛者益虛，寒者益寒，工拙何等乎？（卷上）

尤怡曰（《金匱要略心典》）：心腹寒痛，嘔不能食者，陰寒氣盛，而中土無權也；

上衝皮起，出見有頭足，上下痛而不可觸近者，陰凝成象，腹中蟲物乘之而動也。是宜大建中藏之陽，以勝上逆之陰。故以蜀椒、乾薑溫胃下蟲，人參、飴糖安中益氣也。（卷中）

吳謙曰（《醫宗金鑒》）：心胸中大寒痛，謂腹中上連心胸大痛也。而名大寒痛者，以有厥逆、脉伏等大寒證之意也。嘔逆不能飲食者，是寒甚拒格於中也。上衝皮起，出見頭足者，是寒甚聚堅於外也。上下痛不可觸近，是內而藏府，外而經絡，痛之甚亦由寒之甚也。主之以大建中湯，蜀椒、乾薑大散寒邪，人參、膠飴大建中虛。服後溫覆，令有微汗，則寒去而痛止。此治心胸中寒之法也。（卷二十）

黃元御曰（《金匱懸解》）：心胸大寒痛，嘔不能飲食者，土火俱敗，寒水上凌，胃氣奔逆，不能下降也。腹中寒氣，上衝皮起，頭足出現，上下走痛而不可觸近者，寒水與風木合邪，肆行無畏，排擊衝突，勢不可當也。大建中湯，膠飴、人參培土而建中，乾薑、蜀椒補火而溫寒也。（卷十七）

朱光被曰（《金匱要略正義》）：心胸居上，腹居下，上下寒痹，中陽困極矣，以致痛嘔不能飲食，胃家精氣俱耗。法當先扶植胃氣為主，佐以祛寒，此大建中之所由設也。人參、乾薑甘溫補正，助飴糖以固守中氣，川椒辛熱直走三焦，破陰而回陽，令心胸腹內之寒邪頃刻消散，共成建中之奇勛。按建中小大二方，小建中主榮衛立法，安內攘外之績也；大建中以三焦主法，成天平地之功也。其所以不用附子粳米湯者，以前條腹鳴切痛，以致嘔逆，是寒邪本於藏陰，而犯及陽明。故取附子溫起元陽，而以粳米安和脾胃。若此條自心胸至脅腹，自痛嘔以至手不可近，明由中虛挾寒，波及上下兩焦。苟胃陽來復，而上下之氣自通調也。（卷上）

陳元犀曰（《金匱方歌括》）：胸為陽氣出入之位。師云：心胸中大寒者，胸中之陽不宣，陰寒之氣從下而上也。痛者，陰寒結聚也。嘔者，陰寒犯胃也。不能食腹中滿者，陰寒犯脾也。上衝皮起，出見有頭足者，陰寒橫逆於中也。上下痛而不可觸近者，是寒從下上，徹上徹下，充滿於胸腹之間，無分界限，陽氣幾乎絕滅矣。扼要以圖，其權在於奠安中土。中焦之陽四布，上下可以交泰無虞，故主以大建中湯。方中重用乾薑溫中土之寒，人參、飴糖建中焦之氣，佐以椒性純陽下達，鎮陰邪之逆，助乾薑以振中土之陽。服後一炊頃飲粥者，亦溫養中焦之氣以行藥力也。（卷三）

周孝垓曰（《金匱要略集解》）：張璐曰：大寒填塞於胸膈之間，不能出納，是以痛嘔不能飲食也。腹中有寒，則汁沫溢於腸胃之外，是以上衝皮起，出見有頭足，痛不可觸也。乃有形之積，聚於空郭之間，故當大建其中，使邪不敢內干於藏。參、薑、膠飴以溫補其中土，蜀椒補心氣，而散胸中之寒，又能消皮膚中之陰聚，總取其辛散耳。

案曰：此以下，皆治寒痛之法。夫心胸中所以受寒邪者，皆由中氣素虛，虛則陽氣不布，而積為寒飲，衝為寒疝，以致痛而不可觸近。上下痛，時上時下也。不能飲食，則正虛邪盛可知。故用人參、膠飴以建其中氣，而以椒、薑之辛溫者，散中上二焦之寒，為溫中之主方。（卷中）

高學山曰（《高注金匱要略》）：此亦口鼻及腹臍所中之寒也。寒從皮毛經絡襲入，則先見表證，如頭痛、惡寒、發熱等類。而後入裏，或止病表而不入裏者亦有之，詳《傷寒論》中。寒從口、鼻、腹、臍襲入，則先見裏證，如腹滿、嘔痛、下利等類。而後出表，或止病裏而不及出表，遂致不救者比比也。條中曰心胸中大寒云云，備言裏證而不及表證一語，故知爲口鼻及腹臍所中之寒，而未及出表者也。痛嘔當指胃脘而言，寒氣切責陽位，故痛；胃陽不能自安，故嘔。中土虛寒，失運飲化食之用，故不能飲食也。腹中寒冷之氣，上衝胸分，言病者之自覺也。陰陽相搏，腹皮鼓起，出見如有頭足之狀，言旁人之可外見也。陰寒之邪，上則抬高陽氣，而令陽位逼側，故上痛不可觸近，下則直入少腹，而與濁陰凝冱，故下痛不可觸近也。夫心胸中大寒，與上下痛而不可觸近，由於腹中寒氣，上充下滿之外，而其餘氣，猶見之於外鼓，而至皮起如有頭足，則中焦脾胃之真陽虛極，故令陰寒上肆下橫如此，是不得不大建其中氣，而以扶陽者勝陰矣。誠以乾薑、蜀椒大辛大溫，大辛散寒，大溫聚氣，加之甘平峻補之人參，充滿薑椒之性，而鼓動之，然後以米汁所成之甘膠，微火煎配以爲使，薑取米扶胃氣，甘守中宮，遂覺辛甘溫煖之神，融成一片，化工春氣，其與惟王建中，妖氛自息者，同功合德，此仲景命名之深意也。至其湯後曰如一炊頃，可飲粥二升，又曰當一日食糜，溫覆之。《經》曰：大氣一轉，其氣乃散。所中之寒，其意欲如服桂枝湯之法，將解於陽回之自汗乎。若但云恐中寒挾食，故飲粥食糜。恐感寒復寒，故令溫覆，則猶得其淺而未得其深者也。

門人問曰：如法服大建中而不得自汗，所中之寒，將何所解散乎？並何變證耶？答曰：此問亦不可少。夫藏府與經絡相通，口鼻及腹臍所感之寒，脾胃先受之，及中焦陽氣一轉，則內邪托出經絡，且從陽氣之化，而發爲表熱者，常也。此條之證，因中氣虛微，不能載出，故不一見表證，服大建中而解于自汗，中氣大振，一箭透重鎧之力也。倘服此而不汗，如強弩之末，不穿魯縞，將內證消，而發爲表熱，變桂枝加附子湯，或麻附細辛湯等證居多。否則不發表熱，脾家實，腐穢當自去，解于自下利者，亦十之一二也。

本門是論腹滿，每條當尋腹滿處，腹中寒上衝，及上下痛而不可觸近，俱有腹滿在內，不可不知。

原文 脇下偏痛，發熱，其脉緊弦，此寒也，以溫藥下之，宜大黃附子湯。（十五）

大黃附子湯方

大黃三兩　附子三枚，炮　細辛二兩

上三味，以水五升，煮取二升，分溫三服；若強人煮二升半，分溫三服。服後如人行四五里，進一服。

徐彬曰（《金匱要略論注》）：此較前條同是寒，但偏痛爲實邪，況脉緊弦，雖發熱，其內則寒，正《內經》所謂"感於寒者，皆爲熱病"也，但內寒多，故以溫藥下之。附子、細辛與大黃合用，並行而不倍，此即《傷寒論》大黃附子瀉心湯之

法也。（卷十）

李彣曰（《金匱要略廣注》）：脅者，肝之部分，脅下偏痛，發熱，此肝氣實，經云木實則痛是也，弦者肝脉，緊則爲寒，又云緊爲里。後節云脉數弦者，當下其寒，脉大而緊者，陽中有陰，可下之。此肝氣實，則脾氣鬱變，爲寒中，經云土鬱則奪之，是宜土中瀉木；而中寒者，又當用溫中之藥瀉之，故主大黃附子湯。

實者下以大黃，加附子溫中。細辛散寒，是謂以溫藥下之也。仲景治傷寒少陰證反發熱者，有麻黃附子細辛湯，此用大黃附子湯，或以溫藥發表，或以溫藥攻裏，二方並立，皆用附子、細辛，而一配以麻黃，一配以大黃，寒熱並用，表裏互施，真神方也。（卷中）

周揚俊曰（《金匱玉函經二注》）：此寒邪之在中下二焦也。脅下屬厥陰之部分，於此偏痛，必有所積，積而至於發熱，其爲實可知也。乃視其脉不滑數而緊弦。洵爲陰脉，果是陰邪結於陰位矣。且緊屬痛，固因寒而痛；弦爲實，亦因寒而實，故非下則實不去，非溫則寒不開，然肝腎同一治也，厥陰之實，係少陰之寒而實，苟不大用附子之熱，可獨用大黃之寒乎？入細辛者，通少陰之經氣也，以寒實於內而逼陽於外也；或裏有寒，表有熱，俱未可定也。仲景於附子瀉心湯中，既用三黃，復用附子，以畏寒汗出，陽氣之虛在於外也。此大黃附子湯，陰氣之結深於內也。然則痞證用三黃，固正治之法；偏痛用大黃，豈非從治之法乎？合觀之，知有至理存焉矣。（卷十）

魏荔彤曰（《金匱要略方論本義》）：仲景既出溫補，以爲除寒泄實之法，猶恐有實寒之證，而邪實太甚者，如前條所云滿逆大痛，更且便閉，上下痞塞，無可奈何，又不得滌蕩其實邪起見矣。然欲泄其實邪，又益其寒邪，兩者何可得兼乎？仲景又出一法云：脅下偏痛，發熱，其脉緊弦，此寒也，以溫藥下之，宜大黃附子湯。言脅下偏痛，是腹脹滿，而又有偏痛之處在脅下也，脅下則近於少腹，下之爲順矣。又有發熱，乃浮熱之上越者，診之脉緊弦，不見滑數，熱非真熱，洵假熱也。〔批〕此發熱或有形之物積於腸胃，而皮膚熱作，故在可下之例，未必爲假熱之證，再參之。真熱而實宜下，假熱而實則實寒也。實寒顧可下乎？然邪太實，又不得不下，無已以溫藥下實寒之邪。溫藥，附子、細辛是也，所以治寒也；下藥，大黃是也，所以下實也。實寒二邪，分治之道，並行而不悖也。此非造化在手者，孰能參酌如此至當乎？故實寒之邪，有前法溫補必不可用，而當攻下者，亦不過用溫藥下之如此法而已。猶必強人方可全用之，弱人服勿盡劑可知矣。〔批〕推弱人不可盡劑之意，或以可用此溫而行之，多服數劑似可減矣，則亦無須乎溫藥爲下矣。此又在下實寒脹病中，見斟酌不輕攻下之旨也。則凡率意妄下者，觀此可以廢然返耳。（卷上）

吳謙曰（《醫宗金鑒》）：〔按〕脅下偏痛之"偏"字，當是"滿"字，必是傳寫之訛。

〔注〕腹滿而痛，脾實邪也；脅下滿痛，肝實邪也；發熱若脉數大，胃熱實邪也。今脉緊弦，脾寒實邪也，當以溫藥下之，故以大黃附子湯下其寒實。方中佐細辛者，以散其肝邪，此下肝脾寒實之法也。（卷二十）

陳念祖曰（《金匱要略淺注》）：虛寒則溫補之，實熱則寒下之，固也。然有陰寒成聚之證，治之者當知法外有法，脅下偏痛發熱，若脉數大，熱邪實也。今按其脉緊弦，此陰寒成聚也，雖有發熱，亦是陽氣被鬱所致，若非溫藥，不能去其寒，若非下藥，不能去其結，所以當以溫藥下之，宜大黃附子湯。

此承上節而言陰寒中不無實證，溫藥中可雜以下藥也。（卷四）

丹波元堅曰（《金匱玉函要略述義》）：按此條證，固屬寒實。故大寒附辛，相合成劑。性味融和，自爲溫利之用。如附子瀉心湯，則其證表寒裏熱，故別煮附子，而功則各奏，故同是附子、大黃並用，而立方之趣，迥乎不均。徐氏說未確切。蓋溫利之劑實以桂枝加大黃湯，及此湯爲祖，而溫脾等諸湯，皆莫不胚胎於此二方矣。（卷上）

高學山曰（《高注金匱要略》）：此從首條"不滿、必便難、兩胠疼痛，此虛寒從上衝"等句而申言之也。人身之心胸，即天之太虛；其兩脅，即天之四垂也。心胸之真陽充滿，有如日光暄赫，陰氛自化，不特太虛清明高遠，即天之四垂。雲消翳淨，古詩晴川歷歷漢陽樹，頗能道出神境，復何胸滿、脅滿之病乎？惟如首條趺陽脉微弦，微則陽光失德，弦則地氣冒明，故曰法當腹滿者，嵐浮氛起，直上以塞太虛之象也。否則，微爲乾健不施，弦爲坤順失正，故曰不滿必便難，兩胠疼痛者，雲斜氣橫，旁分以陰四垂之象也。知此，則首節與本條及各條之證，其病機偏正高下，可會其全神矣。蓋謂五藏中，惟肝居至陰之下，其性陰寒善逆。本藏中陽神秉政，則沖和調暢，故動則主生，而化則爲道。若其藏真之陽自虛，則陰寒之性，上逆而爲禍矣。陽明之氣虛，從胃外而上犯胃脘，則爲腹滿等證。少陽之氣虛，從膈旁而斜穿兩胠，則爲脅滿等證。太陽之氣虛，從胃外而上侵宗氣，則爲胸滿等證。夫腹滿胸滿，除實證用下外，凡下寒上衝者，已立附子粳米及大建中之法。其少陽之氣虛，因而旁穿兩胠，以致脅下偏痛，並膈氣微而不能傳送，先見便難，後則氣浮於上而發表熱。其脉緊弦，緊則爲寒爲痛，弦則主肝主逆，緊從弦斷，則寒而致痛者，由於肝藏陰寒之氣上逆可知，故曰寒也。因便難而蒸爲表熱者，宜下之以通其便難之氣，則經絡之熱可解。膈氣微而招陰藏之寒逆者，宜溫之而填其上焦之氣，則逆痛可下，溫藥下之，兩不相背矣。蓋大黃之苦寒，與附子、細辛之辛熱相偶，膈氣喜附子、細辛之溫，卻暗得大黃以下瀉其逆滿。賊陰親大黃之性，卻惧吞附子、細辛而自化其陰翳。譬之帝王，德禮相成，恩威並濟；譬之天地，春雷不怒，伏雨長生之道也。至其煎法服法，另開生面，與尋常略不相同。尋常利藥，必先煎大黃以爲主，而後入諸藥，使隨其攻下之性。此獨同煎，其不注意用下，一也。尋常作三服者，多曰日三服，此獨令如人行四五里，即進一服，其不顧慮並力峻下，二也。蓋以首節"便難"二字，不過因陽微不能傳送，而難於便，與內實便閉者不同。又此方以溫藥牽制大黃之性，而不十分寒下故耳。

門人曰：夫子以本文爲申言首條之證，本文雖無"便難"字樣，然以脅下偏痛及發熱二證，便公然下以溫藥，其爲申說首條似矣。但首條言脉曰趺陽微弦，此條雖亦言弦，卻曰緊弦，而並不言微。恐作承首條之語或失之牽強耶？抑其中另有奧旨乎？答曰：首條兼言主虛，故曰微弦。此條單言客實，故曰緊弦。且微弦，尚有主在；緊弦，則客代主人矣。由微而進於緊，即奧旨也。

原文 寒氣厥逆，赤丸主之。（十六）

赤丸方

茯苓四兩　半夏四兩，洗一方用桂　烏頭二兩，炮　細辛一兩《千金》作人參

上六味，末之，内真朱爲色，煉蜜丸如麻子大，先食酒飲下三丸，日再夜一服；不知，稍增之，以知爲度。

徐彬曰（《金匱要略論注》）：此即《傷寒論》直中之類也。胸腹無所苦，而止厥逆，蓋四肢乃陽氣所起，寒氣格之，故陽氣不順接，而厥陰氣衝滿而逆。故以烏頭、細辛伐内寒，苓、半以下其逆上之痰氣，真朱爲色者，寒則氣浮，故重以鎮之，且以護其心也，真朱即硃砂也。（卷十）

李彣曰（《金匱要略廣注》）：王履曰：仲景言四逆與厥者非一，未嘗分逆爲不溫，厥爲冷也。既曰不溫，則冷矣，尚何異乎？然四肢與手足，却有所分。凡舉四逆者，是通指手足臂脛以上言也，若手足厥逆，手足厥冷等，及無手足字者，是獨指手足言也。傷寒少陰證，四逆而死者二條，其手足厥冷煩躁者，治以吳茱萸湯，可見四逆重於厥冷，成氏謂厥甚於逆，謬矣。此但言厥逆，則專指手足，不主四逆可知。

手足爲諸陽之本，因寒氣厥逆，則陽氣衰矣。不用附子而用烏頭者，以手足主表，故用烏頭走表以通行陽氣，然必有水飲内蓄，以致陽氣不溫於手足，故用半夏、茯苓行飲，細辛散水氣以去内寒也。（卷中）

周揚俊曰（《金匱玉函經二注》）：寒氣厥逆，下傳於上，明係君火既衰，而腎家之真陽亦不足。故上逆者，兼有水汎以凌君火之意，爲害不淺；況陰霾潛乘，濁流爲患，於是以大熱大猛之力，始有補天浴日之量，兼用攝水氣，通陽氣，散陰氣，而不敢後也。然猶恐寒逆特甚，復以硃砂之赤色者，可以鎮君火；性重者，可以墜濁陰。名曰赤丸，殆畏水寒之侮火也。（卷十）

魏荔彤曰（《金匱要略方論本義》）：仲景終恐人於脹病意在攻下，不肯遽溫補也，於是又出一方云：寒氣厥逆，赤丸主之。方用茯苓、半夏爲君，意在燥土益胃以安逆氣也；佐以烏頭、細辛，以辛溫之性，行實寒之積而欲上衝者；更飲酒以助其溫和流行之力，是以溫藥行氣除寒，補胃制逆。於方見脹病之始，凡厥氣在下，欲動寒氣逆上已見者，俱早用爲匡救也，又豈必脹病既成而後求此和平之劑乎！蓋此方固爲正治，然早服之，收攻未然，反不見曲突徙薪之勛也。若至實寒之邪大盛，則正虛者大建中湯，邪實者大黃附子湯，二方直從急治，乃李郭再造之功也，不比此志廣才疏之文信公矣。（卷上）

尤怡曰（《金匱要略心典》）：寒氣厥逆，下焦陰寒之氣厥而上逆也。茯苓、半夏降其逆，烏頭、細辛散其寒，真朱體重色正，内之以破陰去逆也。（卷中）

朱光被曰（《金匱要略正義》）：此正陰寒從下而上，故至厥逆也。茯苓、半夏從上以降其逆；烏頭散寒以治其厥；細辛通足少陰之真陽，引寒邪外散；朱砂護手足少陰之榮氣，鎮厥逆下趨。爲劑小而服法謹嚴，以辛熱走散之品，下虛之人不可過任也。（卷上）

曹穎甫曰（《金匱發微》）：寒氣厥逆，此四逆湯證也。然則仲師何以不用四逆湯而用赤丸，知此意者方可與論赤丸功用。蓋湯劑過而不留，可治新病，不可以治痼疾。且同一厥逆，四逆湯證脉必微細，赤丸證脉必沉弦。所以然者，傷寒太陰、少陰，不必有水氣，而寒氣厥逆即從水氣得之，腎虛於下，寒水迫於上，因病腹滿，陽氣不達四肢，乃一變而爲厥逆。方用炮烏頭二兩、茯苓四兩（茯苓無真者，惟浙苓爲野山所產，但不出省，云南產更少）、細辛一兩、生半夏四兩，硃砂爲色，取其多，煉蜜成丸，取其不滑腸，無分量者，但取其足用也。方治重在利水降逆，便可知厥逆由於水寒。即烏頭、細辛有回陽功用，實亦足以行水而下痰。硃砂含有鐵質，足以補血鎮心，使水氣不得上僭。丸之分量不可知，如麻子大則甚小，每服三丸，日再服夜一服者，欲其緩以留中，使得漸拔病根也，此則用丸之旨也。（卷之二）

> **原文** 腹痛，脉弦而緊，弦則衛氣不行，即惡寒，緊則不欲食，邪正相搏，即爲寒疝，遶臍痛，若發則白汗出，手足厥冷，其脉沉弦者，大烏頭煎主之。（十七）
>
> 烏頭煎方
>
> 烏頭大者五枚，熬，去皮，不㕮咀
>
> 上以水三升，煮取一升，去滓，內蜜二升，煎令水氣盡，取二升，强人服七合，弱人服五合。不差，明日更服，不可一日再服。

徐彬曰（《金匱要略論注》）：此寒疝之總脉證也。其初亦止腹滿，而脉獨弦緊，弦則表中之衛氣不行，而惡寒；緊則寒氣痹胃，而不欲食，因而風冷注臍，邪正相搏，而遶臍痛。此以前不言疝，寒未結，且多在上中耳，觀其邪正相搏即爲疝，可知以前雖亦腹痛，止是邪正相爭。是衛外之陽、胃中之陽、下焦之陽，皆爲寒所痹，因寒臍痛，故曰疝。至發而白津出，寒重故冷涎也，手足厥冷，厥逆也，其脉沉緊，是寒已直入於內也。故以烏頭一味，合蜜頓服之，此攻寒峻烈之劑，即後人所謂霹靂散也。（卷十）

李彣曰（《金匱要略廣注》）：疝屬肝經，爲陰寒冷濕之病。肝經抵小腹，宜止小腹痛，此云腹痛，並繞臍痛者，篇首所謂虛寒從下上也。衛氣行於表，弦爲肝脉，亦陰脉，以陰病而見陰脉，表上陽虛，故惡寒也。緊則爲寒，寒停胃口，故不欲食。白汗者，囊中冷濕，出陰汗也。手足厥冷，陽衰不溫於四末也。脉沉緊者，寒在裏也緊則爲寒，沉爲在裏，故主大烏頭煎以溫之。或云汗從皮毛中出，肺合皮毛，其色白，故名白汗。

烏頭性輕疏而氣剽悍，故能散寒逐濕，止用此一味，取其力專而行速也，但恐過於猛峻，故用蜜煎，甘以緩之，且解毒也。（卷中）

周揚俊曰（《金匱玉函經二注》）：寒入既深，則陽氣閟而爲痛。陰氣內凝，無沖和之度，使衛外者不固而不耐寒，中藏者既虛而不欲食，於是正邪兩不服，搏結於臍之偏旁而爲疝也。所積既久，有所觸動，即復發作。然必自汗出者，何也？傷寒中衛，則不能有汗，謂邪自外入，蔽其氣也；若寒之在腹者，則自不令陽固乎外矣。又必手足厥冷者，何也？寒邪中陰，則必至於厥逆，謂陰氣內深，遏其陽也；況痛並繞臍，則脾屬四肢，而真陽大衰矣。非用大熱大力，何以建驅除之功？於是思天下之熱且雄猛者，莫過烏頭，更非多用不可也；佐以蜜者，熱則必燥，益之以潤也。（卷十）

魏荔彤曰（《金匱要略方論本義》）：寒疝者，亦氣病也，與腹滿同爲厥氣在下，寒氣逆上之證，而結聚之處不一，經所謂胸脅腹裏，各有畔界也。上而爲胸痹，下而爲心痛，再下爲腹滿，再下爲寒疝，異病而同源者也。故仲景言寒疝，即於腹痛病中明之。如其人腹或滿痛，不滿但痛，診之脉弦而緊者，寒氣久聚於下，正陽久弱於中也。蓋腹痛而見浮數等脉，猶有挾熱之理；腹痛而得弦緊之脉，必爲因寒之候也。乃仲景申明弦緊之故，曰：弦則衛氣不行，即惡寒，緊則不欲食。弦，浮取之而得，亦緊脉也，而在浮則爲弦，浮取得此，知有外感之寒邪與內寒相雜，故衛氣爲寒束鬱，而滯阻不行矣。凡人一身之氣，無論在表在裏，皆以衛氣之行爲行，日有常度，不遲不速，熱則病於行速，寒則病於行遲。今言衛氣不行，非不行，行遲之故也。衛氣行遲，無氣不行遲，而在表之氣固有阻礙，在裏之氣能無格滯乎？此氣之所以因外寒而結聚也。於沉取而得緊，緊與弦無二。在沉得之則爲緊，沉屬裏，緊爲寒，腹裏寒盛見於脉，則胃陽不治，而脾土亦失溫燥之令，飲食何由得速爲腐化而易飢思食乎？此又平素陽虛陰盛，積寒在裏，以召外寒，夾雜於表裏而爲患者也。表裏之寒邪既盛，而正陽與之相搏，寒邪從下起，結聚於至陰之分，而寒疝成矣。寒疝既成伏於少腹，繞臍痛苦，發止有時，發則白津出。〔批〕此白津必出於腰以下，或陽道中出白津，亦作寒論。津似汗非汗也。此汗本下部虛寒，陰邪逼迫外越，故以白津二字形容之，理至微也。及陰寒積久而發，四肢厥冷，脉得沉緊，何非寒厥之氣爲害也耶？余前言浮弦沉緊即本乎此也。仲景示人以大烏頭煎主之。烏頭辛熱逐寒邪，開陰閉，專用見功，單刀直入，竟趨虎穴，此取效之最徑捷者也。惟恐燥烈傷陰，故於服法又分弱強人，並申一日不可再服之戒，何非期臻至善之法乎？（卷上）

尤怡曰（《金匱要略心典》）：弦緊脉皆陰也。而弦之陰從內生，緊之陰從外得。弦則衛氣不行而惡寒者，陰出而痹其外之陽也；緊則不欲食者，陰入而痹其胃之陽也。衛陽與胃陽並衰，而外寒與內寒交盛，由是陰反無畏而上衝，陽反不治而下伏，所謂邪正相搏，即爲寒疝者也。繞臍痛，發則白津出，手足厥冷，其脉沉緊，皆寒疝之的證。白津，汗之淡而不鹹者，爲虛汗也；一作自汗，亦通。大烏頭煎大辛大熱，爲復陽散陰之峻劑，故云不可一日更服。（卷中）

吳謙曰（《醫宗金鑒》）：〔按〕此條脉重出，下條有證無脉，"其脉沉緊者"之五字，當在下條裏急之下。然脉弦而緊，是勁急之甚，當屬寒疝之重者。其白汗之"白"字，當是"自"字。下條其脉沉緊是裏痛之脉，當屬寒疝之輕者，必是傳寫之訛。

〔注〕疝病犯寒即發，故謂之寒疝也。其病發則繞臍少腹急痛，惡寒汗出，手足厥冷，不欲飲食，脉弦而緊，主急主痛，此寒疝應有之證脉也。主之烏頭煎者，是專以破邪治標爲急，虛實在所不論，故曰：強人服七合，弱人服五合也。（卷二十）

丹波元簡曰（《金匱玉函要略輯義》）：〔程〕烏頭，大熱大毒，破積聚寒熱，治臍間痛不可俯仰，故用之以治繞臍寒疝痛苦。治下焦之藥味，不宜多，多則氣不專。此沉寒痼冷，故以一味單行，則其力大而厚。甘能解藥毒，故內蜜以制烏頭之大熱大毒。

王冰《至真要》注云：夫大寒內結，稽聚疝瘕，以熱攻除，寒格熱反縱，反縱之則痛發尤甚，攻之則熱不得前。方以蜜煎烏頭，佐之以熱蜜，多其藥服，已便消。是則張公從此，而以熱因寒用也。（卷二）

高學山曰（《高注金匱要略》）：腹痛，指臍之上下而言，即下文遶臍痛是也。脉弦而緊，就下文衛氣不行，不欲飲食觀之，當單指陽明，不概六部而言。以腹痛屬陽明病，故就其部位診之，是知篇首"趺陽"二字，一直貫至終篇也。弦從浮見，緊從按得，故以而字斷之。且下文言緊，即曰沉緊者此也。疝者，氣病也，五藏俱有之。然腎爲水藏，肝居至陰之下，故二藏病此者獨多。夫陰藏貴陽氣，陽府重陰津，此陰陽各喜配偶之性情。倘本藏之真陽自虛，則陰氣與客寒外濕，而相暗召，而伏結於杳冥。若他藏及別府之陽氣各勝，則如太平之世，非無匪類，而潛踪鄉曲，不爲民害。倘陽明之氣虛，則如本條之證，而入犯中州，故腹臍爲病。少陽之氣虛，則如次條之證，而旁據兩輔，故脅下爲病。太陽之氣虛，則如三條之證，從腹及脅，而又外侵邊鄙，故爲手足不仁，及身體疼痛等證。甚至陰氣上浮陽位，留連不去，變成假熱，如四條之脉證，不下其寒，幾幾乎有懷宗流寇之禍矣。故其字從山，山之爲物，陽上實而陰下虛，其卦爲艮。陰下連而陽上斷，其變爲澤。故晴明之候，清泉白石，艮止於覆盂，而陰晦之時，冷霧寒雲，兌張而吐氣，此古人命名爲疝，而從山之意也。仲景謂腹痛之人，診其陽明之脉，舉之見弦，而按之得緊。弦爲肝脉，又爲氣削之應。夫衛氣者，陽明府中穀氣所化之精悍爲之也。今見肝脉，是土受木邪，其氣削弱，不能行其精悍，而出爲衛氣可知，故即當惡寒。緊爲病脉，亦爲寒診，是雖應腹中之痛，而寒氣在胃，則胃陽之不能化物又可知，故不欲飲食也。蓋胃中正氣略勝，則陰藏之邪下伏；胃中正氣略負，則陰藏之邪復起。故邪正相搏者，是寒疝之所以爲病也。胃當臍之內，故其證遶臍而痛。以下又從邪正相搏句而申言之。蓋正勝，則有時不發，若發，則陰邪上乘，而虛陽上遁，故白汗出。肝腎之逆陰起，而胃陽中伏，不但不行衛氣而惡寒，且手足厥冷而逆矣。其脉沉緊，沉爲在裏，沉緊爲在裏之藏氣陰寒。大烏頭煎，其可已乎。以老陽堅定之性，用甘緩之蜜，熬以爲煎，而盡去其水氣，不特柔以濟剛。恐水氣易滲，蓋欲其留連胃中，獨扶陽明之意也。

白汗，諸經無此名，江浙鄉語呼大汗爲白浮汗。道家黑白者，陰陽之別名，亦太極之圖象也。意者，黑滿而白虧，其陰盛而格陽上浮之謂乎。錄此備考，亦禮失而求諸野之意云爾。愚謂白與自頗形似，白汗者或自汗之訛耶。

原文 寒疝，腹中痛，及脅痛裏急者，當歸生薑羊肉湯主之。（十八）
當歸生薑羊肉湯方
當歸三兩　生薑五兩　羊肉一斤
上三味，以水八升，煮取三升，溫服七合，日三服。若寒多者，加生薑成一斤；痛多而嘔者，加橘皮二兩、白朮一兩。加生薑者，亦加水五升，煮取三升二合，服之。

徐彬曰（《金匱要略論注》）：寒疝至腹痛，脅亦痛，是腹脅皆寒氣作主，無復界限，更加裏急，是內之榮血不足，致陰氣不能相榮，而斂急不舒。疝從山義，取根深重著而難拔，故《內經》有七疝，但彼乃在脉爲病，此則寒結腹中，故曰寒疝，非病專下焦者比也，故連腹脅言之。故以當歸、羊肉兼補兼溫，而以生薑宣散其寒，然不用參而用羊肉，所謂"形不足者，補之以味"也。痛多而嘔，加橘、术，胃虛多也。（卷十）

李彣曰（《金匱要略廣注》）：疝屬肝病，肝藏血，其經布脅肋，腹脅並痛者，血氣寒而凝濇也，當歸通經活血，生薑溫中散寒，裏急者，內虛也，用羊肉補之。《內經》云：形不足者溫之以氣，精不足者補之以味是也。（卷中）

周揚俊曰（《金匱玉函經二注》）：疝主寒氣入裏，腹與脅，不言定左右也。故但言衝脉者，爲非。何者？衝爲肝之幕，但言衝，豈疝必偏於左而不屬於右耶？故不分指之，即是統言之。乃以當歸走血，生薑散邪，羊肉補中。有發屢治屢驗，亦已神矣。（卷十）

魏荔彤曰（《金匱要略方論本義》）：於是仲景因寒疝之治必用辛熱，又恐猛烈之性傷及陰分，復生他變也，更立以陰藥補陽之一法，亦猶前論腹滿，以溫藥爲下法之理也。溫藥可以下實邪而不傷陽，則推之陰藥可以行溫補而不傷陰，俱達權於通經之內者也。如寒疝腹中痛，及脅痛裏急者，當歸生薑羊肉湯主之。必其人固是陽微，亦且陰弱，烏頭一味辛熱難用，轉爲另立一法，以散固沍之寒於極陰之所。蓋其腹脅之痛，俱由寒疝逆衝所致，再見裏急，寒盛而陽且無矣。主以當歸，引陽藥入陰分血海中，生薑多用，益以羊肉，散寒溫裏而全不見燥烈。寒多更倍生薑，胃陽虛而嘔逆者加橘皮、白术以理之。一方而陰陽兼善，上下悉安之治也。前烏頭煎方，治陽獨虛者也，此方治陽虛而陰亦弱者也。主治者所當神明其用於臨時也。（卷上）

尤怡曰（《金匱要略心典》）：此治寒多而血虛者之法。血虛則脉不榮，寒多則脉絀急，故腹脅痛而裏急也；當歸、生薑溫血散寒，羊肉補虛益血也。（卷中）

吳謙曰（《醫宗金鑒》）：〔按〕"脅痛裏急"之下，當有上條"其脉沉緊"四字。

〔注〕寒疝腹中痛及脅痛裏急，脉見沉緊，較之繞臍苦痛輕矣。且無惡寒汗出，手足厥冷，故不用烏頭煎之大溫大散，而用當歸生薑羊肉湯，養正爲本，散寒爲次，此治寒疝之和劑也。服烏頭煎病勢退者，亦當與之。（卷二十）

高學山曰（《高注金匱要略》）：少陽之氣虛，疝氣從腹而旁穿兩脅，以致脅痛，並脹滿而裏氣急切者，皆陽位不受陰邪之應。羊肉甘溫補氣，爲胃家之所喜，佐以辛溫之生薑，不特功能散寒，且溫胃而提其氣以溫肺。然後使以苦溫氣重之當歸，從胸注脅，蓋又領肺金之煖氣，以達肝膽之鄉，因而遂消其寒疝者也。疝雖陰藏之邪，然必合客寒以爲內結上衝之勢。寒多，謂客寒獨重也。生薑既能溫藏陰而使下消，尤能散客寒而使外出。本方之外，加至十一兩者，其亦通陽氣以資自汗，而驅客寒外散乎。疝氣逆甚，則痛多而嘔。橘皮香細而氣散，味辛而性溫，爲走肝消逆之品，故加之。凡逆甚者必由膈虛，白术填上焦之空，故亦加之耳。

原文 寒疝腹中痛，逆冷，手足不仁，若身疼痛，灸刺諸藥不能治，抵當烏頭桂枝湯主之。（十九）

烏頭桂枝湯方
烏頭
上一味，以蜜二斤，煎減半，去滓，以桂枝湯五合解之，得一升後，初服二合；不知，即服三合；又不知，復加至五合。其知者，如醉狀，得吐者，爲中病。
桂枝湯方
桂枝三兩，去皮　芍藥三兩　甘草二兩，炙　生薑三兩　大棗十二枚
上五味，剉，以水七升，微火煮取三升，去滓。

徐彬曰（《金匱要略論注》）：起於寒疝腹痛，而至逆冷、手足不仁，則陽氣大痹，加以身疼痛，榮衛俱不和，更灸刺諸藥不能治，是或攻其內，或攻其外，邪氣牽制不服。故以烏頭攻寒爲主，而合桂枝全湯，以和榮衛，所謂七分治裏，三分治表也。如醉狀，則榮衛得溫而氣勝，故曰知。得吐，則陰邪不爲陽所容，故上出而爲中病。（卷十）

李彣曰（《金匱要略廣注》）：腹痛，寒結於內也；手足逆冷不仁，身痛，寒徹於外也。此中外皆寒，故用烏頭溫中散寒，佐桂枝以行陽走表。

服藥如醉狀，藥力行也，得吐爲中病者，疝屬肝病，肝屬木，《內經》云木鬱則達之，肝喜疏泄故也。（卷中）

周揚俊曰（《金匱玉函經二注》）：寒氣非烏頭不治。此則全以蜜熬，熬成即膏矣。乃復以桂枝湯解之者，正以桂枝主手足也。況味甘正以扶脾；蜜與桂合，又得建中之意歟，以逆冷不仁、身痛，及諸治不效者，似皆中州之憊爲之也。（卷十）

尤怡曰（《金匱要略心典》）：腹中痛，逆冷，陽絕於裏也；手足不仁或身疼痛，陽痹於外也。此爲寒邪兼傷表裏，故當表裏並治。烏頭溫裏，桂枝解外也。（卷中）

朱光被曰（《金匱要略正義》）：腹痛至於逆冷，俱寒疝所有之證。獨至手足不仁，一身疼痛，是不獨裏氣虛寒，而寒邪兼挾風邪，榮衛交痹，初無一定病所，故灸刺諸藥皆不能治也。且證本寒疝，由腹痛而兼見身痛，是寒爲本而風爲標，本多而標少，則治法亦分輕重。惟用烏頭爲主，以攻裏寒，桂枝湯爲佐以和榮衛，斯爲中病也。（卷上）

嚴鴻志曰（《金匱廣義》）：同是腹中疼痛，而未及於脅，較上條之證爲緩矣，乃有手足逆冷、不仁諸證。其內寒之盛爲何如也，況身體疼痛，爲灸刺諸藥所不能治者，其非烏頭桂枝湯不能治其疝，蓋桂枝湯所以和其營衛，加烏頭以祛其內寒耳。

《內經》云：任脉爲病，男子內結七疝，女子帶下瘕聚，又督脉生病，從少腹上衝心而痛，不得前後爲衝疝。又曰：脾傳之腎，病名疝瘕。又曰：三陽爲病，發寒熱，其傳爲㿗疝。又曰：邪客於足厥陰之絡，令人卒疝暴痛。《靈樞·經脉》等篇云：足陽明之筋病，潰疝腹筋急。足太陰之筋病，陰器紐痛，下引臍，兩脅痛。足厥陰之筋病，陰器不用。如是據《靈》《素》所言六經及任、督，均能病疝。仲景論疝，只就寒疝，所出三方，以溫散祛寒、調營補虛爲主。巢元方於是有七疝之名，曰厥，曰癥，曰寒，曰氣，曰盤，曰府，曰狼，有論無方。至戴人氏，於是亦分七疝，曰寒疝，曰水疝，曰筋

疝，曰血疝，曰氣疝，曰狐疝，曰癩疝，所立金鈴、虎潛諸法，大致以辛香流氣爲主，以爲疝病不離乎肝。故取川楝導膀胱、小腸之熱，延胡和一身上下諸痛，以肝主疏泄故也；其虎潛一法，以柔緩導引爲主，故方中用虎骨熄肝風、壯筋骨，羊肉、龜版補髓填精，佐以地黄補腎，當歸補肝，使以陳皮利氣疏肝，芍藥通肝調營，是治肝而顧及於腎也。及叶天士出，治法更備，其旨以暴疝多寒，久疝多熱，爲疝病之大綱，其餘隨證施治。如氣墜下結者，以鹿茸、鹿角昇陽爲主；其脹結有形，痛甚於下者，宗丹溪通陽泄濁爲治；其火府濕熱鬱結不通者，用柔苦制熱，反佐辛熱，以開血中鬱痹爲主；其寒濕下墜，太陽之裏，膀胱之氣不和，二便不爲通利者，五苓散加減，通太陽膀胱爲主；其濕熱久聚，氣墜少腹陰囊者，用控涎丹、濬川丸等，逐痹通府分消，兼辛甘化風法爲主；如下焦陰陽兩虚者，用有情溫通，以培生氣，兼通補熄風爲主。可謂曲盡病情，足補前人所未逮。（卷二）

曹穎甫曰（《金匱發微》）：腹痛逆冷，手足不仁，身疼痛，視大烏頭煎一證，似爲稍緩。按《傷寒論》，凡身疼痛而無裏證者，用麻黄湯以解表；兼裏證而欲使之外達者，則用桂枝湯以解肌。烏頭桂枝湯用烏頭煎以回裏陽，復加桂枝湯以救表陽。以蜜二升煎減半者，煎去蜜之半而止，復減其半，而取桂枝湯之半數相加，合得一升，而又僅服二合，不知，更服三合，又不知，更服五合，豈不慎之又慎。最後却云：其知者如醉狀，得吐者爲中病，此非親驗者不能言。蓋烏頭性同附子，麻醉甚於附子。服後遍身麻木，欲言不得，欲坐不得，欲卧不得，胸中跳蕩不寧，神智沉冥如中酒狀。頃之，寒痰從口一涌而出，胸膈便舒，手足溫而身痛止矣。服生附子者，往往有此見象。予與長女昭華，俱以親試而識之，但昭華因痰飲服之，則嘔痰則愈。予以寒利服之，則大泄而愈，要其爲麻醉則一也。（卷之二）

原文 其脉數而緊，乃弦，狀如弓弦，按之不移。脉數弦者，當下其寒；脉緊大而遲者，必心下堅；脉大而緊者，陽中有陰，可下之。（二十）

徐彬曰（《金匱要略論注》）：此言弦緊爲寒疝主脉。然有數而緊與大而緊，俱是陽中有陰，皆當下其寒，故以此總結寒疝之脉之變。謂緊本寒脉，數而緊，緊不離於弦，但如弓弦，按之不移，因其緊而有繃急之狀也。"如弓弦"七字，注緊脉甚切，故下即言數弦，不復言緊，謂弦即緊也。然雖數，陰在陽中，故曰當下其寒。若緊大而遲，大爲陽脉，挾緊且遲，則中寒爲甚而痞結，故曰必心下堅，即所謂心下堅大如盤之類；若單大而緊，此明係陽包陰，故曰陽中有陰，可下之，即前大黄附子細辛湯下之是也。（卷十）

李彣曰（《金匱要略廣注》）：此亦疝病也，蓋疝乃肝病，弦屬肝脉，緊者，如轉索無常，弦與緊相似，其脉數而緊乃弦者，謂數有轉動之勢，似乎緊脉，其實非數而緊，乃數而弦也，恐人不知弦脉體狀，故又以弓弦比之，脉數弦者，仍是數而弦，非數而緊矣。蓋數者，邪氣乘之急也與數爲熱異，弦者，陰寒斂之深也。當下其寒者，以沉寒蘊結於中，必通利之而後消散也。脉大者，邪盛也，兼緊與遲，仍屬寒邪內結，故心下堅，又脉大爲陽，大則病進，脉緊爲陰，緊爲里實，故云陽中有陰，可下之，與當下其寒相應，即前節大黃附子湯。其脉緊弦，此寒也，以溫藥下之之意。（卷中）

周揚俊曰（《金匱玉函經二注》）：夫曰疝氣則寒者，特氣凝而不化，非誠有積滯於其間也。雖然，氣既凝，則血必滯；熱則流通，寒必結聚，理之常也。假如因寒而有聚者，於法不得不去，又於何知之？故聖人反覆以言脉也。脉者，血氣之會也，有虛有實，殆必見焉。故數緊乃弦狀，至按而不移，其爲寒也，不得謂之虛矣。夫數者，陽也；弦者，陰也；緊且遲，陰也；大則陽也。大既陽也，緊又陰也，疝爲陰脉合矣，而又兼見陽，是必有滯，故曰可下。然所下者何？曰：下其寒。曰：陽中有陰。已出手眼矣。其即以溫藥下之之義乎？（卷十）

尤怡曰（《金匱要略心典》）：脉數爲陽，緊弦爲陰，陰陽參見，是寒熱交至也。然就寒疝言，則數反從弦，故其數爲陰凝於陽之數，非陽氣生熱之數矣。如就風癉言，則弦反從數，故其弦爲風從熱發之弦，而非陰氣生寒之弦者，與此適相發明也。故曰脉數弦者，當下其寒。緊而遲，大而緊亦然。大雖陽脉，不得爲熱，正以形其陰之實也。故曰陽中有陰，可下之。（卷中）

吳謙曰（《醫宗金鑒》）：〔按〕"其脉數而緊，乃弦，狀如弓弦，按之不移，脉弦數者"之十九字，當是衍文，閱《傷寒論·辨脉法》自知。"當下其寒"之四字，當在"必心下堅"之下，文義始屬。

〔注〕脉緊大而遲者，必心下堅硬，乃寒實也，當下其寒。脉大而緊者，陽中有陰也，大者陽實，緊者陰實也，故可下之。（卷二十）

高學山曰（《高注金匱要略》）：若病疝之人，診其陽明之脉，舉之見數，沉之則如兩頭繃急而緊，此乃弦脉，名雖同緊，而非如轉索之謂也。弦脉狀如弓弦，往下按之而不下移，如兩頭繃急之象，故亦名爲緊，其實是數而弦也。下文兩緊字同義。蓋形如奪索之緊，爲真正陰寒。微明將熄之應，大溫大灸，九死一生，況敢下乎？凡言弦緊、緊弦，俱緊急之緊，弦脉之勁疾者是也。其謂數弦之脉，皆因陰寒之疝，上衝陽位，經久不消，以致微陽失下運之用，而大便不去。一則積成假熱，再則胃液亦枯，故數也。又弦爲肝脉，弦而如弓弦之不可下按，則又木得寒而枝勁之象。夫熱而液枯者當下，陰木之邪上乘而至勁急者，又非合溫藥以下其寒不可也。下文兩脉，又從數弦而推廣之。凡陽明之脉，實弦而似緊，又大而遲者，弦緊爲肝氣上乘之診。大則中空而液短，遲則鼓漫而陽虛。心下爲胃之脘，胃中陰陽俱虛，而肝木以寒疝乘之，謂非心下堅硬而何。又大爲陽明之本脉，按之而見實弦似緊之緊，則陽府中有陰藏之客氣顯然矣。曰可下者，猶言皆可以溫藥下其寒之謂。

附方

原文 《外臺》烏頭湯：治寒疝腹中絞痛，賊風入攻五藏，拘急不得轉側，發作有時，使人陰縮，手足厥逆。方見上。

徐彬曰（《金匱要略論注》）：此即前大烏頭煎方也，《外臺》亦用之，取其多驗耳。但治證相彷，而注云賊風入攻五藏，則知此爲外邪內犯至急，然未是邪藏腎中，但刻欲犯腎，故腎不爲其所犯則不發，稍一犯之即發，發則陰縮，寒氣斂切故也。腎陽不發，諸陽皆微，故手足厥逆。（卷十）

沈明宗曰（《沈注金匱要略》）：風寒內入肝腎，乘侮於脾，腹中絞痛，而賊風傷於五藏，皆可致病，故謂入攻五藏。邪入於經，則拘急不得轉側，由肝脉循陰器，使人陰縮，乘鬱胃氣不伸，手足厥冷。故用烏頭驅散藏府風寒，恐其過燥急烈，以蜜和中而潤之。（卷十）

原文 《外臺》柴胡桂枝湯：治心腹卒中痛者。《外臺》引仲景《傷寒論》，無卒字。
柴胡四兩　黃芩　人參　芍藥　桂枝　生薑各一兩半　甘草一兩　半夏二合半　大棗六枚
上九味，以水六升，煮取三升，溫服一升，日三服。

徐彬曰（《金匱要略論注》）：外邪內入，與裏之虛寒不同，故桂枝、柴胡湯合，則表邪之內入者，從內而漸驅之爲便，故曰治腹卒中痛者，謂從表入者，從半表治也。（卷十）

魏荔彤曰（《金匱要略方論本義》）：又附《外臺》柴胡桂枝湯一方，注云：治心腹卒中痛者。亦可爲腹滿病有寒熱雜合之邪者主治也。其法仲景亦曾言之於《傷寒論》中治太陽病，而後人移於此。《傷寒論》原文云：傷寒六七日，發熱，微惡寒，肢節煩疼，微嘔，心下支結，外證未去者，柴胡桂枝湯主之。蓋因治心下支結，而移於此爲治法也。然必寒熱雜合，而且表裏兼證，方可檢用也。以此佐仲景大柴胡湯之不逮也。寒熱雜合，邪熱盛而應下裏者，則篇中所載大柴胡證也；寒熱雜合，寒邪在而應解表者，則此柴胡桂枝湯是也。又即烏頭桂枝湯之義而分寒熱之挾不同。有表邪而挾內寒者，烏頭桂枝湯證也；有表邪而挾內熱者，柴胡桂枝湯證也。正與《傷寒論》所言較同耳。故亦當附列，以備酌用也。以柴胡、桂枝、生薑昇陽透表，人參、半夏、甘草、大棗補中開鬱，黃芩、芍藥治寒中有熱雜合。此表裏兩解，寒熱兼除之法也。（卷上）

丹波元簡曰（《金匱玉函要略輯義》）：《仁齋直指》云：柴胡桂枝湯，治腎氣冷熱不調證。案：腎氣，即疝也。（卷二）

原文 《外臺》走馬湯：治中惡，心痛腹脹，大便不通。
巴豆二枚，去皮心，熬　杏仁二枚
上二味，以綿纏，搥令碎，熱湯二合，捻取白汁飲之，當下。老小量之。通治飛尸鬼擊病。

徐彬曰（《金匱要略論注》）：中惡心痛，此客忤也。腹脹不大便，是正氣不復能

運，此時緩治，皆不暇及。故須以巴豆峻攻，杏仁兼利肺與大腸之氣，一通則無不通，故亦主飛尸鬼擊，總是陰邪不能留也。（卷十）

沈明宗曰（《沈注金匱要略》）：中惡之證，俗謂絞腸烏痧，即臭穢惡毒之氣，直從口鼻入於心胸腸胃藏府，壅塞正氣不行。故心痛、腹脹、大便不通，是爲實證。非似六淫侵入，而有表裏虛實清濁之分。故用巴豆極熱大毒峻猛之劑，急攻其邪，佐杏仁以利肺與大腸之氣，使邪從後陰一掃盡除，則病得愈。若緩須臾，正氣不通，營衛陰陽，機息則死，是取通則不痛之義也。（卷十）

陳元犀曰（《金匱方歌括》）：受業門人林士雍按：中惡心痛，大便不通，此實邪也。然邪氣雖實，亦以體虛而受也。是故有虛實寒熱之異，不得執一說而定之。仲師附走馬湯者，以巴豆辛溫大毒，除鬼注蠱毒，利水穀道；杏仁甘、苦、溫，有小毒，入肺經，肺爲天，主皮毛，中惡腹脹滿者，以惡毒不離皮毛口鼻而入，故亦從皮毛高原之處而攻之，以毒攻毒，一鼓而下也。此附治寒實大毒之邪，氣虛者則不可用矣。近世有痧疾病，疑即此也。昔聞之先業師曰：今所謂痧疾者，乃六淫邪毒猛惡屬氣所傷，凡所過之處，血氣爲之凝滯不行，其證或見身痛，心腹脹滿絞痛；或通身青紫，四肢厥冷，指甲色如靛青，口禁，牙關緊閉，不能言語；或心中忙亂，死在旦夕，是邪毒內入矣。宜瀉其毒，或刺尺澤、委中、足十趾，必使絡脉貫通，氣血流行，毒邪自解矣。愚意：輕者用刮痧之法，隨即服紫金錠，或吐或下或汗出，務使經氣流通，毒邪亦解；或吐瀉不止，腹痛肢厥、大汗出、脉微欲絕者，宜用白通湯、通脉四逆湯、四逆湯等，以回陽氣，以化陰邪，庶毒屬之邪漸消。若口不能開者，當從鼻孔中灌之。

《集驗良方》有云：行路之人，路中犯此痧疾者，不得不用刮痧之法：刮後或其人不省者，宜用人尿拌土，將此土環繞臍中，復使同行之人向臍中溺之，使中宮溫，則氣機轉運，血脉流行矣。（卷三）

原文 問曰：人病有宿食，何以別之？師曰：寸口脉浮而大，按之反濇，尺中亦微而濇，故知有宿食，大承氣湯主之。（二十一）

徐彬曰（《金匱要略論注》）：凡人不問表病裏病，宿食之化不化，因乎其人之胃氣，不必凡病盡有宿食，然而有者須別而治之。謂有形之邪不去，則無形之邪不能化耳。如寸口主陽，浮大陽脉也，非必主宿食，然穀氣壅而盛，亦能爲浮大。但飲食不節，則陰受之，陰受之則血先傷，故按之反濇，然濇脉不專主宿食，知其宿食，濇在浮大中也，尺中尤陰之所主，陰生於陽，血中之陰，既爲食傷，且中焦食阻，氣不宣通，而下失化源之生，故亦微而濇，邪屬有形，故宜大承氣峻逐之。若數滑爲陽脉，尤滑爲內實，此非穀氣有餘而何？若下利，胃不和也，更不欲食，豈非傷食惡食而何？故不必察脉，而知宿食，皆宜大承氣，總屬有形，不容緩治也。（卷十）

李彣曰（《金匱要略廣注》）：腸胃脉，不應在寸口，脉浮大，亦不主宿食。其知有宿食者，在"按之反濇，尺中亦微而濇"二句。蓋濇者，津液閉結之脉，初覺浮大，按之反濇，則沉而濇矣，沉爲在裏，濇爲氣滯，又尺中正應大腸部分，亦微而濇，故知有宿食也。然宿食脉應滑大，今微濇者，何也？本經云：趺陽脉浮而濇，浮則胃氣强，濇則小便數，浮濇相搏，大便則堅，其脾爲約，麻仁丸主之。可與此參看。

王三陽曰：尺濇亦有屬血虛者，須審外證，惡食氣否及胸膈飽悶否，方是宿食。（卷中）

周揚俊曰（《金匱玉函經二注》）：寸口，即氣口也。宿食停滯，關與寸浮大有力，是不待言。若按之反濇，知中有所傷，阻抑中氣，不得宣越，遂令尺中亦微濇。所滯之物，原已深重，設不大下，所傷不亦多乎？然余觀《傷寒》下例，用大承氣非試不敢漫投，甚以不可輕攻爲戒。何至宿食更無顧忌耶？蓋既無外感，則不致有結胸痞痛之變證可知也。且有惡食、不大便，或實滿之裏證可知也。又何憚而不爲此？（卷十）

沈明宗曰（《沈注金匱要略》）：此以脉辨宿食，有虛實也。經云：五藏六府之氣味，皆出於胃，變見於氣口。此寸口脉浮而大，乃胃氣充溢之象。按之反濇，尺中亦微而濇，即知胃中陽氣過盛，營虛所致。恐津精血液，轉盻涸竭，愈難開解，故當大承氣湯下之矣。數爲陽盛，滑爲陰氣有餘，乃血實氣壅，水穀爲病。然數滑爲實，當以味厚蕩滌，則宿食能去，謂下之愈。（卷十）

魏荔彤曰（《金匱要略方論本義》）：宿食者，食物病也。飲食入胃，精輸於藏府，氣行於榮衛，何有於病？病者胃陽虛，脾氣弱，藏府表裏之間，一腐化遲滯，一斡旋疏慢，而食物遂停蓄積聚爲患。故食物本以養人，而且可以病人也。再者復有恣意飲啜，漫無節制，生冷肥甘一切有害脾胃之物，用之惟恐不及，令胃中晝夜常時凝礙痞塞，中和之氣不能流通，津液之生不足調治，於是輸於脾者，亦少正氣。其脾家非太燥而傷陰，即太濕而傷陽，轉運之職，亦不能自效矣。是又因食而致病，因病而愈積食，皆宿食病之所由成也。仲景叙之腹滿寒疝之後者，見胃陽爲腐化水穀之司，不可使少有衰敗，以致後天之生意不滋。脾胃爲脹滿水腫之根，不可使少有停滯，以致積聚日深莫救，洵有深戒於口腹之欲也。乃設爲問答以明之。問曰：人病有宿食，何以別之？師曰：寸口脉浮而大，按之反濇，尺中亦微而濇，〔批〕寸口浮大者，內有邪阻，陽不入裏，但浮于外焉；按之反濇者，邪積于中，脉道不利也。尺中濇者，中州閉塞，陽氣艱于下達也。故知有宿食。寸口候上，胃有積聚則氣上衝，爲浮爲大，〔批〕寸口可以候胃，今人知此理乎？因其內傷而非外感也，故浮而不緩不緊，乃大而反濇。濇者積聚之物，使胃氣不能通流，故脉應之也。然浮大必浮取之，濇必中取之也。且言寸言尺，不言關脉，知浮大在寸口，濇必見於關部也。再候其尺，亦微而濇。尺中微，〔批〕此寸口與尺中就右手脉言。命門火冷也，火冷則土冷，此宿食之由停也。亦見濇，是三部俱帶濇象，而積聚之顯然可窺者也。師遂爲立法以示，以大承氣湯主之。食物爲有形之實邪，雖胃氣虛寒，命門火冷，亦當從標治也。此蓋就脉濇而識其痞塞窒閉，一以宣通爲正治，而不復疑畏也。（卷上）

吳謙曰（《醫宗金鑒》）：〔按〕"尺中亦微而濇"之"微"字，當按《傷寒論》作"大"字是。

〔注〕宿食病，即今之傷食病也，謂食隔宿不化也。人病腹滿而痛，何以別之爲宿食也？寸口脉浮而大，按之反濇，謂按且大、且濇、且有力也，關上尺中亦然。大濇有

力爲實而不利，故知有宿食也。當下之，宜大承氣湯。（卷二十）

朱光被曰（《金匱要略正義》）：寸口主陽，浮候亦陽，寸口浮大，陽邪盛於陽位也。尺中主陰，沉候亦陰，今微而濇，明是中焦有物停滯，正氣不運，下焦無所稟受，故見此脉耳。惟下之，使有形之宿食化，而無形之氣機得運，則陰陽和，而脉自調矣。滑爲實脉，滑而數則實壅異常，故急下以去其壅。若下利則腸胃適空，理宜得食，今不欲食，是米爛陳倉者正多也，故亦主下之。然此爲暴利，脉見滑數者言。若久利，脉見微遲，又在急溫之例矣。（卷上）

高學山曰（《高注金匱要略》）：此下三條，承前十三條之腹滿不減，設爲問答，而申言內實宜下之脉證也。胃爲水穀之海，其所化之津液，上之從脾以滋肺，下之從肺以灌肝腎者也。寸口爲心肺之應，若其脉舉之見浮大，按之見濇。夫浮爲氣機上鬱之診，大爲陽明本脉，濇則津液不滋之象，且浮又底虛，大又中芤，以浮大之反面，與無陰之濇脉正合。則是陽明之氣不下通，而上鬱心肺之夾空，並無胃液上滋之應矣。尺中爲肝腎之診，浮之見微，而沉之亦濇，則是胃中無悍氣下充，故微無精汁下潤，故濇。即《經》所謂二陽發病，有不得隱曲，女子不月之理也。夫寸口，則逆熱浮而土液不蒸；尺中，則悍氣衰而精汁不灌。謂非宿食內結胃府，陽液不暇自救，焉得有此乾浮虛燥之脉乎？此從胃之上下兩頭，而知宜主大承之脉者，一也。

曹穎甫曰（《金匱發微》）：予每見脉滑數及下利、不欲食者，既莫不以大承氣湯爲主治之方矣，此脉證之易知者也。凡人胸膜上下有凝滯之處，其脉必滑，是故濕痰多者其脉滑。妊娠者，其脉滑，中有所阻而氣反有餘也。下利不欲食，其人必有渴飲、關上痛、不寐，或心下痞悶及腹痛拒按諸證。惟寸口浮大，按之反濇，尺中微而濇者，最爲難辨，蓋濁陰不降，陽氣不宣，故脉濇。寸口脉大者，肺與大腸爲表裏，府氣不通，肺中吸入之氣格而不受，故寸口獨大。此可見吸氣必促。濇者，凝滯之象，按之反濇，即可見府滯不行，合之尺中之微而濇，益可決爲當下之證矣。按《傷寒·陽明篇》有讝語、潮熱、脉滑疾服小承氣湯，不轉失氣，脉反微濇者爲難治。彼惟不見浮大而但見微濇，故爲里虛。此則寸口浮大，氣不下達，故知爲宿食也。（卷之二）

陸淵雷曰（《金匱要略今釋》）：尤氏云：寸口脉浮大者，穀氣多也。穀多不能益脾，而反傷脾，按之脉反濇者，脾傷而滯，血氣爲之不利也。尺中亦微而濇者，中氣阻滯，而水穀之精氣不能逮下也。是因宿食爲病，則宜大承氣下其宿食。

張璐《傷寒纘論》云：所謂亦微而濇，亦字從上貫下，言浮大而按之略濇，非濇弱無力之謂。見浮大中按之略濇，方可用大承氣下之，設純見微濇，按之不實，乃屬胃氣虛寒、冷食停滯之候。又當從枳實理中助胃消導之藥矣，豈復爲大承氣證乎。

元堅云：《纘論》之說似精，然尺中既微，何能兼大？故張氏於微脉則略而不論，殊屬模糊。但其云濇非濇弱無力之謂者，是矣。然則微亦沉滯不起之微，非微弱之謂也。

淵雷案：病宿食者，往往右關脉沉滑，然不如驗之於舌苔腹候，及病人之自覺證。宿食而用大承氣，尤須診腹與舌，然後信而有徵。今但驗之於脉，且浮大微濇，皆非顯然可下之脉，殊令學者疑誤。此條亦見《傷寒論·可下篇》，知是叔和文字，非仲景文字也。又案：自此以下三條，皆用大承氣。大承氣所治者，其病不在胃，而在腸。然則雖云宿食，仍是燥屎耳。在傷寒病中，宿食挾熱毒爲病，故稱燥屎。此則不挾熱毒，故獨稱宿食。《巢源·宿食不消候》云：宿穀未消，新穀又入，脾氣既弱，故不能磨之，則經宿而不消也。令人腹脹氣急，噫氣醋臭，時復增寒壯熱是也。（卷三）

原文 脉數而滑者，實也，此有宿食，下之愈，宜大承氣湯。（二十二）

李彣曰（《金匱要略廣注》）：滑者，水穀之氣勝也，若滑而兼數，則實熱已入胃府矣經云數則爲熱，故云有宿食，可下之。（卷中）

周揚俊曰（《金匱玉函經二注》）：數爲在府，食積於胃而爲熱，故顯數，遂使各部顯有餘之象，乃兼滑。苟不急下，其爲熱耗津液何限乎？（卷十）

魏荔彤曰（《金匱要略方論本義》）：師又言脉不止濇爲宿食也，滑亦爲宿食。如脉數而滑，實也。滑即大也，脉大而滑，必於關部診得之也。〔批〕上條寸口可以候胃，則滑大亦不止獨見於關部矣。診家當以類推之。實者邪實也，即宿食爲邪也。凡滑大皆邪實，而兼數則爲熱。宿食停留，未有不生內熱者，此滑大爲本，而數又其標也。亦爲有宿食，下之愈，宜大承氣湯。滑與濇相反，何以俱爲實宜下？滑者，濇之淺，而實邪欲成未成者；濇者，滑之深，而實邪已成者。〔批〕明快。故不論爲滑、爲濇，兼大而見於關部，則有物積聚，宜施攻治無二理也。（卷上）

高學山曰（《高注金匱要略》）：不言部位而但曰脉，蓋亦指陽明而言，末後兩言脉緊同義。數爲在府，又數爲熱。滑者，穀氣自結，而不灌注四旁之象。夫在府有熱，而穀氣自結，非胃實而何？此從胃之本位，而知宜主大承之脉者，又一也。

既曰實，而又曰有宿食者，非復也。蓋以實言證，而以宿食句還答問語耳。

原文 下利不飲食者，有宿食也，當下之，宜大承氣湯。（二十三）
大承氣湯方見前痙病中。

李彣曰（《金匱要略廣注》）：下利裏虛，則欲食，其不欲食者，宿食氣滯，不能推陳致新也，故當下之。（卷中）

周揚俊曰（《金匱玉函經二注》）：不欲食，言傷食惡食也。脾土受傷，不能健運，豈能去故而新是謀乎？蓋言受病未幾，而利數旁流，雖下利而積聚未消也。苟久利之後，中州敗壞，致不能食者，即欲溫補，尚恐難救，豈可反用承氣？讀者當於"下利不欲食"句着眼，始知下利爲宿食，不欲食亦止因宿食也。（卷十）

沈明宗曰（《沈注金匱要略》）：此傷食而致下利，驟傷宿食，停滯胃中，壅遏昇降之機不轉，腸中水穀不分而下奔則利。宿食在胃，故不欲食，必當攻去宿食，利得止而即欲食，故宜大承氣湯。若脉見浮洪無力，或胃家虛熱，禁口不欲食者，又不可拘用此法矣。（卷十）

吳謙曰（《醫宗金鑒》）：初下利不欲食者是傷食，惡食不欲食也；久下利不欲食

者，是傷脾不能食也。今初下利即不欲食，以有宿食故也。當下之，宜大承氣湯無疑矣。（卷二十）

高學山曰（《高注金匱要略》）：此緊承上文"脉數而滑"句。蓋脉不數滑，則下利不欲食，便不得斷以宿食故也。言陽明之脉，數而且滑。倘然下利，則數爲胃火自盛，而滑爲穀氣自還之應，便當能食。今不欲食，則係宿食佔其胃分，而其所以下利者，爲氣滯旁流之故。猶云但不欲食，雖已經下利，亦不得爲數滑者，寬其下也。此從消息飲食而知宜主大承之證者，又一也。

原文 宿食在上脘，當吐之，宜瓜蒂散。（二十四）

瓜蒂散方

瓜蒂一分，熬黃　赤小豆一分，煮

上二味，杵爲散，以香豉七合煮取汁，和散一錢匕，溫服之。不吐者，少加之，以快吐爲度而止。亡血及虛者不可與之。

徐彬曰（《金匱要略論注》）：宿食在胃中者多，然有驟食太多，而不能下，或氣壅在上，則是食未下胃，在上者越之，故用瓜蒂合香豉以涌之，加赤小豆以去其陰分之濕。食傷則土鬱，土鬱則木氣不伸，故加赤小豆以通利肝氣。（卷十）

李彣曰（《金匱要略廣注》）：食入腸胃，則宜下，食在上脘則未曾入胃，氣從上涌爲便，《內經》云其高者因而越之，吐是也。

上脘在臍上五寸，足陽明、手太陽、任脉之會。

瓜蒂、香豉味苦，赤小豆味酸，《內經》云酸苦涌泄爲陰是也。（卷中）

周揚俊曰（《金匱玉函經二注》）：食既云宿，決非上脘。既非上脘，何以用吐？今言上脘，又言宿食，則必有痰載物，不使得下，則爲喘爲滿，不能具見，故一吐而痰與食俱出矣。（卷十）

沈明宗曰（《沈注金匱要略》）：此驟食停滯胃之上脘也。食壅上脘胸膈之間，脾氣不得轉輸，當遵《內經》高而越之之法。用瓜蒂、香豉、赤小豆煎湯，涌吐，其邪立解矣。（卷十）

魏荔彤曰（《金匱要略方論本義》）：〔批〕此條即《難經》所載上部有脉，下部無脉，中宮邪阻，其人當吐不吐者，死之同類也。上脘亦胃分，乃胃之上口也。宿食在下脘則下之，而不傷中、上脘之正；宿食在上脘則吐之，而不傷中、下脘之正，皆察審其病之所在而治之。則師非茫然不知下手，隨意攻下誤人也明矣！（卷上）

吳謙曰（《醫宗金鑑》）：胃有三脘，宿食在上脘者，隔間痛而吐，可吐不可下也；在中脘者，心中痛而吐，或痛不吐，可吐可下也；在下脘者，臍上痛而不吐，不可吐可下也。今食在上脘，故當以瓜蒂散吐之也。（卷二十）

朱光被曰（《金匱要略正義》）：食已宿矣，何以猶在上脘，是必痰與氣搏，載食不得下耳。唯用此涌吐方法，使痰與食俱出，所謂高者，因而越之也。（卷上）

高學山曰（《高注金匱要略》）：脘，即胃之管，自喉嗓下至胃，作三分，故有上中下脘之別。任脉之經穴以當之而外得名者，李氏援以注此，未是。若宿食在胃之上脘，而未入胃府者，大承下之，則宿食高，而攻下之藥低不能及，且徒傷其胃氣，不如越而吐之之便矣。瓜蒂蔓生，氣味苦寒，且其性屬上提，而不容下墜者，蔓生則走胃絡，味苦則能使胃系急而自拳。凡氣寒者，俱爲胃之所惡，其性上提而不容下墜，故能令胃氣上涌而致吐也。但吐則傷陰，而火氣自浮，此吐家必生煩熱懊憹之證。香豉滋陰降氣，故煮汁和服者，蓋爲預防之計，以濟其偏者也。

原文 脉緊如轉索無常者，有宿食也。（二十五）

徐彬曰（《金匱要略論注》）：脉緊主寒，如轉索亦可謂緊之狀，然如轉索無常，是轉之甚，類於滑矣，故曰宿食也。但不浮大而緊，其爲無表可知，其所傷之爲寒飲食亦可知。若脉緊，頭痛風寒，此不可以驗宿食，謂人身有表邪，其上焦之陽，必不能如平人之運化如常，故人病表，凡三日，即不能食，乃表邪既盛，胃陽不運，則宿食必有不化，故曰腹中有宿食不化也。聽醫家臨證消息，雖曰食積，令人頭必痛，然此處兼脉緊風寒爲言，則頭痛二字，不重在驗食積，蓋頭痛實非宿食的據，故皆不出方，示不專重去宿食也。（卷十）

李彣曰（《金匱要略廣注》）：緊爲里實，故知有宿食，然必沉而緊也，若浮而緊，則風寒在表，安可遽爲宿食乎？"轉索無常"四字，形容緊脉最妙，譬如絞索一般，不轉則不緊，愈轉則愈緊，若有外感者，脉愈轉愈緊，以致陰寒斂束，筋骨痛而無汗，其成裏實者，脉亦愈轉愈緊，以致邪氣深入而宿食搏聚，此命名緊脉之精義也。（卷中）

周揚俊曰（《金匱玉函經二注》）：緊至於轉索無常，此胃氣垂絕之象，亦已危矣。又或停滯冷物，遂令胃氣不復發越耳。（卷十）

沈明宗曰（《沈注金匱要略》）：此寒食傷胃之脉也。經云：氣口緊盛傷於食，此轉索無常，即緊脉見於右手之寸關也。然胃虛氣弱，寒食傷之，壅逆營衛陰陽，邪正相搏，脉如轉索無常爲緊。知傷宿食，若非寒食，則是胃受寒邪而致宿食也。（卷十）

魏荔彤曰（《金匱要略方論本義》）：宿食以下、吐二法爲治矣，盡矣乎？未也。師既爲明分上下之法，又爲明兼表裏之法。如脉緊如轉索〔批〕轉索，宿食中阻氣道，艱於順行，曲屈傍行之象。無常者，有宿食也。脉緊者，外感風寒之邪也，緊而如轉索，內傷宿食也。何以知之？蓋必浮取得緊，知其外感，中取得如轉索，即滑大之別名也，所以知其有宿食也。又必有表裏兼治之道矣。（卷上）

吳謙曰（《醫宗金鑒》）：轉索無常，緊脉之狀也。若浮緊，傷寒；沉緊，冷痛。冷犯胃脘，穀氣不行，故曰：有宿食也。（卷二十）

陳念祖曰（《金匱要略淺注》）：總之，治病以脉爲憑，上言浮大、反濇、微濇數滑，皆於活潑潑中，以意會之，不可以言傳之也。而於緊脉中定其宿食，此旨則微而尤微，脉緊如轉索無常者，宿食也。

按，脉緊爲外感之定脉，而所異者，在"無常"二字，言忽而緊，忽而不緊也。（卷四）

嚴鴻志曰（《金匮廣義》）：轉索無常者，乃緊脉之象。《脉經》曰：緊則爲寒。乃主有宿食何哉？蓋其脉或緊或寬，或疾或徐，緊中兼有滑象也，不似風寒外感之緊，爲緊而帶弦也。故仲景既曰脉緊，復曰如轉索，曰無常，所以昭示人也微矣。又有同是緊脉，乃其人頭痛，明其內有宿食不化，而外又兼受風寒，所謂外感夾食之證者是也，亦不可以不知。

飲食入口，傳送至胃，脾以磨之，肝以疏之，而後蒸化腐熟，由胃之津門泄出水分，其繼由幽門傳入小腸，至小腸闌門，又分泌津液，其水分皆由三焦傳腎及膀胱而出，其穀之糟粕，傳入大腸，至直腸，則結爲糞，由肛門而出。西說謂胃形如囊，橫居於橫膈膜下，飲食入胃，胃腺即發胃液，以糜化之，胃液爲透明流質，中含輕綠酸氣，及一種生物質，名曰胃液質，助其消化，於是由脺藏出脺液，肝藏出膽液，經種種消化吸收，而食物渣滓，由大腸而出。如是則宿食之病，中醫以爲脾失運化，肝失疏泄，西醫則以爲各液失其酸化之作用，而不知皆腎氣少其蒸發之能力也。仲景用吐用下，係治胃實，塞因通用之法也，實即救胃液之法也。

腹滿、寒疝、宿食諸病，合而爲篇，係三者之病，皆本乎寒，皆有腹痛類似之病，往往誤認，故仲景特合而分別言之。（卷二）

曹穎甫曰（《金匮發微》）：宿食而見濇脉，已不易辨；至於緊脉，則尤在疑似之間。緊爲表寒，惟表寒之緊，按之益緊。惟宿食之脉，則如轉索無常，忽鬆忽緊。亦有因外感風寒而停食者，其脉亦緊，其頭必痛，此頭痛爲失氣上衝，一經下後，當得微汗，頭痛止而風寒亦散矣，此予在蘇垣親驗之。（卷之二）

原文 脉緊，頭痛，風寒，腹中有宿食不化也。一云寸口脉緊。（二十六）

李彣曰（《金匮要略廣注》）：此脉與證似傷寒，而非傷寒者，以身不疼、腰脊不强故也。然脉緊亦有辨，浮而緊者爲傷寒，沉而緊者爲傷食。《甲乙經》云：人迎緊盛傷於寒，氣口緊盛傷於食。左爲人迎，右爲氣口，俱在關前一分。則寒與食，又以左右手爲辨耳，若頭痛、惡風寒爲表證，何以知有宿食？曰：此非表證也。傷寒十棗湯，有頭痛證，彼以心下停飲，水氣泛溢，故頭痛。此以胃有宿食，穀氣熏蒸，故亦頭痛也。白虎湯有背微惡寒證，彼以陽氣內陷，故外微惡寒，此以胃氣內鬱，故外亦惡風寒也。然既有宿食，仲景不言下法，若欲下之，宜大柴胡湯或厚朴七物湯、小柴胡加芒消湯之類。

李瑋西曰：冬時正傷寒而外又有類傷寒數證痰積、傷食、虛煩、脚氣、疝氣等，今脉緊，頭痛，惡風寒，乃傷食之類傷寒者也。（卷中）

周揚俊曰（《金匮玉函經二注》）：傷食者不頭痛，今頭痛，故知或風、或寒；乃浮緊，又寒脉也。若但緊不浮，則知腹有所滯，雖兼外邪，因不見浮，治之者須知內傷外感，用藥自有分寸，而不急於下也，明矣。（卷十）

沈明宗曰（《沈注金匮要略》）：此外感風寒以致宿食也。寒邪傷表，表裏營衛氣鬱不行，以致未病先食之物停擱而不傳化。曰脉緊頭痛風寒，腹中有宿食不化，不必消食，但行解表散邪，食自化矣。嘗見時流，一遇感冒，不別證之表裏，胃之虛實，發表

劑中雜投消導，先虛胃氣，邪陷致劇，病死不救，曷勝悲夫！（卷十）

魏荔彤曰（《金匱要略方論本義》）：師又就表裏之邪見於脉者，因明其外證之驗。如脉緊而頭痛風寒者，風寒之邪外侵，而宿食在裏作患也。故必明其腹中有宿食不化。宿食在胃，胃陽必虛，胃陽既虛，表陽必疏；宿食在胃，胃熱必生，胃熱既生，津汗必泄。此宿食又爲風寒之外召，所以表裏兼言之，以見病有由成，又有由變，皆業醫者，不容或昧者也。師於外感風寒，內傷宿食者，何不出一治法？或者亦該於厚朴七物及柴胡湯二法之中乎？以爲未盡也，則當於《傷寒論》太陽篇中求其治外之法也，陽明篇中求其治內之法也，於太陽、陽明篇中求其或先治內、後治外，或先治外、後治內之法也。此分治之法也。再不然，更當於並病篇中求其並一之法，又合法之法也。師不能盡言，故此下不出方，在人貫通體會之而已矣。苟刻舟求劍者，遇此則茫然矣，安能起師於九原而問之乎？

趺陽屬胃，胃司土令，其脉以緩爲正，今反微弦，弦爲厥陰之木象，土中木犯，脾胃不舒，腹必脹滿，病法當然也。治以益土平肝溫劑散寒爲主。此即經云弦則爲寒故也。再者厥陰肝木與太陰脾土，兩者群生於臍右，界址相連，木邪所以易於克土也。更有同是胃脉微弦，腹仍不滿者，土中雖具木克之勢，胃病無形，亦當指爲胃病。蓋便難、肱痛等證，非在脾胃之地界也，肝病。所以便難者，肝主司泄，開竅於兩陰，病則司泄欠利也；兩肱疼痛也，肝膽專主人身之側，氣血寒凝脉絡不通也。此皆肝經之病態而即克胃之所以爲病也。所以成是脹者，俱因寒邪由厥陰從下而上，而厥陰之邪又自少陰生焉。此即地氣上昇之象也，故排藏府而郭胸脅。所謂排藏府者，藏府異名，病非一致，居處高低，各有界址，言其毫無混雜也。郭胸脅者，脹非氣逆於上，即爲浮越於表，勢若郭充之態，不得鬱遏而止也。然部位已明，藏府雖悉，欲平斯疾，又當究其所起之因。如黃帝又問脹者焉生、何因而有是也。岐伯曰：衛氣之在人身也，常然並脉循分肉，行有順逆，陰陽相隨，乃得天和，五藏更始，四時循序，五穀乃化，藏府充和，何脹之有哉？若厥氣在下，陰中陽弱，榮氣留止，寒氣逆上，正邪相攻，兩氣相搏結而不散，則脹焉。則知寒氣之逆，是即病脹之根源也。至於脹分藏府，乃辨證之分途，亦非致病之根蒂。若岐伯所云，飲食不節之流，飽則傷脾，飢則傷胃，中州氣弱，陰寒偏盛，腹脹之原無外於是焉。（卷上）

尤怡曰（《金匱要略心典》）：脉緊如轉索無常者，緊中兼有滑象，不似風寒外感之緊，爲緊而帶弦也。故寒氣所束者，緊而不移；食氣所發者，乍緊乍滑，如以指轉索之狀，故曰無常。脉緊頭痛風寒者，非既有宿食，而又感風寒也；謂宿食不化，鬱滯之氣，上爲頭痛，有如風寒之狀，而實爲食積類傷寒也。仲景恐人誤以爲外感而發其汗，故舉以示人曰"腹中有宿食不化"，意亦遠矣。（卷中）

高學山曰（《高注金匱要略》）：脉緊，緊承上文轉索而言；頭痛，胃中結氣上衝之應；惡風寒者，無精悍以行其衛氣故也。故知有宿食不化。此與上條，俱當着眼在脉緊二字，尤當着眼在陽明部中之脉緊。蓋緊如轉索，即是胃陽虛冷不能運化，以致宿食停滯，與二十一等三條之下證大異。故前條但曰有宿食，此條亦曰宿食不化，而俱不出方。則其爲宜溫胃陽，而資其自化，與不欲攻下之意，已在言外。即或不得已而用下，

353

其亦宜大黃、附子之温藥耶。又本文脉證，全是傷寒，而獨斷爲宿食不化，以脉緊爲陽明部中之脉緊，而頭痛惡風寒等之外證，又爲陽明風寒證中之所絕無者。從兩經經府，其脉證之交錯處看出，故知表非太陽傷寒之證，而裏爲陽明宿食之脉矣。以此二者，故曰當着眼在脉緊，尤當着眼在陽明部中之脉緊也。

五藏風寒積聚病脉證並治第十一

原文 肺中風者，口燥而喘，身運而重，冒而腫脹。（一）

趙以德曰（《金匱方論衍義》）：肺者，手太陰燥金，然亦與足太陰同為濕化，內主音聲，外合皮毛，居上焦陽部，行榮衛；在五行生克，則畏火製木。今為風中之，風者，內應肝木之氣，其木得因火，反侮所不勝之金；然木之子火也，火必隨母而至，風能勝濕，熱能燥液，故為口燥；風火皆陽，二者合，則動搖不寧；動於肺，則燥其所液之濕；鼓其聲音，有出難入，而作喘鳴；動於榮衛，鼓其脉絡、肌肉，則身運，作腫脹。

雖然，叙此風中於肺之動，固未足以盡其證也，然亦可少見肺藏之真，失其運用者如是。若夫《內經》之謂肺風者，多汗，惡風，色白，時欬，晝差暮甚，又是叙其邪在肺作病態者。如是各立一義，以舉其例耳。後人要自此而推，皆可得之。其在藏在舍在經絡，凡主之病，不患其不備。餘藏皆然。（卷中）

李彣曰（《金匱要略廣注》）：《內經》云：藏真高於肺，以行榮衛陰陽。蓋肺主氣，肺氣不和，風邪得以中之，於是氣擁而津液不行，故口燥，氣逆而呼吸不利，故氣喘也。又正氣虛則身運而冒，邪氣盛則身重而腫脹。《靈樞經》云：肺病脹滿，膨膨而喘欬，胸滿而瞀是也。瞀，目不明也，即冒狀。（卷中）

沈明宗曰（《沈注金匱要略》）：此言風寒中藏之證，補《靈》《素》之不足也。肺與大腸為表裏，風中於肺，相連大腸之氣亦逆，而大腸失津，逆則津液不能上供於口，故口燥。肺氣壅逆則喘，風主上行，又主掉眩，上盛下虛，故身運而重。氣鬱不行，冒而腫脹也。（卷十一）

尤怡曰（《金匱要略心典》）：肺中風者，津結而氣壅，津結則不上潮而口燥，氣壅則不下行而喘也。身運而重者，肺居上焦，治節一身，肺受風邪，大氣則傷，故身欲動而彌覺其重也。冒者，清肅失降，濁氣反下，為蒙冒也。腫脹者，輸化無權，水聚而氣停也。（卷中）

黃元御曰（《金匱懸解》）：肺主氣，氣化津，肺中風者，風邪在表，肺氣壅阻，是以發喘。氣滯津凝，是以口燥。風鬱勃而外泄，故身體旋運。氣收斂而內閉，故身體遲重。陽遏不能外達，故昏冒無覺。氣滯不能四達，故腫脹不消。（卷二）

高學山曰（《高注金匱要略》）：五藏之經，各出而附於太陽之表，以與衛氣相會。肺之經穴，外走手內臁之上側，又肺附於脊，與背貼近，且肺主呼吸，故經穴脊背以及息道，俱能使肺中風寒也。風為陽邪，善能化熱以傷津液，故精氣不能游溢而口燥，又肺受風熱，則自剝其膏液以塞清虛之管，故喘也。"運"與"暈"同，風邪善動，而實至高之肺，故其氣上旺下衰而身運。脾肺同主太陰，故輕靈旋轉，嘗有上下合德之妙。肺病，則天氣不下交，而脾土失昇降之用，故身重也。肺主氣，氣爲風邪所搏，則上浮外鶩，而不與陰氣相接，故頭目䐃壳。殊覺如兩層而病冒，又肺病，則不能轉運陽氣，故腫；不能傳送水道，故脹也。

葉霖曰（《金匱要略闕疑》）：按仲景書既於六經中有風有寒，《金匱》又有中風，而是篇又叙五藏中風中寒脉證。謂外感耶，則傷寒中詳之矣；爲內傷耶，則明說中風中寒矣。且中風一門，原有經絡府藏之分，何不並叙，注書家作何區別，從未一言。再可疑者，所載五藏或有風無寒，脫簡訛字衍文費解者不一而足。意者本是中風門中入藏之證，誤集妄編耶。（卷下）

曹穎甫曰（《金匱發微》）：《內經》言肺風之狀有三：一曰多汗惡風。即太陽中風證象，雜病亦有之。蓋即痙濕暍篇所謂脉浮身重、汗出惡風之防己黃耆湯證。汗欲泄而風從毛孔相薄，故惡風；風中於毛，濕留於肌，故身重；以表脉浮。可見《內經》言汗出惡風，即本篇身運而重之證。身運者，風動於外，頭目眩轉，坐立不定之象也。二曰時欬。此即欬嗽上氣篇所謂風舍於肺，其人則欬，上氣，喘而燥，欲作風水，發其汗即愈之證也。可見《內經》所謂時欬，即本篇口燥而喘之證。風薄於外，故燥；濕鬱於內，故喘也。三曰晝瘥暮甚。此即身疼發熱日晡所劇之麻黃杏仁薏苡甘草湯證也，失此不治，表陽日痹，寒水陷於皮中，乃變爲一身悉腫之風水，而爲越婢湯證，甚則爲久欬苦冒之支飲證。可見《內經》言晝瘥暮甚，爲本篇冒而腫脹之積漸。水氣淳蓄，故腫脹。衝氣上逆，故冒也。合參之而其義始備也。（卷之二）

原文 肺中寒，吐濁涕。（二）

趙以德曰（《金匱方論衍義》）：肺者，陰也，居陽部，故曰陽中之陰。謂之嬌藏，惡熱復惡寒，過熱則傷所禀之陰，過寒則傷所部之陽。其肺爲相傳之官，布化氣液，行諸內外。是故陽傷則氣耗，陰傷則氣衰。今寒中也，則以氣液蓄於胸，以成濁飲，而唾出於口；蓄於經脉，以成濁涕，而流出於鼻，以鼻是肺藏呼吸之門也。（卷中）

李彣曰（《金匱要略廣注》）：五液入肺爲涕，肺合皮毛，開竅於鼻，寒邪從皮毛而入於肺，則肺竅不利而鼻塞，涕唾稠粘，壅遏不通，並出於口也。（卷中）

沈明宗曰（《沈注金匱要略》）：此寒凝津液之病也。肺藏屬涼，寒中於肺，以寒從涼，肺氣斂而壅逆，通調失職，津液不布，化爲濁涕而吐也。（卷十一）

尤怡曰（《金匱要略心典》）：肺中寒，吐濁涕者，五液在肺爲涕，寒氣閉肺竅而蓄藏熱，則濁涕從口出也。（卷中）

黃元御曰（《金匱懸解》）：肺主皮毛，寒侵皮毛，裏氣鬱塞，肺無降路，逆衝上竅，清氣淫蒸，則化痰涕。涕少則出於鼻，多則出於口也。（卷二）

丹波元堅曰（《金匱玉函要略述義》）：古無"痰"字，云唾出如涕，謂吐粘痰也，據此，則濁涕，即是粘痰，非鼻涕之謂也。（卷中）

曹穎甫曰（《金匱發微》）：寒從皮毛入，即內應於肺，太陽寒水爲之不行，氣閉熱鬱，乃吐濁涕。表寒不散，即裏熱不清，發其汗即愈。若不知病源而漫爲清燥，失之遠矣。（卷之二）

原文 肺死藏，浮之虛，按之弱如葱葉，下無根者，死。（三）

趙以德曰（《金匱方論衍義》）：肺金主秋，當夏至四十五後，陰氣微上，陽氣微下之際。故《內經》論其平脉曰：氣來輕虛以浮，來急去散。又曰：微毛爲有胃氣。又曰：厭厭聶聶，如落榆葉。則是形狀，類其陰陰微上下之象者如此。及論死脉，則曰：真肺脉至，大而虛，如毛羽中人膚。又曰：來如物之浮，如風吹毛。又曰：但毛無胃。則是陽氣不下，陰氣不上，盛陽當變陰而不變，既不收斂，又不和緩，惟浮之而欲散，死可知矣，非惟不變化，而見是脉者死；因火克金而陰亡者，亦死。《內經》有謂：死陰之屬，不過三日死。此之謂也。今之所論死脉，正與《內經》者同。

然陰者陽之根，浮者有之，沉者亦有之。根壯而後枝葉茂，叙平脉雖貴其輕虛以浮，非其全無沉者。但浮沉皆止三菽之重耳，不欲其如石之沉也。今謂浮之虛，按之又弱如葱葉，於三菽其有幾哉？脉無三菽之幾，其能生乎？

越人曰：肝與肺，有生熟浮沉之異，生浮則熟沉，生沉則熟浮。獨二藏有是，何哉？蓋陽極生陰，陰極生陽，更始體用之氣在二藏，故二藏之形亦如之。緣肺居陽部，故體輕浮，主氣以象陽，陽極變陰，故用收斂以象陰；肝居陰部，故體重沉，藏血以象陰，陰極變陽，故用昇發以象陽。浮沉殆此耳。五藏陰陽，各具一體用，不可不察。（卷中）

李彣曰（《金匱要略廣注》）：肺脉原浮，然以浮而有力爲佳；若無力，是浮之虛也。脉弱如葱葉，有似芤脉之狀，但芤脉中間無，浮沉有，猶爲有根，故止於傷精失血，而不至於死；若下無根，則不惟中間無，而沉之亦無矣，是謂氣血俱脫，故死。（卷中）

沈明宗曰（《沈注金匱要略》）：經云：厭厭聶聶，如落榆莢，上下輕浮而軟，爲肺平。此浮之虛，按之弱如葱葉，下無根者，是有浮上之氣，而無下翕之陰，陽無陰攝而離散。即經謂：如風吹毛，曰肺死。（卷十一）

黃元御曰（《金匱懸解》）：肺死藏者，肺之真藏脉也。肺脉浮而濇，蓋金降於水，則脉沉，濇者，將沉而未沉，氣之方收而未藏者也。若浮取之而虛飄，重按之弱如葱葉之空，下無根者，是肺金之衰敗而不降也。此謂真藏脉，真藏見則死。《素問·平人氣象論》：死肺脉來，如物之浮，如風吹毛，曰肺死，《玉機真藏論》：真肺脉至，大而虛，如以毛羽中人膚，即此義也。（卷二）

高學山曰（《高注金匱要略》）：死藏者，藏中所藏之陰陽，俱將死之候，與下文四藏同義。虛，就脉體之中空而言；弱，就脉機之鼓微而言。凡脉之形體，陰血主於內，故充實；裏陰竭，則脉體中空而虛。又脉之鼓動，神氣努於下，故內強；裏陽竭，則脉機底軟而弱。夫肺之精汁最高，浮之虛，是肺中之真陰將絕也。肺之神氣在脾，按之弱，是肺中之真陽將絕也。合而狀之，竟如葱葉。蓋浮取之，則見上皮；沉按之，則得中芤之象也。下字指關部而言，凡脉之來，俱自下而上，平人重按寸口，本部脉雖不見，而關前隱隱有上引之勢者，以脾胃之土氣，爲肺金之根蒂故也。若得浮虛、按弱之脉，肺中本部之陰陽既竭，已爲危診。而關上寸下，又無上引之機，是無根也。不死何恃乎？

本篇言五藏風寒傷着者，共十六條，除第九條自愈不用藥外，惟七條之肝着、十五條之脾約、十六條之腎着，立有治例，餘則並無方藥者，以五藏風寒及傷損諸候，俱不治之證故也。所以第一條言中風之死證，第二條言中寒之死證，此條合言其死脉耳。蓋一條之口燥而喘屬陰絕，與浮之而虛之脉相應，運重而冒以及腫脹屬陽絕，與沉之而弱之脉相應；二條之吐濁涕屬陰陽兩絕，與浮虛沉弱之脉雙應，細玩自見。

曹穎甫曰（《金匱發微》）：肺脉之絕也。《內經》謂之但毛無胃。此云浮之虛，按之弱如葱葉，下無根者死。蓋浮按即輕如風絮，軟若游絲，稍重似有，沉取則無之脉也。得此脉者，其氣不續，故主死。按："肺死藏"之"藏"字，當爲"脉"字之誤，諸家解爲真藏脉，文義不通，特更正之。（卷之二）

陸淵雷曰（《金匱要略今釋》）：此所謂真藏脉也。脉法，真藏脉見者死，故曰死藏。浮之謂輕按，按之謂重按也，下仿此。（卷四）

原文 肝中風者，頭目瞤，兩脇痛，行常傴，令人嗜甘。（四）

趙以德曰（《金匱方論衍義》）：大氣在天爲風，在地爲木，在藏爲肝，與筋合。肝之筋與經脉，皆出足大指之端，過股內，上循兩脇，出胸中，至於巔。今以肝屬風之狀，又中於風，是故風搖上者，爲頭目瞤；風甚則亢，亢則害，承迺制，兼金之化，於是血液皆衰，經筋盡從收斂而急束，故兩脇痛，不能俯仰，傴而行。經曰：肝苦急，急食甘以緩之。故令嗜甘也。此論着經筋者，固然也。若夫《內經》謂：肝風之狀，多汗，惡風，善悲，色蒼，嗌乾，善怒，時憎女子。此又並言其藏之性用而然也。（卷中）

沈明宗曰（《沈注金匱要略》）：傴者，傴僂之狀也。肝主筋，而膝爲筋之府，肝藏受邪，精不輸於筋膝，筋枯不伸，故行常傴。木盛乘吸胃中津液，胃虛求救，令人嗜甘也。（卷十一）

魏荔彤曰（《金匱要略方論本義》）：肝中風者，頭目瞤。風陽邪上炎，合肝木，內風動，則頭目瞤瞤者，合眩暈而言也。兩脅痛，肝氣侈張也。行常傴，筋骨屬肝，風邪入肝，而筋骨拘急，不能伸抒也。令人嗜甘，肝木侮土，土不勝而求助於味，故嗜甘也。風爲木邪，肝亦木屬，以木邪合木氣，而動搖必在於上，頭目瞤之本也。屈曲必苦於下，肋痛之本也。且外耗其經隧之營血，內傷其胃土之真氣，此行常傴、而人嗜甘之本也。（卷中）

高學山曰（《高注金匱要略》）：肝爲木藏，與東方風氣相通，故肝常出而應風也，藏中陰陽自虛，則肝因而中風矣。目皮之籟籟跳動者，曰瞤，氣虛之候也。頭目俱瞤者，肝中風，則藏真之氣自結，而失其疏暢之用，故不能上貫頭目，而氣虛瞤動矣。此與後文浮之而弱之脉應也。肝惟多血，故能養其筋脉，使之調達。肝絡內布於脅，風淫血燥，則脅絡拘急而痛。偏者，腰屈不伸之貌，正因脅絡拘急，故行常偏，而寬其脉以緩痛耳。甘爲脾土之味，肝急而遺其苦於所勝，故脾因之而俱急。嗜甘者，縱其所好以自救也。其曰令人嗜甘，則因病而嗜，而非平日之素性可知矣。三句一意，蓋兩脅痛句爲主，而以行偏外診其形，以嗜甘內診其性也。此即後文按之如索及不來，或曲如蛇行之應肝家之死候也。

曹穎甫曰（《金匱發微》）：此證仲師無方治，當用熟地以補血，潞參以補氣，重用龍骨、牡蠣以鎮之，其效至速，萬不可疏風破氣。瞤甚者，目中房舍林木旋轉不已，往往途中顛仆。至於兩脅痛，行常偏，則血弱氣盡，邪正相搏，結於脅下之小柴胡湯證也。肝藏血足則柔，風勝則燥，燥氣薄於脾藏，則腹痛，食甘稍緩，故令人嗜甘。此先予小建中湯，不差者，與小柴胡湯之證也。按後節"兩臂不舉"三語，亦爲肝中風，列於肝中寒下，實爲傳寫之誤。風燥而血不養筋，故兩臂不舉。血虛於下，風勝於上，故舌本燥（《內經》肝中於風，嗌乾）。風勝而氣鬱，故善太息。此理甚明，特訂正之。（卷之二）

原文 肝中寒者，兩臂不舉，舌本燥，喜太息，胸中痛，不得轉側，食則吐而汗出也。《脉經》《千金》云：時盜汗，欬，食已吐其汁。（五）

趙以德曰（《金匱方論衍義》）：肝者，陰中之陽，其氣溫和，啟陳舒榮，而魂居之，並神出入。然所畏者金也，金性涼，其氣收斂、勁切、肅殺，故得以克之。今更中於寒，金乃水之母，母必從子而至，以害其木，凝泣氣血，生化失政。不榮於上之筋脉者，則兩臂不舉；不榮於所（以下佚）（卷中）

徐彬曰（《金匱要略論注》）：四肢雖屬脾，爲諸陽之本，然兩臂如枝木之體也，中寒則木氣困，故不舉。寒爲陰邪，則陰受之。陰受邪而熱，肝氣隨經上注，循喉嚨之後，上入頏顙，舌本爲氣脉所過，故舌本燥。且脾之脉係舌本，肝氣盛，則脾之脉亦熱也。膽主善太息，肝膽爲表裏，肝病則膽鬱，鬱則太息也，因而心脅痛不得轉側，以膽之別脉，貫心脅循也。肝之脉，上行者，挾胃貫膈，病則嘔逆，故食則吐，吐逆則熱客之，乃少陽之氣鬱而汗出矣。（卷十一）

李彣曰（《金匱要略廣注》）：肝藏血，寒則血脉凝濇而兩臂不舉，本經《中風歷節篇》云：或但臂不遂者，此爲痹是也。舌本燥者，肝脉循喉嚨之後，上入頏顙，寒則津液閉而不流，《靈樞》云肝病嗌乾是也。肝屬木，性宜疏暢，喜太息者，肝氣鬱而不伸也。肝經上貫膈，布脅肋，寒邪凝斂，經氣不利，故胸中痛，不得轉側也。《靈樞》云：肝脉挾胃，所生病者，胸滿嘔逆。今食則吐者，胃冷不納食也，又吐則倉廩倒出，津液外泄，故腠理開而汗亦隨之而出也。（卷中）

沈明宗曰（《沈注金匱要略》）：此肝受微寒，與秋燥同治也。肝受寒邪乘脾，脾鬱則肺氣亦鬱不昇，所以兩臂不舉。肝脉循喉嚨之後，上入頏顙，挾舌本，邪鬱經隧，津不至喉則舌本燥。然肝鬱則膽氣不伸，故喜太息。母邪上逆於心，則胸中痛。肝之經絡自病，所以不得轉側。木鬱無暇疏通稼土，則胃不受食，食則吐。母邪臨子，故汗出也。（卷十一）

魏荔彤曰（《金匱要略方論本義》）：肝中寒者，兩臂不舉，筋骨得寒邪，必拘縮不伸也。舌本燥，寒鬱而內熱生也。喜太息、胸中痛者，肝為寒鬱，則條達之令失，而胸膈格阻，氣不流暢也。不得轉側者，兩脅病滿急，輾轉不安也。食則吐而汗出，肝木侮土，厥陰之寒侵胃，胃不受食，食已則吐，如《傷寒論》中厥陰病所云也。汗出者，胃之津液為肝邪所乘，侵逼外越也。此俱肝藏外感之證也。（卷中）

高學山曰（《高注金匱要略》）：肝居至陰之下，陽氣常虛，而與客寒相召，故中寒也。手厥陰心包，行手之正內側，得足厥陰上浮之陽，與之交暢，故兩臂輕便而能舉。中寒，則肝氣凝斂而不上充，故其內側板滯而不能舉矣。肝脉絡舌本，藏寒，則火不能蒸血以為津液，故舌本燥也。肝木苦急，故喜太息以少伸其寒鬱耳。肝之內絡，上貫於膈，胸中痛者，寒邪陰沁而拘急也。不得轉側者，合兩臂不舉，及胸中痛而言。肝寒，則遺其禍於所勝，而脾胃受窘，故食則吐。吐則胃中之悍氣愈虛，而不能攝其津液，故汗出也。此亦與下文死脉的對之證也。

曹穎甫曰（《金匱發微》）：肝中寒之證有三：曰胸中痛，曰不得轉側，曰食則吐而汗出。胸中痛有二證：一為水寒血腐，蚘蟲滋生，固當有蚘上入膈之烏梅丸證，謂之蚘厥；亦有如後文所云胸常氣痞，按之小愈之旋覆花湯證，謂之肝着。肝膽之氣，主疏泄營衛二氣。太陽寒水與太陰寒濕並居，則肝膽不得疏泄，故凝滯胸膈作痛。不得轉側亦有二：一為寒阻胸膈，陽氣不通，水道阻於下焦，痛連脅下，不得轉側，則為胸脅苦滿，往來寒熱，或脅下痞硬之小柴胡湯證；亦有脾藏蘊濕，寒濕凝閉肌腠者，則為一身盡重不可轉側之柴胡加龍骨牡蠣湯證。肝膽與胃同部，胃底原有消食之膽汁，肝中寒，則胃中亦寒，故食即吐酸而汗出。此即嘔而胸滿之吳茱萸湯證。陽明病之不能食，為胃中虛冷，亦正以肝藏困於寒濕，消食之膽汁少也。（卷之二）

原文 肝死藏，浮之弱，按之如索不來，或曲如蛇行者，死。（六）

李彣曰（《金匱要略廣注》）：肝脉宜沉，若浮之弱，謂舉之無力也，按之如解索，是絕脉也，不來者，即代脉往而不能自還，精氣脫也。經云：肝脉沉而弦長，若曲如蛇行，則不弦不長，失肝脉之本體，而胃氣絕矣，故死。（卷中）

周揚俊曰（《金匱玉函經二注》）：曷言死藏？已無生氣也。肝屬木，應濡，是弱猶為本脉。然但浮之弱，既非長竿末梢之循矣。及按之曰如索，則弦緊俱見；曰不來，則脉有來去，乃陰陽往復之理。今但去，是直上下而無胃氣也。否則真氣將散，出入勉強，有委而不前，屈且難伸之狀，故曲如蛇行也。嗚呼，木之生也，有鼓動條達，發榮柔婉之妙；其死也，非強直而不復，即矯曲而不遂。木曰曲直，所以始之終之也。（卷十一）

沈明宗曰（《沈注金匱要略》）：肝屬木而主溫，其藏藏血。經謂微弦，輕虛而滑，爲肝平。此見浮之弱，是陽氣不足，陰邪有餘也。微陽不能鼓動於脉，故按之如索不來，乃陽虛不能前導，努力奔掙，爲曲如蛇行。即經謂：新張弓弦，曰肝死。（卷十一）

尤怡曰（《金匱要略心典》）：浮之弱，不榮於上也，按之如索不來，有伏而不起，勁而不柔之象。曲如蛇行，謂雖左右奔引，而不能夭矯上行，亦伏而勁之意。按，《內經》云：真肝脉至，中外急，如循刀刃，責責然，如按琴瑟弦。與此稍異，而其勁直則一也。（卷中）

朱光被曰（《金匱要略正義》）：肝之脉宜弦，如輕取之而弱，浮候不弦矣；按之如索不來，中候不弦矣；曲如蛇行，沉候不弦矣。經云肝不弦是無胃氣，故爲死藏脉也。（卷上）

原文 肝着，其人常欲蹈其胸上，先未苦時，但欲飲熱，旋覆花湯主之。臣億等校諸本旋覆花湯方，皆同。（七）

徐彬曰（《金匱要略論注》）：肝着者，如物之粘着而不流動，比風寒驟感而隨時現證者不同矣。病氣不移，故常欲胸，搯，按摩也。先未苦時，但喜飲熱者，不動之邪，伏於其中，遇熱略散，氣冷益凝，故喜熱飲溉之。然至大苦則病氣發而熱，又非熱飲所能勝，故曰先未苦時。旋覆花湯，即後旋覆花加葱及新絳少許也。蓋旋覆花鹹溫，能軟堅下水，故胡洽以治痰飲在兩脇脹滿，仲景以治寒下後，心下痞堅，噫氣不除，有七物旋覆代赭湯。雖寇氏謂其冷利，大腸涉虛不用，然觀仲景治半産漏下，虛寒相搏，其脉弦芤者，則知旋覆之行水下氣，而通血脉，雖不可過用，然病在兩脇，心下堅凝不移，雖虛非此不爲功矣。其方義等不注，故闕之。

論曰：前風寒皆不出方，此獨立方，蓋肝着爲風寒所漸，獨異之病，非中風家正病故也。（卷十一）

李彣曰（《金匱要略廣注》）：肝主疏泄，着則氣鬱不伸，常欲人蹈其胸上，以舒其氣。蹈者，按摩之謂。又以寒氣固結於中，欲飲熱以散其寒，旋覆花鹹能軟堅，且主下氣，溫能解散，可利心胸也。（卷中）

周揚俊曰（《金匱玉函經二注》）：肝主疏泄，言其用也。儻鬱抑不舒，勢必下乘中土，土必弱而時滿，氣必結而不開，故喜人之按之、揉之也；肝氣之弱，言着之心胸之間也，先欲飲熱者，木汲在水，喜其生已，熱則能行，樂其散結。以此消息，病情斯得矣。故以旋覆爲君，主結氣、脇下滿，消胸上痰；而以葱通陽氣也。使徒治肝氣而不及血，似與所着不宣，故取有色無質者，能入藏血之地而不着耳。（卷十一）

沈明宗曰（《沈注金匱要略》）：此肝邪痹於血分也。氣分受邪，而傳於血，血濇不利而痹，謂之肝着，如胸痹之類。第胸痹，是上焦陽虛受寒。此肝虛受風，較之胸痹痛而不甚也。肝脉屬肝絡膽，上貫膈，布脇肋，循喉嚨，邪氣隨經注逆胸膈，營衛不利，鬱悶脹疼，常欲蹈其胸上，以舒痹着。然其邪乃舉止有時，或陽明燥勝而發，或厥陰風勝則息，故曰先未苦時，即將發未發之時。邪欲凌胃，所以但欲飲熱，助其胸胃之陽，衝開肝着之氣，則痛脹少疏，經謂厥陰之勝，胃膈如寒之義也。故用旋覆花鹹溫軟堅散結，以葱助其驅風而下飲逆，新絳引入血分宣血，俾血行則風滅，着自開矣。（卷十一）

尤怡曰（《金匱要略心典》）：肝藏氣血鬱滯，着而不行，故名肝着。然肝雖着，而氣反注於肺，所謂橫之病也，故其人常欲蹈其胸上。胸者肺之位，蹈之欲使氣內鼓而出肝邪，以肺猶囊籥，抑之則氣反出也。先未苦時，但欲飲熱者，欲着之氣，得熱則行，迨既着則亦無益矣。旋覆花鹹溫下氣散結，新絳和其血，葱葉通其陽，結散陽通，氣血以和，而肝着愈，肝愈而肺亦和矣。（卷中）

朱光被曰（《金匱要略正義》）：此不因風寒外邪，而本氣自淹流作病也，故曰着。然於肝腎則稱着，於太陰脾則稱約，可見足三陰經氣，貴乎流動鼓蕩，而粘着約濇，俱屬藏氣自病。仲景特另揭證象以立治法，如肝本藏血，血附氣以行，氣滯則血濇，胸上為肝絡之所經，常欲蹈者，膠結之氣得蹈少舒也。先未苦時，欲熱飲者，氣得熱則暫開，血得熱則暫行也。旋覆花湯溫通肝絡，使痺着之氣自開，故主之。（卷上）

陳元犀曰（《金匱方歌括》）：旋覆花鹹溫下氣，新絳和血，葱葉通陽。新絳，查本草無此名。按《說文》：絳，大赤也。《左都賦》注：絳，草也，可以染色。陶弘景曰：絳，茜草也。（卷四）

原文　心中風者，翕翕發熱，不能起，心中飢，食即嘔吐。（八）

徐彬曰（《金匱要略論注》）：心為君火，為五藏之主，本無為而治。風為陽邪，並之則發熱翕翕，言驟起而均齊，即《論語》所謂始作翕如也。壯火食氣，故不能起。飢者，火嘈也。食即嘔吐，邪熱不容穀也。《內經》曰：諸嘔吐酸，皆屬於熱。然此皆風邪勾引火邪為患，以風屬陽邪故也。若寒則為陰邪，外束之，則火內聚，故如噉蒜狀，言其似辣而非痛也。劇則邪盛，故外攻背痛，內攻心痛，徹者相應也，邪據氣道，正氣反作使，故痛如相應然。譬如蠱蛀，狀其綿綿不息也。若脉浮，是邪未結，故可吐而愈。其心傷者，客邪內傷神明，或正氣未復，即使表邪已盡，一有勞倦，相火並之，真陰不守，而心火上炎，頭面發赤。藏真既從火而上，陰之在下者，無陽以舉之，則下重。其衛外之陽，不得入通於心，則發熱。人之氣血交相養，心虛不能運其熱，則痛而煩。藏氣不交，鬱而內鼓，則當臍跳。其脉弦，弦者減也，正氣搏結而虛也。故總結之曰：心藏傷所致。心脉本如琅玕，實如麻豆，則硬矣。見之浮脉，則焰高矣，按之益躁疾，勢如方盛之火，陰氣已絕，故死。

論曰：生萬物者火，殺萬物者亦火。火之體在熱，而火之用在溫，故鼎烹則頤養，燎原則焦枯。以上證乃正為邪使，而心火失陽和之用，凡身之藉陽以煖者，其變證如此，乃詳心中風之內象也。若《內經》云：心中於風，多汗惡風，焦絕，善怒嚇，病甚，則言不可快，診在口，其色黑。《千金》曰：診在脣，其色赤，此言心中風之外象也。（卷十一）

李彣曰（《金匱要略廣注》）：心屬火，中風則風火相熾；翕翕者，熱氣鬱悶不散之

貌；心飢、食即嘔吐者，經云邪熱不殺穀，諸逆衝上，皆屬於火故也。（卷中）

周揚俊曰（《金匱玉函經二注》）：心爲君主，胞絡衛焉，邪豈得以干之乎？然則心中風者，殆胞絡受邪也。風爲陽邪，善行數變，而所傷在君火之地，兩熱相合，勢必外蒸，《傷寒》言翕翕爲溫熱，而不至於大熱也。夫君火之官受困，四肢自不能起；而蘊熱於內，懸懸如飢狀，乃痰飲蓄聚上脘，初非胃虛也，食又何能下乎？是不至嘔吐不止也。（卷十一）

魏荔彤曰（《金匱要略方論本義》）：心常惡熱，風邪入而內耗其陰，熱斯作也。不能起，發熱則身酸軟無力也。心中飢，食即嘔吐，心熱則胃熱，易飢思食，然心熱則上焦熱，食入而多嘔吐也。心爲君火，風爲陽邪，風火相煽，發熱之本也。〔批〕風火兩端，性皆昇發，故翕翕發熱，言其熱淫於表；心中飢等，言其熱踞上焦也。壯火食氣，氣耗神疲，而力亦倦，不能起之本也。心火與胃火，交熾於上焦，心中飢、食入即吐之本也。（卷中）

黃元御曰（《金匱懸解》）：心中風者，火鬱上炎，故翕翕發熱。熱則傷氣，故虛乏不能起身。心液消鑠，空洞虛餒，故心中常飢。心火既昇，胃氣必逆，緣火不歸水，水寒則土濕故也。胃氣上逆，故食即嘔吐。（卷二）

高學山曰（《高注金匱要略》）：手少陰經脉，外見於手內臁之下側，又口鼻之息道，內絡心胞，故心中風寒也。心爲火藏，以善於化熱之陽邪中之。則風從火化，而藏中之真陰不足以勝之，故浮而發爲表熱也。翕翕，見傷寒桂枝證注，風火交煽之象。風木之邪，實於君火之藏，則飄忽如運樞，故不能起矣。飢出於胃，曰心中飢者，真陰受傷，乾熱之燥化，而非真飢也。邪熱剝心血於上，而中焦之陰，在悉索上供，而猶不敷之候，則連渣帶汁以上奔，故食即嘔吐也。

原文 心中寒者，其人苦病心如噉蒜狀，劇者心痛徹背，背痛徹心，譬如蠱注。其脉浮者，自吐乃愈。（九）

周揚俊曰（《金匱玉函經二注》）：心主散，寒入而火鬱矣，鬱則氣既不舒，而津液聚爲濁飲，故其苦病如噉蒜者，正形容心中懊憹，不得舒坦，若爲辛濁所傷也。至甚者，正以陰凝之邪襲於陽部，阻其昇降，前後不通，亦猶胸痺之痛，徹背徹心，比如蠱之蠱注，其狀更有甚於噉蒜者矣。其脉浮者，邪在上也，因高越之，使所結之飲上涌，則所受之邪亦外出矣。蓋吐中自有發散之義也。（卷十一）

沈明宗曰（《沈注金匱要略》）：此經絡受寒也，心爲君主之官，神明出焉。若邪中心，則爲真心痛，頃刻而死矣。此微寒客於經絡，內鬱心火，胸中嘈攪麻辣爲苦，故喻心如噉蒜狀。劇者，邪氣盛而鬱搏爲痛。經俞相引，所以心痛徹背，背痛徹心，即經謂寒氣客於背俞之脉，其俞注於心，相引而痛也。若緩者，邪正纏綿而不甚痛，譬如蠱注，綿綿不絕矣。脉浮者，乃受風邪所致，風欲上出，而非寒鬱，所以自吐即邪去乃愈。（卷十一）

魏荔彤曰（《金匱要略方論本義》）：心中寒者，其人苦心病如噉蒜狀，寒邪客於脂膜，而血凝氣滯，如辛物之嘈雜於心也。劇者心痛徹背。〔批〕經云：背皆爲陽，陽中之陽，心也。又云：五藏之系皆系於背，故心痛徹背。背痛徹心，前胸痹心痛證中已言之也。譬如蠱注，心陽氣所宅，有寒邪在內淯雜，如蠱之注，綿綿不已也。診之而其脉沉，則寒入之深，必藥治之；其脉浮者，邪入之淺，陽氣不久擁邪而上越，故云自吐乃愈也。其有不能吐，爲法以吐之，則又屢言之矣。（卷中）

朱光被曰（《金匱要略正義》）：心爲腎之配，心陽一虛，而腎家之陰邪，必上凌之，即心中於寒焉。陽爲陰搏，其病苦難以名狀，如嗽蒜者，心中熱辣不堪之象也。甚則至於心背引痛，如蟲蛀之綿綿不已，心陽之蒙閉何等！按其脉當必沉伏，若使脉浮，則痹氣有欲開之機，故可用吐，以發越其寒邪也。（卷上）

高學山曰（《高注金匱要略》）：心爲君火之藏，體陰而用陽者也。中寒則陰邪剝陽，其一種陰沁克削之候，常有似疼非疼，似空非空，令人憒憒然無奈，而莫可名狀者，蒜性辛辣耗削，多嗽，則心中之非疼非空者似之，故以之爲喻也。然此猶苦之未甚者，若劇，則寒邪已中於心，因從心而痛徹於背，或寒邪先中於背，因從背而痛徹於心，此中寒之最重，又非嗽蒜之比，竟如蠱毒之蟲，連心及背，走注穿齧之象。夫心部之脉，浮主心氣，按主心血，心氣中寒則邪實，故浮之實如麻豆。心血無陽則拘急，故按之益躁疾，與上條同爲死證。但上條爲心中真陰先死，此條爲心中真陽先死之異耳。脉浮二句，又就中寒者之活證而抽言之也。蓋謂中寒之證既具，倘其脉得上浮，則浮爲陽熱未服之應，又爲大氣上轉之應。夫陽熱未服，則能自振以驅寒，大氣上轉，則能高越而提氣，故自吐而愈可必也。其曰脉浮者，自吐乃愈，則不浮者之不能愈，已在言外矣。

原文 心傷者，其人勞倦，即頭面赤而下重，心中痛而自煩，發熱，當臍跳，其脉弦，此爲心藏傷所致也。（十）

趙以德曰（《金匱方論衍義》）：《內經》謂，心者，君主之官，神明出焉；主明則下安，不明則十二官危，形乃大傷。自此觀之，主不明，十二官且危，況所安之宅乎？仲景所謂心傷者，豈非心神因七情傷之者乎？何則？蓋神乃氣之帥，氣乃神之卒徒，情亂其神則神遷，遷則藏真之氣應之而亂，則衰，衰則心傷矣，心傷而復加勞役，藏真之陰不能持守其火，而火亂動，上炎頭目，即發赤；藏真從火炎，不得下行，而陰獨在下，故重；心虛則腎水乘之，內作心痛而煩，外在經絡之陽，不得入於陰道，故發熱；心脉絡於小腸者，以火氣不行，伏鼓而動作，故當臍跳。仲景以弦脉爲陰、爲虛，今見於心之陽藏者，乃由心傷，所以得其陰脉也。（卷中）

李彣曰（《金匱要略廣注》）：勞倦則陰火攻衝，故頭面赤也。下重者，火昇於上，而下部沉滯，無氣以舉也。心主血，心痛自煩發熱，皆血虛火昇之證。經云：臍上築者，腎氣動也。此心氣虛而水寒欲上凌心，故當臍跳也。弦乃風脉；心病見此，虛火上炎，熱極生風也。

李昇璽曰：按《難經》心脉，外證面赤口乾，內證臍上有動氣、煩心、心痛。此節心傷亦本《難經》。（卷中）

沈明宗曰（《沈注金匱要略》）：此辨心氣內傷多而風寒少也。心傷則主不明，十二官危，故人勞倦。心既受傷，神氣不攝，火反上昇，故頭面赤而下重。內鬱則心中痛而自煩。然心虛則火越於外，所以發熱。心虛不治，水欲上凌，故當臍跳。子盜母氣，其脉見弦，乃心藏受傷所致也。（卷十一）

魏荔彤曰（《金匱要略方論本義》）：心傷者，有邪氣以傷之也，如風寒是也，此外感氣之邪也。然又有七情以內傷之，即經云：愁憂恐懼則傷心。又云：悲哀愁憂則心動，心動則五藏六府皆搖。此內傷七情之故也。仲景更言七傷於虛勞病中，可謂該盡矣。其人遇勞倦即頭面赤，心虛陰不足，動則火生，而外見於色也。下重者，心氣虛歉，如有物墜系之也。心中痛而自煩、發熱，心氣虛而邪氣易干則痛，心陰虛而邪火易發則煩而發熱也。當臍跳者，心氣虛，水邪欲動而上犯。當臍跳，即欲發奔豚之機也。〔批〕臍上屬心，臍下屬腎，臍左屬肝，臍右屬肺，當臍屬脾，經界昭然也。跳在當臍，小腸之位在臍上，心與小腸相表裏，土爲火之子，母病及子而有是證也。若云奔豚，其跳當在臍下矣。擬以腎氣凌心，土能制水，不得反跳於當臍。診之其脉弦，弦者，如揭長竿末梢，肝脉也。心脉則纍纍如貫珠，如循琅玕。今變圓爲長，變滑利爲逕直，是心陰受弊，而心神有減也，故仲景言其爲心藏已傷所致也。必心藏傷而後見此證，何不預爲圖之乎？而必俟死藏脉來耶？（卷中）

尤怡曰（《金匱要略心典》）：心傷者，其人勞倦，即頭面赤而下重。蓋血虛者，其陽易浮，上盛者下必無氣也。心中痛而自煩發熱者，心虛失養而熱動於中也。當臍跳者，心虛於上而腎動於下也。心之平脉纍纍如貫珠，如循琅玕；又胃多微曲曰心平。今脉弦，是變溫潤圓利之常而爲長直勁強之形矣，故曰"此爲心藏傷所致也"。（卷中）

黃元御曰（《金匱懸解》）：心爲水傷，心者火也，心傷者，一遇勞倦即火上炎而頭面赤，水下凝而腿足重，寒氣逆衝而心痛，熱氣昇鬱而自煩，火上鬱而發熱，木下鬱而臍跳，其脉弦而不能洪，此爲心藏傷於寒水所致也。弦爲肝脉，肝木，心之母，心脉浮洪，木不生火，故心脉當洪而反弦也。（卷二）

曹穎甫曰（《金匱發微》）：此營虛證也。營虛則虛陽浮於上而頭面赤。濁陰滯於下，浮陽吸之，則爲下重。下重者，大便欲行而氣滯也。此證當便膿血，但證由勞倦而見，即屬虛寒，當用桃花湯以溫中去濕，或用四逆、理中，而非實熱之白頭翁湯證。陽氣浮於上，則心中熱痛，自煩發熱。浮陽吸腎邪上僭，則當臍跳動，此與發汗後欲作奔豚同。脉弦者，陰寒上僭之脉也。此蓋心陽虛而衝氣上冒之證，故曰爲心藏所傷，法當用桂枝以扶心陽，甘草、大棗以培中氣。桂枝加桂湯、茯苓桂枝甘草大棗湯，正不妨隨證酌用也。（卷之二）

原文 心死藏，浮之實如麻豆，按之益躁疾者，死。（十一）

趙以德曰（《金匱方論衍義》）：按《內經》有云心脉如鈎；但鈎無胃曰死；心脉來，前曲後居，如操帶鈎，曰心死。又云：心脉至，堅而搏，如循薏苡子纍纍然，乃死。由是觀之，死心脉固不可一象言。然以藏氣求之，象雖不一，陰陽之道未之有異也。何則？心脉主夏，陽氣盛極陰始生之時，是故極而不能生陰者死；陰盛而反勝其陽者亦死。乃以動靜往來者候之而已：來者候其陽，去者候其陰；來盛而去衰如鈎者，是陽極陰生，得其和平者也。夫陰陽之相生，必資以土氣，無胃則不得相生；陰陽雖暫往來如鈎，終莫有雍容和緩氣象，其能久而不死乎？和平之鈎者，則後曲；若前曲者，反之也。所以如操帶鈎，亦無胃氣故也。如陰陽生化，從守其藏。惟若薏苡子短數而動，又能無死乎？以此而言，是條之如麻豆者，殆與薏苡子象同；益躁疾者，氣脫亡於陰也，故稱死脉。（卷中）

沈明宗曰（《沈注金匱要略》）：心主脉，而氣爲陽，血爲陰，氣血流利，脉亦潤澤，則心無病。經謂：如循琅玕，曰心平。此浮之實如麻豆，乃失潤澤之氣。純是狂陽躁急，按之益躁疾者，陰乘急烈無抵，陰陽俱盛，正氣敗絕，所以主死。（卷十一）

魏荔彤曰（《金匱要略方論本義》）：心死藏者，即《內經》所云死心脉來也。經云：死心脉來，前曲後居，如操帶鈎，曰心死。即仲景所言浮之實如丸豆，按之益躁疾之脉也。此乃心真藏脉見，不可治之證也。（卷中）

尤怡曰（《金匱要略心典》）：經云：真心脉至，堅而搏，如循薏苡子纍纍然。與此浮之實如麻豆，按之益躁疾者，均爲上下堅緊，而往來無情也，故死。（卷中）

吳謙曰（《醫宗金鑒》）：心中風寒之邪，若脉見浮之極實，如丸豆之狀，按之益勁躁疾亂動者，乃心藏之死脉也。（卷二十）

曹穎甫曰（《金匱發微》）：心脉之絕，《內經》云但鈎無胃。謂如帶鈎之堅實數急而不見柔和也。此云浮之實，如麻豆，即以堅實言之。按之益躁疾，即以數急不見柔和言之也。（卷之二）

> **原文** 邪哭使魂魄不安者，血氣少也，血氣少者屬於心。心氣虛者，其人則畏，合目欲眠，夢遠行，而精神離散，魂魄妄行。陰氣衰者爲癲，陽氣衰者爲狂。（十二）

趙以德曰（《金匱方論衍義》）：夫神之任物而不亂者，由氣血維持而養之以靜也。若氣血衰少，則神失所養而不寧。並神出入者謂之魂，守神之舍者謂之魄，神不寧則悲，悲則魂魄不安矣。心與目內外相關，目開則神存於心中而應事，目合則神散於外而妄行，故畏合目。《內經》有謂：陽盛則夢飛，陰盛則夢墮。今以虛不以盛，故夢不飛不墮，惟遠行耳。神既不能存，所言癲狂，非通論陰陽上下相並之病者。此獨指心藏，分血氣陰陽相傾者也。蓋陰在風，爲陽之守；陽在外，爲陰之衛。若陰氣衰，則陽氣並於內，神亦入於陰，故癲。癲病者，神與聲皆閉藏而不發。若陽氣衰，則陰氣並於外，神亦出於陽，故狂。狂病者，神與聲皆散亂而妄動。（卷中）

徐彬曰（《金匱要略論注》）：此又就人之血氣虛，因心氣不足而感邪者，別言之。謂邪入於身，當形體爲病，何遂魂魄不安，乃有邪一入，即便魂魄不安，此因血氣少，其少之故，又屬於心之虛，欲人遇此證者，當以安神補心爲主也。合目夢遠，魂魄妄行，乃狀其不安之象。精神離散，則又注妄行之本也。心爲君主之官，一失其統御，而陰虛者，邪先乘陰則癲；陽虛者，邪先乘陽則狂。癲狂雖不同，心失主宰則一也。然此皆爲餘藏無病者言，見感邪之人，有互異不同如此，而非中風寒家正病也，故別言之。（卷十一）

李彣曰（《金匱要略廣注》）：此言肺肝腎三藏俱虛，而總之統於心虛也。《內經》云：肺藏魄，主氣；肝藏魂，主血；腎藏精，主志。又云：肺主哭，精氣並於肺則悲，並於肝則憂，並於腎則恐。而心則藏神，以心爲君主之官也，心虛則肺肝腎俱虛，因而魂魄不安，精氣血皆竭，此主不明則十二官危也，其人則畏，以心舍空虛，神不守舍也。經云：五藏精華上注於目。合目欲眠，精華去也。夢遠行者，心腎精神離散，肝肺魂魄妄行，故夢寐中飄搖靡定也。陰氣收斂，不能暴發，故陰衰爲癲；陽氣慓悍，易於發越，故陽衰爲狂。然《內經》云：重陽者狂，重陰者癲。與此陰衰陽衰相反，何也？蓋彼云重陽重陰者，以邪氣言；此云陰衰陽衰者，以正氣言也。（卷中）

沈明宗曰（《沈注金匱要略》）：此明癲狂同屬於心，但有氣血之分也。心爲君主之官，神明出焉。但氣爲陽血爲陰，氣血虛而六淫感入，則爲癲狂；或無外邪侵入，即是他藏之氣厥逆乘心，亦能爲病，所以總謂邪入使魂魄不安。心主血，而血氣少者，皆屬心虛。若心氣虛，則神識不斂，其人則畏。合目欲眠，夢遠行，精神離散，魂魄妄行，因心之血虛，而陽神不守散越故耳。經云：邪之所湊，其氣必虛。而虛者受邪，若心陰之虛，他藏之陰乘於血分，陰凝氣滯，厥逆氣喘，眴仆痰涎，神識昏冒，所謂陰氣衰者爲癲，即重陰而爲癲癇是也。若心陽之虛，爲他藏之陽乘於氣分，陽邪熾盛，暴烈躁急，踰垣上屋，妄言罵詈，所謂陽氣衰者爲狂，即重陽者爲狂是矣。（卷十一）

尤怡曰（《金匱要略心典》）：邪哭者，悲傷哭泣，如邪所憑，此其標有稠痰濁火之殊，而其本則皆心虛而氣血少也。於是寤寐恐怖，精神不守，魂魄不居，爲癲爲狂，勢有必至者矣。（卷中）

黃元御曰（《金匱懸解》）：《靈樞·本神》：心藏脉，脉舍神，腎藏精，精舍志，肝藏血，血舍魂，肺藏氣，氣舍魄，邪入使魂魄不安者，肝肺之血氣少也。血氣少者屬於心，以血者自陰而之陽，水昇而化火則生血，氣者自陽而之陰，火降而化水則生氣，血氣皆原於火，故血氣少者，由於心火之虛也。心氣虛則腎水勝火，腎之志爲恐，緣火盛則神氣昇達而爲喜，水盛則神氣淪陷而爲恐，故水勝火者，其人則恐，水寒火敗，則火昇而水沉，金逆而木陷，火昇水沉，則神飛而精走，金逆木陷，則魄蕩而魂馳，故合目欲眠，夢遠行而精神離散。魂魄妄行，以水火之不濟，金木之不交也。精魄陰也，陰氣衰者，則志迷而爲癲。神魂陽也，陽氣衰者，則神亂而爲狂。

《難經》：重陰則癲，重陽則狂，言與此殊，而實則同也。蓋濁降則爲陰，陰愈盛則愈溫，清昇則爲陽，陽愈盛則愈涼，故陽降而爲濁陰，陰昇而化清陽。陽清則化神，陰濁則化精，而神根於精，坎之陽也，水陰而抱陽，故精溫而不癲，精根於神，離之陰也，火陽而含陰，故神清而不狂。狂者君火不降，雖上熱如爐，實陽虛而非陽盛也，癲

者癸水不昇，雖下寒如冰，實陰虛而非陰盛也。（卷二）

陳念祖曰（《金匱要略淺注》）：至於心傷證，前言猶未盡也。請再申其義，人病如邪所憑，而爲悲哭至使魂魄不安者，雖有六氣七情痰火之異，而其源則爲血氣少也；然血氣之所以少者，屬於心。血從氣生，言氣即可以該血，心氣虛者，其人則畏，合目欲眠，夢遠行而精神離散，魂魄妄行。心主失其統御之權，爲癲爲狂。勢所必至者，然癲狂亦有陰陽之分。陰氣衰者爲癲，陽氣衰者爲狂。其與經文重陰者癲，重陽者狂之旨，似若未合，然彼以寒熱分陰陽，此以氣血分陰陽，按之覽者，當會通於言外。（卷四）

曹穎甫曰（《金匱發微》）：邪哭，當從黃坤載作"邪入"。陳修園謂如邪所憑而哭，此望文生訓之過也。表邪乘裏，必從其虛，氣少則衛虛，血少則營虛，營衛兩虛則外邪從皮毛肌腠而入。曰使人魂魄不安者，不過言夢寐之不安，原不指肝肺二藏言之。心爲主血之藏而主脉，營氣之環周應之，故血氣少者屬於心。心氣虛則中餒，故善畏、神魂不寧，故合目即夢遠行而精神離散，魂魄妄行，譬之釜下薪火將滅，煙騰而熛飛，將一散而不可收也。此證正虛爲重，外邪爲輕。治此者，硃砂以鎮之，棗仁以斂之，熟地、潞參、當歸以補之，而又加遠志以化痰，半夏以降逆，秫米以和胃，或者十活四五，否則積之既久，雖不即死，爲癲、爲狂，將成痼疾矣（太陰無陽氣，則脾藏聚濕成痰，痰蒙心竅，是爲癲；陽明無陰氣，則腸胃積燥生熱，熱犯心包，是爲狂）。（卷之二）

原文 脾中風者，翕翕發熱，形如醉人，腹中煩重，皮目瞤瞤而短氣。（十三）

趙以德曰（《金匱方論衍義》）：風，陽邪也，內應肝。在心藏者尚爲翕翕發熱，況脾屬土，是賊邪者乎？豈得不更外掣其皮目瞤瞤？內亂其意如醉人，而腹中煩也。脾受賊邪，氣力解散，故重而短氣。且《內經》謂脾風者：身體怠惰，四肢不欲動。由此而言，亦不止腹中重而已。（卷中）

李彣曰（《金匱要略廣注》）：翕翕發熱，風邪外加，正氣怫鬱也，風氣疏泄，屬陽邪。形如醉人，言其面赤而四肢軟也脾主四肢。脾經入腹，因風氣內擾，故腹中煩重。皮目，上下眼胞也，脾屬土，眼胞亦屬土，瞤瞤，動貌。經云風勝則動是也。肺主氣，短氣者，東垣云脾胃一虛，肺氣先絶也。（卷中）

沈明宗曰（《沈注金匱要略》）：此子虛就母爲病也。火土而爲子母，賊邪傷脾，子邪乘母，故翕翕發熱。夫脾主四肢，而又主困，風入於脾，氣鬱不行，四肢怠惰，故形如醉人。然外風內濕相合，氣滯於內，則腹中煩重。氣虛不達於肌肉，皮目則瞤瞤。母病子虛，肺金無賴，故短氣也。（卷十一）

尤怡曰（《金匱要略心典》）：風氣中脾，外淫肌肉，爲翕翕發熱；內亂心意，爲形如醉人也；脾脉入腹而其合肉，腹中煩重，邪勝而正不用也；皮目瞤瞤而短氣，風淫於外而氣阻於中也。李氏曰：風屬陽邪而氣疏泄，形如醉人，言其面赤而四肢軟也。皮目，上下眼胞也。又曰：脉弱以滑，是有胃氣。（卷中）

黃元御曰（《金匱懸解》）：脾爲濕土，脾中風者，濕鬱爲熱，故形如醉人。脾位在

腹，故腹中煩重，熱盛則煩，濕盛則重也。土濕則木鬱而風生，故皮肉瞤動。脾土鬱滿，肺金莫降，是以短氣。（卷二）

高學山曰（《高注金匱要略》）：風邪化熱，由內而外蒸，故翕翕發熱，形如醉人者，就其面赤，及肢體倦怠而言。蓋面爲陽明胃府之應，脾移熱於胃，故面赤如醉人。又肢體者，脾陽之所貫也。脾中真氣，受傷於風熱，則真陽痿頓，故肢體倦怠如醉人。熱傷津液則煩，土氣沉困則重。腹中爲脾胃之應，脾熱，故液乾氣滯耳。皮者，周身之皮肉。目，指眼眶而言。經氣虛而灌注不勻，則移宮易位而瞤動。皮目俱瞤瞤者，脾病而氣餒於外也。脾肺同治手足之太陰，而相爲呼應，故息道深長。今肺吸而脾中邪實，艱於納受，故短氣也。細玩全文，自是活證，亦不出方者，豈因風寒論中，已列借主桂枝之例乎。

曹穎甫曰（《金匱發微》）：脾藏主濕，風中於肌肉，內應於脾，留着不去，即爲風濕。原其始病，蓋即《傷寒‧太陽篇》係在太陰之證也。翕翕發熱，形如醉人，此即太陽篇翕翕發熱、鼻鳴乾嘔之桂枝湯證。腹爲足太陰部分，風中脾藏，裏濕應之，風濕相搏，故腹中煩重。風淫於上，吸水濕上行，肺氣爲之阻塞，故皮目瞤瞤而短氣。此證濕邪不流關節而入於裏，輕則爲風濕，重則爲風水。風邪吸於上，則濕邪壅於腹部而不行，非去其上之所吸，則下部之壅濕不去。竊意越婢加術湯亦可用也。（卷之二）

趙以德曰（《金匱方論衍義》）：按《內經》謂，死脾脈來，堅銳如烏之喙，如鳥之距，狀其獨陰獨陽而不柔和也；如屋之漏，狀其動止之不常也；如水之流，狀其去之無節也；弱而乍數乍疏者，狀其進退無度也。今仲景所云亦賴此：浮之益大堅，非類烏喙乎？按之如覆杯，非類鳥距乎？潔潔如搖者，非類屋漏與乍數乍疏者乎？（卷中）

徐彬曰（《金匱要略論注》）：脾屬中州，其象緩，浮之大堅是上燥而翹，反其安敦之性，所謂如鳥之喙也。按如覆杯，則如頹土矣。至狀如搖，是不能成至，而欲傾圮之象。故其動非活動，轉非圓轉，非藏氣垂絕而何，故曰死。（卷十一）

李彣曰（《金匱要略廣注》）：《內經》云：脉弱以滑，是有胃氣。浮之大堅，則胃氣絕，真藏脉見矣。杯覆則內空，潔潔者，此中毫無所有之象，重按脉體似之，言其外實中空，裏氣不足也，狀如搖者，脉躁疾不寧，氣將脫也，故死。（卷中）

吳謙曰（《醫宗金鑒》）：脾中風寒之邪，若脉見浮之大堅，失其和緩，按之狀如覆杯，高章明潔，有力如搖，乃脾藏之死脉也。（卷二十）

黃元御曰（《金匱懸解》）：脾死藏者，脾之真藏脉也。己土昇於離位，則清氣在上，戊土降於坎中，則濁氣在下。清昇濁降，中氣衝和，是以脉見關上，其象爲緩。若浮之大堅，是戊土之壅而不降也。按之如覆盆之鞭，潔潔狀，如搖動者，是己土之滯而

不昇也。（卷二）

曹穎甫曰（《金匱發微》）：脾脉之絕，《內經》言但代無胃，而不舉其形狀。此言浮之堅，按之如覆杯潔潔，即但代無胃之的解也。浮取似實，重按絕無，或如杯中酒空，覆之絕無涓滴，或忽然上出魚際，忽然下入尺部，初如搖蕩不寧，繼乃卒然中絕，後人所謂雀啄脉也。（卷之二）

原文 趺陽脉浮而濇，浮則胃氣强，濇則小便數，浮濇相搏，大便則堅，其脾爲約，麻子仁丸主之。（十五）

麻子仁丸方

麻子仁貳升　芍藥半斤　枳實一斤　大黃一斤　厚朴一尺　杏仁一升

上六味，末之，煉蜜和丸梧子大，飲服十丸，日三，以知爲度。

趙以德曰（《金匱方論衍義》）：此條《傷寒論》陽明證中。注曰：趺陽，脾胃之脉。浮爲陽，知胃氣强；濇爲陰，知脾爲約。約者，儉約之約，又約束之約。《內經》曰：飲入於胃，游溢精氣，上輸於脾，脾氣散精，上歸於肺，通調水道，下輸膀胱，水精四布，五經並行，是脾爲胃行其津液者也。今胃强脾弱，約束津液，不得四布，但輸膀胱，致小便數，大便難，與脾約丸，通腸潤燥。故用麻子、杏仁之甘，緩脾而潤燥；津液不足，以酸收之，故用芍藥之酸以斂津液；腸燥胃强，以苦泄之，故用枳實、厚朴、大黃之苦下燥結而泄胃强也。

然須雜病亦有內熱，致胃强脾弱之病，故又出此於五藏證中。（卷中）

徐彬曰（《金匱要略論注》）：趺陽，脾胃脉也。脾中素有燥熱，外邪入之益甚，甚則增氣，故脉浮。浮者，陽氣强也。濇則陰氣無餘，故小便數，大便堅，而以麻仁潤之，內芍藥養陰，大黃下熱，枳實逐有形，厚朴散結氣，杏仁利大腸，加之以蜜，則氣涼血亦涼，而燥熱如失矣。然用丸不作湯，取緩以開結，不欲驟傷其元氣也。要知人至脾約，皆因元氣不充所致耳；但不用參者，恐氣得補而增熱也。最明且切，惜乎今人略此不講，宜仲景有按手不及足之誚乎。（卷十一）

周揚俊曰（《金匱玉函經二注》）：趺陽脉，土也。浮爲陽，濇爲陰，故浮之見陽，沉之見陰也。夫陽有餘，則胃氣强；陰不足，則太陰不固，故小便數。然則脾正爲胃行津液者也，藏濇而不能約束水津，則留於胃者甚少，而胃自失所潤；然則胃之不潤，脾爲之也，故曰爲約。於是以大黃、枳實去實，先以麻仁潤燥，芍藥養陰；且用厚朴佐杏仁以利肺氣，兼補益陰氣之用，斯得之矣。（卷十一）

沈明宗曰（《沈注金匱要略》）：此診趺陽則知胃府與藏病也。浮屬胃陽邪盛，爲胃氣强。濇屬脾陰血虛而津液不足，脾胃受邪，下逼膀胱，故小便數。然脾血既衰，陽氣過盛，約束胃中津液，不濡腸間，爲浮濇相搏，大便則堅。因脾約束，胃津不濡，故曰其脾爲約。所以麻仁、芍藥，生養脾血，而潤腸胃之燥；大黃、枳、朴、杏仁，下氣宣行陰分之結。因陰虛津涸，不宜峻滌，故以丸藥緩攻耳。（卷十一）

尤怡曰（《金匱要略心典》）：浮者陽氣多，濇者陰氣少，而趺陽見之，是爲胃强而脾弱。約，約束也，猶弱者受强之約束而氣餒也。又，約，小也，胃不輸精於脾，脾乃乾濇而小也。大黃、枳實、厚朴，所以下令胃弱，麻仁、杏仁、芍藥，所以滋令脾厚；用蜜丸者，恐速下而傷及脾也。（卷中）

朱光被曰（《金匱要略正義》）：跗陽主脾胃，脉貴遲緩，今何以浮而濇？浮爲陽盛有餘，濇爲陰耗不足，然陽氣愈盛，則陰氣益耗，故小便數。因胃氣强而來也，大便堅，因小便數而致也，腸胃之津液，俱爲燥火燔灼，中土不頓成槁壞乎？其脾爲病，以陽盛逼迫而窮約也。方用麻仁丸主之者，小承氣專攻胃强，今足陽明之實邪，從手陽明而解。麻仁、杏仁能潤肺燥，濬手太陰之水源，以濟足太陰之涸，然脾爲胃强而約，兩不相諧，加芍藥以和調之也。（卷上）

> **原文** 腎着之病，其人身體重，腰中冷，如坐水中，形如水狀，反不渴，小便自利，飲食如故，病屬下焦，身勞汗出，衣一作表。裏冷濕，久久得之，腰以下冷痛，腹重如帶五千錢，甘薑苓术湯主之。（十六）
> 甘草乾薑茯苓白术湯方
> 甘草　白术各貳兩　乾薑　茯苓各四兩
> 上四味，以水五升，煮取三升，分溫三服，腰中即溫。

趙以德曰（《金匱方論衍義》）：《内經》謂，濕勝爲着痹；雖在五藏，皆能致之。今特舉腎着之病爲濕者，是克腎水賊邪，害兩腎間所系元氣，病痹之尤者故耳。

腰乃腎之府，腎之病必歸腰。夫濕性寒也，腎水亦寒也，寒邪着寒藏，是以陰氣多而陽氣少矣。故腰中冷，如坐水中。然膀胱者，内合於腎，引其精氣抵腰、挾脊，領諸陽行於表；腎既病着，而膀胱反引其所着之陰寒出之，以致榮衛不得溫分肉，利腠理，故身重，形如水狀。今邪正着下焦，其腎氣不逆，干於上、中二焦，於是飲食如故，不渴，小便自利，以此但如水狀而已。故曰屬下焦。

自身勞以下，又是繼而云者，不然，何以屬下焦斷章之後復云爾。假謂以結上文之病由，寧再舉其腰腹之病歟？蓋猶《内經》之凡言天地、六淫已，然後必及雜邪，此條亦若是。先以天地之濕，繼之以衣汗，以明濕之等也。復明腎司於下，治於内，今陰多陽少，司下失政，則腰以下冷痛；治内失職，則腹重如帶五千錢。

本草以甘草通血脉，益元氣；乾薑治風濕痹，腰腎中冷痛；白术亦治濕痹，利腰臍間血，逐皮肉間水氣；茯苓利小便，伐腎邪，暖腰膝。成方如此。（卷中）

徐彬曰（《金匱要略論注》）：腎着者，言粘着不流動也。但衛氣出於下焦，腎有着邪，則濕滯衛氣，故身體重。腰爲腎之府，真氣不貫，故冷如坐水中。形如水狀者，蓋腎有邪，則腰間帶脉常病，故溶溶如坐水中，其不用之狀，微脹如水也。然反不渴，則上焦不病，小便自利，飲食如故，則中焦用命而氣化，故總曰病屬下焦。濕從下受之，故知其身勞汗出，衣裏冷濕，久久得之，必曰因勞者，腎非勞不虛，邪非腎虛不能乘之耳。然雖曰腎着，濕爲陰邪，陰邪傷陰，不獨腎矣。故概曰腰以下冷痛，腹重如帶五千錢，謂統腰腹而爲重也。總之，腎着乃濕邪傷陰，腎亦在其中，與冬寒之直中者不同。故藥以苓、术、甘扶土滲濕爲主，而以乾薑一味溫中去冷，謂腎之元不病，其病止在腎之外府，故治其外之寒濕而自愈也。若用桂、附，則反傷腎之陰矣。（卷十一）

李彣曰（《金匱要略廣注》）：此非内傷虛損，乃外感寒濕，故名腎着。着者，留而不去之謂，言腎爲邪氣所着也。蓋緊爲水藏，水性本濕，同氣相感，所受皆陰寒濕滯之病，故體重腰冷，如坐水中。帶脈爲病，亦腰溶溶如坐水中。《内經》云：寒勝則浮。故形如水狀，而體若虛腫也。不渴，内無熱也。小便利，水泉不藏，腎氣不自秘固也。飲食如故，病不在胃也。腎在下，濕性亦趨下，故病在下焦。身勞汗出，言所以成腎着之故。因煩勞而津液外泄，衣裹冷濕，汗亦濕類也。腰者腎之府，腰下冷痛，寒濕氣勝也，腹重，土不制水，濕氣深沉也。脾屬土，其經入腹。如帶五千錢，形容腹重之狀也。

然經云：損其腎者，益其精。則宜用腎氣丸之類，而主此方者，以寒濕外着，故主溫中滲濕之劑，此形勞與精傷者不同也。（卷中）

周揚俊曰（《金匱玉函經二注》）：腎爲水藏而真陽伏焉。腎着之病，腎氣本衰，故水火俱虛，而後濕氣得以着之。何也？水與水爲類，故易召也。其人身重，濕也；腰如坐冷水，有水狀，濕氣勝也；不渴者，陽明未嘗熱也；小便利，膀胱未嘗病也；飲食如故，中焦亦不病也。故曰病在下焦。而又申明所致病之由，言身勞則陽氣張而汗出，濕入則陰氣久而不散，以致冷痛、腹重，有如彼也。然論病，固下焦證也，而立方皆中焦藥，豈無故哉？人之陽氣，原於下而盛於中，今因中州無恙之時，再一厚培脾土，使土旺可以制濕，陽壯足以發越。故取乾薑之辛熱，茯苓之淡滲，加於補中味内，三服可令腰溫。全不及下焦藥者，恐補腎則反助水益火，無由去濕也。仲景明言下焦，藥反出中焦者，不令人想見微旨耶？（卷十一）

尤怡曰（《金匱要略心典》）：腎受冷濕，着而不去，則爲腎着。身重，腰中冷，如坐水中，腰下冷痛，腹重如帶五千錢，皆冷濕着腎而陽氣不化之徵也。不渴，上無熱也；小便自利，寒在下也；飲食如故，胃無病也；故曰病屬下焦，身勞汗出，衣裹冷濕，久久得之。蓋所謂清濕襲虛，病起於下者也。然其病不在腎之中藏，而在腎之外府。故其治法，不在溫腎以散寒，而在燠土以勝水。甘、薑、苓、术，辛溫甘淡，本非腎藥，名腎着者，原其病也。（卷中）

高學山曰（《高注金匱要略》）：腎着者，寒濕之邪，着於腎而不去之義。蓋腎爲水藏，其氣多寒，常與寒濕之外邪相召，故入則直着於腎者，從其類也。腎中之真氣，上貫周身，而輕便乾健者，以先天之丙火胎於水，而庚金亦伏於水故也。寒濕着之，寒則陽微，濕則氣滯而不上貫，則失其輕便乾健之用，故身體重也。腰爲腎之府，腎着寒，故腰中。濕爲水之漸，腎着濕，故腰以下如坐水中。三句，言病人之自覺者，可從問診而得之也。陽虛而寒着之，則浮腫如水狀；氣虛而濕着之，則黄潤如水狀，故曰如水，而非真水也。夫如水而知其非水者，蓋因不渴，則水之人者既少；小便自利，則水之出者又多，而中無所蓄矣。三句，言旁人之共見者，又可從望診而得之也。藏府之陽虛者，俱能病積滯痹着等候。身重如水，上焦之肺與膻中，不能呵噓水道，及中焦之脾胃，不能分理，俱能病此，而何獨知爲腎着乎。蓋以其人之飲如故，故知非屬上焦；食如故，故知非屬中焦，而屬下焦之腎藏矣。二句，言辨腎着之確切處。裹字，當是裏字之訛。腎爲强力之官，所以任勞者也。身勞汗出，則腎虛矣。衣冷裹濕，則冷濕之邪，乘虛而着之，況擔延久久乎。二句，推言腎着之病因也。冷痛者，陰沁切責，冷氣逼陽之象。腹重者，堅癖沉墜，濕氣下注之象。如五千錢者，正氣不能上提，故着久而愈覺其重耳。二證，就上文之腰中冷，身體重，而甚言之耳。主本湯者，原爲腎中冷濕，而所以温之、燥之者，其用藥注意，却又在中焦之脾胃。故君辛熱之乾薑，以除冷；淡滲之茯苓，以除濕；而以甘温守中之甘草、白术佐之，蓋因煖土，可以祛寒，而燥土尤能勝濕故也。觀夫陽春回於大地，而幽壑冰消，堤岸固於江鄉，而浸淫患息，仲景製方之意，概可知矣。

陸淵雷曰（《金匱要略今釋》）：腎在腰部，故腰以下之病證，古人漫稱腎病，其實非腎藏病也。此因水氣停積於腰部，故腰以下冷痛，如坐水中。水氣即濕氣，濕勝，故身重，腰重如帶五千錢也，形如水狀，《千金》作形如水洗狀，謂浮腫也。凡水氣病多渴，故以不渴爲反。不渴與飲食如故，皆胃無停水之徵。胃無停水，故曰病屬下焦。水氣病有衝逆證者，多小便不利，此無衝逆證，故小便自利。"身勞汗出"三句，言其病因，然此病不必因於衣裏冷濕。但濕之傷人，下部爲甚，故水氣積於腰部耳。尤氏云：腎受冷濕，着而不去，則爲腎着。然其病不在腎之中藏，而在腎之外府，故其治法，不在温腎以散寒，而在煖土以勝水。甘、薑、苓、术，辛温甘淡，本非腎藥，名腎着者，原其病也。（卷四）

原文 腎死藏，浮之堅，按之亂如轉丸，益下入尺中者，死。（十七）

趙以德曰（《金匱方論衍義》）：按《內經》謂，死腎脉來，發如奪索，辟辟如彈石。又謂：搏而絶，如指彈石，辟辟然。是皆無胃氣，而天真之陽已亡，惟真藏之殘陰，隨呼吸而動，以形本藏所禀之象耳。今之所謂者亦然。

浮以候外，外，陽也；堅者，猶彈石、奪索，不輕虛；辟辟狀，同義。乃真陰出之陽也。按以候裏，裏，陰也，動則爲陽；亂動如轉丸，乃真陽將去，動無倫序，不能來去，惟懸繫見於其中。若益入下乃去中也。此際陰陽離決，死兆彰矣。（卷中）

徐彬曰（《金匱要略論注》）：腎脉主石，浮之堅，則不沉而外鼓，陽已離於陰位，按之亂如轉丸，是變石之體而爲躁動，真陽搏激而出矣。至於益下入尺，乃按之尺後寸許，尚有脉形可見也。脉長似有餘，不知腎脉本沉，平人尺下無脉形，乃上能制水，故安流於地中，今宜伏行者，反上出，是本氣不固而外脱，腎欲絶矣，故死。（卷十一）

尤怡曰（《金匱要略心典》）：腎脉本石，浮之堅，則不石而外鼓；按之亂如轉丸，是變石之體而爲躁動，真陽將搏躍而出矣；益下入尺，言按之至尺澤而脉猶大動也。尺下脉宜伏，今反動，真氣不固而將外越，反其封蟄之常，故死。（卷中）

朱光被曰（《金匱要略正義》）：腎脉本石，重按乃得，今浮取之而堅，不沉而外鼓矣。按之亂轉丸，是躁動無常。全與沉靜之體相反。至於益下入尺，藏氣全根底，而盡發露無餘，故主死也。（卷上）

原文 問曰：三焦竭部，上焦竭，善噫，何謂也？師曰：上焦受中焦氣未和，不能消穀，故能噫耳。下焦竭，則遺溺失便，其氣不和，不能自禁制，不須治，久則愈。（十八）

趙以德曰（《金匱方論衍義》）：竭者，涸也。上焦屬心肺，一陰一陽之部。肺主氣，心主血，以行榮衛。衛爲氣，榮爲血，於是氣血但有一者衰弱，則榮衛不能相持而行，上焦之化政者竭矣。雖受中焦穀氣，亦不能消散，而聚於胸中，必待噫而出之。

下焦屬肝腎，亦是一陰一陽之部。腎主閉藏，肝主疏泄，其氣不和，則榮不能內守，衛不爲外固，則下焦如瀆、氣化之政竭矣，故小便不禁，爲遺溺也。久而榮衛和，則自愈，不須治之。

嘗考《傷寒論》脉法中有云：寸口脉微而濇，微者衛氣不行，濇者榮氣不逮，榮衛不能相持，三焦無所仰，不歸其部。上焦不歸者，噫而吞酢；中焦不歸者，不能消穀引食；下焦不歸者，則遺溺。正此之謂也。

然而，噫，《內經》以爲出於心，又以爲出於胃；《靈樞》又以爲脾是動病爲噫。夫如是，則噫者不惟出於上焦，而中焦亦噫也。

遺溺亦不惟此而已。《內經》以督脉所生病爲遺溺，《靈樞》以肝所生病爲遺溺。（卷中）

徐彬曰（《金匱要略論注》）：三焦者，水穀之道路，氣之所終始也。上焦在胃上口，其治在膻中；中焦在胃中脘，其治在臍旁；下焦當膀胱上口，其治在臍下一寸。內病必分三焦爲治，故有部名。部者，各司其事也。竭者，氣竭也。噫者，如噯而非餿酸，微有聲如意字也。但噫乃脾家證，今入上焦竭部，故疑而問。不知中氣實統乎三焦，故云上焦受氣於中焦，氣未和，不能消穀，則胃病，病則脾不能散精上輸於脾，而上焦所受之氣竭，病氣乃上出而爲噫矣。此噫病所以入上焦竭部也。因而論中焦不和，亦有累及下焦者，謂便溺雖下焦主之，其氣不和，不能自禁制，亦能使失其常度，而遺溺失便。然下焦實聽命於中焦，使中焦氣和，則元氣漸復，而二便調，故曰不須治，久則愈，謂不須治下焦也。若遺溺失便，果屬下焦腎虛者，亟當益火之原以消陰翳，何云不須治也。（卷十一）

李彣曰（《金匱要略廣注》）：經云：上焦如霧，中焦如漚，下焦如瀆。言各有其常，何病之有？惟三焦各有虛竭之部分，是謂三焦竭部，而各失其常矣。竭，氣盡無餘也。噫，即噯氣。《內經》云心爲噫，又云太陰上走心爲噫。蓋陰盛而上走陽明，陽明絡屬心也。夫心在上焦，太陰陽明在中焦，必中焦胃納水穀，脾行津液，其氣始得熏蒸灌溉於上焦，此上焦受中焦和氣之義也。若中焦脾胃不和，不能消穀，則氣餒矣，上焦亦何由而受中焦之熏蒸灌溉也。昔賢謂噫者，是火土之氣鬱而不得發，正以心屬火，居膈上，脾胃屬土，主中州，則上焦受中焦之義益明矣。又下焦腎主二便，今腎氣竭，失其閉藏之職，不得約束津液而遺溺失便也。不須治，久則愈，待腎氣充足，則津液自閉固矣。（卷中）

沈明宗曰（《沈注金匱要略》）：此上下二焦病，從中焦後天而致也。經云：上焦如霧，下焦如瀆，中焦如漚。漚者，就如水之與泡相連爲一，誠有陰陽之分，而泡爲陽，水爲陰，泡之下，水之上，即是中焦分出上下二焦，陰陽平半矣。經謂：食入於胃，長氣於陽。故上焦之氣，全賴中焦胃氣沖和，則能生長上下二焦之氣，曰上焦受中焦氣。若中焦胃病，陰陽未和，不能消穀，而長氣於上焦，濁邪反衝於心，心不受邪，故能噫耳。若胃中濁濕下流腎間，胃關不闔，不能自禁制，遺溺失便矣。所以不須治其上下二焦，須調中焦，以待氣和，則二焦之病自愈。若果屬上下二焦自病，何云不須治耶？（卷十一）

魏荔彤曰（《金匱要略方論本義》）：仲景於是更言三焦之病氣，設爲問答以明之。問曰：三焦竭部，〔批〕三焦竭部，即三焦竭之類也。上焦竭善噫，何謂也？師曰：上焦受中焦氣未和，不能消穀，故能噫耳。上焦如霧，竭者，如霧之氣化不足也。上焦之氣，化爲津液而注於中焦，然實中焦之氣昇舉於上焦，而如霧之氣方充滿而能化，故師曰上焦受中焦氣。苟中焦氣不和，則陽虛氣弱，先不能腐化水穀，飲食入胃停留者多，宿食之氣痞塞於中焦，上焦胸膈亦不舒快，而噫氣常見矣。噫氣，亦氣之格逆者，求通順不得，遂噫而出也。再有下焦竭，即遺溺失便，其氣不和，不能自禁制。下焦如瀆，水血停聚之所也，亦賴中焦昇降其陰陽，陽不致沉陷，陰又不使固洖，而啟閉開闔順其自然，二便方以時行。如下焦竭，是下焦之陽氣竭也，遂致二便不禁制而自下，虛實之甚者也。師言其氣不和，無陽陰獨，何和之有？師又言不須治，久則愈者，非聽其泄脫不爲援救也，言不須治其下焦，但理其中焦可也。然昇其陽、固其滑、補其氣、止其泄，久之陽足於中焦，而下焦之陽自不沉陷，下焦之陰自不固洖，可以得愈也。如不中焦是圖，而從下焦爲治，茫無下手處矣。且握樞而運中焦，實上下二焦之關紐，治上治下不如理中。中者，非胃陽與胃氣乎？究之胃氣亦胃陽所生，胃陽皆腎陽所焙而已。蓋後天一畫，即先天一畫，陽無二陽也。孰謂非天地人物之各正性命者哉？蓋先天一畫，坎中之一也；後天一畫，艮上之一也。其實皆乾之一也，能使坎艮陰中之陽自全，其乾體斯大年可以坐享矣。（卷中）

尤怡曰（《金匱要略心典》）：上焦在胃上口，其治在膻中，而受氣於中焦，今胃未和，不能消穀，則上焦所受者，非精微之氣而爲陳滯之氣矣，故爲噫。噫，噯食氣也。下焦在膀胱上口，其治在臍下，故其氣乏竭，即遺溺失便；然上焦氣未和，不能約束禁制，亦令遺溺失便，所謂上虛不能制下者也。云不須治者，謂不須治其下焦，俟上焦氣和，久當自愈。夫上焦受氣於中焦，而下焦復受氣於上焦，推而言之，腎中之元陽不正，則脾胃之轉運不速，是中焦又復受氣於下焦也。蓋雖各有分部，而實相助爲理如此。自造化自然之妙也。（卷中）

朱光被曰（《金匱要略正義》）：此條乃百病之樞機，致治之權衡也。人身一小天地，上部法天，心肺之位；中部法人，脾胃之位；下部法地，腎肝之位。分主則歸五藏，統列則屬三焦。經曰“上焦如霧”，天之象也；“中焦如漚”，人之象也；“下焦如瀆”，地之象也。然人事得失，天時地利，交相類應，故三焦必以中氣爲主也。竭者，所受之氣竭，有不能爲力之意。如噫氣本發於中焦，何以列於上焦竭部？不知上焦受氣於中焦，脾胃不和，不能消穀散精，上輪之精氣已竭。惟有胃家之濁氣，壅而爲噫耳，此噫氣之所以入於上焦竭部也。下焦亦禀氣於中焦，中氣不和，不能自禁制，亦能使下焦氣竭，爲遺溺失便。是便溺雖屬下焦，而實中焦氣紊所致也。故曰"不須治，久則愈"，謂不須治下焦，但調理脾胃，久當自愈耳。明示後人以補中之旨矣。（卷上）

原文 師曰：熱在上焦者，因欬爲肺痿；熱在中焦者，則爲堅；熱在下焦者，則尿血，亦令淋秘不通。大腸有寒者，多鶩溏；有熱者，便腸垢。小腸有寒者，其人下重便血，有熱者必痔。（十九）

趙以德曰（《金匱方論衍義》）：熱在上焦爲肺痿者，義同前肺痿條；熱在中焦則爲堅者，亦與本條脾約同義；熱在下焦，尿血及淋秘者，三焦下輪，入絡膀胱，即《內經》所謂胞移熱於膀胱溺血者同意。蓋膀胱乃州都之官，氣化而溺出焉。熱在血，則血滲入膀胱，尿而出之；熱在氣，氣鬱成燥，水液因凝，故小便赤而淋秘不通。雖然淋秘屬於氣鬱，亦有血鬱。膀胱者，氣病其溺色白，血病其溺色赤。

此論爲熱在下焦，下焦固不獨膀胱，若腎、若肝、若小腸，皆居下焦，各能積其熱。如胞之移入膀胱者，入則必自其竅出之。亦有不因下焦而溺血者，如《內經》謂悲哀太甚陽氣內動，發則心下崩、數溲血之類。由此言之，病各有其標本，且治法曰：先病治其本。遇是證，未可獨以下焦之熱一語而更不求所由來者焉。淋秘者亦然。鶩溏者，大腸寒，則陽衰不能堅實其糟粕，故屎薄而中有少結，如鶩屎者爾。腸垢者，大腸屬金，主液，有熱則金就燥，鬱滯其液，潏而不行，積爲腸垢，若膿若涕，頻並窘迫後重，下而不徹，亦有垢不因大腸熱移而生者。小腸後重、便血者，正與《內經》所謂結陰下血相類。小腸屬火，爲心之府；心主血，小腸寒，則陽不發越，因鬱爲下重，血亦不入於脉，隨其所鬱而便下。雖然，便血亦有火熱而溢者，不惟小腸寒而已。小腸有熱，痔者，小腸從臍下入大腸、肛門，由肛門總爲大小腸出入之門戶故也。雖然，大腸筋脉橫解者，亦自爲痔；督脉生病者，亦作痔。仲景因舉小腸寒熱之病，故出其一者耳。（卷中）

徐彬曰（《金匱要略論注》）：肺痿因於汗多，或消渴，或嘔吐，或便閉，皆從重亡津液得之。然亡津液，則無不熱，熱則欬，欬久則肺痿矣。故曰上焦有熱，久欬成肺痿。中焦者，脾胃所主也，氣和則胃調脾健，熱則氣結，而爲消渴，雖水不能止，血結而爲便鞕，雖攻不能下，皆堅之屬也。下焦屬陰，榮所主也，熱則血不能歸經，因尿而血出，氣使之也。然此但熱耳，若熱而加以氣燥，小便滴瀝而不利，則爲淋，加以血枯，大便堅閉，而不通則爲閉，皆以熱爲主，故曰亦主之。鶩即鴨也，鴨之爲物，一生無乾糞，必水屑相雜，大腸爲傳導之官，變化出焉，有寒則化氣不暖，而水穀不分，故雜出潷水，如鶩溏也。腸垢者，如豬腸中刮出之垢，即俗所謂便膿也。人之腸必有垢，不熱則元氣爲主，故傳導如常，垢隨便減，有熱則元氣消而滯，故便腸垢，言其色惡而臭穢也。小腸受盛之官，化物出焉，與心火爲表裏，所謂丙小腸也，挾火以濟陰，而陰不滯，挾氣以化血，而血歸經，有寒則氣不上通而下重，血無主氣而妄行矣。直腸者，大腸之頭也，門爲肛，小腸有熱，則大腸傳導其熱，而氣結於肛門，故痔。痔者，滯其丙小腸之熱於此也。（卷十一）

李彣曰（《金匱要略廣注》）：此言三焦之有寒有熱者，其受病各不同也。肺屬金，畏火，屬膈上，位在上焦，若熱氣上壅，則欬而肺熱葉焦，爲肺痿。熱在中焦，則入陽明胃府，爲實熱證，故爲堅。熱在下焦者，尿血，腎虛而膀胱熱。也古人云見血無寒。淋閉不通，即膀胱不利爲癃也。鶩溏也，鴨性冷，糞多清水，爲鶩溏，大腸有寒者似之。便腸垢，大腸蓄熱不清也。小腸有寒，則氣滯而血凝不行，故下重便血，有熱者必痔，以小腸與心爲表裏，《內經》云：諸痛癢瘡，皆屬心火。又云腸澼爲痔是也。（卷中）

沈明宗曰（《沈注金匱要略》）：此分上中下三部治病也。心肺居上爲上焦，邪熱在上，勢必刑金。肺熱葉焦，因欬而爲肺痿。夫中焦乃脾胃所主，邪熱在中，與燥屎、痰飲相結，而成痞滿、消癉、鼓脹之類，謂之堅也。蓋下焦，肝腎膀胱大小腸所主之處，或腎水虛衰，熱陷下焦，則尿血淋閉不通；或大腸受寒，傳道失職，水穀混雜不分，而爲鶩溏，鶩乃鴨也，蓋鴨乃一生無乾糞，水屑相雜，故爲鶩溏；若熱邪陷於大腸，蒸腐津液，化而爲膿，故便腸垢；或小腸受寒，寒凝血滯，而血不歸經，主下重便血；有熱者，濕熱流於大腸，而注於肛，肛受濕熱，故必痔也。（卷十一）

尤怡曰（《金匱要略心典》）：熱在上焦者，肺受之；肺喜清肅而惡煩熱，肺熱則欬，欬久則肺傷而痿也。熱在中焦者，脾胃受之，脾胃者，所以化水穀而行陰陽者也，胃熱則實而鞕，脾熱則燥而悶，皆爲堅也。下焦有熱者，大小腸、膀胱受之；小腸爲心之府，熱則尿血，膀胱爲腎之府，熱則癃閉不通也。鶩溏如鶩之後，水糞雜下。大腸有寒，故泌別不職；其有熱者，則腸中之垢被迫而下也。下重，謂腹中重而下墜。小腸有寒者，能腐而不能化，故下重；陽不化則陰下溜，故便血；其有熱者，則下注廣腸而爲痔。痔，熱疾也。（卷中）

朱光被曰（《金匱要略正義》）：蓋大腸主傳導，無論手足太陰之爲寒爲熱，藉以輸送。即小腸之所受盛者，其氣一病，亦不能化物而出，遂移禍於大腸，故寒則鶩〔日刻本批〕鶩原作鶩，訛，今正。溏，無陽變化也，熱則腸垢，挾熱便膿也。至於小腸爲火府，火爲寒鬱，不能上承心營，而營氣偏墜於大腸，以致下重便血。是大腸之熱利，責之小腸有寒也。痔本大腸之濕熱，然大腸濕熱，政由小腸爲邪火所擾，氣化不清所致，故肛門之痔，必責之小腸有熱也。腸府之爲病，其氣之交感如此，治病者，可不求其本耶！（卷上）

丹波元堅曰（《金匱玉函要略述義》）：按小腸受胃中水穀，而分利清濁。大腸居小腸之下，主出糟粕，而其下口爲肛門。因疑此條大腸小腸，係于傳寫互錯。蓋言小腸有寒，故泌別不職，而水糞雜下。其有熱者，腸垢被迫，而下出也。大腸有寒，則陽氣下墜，故下重便血。其有熱者，毒結肛門，故爲痔也。注家順文解釋，竟不免強湊。今大小易置，其義始瞭。但脈經以來諸書，皆與今本同。則姑記所疑，以俟有道論定已。（卷三）

高學山曰（《高注金匱要略》）：熱在上焦，火氣逼清虛之管而作癢，故欬。欬多則肺勞，勞熱相並，故肺氣痿頓。熱在中焦，則脾胃之液漸乾，而糟粕結滯，故腸胃殊覺堅硬。熱在下焦，膀胱之血分受傷，則吸入胮中，而血與尿並見，故尿血。若其氣分受傷，自邪熱燔炙而論，如煎餳成質、煮海成鹽之象，而爲膏沙等淋。自眞氣不布而論，則傳化艱澀，而閉塞不通也。至下焦所屬之大腸有寒，則不能以濕化燥化，收攝渣質中之餘水，故糞與清水，兩不融和，而便如鶩鴨之溏屎。如大腸有熱，則燥化大過，刮下腸中之垢如白膿，其實即大腸所掛之津液也。又下焦所屬之小腸有寒，則見下重便血。蓋因人身之大氣，逐節相提，故宗氣提脾胃，脾胃提小腸，小腸提大腸，而形藏不至沉墜者此也。小腸寒不能提，而大腸之氣陷下，故下重也。氣者，血之主令。氣不昇舉，則大腸之血，亦下脫而見於便矣。若小腸有熱，除正傳膀胱而爲癃閉等證之外，其熱氣又隨渣質而貫注大腸。肛門者，大腸之盡處也。盡則無所傳卸，故結爲瘻乳等類之痔矣。六府之候，其統於三焦者如此。

曹穎甫曰（《金匱發微》）：胸中發抒水液之樞，不能自行發熱。所謂上焦熱者，要爲大腸燥實而移熱於肺，此所以因欬爲肺痿也，故治痿獨取陽明。熱在中焦，中焦爲脾與胰吸收水液之處，水液爲胃熱所奪，自汗過多，則胃以燥而便艱。下焦由腎接膀胱，膀胱兩旁爲血海，熱入胞中則尿血。熱留精管，敗精阻之，則淋閟不通。大腸寒則便溏，熱傷血絡則便膿血，然亦有水寒血敗而便膿血者。桃核承氣湯證，正不當與桃花湯證同治也。小腸之端爲十二指腸，膽汁入焉，膽汁最燥。膽汁不足，則小腸寒而下重便血。先言下重，後言便血，此即先便後血之黃土湯證也。小腸有熱，則濕熱注於大腸，壅阻肛門，乃病痔瘡。此證惟枯痔散最神效，方用白砒煅盡白煙研末一錢、枯礬二錢、烏梅炭研末一錢、硃砂三分，和研，手指蘸藥敷痔頭捻之，一日二次。五六日出臭水，水盡痔枯，重者不過半月，可以痊愈。（卷之二）

原文 問曰：病有積、有聚、有糓氣，何謂也？師曰：積者，藏病也，終不移；聚者，府病也，發作有時，展轉痛移，爲可治；糓氣者，脅下痛，按之則愈，復發爲糓氣。諸積大法，脉來細而附骨者，乃積也。寸口，積在胸中；微出寸口，積在喉中；關上，積在臍傍；上關上，積在心下；微下關，積在少腹；尺中，積在氣衝。脉出左，積在左；脉出右，積在右；脉兩出，積在中央。各以其部處之。（二十）

趙以德曰（《金匱方論衍義》）：仲景立積聚之名，蓋以藏者陰也，府者陽也，陽動而陰靜，藏主血，藏病則血凝，凝故不移，而名曰積；府主氣，府病則氣停，停則終必動，而名曰聚。糓氣者，即首章所謂糓飪之邪，從口入，宿食者之氣也。脅下，脾之募，章門穴在其處；凡飲食入胃，則輸精於脾，脾若不勝其氣之所宜者，則不布於三陰而積之於其募，故按之則所積之氣暫開，而痛愈，復積則又痛，是名糓氣。自此而觀，糓氣不獨歸於脅下矣。夫飲食之氣味，各有喜入之藏，寧無從其所喜而入之者乎？及夫脅下痛，亦非止糓氣，懸飲亦痛，寒邪泣，血在肝亦痛，但按之散與不散爲異耳。雖然，寒氣之客於小絡者，按之痛亦愈。

及考《內經》《靈樞》，有謂積瘕而無聚之名，仲景去其瘕而名聚；《內經》不分積痕動靜，而仲景分之；《靈樞》有着筋經之動靜，仲景不言此。仲景與前古不可同語也。及巢氏又增之而爲四，曰積、曰聚、曰癥、曰痕。積聚，由藏府虛弱，受風邪，搏其氣之所致也。癥痕，由飲食不消，聚結漸長，盤牢不移動者，癥也；可推移者，痕也。陳無擇宗其說，遂以積聚氣結者屬肺，癥痕血結者屬肝，更有五藏相傳之積。此與仲景之所名者又不同矣。《內經》《靈樞》以風寒、飲食、七情，雜然爲積痕之邪，巢氏、陳氏分之如此，今古絕異，殆不可貫於一矣。余今觀之，仲景獨用動靜立名，初不關於《內經》《靈樞》；巢氏乃因仲景不言其邪，遂分四者之名；陳氏又從而立肝肺之名。吁！名愈分而理愈不明。名以人立，固從時迁可也，邪可迁乎哉？《內經》《靈樞》未嘗以風寒不病其血，飲食不害其氣，而今乃定之若是，古之然耶？今之然耶？（卷中）

徐彬曰（《金匱要略論注》）：古人病名必有義，同是三焦中之痛，而或曰積，或曰聚，或曰榖氣。蓋積者，迹也，惡氣之屬陰者也，藏屬陰，兩陰相得，故不移。不移者，有專痛之處，而無遷改也。聚則如市中之物，偶聚而已，病氣之屬陽者也，府屬陽，故相比，陽則非如陰之凝，故寒氣感則發，否則已，所謂有時也，既無定着，則痛無常處，故曰展轉痛移，其根不深，故比積爲可治。若榖氣，榖者，穀也，乃食之氣也，食傷太陰敦阜之氣，抑遏肝氣，故痛在脅下，病不由藏府，故按之可愈。然病氣雖輕，按之不能絕其病原，故復發，中氣強，不治自愈，病最輕，故並不曰可治。

論曰：此積非癥痕之類，亦非必有形停積，天下之物皆從無中生有，乃氣從陰結，陰則粘着也。觀下文云：積在喉中。則結陰可知，不然則喉中豈能容有形之物耶。

積病堅久難治，故必詳其脉與地，以示人辨證法。蓋積屬陰，細小而沉，陰象也，故曰諸積大法，脉來細者，榮氣結，結則爲積，附骨者，狀其沉之甚，非謂病在骨也。寸口主上焦，胸中爲上焦，故曰積在胸中。微者稍也，稍出寸口，則胸之上爲喉，故曰積在喉中，如喉痺之類也。關主中焦，中焦之治在臍旁，故曰積在臍旁。上關上，爲上焦之下，中焦之上，故曰積在心下。微下關，則爲下焦，少腹主之，故曰積在少腹。氣衝近毛際，在兩股之陰，其氣與下焦通，故曰尺中，積在氣衝。脉出左，積在左，謂脉見左手，則積在內之左也。脉出右，積在右，謂脉見右手，積在內之右也。脉兩出，兩手俱見，積無兩跨之理，明是中央之氣，兩兩相應，故曰積在中央。既所在不一，則處治不同，故曰各以其部處之。（卷十一）

李彣曰（《金匱要略廣注》）：榖氣，即本經首篇榖飪之邪，宿食是也。榖氣傷脾，脾之大絡布脅肋，而脅下章門穴爲脾之募，故脅下痛，按之則氣散而愈，或氣聚而復發也。積爲藏病，深入在裏，故脉細而附骨也。寸關尺上下左右別積病之所在，皆指細而附骨之部分，即《內經》前以候前，後以候後。上竟上者，胸喉中事也，下竟下者，少腹、腰股、膝脛足中事也。積聚解見前總論中。（卷中）

沈明宗曰（《沈注金匱要略》）：此腹中痛疾，大概有三，曰積，曰聚，曰榖氣也。仲景自下注曰：積者藏病。積因風寒暑濕感於藏陰，並挾痰飲氣血，凝結成塊，粘着一處，故終不移，而爲積，難治也。聚者，府受六淫，邪正搏聚，隱伏不定，隨氣流動，發作有時，展轉痛移，無形相依爲聚，故爲可治。穀氣者，由於胃氣不充，食入於胃，清濁不分，凝積脅下成塊，邪正相搏而痛，以手按之氣散則愈，手起邪氣復聚而復痛，是爲穀氣之驗也。

此積脉分部位而定治也。外感風寒，與痰飲凝結藏氣成積，而藏真之氣，不充於經，脉則來細，積氣沉鬱於內，故附骨也。然積之一證，非盡有形，或六淫之氣侵入於內，不挾痰食，附於空處，亦可爲積。嘗見積聚之脉，有沉遲緊緩滑濇弦數，又當以寒熱虛實之別，不盡細而附骨也。蓋寸口主上，經謂上竟上者，胸喉中事也。脉見於寸，積在胸中。微出寸口，即寸上微出分許，積在喉中。關上乃陰陽之界，所以積在臍旁。關前主陽，而上關上，故在心下。微下關，乃交於陰，積在少腹。而尺居純陰之位，積在氣衝。然脉出左手，氣應於左，積居在左；脉出右手，氣應於右，積居在右；脉出兩手，乃營衛氣血交會於中，虛而受邪，故積在中央。若見左右、中央、上下之積，即當以其部位而處治也。蓋《靈》《素》有痃癖、腸覃、伏梁、息奔、肥氣、奔豚、痞塊，名狀悉具，仲景不復重出，但補其脉耳。（卷十一）

尤怡曰（《金匱要略心典》）：積者，跡也，病氣之屬陰者也，藏屬陰，兩陰相得，故不移。不移者，有專痛之處而無遷改也。聚則如市中之物，偶聚而已，病氣之屬陽者也，府屬陽，兩陽相比，則非如陰之凝，故寒氣感則發，否則已，所謂有時也；既無定着，則痛無常處，故展轉痛移，其根不深，故比積爲可治。穀氣者，食氣也，食積太陰，敦阜之氣抑遏肝氣，故病在脅下，按之則氣行而愈。復發者，飲食不節，則其氣仍聚也。（徐氏）

諸積，該氣、血、痰、食而言；脉來細而附骨，謂細而沉之至，諸積皆陰故也。又積而不移之處，其氣血榮衛不復上行而外達，則其脉爲之沉細而不起，故歷舉其脉出之所，以決其受積之處，而復益之曰“脉兩出，積在中央”，以中央有積，其氣不能分布左右，故脉之見於兩手者，俱沉細而不起也。各以其部處之，謂各隨其積所在之處而分治之耳。（卷中）

吳謙曰（《醫宗金鑒》）：病有積、有聚、有榖氣，當別之也。積者藏病，無時不有，不移其處也。聚者府病，發作有時，展轉痛移也。爲可治，謂府病易治也。榖氣者，飲積脅下痛也，按之則止，不按復痛，以水氣得按暫散，故痛暫止也，此即其證而言之。然諸積大法，尤當以診候之也，脉來沉伏附骨而細者，乃諸積之診也。若見兩寸，積在胸中也；微出近魚際，積在喉中也。兩關，積在臍傍也；上關近寸，積在心下也；微下近尺，積在少腹也。尺中，積在氣衝也；脉出左，積在左；脉出右，積在右；脉兩出，謂左右俱見，積在中央也。各以其部之處，而診積之所在也。（卷二十）

黃元御曰（《金匱懸解》）：病，有積、有聚、有榖氣。積者，五藏之病也，藏爲陰，其性靜，故終不遷移。《難經》：藏病者，止而不移，其病不離其處。聚者，六府之病也，府爲陽，其性動，故發作有時，展轉痛移，此爲可治。《難經》：府病者，仿佛賁響，上下行流，居無常處。榖氣者，穀氣也，水穀不消，中氣鬱滿，木氣抑遏，故脅下作痛，按之鬱開則愈，舉手復發，是爲榖氣。此風寒之傷於藏府，而成積聚者也。

診諸積之大法，脉來細而附骨者，乃積也。見於寸口，則上而積在胸中。微出寸口，則更上而積在喉中。見於關上，則中而積在臍旁。上於關上，則上而積在心下。微下於關，則下而積在少腹。見於尺中，則下而積在氣街。脉出於左，積在於左；脉出於右，積在於右；脉左右兩出，積在中央，各以其上下左右之部處之。

五十六難：肝之積，曰肥氣，在左脅下，如覆杯，有頭足。心之積，曰伏梁，起臍上，大如臂，上至心下。脾之積，曰痞氣，在胃脘，覆大如盤。肺之積，曰息賁，在右脅下，覆大如杯。腎之積，曰奔豚，發於少腹，上至心下，若豚狀，或上或下無時。此五積之部也。此就積聚而分三焦之部。（卷二）

朱光被曰（《金匱要略正義》）：上既分別五藏三焦所主諸病，而此專就中焦脾胃之病，另抽出言之，以見藏府中脾胃爲最重也。如積纍而成謂之積，暫聚之氣謂之聚，雖有藏府陰陽之分，皆可治之證也。"爲可治"三字，總指積聚言。若榖氣，非積非聚，藏府俱病。脅下痛者，敦阜之氣阻遏肝家之清氣也。按之則愈者，中氣虛衰，虛則喜於按摩也。然愈即復發，其病氣深沉不能遽已也，此中虛多鬱者，常有此證。不曰可治，而治法亦可想見矣。

凡陰寒凝結，由漸而成者，俱謂之積，故曰諸積。非有一例之證象也，但有一定沉細之脉象矣，故知其爲積也。病氣深沉，不可不分上中下三焦以處之，脉亦必從寸關尺三部以候之，如寸口主上焦，脉細而附骨，知其積在胸中，如胸痹之類是也。出寸口，上竟上也，主積在喉中，如痰氣相搏，咽中如有炙臠等是也。關部主中焦，而關有三候，關中主積在臍旁，如繞臍腹痛之類是也；關上積在心下，如胃寒脘痛之類是也；微下關積在少腹，如少腹寒痛之類是也。尺候下焦，尺脉細沉，積在氣衝，如陰寒疝證之類是也。但兩腎分主兩尺，脉之沉細見於左，則積在左；見於右，則積在右；兩尺俱見，定主真火衰微，沉寒痼冷，積於腎之中央，如老人陽虛濕腫之類是也。積之所在不同，則處治當隨證消息矣。按仲景五藏分列，而六府於三焦部內發明之。但三焦實統陰陽，貫藏府，上下受氣於中焦，見後天以脾胃爲主也，然三焦各自有主病，亦有不必俱因於脾胃者。若以脾胃論之，莫如積聚與榖氣，顯而可徵，以見病屬陽者易治，屬陰者難療，故後條特出諸積大法也。（卷上）

曹穎甫曰（《金匱發微》）：腹中阻滯之病，大概有三。積爲藏病云者，心積伏梁，腎積奔豚，肝積肥氣，肺積息賁，脾積痞氣是也。然師以爲終不移，似不可以概奔豚。奔豚之病，有痞塊從少腹上衝心下，但痛定後仍在少腹，是終不移也。然奔豚一證，得自驚恐，要爲肝腎兩經病，正不當以腎積名之。心下之伏梁。爲予所親見，至如中脘之痞氣，左脅之肥氣，右脅之息賁，皆未寓目。大抵久留不去之病，必非可以急攻者，加味平胃散至爲平穩（蒼术、陳皮、厚朴、甘草、萹蓄、瞿麥、炒大麥芽、川芎各五錢，沉香、木香各一錢，大黃二兩）。每服藥末三錢，薑湯送下，須於黃昏時不進晚餐服之。明早大便必見惡物，一月可愈。一切加減法在陳修園《時方妙用》中。聚，有血、有痰、有氣、有水，一時凝閉不通，則聚而爲痞，發則輾轉痛移。痰則痛在心下，血則痛連少腹，隨其實而瀉之，則其病易愈，故曰可治。榖氣爲食滯，食滯當在臍下。此云脅下痛者，誤也。按之則小愈，更發則仍痛，此證服飯灰即愈。陳修園不知"榖"爲"穀"字之誤，乃以爲馨香之馨，亦可笑已。（卷之二）

陸淵雷曰（《金匱要略今釋》）：凡陰寒凝結，由漸而成者，俱之謂積。故曰：諸積，非有一例之證象也。但有一定沉細之脉象，故知其為積也。病氣深沉，不可不分上中下三焦以處之，脉亦必從寸關尺三部以候之。如寸口主上焦，脉細而附骨，知其積在胸中，如胸痹之類是也。出寸口，上竟上也，主積在喉中，如痰氣相搏，咽中如有炙臠等是也。關上主中焦，關脉細沉，主積在臍傍，如遶臍腹痛之類是也。微上關上，積在心下，如胃寒脘痛之類是也。微下關，積在少腹，如少腹寒痛之類是也。尺候下焦，尺脉細沉，積在氣衝，如陰寒疝證之類是也。（卷四）

痰飲欬嗽病脉證並治第十二

原文 問曰：夫飲有四，何謂也？師曰：有痰飲，有懸飲，有溢飲，有支飲。（一）

原文 問曰：四飲何以爲異？師曰：其人素盛今瘦，水走腸間，瀝瀝有聲，謂之痰飲；飲後水流在脇下，欬唾引痛，謂之懸飲；飲水流行，歸於四肢，當汗出而不汗出，身體疼重，謂之溢飲；欬逆倚息，短氣不得臥，其形如腫，謂之支飲。（二）

趙以德曰（《金匱方論衍義》）：水性走下，而高原之水，流入於川，川入於海，塞其川則洪水泛溢。而人之飲水亦若是也。《內經》曰：飲入於胃，游溢精氣，上輸於脾；脾氣散精，上歸於肺，通調水道，下輸膀胱，水精四布，五經並行。今以所飲之水，或因脾土壅塞而不行，或因肺氣燥滯而不通，以致流溢，隨處停積。

水入腸間者，大腸屬金主氣，小腸屬火，水與氣火相搏，氣、火皆動，故水亦不得停，流走腸間，瀝瀝有聲，是名痰飲。然腸胃與肌膚爲合，素受水穀之氣，長養而肥盛。今爲水所病，故肌肉消瘦也。

水入脇下者，屬足少陽經。少陽經脉從缺盆下胸中。循脇裏，過季脇之部分；其經多氣，屬相火。今爲水所積，其氣不利，從火上逆胸中，遂爲欬吐，吊引脇下痛，是名懸飲。

水之泛溢於表，表，陽也；流入四肢者，四肢爲諸陽之本，十二經脉之所起，水至其處，若不勝其表之陽，則水散，當爲汗出。今不汗，是陽不勝水，反被阻礙經脉榮衛之行，故身體疼重，是名溢飲。

水流入腸間，宗氣不利，陽不得昇，陰不得降，呼吸之息，與水迎逆於其間，遂作欬逆倚息，短氣不得臥，榮衛皆不利，故形如腫也，是名支飲。（卷中）

徐彬曰（《金匱要略論注》）：飲非痰，乃實有形之水也，其所因不同，所居不同，故有懸、溢、支之分。懸者，如物空懸，懸於膈上而不下也；溢者，如水旁漬滿盈，而徧溢肢體也；支者，如菓在枝，偏旁而不正中也，所以《傷寒論》有支結之條。痰飲者，亦即飲與涎相雜，久留不去者，其間或凝或不凝，凝者爲痰，不凝者爲飲也。痰與飲本二物，合言之者，人無時不飲，中有濕痰者，日用之飲與痰並留膈中不下。故後條以利反快爲欲下之微也，但人有火盛而氣化者，則痰自凝，飲自下，甚者，爲欬不出之燥痰。稍挾寒飲留□□□有痰盛而無飲者，有痰飲兼行者。……脾胃證，有忽肥忽瘦，乃肥與瘦互換不常，非若此之一瘦不復也，故曰素盛今瘦，謂素肥盛，今忽瘦削也。腸鳴，有氣虛者，有火嘈者，有寒氣者，若痰飲，則實有溢下之飲，故曰水走腸間，瀝瀝有聲，謂如微水在囊，而瀝出作響也。飲後水流在脅下，此則因水多而氣逆者矣，譬如倒山龍，水爲氣吸不能下，肺主布氣，氣逆則肺氣不行，故欬唾，氣不行，而欲行相攻擊，故引痛。凡飲入於胃，游溢精氣，上輸於脾，脾氣散精，上歸於肺，通調水道，下輸膀胱，水精四布，五經並行。若飲水多，水則性冷，多則氣逆，逆則溢，故流於四肢，然汗出則亦散矣。不汗則身得濕氣，衛氣不行而重復得冷，邪與正相爭而疼，此由水氣驟溢，故曰溢飲。《內經》曰：肝脉耎而散，色澤者，當病溢飲。蓋水泛木浮而澤也，並色脉而詳之矣。若飲邪偏注，停留上焦曲折之處，則肺之支脉絡大腸，大腸經脉從柱骨之會上，下入缺盆，絡肺下膈，有飲停之，外既不通於表，內不循於飲食之道，而礙於肺、大腸交通之氣道，肺主氣，氣喜順下，礙則逆，逆則欬，息因呼吸而名，氣逆而欬，則倚息矣。倚者，若有停倚而小促也，有停倚，則宗氣不布而短矣。陽明之氣，順則下行，逆則上行，逆而上行則不得臥，所謂陽明逆，不得從其道也。形如腫，非腫也，氣逆暫浮，喘定即平也。（卷十二）

沈明宗曰（《沈注金匱要略》）：此四飲之由而兼證也。四飲雖殊，其源同出於胃。《內經》總謂：溢飲者，渴暴多飲，而溢入肌皮腸胃之外也。又謂：飲入於胃，游溢精氣，上輸於脾，脾氣散精，上歸於肺，通調水道，下輸膀胱，水精四布，五經並行。如是則津液布於周身，氣血充於肌肉，而無痰病矣。脾虛失其常度，而脾不散精，肺不通調，水精不布，津液水飲化爲痰飲。則五藏失受胃濟，真氣不充於肌肉，所以其人素盛今瘦。若痰飲從胃下流於腸，如水走腸間，瀝瀝有聲，經謂溢入於腸也。飲後水流在脅下者，乃飲積於胃，腠理不密，如汗漐漐，橫溢胃外，流於脅下，而爲懸飲。懸飲者，猶物懸掛其處之義也。脅乃陰陽之道路，懸飲阻抑往來之氣，欬則氣吸弔動於脅，欬唾則引痛矣。蓋脾肺之氣不能轉運，飲水流行，泛於四肢皮膚肌肉之間，即當汗出而愈。設不汗出，凝逆經隧，身體疼重而爲溢飲，經謂溢入肌皮是也。若溢出於胃，從下注上，貯於胸膈之間，壅遏肺氣上逆，而內則欬逆倚息，短氣不得臥，外應皮毛，肺氣壅而不行，則如腫，故爲支飲也。（卷十二）

魏荔彤曰（《金匱要略方論衍義》）：痰飲病者，痰爲物化之病，而飲爲物不化之病也。飲食入胃，胃中陽盛氣足，則俱爲正氣正血，灌滋藏府，敷通營衛矣，何有於痰飲？痰飲者，胃陽不足以腐消，脾氣不足以旋運，而痰飲成矣。痰即食物也，入胃而胃冷不足以消之，斯化爲痰；飲即水也，入胃而脾濕不足以輸之，斯留爲飲。二邪雖常相附而居，而其實所因各異，皆應責之以脾胃虛寒，俾有用之飲食，成爲害之痰飲。善養生者，何致若是之倒行逆施乎？《內經》言飲而不及於痰。言痰自仲景始，已有痰病之說列於《傷寒論》中，復合痰飲而言之於《金匱》。細考其文，究以飲爲主，而以痰爲附論。可見痰即食物，雖爲病而不必蕩除，但能腐化水穀，在痰不必專治而自減。飲爲水邪，有留伏則最難驅逐，勢必分名辨證，在水必有專治而後安……

飲後水流在脅下，欬唾引痛，謂之懸飲。此有飲無痰，流注於脅下，獨成之水邪也。其人渴而飲水太猛，水不全歸於腸胃，因溢散於腸胃之外，膜原之間，惟脅下與腸胃相近，故即存注於此，既不屬之藏府，又不歸於腸胃，獨成一窩窠，如孤軍懸處於僻遠之地，攻伐之所不能遽及。此由厥陰之陽微弱，不能使邪隨氣昇舉消散，故名之曰懸飲，知其在脅下為患也。〔批〕肝主司泄，開竅於兩陰，又主行身之側。肝虛水積，謂之懸飲者，以肝膽為清淨之府，不與諸府交通，無出無入，但懸於此而不去也。此證之較深者也。

飲水流行，歸於四肢，當汗出而不汗出，身體疼重，謂之溢飲。〔批〕水本潤下，反逆流在於身體四肢者，猶乎水激於山，風實使之也，故當取汗而可愈。謂之溢飲者，水無土制，泛濫中原矣。飲原由胃注小腸，由小腸注膀胱，此一定水行之道路也。今不歸胃腸受納，不由膀胱沛泄，而流行於四肢，必土失其防，而泛濫地上，斯四肢之內，俱為水邪所浸淫也。脾屬四肢，濕土受邪，不能運氣而使之消，反以運水而使之溢，則脾土固失令矣。其人中下二焦陽氣，豈散處烏何有之鄉乎？於是水邪混處，陽氣不振，即云當汗出而散其濕亦不能矣，肢體寒濕侵沒，必為疼重。此由命門之火衰，脾土不制，而水得縱其狂瀾，擾害稼穡，名之曰溢飲，知其在周身為患。此證之又較重者也。

欬逆倚息，短氣不得臥，其形如腫，謂之支飲。欬逆者，水氣在胸膈上衝也。倚息短氣，濕氣阻隔，陰寒滯塞之象也。不得臥，上逆之甚者也。其形如腫，陽浮而弱，陰盛而凝，將使三焦上下之陽俱沉淪於水濕浸淫之中，而軀殼內外，俱為固沍陰寒之邪，不可驅除矣。此由其人內外陽氣全衰，裏不能運消，表不能宣散，必終有濡首之凶矣，名之曰支飲，此知表裏兼受其患。此證之最重者也。（卷中）

尤怡曰（《金匱要略心典》）：穀入而胃不能散其精，則化而為痰，水入而脾不能輸其氣，則凝而為飲。其平素飲食所化之精津，凝結而不布，則為痰飲。痰飲者，痰積於中，而飲附於外也。素盛今瘦，知其精津盡為痰飲，故不復外充形體而反下走腸間也。飲水流溢者，水多氣逆，徐氏所謂水為氣吸不下者是也。其流於脅下者，則為懸飲，其歸於四肢者，則為溢飲。懸者，懸於一處，溢者，溢於四旁，其偏結而上附心肺者，則為支飲。支飲者，如水之有派，木之有枝，附近於藏而不正中也。欬逆倚息不得臥者，上迫肺也。（卷中）

朱光被曰（《金匱要略正義》）：肥人素多聚濕，因濕生痰，因痰致飲，積漸而成，其病氣最為深遠。素盛今瘦者，肥人元氣素虛，而更為飲邪困之，形氣大傷，飲食不復為肌肉也。以致濁飲橫逆，清氣不運，水邪錯綜走於腸間，瀝瀝作聲。知其小便必少，大便必溏，脾氣傷極矣。懸飲為困於酒所致，故曰飲後，而不曰傷水飲也。蓋酒之氣入肝，酒之味入脾，脅下正屬肝脾之位，水濕浸淫，懸懸莫解，阻塞昇降之氣機，故欬唾引痛也。溢飲由於飲水過多，多則溢，溢則不能循其利順之性，而但泛濫於四肢。於是衛陽坐困，不能行令皮毛肌體，當汗無汗，身體疼重，表陽痺而不用，一至於此。夫飲之邪，結於心肺之下，膈膜之交，以其屈曲盤處於上焦之支絡，故曰支飲，言不同於痰飲之正中盛大也。欬逆倚息者，肺為飲阻，氣不下行而但上逆，逆之甚則呼吸促而無定息，若必欲倚着於物而稍獲安者然。由是胸中之宗氣不布而為之短，肺魂不納而不得臥。形如腫者，氣逆上浮，而非真腫也。按懸飲懸於內，溢飲溢於外，為驟致之病，故於懸飲用下法，而於溢飲用汗法也。痰飲由於元虛而邪盛，故多用溫法。支飲則屬氣鬱

而邪結，故每用攻法也。然痰飲、支飲，病氣深重，法難劃一，故各隨現證以施治。（卷下）

高學山曰（《高注金匱要略》）：痰爲藏府之津液所化，譬之循良之人民，因激變而爲賊者也。而所以激津液之變者，大概不越寒熱兩因。如肺受熱而金有烊化之象，則傷其陰。陰傷，則喉嗓間如有物粘緊而不可出，微痛似喊破之狀，一二日欬出膠稠黃色之痰，不過七日，以形稀色白爲漸愈者，一也。肺受微寒，則陽鬱而葉緊，鬱極怒發，寒邪又隨陽氣之變動而化熱，寒熱交蒸，則自剝其液以送之，欬出成塊白色，狀如米粥之痰。而外裏粘涔清水者，此寒本熱標，兩因並見者，二也。先從便難，漸致燥結，下氣浮停，腸胃中熱，襯托上蒸，肺乾液竭，火熏作癢，因而致欬，大口稠黃，朝暮不絕，此爲胃中之熱痰者，三也。而諸證壞痰不與焉。若夫本篇之所謂痰飲者，雖與寒因之粘涔相似，而其實另是一種，不可不辨也。以其由於飲水所積，故曰飲。以其與痰同能致欬，故亦曰痰飲。以痰飲滲在胃脘之外，不走小腸膀胱等府，而懸於脅下，故曰懸飲。以痰飲久懸，而經氣虛者，遂乘虛而溢於經脉，故曰溢飲。以痰飲不旁滲兩脅，而中屯心下，如有物支樘之義，故曰支飲。飲久曰留，飲深曰伏，飲以形質入藏，則猝死。其初證，但以水氣射之則病，故於五藏，則直謂之水而已矣。要皆起於肺冷氣結，而不能呵噓，成於脾寒氣滯，而不及分布者，與前所云津液所化之痰不同。故其陰冷似清水，粘滑似薄膠。藥宜辛甘温煖，治宜發汗利水，此爲定例。而間或參以苦醎寒潤者，特其變證變法焉爾。

盛，指肉勝而言，看今瘦自見。凡陽衰者肉勝，素盛，則陽衰可知。今瘦，則幷腸胃中之陰液亦虛，故內削而瘦也。陽衰，則不能運飲；陰虛，則借資於外水而留戀之。夫水走腸間而不下滲，故瀝瀝有聲，而所謂痰飲者如此。四句當着眼"腸間"兩字。飲後，猶言痰飲之後，非指飲湯飲水也。痰飲不行，後必由腸由浸淫於胃，由胃而橫鼓於脅。蓋下襯則上浮，中滿則旁注，以胃絡通於脅，故水流腸胃之外而在脅下。脅下爲少陽、厥陰之部，肝膽善逆，故欬唾。脅絡得水而作脹，故欬唾則振而引痛也。夫脅下之水無去路，如懸閣之象，故謂之懸飲者如此。四句當着眼"脅下"兩字。飲水與飲後同義，言懸飲之水，久而不去，則從經絡而流於四肢。夫經絡之水，陽氣運動，可從汗解。今陽虛而當汗不汗，於是身體中，水熱則疼，水墜則重，而謂之溢飲者如此。五句當着眼"四肢"兩字。若夫欬而氣逆，但可坐倚而息。且水飲屯心下，攪高膈氣，以致吸不能入而短氣，所以不得臥倒。又水浮則氣迫而鼓於外，故其形如腫，而所謂支飲者又如此。五句當着眼在"倚息短氣"四字。是則飲雖四名，理同一轍。先由痰飲懸飲，終歸溢飲支飲，而四者之傳變，亦視其胸脅經絡之虛實，以爲偏全遲速耳。

原文 水在心，心下堅築，短氣，惡水不欲飲。（三）

趙以德曰（《金匱方論衍義》）：心屬火，火，陽也，陽主動；腎屬水，水，陰也，陰主靜，靜則堅。今水在心下，以水克火，水守於外，故堅；火內鬱不寧，故築築然動而短氣；水既外停，故惡水不欲飲也。（卷中）

魏荔彤曰（《金匱要略方論本義》）：師又爲就其五藏以明水邪，見痰飲之爲害，亦同於積聚，無在無不在也。如水在心者，心下必堅如築，短氣，惡水不欲飲，正氣爲水邪阻隔使然也。（卷中）

尤怡曰（《金匱要略心典》）：水即飲也。堅築，悸動有力，築築然也；短氣者，心屬火而畏水，水氣上逼，則火氣不伸也。（卷中）

高學山曰（《高注金匱要略》）：此合下文二條，俱是詳言支飲。蓋支飲屯積心下，故其水氣得以上射心肺，而成水在心肺之證也。心下者，心之下，胃脘及脘外之總名。飲積於脘中，故堅硬如築，吸氣不能下引，故短也。但下條爲水在胃脘之外，係懸飲之所傳變，飲久化熱而燙於外，故欲飲水。此條爲水在胃脘之中，係痰飲之所擾高，水飲內頂，故惡水不欲飲也。

原文 水在肺，吐涎沫，欲飲水。（四）

趙以德曰（《金匱方論衍義》）：觀夫仲景凡出病候，隨其藏氣變動而言之，不拘定於何邪也。如吐涎沫，屬肺藏之候者，在肺痿證中，上焦有熱者與肺虛冷者，皆吐涎沫。今以水在肺者亦然。自此觀之，蓋是肺主氣，行榮衛，布津液。於是諸邪傷之，皆足以閉塞其氣道，以致榮衛不行，津液不布，氣停液聚，變成涎沫而吐出之。至若欬、若渴者，亦肺候也，皆無冷熱之分。但邪與氣相擊則欬，不擊則不欬；津液不燥其玄府則不渴，燥之則渴。隨所變而出其病，亦不止於是而已也，如在他證，方後更立加減法，便見仲景之意。（卷中）

李彣曰（《金匱要略廣注》）：五液入脾爲涎，水在肺而吐涎沫者，子能令母虛，脾不攝涎也。土生金，肺爲脾子。欲飲水者，涎沫去而津液亡也。（卷中）

魏荔彤曰（《金匱要略方論本義》）：水在肺，吐涎沫，欲飲水，正津爲水邪格而不上，反見咽乾口燥而欲飲水也。（卷中）

尤怡曰（《金匱要略心典》）：吐涎沫者，氣水相激而水從氣泛也；欲飲水者，水獨聚肺，而諸經失溉也。（卷中）

原文 水在脾，少氣身重。（五）

趙以德曰（《金匱方論衍義》）：脾居中焦，與胃爲表裏，受穀化精，輸於五藏、百骸，於是脾實則中氣強盛，體肉輕健。今水在脾而脾病矣，是以中虛則少氣，肌肉不得所養，惟受其水氣，水，陰也，故身重。（卷中）

李彣曰（《金匱要略廣注》）：水在脾而少氣者，以肺主氣，脾土既虛，不能生肺金也。身重者，脾主肌肉，濕氣勝也。（卷中）

魏荔彤曰（《金匱要略方論本義》）：水在脾，少氣身重，脾以濕土，受水以益其濕，運旋之令不行，氣覺其弱而身覺其憊矣。（卷中）

尤怡曰（《金匱要略心典》）：脾爲水困，故少氣，水淫肌肉，故身重，土本制水，

而水盛反能制土也。（卷中）

高學山曰（《高注金匱要略》）：此詳言溢飲之證也。凡痰飲懸飲，其傳變俱能病此。蓋痰飲則內從胃絡而外傳於脾，懸飲則旁從脅絡，而下傳於脾，故皆能使水氣在脾也。脾土之陽衰而至水氣射之，則不能運布而溢於四肢者，勢也。故曰此言溢飲之證。脾滯而精悍不昇，故少氣；脾濕而水土沉墜，故身重也。

少氣是呼氣少，短氣是吸氣短。

原文 水在肝，脅下支滿，嚏而痛。（六）

趙以德曰（《金匱方論衍義》）：肝有兩葉，布在脅下，經脉亦循於是；與少陽膽爲表裏。今水客於肝，表裏氣停，故支滿。而嚏者，氣噴出也；少陽屬火，火鬱則有時而發動，雖發動，不得布散，惟上衝於鼻額，故作嚏，吊引脅下所結而痛。嘗考《原病式》曰：嚏以鼻癢，噴而作聲；鼻爲肺竅，癢爲火化；火干陽明，癢爲嚏也。（卷中）

李彣曰（《金匱要略廣注》）：肝經布脅肋，故水在肝則脅下支滿。嚏出於鼻，鼻者肺之竅，肝脉上注肺，二藏經脉相通，故嚏則脅下亦牽而痛也。（卷中）

魏荔彤曰（《金匱要略方論本義》）：支滿脅痛，即懸飲之證；嚏而痛者，厥逆之氣隨嚏上衝而作痛也。（卷中）

陸淵雷曰（《金匱要略今釋》）：脅下爲肝經之部位，故脅下支滿爲水在肝。察其證，蓋是胸膜積液，實非肝藏積水之謂。嚏而痛與欬唾引痛同意，蓋亦懸飲之類證，而十棗湯所主也。（卷四）

原文 水在腎，心下悸。（七）

趙以德曰（《金匱方論衍義》）：心屬火而宅神，畏水者也。今水在腎，腎水愈盛，上乘於心，火氣內鬱，神靈不安，故作悸動，築築然懼也。（卷中）

徐彬曰（《金匱要略論注》）：前辨四飲，現證既已劃然，但人之五藏，或有偏虛，虛則病邪乘之，故皆曰在，自當隨證分別爲治，不得膠柱也。心主火，水逼之，故氣收而築，如相攻然，堅者凝陰之象，短氣，心氣抑而宗氣弱，則呼氣自短也。惡水不欲飲，水本爲火仇，水多則惡增益矣。肺體清肅，行榮衛，布津液，水邪遏之，則氣鬱而涎聚，有如肺痿，所吐涎沫，然氣鬱而熱，重亡津液，故仍引水自救。脾主肌肉，且惡濕，得水氣則濡滯而重。脾精不運，則中氣不足，而倦怠少氣。肝與少陽膽爲表裏，所以主半表裏者，其經脉並行於脅，水氣乘之，陰寒內束，故脅下支滿。而少陽氣上出，故衝擊而嚏，如傷風然，然相攻吊動則痛矣，支滿者，胸不全滿而偏滿也。腎本水藏，加水則重強，故凌心不安而爲悸也。悸亦有心虛者，然支飲者兼見此證，則當瀉水。藏中非真能蓄有形之水，不過飲氣侵之，不可泥。

論曰：水既所在不定，言藏不及府者，府屬陽，在府則行矣，藏屬陰，水與陰爲類，故久滯也。痰飲在胸，似不屬藏，然虛則受邪，病各有着，故相援不去也。按此水分五藏，與《水氣篇》心水、肺水五條不同，互宜參看。蓋彼處論水，通身之水也，乃藏真先有病，而使水道壅塞妄行，故以水腫爲主病，而直曰心水等，謂其由心也。但水氣，上下焦俱受之，而水之來有分則證別，故脾腎在下焦，則皆腹滿，皆小便不利，而唯肝有續通時。心肺在上焦，則因藏氣作使，漸及中下，因而由心，爲身重、少氣、陰腫；由肺，爲身腫、鴨溏、小便難，皆浸淫脾腎之象也。此處言水內入之飲也。適五藏有偏虛，而飲氣襲之，故以飲爲主病，而曰水在，謂飲氣及之也。但飲雖在上焦，而水所往有異，則證殊，其在心肺者，固應是之上焦；其在肝者，肝在下，而肝之府在脅，病因府而氣流於藏，故脅滿、嚔而痛也。脾在下，而脾主中氣及肌肉，飲氣有餘，病氣干脾，則爲水在脾，而身重少氣。腎在下，然心腎本交通，心本先虛，痰飲客之，病氣干腎，則爲水在腎，而凌心爲悸。仲景明言水流脅下，又言飲水流行，又言水流腸間，流者自上而下也，既無在下之理，即支飲條亦言欬逆倚息不得臥，是亦在上。故知五藏水皆因上飲既盛而後乘之也。（卷十二）

魏荔彤曰（《金匱要略方論本義》）：水在腎，心下悸，邪侮不勝，直犯天君，水邪之最逆者也。五藏各可以有水邪如此。然五藏之邪必問之脾，脾之失燥必問之胃，胃陽之不足必問之命門，是握要在胃，而奠極者在腎，此水邪所由聚散之大關也乎。於此無事而持養之有素，有病而治理之得方，雖偶有痰飲，自去而不留。何有留飲？有留飲者，必內培之失宜，而醫調之無當也。（卷中）

高學山曰（《高注金匱要略》）：此四飲之外，另是一證，即後文十一條所謂伏飲之未發者。長沙於藏中列此，其爲防微杜漸之意深矣。夫腎爲水藏，猶之天地之海，與水原相感召。腎陽盛而小便利，則真陰固密，而外水流行，亦何伏飲之有哉。倘陽德虛微，則水災禍伏，苟不見微知著而早圖之，則平成無日矣。蓋四飲爲病，是從上而下積，有盈科後進之漸，其證緩而較平。伏飲爲病，是從下而上突，有怒潮直決之機，其證急而尤烈故也。悸是水悸，與虛悸之跳擺嘈雜不同。水悸者，神境中慽慽然如有不測之患，又時時惕焉自警者是也。蓋心腎同主手足之少陰，而其氣嘗相通於窈冥。腎中伏水，而心君恍惚，譬之黃河未決，而洛城中之神機暗燭，未免形諸筋惕肉瞤間也。

原文 夫心下有留飲，其人背寒冷如手大。（八）

趙以德曰（《金匱方論衍義》）：心之輸，出於背；背，陽也。心有留飲，則火氣不行，惟是，寒飲注其輸，出於背，寒如水。其大字於義有誤。若大字不誤，則水字誤也，當以掌大論其輸之處，明其背之非盡寒也。（卷中）

李彣曰（《金匱要略廣注》）：《內經》云：背者胸中之府。心中胸中，其系則附於背，心俞在脊之第五椎。又云：背爲陽，陽中之陽，心也。故心下留飲，則陰寒氣徹於背，而陽氣衰息，背寒冷如手大也。（卷中）

尤怡曰（《金匱要略心典》）：留飲，即痰飲之留而不去者也。背寒冷如掌大者，飲留之處，陽氣所不入也。魏氏曰：背爲太陽，在《易》爲艮止之象，一身皆動，背獨常靜，靜處陰邪常客之，所以風寒自外入，多中於背，而陰寒自內生，亦多踞

於背也。（卷中）

黄元御曰（《金匱懸解》）：心下火位，而留飲居之，是寒水之凌君火也。太陽寒水之經，行身之背，其人背後寒冷，正對心位，其大如掌也。

留飲即痰飲之停留者，上自心下，下至小腸，停留不散，是謂諸飲之宗，如水木之源本也。自此而流於脅下，則爲懸飲；歸於四肢，則爲溢飲；結於胸旁，則爲支飲。是諸飲之支，如水木之支派也。（卷十四）

原文 留飲者，脅下痛引缺盆，欬嗽則輒已。一作轉甚。（九）

趙以德曰（《金匱方論衍義》）：按脅下爲厥陰之支絡，循胸出脅下，足厥陰脉布脅肋；而缺盆惟是三陽俱入，然獨足少陽從缺盆過季脅。由是觀之，此以飲留脅下，阻礙厥陰、少陽之經脉，不得疏通，肝苦急，氣不通，故痛；少陽上引缺盆，故欬嗽則氣攻衝，其所結者通而痛輒已。注以輒已作轉甚，於義亦通，如上條懸飲欬而痛者同也。（卷中）

李彣曰（《金匱要略廣注》）：留飲，水飲停留不散也。肝經布脅肋，飲留脅下，則肝氣不利，故呼吸窘迫，痛引缺盆，欬嗽則缺盆痛轉甚。膽經合缺盆，病則缺盆中腫痛，肝膽相爲表裏。篇首云飲後水流在脅下，欬唾引痛爲懸飲，此其是也。（卷中）

魏荔彤曰（《金匱要略方論本義》）：再有留飲脅下者，脅下痛，必引缺盆。少陽之經行兩側，肝膽受邪，陰寒上昇，掣引作痛及於肩臂也。欬嗽氣昇則陽昇，陰寒凝滯作痛者，欬嗽振動，而痛暫息，亦陽微陰盛。厥陰少陽之間，水邪陰沍，非昇陽壯氣，無除邪之治也。（卷中）

尤怡曰（《金匱要略心典》）：脅下痛引缺盆者，飲留於肝而氣運於肺也，欬嗽則輒已者，飲被氣擊而欲移，故輒已。一作欬嗽則轉甚，亦通。蓋即水流脅下，欬唾引痛之謂。（卷中）

黄元御曰（《金匱懸解》）：足少陽之經，自缺盆而入脅裏，足厥陰之經，自小腹而布脅肋。脅下痛引缺盆者，飲阻少陽之經，經氣不舒，故痛引缺盆。欬嗽則經脉振動，是以痛甚。此痰飲之流於脅下，而在肝膽之經者，所謂懸飲也。（卷十四）

高學山曰（《高注金匱要略》）：此言懸飲之久留者也。缺盆，足陽經脉第十二穴，在項下膺乳間，氣舍下，氣戶上，左右凡兩穴。痛引缺盆，欬嗽轉甚，注見首條懸飲，並五條肝水下。

原文 胸中有留飲，其人短氣而渴；四肢歷節痛，脉沉者，有留飲。（十）

趙以德曰（《金匱方論衍義》）：胸中者，肺部也；肺主氣以朝百脉，治節出焉：飲留胸中，宗氣之呼吸難以布息，是以短氣；氣不布，則津液不化而膈燥，是以渴也。足厥陰肝藏主筋，束骨而利關節，其經脉上貫抵膈；而膽之經亦下胸中、貫膈；且夫飲者，即濕也，其濕喜流關節，於是從其經脉流而入之，作四肢歷節痛。留飲，水類也，

所以脉亦沉。（卷中）

徐彬曰（《金匮要略论注》）：留饮者原在往来之道，可去而暂留，乃痰饮之不甚者，非若支饮之偏而不易去者也。故四饮中，不列留饮而必另立言之，以示别也。观曰心下，曰胸中，则与痰饮为类可知矣。支饮似亦可谓之留饮，然观仲景注证截然不同，故知与痰饮相类而不甚也。背寒冷如掌大，此其饮之近背者，妨督脉上升之阳而为背寒，然饮气有限，故仅如掌大也。留饮不必尽痛，然胁下为肝胆之府，少阳脉由缺盆过季胁，饮近于肋，邪袭肝，侵少阳，故胁下痛引缺盆，然痛属气郁，欬嗽则少舒，故暂已。其有饮留在胸中，妨心气则气为之短，肺不行气，脾不输精，则邪聚在膈而渴。四肢历节痛者，有寒邪从表入也，而脉沉，故当责饮。

论曰：仲景叙历节，曰脉沉而弱，由汗出入水中浴，水气侵心，故黄汗出，历节痛。则知留饮中，历节痛一条乃亦为邪从表入者言之，若更加黄汗，竟当从历节治矣。水气侵心，是明有水入，要知此水不必有形，因无形而化为有形，伤寒伤风，故每多痰耳。（卷十二）

李彣曰（《金匮要略广注》）：胸中留饮，病在肺虚，不能通调水道，分布津液，故短气而渴也。四支历节痛，经云湿流关节也，首节饮水流行归于四支，身体疼重，为溢饮，此其是也。

经云沉潜水蓄是也。（卷中）

沈明宗曰（《沈注金匮要略》）：饮留胸中，偏阻肺之呼吸不利，其人则短气。心火不能下降，而反上灼喉舌则渴。壅逆肺之治节，周身气不宣行，痰饮横流于四肢关节，为历节痛，此明支饮，甚则变为溢饮矣。盖留饮乃气郁水积，故谓脉沉者有留饮也。（卷十二）

魏荔彤曰（《金匮要略方论本义》）：胸膈至高，阳气所聚，何至留饮？留饮者，阳气不充也，故其人正气为水邪所逼迫，正津为水邪所阻格，短气而渴之证见矣。且随肺气流注于四肢，骨节之间俱为阴寒之水邪所浸，遂致历节，难于屈伸而痛矣。〔批〕胸中为胃家之上部，四肢为脾土之本末，故留于斯，湿淫四末，痛必在于四肢历节焉。（卷中）

吴谦曰（《医宗金鉴》）：短气而渴之"渴"字，当是"喘"字；"四肢上"当有缺文。皆传写之讹。

〔注〕停饮初病，即以小半夏汤加茯苓、五苓散、肾气丸等药治之而愈者，微邪也。若邪甚而不去者，留于心上则阻心阳，必背寒冷；留于胁下则碍肝气，必胁下痛引缺盆，欬嗽转甚；留于胸中则壅肺气，必短气而喘；留于身体则塞经络，必四肢历节痛也。由此推之，留于脾则腹肿身重，留于肾则囊足胫肿，理必然也。凡饮病得脉沉者为留饮，水邪将深之诊也。（卷二十一）

严鸿志曰（《金匮广义》）：阳气充布周身，饮邪无从停留，凡饮邪可得停留之处，即为阳气所不到之处。夫心下为膈膜及胃，饮邪停留，心阳不振，其人所以背寒冷如掌大；或饮邪停留胁下，胁下为肝之部，肝气被抑，肺络牵掣，所以痛引缺盆，欬则转甚；胸中为阳位，饮邪停留，碍阳气之升降，故其人短气而喘，阻阳气之四达，故其人四肢历节痛，无非留饮之为患也。（卷三）

曹颖甫曰（《金匮发微》）：留饮之来源不同，证情则往往相类。阳气痹于外，则水邪淳於裏，此其握要之區，不可不察也。大抵病之所由成，莫不起於形寒飲冷。形寒者當發汗，汗出太過，內藏燥實，是病陽明；汗出不徹，即爲留飲。飲冷者中氣先病，水陷於胃與大腸，轉爲濡瀉，是病太陰，水氣淳蓄上膈，亦爲留飲。以手入冷水浣濯，亦多病此，爲其陽氣痹也。以上二端，病根皆中於太陽，太陽陽氣微，則汗溺俱少，始則水停心下，心下當胃之上口，久留不去，寒氣遏其心陽，甚則爲心痛徹背、背痛徹心之烏頭赤石脂丸證，輕則背冷如掌大，而爲小青龍湯證。夫飲入於胃之水液，由脾腸從小腸吸收（此脾藏，西醫謂之胰，胰液所出），上輸胸中，是爲中焦；由胸中散布皮毛，是爲上焦（二焦皆上行）；散布不盡之水液，還入內藏（《傷寒》所謂津液還入胃中），由腎走膀胱，是爲下焦。下焦不通，則留積脅下，水停腰部，而痛引缺盆（缺盆，俗名琵琶骨，在肩內齊頸處），欬嗽則痛不可忍，故欲欬而輒已。已者，中止之謂（"輒"原作"撤"，音近之誤）。此爲支飲之十棗湯證。胸膈陽微，不能作汗，則水留膈上，阻塞肺藏出納之氣，因病短氣；水在胸中，津液不得上承，故渴（必喜熱飲）；水不循三焦故道下行，乃流溢四肢而歷節痛。此爲當發汗之溢飲證，於麻黃加术爲宜。水寒不得陽熱之化，則其脉沉弦，故曰脉沉者有留飲。若脉不見沉而浮，則尤爲風濕證耳。（卷之三）

原文 膈上病痰，滿喘欬吐，發則寒熱，背痛腰疼，目泣自出，其人振振身瞤劇，必有伏飲。（十一）

趙以德曰（《金匱方論衍義》）：膈上，表分也，今病痰滿喘欬，故在表之三陽，皆鬱而不伸，極則化火，衝動膈上之痰吐發。然膈間之伏飲，則留而不出，因其不出，則三陽之氣雖動，尚被伏邪所抑，於是足太陽經氣屈而不伸，乃作寒熱，腰背疼痛。其經上至目內眥者，作目泣而出。足少陽經氣屬風火之化者，被其所抑而不散，並於陽明，屈在肌肉之分，作振振身瞤而劇也。

觀是條，首以痰首，末以飲言，蓋二者有陰陽水火之分。痰從火氣炎上，熬成其濁，故名曰痰；飲由水濕留積不散而清，故名曰飲。亦是五行水清火濁之義。（卷中）

徐彬曰（《金匱要略論注》）：膈有留飲，濕聚則爲痰爲滿，射肺則爲喘爲欬，此其常也。乃有不時吐發，即爲寒熱背痛腰疼，目泣自出，其人振振身瞤劇者，蓋謂因吐則諸病俱發也。寒熱背痛腰疼，俱太陽表證，目泣者，風氣與陽明俱入，人瘦則外瀉而寒，則爲寒中而泣出也，振振身瞤劇者，榮氣爲痰所虛，表裏俱不足，身體不能自主而瞤瞤者，肉動也，劇者，變證零雜也。然必待吐乃發，則知不吐即不發，有伏而爲病根者矣。故曰必有伏飲，謂初亦痰滿喘欬，支飲無異，唯不即發，知其所處稍僻，故爲伏也。

論曰：四飲中，懸飲、溢飲，皆猝感猝發，非逡巡難辯之證。唯痰飲、支飲，因循不已，則伏飲豈非二飲之不即發者乎。然不言留，而言伏，則義有不同矣。蓋痰飲深者入胃，淺者留胸中，每與中氣相干，而與表氣不相及，支飲襲入偏旁，既不與表氣相干，亦不與中氣相礙。唯伏飲，則居常能爲痰滿喘欬，吐則表證俱發，可知伏飲爲實邪，乃在近背高處，內與中氣相通，外與表氣相接，故邪動即大隊俱起，義如伏兵。此

當從表裏並治，如小青龍及木防己湯去石膏加芒消茯苓之類，非從小便可去矣。（卷十二）

李彣曰（《金匱要略廣注》）：膈上痰，滿喘欬吐，飲逆於上也。寒熱、腰背痛、目泣出，飲搏於外也。振振身瞤劇，水飲泛溢，正氣虛也。飲流心下爲伏飲，伏飲者，飲伏於中，證見於外，如此。（卷中）

沈明宗曰（《沈注金匱要略》）：此伏飲招邪發病也。肺與膀胱爲子母，其氣呼吸相通。然太陽之氣上貫於胸膈，太陰之氣下達於膀胱。二氣不利，則飲留胸膈，以致陽腠不密，內飲而招外邪襲入。內外合邪，壅逆肺氣，則膈上病痰滿喘欬。但膀胱外受其邪，發則吐而寒熱，背痛腰疼，目泣自出。而招邪發病，乃因痰濕陰勝而致衛陽氣泄，所以其人振振身瞤劇，故曰必有伏飲。（卷十二）

吳謙曰（《醫宗金鑒》）：傷飲之病，留而不去，謂之留飲；伏而難攻，謂之伏飲。伏飲者，乃飲留膈上伏而不出，發作有時者也。即今之或值秋寒，或感春風，發則必喘滿欬吐痰盛，寒熱背痛腰疼，欬劇則目泣自出，欬甚則振振身動，世俗所謂吼喘病也。（卷二十一）

黃元御曰（《金匱懸解》）：膈上痰飲阻硋，肺氣壅滿，喘促欬嗽，是土濕而胃逆也。一旦痰氣上涌，嘔吐發作，胃氣逆昇，則太陽不降。太陽寒水之經，經氣鬱遏，營衛易位，則發熱而惡寒。營陰束其衛陽，是以發熱惡寒。太陽行身之背，逆而不降，經氣壅迫，故脊背疼痛。胃逆則脾陷，肝木抑遏，陷於水位，是以腰疼。腎位於腰，是謂水位。肝竅於目，腎主五液，入肝爲淚，木鬱風動，肝液昇泄，故目泣自出。風木搖蕩，故振振而瞤悸。如此必有伏飲，緣飲伏濕旺，土木雙鬱，是以見證如此。（卷十四）

朱光被曰（《金匱要略正義》）：痰滿喘欬，支飲之證象也。但其伏藏深久，發作有時，故曰伏飲也。寒熱，背痛腰疼，太陽受邪也。目泣，振振身瞤，陽明受邪也。然因吐痰，諸證乃發，不吐痰，即伏而不見，其病氣之深而且僻如此。（卷下）

丹波元堅曰（《金匱玉函要略述義》）：按病痰二字，當作之病爲是。此條亦是支飲之類證。其人振振身瞤劇，即與苓桂术甘湯之身爲振振搖，真武湯之身瞤動，振振欲擗地，其機相同。（卷中）

葉霖曰（《金匱要略闕疑》）：《內經》論痰飲往往用"飲發"二字，即此所云"吐發"也。其寒熱也，必在夜中。脅下痛，醫家每作肝氣治，逮其後必吐黑水如污泥，積年敗濁，傾囊而盡不可爲矣。

濃濁者爲痰，清稀爲飲，積飲久被火鑠成痰，其色深綠，吼喘家每每吐出，究其膈間必有伏飲難去。以上先詳名狀、脉證，後出治法，仲景書乃如此明亮，其沉晦者，非僞則錯訛也。（卷下）

曹穎甫曰（《金匱發微》）：伏飲之證，以痰滿、喘、欬爲見端，一觸外寒，即突然嘔吐涎沫，寒熱發作，背痛腰疼，嘔吐劇時，目淚迸出，全身瞤動。所以見寒熱者，伏飲本起於太陽，加以新寒，則太陽標本同病。太陽之脉在背，夾脊抵腰，以嘔吐牽動經脉，故疼痛；氣迸於頭，故目泣自出；陽衰氣弱，故全身振振瞤動。今之醫家動以瞤動爲肝風，殆不然也（按：此證仲師不出方，治似宜真武湯加五味、乾薑、細辛，未知然否）。（卷之三）

原文 夫病人飲水多，必暴喘滿；凡食少飲多，水停心下，甚者則悸，微者短氣。脉雙弦者，寒也，皆大下後善虛；脉偏弦者，飲也。（十二）

趙以德曰（《金匱方論衍義》）：飲水多，留於膈，膈氣不行，是以喘滿；食少，胃氣虛而乃多飲，胃土不能運水，由是水停心下。心火畏水，甚則神不安而爲怔忪悸動；微者獨鬱其陽而爲短氣。

夫弦脉者，爲虛爲水，若兩寸皆弦，則是大下後陽氣虛寒之脉，若偏見其弦，則是水積所在之脉也。（卷中）

徐彬曰（《金匱要略論注》）：飲水多二條，乃懸飲之類而不成懸飲者，蓋非停蓄在脇引痛，則不可謂懸耳。然病人飲水多，必喘滿水逆也，暴者勢驟，在欲懸未懸之界也。至食少飲多而爲悸，爲短氣，則真痰飲之漸矣。故曰凡則知中氣不強，氣壅作渴之人，概須防此，欲人知飲所由來，非專液聚爲涎，實有外入之水，但多則凌心故悸，水爲火仇也。微則短氣，心氣爲陽，水爲陰，陽爲陰所抑也。雙弦者，兩手皆弦，寒則衛氣結也。然以上雖爲飲爲寒，非元氣虛不至此，故又注其因曰：皆大下后土虛。若偏弦則飲無疑，以關前皆主中氣，而有弦有不弦，明是飲偏而脉亦偏耳。

論曰：又有一手兩條脉，亦曰雙弦。此乃元氣不壯之人，往往多見此脉，亦屬虛邊。愚概溫補中氣，兼化痰，應手而愈。（卷十二）

李彣曰（《金匱要略廣注》）：心肺俱在膈上，水寒射肺，肺氣上逆，故喘滿短氣，經云形寒飲冷則傷肺是也。水停心下，則水氣凌心，心火不安，故悸。

雙弦者，兩手脉俱弦，偏弦者，一手脉獨弦也。弦爲肝脉，由大下後脾氣虛寒，木來乘土，故見雙弦之脉；若未經大下，而有飲者，以脾虛不能運化精微而制水氣，亦爲肝木所侮，故猶見偏弦之脉，但不似雙弦之甚耳。後云脉沉而弦者，懸飲內痛，此爲懸飲可知矣。（卷中）

沈明宗曰（《沈注金匱要略》）：此外感停水成飲也。邪熱乘脾，脾肺困極，故飲水多。轉輸失職，則水停心下。入脾射肺，必暴喘滿。脾虛胃熱，則食少飲多。甚者，氣弱不化，反挾腎陰凌心，則悸。微者，但阻肺氣不利，而爲短氣。蓋水停由於大下傷脾，陽不運化，以致水泛木浮，故脉雙弦。弦者，減也，乃胃陽氣減，故爲寒也。如雙弦之脉，非不屬飲，乃傷脾陽，水泛於脾，當救陽氣爲急，故不言飲而言寒。偏弦乃屬木火熾旺，火炎土燥而生熱痰，即當平肝逐飲，故謂飲也。（卷十二）

魏荔彤曰（《金匱要略方論本義》）：夫病人飲水多，必暴喘滿，此留飲之所由生也。其人非陽虛津衰，即陰虛火盛也。飲之所以得留者，本以虛爲之基，是先已築留伏飲之基矣，兼以食少飲多，脾胃之正氣正陽消歇不振可審也，水焉得不停心下乎？食少則脾濕失運也，飲多則胃熱亡津也，飲入而無救於渴，只爲停蓄之邪而已。心下陽分，豈水邪可停留之地？甚者必上犯心主，以水克火於密勿之內，乃至危之機，《傷寒論》中已言之。其微者，亦能阻隔正氣，令氣不通順，而水邪愈能稽阻其宣導矣，雖但見短氣，而久亦爲害不淺也。其證如此，再診其脉以辨之，如脉兩手俱弦者，寒也。寒在何處？寒在中也，中即裏也，裏陽衰而陰寒盛，此水邪留伏之本病也。其原於大下後，不爲溫補，故里虛而易致外邪之相侵也。人身裏如城府，宮中虛無人，盜賊窺於外，狐鼠踞於內矣。再診之偏弦者，飲也，乃飲所注而爲留爲伏之所也。此仍於仲景論積聚之脉明其說，雙弦者，脉兩出也，彼言積在中央，可知此乃寒在中央也。彼言脉出左，積在左，脉出右，積在右，可知此飲之爲左爲右也。言雙弦之寒，爲飲本病之所原；言偏弦之飲，爲飲標病之所居。仲景之示人，可謂愷切詳明之至者矣。（卷中）

黃元御曰（《金匱懸解》）：病人陽虛濕旺，火昇作渴，飲水一多，不能消化，水阻肺氣，必暴生喘滿。凡土虛食少而飲水多者，水停心下，鬱其木氣。甚者木鬱風動，則生瞤悸。微者肺金阻格，必苦短氣。水旺木鬱，則脉必弦。弦爲木氣，應見於左關，若兩關雙弦者，是水寒土濕，木氣不達，乙木鬱於左關而不昇，甲木鬱於右關而不降，此皆大下後之虛脉。若一手偏弦者，此必飲邪之偏在一方，鬱其木氣也。蓋飲泛土濕，木氣必鬱，生氣不暢，故見弦象。左偏弦者，飲在脾土；右偏弦者，飲在胃土也。雙弦者，即偏弦之重者。微則偏弦，甚則雙弦，實同原也。（卷十四）

朱光被曰（《金匱要略正義》）：此明飲邪有實有虛，而所致異途，脉亦迥殊也。"飲水多"二句，是言飲之驟致者，若溢飲之類是也。"食少飲多"四句，是言飲之積漸者。爲悸，爲短氣，據證則痰飲有之，而懸飲亦有之。溯其病根，由於食少飲多，食少則中必虛，飲多則邪必實，中虛宜溫，邪實宜攻。此痰飲、懸飲主治霄壤也，是惟憑之於脉，如兩手皆見弦脉。夫弦則爲減，當以正氣虛寒論治。設一手獨弦，明是病氣有偏着。偏着者爲實邪，則又當以攻邪論治矣。"皆大下後虛"五字，疑屬衍文。（卷下）

高學山曰（《高注金匱要略》）：夫弦爲陽虛氣削之診，飲以陽氣不能呵噓下滲所致，故飲脉必弦。但兩手雙弦，陽氣當虛於中，又另爲中寒之脉。蓋因大下後裏虛，而其氣中餒之故，不可誤認爲飲脉。惟一手偏弦，則左見爲左脅之懸飲，右見爲右脅之懸飲也。然以十二篇積脉之例准之，則左右雙見，飲在中央。支飲之在胸膈心下者，其脉未嘗不雙弦也，第以其證辨之耳。蓋飲證則有喘渴短氣等候，而下後裏虛者無此也。

十條言留飲之脉曰沉，此條言懸飲之脉曰弦，則飲脉其沉弦兼見者乎？然愚嘗試之，大概飲之初病，其脉多弦；飲之久病，其脉多沉。長沙分別言之，豈無意耶。

曹穎甫曰（《金匱發微》）：此節爲病痰飲者推原所從來。病者液虧精耗，勢必引水以自求，但中陽本虛，飲水過多，未易消解，於是停積心下，卒然而病喘滿。此不惟病人爲然，凡胃氣素虛者皆是。水在心下，甚則目眩而心悸，譬之履危崖而俯百尺之深淵，即懍然而怵惕。其或未甚，肺中吸入之氣亦必因有所格而見促，譬之當炎暑而處無風之密室，必鬱然而不怡。惟見象如此，尤當辨之於脉。脉雙弦爲寒，即爲大下後裏虛，附子理中湯證。偏弦爲飲，爲小青龍及苓甘五味薑辛半夏湯證。但此節特舉崖略言之。嘗見納穀少而飲酒多者，往往病此。蓋酒標熱而本寒，酒性一過，悉成寒水，故病停飲。又有身弱、多眠者，亦往往病此。蓋臥者陽氣停，太陽之氣內伏，必聚而爲濕，久久成痰，亦病停飲。因知治病者當觀其通，幸無泥仲師之言而不爲隅反也。（卷之三）

原文 肺飲不弦，但苦喘短氣。（十三）

赵以德曰（《金匮方论衍义》）：脉弦，爲水爲飲，今肺飲而曰不弦，何也？夫水积则弦，未积则不弦，非爲肺飲盡不弦也。此言飲雖未积，猶得以害其陽，固不爲他病，亦足以成其苦喘短氣也。（卷中）

李彣曰（《金匮要略廣注》）：弦爲肝脉，故肺飲不弦，苦喘短氣，肺邪迫塞也。首節云欬逆倚息短氣，爲支飲是也。（卷中）

尤怡曰（《金匮要略心典》）：肺飲，飲之在肺中者。五藏獨有肺飲，以其虛而不能受也。肺主氣而司呼吸，苦喘短氣，肺病已着，脉雖不弦，可以知其有飲矣。（卷中）

吳謙曰（《醫宗金鑒》）：弦爲諸飲之诊，然專主者肝也。水在肝部，則病懸飲，故脉沉弦也；水在肺部，則病支飲，故脉不弦也。喘欬短氣，肺飲證也；脅下引痛，肝飲證也。今亦不見脅下引痛之肝證，但見苦喘短氣之肺證，故曰：肺飲不弦也。（卷二十一）

朱光被曰（《金匮要略正義》）：上言肺飲皆弦，而此舉飲脉亦有不弦者以別之。如飲在肺，肺主衛，衛行脉外，脉自不弦也。喘與短氣，以肺爲主氣之藏，得飲則氣自壅滯也，但喘與短氣，又不獨肺飲爲然。支飲邪結膈間，妨礙氣分，亦必爲喘，爲不能臥，爲短氣，且脉亦不弦而平。平者，如後條所云沉緊或沉微之象，非果六脉調和也。仲景特兩舉之，欲人認證辨脉參互而施治也。（卷下）

高學山曰（《高注金匮要略》）：肺飲者，支飲之上浮胸膈，而肺已受傷者是。弦爲氣削之脉，水飲屯胸膈，則其氣不得下展，而自聚於飲上，故氣削之弦脉不見也。喘與短氣，詳已見。言飲脉弦，而肺飲獨不可以不弦自誤。但憑其外證爲合，與胃有宿食而脉見滑者同義。

原文 支飲亦喘而不能臥，加短氣，其脉平也。（十四）

赵以德曰（《金匮方論衍義》）：脉平當無病，何以脉平而有病也？正與上條脉不弦者同義，所以明其雖有支飲，而其飲若不留伏、不停积，内不傷動經脉，則脉平。脉固平，然終礙其陰陽升降，是以爲喘不能臥，短氣耳。（卷中）

徐彬曰（《金匮要略論注》）：上既曰偏弦者飲，然肺與脉道遠，有飲在肺本，則肺自病而爲喘，阻氣不布而爲短氣，乃肺之形病，不妨脉，故不弦。支飲屬實邪而偏爲喘，爲不能臥，爲短氣，乃飲邪停膈，而陽明氣逆，或不防脉，而脉不弦，故曰平。恐人因脉不弦，而並疑喘與短氣、不能臥三證，以爲非飲也。飲脉本弦，故兩舉特異者言之。（卷十二）

李彣曰（《金匮要略廣注》）：支飲病在肺，其本在腎。經云：不得臥，臥則喘者，水氣之客也。夫水者，循經液而流也，腎者水藏，主津液，主臥與喘也。東垣云：不得臥，臥則喘者，水氣逆行，乘於肺，肺得水而浮，使氣不得流通也。脉平者，謂適得肺之本脉，如云肺飲不弦是也。弦即脉不平矣。（卷中）

沈明宗曰（《沈注金匮要略》）：此明肺飲、支飲，脉不弦也。痰飲之源，由於木盛制脾，不與胃行津液，化而爲飲，故脉見弦。此因肺氣自傷，通調失職，不能布散津液，化爲痰飲，存貯胸膈，阻抑呼吸，肺氣不得昇降，苦喘短氣，不因木旺乘脾致飲，故脉不弦，乃指水在肺之脉也。支飲，因上焦宗氣虛而脾土不温，津液化爲痰飲，隨虛上溢胸中，壅逆宗肺，胃氣不得昇降，喘不能卧，而加短氣，亦不由木邪乘土，故脉平而不弦，即水在心是也。（卷十二）

吳謙曰（《醫宗金鑒》）：支飲，水在肺之病，故亦喘而不能卧，短氣也。其脉平，謂見肺之平脉，或浮、或濇、或短。此詳申上條不弦之義也。（卷二十一）

原文 病痰飲者，當以温藥和之。（十五）

趙以德曰（《金匱方論衍義》）：痰飲者，由水停也，得寒則聚，得温則行，況水行從乎氣，温藥能發越陽氣，開腠理，通水道也。（卷中）

沈明宗曰（《沈注金匱要略》）：此言痰飲屬陰，當用温藥也。脾失健運，水濕釀成痰飲，其性屬濕而爲陰邪，仲景闡發歲土太過，濕淫於內，治以苦熱之旨，故當温藥和之。即助陽而勝脾濕，俾陽運化，濕自除矣。（卷十二）

魏荔彤曰（《金匱要略方論本義》）：痰生於胃寒，飲存於脾濕。温藥者，補胃陽、燥脾土，兼擅其長之劑也。言和之，則不專事温補，即有行消之品，亦概其例義於温藥之中，方謂之和之，而不可謂之補之益之也。蓋痰飲之邪，因虛而成，而痰亦實物，必不少開導，總不出温藥和之四字，其法盡矣。言攻下者固非，專言温補者，亦不達和之二字之理也。（卷中）

吳謙曰（《醫宗金鑒》）：稠濁爲痰，陽之盛也；稀清爲飲，陰之盛也。有痰無飲，當以涼藥治之；有飲無痰，當以熱藥温之。若痰而兼飲者，此不可純涼，又不可純熱，故當以温藥和之可也。（卷二十一）

黃元御曰（《金匱懸解》）：痰飲者，水寒土濕，火冷金涼，精氣埋鬱所作。當以温藥和之，寒消濕化，自然渙解。蓋土不得火，濕氣滋生，此痰飲化生之原也。土濕則上不能生金，痰凝於心胸，下不能制水，飲聚於腸胃，肺冷故氣不化水，熏蒸而爲痰，腎寒故水不化氣，停瘀而爲飲，是以當温也。（卷十四）

高學山曰（《高注金匱要略》）：此總言用藥之治例。病痰飲者，當合四飲而言，以諸飲俱由痰飲傳變，故以痰飲統之耳。夫飲之由來，大概起於腎及脾肺之藏陽衰冷，成於三焦之府化虛寒。温藥和之，則陽回氣化而飲自去矣。蓋指後文苓桂术甘、腎氣、及大小青龍等劑也。

曹穎甫曰（《金匱發微》）：近日市醫，動以不涼不熱爲温藥，是不然。仲師云：病痰飲者，當以温藥和之。究爲何等藥味，此不可不辨也。據本篇云：加乾薑、細辛以治欬滿。又云：細辛、乾薑爲熱藥，服之當遂渴，渴反止者，支飲也。可知此節所謂温藥，即後文所謂熱藥。又按《太陽篇》真武湯後所列加減法，欬者加五味子、細辛、乾薑，益可信温藥之爲細辛、乾薑矣。（卷之三）

陸淵雷曰（《金匱要略今釋》）：痰飲之原因，如篇首所述，皆因機能不健全而起，故當以温藥恢復其機能。但痰飲既積，則逐水自不可已，故不曰補之，而曰和之。（卷四）

原文 心下有痰飲，胸脇支滿，目眩，苓桂术甘湯主之。（十六）

茯苓桂枝白术甘草湯方

茯苓四兩　桂枝　白术各叁兩　甘草貳兩

上四味，以水六升，煮取三升，分溫三服，小便則利。

趙以德曰（《金匱方論衍義》）：心胞絡脉，循胸出脇下。《靈樞》曰：胞絡是動，則病胸脇支滿。故此痰飲積其處而爲病也。目者，心之使；心有痰水，精不上注於目，故眩。本草謂茯苓能治痰水，伐腎邪。痰，水類也，治水必自小便出之，然其性淡滲，手太陰引入膀胱，故用之爲君；桂枝乃手少陰經藥，能通陽氣，開經絡，況痰水得溫則行，用之爲臣；白术者，治風眩，燥痰水，除脹滿，故以佐茯苓。然中滿者勿食甘，而此用甘草，何也？蓋桂枝之辛，得甘則佐其發散，和其熱而使不憯也，復益土以制水；甘草有茯苓，則不支滿，而反滲泄。本草又曰：甘草能下氣，除煩滿是也。（卷中）

徐彬曰（《金匱要略論注》）：心下有痰飲，心下非即胃也，乃胃之上，心之下，上焦所主，唯其氣挾寒濕，陰邪衝胸及脇而爲支滿，支者，撑定不去，如痞狀也。陰邪抑遏上昇之陽，而目見玄色，故眩。按立齋醫案，頭暈目眩，皆主脾氣不昇。苓桂术甘湯，正所謂溫藥也。桂、甘之溫化氣，术之溫健脾，苓之平而走下，以消飲氣，茯苓獨多，任以爲君也。（卷十二）

李彣曰（《金匱要略廣注》）：胸脇支滿，痰飲停滯於中也；目眩，痰飲濁氣熏蒸於上也。茯苓淡滲，以利水飲，桂枝宣導，以行陽氣，白术去濕健脾，甘草和中益氣，同爲補土製水之劑。（卷中）

沈明宗曰（《沈注金匱要略》）：此出支飲之方也。心下痰飲，由於清陽不運，肝腎之陰，反溢於上，津液化痰，貯於胸膈，則胸脇支滿目眩。方用桂枝辛溫和營衛而通陽氣，甘草、白术健脾燥濕，而治風眩。水濕同類，所以茯苓、瀉腎而伐痰飲之源。故方後云服之小便則利。（卷十二）

魏荔彤曰（《金匱要略方論本義》）：此飲之在胃而痞塞阻礙及於胸脇，甚至支系亦苦滿，而上下氣行愈不能利，清陽之氣不通，眩暈隨之矣。此雖痰飲之邪，未嘗離胃，而病氣所侵，已如斯矣。主之以苓桂术甘湯，燥土昇陽，導水補胃，化痰驅飲之第一法也。胃寒痰生，胃煖則痰消也。脾濕飲留，胃燥則飲祛也。可以得此方之大義用之諸飲，亦無不行矣。（卷中）

尤怡曰（《金匱要略心典》）：痰飲，陰邪也，爲有形，以形礙虛則滿，以陰冒陽則眩。苓桂术甘，溫中去濕，治痰飲之良劑，是即所謂溫藥也。蓋痰飲爲結邪，溫則易散，內屬脾胃，溫則能運耳。（卷中）

黃元御曰（《金匱懸解》）：心下有痰飲，停瘀胃口，土濕木鬱，膽經莫降，故胸脇偏支脹滿，目珠眩運。以君相同氣，甲木失根，君火亦騰，神魂浮蕩，無所歸宿，是以發眩。目者神魂之開竅，故眩見於目。苓桂术甘湯，术、甘補中而燥土，苓、桂瀉水而疏木也。（卷十四）

陳元犀曰（《金匱方歌括》）：心下者，脾之部位也。飲凌於脾，致脾弱不輸，不能制水，則生痰矣，故曰心下有痰飲也。胸乃人身之太空，爲陽氣往來之道路，飲邪彌漫於胸，盈滿於脅，蔽其君陽，溢於支絡，故曰胸脅支滿也。動則水氣蕩漾，其變態無常，或頭旋轉，目冒眩，心動悸諸證，皆隨其所作也。主以苓桂术甘湯者，以茯苓爲君，蓋以苓者令也，使治節之令行，而水可從令而下耳；桂枝振心陽以退其群陰，如離照當空則陰霾全消，而天日復明也；白术補中土以修其堤岸，使水無泛濫之虞；更以甘草助脾氣轉輸以交上下，庶治節行，心陽振，土氣旺，轉輸速，而水有下行之勢，無上凌之患矣。（卷四）

高學山曰（《高注金匱要略》）：此言諸飲，除溢飲之外，俱以苓桂术甘湯爲主方，蓋痰飲是其總名。心下及胸支滿，爲支飲之證。脅下支滿，爲懸飲之證。目眩者，飲高而水載木氣以浮也。以淡滲去飲之茯苓爲君，佐辛甘之桂枝以行陽，甘溫之白术以培土，然後用甘浮平緩之甘草爲使。所以高托諸藥，而令其徐徐下滲之意。此苓桂术甘，爲諸飲之要劑也。

原文 夫短氣，有微飲，當從小便去之，苓桂术甘湯主之；方見上。腎氣丸亦主之。見腳氣條。（十七）

趙以德曰（《金匱方論衍義》）：微飲而短氣，中由飲水停蓄，致三焦之氣昇降呼吸不前而然也。以愚觀之，二方各有所主：桂苓术甘湯主飲在陽，呼氣之短；腎氣丸主飲在陰，吸氣之短。蓋呼者出於心肺，吸者出於腎肝。茯苓入手太陰，桂枝入手少陰，皆輕清之劑，治其陽也；地黃入足少陰，山茱萸入足厥陰，皆重濁之劑，治其陰也。一證出二方，豈無故哉？（卷中）

徐彬曰（《金匱要略論注》）：短氣有微飲，即上文微有短氣也。然支飲、留飲，水在心，皆短氣，總是水停心下，故曰當從小便去之。乘肺則喘，乘脾則滿，兩相乘則喘且滿，或病氣稍平，則微喘似短氣。痰飲不言短氣，蓋痰飲勢大，水走腸間，有不止於妨氣者矣。苓桂术甘湯固能健胃下水，腎氣丸之力尤大。蓋使飲留不行，土之力弱也，似病屬水勝，不知土實藉真水以滋燥化物，故曰太陰濕土。水者，腎也，今以地黃養其真陰，山茱益肝，苓、藥調脾，丹皮涼肝腎之氣，使相火自伏，澤瀉瀉膀胱以通腎氣，桂能化氣，附益真陽以運動下焦陽氣，使腎之關門，利而不壅，則脾氣自調，調則健運。古人所謂脾腎之氣通，則三焦俱泰者此也，故能使飲從小便去耳。然調陰陽、滋根本，實爲虛損主方，驅飲又其剩技矣。（卷十二）

李彣曰（《金匱要略廣注》）：水飲停積有二因，一因脾土衰不能制水，一因腎主水，爲胃之關，腎虛，關門不利，故積飲於中。此利小便，爲行飲要法。苓桂术甘湯，內有白术、茯苓補土以利小便，脾土旺則飲自行，此治脾虛停飲之劑也。腎氣丸，內有茯苓、澤瀉補腎以利小便，關門通則飲自去，此治腎虛停飲之劑也。然肺主氣，短氣有微飲，是肺氣虛滯，不能通調水道，下輸膀胱也。今補脾制水以利小便，則土旺生金而小便利矣脾屬土，肺屬金。補腎壯水以利小便，則子能令母實，而肺氣亦利矣腎屬水，是肺之子。夫脾腎兩補，肺氣旋通，有何微飲之不去乎？此制方之妙義也。（卷中）

沈明宗曰（《沈注金匱要略》）：此治微飲出方也。呼出心與肺，吸入腎與肝。若心肺陽虛不運，微飲蓄於心下，呼氣不得歸源而短氣者，用苓、桂通陽滲濕，术、甘培脾轉運輸滲，微飲自從小便而去。蓋少陰爲樞，肝腎陽虛，開闔失職，水飲下流於腎，阻抑吸氣，不歸於腎而短氣者，當以腎氣丸益火之源。俾陽機健運，開闔有權，清濁分而微飲自從小便而去，故腎氣丸亦主之，即水在腎之正方也。要知苓桂术甘治脾虛水泛爲的，腎氣丸陰陽開闔有權，乃治腎虛濕淫。此爲二大法門也。（卷十二）

尤怡曰（《金匱要略心典》）：氣爲飲抑則短，欲引其氣，必蠲其飲。飲，水類也。治水必自小便去之，苓桂术甘益土氣以行水，腎氣丸養陽氣以化陰，雖所主不同，而利小便則一也。（卷中）

吳謙曰（《醫宗金鑒》）：水停心下，甚者病悸，已明其治矣。微者短氣，其治有二：氣虛短氣，是氣少不能長息而短也；微飲短氣，是水停阻礙呼吸而短也。若呼之氣短，是心肺之陽有礙也，用苓桂术甘湯以通其陽，陽氣通則膀胱之竅利矣。吸之氣短，是肝腎之陰有礙也，用腎氣丸以通其陰，陰氣通，則小便之關開矣。故曰：苓桂术甘湯主之，腎氣丸亦主之也。（卷二十一）

朱光被曰（《金匱要略正義》）：苓桂术甘爲治虛飲之聖方，非必痰飲證宜也。凡水停心下，短氣有微飲者，皆當主此方法，何也？苓桂术甘，溫化上中兩焦之氣，真（批）"真"恐是"直"。從膀胱而出，凡清陽虛者，均爲合治。若下焦無陽，水泛爲飲，又非此方所能勝任。蓋腎開竅於二陰，膀胱之氣化實藉真火以流行，此腎氣丸尤爲祛飲補元之神聖也。並主二方者，以痰飲本乎陽虛，果其中陽虛也，則用苓桂术甘法。如屬下焦之真陽虛也，則宜腎氣丸法。是又當以病氣爲權衡矣。（卷下）

高學山曰（《高注金匱要略》）：此承上文苓桂术甘湯，而補言腎中微有伏飲，以致上干肺氣者，亦主此湯也。蓋腎有微飲，則其氣上射於肺，而見短氣之候，故短氣者即知有微飲也。微飲即伏飲，以其在腎藏，故更當利其府而從小便去也。苓桂术甘爲利水之劑，故主之，腎氣丸亦主之者。蓋苓桂术甘，溫上以御下，而化機下被，故小便利；腎氣丸，溫下以蒸上，而化機亦下被，故小便亦利也。方論見虛勞。

嚴鴻志曰（《金匱廣義》）：同是飲邪，有微甚之辨，同是短氣，有虛實之判。今短氣爲有微飲，其氣之短，爲因微飲，非虛也。其飲爲病，尚在初微，非甚也。但飲邪停留，阻礙呼吸，而息爲之不長也。欲去其飲，當利小便，苓桂术甘湯主之，所以通其陽，陽氣通，則膀胱之竅利矣；腎氣丸亦主之，所以通其陰，陰氣通則小便之關開矣。（卷三）

原文 病者脉伏，其人欲自利，利反快，雖利，心下續堅滿，此爲留飲欲去故也，甘遂半夏湯主之。（十八）

甘遂半夏湯方

甘遂大者，叄枚　半夏拾貳枚，以水一升，煮取半升，去滓　芍藥伍枚　甘草如指大，一枚，炙一本作無。

上四味，以水二升，煮取半升，去滓，以蜜半升，和藥汁煎取八合，頓服之。

趙以德曰（《金匱方論衍義》）：仲景嘗謂，天樞開發，胃和脉生。今留飲之堵塞中焦，以致天真不得流通，胃氣不得轉輸，由是脉隱伏而不顯。

留飲則必自利，利而反快者，爲中焦所塞暫通也。通而續積，以作堅滿，必更用藥盡逐之。然欲直達，攻其積飲，莫若甘遂快利，故用之爲君；而欲和脾胃，除心下堅，又必以半夏佐之。然則芍藥停濕，何留飲而用之乎？甘草與甘遂相反，又何一方而兼用之乎？以是究之，豈無其故？蓋芍藥之酸，以其留飲下行，甘遂泄之，即本草謂其獨去水氣也；甘草緩甘遂之性，使不急速，徘徊逐其所留，入蜜亦此意也。然又心下者，脾胃部也，脾胃屬土，土由木在其中而成堅滿，非甘草不能補土，非芍藥不能伐木，又可佐半夏和胃消堅也。必當用而用，不可以相反疑之。且《雷公炮炙法》有甘草湯浸甘遂者矣。（卷中）

徐彬曰（《金匱要略論注》）：仲景謂脉得諸沉，當責有水。又曰：脉沉者，爲留飲。又曰：脉沉弦者，爲懸飲。伏者亦即沉之意，然有飲而痛者爲胸痹，彼云寸口脉沉而遲，則知此脉字指寸口矣。欲自利者，不由外感內傷，亦非藥誤也。利反快，飲減人爽也。然病根未拔，外飲加之，仍復堅滿，故曰續堅滿，雖堅滿而去者自去，續者自續，其勢已動，故曰欲去。甘遂能達水所而去水，半夏燥水，兼下逆氣，故以爲君，乘其保佑去而攻之也。甘草反甘遂而加之，取其戰克之力也。蜜能通三焦，調脾胃，又制其不和之毒，故加之。利則傷脾，故以芍藥協甘草以補脾陰，固其本氣也。（卷十二）

沈明宗曰（《沈注金匱要略》）：此伏飲之方也。留飲壅積心下，陰霾陽鬱，以致營衛不利，經隧不通，通脉則伏矣。然陽氣雖被陰邪所困，或時努力伸舒，伏飲無所容聚，故欲自利。而利去痰飲，心胸即覺反快，第陽氣偶得伸舒而自利。然終不能恒敵其陰，所以留飲雖去，而不能盡除，仍復心下續堅滿。故當乘其陽氣轉動之機，以半夏滌飲，芍藥收陰。但甘草與甘遂相反，用之何也？蓋痰飲結伏，心下堅滿，所以借其反亂之勢，而居掇正之功，努力分爭，俾伏飲無地可容，劃盡堅壘之根，胸中即得太虛之曠，可爲鷸蚌相爭，漁翁得利。恐急烈太驟，致傷真氣，以蜜和之，而制其毒。（卷十二）

魏荔彤曰（《金匱要略方論本義》）：如病者脉伏，爲水邪所壓混，氣血不能通，故脉反伏而不見也。其人欲自利，利反快，水流濕而就下，以下爲暫泄其勢，故暫安適也。然旋利而心下續堅滿，此水邪有根蒂以維繫之，不可以順其下利之勢而爲削減也，故曰：此爲留飲欲去故也。蓋陰寒之氣立其基，水飲之邪成其穴，非開破導利之不可也，主之以甘遂半夏湯。〔批〕何云：甘遂、甘草性相反也，今並用者，二藥相攻，飲乃自排蕩而去也。蜜能解毒，故用之誌慎也。甘遂以驅邪爲義，半夏以開破爲功，而俱兼燥土益陽之治，佐以芍藥收陰，甘草益胃，更用蜜半升，和藥汁引入陰分陰邪留伏之處而經理之。八合頓服，求其一泄無餘也。（卷中）

吳謙曰（《醫宗金鑒》）：凡飲病得脉伏者，爲伏飲，水邪已深之診也。凡病飲之人，欲自下利，利後通快，此爲所留之飲，欲自去而愈故也。若雖利，利反不快，心下續有堅滿，乃所留之飲盤結不欲去也，宜攻之以甘遂半夏湯。方中反佐甘草以激之，意在所向無前，即潛伏難攻，水結未有不破者；因自下利，故又佐芍藥以約束之，防勝後

痰飲欬嗽病脉證並治第十二

窮追不止也。（卷二十一）

黃元御曰（《金匱懸解》）：留飲在下，故脉伏而欲自利。若利反捷快，是留飲下行，腸胃滋濡也。雖水隨利下，心下猶續續堅滿，以水下未盡，濁陰不得遽消，然已非從前痞結之象，此爲留飲欲去，故稍覺鬆頓也。甘遂半夏湯，甘遂、半夏瀉水而滌飲，甘草、芍藥培土而瀉木，蜂蜜滑腸而行水也。（卷十四）

陳念祖曰（《金匱要略淺注》）：此言留飲有欲去之勢，因出其乘勢利導之方也。（卷五）

丹波元堅曰（《金匱玉函要略述義》）：按此證，亦是心下支飲，而病邪盤結者，與木防己湯、十棗湯證其機稍近，而其位不均。（卷中）

高學山曰（《高注金匱要略》）：病者，病痰飲者也。飲脉多弦，留飲之脉則沉。今其脉忽然不弦不沉而伏於骨，幾幾有不可見之象。夫伏脉爲收束下趨之診，以胸脅心下之飲證，忽焉收束下趨，豈非欲自利乎？反快，對利而言，利證多因利而不快，如膨悶、疲困及疼痛、沉墜等候。此則脾肺之陽，乘日辰之官旺而偶振。故水飲不安於上而下利，利則水去氣展，故反以利爲快也。然雖利而方以不堅滿爲快，其心下續又堅滿而仍不快者，以胃脘及腸間之内水一空，而脅下之懸飲，先從中滿而由絡脉以外滲者，今復因内空而還滲心下（心下當胃脘之部），故曰留飲欲去。因其去機而掃蕩之，其爲功不較易乎？主甘遂半夏湯者，甘遂去水最速，主病之謂君，故以之名湯。又恐性急之品，下趨甚力，而留遺胸膈之飲，故以甘草、蜂蜜之甘浮者，托之在上而留戀之；然後以辛燥之半夏，從上降抑；以酸斂之芍藥，從下直墜，而水飲安有不去者哉。不主苓桂術甘，而主此犀利者，恐和平之藥，少延時日，而脾肺之陽仍伏，則飲將欲去而終留，其機豈不以因循坐失耶？

甘遂性急，甘草性緩，相反者，言其緩急之性也。俗解謂二藥自相攻擊，謬甚。

曹穎甫曰（《金匱發微》）：卒病、宿疾之不同，一辨於脉，一辨於證。如本條所云其人欲自利，利反快，此爲留飲欲去，其與係在太陽之暴煩下利，日十餘行，脾家實，腐穢當去者何異？然何以下利之太陰證不治而自止，此何以雖利而心下續堅滿？且太陰自利之證，其脉浮緩，此證何以脉伏？要不可不辨也。蓋濕本粘滯之物，太陽寒水與太陰寒濕並居，雖爲痰飲所用。而太陽傷寒内傳太陰，爲日未久，其病根淺，故脉見浮緩。痰飲之病，以積日而後成，其病根深，故其脉見伏，伏之言沉也。病根淺者，但見下利，水濕已並入大腸，故不治而自愈；病根深者，當下利而水濕之留於膈上者，復趨心下，故心下續見堅滿，而必待甘遂半夏湯以因勢而利導之。方中甘遂三枚，半夏十二枚，所以去水；芍藥五枚，炙甘草一枚，所以疏通血絡而起沉伏之脉。蓋脉伏者，水勝而血負也。藥去滓而和蜜者，欲其緩以留中，使藥力無微不達，並取其潤下之性，使内藏積垢易去也。此甘遂半夏湯之義也。（卷之三）

原文 脉浮而細滑，傷飲。（十九）

趙以德曰（《金匱方論衍義》）：脉之大小，皆從氣血虛實之象著見也，故傷於飲，

則氣虛而脈浮，血虛而脈細，陽火被鬱，則微有熱而脈滑也。（卷中）

李彣曰（《金匱要略廣注》）：飲脈當沉，今脈浮者，水在肺也，細爲虛濕，滑爲痰飲。（卷中）

吳謙曰（《醫宗金鑒》）：凡飲病得脈浮而細滑者，爲痰飲，初病水邪未深之診也。（卷二十一）

黃元御曰（《金匱懸解》）：水飲在中，鬱格陽氣，昇浮不歸，故如循貫珠，纍纍聯屬，流利不停，其診曰滑，而其中實有扞格之象。水旺陰盛，是以脈細。（卷十四）

高學山曰（《高注金匱要略》）：此言十二條暴飲之脈也。蓋飲水多而其水停心下者，皆謂之傷飲。水停故脈滑，陽微不能運水，故脈細。暴停之水，陽氣未負，故脈浮也。則脈浮而細滑者，非傷飲而何。

原文 脈弦數，有寒飲，冬夏難治。（二十）

趙以德曰（《金匱方論衍義》）：此言其脈、邪之不相應者。寒飲反見數脈，數脈是熱，《內經》治法有用熱遠熱、用寒遠寒之戒，所以在冬夏難者，此也。在夏用熱藥治飲，則數脈愈增；在冬用寒藥治熱，則寒飲愈盛，皆伐天和。在春秋則易治，適其寒熱多少，用溫涼以調之。（卷中）

李彣曰（《金匱要略廣注》）：弦者，氣斂而不條暢前節云脈偏弦者飲也。數者，氣虛而不紆徐經云數則爲虛。皆邪盛正衰，寒飲凝結之脈，冬夏難治，以水飲旺於冬夏，伏陰在內也。然冬夏難治，則春秋當易治矣，以春屬肝木，正水飲泄氣之時，且肝主疏泄，可以行飲。脈弦者，肝之邪氣，春令者，肝之正氣，正氣旺，則邪氣消。秋屬肺金，肺主通調水道，散飲利痰也。（卷中）

吳謙曰（《醫宗金鑒》）：單弦主飲，固當下也，若單弦兼遲，而有寒飲，不可下也。寒飲之欬，冬夏難治者，以夏陰極於內，冬陰極於外故也。（卷二十一）

黃元御曰（《金匱懸解》）：弦數者，少陽甲木不降，相火逆昇，必有寒飲鬱格。冬時水旺下寒，陽氣不蟄，夏而水衰，然相火昇泄，下寒愈劇，皆難治也。（卷十四）

高學山曰（《高注金匱要略》）：先因陽虛而停飲，故其脈弦。後則積飲化虛熱而復傷其陰，故其脈弦而且數也。冬夏難治者，蓋治飲之例，惟宣發、滲泄二義。冬則虛陽內伏，即非大小青龍宣發之所宜，且又有礙於弦脈之陽氣虛也。夏則虛陽外應，既非苓桂术甘溫燥之所宜，且亦有礙於數脈之陰液短也，謂之難治宜矣。此合溢飲、支飲而言脈證與天時不順，其生死相半也。

原文 脈沉而弦者，懸飲內痛。（二十一）

原文 病懸飲者，十棗湯主之。（二十二）
十棗湯方

芫花熬　甘遂　大戟各等分。

上三味，擣篩，以水一升五合，先煮肥大棗十枚，取八合，去滓，內藥末。強人服一錢匕，羸人服半錢，平旦溫服之；不下者，明日更加半錢。得快下後，糜粥自養。

趙以德曰（《金匱方論衍義》）：脉沉，病在裏也；凡弦者，爲痛、爲飲、爲癖，故懸飲結積在內作痛，因見脉之沉弦。此條言其病脉而不言其藥，後作一條，言其藥而不言其病脉。由是觀之，懸飲之病，不止於上條所言者矣。如《傷寒》病懸飲，亦是湯治之，故知十棗湯治懸飲之證最多也。予故將下條連之上條。成無己謂：芫花之辛以散飲，甘遂、大戟之苦以泄水，大棗之甘益脾而勝水也。（卷中）

徐彬曰（《金匱要略論注》）：脉沉爲有水，故曰懸飲，弦則氣結，故痛。主十棗湯者，甘遂性苦寒，能瀉經隧水濕，而性更迅速直達；大戟性苦辛寒，能瀉藏府之水濕，而爲控涎之主；芫花性苦溫，能破水飲窠囊，故曰破癖須用芫花；合大棗用者，大戟得棗，即不損脾也。蓋懸飲原爲驟得之證，故攻之不嫌峻而驟，若稍緩而爲水氣喘急浮腫，《三因方》以十棗湯藥爲末，棗肉和丸以治之，可謂善於變通者矣。（卷十二）

李彣曰（《金匱要略廣注》）：脉沉水蓄，弦乃肝邪，內痛，欬唾引脅下痛也。

三物皆味苦，苦以泄之，能直達水飲窠囊之處，但恐峻利泄人真元，故加大棗甘以緩之，且棗爲脾果，補土所以制水也。（卷中）

魏荔彤曰（《金匱要略方論本義》）：懸飲之在脅下，自成一巢穴，如孤軍獨立，非單刀直入之將入虎穴而求虎子，不足以破其險阻也。芫花、甘遂、大戟，專主逐水去濕，直達水飲窠囊之處，取其效甚捷；和以棗肉，令不傷胃。治水之專劑，正所以攻脅下屈曲之邪，至當不易也。服法斟酌强羸人，快後養以糜粥，皆全胃氣也。此仲景治懸飲之一法不盡者，應於《傷寒論》中少陽、厥陰二經求治法也。仲景已論於《傷寒》，故不復及。〔批〕治溢飲法。（卷中）

吳謙曰（《醫宗金鑒》）：此承上條，以明其治也。主以十棗湯，亦形氣實者宜之。若形氣稍虛，又當臨證斟酌也。（卷二十一）

黃元御曰（《金匱懸解》）：水寒木鬱，則脉沉而弦，法當懸飲在脅，欬唾引痛。病懸飲者，木旺土虛，不能行水，宜扶土而瀉水。十棗湯，芫、遂、大戟決渠而瀉水飲，大棗補土而保脾精也。（卷十四）

朱光被曰（《金匱要略正義》）：沉本爲水脉，沉而弦則氣分爲飲邪膠結，故主內痛。痛則有欲閉之象，攻之不嫌峻而疾，因以十棗湯極銳利之品，以迅掃疾趨，不容少寬以貽後患，正所以護持元氣於未壞也。按甘遂性苦寒，能瀉諸經隧之水濕；大戟性苦辛寒，能瀉諸藏府之水濕；芫花性苦溫，能破水飲之窠囊，合三物之長以攻逐結邪；藉大棗以護元氣也。（卷下）

陳元犀曰（《金匱方歌括》）：脉沉主裏，弦主飲，飲水凝結，懸於胸膈之間，致欬引內痛也。懸飲既成，緩必滋蔓，急用十棗湯直達病所，不嫌其峻。意謂始成而即攻之，使水飲下趨而無結痛之患，所謂毒藥去病者是也；若畏其猛而不敢用，必遷延而成

痼疾矣。（卷四）

丹波元堅曰（《金匱玉函要略述義》）：按內痛，諸家無解，豈脅肋內有痛之謂乎？《玉機真藏論》有內痛引肩項文。（卷中）

周孝垓曰（《金匱要略集解》）：水流肋下，非直達之藥所能去，此方獨走兩肋以逐水，非泛然治飲之方也。爲末，乃停留不即下，此治飲之妙法。（卷中）

原文 病溢飲者，當發其汗，大青龍湯主之；小青龍湯亦主之。（二十三）
大青龍湯方
麻黃六兩，去節　桂枝貳兩，去皮　甘草貳兩，炙　杏仁四十個，去皮尖　生薑叁兩　大棗拾貳枚　石膏如雞子大，碎
上七味，以水九升，先煮麻黃，減二升，去上沫，內諸藥，煮取三升，去滓，溫服壹升，取微似汗。汗多者，溫粉粉之。
小青龍湯方
麻黃去節，叁兩　芍藥叁兩　五味子半升　乾薑叁兩　甘草叁兩，炙　細辛叁兩　桂枝叁兩，去皮　半夏半升，湯泡
上八味，以水一斗，先煮麻黃，減二升，去上沫，內諸藥，煮取三升，去滓，溫服一升。

趙以德曰（《金匱方論衍義》）：按《傷寒論》以寒邪傷榮者，用麻黃湯治；風邪傷衛者，用桂枝湯治；風寒兩傷，榮衛並客者，用大青龍治；稍近心肺證，則用小青龍湯治。今溢飲者，亦從榮衛兩傷治之，何也？此條獨出二方，不出其證，又何也？

蓋病溢飲之證，已見篇首，故不重出。蓋水飲溢出於表，榮衛盡爲之不利，猶《傷寒》榮衛之兩傷一也，是故必發其汗，以散其水，而後榮衛行，經脉行，則四肢之水亦消矣。（卷中）

徐彬曰（《金匱要略論注》）：溢飲者，水已流行歸四肢，以不汗而致身體疼重，蓋表爲寒氣所侵而疼，肌體着濕而重。全乎是表，但水寒相雜，猶之風寒兩傷，內有水氣，故以大青龍、小青龍主之。然大青龍合桂麻而去芍加石膏，則水氣不甚，而挾熱者宜之。倘欬多而寒伏，則必小青龍爲當。蓋麻黃去杏仁，桂枝去生薑，而加五味、乾薑、半夏、細辛，雖表散而實欲其寒飲之下出也。（卷十二）

李彣曰（《金匱要略廣注》）：溢飲病在四肢，屬表證，故主大青龍發汗，然小青龍主行飲，而亦主發汗者，內有麻黃、桂枝、細辛，皆表藥也。

大青龍湯，原治風寒外壅，而閉熱於經者，今以之治溢飲，則飲從汗出，無不彌漫透徹，故湯名大青龍。《內經》所謂陽之汗，以天地之雨名之是也。（卷中）

沈明宗曰（《沈注金匱要略》）：此出溢飲之方也。溢飲者，風寒傷於胸膈，表裏氣鬱不宣，則飲水流行，歸於四肢，皮膚腫滿，當汗出而不汗出，身體疼重。此表裏風寒兩傷，偏於表寒多者，故以麻桂二湯去芍藥，加石膏，爲大青龍，並驅表裏之邪。石膏以清風化之熱，使陽氣通而邪從汗解，飲從下滲。或因寒邪而偏傷於內，脾胃氣逆，痰

飲溢出軀殼肌肉之間，浮腫疼重者，當以小青龍湯逐痰解表，使內外之飲，無地可容，故小青龍亦主之。（卷十二）

尤怡曰（《金匱要略心典》）：水氣流行，歸於四肢，當汗出而不汗出，身體重痛，謂之溢飲。夫四肢，陽也，水在陰者宜利，在陽者宜汗，故以大青龍發汗去水，小青龍則兼內飲而治之者耳。（卷中）

吳謙曰（《醫宗金鑒》）：溢飲病屬經表，雖當發汗，然不無寒熱之別也。熱者以辛涼發其汗，大青龍湯；寒者以辛溫發其汗，小青龍湯。故曰：大青龍湯主之，小青龍湯亦主之也。（卷二十一）

黃元御曰（《金匱懸解》）：水歸四肢，當汗不汗，而成溢飲。病溢飲者，當發其汗。其陽氣鬱阻而肺熱者，宜大青龍湯，石膏、麻、桂清金而瀉營衛，杏仁、生薑利肺而降逆氣，甘草、大棗培土而補脾精也。其陰氣衝逆而肺寒者，宜小青龍湯，麻、桂、芍藥發表而瀉營衛，甘草、半夏補中而降胃氣，薑、辛、五味溫肺而下衝逆也。（卷十四）

陳元犀曰（《金匱方歌括》）：故病溢飲者，以得汗爲出路。然飲既流溢，亦隨人之藏氣寒熱而化。飲從熱化，故立大青龍湯辛涼發汗以行水；飲從寒化，故立小青龍湯辛溫發汗以利水。二方並列，用者當酌其宜焉。（卷四）

丹波元堅曰（《金匱玉函要略述義》）：按二湯證治，徐氏以挾熱伏寒爲辨，恐未必是。蓋其別在從病之輕重，分藥之緊慢，而二方俱不過用以散表水也。（卷中）

高學山曰（《高注金匱要略》）：此言溢飲之治例也。飲溢於經絡四肢，非從汗解不可，故主大青龍以宣發之，小青龍湯於宣發外，尤能滲泄，故亦主之。

陸淵雷曰（《金匱要略今釋》）：溢飲者，四肢水腫，身體惰重疼痛，有表證，故以大青龍汗之；若無表證者，仍宜越婢湯之類，否則水雖去而陽隨亡矣。小青龍主水氣在心下而欬者，心下之水久不除，汎溢於四肢，亦爲溢飲也。喘欬而手足微腫者，臨牀上往往見之，仍用小青龍者，治其本也。然呼吸器病兼水腫者，預後多不良。又按：大青龍麻、桂、石膏爲伍，發陽逐水之力俱峻。徐氏以爲水氣不甚，非也。又以大青龍本證爲風寒兩傷，亦沿舊說之誤。（卷四）

原文 膈間支飲，其人喘滿，心下痞堅，面色黧黑，其脉沉緊，得之數十日，醫吐下之不愈，木防己湯主之。虛者即愈，實者三日復發。復與不愈者，宜木防己湯去石膏加茯苓芒硝湯主之。（二十四）

木防己湯方

木防己叁兩　石膏拾貳枚，如雞子大　桂枝貳兩　人參四兩

上四味，以水六升，煮取二升，分溫再服。

木防己加茯苓芒硝湯方

木防己　桂枝各貳兩　人參　茯苓各四兩　芒硝叁合

上五味，以水六升，煮取二升，去滓，內芒消，再微煎，分溫再服，微利則愈。

趙以德曰（《金匱方論衍義》）：心肺在膈上，肺主氣，心主血；今支飲在膈間，於是氣血皆不通利。氣爲陽，主動；血爲陰，主靜。故氣不利，則與水同逆於肺，而爲喘滿；血不利，則與水雜揉，結於心下，而爲痞堅。腎氣上應水飲，腎氣之色黑，血凝之色亦黑，故黧黑之色見於面也。脉沉爲水，緊爲寒，非別有寒邪，即水之寒也。醫雖以吐下之法治，然藥不切於病，故不愈。是以用木防己者，味辛溫，能散留飲、結氣，又主肺氣腫滿，所以用其主治。石膏味辛甘，微寒，主心下逆氣，清肺定喘；人參味甘，溫，治喘，破堅積，消痰飲，補心肺氣不足，皆爲防己之佐。桂枝味辛，熱，通血脉，開結氣，且支飲得溫則行，又宣導諸藥，用之爲使。

若邪之淺，在氣分多而虛者，服之即愈；若邪客之深，在血分多而實者，則愈後必再發。故石膏是陽中之治氣者，則去之；加芒消，味鹹寒，陰分藥也，治痰實結，軟堅，消血癖；茯苓伐腎邪，治心下堅滿，佐芒消，則芒消行水之力益倍。（卷中）

徐彬曰（《金匱要略論注》）：膈在膜之上，比心下稍高，蓋心下當胃管上口，而膈更在上，不可按之處也。曰膈間，則在肺部而非肺飲矣，然胸爲肺之府，氣迫肺，故亦喘。膈間清虛，如天之空，飲氣乘之，故滿。心下痞堅者，因誤吐下，客氣動膈而痞塞乃在心下也。面色黧黑者，胃之精華在面，陰邪奪其正氣，故面不榮而黑，黑者陰象也，水則爲沉，寒則爲緊，故脉沉緊，誤在吐下無疑矣。更得之數十日之久，其虛可知，故以木防己湯主之。木防己爲君，通水氣壅塞也。人參爲佐，恐虛不能運邪也。然膈屬太陽之分，非桂則氣不化，故加桂枝。痞則胸中必鬱虛熱，故加石膏。彼漢防己能瀉血中濕熱，而通其壅滯，故下焦濕腫，及皮水淋漓，除膀胱積熱宜之，而上焦氣分熱證禁用。若木防己則通濕壅，而兼主虛風，故與石膏並用以治膈。若中有實熱，非硝之急暴衝散不去，石膏性寒而緩，不能除在胃之結熱，故曰實者復發，復與不愈，宜去石膏加芒消，謂實有邪熱與氣分虛熱不同也。後己椒藶黃丸下云：口中有津液，渴者加芒消亦然。又加茯苓導其水也。（卷十二）

李彣曰（《金匱要略廣注》）：喘滿痞堅，膈間支飲逆上也，面黑者，飲屬北方水色也，脉沉爲飲，緊爲寒，皆陰脉，以水飲稟陰寒之氣。吐下俱行，不愈，則陰陽之氣俱虛，木防己湯補虛散飲，虛者受補即愈，實者飲邪固結不解，故復發。復與不愈，乃寒氣凝聚未解，故去石膏，恐寒胃也，加茯苓淡以滲飲，芒消鹹以軟堅。

防己利水，入膀胱經以泄水飲於下；石膏味辛，能解肌出汗以散水飲於外；人參補中氣以制水；桂枝行陽氣以逐水也。（卷中）

沈明宗曰（《沈注金匱要略》）：此風寒並舉而出治法也。風寒入內，阻遏脾肺之氣，津液不行，化爲痰飲。凝塞胸膈，射肺則喘滿，寒凝心下而爲痞堅。腎邪上應，其色黑，即鼻頭色微黑，有水氣之義也。所以甚者，面色黧黑。其脉沉緊者，乃寒入於營之脉。邪機內向，所以吐下之而不愈。而醫者不識風寒兩邪，單用木防己湯。然而防己味辛氣溫，能散留飲結氣，又主肺氣喘滿；石膏辛甘微寒，主心下逆氣喘急，而清風化之熱；人參消膈飲而補心肺不足；以桂枝辛熱，通血脉開結氣而驅風，此但治其風。若風邪壅逆氣分者，服之風去即愈，謂虛者即愈。若挾寒邪入於血分，深連下焦，第風去而寒實未除，雖愈，故三日復發。所以復與木防己湯而病不愈，故就以此湯去石膏氣分

之藥，加芒消，入陰以開痰結，驅逐病根，茯苓以伐腎邪，兼瀉心下之痞耳。（卷十二）

魏荔彤曰（《金匱要略方論本義》）：言膈間，而羅膈之上、脂膜之間爲邪之所在更可明矣。近於肺而逆，故喘滿。迫於心而滯，故痞堅。胸膈留陰濕之邪，陽氣不能敷達，故面色黧黑。寒濕之氣，合飲邪伏留於上部，陽爲所鬱，故脉沉，內伏陰寒，故脉沉而且緊。證脉一一相符，爲支飲無疑也。雖飲在胸膈，可以涌越，而脂膜之中立有窠穴，非吐可盡其邪，所以不愈，主之以木防己湯，以防己除濕逐水爲君，以石膏清熱利水爲佐，以桂枝昇陽益胃，人參補氣調津，爲主治之主治，使邪去而正不傷，且使正旺而邪可自去，誠治支飲不易之法也。虛者邪氣微，可以得湯，飲除而愈。實者邪氣盛，飲除之不盡，三日後聚則復發而不愈，前方去石膏，加茯苓、芒消，專力破堅逐水，添茲勁旅，直搗深穴，破寇安良，收功可必矣。前方用石膏，恐其群隊辛溫風燥之藥近心而心惡熱，故用以鎮靜其君主，不致擾亂，方可剿掜庭之賊；且濕久鬱，其上甚爲熱，亦必用辛涼以解散爲驅逐也。不然，水濕陰寒，逼處胸膈，豈滋用寒涼乎？不知熱因寒用，有妙道焉。謹表出仲景之意，使天下後世遵信之勿疑可矣。後方去石膏加茯苓、芒消，以其既散復聚，則有堅定之物留作包囊矣。芒消鹹寒，破堅走水，而仍遠於心惡之熱以代石膏，恐其以堅投堅而不破，故以軟投堅而即破也。（卷中）

尤怡曰（《金匱要略心典》）：支飲上爲喘滿，而下爲痞堅，則不特礙其肺，抑且滯其胃矣。面色黧黑者，胃中成聚，營衛不行也。脉浮緊者爲外寒，沉緊者爲里實。裏實可下，而飲氣之實非常法可下；痰飲可吐，而飲之在心下者非吐可去。宜其得之數十日，醫吐下之而不愈也。木防己、桂枝，一苦一辛，並能行水氣而散結氣，而痞堅之處必有伏陽，吐下之餘定無完氣，書不盡言而意可會也。故又以石膏治熱，人參益虛，於法可謂密矣。其虛者外雖痞堅，而中無結聚，即水去氣行而愈；其實者中實有物，氣暫行而復聚，故三日復發也。魏氏曰：後方去石膏加芒消者，以其既散復聚，則有堅定之物留作包囊，故以堅投堅而不破者，即以軟投堅而即破也。加茯苓者，亦引飲下行之用耳。（卷中）

吳謙曰（《醫宗金鑒》）：支飲則喘滿不得息，水在胸肺也，更兼心下痞堅，則水盤結，連引膈間，故曰：膈間支飲也。面色黧黑，水邪深結之色也。其脉沉緊，水邪深結之脉也。水邪深結，故有喘滿痞堅之證也。得之數十日，醫或吐之不愈者，是水邪不單結在上，故越之而不愈也。或下之不愈者，是水邪不單結在下，雖竭之亦不愈也。心下痞堅，飲結在中可知，故以木防己湯開三焦水結，通上中下之氣。方中用人參，以吐下後傷正也。故水邪虛結者，服之即愈。若水邪實結者，雖愈亦復發也，即復與前方亦不能愈，當以前方減石膏之寒凝，加芒消峻開堅結，加茯苓直輸水道，未有不愈者也。（卷二十一）

黃元御曰（《金匱懸解》）：土濕胃逆，不能行水，故飲停胸膈，阻格肺氣，喘促壅滿。膽胃填塞，甲木莫降，故盤結胃口，心下痞堅。水旺木鬱，不能外華，故面色黧黑，其脉沉緊。木防己湯，人參、桂枝補中而疏木，防己、石膏瀉水而清金也。邪虛者，病在膈間，得之即愈。邪實者，土濕木鬱，而生下熱，暫時难愈，三日復發。復與此湯不愈者，宜木防己湯去石膏之清上，加茯苓以瀉下濕、芒消以清下熱也。

面色黧黑者，《靈樞·經脉》：足少陽、厥陰之經，病則面塵，脱色。蓋木主五色，入心爲赤，入腎爲黑，以肝木藏血而華色，木榮則陽火發露而光華，木枯則陰水鬱埋而晦黑。木者，水母而子火，火明而水黯故也。得之數十日，醫吐下之不愈者，支飲粘瘀，濕熱纏綿，非用防己、石膏不能瀉也。實者三日復發，以濕熱在下，病根伏留而不除也。（卷十四）

朱光被曰（《金匱要略正義》）：膈間屬太陽部分，清虛之境，無物可容，乃飲邪上干爲喘爲滿，如蒙蔽天空之象。心下將及陽明，地分衝要之所，何由至於痞堅，是必誤吐誤下，傷及脾胃，以致胃中虛，客氣動膈而心下益增其痞塞也。由是胃之精華不能上充於面，而徒存濕火鬱蒸，色見黧黑。黧黑者，焦褐之黑色也。其脉沉緊，的是水寒相搏之脉象，且至數十日之久，邪愈纏綿，則正益耗傷，是必宣壅與養正兼施，庶合病機。故君之以木防己，宣心下之壅也；佐之以桂枝，布膈間之陽也；壅久恐生鬱熱，加石膏以清之；正虛恐邪不運，用人參以補之。使邪不實而虛，但清熱祛濕則愈矣。設胃有實邪，石膏只能除熱，安能除實耶？將見施通旋結，不久復發矣。再爲緩圖，何能爲功！是必去石膏之緩，加茯苓、芒消，以直導之下行，俾復聚之邪前後分驅而出，即禹之導水播九河之意也。（卷下）

高學山曰（《高注金匱要略》）：此言支飲久留之脉證治例也。夫飲證自腸間下積，逐漸上滿，由胃而心下膈間支撐鼓塞者，俱謂之支飲，故合膈間、心下而歷言之也。沉，爲留飲之脉；緊，即弦脉之急者。蓋自其兩旁之細削而言曰弦，自其兩頭之繃急而言曰緊，與寒邪之緊不同。辨詳腹滿、寒疝。虛實，就胃中之虛實而言，非指正氣也。猶云飲外無乾結者爲虛，飲外有乾結者爲實之義。

長沙蓋謂膈間支飲，攪氣上浮而喘滿。心下支飲，聚水中實而痞堅。面則因水色外浮而黑，脉則從水性下墜而沉，且水飲鼓塞，則經脉繃急，而沉中帶緊。得之數十日，則飲久而所謂留飲者是矣。醫見喘滿痞堅，故吐下之。不知飲之爲病，吐則膈氣愈虛，而水逆更甚，且由小腸而水歸膀胱者爲正道。下則直奔大腸而中氣愈虛，水愈積矣，故不愈也。木防己，蔓生而中通，性寒而味辛苦，且其形色又外白內黃者。夫蔓生中通，則走脉絡之內道。性寒則沉降，味辛則散，苦則泄，外白內黃，又上泄肺，而下泄脾胃者可見矣。以之爲主病之君，則支飲之在膈間心下，以及腸胃脉絡，豈有不盡下者哉？但飲久必化標熱，故以石膏之辛涼下行者佐之，然後以人參提氣，桂枝行陽，趁水飲之下落，而胸中之陽氣，得參桂助之，而下展有力。倘胃中但有水飲，而無乾結之積聚，是謂胃邪未實，故水飲一去，別無餘累而愈矣。然又有水飲雖滿，而曾經先結之宿垢自在者，是謂胃實。實者水去而結糞未下，則腸胃之氣滯而難行，三日之水飲再聚，故復發。復與原湯而並不暫愈者，以水落水起，而乾結者較脹，以爲水飲之依輔故也。仍主此湯者，始終以去飲爲本治也。特去石膏者，飲新復而無化熱之標病也。加芒消者，所以軟堅化硬而並去其宿垢也；更加茯苓者，恐芒消下潤之外，其味鹹寒聚飲，故以淡滲之品，補救其偏弊也。

曹穎甫曰（《金匱發微》）：飲邪留於膈間，支撐無已；肺氣傷於水，太陽陽氣不得外達則喘；胸中陽痹，水液內停則滿；由胸及於心下則心下痞堅；寒濕在上，阻遏三陽之絡，血色不榮於面，故面色黧黑，與此濕家身色如熏黃同；水盛於上，血分熱度愈低，故其脉沉緊。得之數十日，病根漸深，醫以爲水在上也，而用瓜蒂散以吐之，吐之不愈，又以心下痞堅，而用瀉心湯以下之。若仍不愈，醫者之術窮矣。不知寒濕久鬱則生裏熱，胃熱合膽火上抗，因病喘逆，飲邪留積不去，則上滿而下痞堅。故宜苦寒之防己以泄下焦；甘寒體重之石膏以清胃熱；又以心陽之不達也，用桂枝以通之；以津液之傷於吐下也，用人參以益之，此仲師用木防己湯意也。但此證胃中無宿垢，但有胃熱上衝，阻水飲下行之路而喘滿痞堅者爲虛，故但於方劑中用石膏以清胃熱，中脘已無阻礙，蓋即陽明虛熱用白虎湯之義也。若胃中有宿垢，雖經石膏清熱，上衝之氣稍平，但一經復發，此方即無效，故必去清虛熱之石膏，加茯苓以利水道，芒消以通府滯，膈間支飲乃得由胃中下走小腸、大腸，而一泄無餘，蓋即陽明實熱用大承氣湯之義也。此虛實之辨也。（卷之三）

原文 心下有支飲，其人苦冒眩，澤瀉湯主之。（二十五）

澤瀉湯方

澤瀉五兩　白术二兩

上二味，以水二升，煮取一升，分溫再服。

趙以德曰（《金匱方論衍義》）：按《明理論》以眩爲眼黑，冒爲昏冒，以陽虛、中風亦有冒眩，乃風之眩動也。《原病式》以昏冒由氣熱神濁，火也；目黑暗，亦火熱之氣鬱。二論曰虛、曰風、曰火，各一其說。然此支飲之冒眩，將何所從乎？以愚觀之，三者相因，未始相離，風火不由陽虛，則不旋動；陽虛不由風火，則不冒眩。蓋傷寒者，以寒復其陽，而陽鬱化火，火動風生故也。風火之動，散亂其陽，則陽虛。濕飲者，亦如傷寒之義。

雖然，謂之陽虛、風火所動而致，然必各治其所主，寒者治其寒，濕者治其濕，而後察三者之重輕，以藥佐之。若此之支飲在心者，阻其陽之昇降，心氣鬱而不行，上不充於頭目，久則化火，火動風生，而作旋運，故苦冒眩也。於是利小便以泄去支飲，和其中焦則陽自昇，而風火自息矣。澤瀉能開胃關，去伏水，泄支飲，從小便出；佐以白术，和中益氣，燥濕息風。用藥不在品味之多，惟用之中病耳。（卷中）

徐彬曰（《金匱要略論注》）：支飲在心下，雖不正中而近心，則心火爲水氣所蝕，心者君火，爲陽氣之宗，所謂火明外視，陽氣有權也。飲氣相蝕，陰氣盛而清陽阻抑，又適與氣道相干，故冒眩。冒者如有物蒙之也，眩者目見黑也。腎爲水之源，澤瀉味鹹入腎，故以之瀉其本而標自行；白术者，壯其中氣，使水不復能聚也。然以澤瀉瀉水爲主，故曰澤瀉湯。（卷十二）

李彣曰（《金匱要略廣注》）：地氣上爲雲，則天漢爲之昏沉。支飲熏蒸於上，則頭目爲之眩冒。《內經》云：清陽出上竅。以支飲濁氣上蒸，蔽其清明之氣故也。澤瀉行飲，白术補土以制飲也。（卷中）

沈明宗曰（《沈注金匱要略》）：此即水在心之主方也。心脾陽氣不振，津液水濕，混化爲飲。上溢胸膈，隔火上焰，故苦冒。水流入肝，則眩也。所以白术健脾燥濕，使水不聚化痰而上逆；澤瀉味鹹入腎，以瀉水飲之源，俾支飲去而眩冒自止。（卷十二）

魏荔彤曰（《金匱要略方論本義》）：心下與膈間，俱支飲留伏之所，愈知爲心包絡矣。冒眩者，風木之病。不知水濕之氣逆衝，而陽氣不能宣達，亦能冒眩也。澤瀉利水，白术燥土，水土平則地寧而天清矣。（卷中）

吳謙曰（《醫宗金鑒》）：心下，膈下也。水在膈上則喘滿，水在膈間則痞悸，水在膈下則惟苦眩暈。以澤瀉湯之平和小劑主之，治支飲之輕者可也。若陽虛水盛，又當從事乎苓桂术甘湯、五苓散矣。（卷二十一）

原文 支飲胸滿者，厚朴大黃湯主之。（二十六）
厚朴大黃湯方
厚朴一尺　大黃陸兩　枳實四枚
上三味，以水五升，煮取二升，分溫再服。

趙以德曰（《金匱方論衍義》）：凡仲景方，多一味，減一藥，與分兩之更輕重，則易其名，易其治，而有如轉丸者焉。若此三味，加芒消，則謂之大承氣，治內熱腹實滿之甚者；無芒消，則謂之小承氣，治內熱之微甚者；厚朴多，則謂之厚朴三物湯，亦治熱痛而閉者。今三味以大黃多，名厚朴大黃湯，而治是證。自此觀之，上三藥皆爲治實熱而用之，此言支飲胸滿，何亦以是三藥用之乎？殆將胸滿之外，復有熱蓄之病，變更不一，隨其在上在下，通宜利之而已，獨有胸痛者下之；然亦治水飲也。若此者，不爲其有熱證，何乃治其熱，而不治支飲耶？況胸滿未爲心下之證，止胸中痞鞕；而脉浮，氣上衝咽喉者，則半表半裏，而胸滿和解之。至於有醫誤下之，爲心下鞕痛，名結胸者，始以大陷胸湯下之；不甚痛者，猶不下，以小陷胸湯利之。在《傷寒》既有是輕重之分，豈於雜病之胸滿，遽用治中焦實熱之劑乎？可見集方者略之無疑。去古既遠，無以考其所自，姑闕之。（卷中）

徐彬曰（《金匱要略論注》）：言支飲則必稍偏矣，然不引痛脅下，亦不言脅支滿，而只胸滿，是雖偏而不甚偏，故可直驅之，而用小承氣，氣順則自下也。論曰：此即小承氣，治腹滿之痛而閉者，即曰三物湯。蓋此重散結氣，故以厚朴爲主，彼乃與七物湯對照言之也。（卷十二）

李彣曰（《金匱要略廣注》）：支飲至於胸滿，則水氣愈泛溢矣。用厚朴大黃湯行飲，然此節小承氣湯也，以胸滿而非腹滿，故不用大承氣。

或問曰：行飲何不用十棗、五苓、青龍等湯，而用厚朴大黃湯以瀉脾胃，何也？曰：胃納水穀，脾行津液，二經如常則水飲何自而蓄哉。以脾胃，土也，凡土弱則水勢爲之崩潰，土壅則水道爲之不通。今支飲胸滿，因脾胃不運，則中焦塞窒，下流壅淤，水無從泄，故逆行而至於胸滿，今疏敦阜之土，以決橫逆之波，瀉中州之實，以浚下流之壅，則舍厚朴大黃湯奚屬哉。此禹治水，先掘地而注之海也。（卷中）

魏荔彤曰（《金匱要略方論本義》）：又有支飲而胸滿者，實邪也。飲有何實？飲之所停，必裹痰涎，涎沫結久爲窩囊，所以爲有形之邪。以厚朴大黃湯主之，以治實邪，爲有物無殞之義也。（卷中）

尤怡曰（《金匱要略心典》）：胸滿，疑作腹滿，支飲多胸滿，此何以獨用下法？厚朴、大黃與小承氣同，設非腹中痛而閉者，未可以此輕試也。（卷中）

吳謙曰（《醫宗金鑒》）：支飲胸滿，邪在肺也，宜用木防己湯、葶藶大棗湯；支飲腹滿，邪在胃也，故用厚朴大黃湯，即小承氣湯也。（卷二十一）

高學山曰（《高注金匱要略》）：此條支飲，另有來路，與諸條之所謂支飲之由於痰飲者不同，故其治法，亦與溫藥和之之例自別也。蓋心肺間之膈氣虛者，不能鼓努傳送而便難，便難既久，則腸胃液短而乾結，漸致胃實矣。液短，則借資於外水而飲積心下；胃實，則不能透過結硬而下滲小腸。與寒飲之上支心下者同，故亦謂之支飲也。然支飲雖同，而其所以致飲者，因胃實胸滿之故。則攻胃實之大黃，開胸滿之枳朴，其可緩乎？此開壅水之地以治水之道也。

原文 支飲不得息，葶藶大棗瀉肺湯主之。方見肺癰條。（二十七）

趙以德曰（《金匱方論衍義》）：支飲留結，氣塞胸中，故不得息，而葶藶能破結利飲，大棗通肺氣補中。此雖與肺癰病異，而方相通者，蓋支飲之與氣未嘗相離。支飲以津液浮聚而化者，然氣行則液行，氣停則液聚而氣亦結；氣，陽也，結亦化熱，所以與肺癰熱結者同治，不亦宜乎？（卷中）

徐彬曰（《金匱要略論注》）：言支飲，則非肺飲矣。然而不得息，是肺因支飲滿而氣閉也。一呼一吸曰息，不得息，是氣既閉，而肺氣之布，不能如常度也。葶藶苦寒，體輕象陽，故能瀉陽分肺中之閉，唯其瀉閉，故善逐水，今氣水相擾，肺爲邪實，以葶藶瀉之，故曰瀉肺；大棗取其甘能補胃，且以制葶藶之苦，使不傷胃也。（卷十二）

李彣曰（《金匱要略廣注》）：肺主氣而惡寒，支飲不得息，水寒射肺，肺氣上逆也。葶藶疏肺壅而上欬嗽，定喘促而消痰飲，佐以大棗，即十棗湯之意。（卷中）

沈明宗曰（《沈注金匱要略》）：此支飲偏溢於肺也。支飲貯灌胸膈，上注於肺，氣逆則呼吸難以通徹，故不得息。然急則治標，所以大棗養胃和中，葶藶以瀉肺實。俾肺氣通調，脾得轉輸，則支飲下滲，即水在肺之方也。（卷十二）

吳謙曰（《醫宗金鑒》）：喘欬不能臥，短氣不得息，皆水在肺之急證也，故以葶藶大棗湯，直瀉肺水也。（卷二十一）

朱光被曰（《金匱要略正義》）：邪實上焦氣分，妨礙呼吸，比胸滿爲更急，但氣分之邪，非重藥所可施，故厚朴、大黃在所禁。用葶藶味苦氣清，入肺以開結，大棗甘溫補脾以養正，相助成功，使飲邪去而正氣無傷，以無形氣病治貴萬全耳。（卷下）

原文 嘔家本渴，渴者爲欲解。今反不渴，心下有支飲故也，小半夏湯主之。《千金》云：小半夏加茯苓湯。（二十八）

小半夏湯方
半夏一升　生薑半斤
上二味，以水七升，煮取一升半，分溫再服。

趙以德曰（《金匱方論衍義》）：嘔者爲有痰飲動，動中涌而出之，飲去盡而嘔欲解矣。今反不渴，乃是積飲猶有所留，必當治之。

夫支飲者，猶氣不暢，結聚津液而成耳。半夏之味辛，其性燥，辛可散結，燥可勝濕飲。用生薑以制其悍。又，孫真人云：生薑乃嘔家之聖藥。嘔爲氣逆不散，故用生薑以散之。（卷中）

徐彬曰（《金匱要略論注》）：嘔乃胃家病，非支飲本證，然可以驗心下之有支飲者。嘔家本渴，謂諸嘔皆屬火，又嘔多則亡津液，渴乃常理。嘔家必寒，爲木火爲標，嘔至於渴，寒邪去矣，故曰渴者爲欲解。反不渴，是胃中客邪可盡，而偏旁之水飲常存，飲氣能制燥也，故曰必有水飲。然飲所居，偏而不正中，故曰支飲，假使在中，與嘔俱出矣。半夏、生薑，止嘔去逆，燥濕下飲，故主之。曰小半夏湯者，另有人參、半夏與蜜三味，爲大半夏湯，故以小字別之。（卷十二）

李彣曰（《金匱要略廣注》）：此專以治嘔，言嘔家渴者爲欲解，以胃中陽氣得復也。若心下有支飲，則濕漬泛溢，不渴而嘔。半夏、生薑溫能和胃氣，辛能散逆氣，爲嘔家聖藥。（卷中）

吳謙曰（《醫宗金鑒》）：飲家渴者，是水停氣不化生津液而渴也；嘔家渴者，是嘔吐胃乾燥傷津液而渴也，故曰嘔家本應渴也。先嘔後渴者，當少少與飲之，以和胃生津，爲欲解也；若嘔吐後反不渴者，是必心下素有支飲故也。惟主小半夏湯止嘔，而不加茯苓者，以不渴並無新飲，且嘔後已傷津液，不可再行利水，重竭津液也。（卷二十一）

朱光被曰（《金匱要略正義》）：此從陽明嘔吐病中而驗心下之有支飲也，病機在不渴上見。蓋嘔傷胃汁，其口必渴，故以渴爲邪解之徵。今反不渴者，明是心下本有支飲，結於胃之偏旁。雖不能與嘔俱出，而因邪作使，反得浸淫於胃脘，是支飲不開，將嘔無解期，嘔逆不止，則飲亦無降期。爰用半夏、生薑，止嘔去逆，俾辛溫氣味扶胃陽驅濁陰也。（卷下）

陳元犀曰（《金匱方歌括》）：支飲之證嘔而不渴者，旁支之飲未盡也。用小半夏湯者，重在生薑旁支之飲，半夏降逆安胃，合之爲滌飲下行之用，神哉！（卷四）

曹穎甫曰（《金匱發微》）：本書之例，嘔而不吐者爲乾嘔，凡言嘔皆兼吐言之，故吐水及痰涎皆謂之嘔。胃底膽汁不能容水，膽汁苦燥，與膈上水氣相拒，則爲嘔吐，少陽所以善嘔也。但既嘔之後，胃中轉燥，因而病渴，渴則水邪已去，故爲欲解。今反不渴，則以心下支飲方盛，胃底之膽火不煬，故宜生半夏以去水，生薑以散寒，而心下之支飲當去。此證水停心下，阻其胃之上口，勢必不能納穀，嘔吐噦下利篇云：諸嘔吐，穀不得下者，小半夏湯主之，即此證也。（卷之三）

原文 腹滿，口舌乾燥，此腸間有水氣，己椒藶黃丸主之。（二十九）

防己椒目葶藶大黃丸方

防己　椒目　葶藶熬　大黃各一兩

上四味，末之，蜜丸如梧子大，先食飲服一丸，日三服，稍增，口中有津液。渴者，加芒硝半兩。

趙以德曰（《金匱方論衍義》）：肺與大腸合爲表裏，而肺本通調水道，下輸膀胱，今不輸膀胱，經從其合，積於腸間，腸間水積，則金氣不宣，膹鬱成熱，爲腹滿，遂津液不上行，以成口燥舌乾。是以用防己、椒目、葶藶，皆能利水行積聚結氣。而葶藶尤能利小腸。然腸胃受水穀之器，若邪實而腹滿者，非輕劑所能獨治，加芒消以瀉之。（卷中）

徐彬曰（《金匱要略論注》）：中脘以下曰腹，腹滿自不得責上焦，口舌在上，上焦無病，何以乾燥，則知腹滿爲大腸病，口舌乾燥乃水氣傷陰，大腸主津液，陰傷而津液不得上達，口舌乃乾燥矣，故曰此腸間有水氣。藥用防己，不言木，漢防己也，腸間爲下焦，下焦血主之，漢防瀉血中濕熱，而利大腸之氣；椒目，椒之核也，椒性善下，而核尤能利水；葶藶瀉氣閉而逐水；大黃泄血閉而下熱，故主之。若口中有津液，是大腸之陰不爲飲傷，故陰津不亡。而胃家之津反爲壅熱所耗，故渴，乃熱在胃，爲實邪，故加芒消急下之，以救胃耳。渴不應有津液，今津多而反渴，故知胃有實熱也。先服一小丸起，尤巧，所謂峻藥緩用也。（卷十二）

李彣曰（《金匱要略廣注》）：腹滿，水聚於胃也，腸間有水氣，則濕漬中焦，津液不爲灌溉，故口舌乾燥。篇首云水走腸間，瀝瀝有聲，爲痰飲。此腸間有水氣，即痰飲也。

《本草十劑》云：泄可去閉，葶藶、大黃之屬，二藥皆大苦寒，一泄氣閉，一泄血閉，水飲無所容矣。椒目溫中下氣，防己利水行經，爲治水之要藥。芒消味辛鹹，今人但取其鹹，不用其辛，殊不知其辛潤腎燥，故渴者加之。（卷中）

沈明宗曰（《沈注金匱要略》）：痰飲留於中則腹滿。水穀入於胃，但爲痰飲，而不爲津液，故口舌乾燥也。上證曰水走腸間，漉瀝有聲，故謂之痰飲。此腸間有水氣，亦與水飲不殊，故用此湯，以分消水飲。

此水氣在小腸也。防己、椒目導飲於前，清者得從小便而出；大黃、葶藶推飲於後，濁者得從大便而下也。此前後分消，則腹滿減而水飲行，脾氣轉而津液生矣。若渴則甚於口舌乾燥，加芒消佐諸藥，以下腹滿而救脾土。（卷十二）

尤怡曰（《金匱要略心典》）：水即聚於下，則無復潤於上，是以腸間有水氣而口舌乾燥也。後雖有水飲之人，祇足以益下趨之勢，口燥不除而腹滿益甚矣。防己療水濕，利大小便；椒目治腹滿，去十二種水氣；葶藶、大黃泄以去其閉也。渴者知胃熱甚，故加芒消。經云：熱淫於內，治以鹹寒也。（卷中）

吳謙曰（《醫宗金鑒》）：此又承上條，互詳其證，以別其治也。心下有痰飲，喉間有漉漉聲，腸間有水氣，腸中有瀝瀝聲者，用苓桂术甘湯，即溫藥和之之法也。若更腹滿，則水結實矣，口舌乾燥，則水不化矣。故以防己、椒目、葶藶、大黃，前後分攻水結，水結開豁，則腹滿可除。水化津生，則口燥可滋。小服而頻，示緩治之意。稍增者，稍稍增服之。口中有津液、渴者，乃飲渴也。加芒消者，以峻藥力耳！（卷二十一）

陳念祖曰（《金匱要略淺注》）：中焦以下爲腹，腹滿，責在下焦，何以上焦見口舌乾燥，此爲腸間有水氣，水盡趨於下，則不能復潤於上矣，以己椒藶黃丸主之。前後分攻水結，水結開豁，則腹滿可除，水化津生，則口燥可滋矣。

此下三節，俱言水病，水即飲也，飲之未聚爲水，水之既聚爲飲。師又統言之，以補上文所未備，此言腸間有水之治法。

小服而頻，示緩治之意，稍增，大抵可漸增至五九及十九。口中有津液。渴者，加芒消半兩。渴，不應有津液，今津液多而久渴，故知胃有實熱也，加芒消以下之，所以救胃也。（卷五）

朱光被曰（《金匱要略正義》）：此從太陰腹滿病中而驗腸間之有水氣也，病機在口舌乾燥上見。蓋脾藏受邪，何以致於上焦乾燥，是必大腸所主之津液不能上奉，因水壅腸間，阻其氣化故耳。則腹滿原屬大腸病，而非定主於太陰病也。爰以防己、椒目，善治水濕者，使之分利水氣，直達膀胱而出。然肺主氣化之源，肺氣不開，無以泄上流之怒，葶藶所以開上焦之閉也。大腸爲傳導之府，腸胃壅滯，無以泄下流之溢，大黃所以開下焦之閉也。渴加芒消者，濕鬱必生熱，胃汁坐耗，佐以鹹苦蕩滌，所以救陽明也。藥頗峻利，而服法極緩，以病已腹滿，恐傷太陰藏氣也。（卷下）

高學山曰（《高注金匱要略》）：此言素盛今瘦，腸間痰飲之治例也。蓋瘦則液短，而其便必乾。故積聚停滯而腹滿，又瘦則液短，而外水必積，故飲熱而口舌乾燥也。夫宿垢下瘀而腹滿，積飲上燙而乾燥，豈非腸間有水氣乎。主本方者，大黃苦寒逐瘀，用之治腹滿者，實所以開行飲之道路也。然後以去水三將，同心合力，而共收犄角之全效矣。蓋水在腸間，防己蔓生中通，具大小腸之象，而利水性悍，以之治腸間之水，允爲確當。但恐性悍之品，迫水妄行，以致上激旁滲，故又以辛溫納下之椒目，引之順流，苦寒利氣之葶藶，押爲殿後，而水飲寧復有留遺者乎？先食而服，取其直下腸間，而不使飲食中隔也。日三服而逐漸稍增者，但徐試之，而以中病爲度，不使峻藥過劑以傷正氣也。口中有津液者，飲去而真氣上通，得蒸被之化也。渴者以下，非指服丸以後而言。猶云若腹滿口舌乾燥之外，更加渴者，於本方中加芒消半兩。夫渴與乾燥有辨，乾燥是內飲拒水，而飲久化熱之氣，上熏廉泉，故不渴而但覺乾燥也。渴則腸胃中已有結糞，而真陰短少，故求救於水而作渴。此正將作支飲溢飲之漸，故加軟堅破結之芒消，佐大黃之逐瘀，即前二十四條木防己湯加芒消之義也。

曹穎甫曰（《金匱發微》）：腹滿一證，以時減爲太陰虛寒，不減爲陽明實熱，虛寒當溫，實熱當瀉，此其易知者也。若繞臍劇痛之寒疝，當用大烏頭煎者，已易與大實滿之大承氣證淆混。若夫水在腸間之腹滿，抑又難爲辨別。師但言腹滿、口舌乾燥，又不言脉之何以，幾令人疑爲陽明燥實。要知太陽水氣不能由肺外出皮毛，留於膈間心下，久乃與太陰之濕混雜，濕本粘膩，與水相雜，遂變水痰。肺與大腸爲表裏，由表入裏，水痰並走腸間，因病腹滿，且腹未滿之時，腸中先漉漉有聲，權其巔末，即可知口舌乾燥，爲里寒不能化氣與液，其脉必見沉弦。仲師主以己椒藶黄丸者，防己、椒目以行水，葶藶、大黄兼泄肺與大腸也。所以先食飲而服者，則以水邪在下部故也。（卷之三）

原文 卒嘔吐，心下痞，膈間有水，眩悸者，小半夏加茯苓湯主之。（三十）

小半夏加茯苓湯方

半夏一升　生薑半斤　茯苓三兩—法四兩

上三味，以水七升，煮取一升五合，分温再服。

趙以德曰（《金匱方論衍義》）：心下痞，膈間有水，脹吐者，陽氣必不宣散也。不散，以辛味散之。半夏、生薑皆味辛。本草謂半夏可治膈上痰，心下堅，嘔逆者。眩亦上焦陽氣不發而虛，所以半夏、生薑並治之。悸則心受水凌，非半夏可獨治，故必加茯苓去水，下腎逆以安神，神安則悸愈。（卷中）

徐彬曰（《金匱要略論注》）：無物曰嘔，有物曰吐。卒嘔吐，謂原無病，猝然而嘔吐也。乃有飲之人，偶爲寒觸，但邪盡，宜即鬆，仍然心下痞，是初之嘔吐，因胃不受邪，若胃受邪，即作利矣。是嘔吐而痞，外不因表邪，內不因胃傷，乃膈間有水，故爲水逆也。至於眩、悸，陰邪不能下注而上冒，故侵於目爲眩，凌於心爲悸，水在膈間益明矣。故治之，不若誤下之痞，而但以小半夏加茯苓，去飲下逆爲主。（卷十二）

魏荔彤曰（《金匱要略方論本義》）：又有卒嘔吐，心下痞，膈間有水，眩而悸者，此飲邪彌浸於上下之證也。氣逆則嘔吐，氣塞則心下痞，上陽不宣則眩，中陽不振則悸也，此皆膈間有支飲之水邪也，主之小半夏加茯苓湯於燥土除水，温中散寒之治，倍用淡滲，使邪從小便而去。治凡飲之大法也，不止爲支飲言也。（卷中）

吳謙曰（《醫宗金鑒》）：卒然嘔吐，雖然不渴而心下痞塞，是膈間有水凝結也。眩者，是水阻陽氣不升也；悸者，是水氣上干於心也。即不渴無新飲，而平日飲盛可知，則不必顧及津液，亦必加茯苓以利水，斯結可開而阻可通也。（卷二十一）

陳念祖曰（《金匱要略淺注》）：無物曰嘔，有物曰吐，病人卒然嘔吐，邪從上越，則心下宜空曠無礙，乃仍然心下痞，是膈間停蓄有水，水阻陽氣不升，則眩，水凌心主不安，則悸者，宜辛温以昇上焦之痞，淡滲以通決瀆之壅，以小半夏湯加茯苓湯方主之。

此言膈間有水之治法。（卷五）

高學山曰（《高注金匱要略》）：此支飲暴停之證治。從卒嘔吐、心下痞二證，診其有水也。卒然嘔吐者，膈寒而上涌也；心下痞者，膈虛而下逆也。夫嘔家必渴，而其所飲之水，又因膈氣虛寒而不能下運，則膈間之有水可必矣。眩者，暈眩，水擾氣浮之應。悸者，驚悸，水凌心火之應。與六條心下悸同，非虛悸也。薑、半温膈降逆，故能成止嘔開痞之功。茯苓滲水去飲，故能收伏氣安神之效。與前二十八條相爲發明。蓋嘔而不渴，是因先有寒飲而致嘔者。卒嘔而痞，是因先見寒嘔而致水者。證雖顛倒不同，而其能成支飲則一，故皆主此湯，而特爲加減焉耳。

陸淵雷曰（《金匱要略今釋》）：此方之證，即小半夏湯證。而加心下痞與眩悸，故

416

方中加茯苓，以鎮悸行水。心下痞，因胃中水滿之故，以其疑於瀉心湯證之痞，故自注曰膈間有水，可知胃部必有振水音，更參合嘔吐眩悸，知非瀉心證之氣痞也。（卷四）

原文 假令瘦人臍下有悸，吐涎沫而癲眩，此水也，五苓散主之。（三十一）

五苓散方

澤瀉一兩一分　豬苓三分，去皮　茯苓三分　白术三分　桂二分，去皮

上五味，爲末，白飲服方寸匕，日三服，多飲暖水，汗出愈。

趙以德曰（《金匱方論衍義》）：人瘦有稟形，有因病瘦形者。金、土、水形之人肥，火、木形之人瘦。今云瘦人者，必非病人形瘦，乃稟形瘦者也。朱丹溪嘗云：肥人多虛，瘦人多熱。蓋肥人由氣不充於形，故虛多；瘦人由氣實，故熱多。所以肥人不耐熱者，爲熱復傷氣；瘦人不耐寒者，爲寒復傷形。各損其不足故也。《巢氏病源》謂：邪入於陰則癲，今瘦人火木之盛，爲水邪折鬱在陰，不得昇發，鼓於臍下作悸，及至鬱發，轉入於陽，與正氣相擊，在頭爲眩，在筋脉爲癲，爲神昏，腎液上逆爲涎沫吐出，故用五苓散治之。

成無己嘗解五苓散之義，曰：苓，令也，號令之令；通行津液，克伐腎邪，專爲號令者，苓之功也。茯苓味甘淡滲，泄水飲內蓄，是故以茯苓爲君。豬苓亦味甘平，故用之爲臣。白术味甘溫，脾惡濕，水飲內蓄，則脾氣不治，益脾勝濕，故以白术爲佐。澤瀉味鹹寒，爲陰，泄飲通溺，必以鹹爲助，故以澤瀉爲使。桂味辛熱，腎惡燥，水蓄不利，則腎氣燥，故以辛潤之，桂枝亦爲使。多飲暖水，令汗出愈者，以辛散，水氣外泄，是以汗潤而解。爲此證同是義也。（卷中）

徐彬曰（《金匱要略論注》）：瘦人則腹中原少濕也，然而臍下有悸，悸者，微動也。此唯傷寒發汗後，欲作奔豚者，有臍下悸，或心氣傷者，勞倦則發熱，當臍跳。今內無積濕，外無表陷，又非心氣素傷，而忽臍下悸。論理，上焦有水，不宜證見於臍，乃上仍吐涎沫，甚且癲眩，明是有水在中間，故能上爲涎沫，爲癲眩，下爲臍下悸。蓋心爲水逼，腎乘心之虛，而作相陵之勢，故曰此水也。因以桂、苓伐腎邪，豬苓、澤瀉、白术瀉水而健胃，比痰飲之苓桂术甘湯去甘草加豬、澤，彼重溫藥和胃，此則急於去水耳。且云飲暖水，汗出愈，內外分消其水也。（卷十二）

李彣曰（《金匱要略廣注》）：腎主水，臍下悸者，腎氣上奔也。脾主涎，吐涎沫者，脾虛不攝液也。癲眩，水氣熏蒸，神明濁亂也。瘦人氣不充足，故病。此五苓散補脾利水，溫經行陽，徹表裏而治之，此治瘦人水飲例也。

白术補土燥濕，茯苓、豬苓、澤瀉使水從小便中泄去，桂枝發汗，泄奔豚之氣，多飲煖水助之，令汗出愈，使水從毛竅中散去也，則開鬼門、潔淨府，一舉兩得之矣。（卷中）

沈明宗曰（《沈注金匱要略》）：腎邪凌心，則心下悸，自病則臍下悸。假令羸弱之人，腎氣素虛。腎主水，虛則水飲從而客之，則築築然作悸也。夫子病及母，水寒射肺，泛溢上焦，則清道不利。膈間爲濁，是以吐涎沫而癲眩也。與五苓散，以散水飲之方也。（卷十二）

魏荔彤曰（《金匱要略方論本義》）：瘦人火盛於內者多，何以反有水邪？陽虛氣弱之甚也。臍下悸，陰寒厥逆之氣下伏也，即欲作奔豚之兆也。吐涎沫，陰寒水濕之氣上逆也。腹膈間上下盡是陰邪，而陽令不行甚矣，為眩為癲，陰病無疑也。主之以五苓散導水昇陽，使陰從小便宣泄，而心宇泰然矣。此以治伏留二飲，上則濡首，下則濡尾，太甚之邪也。此亦似為支飲切迫於心者言治法，而凡飲邪之盛者，俱視此為治矣，不必拘也。服法又令多服煖水，汗出自愈，既開鬼路，復通天門。五苓原為表裏兩治之法也，《傷寒論》仲景言之詳矣。（卷中）

尤怡曰（《金匱要略心典》）：瘦人不應有水，而臍下悸，則水動於下矣；吐涎沫，則水逆於中矣；甚而癲眩，則水且犯於上矣。形體雖瘦，而病實為水，乃病機之變也。癲眩即頭眩。苓、术、豬、澤，甘淡滲泄，使腸間之水從便出；用桂者，下焦水氣非陽不化也。曰多服煖水汗出者，蓋欲使表裏分消其水，非挾有表邪而欲兩解之謂。（卷中）

吳謙曰（《醫宗金鑒》）：悸者，築築然跳動病也。上條心下有悸，是水停心下為病也；此條臍下有悸，是水停臍下為病也。若欲作奔豚，則為陽虛，當以茯苓桂枝甘草大棗湯主之。今吐涎沫，水逆胃也；巔眩，水阻陽也，則為水盛，故以五苓散主之也。（卷二十一）

朱光被曰（《金匱要略正義》）：此明水飲從下焦來者，不可因形證在上而誤治上焦也，其病機在臍下悸上見。如瘦人身中本無濕之可責，乃何以臍下有悸而上見吐涎沫、頭目癲眩？此非水飲在肺而口吐涎沫也，亦非心下支飲而頭目眩冒也。觀其悸在臍下，臍屬少陰，腎氣之所主，膀胱為腎之府，氣化失宣（批）"宣"恐是"宜"。水邪得以據之，藉腎氣以上陵，故臍下動惕，土惡水激也。吐涎癲眩者，下焦水逆，則上焦肺胃之精氣亦不能四達，而惟壅阻於膈間，為吐涎，為癲眩也。是不開膀胱，則所客之水邪，何由得出狨焉？思逞之腎邪，何由得服？而上焦之清氣，何由得布？因以專經太陽之桂枝，領茯苓以伐上泛之水，領澤瀉以瀉腎藏之水，領豬苓以泄膀胱之水，白术培脾勝濕，以固中土之堤防，如是則在裏之水無虞其不盡矣。然太陽主表，桂枝雖為解肌神品，然領諸裏藥下趨，則外達之力，恐其不逮，多飲煖水取汗，使太陽之氣表裏洞達，而陰邪等於見睍矣。飲煖水，即服桂枝湯啜稀熱粥之法也。（卷下）

陳元犀曰（《金匱方歌括》）：臍下動氣，去术加桂，仲師理中丸法也。茲何以臍下悸而用白术乎？不知吐涎沫是水氣盛，必得苦燥之白术方能制水；癲眩是土中濕氣化為陰霾上彌清竅，必得溫燥之白术方能勝濕。證有兼見，法須變通。（卷四）

丹波元堅曰（《金匱玉函要略述義》）：按此證，即首條所謂痰飲之類已。臍下有悸，與腸間漉漉，稍同其轍，而用五苓散者，亦溫藥和之之意也。（卷中）

附方

原文 《外臺》茯苓飲：治心胸中有停痰宿水，自吐出水後，心胸間虛，氣滿不能食，消痰氣，令能食。

茯苓　人参　白术各三兩　枳實二兩　桔皮二兩半　生薑四兩

上六味，水六升，煮取一升八合，分温三服，如人行八九里進之。

趙以德曰（《金匱方論衍義》）：此由上、中二焦氣弱，而以水飲入胃脾，脾不能輸歸於肺，肺不能通調水道，以致停積爲痰、爲宿水。吐之則下氣因而上逆，積於心胸，是爲虚，氣滿不能食。於是先當補益中氣，以人参、白术下逆氣，行停水；以茯苓逐宿積，消氣滿；以枳實調諸氣，開調胃；宣揚推布上焦，發散凝滯，則皆陳皮、生薑爲使也。（卷中）

徐彬曰（《金匱要略論注》）：此爲治痰飲善後最穩當之方。心胸之間，因大吐而虚，故加参；設非大吐，無参，減枳實亦可。俗醫謂用即減参之力，此不唯用陳皮，且加枳實二兩，補瀉並行，何其妙也。（卷十二）

沈明宗曰（《沈注金匱要略》）：脾虚不與胃行津液，水蓄爲飲，貯於胸膈之間，滿而上溢。故自吐出水後，邪去正虚，虚氣上逆，滿而不能食也。所以参、术大健脾氣，使新飲不聚；薑、橘、枳實，以驅胃家未盡之飲，日消痰氣，令能食耳。（卷十二）

魏荔彤曰（《金匱要略方論本義》）：蓋爲脾胃虚弱，痰飲積聚言治也。將有痰飲，已有痰飲，及痰飲驅逐後善調之計，俱可用也。乃用君子調元贊化之方也。以茯苓淡滲水飲爲君，人参、白术資補其脾氣，生薑扶助其胃陽，枳實、橘皮行其積聚。日三服，徐徐調理，使胃氣旺而胃陽充，飲食日進，痰飲日消，營衛流通，肌體丰潤。王道迂徐無近功也，豈可淺近視之哉！（卷中）

陳元犀曰（《金匱方歌括》）：人参乃水飲證之大忌，此方反用之，蓋因自吐出水後虚氣作滿，脾弱不運而設也。方中人参補脾氣，白术健胃氣，生薑温中散寒氣，茯苓降水氣，橘皮、枳實化痰運参术，徐徐斡旋於中，以成其補虚消食散滿之妙用。此方施於病後調養則可，若痰飲未散者，切不可用。（卷四）

原文 欬家其脉弦，爲有水，十棗湯主之。方見上。（三十二）

趙以德曰（《金匱方論衍義》）：《脉經》以弦脉爲水氣，爲厥逆，爲寒，爲飲，風脉亦弦。若夫欬家，如水氣，如厥逆，如寒，如風，皆能致欬。欲因是弦脉而分諸邪，不亦難乎？設謂水邪之弦，稍異之狀，果何象乎？

考前條懸飲者沉弦，別論支飲者急弦，二者則有沉、急之不同；而此欬屬水者，豈一字可盡？夫仲景嘗論水蓄之脉曰沉潛，而今謂弦爲水，其弦將仿佛有沉潛之象歟？將有沉急之象歟？未可知也。學者遇是欬，遇是脉，必更觀其色，聞其聲，問其病灼然合脉之水象，然後可用是方下之。不然，獨據脉斷，誠難矣哉。（卷中）

徐彬曰（《金匱要略論注》）：《脉經》謂關上脉微爲欬，又肺脉微急，爲欬而唾血，脉弦爲水。故曰欬家，脉弦爲有水。然《脉經》又曰：偏弦爲水，脉沉爲留飲，洪滑多痰。則此云弦，知必偏弦，而脉之不沉，亦不滑可知也。但欬而弦，則爲有水也。十棗湯者，水飲爲有形之物，故逐之不嫌驟耳。

論曰：欬嗽一條，爲虛損大關頭，仲景不另立門，而僅附於痰飲之後，又雜見之肺痿門，可知治欬嗽，當以清痰飲爲主，但其中有挾寒挾氣之不同耳。（卷十二）

沈明宗曰（《沈注金匱要略》）：此懸飲脉弦致欬，當治水也。木盛則脉弦，乘脾則致飲不消，爲有水。水飲射肺則欬，因水致欬，故以十棗安和脾胃，大戟、芫花峻逐停蓄之水。俾水去則土強，而欬自止。（卷十二）

魏荔彤曰（《金匱要略方論本義》）：欬嗽者，因痰飲而欬嗽也。有因外感風寒而欬嗽者，所謂形寒飲冷則傷肺也，此傷風感寒之欬嗽也；有因內傷勞倦而欬嗽者，所謂陰虛內熱，火刑肺金也，此虛勞之欬嗽也；於此俱無涉也。仲景命之曰欬家，專爲痰飲在內，逆氣上衝之欬嗽言也。故其脉必弦，無外感家之浮，無虛勞家之數，但見弦者，知有水飲在中爲患也。主之以十棗湯，使水邪有所折制，斯下注而免於上厥也。（卷中）

尤怡曰（《金匱要略心典》）：脉弦爲水，欬而脉弦，知爲水飲漬入肺也。十棗湯逐水氣自大小便去，水去則肺寧而欬愈。按，許仁則論飲氣欬者，由所飲之物停滯在胸，水氣上衝，肺得此氣便成欬嗽。經久不已，漸成水病，其狀不限四時晝夜，遇諸動嗽物即劇，乃至雙眼突出，氣如欲斷，汗出，大小便不利，吐痰飲涎沫無限，上氣喘息肩息，每旦眼腫，不得平眠，此即欬家有水之證也。着有乾棗三味丸方亦佳。大棗六十枚，葶藶一斤，杏仁一升，合擣作丸，桑白皮飲下七八丸，日再，稍稍加之，以大便通利爲度。（卷中）

吳謙曰（《醫宗金鑒》）：欬家，謂久欬之家也，欬家未可攻也。若脉弦，其欬則爲有水也，有水可攻，故以十棗湯攻之。（卷二十一）

朱光被曰（《金匱要略正義》）：飲脉多弦，欬家而脉弦，其爲飲而欬可知。遂主十棗湯者，所以拔去具（批）"具"恐是"其"。致欬之病根也。要其脉必偏弦者，若雙弦當屬虛寒論治矣。（卷下）

陳元犀曰（《金匱方歌括》）：凡人將欬之頃，喉間似哽非哽，似癢非癢，若有若無者，皆飲氣干之也。飲氣一干，則欬嗽作矣。除痨傷、積損、脉極虛、極細者，別有治法，若欬而脉弦，皆爲水飲，皆宜十棗湯攻之；若診得弦脉，畏不敢用，其飲動肺則欬，動心則煩，搏擊陽氣則胸痛，即至一百日一歲之久，亦以此方爲背城之借，然亦危矣。此言治法當如是也，非謂必用其方，以致敗名取怨。（卷四）

曹穎甫曰（《金匱發微》）：水力至強，體柔而性剛，滴石則石穿，衝堤則堤壞，故病水者其脉多弦，弦者沉緊而搏指也。水勝則血負，血分熱度日減，則蒸化力弱而衛陽虛微，故仲師以弦爲減，謂陽氣減也。但水勢下趨，似不應上逆爲欬，不知痰濕粘滯，下游水道不通，則高原泛濫日甚，是非破東南之壅塞，則西北之澤洞無歸。此十棗湯一方，所以盡抉排疏瀹之能也。予每見病痰飲者，大小便往往不通，此即下游壅塞之證明。所以用十棗者，一因藥力猛峻，恐傷脾胃，一因痰涎未易浣濯，用甘味之十棗以緩芫花、大戟、甘遂之力，使如礆皂之去油垢，在漸漬不在衝激也。（卷之三）

原文 夫有支飲家，欬煩，胸中痛者，不卒死，至一百日、一歲，宜十棗湯。方見上。（三十三）

趙以德曰（《金匱方論衍義》）：心脉在上，主胸中陽也；支飲乃水類，屬陰。今支飲上入於陽，動肺則欬，動心則煩，搏擊膈氣則痛；若陽虛不禁其陰之所逼，則榮衛絶而神亡，爲之卒死矣。猶延以歲月者，則有以見其陽不甚虛，乃水入於肺，子乘於母，故宜致之。（卷中）

徐彬曰（《金匱要略論注》）：夫有支飲家，乃追原之詞也。謂支飲本不痛，蔓延至胸痹而痛，氣上逆爲欬，火上壅爲煩，已有死道矣。不卒死，甚至一百日或經年之久，其虛可知，幸元氣未竭也。原其病，支飲爲本，病本不拔，終無愈期，逡巡不愈，正坐醫家以虛故畏縮，故曰宜十棗湯，以見攻病不嫌峻，不得悠悠以待斃也。（卷十二）

李彣曰（《金匱要略廣注》）：水流於肺爲支飲，欬煩，肺病也。前支飲胸滿，此胸中痛，則水飲內窒，氣道更自不通，百日或一歲，飲蓄已深，非十棗湯不除。（卷中）

沈明宗曰（《沈注金匱要略》）：此支飲而欬當救陽也。上焦乃清陽主之，陽微則支飲上溢胸膈膻中，抑鬱心火不得下通，反淫於肺，則欬煩胸中痛。飲拒胸間，清陽氣亂，陽傷陰盛，故當卒死。其或陽氣未至敗絶，而不卒死，或至百日，或一歲，勢必陰邪擊剝陽氣散脫則死。故用十棗湯急逐其邪，俾陽得攸寧，則欬煩自止，未必盡至於死也。（卷十二）

尤怡曰（《金匱要略心典》）：胸中支飲擾亂清道，趙氏所謂動肺則欬，動心則煩，搏擊陽氣則痛者是也。其甚者榮衛遏絶，神氣乃亡，爲卒死矣，否則延久不愈，至一百日或一歲，則猶有可治，爲其邪差緩而正得持也。然以經久不去之病，而仍與十棗攻擊之藥者，豈非以支飲不去，則其欬煩胸痛，必無止期，與其事敵以苟安，不如悉力一決之，猶或可圖耶，然亦危矣。（卷中）

朱光被曰（《金匱要略正義》）：夫曰有支飲家，則支飲之由來舊矣。乃因循失治，病氣變遷，有加無已。治也欬逆，今且壅閉而煩矣。始也倚息不得臥，今則胸中宗氣爲飲邪搏結，有似兼懸飲之內痛矣。夫病久邪盛，似可卒死，乃仍遷延至百日或一歲者，只以支飲之邪本實邪也，邪實宜攻，不嫌過峻，主以十棗湯，所謂有病則病當之也。（卷下）

高學山曰（《高注金匱要略》）：此言支飲日久，必從中脘而旁滲爲懸飲，故其治同懸飲之例也。支飲從腸而積滿至胃，從胃而積滿至脘，以致從脘外滲而至胸，支架撑鼓，故謂之支飲。支飲留久成家，其氣上射於肺，則欬；且水飲化熱，則煩。又胸中孫絡，灌滿脹滿者，多致飲高氣絶而卒死。若不卒死，延至百日，或一歲，是其中路之支飲旁滲，於脅下而爲懸飲。故支飲之勢中，衰而不死也，因其機而治從懸飲之例，則主十棗湯爲的對矣。

曹穎甫曰（《金匱發微》）：水氣支撑胸膈，故名支飲。此證大便不通，上濕下燥，腸胃之熱上攻，則欬而心煩，痰積胸中，故胸中痛。不卒死者，謂不猝然而死也。然死機已伏，故有百日而死者，有經一載而死者，嘗見大小便不通，氣喘不得臥，臥即欬逆不得息，疊被而倚之，此一月十五日而死者也。亦有大小便時通，發時則三五日不通，欬則目睛突出，氣出不續，過即如故，但膈間留飲，愈積愈厚，則愈發愈勤，此一歲而死者也。知死之所由去，即知生之所從來，蓋非猛峻之十棗湯驅水入大腸，以抉蕩腸中

燥氣，病必不治。（卷之三）

原文 久欬數歲，其脉弱者，可治；實大數者，死。其脉虛者，必苦冒，其人本有支飲在胸中故也，治屬飲家。（三十四）

趙以德曰（《金匱方論衍義》）：三脉固爲支飲之病，然而諸邪之欬，皆不越此。《內經》曰：久病脉弱者生，實大者死。又曰：脉大則病進。蓋是脉弱，乃邪氣衰；實大，乃邪氣盛。其久病者，正氣已虛，邪氣又衰，雖重可治；若邪盛加之脉數，火復刑金，豈不死乎？

其脉虛，苦冒者，蓋胸中乃發越陽氣之地，今支飲停之，阻其陽氣，不得昇於上，又不得充於下與陰接，惟從支飲浮泛，眩亂頭目清道，故苦冒也。治其飲，則陽氣行而可愈矣。（卷中）

徐彬曰（《金匱要略論注》）：久欬數歲三句，此概言久欬者，邪氣少，則可治，邪氣盛則難治也。即所謂欬脉浮軟者生，浮直者死也。又古人合證而斷之，云欬而羸瘦，脉形堅大者死；欬而脫形、發熱，脉小緊急者死；欬而嘔，腹脹且瀉，其脉弦急者死。要知堅急直大，皆實大之象，邪盛也。然彼處反不言數，可知欬家所畏在堅急，則真邪盛正虛，若數則不足以盡之也，但數而合實大，則堅急可知，故曰死。數止爲病脉耳。內有脉虛者，此軟之類，即實之反也，使非因飲而欬，則久必藏真有傷，何以能不死。故曰：脉虛者，必苦冒，冒者，飲象也。因申言其人本有支飲在胸中，以見向來醫治之誤，故久病由支飲，故不死。然則雖久，豈可舍病本而圖之，故曰治屬飲家見亦宜十棗湯，但恐虛極，聽人酌量，然終不出驅飲爲治耳。（卷十二）

李彣曰（《金匱要略廣注》）：久欬，則肺氣已虛。經云：脉弱以滑，是有胃氣。且脉與病相應，故可治。若實大數則邪盛正衰，真藏脉見，胃氣全無，土敗不能生金，故死。今人論脉，將虛弱二字並說者，非也。蓋弱在沉脉內見，虛在浮脉上見，此虛脉泛泛在上，按之無力，乃水飲浮越之象。苦冒者，濁氣熏蒸於上，經云上虛則眩，又云心下有支飲，其人苦眩冒是也。（卷中）

沈明宗曰（《沈注金匱要略》）：此當與前膈上病痰滿喘欬之條參看，則合《金匱》之意。然列欬嗽於痰飲之後，乃因痰飲致欬而立言也。蓋久欬數歲，是非虛勞欬嗽，乃脾肺素本不足，肺氣滯而不利，津化爲飲，上溢胸中肺葉空竅之處，即支飲伏飲之類。內之伏飲相招風寒襲入，內外合邪而發，世謂痰火，屢屢舉發者是矣。然久欬必是邪正兩衰，其脉故弱，脉證相應故爲可治。實大數者，邪熱熾盛，陰氣大虧，甚者必造於亡，故主死也。脉虛者，乃上焦膻中宗氣不布，痰飲濁陰上溢胸中，氣逆上衝，所以苦冒。冒者，瞑瞑黑花昏暈之類。因其人本有支飲，存蓄胸中，則當治其支飲，而欬自寧，故治屬飲家。（卷十二）

魏荔彤曰（《金匱要略方論本義》）：又有久欬數歲，飲之留伏也久矣，證之成患也深矣。診之脉弱者，久病正虛，是其常也。久病而邪亦衰，是其幸也，可以與補正氣中寓逐水飲之法，治之徐徐可收功也，故曰可治。若夫診其脉而實而大而數，則正虛而邪

《金匱要略》歷代名家集注

方盛，欲補其正，有妨於邪，欲攻其邪，有害於正，可決其死也。然此亦爲治之不如法者言耳，苟能遵奉仲景，以扶陽益氣爲本，以溫中散寒、清熱散邪爲斟酌，以導水於二便、宣水於發汗爲權宜，何遽致於必死乎？再爲諦脉虛者之證必苦冒，脉虛則氣弱，氣弱而水濕混雜於中，清陽之氣必不能昇，如物掩覆之，所以苦冒，其人本有支飲在胸中之故顯然矣。仲景又明此治，不必問之冒家也，還屬之飲家，飲消而冒自除矣。（卷中）

吳謙曰（《醫宗金鑒》）：久欬數歲，即今之年年舉發，痰飲欬嗽水喘之病也。若其脉弱者，知邪不進則爲可治。若實大數者，知邪日進故死也。若脉虛者知正氣虛，必苦冒也，審其人素本有支飲，則不必治其欬，宜於痰飲家求治法也。（卷二十一）

黃元御曰（《金匱懸解》）：久欬數歲，是肺胃之常逆也。其脉弱者，土金未敗，猶爲可治。實大數者，肺胃上逆，陽氣絕根，土敗於甲木，金敗於相火，是以死也。其脉虛者，必苦昏冒，以其人本有支飲在胸中，格其陽氣故也，治法屬之飲家。（卷十四）

周孝垓曰（《金匱要略集解》）：此言久欬脉法，與《脉經》所謂，欬脉浮軟者生，浮直者死義同。下又補出支飲冒眩之脉，冒屬風虛，必無脉實之理。其脉虛者，即弱之類，實之反也。曰本有支飲在胸中，見向來醫治之誤，故久而不愈也；曰治屬飲家，見治法不獨澤瀉湯一方也。（卷中）

陸淵雷曰（《金匱要略今釋》）：此條憑脉斷病，非仲景法。凡卒病而脉衰者，爲難治；久病而脉盛者，多不治。固不獨欬家爲然。（卷四）

原文 欬逆，倚息不得臥，小青龍湯主之。方見上及肺癰中。（三十五）

原文 青龍湯下已，多唾，口燥，寸脉沉，尺脉微，手足厥逆，氣從小腹上衝胸咽，手足痹，其面翕然如醉狀，因復下流陰股，小便難，時復冒者，與茯苓桂枝五味子甘草湯，治其氣衝。（三十六）

桂苓五味甘草湯方

茯苓四兩　桂枝四兩，去皮　甘草炙，叁兩　五味子半升

上四味，以水八升，煮取三升，去滓，分溫三服。

徐彬曰（《金匱要略論注》）：欬逆倚息不得臥，即前支飲的證也。不用十棗湯，而用小青龍湯，必以其挾表也。然此必病發未久，而不得臥，則勢亦孔亟，故暫以桂、麻治表，薑、半治飲耳。

前欬逆倚息，明知是飲邪侵肺，但使其人下實不虛，則飲去病除。設虛多，正氣不足以御邪，得藥，上飲未能去，而下先不堪發散。動其衝氣，以致肺燥如痿而多唾，唾者，其痰薄如唾也。又口燥，燥者，覺口乾，非渴也。寸脉沉，水未去也。尺脉微，下元驟虛也。虛則寒氣下並，手足厥逆，於是腎邪乘心，而氣從小腹上衝胸咽，自腹及胸，自胸及咽，高之至也。手足痹者，不止於厥，而直不用也。面翕熱如醉狀，所謂面

若粧朱，真陽上浮也。然未至於脫，則陽復下流陰股，謂浮於面之陽，旋復在兩股之陰，作熱氣也。陽復歸於下，似較浮出時稍可，然不歸於腎，而或上熏於面，或下徵於股，是狂陽無主，故小便得其燥氣而難。又復隨經犯上而為冒、為眩，總是腎邪動，而龍雷之火無歸，如電光之閃鑠無主。故以桂、苓伐腎邪，加五味斂其肺氣，恐欵甚而火愈不能輯，則衝氣愈不能下也。甘草調其中土以制水也。腎邪去而氣自不衝，故曰治其衝氣，見初時以去飲止欵為主，既衝氣發，其病大，即不得旁圖以分其藥力也。

沈明宗曰（《沈注金匱要略》）：此表裏合邪之治也。肺主聲，變動為欵。胸中素積支飲，招邪內入，壅逆肺氣，則欵逆倚息不得臥，是形容喘逆，不能撐持體軀，難舒呼吸之狀也。故用小青龍之麻桂甘草，開發腠理，以驅外邪，從表而出。半夏細辛，溫散內伏之風寒，而逐痰飲下行。乾薑，溫肺行陽，而散裏寒。五味白芍，以收肺氣之逆，使表風內飲，一齊而解。此乃寒風挾飲欵嗽之主方也。（卷十二）

沈明宗曰（《沈注金匱要略》）：此下皆服小青龍湯，外邪解而裏飲未除，擾動內陽之變也。表邪雖退，內飲未消，拒格胸間，心火不得下達，反刑肺金，則多唾口燥，猶如肺痿之類也。但飲為陰邪，而內僻則陽氣衰微，故寸脉沉；下焦陽微，故尺脉微，而手足厥逆。因服青龍散劑，擾亂下焦虛陽，即隨衝任之脉，厥而上行，故氣從少腹，上衝胸咽，至於手足痹而不用。真陽以挾胃熱上衝，其面翕熱如醉狀。衝氣復反下流陰股，不歸腎間而行決瀆，故小便難。衝氣往返，擾動胸中留飲，則時復冒。故易桂、苓，以逐衝氣歸源，五味收斂肺氣之逆，甘草安和脾胃，不使虛陽上浮，此乃救逆之變方也。（卷十二）

尤怡曰（《金匱要略心典》）：倚息，倚几而息，能俯而不能仰也。肺居上焦而司呼吸，外寒內飲，壅閉肺氣，則欵逆上氣，甚則但坐不得臥也。麻黃、桂枝散外入之寒，半夏消內積之飲；細辛、乾薑治其欵滿；芍藥、五味監麻、桂之性，使入飲去邪也。

服青龍湯已，設其人下實不虛，則邪解而病除；若虛，則麻黃、細辛辛甘溫散之品，雖能發越外邪，亦易動人衝氣。衝氣，衝脉之氣也。衝脉起於下焦，挾腎脉上行至喉嚨。多唾口燥，氣衝胸咽，面熱如醉，皆衝氣上入之候也。寸沉尺微，手足厥而痹者，厥氣上行而陽氣不治也。下流陰股，小便難，時復冒者，衝氣不歸而仍上逆也。茯苓、桂枝能抑衝氣使之下行，然逆氣非斂不降，故以五味之酸斂其氣，土厚則陰火自伏，故以甘草之甘補其中也。（卷中）

吳謙曰（《醫宗金鑒》）：小青龍湯辛溫大散，惟有餘之人宜之。若誤施之於不足之人，辛熱則傷陰，故多唾口燥也；大散則傷陽，故手足厥逆也；面熱如醉，陽外浮也；小便難，氣上衝，陰內竭也；脉沉微，裏氣弱也；手足痹，表氣虛也；時復冒，虛之甚也。雖陰陽表裏俱虛，然屬誤汗，寒熱錯雜之壞病，故與茯苓桂枝五味甘草湯，先通陽和陰，俟上衝氣平，再議他法也。（卷二十一）

黃元御曰（《金匱懸解》）：欵嗽氣逆，倚物布息，不得眠臥，此支飲在膈，氣阻而不降也。小青龍湯，麻黃、桂、芍發汗而泄水，五味、薑、辛下氣而止欵，甘草、半夏補中而降逆也。

青龍湯服下之後，若多唾，口燥，寸脉沉而尺脉微，手足厥逆，氣從少腹上衝胸咽，是汗後陽亡而風木鬱衝也。傷寒汗後陽亡，土濕水寒，木鬱風動，則發奔豚，此亦奔豚之大意也。多唾口燥者，風木耗津而肺氣上熏也。寸沉而尺微，上下之陽俱虛也。手足厥逆，土敗而四肢失溫也。氣從少腹上衝胸咽，風木之上奔也。其面翕熱如醉狀，因復下流陰股，陽明循面下行，風木鬱衝，陽明逆行，故面熱，昇已而降，則流於陰股。手足痹者，汗泄血中溫氣，經絡閉塞而不行也。小便難者，土濕木鬱，不能疏泄也。時復冒者，飲阻陽氣，昇浮無根也。此宜與茯苓桂枝五味甘草湯，治其衝氣，茯苓、桂枝瀉水而下乙木之衝，甘草、五味培土而降辛金之逆也。（卷十四）

朱光被曰（《金匱要略正義》）：飲邪侵肺而用小青龍，當飲去病已矣。乃其人本虛，不任宣發，上飲未除而下先動其氣機。多唾口燥者，水寒搏結，津液不上奉也。按其脉寸沉尺數，正是上焦之清陽、下焦之真陽，俱為水寒鬱閉之象。諸陽主四肢，閉則手足厥逆矣。陽困則陰邪必致縱恣，少陰厥氣從小腹衝胸及咽矣。因而厥逆不已，而至於痹氣衝之甚而面翕熱如醉。夫曰翕熱，則有時不熱，即是鬱冒之象，非若脫證之真陽上浮，面若妝朱之比。故時復下流，氣阻膀胱，為小便難；時復上干頭目而為鬱冒。上下表裏俱受邪困，勢頗危迫，然要非青龍湯致治之誤也。只以支飲結邪，逼外肺之表分，其壅塞錮閉之勢牢不可破，不得不籍青龍銳利之師，以殺其勢而破其堅。奈邪實則正必虛，下焦之陰邪乘虛上逆，兩邪相合，其潰冒衝突之勢幾致難以究詰，是猶晁錯建削七國之謀，而速吳楚之反也。仲景早見及此，曲為綢繆，設靖難諸法，以底治安。以為所最急者，下焦腎氣逆奔而上，與伏邪相合，卒難圖治。因以桂、苓之氣溫下達者，以伐水飲之合邪；五味攝上昇之浮陽而返其故宅；甘草緩中補虛，以維上下之防閑，如是則腎得歸垣，衝氣其治矣乎！（卷下）

曹穎甫曰（《金匱發微》）：陽氣張於上，則衝氣動於下，小青龍湯發其陽氣太甚，則口多濁唾而燥。寸脉沉為有水，尺脉微為陰虛。手足厥逆者，中陽痹也。氣從小腹上衝胸咽者，以麻黃、細辛之開泄太甚，少陰水氣被吸而上僭也。中陽既痹，故手足不仁。虛陽上浮，故其面翕熱如醉狀。且浮陽之上冒者，復下流陰股而吸其水道，致小水不利。陽不歸根，故時上冒巔頂，方用苓桂五味甘草湯，與《傷寒·太陽篇》發汗後欲作奔豚之苓桂大棗甘草湯略同。但彼為脾陽因汗後而虛，不能厚中道之堤防，故用大棗；此為腎氣被熱藥牽引，不能攝下焦之浮陽，故用五味，要其為降衝逆則一也。（卷之三）

原文 衝氣即低，而反更欬，胸滿者，用桂苓五味甘草湯去桂加乾薑、細辛，以治其欬滿。（三十七）

苓甘五味薑辛湯方

茯苓四兩　甘草　乾薑　細辛各叄兩　五味子半升

上五味，以水八升，煮取三升，去滓，溫服半升，日三服。

徐彬曰（《金匱要略論注》）：衝氣即低，乃桂、苓之力，單刀直入，腎邪遂伏，故低也。反更欬滿，明是肺中伏匿之寒未去，但青龍湯已用桂，桂苓五味甘草湯又用桂，兩用桂而邪不服，以桂能去陽分凝滯之寒，而不能驅藏內沉匿之寒，故從不得再用桂枝之例而去之。唯取細辛入陰之辛熱，乾薑純陽之辛熱，以瀉滿驅寒而止欬也。（卷十二）

沈明宗曰（《沈注金匱要略》）：此衝氣低而更欬之方也。肺中伏匿之寒爲飲所滯而未散，故服茯苓桂甘五味。衝氣雖低，而更欬胸滿，所以去走表之桂枝，加乾薑、細辛，氣雄純陽，入肺散寒而治欬滿。（卷十二）

魏荔彤曰（《金匱要略方論本義》）：服後如衝氣即低，是陰抑而降矣。然降而不即降，反更欬、胸滿者，有支飲在胸膈留伏，爲陰邪衝氣之東道，相互結聚肆害，不肯遽降心從陽也。法用桂苓五味甘草湯去桂枝之辛而昇舉，加乾薑、細辛之辛而開散，則胸膈之陽大振，而飲邪自不能存，況敢窩隱陰寒上衝之敗類乎！雖云以治其欬滿，而支飲之邪亦可駁衰矣。（卷中）

黃元御曰（《金匱懸解》）：服桂苓五味甘草後，衝氣即低，而反更欬嗽而胸滿者，乙木雖降，而辛金更逆也。用桂苓五味甘草，去桂，加乾薑、細辛，利肺而降逆，以治其欬滿也。（卷十四）

朱光被曰（《金匱要略正義》）：果爾桂苓一下，衝氣即低矣。反更欬滿者，明是裏分之寒飲未除。桂枝但能解下，而不能溫中散寒故也。況桂性下行，下焦新服，不宜再伐以滋事，故特去桂，加細辛、乾薑之辛熱，以泄滿止欬也。（卷下）

陳念祖曰（《金匱要略淺注》）：此爲肺中伏匿之寒飲，而出其方治也。桂氣勝而主氣，薑味勝而主形，以衝氣即降，而寒飲在胸，寒飲爲有形之病，重在形不重在氣也，可知古人用藥之嚴。（卷五）

曹穎甫曰（《金匱發微》）：降衝氣而衝氣低，則上冒之浮陽當息，而欬逆可止矣。而反更欬、胸滿，似前方失之太輕，是不然。蓋前用小青龍湯，麻黃開泄太甚，迫其汗液，而陽氣暴張，小腹之客氣因而上逆，中陽既痹，始則手足厥逆，繼而手足痹，甚則上下顛倒，浮陽竄亂，一似電光石火，閃鑠無定。此時若以溫藥化飲，不免浮陽外抗，於是不得已用苓桂五味甘草湯，以收散亡之陽。蓋必衝氣漸低，然後可進溫藥，師於是有苓甘五味薑辛湯方治，以發抒胸中陽氣而除其欬滿，此先標後本之治也。（卷之三）

原文 欬滿即止，而更復渴，衝氣復發者，以細辛、乾薑爲熱藥也。服之當遂渴，而渴反止者，爲支飲也。支飲者，法當冒，冒者必嘔，嘔者復內半夏，以去其水。（三十八）
桂苓五味甘草去桂加乾薑細辛半夏湯方
茯苓四兩　甘草　細辛　乾薑各貳兩　五味子　半夏各半升
上六味，以水八升，煮取三升，去滓，溫服半升，日三服。

徐彬曰（《金匱要略論注》）：寒得熱而消，故欬滿即止。然熱則津耗，津耗則渴，熱傷元氣，元氣傷而陰乃侮陽，故衝氣復發，故曰以細辛、乾薑爲熱藥也。因而津耗胃乾，當遂渴，遂者，不止也。今不應止而止。故曰反，明是素有支飲，故火不勝水。但支飲必有的據，故曰支飲者，法當冒，冒者必嘔，嘔者，有水故也。故復納半夏以去之。同是衝氣，而此不用桂枝者，蓋冒而嘔，則重驅飲，以半夏爲主，桂枝非所急也。

論曰：此亦衝氣，前何獨鄭重而專治之，蓋前乃肺之客寒未去，藥峻而寒邪乘腎，逼迫真陽浮出，上下狂奔，不能復返，故須以桂之至陽者入陰而伐之。若此之復發，乃肺被熱傷，而元氣不能御陰，況有支飲以援之，故亦相衝，然無面熱等證，則非真陽上浮之比矣。故專去其水而衝自止，謂水去而肺腎當自調耳。（卷十二）

沈明宗曰（《沈注金匱要略》）：此支飲內蓄而復發也。欬滿即止，肺之風寒已去而更發渴，衝氣復發者，飲滯外邪，留於胸膈未除也。即以細辛、乾薑熱藥推之，若無痰飲內蓄，而服細辛、乾薑熱藥，助其燥熱，應當遂渴。而渴反止者，是內飲上溢喉間，浸潤燥熱，故不作渴。但阻胸中陽氣，反逆上行而冒。然冒家，陽氣上逆，飲亦隨之而上，故是冒者必嘔。嘔者，於前去桂茯苓五味甘草湯，復內半夏，消去其水，嘔即止矣。（卷十二）

魏荔彤曰（《金匱要略方論本義》）：然欬滿得即止矣，而更復渴，衝氣又復發者，何也？仲景自明其理，謂以乾薑、細辛之熱藥用以治飲，熱行於上焦，所以法當渴也。此無妨於事，飲去則津生，津生則渴止，不須周章多事也，故法當遂渴。而渴乃不久其渴反止，此又何故？蓋飲故也。飲去何以復謂之飲也？飲必由胸膈入胃注腸下，於小便宜泄也，此暫渴，所以謂之飲去也；或者支飲一證，較他飲證獨深，有不能盡去之邪，所以渴止。驗之於法當冒，冒者且必嘔，嘔者支飲不盡降泄，又必逆衝作嘔致冒也。氣無息不往來上下，而邪即隨之昇降，一定之理也。主治者見此餘邪復昇而上衝，亦不必更張其治法也，加半夏之辛主苦以開以散，前藥用之，可以收全功矣。（卷中）

尤怡曰（《金匱要略心典》）：衝脉之火，得表藥以發之則動；得熱藥以逼之亦動。而辛熱氣味，既能劫奪胃中之陰，亦能布散積飲之氣。仲景以爲渴而衝氣動者，自當治其衝氣，不渴而冒與嘔者，則當治其水飲，故內半夏以去其水。而所以治渴而衝氣動者，惜未之及也。約而言之，衝氣爲麻黃所發者，治之如桂、苓、五味、甘草，從其氣而導之矣；其爲薑、辛所發者，則宜甘淡鹹寒，益其陰以引之，亦自然之道也。若更用桂枝，必捍格不下，即下亦必復衝，所以然者，傷其陰故也。（卷中）

陳念祖曰（《金匱要略淺注》）：服前方欬滿即止，而更復作渴，衝氣復發者，以細辛、乾薑爲熱藥以逼之也。服之當遂渴，若渴而不已，自當另籌甘潤鹹寒降逆之劑，今者渴病甫增，未治其渴。而渴反止者，火不勝水，爲有支飲故也。但有支飲者，必有的據，法當冒，冒者必嘔，嘔者有水也，復用前湯，納半夏，以去其水。

此言欬滿得細辛、乾薑而止，而充氣又因細辛、乾薑而發者，宜於渴與不渴辨之。若渴不止者，另治其衝；若渴即止而冒與嘔者，惟治其水飲，半夏一味，去水止嘔降逆，俱在其中，審其不渴，則用無不當矣。（卷五）

曹穎甫曰（《金匱發微》）：此節"更復渴"三字爲衍文。"以細辛、乾薑爲熱藥"句爲假設之詞，當屬下讀，非承上"衝氣復發"言之。若承上言，似但指衝氣一層，"服之當遂渴"句，轉類節外生枝。若原有"更復渴"三字，則下文當遂渴反不渴，俱不可通矣。此節大旨，謂欬滿止後，上膈氣機已疏，當不復病，然亦有欬滿方止、衝氣復發者，倘因乾薑、細辛爲熱藥而發其衝氣，服後當立見燥渴，乃本病燥渴，服乾薑、細辛而渴反止，則前此之渴實爲支飲隔塞在胸，津液不得上承喉舌，而初非真燥。此證予寓小北門時治宋姓婦人親見之，病者平時常患口燥，所服方劑，大率不外生地、石斛、麥冬、玉竹、知母、花粉、西洋參之類。予見其欬吐涎沫，脉弦而體肥，決爲痰飲，授以此方，服後終日不曾飲水，略無所苦。乃知仲師渴反止爲支飲之說，信而有徵也（此證後以欬逆不得臥、乳中脹痛，用十棗湯加王不留行，大下水痰而愈）。但支飲在胸膈間，中脘陽氣被遏，必見鬱冒。冒者，胃底膽汁不能容水，衝激而上逆也。故仲師言冒家必嘔，蓋中陽與支飲相拒，輕則虛陽上浮，甚則卒然嘔吐清水痰涎。可知熱藥實爲對病，故治法特於前方加生半夏以去水，不更忌細辛、乾薑也。（卷之三）

原文 水去嘔止，其人形腫者，加杏仁主之。其證應內麻黃，以其人遂痹，故不內之。若逆而內之者，必厥。所以然者，以其人血虛，麻黃發其陽故也。（三十九）

苓甘五味加薑辛半夏杏仁湯方

茯苓四兩　甘草叁兩　五味子半升　乾薑叁兩　細辛叁兩　半夏半升　杏仁半升，去皮尖

上七味，以水一斗，煮取三升，去滓，溫服半升，日三服。

徐彬曰（《金匱要略論注》）：形腫謂身腫也。肺氣已虛，不能遍布，則滯而腫，故以杏仁利之，氣不滯則腫自消也。其證應內麻黃者，《水腫篇》云無水虛腫者，謂之氣。水，發其汗則自已。發汗宜麻黃也。以其人遂痹，即前手足痹也，欬不應痹而痹，故曰逆。逆而內之，謂誤用麻黃，則陰陽俱虛而厥。然必厥之意尚未明，故曰所以必厥者，以其人因血虛不能附氣，故氣行濇而痹，更以麻黃陽藥發瀉其陽氣，則亡血復汗，溫氣去而寒氣多，焉得不厥。正如新產亡血復汗，血虛而厥也。（卷十二）

沈明宗曰（《沈注金匱要略》）：此肺虛皮膚致腫也。服前藥，水去嘔止。屢因衝氣奔逆傷肺，通調失職，肌表氣滯不行，其人形腫，遂於茯苓去桂五味甘草湯加杏仁，利肺氣而退其腫。然此腫與無水虛腫爲氣水同義，當用青龍湯汗散，故曰其證應內麻黃。但衝氣數擾傷陰，病因屢變，表氣虛弱，厥逆痹而不仁，所以叮嚀不可內之。若逆而內之，則陽氣解散，必爲厥矣。此痹而不仁，因血虛氣滯，陽無所附，汗則無陰可傷，反傷陽氣，謂其人血虛，麻黃發其陽故也。（卷十二）

魏荔彤曰（《金匱要略方論本義》）：形腫者氣浮也，即支飲中如腫之證也。陽浮弱於外，而陰盛凝於裏也。前方加杏仁降氣爲主治，氣降而飲自行，腫自消矣。如腫之證，似四肢之溢飲，而非四肢之溢飲，乃支飲也。溢飲之水在皮膚，支飲如腫之水在分肉之中、經絡之內也，所以皮膚之水可發汗，而經絡分肉之水不可發汗也。況如腫之證，陽已外浮，陰已內盛，何可重汗之以亡其陽？所以仲景云：其證應內麻黃，以其人遂痹，故不內之；若逆而內之，必厥，所以然者，以其人血虛，麻黃發其陽故也。其人痹者，陽不充周也，若逆而治之，其陽愈衰，必成厥逆之證，見陰盛之不宜更弱其陽

也。其人血虛者，即經絡分肉之間隧道空虛也。雖是血虛，究爲氣弱，既爲氣弱，即爲陽浮，麻黃發越陽氣，愈無內固之守，何以消飲邪、行氣逆，而爲陰寒內盛之防御哉？此所以以杏仁降氣行水於內，而且溫中理脾，不同於麻黃之治溢飲也。此仲景爲正陽顧慮者深切也。（卷中）

尤怡曰（《金匱要略心典》）：水在胃者，爲冒，爲嘔；水在肺者，爲喘，爲腫。嘔止而形腫者，胃氣和而肺壅未通也，是惟麻黃可以通之。而血虛之人，陽氣無偶，發之最易厥脫，麻黃不可用矣。杏仁味辛能散，味苦能發，力雖不及，與證適宜也。（卷中）

吳謙曰（《醫宗金鑒》）：水去嘔止，其人面形腫者，加杏仁以降嘔欬；上逆之餘邪，若不因嘔欬面腫，則爲風邪所襲，應加麻黃。今其人血虛手足痹，陽虛手足厥，且因嘔欬後而腫，故不加也。（卷二十一）

朱光被曰（《金匱要略正義》）：水去嘔止，裏氣已調矣。乃其人形腫，明是表陽鬱滯，肺氣不能宣布所致。開肺莫若麻黃，然以其病氣轉輾，榮分大虧，衛氣不能獨治，形體遂因而痹耳。設更用麻黃汗之，得不陽亡血奪而厥乎？惟於前方中加杏仁，以微利氣分，則腫自消矣。仲景恐人概以形腫必當用表，表之斷無他患者，故申戒之曰其人因血虛致痹，非同泛然形氣之病，麻黃發其陽，則益亡其血矣，故斷不可內也。（卷下）

陳元犀曰（《金匱方歌括》）：形氣，肺也。肺主皮毛，爲治節之官。形腫者，肺氣不行，凝聚不通故也。加杏仁者，取其苦泄辛開，內通肺氣，外散水氣。麻黃亦肺家之藥，何以不同？慮其發越陽氣而重傷津液也。（卷四）

丹波元堅曰（《金匱玉函要略述義》）：按水去，即心下之水去，故嘔止，是半夏之功着矣。然內水外溢，以爲形腫，故治猶遵前法，而表水非麻黃不能驅除。蓋杏仁之與麻黃，其性雖有緊慢之別，而其功用，則稍相均。以其人血虛，故以此易彼耳。其人遂痹者，前段手足痹也。厥者，亦即前段手足厥逆。倘得麻黃，以亡其陽，則更甚也。血虛者，尺脉微之應也，此無救逆之法。顧證既至此，則宜別處固陽救液之藥，非前方加減之所治矣。（卷中）

曹穎甫曰（《金匱發微》）：前方內半夏以去水，則心下之水氣當去，水邪去，則膽胃之火不復上衝，而嘔亦當止。但水方停貯中脘，氣不外散，一旦決而去之，未盡之水氣不能從表外泄，或轉皮毛之裏，變爲形腫。按水氣病一身面目黃腫者，則越婢加术湯主之。一身悉腫，則越婢湯主之。此水氣甚而形腫，藥劑中應納麻黃之證也。但此證業經半夏去水，水氣不甚，則形腫當屬虛脹，水氣篇又云：虛脹者爲氣水，發其汗即已，脉沉者宜麻黃附子甘草湯。此又水氣不甚而形腫，藥劑中應納麻黃之證也。故仲師既於前方中加杏仁，以利肺氣而泄皮毛，復申之曰其證應內麻黃，以其人遂痹，故不內之，若逆而內之必厥，所以然者，以其人血虛，麻黃發其陽故也。夫此證之應內麻黃，仲師即言之矣，但何以見此證血虛，何以見形腫之爲痹，何以見麻黃發汗之必厥？歷來注釋家固未有能言其意者。蓋水盛則血寒，血中熱度既低，則吸收力薄，精液不能貫輸脉道，而絡脉益虛，水病所以血虛也，痹之言閉，血分熱度不足，則水氣之在表者不能蒸化成汗，故毛孔閉塞而形腫。若用麻黃强責其汗，太陽陽氣一時張發於外，則裏氣益寒

而手足見厥。此即衄家不可發汗，瘡家不可發汗，失精家不可發汗之例也。（卷之三）

《金匱要略》歷代名家集注

原文 若面熱如醉，此爲胃熱上衝熏其面，加大黃以利之。（四十）

茯甘五味加薑辛半杏大黃湯方

茯苓四兩　甘草叁兩　五味子半升　乾薑叁兩　細辛叁兩　半夏半升　杏仁半升　大黃叁兩

上八味，以水一斗，煮取三升，去滓，溫服半升，日三服。

趙以德曰（《金匱方論衍義》）：此條篇首四飲中支飲病也。爲飲水，水性寒，下應於腎，於是腎氣上逆入肺，肺爲之不利；肺主行榮衛，肺不利則榮衛受病，猶外感風寒，心下有水之證，散行則其所傳不一者同也。是以亦用小青龍湯治。

服後首變者，爲水停未散，故多唾；津液未行，故口燥；水在膈上，則陽氣衰，故寸口脉沉；麻黃發陽，則陰血虛，故尺脉微，尺脉微則腎氣不得固守於下，其衝、任二脉相挾，從小腹衝逆而起矣。夫衝、任二脉，與腎之大絡同起腎下，出胞中，主血海。衝脉上行者至胸，下行者並足少陰，入陰股，下抵足跗上，是動則厥逆；任脉至咽喉，上頤，循面，是故氣衝胸咽。榮衛之行濇，經絡時疏不通，手足不仁而痹，其面翕然如醉狀，因復下流陰股，小便難。水在膈間，因火衝逆，陽氣不得輸上，故時復冒也。《內經》曰：諸逆衝上，皆屬於火。又曰：衝脉爲病，逆氣裏急矣。於是用桂苓五味甘草湯，先治其衝氣與腎之燥。

桂枝味辛熱，以散水寒之逆，開腠理，致津液以潤之；茯苓甘淡，專行津液，滲泄蓄水，利小便，伐腎邪，爲臣；甘草味甘溫，補中土以制腎氣之逆；五味子味酸平，以收肺氣。《內經》曰：肺欲收，急食酸以收之。

服此湯後，衝氣即止，因水在膈間不散，是以再變，而反更欬、胸滿，即用前方去桂加乾薑、細辛之辛，散其未消之水寒，通行津液。

服是湯後，欬滿即止，次三變而更復渴，衝氣復發，以細辛、乾薑爲熱藥，服之當遂渴。而反不渴，爲支飲之水蓄積胸中故也。支飲在上，阻遏陽氣，不布於頭目，故冒；且衝氣更逆，必從火炎而嘔也。是以仍用前湯，加半夏以去水止嘔。

服此湯後，水去嘔止，第四變則水散行出表，表氣不利，其人形腫。水在表，大法當用麻黃發汗，以散其水，以其人遂痹，且血虛，麻黃發其陽，逆而內之，必厥，故不內，但加杏仁於前方中。杏仁微苦溫，在腎氣上逆者得之則降下；在表衛氣得之則利於行，故腫可消也。

服此湯後，第五變因胃有熱，循脉上衝於面，其面熱如醉，加大黃以泄胃熱。

由是而觀，支飲之變，始終不離小青龍湯之加減，立此規矩準繩，誠足以爲萬世法也。（卷中）

徐彬曰（《金匱要略論注》）：面屬陽明，胃氣盛，則面熱如醉，是胃氣之熱上熏之也。既不因酒而如醉，其熱勢不可當，故加大黃以利之。雖有薑、辛之熱，各自爲功而無妨矣。

論曰：前既云以乾薑、細辛爲熱藥故也，本方止加半夏，不去薑、辛，及形腫又不去薑、辛，及面熱又不去薑、辛，何也？蓋支飲久渴之人，胸中之宗氣久爲水寒所蝕，故極易欬滿，逮欬滿而籍薑、辛以瀉滿止欬，則薑、辛自未可少，謂飲氣未即去，則肺之寒侵，刻刻須防之也。至面熱如醉，與首條翕熱如醉不同，前因衝氣，病發在下，此不過肺氣不利，乃滯外而形腫，滯內而胃熱，故但以杏仁利其胸中之氣，復以大黃利其胃中之熱耳。（卷十二）

李彣曰（《金匱要略廣注》）：欬逆倚息不得臥，支飲也，小青龍湯解義見前長於行飲，故主之。下已者，服小青龍藥後也，多唾，水飲泛溢也，口燥，津液不行也；寸脈宜浮而反沉，經云沉潛水蓄也，尺脈微者，尺脈主腎，水飲下流，腎氣虛衰也；手足厥逆或痹，即本經飲水流行，歸於四肢是也；氣從小腹上衝胸咽，欲作奔豚也；面翕熱如醉狀，胃熱上衝熏其面也；復下流陰股，小便難者，水性趨下，濕濁瘀塞下流，水道不利也；時復冒，濁氣上蒸，清陽眩亂也。餘義見後方解下。

桂枝使水飲外散，茯苓使水飲下行，甘草補土以防水，五味子收斂肺氣，使氣不上衝，以通調水道，下輸膀胱也。

欬者，水寒射肺，裏氣逆也，胸滿者，經云藏寒生滿病，又云胃中寒則脹滿。桂枝走表不主裏，故主之，加乾薑溫中以散逆氣，細辛散水以去內寒，故欬滿俱治。

支飲渴止，水寒內漬，藏府不溫也；濁氣上蒸，故冒；寒飲泛逆，故嘔。去甘草，嘔家不喜甘故也；半夏辛溫，能散逆止嘔，且性燥兼去水也。

形腫，水飲外薄也，杏仁利氣，氣行則飲散矣。

加大黃去胃熱，所謂陽有餘，以苦瀉之是也。

李昇璽曰：以上五方皆從小青龍湯加減變化，是知小青龍湯爲行飲之主方也。（卷中）

沈明宗曰（《沈注金匱要略》）：此擾真陽動挾胃熱之治也。足陽明經絡，循面入鼻頰交。胃素積熱，衝氣擾動，上衝於面，故面熱如醉。即於茯苓五味甘草湯少加大黃，微微潤下，以泄胃火之逆。然雖寒熱並行，各自爲功，而不相悖也。（卷十二）

尤怡曰（《金匱要略心典》）：水飲有挾陰之寒者，亦有挾陽之熱者，若面熱如醉，則爲胃熱隨經上衝之證，胃之脈上行於面故也，即於消飲藥中加大黃以下其熱。與衝氣上逆其面翕熱如醉者不同，衝氣上行者，病屬下焦陰中之陽，故以酸溫止之；此屬中焦陽明之陽，故以苦寒下之。（卷中）

丹波元堅曰（《金匱玉函要略述義》）：按此上四條，如云治其氣衝，而承以衝氣即低之類，其文上下相應，特此條自爲起端。故程氏、尤氏，以爲別證。然其治仍守上方，則知亦接上來矣。面熱如醉者，即前段所謂面翕熱也，其初胃熱未長，故不敢爲意。今蓄飲未散，而胃熱增劇，故加大黃以利之。徐氏所謂，雖有薑辛之熱，各自爲功，而無妨者，實得其理矣。《千金方衍義》，引趙氏，今二注本無考。

又按以上六條，皆設法備變者也。蓋病有證候錯雜，或陸續變替，乃不可不就其所急，而爲之處療者，是此諸條之所以設，而使人知圓機之妙者已。唯所敘諸證，未必一人兼備，亦未必非一人兼備。且所處之藥，皆著其功，如更發他證者，是不必藥之所致，要不過假此數端，以示爲治之次第也。其初則時氣觸動，而其次則下焦水逆，次則肺飲復動，次則中焦飲遏，次則水氣外溢，於是水飲之情狀，纖悉無遺，而加以兼虛挾熱，可謂密矣。（卷中）

周孝垓曰（《金匱要略集解》）：張璐曰：多唾，飲上溢也；口燥，津液傷也；寸沉尺微，手足逆冷，衛中陽氣耗也；氣從少腹上衝胸咽，陰火逆也；手足痹，營血虛也；其面翕熱如醉狀，陽明胃熱也；因復下流陰股，小便難，陰火下流膀胱也，時復冒，太陽餘邪未散也。證雖屢變，皆爲衝氣逆上之故，且有時復昏冒一證，即定太陽表證，確守冒家汗出自愈之例，反复出入，不離小青龍湯加減，所以用桂苓五味甘草湯，先治衝氣。

第二變，衝氣即低，而反更欬、胸滿，此水在膈間不散也，即用前方去桂，加乾薑、細辛以治其欬滿。

第三變，欬滿即止，而更復渴，渴止而嘔者，有水飲也，再加半夏以去其水。

第四變，水去嘔止，其人形腫者，以水尚在表也，加杏仁主之。

以上隨證加減，猶未離本來繩墨。

第五變，面熱如醉，其證頗似戴陽，而能獨斷陽明胃熱，乃加大黃以利之。按陽明病，面合赤色，不可攻之，爲其腎虛，陽氣不藏，故以攻下爲戒。而此陰虧血虛，反用大黃利之者，以其證變迭見，雖有面熱如醉，脉見寸沉尺微，洵非表邪怫鬱，而爲胃中蘊熱無疑，竟行滌飲攻熱，恬不以陰虛爲慮，而致扼腕也。

仲景治欬，全不從欬起見，治其支飲，下其逆氣、衝氣，法中之法，游刃有餘矣。（卷中）

高學山曰（《高注金匱要略》）：欬逆倚息不得臥，詳已見。此證爲飲支胸膈，氣滿肺管之候。小青龍爲發汗利水，兩解水飲之劑，故主之，方論見《傷寒論》本湯下。下已猶言小青龍下後，而欬逆諸證俱已之謂。蓋微發其汗，則飲從汗去，而肺氣上平；復下利其水，則飲從溺去，而胸陽下展，故其證俱已也。"多唾"至"時復冒"，凡十二句，又言支飲之欬逆等候雖已，而其錯雜之變證，所不能免。屈指計之，大概不越乎四者，各因其變而分治之，斯皆已而痊愈矣。夫小青龍半爲發汗之劑，汗去而膈氣上空，則在下之氣上湊，而發爲衝氣者，一也。故氣從小腹上衝胸咽，且唾隨衝氣而上泛，以致多唾者是其候也。又痰飲之人，陽氣自虛，今虛陽分馳於發汗利水，而其氣益虛，則腎中陰翳，乘肺而欬，乘胸而滿，因變爲欬滿者，二也。故寸沉尺微，因陽氣不貫於四末，而手足厥逆或痹者，是其候也。或病飲之時，胃中素有積滯，及從汗以去飲。汗乃心液，汗出而上空，則胃中熱實之氣上熏者，三也。故口燥、面翕熱、如醉狀者，是其候也。又飲之大勢雖去，而其餘波未淨。因上焦汗空，而不能運布，多致漸積而復成支飲者，四也。故餘飲下流陰股，小便難而復冒者，是其候也。仲景於小青龍後，錯綜敘其脉證，而針線一毫不亂。讀《金匱》者，於此十二句中之錯綜處，理會清楚，則後文方治，絲絲入扣矣。四者單見，則單治之，如其兼見，當先治衝氣。以衝氣爲上虛下實之候，久則復能聚飲故也。主桂苓五味甘草湯者，以辛甘生陽之桂枝，填上焦之空，而以甘浮之甘草，佐而托之，則其性益浮。然後以酸斂下攝之五味，抑其衝氣，而佐以淡渗之茯苓下泄之，其衝氣之即低也宜矣。衝氣下伏，則激其虛寒之氣於上，寒氣爲肺性喜溫之所忌，故欬。虛寒之氣，非胸中陽位之所宜，故滿也。於本方去桂，加薑、辛而益以甘草兩倍，其方意另一世界。蓋衝氣係下焦之本氣，因膈虛而招之上衝者，其意在填高以御下，故用甘浮之桂、甘爲主，而後下壓以泄之耳。若欬滿所乘者，爲虛寒不足之氣，其病在下，而其意因在溫下以化上。故以五味之下滲下斂者爲主，而以辛溫之乾薑、細辛，趁勢送至下焦，附以甘草者，欲其領辛溫之氣，從下而中浮，而使欬滿之虛寒上化也。欬滿即止四句，爲變證中之變，以仍主苓桂五味甘草湯，加歸、麥等味治之。則渴復止，衝氣復低，而自愈故也。若服此而當渴不渴，或先渴而服藥反止者，是熱藥蒸於下，而浮其飲氣於上之理，故知其復有支飲也。支飲者，必冒且嘔，以支飲於下，而氣高於上故也。半夏去飲降逆，爲飲家冒而且嘔之聖藥，故重加之。去桂及甘草者，欲其專於下行，而不使留戀胸膈之意。至乾薑、細辛之用於本方者，較之前方，又是一番生面。蓋前方是借甘草之中浮，而上溫欬滿。本方又借淡滲降斂之品，下溫去飲之陽氣故也。仲景之方藥，其游刃之妙，直有才認梨花却是雪之幻耶。水去嘔止，而形腫者，虛氣薄於分肉而未行之候。杏仁利肺，故加之。痹，兼脉之沉微，並手足厥逆而言。其證應內麻黃者，以杏仁利肺，麻黃泄氣，肺利氣泄，則虛氣之薄於分肉者自散，故二者爲消腫之要藥。今其人脉沉微而手足痹，況曾經厥逆乎？故單加杏仁，而不內麻黃者此也。若逆其法而內之，則陽氣益虛，故厥。蓋陽附於陰，氣根於血，陰血既虛，不任麻黃之泄其陽氣也。面熱如醉，兼口燥而言，此爲胃熱上衝，加大黃以利之，烏容已哉。

此條似當日之醫案，更爲引而伸之，而即存以爲法者也。

曹穎甫曰（《金匱發微》）：水去嘔止，有未盡之水氣，因水方外散，痹於表分而形腫者，亦有水分已盡，胃中燥熱上冒頭面者，於是有面熱如醉之形態。蓋纍進溫中泄水之劑，證情決非戴陽，故於前方加杏仁外，更加大黃以利之。所以然者，則以水邪去路不出於肺，必出大腸也。（卷之三）

原文 先渴後嘔，爲水停心下，此屬飲家，小半夏茯苓湯主之。方見上。（四十一）

徐彬曰（《金匱要略論注》）：飲有久暫不同，此云先渴後嘔，渴必多飲，從無嘔證，而忽於渴後見之，其爲不飲無疑矣，故曰此屬飲家，暫時傷飲也。小半夏，止嘔專方，加茯苓，則水從小便出矣。不用止渴及健脾藥，水去即無病，倘涼之則傷陽，燥之則傷胃也。（卷十二）

周揚俊曰（《金匱玉函經二注》）：云渴未有不飲水者。渴飲水，則渴爲水解，而水亦爲渴消矣。乃復作嘔者，何哉？爲水不爲渴消，而且不得下歸於胃，下趨膀胱，致停於心下也。雖然，就下性也，水又何以停？因上脘本有痰飲，阻抑上昇之津，故先爲渴；然後，知先能爲上阻者，亦即後能下阻者也。心下，去上未遠，爲清華之地，豈得容水少刻？勢必嘔出。故仍以小半夏茯苓湯主之也。（卷十二）

魏荔彤曰（《金匱要略方論本義》）：仲景又言先嘔後渴者，已言之。蓋嘔者水逆，而渴者，藥行也。乃有先渴後嘔者，何如？先渴後嘔，則亦水逆也。水停心下，阻隔正氣不昇，則正津不上於胸咽，故渴也。渴必飲水，水得水而愈滋其衝逆，所以先渴而後必嘔也。此屬飲家，當治其飲，不可以爲渴家治其渴也。治飲則用辛燥，治渴必用寒潤，大相矛盾矣，可不明其屬於何家，而妄理乎？主之以小半夏加茯苓湯，無非滲水開格，溫中散寒爲治也。方義已見，不復贅矣。以上仲景就欬嗽胸滿或嘔或渴言證，歷叙其由來至詳矣。然不過爲飲家兼見之病，治飲而諸患自息，余故首言欬嗽不止於痰飲。〔批〕嗽病有二，非痰飲即虛勞耳，故皆附見而爲兼病。凡爲喘滿，爲作渴，爲嘔吐，爲面熱，甚至爲手足厥冷，爲眩冒、煩悸，種種難以名言，但於飲邪識其端倪，則無不可兼理之，無難矣。明乎此，即痰亦飲家所兼見之證，況其他乎！仲景此篇即專以飲病名篇也可矣。（卷中）

尤怡曰（《金匱要略心典》）：先渴後嘔者，本無嘔病，因渴飲水，水多不下而反上逆也，故曰此屬飲家。小半夏止嘔降逆，加茯苓去其停水。蓋始雖渴而終爲飲，但當治飲，而不必治其渴也。（卷中）

吳謙曰（《醫宗金鑒》）：水停心下，中焦部也。中焦屬胃，故不止病悸、短氣，而亦病嘔也。病悸、短氣者，是水停胃外，從膈下而上干於胸也。病嘔者，是水停胃內，從胃中而上越於口也。然必先渴飲水多而後作嘔者，方屬飲家嘔病也。主小半夏湯者，以止嘔也；加茯苓者，以飲水多而病嘔，故兼利水也。（卷二十一）

消渴小便利淋病脉證並治第十三

原文 厥陰之爲病，消渴，氣上衝心，心中疼熱，飢而不欲食，食即吐，下之不肯止。（一）

趙以德曰（《金匱方論衍義》）：是證嘗出《傷寒》傳厥陰證中，敍病皆同。但彼曰：吐蚘，下之利不止。此曰：食即吐下不止。豈食入便至於利下不止乎？必類集成書差之耳。

成無己於《傷寒論》注之曰：邪傳厥陰，則熱已深也。邪自太陽傳之太陰，止咽乾，未成渴；傳少陰，止口燥舌乾而渴，未成消；傳至厥陰，熱甚多欲水，乃成消渴也。飲水多而小便少，謂之消渴。火生於木，厥陰客熱，氣上衝心，心中疼熱。傷寒至厥陰受病時，爲傳經盡，則當入府，胃虛客熱，飢不欲食；蚘在胃中，無食則動，聞食臭則出，得食吐蚘。此熱在厥陰經。若便下之，虛其胃氣，厥陰木邪相乘，必吐下不止。

此本爲《傷寒》注之如是，今出自《金匱要略》爲雜病者，又將從何邪得之？竊謂病起之由雖異，至於成六氣之熱邪，則一其熱也。若五藏傳來之熱，與久色欲、勞役，飲食之熱甚，客於厥陰，皆得爲傷寒之熱，爲是證，故兩書並出之。（卷中）

徐彬曰（《金匱要略論注》）："厥陰之爲病消渴"七字，乃消渴病之大原。蓋消渴者，善消而大渴也，然或單渴不止，或善食而渴，或渴而小便反多，後人乃有上消、中消、下消之分，不知上、中、下，雖似不同，其病原總屬厥陰。蓋肝之脉爲厥陰，厥陰者，風木之藏也，與風相得，故凡風病必先中肝，然風善行而數變，故在經絡，在血脉，在肌肉，各各不同。而又有鬱於本藏者，則肝得邪而實，因而乘其所勝，陽明受之，乘其所生，足少陰受之。於是上、中、下，或有偏勝，現證稍殊，皆爲消渴，皆由厥陰風鬱火燔，故曰厥陰之爲病消渴。《內經》亦有風消二字，消必兼風言之，亦此意也。肝既邪實，木氣喜上揚，故氣上衝心，心受邪逼，故疼且熱。肝得熱而燥，於是子盜母氣，則腎亦病，故飢不欲食，食則吐者，上受邪氣之衝，且肝主嘔逆也。下之不肯止，乃病不由於胃實，而反攻胃，故仍不肯止也。

論曰：《內經》謂二陽結，謂之消，此獨主厥陰，似乎互異，不知邪氣浸淫病深，腸胃氣聚不散，故曰結。其使腸胃之氣不能健運而成三消，則厥陰實爲病之本，如果病專腸胃，則下之爲中病，消渴宜無不止矣。然多食而飢不止爲中消，此又云飢不欲食，則知消渴之病，亦有不欲食者。但能食而渴者，全重二陽論治；飲一溲二，重在腎虛論治；其不能食而氣衝者，重在厥陰論治，此又臨證時，微細之辨乎。（卷十三）

李彣曰（《金匱要略廣注》）：此條見《傷寒論·厥陰篇》，本說厥陰傷寒有消渴證，意不專在消渴也。今在本經，則但論消渴，旁引傷寒，見消渴亦有屬陰證虛寒者之不同也。或曰：厥陰何能成熱而爲消渴乎？答曰：厥陰消渴，成無己注爲傳經熱邪，不知此爲直中陰經，故消渴，氣上衝心，心中疼熱，皆陰盛格陽，冷極似火。如《傷寒·少陰篇》云：虛故引水自救，以明其津液之竭也。又《內經》云：心移熱於肺，爲肺消，飲一溲二，死不治。則陰寒何嘗不作消渴乎？觀下文消渴用腎氣丸，內有桂附可見。且消渴爲上消，即肺消也，故但飲水不欲食。若消中，則又消穀能食，不甚渴矣。飢不欲食，胃中冷也。傷寒六經，惟厥陰有蚘厥證，以其屬風木氣化，故能生蟲，蚘聞食臭出，故食即吐蚘。又經云胃中冷則吐蚘也。若果屬熱證，則下之當愈，何爲利不止乎？此《傷寒論》所云厥陰消渴，原屬寒證，本經掇取原文，其意專在消渴，而旁引厥陰，見消渴又有屬陰寒一證者在也。

李昇璽曰：癉成爲消中，則消渴原屬熱證，若厥陰消渴，又屬虛寒，猶本經熱在上焦者，因欬爲肺痿，然有不欬遺尿，爲上虛不能制下，屬肺冷者，可見一病各有寒熱，不可拘也。（卷中）

魏荔彤曰（《金匱要略方論本義》）：消渴病者，津液病也。《內經》云：水穀入於口，輸於腸胃，其液別爲五，天寒衣薄則爲溺與氣，天熱衣厚則爲汗，悲哀氣並則爲泣，中熱胃緩則爲唾。邪氣內逆，則氣爲之閉塞而不行，則爲水脹。故三焦出氣，以溫肌肉，充皮膚，則爲津，而流不行者爲液。是消渴之爲病屬之津液也。中氣盛，胃陽足，則津液流動，而能潤喉舌，灌胸膈；中氣虛，胃熱盛，則津液枯耗而不能潤喉舌，灌胸膈，斯渴作矣。甚則旋渴旋飲，旋飲旋消，而消渴成矣。此消渴之爲病，屬之津液，而津液之有餘不足，又屬之中氣與胃陽矣。然《宣明五氣篇》所言五藏化液，何獨以腎之液爲唾乎？觀以腎爲唾之旨，知唾之足不足更關於腎，不止胃陽中氣而已焉，何也？腎之水，水源也，五液皆與之相流注，源長流潔，源短流濁，潔則易爲通利，濁則易致枯凅，一定之理也。必腎水先不足，而津液方不能潤喉舌而灌胸膈，又本證中之本證也。然復何以渴而且消哉？亦應於腎求之。腎中水竭，則命門火發，命門火發，必緣木而昇。蓋龍雷之焰，助以烈風，震於喬樹，而後可焚燔肆志，焦灼隨意也。所以消渴一證，既責之腎水，再責之腎火，終責之肝木，闕一不可與言消渴之由來矣。仲景於《傷寒論》中厥陰經首言之，復移是條於此以申明之。〔批〕喻氏謂謬簡於此，豈然？殆謂《傷寒》外感，遞傳少陰之熱邪，由少陰而厥陰，由厥陰而上衝，可以致消渴，則外感證中之消渴也。雜病內傷，漸竭少陰之熱邪，亦由少陰而厥陰，由厥陰而上衝，可以致消渴，則內傷證中之消渴也。病雖各因，而證爲一證，證雖異義，而原本則同。明乎此，則可與言仲景之論消渴屬之曰厥陰之爲病矣。然則此消渴也，非腎火緣木而起肝火，肝火上昇而爲膈熱，何以飲多消多若是乎？諦其證必氣上衝心，心中疼熱，一皆水不足而火有餘之象也，於是其人善飢而食。此何以故？以胃虛而膈熱，熱必入於胃，胃中蚘蟲因熱而不能安，伏於胃之下脘，乃乘熱而浮游於胃之上脘，胃熱故善飢，蚘在上脘，故不欲食，食入而蚘在食下則相安，食入而蚘反在食上則吐蚘，此胃熱之所致也。醫家見爲胃熱矣，以爲可下矣，不知胃若實熱方可下，此胃熱乃虛熱也。腎水枯竭之人，胃氣不足久矣，徒以熱入胃中，耗其津而擾其蚘，而初無實邪可以攻伐也。設誤下之，下利自不可止矣。遽可因胃熱不辨虛實，而輕言下乎？此非滋其腎水，養其肝木，充實其陽氣，宣散其邪熱，則消渴之證未易言除也。於此誤下固非矣，即妄用寒涼，以爲能滋陰止渴，不知陽火以滋陰而渴止，陰火以滋陰而渴證且更它變矣。故主治者，壯水之本，法之要也，益火之源，尤法之要也。陽能生陰，陽足而陰自足，是又本治中之先務也。學者詳焉。（卷中）

黃元御曰（《金匱懸解》）：此段見《傷寒·厥陰》。厥陰之經，以風木而孕君火，肝藏血，心藏液，病而風動火炎，血液耗傷。津亡肺燥，則生消渴。風木不舒，奔騰擊撞，故氣上衝心，心中疼熱。木鬱克土，飲食不消，故胃口雖飢而腹不欲食。木鬱蟲化，是生蚘蟲。食下不消，必復嘔出，蚘隨嘔上，故食則吐蚘。下之脾敗肝鬱，風木疏泄，故下利不止。

厥陰不病則已，病則必見諸證，外感內傷，無有不然。後世粗工不解，以爲傷寒之病，《金匱》此條，係後人誤從《傷寒》采入。是於傷寒、雜病一絲不曉，何敢妄言無忌，一至於此！（卷十一）

丹波元簡曰（《金匱玉函要略輯義》）：〔鑒〕按此條是《傷寒論》厥陰經正病，與雜病消渴之義不同，必是錯簡。

喻氏《法律》云：消渴之證，《內經》有其論無其治，《金匱》有論有治矣。而集書者，采《傷寒論》厥陰經消渴之文湊入，後人不能決擇，斯亦不適於用也。蓋傷寒熱邪，至厥陰而盡，熱勢入深，故渴而消水，及熱解則不渴，且不消矣，豈雜證積漸爲患之比乎？（卷三）

高學山曰（《高注金匱要略》）：消渴之證，其因皆起於胸膈間，在天之陽氣既虛，而其陽精又竭之所致也。陽氣上虛，則下焦之虛火，因其空而炎於上；陽精上竭，又不能供兩火之燔炙，而不得不資外水以自救，故渴。然邪火在胸膈，其位最高，胃脘雖從此下經，而其受水處，卻較低於邪火。火上水下，未濟之象。下水不能制上火，而上火反具吹噓鼓逼之勢，則所飲者，一直下趨而行爲小便矣。以消易而愈渴，故曰消渴也。李氏舊注，引《內經》心移熱於肺，爲鬲消，雖非仲景之所謂消渴，而與本篇之旨略同者。蓋心肺上熱則一，而與條中之證，發源於下焦者，爲大殊也。其又引經文二陽結謂之消，又癉成爲消中二語，雖合仲景之旨，然是三、四兩條，中焦熱實上炎之消渴，而不可以概下焦之證也。讀《金匱》者，苟不從論文方意，會其全神，而徒爲零注死解，縱博引經義，無有是處也。本篇論渴證者八條，一條言下焦之虛火上衝，而爲消渴之正病。二條即言其脉，並其病因，實由上焦陽氣既虛，陽精又竭之故。三、四兩條言消渴又有因於中焦堅數，而爲消渴之變證者，即經所謂二陽結，及中消者是也。五條言正病消渴之治例。六、七、八三條言渴而不消之輕病，與水飲二門相通之證治，特渴家之緒餘耳。

此條之文，見傷寒厥陰，與此大別。蓋在傷寒重"厥陰"二字，以厥陰得傳經之熱邪，其爲病如此。是諸證平列，而無偏重處，且肝中化熱解，而諸證亦罷，又爲暫病也。因其人之上焦，原無虛勞之虧空，以厥陰之化熱，下實而上撞耳，化熱一解，而上焦即有以御之也。若此條，則專重在"消渴"二字，以消渴之人，先從腎精下竭，不能滋養肝木，而木中之血液亦短，木氣以無陰而不戀本藏，於是悉索而依輔於其所生之心部。譬之失所者，父母之鄉，無栖止之樂，而外就其女家之義也。且心中真精，既無木液之供應，而自乾自空久矣，況腎水下虛，火又以無畏而上熾乎？夫上焦在虛而欲吸之時，下焦具窮而急投之勢。肝氣入心，木得火而風生，火得木而焰起，木火合化而通明於胸膈，將逼中下二焦之津液於不盡不止。是入傷寒者，爲論厥陰之病機；而入本篇者，爲論消渴之始末，故曰與此大別也。"氣上衝胸"四句，雖言消渴者，其自下而上，一路之兼證如此，然亦爲厥陰之所必然連及者，故其義與傷寒同。下之利不止，則與傷寒亦有辨矣。蓋傷寒所言下之利不止者，下藥陰寒，木性縮支柯之逆氣，而下墜根株，是木從陰濕處以行根之理也；消渴所言下之利不止者，大腸一空，火勢奪前陰之飛瀑，而後奔谷道，是火從空隙處以垂焰之理故也。

曹穎甫曰（《金匱發微》）：此與《傷寒·厥陰篇》同。予向以爲非一時並見之證，此特爲厥陰本病言之耳。至於消渴，則殊不然。消渴所以起於厥陰者，始於肝藏血虛，血虛則內風生，膽寄肝葉之內，賴肝液爲滋養，肝燥而膽不濡，則浮火易動，風與火相搏，於是肺液耗損，引水自救，水能勝有形之火，不能勝無形之風燥，於是飲者自飲，渴者自渴，此消渴所以起於厥陰也。風陽上薄，故氣上撞心。熱鬱心房，故心中疼熱。風陽上逆，故飢不欲食。風陽吸於上，胃氣逆行，故食即吐。若疑爲宿食而誤下之，風性疏泄，脾濕隨之下陷，乃至一下而不肯止，氣上衝則肺燥，屢吐則胃燥，下之不止則腸亦燥，此爲消渴所由成。推本窮原，則但清肝熱、滋營血而陽自息，此證似宜黃連阿膠湯合百合地黃湯，陳修園謂當於烏梅丸諸方按證求之。未的。（卷之三）

原文 寸口脉浮而遲，浮即爲虛，遲即爲勞，虛則衛氣不足，勞則榮氣竭。趺陽脉浮而數，浮即爲氣，數即消穀而大堅，一作緊。氣盛則溲數，溲數即堅，堅數相搏，即爲消渴。（二）

趙以德曰（《金匱方論衍義》）：《內經》謂，有所勞倦，形氣衰少，穀氣不盛，上焦不行，胃氣熱，熱氣熏胸中，故內熱。今以寸口脉候上焦，趺陽候中焦。寸口遲爲勞者，即勞役而致傷也；勞則陽氣退下，穀氣因不得昇舉以充上焦。上焦主行榮衛，穀氣不充，則衛虛而脉浮，榮竭而脉遲。蓋脉行以榮氣者，即穀氣不輸於上下，壅而盛於中；數即消穀者，壅盛之氣，鬱而爲熱，即消穀，數即熱也。大堅者，水穀雖入，不化津液，中焦遂燥，堅即燥也。《內經》所謂：味過於苦，脾氣不濡，胃氣乃厚，正此謂也。以一作緊字者，誤。中焦熱甚，火性疾速，水穀不得停留，下入膀胱而溲，水去，其內即燥；燥而又熱，即爲消渴，近世之謂消中者是也。（卷中）

李彣曰（《金匱要略廣注》）：此爲上消，故脉見寸口，脉浮亦主病在膈上，經云遲爲在藏，今見於寸口，是肺病也。蓋肺主氣，虛則衛氣不足，心火乘之，經所謂心移熱於肺爲鬲消是也。勞則氣耗，而陽亢陰虛，故榮氣竭，則水衰火熾，安得不成消渴乎？

趺陽在足面上，即胃經動脉，浮數皆陽脉也。浮即爲氣，所謂氣有餘便是火也，數即消穀大堅，胃中有實熱也，氣盛則津液偏滲膀胱，而大便愈燥，故云溲數即堅，此與下節皆屬消中，非上消之消渴也。然病消中而以消渴名之者，因病之統名而命之耳。（卷中）

魏荔彤曰（《金匱要略方論本義》）：浮者，浮取大而無力也，遲者，沉取濇而不滑也。寸口主肺屬氣，浮弱之診，中氣不足，而衛氣何有於足乎？寸口又主膻中屬血，濇遲之診，心血不足，而榮氣何得不竭乎？一言虛，陽虛氣病也；一言勞，陰虛血病也。合言之，則虛勞內熱消渴之證甚明也。此其一診也。再診趺陽陽明胃氣也，脉浮而數，浮者氣散而不收也，數者熱盛而不熄也。氣散不收，則流注多而漫無檢制，熱盛不熄，則穀雖消而津液日亡，所以氣盛而小便常苦多，故溲數。溲數而津液日益耗，大便愈堅。以大便堅與小便數相搏，而正津虧竭，邪熱熾盛，胸膈躁煩，口舌乾裂，求救於水，水入氣不足運，隨波逐流，直趨而下，飲多溲多，無補於渴。此消渴之熱發於腎，衝於肝，而歸結於胃，受害於肺也。是可就證脉決之，而無所疑也。（卷中）

尤怡曰（《金匱要略心典》）：診寸口而知榮衛之並虛，診趺陽而知胃氣之獨盛。合而觀之，知爲虛勞內熱而成消渴也。夫所謂氣盛者，非胃氣盛也，胃中之火盛也。火盛則水穀去而胃乃堅，如土被火燒而堅硬如石也，故曰數即消穀而大堅。胃既堅硬，水入不能浸潤，但從旁下轉，而又爲火氣所迫而不留，故曰氣盛則溲數，溲數則堅。愈數愈堅，愈堅愈數，是以飲水多而渴不解也。（卷中）

吳謙曰（《醫宗金鑒》）：〔按〕此條當在《虛勞篇》中，錯簡在此。

〔注〕寸口，通指左右三部而言也。浮而有力爲風，浮而無力爲虛，按之兼遲，即爲虛勞之診，故主衛外榮內虛竭也。

〔按〕"而大堅"句不成文，"大"字之下當有"便"字，必是傳寫之遺。

〔注〕趺陽，胃脉也。胃脉浮盛，按之而數，爲胃氣熱，故善消穀也。火盛消穀，則大便必堅；氣盛消水，則小便必數，故溲數即堅也，堅數相搏，即爲消穀消渴之病。（卷二十一）

黃元御曰（《金匱懸解》）：寸口脉浮而遲，浮即爲表氣之虛弱，遲即爲里氣之勞傷，表陽虛弱，即衛氣不足，裏陰勞傷，則營血枯竭。趺陽脉浮而數，浮即爲陽氣之盛，數即爲消穀而大便堅，陽氣盛則溲溺數，溲溺數則大便堅。大便之堅與小便之數相合，津液滲泄，即爲消渴。

蓋消渴之病，在胃不在脾，《素問·陰陽別論》：二陽結，謂之消。二陽者，陽明也。手陽明以燥金主令，金燥則消水而便堅；足陽明從燥金化氣，土燥則消穀而溲數。消渴者，手足陽明之合氣，而燥結於腸胃者也。

太陰行氣於三陰，脉候於寸口，陽明行氣於三陽，脉候於趺陽。太陰主昇，陰中之陽，昇於脉絡，則經氣旺，陽明主降，陽中之陽，降於腸胃，則府氣旺。太陰虛而經中之氣衰，是以寸口浮遲，衛氣不足而營氣消渴。此以虛勞傷其營衛，營衛耗弱，乃發熱作渴之原，《傷寒》所謂諸弱發熱，弱者必渴是也。陽明盛而府中之氣旺，是以趺陽浮數，戊土溲數而庚金大堅。此以燥熱鑠其津液，津液枯涸乃消穀引飲之根。故消渴之病，太陰衰而陽明盛，經氣虛而府氣實，所謂壯火之食氣者也。（卷十一）

陈念祖曰（《金匮要略浅注》）：寸口脉浮而迟，浮不固表，即气不敛而为虚，迟不因寒，即营不充而为劳，_{气既不敛而}虚则卫行脉外之气不足，_{营既不充而}劳则营行脉中之气亦竭。_{心营肺卫，鬲消之治法可悟也。然营者水谷之精气，卫者水谷之悍气，虚而且迟，水谷之气，不上充而内郁，则胃热矣。此上消、中消可分而可合之旨，}更诊其趺阳脉浮而数，浮即为气，_{《经》所谓热气蒸胸中是也，}数即为气盛，_{气有余，便是火，}火盛则消谷而大坚；坚则不能消水，_{如以水投石，水去而石自若也且夫}气之盛，_{即火之盛也，火热本足消水也，水入本足救渴也。今胃中坚燥，全不受水之浸润，转从火热之势，急奔膀胱。}则溲数，溲数则坚，_{愈数愈坚，愈坚愈数，}坚数相搏，即为消渴。

此以寸口诊营卫，而上消之证含于其中；趺阳诊阳明，而中消之证，详而不漏，然二证实相因而起也。师未出方，今补拟其略，大抵上消证，心火亢盛，移热于肺，为鬲消者，用竹叶石膏汤去半夏加栝楼根之类，或不去半夏，喻嘉言最得其秘。心火不足，移寒于肺，为肺消者，用炙甘草汤，或柴胡桂姜汤加人参、五味子、麦门冬之类。中消证，责在二阳，以人参白虎汤送下脾约丸颇妙。然亦须随证变通，不可胶柱也。（卷五）

丹波元简曰（《金匮玉函要略辑义》）：〔程〕趺阳，胃脉也。《内经》曰：三阳结谓之消。胃与大肠，谓之三阳，以其热结于中，则脉浮而数。《内经》又曰：中热则胃中消谷，是数即消谷也。气盛，热气盛也。谷消热盛，则水偏渗于膀胱，故小便数而大便硬。胃无津液，则成消渴矣，此中消脉也。

《外台》《古今录验》论云：消渴病有三：一渴而饮水多，小便数有脂，似麸片甘者，皆是消渴病也。二吃食多，不甚渴，小便少似有油而数者，此是消中病也。三渴饮水不能多，但腿肿脚先瘦小，阴痿弱数小便者，此是肾消病也。又《东垣试效方》云：高消者，舌上赤裂，大渴引饮。《逆调论》云：心移热于肺，传为鬲消者，是也，以白虎加人参汤治之。中消者，善食而瘦，自汗，大便硬，小便数。叔和云：口乾饮水，多食饥虚，广成消中者，是也，以调胃承气、三黄丸治之。下消者，烦渴引饮，耳轮焦乾，小便如膏。叔和云：焦烦水易亏，此肾消也，以八味丸治之。《总录》所谓末传能食者，必发脑疽背疮；不能食者，必传中满鼓胀，皆谓不治之证。案据此论，本节之证，即是消中之谓。（卷三）

高学山曰（《高注金匮要略》）：承上文而言消渴之热。现在上焦，而谓由于下焦厥阴之气上冲者何也？盖寸口者，内为心肺之应，心统血而肺主气，气血两充于胸膈，则阳气阳精互相根抱，故其脉体之高下得中，脉至之往来连贯者此也。今寸口之脉浮，则是阴不足以抱阳，而使微阳自浮之应，故浮即知为心肺之阳液虚也。浮而且迟，则是阳不胜于健用，而致动机疲困之应，故迟即知为心肺之阳气劳也。夫以心肺中之阳液阳气，两皆虚空，则厥阴之燥气，安得不上冲，而成乾柴着窦之象乎？故曰厥阴之为病消渴者，此也。下文二句，又仲景自注上文之义。盖谓阴阳虚劳于胸膈，而即见浮迟之脉者，以胸膈之阴阳为荣卫之宗主，荣行脉中，卫行脉外，是荣卫又所以载脉者也。夫阴阳相生，气血互用，阴血内虚，则脉外之卫气不足，卫气失固密之令，故脉浮；阳气外劳，则脉中之营血耗竭，营血失生阳之气，故脉迟。是脉根于营卫，而营卫之气大会于胸中，此所以因寸口之浮遲，而知營衛之衰竭，並內知其心肺之虛勞耳。

此言上焦雖無虛勞之虧空，若陽明之火太盛，亦能浮其熱於胸膈，而成上中二焦消渴之變證也。趺陽即陽明，詳別見，蓋指右關而言，注作足面之動脉，誤。脉浮當兼實脉在內，且非浮出皮面，是從浮於關之上，將逼寸口而言。以浮出皮面，系陽明表熱之脉；惟浮於上衝，始爲膈熱消渴之診故也。數爲熱脉，又脉之來屬陽，而其去之夾空屬陰，數則至速而空窄，陽實陰虛之應也。夫陽明之脉，帶實而上浮，是陽明之氣自實，而且有浮其氣於膈上之勢，故曰浮即爲氣也。數爲熱，熱在陽明，故消穀，數爲陰虛，陽明陰虛，故不能自潤而大堅也。氣盛，指氣浮而盛於胸膈之謂。胸膈氣盛，則呵噓之火勢既大，而水易下趨，故溲數也。溲數，則水惟一過而不能留潤，故乾結而即堅，於是堅則愈數，而因數愈堅，則堅數如相搏之狀。堅方欲以渴勝數，而數卻以消勝堅，此消渴循環不已之道也。不出方治者，因上條有下之利不止之戒，則此條之不言戒者，其以下爲正治者可見矣。但於大承中，令芒消長出大黃之外爲合，否則，恐大黃直性下趨之力多，而芒消軟堅破結之功少，但下其未堅者，旁流而下，而使堅者獨留，則渴甚而死矣。

此條當重看浮字，以浮則氣浮於上，而成熱高之消渴，方與下條之但數而爲中消者有別也。

曹穎甫曰（《金匱發微》）：今之議病者，皆以寸口脉浮爲上消，趺陽脉浮爲中消，男子消渴爲下消，此不知本之言也。惟黃坤載以陽明爲消渴之原，最得主要。《素問·別論》云：二陽結謂之消。黃氏引而申之曰：二陽者，陽明也，手陽明主燥化，燥在大腸則消水而便堅；足陽明亦從燥化，燥在胃則消穀而溲數。太陰行氣於三陰，脉候於寸口；陽明行氣於三陽，脉候於趺陽。太陰主昇陰中之陽，昇於脉絡則經氣盛；陽明主降陽中之陰，降於腸胃則府氣和。太陰虛而經氣衰，故寸口浮而遲；陽明盛而府氣旺，故趺陽浮而數。虛勞傷其營衛，爲發熱作渴之原；燥熱耗其精液，爲消穀引飲之漸；胃熱滲於大腸，故大便堅；水飲併入三焦，故小便多。經氣虛而府氣實，所謂壯火食氣也。此黃坤載本《內經》以釋仲師之旨，精義不可磨滅者也。北齊《道興造象記》附方有頓服烏麻油一升，神驗，當即此證。予按黃氏此說，言陽明之燥，關於上渴下消則甚當矣。特以上節厥陰爲病核之，上下幾成兩橛，爰本黃說合上節而申言之。蓋胃與肝同隸中部，肝居胃右而斜復其半體；膽寄肝葉，資血液而後充；脾藏之胰液，合膽汁滲入胃中，爲消穀之助。肝藏血液不足，胃底獨存苦燥之膽汁，而消食之力更猛，故營衛以虛勞而損，胃中之燥熱益增，膽管之下注十二指腸者亦愈熱。因是上下俱燥，大便堅而小便更數。少陰病自利清水色純青之大承氣證，亦即膽胃同病。此上渴下消之由，雖在胃與大腸之燥，突出肝陰虛而膽汁生燥也。然則首條言飢不欲食，食即吐，此云消穀，又將何說以處。不知首節以病之發端言之，營衛虛於上，是病風燥，膽胃上逆，是病嘔吐，仲師雖未明言，而其味必苦。肝陰愈虧，胃底膽火愈熾，乃一變而爲消穀，腸胃既燥，大便益堅，水氣乃獨行於膀胱，而飲一溲一之證具矣。（卷之三）

陸淵雷曰（《金匱要略今釋》）：《脉經》堅字俱作緊，非也。《金鑒》云："而大堅"句，不成文，大字之下當有便字，必是傳寫之訛。案此二條，憑脉辨證，亦是叔和法，

非仲景法。（卷四）

原文 男子消渴，小便反多，以飲一斗，小便一斗，腎氣丸主之。方見腳氣條。
（三）

趙以德曰（《金匱方論衍義》）：醫和有云，女子，陽物也；晦淫則生內熱惑蠱之疾。仲景獨稱男子，將示在於斯歟？

然腎者主水，藏精以施化；若惑女色以喪志，則精泄無度，火扇不已，其腎所主之水、所藏之精無幾矣。水無幾，何以敵相火？精無幾，何以承君火？既不能敵與不能承，焉得二火不熾而爲內熱惑蠱之疾哉！二火熾，則肺金傷；肺金傷，則氣燥液竭，內外腠理因之乾濇而思飲也。且腎乃胃之關節，乃通調水道；肺病，則水不復上歸下輸；腎病，則不復關鍵，更能通調四布五經乎？豈不飲一斗而出一斗？

所以用八味丸補腎之精，救其本也。其不避桂、附之熱，爲非辛不能開腠理，致五藏精輸之於腎歟！其施化四布以潤燥，即世俗之謂腎消也。嗚呼，予每恨古今論消渴者多矣，然集其證，而不舉其所自者有之，舉其端而不言其詳者有之，將欲系其生理，誠難哉。

因讀張子和，舉出君、相二火，可謂善用《內經》，敍五藏六府消渴，與其飲食、六氣致病之詳；復舉其火爲要，更引河間治火、生津液、開腠理之法，讀之使人快然。前代無有及此者。殆將釋無其蘊矣？徐而思之，猶恨其有闕者焉！夫仲景因當時失第六卷論六氣之詳者，於是止就經氣而言病，不及於火。惟子和舉出君、相二火，可謂補仲景之手足者矣。然相火遊行五藏間，火主動，動之和者，則助本藏氣生化之用；動之不和而妄起者，即爲害之火也。妄動之火勢盛，必挾本藏氣同起，當時藏氣，有虛有實，有陰有陽，主氣主血，昇降浮沉，各一體用，是故治火之中，必當先審藏氣，虛則補之，實則瀉之；在陽則調其氣，在陰則理其血；當昇而反降者必舉，當降而反昇者必抑；須兼五藏金木水火土之性，從而治之，使無扞格之患，則火有所歸宿而安矣。□□□□子和失此，乃非腎氣丸內有桂、附，用治消渴，則有水未生而火反盛之禍。不思王冰注《內經》：火自腎而起，謂龍火，龍火當以火逐火，則火可滅。若以水治火，則火愈熾矣。如是，則桂、附亦可用作從治者矣。（卷中）

徐彬曰（《金匱要略論注》）：陰不能制陽，而腎失開闔之權，故便多無制，然非真陽有餘，實邪氣尤甚，所謂氣盛則溲數也。故既以六味丸料，壯水之主以制陽光，仍藉桂、附以復其真陽，則燼火息而陰陽平耳。（卷十三）

李彣曰（《金匱要略廣注》）：此腎消也。王肯堂曰：六味丸壯水之主以制陽光，則渴飲不思，加桂附益火之源以消陰翳，則便溺有節也。方見《虛勞》。

樓全善曰：腎消飲一溲二，溲如膏油，即鬲消消中之傳變，王注謂肺藏消鑠，氣無所持是也。蓋肺藏氣，肺無病則氣能管攝津液，而津液之精微者，收養筋骨血脉，餘者爲溲，肺病則津液無氣管攝，而精微亦隨溲下，故飲一溲二，而溲如膏油，其筋骨血脉無津液以養之，故形瘦焦乾也。然肺病本於腎虛，腎虛則心寡於畏，妄行凌肺，而移寒與之肺，得病消，故仲景治渴，小便反多者，用腎氣丸，補腎救肺，後人因名腎消及下消也。或曰：《經》即云肺消死不治，仲景復用腎氣丸治之，豈能令其復生歟？曰：飲一溲二者，死不治。若飲一未至溲二，病尚淺，猶爲可治，故腎氣丸治飲水一斗，小便亦一斗之證。若小便過於所飲者，治亦無及矣。（卷中）

魏荔彤曰（《金匱要略方論本義》）：如男子消渴，小便反多，以飲一斗，小便一斗者，即所謂溲數相搏之證也。主之以腎氣丸，純就消渴本源腎經爲治，俾水足於腎，火固於命門，則肝木得水而敷榮，免焚燔之患矣，肺金無熱以耗液，更免乾燥之虞矣，而消渴止矣。此即壯水之本，益火之原，兼施併濟者也。（卷中）

尤怡曰（《金匱要略心典》）：男子以腎爲事，腎中有氣，所以主氣化，行津液，而潤心肺者也。此氣即虛，則不能上至，氣不至，則水亦不至，而心肺失其潤矣。蓋水液屬陰，非氣不至，氣雖屬陽，中實含水，水之與氣，未嘗相離也。腎氣丸中有桂、附，所以斡旋腎中穨墮之氣，而使上行心肺之分，故名曰腎氣。不然，則滋陰潤燥之品，同於飲水無濟，但益下趨之勢而已。馴至陽氣全消，有降無昇，飲一溲二而死不治。夫豈知飲入於胃，非得腎中真陽，焉能游溢精氣，而上輸脾肺耶。

按，消渴證有太陰、厥陰、陽明、少陰之異。系太陰者，心熱移肺也；系厥陰者，風勝則乾，抑火從木出也；系陽明者，火燔而土燥也；系少陰者，水虛不能制火也。然此不言水虛不能制火，而言火虛不能化水，則法之變而論之精也。惟火不化水，故飲一斗，水亦一斗，不然，未有不爲火所消者矣。推而言之，厥陰內熱之渴，水爲熱所消，其小便必不多；陽明內堅之渴，水入不能內潤而從旁轉，其小便雖數，而出亦必少也。（卷中）

吳謙曰（《醫宗金鑒》）：〔注〕飲水多而小便少者，水消於上，故名上消也；食穀多而大便堅者，食消於中，故名中消也；飲水多而小便反多者，水消於下，故名下消也。上、中二消屬熱，惟下消寒熱兼之，以腎爲水火之藏也。飲一溲一，其中無熱消耗可知矣。故與腎氣丸從陰中溫養其陽，使腎陰攝水則不直趨下源，腎氣上蒸則能化生津液，何消渴之有耶！

〔集注〕程林曰：小便多則消渴。經曰：飲一溲二者不治。今飲一溲一，故與腎氣丸治之。腎中之動氣，即水中之命火，下焦腎中之火，蒸其水之精氣，達於上焦，若肺金清肅，如雲昇而雨降，則水精四布，五經並行，自無消渴之患。今其人必攝養失宜，腎水衰竭，龍雷之火不安於下，但炎於上而刑肺金，肺熱葉焦，則消渴引飲，其飲入於胃，游溢滲出，下無火化，直入膀胱，則飲一斗，溺亦一斗也。故用桂附腎氣丸，助真火蒸化，上昇津液，何消渴之有哉！（卷二十一）

黃元御曰（《金匱懸解》）：凡消渴之病，率小便不利，緣土濕木遏，鬱生風燥，上而津液消耗，則爲消渴，下而疏泄不利，則小便不利。男子消渴而小便反多者，乙木善泄而癸水失藏也。

小便之通塞，司於膀胱，而膀胱之開闔，職在三焦。《靈樞·本輸》：三焦者，入絡膀胱，約下焦，實則閉癃，虛則遺溺。以水性下潤而火性上炎，水欲降而火昇之，則溲溺不至遺失，故三焦之火，能約小便。夫水性善藏，火性善泄。《素問·靈蘭秘典》：

膀胱者，州都之官，津液藏焉，氣化則能出矣，三焦者，決瀆之官，水道出焉。火盛土燥，則肺氣降灑而化水，火旺水煖，則肝氣昇達而水泄，水土溫燥，金生木泄，皆三焦之力也。膀胱主藏，三焦主出，乃火實而水虛，反閉癃而不出；火虛而水實，反遺溺而不藏，此何以故？蓋蟄藏者，腎之能也，傳輸者，膀胱之事也，火藏於腎則水道清利而不塞，癸水溫煖，則乙木榮暢，善於泄水。火泄於膀胱則水府熱塞而不通。所謂實則閉癃者，三焦之火不藏於腎而泄於膀胱也。夫三焦之火，本藏於腎，今何緣而泄於膀胱？則厥陰之咎也，以腎主蟄藏，肝主疏泄。水中之火旺，藏於少陰，是謂腎氣。腎氣溫煖，木榮風靜，則癸水善藏而木不能泄；腎氣漸寒，木鬱風作，則乙木善泄而水不能藏。風木疏泄，必由水寒，而寒有微甚之差，則泄有通塞之殊。其腎水微寒而相火未至極衰，則木陷於水而生下熱，泄而不通，乃病淋澀。所謂實則閉癃者，木愈泄而水愈藏也。其腎水極寒而相火不存微燄，則木鬱於水而無下熱，泄而不藏，乃病注傾。所謂虛則遺溺者，水莫藏而木善泄也。

消渴者，厥陰風木之病。厥陰水母而子火，病則風木疏泄，火不根水，下寒而上熱。上熱則善渴，故飲水一斗；下寒則善溲，故小便一斗。《診要經終論》：厥陰終者，中熱而善溺是也。而木鬱風動之由，全因土濕，土濕之由，全以水寒。水寒者，腎氣之敗也。腎氣丸，附子、桂枝溫腎氣而達木，山萸、薯蕷斂肝氣而攝水，茯苓、澤瀉滲己土而瀉濕，地黃、丹皮滋乙木而清風也。（卷十一）

丹波元簡曰（《金匱玉函要略輯義》）：《外臺》：近效祠部李郎中論云：消渴者，原其發動，此則腎虛所致。每發即小便至甜，按《洪範》，稼穡作甘，以物理推之，淋餳醋酒作脯法，須臾即皆能甜也，足明人食之後，滋味皆甜，流在膀胱。若腰腎氣盛，則上蒸精氣，氣則下入骨髓，其次以爲脂膏，其次爲血肉也，其餘別爲小便，故小便色黃，血之餘也。膻氣者，五藏之氣。鹹潤者，則下味也。腰腎既虛冷，則不能蒸於上，穀氣則盡下爲小便者也，故甘味不變，其色清冷，則肌膚枯槁也。又肺爲五藏之華蓋，若下有煖氣蒸即肺潤。若下冷極，即陽氣不能昇，故肺乾則熱。譬如釜中有水，以火煖之，其釜若以板蓋之，則煖氣上騰，故板能潤也。若無火力，水氣則不上，此板終不可得潤也。火力者，則爲腰腎強盛也，常須煖將息。其水氣即爲食氣，食氣若得煖氣，即潤上而易消下，亦免乾渴也。是故張仲景云：宜服此八味腎氣丸。又張仲景云：足太陽者，是膀胱之經也。膀胱者，是腎之府也。而小便數，此爲氣盛，氣盛則消穀，大便硬；衰則爲消渴也。男子消渴，飲一斗，小便亦得一斗，宜八味腎氣丸主之，神方。消渴人，宜常服之。即本方，但用山茱萸五兩，桂、附各三兩。

吳氏《方考》云：是陰無陽而不昇，陽無陰而不降，水下火上，不相既濟耳。故用肉桂、附子之辛熱，壯其少火，用六味地黃丸，益其真陰，真陰益則陽可降，少火壯則陰自昇。故竈底如薪，枯籠蒸溽，槁禾得雨，生意惟新。明者知之，昧者鮮不以爲迂也。

陳氏《外科精要》云：一士大夫病渴，治療累歲不安，一名醫使服八味圓，不半載而疾痊。因疏其病源云：今醫多用醒脾生津止渴之藥誤矣，其疾本起於腎水枯竭，不能止潤，是以心火上炎，不能既濟，煎熬而生渴，今服此藥，降心火生其腎水，則渴自止矣。即本方，以真北五味子，代附子，《聖濟》《直指》同。朱氏《集驗》云：治消渴，八味圓，去附子，加五味子，用繭空，及茄空，煎湯下。

嚴氏《濟生方》：加減腎氣圓。治勞傷腎經，腎水不足，心火自用，口舌焦乾，多渴而引飲，精神恍惚，面赤心煩，腰痛腳弱，肢體羸瘦，不能起止。本方去附子，加五味子、鹿角、沉香，弱甚者加附子。

方勺《泊宅編》云：提點鑄錢朝奉郎黃沔久病渴，極疲悴，予每見必勸服八味圓，初不甚信，後累醫不瘥，謾服數兩遂安。或問渴而以八味圓治之何也？對曰：漢武帝渴，張仲景為處此方。蓋渴多是腎之真水不足致然，若其勢未至於痟，但進此劑殊佳，且藥性溫平無害也。案漢武仲景相去數百年，蓋不過一時作此杜譔之言，取信於俗士耳。（卷三）

丹波元堅曰（《金匱玉函要略述義》）：按本篇之敘真消渴，僅此二證，即消中與下消也。《古今錄驗》雖分為三，其實亦不過脾腎二藏之病已。渴之為候，必自胃熱。而上焦之熱，必止咽燥。所謂口燥不渴者，皆為膈有熱，而胃無熱者言。然則仲景不及上消者，其意殆可見也。迄至宋金諸哲，以三消配之三焦。《衛生家寶》《簡易方》《直指方》《保命集》等，是也。近日和田泰純，嘗疑其說，不能無理。但《內經》有肺消、鬲消之名，而厥陰病，既有消渴，蓋為胃津竭乏，遂及胸堂者，乃不得言必無上消證，不敢臆定，以俟識者。（卷中）

周孝垓曰（《金匱要略集解》）：趙養葵曰：此因命門火衰，不能蒸腐水穀，水穀之氣不能熏蒸上潤乎肺，故渴；至於肺亦無所稟，不能四布水精，並行五經，其所飲之水，未經火化，直入膀胱，是以飲一斗溺一斗，試嘗其味，甘而不鹹可知矣。故用桂、附之辛熱，蒸發津氣，以潤藏府百骸，非專補腎水也。

張璐曰：此與婦人轉胞不得溺，併用腎氣丸主之，二條病機迥異，而主治則一者，總由腎虛關門失守，肝火擾亂不安，所以開闔皆失其宜。仲景用八味丸去肉桂之益肝壯火，取桂枝之分解陰邪，令從外泄，附子收攝腎氣，使之內藏，俾地黃輩得以留戀成既濟之功，則腎氣復得主持關隘，開闔自有常度，此易桂枝之妙用也。若夫虛勞陰寒，及腳氣上入，肝腎俱虛之證，又當推原益火之意，非桂枝所能勝任耳。（卷中）

高學山曰（《高注金匱要略》）：此言首條厥陰消渴之治例也。首二句是水飲與消渴之辨。三、四兩句，是消渴與消渴之辨，其意以為渴證頗多，不可但因一渴而即認為消也。比如渴而小便少者，則漸積漸高，而為飲為水，另詳本病。若消渴者，則渴而小便反多者為是，以其與水飲門之小便少者相反，故曰反多也。又消證既有厥陰上衝，跌陽浮數之異。若以跌陽熱實之候，而誤投厥陰上焚之劑，不又蹈實實之戒，而令消渴更甚乎？夫厥陰之候，除脈證外，亦仍以小便為診法。蓋跌陽熱實，水從燥土下經，縱使急流飛渡，終有滲泄，況從燔炙煎煉中而出乎。故其所溲者，必不能如其所飲之數。若夫厥陰居至陰之下，陽火自微，即其精血下竭，而燥氣上浮，亦無熱相，惟上入心鄉，斯乾柴入火，而幻生煙焰者。且火高飲下，既無傷耗，過此，則寒溪直瀉，復何火乾土克，而謂所飲者或減一二耶。此飲一溲一，即知非跌陽諸證，而為厥陰上衝之消渴無疑矣。腎氣丸，補下焦之精血，以補其氣源，因而上引之，以蒸填心肺之空，詳虛勞本方下。消渴，爲肝腎之陰既竭，因下乾上空，以致木氣衝之而焰發者，則補精血以補氣源，而蒸填上空之腎氣丸，爲的對矣。蓋就上焦而論，心肺得腎氣之衝和，而真陽漸復，譬之主人返舊里，而佔房者必當見還。就下焦而論，肝腎得腎氣之滋息，而真陰自生，譬之故土遇豐年，而流亡者爭歸復業，此真陰下滋，木邪正性，真陽上治，龍火消沉之本義也。至若厥陰消渴，上焦責在無陰，而孤陽以邪熱不交，故渴。下焦責在無陽，而羣陰以虛寒失守，故消。重用地黃、山萸，一直下補精血之性，將辛熱之桂、附包藏下納，然後從肝腎中徐徐炊動，不特下焦漸溫，而以關鎖者治消，並且上部津昇，而又以熏蒸者治渴矣。加燥土之薯蕷者，因上渴下消，互相注吸，故以培土者，中緩其流行之勢，而使津液之機得上昇也。加滲濕之茯苓、澤瀉者，中土既有隄防，恐上流緩於注受而客飲不去，則真陰將阻於濕滯而不布也。然後以昇陽走液之丹皮，雙引肝腎之精神於膈上，則春晴滿空，電光消滅，太清凝露，葉葉生鮮，復何消渴之不愈哉！讀仲景諸方，其神奇變幻，頃刻萬狀，直如蓬萊閣上，看盡蜃樓，終若不能窮其微妙也。別以男子者，因婦人爲陰柔之體，陽氣嘗虧，以其月有所瀉也，故不輕易病消渴。凡病消渴，即屬枯證，其小便必少，大便必瀉，多爲死候故也。

嚴鴻志曰（《金匱廣義》）：《經》謂飲入於胃，游溢精氣，上輸脾肺，通調水道，下輸膀胱者，是全賴腎中真陽之氣化。若男子腎陽虛弱，氣化不及，渴飲所入，由三焦直注膀胱，不約而出，則小便反多，致成飲一溲一之下消證。宜腎氣丸主之，從陰中溫養其陽，使腎陰攝水，不致直趨下源，腎氣上蒸，則能生化津液，而消渴已矣。（卷三）

曹穎甫曰（《金匱發微》）：按此證仲師方治主以腎氣丸，腎氣丸在婦人雜病篇爲利小便之藥，此證小溲甚數，更服利水之藥，小溲毋乃太多。曰：否。此方原爲調攝腎氣而設，腎爲水道關鍵，腎寒水不化氣，則水勢下趨而小溲數，腎陽不運則氣閉，氣閉則小溲不通。故病以相反而同治。蓋消渴一證，原爲肝脾陰虛而膽胃生燥，因致消穀便堅，不比陽明燥實。故用乾地黃、山藥、山茱萸以滋養肝脾，而膽胃燥氣自平；又懼其助濕也，故用澤瀉、丹皮、茯苓以泄之，方中惟桂枝、附子二味最爲主要。桂枝以通脾陽，胸中淋巴幹受之，所以疏上焦之水氣；附子以通腎陽，輸尿管受之，所以溫下焦之水，使得化氣而潤燥。所以然者，則以小溲之多，實由水寒無氣故也。（卷之三）

原文 脉浮，小便不利，微熱，消渴者，宜利小便，發汗，五苓散主之。（四）

趙以德曰（《金匱方論衍義》）：《傷寒論》云，太陽病，發汗後，大汗出，胃中乾，煩燥不得眠，欲得飲水，少少與之，令胃中和則愈；若脉浮，小便不利，微熱消渴者，與五苓散主之。注曰：若脉浮者，表未解也；飲水多而小便少者，謂之消渴，裏熱甚實也；微熱消渴者，熱未成實，上焦燥也。與是藥生津液，和表裏。（卷中）

徐彬曰（《金匱要略論注》）：脉浮、微熱是表未清也，消渴、小便不利是裏有熱也。故以桂枝主表，白术、苓、澤主裏，而多以熱水助其外出下達之勢，此治消渴之淺而近者也。按：此與上條，同是消渴，上條小便多，知陰虛熱結，此條小便不利而微

熱，即爲客邪內入，故治法迥異。然客邪內入，非真消渴也，合論以示辨耳。（卷十三）

李彣曰（《金匱要略廣注》）：脉浮微熱，邪在表也，故宜發汗；小便不利，消渴，熱蓄於中也，又宜利小便。五苓散內有桂枝，是發汗藥也，有茯苓、豬苓、澤瀉，是利小便藥也，白术生津止渴，壯中氣以灌溉上下，且有汗能止，無汗則發，此方爲發汗利小便之兼劑。然此但爲太陽傷寒之消渴也。

或問：消渴爲無津液也，五苓散利小便，則津液不愈亡，而愈渴耶？答曰：太陽傷寒，傳本則渴，以熱蓄於中，致小便不利，今利小便，使熱氣從水道中瀉去，此釜底抽薪之法，是五苓散用以泄熱，熱去則津液自生，非泄津液也。

成無己曰：此上焦燥也，與五苓散生津液，和表裏。（卷中）

沈明宗曰（《沈注金匱要略》）：此非真消渴也。脉浮小便不利，微熱消渴者，是傷寒經邪傳入膀胱府熱，連及肺之上源亦熱，故外有微熱，而內爲消渴，是以五苓散潔淨府而發汗，兩解經府之邪，則不治渴而渴自止。若內傷消渴，豈有發汗之理哉！（卷十三）

魏荔彤曰（《金匱要略方論本義》）：然又有證亦消渴而因不同者，又不可概以虛勞目之也。如脉浮而小便不利，則非水無制而火衰，火昇上而津耗之證矣。其脉亦浮者，必風濕外感之邪也。表外中風，脉必浮；內有濕熱，故小便不利；正津爲濕邪所格，不有上於胸咽，故消渴。是飲多而不小便，水爲內熱所消，非同於虛勞之飲一斗，溲一斗，以小便爲消也。惟宜利其小便以除濕邪，濕去熱自除，熱除渴自已；又宜微發其汗，使風邪自表而越，濕亦隨之外出，熱亦隨之外出矣。主之以五苓散，導水清熱滋乾，且用桂枝驅風邪於表，表裏兼治之道，爲外感風濕，內生邪熱者治消渴，與虛勞之消渴迥不同也。於何辨之？辨之於小便利不利，小便利而消渴者，虛勞之證，責之正不足也；小便不利而消渴者，風濕之證，責之邪有餘也。是在主治者明以辨之，愼以持之而已。（卷中）

尤怡曰（《金匱要略心典》）：熱渴飲水，水入不能已其熱，而熱亦不能消其水，於是水與熱結，而熱浮水外，故小便不利，而微熱消渴也。五苓散利其與熱俱結之水，兼多飲煖水取汗，以去其水外浮溢之熱，熱除水去，渴當自止。（卷中）

黃元御曰（《金匱懸解》）：此段見《傷寒·太陽》。脉浮，小便不利，微熱消渴者，濕盛於下，火昇而不降也。宜利小便以瀉下焦之濕，發汗以瀉上焦之濕。五苓散上下滲瀉，使濕淫盡化汗溺而去，止濕盛發渴之神方也。人參白虎證，是燥盛作渴，文蛤、五苓、豬苓證，是濕盛作渴。（卷十一）

朱光被曰（《金匱要略正義》）：此熱客膀胱，劫去津液，以致渴而小便不利，非正消渴證也，故治法迥殊。脉浮微熱，邪爲在表，用桂枝以解之。消渴小便不利，用四苓以解之也。（卷下）

周孝垓曰（《金匱要略集解》）：張璐曰：此言水氣不化之渴，與下條水逆之渴，證雖不同，而水氣阻礙津液則一，故並宜五苓以輸散之，水散則津液灌溉而渴自已也。（卷中）

高學山曰（《高注金匱要略》）：浮脉爲氣機上衝外鼓之應，今以其證之小便不利，及微熱消渴者合診之，則消渴爲入水既多，而小便不利爲出水又少，是知微熱，因熱水內積不得下通而襯托表之所致，故並令脉浮也。利小便，以下通其水，發汗，以旁散其熱，谁曰不宜。然非五苓，無雙解之效，故主之。意詳傷寒本方。

嚴鴻志曰（《金匱廣義》）：同是脉浮，身熱而渴，小便不利，一主五苓散，一主豬苓湯，判斷各異。蓋脉浮病在表，表邪初入，氣化不利，所以微熱而渴飲即消，其以渴爲重熱，爲輕欲解其渴，故以五苓散行陽之化。若表邪入久，陰氣致傷，所以發熱甚而渴欲飲水，其以熱爲重，渴爲輕，欲清其熱，故以豬苓湯行陰之化。陰陽虛實，於此可以辨矣。（卷三）

曹穎甫曰（《金匱發微》）：此條見太陽篇發汗後條下。蓋因大汗之後，浮陽在表，吸下焦水氣，不得輸泄於膀胱，但用五苓散發汗利小便，俾水道下通，津液上承，而消渴自止。此與真消渴不同，因其相似而類及之。（欲發汗，服散後多飲煖水，見《傷寒論》）（卷之三）

陸淵雷曰（《金匱要略今釋》）：此條前賢多謂非真消渴，蓋熱病而腎藏泌尿機能起障礙者也。然吉益南涯有五苓散治驗兩則，其證酷似糖尿病。意者，糖尿病有因腎機能之紊亂而致者，則五苓所主也。

《醫方口訣集》云：予治江府安藤氏之家人，消渴經年，且胸脅支滿，頭暈，與五苓散加甘草，水煎服，不三劑，諸證悉治。此蓋用《金匱》苓桂术甘湯、五苓散二法也。淵雷案：此案未必是糖尿病，以其但渴而無他種證候也。

《續建殊錄》云：和州人某來謁曰：僕年五十有餘，從來未曾有疾，今雖既老，猶矍鑠，飲食倍少壯時，自以爲昔時好牴角之戲，故血氣周流如此。自客歲丁巳春，食餌又三倍於少壯，至今年，添渴，飲水數升，未嘗腹滿，頃自警，以數合爲度。夫能食能飲如此，理當肥，而瘦日甚，他無所苦。先生診之，問其他。答曰：唯腹皮麻痹，小便頻數耳。乃與五苓散，服之而渴愈。

《成績錄》云：一男子患消渴，日飲水數斗，小便亦多，食倍平日，先生與以五苓散，月餘而全奏效。淵雷案：以上兩案渴飲，小便多，食亦多，當是糖尿病。糖尿病與尿崩證皆多飲多溲，不驗其尿，本難鑒別。惟尿崩證雖能食，不若糖尿之甚，且不羸瘦。此兩案皆貪食，前一案加羸瘦，與其謂爲尿崩，無寧謂爲糖尿矣。（卷四）

原文 渴欲飲水，水入則吐者，名曰水逆，五苓散主之。（五）

趙以德曰（《金匱方論衍義》）：《傷寒論》亦出此證，云中風發熱，六七日不解而煩，有表裏證，渴欲飲水，水入即吐，名曰水逆。注曰：六七日發熱不解，煩者，邪在表也；渴欲飲水，邪傳裏也。裏熱甚，則有消水，水入則不吐；裏熱少，則不能消水，停積不散，飲而吐也。與此藥和表裏，散停水。（卷中）

徐彬曰（《金匱要略論注》）：因渴飲水，水太多而驟，以致水入即吐，此病中之病也。故不復重其消渴，而但曰水逆，見當急治其新病，然藥亦不過五苓，五苓固主雙解表裏，而下水之功尤速也。（卷十三）

李彣曰（《金匱要略廣注》）：內有積水，故水入則拒格而上吐，名曰水逆也。五苓散利水，故主之。（卷中）

沈明宗曰（《沈注金匱要略》）：此亦非真消渴也。傷寒太陽府熱入胃，渴欲飲水，裏邪拒格，所入之水則吐，名曰水逆。然太陽陽明經府之邪未解，所以桂枝解表，合四苓而瀉府邪也。（卷十三）

魏荔彤曰（《金匱要略方論本義》）：又有風邪外感，內傷水氣，水氣上逆，飲入即吐者，此非消渴之證，與消渴正相反，一水入即渴，一水入即吐也。此名之曰水逆，其人小便亦必不利，亦宜五苓散主之，導水清熱滋乾，雖同於前法，而治不渴之水濕，與治消渴之水濕，異出而同源之道也。《傷寒論》中已詳之，復敘於此者，歷舉之以印證虛勞之消渴，使人不致以此為彼，以彼為此，而誤施利導也。設虛勞之消渴再加利導焉，水源立竭矣。故再敘此以諦觀之，而病情庶大明矣。（卷中）

尤怡曰（《金匱要略心典》）：熱渴飲之，熱已消而水不行，則逆而成嘔，乃消渴之變證。曰水逆者，明非消渴而為水逆也，故亦宜五苓散去其停水。（卷中）

吳謙曰（《醫宗金鑒》）：渴欲飲水，水入即吐，名水逆者，是裏熱微而水邪盛也，故以五苓散利水止吐也。（卷二十一）

陳念祖曰（《金匱要略淺注》）：熱渴欲飲水，飲過多，熱難消而水不行，以致水入則吐者，名曰水逆，此因渴而生出嘔病，更與真消渴病無涉，亦以五苓散主之。

此言因渴而生嘔，更與真消渴不同也。（卷五）

周孝垓曰（《金匱要略集解》）：張璐曰：此熱邪挾積上逆，以故外水格而不入也。用二苓、澤、朮利水生津，又需桂以蒸動之，服後頻漑熱湯取汗，則表裏俱解，所以一舉兩得之也。膀胱為津液之府，通調水道，則火熱自化，津液得全矣。（卷中）

高學山曰（《高注金匱要略》）：此飲熱胃寒之證也。蓋飲久化熱而燙胸，故胸病熱而渴，欲飲水、飲冷傷陽而逆胃，故胃惡寒，而水入則吐也。舊水逆停而不下行，新水逆出而不中納，故曰水逆。五苓為辛甘滲泄之劑，故主之。以辛甘則使胃陽溫復，滲泄則使水性順趨，而藥後所云多服煖水者，亦有見耶。

曹穎甫曰（《金匱發微》）：此條見太陽篇中風發熱條下。夫渴欲飲水，固有陽明實熱，少少與之而愈者，乃入口而即吐，則是水停心下，津液不生，而渴飲初非燥熱，故名水逆。謂下流之壅塞，此與宿食未消不能納穀者同。故必瀹其下流，津液乃得上承於喉舌，要非人參白虎、竹葉石膏諸方治，所當混投也。（卷之三）

原文 渴欲飲水不止者，文蛤散主之。（六）

文蛤散方

文蛤五兩

上一味，杵為散，以沸湯五合，和服方寸匕。

趙以德曰（《金匱方論衍義》）：文蛤散，在《傷寒》治冷水噀若灌，其熱不去，肉上粟起，意欲飲，反不渴者。若然，用以治表之水寒。今不言表，而曰飲不止，屬裏者

而用之，何耶？

　　嘗考本草，文蛤、海蛤，治浮腫，利膀胱，下小便。由是而觀，內外之水，皆可治之。然更求其味鹹冷，鹹冷本於水，則可益水；求其性潤下，潤下則可行水。合其鹹冷、潤下則可治熱退火。審是證之渴飲不止，由腎水衰少，不能制盛火，火炎燥而渴。今益水治火，一味而得之。又如《內經》曰：心移熱於肺，傳爲鬲消者，尤是所宜，鹹味切入於心也。（卷中）

　　徐彬曰（《金匱要略論注》）：渴欲飲水，此裏有熱也，不止，則其熱之結堅矣。文蛤性鹽，而爲至陰之物，能軟堅，能潤燥，能除熱，故主之。然只一味，取其專而下入，以清中下焦之燥熱也。以上治消渴三方，藥皆以治中下焦爲急，可知消渴之病本由厥陰，甚則二陽結而累及於腎，治不宜輕動其上焦矣。

　　論曰：渴欲飲湯，與渴欲飲水不同。渴欲飲湯，乃胃家燥熱；渴欲飲水，乃是氣壅陰燥。故有水，似不宜渴，而反渴欲飲水，則治法迥別。今人見渴，即混同論治，所誤多矣。觀仲景前後治法，不曉然乎。又人有夜臥則唇口乾燥，坐起陽昇，即口中津潤，唯陰燥，故得陽而氣化，則乾燥即止也，但比日間亦渴欲飲水者，不甚耳。（卷十三）

　　李彣曰（《金匱要略廣注》）：渴飲不止，亦水停而津液不布也。文蛤鹹走腎邪，可勝水氣，故主之，水去，則津生而渴止矣。（卷中）

　　沈明宗曰（《沈注金匱要略》）：此傷寒外邪傳裏，堅固不散，則渴欲飲水不止，是以文蛤味鹹軟堅而潤燥除熱，取用一味，專力而已。（卷十三）

　　魏荔彤曰（《金匱要略方論本義》）：又附文蛤散一方，亦從導水清瘀起見也，附載之以備采焉。（卷中）

　　尤怡曰（《金匱要略心典》）：熱渴飲水，水入不能消其勢，而反爲熱所消，故渴不止。文蛤味鹹性寒，寒能除熱，鹹能潤下，用以折炎上之勢，而除熱渴之疾也。（卷中）

　　吳謙曰（《醫宗金鑒》）：渴欲飲水，水入則吐，小便不利者，五苓散證也；渴欲飲水，水入則消，口乾舌燥者，白虎人參湯證也。渴欲飲水而不吐水，非水邪盛也；不口乾舌燥，非熱邪盛也。惟引飲不止，故以文蛤一味，不寒不溫，不清不利，專意於生津止渴也。或云：文蛤即今吳人所食花蛤，性寒味鹹，利水勝熱，然屢試而不效。嘗考五倍子亦名文蛤，按法制之名百藥煎，大能生津止渴，故嘗用之，屢試屢驗也。（卷二十一）

　　黃元御曰（《金匱懸解》）：渴欲飲水不止，水盛土濕，火昇而刑肺也。文蛤散利水而瀉濕，止渴而清煩也。

　　《傷寒》：意欲飲水，反不渴者，服文蛤散；若不差者，與五苓散。文蛤散證，即五苓散證之輕者。上燥下濕，故意欲飲水而反不渴，其渴欲飲水不止，實非真渴也。（卷十一）

　　朱光被曰（《金匱要略正義》）：渴不爲水解，是熱不在上中兩焦可知。文蛤性寒味鹹，直走下焦，除結熱，潤陰燥，亦治消渴之源也。（卷下）

　　陳元犀曰（《金匱方歌括》）：與《傷寒論》文蛤散證不同。《傷寒論》云：肉上粟起，反不渴者，水寒浸肺，湧於外，遏於上，其熱被卻不得出也。文蛤入肺降肺氣，除濕熱，利小便，取其以殼治殼之義也。本節云：渴欲飲水不止者，上無水濕遏鬱，中有燥熱上焚，脾乾胃燥，不能生津滋渴，飲水不止者，燥甚也。水性輕和，不能生津潤燥；文蛤則味鹹寒，能育陰潤燥，梔子除熱氣，下出小便，燥熱除，陰液長，而渴飲平矣。（卷四）

周孝垓曰（《金匱要略集解》）：《千金》云：消渴之人，愈與未愈，常須慮發大癰，必於骨節間忽發癰疽而卒。《總錄》謂：能食而渴者，必發腦疽、背癰，所謂膏粱之變，足生大疔。其腎消而亦發癰疽者，則以水涸海竭，陰火上炎所致。可見消渴與癰疽同類，治消渴者，所當預慮也。（卷中）

高學山曰（《高注金匱要略》）：此腎水上泛而為熱飲，飲熱燙胸，故渴飲不止也。文蛤，象腎而性沉，且能攝水下行，故主之。蓋象腎則走少陰，性沉而攝水下行，則熱飲去而渴將自止矣。俗解謂味鹹走腎，誤。以其但杵為散，而不曰火煆，其味安得鹹耶！

文蛤、蚌屬，亦名花蛤，出東海及萊州海中，背上有斑文，故名。大者三寸，小者五六分，坊家以五倍子混代之，非。

嚴鴻志曰（《金匱廣義》）：消渴之病，不必定如上條之證，如渴欲飲水，宜其水入則渴止，熱消則水去，乃其水不但不去，停留中焦，反上逆而嘔吐，此消渴而非消渴也，名曰水逆，宜以五苓散，去其停水為宜。若渴欲飲水，水入不能止渴，仍口乾燥者，乃陽明胃熱熾盛，宜白虎加人參湯，滋其津液。若渴欲飲水，水入不能濟渴，其渴仍不止者，宜文蛤散，折其炎上之勢，以文蛤味鹹性寒，寒能除熱，鹹能潤下也。合三條彼此互證，以見同中之異。（卷三）

原文 淋之為病，小便如粟狀，小腹弦急，痛引臍中。（七）

趙以德曰（《金匱方論衍義》）：淋如粟狀者，因脾胃不足，濁流下流入胞中。而膀胱屬水，濕濁下流，土克之也。土克則水氣不行，鬱化為熱，煎熬胞中，濁結如粟，尿出則胞之下系與溺竅皆塞濇不利；且厥陰之脈循陰器，主疏泄，胞濇不利，則厥陰之氣亦不利，故攻刺於膀胱之分，作急痛引臍中；而臍中者，兩腎間，膀胱上口也。《巢氏病源》亦謂：膀胱有熱者，則水濇淋濇，小腹弦緊，痛引臍中。蓋本此耳。（卷中）

徐彬曰（《金匱要略論注》）：此三條總論淋證。首一段，謂淋之為病，全在下焦，故前十一卷內，言下焦有熱，亦主淋閉不通。此言小便如粟狀，粟者，色白而滴瀝，甚則如米屑也。然氣血不同，故後人有五淋之名。小腹氣不和，失其渾厚之元，則弦急矣，熱邪上乘，則痛引臍中矣。趺陽一段，是言淋之病，雖不必盡由於胃，而有趺陽脈數者，乃屬胃中有熱，即另見消穀引飲、大便堅、小便數之證，此淋病之近於消渴者也。淋家一段，謂淋為下焦內證，故以汗為戒，誤汗則便血，發其陽則動血也。不出方者，淋病，下焦主之，而胃熱則近消渴，腎熱則類小便不利，前後方可相通酌用耳。（卷十三）

沈明宗曰（《沈注金匱要略》）：此言砂石淋也。小便滴瀝艱出，痛苦難忍，謂之淋。但淋者，乃胃中濕熱流於膀胱，氣滯而津液不行所致。然陰虛火熾，濕熱與津精凝結，互蒸如石，曰小便如粟狀。若熱在下焦血分，則爲尿血。氣分則淋閉不通，然火鬱氣閉，反從膀胱上逆於小腸，故小腹弦急，痛引臍中也。（卷十三）

魏荔彤曰（《金匱要略方論本義》）：淋病者，亦津液病也。熱在上焦，耗其津液，則爲消渴；熱在下焦，耗其津液，則爲淋。淋者，氣不足而邪熱乘之，所化之溺重濁而有渣滓，故溺道癃閉阻塞而不能暢利也。所以淋之爲病，小便如粟狀，乃邪熱煎熬於膀胱之府，致溺結成有形之塊，如鹵水煎熬而成鹽塊之理也。所結之塊，有堅如金石，不可碎破者。大凡陽盛則軟，陰盛則堅，膀胱氣化不足，何非命門正陽有虧乎？腎陽虧者，腎水必先枯竭，所以火不能深藏而多焰，寒水之源先熱矣，膀胱之中，焉能不煎熬爲塊成淋病之根也？其證應小腹弦急，痛引臍中，熱邪癃閉於膀胱，故小腹之痛引臍中。其實火衰水竭於少陰，故府有虛熱，而尿少氣化耳。非大補其腎，如前方腎氣丸之治，不足言通利也。又豈可專事利導，俾腎中水枯者愈枯，膀胱熱結者愈結，成不可救治之證乎？是淋家治淋不全在導利明矣。〔批〕此證亦有濕熱合邪在於太陽而成者，導水清熱爲治，非腎氣丸可用也，當詳之於五苓散方中。〔批〕按：此處原文有趺陽脉數，胃中有熱，即消穀引食，大便必堅，小便即數一條，義與前同，且非淋家本證，故未另注。（卷中）

尤怡曰（《金匱要略心典》）：淋病有數證，云小便如粟狀者，即後世所謂石淋是也。乃膀胱爲火熱燔灼，水液結爲滓質，猶海水煎熬而鹹鹼也。小腹弦急，痛引臍中者，病在腎與膀胱也。按，巢氏云："淋之爲病，由腎虛而膀胱熱也。腎氣通於陰，陰，水液下流之道也。膀胱爲津液之府，腎虛則小便數，膀胱熱則水下澀，數而且澀，淋瀝不宣，故謂之淋，其狀小便出少起多，小腹弦急，痛引於臍。"又有石淋、勞淋、血淋、氣淋、膏淋之異，詳見本論，其言頗爲明晰，可補仲景之未備。（卷中）

吳謙曰（《醫宗金鑒》）：小便不利及淋病，皆或有少腹弦急，痛引臍中之證。然小便不利者，水道澀少而不痛，淋則溲數、水道澀少而痛，有不同也。小便溺出狀如粟米者，即今之所謂石淋也。（卷二十一）

黃元御曰（《金匱懸解》）：淋之爲病，溺孔艱澀，如粟粒阻梗而不利也。乙木鬱陷，故少腹弦急，肝氣賊脾，故痛引臍中。土昇則木達，水寒土濕，脾氣下陷，乙木抑遏，不能上達，鬱怒而賊己土，是以少腹弦急而痛引臍中也。

膀胱者，州都之官，津液藏焉，氣化則能出。蓋化水者，肺金也；泄水者，肝木也。土濕則金逆於上，不能化水，木陷於下，不能泄水，小便所以不利也。木以疏泄爲性，土濕木鬱，疏泄不行，而強欲泄之，愈泄則愈梗，愈梗則愈泄，是以頻數而痛澀。溫氣遏陷，鬱而爲熱，是以黃赤而閉癃。此與痢家之墜痛一理，痢病於後而淋病於前也。其燥熱在肝而濕寒在脾，後世庸工，專以寒瀉而治淋痢，殺人多矣。（卷十一）

陳念祖曰（《金匱要略淺注》）：淋之爲病，小便短而頻數，尿出如粟米狀，病在下焦，及肝則小腹弦急，及腎則痛引臍中。

此言淋證之病狀也。後人有石淋、砂淋、血淋、氣淋、膏淋之分，此則統言之也。（卷五）

朱光被曰（《金匱要略正義》）：此明淋家亦屬厥陰之爲病，或成於陽明熱鬱者，與消渴異流而同源，故即敘於消渴之後。首二句是總揭淋之病狀。小便如粟，言其色白而滴瀝，如粟米之象也。小腹肝經所主，鬱極則弦急。木邪乘土，故痛引臍中，是淋屬厥陰爲病可知矣。趺陽一段，言淋證亦有與消渴相兼者，所當責之二陽者也。故趺陽脈數，胃中必有蘊熱可知。胃熱則消穀而引飲，於是大便堅，津液耗也。小腸爲火府，有熱相遺，火性急速，妄爲傳送，直抵州都，於是膀胱之氣化爲邪熱所擾，小便頻數，滴瀝而爲淋矣。可見淋證本乎厥陰，發見於陽明。肝爲藏血之海，胃主氣血之府，若發其陽，則動其血矣。便血，謂小便尿血也。總之，消渴忌下，恐致劫陰。淋家忌汗，恐致動陰。二證俱以維持陰氣爲主。（卷下）

周孝垓曰（《金匱要略集解》）：《巢氏病源》云：諸淋者，由腎虛而膀胱熱也。膀胱爲津液之府，熱則津液內溢而流於睾，水道不通，停積於胞，腎虛則小便數，膀胱熱則水下灂，數而且灂，淋灂不宣，故謂之淋，其狀出少起數，小腹弦急，痛引於臍。（卷中）

高學山曰（《高注金匱要略》）：淋者，小便不利，而其所出者，或白或赤，或膏或沙石之總名也。按其病因，大概不越三者。一則上焦以神勞氣虛，不能分運水氣；中焦脾土氣寒又不能制水下化，故小便停滯，滯久則膀胱內生虛假之熱，且宗氣不能提挈神髓，而陰氣下陷膀胱，於是陰氣得虛假之熱鬱，而成濁涕之狀者，此所謂膏淋也。一則三焦亢熱，而真陽氣化之機自疲，不管傳送，而膀胱癃閉，故小便不利，且陰陽之液，兩傷於邪火，則引水自救，故渴。以渴飲之水，而久煎癃閉之膀胱，此煎水成鹼、煮海成鹽之象，而成砂石淋者是也。一則淫火愛慕於心君，飛傳於腎府，而外流於陽道陰庭，又無所事，而陽火不能下泄，則橫貫帶脈，而沉墜腰痛，絡脈脹而化機自塞，故小便不利。邪火結而陰精下淫，故濁淋黃綠也。本條言神勞氣虛，而中土不能下溫其化機之淋，二條統言治淋之戒，三條即言虛淋之治例，四條言淫火停閣之淋，故其方藥俱主鹹潤之品。以鹹走腎，而尤能瀉心火也。五、六兩條言熱淋之治例耳。

仲景之意，以渴而小便過利者爲消渴，渴而小便不利者爲淋，故次淋於消渴之後焉。淋之爲病句，直貫後文諸條。小便如粟，言小便中之濁垢，顆粒而色黃白，如小米之狀，膏淋之初證也，俗解謂即沙石淋，非。蓋膏淋之初證，形如粟米而軟，病深則漸大而成條，即爲膏淋矣。沙石淋，其初便時，儼如水中化鹼之象，便久澄下，則堅如沙石之狀故也。上中二焦之陽氣虛寒不能照臨化被，而失柔則養筋之妙。故小腹凝敛而弦急，臍中切責而引痛也。

嚴鴻志曰（《金匱廣義》）：淋之爲病，雖由膀胱火熱燔灼所致，實由肝腎兩虛，腎虛則氣化不及，致小便如粟狀；肝虛則筋脈不利，故小腹弦急，痛引臍中。臍中爲衝脈所主，衝脈隸屬陽明，陽明主潤宗筋，所以淋病溺管灂痛，連及臍腹，淋瀝不宣，乃必然之勢也。但淋有石淋、勞淋、血淋、氣淋、膏淋之異，此去小便如粟狀，或即石淋之類歟。（卷三）

曹穎甫曰（《金匱發微》）：仲師於淋證未出方治，但以病情而論，則此證實爲虛寒。發端便曰小便如粟狀，如粟狀者，陽氣不達於宗筋而精道塞也；肝腎因虛生寒，則少腹為之弦急；腎虛而寒氣上乘，故痛引臍中。雖以外證驗之，未嘗非濕熱之交阻，然有服龍膽草而加劇者，亦有服木通累斤而痿頓不起者，則以裏陽不達，濕熱無自而化也。吾謂治淋之法，病之初起，以疏達瘀滯為急，是猶濕熱下利中有宿食而宜大承氣者也。病之既久，宜溫中通陽，佐以泄水，是猶下利虛寒而宜四逆、理中者也。獨怪近世庸工一遇淋證，務清肝熱而敗脾陽，吾見其冥路之日近矣。（卷之三）

原文 跌陽脉數，胃中有熱，即消穀引食，大便必堅，小便即數。（八）

趙以德曰（《金匱方論衍義》）：消萬物者，莫甚於火，所以胃有熱即穀消，穀消即飢，飢則引食；食雖入，以火燥其玄府、水飲，津不布推，下入膀胱，腸胃津液不生，故大便堅乾；膀胱內甚熱，則損腎陰，陰虛則水不得固藏，故數數出之。《巢氏病源》謂腎虛則小便數是也。（卷中）

李彣曰（《金匱要略廣注》）：中消屬胃，有熱則自能食，而小便亦多，津液愈竭，故大便堅，小便數，與上節溲數即堅同意。（卷中）

沈明宗曰（《沈注金匱要略》）：此明胃中濕熱，非為消穀，即為便數也。跌陽脉數，則為胃熱，胃熱必傷津液，則當上為消穀引飲，下為大便必堅，然不消穀便堅，乃胃邪下流，偏滲膀胱，氣化急速，故小便數也。（卷十三）

尤怡曰（《金匱要略心典》）：胃中有熱，消穀引飲，即後世所謂消穀善飢，為中消者是也。胃熱則液乾，故大便堅；便堅則水液獨走前陰，故小便數。亦即前條消渴胃堅之證，而列於淋病之下，疑錯簡也。（卷中）

陳念祖曰（《金匱要略淺注》）：淋病為下焦之病，而下焦則本於中焦。跌陽者，胃也。跌陽脉數，胃中有熱，即消穀引飲，大便必堅，小便則數。數而無度，莖中不痛，是熱氣燔鑠，消渴之漸也。頻數而短，莖中作痛，是熱氣下注，淋病之根也。

此言淋病由於胃熱下注，與消渴異流而同源也。師篇中凡復言疊敘之證，皆有深意。（卷五）

周孝垓曰（《金匱要略集解》）：張璐曰：此因胃熱熾盛，消鑠津液，腸胃膀胱之源俱涸也。（卷中）

高學山曰（《高注金匱要略》）：承上文而言跌陽之脉，縱不浮而但數者，雖無膈熱下噓之勢，而胃中有熱，即消穀引食，其大便堅而小便數者，此熱在中焦，亦能逼下焦之水，而為消渴，又變證中之變也。蓋小腸、膀胱，俱在胃下，胃中有熱，則上吸胸膈之津液以自救，故渴；又下逼小腸之水飲於膀胱，故消。然而機勢相成，渴之機動於上，而其勢成於消，消之機動於下，而其勢又成於渴，故愈渴愈消，愈消愈渴矣。但言大便堅而小便數，即上條堅數相搏，即為消渴之互詞也。

嚴鴻志曰（《金匱廣義》）：跌陽若不浮但數，是胃中有熱也，熱則生火，故消穀引食。凡消穀善飢者，其大便必堅硬而少，小便必頻數而短。此條乃申明上條消渴之屬於中消證也。（卷三）

曹穎甫曰（《金匱發微》）：淋之為病，或小溲腫痛，或敗精瘀塞，變為癃閉，病此者多懊憹欲死，坐立不安，要未見消穀引飲、大便堅而小便數者。仲師於此節，既不言淋證，而其義則與趺陽脉浮而數大致略同，故予決其爲衍文。若夫大腸燥、小溲赤痛、迫精外泄者，陽明證間亦有之，非淋病也。（卷之三）

原文 淋家不可發汗，發汗則必便血。（九）

趙以德曰（《金匱方論衍義》）：淋者，膀胱與腎病熱也。腎屬陰，於陰血已不足，若更發汗，則動其榮，榮動則血活矣。（卷中）

李彣曰（《金匱要略廣注》）：汗，即津液也，淋家傷精血，已亡津液，又爲發汗，則津液愈竭，而繼之以血矣，《針經》云奪血者無汗，是陰虛津脫也，因汗而便血，是迫血妄行也。（卷中）

沈明宗曰（《沈注金匱要略》）：此《傷寒論》中之戒語也。熱在下焦爲淋，而下焦腎與膀胱所主，若發其汗，重傷津液，膀胱氣化則亂，邪熱壅閉，必便血矣。（卷十三）

魏荔彤曰（《金匱要略方論本義》）：然又有發汗之治者，於《傷寒》中已詳之，更敘於此以示戒焉。淋家陰虛火盛，不待言也，更發汗以耗其營血，血損而陰愈虛，陰愈虛而火愈肆行，乘隧道空虛，驅迫其血，非道狂走，故發汗則便血必矣。此淋家除滋陰補腎，助正氣固命門，無他治法也。（卷中）

尤怡曰（《金匱要略心典》）：淋家熱結在下，而反發其汗，熱氣乘心之虛而內擾其陰，則必便血。（卷中）

吳謙曰（《醫宗金鑒》）：〔注〕淋家，濕熱蓄於膀胱之病也。若發其汗，濕從汗去，熱則獨留，水府告匱，熱迫陰血從小便出，即今之所謂血淋也。

〔集注〕高世栻曰：淋家之膀胱津液先虛，故不可發汗，若發汗更奪其津液，則膀胱氣竭，胞中並虛，故必便血。便血，溺血也。（卷二十一）

黃元御曰（《金匱懸解》）：淋家土濕木鬱，怒生風燥，汗之再亡血中溫氣，風木愈鬱，疏泄失藏，必便血也。此段見《傷寒·不可汗》中。（卷十一）

周孝垓曰（《金匱要略集解》）：張璐曰：淋家膀胱素傷，更汗則愈擾其血，故從溺而出也。未汗宜黃耆建中湯，常器之云宜豬苓湯。（卷中）

嚴鴻志曰（《金匱廣義》）：所謂淋家者，乃久有淋病未愈者也。治淋固不可發汗，即淋家有他病時，亦不可發汗也。發汗則心陽更虛，而陰液亦傷，則小便必至出血矣。

諸淋所發，皆本腎虛，而膀胱生熱也。水火不交，心腎氣鬱，遂使陰陽乖舛，清濁相干，蓄於膀胱，從水道而出，於是有淋瀝不斷之狀，且有數種之異：如所謂石淋者，由欲火煎熬，七情鬱結，致溺如沙石，阻礙水道，痛不可忍，治宜海金沙散，即海金沙、滑石、石膏、木通、井泉石、炙甘草，或三因石燕丸，即石燕、石韋、瞿麥穗、滑石，或《外臺》療石淋方，即石首魚頭石、當歸；膏淋者，不澀不痛，乃命門之不固，而兼濕熱者有之，故流出如膏之混濁，治宜磁石丸，即磁石、肉蓯蓉、滑石，或《直指》秋石丸，即白茯苓、桑螵蛸、鹿角霜、淡秋石爲丸；氣淋者，由中氣下陷，小便澀痛，常有餘瀝，欲盡不盡，治宜瞿麥湯，即瞿麥、桑白皮、甘草、木通、赤苓、陳皮、滑石、冬葵子，或桑白皮湯，即桑白皮、茅根、木通、乾百合；血淋者，其溺如血也，由小腸與膀胱積熱，或心移熱於小腸，治宜用《本事》火府丹，即生乾地黃、黃芩、木通，或白茅根湯，即白茅根、芍藥、木通、車前子、滑石、黃芩、血餘、冬葵子；勞淋者，或因稟質素弱，或因房勞過度，勞倦即發，痛引氣衝，治宜菟絲子丸，即菟絲子、人參、黃耆、芍藥、滑石、木通、車前子、黃芩、冬葵子爲丸，或白芍藥丸，即白芍藥、熟地黃、當歸、鹿茸爲丸，阿膠湯下。又有所謂毒淋者，因花柳而得，疼痛異常，或兼白濁，或兼溺血，近人有毒淋湯之制，用金銀花、海金沙、石韋、炒牛蒡子、甘草梢、生杭芍、參三七、苦參子，余以爲宜加土茯苓、鮮小薊根，尤爲合法。總之治淋證，當分在氣在血，以渴與不渴爲辨，如渴而小便不利者，熱在上焦氣分，肺金主之，宜清肺以滋水之上源；不渴而小便不利者，熱在下焦血分，腎與膀胱主之，宜滋腎以清其相火。隨證施治，不宜拘執。（卷三）

[原文] 小便不利者，有水氣，其人若渴，用栝樓瞿麥丸主之。（十）
栝樓瞿麥丸方
栝樓根貳兩　茯苓　薯蕷各叁兩　附子一枚，炮　瞿麥一兩
上五味，末之，煉蜜丸梧子大，飲服三丸，日三服；不知，增至七八丸，以小便利、腹中溫爲知。

趙以德曰（《金匱方論衍義》）：《內經》謂，肺者，通調水道，下輸膀胱。又謂：膀胱藏津液，氣化出之。由是而觀，肺氣通於膀胱。上通則下行，下塞則上閉，若塞若閉，有其一即氣不化，氣不化則水不行而積矣；水積則津液不生而胃中燥，故若渴。用栝樓根以生津液；薯蕷以強肺陰；佐以茯苓治水，自上滲下；瞿麥逐膀胱癃結之水；然欲散水積之寒，通開陽道，使上下相化，又必附子善走者爲使。

所謂服之小便利、腹中溫爲度者，則是初以水積而冷，故用之，否則不必用也。（卷中）

徐彬曰（《金匱要略論注》）：小便不利，此膀胱有熱也，膀胱通周身之水道，既艱澀難出，則水停而逆，故曰有水氣。然使不渴，則熱止膀胱，若渴，是氣化之原亦熱。故以瞿麥、茯苓逐水；而以栝樓根清上焦之熱；脾腎之元氣不可不養，故以山藥培其本；膀胱雖熱，由腎實虛而開闔失職，故以附子補其元陽，且膀胱既爲濕熱所困，氣餒不行，故須附子大力，爲瞿麥、茯苓之先鋒耳。（卷十三）

李彣曰（《金匱要略廣注》）：水氣停積中焦，故小便不下行者，津液亦不得上布而渴也。

栝樓根潤燥以生津；茯苓、瞿麥淡滲而泄水；薯蕷入脾肺二經，補脾可以制水，又肺爲水之上源，能通調水道而行飲也；然水者寒氣也，溫則消而去之，故佐附子溫經行陽，以助膀胱氣化。

又按：五苓散亦治小便不利而渴，與此方同爲利水生津之劑，此用薯蕷，即五苓用

白术之義也，但五苓兼外有微熱，故用桂枝走表，此内惟水氣，故用附子温中也。（卷中）

沈明宗曰（《沈注金匱要略》）：此言胃中寒濕下流爲病也。寒濕下流，抑鬱膀胱之氣不化，則小便不利，爲有水氣。然寒濕壅於下，真氣反逆肺胃，化而爲熱則渴。故用栝樓根專清浮上之熱，薯蕷健脾而燥胃濕，瞿麥、茯苓通利膀胱宿水，以附子驅寒行陽化氣而爲嚮導，俾小便利而水即除矣。蓋本經腫論腰以下腫者，當利其小便，而不見其方，觀此方後云"小便利，腹中温爲知"，似乎在於水腫，腹冷小便不利之方，想編書者誤入，俟高明細詳用之。（卷十三）

魏荔彤曰（《金匱要略方論本義》）：然淋家之爲病，又似乎小便不利之證。不知有濕邪者亦能小便不利，非同於淋家下焦虛熱，水短溺濁之證也。故知其人必有水氣，水氣格阻正津不上則渴，格阻正津不下則小便不利。治其濕邪，而口津與小便俱調矣。此雖小便不利似淋家，而其實非也；渴似消渴，而其實亦非也。蓋渴而小便不利，故非消渴；小便雖不利，而未溺如粟狀，且無小腹急痛，故非淋也。解乎此，可知有濕邪，當責之水氣也，主之以栝樓瞿麥丸。栝樓根苦寒以清熱，治濕上甚之熱也；茯苓、薯蕷滲水健脾；附子温中走水；瞿麥利其水道；皆從濕邪立法也。既有濕上甚之熱，何以服法以腹中温爲度？可知濕上甚之熱，皆下寒之所積蓄，非命門之火衰而中土陽弱，何以水氣得存留於中，格阻其上下之正津不行乎？附子温中以治濕邪，而上甚之熱亦除，固非任用寒凉，可清濕熱也。栝樓根之用，爲從標治熱，而附子之用，豈非從本治寒哉？明乎此，則小便淋利等證，可以稍識其端倪矣。（卷中）

尤怡曰（《金匱要略心典》）：此下焦陽弱氣冷，而水氣不行之證，故以附子益陽氣，茯苓、瞿麥行水氣。觀方後云"腹中温爲知"可以推矣。其人若渴，則是水寒偏結於下，而燥火獨聚於上，故更以薯蕷、栝樓根，除熱生津液也。夫上浮之炎，非滋不熄；下積之陰，非煖不消；而寒潤辛温，並行不悖，此方爲良法矣。欲求變通者，須於此三復焉。（卷中）

吳謙曰（《醫宗金鑒》）：小便不利，水蓄於膀胱也，其人苦渴，水不化生津液也。以薯蕷、花粉之潤燥生津，而苦渴自止；以茯苓、瞿麥之滲泄利水，而小便自利；更加炮附宣通陽氣。上蒸津液，下行水氣，亦腎氣丸之變制也。然其人必脉沉無熱，始合法也。（卷二十一）

朱光被曰（《金匱要略正義》）：此上焦有熱，下焦有寒，因渴而小便不利也。蓋腎開竅於二陰，陰氣有虧，不能司闔辟之權，小便因以不利。有水氣者，不利則水停腹中，若有腫滿之象也。使其人不渴，則上焦無病，只是下焦陰氣不化，腎氣丸利而導之可也。今見燥渴，則熱反鬱於上，下焦之藥難以遽投，故先以栝樓根肅清肺胃之鬱熱，瞿麥、茯苓行水去淤。然腎爲陰藏，不得真陽鼓舞，則水道不能運行，加附子助少火，以温通水藏也。且少陰本主封蟄，瞿麥走泄真陰，用山藥立之監，以回護藏真也。緩以爲丸，並嚴謹其服法，以上焦津液已傷，不敢過劑，恐蹈重亡津液之戒也。（卷下）

陳元犀曰（《金匱方歌括》）：《内經》云：膀胱者，州都之官，津液存焉，氣化則能出矣。余於氣化能出之義，而借觀之燒酒法，益怳然悟矣。酒由氣化，端賴鍋下之火力，方中附子補下焦之火，即其義也；酒釀成之水穀，收於鍋內而蒸之，則器具亦須完固，方中茯苓、薯蕷補中焦之土，即其義也；鍋下雖要加薪，而其上亦要頻換涼水，取涼水之氣，助其清肅以下行，則源源不竭，方中栝樓根清上焦之力，即其義也。至於出酒之竅道，雖云未所當後，亦須去其積垢而通達，方中瞿麥一味專通水道，清其源而並治其流也。方後自注"腹中溫"三字，大有深義。（卷四）

高學山曰（《高注金匱要略》）：此補言首條虛淋之證，而詳其治例也。蓋謂小便如粟，小腹弦急，痛引臍中之淋，其初證小便不利，久則水積而有水氣，水久化熱，熱水上燙胸膈，故其人苦渴。主本丸者，以生津之栝樓根止渴；以瀉血分之瞿麥，瀉氣分之茯苓去水氣；以燥土之薯蕷，溫土之附子，制水以利小便。似乎單治本條諸證，不知三焦之妙。其先天之溫胃煖胸者，以腎陽爲釜底之炊，其後天之上蒸下被者，以胃陽爲分照之耀。夫此淋既爲上虛中寒所致，故用辛鹹走腎之附子，納其熱於下焦，所以扶腎陽，而爲溫胃煖胸之地，而治小腹之弦急者，實在其中矣。用甘溫走胃之薯蕷，提其熱於中焦，所以溫胃陽，而爲上蒸下被之地，而治臍中之痛引者，實在其中矣。夫腎陽復，而先天之氣從夾脊而上熏；胃陽復，而後天之氣由脾肺而上貯，則上焦之神氣自充，而提挈有力分布有神，亦何虛淋之不愈哉！況以薯、茯之滲泄者，去水以利小便；栝樓之生津者，止渴以杜積水乎，小丸吞服，欲其化於下焦，從下溫中，又從中溫上也。三丸漸增，恐虛寒者，不勝暴溫，而益膀胱之假熱也。曰小便利，腹中溫爲知，其用意於中下二焦者可見矣。

曹穎甫曰（《金匱發微》）：天時陽熱則生濕，土膏發於地，雲氣上於天，然後雷雨作而溝渠通；陰寒則生燥，風霜日緊，潦水不降，於是蒸氣消而溪澗塞。人但知苦熱易於生燥，而不知苦寒之尤易生燥也。知此意者，然後可與論栝樓瞿麥丸方治。證曰小便不利，有水氣而渴，此水勝血負，水寒不能化氣之證也。三焦水道以腎爲關鍵，腎寒則水停蓄於下而陽氣不昇，陽氣不昇則肺陰虧於上而津液不降。方用栝樓根以潤肺而止渴，瞿麥以導膀胱而利小便，薯蕷、茯苓以扶脾陽而抑心下水氣，要惟以炮附子一枚，爲方中主要，觀"小便利、腹中溫爲知"八字，其義自見。蓋未服藥時，腹中必然冷痛也。（卷之三）

原文 小便不利，蒲灰散主之；滑石白魚散、茯苓戎鹽湯並主之。（十一）
蒲灰散方
蒲灰七分　滑石叁分
上二味，杵爲散，飲服方寸匕，日三服。
滑石白魚散方
滑石貳分　亂髮貳分，燒　白魚貳分
上三味，杵爲散，飲服半錢匕，日三服。
茯苓戎鹽湯方
茯苓半斤　白术貳兩　戎鹽彈丸大一枚
上三味，先將茯苓、白术煎成，入戎鹽，再煎，分溫三服。

趙以德曰（《金匱方論衍義》）：小便不利，爲膀胱氣不化也，由陰陽之不利；陰陽者，有上下焦之陰陽；而下焦亦有陰陽，肝爲陽，腎爲陰；腎亦有陰陽，左爲陽，右爲陰；膀胱亦有陰陽，氣爲陽，血爲陰；凡有一之不和，氣即不化。由是三方觀之，悉爲膀胱血病濇滯，以致氣不化而小便不利。

一方用蒲灰、滑石者。本草謂滑石、蒲黄利小便，消瘀血，可見蒲灰活滯血爲君，滑石利竅出小便佐之也。

一方用亂髮、滑石、白魚者。亂髮乃血之餘，能消瘀血，通關利小便，本草謂治婦人小便不利，又治婦人無故溺血；白魚去水氣，理血脉，亦可見是血劑也。

一方用茯苓、戎鹽者。戎鹽即北海鹽，膀胱乃水之海，以類相從，故鹹味潤下；而佐茯苓利小便。然鹹又能走血，白术亦利腰臍間血，是亦知爲治血也。

其三方亦有輕重：亂髮爲重，蒲灰次之，戎鹽又次之。（卷中）

徐彬曰（《金匱要略論注》）：蒲灰，即蒲席燒灰也，能去濕熱，利小便；滑石能通九竅，去濕熱，故主之；白魚能開胃下氣，去水氣；髮爲血餘入陰，故合滑石，則陰分之濕熱去，而小便利也。若茯苓戎鹽湯，內有白术健脾；茯苓滲濕；戎鹽出山坡陰土石間，不經煎煉，入腎除陰火，兼清熱，故以爲使。然此方較前二方，則補養多矣。（卷十三）

沈明宗曰（《沈注金匱要略》）：此風熱下鬱之方也。風熱壅於下焦氣分，鬱化爲火，非涼滑之藥，則邪不除。故用蒲蓆燒灰，因其質輕氣薄，而生水澤，同滑石能通諸竅、利小便而除濕熱也。若濕熱在於血分，當以白魚鯗開胃下氣，善利水濕。蓋髮乃血之餘，以此引滑石白魚入陰而利小便，除其濕熱也。夫濕熱壅於膀胱則爲淋，然傷府未有不傷於藏者，故用白术健脾，茯苓滲濕，不使下流入腎爲病，以戎鹽養水軟堅，而除陰火，故二湯並主之。（卷十三）

魏荔彤曰（《金匱要略方論本義》）：又有小便不利者，所因各有不同，治法亦不一，並附於後，以俟主治者擇其善而從之。蒲灰散者，意在滲濕利水也，爲濕熱見於下焦者言治也。滑石白魚散者，意主滋陰利水而助胃也，爲陰虛熱盛，胃氣不足者言治也。茯苓戎鹽湯者，意在滲水，而更以健脾補腎爲急也，爲腎水短而脾土弱者言治也。三方各有施用之義，臨時取其相對者而與之。變通之道有，治人無治法矣。（卷中）

尤怡曰（《金匱要略心典》）：蒲，香蒲也。寧原云："香蒲去濕熱，利小便，合滑石爲清利小便之正法也。"《別錄》云："白魚開胃下氣，去水氣，血餘療轉胞，小便不通，合滑石爲滋陰益氣，以利其小便者也。"《綱目》："戎鹽即青鹽，鹹寒入腎，以潤下之性，而就滲利之職，爲驅除陰分水濕之法也。"仲景不詳見證，而並出三方，以聽人之隨證審用，殆所謂引而不發者歟。（卷中）

吳謙曰（《醫宗金鑒》）：無表裏他證，小便不利而渴者，消渴水邪病；小便不利不渴者，小便癃閉病也。主蒲灰散、滑石白魚散者，蒲灰、亂髮，血分藥也；滑石、白魚，利水藥也。然必是水鬱於血分，故並主是方也。觀東垣以通關丸，治熱鬱血分之小便不利，則可知在血分多不渴也。主茯苓戎鹽湯者，茯苓淡滲，白术燥濕，戎鹽潤下，亦必是水濕鬱於下也。鹽爲渴者之大戒，觀用戎鹽則不渴可知也。（卷二十一）

黃元御曰（《金匱懸解》）：小便不利，以土濕木遏，鬱而生熱。熱傳己土，而入膀胱，是以小便黃赤。黃者，濕土之下傳；赤者，君火之下鬱也。君火胎於乙木，故木鬱則生下熱。木氣遏陷，泄而不通，故水道淋澀。蒲灰散，蒲灰鹹寒而通淋澀，滑石淡滲而瀉濕熱也。滑石白魚散，滑石滲濕而瀉熱，白魚、髮灰利水而開癃也。茯苓戎鹽湯，苓、术燥土而瀉濕，戎鹽利水而清熱也。（卷十一）

陳元犀曰（《金匱方歌括》）：蒲灰散主濕熱氣分，滑石白魚散主血分，茯苓戎鹽湯入腎除陰火。二散可療外瘍，多效。（卷四）

周孝垓曰（《金匱要略集解》）：張璐曰：此因膀胱血滯。血屬陰，陰病則陽氣亦不能施化，氣不化而小便不利，故三方並治之。蒲灰、滑石者，蒲灰治瘀血，滑石利竅也；亂髮、滑石、白魚者，髮灰消瘀血，白魚去水氣也；茯苓、戎鹽者，鹹潤走血，佐茯苓淡滲利水，白术兼利腰臍間血也。（卷中）

高學山曰（《高注金匱要略》）：此淫火停閣，濁淋之治例也。言病淋而小便不利，又有一種慾火流於兩腎，不得有其事以下泄，因而腎絡以火氣貫之，而腫重閉塞者，夫膀胱為腎之府，腎移熱於其中，故小便不利。腎精內動而不得下泄，又傳其精氣於膀胱，而漸化為白淫以下注，故淋濁也。然則此火不散，而零星腐化，經年累月，其濁終不可止。蒲草行根水中，具發生之性以泄水氣，則為直至腎家而瀉其火者也。又因此火，來自少陰心主，燒以為灰，色黑味鹹，黑入腎藏，鹹則所以瀉心火之留寄腎中也，配以甘寒分利之滑石，則直從水道而下散矣，故主之。若此證經久失治，其陰精陰血，一則傷於邪火之內燔，再則耗於淋濁之下泄，則潤槁逐瘀，為不可少，故又主滑石白魚散焉。滑石甘寒以瀉邪火，分利以通小便；白魚扁窄而長尾，故其激水之捷，為魚中之最，以之入散，欲其引滑石之速於走腎，而併用其分水之力以利小便也；髮為血之餘，既取其有潤槁之功，亂髮為敗血之餘，復取其有逐瘀之性，燒灰則其味苦鹹，所以敗心火之下流腎部者，與蒲灰同義也。至若淋濁而小便不利，以致積飲聚水，而水飲之害，較之淋證為尤急，故以淡滲之茯苓為主，燥土之白术為佐，先利其小便以去水，加鹹以潤下，而並能泄心火之戎鹽以治淋，則淋與小便不利，同愈矣。況腎為藏，藏無瀉法，利水以瀉其府者瀉藏，則茯、术亦未始非治淋之藥也。曰並主之者，蓋言總為濁淋之主方，而其所以應用者，又自各有區別也。

陸淵雷曰（《金匱要略今釋》）：丹波氏云：亂髮，《本經》主五淋（案出《別錄》。又蘇恭云：燒灰療轉胞、小便不通）。白魚，恐非魚中之白魚。《爾雅》：蟫，白魚。《本經》云：衣魚，一名白魚，主婦人疝瘕，小便不利。又《南齊書》：明帝寢疾甚久，敕臺省府署文簿求白魚以為治，是也。沈云白魚鯗，諸注並仍之，不可從。

淵雷案：衣魚，即書紙中蠹魚也，亦居衣帛中，故名衣魚。《本草綱目》收此方於衣魚條下，是也。至魚中之白魚，《開寶本草》云：開胃下氣，去水氣，令人肥健。與此方之意不合。湯本氏又以鯉魚代白魚，可謂一誤再誤。《別錄》云：鯉魚煮食，治欬逆上氣，黃疸，止渴，治水腫腳滿，下氣。又此方分量，三味皆去二分，不去等分，何也？（卷四）

原文 渴欲飲水，口乾舌燥者，白虎加人參湯主之。（十二）

趙以德曰（《金匱方論衍義》）：按《傷寒論》謂，陽明病，脉浮而緊，咽燥口苦，發熱汗出，不惡寒，反惡熱，身重，云云；若渴欲飲水，口乾舌燥者，白虎加人參湯主之。成無己注以：若下之，熱客中焦，是爲乾燥煩渴。而此雖是《傷寒》節文，其渴者豈惟傷寒而用是哉？凡雜病之屬陽明熱甚，在表裏之間者，即可用之。且陽明爲水穀之海，氣血俱盛，熱易歸之，傷寒之熱，尚可客之，況雜病飲食之熱與夫五邪之相傳，寧不客耶？（卷中）

徐彬曰（《金匱要略論注》）：此亦消渴之類也。但渴欲飲水而口乾燥，則肺氣既熱，更陽虛而陰燥見於外，其熱浮，故以白虎湯治其火，清其熱，復以人參補其虛，與峕治中下焦，而散其結熱者迥異。（卷十三）

李彣曰（《金匱要略廣注》）：熱燥津液，亦熱傷元氣，故用白虎清胃解熱，加人參益氣生津。

成無己云：此熱客中焦者。（卷中）

沈明宗曰（《沈注金匱要略》）：此氣分之渴而出方也。渴欲飲水，口乾燥者，乃上焦肺胃之氣熱盛，津液枯涸。故以人參、粳米補養肺胃之元，石膏、知母專清風臨肺胃之熱而生津液，甘草以和中氣。蓋此傷寒陽明證的藥，而消渴用之者，病同肺胃氣熱津枯則一也。（卷十三）

尤怡曰（《金匱要略心典》）：此肺胃熱盛傷津，故以白虎清熱，人參生津止渴。蓋即所謂上消、膈消之證，疑亦錯簡於此也。（卷中）

吳謙曰（《醫宗金鑒》）：消渴則渴欲飲水，水入即消，而仍口乾舌燥者，是熱邪盛也，故以白虎加人參湯，清熱生津也。（卷二十一）

陳念祖曰（《金匱要略淺注》）：雖然，治病之道，循其所當然者，更當求其所以然。淋證小便不利，病在水也，然金爲水母，肺熱則涸其源，胃爲燥土，胃熱則塞其流。今渴欲飲水，口乾燥者，肺胃熱盛也，治求其本，以白虎加人參湯主之。

此肺胃熱傷之方治也。（卷五）

高學山曰（《高注金匱要略》）：此條當冠"淋之爲病，小便不利"二句，否則，不當入本門淋證之末矣。蓋胸中熱極，充塞中下，氣機不行，故小便不利。又胸中熱極，呵噓真陰逼迫下注，故淋也。白虎湯爲金風蕩熱之劑，加人參爲金液潤枯之藥，已詳傷寒本湯注。主此而膈中熱解，則真氣得以展舒，而小便自利。又膈中熱解，則真陰得以上滋，而渴淋俱除也。此因熱而小便不利，因小便不利，則愈熱而病淋者。故解熱之外，而淋與小便不利，可不責而自愈矣。

嚴鴻志曰（《金匱廣義》）：消渴之病，不必定如上條之證，如渴欲飲水，宜其水入則渴止，熱消則水去，乃其水不但不去，停留中焦，反上逆而嘔吐，此消渴而非消渴也，名曰水逆，宜以五苓散，去其停水爲宜。若渴欲飲水，水入不能止渴，仍口乾燥者，乃陽明胃熱熾盛，宜白虎加人參湯，滋其津液。若渴欲飲水，水入不能濟渴，其渴仍不止者，宜文蛤散，折其炎上之勢，以文蛤味鹹性寒，寒能除熱，鹹能潤下也。合三條彼此互證，以見同中之異。

消證有上、中、下三者之分，而其病源總屬厥陰，何哉？蓋厥陰風木，中見少陽相火，風火煽鑠，則病消渴。《內經》亦有風消二字，消必兼風言之，亦即此意。且上消系太陰者，心熱移肺也；中消系陽明者，火燔土燥也；下消系少陰者，水虛不能制火，實火虛不能化水也。時醫俱不言及厥陰，而不知風勝則乾，火從木出，消證不外乎此。大抵上消證，心火亢盛，移熱於肺，爲鬲消者，用竹葉石膏湯去半夏加栝樓根之類，或不去半夏，喻嘉言最得其秘；心火不足，移寒於肺，爲肺消者，用炙甘草湯，或柴胡桂薑湯加人參、五味子、麥門冬之類；中消證，責在二陽，以人參白虎湯送下脾約丸，頗妙；下消證，責之傷腎，以腎氣丸爲主治，所以斡旋腎中頹墜之氣，而使上行心肺之分，不致有降無昇，否則飲一溲一，久而小便不臭，反作甘氣，西醫所謂糖尿病者，此腎敗而土氣下泄也，更有浮在溺面如脂者，此腎敗而精不禁也，皆爲不治之候。（卷三）

曹穎甫曰（《金匱發微》：此二條並見《傷寒·陽明篇》，爲汗、下、溫針救逆之方治。陽不外越，津液內傷，因病口乾舌燥；浮熱在表，水濕內蘊，因病渴欲飲水、小便不利。津液傷，則以清熱生津主治，方治宜白虎加人參者，爲其熱傷氣分也。裏水鬱，故以導水邪、清血熱主治，方治宜豬苓湯，用阿膠者，爲其濕傷血分也。此衛與營之辨也。（卷之三）

原文 脉浮，發熱，渴欲飲水，小便不利者，豬苓湯主之。（十三）
豬苓湯方
豬苓去皮　茯苓　阿膠　滑石　澤瀉各一兩
上五味，以水四升，先煮四味，取二升，去滓，內膠烊消，溫服七合，日三服。

趙以德曰（《金匱方論衍義》）：前條有謂脉浮，小便不利，微熱消渴，用五苓散發汗利小便，與此證無異，何其藥之不同也？然二者皆《傷寒論》之節文，集於要略者也。前條爲太陽，發汗後，大汗出，胃中乾，欲得飲水，少少與之，令胃中和即愈；若脉浮，小便不利，微熱消渴者，與五苓散。此證爲陽明病，咽喉燥，發熱，汗出身重，下後若脉浮發熱，渴欲飲水，小便不利者，豬苓湯。

自今觀之，脉浮固同也，而有太陽、陽明之異；熱固同也，而有發熱、微熱之異；邪客入裏固同也，而有上焦、下焦之異；其藥得無異乎？邪本太陽，入客上焦，所以宜取汗、利小便；邪本陽明，雖脉浮發熱，然已經下之，其熱入客下焦，津液不得下通而小便不利矣。惟用茯苓、豬苓、澤瀉，滲泄其過飲所停之水；滑石以利其竅；阿膠者，成無己獨謂其與滑石同功。抑不思夫是證既謂不可發汗、加燒針，若下之，則是爲氣血已虛羸，將用入手太陰、足少陰，補其不足，助其氣化而出小便也。

嗚呼！大率集方者，務簡略繁，遂致後人不知其所自，遂並棄其書者有之，懵然而用者有之。微《傷寒論》之所存，則何以考其旨哉？雖然，在《傷寒》以二方，因汗下後病變而用者，固如是也，若雜病中雖不因傳變，亦必有熱在上下表裏，如《傷寒》之不殊者，即當準是用二方，不必泥其初爲傷寒設也。（卷中）

李彣曰（《金匱要略廣注》）：五苓散治太陽微熱消渴，內用桂枝，以利水之中兼發汗之義，是表裏雙解法也。豬苓湯治陽明脉浮發熱，不用表藥，但利小便，以裏熱得清，而表證自撤矣。然《活人書》云：太陽病，無汗而渴者，不得用白虎；陽明病，有汗而渴者，不得用豬苓。此不可不知者也。

成無已曰：此熱客下焦，豬苓利小便，瀉下焦之熱。

張兼善曰：脉浮發熱，上焦熱也；渴欲飲水，中焦熱也；小便不利，下焦熱也。但熱客下焦，津液亦不得上昇，故亦有作渴者，瀉下焦之熱，熱不得阻塞中焦，肺與膀胱津液流通，而病自愈矣。

豬苓、茯苓、澤瀉，皆利小便藥也，但熱盛則陽亢，用阿膠養陰氣以濟之，加滑石利竅，以導濕熱也。

或曰：消渴飲一溲二，小便自多，此數條俱云渴而小便不利，此與消渴病有異否乎？曰：白虎、五苓、豬苓等湯，俱治傷寒方也，因內兼渴證，故並收入本經消渴病內，以示病機與治法有相通者耳。但醫者自有活法，或遇主病傷寒而兼見渴證，或專治消渴而病非傷寒，亦在神明其意而已。況本篇自"淋之爲病"以下，凡屬小便不利者，亦皆淋病之類也。但小便不利，有不渴者，有兼渴者。東垣云：小便閉而不渴者，熱在下焦血分，真水不足，膀胱乾涸，乃無陰則陽無以化，治宜黃蘗、知母苦寒之藥以補腎與膀胱，使陰氣行而陽自化，則小便自通。其渴者，熱在上焦氣分與豬苓湯熱在下焦而渴者又異，肺中伏火不能生水，膀胱絕其化源，宜氣味俱薄，淡滲之藥以瀉肺火，清肺金而滋水之化源。由東垣之言觀之，則渴之一證在消渴病固有之，在傷寒病亦有之，在小便不利諸雜證俱有之，得其意，則治傷寒者，即可以治消渴，治消渴者，並可以治小便不利諸雜證，又何拘乎一偏也哉。（卷中）

沈明宗曰（《沈注金匱要略》）：此亦非真消渴也。傷寒太陽、陽明熱邪未清，故脉浮發熱，渴欲飲水；胃熱下流，則小便不利，故以豬苓湯導熱滋乾，而驅胃邪下出也。（卷十三）

尤怡曰（《金匱要略心典》）：此與前五苓散病證同，而藥則異。五苓散行陽之化，熱初入者宜之；豬苓湯行陰之化，熱入久而陰傷者宜之也。

按：渴欲飲水，本文共有五條，而脉浮發熱，小便不利者，一用五苓，爲其水與熱結故也；一用豬苓，爲其水與熱結，而陰氣復傷也；其水入則吐者，亦用五苓，爲其熱消而水停也；渴不止者，則用文蛤，爲其水消而熱在也；其口乾燥者，則用白虎加人參，爲其熱甚而津傷也。此爲同源而異流者。治法亦因之各異，如此，學者所當細審也。（卷中）

吳謙曰（《醫宗金鑒》）：此與上條文同義異。文同者，脉浮小便不利，發熱、微熱、渴欲飲水、消渴也。而義異者，一以五苓散利水發汗，一以豬苓湯利水滋乾也。審其所以義異之意，必在有汗、無汗之間也。何以知之？一以發汗爲主，其因無汗可知；一以滋乾爲主，其因有汗可知。故文同而義異，病同而治別也。仲景之書，言外寓意處甚多，在學者以意會之自識也。（卷二十一）

黃元御曰（《金匱懸解》）：此段見《傷寒·陽明》。濕盛於下，陽氣鬱格，故脉浮發熱。濕旺木鬱，風燥亡津，故渴欲飲水。木鬱不能泄水，故小便不利。豬苓湯，二苓、滑、澤利水而瀉濕，阿膠滋木而清風也。（卷十一）

陳念祖曰（《金匱要略淺注》）：且胃熱爲脉浮，爲熱，爲渴，爲小便不利，與太陽五苓散證不同。陽明之脉大而浮，肌肉上蒸蒸發熱，渴則欲飲冷水，小便因熱甚液乾而不利者，與太陽五苓散證，發汗利水，兩解其表裹者迥別，故不用五苓散，而以豬苓湯主之。

此因“脉浮發熱，小便不利”二句，與五苓節文同，故又分別爲豬苓湯之方治，並二證二湯，毫厘千里，學者不可不細心研究。（卷五）

周孝垓曰（《金匱要略集解》）：張璐曰：渴欲飲水，小便不利，乃熱結膀胱，津液固結之候；而見脉浮發熱，太陽熱邪循經發外也。故用豬苓湯以導熱滋燥，慎勿因其發熱而與發汗，重傷其陰，必致便血，是所切戒也。（卷中）

嚴鴻志曰（《金匱廣義》）：同是脉浮，身熱而渴，小便不利，一主五苓散，一主豬苓湯，判斷各異。蓋脉浮病在表，表邪初入，氣化不利，所以微熱而渴飲即消，其以渴爲重熱，爲輕欲解其渴，故以五苓散行陽之化。若表邪入久，陰氣致傷，所以發熱甚而渴欲飲水，其以熱爲重，渴爲輕，欲清其熱，故以豬苓湯行陰之化。陰陽虛實，於此可以辨矣。（卷三）

水氣病脉證並治第十四

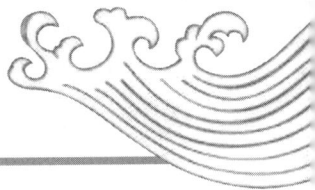

原文 師曰：病有風水、有皮水、有正水、有石水、有黃汗。風水，其脉自浮，外證骨節疼痛，惡風；皮水，其脉亦浮，外證胕腫，按之沒指，不惡風，其腹如鼓，不渴，當發其汗；正水，其脉沉遲，外證自喘；石水，其脉自沉，外證腹滿，不喘。黃汗，其脉沉遲，身發熱，胸滿，四肢頭面腫，久不愈，必致癰膿。（一）

趙以德曰（《金匱方論衍義》）：論曰：所謂風水者，腎本屬水，因風而水積也。《內經·大奇病論》曰：並浮爲風水。注以：浮脉爲風，下焦主水，風薄於下，故曰風水。《水熱穴論》曰：腎者，至陰也；勇而勞甚，則腎汗出，逢於風，內不得入於藏府，外不得越於皮膚，客於玄府，行於皮裏，傳爲胕腫，本之於腎，名曰風水。《評熱病論》曰：腎風者，面胕痝然壅，害於言；虛不當刺而刺，後五日其氣必至，至必少氣時熱，時熱從胸背上至頭，汗出手熱，口乾，小便黃，目下腫，腹中鳴，身重難以轉側，月事不來，煩不能食，不能正偃，正偃則欬，病名曰風水。自此觀之，此證殆出於是歟。然止言外證骨節疼、惡風，不言胕腫者，節文也。豈不胕腫而名曰風水耶？爲腎外合於骨，水則病骨；肝外合於筋，風則筋束關節，故以骨節痛、脉浮、惡風者，明其風水在表之證耳。

所謂皮水者，皮膚胕腫也。《靈樞》曰：膚脹者，寒氣客於皮膚間，㲄㲄然不堅；腹大，身盡腫，皮厚，按其腹，窅而不起，腹色不變。自今觀之，此證殆在於是歟。《巢氏病源》則以皮水者，腹如故而不渴，與《靈樞》《要略》異。獨不思夫肺主氣，以行榮衛，外合皮毛，皮毛病甚，則肺氣得不病其膹鬱乎？榮衛停滯不行，則身腹得不病乎？然肺氣之滿，異於他邪之滿，氣雖成水，終本輕清，故有㲄㲄然不堅，按之沒指，腹亦窅而不起，玄府閉塞而不惡風，鬱未燥其液而不渴者。當發其汗，散皮毛之邪，外氣通而內鬱解矣。此開鬼門法。

所謂正水者，腎主水，腎經之水自病也。《內經》曰：腎者，胃之關；關不利，故聚水成病，上下溢於皮膚，胕腫腹大，上爲喘呼，不得臥，標本俱病。自今觀之，此證殆本是經論之節文也。

所謂石水者，乃水積小腹，胞內滿堅如石，不關於大腹者也。何以言之？《內經》曰：陰陽結邪，陰多陽少，名曰石水。又曰：腎肝並沉爲石水。注曰：肝脉入陰，內貫小腹；腎脉貫脊中，絡膀胱；兩藏並，藏氣熏衝脉，自腎下入絡於胞，令水不行，故堅而結。然腎主水，水冬冰，水宗於腎，腎象水而沉，故氣並而沉，名爲石水。是條即此之謂也。因水積胞內,故不從足少陰,上逆於肺而爲喘。又按:《巢氏病源》謂,石水者,引兩脇下脹滿痛,或上至胃脘則死。由是而言,上者雖同爲石水,然與此條少異:此偏於腎氣多,腎爲陰,陰主靜,故病止在下而不動;彼則偏於肝氣多,肝爲陽,陽主動,故上行克胃脘也。

所謂黃汗者,爲病水,身黃而汗出如柏汁而得名。自後條出諸黃汗觀之,因有所受不一之因。然而大抵黃色屬土,由陰明胃熱而發其色於外,無汗者則名黃汗。今之發熱胸滿,四肢頭面腫者,正屬胃土所主經脉之證也。熱久在肌肉,故化癰膿。若《巢氏》云:疸水,因脾胃有熱,流於膀胱,小便濇而身面盡黃,腹滿如水狀。此亦黃汗之一也。(卷中)

徐彬曰(《金匱要略論注》):《內經》止有水脹及石水二條,仲景特列五條,示人水病有淺深,欲人因名思義,而處治無誤耳。《水氣篇》無一字及痰飲,可知腫脹證見痰飲證即須慎,考《痰飲篇》卻及五藏水,然通篇無一腫脹字,可知有先病痰飲而後變水氣者,有先病水氣而漸有痰飲者,當分重輕施治矣。故以水從外邪而成,其邪在經絡者,別之曰風水,謂當從風治也。或水雖從外邪而成,其邪已滲入於皮,不在表不在裏者,別之曰皮水,謂在皮而不脫於風也。其有不因風,由三陰結而成水者,別之曰正水,謂當正治其水也。其陰邪多而沉於下者,別之曰石水,謂病全在下也。其有亦因風邪或水邪,雖爲外邪內傷於心,熱鬱而爲黃汗,狀如風水,而脉不浮者,別之曰黃汗,謂病邪同水,而所入在心也。

注曰:凡水病相去不遠,故《內經》水脹篇概曰目窠上微腫,如新臥起之狀,其頸脉動,時欬,陰股間寒,足脛腫,腹乃大,水已成矣。以手按其腹,隨手而起,如裹水之狀,而不分別爲言。然而病因不同,則治法迥異。故仲景先從脉別之,則浮者爲風,風邪相薄則骨節疼痛,風尚在表則惡風,合三者,他證所不能同,故以此主風水之辨。若脉浮爲風,而身胕腫,胕者,浮也,甚且按之沒指,其浮何如,是邪已去經而在皮間,去經故不惡風,在皮間故腹皮如鼓。《千金》"胕"字竟易"浮"字,正水即裏水也,裏水中有石水,故以正字別之《千金》此下尚有"不滿"二字,乃外雖似脹,而病不在內,故不滿也。風在皮,內不燥,故不渴,治之亦宜從風,故曰當發其汗。是皮水與風水,脉不異而證異也。證雖異,治仍不異,風未入裏也。若正水,則三陰結而非風,結則脉沉,水屬陰故遲。三陰結,而下焦陰氣不復與胸中之陽相調,故水氣格陽在上而喘,即《內經》頸脉動喘痰欬曰水也,其目窠如蠶,兩脛腫,腹大不問可知。然與石水相辨不在此,故只舉喘言之。若石水脉亦沉,但不遲。《內經》曰:陰陽結邪,多陰少陽,曰石水,少腹腫。則知此所謂腹滿乃少腹腫也。病專在下焦,非全體病,故不喘。其頸脉動,欬,目窠如蠶,亦或與正水等,微甚不同可知矣。石水病在下,未傷中氣,中未虛冷,故脉不遲。若黃汗,乃從汗出入水,水邪傷心,或汗出當風所致,汗與水總屬水氣,因其入內而結,結則熱鬱而黃,故脉亦沉遲。水屬陰,陰寒在上,故脉遲。心受邪鬱,故身發熱。傷在上,故胸滿。陽部之邪從陽,故走四肢,並頭面腫。若久不愈,邪氣侵陰,榮氣熱,故凝滯而爲癰膿。(卷十四)

李彣曰(《金匱要略廣注》):風水者,水病兼風也,風自外至,故脉浮,表挾風氣,故骨節痛而惡風也。胕,腳面也,陽明經動脉之處,又脾經入腹,脾胃皆屬土,土虚不能制水，而反爲水所乘，故胕腫、腹如鼓。《內經》云：水病下爲胕腫大腹是也。未嘗受風，故不惡風，水氣泛溢，故不渴，水在皮膚之間，故名皮水，其病在表，故脉浮，當發汗也。《靈樞》云：胃病大腹水腫。今水氣橫逆，直犯陽明，爲正經受病，故曰正水，脉沉者，水性下流，遲者，陰寒內積也，自喘者，水來乘土，水氣逆行，則胃氣亦逆而上擁，經所謂欬喘者，水氣並於陽明是也。又經云：陽明結邪，多陰少陽，曰石水。又云：腎肝並沉爲石水。故其脉亦沉，腹滿不喘者，水伏於內，不上逆也。黃汗者，汗如柏汁之黃，濕熱之氣發泄於外，則爲發熱，鬱蒸於內，則爲胸滿也，四肢頭面腫者，水氣無所不漬，久致癰膿者，濕熱醞釀已深，腐化而外潰也。風水解見肺痿。（卷中）

沈明宗曰（《沈注金匱要略》）：此明浮腫則一，但有表裏陰陽虛實，風寒濕熱之殊，故立五名爲之大綱，而脉證標本變化之微，詳悉諸篇。

此分辨四水黃汗脉證也。風傷於衛，衛盛風微，氣强致腫，故爲風水。邪居氣分，其脉自浮，衛受風邪，不與營和，身腫而骨節疼痛，邪在肌表，則惡風也。……然風皮二水，邪皆在表，俱當發汗，開鬼門之法也。正水者，因房勞汗出，或風或寒，感入腎間，鬱遏真陽，不宣則胃關不利，外水聚胃，逆氣皮膚泛溢爲腫，裏氣上逆則喘，寒盛陽虛，故脉沉遲。乃腎虛爲本，受邪爲標也。蓋《內經》闡明房勞受風致腫而爲風水，乃邪感於氣分而屬陽爲熱。《金匱》補發寒邪傷於精血，而屬陰爲寒，或有風寒兩傷精氣所致。而寒熱虛實，又當以脉證辨之，有不因外邪，而內傷腎中真陽，不能鎮攝陰水，泛濫皮膚而腫者，是爲虛寒，元氣傷敗之證，不在此列。然不惟風寒二邪致腫，即暑濕燥火，皆能入腎爲腫，良工須在臨證參詳寒熱而治之。凡脾胃濕盛，內傷真陽，土濕流於小腹之間，與肝腎陰氣凝結，堅硬如石，謂之石水。陰邪下結而不上干，其脉亦沉，故外證腹但滿而不喘也。黃汗者，乃入水致傷心營，營衛兩痹，故脉沉遲；陽氣壅逆，則身發熱；邪鬱上焦，而爲胸滿；陽氣不運，則四肢頭面腫；營血受邪，濕熱相蒸，營氣外越，故黃汗出。久而不愈，營衛壅極，必致惡瘡，而腐潰癰膿也。（卷十四）

魏荔彤曰（《金匱要略方論本義》）：水氣病者，水病也。水本氣化，氣不病則爲氣，氣病則化爲水。爲氣，則充周於內外以養生；化爲水，則洋溢於皮膚腹裏而戕生。然則善養氣者，何至以養生者轉爲戕生者乎？仲景論水氣詳於《內經》，而其旨反奧於經文，是未可以《金匱》明《內經》，且當以《內經》明《金匱》矣。經載黃帝問於岐伯曰：水與膚脹、鼓脹、腸覃、石瘕、石水，何以別之？岐伯曰：水始起也，目窠上微腫，如新臥起之狀，其頸脉動，時欬，陰股間寒，足脛腫，腹乃大，其水已成矣。以手按其腹，隨手而起，如裹水之狀，此其候也。此經文之言水病也，必明其始起者，言當諦審之於早，而治之斯易也。迨陰股間寒，脛腫腹大，陰邪已盛，而水勢已成，雖有候可驗，已難於臻平成之績矣。蓋目下者，陽氣之部位也；頸脉者，陽明之脉道。水病之將至，亦必視乎其人胸腹之陽氣，盛旺則氣行而水不蓄，陰氣凝固則水停而氣不通，人可不以陽氣爲寶物乎？故經又曰：二陽結謂之消，三陰結謂之水。注謂二陽者，胃與大腸也；三陰者，脾肺也。消病在陰虧而陽亢，故陰消而陽亦散；水病在陽衰而陰長，故陽滅而陰亦敗。二陽之義不必論，請論三陰。脾者，水之防也，其性喜燥而惡濕；肺者，氣之主也，其性喜溫而惡寒。肺氣弱則輸敷於表裏者，必俱疏緩，而是處有寒皆可留滯。脾土衰，則旋運乎精血者，必多固洹，而是處有濕，必致浸淫。寒濕二邪存於藏府，客於募原支系，着於分肉經絡，爲病亦不一矣。而水氣亦其中之一也。經又有云：邪氣內逆，則氣爲之閉塞而不行，不行則爲水脹。此非寒濕之邪格阻正氣，發爲水病之彰明較著者哉？仲景雖宗主《內經》而自出手眼，分五水以辨證。師曰：病有風水，有皮水，有正水，有石水，有黃汗。言皆水氣之爲病，而異流同源者也。試爲一一詳敘之。

風水其脉自浮，浮者風邪感於外，而水氣積於內也，故外證骨節疼痛、惡風，全是太陽中風之脉證，〔批〕無頭痛、發熱、汗出，所以異於太陽中風。特有水邪在內，故名之曰風水。此其一也。

皮水其脉亦浮，浮者風邪亦感於外，而水氣不積於腹裏，乃散行於皮膚之內，故外證跗腫，按之沒指，經所謂隨手而起，如裏水之狀是也。不惡風者，有水邪在皮膚，風客於皮水之間，與之相混，不復內侵也，其腹如鼓而不渴。水在皮膚者，其支流；水在腹裏者，其根源也，故名之曰皮水，此又其一也。二證水邪在內在外，而俱兼外感風邪，所以法當發汗。發汗固治風，而驅水之義在其中矣。或問風邪在表，不宜發汗，《傷寒論》中屢戒之矣，何又言當發汗？不知水邪在則爲陰邪相雜，非同於風陽邪之專治忌發汗矣。此明其邪之性情，而爲治理也。或問風水風邪在外，水邪在裏，宜發汗矣；皮水風邪在外，水邪分散於內外，亦宜發汗，而內外之水俱可瘳乎？不知皮水之邪，不過以見於皮膚者名病，而其實與風水無二理也；病無二理，又焉有二治乎？至於風邪以發汗而除，則水邪自隨風邪而散，如《傷寒論》中所言。治濕病之法，歷歷可考，總有風邪盡而水邪未盡，又不可以風水、皮水名病矣，治法自當另尋其證之名而施治矣，此豈可拘執之者耶？〔批〕辨證極細。

正水者，其脉沉遲，乃無外感之邪，而自成水氣在內之病也。病爲正病，故名之曰正水，猶言此正爲水病耳。脉沉遲者，水乃陰寒之邪留伏於內，則令正氣不行，經所謂邪氣內逆，正氣閉塞，而爲水脹者是也，故脉以流行不利，而爲沉爲遲。外證自喘，水邪上逆之徵也。水性趨下，何以上逆？上逆者，濕上甚爲熱，必挾久濕成熱之邪，上衝胸喉爲患也，此喘之所以作也。此又其一也。

石水其脉自沉，非不遲也，於沉中更見沉，而遲不必言也。蓋此水仍是正水，而更陰寒。氣盛於下部，其水邪遂固結於腰臍以下，如水中有石，故名之曰石水。外證腹滿不喘，其邪在下不在上，故腹自滿而喘自無也。此二證亦俱水邪在內，而就上下分屬其邪，以立名辨證，示人知邪之所在而理之，經所謂察其所痛，以知其應也。

黃汗者，其脉亦沉遲，與正水、石水水邪在內無異也。然所感之濕，客於皮毛者，獨盛於他證，故身發熱。熱必上炎，故胸滿、頭面腫。濕熱肆行，故四肢亦腫。久久不愈，且成癰膿，皆濕盛而熱隨之，留戀不去，瘀窿蘊釀，致成瘡癰，潰爛成膿，必至之勢也。熱逼於內，汗出於外，濕瘀乎熱，汗出必黃，此又就汗出之色，以明濕熱之理，名之曰黃汗；亦示人以辨證立法，勿誤於寒熱虛實之因也。或問水病本於虛寒，前言之何以爲熱？不知水之所以成病也，正氣正陽虛也，而水邪之陰寒，斯能停蓄爲患，所以謂之寒也、濕也。迨濕邪既久，瘀閉爲熱，故經言濕上甚爲熱，所以又謂之爲濕熱。凡病初得爲寒，久病爲熱，理固如斯，此又其一也。上五證，就水邪之兼外感不兼外感、盛於上盛於下、挾乎熱不挾乎熱，而分言之者也，學者詳焉。其中或有專證，有兼證，固不可以五者執定爲論矣。明其病情，而識其名義，要不出五者之範圍，以治水病，庶無大謬乎。（卷中）

吳謙曰（《醫宗金鑒》）：風水得之，內有水氣，外感風邪。風則從上腫，故面浮腫，骨節疼痛惡風，風在經表也。

〔集注〕程林曰：風水與皮水相類屬表，正水與石水相類屬裏。但風水惡風，皮水不惡風，正水自喘，石水不自喘爲異耳！（卷二十一）

黃元御曰（《金匱懸解》）：風水者，水之閉於風邪。皮水者，水之溢於皮膚。正水者，水之正病於肺腎。石水者，水之凝結於腎藏。黃汗者，水之內入於汗孔者也。

風水者，風鬱其水也。《素問·水熱穴論》：勇而勞甚則腎汗出，腎汗出逢於風，內不得入於藏府，外不得越於皮膚，客於玄府，行於皮裏，傳爲胕腫，本之於腎，名曰風水。所謂玄府者，汗孔也。風襲皮毛，故其脉自浮。濕流關節，故骨節疼痛。病因風得，是以惡風。

皮水者，水之溢於皮膚，外與風水同處，其脉亦浮。水氣泛溢，營衛鬱阻，故皮肉胕腫，按之沒指。不因風得，故不惡風。水脹於腹，是以如鼓。水旺土濕，是以不渴。風水、皮水，皆外在皮裏，法當發汗。

正水者，水之正病於肺腎。少陰水旺，故其脉沉遲。水上連肺，氣道壅遏，故外證自喘。《水熱穴論》：肺者，太陰也，少陰者，冬脉也，其本在腎，其末在肺，皆積水也，故水病下爲胕腫大腹，上爲喘呼不得臥者，標本俱病。此水之自下而泛濫於上者。

石水者，水之凝結於腎，如石之堅。腎氣實則脹，故外證腹滿。上不至肺，是以不喘。

黃汗者，汗出而浴，水入汗孔，浸於經絡。水旺陰盛，故其脉沉遲。水遏陽氣，不得外達，故身發熱。土濕胃逆，肺氣不降，是以胸滿。濁氣上壅，故頭面腫。土敗不能行氣於四肢，故四肢腫。（卷十）

朱光被曰（《金匱要略正義》）：前言四飲，而此列五水，要之飲即醞釀之水，爲病正在上焦，不必表見於外。若水則爲泛濫之波，或散而爲川，或止而爲淵，或起而名濤，或伏而爲潛，病分表裏、別陰陽。仲景特分五者之名，以綱維之，欲人顧名思義，而知治法也。如風水屬表，皮水屬表之裏分，皆陽證也，如水之爲濤爲川者也。如正水邪犯太陰，石水邪本少陰，皆陰證也，若水之爲淵爲潛者也。惟黃汗表裏俱有，邪甚夾雜而病氣較異，故列於五水之末。（卷下）

丹波元簡曰（《金匱玉函要略輯義》）：胕，《千金》作浮。如鼓不渴，《巢源》作如故而不滿又不渴。身下，《脉經》《千金》有體字。案：胕，程讀爲跗，本於喻氏，蓋誤矣。徐云：胕者，浮也，近是。《素問·水熱穴論》云：上下溢於皮膚，故爲胕腫。胕腫者，聚水而生病也。知是胕腫，即水病之稱耳。（卷三）

丹波元堅曰（《金匱玉函要略述義》）：《脉經》：其腹如鼓下。注曰：如鼓，一作如故不滿。癥膿，《輯義》誤寫作癥腫，諸本皆作膿字。按風水，亦外證胕腫。其不言者，蓋系省文。《醫通》以爲脫文，似非。《金鑒》以從上腫、從下腫，辨風水、皮水，恐失拘執。又皮水，其腹如鼓云云，宜從《巢源》及《脉經》注，改正爲順。正水，徵以《水熱穴論》《水脹篇》，則此證亦必腹滿。今不言者，亦系省文。《金鑒》言胸滿自喘者，非是。要之風水、皮水，以表邪有無爲辨；正水、石水，以喘不喘爲別。其他證候，皆宜類推也。

又按《內經》之風水，爲腎虛招風，以爲水氣，遂變正水者。仲景之風水，指邪水專鬱於表者而言，其證稍異。……《巢源》又有毛水候，亦是皮水；又有大腹水腫候，亦即正水，並宜相參。又《三因》皮水，據《巢源》處以五皮散。（卷中）

高學山曰（《高注金匱要略》）：本篇之水，與二篇之濕，及前十三篇之飲，似屬一因，而必列爲三門者，固自有所區別也。蓋自其無水飲之形，而但有其氣者，曰濕；及聚濕成形，則曰飲，曰水矣。但濕從汗氣鬱於毛竅所致，則濕當僅在玄府矣。不知汗由胃府之精悍所化，其潮熱之氣，自其既離藏府，未出皮外者，俱能隨地致濕。此汗劑之後，必用五苓、豬苓等湯，以泄汗梢，而濕門之仍主葛根湯者，此也。是濕爲已成之津液，却化爲汗而不得出，又不能復爲津液之證也。若夫水飲二物，似屬無辨矣，殊不知仲景之意，以爲飲湯、飲水，滯於腸間，不能下注，因而上浮旁鼓。凡曰痰、曰支、曰懸、曰溢等證，是所飲者未曾變相而即爲病，故曰飲。至水之所病，已由胃而小腸，及膀胱矣。但因小便不利，膀胱爲太陽之府，太陽主經表皮膚，故其水氣，由太陽之府而上浮外鼓，以及太陽之部者也。是水證，雖亦由於飲，至此而已變爲水相，故曰水也。然飲證中，惟伏飲與水頗同，故論飲者，亦間曰肺水云云者，此耳。

風水者，三時之風邪，客於衛分，而衛氣自强，衛强則下陰之水氣，上就而貼之之證也。皮水者，經脉虛於外，小便難於下，在下之水邪既實，而見吸於外絡之虛受，故水走皮膚矣。正水者，水在正路，如腸中、胃中是也。石水，言其沉墜似之也。黃汗者，後文三十條，言汗出浴水中，水入汗孔。且水寒激之，令衛氣沉伏，衛無包裹之權，故濕熱之氣外溢，而爲色黃之汗也。

曹穎甫曰（《金匱發微》）：水與氣相爲消長，水溫則氣生，水寒則氣奪。氣奪則衛陽痹於外，營陰痹於裏，水即頓滯而不行，其病凡四，有風水、皮水、正水、石水之別。黃汗則似水非水。風水之病，起於中風，中風不愈，汗液凝於肌理，乃病風濕；風濕不愈，水氣因寒凝聚，乃病風水。故脉浮、惡風與中風同，外證骨節疼痛與風濕同。蓋濕不甚者爲濕，濕勝者即爲水。表陽一日不達，即裏氣一日不和，此水氣之病，由於脾陽頓滯者也。皮水之病，或起於中暍，痓濕暍篇所謂身熱疼重，夏月傷冷水，水行皮中所致者是也。或起於傷寒，痓濕暍篇所謂傷寒八九日，風濕相搏，身體疼煩，不能自轉側，大便堅，小便自利者，服桂枝附子湯去桂加术，盡三服，如冒狀，术、附並走皮中，逐水氣未得除者是也。蓋人身生氣一日不絶，外來之水斷不能漬入毛孔，惟水飲入胃，挾胸中陽氣外泄之，汗液外着，冷水及寒氣乃留滯於皮中。病起於太陽，故脉浮；太陽之府爲膀胱，部位最下，膀胱不行，水從旁溢，故其病爲胕腫；皮毛外閉，故不惡風；水濕在皮裏而不入大腸，故其腹如鼓，而無洞泄下利之變；水不在中脘，不能隔絶上承之液，故不渴。病在表分，故當開皮毛而發汗。此水氣之病，由於衛陽被遏而肺陰不達者也。正水之病，起於寒水之府藏，其證爲下焦虛寒，寒水停蓄，水氣勝而血熱微也。水氣勝，故脉沉；血熱微，故脉遲；腎寒不能納氣，故喘。此水氣之病關於本藏，而絕無外因者也。石水之病，亦出於腎寒，其脉沉絕，石謂如石之沉於水底，非如他物之足以上泛，似石水之名，特以陰寒凝涸不可動搖言之（又按淋濁一證，有砂淋、石淋，謂水與膏凝結堅，硬而不可攻也）。不知石水一證，亦當有膏液凝結如石，在回腸之外，無礙於呼吸，故腹滿不喘，此水氣之病異於正水，而攻之不動、溫之不化者也。陳修園乃以後文屬少陰者當之，豈正水不屬少陰乎（近人有治石淋方，用鹹寒軟堅之銀硝，合利水之滑石調服，似可借用）。黃汗之病，鬱於營分而後發，此與水氣之鬱在衛分者不同。沉遲似正水脉，則其病不在皮毛。蓋邪在衛，主皮毛而惡寒；邪在營，即主肌肉而發熱，水寒而血熱也。胸爲陽位，四肢爲諸陽本，三陽之絡皆上頭面，胸滿而四肢頭面腫，則濕勝而陽痹，所以久不愈必致癰膿者，營鬱而生熱也。此水氣、黃汗之別也。（卷之三）

原文 脉浮而洪，浮則爲風，洪則爲氣，風氣相搏，風强則爲癮疹，身體爲癢，癢者爲泄風，久爲痂癩；氣强則爲水，難以俛仰。風氣相擊，身體洪腫，汗出乃愈。惡風則虛，此爲風水；不惡風者，小便通利，上焦有寒，其口多涎，此爲黃汗。（二）

趙以德曰（《金匱方論衍義》）：風者，外感之風也；氣者，榮衛之氣也。風乃陽邪，從上受之，故脉浮；榮衛得風而熱，故脉洪。洪，大也。《內經》曰脉大則病進，由風邪之盛耳。榮行脉中，主血；衛行脉外，主氣。風强者，風得熱而强也。風熱入搏于衛，客于皮裏，氣滯鬱聚，而風鼓之爲癮疹。火復助風，腠理開，毫毛搖，則身體癢，癢爲泄風。《內經》曰：諸痛瘡瘍，皆屬於火。又曰：風氣外在腠理，則爲泄風。久之不解，風入分肉間，相搏於脉之內外，氣道濇而不利；與衛相搏，則肌肉瞋而瘡出；風入脉中，內攻榮血，風氣合熱而血胕壞，遂爲痂癩也。《內經》曰：風氣與太陽俱入，行諸脉俞，散於分肉之間，與衛氣相干，其道不行，使肌肉瞋而有瘍。又曰：脉風成厲。厲，即癩也。所謂氣强者，衛因熱則怫鬱，停而不行，氣水同類，氣停則水生，所聚之液、血皆化水也。不惟榮衛不能和筋骨肌肉，鬱熱之邪且禁固，難俛仰也。至於風氣復行相擊，榮衛之熱與水皆散溢於肌表而爲洪腫。及風氣兩解，則水散衛行，汗出乃愈。惡風者，不敵於風，與水同爲汗散而表虛，因名風水。不惡風者，衛氣不從汗散，外得固腠理，則不惡，而得固上焦，則小便通利。所謂上焦有寒者，因風邪在上焦，非真有寒冷也。如傷寒證，邪客上焦，則中焦之穀氣不得上輸于肺，鬱爲內熱。津液凝積爲胃熱，熱則廉泉開。廉泉者，津液之道也，開則發涎，出流於唇口。此黃汗由身倦浮腫，胃熱發出土色也。（卷中）

徐彬曰（《金匱要略論注》）：此段詳風之所以成水，並與黃汗分別之。因謂脉得浮而洪，浮爲風是矣，洪乃氣之盛也，風氣相搏，是風與氣兩不相下也。其有風稍强者，則風主其病，故侵於血爲癮疹，因而火動則癢。然風稍得疏泄，故曰"泄風"。久則榮氣並風而生蟲，爲痂癩、厲風之屬，不成水也。若氣强則風爲氣所使，不得泄於皮膚，逆其邪成陰分，以致陰絡受病而爲水。難以俯仰者，成水後腫脹之狀也。然氣雖强，風仍不去，故曰"相擊"。風氣無所不到，故身體洪腫。洪腫者，大腫也。汗出，則風與氣皆瀉，故愈。惡風爲風家本證，既汗而仍惡風，則當從虛，而不當從風，故補注一句曰"惡風則虛"，而總結之曰"此爲風水"。謂水之成雖由於氣，而實原於風也。其有不惡風者，表無風也。小便通利者，非三陰結也。更口多涎，是水寒之氣纏綿上焦也。此惟黃汗之病，因汗出而傷水，則內入於胸隔。故即別之曰：上焦多寒，其口多涎，此其黃汗，不脫前黃汗證中胸滿之意也。（卷十四）

魏荔彤曰（《金匱要略方論本義》）：五證之名既立，更爲詳風水之脉證，亦有兼挾熱邪者，在表在裏，不可紊也。如脉浮而洪，浮則爲風，洪則爲氣，氣者水氣，即濕邪也，濕邪挾風邪，作熱於表也。風氣相搏者，風濕二邪相團結也。風陽邪在表，爲濕所鬱，故爲癮疹，身體爲癢。風熱在表，腠理疏泄，汗出而風愈入，風入而熱爲濕所混，愈多搔抓，久久皮膚瘡生，浸淫無已，遂爲泄風，而成痂癩。皆風邪合濕熱留連於表分，漸根于營衛之所致也。此風勝於濕，故證多熱也。若夫濕盛於風，則爲風水之病而已。濕爲寒邪，留於表分，前言骨節疼痛，此言難於僥仰，互出見義矣。風氣相搏，即風濕相擊，而寒足盛熱，故不爲癮疹、痂癩，而發爲洪腫，濕盛於熱之明驗也。此二證者，在風水中又分挾寒、挾熱、風盛、濕盛，而後可言治也。然所挾雖不同，偏勝雖不一，而爲風邪在表則一也。明其汗出乃愈，見治風水乃以發汗祛風爲第一義。風去而所挾之寒熱其勢俱大減矣，縱有未盡，强努之末矣。此就風水中辨證之一法也。

然風水又有與黃汗相類者。風水有挾熱，黃汗亦有挾熱，不知風水之挾熱在表，而黃汗之挾熱在裏也。〔批〕此裏亦非軀殼之裏，乃衛表營裏而已。所以風水必惡風而表虛，見此爲風水無疑矣。總有挾熱之證，亦不出驅風之治矣。若夫不惡風之水病，則非風水可名也。再諦之其人小便通利，水氣盛於內矣。水氣盛於內必上衝，故云上焦有寒。上焦有水邪，正津必格阻，故云口中多涎。見此又知爲黃汗無疑也。黃汗之爲病，發熱、胸滿、面腫，久不愈，致癰膿，俱爲挾熱，何仲景反言上焦有寒？況濕熱混雜，正津不能通利，小便必不利，何仲景反言小便通利？則固有說以處乎此矣。仲景言小便通利，上焦有寒者，黃汗初得時，水氣病本有之證也。及其久久濕上甚爲熱，然後口多涎沫，小便漸短，而發熱、面腫，且成癰膿，俱黃汗久久不愈之變證也。于此可知風水之熱與風俱來，不待日久，此表證之熱也；黃汗之熱，必俟久久不愈方可漸盛，此裏證之熱也。〔批〕風水之邪在表中之衛，故初感即熱；黃汗之邪在表中之營，故久久方熱。此亦如風寒感太陽，發熱有遲速之理也。爲表爲裏，俱燦然可明矣。一爲風水，一爲黃汗，此就表裏有熱、熱來遲速辨證之一法也。（卷中）

尤怡曰（《金匱要略心典》）：風，天之氣；氣，人之氣。是皆失其和者也。風氣相搏，風强則氣從風而侵淫肌體，故爲癮疹；氣强則風從氣而鼓湧水液，故爲水。風氣並强，兩相搏擊，而水液從之，則爲風水。汗之則風去而水行，故曰汗出乃愈。然風水之病，其狀與黃汗相似，故仲景於此復辨其證，以惡風者爲風水，不惡風者爲黃汗，而風水之脉浮，黃汗之脉沉，更不必言矣。（卷中）

吴謙曰（《醫宗金鑒》）：〔按〕"身體洪腫"之"洪"字，當是"浮"字。"此爲黃汗"四字，當是衍文。

〔注〕六脉俱浮而洪，浮則爲風，洪則爲氣。風氣相搏之病，若風强於氣，相搏爲病，則偏于營，故爲癮疹，身體爲癢，癢者肌虛，爲風邪外薄故也。名曰泄風，即今之風燥瘡是也。故日久不愈，則成痂癩。痂癩，疥癬、癧癩之類是也。若氣强於風，相搏爲病，則偏于衛，故爲水氣，難以俯仰，即今之支飲喘滿不得卧也。若風氣兩相强擊爲病，則爲風水，故通身浮腫也。以上諸證皆屬肌表，故當發汗，汗出乃愈也。風水無汗，當以越婢湯發汗，若汗出惡風則爲表陽虛，故加附子也。若不惡風，小便通利，非表陽有寒，乃上焦有寒也。上焦有寒，惟兼病水者，則其人口內必多生涎沫也。（卷二十一）

黃元御曰（《金匱懸解》）：脉浮而洪，浮則爲風邪之外襲，洪則爲衛氣之內鬱。風性疏泄，氣性斂閉，外風與內氣相搏，風泄於外，氣閉于內，營鬱熱作，透出汗孔，而見紅斑，是謂痧疹。氣之爲性，愈泄則愈斂，若風强而外泄，氣强而內閉，則紅斑不出。其風强而氣不能全閉，紅斑半出，出而不透，隱見於皮膚之內，是爲癮疹。氣不透出，則鬱而爲癢，癢者名爲泄風。泄風者，風之半泄而未透也。《素問·風論》：外在腠理，則爲泄風是也。泄風不愈，營血之鬱熱莫宣，久而肌肉腐潰，則爲痂癩義詳《風論》，《素問》名爲癩風，亦曰脉風，《脉要精微論》謂脉風成爲癩是也《金匱》此段，見《傷寒·脉法》。蓋肺竅于鼻，司衛氣而主皮毛，衛氣鬱，故皮腫毛落而鼻壞，法當瀉衛氣之閉遏，清營血之鬱熱，則瘡癩平矣。若氣强而風不能半泄，則氣閉而爲水，以氣爲水母，氣行則水行，氣鬱則水鬱也。氣水鼓脹，故難以俯仰。風氣搏結，兩相維繫，營衛鬱阻，氣水不行，故身體洪腫。汗出而水氣外泄，腫乃愈也。惡風者，是其表氣之虛，得風則衛氣愈閉而病加，是以惡之，此爲風水。不惡風者，小便通利，上焦有寒，肺氣不降，其口多涎，此爲黃汗。黃汗者，土濕木鬱，而生下熱，上原無熱，惟有寒也。（卷十）

陳念祖曰（《金匱要略淺注》）：試詳風水之證，而別其相似之病，脉浮而洪，浮則爲風，風者，天之氣也。洪則爲氣，氣者，人之氣也，是皆失其和者也。風氣相搏，若風强於氣，則氣從風而浸淫肌膚而爲癮疹，身體爲癢，癢者藉搔而稍疏淺，爲泄風，久則生蟲爲痂癩；若氣强於風，則風從氣而鼓湧水液，而爲水，水成則腫脹喘滿，難以俯仰。若風氣並强，兩相維繫，而水液從之，以致身體洪大而腫，蓋風爲虛邪，自汗惡風，乃其的證，今因汗出乃愈，惡風則邪之屬虛。無有疑義，故直指之曰此爲風水；彼夫不惡風者，表無風也。小便通利，非風水之相搏也。上焦有寒，其口多涎，乃水入傷心，汗內返而爲濕所致。此爲黃汗。

此詳風水之病源。且風水病最與黃汗相似，故節末又鄭重以分別之。風水脉浮，黃汗脉沉，試而易知，師故未言之。（卷五）

朱光被曰（《金匱要略正義》）：此明風鬱成水之所以然，與水鬱而成黃汗之相異處。如風脉本浮而緩，今何以不緩而洪，明是水濕之邪壅於氣分，所以風汗於氣上而獨浮，氣鼓於風中而自洪也。風與氣相搏，設風盛於氣，則氣爲風使，將濕邪從風外達，或發爲癮疹，或化爲泄風，遂久爲痂癩。如是則氣有所泄，而不成水矣。如水濕盛而氣強，則風邪反爲氣所系，不能外泄，兩邪相得，致成風水。氣得風則愈壅，因而難以俯仰。風得氣則益驕，遂致身體洪腫，相維相系，漫無出路。計維汗出，則風從表解，氣從風泄而愈也，然汗出初非大汗之謂。蓋風水則必惡風，惡風原屬表虛，設不知而大汗之，水邪不去而重虛其表，將不止惡風而並惡寒，遂蹈極虛之候矣。若不惡風者，便不可以風水論，且驗其小便通利。而風水則風揚上阻，小便必難也，且口多涎沫。風爲陽邪，淫於表多，雖不至於渴而何以多涎也？明是水寒之邪滿於胸中。不因於風，故不惡風。不病乎下，故小便自利。水寒上溢，故口多涎沫也。因辨之曰：此爲黃汗。可見黃汗之初證，大似風水，只有此三條別異處，欲人認證之的也。（卷下）

丹波元簡曰（《金匱玉函要略輯義》）：何氏《醫碥》云：惡風則虛一句。不惡風者，小便通利，上焦有寒，其口多涎，此爲黃汗五句，當是錯簡刪之。案此說未知是否？《金鑒》改洪腫作浮腫，《巢源》有身面卒洪腫候，謂腫之盛大，《金鑒》誤耳。（卷三）

丹波元堅曰（《金匱玉函要略述義》）：相擊，徐、沈、朱作相系，非。惡風以下八字，《聖濟總錄》引，作惡風者爲風水。按此條，風強、氣強二證，是客；風氣相擊證，是主，宜分別看。汗出乃愈，專屬風水而言，不統前二證。趙氏曰：風者，外感之風也；氣者，營衛之氣也。所謂氣強者，衛因熱則怫鬱，停而不行，氣水同類，氣停則水生，所聚之液血，皆化水也。程氏曰：氣者，水氣也，形盛於外，爲氣強。《內經》曰：津液充郭，其魄獨居，即氣強之意也。魏氏曰：氣者，水氣，即濕邪也，濕邪挾風邪，作熱於表也。……尤注與《金鑒》相發，最爲穩貼。身癢，多屬表虛。特桂麻各半湯證。以不得小汗出、身癢。即是表鬱。豈此條之類乎。

《平脈法》曰：脉浮而大，浮爲風虛，大爲氣強，風氣相搏，必成癮疹，身體爲癢，癢者名泄風，久久爲痂癩。林億等注，眉少髮稀，身有乾瘡，而腥臭也。（卷中）

曹穎甫曰（《金匱發微》）：水氣一證，惟風水爲輕，大要爲外風束縛而汗出不徹，輕則爲風濕，重即爲風水，覆杯水於坳堂，但覺其沾漬耳，累進而增益之，則泛而溢矣。病屬太陽之表，故脉浮，骨節痠痛，惡風，與風濕略相似，此即積濕成水之明證。蓋氣與水相爲變化，汗與濕相爲虛實，水液由脾陽運輸，爲胸中陽熱蒸化，當由皮毛外泄成汗，故水之未成者爲氣，一受外邪，毛孔閉塞，其氣即停阻不行，故氣之漸寒者爲水。但此證初起，水氣未甚，風搏於外，氣抗於裏，脉乃浮洪；風淫於外，毛孔之汗不泄，則結于皮外而成癮疹，於是遍體癢不能忍，則搔以泄之；久而不愈，遂成痂癩，與疥相類，此風甚濕輕之證，亦衛氣微弱，不能作水之證也。夫衛氣微弱，中含水分不足，遇風氣奪則爲濕，衛氣強盛，中含水分過多，遇風氣奪則爲水，濕則僅留表分，爲疹爲癢，水則留注皮中，內及胸腹，腫脹喘滿，難以俯仰；風邪一日不解，則水氣一日不去，故曰汗出乃愈。但仲師所言汗出乃愈者，合前證言之，非專指已咸水病者言之也。雖然風水之體腫，實與黃汗相似。風水屬衛，宜解表，固當用麻黃以發汗；黃汗屬營，宜解肌，即不當用麻黃。辨此者，要以惡風、不惡風爲標準。風水起於外感，病原與中風同，故惡風；黃汗不由外感，病原與中風異，故不惡風。加以小便通利，上焦有寒，其口多涎，所以小便利者，外無風邪以吸之內，無黏滯之濕以阻之也。所以上焦有寒，其口多涎者，黃汗始病，營熱爲寒水所鬱，胸膈無陽熱之化也，此黃汗別於風水之

大略也。（卷之三）

陸淵雷曰（《金匱要略今釋》）："惡風則虛"二句，《聖濟總錄》作"惡風者爲風水"。《傷寒論·平脉篇》云：脉浮而大，浮爲風虛，大爲氣强，風氣相搏，必成癮疹，身體爲癢，癢者名泄風，久久爲痂癩。林億等注云：眉少髮稀，身有乾瘡而腥臭也。

淵雷案：此條從脉測證，非仲景之言也。癮疹身癢，用祛風清熱和血之品，如防風、黃耆、連翹、栀子、當歸、黃芩之類，往往得效。謂之風强，尚較合理。氣强爲水，難以俯仰，風氣相搏，身體洪腫云云，於病理、藥效，絕無近似處。《金鑒》偏營偏衛之說，牽强殊甚。營衛之病多矣，何以獨爲癮疹、水氣耶？疥癬與痂癩，輕重不侔，亦不當相提並論。（卷四）

原文 寸口脉沉滑者，中有水氣，面目腫大，有熱，名曰風水。視人之目窠上微擁，如蠶新臥起狀，其頸脉動，時時欬，按其手足上，陷而不起者，風水。（三）

趙以德曰（《金匱方論衍義》）：按《內經》謂，脉沉曰水；脉滑曰風；面腫曰風；目窠微腫，如臥蠶起狀曰水；頸脉動，喘欬，曰水。又，腎風者，面胕瘫然，少氣時熱；其有胕腫者，亦曰本於腎，名風水。由是而觀，此論皆出於《內經》者。（卷中）

徐彬曰（《金匱要略論注》）：此二段，從風水中之變異者，而仍正其名以示別也。謂風水脉本浮，今沉滑，是中有水氣相結，似屬正水。然而面目腫大有熱，高顛之上，唯風可到。風爲陽邪，故熱，是脉雖沉，不得外風而言之，故仍正其名曰風水。若目窠微擁如蠶，而且頸脉動欬，此正水之徵也。乃按手足上陷而不起，則隨手而起者水也；今不起，知非正水而爲氣水矣。風氣必相繫，故亦正其名曰風水。（卷十四）

李彣曰（《金匱要略廣注》）：脉沉滑者，象水之性，面目腫大，現水之形，水氣鬱蒸不散，故化而爲熱，《內經》云諸腹脹大，皆屬於熱是也。目窠，目上下胞也，擁者，腫也，微擁如蠶新臥起狀者，《內經》云：水者陰也。目下亦陰也，腹者，至陰之所居，故水在腹者，必使目下腫也。頸脉，陽明胃經人迎脉也，陽明屬土，爲水所乘，故頸脉跳動，水氣上逆，故欬也，按手足上陷不起者，脾主肌肉，水氣泛濫於肌肉之間也。（卷中）

沈明宗曰（《沈注金匱要略》）：首云"其脉自浮"，乃言風水始起之脉也。次云"脉浮而洪"，乃言風挾內氣化火也。此云"寸口沉滑，中有水氣"者，乃示風邪合水，原有傳於肌肉胃脘之裏，但滑爲風入於血，是非裏水之謂。仲景恐人誤認爲正水，故以面目腫大、有熱而別之。要知正水是不發熱，此發熱者，經謂面腫曰風之風水耳。目窠者，即目眶之下，脾胃所屬，鼻頞精明穴之處。蓋濕氣通於脾胃，風氣通於肝，風性上行，土濕從之，上逆於面，則目窠上微擁，如蠶新臥起狀。頸乃足陽明人迎之脉，風入於胃，上逆氣鼓，其頸脉動。邪衝於肺，時時欬也。然風水逆於肌肉，則浮虛鬆軟不堅，故按其手足上，陷而不起，則爲風水。若腹大，按之而不陷者，乃邪在藏府，不在軀殼。若皮急腹硬，是屬鼓脹矣。（卷十四）

吴谦曰（《医宗金鉴》）：此承上条，详申风水之证脉也。寸口脉沉而滑，中有水气之诊也；面目肿大，中有水气之证也。有寒者，其脉沉迟，则为石水也。有热者，其脉沉滑，名曰风水也；视其人之目胞上微拥似蚕，如新卧起之状，人迎颈脉动甚，时欬，按其肿之手足，陷而不起者，皆风水之证也。（卷二十一）

朱光被曰（《金匮要略正义》）：此从风水中之类于正水者而别异之也。风脉皆浮，脉沉有水，似为正水矣。然沉而滑，滑为阳脉，是表邪深入，风水相搏之征，正水中无此脉也。况肿大独在面目，风浮于上也，而且有热，风为阳邪也。是虽脉沉，名曰风水。若目窠微肿如蚕，颈脉动，欬，皆正水的证。而风挟水气上壅亦有其候，且正水肿满，必遍及腰腹，今犹按手足上陷而不起，明是阳主四肢，风邪从阳，水上从风而盛也，故虽具正水证象，主为风水无疑矣。（卷下）

丹波元简曰（《金匮玉函要略辑义》）：《脉经》《千金》《外台》并无"蚕"字，据《灵·论疾诊尺》及《水胀》篇，无"蚕"字为是。盖因下文目下有"卧蚕"之语，而错误也。裹，《灵枢》作"窠"。潘氏《续焰》云："窠者，窝也，聚精成窝，搏结之义。"

案《水胀》篇，以手按其腹，随手而起，如裹水之状者，水也。其身尽肿皮厚，按其腹，窅而不起者，肤胀也。肤胀者，寒气客于皮肤之间所致。寒气在于皮肤之间，按而散之，则不能猝聚，故窅而不起也。当知随手而起，为有水无气；窅而不起，为有气有水也。《巢源》燥水，谓水气溢于皮肤，因令肿满。以指画肉上，则隐隐成文字者，名曰燥水；以指画肉上，随画随散，不成文字者，名曰湿水。盖湿水，即《灵枢》所谓水也；燥水，即所谓肤胀也。上条云："皮水其脉亦浮，外证跗肿，按之没指。"而此条云："陷而不起者，风水。"则知皮水、风水，即《巢源》所谓燥水，而亦肤胀之属也。尤注似疏，故详及之。（卷三）

叶霖曰（《金匮要略阙疑》）：水之本在肾，标在肺，故时欬。观"陷而不起"句，知《内经》如按水囊随手而起之言误矣。（卷下）

曹颖甫曰（《金匮发微》）：风水之证，起于太阳，故其脉浮洪为多。浮者，风脉也。但风水所由成，积渐于太阴之湿，终成于少阴之寒，故其脉亦有时而沉滑。沉即为水，滑即为湿。水气留着皮毛之里，面目独见肿大者，风中于头也。所以有表热者，以病原之同于中风也。此证或目下有卧蚕形，鲜明光泽，气冲咽喉，颈脉动而微欬，易与正水淆混。但其手足俱肿，按之下陷不起者，乃为风水确证。所以然者，盖以风之中人，肌腠先受，而脾为之应。故《伤寒论》太阳、阳明二篇，并谓之系在太阴，不独太阴本篇为然。所以载于太阳篇者，以风之中人先痹肌腠言也，故桂枝汤之作用曰解肌。所以载于阳明篇者，以太阳寒水不得外泄，流入肠胃言之也。所以隶于太阳本篇者，则以病起于风，成于水，水气不得外泄，合脾藏之湿下陷，将成寒湿之证也。脾主四肢，故风水必流溢四肢，是以痎疟由于脾寒者，手足先冷；外风系在太阴者，手足自温。发汗亡其中阳，手足见厥者，服乾姜甘草汤而其厥当还，病理固无不同也。（卷之三）

陆渊雷曰（《金匮要略今释》）：《灵枢·论疾诊尺》篇云：视人之目窠上微肿，如新卧起状，其颈脉动，时欬，按其手足上，陷而不起者，风水肤胀也。为此条所本，凡水肿从目窠头面起，而肿与尿闭同时俱进者，为肾炎之确征。欬却于肾炎无关。水在皮下組織而爲浮腫者，按之必陷而不起。然須一指尖按之，若全手掌按之，亦復隨手而起。水在體腔內，或在腹膜腔內，而爲腹水者，其腹雖膨滿，按之則隨手而起。又有消化器病，因腸中多氣而腹大者，按之亦隨手而起。惟水腫在四肢者，按之無有不陷，以其內無腔囊，其水必在皮下組織故也。是故四肢之腫，按之必陷，腹部之腫，按之或陷或起，此自然之理也。（卷五）

> **原文** 太陽病，脉浮而緊，法當骨節疼痛，反不疼，身體反重而酸，其人不渴，汗出即愈，此爲風水。惡寒者，此爲極虛，發汗得之。渴而不惡寒者，此爲皮水。身腫而冷，狀如周痹。胸中窒，不能食，反聚痛，暮躁不得眠，此爲黃汗，痛在骨節。欬而喘，不渴者，此爲脾脹，其狀如腫，發汗即愈。然諸病此者，渴而下利，小便數者，皆不可發汗。（四）

趙以德曰（《金匱方論衍義》）：按《傷寒論》脉浮而緊者，則爲風寒傷，風傷衛，寒傷榮，榮衛俱病。此寒則水之氣也。然榮、衛者，胃之水穀氣所化，從肺手太陰而出，循行於表裏，在外則榮養筋骨、分肉、皮膚，在內則貫五藏，絡六府，於是浮沉遲數，善惡之脉，皆朝於寸口。

此條首言太陽病脉緊，爲太陽屬表，故以榮衛所受風水，隨其在諸經四屬，隸於太陽之表者，分出六等。在肝腎本部所合，則骨節痛；若風水挾木，克脾土所合之肌肉，故肌肉爲之不利，所以骨節反不痛，身體反重而酸。《內經》曰：土不及，則體重而肌肉瞤酸是也。因其不渴，則可發汗，汗則邪散乃愈。此由風勝水也，亦名風水。

其汗皆生於穀，穀生於精，精氣若不足，輒發其汗，風水未散而榮衛之精先從汗散，遂致極虛，不能溫腠理，故惡寒也。若發汗，因辛熱之劑上衝於肺，亡其津液，則肺燥而渴；榮衛不虛，則不惡寒，其風水之邪從肺氣不足，入並於所合之皮膚，遂爲皮水；若皮水久不解，榮衛因與邪並，外不得溫分肉，至於身腫冷，狀如周痹，內窒胸膈；脾胃氣因不得發，窒而爲熱，故不能食。其胃熱復上，與外入之水寒相擊，故痛聚於胸中，暮躁不得眠也。脾胃土熱之色發外，是爲黃汗。

若夫骨節疼痛而胕腫者，是腎之候也；欬而喘者，是肺之候也。二藏之病俱見者，由腎脉上貫肝，入肺，乃標本俱病。今言脾脹，恐肺字之誤。且《靈樞》曰：肺是動病，則肺脹滿，膨膨而喘欬是也。然病雖有變更不一，盡屬在表，於浮緊之脉不變，是以皆得汗之。但渴與下利，小便數，亡其津液者，不可汗之耳。（卷中）

徐彬曰（《金匱要略論注》）：此一段，言風水中，有類太陽脉，而不出太陽證者；又有相似而實爲皮水者；有相似而實爲黃汗者；有相似而並非皮水、黃汗，實爲肺脹者。如太陽病脉浮緊，在法當骨節疼痛，所以前敍風水，亦曰外證骨節疼痛，此反不疼，又太陽病不重，今得太陽寒脉，身體反重而痠，却不渴，汗出即愈。明是風爲水所柔，故不疼而重，風本有汗，乃因自汗而解，故正其名曰此爲風水。然既汗不宜惡寒，復惡寒，明是人爲汗虛，故曰此爲極虛，發汗得之。若前證，更有渴而不惡寒者，渴似風水，然不惡寒，則非風水矣，故又別之曰此爲皮水。但皮水身不熱，故又注其的證曰：身腫而冷，狀如周痹。周痹之狀，寒凝汗沫，排分肉而痛。周痹者，通身皮膚受邪而不用，即前所謂外證胕腫，按之沒指也。若前證更有胸中窒，不能食，反聚痛，暮躁不得眠者，明是入水以傷心，致胸中受邪而窒，邪高妨食，又邪聚而痛，又心煩而暮躁不得眠，此唯黃汗證都在胸，故曰此爲黃汗。若前證之脉浮緊而骨節仍痛，且欬而喘，但不渴，則類於皮水，然而不甚胕腫，又非皮水，故曰此爲肺脹。乃肺主氣，受邪而欬，其狀如腫，實非腫也，此亦風之淫於肺者，舊本"脾"字，然下承曰：發汗則愈。在脾無汗之理，故知是"肺"字。故總曰發汗則愈，見證異而治宜同也。諸病此者四句，謂證雖不同，似皆可發汗，然遇有渴者、下利者、小便數者，即爲邪氣內入，即非一汗所能愈，故曰皆不可發汗。（卷十四）

沈明宗曰（《沈注金匱要略》）：此見太陽脉證，而有風水、皮水、黃汗、肺脹之別也。凡病在表，皆該太陽皮毛二氣所司，此見太陽脉證，當別風邪傷衛爲風水，寒邪侵皮爲皮水，入水傷於心屬之營爲黃汗，風寒傷鬱肺氣爲肺脹也。（卷十四）

尤怡曰（《金匱要略心典》）：或問前二條云：風水外證，骨節疼，此云骨節反不疼，身體反重而痠，前條云皮水不渴，此云渴，何也？曰：風與水合而成病，其流注關節者，則爲骨節疼痛；其浸淫肌體者，則骨節不疼，而身體痠重，由所傷之處不同故也。前所云皮水不渴者，非言皮水本不渴也；謂腹如鼓而不渴者，病方外盛而未入裏，猶可發其汗也。此所謂渴而不惡寒者，所以別於風水之不渴而惡風也。程氏曰："水氣外留於皮，內薄於肺，故令人渴是也。"（卷中）

吳謙曰（《醫宗金鑒》）：脾脹之"脾"字，當是"肺"字，是傳寫之訛。"發汗即愈"之下，當有前條"越婢加术湯主之"七字。（卷二十一）

朱光被曰（《金匱要略正義》）：此言風水、皮水、黃汗及肺脹四證，邪俱從表入，故以太陽總揭其病發之所從，而以浮緊總括其初形之脉象，非獨脂風水言也。但太陽風寒兩傷證，必骨節疼痛，若風水則不疼，但體重而痠，以水雖寒類，而寒邪傷榮，風水之邪，止傷衛分故也。口不渴，以病不在裏也，表邪仍宜表解，故以汗出爲即愈。然汗出初非大汗之謂也。設不知而大汗之，必至亡陽而惡寒，要不同於寒傷榮之惡寒矣。責其極虛，以見風水原不可以輕汗也。若皮水，則有風水之脉象，而口有渴，且無惡寒證，以其邪自太陽而來，已近陽明之界。雖未內犯，而在裏之熱已蒸，故渴而不惡寒，便是皮水的證。但水在皮膚，終屬表分寒邪，故身腫而按之自冷，如周痹狀也。若有前證而加以胸中窒塞，至不能食，且邪聚胸中作痛，是惟黃汗之水全在上焦，閉塞氣分使然。獨是暮躁不眠，有似少陰陰躁，而不知濕本陰類，暮則濁陰上逆益甚，其煩滿之勢與陰熱發躁似是而實非，別之曰"此爲黃汗"，不越太陽一經所致之病耳。如有風水之脉證，而骨節痛，且欬而喘，口不渴，初無風水之身重，而若類及皮水之胕腫，此非水也，乃風客肺藏，閉塞肺氣作脹，外狀如腫，而實非水腫也。疏泄毛竅，使風氣外達則愈矣。故亦主汗也。以上諸病俱屬陽經，似皆可以發汗，然使胃液虧而渴者，下利而亡陰者，膀胱蓄熱而小便數者，若再汗之，是爲重亡津液，故皆不可發汗。治諸病此者，可不知禁耶。（卷下）

丹波元簡曰（《金匱玉函要略輯義》）：痠，徐、沈、尤作痠；脾脹，諸注作肺脹爲

解。似是。唯程、魏仍舊文。本條凡五節，依徐注而分之。（卷三）

周孝垓曰（《金匱要略集解》）：此言風水中有類太陽脉者，即從太陽證治。蓋太陽病，有寒則脉緊骨疼，有濕則脉濡身重，有風則脉浮體痠。今脉浮而緊，身重而痠，此爲風水在表，故汗出即愈也。又有與風水相類，而實爲皮水、黃汗、肺脹者，見證雖殊，而得浮緊之脉，總屬皮毛受病，狀類傷寒，故總曰發汗則愈。然必津液未傷者，可汗而愈。若渴者，上焦津少，下利便數，下焦精亡也，此又在不可汗之禁例矣。（卷中）

葉霖曰（《金匱要略闕疑》）：原本"腫"誤作"痠"，"肺脹"誤作"脾脹"，首"太陽病"三字亦疑衍文，"不惡寒者"下當有"趺浮腫，腹如鼓"句。按五水皆宜汗愈，而正水石水皆在裏，宜溫通，若風水、皮水、黃汗皆當發汗。肺脹非水而身腫，故牽連及之。"身腫而冷"六句，備黃汗病機。胸中窒塞，陰濕之邪逼據上焦，故不能食也；聚痛者，熱與濕合，聚在皮膚，如痛風狀也；暮躁者，病風者甚於日夕也。觀此則黃汗收入歷節中良是。（卷下）

曹穎甫曰（《金匱發微》）：此一節，舉相類之證，出陰虛不可發汗之例，欲處方者知所擇也。風寒爲病，起於太陽，故其脉當浮，但緩則爲氣，緊則爲寒，爲水由風濕寖成。風水外證，當見骨節疼痛，今不疼而反見體重而痠者，蓋濕將成水則痛，濕已成水即重而痠，此濕流關節、水傷肌肉之辨也。水氣尚在肌肉，不在心下，不能阻隔中脘陽氣，故不渴，此風水之宜於發汗者也。又有本太陽病，因發汗而惡寒者，此爲表陽虛，太陽篇所謂發汗病不解、反惡寒者，芍藥甘草附子湯主之，即此證也。此同一太陽病，而不宜更發汗者也。前云皮水脉浮，趺腫不惡風，不渴者當發其汗；此云渴而不惡寒，此爲皮水。按"寒"字當爲"風"字之誤，爲其異於風水也。夫四肢腫，水在皮膚中爲皮水，甚則肢冷，故後文又有厥而皮水方治，此可見皮水爲裏寒水聚之證。何以前條言皮水不渴，當發其汗，本條反以渴而不惡風爲皮水，幾令辨證者茫無定據，不知當發其汗，特爲不渴者言之耳。皮水之證，要以渴爲標準，水氣入裏，腫見於外，水寒不能化氣，滋溉不及咽喉，乃引溫水以自救。皮水不渴，不由燥而由濕，灼然無可疑者。水不去則腫不消，寒不去則渴不止，此當利小便之治，異於始病之可以發汗者也。皮毛外閉，故不惡風，惟下文"身腫而冷"二句，當屬黃汗言，陳修園指爲皮水者，誤也。蓋黃汗之始病，四肢頭面皆腫，故曰如周痹，謂一身之陽氣痹也。營熱爲水邪所鬱，故身腫而冷。惟其濕勝陽痹，故胸中窒（此與胸痹相類，胸中淋巴幹不能發水液與氣，故氣不通）。濕停中脘，容積不多，故不能食。水寒營鬱，絡脉不通，故反聚痛。營氣夜行於陽，故血分溫度特高，不惟煩躁，抑當熱發汗出。所以然者，營氣晝鬱，暮則反抗也。此黃汗病在肌腠鬱熱，異於皮毛之寒，當解肌以發汗者也。太陽寒水爲表寒所遏，則一身盡疼，脉見浮緊，此太陽傷寒之所同。皮毛不開，肺氣內閉，裏熱與水氣相搏，因喘欬而病肺脹。所以不渴者，水氣未入中脘，不能阻陽氣之上承也。所以其狀如腫者，水氣鬱於皮毛也。證屬暴感，宜越婢加半夏湯以開表清裏，而其喘自定，所謂發汗即愈也。但病在皮毛者可以發汗，若水滲腸胃而下利，水入下焦而小便數，陽虛於上、濕流於下，必見燥渴，若發其汗，非惟重傷陰

液，抑且不能愈病。所以然者，爲水氣不在腰以上也。（卷之三）

原文 裏水者，一身面目黃腫，其脉沉，小便不利，故令病水。假如小便自利，此亡津液，故令渴也，越婢加术湯主之。（五）

趙以德曰（《金匱方論衍義》）：《內經》有謂三陰結謂之水。三陰，乃脾肺太陰經也，此證是矣。何以言之？蓋胃爲五藏六府之海，十二經皆受氣焉，脾爲其行津液者。是故藏府經脉，必因脾，乃得稟水穀氣。今脾之陰不與胃之陽和，則陰氣結伏凝聚，津液不行，而關門閉矣；關門閉則小便不利，小便不利則水積，水積則溢面目一身。水從脾氣所結，不與胃和，遂從土色發出爲黃腫。結自三陰，故曰裏水，其脉沉也。如小便自利，則中上焦之津液從三陰降下而亡，故渴也。越婢加术湯詳見後條。（卷中）

徐彬曰（《金匱要略論注》）：此言正水而兼色黃爲異者，以其別於風水、皮水之在外，故曰裏水。然水病多面目鮮澤，此獨一身面目黃腫，則久鬱爲熱矣。又水病，小便必難，不渴，或鬱久而津亡，熱壅爲渴，小便反自利，熱在上焦氣分，故以越婢行陽化熱，加术以勝其水。（卷十四）

李彣曰（《金匱要略廣注》）：水氣泛溢，故一身面目黃腫，水在裏，故脉沉，小便不利，則水道愈濇，故主越婢加术湯。此湯視大青龍少杏仁，內有麻黃發汗，以一身面目黃腫，故汗以散之；小便不利則熱閉於內，石膏清涼撤熱，亦能解肌出汗也；加白术，即本經所謂濕家身煩疼，可與麻黃加术湯，一補一發，水氣得以漸散也。要知小便不利而渴者，濕熱內蓄，津液不得上布而然。若小便自利而渴，則內亡津液，無以爲灌溉之資，發汗亡津液，又非所宜，即上節渴而小便數者，不可發汗是也。（卷中）

沈明宗曰（《沈注金匱要略》）：此風邪入裏合濕之證也。風邪傷表，入裏合濕，風濕鬱蒸，則一身面目黃腫，似乎欲發黃汗，而無汗出，則不爲黃汗矣。夫風濕鬱蒸，衛陽覊滯，不能決瀆，故脉沉而小便不利，水即泛於皮膚，則病水矣。假令身腫而小便自利者，當責邪氣入胃，偏走前陰，津液內亡，而胃燥令渴。故以麻黃通陽，石膏善清胃中風化之熱，甘草和中，以桂枝、薑、棗宣通營衛而驅風外出，加白术，健脾而燥濕也。（卷十四）

尤怡曰（《金匱要略心典》）：裏水，水從裏積，與風水不同，故其脉不浮而沉。而盛於內者必溢於外，故一身面目悉黃腫也。水病小便當不利，今反自利，則津液消亡，水病已而渴病起矣。越婢加术是治其水，非治其渴也。以其身面悉腫，故取麻黃之發表，以其腫而且黃，知其濕中有熱，故取石膏之清熱，與白术之除濕。不然，則渴而小便利者，而顧犯不可發汗之戒耶。或云此治小便利，黃腫未去者之法，越婢散肌表之水，白术止渴生津也，亦通。（卷中）

吳謙曰（《醫宗金鑒》）："越婢加术湯主之"七字，當在後"太陽病，脉浮而緊"條，"發汗即愈"之下，文義始屬。必是錯簡在此，觀其裏有水之文，自可知非越婢加术湯發表之藥所能治矣。（卷二十一）

陳元犀曰（《金匱方歌括》）：水被熱蓄，氣爲濕滯，致外不得通陽而作汗，內不能運氣而利水，故令病水。云“假令小便自利”三句，疑非裏水病也。越婢湯發肌表之邪，以清內蓄之熱，加白术運中土，除濕氣，利其小便，此分消表裏法也。或云：越婢散肌表之水，加白术止渴生津也。

　　按：豈有小便自利亡津液而作渴者仍用此湯，不顧慮其重傷津液乎？（卷四）

　　嚴鴻志曰（《金匱廣義》）：病裏水者，小便不利，一身面目悉黃且腫，此有諸內必形諸外，法當如上條下之可也。假如小便自利，口渴，此爲亡津液，不得竟用下法矣。（卷三）

　　陸淵雷曰（《金匱要略今釋》）：越婢加术湯，爲逐水發汗之主劑。其證爲浮腫，自汗，小便不利，口渴，其病亦是腎藏泌尿障礙，與五苓散同。惟五苓證水積於胃中，故水入則吐。此方證水泛於皮下，故浮腫而自汗。自汗者，皮膚之代償機能，所以排除水氣也。惟此條有可疑者二事：曰裏水，曰脉沉，是也。裏水之名，出於首條四水之外。假令水在裏，即不當發汗，是裏字必有訛誤。據首條及第二條、第四條，當汗者，爲風水、皮水。而越婢湯證云：風水、惡風，方後云：風水加术四兩。則本條裏水，當是風水之訛。然《外臺》既載越婢湯於風水門，又載加术湯於皮水門。云：《古今錄驗》皮水，越婢加术湯主之。《脉經》注亦云皮水云云。則本條裏水，又似皮水之訛。今案風水、皮水之異，僅在惡風與否，越婢之證雖云惡風，其藥味於不惡風之證，亦無所忌。是本方之爲風水、爲皮水，不必斤斤辨析也。又，無論風水、皮水，其脉皆浮。今云脉沉，而丹波氏之親驗，服藥乃浮。吾因疑始之脉沉，乃洪腫之故，與肥人平脉常沉同理，服藥而腫減，脉乃浮耳。至黃腫之當作洪腫，丹波說是。小便自利而渴者，非本方證，程說亦是。用法詳中風篇。

　　《生生堂治驗》云：某之子，年弱冠，身體腫滿，延及陰囊，其大如球，莖幾沒於其中。師診之曰，觀汝腹內腫色，似嘗有疥癬、癮疹之患者。而曰然。昔者請一醫傳藥而頓愈。曰是矣。此內攻耳。與越婢加术湯，兼用龍門丸（湯本云與梅肉丸大同小異），每服三十丸，三日一次，數旬而愈。

　　《導水瑣言》云：某人，年二十八，小瘡內陷，遂發腫脹。醫二三下之，腫益甚，尋投發表劑，又無效，困苦至極。延予診之，通身洪腫，其腹如鼓，欬逆短氣，喘鳴如拽鋸，余乃投越婢加苓术湯（即本方加茯苓）。一劑重十錢，兼服三聖丸（蛇黃、禹餘糧、鐵砂三味米醋煮乾糊丸，治浮腫、喘滿、小便秘濇、氣急煩躁）。自初昏至平旦，盡湯藥五劑，丸藥四錢。平旦之後，腹中鳴動，小便通利一升許，喘鳴減半，爾後小便日益快利，不過十日，滿身無水，先所陷瘡，然後勃然而發，乃以藥盡其毒，製藥湯浴之，三十日而全安。（卷五）

原文 趺陽脉當伏，今反緊，本自有寒，疝，瘕，腹中痛，醫反下之，下之即胸滿短氣。（六）

　　趙以德曰（《金匱方論衍義》）：趺陽脉當伏者，非趺陽之胃氣本脉也，爲水蓄於下，以伏其氣，故脉亦伏。脉法有曰：伏者爲水，急者爲疝瘕小腹痛。脉當伏而反緊，乃知其初有寒疝瘕痛。先病者治其本，當先温其疝瘕，治寒救陽，而後行可也。若反下之，是重虛在上之陽，陽虛亦不布化，而成胸滿短氣也。（卷中）

朱光被曰（《金匱要略正義》）：承上裏水說下，言水鬱脾胃，則趺陽脉當伏，伏即沉之至也。今不伏而反緊，緊爲寒，則知其宿有寒疝腹痛之證。醫者不知而反用寒藥下之，遂至水寒搏結，逆於清道，爲胸滿，爲短氣，即誤下成痞之變也。如當伏而反數，數則爲熱，是必素有蘊熱，當消穀、小便數無疑。燥熱必致鑠陰，陰熱必求助於水，水入無度，膀胱之氣化阻滯，蓄而不流，水自成於三陰坦（批）坦恐是地訛。分矣。

按此二條雙項，上條兩層意說：首條言脾家素有積寒，因誤下而陰邪反得逆干陽位，而爲患上焦；次條言胃家素有積熱，因失治而陽邪亦得釀禍陰分，而爲患下焦。此陽邪從陰，陰邪從陽，其微妙之理，不外趺陽脉中領會也。（卷下）

葉霖曰（《金匱要略闕疑》）：此論石水。"趺陽"二字疑當作"少陰"，後"下之"二字重出。按仲景少陰趺陽之診，皆在足上，足上皮厚，非如寸口無隱閉，故曰當伏。趙良曰：伏非趺陽本脉，爲水蓄也。若作此解，則末四字作何呼應。又前半條寒疝腹痛，即肝腎並沉之診，似不當云趺陽，存參。（卷下）

原文 趺陽脉當伏，今反數，本自有熱，消穀，小便數，今反不利，此欲作水。（七）

趙以德曰（《金匱方論衍義》）：此條與上條，一寒一熱，對出其因，而此爲熱。消穀，不能上化精微，濁熱下流，致膀胱不化，小便反蓄作積水，故水脉不伏而從其熱，反數也。（卷中）

徐彬曰（《金匱要略論注》）：此二條，言水病人，別有宿病，人各不同，當從趺陽脉，與其舊疾見證別之。謂人有水病，水寒相搏，趺陽脉當伏，今犯水病，趺陽脉反緊，此因本自有寒、疝瘕、腹中痛病，故脉加緊，治當兼顧其寒。而醫反下之，則元氣受傷，水病未除，寒邪上乘，胸中之宗氣弱，不能御之，爲胸滿、爲短氣矣。或趺陽脉當伏，今反數，此因本自有熱，應消穀、小便數，今反不利，是有熱而健運之人，因水而氣反不化，知其邪結三陰矣，故曰此欲作水。（卷十四）

李彣曰（《金匱要略廣注》）：趺陽脉在足面，即胃脉也。水盛則土衰，其脉當伏，緊則爲寒，疝瘕腹痛，皆寒證也，下之則裏氣更虛，虛氣上逆，故胸滿短氣。脉數爲熱，熱消津液，當消渴，小便數，今反不利，此熱結於內而水氣壅瘀不行，故欲作水。（卷中）

魏荔彤曰（《金匱要略方論本義》）：五水之異同次第敘明，仲景更進而言水病兼專之故，仍於脉證辨之。趺陽脉伏者，水氣之邪也，今反數，爲本自有熱，是濕熱之合邪也。然有熱而無濕者，趺陽亦數，此消穀病之數，非水氣之數，所謂二陽結爲消者是也。明津衰熱甚，爲消穀之證，其人小便必數，大便必漸堅，如《傷寒》胃實之證也。今水氣病之趺陽數，小便反不利，又非消穀之小便利也，見此知爲欲作水，以濕熱相混，又無小便之出路，必作水氣之邪無疑也。診得此者，而不開鬼門、潔淨府以分泄其濕熱之邪者，庸醫也。（卷中）

尤怡曰（《金匱要略心典》）：趺陽雖系胃脉，而出於陰部，故其脉當伏，今反緊者，以其腹中宿有寒疾故也。寒則宜溫而反下之，陽氣重傷，即胸滿短氣。其反數者，以其胃中有熱故也。熱則當消穀而小便數，今反不利，則水液日積，故欲作水。夫陰氣傷者，水爲熱蓄而不行；陽氣竭者，水與寒積而不下。仲景併舉二端，以見水病之原有如此也。（卷中）

吳謙曰（《醫宗金鑒》）：此明裏有水，兼寒、兼熱，誤下之義也。裏水脉伏，非謂三部脉皆當伏，乃謂趺陽胃脉當伏也。若脉不伏反緊，其人必本自有寒也。水寒同病，則疝瘕腹中痛，醫誤以爲里水而下之，水去寒留，更虛其中，故胸滿短氣也。若脉不伏反數，其人必本自有熱也。水熱同病，當消穀而小便數，不病水也，今小便反不利，此欲作水之病也。（卷二十一）

曹穎甫曰（《金匱發微》）：此節向無的解。陳修園以爲水病人別有宿疾，當從趺陽脉與其舊疾而兼顧之，不可見腫治腫。黃坤載則謂脉伏有寒熱不同，寒伏當脉緊，此當有寒，疝瘕腹痛，醫下之即胸滿短氣；熱伏則脉數，此當有積熱，消水穀而小便數，今反不利，此水穀不消，內原無熱，欲作水也。二說俱非。蓋水之將成，必有其因，水病多由腎陽虛寒，其脉本當沉伏，反見緊者，則以向有疝瘕腹痛諸證，醫反用寒下法，使外寒乘虛而入，腎氣從之，因見胸滿氣短之象。此即後文以爲留飲而大下之，又與葶藶丸下水之變也。趺陽之脉，本因水病而沉伏，今反見數。設病者本自有熱，當得消穀而小便數，今反不利，便可知客熱不消水穀，熱結膀胱而蓄水也。此即後文數脉即止之義也（數爲熱結，止即水停蓄）。（卷之三）

陸淵雷曰（《金匱要略今釋》）：元堅云：諸家以趺陽脉伏爲病脉，尤氏特以爲平脉，而其注義亦暢，更推尤意。此欲作水一句，總括二條，亦頂胸滿短氣來。或曰：此二條，前條是客，不過舉其有寒者以爲對照，實無干水病。後條是主，示水之因熱生者，此說亦有理。又按趺陽平脉，貴沉實，不貴浮露。故尤氏以伏爲平脉。《辨脉法》曰：趺陽脉遲而緩，胃氣如經也。其意一也，但後條有寒水相搏，趺陽脉伏語，義相矛盾，當考。又《辨脉法》曰：趺陽脉微而緊，緊則爲寒，微則爲虛，微緊相搏，則爲短氣。

淵雷案：自此以下五條，皆非仲景家言也。以脉斷病，蓋倉公、淳於意之流亞，其法或迂闊而不切實用，或艱晦而不可喻人。炎劉而降，法雖失傳，其遺文斷簡，時有存者。後有著述，轉相鈔襲，錯誤滋多，去古愈遙，不可索解。即如此兩條，以拙吾之清澈，多紀之嫻雅，尚不能自圓其說，而況智出二君下者哉。抑醫家在漢以前，家派繁多，不相統貫，《本草經》與《素》《靈》不同，《史記倉公傳》與《本經》《素》《靈》又不同，此猶顯而易見者。《難經》號稱解釋《素》《靈》，實與《素》《靈》多所牴牾。大論要略，專以湯藥治病，宜與《本經》契合，而亦不能盡同。此無他，師承各別，門戶不同故也。後人不知，必欲牽彼就此，並爲一談，實徒亂人意而已。（卷五）

原文 寸口脉浮而遲，浮脉則熱，遲脉則潛，熱潛相搏，名曰沉。趺陽脉浮而數，浮脉即熱，數脉即止，熱止相搏，名曰伏。沉伏相搏，名曰水。沉則絡脉虛，伏則小便難，虛難相搏，水走皮膚，即爲水矣。（八）

趙以德曰（《金匱方論衍義》）：寸口、趺陽合診者何？寸口者，肺脉所過；趺陽者，胃脉所過。今候脾、肺合病，必在寸口、趺陽也。

寸口脉浮而遲，浮脉即熱者何？浮爲衛，衛爲陽，衛不與榮和，其陽獨在於脉外，故浮脉則熱矣。遲脉即潛者何？遲爲榮，榮，陰也，榮不從衛，匿行脉中，陰行遲，故遲脉即潛矣。熱潛相搏，名曰沉者何？脉者，氣藏也，其榮衛之出陽入陰，皆肺藏主之，是以百脉朝之也。今榮衛不和，以熱潛之邪相搏，而致於是，肺藏之氣不得布，故自結而沉矣。

趺陽脉浮而數，浮脉即熱者何？脾主中焦，與胃爲表裏。脾，陰也；胃，陽也，脾與胃行津液化血者也。今胃經之陽不與脾經之陰合，失陰之陽獨在於表，故以脉浮即熱矣。數脉即止者何？脉者，血之府，血，陰也；血實則脉實，陰實則脉緩，今脾經之陰血虛不足，脉被氣促而數，數則陰血不得周流於脉，故數脉即止矣。熱止相搏，名曰伏者何？藏之與經，表裏相資者也，藏在裏，以藉經脉之運動。今二經以熱止之邪相搏。名曰水者何？脾肺手足太陰經之藏也，夫陽爲火，陰爲水，今手足兩太陰持所結沉伏之陰相搏，故化爲水矣。即《內經》曰：三陰結謂之水是也。

沉則絡脉虛者何？肺合皮毛，絡脉之在皮膚者，因肺氣□□沉，不發於外，榮血又潛，不入於內，絡脉虛矣。伏則小便難者何？小便以通行津液，今脾氣伏，不爲胃行津液，則津液不入膀胱，故小便難矣。虛難相搏，水走皮膚，即爲水者何？小便難則水積，積則溢，溢則乘絡脉之虛而走注於皮膚，故爲水病矣。（卷中）

徐彬曰（《金匱要略論注》）：此段論正水所成之由也。謂人身中健運不息，所以成雲行雨施之用，故人之汗以天地之雨名之，人之氣以天地之疾風名之。故寸口脉主上，猶之天道，必下濟而光明，故曰陰生於陽。趺陽脉主下，猶之地軸，必上出而旋運，故曰衛氣起於下焦。今寸口脉浮而遲，浮主熱，乃又見遲，遲者元氣潛於下也。既見熱脉，又見潛脉，是熱爲虛熱，而潛爲真潛，故曰熱潛相搏，名曰沉，言其所下濟之元氣沉而不復舉也。今趺陽脉浮而數，浮主熱，乃又見數，數者衛氣止於下也，既見熱脉，又見止脉，是於客氣爲熱，而真氣爲止，故曰熱止相搏，名曰伏。言其宜上出之衛氣，伏而不能昇也，從上而下者，不返而終沉，從下而上者，停止而久伏，則旋運之氣，幾乎熄矣。熄則陰水乘之，故曰沉伏相搏，名曰水。見非止客水也，恐人不明沉伏之義，故又曰絡脉者，陰精陽氣所往來也，寸口陽氣沉而在下，則絡脉虛。小便者，水道之所從出也，趺陽真氣止而在下，氣有餘即是火，火熱甚，則小便難，於是上不能運其水，下不能出其水，又焉能禁水之胡行而亂走耶？故曰：虛難相搏，水走皮膚，即爲水矣。水者，即身中之陰氣合水飲而橫溢也。沉伏二義，俱於浮脉見之，非真明天地昇降陰陽之道者，其能道雙字耶，此仲景所以爲萬世師也。（卷十四）

李彣曰（《金匱要略廣注》）：脉浮與沉伏相反，寸口趺陽兩脉，既云浮矣，何以復名曰沉曰伏乎？不知浮者，指脉象而言，沉伏者，指水氣而言也。蓋脉浮，則陽氣暴於外，故曰熱；遲則水寒結於內，故曰潛，潛者伏匿之意；數則熱氣閉塞，水道愈爲不利，故曰止，止者，水凝不流也；沉則絡脉虛，水氣充塞於絡脉之內，邪盛則正衰也；伏則小便難，水氣泛溢於腸胃之中，膀胱氣不化也。（卷中）

沈明宗曰（《沈注金匱要略》）：此以寸口浮遲。趺陽浮數，互發陰陽營衛受邪而致水腫，即關格之義也。《脉經》云：浮而遲大爲虛脉。然虛爲血虛，今之寸口脉浮而遲，即知血虛氣熱而受邪也。寸口主肺而法天，肺氣熱而受風，其脉則浮。衛邪拒格營氣不和，衛不獨行而脉遲矣。風氣化熱，爲浮脉則熱；陰氣伏而不與陽和，爲遲脉則潛。言風爲外熱，陰自內潛，即關格之義也。營衛不和，合而言之，熱潛相搏，名曰沉。沉乃衛邪拒格，營氣不和而爲沉，非脉之沉也。趺陽主胃而法地，胃氣受邪，其脉則浮，衛盛營弱，而脉則數，營虛衛盛，則脉浮而數。然邪氣化熱，爲浮脉即熱。營沉不與衛和，爲數脉即止，是衛氣熱浮於上，營血沉止於下，衛浮營止，兩不相和。合而言之，爲熱止相搏，名曰伏，乃陽孤自化爲熱，陰孤伏化爲水，此亦關格之義也。蓋衛陽拒格營氣下潛爲沉，營氣內止化水爲伏，營衛不和，合而言之，爲沉伏相搏，名之曰水。總言衛氣邪強而不運轉營血，伏化爲水，此亦見關格之義也。夫絡脉屬陽，陽氣受邪而強，真不充絡，曰沉則絡脉虛，營不附衛而行，伏化爲水，泛溢皮膚，不行於小便，曰伏則小便難。然陽不充絡，則絡脉虛，營止化水，溢於絡脉，則水道不行而小便難。但絡空便難，合而言之，虛難相搏，水走皮膚，即爲水矣。（卷十四）

尤怡曰（《金匱要略心典》）：此二條並陽衰陰勝之證。而寸口則主衛氣，少陰則主腎陽；主衛氣者，寒從外得，而陽氣被抑，主腎陽者，寒自內生，而氣化不速。亦即所謂陽氣竭者，水與寒積而不行者也。（卷中）

黃元御曰（《金匱懸解》）：寸口脉浮而遲，浮脉即爲陽盛而上熱，遲脉即爲陰盛而下潛，上熱與下潛相搏，是陰氣不昇，其名曰沉。趺陽脉浮而數，浮脉即爲陰虛而上熱，數脉即爲陽盛而上止，上熱與上止相搏，是陽氣不降，其名曰伏。陰之下沉與陽之上伏相搏，則陰中無陽而水不化氣，其名曰水。陰昇於上，是謂清陽，水昇而化陽氣，故絡脉充滿，陰沉而不昇，則絡脉虛。陽降於下，是謂濁陰，氣降而化陰水，故小便通利，陽伏而不降，則小便難。絡脉之虛與小便之難相搏，則水不滲於膀胱而逆走於皮膚，即爲水矣。搏者，合也。

水病原於下寒，今陽氣伏止於上而不下交，陰氣沉潛於下而不上交，則水不能化氣而水道瘀塞，絡脉空虛。積水無下泄之路，盛滿莫容，則避實而走虛，游溢於經絡而浸淫於皮膚，必然之勢也。（卷十）

陳念祖曰（《金匱要略淺注》）：仲景此節，深文奧旨，得徐忠可此注，如暗室張燈，大有功於斯道，但有論無方，讀者每苦無下手功夫。先君從原本上下文搜討，得其要緊，從經方中加出一味，名消水聖愈湯，授政有先叔，屢試屢驗，奉爲枕秘。厥後此方刻入《時方妙用》中，彼時一齊眾楚，無一人能發其旨，以致無上名方，反爲俗論所掩。已卯秋，先君以老歸田，重訂舊著，命余讀之後，頗有所悟，遂於《時方妙用》中一節，錄此方並方論，附於本節之後。第方中天雄難得，不妨以附子代之。菌桂絕無佳者，不妨以桂枝尖代之。方用天雄（炮）一錢，牡桂（去皮）二錢，細辛一錢，麻黃一錢五分，甘草（炙）一錢，生薑二錢，大棗兩枚，知母（去皮）三錢。水三杯半，先煎麻黃至二杯，去上沫，次入諸藥，煎八分服，日夜三服。當汗出，如蟲行皮中，即愈。水盛者，加防己二錢。天雄補上焦之陽而下行入胃，猶天道下濟而光明。而又恐下濟之氣潛而不返，故取細辛之一莖直上者以舉之。特桂煖下焦之水，而上通於心，猶地軸之上行而旋運，而又恐其上出之氣止而不止，故取麻黃之勇往直前者以鼓之。人身小天地，惟建運不息，所以有雲行雨施之用。若潛而不返，則氣不外濡而脉絡虛，故用薑、棗、甘草化氣生液，以補絡脉。若止而不上，則氣聚爲火而小便難，故以知母滋陰化陰，以通小便。且知母治腫，出之《神農本草經》，而《金匱》治歷節風脚腫如脫，與麻黃、附子併用，可以比例而明也。此方即仲景桂甘薑棗麻辛附子湯加知母一味，主治迴殊。可知經方之變化如龍也。（卷六）

高學山曰（《高注金匱要略》）：此即寸、關兩部之脉，而言正水變成皮水之證也。脉機之遷就，病氣之從乘，不外乎虛吸實注之理。但有責在因虛而吸取一邊；有責在因實而注授一邊；有彼虛此實，此虛彼實，互相吸注而宜兼責兩邊。此條正彼此互相吸注之脉證也。蓋謂寸口者，內應胸中，外應經絡者也。寸口脉浮而遲，浮爲經絡之氣，因營虛而有餘，故浮則知爲表熱也。遲爲胸中之氣，因腎虛而鼓緩，故遲則知爲氣潛也。夫遲潛虛吸，浮熱下從，下從者氣沉，故名曰沉。又趺陽者，中主精悍，下主分布者也。趺陽脉浮而數，浮爲胃液虛，而胃火外浮之應。胃液虛者，不能抱陽，故浮，則知其爲獨往而氣熱也。數爲精氣虛，而悍氣獨發之應，陽無根而不能終健，故數，則知其必去數而自止也。夫孤熱外浮，乘止內息，內息者機伏，故名曰伏。寸沉、關伏，兩相搏擊，名曰水者。蓋寸主經絡，沉則經絡之氣內沉，而絡脉外虛；關主分布，伏則分布之機下伏，而小便難。絡脉虛，則在外者有內吸之機，小便難，則在下者有上漾之勢，而水即乘虛而走皮膚，故爲皮水之病矣。五句是自注沉伏相搏，名曰水之義。

得臥者，云道爲水所阻，而不得下伏故也。水從火藏之化而熱，故煩。腎不得心陽之下交，而其氣自寒，故躁也。心腎同治少陰，而腎尤爲水藏。心有水而腎更可知，故其人陰腫也。

葉霖曰（《金匱要略闕疑》）：吳謙曰：此條文義不屬，不釋。喻嘉言曰：此表章《內經》三陰結謂之水，寸口肺脉所過，趺陽胃脉所過，脾脉不可見，借胃脉以定其診也。浮者衛不偕營，則陽外熱，營不從衛則陰獨潛，是肺氣不能布化，故結而沉也。胃陽不與脾陰合，則爲熱，脾不能爲胃行其津液，則爲虛。脉數爲虛，虛故止而不運也，脾失健運，故伏氣不充而血不養，則絡虛，水不輸於膀胱則便難，水之積者，乘虛而走皮間耳。此條文義本不了了，喻氏勉強爲說，又筆不足以述其所見，因芟節而存之。（卷下）

原文 寸口脉弦而緊，弦則衛氣不行，即惡寒，水不沾流，走於腸間。少陰脉緊而沉，緊則爲痛，沉則爲水，小便即難。（九）

趙以德曰（《金匱方論衍義》）：脉弦爲水，緊爲寒。夫衛氣喜溫而惡寒，今水且寒，則衛氣無以溫分肉，肥腠理，故惡寒也。然肺者榮衛之主，通調水道，下輸膀胱，氣化出溺；今衛氣不行，即肺之治節不行；治節不行，則輸水之職廢，故不得沾流水道，反下走腸間。腸，大腸也；大腸乃與肺合，若上條之走皮膚者，亦爲皮膚是肺所主之合。

二者對出，以明其肺之不調，則隨所屬之內外耳。（卷中）

徐彬曰（《金匱要略論注》）：此言水病將成之脈，有挾弦緊者，以明水不循故道之由。謂緊脈屬寒，弦而緊，乃即弦狀如弓弦，按之不移者，弦則衛氣爲寒所結而不行，外無衛氣，所以惡寒，不能運水，故隨其所至，不復沾流走於腸間，水既不直走於腸間，自不能不橫出於肌膚矣。

此言水氣已成，亦或於少陰脈見之也。少陰者，尺脈也，緊而沉，緊屬寒，故主痛，沉爲陰結，故屬水。小便即難，言因腎病水，而小便即爲之不利，非小便難，故成水病也。（卷十四）

沈明宗曰（《沈注金匱要略》）：此互風挾積寒，正水之脈也。脈弦偏於緊者，乃肝藏受風，腎藏受寒，鬱伏於內，衛氣不行於外，則惡寒。三焦不能決瀆，水飲不隨衛氣走於小腸，而傳滲膀胱，則不得不泛濫於皮膚。故爲水不沾流，走於腸間也。

此腎藏獨受寒邪內鬱而爲正水也。少陰腎脈，緊則寒邪凝滯正氣於內，曰緊則爲痛；沉則衛氣鬱而不宣，三焦壅閉，水即泛濫，曰沉則爲水。決瀆無權，小便即難，即絡空便難之謂也。（卷十四）

黃元御曰（《金匱懸解》）：弦爲肝脈，緊爲腎脈，寸口脈弦而緊，腎肝陰盛，營陰束其衛陽，衛氣不行，即見惡寒。陽氣敗沒，陰水泛濫，停瘀而不沾流，故走於陽間，瀝瀝有聲也。

少陰脈沉而緊，陰旺而水寒也。緊則寒氣凝瀋而爲痛，沉則陰氣結漸而爲水，水寒木鬱，膀胱不泄，小便即難也。（卷十）

朱光被曰（《金匱要略正義》）：此條專主石水言也，故獨責少陰。緊而沉，陰寒極矣。緊爲寒痹，故主痛。沉爲陰結，故主水也。小便即難，謂腎開竅於二陰，水邪客之，開合之樞機不利也。（卷下）

唐宗海曰（《金匱要略淺注補正》）：此言水病之初成責在衛氣，以寸口主乎衛氣也。意者寒氣外束，陽氣被抑，水之所由成也。（卷六）

原文 脈得諸沉，當責有水，身體腫重。水病脈出者，死。（十）

趙以德曰（《金匱方論衍義》）：脈可一法取之乎？不可也，此謂脈沉有水，脈出爲死者，則是脈不可出而浮大也。試用氣強爲水者觀之，非脈之浮大者乎？如風水、皮水脈皆浮，懷孕婦病水亦浮。由是言之，水病豈獨取沉脈爲例哉。

何此條有若是之論邪？蓋獨爲少陰病水故耳。其少陰者至陰盛水也，合四時主冬，是故脈沉者，水之象當然也，少陰經氣當然也。當然而沉，故不可出；出則是少陰經氣不得沉而外絕，死之徵矣。

吁！凡言沉浮遲數之脈，爲其各有所由，故不可以一法取之也。雖然，腎藏獨病其水則沉，兼風則不沉。所謂出者，非獨爲浮也，爲經氣離出其藏，沉之亦無有也。（卷中）

徐彬曰（《金匱要略論注》）：此除風水及皮水言之也。謂水屬陰，沉脈亦屬陰，故脉得諸沉，當責有水。然亦必合身體腫重而斷之，諸云者，言脉部不同，則病原異，然概以沉爲斷耳。水病脉既沉，則浮出爲陽氣上脱，故主死。（卷十四）

李彣曰（《金匱要略廣注》）：脉沉，水伏於內也；身體腫重，水溢於外也。

脉出者，出上出下，不安本位，即《難經》上入魚際，下入尺中，爲關格覆溢之意也。《難經》云：關前者，陽之動也，脉當見九分而浮，遂上魚爲溢，爲外關內格，此陰乘之脉也。關後者，陰之動也，脉當見一寸而沉，遂入尺爲覆，爲內關外格，此陽乘之脉也。是真藏之脉，不病而死也。或云：脉者，筋脉也，水病大腹洪腫，則筋脉爲之綻出，即《靈樞》所謂色蒼黃，腹筋起之狀也。（卷中）

沈明宗曰（《沈注金匱要略》）：此脉沉爲水，浮則爲反也。脉得諸沉，沉爲氣鬱不行於表，則絡脉虛；虛即水泛皮膚肌肉，故身體腫重，當責有水。但沉爲正水，而正水乃陰盛陽鬱，脉必沉極。若陡見浮起，是真氣離根外脱之象，故曰水病脉出者死。若風皮二水，脉浮而洪，不在此例也。（卷十四）

魏荔彤曰（《金匱要略方論本義》）：蓋正氣俱化爲水，水俱附寒邪爲患於下焦，求其化溺泄水，不可得矣。於是水愈積而小便愈難，小便愈難而水愈積，脉必見沉，當責之水，此一定之理也。於是寒邪爲之根蒂，水邪爲之泛濫，一身四體俱腫且重，脉竟伏而不出。此水邪與寒邪固閉其陽，格阻其氣，故脉隱而不見也。法當爲之昇陽通氣。服藥後寒邪漸散，水邪漸消，脉徐出者，陽回氣旺，可望生機也。如服昇陽通氣之藥，脉即暴出者，此微陽之根已鏟，陽藥入而群陰不受，沒滅其陽，陽即出亡，而不可救矣，故曰水病脉出者死。亦如《傷寒論》中所言也。附錄《傷寒論》原文一條以證之。《傷寒論·少陰篇》云：少陰病，下利，脉微者，與白通湯。利不止，厥逆無脉，乾嘔，煩者，白通加豬膽汁湯主之。服湯，脉暴出者死，微續者生。蓋此證寒水二邪在下焦，少陰脉見緊沉，正厥逆無脉之類也。所謂脉暴出者，亦必用藥以嘗試之，以卜其微陽之存亡而已。苟能預爲此微陽顧慮，何至危殆若是乎？且於此更可知三陰結之謂水矣。趺陽之診胃也，其實脾主之，寸口之診肺也，少陰之診腎也。三陰之氣，或失其旋運之能，或格其氣行之路，或礙其開闔之司，皆結之義也，故曰三陰結而爲水，於上數條愈明矣。（卷中）

尤怡曰（《金匱要略心典》）：水爲陰，陰盛故令脉沉。又，水行皮膚，榮衛被遏，亦令脉沉。若水病而脉出，則真氣反出邪水之上，根本脱離而病氣獨盛，故死。出與浮迥異，浮者盛於上而弱於下，出則上有而下絶無也。（卷中）

吳謙曰（《醫宗金鑒》）：欬喘而不腫脹，謂之痰飲；腫重而不欬喘，謂之水氣。沉脉得於諸部，身體不腫重者，當責爲氣也；腫重者，當責有水也。以水蓄於裏，故脉沉；水溢於表，故腫重也。

水病肉腫，脉當不見，今脉出者，是氣外散也，故死。（卷二十一）

朱光被曰（《金匱要略正義》）：水脉本諸沉，無論沉遲、沉緊、沉滑、沉伏，俱責有水。然亦必合身體腫重而斷之耳。脉既宜沉，設反浮出，則裏氣亡於外矣。不死而何！此爲正水、石水言也。（卷下）

曹穎甫曰（《金匱發微》）：水病脉當沉，沉非重按始得之謂，乃脉道不利而寸口浮遲也。水氣沉於下，清陽不得化氣上行，絡脉不得滋溉，因病空虛，絡脉虛故寸口應之而遲。沉者必伏，伏者水氣在下，足背跌陽之脉反見浮數，水氣不得由膀胱下泄，故脉沉者小便必難。表裏上下，不得氣化，故水留於肌肉而身體重。若浮遲之寸口反見洪大而數，少陰之脉反見微弱，則是陰盛於下，陽脫於上，謂之脉出，譬之油燈垂涸，忽然大明，其能久而不滅乎！（卷之三）

陸淵雷曰（《金匱要略今釋》）：沉脉不皆是水。蓋身體腫重，而脉得諸沉者，當責有水，倒句法也。脉出謂盛而無根，魏氏引少陰篇服湯脉暴出者死，微續者生，是也。抑脉出者死，不但水病及白通加豬膽汁證也。凡病深沉而脉躁盛者，多不治。病輕淺而脉微弱者，雖難治，尚可救。故陽病見陰脉猶可，陰病見陽脉則死。（卷五）

原文 夫水病人，目下有臥蠶，面目鮮澤，脉伏，其人消渴。病水腹大，小便不利，其脉沉絕者，有水，可下之。（十一）

趙以德曰（《金匱方論衍義》）：《內經》謂，色澤者，當病溢飲；溢飲者，渴暴多飲，而易入肌皮、腸胃之外。注云是血虛中濕。又曰：水，陰也；目下，亦陰也；腹者，至陰之所居也，故水在腹中者，使目下腫也。《靈樞》曰：水始起，目下微腫，如新臥蠶起之狀，其頸脉動，時欬，陰股間寒，足脛腫，腹乃大，其水已成矣。以手按其腹，隨手而起，如裹水之狀。自今觀之，此證殆本是者也。

其人初由水穀不化津液，以成消渴，必多飲，多飲則水積，水積則氣道不宣發，故脉伏矣。所積之水，溢散於腸胃之郭，則腹大；三焦之氣不化，則小便難。若脉沉絕者，知其水積在內已甚，脉氣不發故也，必下其水，乃可愈。（卷中）

徐彬曰（《金匱要略論注》）：此爲正水言之。謂凡水病人，脾胃爲水氣所犯，故目之下包曰窠，胃脉之所至，脾脉之所主，病水，則有形如臥蠶，水氣主潤，故面目鮮華而潤澤，不同於風燥也。脉伏即沉也。其人消渴，水在皮膚，內之真氣耗，耗則渴，然非驟至之熱，故直消渴，不若偶渴。病水也，在下則必腹大，小便不利，蓋非痞塞，則不能成水耳。至於脉沉絕，則沉之甚也，水病不盡可下，沉甚則水甚，故可下之，以去其標。水病可下，惟此一條，"沉絕"二字妙。（卷十四）

李彣曰（《金匱要略廣注》）：面目鮮澤，象水之色，本經云色鮮明者，有留飲是也。脉伏者，象水之性，消渴者，水氣濕漬壅淤，則津液不得四布滋潤也。臥蠶解見前。

腹大者，水乘土位，邪入陽明之府也，小便不利，水氣壅塞也，沉絕者，脉來沉伏之極，水性趨下也。下之以通地道。（卷中）

沈明宗曰（《沈注金匱要略》）：此水病脉伏沉絕者，當治標救陽也。若水外走，則泛濫於皮膚肌肉，內逆則浸淫於藏府腸胃，相隨胃脉上注於面，目下如臥蠶之狀。水主明潤而光亮，故面目鮮澤，爲水病之驗也。然水病因陽微陰盛，經隧不利，所以脉伏，而胃中津液水飲，外溢皮膚肌肉，不溉喉舌，故作消渴。誠非真消渴也。若病水，腹大而小便不利，脉沉或絕，乃陰盛陽鬱而不決瀆，則陽機將欲盡滅，故曰可下。俾水去陽回，而元自復矣。（卷十四）

尤怡曰（《金匱要略心典》）：目下有臥蠶者，目下微腫，如蠶之臥，經所謂水在腹者，必使目下腫也。水氣足以潤皮膚壅榮衛，故面目鮮澤，且脉伏不起也。消渴者，陽氣被鬱而生熱也。病水，因水而爲病也。夫始因水病而生渴，繼因消渴而益病水，於是腹大，小便不利，其脉沉絕，水氣瘀壅而不行，脉道被遏而不出，其勢亦太甚矣，故必下其水，以通其脉。（卷中）

吳謙曰（《醫宗金鑒》）：〔按〕"其人消渴"之下，古本有"病水腹大，小便不利，其脉沉絕者，有水可下之"四句，與上文義不屬，當另分爲一條，在本門五條之次，始合裏水脉證。

〔注〕目下窠，太陰也。目下微腫，水也。惟土不能制水，則水泛溢爲病，故水始病必先見微腫於目下也。有臥蠶狀，水病證也；面目鮮澤，水病色也；沉甚脉伏，水病脉也；消渴引飲，水病因也，此皆水病先見之徵也。（卷二十一）

朱光被曰（《金匱要略正義》）：目下有臥蠶，面目鮮澤，水氣淫於上矣。在上焦者，本無可下之理，且其人脉伏，且至沉絕，陰邪痼閉何等！陰邪痼閉，法當溫散，而曰可下何哉？蓋以其人消渴，腸胃之精氣爲水壅滯，因而腹大，氣阻膀胱而小便不利，是水邪橫逆，漫無出路。設弗用潔淨府方法，將邪日盛而正日削，下之正所以云救也。但云可下，並不出方，要不外葶藶、十棗等法，病機在消渴、小便不利上見。（卷下）

丹波元堅曰（《金匱玉函要略述義》）：按《靈樞》無目下微腫如蠶之文，趙氏錯引。蓋目下如臥蠶者，色黃晶腫，如新臥起者，眼胞上厖然虛浮，其證自異。方書中，或有曰有若臥蠶才起之狀者，謬矣。（卷中）

周孝垓曰（《金匱要略集解》）：腹大，則大便必閉，而小便又不利，是所積之水溢於腸胃之郭，致三焦之氣不化也，故下其水而愈。痰飲篇亦云：腹滿口燥，此腸間有水氣，用己椒藶黃丸，蓋即此可下之意也。（卷中）

唐宗海曰（《金匱要略淺注補正》）：可下之，謂水不去，則溫補無益，如十棗湯之類，急奪去之，然後再議溫補也。修園力斥舟車丸而必守溫補，於仲景斬關奪隘之法，未能明也。須知可下，是斟酌其可而與之，非一味冒昧也。（卷六）

曹穎甫曰（《金匱發微》）：《內經》云：諸有水氣者，微腫先見於目下。予診痰飲病亦往往見之。蓋水與飲固同源而異病也。水困脾陽必見所主之部分，目胞及腹皆足太陰所主，故目下有臥蠶而腹大。目鮮澤者水之標，小便不利者水之本，消渴者，水外浮而內竭，且水寒不能化氣故也。脉沉固當有水，至於沉絕，則腎中陽氣將亡，便當急下以存陽，譬猶傷寒少陰證之急下存陰。仲師於此條不出方治，予意當與大黃附子細辛湯，是即寒疝之脉伏如弓弦之不移，陽中有陰，可下之例也。若陳修園所云用真武湯加木通、防己、椒目以溫腎陽而利小便，雖亦言之成理，不知水氣清者，外可以發汗，內可以利小便，若水與痰涎、糞穢膠結成瘀，則舍溫下而更無良法也，奈何利小便乎！（卷之三）

陸淵雷曰（《金匱要略今釋》）：何氏《醫碥》云：內水腹大，小便不利，脉沉甚，可下之，十棗湯、浚川散（甘遂、牽牛頭末、大黃、芒消、木香、鬱李仁）、神佑丸（即十棗湯料加黑牽牛頭末、大黃、輕粉）、禹功散（牽牛子、茴香）、舟車丸（即神佑丸加青皮、橘紅、木香、檳

榔）之類，蓋水可從小便利，亦可從大便泄也。（卷五）

原文 問曰：病下利後，渴飲水，小便不利，腹滿因腫者，何也？答曰：此法當病水，若小便自利及汗出者，自當愈。（十二）

趙以德曰（《金匱方論衍義》）：下利，血虛液少，故渴；渴而暴飲，水停不散，故小便不利，溢於內外，以成腫滿。若小便利、汗出，則所停之水行，而腫滿愈矣。（卷中）

徐彬曰（《金匱要略論注》）：此言下利後，有可以成水而易愈者。謂下利後，渴液暴脫也，以土弱而氣不化，小便反不利，又恣飲水以傷脾土，因而有入無出，腹爲之滿，氣浮爲腫；然水入不出，滿乃常事，腫則可疑，故問。答在飲水，利後飲湯，則與胃相得，何至不化。不知胃氣既虛，水乃侮土，土主肌肉，土虛水溢，則未有不腫者，故曰此法當病水。然在下利後，非三陰結之比，故小便通而汗即自愈也。（卷十四）

李彣曰（《金匱要略廣注》）：下利後，脾氣弱而津液亡，故渴而引水自救，小便反不利，下流壅塞也。腹滿，土虛水泛也脾經入腹。陰腫，濕氣下墜也。小便利，則膀胱氣化自出，有汗，則玄府關竅可開，故自當愈。然此便是治法，若小便不利，汗不出者，又宜發汗、利小便矣。（卷中）

沈明宗曰（《沈注金匱要略》）：傷寒差後，有水氣一證，此因下利後，渴欲飲水而致腫也。但下利必傷津液及腎中陰水，故渴欲飲水。而飲入於胃，脾氣散精，乃爲常度。此因下利致傷脾胃，土虛不運，日飲之水，不循膀胱，橫行皮膚，故小便不利，當病水矣。若元氣復而健運如常，衛氣通行，小便利而水不復聚，或表間汗出，故當自愈。此利後致腫，元氣易復，非似陽虛陰結難治之比也。（卷十四）

魏荔彤曰（《金匱要略方論本義》）：然仲景於下之二字，又爲顧慮矣，恐其人不盡壯盛，宜於大下也，於是又爲明表裏兼消之一法設爲問答以明之。問曰：病下利後，渴飲水，小便不利，腹滿陰腫者，何也？答曰：此法當病水。言下利後，則凡病水而正虛者，可概言之，言正虛而不可輕下，又可概言之，雖有消渴似熱，腹滿似實，但涉正虛，無可下之法也。若小便自利及汗出者，自當愈，見不必粗疏遽下，自有祛邪之門戶也。利其便，發其汗，此表裏分治之法，爲不可下者另設一策也。此仲景之深戒妄下也。（卷中）

尤怡曰（《金匱要略心典》）：下利後陰亡無液，故渴欲飲水，而土虛無氣，不能制水，則又小便不利，腹滿因腫，知其將聚水爲病矣。若小便利，則從下通，汗出則從外泄，水雖聚而旋行，故病當愈。然其所以汗與利者，氣內復而機自行也，豈辛散淡滲所能強責之哉。（卷中）

吳謙曰（《醫宗金鑒》）：病下利則虛，其土傷其津也，土虛則水易妄行，津傷則必欲飲水。若小便自利及汗出者，則水精輸布，何水病之有？惟小便不利，則水無所從出，故必病水。病水者脾必虛，不能制水，故腹滿也；腎必虛，不能主水，故陰腫也。於此推之，凡病後傷津，渴欲飲水，小便不利者，皆當防病水也。

〔集注〕程林曰：病下利，則脾土衰而津液竭，故渴引飲；而土又不能制水，故小便不利；脾惡濕，故腹滿；腎主水，故陰腫。此爲病水無疑。若小便利則水行，汗出則水散，雖不藥而亦自愈矣。（卷二十一）

陳念祖曰（《金匱要略淺注》）：此言客水成腫，易成而亦易愈，調其中氣，則氣復，而水自從利從汗而行矣。有一張姓者，瘧愈後，日飲水數升，小便不利，有用四苓加木通，服之三日，溺時莖痛，一日夜尿不及半小盞，尿盆底如硃砂，日更衣，遍服利水之藥，形腫日增。有一老醫馬姓，主以濟生腎氣丸，早吞二錢，暮服六君子湯一服，許以半月必愈，服至二十餘日，不效。又增出不寐、氣喘、嘔逆之逆證，病家有惱前醫之失，而求治於予。予診其色，鼻准黃潤，診其脉，雖細小中而却有緩象。直告之曰：此證誤在前醫，救在後醫，止守前此丸湯並進，再十日必效，予無別法也。病家埋怨已極，誓不再服，叩頭求請另方。予不得已，以權辭告之曰：前方雖佳，但日服不改，病氣與藥氣習以爲常，所以不效，今且用茯苓四錢，蛤蜊粉三錢，燈草十四寸，煎水服之。三日後再服前此藥方，必另有一番好處。病家喜而服之，是夜小便如湧，其腫亦退去十分之七，皮膚中時見汗意，再一服，大汗如雨，腫全消，而神氣亦復，喜告於予。予令其遵馬先生丸湯之法，渠弗聽，從此即不服藥，半月病愈體康，到寓而謝時，還痛說前醫之過。甚矣哉！醫道之弗明也！詳附於此，以爲尤注"氣內返而機自行"句之鐵案，亦以見醫术挾時命而行。（卷六）

丹波元簡曰（《金匱玉函要略輯義》）：因，《脉經》《程本》《金鑒》作"陰"，自當愈。《千金》注云：一作滿月當愈。案因腫，據答語云當病水，作陰腫，爲是。（卷三）

唐宗海曰（《金匱要略淺注補正》）：氣內復而機自行，氣是何氣，機是何機，此籠統語，未能實指出其義也。須思下利後是傷脾，脾者，內外膜膈上所生之膏油，皆其物也。凡人飲水，皆從膜膈內走下膀胱；凡人津液，是膀胱水中之氣化而上達，亦從膜膈內上達喉舌。脾之膏油即在膜膈間，昇津利水以司其事。若病下利後，脾氣傷而不昇津，則渴；脾氣傷而不利水，則小便不利。水漬膏膜之間，則腹滿；水漬外膜，則身體腫。故於法當病水也。然受水者脾也，而化水者，責在三焦、膜膈與夫太陽膀胱也。三焦化水而決瀆通，小便自利則腹中膏膜不積水而自不滿，太陽膀胱化氣上行則不渴；外達則汗出周身，外膜之水從汗泄則不腫。然則其病在脾，而轉機在三焦，化氣則在膀胱，豈徒混言氣機哉！（卷六）

葉霖曰（《金匱要略闕疑》）：病下利則土衰而水易妄行，又傷津液必渴而飲水，水入能化則小便利，脾陽不運，腎水乃泛，故腹滿陰腫也。若脾土雖衰而三焦有火，能下使水歸其壑，上使水蒸爲汗，亦必無滅頂之憂矣。此條發明病因，治法亦在其中。若津液自竭，不可發汗利小便者，爲難治，不言可知。

補出三焦有火，可知水病樞機全在命門，已得驪珠，又推出津液自竭一層，更爲獨照之匠。（卷下）

曹穎甫曰（《金匱發微》）：下利之後，陰陽並虛，陰虛則渴，陽虛則水飲不消，小便不利，腹因腫滿，此爲暴蓄之水，初無膠固不解之痰濁與之混合，故但得汗出、小便利即當自愈。惟下後裏陰先傷，陽氣復頓，雖腹滿而腫，不當徒利小便，當用婦人轉胞腎氣丸方治，陰陽兩補而水道自通。或用渴欲飲水之文蛤散，蓋蛤殼鹹寒，上能止渴，下通小便，杵爲散者，譬之濾水之砂漏，格其渣滓，水道以澄清而易通也。（卷之三）

原文 心水者，其身重而少氣，不得臥，煩而躁，其人陰腫。（十三）

趙以德曰（《金匱方論衍義》）：心者，君主之火也，其氣蓄茂，遇寒水則屈伏。今被水客於心，故火氣鬱煩，不得發於分肉，則身重，不充盛於氣海，則少氣；煩熱內作，則煩躁不得眠也。火氣不舒，其味從鬱所化，而過於苦；水積於外，其味從盛所化，而過於鹹，凡味歸陰以生形，此爲非五化均衡之味，則不生形，其苦乃從鹹潤下，入於胞囊，故爲陰腫也。如下病腎水者，止以鹹滲泄，但作陰下濕而已。此因苦味與鹹相合，苦性堅，因火與水相搏，所以鹹味不得滲泄，而結爲陰腫矣。（卷中）

徐彬曰（《金匱要略論注》）：此亦爲正水者，微細分別以爲治療地也。謂人病水，久則相傳而概病，然其初，有心獨虛而致者，水自心，即爲心水。心爲君火，主一身之陽，水困之，則君火不申，而通身之陽無所稟，故不能蹻健而重。火爲氣之原，火困則少氣，水逆衛氣，不得入於陰，則不得臥，君火愈鬱，則陰火愈動，故煩而躁。心腎本相交，今心爲水所抑，不能交於腎，所交者，即心外之餘濕，故陰腫即勢腫也。（卷十四）

魏荔彤曰（《金匱要略方論本義》）：蓋水邪亦積聚之類也，切近於其處，則伏留於是藏，即可以藏而名證。水附於心，則心水也，心經有水，四肢百骸皆可灌注，故身重；氣爲水邪所阻，故少氣；水邪逼處，神魂不安，故不得臥；神明擾亂，故煩而躁。心與小腸相表裏，水邪隨心氣下注於小腸、膀胱，故其人陰腫。見此知心經有水，當於心經治水也。（卷中）

尤怡曰（《金匱要略心典》）：心，陽藏也，而水困之，其陽則弱，故身重而少氣也。陰腫者，水氣隨心氣下交於腎也。（卷中）

吳謙曰（《醫宗金鑒》）：〔按〕"其人陰腫"四字，當在腎水條內，錯簡在此。

〔注〕心主脉，膻中是其部也。水邪干之，外則周身之脉不行，其身重也；內則少氣心煩，不得臥而躁也。

〔集注〕程林曰：《內經》云：心主身之血脉。《上經》曰：水在心，心下堅築短氣，是以身重少氣也。《內經》曰：諸有水病者，不得臥。夫心屬火，水在心是以不得臥而煩躁也。（卷二十一）

黃元御曰（《金匱懸解》）：心水者，水滅火也。陰盛陽虛，故身重而少氣。陽不根陰，故煩躁不得臥寐。火種下絶，肝腎寒凝，故陰器腫大也。（卷十）

陳念祖曰（《金匱要略淺注》）：此節分晰五藏之水，以補《內經》所未備，使人尋到病根，察其致病之藏而治之，不惑於脾肺腎通套成方以試病，則善矣。（卷六）

周孝垓曰（《金匱要略集解》）：心主火，君火不申，則少氣而煩躁；水濕下流，故身重而陰腫。肝之府在脅，而氣連少腹，故腹大而脅痛；小便續通者，肝主疏泄，雖受水鬱，有時津液微生，則小便暫通也。肺主氣，氣不運則身腫；氣不化則小便難；水走大腸，故鴨溏也。脾主腹而氣行四肢，水積不行，故腹大而肢重；穀精不布，則津枯而少氣；且土不能制水，則橫溢而不遵故道，故小便難也。身半以下腎主之，故腹大，臍腫；腰爲腎府，故腰痛；陰寒下盛，故陰濕而足冷；而反瘦者，腎氣不得上榮也，與他藏之面目鮮澤不同。（卷中）

嚴鴻志曰（《金匱廣義》）：心水者，乃心藏有水邪干之也。心病則一身營衛不和，所以身重而少氣；甚則心主逼處不安，所以不得臥而煩躁。（卷三）

原文 肝水者，其腹大，不能自轉側，脇下腹痛，時時津液微生，小便續通。（十四）

趙以德曰（《金匱方論衍義》）：足厥陰之脉過陰器，抵少腹，挾胃，屬肝，絡膽，布脇肋。今以水客於經，乃傷其生發之氣，肝藏之陽以竭，故病如是。然肝在下，主疏泄，雖受水鬱，終有時而津可微生，則小便得以暫通也。（卷中）

徐彬曰（《金匱要略論注》）：有肝獨虛而致者，水自肝，即爲肝水。木不能瀉水以助土，故陰盛而腹大。木氣上揚，病則橫肆而強直，故不能自轉側。肝之府在脇，而氣連小腹，故脇下腹痛。大腸主津液，肝木侮土，則土衰而水濁且濇，然非大腸本病，肝氣少舒，舒則陽明氣暢，津液微生，而小便續通。以肝主疏泄，此其獨異於肺、脾、腎者也。（卷十四）

李彣曰（《金匱要略廣注》）：肝有水，則木邪克土，故腹大。肝脉布脇肋，循身之側，故不能自轉側，脅下腹痛也。時時津液微生，小便續通，肝主疏泄，水氣不致大壅也。（卷中）

尤怡曰（《金匱要略心典》）：肝病喜歸脾，脾受肝之水而不行，則腹大不能轉側也。肝之府在脅，而氣連少腹，故脅下腹痛也。時時津液微生，小便續通者，肝喜衝逆而主疏泄，水液隨之而上下也。（卷中）

吳謙曰（《醫宗金鑒》）：以上發明表裏上下之水，以下發明五藏氣血之水也。肝主筋，腹脅是其部也，水邪干之，外則筋緩不能自轉側，內則腹大、脅痛、淋溲也。（卷二十一）

黃元御曰（《金匱懸解》）：肝水者，水乘木也。木鬱賊土，是以腹大。肝脉自少腹而循脅肋，行身之側，脾脹肝鬱，經脉迫急，故不能轉側而脅腹時痛也。風木疏泄，故時時津液微生於上，小便續通於下也。（卷十）

葉霖曰（《金匱要略闕疑》）：時時津液微生，則有時不生，而口乾苦矣。小便續通，則時常不通矣。此等句法，皆當意會。蓋肝木往來昇降之理，故有如是病機也。《內經》言：五藏六府等脉各有界畔形狀。此所云肝水、心水是也。詳經之言水言氣，分別者有之，如云膚脹，又言鼓脹，此別而言之者也。如云水脹，又云水腫，又云因於氣爲腫，又云氣之令人脹及脉脹等散文則通者也，其中或有水，或無水，或腫反病在氣，或脹反病在水，合脉合證，智珠在手，可以意會，不得循名失實也。（卷下）

嚴鴻志曰（《金匱廣義》）：肝水者，乃肝藏有水邪干之也。肝脉循腹脅，所以腹大不能自轉側，脅下疼痛也；肝喜衝逆，水氣隨肝而上昇，所以時時津液微生；肝脉絡陰器，水氣下阻而不利，所以小便斷續而通，如淋溲也。（卷三）

曹穎甫曰（《金匱發微》）：水道行於三焦而出於膀胱，故六府有水，五藏不當有水，以五藏爲真有水者，妄也。然則仲師何以言五藏水。曰：此以部分言之，以藏氣之受病言之也。水氣凌心，則心陽受困，脾肺不能承受心陽，故身重而少氣；心氣不能降，故心腎不交而不得臥寐；心火鬱於上，則煩而躁；陽不下達，水氣獨留，故陰腫。此心水不關本藏者也。水勝則肝膽被鬱，不得疏泄，肝病傳脾，故腹大不能轉側；厥陰脉絡結於脅下，故脅下痛；但肝膽雖鬱，亦有時而疏泄，故津液微生而小便續通。此肝水不關本藏者也。肺主清降，肺氣爲水邪所沮，則水逆不降，而身爲之腫；肺氣不達皮毛，太陽標熱下陷，膀胱熱結，小便困難；肺與大腸爲表裏，肺病延及大腸，故時鴨溏。此肺水不關本藏者也。脾在中脘，部分在腹而外主四肢，脾爲水困，故腹大而四肢苦重；脾寒不能化生津液，故津液與氣俱少；脾爲濕藏，水濕相搏，則濁痰粘滯，水道不清，故小便難。此脾水不關本藏者也。若夫腎則本爲寒水之藏，上承中焦，下及膀胱，以全其爲決瀆之官。腎寒則決瀆失司，濫於腹則腹大而臍腫；擁阻中下之關鍵，則腰痛而不得溺；寒水浸灌於下，故陰下濕如牛鼻上汗；腎陽不行，陰寒隨少陰之脉下注，故其足逆冷；頭爲諸陽之會，水氣作於少陰，陰不過陽，故腫不及面部而反瘦。此腎水雖關本藏，而腎藏要無蓄水之餘地也。（卷之三）

陸淵雷曰（《金匱要略今釋》）：此條頗似門脉鬱血之證。其人腹脹痛，先發腹水，有繼發全身水腫者，多數併發黃疸。若是門脉鬱血，則謂之肝水正宜。（卷五）

原文 肺水者，其身腫，小便難，時時鴨溏。（十五）

趙以德曰（《金匱方論衍義》）：肺主皮毛，行榮衛，與大腸合。今有水病，是榮泣衛停，其魄獨居；陽以竭於外，則水充滿皮膚。而肺本通水道，下輸膀胱而爲尿溺，今既氣道不通，水不得自小便出，反從其合，與糟粕混成鴨溏也。（卷中）

徐彬曰（《金匱要略論注》）：有肺獨虛而致者，水自肺，即爲肺水。肺主氣，以運於周身，病則正氣不布，故身腫，小便必因氣化而出，氣不化，故小便難。肺氣病，則不能受脾氣之上輸，肺脾交困而鴨溏。鴨溏者，如鴨糞之清而不實也。（卷十四）

李彣曰（《金匱要略廣注》）：肺主通調水道者也，肺有水，則失其降下之職，而水道不通，身腫便難矣。鴨溏者，肺與大腸爲表裏，經云濕勝則濡瀉是也。鴨性冷，故其糞溏。（卷中）

魏荔彤曰（《金匱要略方論本義》）：肺水者，水附於肺則肺水也。肺主氣，氣引水行，亦能周身使之浮腫；肺不肅則氣化壅，故小便難；小便難則清濁不分，故時便鴨溏。此知爲有水在肺，當於肺藏治水也。（卷中）

尤怡曰（《金匱要略心典》）：肺主氣化，治節一身，肺以其水行於身則重；無氣以化其水，則小便難。鴨溏，如鴨之後，水糞雜下也。（卷中）

吳謙曰（《醫宗金鑒》）：肺主氣，皮毛是其部也。水邪干之，外則周身皮腫，內則不輸小便。大腸乃其府，水走大腸，故鴨溏也。（卷二十一）

嚴鴻志曰（《金匱廣義》）：肺水者，乃肺藏有水邪干之也。肺主皮毛，皮毛閉塞，周身虛腫，小便且不利矣；大腸與肺相表裏，水邪併入，則大便亦鴨溏矣。（卷三）

陸淵雷曰（《金匱要略今釋》）：此不知是何種病。殆與肺藏無關也。趙氏云：肺主皮毛，行營衛，與大腸合。今有水病，則水充滿皮膚，肺本通調水道，下輸膀胱，爲尿溺。今既不通，水不得自小便出，反從其合，與糟粕混成鴨溏也。（卷五）

原文 脾水者，其腹大，四肢苦重，津液不生，但苦少氣，小便難。（十六）

趙以德曰（《金匱方論衍義》）：脾主中，及四維，與胃爲合，其脉自足入腹，屬脾，絡胃，爲陰藏也。陰主藏物，今水在脾，而脾胃之氣不行，蓄積於中，故腹大；四肢不得並水穀，是以苦重；穀精不布，是以津液不生；胃之賁門不化，則宗氣虛而少氣；胃之幽關不通，則水積而小便難。（卷中）

徐彬曰（《金匱要略論注》）：有因脾虛而致者，水自脾，即爲脾水。脾爲至陰主腹，故脾病則腹大。四肢屬脾，脾困故苦重。脾爲太陰濕土，得濕而化生，又惡濕而喜燥，今水以困之，則土鬱而津液不生，但苦少氣。脾土不能制水，則水橫溢而不遵故道，故小便難。（卷十四）

李彣曰（《金匱要略廣注》）：脾經入腹，主四肢，故脾水腹大肢重。《靈樞》云：脾病腹脹水閉，身體皆重。又脾主爲胃行津液，脾困則約束津液不能上行灌溉，故津液不生；下流壅塞，故小便難也。少氣者，脾主氣，脾土濕滯，不生肺金也。（卷中）

尤怡曰（《金匱要略心典》）：脾主腹而氣行四肢，脾受水氣，則腹大四肢重。津氣生於穀，穀氣運於脾，脾濕不運，則津液不生而少氣。小便難者，濕不行也。（卷中）

黃元御曰（《金匱懸解》）：脾水者，水侮土也。脾爲太陰濕土，水盛土濕，乙木不達，鬱怒而賊脾土，脾氣脹滿，是以腹大。脾主四肢，濕流關節，故四肢苦重。木鬱風動，肺津傷耗，故津液不生。脾土被賊，困乏衰倦，故苦少氣。土濕木鬱，不能泄水，故小便難。（卷十）

嚴鴻志曰（《金匱廣義》）：脾水者，乃脾藏有水邪干之也。脾主土，水氣浸淫，是侮其所勝，脾受困，所以腹大，而四肢苦重；上不能散精于肺，所以津不生而苦少氣；下不能轉輸於膀胱，所以小便則難也。（卷三）

原文 腎水者，其腹大，臍腫腰痛，不得溺，陰下濕如牛鼻上汗，其足逆冷，面反瘦。（十七）

趙以德曰（《金匱方論衍義》）：足少陰之脉，起足心，循內踝，貫脊，屬腎，絡膀胱，爲胃之關。今水在腎，由是關門不利，故聚水而腹大，臍腫，腰痛，不得溺也。夫腎爲水之海，然水在海者，其味必鹹，鹹必滲起囊外，濕如牛鼻上汗，正乃《內經》之謂：鹽味鹹，令器津泄是也。鹹水之病作，則心火必退伏而衰微，其足之經絡皆竭其陽，惟孤陰而已，由是逆冷也；心火退伏，則榮衛諸陽盡退，不榮於上，而脾胃穀精亦不循脉上於面皮，故面瘦也。（卷中）

徐彬曰（《金匱要略論注》）：有因腎獨虛而致者，水自腎，即爲腎水。腎原爲水之主，病水則爲重陰而腹大。身半以下，腎主之，故臍腫腰痛。腎病，則開合無權，清濁不分，且心火無制，金傷不能化氣，故不得溺。腎中有真火，而藏真屬寒，水濕困之，則龍火鬱而逼寒外出，故陰下濕如牛鼻上汗，冷濕無有乾時也。然腎陰實虛，故足逆冷。腎氣爲水所遏，不得上榮，故不若他藏之水病面目鮮澤，而反獨瘦。腎水爲石水之類，多陰少陽，在下，故前曰不喘，此曰獨瘦。《千金》云：小腸水，腹滿暴腫如吹，口苦燥乾。大腸水，乍虛乍實，上下來去膀胱；石水，四肢瘦，腹腫；胃水，四肢腫，腹滿。（卷十四）

李彣曰（《金匱要略廣注》）：腎爲水藏，今又病水，水邪乘土，故腹大臍腫。脾屬土，其經入腹。腰者腎之府，腎水故腰痛也。不得溺，陰下濕者，腎主二便，開竅於二陰，水氣淹鬱，陰寒下壅也。足逆冷者，水性趨下也。面瘦者，頭面陽氣日衰，《靈樞》云腎病面如漆柴，漆言其黑，柴言其瘦也。（卷中）

魏荔彤曰（《金匱要略方論本義》）：腎水者，有水附腎則腎水也。腎主少腹，少腹水濕固沍，故腹大、臍腫、腰痛；腰以下俱腎主之也，水濕在下焦，膀胱之氣反塞，故不惟小便難，而且竟不得溺；陰寒下盛，故陰下濕如牛鼻上汗，冷而且粘，其足皆逆冷也；面乃陽之部位，下陰盛，上陽衰，故面必瘦。見此知有水在腎，當於腎藏治水也。是五水又以分附於五藏而得名矣。但藏雖各附，而其實異其地者，不異其邪，治之者，亦異其處者，不當易其法也。既審於水氣，知其辨證之義，更參之積聚，知其求邪之方，而治法亦不外於前言標本之故而已。水氣病中論病多而出方少，概如斯也。（卷中）

吳謙曰（《醫宗金鑒》）：〔按〕“面反瘦”之下，當有上條“其人陰腫”四字。

〔注〕腎主腰，足、陰是其部也。水邪干之，外則陰腫，陰下濕，足冷面瘦；內則腹大臍腫，腰痛不得溺也。此五者，指水氣等脹爲言，故俱不喘欬也。

〔集注〕程林曰：腎者，胃之關也，關門不利，故令聚水而生病，是以有腹大臍腫之證也。腰者腎之外候，故令腰痛。膀胱者，腎之府，故令不得溺也。以其不得溺，則水氣不得泄，浸漬於睾囊而爲陰汗，流注於下焦而爲足冷。夫腎爲水藏，又被水邪，則上焦之氣血隨水性而下趨，故其人面反瘦，非若風水、裏水之面目浮腫也。（卷二十一）

嚴鴻志曰（《金匱廣義》）：腎水者，乃腎藏有水邪干之也。腎爲水藏，以水濟水，則腹大、臍腫、腰痛諸病，相繼而起也；小便不得溺，陰腫，濕如牛鼻，其水聚於下焦甚盛，盛則其足故逆冷，反逼陽氣而上浮，則汗多而面反瘦，其人陰腫耳。（卷三）

原文 師曰：諸有水者，腰以下腫，當利其小便；腰以上腫，當發汗乃愈。（十八）

趙以德曰（《金匱方論衍義》）：分腰上下爲汗、利小便，何哉？蓋是身半以上，天之分，陽也；身半以下，地之分，陰也。而身之腠理，行天分之陽，小便通地分之陰，於是以水停於天者，開其腠理而水從汗散；停於地者，決其幽關，而水自小便出之。此即《內經》開鬼門、潔淨府法也。（卷中）

徐彬曰（《金匱要略論注》）：前水證，既分內外表裏，此復從上下分之，要知腫之所至，即水之所至，故以內外分治，不若以上下分治，尤爲切確。故曰諸有水者，不復分風水、正水等名，腰以下腫，當利小便者，腰以下，陰爲主用，故以潔淨府爲急；腰以上腫，當發汗者，腰以上，陽爲主用，故以開鬼門爲急耳。謂不可輕下也。（卷十四）

李彣曰（《金匱要略廣注》）：腎主水，係於腰，故水病在上在下，俱從腰間分界，腰以下腫者，水性趨下，利小便，使水氣從下泄也。腰以上腫者，水勢泛上，發汗，使水氣從外散也。又腰以下屬陰，利小便，通陰氣也；腰以上屬陽，發汗，舒陽氣也。（卷中）

沈明宗曰（《沈注金匱要略》）：此以腰之上下分陰陽，即風皮正水之兩大法門也。腰以下主陰，水亦屬陰，以陰從陰，故正水勢必起於下部先腫，即腰以下腫。然陽衰氣鬱，決瀆無權，水逆橫流，當開門戶以利小便則愈，經謂潔淨府是也。腰以上主陽，而風寒襲於皮毛，陽氣被鬱，風皮二水，勢必起於上部先腫，即腰以上腫，當開腠理，取汗通陽則愈，經謂開鬼門是也。竊謂利水發汗，乃言其常，而未及其變。當審實者施其常，虛者施其變。但治變之法，欲汗者，當兼補陽，即麻黃附子湯之類；欲利小便者，兼養其陰，即五苓散加阿膠、地黃、桂附，或栝樓瞿麥丸之類。然開腠通陽而利小便，必兼變法，乃爲第一義耳。（卷十四）

尤怡曰（《金匱要略心典》）：腰以下爲陰，陰難得汗而易下泄，故當利小便；腰以上爲陽，陽易外泄，故當發汗。各因其勢而利導之也。（卷中）

吳謙曰（《醫宗金鑒》）：諸有水者，謂諸水病也。治諸水之病，當知表裏上下分消之法。腰以上腫者水在外，當發其汗乃愈，越婢、青龍等湯證也；腰以下腫者水在下，當利小便乃愈，五苓、豬苓等湯證也。（卷二十一）

黃元御曰（《金匱懸解》）：諸有水者，腰以下腫，是氣鼓也，氣鼓因於土濕而氣陷；腰以上腫，是水脹也，水脹因於土虛而水逆。蓋氣中之水降，則水不上逆，水中之氣昇，則氣不下陷。水位於下，氣所化也，氣清則化水，循經而降，至腰以下而水成矣，氣位於上，水所生也，水溫則化氣，循藏而昇，至腰以上而氣成矣。氣之在上，清者歸於心肺而化神氣，濁者外發而爲汗，水之在下，精者入於腎肝而化精血，粗者外滲而爲溺。其所以上下昇降，化生氣水者，中氣之旺也。中焦氣水之交，氣水未分，非水非氣，其象如漚。中氣衰敗，昇降失職，氣陷於下，膀胱閉癃，水竅不開，則腰以下腫，故當利水，水逆於上，玄府緻密，汗孔不泄，則腰以上腫，故當發汗。腰以下腫，所謂血分也；腰以上腫，所謂氣分也。水病非一，隨處異名，約而言之，氣分、血分盡之矣。（卷十）

陳念祖曰（《金匱要略淺注》）：時醫治水病，只守二方。一曰五皮飲，桑白皮、橘皮、生薑皮、茯苓皮、大腹皮各二錢，取其以皮入皮，不傷中氣之義。上腫加紫蘇、防風、杏仁各三錢以汗之；下腫加木通、防己、澤瀉、赤小豆各二錢以利之；且氣分加白朮、黃耆、肉桂之類；血分加當歸、川芎、桃仁、五靈脂之類；寒加附子、肉桂、小茴香、巴戟天、乾薑之類；熱加黃蘗、知母、生蛤蜊之類；諸虛合四君子湯；諸實合三子養親湯，輕者頗效，而重病則否矣。而濟生腎氣丸，熟地黃四兩，山萸肉、山藥、澤瀉、丹皮、肉桂、車前子、牛膝各一兩，茯苓三兩，熟附子五錢，蜜丸，每服三五錢，百沸湯送下，或作湯服，此方自薛立齋極讚其妙，而張景岳、李士材和之，至今奉爲水腫氣腫等證之神丹，而不知一派陰藥中，雜以些少桂附，亦從陰化，久服必致陰霾四布，水勢滔天，不可救援。誰制此方，大爲《金匱》罪人。後醫反以此方名爲金匱腎氣丸，荒經侮聖，大可浩嘆！今因沈目南有栝樓瞿麥丸養陰一說，余亦謂栝樓瞿麥丸之用附子，與腎氣丸之附子同義，恐後學錯認章旨，而誤用之，則餘亦薛立齋、張景岳、李士材之流輩耳。孟夫子云"爾何曾比予於是"，當知昔賢當時不得已之言也。（卷六）

嚴鴻志曰（《金匱廣義》）：諸有水者，謂諸水病也。治諸水之病，其法不一，總其大綱，當知表裏上下分消之法。腰以上腫者，水氣宜從腠理開之，發其汗則愈；腰以下腫者，水氣宜從膀胱去之，利其小便則愈，即《內經》開鬼門、潔淨府之法也。

正水、風水之辨，惟莫枚士引經立論，頗有可據。其曰目窠腫、頸脉動、時欬諸證，正水與風水同，但有此諸證，而按其腫上隨手起者正水，不起者風水，以此爲別。且必股冷腹大，乃爲正水已成，則正水重於風水也。《靈樞·水脹》：水始起也，目窠上微腫，如新臥起之狀，其頸脉動時欬，陰股間寒，足脛腫，腹乃大，其水已成矣。以手按其腫，隨手而起，如裹水之狀。《金匱·水氣》：視人之目窠上微腫，如新臥起狀，其頸脉動時欬，按其手足上陷而不起者，風水。文義甚明。《病源》於水腫，全據《靈樞》於風水，全據《金匱》分別當已。惟風水久久變成水病，則亦按之隨起，故《肘後方》曰：水病之初，先兩目上腫起，如老蠶色，俠頸脉動，股裏冷，脛中滿，按之沒指，腹內轉側有聲，此其候也。不即療，須臾身體稍腫，腹盡脹，按之隨手起，則病已成，非與經違也。葛意以風水爲正水之初起，而渾言之曰水者，亦以有股裏冷一證耳，實與諸經相成也。

水與氣雖分有形無形，而其源則非二也。腫與脹雖分在外在內，而其病則相因也。《內經》明脹病之旨，而無其治，仲景立水氣之篇，而多其方法，後人不明原委，妄事攻瀉，豈非誤哉！夫水本畏土，土虛不能制水，反爲所侮，致成泛濫之患，其實腎陽亦虛，命門火衰，即不能自制陰寒，又不能溫養脾土，陰陽不得其正，則水亦化爲邪矣。蓋氣即火也，精即水也，氣之與水，本爲同類，但在化與不化耳。故陽旺則化，而精即是氣，陽衰則不化，而水即爲邪。凡火盛水虧則病燥，水盛火虧則病濕，故火不能化，則陰不從陽，而精氣皆化爲水，所以水腫之證，多屬陽虛。

《經》謂二陽結謂之消，三陰結謂之水。手足陽明熱結而病消渴，是火之爲害也；而三陰者，手足太陰脾肺二藏也，胃爲水穀之海，水病莫不本於胃，乃以屬之脾肺何也？使脾足以轉輸水精於上，肺足以通調水道於下，則胃無病水之虞矣。惟脾肺二藏之氣，結而不行，後乃胃中之水，日蓄漸漬，表裏無所不到也，是則脾肺之權，可不伸耶！然其權尤重在腎，腎者，胃之關也，腎司開闔，腎氣從陽則開，陽太盛則關門大開，水直下而爲消；腎氣從陰則闔，陰太盛關門常闔，水不通而爲腫。《經》又以腎本肺標，相輸俱受爲言。然則水病以脾、肺、腎爲三綱矣，喻嘉言此論，可謂探本之言也。

昔陳無擇曰：水腫證候，以短氣不得臥爲心水，兩脅疼痛爲肝水，大便鴨溏爲肺水，四肢苦重爲脾水，腰痛足冷爲腎水，口苦咽乾爲膽水，乍虛乍實爲大腸水，腹急肢瘦爲膀胱水，小便秘澀爲胃水，小腹急滿爲小腸水，各隨其經絡，分其內外，判其脉證，而甄別之。然此十水，謂之正水，外有風水、皮水、石水、黃汗，以義考之，風合歸肝，皮合歸肺，黃汗歸脾，石合歸腎，原其所因，則冒風寒暑濕屬外，喜怒憂思屬內，飲食勞逸，背於常經，屬不內外，皆致此病。而西醫以爲得之回血管先有阻塞，然後水溢胞膜而爲腫。如心以上大回管有一處阻塞，腦頸手之血，難返心房，上半身即見腫證；心以下大回管有一處阻塞，肝腎足之血，難返心房，下半身即見腫證。若水但聚在周身皮膜間，則手足腫，或全體腫；若水聚於腹，則爲腹脹。其外因勞倦時，汗氣被冷風雨濕忽止，不得外泄於汗孔，勢必由吸管內泄，泄於大小腸則瀉，泄於皮膜則爲腫；內因身虛心弱，則心房失功用，其力不足以逼血，血行阻礙，因而血中之水汁，妄從他處滲泄，泄於外膜則爲腫，泄於內膜則爲脹，故血管水泄爲腫，最宜分別虛實。此與陳無擇所云腎虛則火虧，致陰水凝滯，肺滿則泛溢，使陽水沉潛，沉潛則氣閉，凝滯則血涸，經絡不通，樞機不轉，水乃不行，滲透皮膚，皮膚浮腫，足脛尤甚，兩目下腫，腿股間冷，胸腹堅脹，不得正偃，偃則欬嗽，上爲喘急，下爲腫滿，其說頗相吻合。近人何廉臣復據東醫學說，所謂皮膚水腫，約分有七：一心藏性水腫，皮現青色，呼吸困難；二腎藏性水腫，先腫顏臉，尿含蛋白；三炎證性水腫，寒戰發熱，頭痛惡心，皮色赤濁，溺短赤澀；四惡液質性水腫，用手壓之，皮不凹陷，先腫於眼瞼唇鼻頰頸，後及於腰腹四肢；五血管神經性水腫，起自血管運動神經障礙，時用手指壓之，不留痕跡，有硬度彈力性；六局部性水腫，多起於水血證，或惡液質，或偏腫左側，或偏腫右側，或偏腫上肢，或偏腫下肢，或但頭面腫，或但腎囊腫；七麻痹性水腫，多生於組織液缺，及筋肉援助，或半側麻痹，或四肢全麻。予按：心藏、腎藏性等水腫，多因於情志操勞、酒色過度，吾國通稱陰水腫，證雖屬虛，而有虛實、虛熱之不同；炎證、惡液質、局部性等水腫，多因於六淫外客，飲食內傷，吾國通稱陽水腫，證雖屬實，而有風熱、濕熱、積熱、瘀熱之各異；至於血管神經性水腫，吾國通稱氣腫，《內經》所謂膚脹是也；若麻痹性水腫，即吾國所云痛風身腫是也。據此則東醫學說病理，與陳氏亦無不合，可謂中外一揆矣。

《巢氏病源》謂水病有五不可治：第一唇黑傷肝，第二缺盆平傷心，第三臍出傷脾，第四足下平滿傷腎，第五背平傷肺。凡此五傷，必不可治。（卷三）

曹穎甫曰（《金匱發微》）：利小便，人但知爲五苓散；發汗，人但知爲麻黃湯。此泥於成方，不知水病者也。利小便之劑詳消渴篇，發汗之劑詳痰飲、風濕二證，學者酌劑輕重而用之，皆當應手奏效，然亦有當利小便之證，必先行發汗而小便始通者，蓋大氣不運則裏氣不疏，肺氣不開則腎氣不降，故常有屢進利水之藥，小便終不利者，職是故也。並有當發汗之證，必兼利小便而始愈者，蓋發汗則表疏，在裏之水氣不能盡去，勢必由下焦決瀆運輸而始暢，非因勢利導則餘邪不清也。變而通之，存乎其人。嘗記吳縣門人陳道南於戊辰八月，偕闈北賈姓小兒來診，手足並腫，腹大如鼓，予用麻黃五錢、熟附子五錢、細辛三錢，小便微通而脹如故。道南用麻黃六錢，原方中加杏仁、桔梗，一夕而小便大行，明日腫已全消，周身微汗而病愈矣。可見開肺表疏，則一身之水不爲大氣所吸，不待豬苓、澤瀉，自能順其就下之性也。若夫仲師所言，要爲示初學辨證用藥法程。蓋腰以上有脺與脾，能吸收小腸水氣津液，由胸中發抒水氣之總機關以散出皮毛爲汗；腰以下由兩腎泄水，輸入下焦，直達膀胱爲小便。一部分有一部分之作用，則固不當混同也。（卷之三）

原文 師曰：寸口脉沉而遲，沉則爲水，遲則爲寒，寒水相搏。趺陽脉伏，水穀不化，脾氣衰則鶩溏，胃氣衰則身腫。少陽脉卑，少陰脉細，男子則小便不利，婦人則經水不通。經爲血，血不利則爲水，名曰血分。

師曰：寸口脉沉而數，數則爲出，沉則爲入，出則爲陽實，入則爲陰結；趺陽脉微而弦，微則無胃氣，弦則不得息；少陰脉沉而滑，沉則爲在裏，滑則爲實，沉滑相搏，血結胞門，其藏不瀉，經絡不通，名曰血分。（十九）

趙以德曰（《金匱方論衍義》）：仲景脉法，寸口多與趺陽合，何也？蓋寸口是肺手太陰之所過，肺朝百脉，是以十二經脉各以其時，自爲善惡之狀，來見於寸口。脾胃二經，雖與諸經一體，出在右關，然胃乃是水穀之海，五藏皆稟氣於胃，則胃又是五藏之本，所以其經脉尤爲諸經之要領也。是故邪或干於胃者，必再就趺陽診之。

趺陽者，足趺上衝陽，胃脉之原也。然而此條謂寸口脉沉爲水，遲爲寒者，皆非外入之邪，乃由脾胃、衝脉二海之病所致而然也。何以言之？水穀之陽不布，則五陽虛竭，虛竭則生寒；下焦血海之陰不生化，則陰內結，陰內結則生水，於是水寒相搏於二海。然二海皆是十二經稟氣者，故十二經脉盡從所稟，水寒之狀，出於寸口也。

脾與胃爲表裏，邪在其海，則水穀不化。脾氣衰，則不能與胃行其津液，致清濁不分於裏，而爲鶩溏；胃氣衰，則不能行氣於三陽，致陽道不行於表，而身體分肉皆腫。二經既不利於行，故趺陽之脉伏矣。

邪在血海，而血海者，衝脉所主，衝脉與腎之大絡同出腎下，而男女天癸之盛衰皆係焉。《內經》曰：腎爲作強之官，伎巧出焉。自越人以兩腎分左右，右腎爲男子藏精施化，女子系胞成孕。由此觀之，衝任正隸其所用之脉也。及王叔和分兩腎於左右尺部，一皆以足少陰經屬之；其表之府亦並以膀胱足太陽配之。但在右尺足太陽下注以一說：與三焦爲表裏。予嘗考是之由，此說出自《靈樞》，謂：足三焦，下輸出於委陽，太陽之別也，手少陽經也，並太陽之正，入絡膀胱，約下焦，實則癃閉。又曰：三焦者，中瀆之府，水道出焉，屬膀胱，是孤之府也。今以邪搏血海，血海屬右腎之藏，三焦是其府，是以男女亦必從陰陽、氣血、表裏而分：在女，則自其陰，血海者病；在男，則自其陽，三焦者病。衝脉，非大經十二之數，附見於足少陰脉者，是故男子少陽脉卑，爲三焦氣不化；氣不化則小便不利。婦人少陰脉細，則經水不通，經爲血，血不利則爲水，名爲血分。雖然，小便不利因爲水者，不獨由於氣，亦或有因血所致，如前第十三篇用蒲黃散等方治血者，概可見也。（卷中）

徐彬曰（《金匱要略論注》）：此言正水之偏於下焦者。謂前寸口脉浮而遲，既爲熱潜相搏而爲沉矣，此乃沉而遲，沉既爲水，遲即爲寒，水寒相搏，趺陽脉自鬱而伏，因而陰寒用事，不能化穀，然微有分焉。脾氣主裏，故脾氣衰則鶩溏。胃氣主表，故胃氣衰則身腫。兼之少陽脉卑，少陽者，左關膽脉也。少陰脉細，少陰者，左尺腎脉也。卑則低而弱，細則微而損，肝腎主下焦，故男子則小便不利，婦人則經水不通。經者，血也，男子亦屬血，唯婦人有經可徵，故知因血分不利而積漸阻滯，則水病乃成，謂證脉俱在下焦，下焦主陰主血，故曰血分，男婦一體也。前云氣强則爲水，故以此之屬血分者，別言之以示辨。況肝脉之血□□□。（卷十四）

沈明宗曰（《沈注金匱要略》）：此以先後二天辨風寒侵襲血室，精血化而爲水也。寸口主氣，沉爲陽氣內鬱，鬱則絡脉空虛，陰水泛溢皮膚，故沉則爲水。元陽氣虛，虛則脉遲爲寒，寒則陽虛水泛，曰寒水相搏，即寒水侵於脾胃。後天陽氣不伸，故趺陽脉伏，是因陰盛陽虛，所以水穀不化。第不化有二，若脾陽虛而健運失常所致者，則內爲鶩溏；若胃陽衰而不化，即胃氣不充於肌肉，膚腠空虛，水邪泛溢，則爲身腫。可見水腫，無有不兼胃陽虛而所致也。又以先天腎氣辨之。若右尺少陽脉卑，卑者，即沉而弱，相火衰而爲病也；或左尺少陰脉細，細則微而損，水之虛而爲病也。二脉同屬下焦，第分陰虛陽鬱，而受風寒水濕，侵淫氣血爲病。故以少陰主陰，少陽主陽，而別陰陽風寒虛實之兩途。若病在男子，則精血不流，凝化爲水而小便不利；在婦人，則胞門血寒，經水凝化爲水，而經爲血，血不利則爲水。雖有男女之分，總皆屬於陰凝陽鬱不宣，故曰血分。（卷十四）

魏荔彤曰（《金匱要略方論本義》）：然則水氣之爲病，未有不起於寒邪濕邪交混而成，未有不由於正氣正陽衰散而得。仲景於敘水氣辨名分證之後，必歷舉之，俾人知病情之宗主，斯不致頭緒紛繁，目迷五色耳。師曰寸口脉沉而遲，沉則爲水，遲則爲寒，寒水相搏，水氣之所由生也。此非肺氣弱、胃陽虛之明效大驗乎？於是診其趺陽脉伏，陽明之陽爲寒水二邪所混，故伏而不起也。陽明之陽既病，則水穀入胃，何能腐化？且胃陽弱，而脾土亦爲寒濕所浸淫，不待言矣。故脾氣衰則鶩溏，以輸運無功，而陰陽不分也；胃氣衰則身腫，以胃氣失令，而衛氣不行也。再診其少陽，少陽陽昇之路也，陽衰則少陽之脉必卑而不昇，陽陷陰分也。少陰，陽元之根也。陽衰則少陰之脉必細而不充，陽微而陰盛也。於是一身之中，上中下三焦之陽俱虛，內外之陽亦微，獨有陰寒水濕之邪，任其流注，無有能捍御製服之者矣。男子三陰結而小便必不利，婦人三陰結而經水必不通。小便與經水，俱正陽正氣所化，無陽陰獨，則但有凝聚癃閉，豈能流通沛行？豈止二陽之病發心脾，男子有不得隱曲，女子不月而已乎？又恐人疑小便爲陽，經血爲陰，陰盛宜經血自行，何至不通耶？不知女子三陰結閉，經血無陽，俱隨陰寒水濕變而爲水，名雖曰血分，而其實與小便之在氣分者同一受寒濕之害也。觀此則二陽之病，男子有不得隱曲，女子不月，陽盛陰絶之病也。三陰結之病，男子小便不利，婦人經水不通，陰盛陽絶之病也。陰陽偏勝皆能致病，凡病皆然矣。（卷中）

尤怡曰（《金匱要略心典》）：此合診寸口、趺陽，而知爲寒水勝而胃陽不行也。胃陽不行則水穀不化，水穀不化則脾胃俱衰。脾氣主裏，故衰則鶩溏；胃氣主表，故衰則身腫也。少陽者生氣也，少陰者地道也，而俱受氣於脾胃，脾胃衰則少陽脉卑而生氣不榮，少陰脉細而地道不通，男子則小便不利，婦人則經血不通，而其所以然者，則皆陽氣不行，陰氣乃結之故。曰血分者，謂雖病於水，而實出於血也。（卷中）

吳謙曰（《醫宗金鑒》）：寸口，兩寸也。脉沉而遲，沉則爲水，遲則爲寒，水寒相搏於胸中，則陽氣不運，故趺陽兩關之脉伏而不起，水穀不化也。若脾氣衰則鶩溏，胃氣衰則身腫也。少陽右尺脉陷下，少陰左尺脉細小，亦因寒水太甚，命火受制，故男子水精不化，小便爲之不利，女子血化爲水，經水爲之不通也。經血而曰經水者，以水爲血之體也，女子以血爲主，故曰：血分也。（卷二十一）

陳念祖曰（《金匱要略淺注》）：師曰：上焦主氣，診之寸口，若寸口脉沉而遲，沉則爲水，遲則爲寒，寒水相搏，則爲水腫，可知水腫之必關營衛也。中焦主水穀，診之趺陽，若趺陽脉不起而伏，則爲水穀不化，第不化有二；若脾氣衰而不化，則爲雜於糞，爲鶩溏；胃氣衰而不化，則水溢於外而身腫，下焦主血，診之兩尺，右尺爲陽中之少陽，若少陽之脉沉弱而卑，爲相火之衰；左尺爲陰中之少陰，若少陰之脉微損而細，爲真水之虛。北方龜蛇，非一而亦非二，均在下焦而主血。男子病此。則水精不化。而小便不利；婦人病此，則血化爲水，而經水不通。而其所以然者，則皆陽氣不行，陰氣乃結之故。經爲血，而屬於陰，陰血阻滯不利則漸成爲水，名曰血分。男婦之病一體，惟婦則有經可徵也。

此言正水之偏於下焦者爲血分，而又合上中二焦而言，爲寸口、趺陽、少陽，上中下三診之全法也。《傷寒論》《金匱》多用此筆法。（卷六）

高學山曰（《高注金匱要略》）：此合下文二十一、二，凡三條，言婦人血分之水病也。但此條，係陽虛而經血不行，久之而敗血化水；下條爲陽實而胞血燒乾，久之而血枯吸水之別耳。至按兩條經旨，言脉則從右寸，而遞及趺陽，延至少陽少陰；言證則從胸膈，而遞及脾胃，延至經水胞門，則知人身以胸膈間在天之陰陽，爲有生之大實。譬之太陽，照耀九州，鴻鑄萬物，譬之甘雨，滋潤大地，脉絡重泉之象。苟業醫者而不知此，則適以殺人；養生者而不知此，則還以自殺而已矣。況婦人女子，得坤地之道，更以心肺爲根蒂，其寸口猶所貴重云乎哉。此仲景於脉機必先言寸口，於病機必先言胸膈之深意也。

蓋謂右手寸口，內應胸中，脉沉而遲，沉爲水脉，遲爲寒診，是水寒之氣聚於胸中，而太虛之陽火，無照臨化被之用，則土性之溫煖靈醒者漸自冷寂。而趺陽脉伏，於是不能運水熟穀，而水穀不化。脾陽衰，則變化不純而鶩溏；胃陽衰，則水寒薄衛而身腫。夫脾胃爲後天之大倉庫，氣衰則自顧不暇，猶能生精悍以及其他藏府乎？少陽少陰，當指手經而言。蓋手少陽三焦，嘗以元真司運化之權；而手少陰心主，又以離德統營血之總。後天脾胃之氣衰，則三焦之火漸寒，而少陽之脉卑而不起。心主之火漸熄，而少陰之脉細而不充，三焦脉卑則運化無神，而男子之小便不利。此證與男子同，故並及之，非專言男子也。心主脉細，則營血失御，而婦人之經水不通。夫經者，血也，血不流利，久則敗死以化黑水。又血不流利，久則乾枯以招外水，故曰則爲水也。名曰血分，言水在血分中，當以治血爲本，治水爲標，斯稱合法耳。

寸口，指右寸；趺陽，指右關；少陰，指左寸；少陽，指右尺。余診此證多矣，其脉絲毫不爽。他注以此條少陰謂言腎脉，大誤。以細非腎部之病診，惟心爲夏脉，宜洪而細，故爲陽氣瘦削之候也。

唐宗海曰（《金匱要略淺注補正》）：此分三節。寸口屬肺，肺脉沉遲，則爲寒水泛於上焦，遂發水腫矣，爲第一段。趺陽脉伏，趺陽是足上胃脉，診脾胃者也。脾主化穀，胃主化水，脾胃氣虛則水穀不化。水爲陽，胃亦屬陽，水濕而胃燥，以陽從陽，以燥去濕，故胃之陽土，主行水也。穀爲陰，有形質色味者，皆陰類也。脾亦屬陰，穀堅而脾濕，足以濡軟之，以陰從陰，化液歸血分，故脾之陰土，主化穀也。脾氣衰則穀不化而鶩溏，不在水腫之例。惟胃氣衰則水不化而身腫。此等水腫，與上段又不同也，此爲第二段。然此兩段皆屬氣分，非血分也。注家不明章句，牽搭下文，以上兩段皆歸血分解，則不通矣。下一段少陽脉，診於蹻前，少陽三焦起於臍下關元，即胞宮血海也。少陽脉卑陷，則知其病在血海，其血不行也。少陰脉診於大谿，本診腎與膀胱，今其脉細亦是血少，脉爲血管，血少故細。腎與膀胱，血少則水道不活動，胞室血濇則壅水，故男子小便不利，婦人經水不通。觀經屬血分，血分滯則阻水血從氣化，亦爲水病。雖在水而實發於血，故名曰血分。知血分之能致水，則氣血之理明矣。下文末節言氣分，與此對舉。（卷六）

葉霖曰（《金匱要略闕疑》）：此條論水病，診法最爲詳備。肺爲通調水道之總司，脾爲運化水穀之都統，腎固至陰，爲生水之區域。然脾陽資於胃陽，左腎統於右腎，少陽，三焦也，肺、脾、胃、腎、命門是水病綱目所在，條分縷晰，又極簡截。後人從此體出一斑，便生許多議論。老子所云智者愚之始耶。末三句不第爲"經水"兩字做注脚，男子之水亦何嘗不從血分得來，血不利則爲水，婦人尤易見者也。（卷下）

曹穎甫曰（《金匱發微》）：上節言寸口脉沉而遲，此言沉而數。脉得諸沉，當責有水，仲師則既言之矣，然何以有遲數之別？蓋寸口爲肺脉，太陽虛寒，肺氣不能外達，脉即見遲；太陽標陽外浮，吸水不得下行，故脉見數。數則爲出者，爲標陽外浮言之也；沉則爲入者，爲本寒下陷言之也。陽實者，標陽外實也；陰結者，裏陰凝結也。外有所吸，裏有所凝，則寒傷衛而更傷營矣。上節言趺陽脉伏，此節言微而弦，夫水氣爲病，趺陽脉當伏，仲師又明言之矣，若微而弦，則胃氣虛寒，虛則納減，寒則少氣。蓋即上文當伏反緊之脉，此正與血分虛寒，先見瘕疝腹痛，誤下成水、胸滿短氣者略相似也。尺部脉微，固屬水勝血寒，當從少陰傷寒脉微細之例。若少陰沉滑，沉即爲水，滑即爲血。叔和《脉經》言滑爲血有餘。觀妊娠停經之脉每見滑象，足爲旁證。此即血結胞中之大驗，治法當以去瘕爲急，瘕不去則水不利。然則寸口脉沉而數，太陽標熱既吸於外而水不下行，趺陽脉微而弦，又於無陽之脉隱然見瘕疝之象，參之少陰之沉滑，水寒血凝之象，益復顯然。近人但見水治水，見寒治寒，於血分每多疏忽，此不讀經方之過也。（卷之三）

陸淵雷曰（《金匱要略今釋》）：此條言血分之病理診法。然少陽脉不知診在何處，卑不知是何脉象，其所言病理，更難推測。蓋亦別派醫家之遺文耳。據《脉經》，則經斷而病水者，爲血分；病水而經斷者，爲水分。是血分、水分，皆婦人之病也。然婦人有病，鮮有不影響月事者，治其本病，則月事自復。而獨於水病立水分之名，應予商榷。惟經斷而病水者，苟無他種致水之原因，自當通經爲主耳。

《本事續方》云：治婦人經脉不通，即化黃水，水流四肢，則遍身皆腫，名曰血分。其候與水腫相類一等，庸醫不問源流，便作水疾治之，非唯無效，又恐喪命，此乃醫殺之也。宜用此方：人參、當歸、瞿麥穗、大黃、桂枝、茯苓各半兩，苦葶藶炒，二分。上爲細末，煉蜜圓如梧子大，每服十五圓，空心米飲下，漸加至二十圓，止於三十圓，每無不效者。

蔣示吉《醫宗說約》云：有血分證，婦人先經水斷絕，而後四肢腫滿，小便不通，此血瘀水道，以通經爲主，宜小調經散。案：小調經散，本治產後水腫之方，琥珀、沒藥、當歸、桂心、白芍藥、細辛、麝香爲末，生薑汁、黃酒調服。（卷五）

原文 問曰：病有血分、水分，何也？師曰：經水前斷，後病水，名曰血分，此病難治；先病水，後經水斷，名曰水分，此病易治。何以故？去水，其經自下。（二十）

李彣曰（《金匱要略廣注》）：血分，經水前斷，正氣虛也，水分，先病水，邪氣盛也。邪氣盛者，祛邪可爲，正氣虛者，養正不足，故治有難易。去水，其經自下，因先病水，致經斷，此澄源以清其流也。

王肯堂曰：婦人血分病，大小產後多有之，惟產前脚腫不同產前脚腫名皺脚。產後皆敗血所致，當於血上治之。（卷中）

魏荔彤曰（《金匱要略方論本義》）：血不利化爲水，名曰血分，應讀平聲，言血之於水，當有分別也。經絡不通，名曰血分之分，應讀去聲，言血所由結，血分所由成也。此條於泛言經水不通證，又兼明二證有因經水不通而成水病者，有因水病而成經水不通者，分別難易，見三陰結之病難治，而水病有携濕熱而成，致經不行，則可施疏之功也。（卷中）

尤怡曰（《金匱要略心典》）：此復設問答，以明血分、水分之異。血分者，因血而病爲水也；水分者，因水而病及血也。血病深而難通，故曰難治；水病淺而易行，故曰易治。（卷中）

陳念祖曰（《金匱要略淺注》）：血分爲男婦兼有之病，而亦有專爲婦人而言者，以婦人之病，以經爲主也。或有問於師曰：病有血分，水分何也？師曰：經水前斷，後病水，名曰血分，此病難治。先病水，後經水斷，名曰水分，此病易治。何以故？去水，其經自下。（卷六）

嚴鴻志曰（《金匱廣義》）：病有血分、水分之異，治亦有難易之別。所謂血分者，乃先斷經水後病水也；水分者，乃先病水而後斷經水也。先斷經水屬血分病，爲難治；先病水屬水分病，爲易治。蓋去水其經即自行耳。此條《金鑒》據古本無此條，諸家皆有之。豈後人所撰歟，姑采之以待明者。（卷三）

曹穎甫曰（《金匱發微》）：仲師言經水前斷後病水，名曰血分，此病難治；先病水後經水斷，名曰水分，此病易治。究其所以然，蓋謂經水之斷，或由肝鬱，或由血虧，大抵虛寒爲多。雖亦有出於二陽燥熱者，但此證必不病水。因水停經，病正在水，血分之病，不過因水氣太甚，阻其經隧。虛者難攻，實者易攻，妊娠有水氣用冬葵子茯苓散，亦易治之明證也。設本非妊娠，則但去水而經自通矣。（卷之三）

原文 問曰：病者苦水，面目身體四肢皆腫，小便不利，脉之，不言水，反言胸中痛，氣上衝咽，狀如炙肉，當微欬喘，審如師言，其脉何類？

師曰：寸口脉沉而緊，沉爲水，緊爲寒，沉緊相搏，結在關元，始時當微，年盛不覺，陽衰之後，榮衛相干，陽損陰盛，結寒微動，腎氣上衝，喉咽塞噎，脇下急痛。醫以爲留飲而大下之，氣擊不去，其病不除。後重吐之，胃家虛煩，咽燥欲飲水，小便不利，水穀不化，面目手足浮腫。又與葶藶丸下水，當時如小差，食飲過度，腫復如前，胸脇苦痛，象若奔豘，其水揚溢，則浮欬喘逆。當先攻擊衝氣，令止，乃治欬；欬止，則喘自差。先治新病，病當在後。（二十一）

趙以德曰（《金匱方論衍義》）：此謂水病，脉之不言水，反言胸中痛等病，當時記其說者以爲異，豈異乎哉！是從色脉而言耳。脉沉爲水，緊爲寒爲痛，水寒屬於腎，足少陰脉自腎上貫肝膈，入肺中，循喉嚨；其支者，從肺出，絡心，注胸中。凡腎氣上逆，必衝脉與之並行，因作衝氣。於是從其脉所過，隨處與正氣相擊而病者言之耳。

至若知其病始由於關元者，如首篇觀色便是察病法也。夫五藏六府在內，其有強弱榮悴，盡出現於面部，分五官五色以辨之。關元是下配足三陰、任脉所會，腎之治內，其榮衛出陽入陰，關元是其要地，當時必見其腎部之色微黑而枯，固知是關元有寒，久痹之證，非一日也。

及陽衰之後，榮衛失常亂度，陰陽反作以干犯之。於是結寒之邪發動，腎氣衝上，作此諸證。醫不治其衝氣，妄吐下之，遂損其胃。胃主腐熟水穀；化津液，其脉上循於面，主手足；今胃氣既虛，則水穀不化，津液不行，於是作渴欲飲水，小便不利，故水積聚，揚溢於面，四肢浮腫，衝氣乘虛愈擊。至於更有象若奔豚、喘欬之狀，必先治其衝氣之本，衝氣止，腎氣平，則諸證自差。未差者，各隨其當，補陽瀉陰、行水實胃、疏通關元之久痹，次第施治。（卷中）

徐彬曰（《金匱要略論注》）：此言正水之成，有真元太虛，因誤治成水，又誤治而變生新病，然當先治其新病者。謂水病至面目身體四肢皆腫，而小便不利，水熱亦甚矣。乃病者似不苦水，反苦胸痛氣衝，疑水病中所應有之變證，故問脉形何類？不知水氣中，原不得有此證，其先寸口脉必沉而緊，沉主有微水，緊主有積寒。但緊而沉，是積寒挾微水搏結在關元，初時水與寒皆微，壯年氣盛，邪不勝正，故不覺陽衰，則所伏之邪稍稍干於榮衛，陽日就損，陰日加盛，而所結之寒微動，能挾腎氣上衝，不獨相干已也。唯其挾腎，於是腎脉之直者，上貫膈，入肺中，循喉嚨，挾舌本。其支者，從肺

506

出絡心，注胸中，乃咽喉塞噎，脅下急痛。彼時溫腎瀉寒，病無不去，乃以爲留飲而大下之，不治其本，病氣不服，故相系不去，重復吐之，是誅伐無過，傷其中氣矣。胃家乃虛而煩，吐傷上焦之陽，而陰火乘之，故咽燥欲飲水，因而脾胃氣衰，邪留血分，致小便不利，水穀不化，胃氣不強，水氣乘肺，面目手足浮腫，又以葶藶丸下水，雖非治本之劑，然標病既盛，先治其標，故亦能小差，小差者，腫退也，食飲不節而復腫，又加胸脅痛如奔豚，則腎邪大肆，且水氣揚溢，欬且喘逆矣。然欬非病之本也，病本在腎，故曰先當攻擊衝氣，令止，如《痰飲門》苓桂味甘湯是也。欬止，喘雖不治而自愈矣。此乃病根甚深，不能驟除，故須先去暴病，則原病可治，故曰先治新病，病當在後。要知衝氣欬喘等，皆新病也，病當在後，病字指水氣言，然關元結寒，則又爲水病之本矣。（卷十四）

魏荔彤曰（《金匱要略方論本義》）：正見陰寒水濕之邪，固洂於裏，而胃陽不能勝，腎水不能溫，肺氣不能運，脾土不能制也。結在關元，爲時已久矣。始結之時，微邪無害，且年盛而陽尚盛，陰不能肆行也；及年漸老，陽漸衰，營衛即陰陽之氣也，陰氣之旺於陽氣之衰，必相干凌，陽日益損，陰日益盛，於是向所結聚之寒邪微逼於下，上犯清陽之界，故腎氣上衝，咽喉塞噎，脅下急痛。此時寧有腎陽在下，足以收攝陰寒之邪，不令作逆乎？醫不察水氣之本證，由於陽衰而損，陰盛而結也，乃以水氣之標證爲留飲而大下之，其陰寒上衝急促之氣，必不能去，其面目身體悉腫，水氣之病，亦並不除，此醫忘本治標之誤也。後重吐之，不惟胃陽愈衰，津液更傷矣。虛煩咽燥欲飲水，小便不利，全現下真寒、上假熱之證。然其實真寒之象，必誠中形外，其人水穀不化，而大便或溏、或下利清穀也。面目手足先腫者，更必虛浮加甚也。於此仍不急從本治，溫中補氣，燥土昇陽，又與葶藶丸復從標治，當時水從小便亦少爲宣泄，故知小差，及食飲少多，即過度矣，以胃陽不足以消腐，脾氣不足以輸運之也，腫復如前。如小差者，實未差也。胸脅苦痛，陰寒水濕逼於上也，象若奔豚，陰寒水濕積於下也。其水氣之邪，上犯則衝爲欬、爲喘、爲逆，皆水之揚溢而浮，無所防制之義也。此時豈不危殆已甚乎？仲景猶必明救援之法，云：當先攻擊衝氣，令止。攻擊衝氣者，攻擊其陰邪也，水邪攜陰寒之氣上衝，必大助其元陽以伸陽令，必大旺其脾氣以資氣化之行，而後陽充而陰寒之邪減，土盛而水濕之邪消。師言攻擊衝氣，乃治本以治標也，縱有內兼發汗、利小便治標之法，要亦不出於溫中補氣、燥土昇陽之義而已。〔批〕切要之極。此後方可徐治其上逆之欬。欬止，然後可徐治其上逆之喘。然欬止而喘亦不必治自止矣。若不識此證根深蒂固，但從標病治標。標病乃新病也，有本病在，乃爲舊病也。新病治之當從後，舊病治之當居先，先者主治也，後者附治也，此先後之義也。若先治新病，新標病亦不能愈也，況舊本病乎？即或新標病如少差，而舊本病尚在，後復發如前矣，且積深而久，更不可治也。醫可不明標本先後之義，而貿貿從事哉？觀此二條，仲景爲水氣證，言扶陽固氣之理至慎重矣。主治者仍頭病治頭，腳病治腳，漫事攻泄，虛者愈虛，正之不存，邪將焉祛？此庸俗之所以草菅人命而不悟也夫。（卷中）

尤怡曰（《金匱要略心典》）：此水氣先得，而衝氣後發之證。面目肢體俱腫，咽喉塞噎，胸脅滿痛，有似留飲，而實挾衝氣也。衝氣宜溫降，不宜攻下，下之亦未必去，故曰氣系不去，其病不除。醫乃不知而復吐之，胃氣重傷，胃液因盡，故咽燥欲飲水，而小便不利，水穀不化，且聚水而成病也。是當養胃氣以行水，不宜徑下其水，水雖下，終必復聚，故暫差而尋復如前也。水聚於中，氣衝於下，其水揚溢，上及肺位，則欬且喘逆，是不可攻其水，當先止其衝氣，衝氣既止，然後水氣可去，水去則欬與喘逆俱去矣。先治新病，病當在後者，謂先治其衝氣，而後治其水氣也。（卷中）

丹波元簡曰（《金匱玉函要略輯義》）：〔沈〕此水病積寒爲根，兼示誤治之變也。病者面目身體四肢皆腫，小便不利，乃水腫本有之證。但病者竟不言此，反言胸中痛，氣上衝胸，狀如炙肉，當微欬喘。然水病不當有此而見之，故問其脉何類。〔程〕寸口脉沉而緊，沉爲水，緊爲寒，水寒之氣，結於關元。當其少壯之時，陽氣正旺，雖有結寒，亦爲不覺，及至陽衰之後，營衛亦虛，其陽則損，其陰則盛，關元結寒，乘其陽虛而動。腎中陽氣，不能以勝陰寒，寒氣上衝，咽喉閉塞，脅下亦相引而急痛也。醫者不求其本因寒水結在關元，見其標證面目身體四肢皆腫，小便不利，以爲水飲，而大下之，其衝氣不爲下止。後重吐之，非惟衝氣不止，而大吐大下，復又損其胃，而亡其津液，是以咽燥引飲也。吐下後，其陽愈虛，則不能施行便溺；其寒愈勝，則不能消化水穀，是以小便不利，而水穀不化，面目手足，猶然浮腫。復與葶藶丸下水，而浮腫小差，食飲過度，則脾胃復傷，腫復如前。其實水寒結於關元而未散，寒上衝，則胸脅苦痛，象若奔豚。水揚溢，則爲浮腫喘欬也。……〔沈〕葶藶丸，但下水腫之標，不能除水之本，故但小差，而不盡徹，稍有食飲過度，腫復如前。（卷三）

丹波元堅曰（《金匱玉函要略述義》）：又按《脉經》引《四時經》云：土亡其子，其氣衰微，水爲洋溢，浸漬爲池，走擊皮膚，面目浮腫，歸於四肢。愚醫見水，直往下之，虛脾空胃，水遂居之，肺爲喘浮。注云：肺得水而浮，故言喘浮。又《巢源·傷寒欬嗽候》曰：水停心下，則肺爲之浮，肺主於欬，水氣乘之，故欬嗽。又水腫候中曰：肺得水而浮，浮則上氣而欬嗽也。蓋得斯說，而浮欬之義始晰矣。何氏《醫碥》曰：水氣喘者，水氣逆行，肺氣得水而浮，觀浴河者，水浸至胸則喘可見。（卷中）

高學山曰（《高注金匱要略》）：問語中之證，凡三層。水腫，一也；衝氣，二也；欬喘，三也。答語中之證，亦是三層。水寒伏結關元，一也。腎氣上衝胸分，二也。胃陽虛於誤下、誤吐，外病水腫，內病欬喘，三也。是則結寒、結水，爲積久之舊病，衝氣爲年衰之新病，水腫欬喘，爲誤行吐下之變病。當看條端十句之問案，次看層層推測之微妙，庶可悟其診法之一例矣。

曹穎甫曰（《金匱發微》）：治病之法，當辨虛實緩急，始之不慎，乃有誤治之變。救逆之法，則當從先治客病、後治本病之例，學者不可不知也。即如病者苦水，面目、身體、四肢皆腫，小便不利，此水氣泛濫，乃本證也。然病人不言苦水，而反苦胸中痛及氣上衝咽，狀如炙臠，微喘欬，似非水氣本病，而與痰飲之衝氣上逆者略相似。仲師所謂脉沉而緊者，蓋此證本屬虛寒蓄水，沉緊爲在裏之象，故本病結在關元。關元者，少陰之穴，在臍下一寸。年盛不覺，迨陽衰陰盛，水氣漫延，先病衛分而後及於營分，寒氣溜於腎，則腎氣上衝咽喉而脅下急痛。脅下本腎藏所居，爲水道下通之門戶。懸飲內痛，正在脅下，故醫者誤以爲留飲，用十棗湯大下之，水去而寒氣獨留，脅下之痛如故。又疑痰阻上膈，用瓜蒂散吐之，於是胃中虛熱上浮，而咽燥渴飲矣。渴飲無度，腎寒不能制水，小便不利矣。脾陽吐後益虛，而水穀不化矣。寒水泛濫逆行，而面目手足浮腫矣。醫者至此，尚不覺悟，泥於葶藶止脹之說，更用葶藶丸以下水，非不小差也，食飲過度，腫復如前。所以然者，胃陽虛而不能消穀，腎陽虛而不能消水也。所以胸脅苦痛，狀若奔豚者，胸爲上焦所自起（西醫謂之淋巴幹），脅爲中下二焦水道所從出（水道由腎走膀胱），屢經誤治，陽氣益虛，陰寒乃乘虛而上僭，水氣衝激於肺，肺不能受，故欬而喘逆。然則治之之法奈何？曰：此當先治衝氣喘欬，爲誤治後之心病，痰飲篇治衝氣之桂苓五味甘草湯當可借用；衝氣既低，而欬如故，又當用苓甘五味薑辛湯以治欬，而喘自止。由是治其本病，而防己茯苓湯、麻黃附子甘草湯、栝樓瞿麥湯、茯苓戎鹽湯、滑石白魚散，俱可隨證酌用矣。（卷之三）

原文 風水，脈浮，身重，汗出惡風者，防己黃耆湯主之。腹痛加芍藥。（二十二）

防己黃耆湯方

防己一兩　黃耆一兩一分　白术叄分　甘草半兩，炙

上剉，每服五錢匕，生薑四片，棗一枚，水盞半，煎取八分，去滓，溫服，良久再服。

趙以德曰（《金匱方論衍義》）：脈浮，病在表，表有風水客分肉，則身重；衛氣虛，則汗出惡風。防己者，本草謂其能療風腫、水腫，通腠理，是以爲君；黃耆入皮毛，補虛，爲臣；白术治皮間風，止汗；甘草和藥，助白术益土養肌；生薑、大棗辛甘發散，爲使。其有氣塞中焦，陰陽不得昇降而痛者，加芍藥，合生薑扶陽收陰。是方制之如此。（卷中）

徐彬曰（《金匱要略論注》）：首節論風水，有骨節疼痛，此處出方，反無骨節疼，而有身重汗出，何也？前爲風字，辨與他水不同，故言骨節疼，謂正水、皮水、石水皆不能骨節疼也。然骨節疼痛，實非水之證也，故前推廣風水，一曰風氣相擊，身體洪腫；一曰面目腫大有熱；一曰目窠微腫，勁脈動欬，按手足上，陷而不起；一曰骨節反不疼，身體反重而痠，不渴汗出，總不若自重爲確。而合之脈浮汗出惡風，其爲風水無疑，前所推廣之證，或兼或不兼，正聽人自消息耳。藥用防己能去風濕，黃耆直達肌肉，白术、甘草調其內氣，而去濕之本，薑棗以行榮衛，而宣上焦之氣。腹痛加芍藥，脾虛，故以此補之也。風水宜汗，反只用防己，可知防己能發表，不欲大發其汗，故不用桂，且成水之後汗出，知熱浮，桂非□□也，故下章悉腫，即用石膏。（卷十四）

李彣曰（《金匱要略廣注》）：脈浮、汗出、惡風者，風也，身重者，水也。防己去水，白术、甘草補脾以制水，黃耆實腠理以司開合，則風水俱去。芍藥入脾經，能於土中瀉木，腹痛者加之，以通壅也。（卷中）

沈明宗曰（《沈注金匱要略》）：此風水挾濕，風多爲表虛而出方也。前云脈浮而洪，沉而滑，浮而緊，是兼風寒火濕而言。此風邪寒濕在表，故脈浮；水濕傷肉，則身

重；表虛自汗，則惡風也。但有汗不可更汗，所以防己通腠理，而祛周身風濕；黃耆固衛實表，即是散邪；以朮、草健脾除濕，而助防己之力；更倍薑、棗和營衛，而送表裏之邪外出。腹痛者，風氣乘脾，加芍藥以疏土中之木。（卷十四）

魏荔彤曰（《金匱要略方論衍義》）：乃爲外感風邪，內存水氣者主治也。腹痛加芍藥，爲濕中微兼有熱，用以收陰逐水也。方義已詳於濕病，不再釋。（卷中）

吳謙曰（《醫宗金鑒》）：此承上條風水，詳申其證，以明其治也。風水之病，外風內水也。脉浮惡風者風也，身重腫者水也。汗出表虛，故用防己黃耆湯，固表以散風水也。若腹痛，加芍藥、甘草以調中也。（卷二十一）

黃元御曰（《金匱懸解》）：此段見濕病。風水，脉浮身重，汗出惡風者，汗出當風，竅閉汗回，浸淫經絡，是謂風水。風性發揚，是以脉浮；水性沉着，是以身重；風性疏泄，是以汗出；病因風得，是以惡風。防己黃耆湯，朮、甘燥土而補中，黃耆益衛而發表，防己利水而瀉濕也。土濕木鬱，肝氣賊脾，則病腹痛，芍藥瀉木而清風也。（卷十）

陳念祖曰（《金匱要略淺注》）：此節即太陽病，脉浮汗出惡風者，中風證也。蓋以太陽爲寒水之經，病則水不行，水不行則必化濕，而生脹滿矣，故名曰風水。其證身重脉浮者，內挾濕氣無疑矣，故以防己黃耆湯治之，張隱庵云：「防己生漢中，紋如車輻，主通氣行水；耆朮解肌散濕，助決瀆之用；薑棗草和營衛補中央，交通上下之氣，使氣行而水亦行矣。腹痛者，胃不和也。加芍藥以泄之。」《濕氣篇》云：「胃不和者，加芍藥三分，可知耳。」徐注謂爲補脾之虛，誤矣。（卷六）

朱光被曰（《金匱要略正義》）：脉浮汗出惡風，是風傷衛的證，而合之身重，其爲風水明切，前言骨節疼，此言身重，互文以盡病情也。防己祛風逐水爲君，黃耆達表爲臣，白朮、甘草補土勝濕，薑、棗以和榮衛，腹痛加白芍，合戊己以和脾也。宣中有補，深合風水治法，後人玉屏風散從此化出。（卷下）

丹波元簡曰（《金匱玉函要略輯義》）：案此條校之於痙濕暍篇，唯濕作水爲異耳。蓋此後人誤入者。附方所載，《外臺》證治，的是本經之舊文。《脉經》與《外臺》同，可以證矣。（卷三）

陳元犀曰（《金匱方歌括》）：惡風者，風傷肌腠也。身重者，濕傷經絡也。脉浮者，病在表也。何以不用桂枝、麻黃以發表祛風，而用防己、黃耆以補虛行水乎？蓋以汗出爲腠理之虛，身重爲土虛濕勝，故用黃耆以走表塞空；棗、草、白朮以補土勝濕；生薑辛以去風，溫以行水；重用防己之走而不守者，領諸藥環轉於周身，使上行下出，外通內達，迅掃而無餘矣。（卷四）

高學山曰（《高注金匱要略》）：此與風濕之證盡同，故其方治亦一也。蓋汗出惡風兩證，並無少別。惟水與濕，略有分辨者，以濕爲汗氣內留，就地所化；水爲小便不利，從下所蒸，一也。且濕則有氣而無水形，水則已從氣而見陰象者，又一也。然皆在經表，皆因汗出衛虛，又水濕之邪，皆爲陰性，故脉證略無差別，而方治亦何容變更也。證詳風水諸條下，方論雖見濕門，但其實在注氣，以防朮去水，以甘草浮之在上在外，使水氣趁汗而盡出也。君黃耆者，先則助防朮之力以驅水，後則蜜衛表之氣以扶正也。不兼治風者，因風邪以水爲依輔，且觀天道之鬱風化雨，則風邪或從水化。此責水而不責風之意耶。此與下條俱言風因輕而水因重之治例也。

葉霖曰（《金匱要略闕疑》）：方內"惡風"字疑誤，條中已去惡風矣，疑作"惡寒"。（卷下）

嚴鴻志曰（《金匱廣義》）：風在肌腠，衛陽不和，故汗出惡風。脉浮亦爲風象。身重，諸家作濕解，以濕即水也，不知身重者，乃水氣困脾，不腫者，蓋與風未合也，爲風水病初作之輕證，故但用防己黃耆湯主之。防己逐水邪，白术扶脾土，黃耆實表陽，薑、棗、甘草調和營衛，於法爲密矣。若腹痛者，陽未和也，宜加芍藥，其病即解矣。（卷三）

曹穎甫曰（《金匱發微》）：按此條與風濕同。脉浮爲風，身重爲濕，濕甚即爲水，汗出惡風，表虛而汗泄不暢也。按此亦衛不與營和之證。防己以利水，黃耆固表而托汗外出，白术、炙甘草補中以抑水，而風水可愈矣。所以腹痛加芍藥者，芍藥味甘微苦，其性疏泄，能通血分之瘀，傷寒桂枝湯用之以發脾藏之汗而達肌理者也。脾爲統血之藏，腹爲足太陰部分，腹痛則其氣鬱於脾之大絡，故加芍藥以泄之。婦人腹痛用當歸芍藥散，亦正以血分凝瘀而取其疏泄，若以爲酸寒斂陰，則大誤矣。（卷之三）

原文 風水惡風，一身悉腫，脉浮不渴，續自汗出，無大熱，越婢湯主之。（二十三）

越婢湯方

麻黄六兩　石膏半斤　生薑叁兩　大棗十五枚　甘草貳兩

上五味，以水六升，先煮麻黄，去上沫，內諸藥，煮取三升，分溫三服。惡風者，加附子一枚，炮；風水，加术四兩。《古今錄驗》

趙以德曰（《金匱方論衍義》）：榮，陰也；水，亦陰也；衛，陽也；風，亦陽也，各從其類。水寒則傷榮，風熱則傷衛。脾乃榮之本，胃乃衛之源；榮傷，脾即應而病，衛傷，胃即應而病。脾病則陰自結，不與胃和以行其津液；胃病則陽自擁，不與脾和以輸其穀氣。而榮衛不得受水穀之精悍，於是氣日以削，不肥腠理，故惡風；不充分肉、皮膚，惟邪自布，故一身悉腫。其脉浮者，即首章謂風水脉浮是也；續自汗出者，爲風有時開其腠理也；無大熱者，止因風熱在衛，而衛自不成其熱也；不渴者，以內無積熱，外無大汗，其津液不耗不已，故不渴也。是以用越婢湯主之。

然與前條所謂裹水其脉沉者相反，何乃用是方治之乎？茲所以見仲景神其變化，觀之者可不究心乎？蓋裹水爲脾之三陰結而化水，不得昇發，故用是湯發之。若此證之表虛惡風、續自汗出者，亦必發中焦之穀氣以輸榮衛。李東垣有云：上氣不足，推而揚之。是以二證雖有表裹之分，然皆當發越脾氣，故一以是湯治之。

或曰：麻黃能調血脉，開毛孔、皮膚，散水寒；石膏解肌退風熱。今子不以藥之治邪爲言，而乃用命湯之名，云其發越脾氣以愈其病，無乃過乎？曰：仲景命方，如青龍、白虎，各有所指，豈越婢徒然而命哉？吾亦嘗思之矣。天人萬物，氣皆相貫。由是，邪之感於人，必客於同類之形，當假物之同類者以祛之。以我同類之物，祛我同類之邪。非惟祛之而已，且有發越其同類之形氣也。若越婢湯於發越脾氣無一味相間，豈非仲景有意於命方哉。何以然？夫五藏各一其陰陽，獨脾胃居中而兩屬之，脾主陰而胃主陽。且自流行者言之，土固五行之一；自生成者言之，則四氣皆由土而後成。是故萬物生於土，死亦歸於土。不獨成四氣，土亦從四維而後成，不惟火生而已矣。於是四方有水寒之陰，即應於脾；風熱之陽，即應於胃；飲食五味寒熱，凡入於脾胃者亦然，一有相干，則脾氣不和，胃氣不清，而水穀不化其精微，以行其榮衛，以實陰陽也。

然甘者，土之本味。所以脾氣不和，和以甘熱；胃氣不清，清以甘寒。要而行之，必走經脉；要而合之，必通經隧。經隧者，藏府相通之別脉也。是故麻黃之甘熱，可自陰血中出，走手足太陰經，達於皮膚，行氣於三陰，以祛陰寒之邪；石膏之甘寒，可自氣分出，走手足陽明經，達於肌肉，行氣於三陽，以祛風熱之邪。所以用其味之甘以入土，用其氣之寒熱以和陰陽，用其性之善走，以發越脾氣。更以甘草和中，調其寒熱緩急，調二藥相合。協以成功，必以大棗之甘，補脾中之血；生薑之辛，益胃中之氣。惡風者陽虛，故加附子以益陽；風水者，則加術以散皮膚間風水之氣，發穀精以宣榮衛，與麻黃、石膏爲使，引其入土也。越婢之名不亦宜乎？（卷中）

徐彬曰（《金匱要略論注》）：前證身重則濕多，此獨一身悉腫，則風多氣強矣。風爲陽邪，脉浮爲熱，又汗非驟出，續自汗出，若有氣蒸之者然，又外無大熱，則外表少而內熱多，故以越婢湯主之。麻黃發其陽，石膏清其熱，甘草和其中，薑、棗以通榮衛而宣陽氣也。此方劑獨重，蓋比前風多氣多，則熱多，且屬急風，故欲一劑劇之。若惡寒，知內虛，故加附子；《古今錄驗》加術，並驅濕矣。（卷十四）

李彣曰（《金匱要略廣注》）：惡風、脉浮、汗出，風性疏泄也。身腫不渴，表無大熱，水氣泛溢也。然風令汗出，水氣濕漬，亦令汗出，此風水病之在表者，故主越婢湯以發散之。

越婢湯，汗劑也。麻黃發汗，甘草和中，石膏味辛解肌，薑棗通行津液，惡風加附子，固表而行陽也。或曰：經云發表不遠熱，用麻黃、桂枝辛熱發表，宜也，此何以用石膏？曰：風水邪盛，壅淤不通，鬱而爲熱，熱閉於經，風水何由得出？配以石膏，辛涼解表，則榮衛俱通，風水悉去矣。（卷中）

沈明宗曰（《沈注金匱要略》）：此風多水少之證也。風多傷表，外應肌肉，內連及胃，故惡風一身悉腫，胃氣熱蒸，其機外向，不渴而續自汗出，無大熱者，則知表有微熱而爲實也。故以麻黃通陽氣而散表，石膏入胃，能治氣強壅逆風化之熱，甘草、薑、棗以和營衛。若惡風者，陽弱而爲衛虛，故加附子，《錄驗》加術，並驗濕矣。（卷十四）

魏荔彤曰（《金匱要略方論本義》）：又有風水惡風，一身悉腫，脉浮不渴，續自汗出，無大熱者，亦外感而兼內存水氣也。但前條獨感風邪，此條風寒兩邪並傷矣，所以初感無汗，續自汗出；惟其有濕邪相混也，故無大熱。此在表則風寒雜合，而在裏則濕熱雜合之證也，主之以越婢湯。〔批〕外感寒，內傷水之風水證，亦此法治之。麻黃驅邪於表，生薑、甘薑、大棗補中益胃於裏，石膏兼治爲濕所挾之熱。方中無治水之藥者，散邪清熱，補中益胃，無非治水也。法有用力於此而成功於彼者，此類是也。惡風甚者，加附子一枚，而壯陽正所以除濕，且用其流走之烈性，以治周身之腫。凡正陽所行之地，豈水濕之邪可留之區乎？此亦不專治水，而水治之法也。風水加术四兩，术專燥土健脾，制水之義顯然矣。風水原兼風邪，加术以治風水者，必風邪輕而水氣重，但治其表，不足以行水也，加术以助水之堤防，水由地中行而安瀾奏續矣。（卷中）

尤怡曰（《金匱要略心典》）：此與上條證候頗同，而治特異。麻黃之發陽氣十倍防己，乃反減黃者之實表，增石膏之辛寒，何耶？"脉浮不渴"句或作"脉浮而渴"，渴者熱之內燔，汗爲熱逼，與表虛出汗不同，故得以石膏清熱，麻黃散腫，而無事兼固其表耶。（卷中）

吳謙曰（《醫宗金鑒》）：此又承上條風水，互詳其證而變其治也。風水之邪，全在表而不在裏，故惡風一身悉腫，脉浮不渴也。初本無汗，身無大熱，續自汗出而不惡風寒，表不虛也，故用越婢湯以發之。若惡風甚者，表陽虛也，前方加附子一枚，以補其在表之陽也。（卷二十一）

黃元御曰（《金匱懸解》）：風水惡風，一身悉腫者，水脹於經絡也。續自汗出，無大熱者，表鬱熱作，熱蒸於內，風泄於外，是以汗出。而泄之不透，故外無大熱。越婢湯，麻黃、石膏發表而清熱，薑、甘、大棗補土而和中也。（卷十）

朱光被曰（《金匱要略正義》）：愚意"婢"當是"脾"字傳寫之誤耳。以脾最惡濕，散風却水，脾氣發越矣。後人以訛傳訛，巧爲疏解，殊屬多事。（卷下）

丹波元簡曰（《金匱玉函要略輯義》）：案大青龍湯，治傷寒煩躁；麻黃杏仁甘草石膏湯，治汗後汗出而喘，無大熱，俱麻黃、石膏併用之劑，而不言有渴。今驗之，不論渴與不渴，皆可用。然此斷云不渴者，義可疑也。以理推之，作而渴爲是。下文黃汗之條，汗出而渴，《脉經》注云一作不渴，而渴不渴，經有誤錯，是其明徵也。（卷三）

陳元犀曰（《金匱方歌括》）：惡風者，風也；一身悉腫者，水也；脉浮者，風發也。風爲陽邪，風動則水火戰而浪湧矣，湧於上則不渴，湧於外則續自汗出。云無大熱者，熱被水蔽，不得外越，內已醞釀而成大熱矣。前章云身重，爲濕多；此章云一身悉腫，爲風多。風多氣多熱亦多，係屬猛風，故君以石膏重鎮之品，能平息風浪以退熱，引麻黃直越其至陰之邪，協生薑散肌表之水，一物而兩握其要也。又以棗、草安中養正，不慮其過散傷液，所以圖萬全也。（卷四）

丹波元堅曰（《金匱玉函要略述義》）：按藥有性有用，方之既成，或取其性，或取其用。如此方，則石膏得麻黃之溫發，但存逐水之用，相藉以驅水氣。石膏逐水，本草不言，然仲景用之驅飲者，不一而足。加术湯，則麻石之功，與前方同。而术與麻黃相藉，走外之力稍勝矣。性用諸義，詳開於拙著《藥治通義》中。（卷中）

周孝垓曰（《金匱要略集解》）：越婢者，發越濕土之邪氣，風水流播中外，兩相激搏，勢難驟解。故用麻黃袪之，從表而越；石膏清之，從裏而化；更加甘草、薑、棗以和其中而宣其氣，則風水渙然分解矣。若惡風甚者，屬陽虛，故加附子，以補其在表之陽也。（卷中）

曹穎甫曰（《金匱發微》）：猶是風水之證，惡風脉浮與前證同，惟身重則病在肌肉，一身悉腫則病在皮毛，不渴則胃中無熱，續自汗出，風主疏泄故也。但風爲陽邪，當得發熱，觀中風證便知，今病者無大熱而但有微熱，則皮毛不開，陽氣不得發越之象。故用越婢湯內扶脾陽，外開皮毛肌腠，使風隨汗液外解，而腫自消，所謂因勢利導也。（卷之三）

原文 皮水爲病，四肢腫，水氣在皮膚中，四肢聶聶動者，防己茯苓湯主之。（二十四）

防己茯苓湯方

防己叁兩　黃耆叁兩　桂枝叁兩　茯苓六兩　甘草貳兩

上五味，以水六升，煮取二升，分溫三服。

趙以德曰（《金匱方論衍義》）：此證與風水脉浮用防己黃耆頗同，而有深淺之異，故用藥如是。其風水者，雖是脉浮在表，然以風水下都，土氣不發，是以用白術、薑、棗發之。此乃皮水鬱其榮衛，手太陰不宣，治法：金鬱者泄之，水停者以淡滲，故用茯苓以易白術；榮衛不得宣行者，散以辛甘，故用桂枝、甘草以易薑、棗。《內經》謂：肌肉蠕動，命曰微風。而此四肢聶聶動者，爲風在榮衛，觸於經絡而動，故桂枝、甘草，亦得而治也。（卷中）

徐彬曰（《金匱要略論注》）：按前皮水所注，證皆不列，謂挈皮水二字，即概之也。又特揭言四肢腫，聶聶動，以申明水氣在皮膚中之狀，而後皮字義曉然矣。藥亦用防己黃耆湯，但去術加桂、苓者，風水之濕在經絡近內，皮水之濕在皮膚近外，故但以苓協桂，滲周身之濕，而不以術燥其中氣也。皮水無汗，反用桂枝，無汗則榮熱不浮，故以桂行陽，合防、苓以化水。不用薑、棗，濕不在上焦之榮衛，無取乎宣之耳。用藥之意，只要掃皮中之濕，故不復求之脾胃與榮衛耳。（卷十四）

李彣曰（《金匱要略廣注》）：四肢爲諸陽之本，腫者，陽氣不運也，聶聶動者，水氣激射，與正氣相搏也。

皮水病在表，故用桂枝發汗行陽，黃耆養正實表，以壯衛氣，衛氣壯則水邪無所容而自散矣，更用防己、茯苓利水滲濕者以通之，甘草補土勝水者以和之也。（卷中）

沈明宗曰（《沈注金匱要略》）：此邪在皮膚而腫也。風入於衛，陽氣虛滯則四肢腫。經謂結陽者腫四肢，即皮水也。皮毛氣虛，受風而腫，所謂水氣在皮膚中，邪正相搏，風虛內鼓，故四肢聶聶動，是因表虛也。蓋肺與三焦之氣，同入膀胱而行決瀆，此肺虛抑鬱，不入膀胱，而水亦不行，則當使小便利而病得除。故用防己、茯苓除風濕而宣水道，以黃耆補衛而實表氣，表實則邪不能容。甘草安土而制水邪，桂枝以和營衛，又行陽化氣而實四末，俾風從外出，水從內泄矣。（卷十四）

魏荔彤曰（《金匱要略方論本義》）：此風邪爲水氣相混，而正氣正陽不足以制服之也。故水氣得以橫行於皮膚中，以與衛氣相搏，致四肢之皮膚聶聶瞤動，虛象外着可識矣。主之以防己茯苓湯。防己驅風治水，餘俱補氣昇陽、滲水補中之治以建中，而不專主甘溫，必帶辛燥之氣以治風水之邪，內外兼理，而專力於根本，亦治風、皮二水之善道也。以上三方，雖非風水、皮水之治，究之風、皮二水異流同源，在人斟酌而用之，亦不必過拘也。大抵水邪盛於裏，而感風邪於表者，防己黃耆湯證也；風寒感於表，而濕熱混於內者，越婢湯證也；風水客於皮膚，而陽氣虛於表裏者，防己茯苓湯證也，學者識之。（卷中）

尤怡曰（《金匱要略心典》）：皮中水氣，浸淫四末，而壅遏衛氣，氣水相逐，則四肢聶聶動也。防己、茯苓善驅水氣，桂枝得茯苓，則不發表而反行水，且合黃耆、甘草，助表中之氣，以行防己、茯苓之力也。（卷中）

朱光被曰（《金匱要略正義》）：前證皮水之脉證已明晰矣。而此獨揭四肢腫、聶聶動，以申明水氣在皮膚中之狀。可見皮水一證，雖近乎裏而不離乎表，雖不因風而四肢腫動，亦有風湧之徵。故藥用防己，合桂枝以解外，則表之微風可熄；合茯苓以解內，則近裏之水邪亦散；黃耆助外達之勢；甘草立內守之功。不用白术者，恐助表氣之壅也。（卷下）

葉霖曰（《金匱要略闕疑》）：前人用敗毒散合荊防治風水、皮水，中有人參，即是仲景用黃耆之意，水腫因風濕尤宜。（卷下）

嚴鴻志曰（《金匱廣義》）：皮水之爲病，本四肢腫，乃水氣在皮膚中相搏，故令四肢腫而且瞤動也，防己茯苓湯主之。用桂枝解肌，黃耆實表，防己、茯苓利水，甘草和中，此爲表虛有汗者設；若表實無汗，有熱，宜用越婢加术湯；無熱宜用甘草麻黃湯；若水氣浸淫日久，致皮膚腐爛，可用蒲灰散，敷之以燥水也。（卷三）

曹穎甫曰（《金匱發微》）：肺主皮毛，皮水之爲肺病，此固不言而知。按本篇提綱曰：其脉亦浮，外證跗腫，按之沒指，不惡風，其腹如鼓，不渴，當發其汗，其爲越婢加术湯證無可疑者。然何以有防己茯苓湯證？曰：此爲渴者言之也。寒水在下，不受陽熱之化，則津液不得上承，而咽喉爲燥，自非利小便以泄水，則渴將不止。防己茯苓湯，此固利小便之方治也。太陽水氣，本當作汗外泄，爲表寒所遏，則皮毛之氣悉化爲水，而水氣在皮膚中。所以在皮膚中者，由皮毛而漸漬肌肉也。水漬肌肉則脾陽不達四肢，而四肢腫，腫之不已，陽氣被鬱，因見筋脉跳蕩，肌肉寒顫，如風前木葉，聶聶動搖（聶，尺涉切，音折，木葉動貌）。故方中用黃耆以達皮毛，桂枝以解肌肉，使皮毛肌肉疏暢，不至吸下行之水，更加甘草以和脾，合桂枝之温，使脾陽得旁達四肢，但得脾精稍舒，而肢腫當消。所以用黃耆不用麻黃者，此亦痰飲病形腫以其人遂痹故不內之之例也。（卷之三）

原文 裏水，越婢加术湯主之；甘草麻黃湯亦主之。（二十五）

越婢加术湯方 見上，於內加白术四兩，又見腳氣中。

甘草麻黃湯方

甘草貳兩　麻黃四兩

上二味，以水五升，先煮麻黃，去上沫，內甘草，煮取三升，温服一升，重覆汗出，不汗，再服，慎風寒。

515

趙以德曰（《金匱方論衍義》）：此條但言裏水，不敘脉證，與前條裏水之名同，所用越婢湯加术又同，何乃兩出之？將亦有小異乎？自東垣用甘草麻黃湯觀之，便可知其概也。

前條裏水出證，止就身腫、小便不利、亡津液而渴者。大抵一經之病，隨其氣化所變，難以一二數，故其綱可舉，其目則不可得而詳。其經之邪既明，縱其目少異，不復言也，惟在方中佐使之損益，何如耳！（卷中）

徐彬曰（《金匱要略論注》）：裏水即前一身面目黃腫，脉沉而渴，正水也。越婢方解見前。又甘草麻黃湯亦主之者，麻黃發其陽，甘草以和之，則陽行而水去，即有裏熱，不治自清耳。且以防質弱者，不堪石膏也。水已成，則氣壅而肺熱，故里水與風水俱有用石膏者。不用桂枝，可知麻黃無桂枝，不全發表，大能通徹榮中之氣，故用以治火耳。（卷十四）

沈明宗曰（《沈注金匱要略》）：此風水深入肌肉，則一身面目黃腫，非藏府之裏也。裏水乃表裏相連，胃熱內向，腠實無汗。故以越婢加术湯清熱開腠，培土散邪。而麻黃甘草湯亦通陽達表，培中而和營衛，使陽通，則風從外散，水從下滲。此方但與無汗面目黃腫宜之。若自汗亡津液者不可輕試，當識有汗無汗分治耳。（卷十四）

魏荔彤曰（《金匱要略方論本義》）：用越婢加术之義，亦爲濕熱相雜於內而言治也。陽虛者，加附子可知矣。余謂氣虛者加术，更加參、者，又可推矣。用甘草麻黃湯者，益中氣、散風濕也，爲水氣在內，無熱可挾，而風寒之邪亦鬱於表者出治也。且其人但見邪盛，不見正虛，故以此治邪，而甘草即爲補正也。服法義在汗出必謹風寒。可見甘草麻黃湯一方，非專爲里有水而無風寒外感者言也。即越婢湯一方，內用麻黃，亦微有此意也。雖云水氣病當發汗而愈，然全無外證，則固有利小便一法矣，何用發汗乎？此等處俱宜於仲景所曾言者參錯而師其法，方可有得於語言文字之外耳。（卷中）

吳謙曰（《醫宗金鑒》）："裏水"之"裏"字，當是"皮"字，豈有裏水而用麻黃之理？閱者自知，是傳寫之訛。

〔注〕皮水表虛有汗者，防己茯苓湯固所宜也。若表實無汗有熱者，則當用越婢加术湯。無熱者，則當用甘草麻黃湯發其汗，使水外從皮去也。（卷二十一）

高學山曰（《高注金匱要略》）：裏水，主越婢加术湯，注詳五條。下水大而上注，且衛氣自密，包水而不汗者，則可徑情任麻黃，而不必以石膏鎮其發越，但用甘草托之、緩之，而已足矣。故亦主之也。但此條重在甘草麻黃湯一邊，言病裏水而衛氣少衰者，因當主彼湯。若衛氣自密者，又當主此湯也。

曹穎甫曰（《金匱發微》）：裏水一證，用越婢加术，使水濕與裏熱悉從汗解，前文已詳言之矣。此節特補出甘草麻黃湯方治，用麻黃湯之半以發表汗爲急務，蓋專爲無裏熱者設也。（卷之三）

原文 水之爲病，其脉沉小，屬少陰；浮者爲風。無水虛脹者，爲氣。水，發其汗即已。脉沉者，宜麻黃附子湯；浮者，宜杏子湯。（二十六）
麻黃附子湯方
麻黃叁兩　甘草貳兩　附子一枚，炮

上三味，以水七升，先煮麻黄，去上沫，內諸藥，煮取二升半，温服八分，日三服。

杏子湯未見。恐是麻黄杏子甘草石膏湯。

趙以德曰（《金匱方論衍義》）：少陰主水，其性寒。此一條皆少陰證也。非獨脉沉者屬之，浮者亦屬之，但因其從風出於表，而水不內積，故曰無水；若不因於風，止是腎脉上入於肺而虛脹者，則名曰氣水。然腎水、風水，已有治法，不言；獨以氣水宜分脉浮沉發其汗者言之。脉沉者，由少陰水寒之邪，其本尚在於裏，陰未變，故用麻黄散水，附子治寒；脉浮者，爲其水從腎上逆於肺之標，居於陽矣，變而不寒，於是杏子湯，就肺中下逆氣。注謂未見其方，恐是麻黄杏子石膏甘草湯。觀夫二方，皆發汗散水者也，獨在附子、杏仁分表裏矣。（卷中）

徐彬曰（《金匱要略論注》）：按仲景前於風水、皮水、裏水皆出方，獨所云石水不出方。觀前所出之方，似乎責之手足太陽、手足少陰。裏水與急風，兼責陽明而用石膏。此獨另揭，言水之爲病，脉沉小者，屬少陰。後即承之曰：脉沉者，宜麻黄附子湯，然則此方，或即所謂石水之主方耶。正水之下寒多者，似亦可用。又即承麻黄附子甘草方，而曰：脉浮者，宜杏子湯。既脉浮，不與前風水、皮水方相同，豈非杏子方乃正水、石水而間有脉浮者，宜用此方耶。蓋麻黄附子甘草方，即麻黄、甘草二味耳，以少陰而加附子，發其龍火之真陽，協力麻黄、甘草，以開久蝕之陰。杏子湯，因金囚不能運水，故以脉浮責肺金之熱而瀉氣，以泄其水之實耳。若無水虛腫，此即所謂風氣相搏，氣强即爲水，風之屬也，故亦主發汗。（卷十四）

李彣曰（《金匱要略廣注》）：少陰，水藏也，脉沉者，水之性，小者，陽氣不充，故聚水爲病。浮脉屬表，風自外至，故脉浮。水有形，氣無形，故無水虛脹者爲氣。水病發汗，則腠理開，水氣泄，而即已，此麻黄爲通用之要藥也。然脉沉者，佐附子以溫經，脉浮者，加杏仁以利氣，經行氣利，水自消矣。（卷中）

沈明宗曰（《沈注金匱要略》）：麻黄附子湯，今人置之不講，余特舉而明之。……麻黄附子通陽開竅，治水妙劑，今人惟用腎氣湯丸，壅補其內，致陽氣不宣，轉補轉壅，邪無出路，水腫日增，欬血而死者，不知凡幾矣。（卷十四）

魏荔彤曰（《金匱要略方論本義》）：仲景又總敘水氣病之治法，當於脉證求之。言水之爲病，其脉必沉。非陽虛氣弱，則水無從而積，脉之沉者，正理也。然沉而小，即沉而微細也。是陽之虛，當究之根本之地矣。故見脉沉細，即責之少陰腎經。責之云何？言當顧慮其命門真火衰熄而昇陽益火，爲正治也。若其脉浮者，水氣在內，而風邪在表也。又有無水而虛脹者，此謂脾脹，與水病相似而不同者也。脹之所病者在氣，而水之所病者在水也。仲景示學者須明辨乎脉之沉小，屬少陰，此命門火衰，而胃陽亦弱，致成水病，當扶陽益火，補胃補腎，而不當於發汗之法求治也。即無水虛脹者，亦所病不在水，乃氣虛散漫，更不宜發汗之於無水虛脹之人也。如無水虛脹而誤發其汗，則虛者益虛，勢必龐然大脹，而難於收攝矣。惟脉浮者爲風，此種水病，內外兼邪，乃可以執發汗則愈之說而發其汗，方爲可已也。此而誤治之，危亡之機，間不容髮，可不

517

慎哉？雖然脉沉細責之於少陰矣，少陰經病，在《傷寒論》中有外感之邪者，原有麻黃細辛附子湯發汗之法，何至少陰經之水病獨不可比照而言也？則仲景固已言其法，同於《傷寒論》矣。脉沉者，宜麻黃附子湯，則溫經散寒之法，一變而爲溫經祛水，要皆治少陰腎藏陽虛而有邪之善道也。浮者宜杏子湯，注云：杏子湯方未見，疑是麻杏甘石湯。余謂浮者爲風，仲景自言其證矣。杏子湯之方，內水濕而外風寒。其挾熱者，可以用麻杏甘石也；如不挾熱者，莫妙於前言甘草麻黃湯加杏子，今謂之三拗湯矣。此又仲景水氣病中自敘之法也，何妨於兩見而併用之？度亦未失仲景神明之旨也，敢質之高明。（卷中）

吳謙曰（《醫宗金鑒》）："爲氣水"之"氣"字，當是"風"字，若是"氣"字，則無發汗之理，且通篇並無氣水之病。

〔注〕水之爲病，其脉沉小，屬少陰水也，今脉不沉小而浮，浮者爲風，非少陰水也。若無水虛脹者，爲風水也，風水發其汗即已。風水脉沉者，宜麻黃附子湯汗之；脉浮者，宜杏子湯汗之。（卷二十一）

陳念祖曰（《金匱要略淺注》）：此爲石水證出其方也。而並言及風水與氣腫，從反面掉出正旨，時又有借賓定主之法，漢文已開之。（卷六）

陳元犀曰（《金匱方歌括》）：麻黃發汗最捷。徐靈胎謂其無氣無味，不專一經，而實無經不到。蓋以出入於空虛之地，凡有形之氣血，不得而御之也。

客問曰：《金匱》水氣篇杏子湯方闕，諸家注說疑爲麻杏甘石湯，不知是否？犀答曰：非也。麻杏甘石湯，《傷寒論》治發汗後汗出而喘，主陽盛於內也。本節云"水之爲病，發其汗即已"，未云熱之爲病自汗出也。蓋麻杏甘石湯治內蘊化熱自汗出之證，此水之爲病，發其汗爲宜，則麻杏甘石湯不可用矣。客又曰：何以知杏子湯，方用麻黃而不用石膏乎？余答曰：師云：水病發其汗即已。故知其必用麻黃，而不用石膏矣。夫以石膏質重，寒涼之性能除裏熱，清肺胃，同麻黃、杏仁降逆鎮喘，外則旋轉於皮毛，用之退熱止汗則可，用之發表驅寒則不可耳。然則此篇師言脉沉小屬少陰，用附子溫經散寒，主石水之病，即可知脉浮屬太陽，用杏子啟太陰之氣，主正水之病，爲變其脉證言之也。恐石膏之凝寒，大有關於脾腎，故不可用焉。高明如徐忠可及二張、二程，俱疑爲麻杏甘石湯，甚矣！讀書之難也。而余以爲其即麻黃、杏仁、甘草三味，不知是否？以俟後之學者，客悅而去。（卷四）

高學山曰（《高注金匱要略》）：此總言風水、皮水、裏水之治例，故不列名，而但曰水之爲病也。脉沉爲水，脉小爲無陽。少陰屬水藏，而又爲諸陽之根蒂。今脉沉小，則其爲水藏無陽，而聚水可知。故曰此水屬少陰也。風爲陽邪，其性上揚外鼓，故病水而脉浮者爲風水。若不渴而小便自利，及面無光亮者爲無水，則此脹系虛脹。虛脹爲氣，除此證不在例內。餘則凡屬病水，俱以發汗爲正治，而水自已。但脉沉爲發根於正石之裏水，故宜同用麻黃發汗以去水之外。配附子以壯火之源者，所以消陰翳也。脉浮爲風水，風爲木邪，肺氣起而能勝之，故於麻黃發汗之外。配杏仁以利肺者，是欲以金勝木，而尤欲以燥化勝水也。諸方俱佐甘草者，不特取甘浮爲汗劑之助，且所以厚土力而障狂瀾之意云爾。

嚴鴻志曰（《金匱廣義》）：水之爲病，脉本沉小，緣水屬少陰故也。若不沉小而但浮，爲有風無水，乃身體虛而且脹，爲風水合病，可發其汗而已也。脉沉者，宜麻黃附子湯；浮者，宜杏子湯。二者固有所別也。（卷三）

曹穎甫曰（《金匱發微》）：水病始於太陽，而終於少陰。太陽當得浮脉，少陰即見沉脉。按太陽傷寒未經發汗，水氣由三焦下注寒水之藏，即爲少陰始病。少陰爲病，其脉當沉，爲其在裏也，小即微細之漸。《傷寒·少陰篇》所謂脉微細者，指陰寒太甚者言之也。此時水邪未經泛濫，溢入回腸而下利，故但見脉小而不見微細。水邪雖陷，與表氣未曾隔絶，寒水下陷，要爲中陽之虛。方治特於麻黃附子湯內加炙甘草以益中氣，使中氣略舒，便當外達皮毛肌腠，變爲汗液，而水病自除。若夫脉浮爲風，與太陽中風之脉浮同，此證尚屬風濕，而未成爲水，水氣壅在皮毛而發爲虛脹，故曰氣水。氣水者，汗液欲出不出，表氣不能開泄之謂。發其汗則水還化氣成汗，故其脹即消。杏子湯方闕，竊意可用風濕證之麻杏甘薏湯，要以發汗爲一定之標準也。（卷之三）

原文 厥而皮水者，蒲灰散主之。（二十七）

趙以德曰（《金匱方論衍義》）：此皮水不言病形之狀，惟言用蒲灰散治，何也？大抵爲具證與首章皮水者同，故不復言。然彼以發其汗，此因得之於厥，故治法不同。厥者，氣逆也，由是少陰經腎氣逆，上入肺，肺與皮毛爲合，於是逆氣溢出孫絡，故孫絡之血泣，與腎氣合化而爲水，充滿於皮膚，故曰皮水。故用蒲黃消孫絡之滯，利小便，爲君；滑石開竅，通水道，以佐之。小便利則水下行，水下行則逆氣降。與前皮水二條，有氣血虛實之不同。只此見仲景隨機施治之法，以示人取準則者也。（卷中）

徐彬曰（《金匱要略論注》）：按皮水，前有其脉亦浮等正文，又有推廣不惡寒而如周痹之說，又有四肢聶聶動之文，總歸防己茯苓方。此又言厥而皮水者，蓋此段承脉沉者爲少陰之義，故言皮水本屬皮膚，如厥，則似病本於腎，故另出蒲灰散方以主之。或用扇蚊芭蕉蒲扇，亦頗驗。蓋蒲灰散，乃蒲席灰合滑石，取其解利涼滑以泄腎邪，專爲少陰水之兼皮水，而不堪過溫者言耳。正如少陰病之有豬苓湯也。

論曰：皮水本爲風之入皮者，此因厥而次於論少陰水之後。裏水即非風水，則是正水矣。乃以風入裏而非石水之比，亦非風水之比，特易其名爲里，即其屬詞命名。其辨證之妙，豈不了如懸鏡哉。至其用藥，其於妊娠之有水氣、身重、小便不利、洒淅惡寒、起即頭眩者，用葵子茯苓湯，似亦正水、石水所可用，而不主之。謂至肌肉腫脹，勢極燎原，非區區滲滑可濟事耳。如後賢灸水分穴，及禹餘粮丸，又車牛八味丸，爲善後計，皆百發百中，可謂補前人所不逮。但當水勢橫決，正如天地陸沉，不可拘以常理，故子和有神佑丸、導水丸，以之徼倖萬一。每唇黑傷肝，缺盆平傷心，臍突傷脾，背平傷肺，足下平滿傷腎，五傷不治，亦間有愈者，然豈可杖以爲主用耶。仲景但有脉沉絶者，可下之一句。子和善用，故或效，然非治水正法也。故仲景於臨證危急時，險峻之劑，未必不用，而著書出方，概不及焉，立法謹嚴矣。（卷十四）

李彣曰（《金匱要略廣注》）：厥者，手足逆冷也。皮水陰寒在表，故致厥，蒲灰味鹹，能走腎邪，勝水氣，滑石開竅利水為佐。或曰：此何以不先治厥，而但利水也？曰：因皮水而致厥，故先用蒲灰散利水以治本病，與《傷寒論》厥而心下悸者，宜先治水，當服茯苓甘草湯同意。（卷中）

尤怡曰（《金匱要略心典》）：厥而皮水者，水邪外盛，隔其身中之陽，不行於四肢也。此厥之成於水者，去其水則厥自愈，不必以附子、桂枝之屬，助其內伏之陽也。蒲灰散義見前。（卷中）

吳謙曰（《醫宗金鑒》）："厥而"二字，當是衍文。

〔注〕水在皮膚，浸淫日久，必然腐潰而出水也，當以蒲灰散敷之，以燥水也。（卷二十一）

陳念祖曰（《金匱要略淺注》）：此言皮水潰爛謂之厥，出其外治之方也。諸家俱作水傷陽氣而厥冷解，誤矣。此照錢太醫定之。（卷六）

朱光被曰（《金匱要略正義》）：前條有風水之脉而無風水之的證，特立杏子湯以利氣分，以別於風水之正治也。此條有攻水之見證，而兼見少陰之厥逆，即用蒲灰散以清利腎邪，以別於皮水之正治也。病氣靡常，治法活潑如此。（卷下）

陳元犀曰（《金匱方歌括》）：皮水久而致潰，為逆而不順之證，以此散外敷之。此厥字言證之逆，非四肢厥逆之謂也。諸家多誤解。（卷四）

高學山曰（《高注金匱要略》）：厥，詳《傷寒》及寒疝門。但此厥，既非四逆、白通等湯，宜溫之寒厥，亦非大承氣湯，宜下之熱厥。雖與四逆散之邪實陽明，治宜通散之滯厥頗同，而實異者也。蓋因胃中先屯正水，水久化熱，熱水閉塞胃陽，不與經表之氣順接，故厥。然厥則皮氣外虛，正水乘虛蒸冒，而成皮水之證矣。故曰厥而皮水者，是正水為本病。因正水而致厥者為標病，因厥而漸成皮水者，又標中之標病也。厥愈而皮水之後病，仍從汗例可矣。蒲草行根水中，善泄土氣，燒灰，則味鹹性寒，鹹則滲水，寒能清熱，與甘寒而分理陰陽之滑石相配，是欲騰空胃中之正水，行為小便，而使胃陽寬展，出與經氣相接，則厥當自愈。若夫因厥致水，其皮氣原非虛以吸水之比，今厥愈而胃陽復起，則皮水亦當散於自汗，而可以不必治矣。此蒲灰散之另一方義，與淋門之用意迥別者也。

唐宗海曰（《金匱要略淺注補正》）：按皮水久而致潰，為逆而不順之證，以此散外敷之。此厥字言證之逆，非四肢厥逆之謂也。諸家多誤解。（卷六）

曹穎甫曰（《金匱發微》）：蒲灰散一方，今人不用久矣，世皆論蒲灰為蒲黃，其實不然。即錢太醫以厥而皮水之厥為皮水潰爛，以水傷陽氣而厥冷，尤為背謬。此"厥"字即上文"身腫而冷"之冷。《傷寒》《金匱》中從未有以厥之潰爛者，此陳修園之盲從，不可為訓者也。蒲灰即溪澗中大葉菖蒲，味鹹能降，味辛能開。王一仁在廣益醫院治病，有錢姓男子，腹如鼓，股大如五斗瓮，臂如車軸之心，頭面皆腫，遍體如冰，氣咻咻若不續，見者皆曰必死。一仁商於劉仲華，取藥房中乾菖蒲一巨捆，熾炭焚之，得灰半斤，隨用滑石和研，用麻油調塗遍體，以開水調服一錢，日三服，明日腫減大半。一仁見有效，益厚塗之，改服二錢，日三服，三日而腫全消，飲食談笑如常人。乃知經方之妙，不可思議也。前數年予在家鄉治謝姓小兒，莖及睾丸明若水晶，令制而服之，一夕得小便甚多，其腫即消。惟腹滿不減，繼以薑、辛、朮、附。後以急於赴滬，不復知其究竟。甲戌十一月，聞此兒已十四歲矣。庚午秋，治海潮寺路宋姓小兒水腫亦用之，但其人手足不冷，小便清，內服麻黃附子細辛湯，佐以五苓、冬葵子、車前子，外敷蒲灰散，早夜調服一錢，五日而腫全消，每一日夜，小溲十七八次云。（卷之三）

原文 問曰：黃汗之爲病，身體腫，一作重。發熱汗出而渴，狀如風水，汗沾衣，色正黃如蘗汁，脉自沉，何從得之？師曰：以汗出入水中浴，水從汗孔入，得之，宜耆芍桂酒湯主之。（二十八）
黃耆芍藥桂枝苦酒湯方
黃耆五兩　芍藥叁兩　桂枝叁兩
上三味，以苦酒一升，水七升，相和，煮取三升，溫服一升，當心煩，服至六七日乃解。若心煩不止者，以苦酒阻故也。一方以美酒醯代苦酒。

趙以德曰（《金匱方論衍義》）：汗者，津也，津泄則衛虛。水血同類，陰也，水入則榮寒，寒則氣鬱，氣鬱則發熱，水熱相搏於分肉，則身腫；榮出中焦，榮之鬱熱內蓄於脾，則津液不行而渴；衛虛腠理不固，則汗出；脾土發熱，則黃色見於汗，如柏汁也。所以補衛爲要。

黃耆益氣，入皮毛，肥腠理，退熱止汗之功尤切，故爲君；桂枝理血，入榮散寒，通順血脉，解肌肉；用之調榮以和衛，故爲臣；榮氣因邪所阻，不利於行，芍藥能去水，收陰氣，通其道，故佐桂枝，一陽一陰，以利其榮；苦酒，醋也，用之爲使，引入血分，以散消滯。注曰：一方用美酒。或說苦酒即美酒，若美酒，則性熱入心，可以致煩恐；醋但能刺心而不煩。未審二酒孰是。（卷中）

徐彬曰（《金匱要略論注》）：此段正言黃汗病因與治法也。謂身腫似皮水，發熱汗出而渴，如風水則脉不宜沉而自沉，使非風濕相搏，何以有此，故問所從得，度有不止於風者也。所以仲景答：汗出入水中浴，水從汗孔入得之。謂汗出則腠疏，客水之氣，從毛孔而傷其心，故水火相蒸而色黃，水氣搏結而脉沉。此證亦有從酒後汗出，當風所致者，蓋雖無外水所出之汗，因風內反，亦是水也，但此只就入水浴者言之，其理當參會耳。藥用耆、芍、桂、酒，蓋桂、芍乃驅風聖藥，得耆、酒而遍走肌肉，不治濕而濕去，風能勝濕也。然心得補氣熱藥，當暫煩，病去方解，故曰當心煩，至六七日乃解，然非增病，故但曰苦酒阻故也。（卷十四）

李彣曰（《金匱要略廣注》）：汗出腠理開，入水浴則水氣乘虛而入，故身腫。渴者，津液不行也。發熱、汗如柏汁，濕熱外蒸也。脉沉，水蓄於內也。桂枝行陽氣，芍藥泄邪熱，黃耆實腠理以司開合，則水氣無所容而自散矣。苦酒，醋也。經云：味過於酸，肝氣以津。是酸味能收，而亦能泄也。觀啜醋者鼻上汗出，可見。

李昇璽曰：按汗出浴水，亦是偶舉一端言之耳，大約黃汗由脾胃濕久生熱，積熱成黃，濕熱交蒸而汗出矣。（卷中）

沈明宗曰（《沈注金匱要略》）：此傷水濕，爲黃汗之根也。衛虛營弱，汗出入水，水傷心主之營，壅滯三焦所主之氣，營衛兩傷，邪正相合，氣滯於表，故身腫發熱。濕熱內蒸，營氣外越，則汗出也。汗乃營血津液所化，泄傷津液則渴。然身腫發熱汗出，謂狀如風水，第汗出沾衣，黃如蘗汁，脉沉與風水爲異耳。因汗出毫竅盡開，入水則從汗孔而傷營血，風濕蒸騰，而成黃汗。故以黃耆實表驅邪，桂、酒、芍藥宣血而和營衛，俾正氣實而邪自去，不治汗而汗自止矣。（卷十四）

尤怡曰（《金匱要略心典》）：黃汗之病，與風水相似，但風水脉浮，而黃汗脉沉，風水惡風，而黃汗不惡風爲異，其汗沾衣色正黃如蘗汁，則黃汗之所獨也。風水爲風氣外合水氣，黃汗爲水氣內遏熱氣，熱被水遏，水與熱得，交蒸互鬱，汗液則黃。黃耆、桂枝、芍藥行陽益陰，得酒則氣益和而行愈周，蓋欲使榮衛大行，而邪氣畢達耳。云苦酒阻者，欲行而未得遽行，久積藥力，乃自行耳，故曰服至六七日乃解。

按，前第二條云，小便通利，上焦有寒，其口多涎，此爲黃汗。第四條云，身腫而冷，狀如周痹，此云黃汗之病，身體腫，發熱汗出而渴，後又云劇者不能食，身疼重，小便不利，何前後之不侔也，豈新久微甚之辨歟？夫病邪初受，其未鬱爲熱者，則身冷，小便利，口多涎；其鬱久而熱甚者，則身熱而渴，小便不利，亦自然之道也。（卷中）

吴謙曰（《醫宗金鑒》）：此承黃汗，互詳其證，以明其治也。黃汗屬濕，故身體腫；屬風，故發熱、汗出而渴。狀如風水者，謂面目浮腫也。汗沾衣，色正黃如柏汁，謂汗出粘黃也。脉自沉者，謂從水得之也。究其得之之由，以汗出入冷水中浴，則悽愴之寒內入，遏鬱汗液於肌腠，從土蒸化而出，故色黃也。宜黃耆、桂枝解肌邪，以固衛氣；白芍、苦酒止汗液，以攝營氣。營衛調和，其病已矣。

〔集注〕程林曰：汗出則元府開，入水浴則悽愴之水寒，藏留於腠理皮膚之中，則身腫發熱也。汗出沾衣如柏汁，則津液內竭，是以汗出而渴也。身腫雖狀如風水，但風水之脉不沉、汗不黃、口不渴，爲異耳！（卷二十一）

朱光被曰（《金匱要略正義》）：證象風水，脉象正水，而汗色黃如蘗汁，其源頭本難理會，故仲景設爲問答以申明之。曰以汗出入水中浴，水從汗空入得之。蓋汗本心液，汗出則腠理疏而榮血自虛，水即乘外之疏而襲裏之虛，醞釀於肌腠之間。榮行於脉中者也，榮傷不能鼓脉外出，故自沉也。心，君火也。水入與火搏結，蒸而爲黃汗也。藥用桂枝、芍藥，先固護其榮氣，不使邪之深入；黃耆得苦酒，領邪外達而兼實其腠理，榮衛調和，邪自無所容也。服後生心煩者，以苦酒即醋，氣味湧泄，與心氣暫阻，俟邪解則煩自除矣。（卷下）

陳元犀曰（《金匱方歌括》）：凡看書宜活看。此證亦有從酒後汗出當風所致者，雖無外水，而所出之汗是亦水也。凡脾胃受濕，濕久生熱，濕熱交蒸而成黃，皆可以汗出入水浴之意悟之也。（卷四）

曹穎甫曰（《金匱發微》）：黃汗之爲病，鬱於營分，日久而後發，此與水氣鬱在衛分者不同。方其鬱伏未久，營熱不甚，故身腫而冷，狀如周痹，至於身體腫，發熱汗出而渴，營熱始熾矣。汗沾衣上，色黃如柏汁者，血中之液以熱鬱而外泄也。今試以針刺手，其初必有鮮血一點，血過乃出黃水，即此而推之，便可知黃汗之由，實起於營分鬱熱。所以如柏汁者，以營熱所蒸益加濃厚，非如黃疸之黃，由胃底膽汁而成也。然不辨明致此之由，則治法何從下手，將清營熱乎，何以處在表之濕？將疏表氣乎，何以處營分之熱？仲師申明汗出而浴，水入汗孔得之，而治法乃定矣。以表虛也，故君黃耆；以營鬱之當宣也，故用芍藥、桂枝；又懼藥力之不勝病氣也，故煎以具揮發性通調血分之苦酒，而營分之鬱熱始解。今人用醋和面塗傷，能去瘀血，其明證也。婦人肝鬱不調內痛，用醋炒柴胡、醋磨青皮、白芍，其痛立解，當亦以其能達血鬱之故，則苦酒之作用可知矣。庸工動稱能斂肝陰，豈仲師用苦酒之旨乎？所以六七日乃解者，以久鬱之邪未易戰勝也。所以心煩者，營分久鬱，而主血之藏虛，一時不勝藥力也。（卷之三）

陸淵雷曰（《金匱要略今釋》）：黃汗之病，發熱，身腫痛，口渴，皆與歷節相類。歷節之誘因爲外濕，黃汗亦云水從汗孔入得之，是黃汗與歷節之病因、病狀俱似也。汗之所以黃，當因高熱溶解紅血球，血色素化爲稜形麻血晶，從汗液排泄之故，是亦熱溶血證，說在《傷寒論今釋》。依理皮膚當發黃疸，下文桂枝加黃耆湯治黃汗者，亦治黃疸，可以見焉。後人列爲五疸之一，未嘗不是。潘氏《續焰》辨其非疸，特未深考耳。然黃汗病，未嘗目見。西醫書載風濕病之證候，亦但云多酸臭汗，不云色黃，更不云併發黃疸，記此以俟實驗。又，尤注所舉第四條之文，尤於彼注，屬之皮水，當從此注爲正。（卷五）

原文 黃汗之病，兩脛自冷；假令發熱，此屬歷節。食已汗出，又身常暮盜汗出者，此勞氣也；若汗出已，反發熱者，久久其身必甲錯；發熱不止者，必生惡瘡。若身重，汗出已輒輕者，久久必身瞤，瞤即胸中痛，又從腰以上必汗出，下無汗，腰髖弛痛，如有物在皮中狀，劇者不能食，身疼重，煩躁，小便不利，此爲黃汗，桂枝加黃耆湯主之。（二十九）

桂枝加黃耆湯方

桂枝　芍藥各叁兩　甘草貳兩　生薑叁兩　大棗十二枚　黃耆貳兩

上六味，以水八升，煮取三升，溫服一升，須臾飲熱稀粥一升餘，以助藥力，溫服取微汗；若不汗，更服。

趙以德曰（《金匱方論衍義》）：此黃汗之病，由陰陽水火不既濟。陰陽者，榮衛之主；榮衛者，陰陽之用。是故陰陽不既濟，而榮衛亦不循行上下，於是陽火與榮衛獨壅於上，爲黃汗；陰水獨積於下，致兩脛冷。設陽火獨盛，及肌肉，則發熱；陰水寒，及筋骨，則歷節痛。若夫起居飲食過節之勞，必傷脾胃，脾胃傷則榮衛不充於腠理，是以食入所長之陽，即與勞氣相搏，散出爲汗。又或日暮氣門不閉，其津液常泄，爲盜汗也。凡汗出必當熱解，今汗已反發熱者，是邪氣勝而津液亡也；津液亡則肌膚無以潤澤，久久必枯濇而甲錯。發熱不已，其熱逆於肉理，乃生惡瘡。若邪正相搏於分肉間，則身重，汗出已；雖身重輒輕，然正氣又從汗散而虛，榮衛衰微，脉絡皆空，久邪氣熱生風，風火動於分肉脉絡間，必作身瞤。瞤即胸中痛者，由胸中屬肺金，主氣，行榮衛之部，氣海在焉。所虛之氣，不勝風火之擊，是以痛也。又從腰以上必汗出者，腰以上，陽也，爲陽與榮衛俱全虛，腠理不密，故津液被風火泄出也；腰以下，陰也，爲孤陰痹於下，故無汗。所以腰髖弛痛，如有物在皮中狀者，即《內經》之謂痛痹逢寒則蟲之類也。劇則不能食，身疼，煩躁，小便不利者，爲榮衛虛甚，穀氣不化，故不能食；榮衛不充於分肉，故身疼重；胃中虛，熱上注心中，作煩躁；小便不利者，因津液從汗出故也。

由是言之，此條黃汗，首尾盡在脾胃不能運行陰陽之化所致耳。汗出下寒則冷，此榮衛之變，不能領其陽上下循環而然也。假令發熱，是衛氣觸陽邪而盛，因陰邪而衰微；榮氣不與衛氣通，養其筋骨，遂成歷節痛，此榮衛之變，失養筋骨而然也。凡飲食入胃，穀之精微化爲榮衛，今以房勞傷其陰精，榮氣衰微，衛失相恃，獨浮於脉外，故食入乘其穀氣，熱熏即作汗出。其榮衛暮當行陰，爲榮微不領衛入，而衛自微，浮於表，不入於陰，寢則外泄成盜汗，此榮衛之變不和於脉之外內而然也。榮衛者，一陰一陽，相傍則成合和，循行皮膚肌肉，遇邪抑遏則熱，汗出則熱散，此其常也。今汗出反發熱，不爲汗解，是鬱熱之氣在榮血之中；久久津液脫亡，榮血衰微，不滋於皮膚，遂成皴揭枯燥，如甲錯；其血熱逆於肉理，則成惡瘡。此榮衛之變在皮膚肌肉而熱也。榮衛滯於肌肉，則身重，得汗出則和，和則身輕，輕則汗當止；久不止，是衛氣泄，榮氣微，脉絡空虛，風火之邪乘虛而入，作身瞤瞤動。榮衛出自胸中，榮衛虛而胸中亦虛，邪氣因擊成痛。此榮衛之變在脉絡胸中而然也。身之上下，陰陽固有定位，然必榮衛周流，與之交媾，今榮衛既不通和，陽無自而降，陰無自而昇，於是陽從上泄，陰從下滯，相擊於身半之界，遂成身以上汗，以下無汗，腰髖弛痛。此榮衛之變在上下阻隔而然也。衛氣周行於內外，固有從其所過而發痛病者，亦必有所不至之處而病者，所不至則氣不化，凡出納安神，心氣化爲要，氣不化，烏得不病乎？今榮衛不得周流，則三焦無所御，四屬斷絕，於是上焦主行榮衛氣不化，則榮衛不復布，與邪相滯，在皮中作有物狀，劇則至於中焦，主納之氣亦不化，則不能消穀引食；外不養四屬而作身痛重，內不養其心神而爲煩躁。下焦主出，氣不化則小便不利。此榮衛之變不輸布於三焦而然也。

雖病變不一，其盡因榮衛之所致。由是而言，榮衛之病，於黃汗之病，獨此數變而已乎？豈非仲景舉其概，以爲準繩者？在《傷寒》，用桂枝調和榮衛法如轉丸，隨病加減，豈仲景獨詳於彼而略於此哉！古人有云：書不盡言。此之謂歟？（卷中）

徐彬曰（《金匱要略論注》）：此段論黃汗中，變證零雜，同歸於黃汗，其治大同而小異也。謂黃汗病，由水氣傷心，故熱聚心胸，君火不能下交於腎，每兩脛自冷，自者真氣不下，非足下另受邪也。假令發熱而足脛亦熱，是風寒歷於肢節而痛，故曰此屬歷節。其汗出之期，乃心火爲水濕所傷，不能生土，中氣虛餒，心主血，榮分虛熱，於是食已，胃勞火動，則汗當暮，陰虛則汗，故曰此榮氣也。乃又設言汗與發熱，及身重相並之際，以盡病態，曰假若汗出已，宜身涼，今因內邪盛而反熱，則皮膚之陰氣，爲汗所鑠，久久必甲錯；更發熱不止，榮氣熱附，則生惡瘡。假若身本重，濕也，汗出已輒輕，是表濕爲汗所衰，但暫輕而不能終止其重，則內氣愈虛，內虛，則肌肉瞤瞤動也。胸中痛，氣不運也。又或元氣上下不能貫串，則腰以上汗，下無汗，於是元氣不能及下，則腰䯋弛痛，弛如脫也。如有物在皮中狀，不便捷也，其劇而危者，胸中之元氣傷，則不能食。周身之陰氣窒，則身疼。氣壅則煩燥，心火鬱冒，而熱氣下流，則溺澀。然皆積漸所至，其原總由水氣傷心，而病日深，故曰此爲黃汗。藥用桂枝加黃耆者，調和榮衛而暢其氣，則補正即所以驅邪耳。較防己黃耆湯，不用防己，謂黃汗病肌表之濕原不多也；較耆芍桂酒湯，去酒加薑、棗、甘草及粥，和調其胸中之內氣，以補爲攻，而無取酒力之迅速也；比治血痹，桂枝黃耆五物湯，多生甘草，取其瀉入心之邪也。（卷十四）

李彣曰（《金匱要略廣注》）：黃汗脛冷，水濕下流也。發熱則兼表證，爲風濕相搏，故爲歷節，非黃汗也然前節黃汗亦發熱。食已汗出，胃氣外泄也。日暮屬陰，盜汗爲陰虛血屬陰，此屬勞氣，以勞則氣耗，故令津液溢出而盜汗，亦非黃汗也盜汗見虛勞。發熱，則榮衛不和，氣血銷鑠，故身甲錯，發熱不止，則熱蓄腐爛，故生惡瘡。濕勝則身重，汗出輒輕，濕氣散也。然表虛亡陽，不免身瞤，且陽受氣於胸中，亡陽，故胸痛也。腰以上汗出，下無汗，則濕氣鬱滯，不克外散，故腰䯋弛痛，如有物在皮中狀也。劇者不能食，以脾惡濕，濕勝則脾困。身疼重，濕流關節也。煩躁、小便不利，水氣不泄，邪正相攻，而成懊憹也。桂枝湯解肌，加黃耆以實表。

按仲景麻黃、桂枝二湯，俱汗劑也。然去濕則用麻黃加术湯，以固中氣；治黃汗則用桂枝加黃耆湯，以實衛氣。可見發汗者，不可令如水流漓，但令微微似有汗出者，此風濕俱去也。（卷中）

沈明宗曰（《沈注金匱要略》）：此辨黃汗傳變營衛諸證也。汗出入水，水傷心屬所主之營，然水氣通於腎，腎水應接，亦受其邪。水挾腎陰上逆心脾，使營衛之氣則不下達，故兩脛自冷。即《難經》"腎主濕，入心爲汗，足脛寒而逆"是也。腎濕上逆心脾，濕熱鬱蒸，營氣外越，則爲黃汗。汗傷營血，表裏有邪，所以發熱。若脛不冷，便爲歷節矣。蓋飲食入胃，穀與邪氣鬱蒸，營氣外越，則食已汗出。邪入於營，故暮常盜汗。此汗乃營氣所化也。因汗出營虛，故反發熱，正虛邪實，久則營血枯竭，身必甲錯。甲錯者，如魚鱗乾枯之狀也。營虛則發熱不止，邪氣逆於肉理，營衛不利，必生惡瘡。身重汗出已輒輕者，邪從汗泄，暫覺輕舒，但真氣不充肌肉，久久必身瞤瞤。瞤瞤者，氣虛肌肉蠕動是也。邪氣上逆，營衛不利，即胸中痛。衛虛則汗從腰以上有，營閉下焦，故無汗。而腰䯋弛痛，如有物在皮中堅硬不仁矣。若劇者，胃氣亦傷，則不能食。而身體疼重，因黃汗出而泄傷陰血，邪氣上逆於心，故煩躁而小便不利。方用桂枝湯加黃耆，和營衛而固表氣，俾正氣足而邪自散矣。（卷十四）

尤怡曰（《金匱要略心典》）：兩脛自冷者，陽被鬱而不下通也。黃汗本發熱，此云假令發熱，便爲歷節者，謂脛熱，非謂身熱也，蓋歷節黃汗，病形相似，而歷節一身盡熱，黃汗則身熱而脛冷也。食已汗出，又身嘗暮臥盜汗出者，榮中之熱，因氣之動而外浮，或乘陽之間而潛出也。然黃汗鬱證也，汗出則有外達之機，若汗出已反發熱者，是熱與汗俱出於外，久而肌膚甲錯，或生惡瘡，所謂自內之外而盛於外也。若汗出已身重輒輕者，是濕與汗俱出也，然濕雖出而陽亦傷，久必身瞤而胸中痛。若從腰以上汗出，下無汗者，是陽上通而不下通也，故腰䯋弛痛，如有物在皮中狀。其病之劇而未經得汗

525

者，則窒於胸中而不能食；壅於肉理而身體重；鬱於心而煩躁；閉於下而小便不通利也。此其進退微甚之機，不同如此，而要皆水氣傷心之所致，故曰此爲黃汗。桂枝、黃耆亦行陽散邪之法，而尤賴飲熱稀粥取汗，以發交鬱之邪也。（卷中）

黃元御曰（《金匱懸解》）：黃汗之病，經熱內鬱，而不外達，故兩脛自冷。假令發熱，是寒濕格其陽氣，外熱內寒，此屬歷節。黃汗外冷內熱，食後已水穀未消，中氣脹滿，經熱愈鬱，皮毛蒸泄，是以汗出。又暮常盜汗出者，此衝氣不斂，營氣之外泄也。若汗出之後，反更發熱者，經熱不爲汗減，久而營血瘀蒸，不能外華，皮腠肌膚枯濇，必生甲錯。發熱不止，血肉腐潰，必生惡瘡。若身體沉重，汗後輒輕者，濕隨汗泄，暫時輕鬆，久而汗奪血虛，木枯風作，必生瞤動。瞤即風木鬱衝，胸中疼痛。風木昇泄，故汗出腰半以上。風木鬱勃，經絡鼓盪，故腰膁弛痛，如有物在皮中。濕遏經絡，故身體疼重，煩躁。濕旺木鬱，故小便不利。此爲黃汗，宜桂枝加黃耆湯，薑、甘、大棗培土而和中，芍藥、桂枝通經而瀉熱，黃耆助衛氣以達皮毛。輔以熱粥，而發微汗，以瀉經絡之鬱熱也。（卷十）

陳念祖曰（《金匱要略淺注》）：此言黃汗變證不一，總緣發黃本爲鬱病，得汗不能透徹，則鬱熱不得外達，所以又出一桂枝加黃耆之方法也。（卷六）

朱光被曰（《金匱要略正義》）：此歷敘黃汗病中所變現之證，究其原而出其治也。蓋黃汗本乎濕熱上聚，直傷榮分，上焦失降，故兩脛自冷，非下焦另受濕邪也。濕熱鬱蒸，必致發熱。病歷節者，血虛濕注，經絡因痹也。食已汗出者，食入則火動，氣蒸而外越也。常暮盜汗者，陰邪擾攘陰分，榮液乘間出奔也。此皆榮氣爲病，正由汗多，陽浮血奪所致，於是即汗出發熱，身重或輕。相因之際而細繹其遷變之病情。如汗已復熱，營氣益耗，肌膚無血榮養，必爲之甲錯矣。更發熱不止，營氣與熱相搏，必主生惡瘡也。濕本身重，汗出則濕減而身輒輕，然身雖暫輕，而裏氣益傷，肌肉必瞤瞤動。以其邪聚上焦，故胸中常痛。且邪聚上焦而肆其縱橫，故上體有汗而下自無汗，一身分爲兩截。腰髖弛痛者，腰以下無氣以維繫之，若欲脫而痛也。至於如有物在皮中狀，濕邪壅阻之情形，初不僅瞤瞤肉動矣，甚至胃氣亦稟之濕濁而不能食矣。周身之氣機窒滯，疼而且重矣。邪擾心榮，故煩躁。邪阻肺衛，故溺濇也。榮衛交痹，三焦壅閉，然究其原，總由水從汗孔入，劫營奪血所致，正其名曰"此爲黃汗"。以見證雖央雜，不離調和榮衛方法。藥用桂枝加耆，以病機全在汗多，不得不以固表爲汲汲耳。（卷下）

唐宗海曰（《金匱要略淺注補正》）：此要分作四節解，中兩節是借賓定主，首言黃汗之證，陽氣不得下通，身熱而脛冷，爲黃汗之的證，此爲首段。假令發熱，"假令"字反承上文，則"發熱"字正對"脛冷"，是言兩脛發熱也。兩脛發熱則屬歷節，而非黃汗，此爲第二段。又有似黃汗而非黃汗證者，食已則衛強而汗出，又暮夜陽不入陰，常盜汗者，非黃汗也，此爲榮血阻滯其氣也。若盜汗既出後而熱退者，是氣隨汗出，而榮血尚得暫爲安靜，不入暮即不發熱矣。設汗出後熱仍不息，反發熱者，是鬱氣不能盡泄，榮滯不得暫安，久久榮血凝濇，衛氣熏灼而爲乾血，身必甲錯。血爲氣蒸則化膿，故發熱。若不止而不盜汗者，則氣更不得泄，必蒸爲惡瘡。此出汗是榮氣，此發熱爲乾血或惡瘡，皆非黃汗之發熱出汗也。此爲第三段。以下乃入正文，申明黃汗之證曰：若黃汗是濕病，必身重，得汗出已，其濕略泄，則身輒輕，便知其病在濕鬱。久久必身瞤瞤者，陽氣欲通而不得通也。即胸中鬱而不開則痛，與小柴胡之胸滿、小結胸之胸痛，皆是鬱而不開之例。又從腰以上汗出，下無汗，即是鬱而不通身熱，而兩脛自冷之例也。臕股骨弛痛，如有物在皮中狀，皆是陽氣不達於下也，下無汗，故如有物在皮中，即《傷寒論》如蟲行皮中同例。劇則不能食，身疼重，小便不利，皆氣不通達，爲黃汗之的證也。如此分段則能解矣。又用方亦可知矣。（卷六）

曹穎甫曰（《金匱發微》）：中風之證，受病於肌腠，內困於脾陽，則用桂枝湯助脾陽以解肌，使汗從腠理外泄。脾統血而主肌肉，肌肉爲血絡凝聚之處，故風鬱肌理者，宜桂枝湯，所以達營鬱也。風從皮毛入，邪薄肌肉，遏其營分，是生表熱。惟黃汗一證所以異於中風者，足脛必冷，所以然者，陽鬱於上而不下通也。中風證有汗，黃汗證亦有汗，或食已汗出，或暮夜盜汗，皆爲營熱外達；或汗出不解，反至發熱，則營分熱度更高，久必皮膚甲錯而生惡瘡。試觀癰瘍外證，先病熱與腫，爲血鬱增熱，繼則劇痛，爲熱甚血敗，敗即膿成，待醫者決其膿，其痛始定。此即營分鬱熱必致癰膿之明證也。或身重而汗已輒輕者，濕將與汗俱去也。然汗出陽傷，久必身瞤。瞤者，如目光之旋，閃鑠不定，彼此互相跳動也。浮陽張於外，牽掣胸中，胸中陰液已虧，不能外應，故瞤見於外而痛應於裏。若腰以上汗出而不及腰以下，則汗濕在下而腰臕弛痛。少陽三焦道路，由腎而下屬膀胱，陽不下通，故腰以下多所牽掣，如有物在皮中狀。又其甚者，胸中發抒水氣之樞機，一時停頓，脾陽不能作汗外泄，故濕阻胃之上口而不能食；濕在肌肉，故身疼重；心陽被鬱，故煩躁；陽氣在上吸水不得下行，故小便不利。究其所以然，實由水濕鬱其營血所致。要知黃汗一證，肌表以久汗而虛，不同中風之爲卒病，此桂枝湯所以加固表之黃耆也。（卷之三）

陸淵雷曰（《金匱要略今釋》）：據前條，黃汗本發熱。此云假令發熱，此屬歷節（歷節篇亦云爾）者，承脛而言，謂假令兩脛亦熱也。生惡瘡一節，元胤以爲不屬黃汗，程氏仍屬黃汗。案首條云："久不愈，必致癰膿。"則程氏爲是。勞氣甲錯惡瘡，雖與黃汗有異，亦皆桂枝加黃耆湯所主。血痹虛勞篇之黃耆桂枝五物湯、黃耆建中湯，藥味皆相似。今之中醫外科，用黃耆爲排膿生肌之劑，可以見焉。（卷五）

原文 師曰：寸口脈遲而澀，遲則爲寒，澀爲血不足。趺陽脈微而遲，微則爲氣，遲則爲寒，寒氣不足，則手足逆冷；手足逆冷，則榮衛不利；榮衛不利，則腹滿脅鳴相逐，氣轉膀胱，榮衛俱勞；陽氣不通即身冷，陰氣不通即骨疼；陽前通則惡寒，陰前通則痹不仁。陰陽相得，其氣乃行，大氣一轉，其氣乃散；實則失氣，虛則遺尿，名曰氣分。（三十）

趙以德曰（《金匱方論衍義》）：人之血氣、榮衛皆生於穀，穀入於胃，化爲精微；脾與胃以膜相連，主四肢，於是脾輸穀氣於三陰，胃輸穀氣於三陽，其大經皆起於手足，故內外悉藉穀氣溫養之也。

寸口以候榮衛，趺陽以候脾胃，脾胃之脉虛寒，則手足不得稟水穀氣，日以益衰，故逆冷也，手足逆冷則榮衛之運行陰陽六經者皆不利，榮衛不利則逆冷之氣入積於中而不瀉，不瀉則内之温氣去，寒獨留，寒獨留則脾氣不行而腹滿。脾之募，在季脇章門，寒氣入於募，正當少陽經脉之所過，且少陽爲樞，主爲十二官行氣之使；少陽之府，三焦也，既不得行昇發之氣於上焦以化榮衛，乃引其在腹與入募之寒相逐，入於上焦之下輸，下輸屬膀胱也。當其時，衛微榮衰，衛氣不能行其陽於表，即身冷；榮氣不能行其陰於裏，即骨痛。陽雖前通，而身冷少除；然衛氣未與榮之陰和，孤陽獨至，衛氣終不充於腠理，故惡寒。陰雖前通，而骨痛少愈；然榮氣未與衛之陽合，孤陰獨至，終不温分肉，故痹而不仁。必從膻中氣海之宗氣通轉，然後陰陽和，榮衛布，其邪氣乃從下焦而散也。下焦者，中瀆之官，水道出焉，前後二竅皆屬之，前竅屬陽，後竅屬陰。陽道實，則前竅固，邪自後竅失氣而出之；陽道虛，則從前竅遺尿而去矣。爲大氣一轉而邪散，故名曰氣分。（卷中）

徐彬曰（《金匱要略論注》）：此段非黃汗證。乃因黃汗證之脉遲，上下榮衛不相通徹，及久而胸中痛、腰臏痛、身疼重之發於氣分，故推類而及於虛寒證，氣血不足原於氣分者，詳其病之所以得、所以愈、所以同、所以異者，以啟人認證之聰。謂寸口脉主榮衛，遲而濇，遲爲陽虧，寒也；濇爲陰虧，血不足也。趺陽脉主脾胃，微則胃之元氣衰，則虛氣反瘀，故曰微則爲氣，遲亦寒也。前云洪則爲氣，氣盛也。此云微則爲氣，氣虛也。合而言之，寒也，氣也，血不足也，是氣血大虛，而加之以寒。手足爲諸陽之本，真氣不到，則逆冷。陽氣起於四肢，以貫周身而調榮衛，逆冷則榮衛不利，不利則真氣乏，而虛氣横溢，反似有餘，乃腹滿脇鳴相逐氣轉，而膀胱榮衛，無真陽以統之，皆疲勞困乏，故曰俱勞。於是膀胱之太陽無主，則陽氣不通而身冷，榮衛之陰氣大虛，則陰氣不通而骨疼。其或飲食之氣道開，而陽氣前通，則一身之陽氣仍阻而惡寒；其或飲食之滋養潤，而陰氣前通，則一身之陰氣仍槁而痹不仁。總由陰陽相睽，閉塞成瘀，傾瘀之道，豈有外於調元，以成資始資生之用，故曰：陰陽相得，其氣乃行，大氣一轉，其氣乃散。此即由乾健，而元亨利貞之理也。氣既瘀塞，則實者失氣，邪從大便而瀉；虛者遺尿，邪從小便而瀉。其原雖亦血不足，而病之所以成、所以散，實一氣主之，故曰氣分。

論曰：仲景於論正水後，結出一血分，於論黃汗後，結出一氣分，何也？蓋正水由腎受邪，發於下焦，下焦血爲主用，故論正水而因及於經血不通。黃汗由心受邪，發於上焦，上焦氣爲主用，故因黃汗而推及於大氣不轉。唯上下焦之氣血陰陽不同，此仲景治黃汗以桂枝爲君主，取其化氣。而治正水以麻黃爲君主，取其入榮也。石水以附子爲主，取其滋陰也。審其立言之次第，則立方之意，不曉然耶。（卷十四）

李彣曰（《金匱要略廣注》）：寸口，脉肺也，有遲而濇之見證，則不能通調水道。趺陽者，胃脉也，有微而遲之諸證，則土弱不能制水，此水氣病之所由來也。陰陽不通者，氣爲鬱結也；陰陽前通者，氣又散亡也。故陽結則氣衰而身冷，陰結則血濇而骨疼，陽亡則表虛而惡寒，陰亡則爲血虛而痹不仁也。大凡水病所生，皆因氣不利，而水亦爲之不利，故必陰陽相得，正氣乃行。元氣爲大氣，大氣一轉，邪氣乃散，而水亦散矣。實者，脾經邪氣實也，即前腹滿之謂，《靈樞》云：脾經得後與氣，則快然如衰，故實則失氣大便穢氣。虛者，膀胱正氣虛也，即前氣轉膀胱之謂，經云膀胱不約爲遺溺，故虛則遺尿。氣轉謂氣下泄也，即不約之意。此皆邪盛正衰，故失氣者，邪氣仍不得散，遺尿者，水氣仍未嘗行，而爲氣分也。

王肯堂曰：血分，謂血不通利而脹；氣分，謂氣不通利而脹，非脹滿之外，又有血分氣分之病也。蓋氣血不通利，則水亦不通利而尿少，尿少則腹中水漸積而爲脹。但血分者，血積胞門而病發於下，先經斷後病水脹。氣分者，心下堅大而病發於上，先病水脹後經斷也。（卷中）

沈明宗曰（《沈注金匱要略》）：此心腎陰陽，胃中營衛，合病之大法也。寸主心火，火虛則陽氣不足，故脉遲爲寒。而火虛則營血不流，衛不獨行，故脉濇，爲血不足，氣血皆虛，則脉遲而濇也。又以趺陽脉辨營衛之虛實，微爲衛氣不足，曰微則爲氣。遲爲陰盛陽虛，曰遲則爲寒。而衛虛陰盛，營血不流，故手足逆冷。陰盛上逆，則腹滿脅鳴，邪隨經脉，相逐氣轉，則膀胱營衛俱勞。經云巨陽主氣，爲諸陽所屬，要知膀胱乃主周身陽氣，內行津液營衛，外護皮毛肌肉。若營衛俱勞，滯而不行，陽氣不通則身冷，陰氣不通則骨疼。然雖不通，或飲食之氣充開膀胱之陽氣前通，而營氣仍自內鬱則惡寒，或陰前通，陽氣仍自不溫於分肉則痺不仁，必陰陽俱通，營衛相和，膻中宗氣一轉，大氣乃行，痺着之邪相隨而去，謂大氣一轉，其氣乃散。而實者失氣，邪從大便喧吹而泄，虛者遺溺，邪從小便而去。此陽虛氣滯化水，而精血爲痺，故曰氣分。（卷十四）

尤怡曰（《金匱要略心典》）：微則爲氣者，爲氣不足也。寒氣不足，該寸口、趺陽爲言，寒而氣血復不足也。寒氣不足，則手足無氣而逆冷，榮衛無源而不利，由是藏府之中，真氣不充，而客寒獨勝，則腹滿脅鳴相逐。氣轉膀胱，即後所謂失氣、遺溺之端也。榮衛俱勞者，榮衛俱乏竭也。陽氣溫於表，故不通則身冷；陰氣榮於裏，故不通即骨疼。不通者，虛極而不能行，與有餘而壅者不同。陽前通則惡寒，陰前通則痺不仁者，陽先行而陰不與俱行，則陰失陽而惡寒，陰先行而陽不與俱行，則陽獨滯而痺不仁也。蓋陰與陽常相須也，不可失，失則氣機不續而邪乃着，不失則上下交通而邪不容，故曰陰陽相得，其氣乃行，大氣一轉，其氣乃散。失氣、遺溺皆相失之徵。曰氣分者，謂寒氣乘陽之虛，而病於氣也。（卷中）

吳謙曰（《醫宗金鑒》）："名曰氣分"之下，當有下條，"桂枝去芍藥加麻黃附子細辛湯主之"，十五字。

〔注〕寸口脉遲爲寒，脉濇少血，趺陽脉微乏氣，遲亦爲寒，是則氣血俱虛，爲寒氣所干，榮衛不利，陰陽不通，故身寒骨痛，手足逆冷，腹滿腸鳴，惡寒麻痺，失氣遺溺也。此氣血俱虛，寒氣內客之氣脹，故曰氣分。而下條發明主治，用桂枝去芍藥加麻黃附子細辛湯者，溫養榮衛，陰陽發散，寒邪之氣也。

〔集注〕程林曰：氣散必從前後而去，邪氣實則失氣於後，正氣虛則遺溺於前也。（卷二十一）

黃元御曰（《金匱懸解》）：二章總承以上諸水證，雖有表裏之辨，藏府之別，名目非一，證狀不同，其究不過血分、氣分二者而已。氣分之病，心肺之陽虛；血分之病，腎肝之陰盛也。血分病水，因於腎寒，血以水爲母而火爲子，水陰而火陽，往往下寒而下熱。若氣分病水，則火滅而陽亡，上下俱寒也。（卷十）

陳念祖曰（《金匱要略淺注》）：沈目南以"大氣"二字，指膻中之宗氣而言，頗爲得解。喻嘉言《寓意草》謂人身胸中空曠如太空，地氣上則爲雲，必天氣降而爲雨，地氣始收藏不動，誠會上焦如霧、中焦如漚、下焦如瀆之意，則雲行雨施，而後溝瀆皆盈，水道通決，乾坤有一番新景象矣。此義首重在膀胱一經。經云："膀胱者，州都之官，津液存焉，氣化則能出矣。"如人之飲酒無算而不醉者，皆從膀胱之氣化而出也。膻中位於膈內，膀胱位於腹內，膀胱之氣化，則空洞善容，而膻中之氣得以下運，若膀胱不化，則腹先脹，而膻中之氣安能下達耶？然欲膀胱之氣化，其權尤在於葆腎，腎以膀胱爲府者也。腎氣動，必先注於膀胱，屢動不已，膀胱滿脹，勢必奔逆於胸膈，其窒塞之狀，不可明言；腎氣不動，則收藏愈固，膀胱得以清靜無爲，而膻中之氣注之不盈矣。膻中之氣下注，則胸中曠若太空矣。（卷六）

朱光被曰（《金匱要略正義》）：此從黃汗病之究竟而極言之，謂黃汗本乎濕熱，久而不治，元氣自削，終必底於虛寒也。如黃汗之脈本沉遲，今寸口脈遲而澀，趺陽脈遲而微，遲爲寒，是寒爲病之本來，澀爲榮血不足，微爲胃氣不充，是病深日久之致變也。本寒而兼以氣血不足，則周身之大氣俱爲病氣錮蔽，由是而手足逆冷，陽痹不布四肢也。榮衛不利，外內爲邪所痹也，爲腹滿，爲脅鳴。陰寒之氣轉展相逐，而無所施泄，則庶惟日出有曜，陰邪見晛而消而無何。膀胱無氣以化，榮衛無氣以行，疲極困憊，所謂膀胱榮衛俱勞也。衛行於身之表，表陽不通則身冷，榮行於身之裏，裏陰不通則骨疼。如衛氣欲先通，而寒邪尚阻於榮分，則必惡寒，如太陽寒傷榮之惡寒也。如榮氣欲先通，而寒邪尚搏於衛分，則必痹而不仁，如太陽表實欲作剛痙之象是也。總由陰陽相阻，閉塞成痼，必使天氣清而後地氣寧，周身之大氣一轉，而後久痹之邪氣始散，此自然之理也。失氣遺溺，虛寒若見於下焦，仲景明示之曰此屬上焦氣分，只是氣分不開而已。開氣分，即轉大氣之謂也。下條桂、甘、薑、棗、麻、辛、附子，即轉大氣之方也。（卷下）

嚴鴻志曰（《金匱廣義》）：寸口脈遲澀，趺陽脈微遲，澀爲血少，微爲氣虛，遲爲有寒之診。如是則氣血俱虛，寒氣干之，則營衛不利，不利則手足逆冷，腹滿腸鳴；致陰陽氣不相通利，或爲身冷惡寒，或爲骨疼麻痹，種種諸證，所由來也。設陰陽相得，其氣乃行，大氣一轉，其氣乃散，實者不過失氣，虛者則且遺溺。此病屬氣分，可用桂枝去芍藥加麻黃附子細辛湯，溫養營衛陰陽，發散寒邪之氣爲宜耳。（卷三）

陸淵雷曰（《金匱要略今釋》）：此條詞氣，非仲景家言。《金鑒》以爲名曰氣分之下，當有下條"桂枝去芍藥加麻黃附子細辛湯（即桂薑草棗黃辛附子湯）主之"十五字。余謂下條之方，證候不備，後人因補注此條耳。今尋其說理，殊無深旨。姑錄尤、沈二家之注如上，學者記其證而略其詞，可也。失氣遺溺，尤氏以爲病進之徵，沈氏以爲病去之候，二說相反，尤義爲長矣。（卷五）

原文 氣分，心下堅，大如盤，邊如旋杯，水飲所作。桂枝去芍藥加麻辛附子湯主之。（三十一）

桂枝去芍藥加麻黃細辛附子湯方

桂枝叁兩　生薑叁兩　甘草貳二兩　大棗十二枚　麻黃　細辛各二兩　附子一枚，炮

上七味，以水七升，煮麻黃，去上沫，內諸藥，煮取二升，分溫三服。當汗出，如蟲行皮中，即愈。

趙以德曰（《金匱方論衍義》）：觀夫是證，與上條所敘病不同，名之氣分乃同。與下條所敘同。（卷中）

徐彬曰（《金匱要略論注》）：黃汗發於上焦氣分，故前節，因黃汗而推及於氣分病者。此即言氣分病，而大氣不轉，心下堅大如盤者，其證實心腎交病不止，如黃汗之專在上焦矣。蓋心下固屬胃口之上，宜責上焦，然腎爲胃關，假使腎家之龍火無虧，則客邪焉能凝結胃上而堅且大耶。邊如旋盃，乃形容堅結而氣不得通，水飲俱從旁漉轉，狀如此也。唯真火不足，君火又虧，故上不能降，下不能昇。所以藥既用桂、甘、薑、棗以和其上，而復用麻黃、附子、細辛少陰的劑，以治其下，庶上下交通而病愈，所謂大氣一轉，其氣乃散也。（卷十四）

李彣曰（《金匱要略廣注》）：心下，屬上焦陽部，故心下堅、大如盤爲氣分也，邊如旋杯，高而小也，水氣凝結之狀。下文邊如旋盤，低而大也，水氣散漫之形，即此便有表裏之分。故本方，汗劑也，服後當汗出如蟲行皮中，水氣外散也。下節枳术湯，內消藥也，服後得腹中軟，則水氣亦潛通矣。

桂枝湯去芍藥，恐酸斂也，加麻黃出汗，附子溫經，細辛散水氣以去內寒，此即《內經》發表不遠熱之意。（卷中）

沈明宗曰（《沈注金匱要略》）：此氣分外腫內脹而出方也。心胃膀胱陽虛爲氣分，前言已悉，茲述其方。心下者，即胃脘之上也。雖上焦宗氣虛而不布，誠因中虛氣餒，衛氣虛而不運，以挾外飲之水，津液痰涎，膠結於中，則心下堅大如盤，邊如旋杯，勢必外腫而內脹之篤。故以桂枝湯調和營衛，而去酸收之芍藥，加附子、細辛，溫補上中下三焦之陽，兼逐水濕下行，以麻黃開腠而通表裏之陽，俾汗出如蟲行皮中，則飲濕之邪去，而胸中堅大如盤，曠若太虛矣。下出水飲所作枳术湯一方，乃內證似同，但身不腫爲異耳。（卷十四）

魏荔彤曰（《金匱要略方論本義》）：氣分之爲病，心下堅，大如盤，邊如旋杯。見此非他，有積聚也，乃即水氣病中，陰寒內結之形象也。仲景明之爲水飲所作，不必於水飲之外求陰寒，當於水飲之中求陰寒。何因有結聚堅實也？則非其人虛寒之甚，不能有也。主之以桂枝去芍藥加麻辛附子湯，去芍藥之酸寒，加麻黃、附子、細辛溫經散寒之品於昇陽補中之內，所以治水濕也，即所以治虛寒也，標本並理之法也。服後汗出如蟲行皮中者，陽氣通於榮衛，而不至榮衛不利矣。（卷中）

尤怡曰（《金匱要略心典》）：氣分即寒氣乘陽之虛，而結於氣者，心下堅大如盤，

邊如旋盤，其勢亦已甚矣。然不直攻其氣，而以辛甘溫藥，行陽以化氣，視後人之襲用枳、朴、香、砂者，工拙懸殊矣。云當汗出如蟲行皮中者，蓋欲使既結之陽，復行周身而愈也。（卷中）

吳謙曰（《醫宗金鑒》）："氣分，心下堅，大如盤，邊如旋杯，水飲所作"之十六字，當是衍文，觀心下堅之本條自知。"桂枝去芍藥加麻黃附子細辛湯主之"十五字，當在上條氣分之下，義始相屬，正是氣分之治法，必是錯簡在此。（卷二十一）

黃元御曰（《金匱懸解》）：氣分，清陽之位，而濁氣痞塞，心下堅，大如盤，邊如旋杯，此下焦陰邪逆填陽位，必緣土敗而水侮也。桂甘薑棗麻附細辛湯，甘草培其土虛，附子溫其水寒，麻黃瀉其滯氣，薑、桂、細辛降其濁陰也。（卷十）

朱光被曰（《金匱要略正義》）：病既在氣分，則主治惟在上焦。心下屬上焦，堅大如盤，上焦邪結也。然邊如旋杯，是中間邪結，而四旁尚有正氣得以流行，治法正可藉此一線以爲轉機。桂甘薑棗以運動榮衛之正氣，麻辛附子以宣道少陰之真氣，所謂大氣一轉，而心下堅大之邪自散也。（卷下）

陳元犀曰（《金匱方歌括》）：此證是心腎交病，上不能降，下不能昇，日積月纍，如鐵石難破。方中用麻黃、桂枝、生薑以攻其上，附子、細辛以攻其下，甘草、大棗補中焦以運其氣。庶上下之氣交通，而病可愈，所謂大氣一轉，其結乃散也。（卷四）

陸淵雷曰（《金匱要略今釋》）：此條與下條，證候悉同，而方藥絕異。惟下條不冠氣分二字，於是《金鑒》以爲本方主氣分，氣分心下不堅，非水飲所作。下條枳术湯，主心下堅，水飲所作，而不名氣分，故其刪接如此。今案《巢源》既云氣分由於水飲搏氣，而《肘後・卒心痛門》載枳术湯云：心下堅痛，大如碗，邊如旋柈（即盤字），名爲氣分，水飲所結。《外臺》第七卷心痛癥塊門引張文仲，亦同。則知心下堅痛，如碗如盤，爲氣分正證。而氣分之病，正因水飲所作也。雖然正證悉同，而方藥絕異。臨牀施治，將如何決擇？晉人有知其法者，爲桂薑草棗黃辛附子湯，補注於前矣（《脉經》亦載此文，故知爲晉人所補）。今摘其證候，爲手足逆冷，腹滿腸鳴相逐，或身冷，或骨疼，或惡寒，或痹不仁，故有氣分正證，又有此等兼證者，本方所主也；無此等兼證者，枳术湯所主也。蓋逆冷、骨疼、惡寒者，所謂少陰證，而麻附細辛湯之合方也。學者觀方後諸家之用法，則本方之主治益明。又《傷寒・太陽篇》云：心下滿，微痛，小便不利者，桂枝去芍藥（原文去桂，誤。詳《傷寒論今釋》）加茯苓白术湯主之。彼亦爲水飲，但因小便不利故加苓、术，其桂枝去芍藥之治心下滿微痛，猶本方之治心下堅痛矣。況麻、附、細辛，俱能逐水，豈得謂非水飲所作乎。由是言之，《金鑒》接本方於前條，是也。刪本條"心下堅"以下十六字，非也。尤氏刪"水飲所作"四字，亦非也。又案此下二條，證則心下堅痛，藥則枳實、白术，是亦胃病，當屬痰飲，不當屬水氣。（卷五）

原文 心下堅大如盤，邊如旋盤，水飲所作，枳术湯主之。（三十二）
枳术湯方
枳實七枚　白术二兩
上二味，以水五升，煮取三升，分溫三服，腹中耎，即當散也。

趙以德曰（《金匱方論衍義》）：心下，胃上脘也。胃氣弱，則所飲之水入不消，痞結而堅。必強其胃，消其痞。白术健脾強胃；枳實善消心下痞，逐停水，散滯血。（卷中）

徐彬曰（《金匱要略論注》）：前方既心腎交治，然此證亦有中氣素虛，痰飲驟結者。則此之心下堅，實由水飲所作，當專治其飲，故以枳术湯，一補一瀉，但病狀既同，何從辨其水飲，度久暫形氣之間，必有不同者耳。若盤字乃即盂字，偶誤勿泥。蓋堅大如盤，上之取義在大，邊如旋盂，下之取義在圓，不應又取大字義耳，合言之，總是堅大而圓也。此條不復冠以氣分二字，要知推廣病狀相同，而實不同者言之，非前二條之積虛而氣分病矣。（卷十四）

李彣曰（《金匱要略廣注》）：枳實消脹，苦以瀉之也；白术去濕，苦以燥之也。後張易水治痞，用枳术丸，亦從此湯化出，但此乃水飲所作，用湯以蕩滌之，彼屬食積所傷，則用丸以消磨之。一湯一丸，各有深意，非漫無主張也。（卷中）

沈明宗曰（《沈注金匱要略》）：此濕熱致痞，與上條證同而因異也。脾胃氣虛，風邪乘土，風濕相搏，氣虛不統，津液水飲化為痰飲，而成痞滿。經謂太陰所至，飲積中滿是也。仲景遠慮後人誤用桂、甘、薑、棗、麻、辛、附子之熱劑，所以重出枳术湯而示別之。方以枳實驅逐痰飲，而瀉其實熱之滿；白术健脾，而燥濕補正也。蓋見心下堅大如盤，當審虛實寒熱，脉之浮沉遲數大小為異，毋得執方而誤用也。（卷十四）

尤怡曰（《金匱要略心典》）：證與上同。曰水飲所作者，所以別於氣分也。氣無形，以辛甘散之；水有形，以苦泄之也。（卷中）

吳謙曰（《醫宗金鑒》）：心下堅，大如盤，邊如旋盤，此裏水所作也。似當下而不可下者，以堅大而不滿痛，是為水氣虛結，未可下也。故以白术倍枳實，補正而兼破堅，氣行則結開，兩得之矣。此裏水不可下之和劑也。

〔集注〕程林曰：此證如盤而不如盂，是水飲散漫之狀也。以散漫於心下如盤，不必辛熱之劑以發之，但用枳、术以散之，得腹中軟而水自消矣。（卷二十一）

陳念祖曰（《金匱要略淺注》）：若夫病源不同，而病形相類者，不可不辨而藥之。心下堅，大如盤，邊如旋盤，當於所言之病因病證細辨，而知其係水飲所作，乃氣分之大分別也。水有形，藥宜苦泄，以枳术湯主之。

此言水氣以別乎氣分，亦借賓以定主也。（卷六）

朱光被曰（《金匱要略正義》）：猶是心下邪結也，而虛實有別，則治法迥殊。如前證有為水飲所作者，飲為有形之邪，即可於有形中治之。枳术湯甘補苦泄，以開痞結，與前證之治法大相徑庭矣。按前證之堅大如盤，純是一團陰寒之氣凝結，治貴溫運正氣以散邪結，是從盤之四旁擊散中堅法也。此條水飲結聚成痞，治惟开散痞結為主，故不嫌直攻其堅壘，以安輯其四旁也。仲景特出二條，證同而治異處，以見治病必求其本也。（卷下）

陳元犀曰（《金匱方歌括》）：言水飲，所以別於氣分也。氣無形，以辛甘散之；水有形，以苦泄之。方中取白术之溫以健運，枳實之寒以消導，意深哉！（卷四）

高學山曰（《高注金匱要略》）：此非承接寸口遲濇、趺陽微遲之脉而言，乃就上條心下堅大，而言氣實致水，似同實異之變證也。但除診脉外，其外證頗難辨認，惟是氣中虛而致水者，其心下則中平而邊高；氣中實而致水者，其心下則中高而邊平，爲少異耳。盃深而高，盤淺而低，故取以爲辨也。然所謂氣實者，非充實之謂，乃即胸痹門之留氣，留氣實於心下，而水飲上昇，於是氣以提飲，飲以附氣，留氣留飲，兩相搏結，而成堅大之形者，譬之乾雲在天，其色常白，鬱久不散，地氣上昇，地乃濕氣，雲濕相併，其色漸黑，沉濃鬱滯，懸而未下之象。故以破氣之枳實爲君，先散留氣；以燥濕之白术爲佐，並去留飲，則氣泄而水自下注。故曰腹中輭，即水散矣。若於寸口遲濇、跌陽微遲之脉，上焦中焦，寒氣不足之證，投以破損高眞之枳實，用至七枚，其不心憒憒而忙亂欲死者，幾希矣。我故曰，此氣實致水之變證變治也。

留氣，見胸痹注，留飲，見痰飲注。

嚴鴻志曰（《金匱廣義》）：心下者，胃也。水飲所入，積而不去，致成堅大如盤，邊如旋盤之狀，其脾之不能運輸也可知，不去其堅，裏水愈結，故用枳實白术湯。以枳實善能破堅，白术善能健脾，則胃強堅化，其水去也。（卷三）

曹穎甫曰（《金匱發微》）：診病之法，惟外證同而虛實異治者，爲不易辨也。同一心下堅大如盤、邊如旋盤之證（旋盤，按之硬，若盃之旋轉而高出）。何以一則宜上下表裏通行溫散，汗出如蟲行皮中而愈；一則用攻堅燥濕，三服後腹中軟而愈。蓋氣分之脉必兼遲濇，水飲之脉必見沉弦，此脉之易辨者也。氣分則見窒塞，水飲必將內痛，此證情之易辨者也。氣爲寒約，則溫以散之；寒因水實，則攻而和之。此仲師所以稱醫聖也。（卷之三）

附方

《外臺》防己黃耆湯：治風水，脉浮爲在表，其人或頭汗出，表無他病，病者但下重，從腰以上爲和，腰以下當腫及陰，難以屈伸。

趙以德曰（《金匱方論衍義》）：頭汗者，風；腰以下腫者，水甚於風。故表無他病，當治腰下爲要。然是湯前條治風水在表，此可治風水在下之病，何也？

考之本草，謂防己療風水腫，手脚攣急，李東垣亦以治腰以下至足腫，濕熱盛，脉浮，頭汗。雖曰表無他病，然與表同，故可通治。（卷中）

徐彬曰（《金匱要略論注》）：前仲景立風水方，既以脉浮身重、汗出惡風爲正則，而主防己黃耆湯；又出一急風、一身悉腫者爲變證，而主越婢湯矣。然而人身上下，更有風濕偏勝者，或陽分爲汗解，而陰分無汗，則或頭汗而上和，下重而陰腫，此仍當從風濕緩治，則亦主防己黃耆湯，不得如急風之用越婢矣。故特補《外臺》方論，以詳風水之變態云。（卷十四）

沈明宗曰（《沈注金匱要略》）：此乃濕從下受。濕多風少，故用黃耆實表，使水不得上溢；以防己驅除風濕，术、草健脾，薑、棗以宣營衛，俾營衛和而濕自除矣。（卷十四）

黃疸病脉證並治第十五

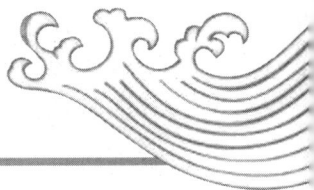

寸口脉浮而緩，浮則爲風，緩則爲痹。痹非中風，四肢苦煩，脾色必黃，瘀熱以行。（一）

趙以德曰（《金匱方論衍義》）：脾胃者，主四肢，合肌肉，其色黃，其氣化濕，其性痞着，其脉遲緩，所畏風木。

凡風者，善行數變，若中風而風獨行者，開則泄皮毛以出汗，閉則熱肌肉以悶亂，今風與濕相搏，則成痹。所痹之風則不能如中風之善行，內鬱爲瘀熱，鬱極乃發風，風性動，挾其脾胃所積之瘀熱以行，從而走四肢，欲散而不散，爲之苦煩；出肌膚，爲之色黃；緣風所挾而出，故脉浮；因濕所痹，故脉緩也。（卷中）

徐彬曰（《金匱要略論注》）：此總言黃疸，初時由風兼挾寒濕，後則變熱也。其先辨之寸口脉若浮而緩，浮緩亦專主風，然浮，風也，自黃者言之，緩則挾濕，故曰痹，濕熱相蒸而肌痹也。《內經》曰風寒濕合而爲痹，則風不足以概病，故曰痹非中風。然熱爲病情，風爲病因，風熱乃陽邪，陽邪入陽，四肢爲諸陽之本，邪入而苦煩，煩者風熱也，四肢又屬脾，脾屬土，土色黃，故曰脾色必黃，見疸病所因雖不同，必內傷於脾也。脾色必黃，不獨四肢，然脾氣行四肢，故脾鬱則煩，先見四肢而黃隨之也。然至於黃，則熱反不堅結於內，故曰瘀熱以行，此言黃疸之病，概由熱鬱而外蒸也。

論曰：仲景首揭黃疸之脉，主之以風，而推及於痹，是明言黃疸之病，風寒濕兼有之矣。故後言風寒相搏，又曰黃家所得，從濕得之，然觀其後所出方，雖有穀疸、女勞疸、正黃疸之別，未嘗專於治風，專於治寒，專於治濕。唯清熱開鬱，而爲肺爲胃，爲脾爲腎，分因用藥，絕不兼補，豈非治黃疸法，以清熱開鬱爲主，雖亦有汗下之說，而破氣與溫補，大汗及大下，皆非所宜乎。（卷十五）

李彣曰（《金匱要略廣注》）：浮則爲風者，熱極生風，邪氣外擁也；緩則爲痹者，土性緩，緩爲痹疾，脾經濕熱不攘也。太陽中風脉浮而緩，太陰傷寒亦脉浮而緩。經云：脉浮而緩者，係在太陰，太陰身當發黃。此痹屬太陰，恐誤認爲太陽中風，故辨云痹非中風也。四肢苦煩者，脾主四肢，濕熱外困也。脾屬土，故色黃，瘀熱行，故成黃疸。此統論疸病之大概也。（卷中）

沈明宗曰（《沈注金匱要略》）：此辨風濕成癉也。寸口主氣，氣分受邪，其脉則浮，曰浮則爲風，而緩脉爲濕，此風多於濕，故脉浮而緩。風濕鬱結，邪正爲痹。痹者，閉也，因風拒閉營衛爲痹，非《內經》風寒濕三氣之痹。謂痹非中風，但風入脾胃，風濕鬱蒸，邪化爲熱而越於外，四肢苦煩，即風淫末疾之義。然脾鬱困極，真色走

於肌膚，脾色必黃，故爲瘀熱以行。（卷十五）

魏荔彤曰（《金匱要略方論本義》）：黃疸病者，濕病也。《內經》有風水黃水之辨，曰：頸脈動，喘疾欬，曰水。目裹微腫如臥蠶起之狀，曰水。溺黃赤，安臥者，黃疸。已食如飢者，胃疸。面腫曰風。足脛腫曰水。目黃者曰黃疸。是疸病與風水之證，又異流同源，俱爲脾土失令，而濕邪盛行之故也。是以自昔言疸，必兼風而言。蓋風盛則脾衰，脾衰則濕注，挾風寒於外則爲痹，挾熱邪於內則成疸，一定不易之理也。仲景於是先明其脈證以別之，如寸口脈浮而緩者，何故？浮者風也，緩者痹也。痹之爲義，原取乎凝聚貼伏；風之爲邪，原屬乎流走動蕩。故脈浮者，風象也，而脈緩者，痹象也。但痹有痹於分肉者，有痹於榮衛者，有痹於軀殼之內、胸脅之間者，有痹於氣分者，〔批〕辨證極細。痹於分肉者，則痛痹、周痹之類也；痹於榮衛，則中風，四肢苦煩之類也；痹於血分，血痹之類也；痹於軀殼之內、胸脅之間者，胸痹之類也；痹於氣分，黃疸是也。痹雖同，而痹之所在不同，其證亦因之迥異。此立名辨證者，不可不詳察也。然疸病何以又屬之痹？疸者，痹之發見；痹者，疸之根維也。必有寒濕之邪痹着於氣分，爲候日久，變熱成瘀，鬱而不開，蒸爲黃色，使脾家正色因熱外見，此疸病之色黃爲脾色，而疸病之濕邪，即熱邪之由來也。故仲景首標於疸病之前，以示人知其端倪云爾。（卷中）

尤怡曰（《金匱要略心典》）：脈浮爲風，脈緩爲濕，云爲痹者，風與濕合而痹也；然非風痹疼痛之謂，故又曰痹非中風。所以然者，風得濕而變熱，濕應脾而內行，是以四肢不疼而苦煩，脾藏瘀熱而色黃。脾者四運之軸也，脾以其所瘀之熱，轉輸流布，而肢體面目盡黃矣，故曰瘀熱以行。（卷下）

黃元御曰（《金匱懸解》）：寸口以候三陰，寸口脈浮而緩，浮則爲表中於風，緩則爲肌膚之痹，是爲風痹，非中風也。風痹於表，則四肢苦煩，脾色必黃，瘀熱以行。蓋脾爲濕土，其色爲黃，脾氣內遏，不得四達，故濕瘀爲熱，黃色外發。四肢秉氣於脾，脾病不得行氣於四肢，故四肢煩生。

《素問·平人氣象論》：溺黃赤，安臥者，黃疸。目黃者，曰黃疸。《靈樞·論疾診尺》：身痛而色微黃，齒垢黃，爪甲上黃，黃疸也。黃疸者，土濕而木鬱，木主五色，入土則化黃。溺者，肝木之疏泄，目者，肝木之開竅，爪甲者，筋之餘，肝木之主司，安臥者，脾之倦，肝木之傷克，風木不鬱，不成黃疸也。（卷十二）

朱光被曰（《金匱要略正義》）：此明黃疸之邪有挾外感而起者，故脈必先取之寸口也。如浮緩爲傷風脈象，而在疸證見之，浮爲風，而緩則爲濕滯，故曰痹，痹非風痹之謂。只以太陰本有濕熱，得外感之風，相爲醞釀，遂游行於四肢肌肉，由是手足煩熱，色蒸爲黃，而久瘀之濕熱，遂流行於外矣。（卷下）

周孝垓曰（《金匱要略集解》）：此風與濕合而爲痹，非風痹之類，故曰痹非中風。所以然者，風得濕而變熱，濕應脾而內行，脾主四肢，故苦煩；脾屬土，故色黃。《內經》云：身痛而色微黃，齒垢黃，爪甲上黃，爲黃疸是也。（卷中）

唐宗海曰（《金匱要略淺注補正》）：痹非中風，四肢苦煩，相連讀。蓋脈緩者本主風痹。乃今之痹，非中風四肢煩痛之痹，是既無四肢煩痛證，而又見緩脈，其應當在脾經，必係風熱內陷入於脾經，必見脾濕合熱之色，而發黃也。本文一個“非”字，直貫到四肢苦煩；一個必字，恰與上文反接。《淺注》將四肢苦煩，屬於脾色必黃，文法既乖，而脉證亦不合矣。又按瘀熱以行一“瘀”字，便見黃皆發於血分。凡氣分之熱，不得稱“瘀”。小便黃赤短濇，而不發黃者多矣。脾爲太陰濕土，主統血。熱陷血分，脾濕遏鬱，乃發爲黃，故五色惟赤色，受潮濕則發黃色。五行惟火生土，五色惟赤回黃，故必血分濕熱乃發黃也。所以鼻衄、目黃亦是此義。觀茵陳湯，消石、梔子、豬膏，正治黃之方，皆治血分。惟五苓、小半夏，是治氣分。然皆變法也。若茵陳諸方，乃爲正法。可知黃屬血分矣。（卷七）

葉霖曰（《金匱要略闕疑》）：身目俱黃爲疸，疸之名不一，正黃之外，有穀疸、女勞疸、酒疸，其病在脾胃，關及腎與膀胱者，皆爲難治之因。此條首七句是發黃大旨，下推闡其故。黃是脾胃之色，而脾爲陰，胃爲陽，脾體陰而用陽，居胃之上，呼吸消穀，脾失健運，胃熱則蒸。然脾之所以能健運者，又借坎中真陽，真陽衰則脾困，而胃中濁氣乃得流入膀胱。太陽主一身之表，故遍身發黃也。人借穀以生，穀爲土也，故黃穀疸有寒有熱，從胃化爲陽黃，從脾化爲陰黃，雖爲陰，終與寒證有別，熱藥總非所宜。繆仲醇立茵陳附子法，詎非精理，無奈盲瞽醫流未能操刀輒使割斷，爲患無窮，真是癡人前説不得夢也。

黃疸濕熱病也，熱生於外風也，濕生於內即水穀之氣也，疸不可以風治氣（見中風篇），而四肢苦煩，却有風淫末疾之象。蓋風行而着於土，瘀熱必出於表矣，下先分兩股，消穀者爲陽，不消穀而滿爲陰，但陽黃之治易，陰黃之治難。所以然者，傷及脾腎，爲賊邪互克故也。水土多困之體，而又爲風寒相搏，遂令胃中水穀不運，蒸而成黃。

女勞疸至於腹如水狀，脾腎兩敗，故云不治，不當作衍文，此句屬上不屬下，但玩文法，似連下一段，“不治”作衍文爲是。（卷下）

嚴鴻志曰（《金匱廣義》）：黃疸一證，本於濕熱，濕熱爲病，多在脾胃，以脾屬陰土，主濕，胃屬陽土，主熱，中焦濕瘀熱鬱，或外爲風寒相搏，內爲女勞所傷，及食穀飲酒，均能成此病也。如寸口脉浮而緩，浮則爲風，緩則爲痹，浮緩之脉，似屬風痹，但痹非中風之一端，蓋有兼濕者也，今濕瘀脾藏，風淫末疾，故亦見浮緩之脉，所以四肢則苦煩熱，瘀熱不內結而向外行，周身肌膚現脾藏之黃色也。（卷三）

曹穎甫曰（《金匱發微》）：濕與熱並，乃生黃色，苴菜在瓮，醬曲在盦，其明證也。故論黃疸所由成，必先論脾藏之濕。脾主肌肉，而汗泄於肌理，氣達於四肢，則濕無停阻之患。惟風中肌肉，則脾陽必頓，頓則腠理閉塞而肌肉爲痹，四肢爲脾所主，濕熱留於脾藏，故四肢苦煩，風脉本浮，濕痹肌肉則緩，寸口見浮緩之脉。脾中瘀熱行於周身，而面目、爪甲俱黃矣，此一因也。一係胃中之熱，胃熱固能消穀，而肌肉外受風寒，內困脾陽，即宿食爲之停阻，水穀停於中脘，濕熱以日久而增，故趺陽見緊數之脉，便可決爲發黃之漸，此二因也。一係風邪由肌腠入裏，循三焦而下及於腎，腎爲寒水之藏，下有二管，直接膀胱，爲水道所從出，風陽吸於腎，則水道不行，寒邪由肌腠犯脾藏，則脾以虛寒而留濕。食穀即眩者，濕與熱淆雜而濁氣上冒於巔也。寒入足太陰，脾不能爲胃輸津液作汗，濕熱反致內陷，小便不通。胃中濁熱無外出之路，乃由腎而流入膀胱，故於尺部少陰脉浮，見腎水不流，足背趺陽脉緊，見脾陽不運，皆足蘊蒸發黃，此三因也。名曰穀疸。（卷之三）

陸淵雷曰（《金匱要略今釋》）：後世醫家言以黃疸爲脾家瘀熱。脾主濕，故又稱濕熱。本條末二句及尤注，即此意也。舊說所謂脾本指小腸及諸組織之吸收作用，吸收入於血管、淋巴管者，必隨血循環以周行全身，故曰脾主轉輸。古人未明病理實驗，直以膽汁色素爲所瘀之熱，故曰瘀熱以行。然行字暗合循環之義，瘀字又暗合鬱滯之義。膽汁鬱滯入於血循環以發生黃疸，謂之瘀熱以行，乃恰合事實。其云四肢苦煩者，以舊說脾主四肢，故云爾。與《傷寒論》太陰中風之四肢煩疼同意。其實，四肢之煩否，非黃疸之主證。又案：《説文》：疸，黃病也；癉，勞病也。醫書有假癉爲疸者，因又訛癉爲痹，小丹波之校是也。（卷五）

原文 趺陽脉緊而數，數則爲熱，熱則消穀，緊則爲寒，食即爲滿。尺脉浮爲傷腎，趺陽脉緊爲傷脾。風寒相搏，食穀即眩，穀氣不消，胃中苦濁，濁氣下流，小便不通，陰被其寒，熱流膀胱，身體盡黃，名曰穀疸。額上黑，微汗出，手足中熱，薄暮即發，膀胱急，小便自利，名曰女勞疸。腹如水狀，不治。心中懊憹而熱，不能食，時欲吐，名曰酒疸。（二）

趙以德曰（《金匱方論衍義》）：穀疸證，趺陽脉緊數者，何寒而致其緊，何熱而致其數？尺脉浮何爲傷腎？趺陽脉緊何又爲傷脾？風從何生？不究其由，難明其病，病不明則莫知所治矣。

竊嘗思之，天之六氣，感人藏府，而應於脉診，因以數爲熱，以緊爲寒者矣。然而人之藏府氣化，亦有風寒濕熱燥火，與天氣同其名，寒熱温涼同其性，陰陽表裏同其情，浮沉遲數同其病，將何以求其天人之異乎？雖然，亦或有可求之理：天氣從八風之變，邪自外入；人氣從七情、色慾、飲食、勞役之傷，邪自內出。詳是，穀疸由人氣所化之淫邪爲病，非天氣也。

蓋脾胃之土，有陽土，有陰土，脾陰而胃陽。陰陽離決，二氣不合，則胃獨聚其陽以成熱，爲病消穀；脾獨聚其陰以成寒，爲腹滿。於是寒熱見緊數之脉。而緊又謂之傷脾者，乃肝木挾腎寒乘虛害其土，故曰風寒相搏。食入於胃，長氣於陽，肝木之風，得陽則動，是以食穀即頭目眩運也。腎屬水，藏精，實則脉沉，虛則脉浮；而精生於穀，穀不化則精不生，精不生則腎無所受，無所受則虛，反受下流之脾邪，故曰尺浮傷腎。又曰陰被其寒，陰謂腎，寒謂脾也。此穀氣不消，所化之瘀濁，屬於脾之寒者，下流則傷腎；屬於胃之熱者，下流則傷膀胱。由是小便不通，身體盡黃，生於胃熱食穀之濁，故曰穀疸。不然，何乃陳無擇引是證用苦參丸治？詳其方，苦參、龍膽除胃中伏熱，去黃疸；本草又以二藥能益肝膽，平胃氣。且用豬膽爲使，此非就胃中退鬼賊木火者歟？用大麥者，五穀之長，脾胃之所宜，將引苦參、龍膽入脾土也；本草又曰破冷氣，去腹滿，此非療其脾陰結寒者歟？

由是觀之，腎脉之寒，若不謂藏氣之所化，何無熱藥治之耶？風不謂肝膽之氣，何不散風而瀉火，以治其本耶？

女勞疸，惟言額上黑，不言身黃，簡文也。後賢雖曰交接水中所致，持論一端耳，豈盡其理哉！然以此連於穀疸之後，必胃先有穀氣之濁熱，下傷於腎，而後黑疸，黑疸因黃疸而發也。黃，土色；黑，水色；二藏並病，故黃而加黑耳。何以言其然？蓋胃之經，陽明也，陽明與宗筋合於氣街，因飽食入內，宗筋過用，陰精脫泄，而陽明之濕熱乘虛下流於腎，腎中之火亦乘於陽明，上下交馳，胃土發越而色黃，相火出炎水中而色黑，二藏並病，故二色並見。

其黑色先見於額者，腎脉雖不至於額，然膀胱出脉，上巔交鼻額。火性炎上，故以腎火從膀胱上越。更以額爲神庭，屬心部；心，火之主也，況心腎子午同化，君火以足經之火，炎就手經，亦必出於額。額者，火之巔也，煙焰所顯之地。又，心主汗，火越於此，汗亦出於此，所以顯黑微汗也。手足心熱者，手心乃包絡滎穴，足心乃腎之井穴；心腎火盛，則應之薄暮即發。膀胱急，小便自利者，乃陽明主闔，日暮陽明收斂，濕熱下流，膀胱之氣雖滿急，然其氣降，故小便自利。若濕熱相火鬱甚，腎水之氣不行而蓄積，其腹脹如水狀者，則腎衰矣，故難治。此以氣受病者言之，若血病而黑，則如下條女勞疸云云。

酒疸者，過飲所致也。酒以五穀所醖，濕熱有毒，其氣歸心，其味歸脾胃。胃，陽土也，主昇；脾，有土也，主降；胃得之則熱甚，脾得之則陰傷；陰傷則不能降，不降則所飲停而不去，氣熏於心，心神不寧，而作懊憹。氣痞中焦，故不能食。蓄積乃發，故時欲嘔而身盡黃也。（卷中）

徐彬曰（《金匱要略論注》）：此段言穀疸病，脉證相因之理也。謂肌肉者，脾胃所主，黃則由脾胃有傷，趺陽者，脾胃主脉也，故責之。若緊而數，數爲熱，熱故消穀，挾緊是本寒而標熱矣，本先受寒，寒則爲滿，言穀雖易消，而時滿也。此雖胃病，然腎爲胃關，其使胃不能消穀，則腎必先傷，故龍火不能上昇腐熟五穀，於是推原於寸口之浮，浮在尺則傷腎，又趺陽脉見緊則傷脾，脾腎俱傷，則風寒相搏，脾不能輸精於肝肺，而病氣隨經上注於目，故食即眩，《千金方》連旋轉言。脾既不能輸精而上干，其穀氣自然不消，於是胃中清陽之氣不昇而苦濁。小便者，氣化所從出，昇降廢，而濁氣下流，小便無氣以化，反有鬱熱相干，漸乃不通，若是者何也？藏陰被寒之傷，而客熱流入膀胱也，膀胱爲太陽，統一身肌表之陽，寒熱相鬱則一身盡黃矣。此雖病本風寒，傷兼脾腎，假使穀氣消，則正足以勝邪，今不消而胃濁，胃濁而致黃，是穀非致黃之因，而實主黃之媒也，故曰穀疸，以別於病黃疸，而與穀不相妨者耳。

此言黃雖必由於脾傷，而致傷之原，有因腎者，其證必額上黑。蓋額者心之部也。腎邪重，則水勝火，黑爲水色，而見於火部矣。手勞宮屬心，足涌泉屬腎，腎虛而水火不相濟，則熱中者概言手足也。人之呼吸，晝行陽二十五度，夜行陰二十五度，一日五十度周於身，而日暮則交於酉，酉主腎，因原有虛熱，衛氣並之，即發於手足而熱矣。膀胱，腎之府也，腎藏陰虛，則外府自急。然雖急而水出高原，非熱流膀胱之比，故小便不礙而自利。後女勞方下，尚有日晡發熱，反惡寒，少腹滿，身盡黃等證，而皆不列。要知發熱惡寒、腹滿身黃，他證可有，此則腎病所獨異也。故見此數證，名女勞疸，謂房事過當，而致女勞也。然腹如水狀，則脾精不守，先後天俱絕，故不治。

此言黃雖脾色，有因於酒者，酒多濕而性陽，故傷在上焦，心為濕熱所困，則熱而懊憹不安；熱氣病胃，邪不殺穀，則不能食；食不化而氣上逆，則時欲吐。後注穀疸條下，亦有心胸不安句，然此數證，皆不因食穀後發，故知為酒疸。（卷十五）

李彣曰（《金匱要略廣注》）：趺陽，胃脉也。胃熱者，不應復寒，消穀者，不應中滿，今趺陽脉緊而數，寒熱並見，消穀與中滿並行者，何也？蓋胃屬陽明，為水穀之海，其氣近熱，變為熱中，故主消穀，然胃與脾為表裏，脾屬太陰濕土，今又為濕所困，濕氣本寒，故云緊則為寒也。脾又不能運化精微，為胃行其津液，故食即為滿，此胃強脾弱所致也。尺脉屬腎，宜沉，浮則為風，風邪外泄，腎氣不得閉藏，故傷腎。趺陽脉屬土，宜緩，緊則為寒，寒濕內鬱，脾氣不得運磨，故傷脾，是為風寒相搏也。食穀即眩，胃中濕熱上蒸，蔽其清陽之氣也。前云熱則消穀，此何以云穀氣不消？蓋穀雖消而穀之氣仍不消也，於是濕蒸熱淤，胃中苦濁，濁氣下流，小便壅塞不通矣。陰為太陰，被寒者，濕為陰邪，其性本寒也。熱流膀胱者，濕鬱為熱，小便癃閉，故身體盡黃，為穀疸也。

女勞疸屬腎，額為三陽部分，黑為水色，額上黑者，陰乘陽也。微汗出，濕熱熏蒸也。手足背屬陽，手足心屬陰，日中為陽，薄暮屬陰，手足中熱，薄暮即發，陰虛生內熱也。膀胱急者，裏虛氣不內充也。小便利者，腎虛不能閉藏津液也。腹如水狀，氣虛中滿，腎邪乘土脾屬土，其經入脾，故不治。

酒性濕熱，心中懊憹而煩，不食欲吐者，胃為濕熱所困，氣壅上逆，為酒疸。（卷中）

沈明宗曰（《沈注金匱要略》）：此以趺陽脉辨癉病在於脾胃也。癉病始於脾胃，故以趺陽脉辨。見脉緊而數者，緊為寒邪傷營而入脾，數為風邪傷衛，入胃而化熱。然胃風化熱，為熱則消穀，脾寒不磨，食則為滿。寒熱壅逆，正氣不能宣行，脾濕下流，致傷腎水，曰尺脉浮而傷腎。然外寒傳入脾胃，而寒屬陰，以陰從陰，則趺陽脉緊為傷脾，乃脾受寒而胃受風，表裏通氣，故為風寒相搏。若脾單受寒，而胃單受風，與內濕相合，皆致成癉，非盡受風寒也。但食穀入胃，風熱互蒸，上衝於目，故食穀即眩。寒邪傷脾，穀氣不消，津液停滯於胃，化為苦濁，濁氣下流膀胱，濕熱壅閉，則小便不通也。若脾之寒濕下流於腎，為陰被其寒，或胃中風濕流於膀胱，則為熱流膀胱。氣鬱熱蒸，黃色走於肌表，則一身盡黃矣。此因酒食穀麵，內傷脾胃，招邪致病，故曰穀癉。然非盡屬風寒兩受所致乃明，或風或寒，侵入脾胃，而合內濕，以致成癉。此仲景立言章法之妙，諸篇類皆如此。（卷十五）

此因女勞而成癉也。黃癉由酒穀傷於脾胃，相招外邪釀成，已悉於前。此由房勞傷腎，陰水虧而陽火盛，外邪襲入，壅遏胃關，脾胃濕熱，聚而不化，相火挾邪上逆於胃，胃腎互蒸，則額上黑而微汗出。脾腎互蒸，則手足中熱，而肌膚黃黑。蓋申酉陽明自旺，濕熱下流膀胱與腎，為薄暮即發。證顯發熱惡寒，此顯經病也；若府病，則膀胱脹急矣。陰精受邪，氣分不為邪阻，故小便自利，日久必致脾腎氣血兩痹，則腹脹滿，

曰腹如水狀，即不治矣。（卷十五）

前云穀食傷於脾胃招邪而爲穀癉，此傷酒濕招邪，故爲酒癉。酒味濕熱，鬱蒸中宮，上衝於心，陽火不寧，則心煩懊憹而熱。濕熱壅胃，故不能食。邪機上逆，則時欲吐。欲吐者，乃欲吐而不能吐也。若肌皮未黃而見此證，即是欲發酒癉之徵矣。（卷十五）

尤怡曰（《金匱要略心典》）：趺陽脉數爲熱者，其熱在胃，故消穀；脉緊爲寒者，其寒在脾，故滿，滿者必生濕，胃熱而脾濕，亦黃病之原也。尺脉浮爲傷腎者，風傷腎也；趺陽脉緊爲傷脾者，寒傷脾也，腎得風而生熱，脾得寒而生濕，又黃病之原也。濕熱相合，其氣必歸脾胃，脾胃者，食廩之官也，穀入而助其熱則眩，穀不消而氣以瘀，則胃中苦濁，濁氣當出下竅。若小便通，則濁隨溺去，今不通，則濁雖下流而不外出，於是陰受其濕，陽受其熱，轉相流被而身體盡黃矣。曰穀癉者，病雖始於風寒，而實成於穀氣耳。

腎勞而熱，黑色上山，猶脾病而黃外見也。額於部爲庭。《靈樞》云：庭者，顏也。又云：腎病也，觀與顏黑。微汗出者，腎熱上行，而氣通於心也。手足心熱，薄暮即發者，病在裏在陰也。膀胱急者，腎熱所逼也。小便自利，病不在府也。此得之房勞過度，熱從腎出，故名曰女勞癉。若腹如水狀，則不特陰傷，陽亦傷矣。故曰不治。

懊憹，鬱悶不寧之意。熱內蓄則不能食，熱上衝則時欲吐，酒氣熏心而味歸脾胃也，此得之飲酒過多所致，故名酒癉。（卷下）

吳謙曰（《醫宗金鑒》）：今趺陽緊數而尺脉浮，四肢苦煩，身面色黃，乃疸病也。黃，土色也，土病則見之。土屬脾胃，脾爲陰土主濕，胃爲陽土主熱，故凡病疸，皆爲濕瘀熱鬱也，行於外則必四肢苦煩、身面發黃也。蓋其人素有濕熱，外被風寒相搏，內爲女勞所傷，及食穀飲酒，或與濕瘀，或與熱鬱，皆能爲是病也。若胃脉數，是熱勝於濕，則從胃陽熱化，熱則消穀，故能食而謂之陽黃。若胃脉緊，是濕勝於熱，則從脾陰寒化，寒則不食，故食即滿而謂之陰黃也。陽黃則爲熱疸、酒疸，陰黃則爲女勞疸、穀疸。若尺脉不沉而浮，則爲傷腎，腎傷病疸，亦爲女勞疸也。胃脉不緩而緊，則爲傷脾，脾傷病疸，亦爲穀疸也。穀疸則食穀即滿，穀氣不消，胃中苦濁，清氣阻於上行，故頭眩也，濁氣流於膀胱，故小便不通也。女勞疸則額上黑，腎病色也；微汗出，濕不瘀也；五心熱，薄暮發，腎陰熱也；膀胱急，小便利，下焦虛也。腹滿如水狀，脾腎兩敗，故謂不治也。若心中懊憹，熱不能食，時欲吐，小腹滿，小便不利，雖見目青面黑，必是酒疸病也。（卷二十二）

朱光被曰（《金匱要略正義》）：疸本脾胃主病，故以趺陽爲主脉，趺陽脉緊而數，數爲胃府熱，熱故消穀，緊爲脾藏寒，寒則爲滿。滿者，穀之精氣不化，停而爲濕故也。此疸病之因於脾家寒濕者以此，脾家寒濕，全賴下焦之真氣運行。今尺脉不沉而浮，浮爲風脉，風陽擾攘，腎氣先傷，合之趺陽之脉緊，爲寒傷脾，寒與風搏，釀成濕熱，壅阻中焦。食穀即眩者，胃雖消穀，而穀之精氣不消，積爲濕濁，上干則目眩，下流則小便不利，是太陰雖被寒鬱，而鬱久化成之温（批）"温"恐是"濕"。熱，流禍膀胱，膀胱行氣於肌表，自一身盡黃矣。名曰穀疸，以脾病不能爲胃行氣消穀所致也。（卷下）

丹波元堅曰（《金匱玉函要略述義》）：按先兄曰，"尺脉浮爲傷腎，趺陽脉腎爲傷脾"二句插入，以對示女勞疸、穀疸二證之脉，此不承"食即爲滿"句，亦不接"風寒相搏"句。注家與上下相連爲解，殆覺舛謬。又陰被其寒，諸注以陰爲腎藏，似失當。

特尤氏曰：穀不消而氣以瘀，則胃中苦濁，濁氣當出下竅。若小便通，則濁隨溺去。今不通，則濁雖下流，而不外出。於是陰受其濕，陽受其熱，轉相流被，而身體盡黃矣。

朱氏曰：是太陰雖被寒鬱，而鬱久化成之濕熱，流禍膀胱，並是。又按女勞疸，注家以爲腎熱，其説誠是。蓋人斲喪太過，精液虧乏，則腎中之陽必亢極，營血爲之鬱顯，遂爲發黃也。又此證小便自利，魏氏曰陽虛氣降，無所收攝節制也。《金鑒》曰：膀胱急，小便利，下焦虛也。腹滿如水狀，脾腎兩敗，故謂不治也。亦是一説。蓋此證本是下虛，故其初小便不禁，久而真元閉絶，小便不利，遂至腹如水狀也。

又按舒氏《傷寒論集注》曰：酒中有熱有濕，均足爲患，因其本氣而患之。本氣虛寒者，本不患熱，惟患其濕。真陽素旺者，不患其濕，而患其熱。此本於張介賓酒泄説，然其意少異。蓋酒疸之證，舒氏所謂，不患其濕，而患其熱者也。（卷中）

高學山曰（《高注金匱要略》）：趺陽，主中土，脉宜優柔和平以象土德。若體緊而至數，數爲熱，趺陽熱，則火邪盛而善於殺穀，故熱則消穀；緊爲寒，趺陽寒，則真氣衰而食氣壓火，故初食則滿也。夫消穀則不宜滿，滿則不宜消穀，其所以互見者，蓋腎中精足，則火嘗畏伏而不敢自見。尺脉浮，則精虛，而腎氣有不固之象，故知傷腎。腎傷，故趺陽以數見矣。又脾陽德健，則氣嘗温暢，而不致結束。趺陽脉緊，則陽衰，而脾氣有凝斂之象，故知傷脾。脾傷，故趺陽以緊見矣。二句，是自注上文之所以寒熱互見也。風寒，非指外感，謂風生於熱，寒生於虛之候。熱風虛寒，兩相搏擊，於是熱風之性，喜於上炎，虛寒之氣，力不下運，故食即暈眩，穀氣不消，與上文熱則消穀，非矛盾也。蓋消穀，就形質之易於腐化而言；不消，就穀氣之不能分消而言。以邪火所殺之穀氣，堆貯胃中，則胃不空靈，而以穢濁爲苦矣。濁氣下流，則熱瘀而化機壅滯，故小便不通。夫脾寒之氣，内被少、厥兩陰，則分運穀氣之權愈微；胃熱之邪，下流膀胱諸府，則留閉水飲之候兼作，熱濕交蒸，身體盡黃。名曰穀疸者，其因如此也。

唐宗海曰（《金匱要略淺注補正》）：陰被其寒，是言太陰，脾受寒生濕。此句總承上文。脉緊爲傷脾，穀氣不消而言。總見脾寒生濕也。熱流膀胱，是言陽明胃熱。此句是總承胃中苦濁，而小便不通言。總見陽明胃熱，陷於濕土之中也。《淺注》解陰爲陰藏，解熱爲邪熱，與上文理不相承接，則義不明矣。（卷七）

嚴鴻志曰（《金匱廣義》）：趺陽脉緊而數，數則爲熱，是熱勝於濕，則從胃陽熱化，而成陽黃之證，故善於消穀；緊則爲寒，是濕勝於熱，則從脾陰寒化，而成陰黃之證，故食即爲滿；若尺脉不沉而浮，是爲傷腎；但浮又主風，趺陽脉不緩而緊，是爲傷脾；但緊又主寒，風寒相搏，故食穀即眩（眩者，風也），穀氣不消（不消者，寒也）；穀氣與邪氣並居胃中，則苦有濁氣；濁氣下流於膀胱，則净府不潔，氣化失司，小便爲之不通。審脉論證，終見太陰脾藏被其寒，致脾陽不運，少陰腎藏被其寒，致腎陽不振，於是陽明水穀之濁氣，流入膀胱，瘀熱不去，致身體盡黃；其黃由於穀氣，故名曰穀疸。如是則疸雖始於風寒，而實成於穀氣耳。

喻嘉言謂此節是論內傷發黃，真是開天闢地未有之奇，東垣《脾胃論》仿佛什一，後世樂宗，《金匱》奧義，置之不講，良可嘆也！夫人身脾胃，居於中土，脾之土體陰而用則陽，胃之土體陽而用則陰，兩者和同，則不剛不柔，胃納穀食，脾行穀氣，通調水道，灌注百脉，相得益彰，其用大矣。惟七情、飢飽、房勞，過於內傷，致令脾胃之陰陽不相協和，胃偏於陽，無脾陰以和之，如造化之有夏無冬，獨聚其熱而消穀，脾偏於陰，無胃陽以和之，如造化之有冬無夏，獨聚其寒而腹滿。其人趺陽之脉緊寒數熱，必有明徵，證其或緊或數，而知脾胃分主其病，證其緊而且數，而知脾胃合受其病，法云精矣，然更有精焉，證其兩尺脉浮，又知並傷其腎。夫腎脉本沉也，胡以反浮？蓋腎藏精者也，而精生於穀，脾不運，胃中穀氣入腎，則精無裨而腎傷，故沉脉反浮也。知尺脉浮爲傷腎，則知趺陽脉緊，即爲傷脾。然緊乃肝脉，正仲景所謂緊乃弦，狀若弓弦之義，脾脉舒緩，受肝木之克賊則變緊，肝之風氣，乘脾聚之寒氣，兩相搏激，食穀即眩，是穀入不能長氣於胃陽，而反動風於脾陰，即胃之聚其熱而消穀者，亦不過蒸爲腐敗之濁氣，而非精華之精氣矣。濁氣由胃熱而下流入膀胱，則膀胱受其熱，氣化不行，小便不通，一身盡黃。濁氣由脾寒而下流入腎，則腎被其寒，而克賊之除，其腹必滿矣。究竟穀疸由胃熱傷其膀胱者多，由脾寒傷其腎者十中一二耳。若飲食傷脾，加以房勞傷腎，其證必腹滿而難治矣。仲景於女勞疸下，重申其義曰，“腹如水狀，不治”，豈不深切著明乎！（卷三）

原文 陽明病，脉遲者，食難用飽，飽則發煩，頭眩，小便必難，此欲作穀疸。雖下之，腹滿如故。所以然者，脉遲故也。（三）

趙以德曰（《金匱方論衍義》）：此證嘗見《傷寒》陽明證中。注曰：陽明病脉遲，則邪方入裏，熱未爲實也。食入於陰，長氣於陽，胃中有熱，食難用飽，飽則微煩而頭眩者，穀所與熱氣相擊，兩熱相合，消搏津液，必小便難。利者不能發黃，言熱得泄也。小便不利，則熱不得泄，身必發黃。疸，黃也；以其發於穀氣之熱，故名穀疸。熱實者，下之則愈；脉遲爲熱氣未實，雖下之，腹滿亦不減也。經曰：脉遲尚未可攻。注文若是。

雖然，脉遲不獨爲熱未實。至若《脉經》曰：關脉遲滯弱者，無胃氣，有熱。由是言之，則胃虛而脉遲者，尤不可攻也。（卷中）

徐彬曰（《金匱要略論注》）：此言穀疸，有偏於寒者。謂穀疸本陽明府病，假如人有病陽明，而身熱汗出，不惡寒，或內實不大便，脉不宜遲而遲，遲則胃虛，寒鬱胃病，故稍能食而不堪飽；飽則不運，故火聚而發煩，濕熱干目而頭眩；濁氣下流而爲小便難；然此乃陰被其寒，寒勝熱，熱未流於膀胱，而有漸致之勢，故曰欲作穀疸。此言陽明病之夾寒者，能變穀疸，微有不同，其辨全在脉。本非胃實，故下之腹滿如故。假令胃不虛寒，水穀自化，疸何由成，故曰所以然者，脉遲故也。（卷十五）

李彣曰（金匱要略廣注）：此即《內經》減穀則愈之旨。陽明者，胃也，主納飲食，脉遲爲無陽，此邪熱不殺穀，故食難用飽也。飽則發煩，以胃虛，食鬱致熱也。頭眩者，胃中苦濁，濁氣上蒸也。小便難，則食鬱不得下泄，膀胱無陽以化，而穀氣積久，濕熱蒸發於外，故欲作穀疸，因其發於穀氣之不運，非實熱內結也，下之，徒虛其胃氣，故腹滿如故，經云脉遲尚未攻是也。（卷中）

沈明宗曰（《沈注金匱要略》）：此乃《傷寒論》中正虛邪實致癉也。陽明病而見脉遲者，是因脾濕氣虛而不健運，故食難用飽，飽則風熱壅遏於胃，上衝則發煩頭眩，流於膀胱則小便難，風濕鬱蒸不散，欲作穀癉。然正虛邪實，不當下而下之，則正愈虛而邪愈盛，腹滿如故。察其所以然者，因氣虛脉遲所致故也。（卷十五）

魏荔彤曰（《金匱要略方論本義》）：此條在《傷寒論》中，余既注之矣。注云：此條乃申解陽明胃虛病有寒有熱，明辨其脉證以立法也。陽明病胃虛則不能成實，不應誤下，上條言之矣。然胃虛一也，而虛寒與虛熱又迥不同，憂不可不辨而誤治也。虛者，固不可作實而攻下；熱者，遽可以作寒而溫補乎？仲景於上條食穀欲嘔中，又示人以推類詳義之法。如陽明病，其人脉遲，遲爲寒，似屬虛寒之診矣。但非不能食，則已不類寒。能食而難用飽，飽則微煩頭眩者，胃惟不寒，故能食，胃惟氣虛，故不用飽。用飽者，受飽也。用飽則以飽爲樂，不用飽則以飽爲苦。微煩頭眩，俱虛而兼熱之象。以此辨胃之虛與上條同，而熱與上條異，仲景示人至明矣。然遲爲寒脉，何云是熱？不知此遲乃兼濇之遲，非沉遲之遲，謂之虛而兼濕熱則可，謂之虛寒則大不可也，故其人必又見小便難一證。虛則氣不充而濕不除，濕則氣不化而熱不消，胃中穀氣不能化正養身，却醞釀濕熱蒸作疸黃之兆。是胃中倉廩所積之穀，霉爛熏黑，太倉紅朽之虞在目前矣。如不除濕清熱、培土消疸爲治，而妄下之，徒使濕因陰寒之藥而愈增，虛因攻下之傷而愈甚，腹滿如故。胃累及脾，表裏受病，而發黃身腫等證浸淫而成矣。仲景乃明其所以然爲訓曰：脉遲故也。言遲則虛而濕之義爲主而熱副之。主治者以除濕培土補中爲君，以清熱消疸爲臣佐之用，斯爲得仲景心法者。余之注《傷寒論》中者，如此諸注以爲脉遲者寒也，而余謂脉遲者濇也。濇者濕也。今注《金匱》見趺陽脉緊，緊爲傷脾之義，乃曉然前說之未盡矣。蓋虛熱在胃，而寒濕乃在脾也。又見仲景緊則爲寒，食即爲滿之文，益曉然前說之憂未盡矣。蓋濕熱在胃爲標，而虛寒在胃爲本也。合《金匱》與《傷寒論》兼言之，而寒熱表裏之故大明，且無不由於胃虛之故亦大明也矣。（卷中）

尤怡曰（《金匱要略心典》）：脉遲胃弱，則穀化不速，穀化不速，則穀氣鬱而生熱，而非胃有實熱，故雖下之而腹滿不去。傷寒裏實，脉遲者尚未可攻，況非裏實者耶。（卷下）

吳謙曰（《醫宗金鑒》）：穀疸屬胃熱，脉當數，今脉遲，脾藏寒也。寒不化穀，所以雖飢欲食，食難用飽，飽則煩悶，胃中填塞健運失常也。清者阻於上昇，故頭眩；濁者阻於下降，故小便難也。此皆欲作穀疸之徵。其證原從太陰寒濕鬱黷而生，若誤以爲陽明熱濕發黃，下之雖腹滿暫減，頃復如故，所以然者，脉遲寒故也。此發明欲作穀疸，屬脾陰寒化而不可下者也。

〔集注〕程林曰：脉遲爲寒，寒不殺穀，故食難用飽。飽則穀氣不消，胃中苦濁，濁氣蘊蓄則發煩，熏蒸則作眩也。小便難者，以脉遲則無陽以施化濁氣，但留於胃而不宣，是以欲作穀疸。若下之，徒虛其胃而腹滿如故也，所以然者，以脉遲爲寒

之故也。（卷二十二）

陳念祖曰（《金匱要略淺注》）：此言胃虛欲作穀疸之證也。（卷七）

周孝垓曰（《金匱要略集解》）：張璐曰：脉遲則表證將除，然得食而發煩，仍是外邪助其內熱也。頭眩者，風邪上攻也。小便難者，濕鬱水道也，水穀之濕得熱蒸而遍身發黃。下之腹滿如故，蓋腹滿已是邪陷，脉遲則胃不實；徒下其糟粕，病既不除，而反害之耳。夫陽明證本當下，至腹滿尤當急下。此下之而腹滿如故者，緣脉遲則胃氣空虛，津液不充，其滿不過虛熱內壅，非結熱當下之比也。可見脉遲胃虛下之無益，則發汗利小便之法，亦屬無益，惟當用和法，如甘草乾薑湯，先溫其中，然後少與調胃，微和胃氣是也。（卷中）

高學山曰（《高注金匱要略》）：此言穀疸之變脉變證也。陽明病，指陽明之府病而言。如病風寒暑濕燥火之後，皆是。蓋謂穀疸之脉，不止趺陽緊數一種。凡陽明府病之後，其脉遲者，以脾胃之陽氣內虛，故其至也。不能連珠魚貫，而見遲遲慢發之狀，倘減穀自節，則其氣猶能勝食而漸化，故食難用飽。飽則食滯而生熱，且將胃脘中之殘液，滲入食中，不能腐化以自還，故煩。煩熱之氣，浮於中者，必炎於上，故頭眩。氣機不下運，則水穀混停，故不便必難。夫熱煩濕滯之邪，團結胃中，脉雖異於二條之緊數者，而其胃中之苦濁，則同。故知亦欲作穀疸也。下之，指後文十五條茵陳湯之謂。蓋茵陳湯雖下其熱煩穀滯，而腹滿如故者，以脉遲陽虛而作虛脹也。愚鄙擬之，或於本湯加乾薑，以爲反佐。則寒熱標本，針鋒互對，而無弊矣。

葉霖曰（《金匱要略闕疑》）：茵陳蒿湯治穀疸，用大黃豈非下乎？然不言脉，脉必數可知也，此言遲，却不出方，後人用胃苓湯加減頗合，韓祗和茵陳橘皮湯可用。此條見《傷寒論·陽明篇》，尚有四條當參核。

穀疸用茵陳蒿湯本是誤篇，此以脉數附會其説，非也。且使其脉果數，亦是客熱，安得用大黃乎？（卷下）

原文 夫病酒黃疸，必小便不利，其候心中熱，足下熱，是其證也。（四）

趙以德曰（《金匱方論衍義》）：酒乃大濕熱物。膀胱者，清净之府，津液藏焉，氣化所出。若過於酒，傷其氣化，小便必難；積於中則心熱，害於腎則足下熱；積成瘀熱，發於外，而爲黃疸也。（卷中）

徐彬曰（《金匱要略論注》）：酒性熱屬陽，上焦先受之。故前注酒疸，以懊憹而熱、不能食、時欲吐爲的證。然其相因爲病者，不止於上也，水出高原，豈有上焦濕熱既甚，而小便反利者，故曰必小便不利。心中固熱，而足下者，腎之部也，濕熱下溜，則腎受之，亦足下熱，故曰是其證也。但從心中熱來，是不得等於穀疸之小便不通，女勞疸之足下熱耳。然酒疸變證，亦有熱去於心，而無熱，且清言了了，其邪竟注於陽明，而腹滿、欲吐、鼻燥者，邪苟近上，脉必浮，宜吐之；邪苟近下，脉必沉弦，宜下之。蓋治陽明唯有吐下兩法也，曰先者倘有未盡之病，再消息也。然酒疸心中熱，方惡其結熱不行，假使欲吐，正熱邪欲出之機，故曰吐之愈。又酒疸，有因誤下而變證雜出，如女勞疸者，但心中與脉，及黑色中之黃，必微有辨。故曰：酒疸下之，久久爲黑疸。謂酒本傷上，脉未及沉，是下未熱也。誤下而陽明病邪，從支別入少陰，則積漸而腎傷，傷則爲黑疸。乙癸同源，故肝亦病而目青，腎氣上乘而面黑，然其心中仍如啖蒜齏狀，則下雖病而酒熱未除也；大便正黑，腎邪乘土也；皮膚不仁，土傷則痹也；但腎邪雖盛，正氣實虛，故脉浮弱；若是則竟類女勞疸，何以辨其爲酒疸？謂雖脾傷而黃，又誤下傷腎，然實因酒而脉終浮，則黑色中，必不如真女勞而微黃，曰雖黑微黃，故知之，示人以微細之辨也。（卷十五）

李彣曰（《金匱要略廣注》）：大寒凝海，惟酒不冰，以其濕熱甚也。酒入於胃，胃中苦濁，小便不利，則濕熱內壅，無所分消，故鬱於上則心中熱，流於下則足下熱也胃脉貫膈下足跗。《內經》云：酒氣盛而慓悍。腎氣日衰，陽氣獨勝，故手足爲之熱也。

喻嘉言曰：酒者清冽之物，不隨濁穢下行，惟喜滲入者也，滲入之處，先從胃入膽，膽爲清净之府，同氣相求故也。然膽之攝受無幾，其次從胃入腸，膀胱滲之，化溺而出，迨至化溺，則所存者，酒之餘質，其烈性惟膽獨當之。每見善飲者，必淺斟緩酌，以待腹中之滲，若連飛數斛，有傾囊而出耳，故飲酒醉後，其膽氣愈橫，不可降伏，而膽之熱汁，滿而溢出於外，以漸滲於經絡，則身目皆黃，爲酒疸之病，以其滲而出也。小便不利者，宜轉驅之納諸膀胱，從溺道分消可也。（卷中）

魏荔彤曰（《金匱要略方論本義》）：仲景又爲明病酒之黃疸，其證必小便不利，其候必心中熱、足下熱。以小便不利，辨小便自利之疸，熱有虛實之分也；以心中、足下熱，辨下焦寒濕，陰被其寒之疸，下有寒熱之分也。明乎此證，而彼證亦可明矣。（卷中）

尤怡曰（《金匱要略心典》）：酒之濕熱，積於中而不下出，則爲酒癉。積於中則心中熱，注於下則足下熱也。（卷下）

吳謙曰（《醫宗金鑒》）：此詳酒疸之病。濕熱生也，必小便不利。其候心中熱，胃府熱也；足下熱，胃經熱也。是其酒疸之證也。

〔集注〕程林曰：夫小便利則濕熱行，不利則濕留於胃，胃脉貫膈下足跗，上熏胃脘則心中熱，下注足跗，則足下熱也。（卷二十二）

黃元御曰（《金匱懸解》）：酒疸陽敗土濕，金鬱於上，不能化津，木遏於下，不能泄水，必小便不利。胃逆而君火不降，則心中熱。脾陷而風木不昇，則足下熱。木中孕火，其氣本溫，木陷於水，溫鬱爲熱，肝脉起於足大指，腎脉起於足心，故足下熱也。緣其中氣頹敗，不能昇降陰陽故也。（卷十二）

朱光被曰（《金匱要略正義》）：此四條詳敘酒疸之病情並治例也。前言心中懊憹而熱，不能食欲吐，爲酒疸之的證。然其候尚不止此也，當其濕熱壅結中焦，天氣不降，則小便不利，有似穀疸；地道不通，則足下熱蒸，有似女勞。惟心中熱爲酒疸所獨耳，然亦有不必心中熱而自清言了了者，亦不必足下熱而但見腹滿欲吐、鼻燥等候者。夫腹滿欲吐、鼻燥，兼見三焦俱受邪阻，病機最難執一，是必憑之於脉，視其邪之高下而施治法。脉浮爲邪盛於上，宜先吐以發越之。脉沉弦爲邪實於下，宜先下以疏泄之。先者，以尚有不盡之病情，漸次調治也。蓋酒疸本屬上焦病，凡一見心中熱欲吐，便是上焦邪鬱，有上越之機，惟乘機以利導之，一吐而愈矣。若至下法，最不可不詳慎。設藏氣虛寒而泛投攻奪，陰邪上逆，較諸女勞腎傷滋甚，故久久亦爲黑疸，並至目青面黑，大便正黑，皮膚搔之不仁，榮傷邪陷，一至於此，女勞中無是證也。乃其心中仍如噉蒜虀狀，是正氣雖傷而鬱熱仍在也。按其脉浮弱，浮爲熱壅而浮，弱爲正虛而弱。又其色黑中微黃，正是邪鬱不解之徵，與女勞之但額上黑者自異。然證雖異，而治要不外清鬱熱和藏陰方法。仲景不另出方，欲學者以三隅反也。（卷下）

高學山曰（《高注金匱要略》）：病酒熱而小便利，則熱隨便減，而不得成疸。故病酒黃疸者，必先以小便不利爲候也。酒性熱而浮且濕，熱從浮見，浮則上炎，故其候，心中熱。熱從濕見，濕多下趨，故其候，足下熱。此三者，爲酒疸之確證也。

唐宗海曰（《金匱要略淺注補正》）：酒味厚，入血分，一入於胃，則上熏心包。故必心中熱，心中懊憹，心中如噉大蒜狀，皆是酒熏心包之故。包絡與三焦相表裏，包絡移熱於三焦，則決瀆不清而小便不利。足下熱亦是血分之熱，與女勞癉之手足心熱，同義也。溫經湯證，手足心熱，皆同義也。知酒癉在血分，益知女勞癉亦在血分。酒癉腹滿與女勞癉之腹滿，皆是瘀血，如溫經之腹滿證，亦是此義。惟其發見之因，各有不同。故不獨溫經湯單治血，與此治法不同。即酒癉、女勞癉，一則傷在包絡，一則傷在胞宮，故治方又各不同。此數節當互參之。（卷七）

嚴鴻志曰（《金匱廣義》）：夫病酒黃疸者，必小便不利，若小便自利，酒濕由小便而解，不致發黃也。其候心中，即胃中，胃有酒濕積聚則生熱，其下注則兩足亦生熱也。或外無身熱，而反讝語，其裏之熱可知，故上則欲吐鼻燥，下則小腹脹滿。其脉浮者，浮主上焦，宜先吐之；脉沉弦者，沉主下焦，宜先下之，亦徹上徹下法也。若但胃中煩熱欲吐者，則吐之愈；若兼懊憹不寧，或熱而疼痛，可以梔子大黃湯主之。蓋豉與梔子，善清濕熱，得枳實、大黃，下之而愈也。（卷三）

曹穎甫曰（《金匱發微》）：酒疸之病，有相因而洊至者。體虛之人，不勝酒力，故濕熱滲下焦而小便不利，不惟酒氣上熏而心中熱，且酒氣下移而足下熱，此爲酒疸之垂成。亦有酒氣不冒於心而肺獨受其熏灼者，則心不熱，心不熱，故神色安靖，出言了了，而鼻中燥熱者，亦爲將成之酒疸。此時病在心肺，或爲心中熱，或爲鼻中燥，以及胃氣上泛欲吐者，皆可用瓜蒂散吐之，濕熱泄於上，酒疸可以不作。若小便不利，足下熱，即爲濕熱下注，但需茵陳梔子大黃湯，下之以泄其熱，酒疸亦可以不作。然必審其脉浮而後可吐，倘屬沉弦，即當先下。此即在高者引而越之，在下者引而竭之之例也。若心中熱而誤下之，則在上之熱未除，在下之陰先竭，積久遂成黑疸，傷其血分，故目青，跌打損傷肌膚見青血者，傷血故也。濕熱不除，面色熏黃，此與濕家身色如熏黃同，但彼爲黃中見黑，此爲黑中見黃，爲小異耳。心熱仍在，懊憹欲死，故如噉蒜狀，猶諺所謂猢猻吃辣胡椒也。酒少飲則能和血，多飲反能傷血，熱瘀在下，熏灼胞中血海，熱血上行，則瘀積腸中，故大便色黑。血不榮於肌表，故皮膚爬搔而不知痛癢。酒氣在上，故脉仍見浮，特因誤下而見弱耳。面色黑而微黃，故知非女勞之比。竊意此證黃連阿膠湯或可療治，或借用百合病之百合地黃湯以清血熱而滋肺陰。附存管見，俟海內明眼人研核之。（卷之三）

原文 酒黃疸者，或無熱，靖言了，腹滿欲吐，鼻燥。其脈浮者，先吐之；沉弦者，先下之，（五）

趙以德曰（《金匱方論衍義》）：酒入胃內，不傷心則無心熱，故神不昏，而謀計之言明慧；不傷腎，則無足熱。但酒停於膈，欲吐；陽明氣鬱於中，成腹滿；陽明脈上入額中，作鼻燥。脈浮者，病膈上，積多在陽，先吐上焦，而後治其中滿；沉弦者，病膈下，積多在陰，先下其中滿，而後治其上焦也。（卷中）

李彣曰（《金匱要略廣注》）：酒性慓悍，聚散不常，當其散時，或無熱，靜言了了；及其聚也，濕熱鬱蒸，腹滿欲吐，胃熱熏肺，肺開竅於鼻孔，胃脈起於鼻之交頞中，故鼻燥也。浮脈屬陽，病在膈上，故先吐之，《經》所謂其高者，因而越之也，沉弦脈屬陰，病在腹裏，故先下之，《經》所謂中滿者，瀉之於內也。（卷中）

沈明宗曰（《沈注金匱要略》）：此酒癉當分濕熱多少而治也。外無惡寒發熱，裏無懊憹讝妄，神思不昏，爲無熱；清言了了，而熱少濕多，邪鬱於脾，故腹滿欲吐。風消津液，上熏肺竅，則鼻燥也。當審脈之浮沉而施吐下，則無誤治之患。然浮者乃風多主病，其性輕揚，邪機上逆，當先吐之。沉弦者，屬陰在裏，乃濕多主病，濕性濁而下流，故當下之，即梔豉茵陳蒿湯之類也。然詳"先"字，要知吐下之後，再以清解餘熱，不待言矣。（卷十五）

尤怡曰（《金匱要略心典》）：酒黃癉者，心中必熱，或亦有不熱，靜言了了者，則其熱不聚於心中，而或從下積爲腹滿，或從上衝爲欲吐鼻燥也。（卷下）

吳謙曰（《醫宗金鑒》）：此詳申酒疸之爲病也。酒體濕而性熱，過飲之人必生濕熱爲疸病也。無熱，無外熱也；讝語、鼻燥，有內熱也；小腹滿，濕熱蓄於膀胱也；欲吐，濕熱釀於胃中也。其脈浮者，酒熱在經，先吐之以解外也；沉弦者，酒飲在裏，先下之以解內也。（卷二十二）

黃元御曰（《金匱懸解》）：酒疸，或心中無熱，靖言了了，煩亂不生，而腹滿欲吐，此緣土濕而胃逆也。肺金莫降，津液不生，是以鼻燥，肺竅於鼻也。其脈浮者，濁瘀在心肺之部，當先吐之。脈沉弦者，濁瘀在肝腎之部，當先下之。以腐敗鬱阻，心肺不降，是以脈浮，心肺之脈浮。腎肝不昇，故脈沉弦，腎脈沉，肝脈弦。吐下之後，腐物涌泄，則心肺下降而腎肝上昇矣。（卷十二）

原文 酒疸，心中熱，欲嘔者，吐之愈。（六）

趙以德曰（《金匱方論衍義》）：酒停胃上脘，則心中熱而欲嘔，必吐去之則可愈。（六）（卷中）

魏荔彤曰（《金匱要略方論本義》）：酒疸無熱者尚可吐，酒疸心中熱者可吐愈不待言矣。然必有欲吐之勢方可吐，不可強迫而擁越之，以傷其胸胃之正氣也。此又爲吐方中度一金針，見無病不宜因勢利導也。知欲吐，吐之則愈；不欲吐而強吐之，不愈可知矣。（卷中）

尤怡曰（《金匮要略心典》）：腹满者，可下之，欲吐者，可因其势而越之；既腹满且欲吐，则可下亦可吐。然必审其脉浮者，则邪近上，宜先吐；脉沉弦者，则邪近下，宜先下也。（卷下）

吴谦曰（《医宗金鉴》）：此详申酒疸宜吐之治也。酒疸，心中热、欲吐者，谓胃中烦乱懊憹欲吐，非吐之不能愈也。

〔集注〕程林曰：后證热深则懊憹欲吐，今微热则心中热亦欲吐。病属上焦，故吐之可愈也。（卷二十二）

黄元御曰（《金匮悬解》）：酒疸，心中烦热，欲作呕吐者，吐之则愈。缘其湿热郁蒸，化生败浊，浊气熏心，故欲作吐。吐其腐败，则恶心呕噦止矣。（卷十二）

陆渊雷曰（《金匮要略今释》）：欲吐，赵刻本作欲呕，今从诸家本改。此即上条證之脉浮者，惟心中热为异，上条云或无热，则热不热本无定也。（卷五）

原文 酒疸下之，久久为黑疸，目青面黑，心中如啖蒜虀状，大便正黑，皮肤爪之不仁，其脉浮弱，虽黑微黄，故知之。（七）

赵以德曰（《金匮方论衍义》）：酒疸之黑，非女劳之黑也。女劳之黑，肾气所发之黑；酒疸之黑，败血之黑。盖因酒之湿热，伤其脾胃，脾胃不和，阳气不化，阴血不运。若更久久下之，则运化之用愈耗矣。故气耗血积，其血败腐瘀，浊色越肌面为黑；味变于心、咽，作嘈杂，心辣如啖蒜虀状；荣血衰而不行，痹于皮肤，爪之不仁，输于大肠，便如漆黑；其目青与脉浮弱，皆病血也。（卷中）

李彣曰（《金匮要略广注》）：酒疸不宜妄下，下之则胃虚内热，久为黑疸，以热极反兼水化也水色黑。肝开窍于目，湿热上蒸，目失清明之气，而反见本藏之色也肝属木，其色青。阳明脉循面，胃热，故面黑也。心中如啖蒜虀状者，湿热熏蒸，心火内烦也。大便正黑，湿热下渗也。皮肤不仁，湿热外壅也。脉浮者，邪气发于外；弱者，正气虚于内也。黑者水色，黄者土色，虽黑微黄，水土争胜，互相克贼也。（卷中）

沈明宗曰（《沈注金匮要略》）：此酒疸大下而变證也。酒疸妄投大下，伤动胃肾津精血气，湿热随虚下趋肾间，耗竭真阴，膀胱气郁，肾火上逆，变为黑疸也。然紧伤则肝气亦伤，肝主色，发露于外，所以肝伤则血不上荣而目青，肾伤则阴火上炎而面黑。阴水既亏，阳光独焰于心胃之间，湿热熏蒸，嘈杂酸辣，譬如啖蒜虀之状。但肾伤则阴火煎熬，故外證面黑，内则大便正黑，是无杂色相兼。肺伤则津液不输于皮毛而皮肤黄燥。肝伤则血不濡筋，爪之不仁矣。盖疸病邪气在胃，是当下夺，何致变證耶？然酒疸乃熟谷之液、陈腐之毒，胃气先伤，藏府资生，久已无赖，所以一下则诸藏尽伤，故当严戒。夫湿热成疸，脉得沉洪数大乃为正气不亏，此伤阴血，反浮弱矣。若酒疸变黑，其色必有微黄相兼，较女劳伤肾纯黑不同，故谓虽黑微黄，故知之耳。（卷十五）

尤怡曰（《金匮要略心典》）：酒疸虽有可下之例，然必审其腹满脉沉弦者而后下之；不然，湿热乘虚陷入血中，则变为黑疸。目青面黑，皮肤不仁，皆血变而瘀之微也。然虽曰黑疸，而其原则仍是酒家，故心中热气熏灼，如啖蒜状，一如懊憹之无奈

也。且其脉當浮弱，其色雖黑當微黃，必不如女勞癉之色純黑而脉必沉也。（卷下）

吳謙曰（《醫宗金鑒》）：酒疸，心中懊憹，或心中熱痛，脉沉實者，當下之。若心中熱欲吐，脉浮弱者，當吐之，而反下之則爲逆也。若其人素有勞倦，下之則熱入於脾，頃時腹滿如故，則成穀疸也。若其人素有女勞，下之則熱入於腎，雖黃微黑，久久必變爲黑疸也。目青者精傷也，面黑者腎傷也，心中如噉蒜虀狀胃傷也，大便黑色血傷也，皮膚不仁血痹也。此等證皆因酒疸脉浮弱者，應吐而反下之之誤使然也。（卷二十二）

嚴鴻志曰（《金匱廣義》）：酒疸無心中懊憹熱痛、小腹脹滿諸證，本不宜下，下之則目青面黑，心中如噉蒜虀狀，其大便正黑，皮膚不仁，久久變成黑疸。黑爲腎色，頗似女勞疸，但女勞疸之黑，與酒疸因下而黑，雖黑微黃者不同，況其脉浮弱，是不宜下，而誤下之，故知其變證若是也。（卷三）

陸淵雷曰（《金匱要略今釋》）：黑疸者，黃色素久久沉着於肌肉中，愈積愈濃，自然轉爲黯黑色。一切疸皆如此。《巢源》《千金》説是，本條似以黑疸爲酒疸誤下所致，非也。後世分黃疸爲陽黃、陰黃，色鮮明者屬陽，色黯黑者屬陰。治法之溫涼攻補，於焉別異。本條久久爲黑疸，宜即後世之陰黃。蓋病久多屬虛寒，自宜溫補也。然尤氏、趙氏釋本條爲瘀血證，其説頗可信據。瘀血則不可補，施治者不可不知。又案：西醫書言，黃疸因十二指腸或輸膽管之炎證而起者，其色鮮明如檸檬，若因輸膽道恒久梗阻而起者，其色綠如橄欖，或如古銅，又或微綠而黑。然則疸之陰陽不可全從色澤之明黯上分別，以炎證必不全屬陽證，梗阻必不全屬陰證故也。（趙氏以脉浮弱爲血病，可疑）（卷五）

原文 師曰：病黃疸，發熱煩喘，胸滿口燥者，以病發時，火劫其汗，兩熱所得。然黃家所得，從濕得之。一身盡發熱而黃，肚熱，熱在裏，當下之。（八）

趙以德曰（《金匱方論衍義》）：黃疸必從濕熱二氣所發，濕有天地之濕，有人氣之濕，有飲食之濕，皆足致之。然三者之濕，內應脾胃之土，鬱而成熱，鬱極乃發，則一身盡熱，而土之黃色出顯於表，爲黃疸也。此證者，先以外感濕邪，大法：濕宜緩取微汗，久久乃解。今用火劫其汗，汗縱出而濕不去，所劫之火熱反與內之蘊熱相並，客於胃足陽明經，故發熱、煩喘、胸滿；熱仍在，故燥。此際宜寒涼之劑解利之。肚熱，則邪入府，故當下矣。（卷中）

徐彬曰（《金匱要略論注》）：此除穀疸、女勞疸、酒疸，概言黃疸，有因誤火得之者；又辨其從濕得之者，爲黃疸之常，熱在裏者，爲熱黃之變，以使人分別論治也。謂黃疸病雖不必專在上焦，乃有發熱而煩喘、胸滿口燥，熱燥俱在上焦者。此以表病無汗，火劫其汗，寒變之熱，火劫之熱，兩相並則氣鬱，故肌肉不堪而黃。然燥火不能遽使人黃也，凡黃必因濕鬱，故又概言黃家所得，從濕得之，謂火不與濕並，不能作黃耳。假令一身盡發熱而黃，又見肚熱，是發熱似表，而肚熱則裏證多矣，故又言熱在

裏，當下之，謂不得先攻其上焦之火熱也。（卷十五）

李彣曰（《金匱要略廣注》）：黃家濕熱兼有，此云從濕得之者，先從濕氣鬱勃，而後熱氣熏蒸，原其始而言也。此濕熱蒸於外則爲發熱，鬱於內則爲煩喘、胸滿、口燥。夫疸熱也，火劫其汗，則愈熱，是謂兩熱相得，此黃疸始於濕而繼之以熱也。若身盡發熱而黃，肚熱，是熱在裏，宜下之，以去在裏之濕熱。（卷中）

沈明宗曰（《沈注金匱要略》）：此以火劫他病致疸也。火熱以挾外邪入裏，與內濕相合，表未解而裏熱熾盛，故發熱煩喘，胸滿口燥。火濕相蒸，爲從濕得之，故身發熱而黃也。蓋太陰主腹，外邪傳裏，太陰受之則肚熱，爲熱在裏，故當下之，即梔子大黃湯之意也。（卷十五）

魏荔彤曰（《金匱要略方論本義》）：仲景既於下之中明不應下，而不應下之中必更明應下，以示人託於師言。曰病黃疸，發熱煩喘，胸滿口燥者，見實邪之充周於腹裏也。其病之因，非有他故，只因病發時以火劫其汗。病發於熱，火又劫之，表裏兩熱相搏，非濕邪居中相混，則只成火邪之病，而無成疸之理。惟有濕，而後一身盡發熱而黃，濕熱參雜之邪也。肚腹中亦熱，熱必有見於知覺，而後可明其爲實熱在裏。在裏當下，與《傷寒論》中瘀熱在裏，一身發黃之治無二法也。〔批〕此病發時，乃風寒外感之病發也。風寒襲於表，不發汗解肌而以火劫之，表裏之熱相搏，小便不利，熱無出路而疸成矣。殆熱盛於裏，躁不得臥，宜用下法，與《傷寒》陽明無異也。故喻嘉言言疸以內傷外感分證也。觀下文發於陰部、陽部可明。此證裏熱有徵，而正虛無據，方可言下，又不可執疸病不輕言下之說，又延誤之矣。變通之道，原在虛實寒熱四字中詳慎求之，毫厘千里豈虛語乎？（卷中）

尤怡曰（《金匱要略心典》）：煩、滿、燥、渴，病發於熱，而復以火劫之，以熱遇熱，相得不解，則發黃疸。然非內兼濕邪，則熱與熱相攻，而反相散矣，何疸病之有哉。故曰黃家所得，從濕得之，明其病之不獨因於熱也。而治此病者，必先審其在表在裏，而施或汗或下之法，若一身盡熱而腹熱尤甚，則其熱爲在裏，裏不可從表散，故曰當下。（卷下）

吳謙曰（《醫宗金鑒》）：此詳申黃疸誤用火汗之爲病也。病疸者，濕熱也。今濕淫於內，則胸滿煩喘；熱淫於內，則發熱口燥。若病發時，復以火劫其汗，則爲兩熱相合。蓋黃家所得，由濕得之，則一身必盡熱，而身面即發黃也。今因火劫誤汗而發黃，雖有表熱，則不當汗也，但把其肚熱，其熱在裏，當下之以去其熱也。

〔集注〕程林曰：濕淫於內，則煩喘胸滿；熱淫於內，則發熱口燥；復以火迫劫其汗，反致兩熱相搏。殊不知黃家之病，必得之濕熱瘀於脾土，故一身盡發熱而黃，正以明火劫之誤也。若肚有熱，則熱在腹，可下之以去其濕熱。（卷二十二）

黃元御曰（《金匱懸解》）：病黃疸，發熱煩喘，胸滿口燥，何遽至此？此以疸病發時，原有內熱，復以火劫其汗，兩熱相合，表裏燔蒸，肺金受傷，故致於此。然黃家所以得病，從濕得之，非從熱得，濕鬱則爲熱耳。若一身盡發熱而黃，肚皮又熱，此濕熱在裏，當下之也。《靈樞·師傳》：胃中熱，則消穀，臍以上皮熱，腸中熱，則出黃如糜，臍以下皮熱，即此肚熱，熱在裏之義也。（卷十二）

陳念祖曰（《金匱要略淺注》）：師曰：病疸，濕熱也，濕淫於內，則煩喘胸滿；熱淫於内，則發熱口燥，今發熱煩渴，胸滿口燥者，以病發時，不用汗解之正法，而以火劫迫其汗，以熱攻熱，兩熱相搏所得。然使然不與濕合，必不作黃，凡黃家所得，從濕得之。原不可以一下盡其法也，須審其一身盡發熱而黃，而肚熱，視一身之熱尤甚，是因火劫，而令火熱盡在於裏，法當下之。

此概言黃疸有因誤火而得之證，又辨其濕熱相合者，爲疸病之常，獨熱在裏者，爲疸病之變，使人分別論治也。（卷七）

朱光被曰（《金匱要略正義》）：前證酒疸，因誤下傷陰，變證滋其。此條黃疸因誤汗動陽，火熱益熾，對待而觀，正未可輕言汗下也。蓋凡疸證本乎胃家濕熱，原非表分之邪，今何以發熱煩喘、胸滿口燥兼見，似乎表裏反成燥熱。蓋由病起之時，失於清利而反火劫其汗，火劫之熱與蘊伏之熱，兩相熏灼，有不一身盡熱而黃得乎！然究其原，本乎濕，故雖發熱在表，而肚熱仍爲在裏，裏熱宜下，不可以發熱而更議解表也。（卷下）

丹波元堅曰（《金匱玉函要略述義》）：按此條，言黃疸有因火劫得者，此病多自濕得之，而其證有二端。尤氏謂非內兼濕邪，則熱與熱相攻，而反相散者，恐失其當。如傷寒火逆條，兩陽相熏灼，其身發黃；風溫被火，微發黃色；陽明病被火，必發黃俱不內兼濕邪者。（卷中）

高學山曰（《高注金匱要略》）：此言黃疸之治例，以汗爲逆，以下爲順也。蓋疸證之熱俱在內，故從內而蒸其黃於外，未有作表熱者。今發熱，則非其證矣。加之心中熱乾而煩，肺中熱濕而喘，濕熱鼓塞於膈間，則胸滿。津液不布於廉泉，則口燥。此因病初發時，誤認汗可解熱，而火劫其汗，既傷其陰，而內外之兩熱交煽。且裏熱因汗而提之在表在上，故得此發熱等候矣。然單熱不能成疸，故黃家必從熱而生濕得之。今一身盡發熱而黃，是熱濕在肚內。夫熱濕在裏者，法當下，與濕黃在經表之宜汗者，不同也。

曹穎甫曰（《金匱發微》）：黃疸所由成，胃熱與脾濕相參雜者爲多，獨有發熱、煩渴、胸滿、口燥之證，爲亢熱而無濕。推原其故，則以方遘他病時，證屬陽熱，復以火劫發汗，兩熱相得，便與濕熱參雜之證判若天淵。概云從濕得之可乎？一身盡發熱，面黃，肚熱，仲師既明示人以瘀熱在裏，直可決爲獨陽無陰之大黃消石湯證。傷寒陽明病之但惡熱不惡寒宜大承氣湯者，即其例也。請更據傷寒發黃證而推求之，太陽迫汗未盡，瘀濕生熱，亦必發黃，此時濕尚未去，要不在當下之例，故有陽明病無汗、小便不利、心中懊憹者，身必發黃。陽明病被火，額上微汗出，小便不利者，必發黃。但頭汗出，劑頸而還，小便不利，渴飲水漿者，此爲瘀熱在裏，身必發黃，茵陳蒿湯主之。何以同一陽明病，仲師於前二證不出方治，非以其從濕得之，濕未盡者不當下乎？本條熱在裏，與傷寒之瘀熱在裏同，法在可下。況本條一身盡發熱而黃、肚熱，陽明府實顯然，予故曰宜大黃消石湯也。（卷之三）

原文 脈沉，渴欲飲水，小便不利者，皆發黃。（九）

趙以德曰（《金匱方論衍義》）：大抵黃疸俱屬太陰、陽明，熱蒸其土而然也。而陽明又屬金，金得火則憤鬱燥渴。由是燥與濕熱相搏，則津液不化，故上焦渴而欲飲，下焦約而小便難。上下不通，鬱極乃發於肌膚，而作濕黃。此條因在裏之熱甚，故脉沉。《傷寒論》陽明證有謂：發熱頭汗，身無汗，渴飲水漿，小便不利者，茵陳湯主之。正此類也。（卷中）

徐彬曰（《金匱要略論注》）：此言黃疸病，有先見一二標證，而可必其爲黃疸者。謂沉，陰脉也，乃有脉得沉而反渴，小便不利，非熱鬱而何，熱鬱焉得不發黃。腹滿，裏證也，乃有腹滿而加身痿黃，躁不得睡，瘀熱外行，此發黃之漸也，故曰屬黃家。見當圖治於將成，不得俟既成而後藥之也。（卷十五）

李彣曰（《金匱要略廣注》）：脉沉而渴，濕熱在裏也，小便不利，則濕熱內蓄，無從分消，故發黃。

或問：五苓散治小便不利而渴，今可治此發黃證否？答曰：五苓治消渴、小便不利，以其脉、則病在表，故用桂枝，於利水之中兼發汗之意。此脉沉，則病邪入裏，鬱而發黃，五苓散非所宜也。（卷中）

沈明宗曰（《沈注金匱要略》）：此言他病將變發黃也。邪熱傳裏，故脉沉而渴欲飲水，濕熱鬱於中宮，氣不下達，則小便不利，熱蒸外越，勢將發黃也。（卷十五）

尤怡曰（《金匱要略心典》）：脉沉者，熱難外泄；小便不利者，熱不下出，而渴飲之水與熱相得，適足以蒸鬱成黃而已。脾之脉，連舌本，散舌下，腹滿舌痿，脾不行矣。脾不行者有濕，躁不得睡者有熱，熱濕相搏，則黃癉之候也。（卷下）

吳謙曰（《醫宗金鑒》）：脉沉，主裏也；渴欲飲水，熱瘀也；小便不利，濕鬱也。熱瘀濕鬱於裏，故發黃也。首條謂脉浮緩、緊數皆令發黃，是得之於外因也；此條脉沉亦令發黃，是得之於內因也，故治黃有汗、下二法。（卷二十二）

朱光被曰（《金匱要略正義》）：此二條據脉與證而見黃疸將成之驗也。濕滯於裏，脉必自沉，乃何以脉沉而反渴欲飲水？明是濕與熱搏，津液不奉所致。兼之小便不利，膀胱無氣以化，水與濕熱相蒸，焉得不發黃。若見腹滿，太陰濕勝也。舌色痿黃，陽明熱盛也。藏府濕熱交蒸，以致躁不得臥，又焉得不發黃。要之上條渴飲便閉，宜先清上焦。下條舌黃不臥，宜開泄中焦，如是黃俱不成矣。痿黃舌上粘膩，褐色之苔也。（卷下）

曹穎甫曰（《金匱發微》）：黃疸將成，起於蘊濕生熱，此固蓋人知之矣。然其所以致此之同，則由於辨之不早。即如仲師所述脉沉、渴欲飲水、小便不利者，皆發黃。夫消渴、小便不利、脉浮者，宜利小便發汗，則仲師方治明有五苓散矣。小便不利而渴，果爲腎寒不能化氣行水，則用栝樓瞿麥丸亦足矣，何必待發黃而始治。又如腹滿、舌痿黃、躁不得睡，屬黃家，夫腹爲足太陰部分，舌苔黃膩屬濕，則濕在脾藏可知。陽明病多不寐證，緣胃中燥實不和也。此云躁不得睡，其爲胃熱無疑。此證治濕則增燥，潤燥則滋濕，如欲兩全，但用白虎湯加蒼朮可矣。果其胃中有燥矢，用茵陳蒿湯亦足矣。曲突徙薪，此爲上策，何必焦頭爛額，乃爲上客乎？（卷之三）

原文 腹滿，舌痿黃，燥不得睡，屬黃家。舌痿疑作身痿。（十）

趙以德曰（《金匱方論衍義》）：此瘀熱內積爲腹滿，外達肌表成痿黃；心熱氣煩，血少，榮衛夜不入陰，故不得睡。言屬黃家者，爲其不似黃疸之黃，然亦積熱而黃之同耳。雖然，黃疸之黃深，實熱之黃也；痿黃之黃淺，脾胃虛熱之黃也，寧無少異歟？此注文疑身痿黃之義如此。

若本文舌痿黃燥者，亦有說焉。心脾之脉，散舌上下，凡舌本黃燥，即是內熱，況痿黃采？可見濕熱結積，雖不行肌表，然已顯於舌矣，不待身黃而後謂之黃，其舌既由內而發黃，即屬黃家。（卷中）

李彣曰（《金匱要略廣注》）：腹滿者，濕熱內壅也，舌爲心竅，濕熱內壅，則心經湮鬱，火氣不伸，故令痿黃也。躁不得眠者，經云胃不和則睡不安也。（卷中）

沈明宗曰（《沈注金匱要略》）：此熱鬱於內也。邪傳太陰，濕熱鬱蒸，則腹滿身痿。而陽明熱逆，則津血枯燥，土色外越，故黃燥不得睡，爲屬黃家。（卷十五）

魏荔彤曰（《金匱要略方論本義》）：仲景又爲明黃家之外證，以辨虛實。如腹滿，舌痿黃，躁不得睡者，此黃家之實邪也。腹滿者，濕盛也。"舌痿黃"三字作一句讀，"痿"當作"委"。舌胎色正黃無間色，熱盛也。"躁不得睡"四字作一句讀，濕熱相混於裏，上衝胸喉，故卧不安寧也。此黃家實邪之外證可驗者，再無正虛之證可參，則下之可無疑了。（卷中）

高學山曰（《高注金匱要略》）：此與穀疸相似，而實非穀疸者。以穀疸者，先熱後濕，此則先濕後熱故也。腹滿爲濕，舌黃爲實，濕而熱實，則津液下掣，故胞精短，而其舌且痿頓而黃也。又熱實則神機不能內伏，故躁不得眠，濕熱相蒙，此發黃之可必也，故屬黃家。叙證從腹滿起，故知先濕後熱。同是脾家寒濕，胃家熱實，故曰與穀疸相似，而實非者也。

嚴鴻志曰（《金匱廣義》）：腹滿，躁不得睡，爲在裏濕熱已盛也；身至痿黃，是在裏之濕熱蒸發於外也，故屬黃家。（卷三）

原文 黃疸之病，當以十八日爲期，治之十日以上瘥，反極爲難治。（十一）

趙以德曰（《金匱方論衍義》）：仲景論傷寒，必六經相傳，六日爲傳盡，十二日爲再經。今黃疸謂十八日爲期者，則是亦如熱病法，至十八日爲三傳矣，得之至三經氣衰憊，死矣。治之十日瘥者，蓋黃疸屬太陰脾病，十日當其傳太陰之日，故邪氣漸愈，過此則邪仍盛，而反劇，故難治也。（卷中）

徐彬曰（《金匱要略論注》）：此言黃疸若既成，則其病由淺而深，當速治。故謂黃疸之病，過三候而氣一變，五日爲一候，十五日爲一氣，若十五日又加三日，則爲十八日，一氣有餘，未滿四候，愈則竟愈，故曰爲期。否則根漸深而難拔，故曰治之十日以上瘥，言至十日外，必宜瘥，不瘥而劇，則又不若初治之可取必矣，故曰難治。（卷十五）

李彣曰（《金匱要略廣注》）：疸者，脾邪濕熱所致，脾屬土，土無定位，寄旺於四時之季月各十八日，則十八日乃土之成數也，十八日爲期，則土氣衰而病愈，故治之十日以上，當漸瘥也。若反劇，是濕熱留連，土邪終未消散，故難治。（卷中）

沈明宗曰（《沈注金匱要略》）：此取陽病陰和、陰病陽和爲大綱也。十八，乃三六陰數之期也。十日者，二五陽土之數也。黃癉，乃濕熱鬱蒸，陽邪亢極，脾陰大衰，故治之須候一六、二六、三六，陰氣來復制火之期，而爲定期。若至十日以上，土陰氣復，則當瘥，而反劇者，乃脾陽亢極，陰機化滅，故爲難治。（卷十五）

尤怡曰（《金匱要略心典》）：土無定位，寄王於四季之末各十八日。黃者土氣也，內傷於脾，故即以土王之數，爲黃病之期。蓋謂十八日脾氣至而虛者當復，即實者亦當通也。治之十日以上差者，邪淺而正勝之，則易治；否則，邪反勝正而增劇，所謂病勝藏者也，故難治。（卷下）

朱光被曰（《金匱要略正義》）：黃屬土色，疸爲土病，土以十八日寄旺於四季，故合土旺之數，而以十八日爲病退之常期。治之十日以上瘥者，乘其旺而奪之也。反劇爲難治者，謂土位已過，則本氣自虛而邪尚纏綿不解，攻之恐不勝任，補之適以養惡，則曰難治。然非不治也，當臨證消息矣。（卷下）

曹穎甫曰（《金匱發微》）：病氣之衰，不逾三候。傷寒太陽證發於陰，以七日爲一候。仲師言黃家從濕得之，濕鬱生熱，乃傳陽明，發於陽者，以六日爲一候。《傷寒論》“發於陰七日愈，發於陽六日愈”之文，謂一候也。玩太陽病七日以上自愈之條，足爲陽證。陽明篇云：傷寒三日，陽明脉大。謂本太陽之病，過三候而反劇。然則黃疸以十八日爲期，即屬陽明篇三日之例。陰以七爲候，則傷寒三日爲二十一日；陽以六爲候，故黃疸三候爲十八日。所以然者，始病十八日，內可發汗及利小便，可清熱而去濕，正猶太陽傷寒一汗病已，更無餘病；若過十八日，濕盡化熱，欲攻不得，故仲師言反劇，爲難治也。（卷之三）

原文 疸而渴者，其疸難治；疸而不渴者，其疸可治。發於陰部，其人必嘔；陽部，其人振寒而發熱也。（十二）

趙以德曰（《金匱方論衍義》）：疸即癉也，癉者，單陽而無陰，熱已勝其濕，脾胃之津液乏竭，無陰液竭，熱蒸不已，孤陽其能獨生乎？《內經》曰：剛其剛，陰氣破散，陽氣乃消亡，其難治也。爲此，若不渴，則陰氣尤存，故可治。陰部者，脾太陰也；陽部者，胃陽明也。熱甚於裏則嘔，熱在於表，則發熱振寒。《靈樞》曰：脾是動者嘔，陽明是動病者洒洒振寒是也。雖然，傷寒發黃，渴者，亦用茵蔯湯治，不可概言。而此云難治者，必此黃甚於彼黃，渴甚於彼渴故耳。（卷中）

徐彬曰（《金匱要略論注》）：治黃疸，內外陰陽之辨，最爲喫緊，故特拈出渴嘔寒熱以別之。謂疸色黃，鬱熱外蒸之象，渴則內熱更甚，內外交病，故難治。不渴則熱從外宣，內之正氣自運，故可治。陰主內氣，故嘔從內出，知陰部逆鬱，陽主外衛，寒熱發於肌表，故病在陽部，則振寒而發熱。然二條辨法，凡病皆然，不獨疸也，唯疸爲自

內及外之證，故淺深多少，尤宜詳之。（卷十五）

李彣曰（《金匱要略廣注》）：疸者，濕熱也。濕則津液困滯，熱則津液銷鑠，故多渴。渴者，濕熱已甚，故難治。不渴者，濕熱未甚，故可治。陰部陽部者，表裏之分，發於陰部，則濕熱在裏，胃氣上逆，故嘔；陽部，則濕熱在表，衛氣疏泄，故振寒發熱也。（卷中）

沈明宗曰（《沈注金匱要略》）：此言表病易治，裏病難治也。胃中濕熱，蒸越皮膚，則一身盡黃，雖發於外，當以表裏陰陽辨證，則知可治與難治。若癉而渴者，邪雖外越，胃中濕熱半居於內，耗竭津液則渴，津枯血燥，陽火亢極，表裏皆邪，故曰難治。不渴者，熱邪一發，盡越於表，裏無餘蘊，一解表而即散，故曰可治。然邪在胸膈胃府之裏，爲發陰部，內逆上衝，其人必嘔。其邪盡發皮殼之表，爲陽部，乃太陽所主，故振寒而發熱也。（卷十五）

尤怡曰（《金匱要略心典》）：癉而渴，則熱方熾而濕且日增，故難治；不渴，則熱已減而濕亦自消，故可治。陰部者，裏之藏府，關於氣，故嘔；陽部者，表之軀殼，屬於形，故振寒而發熱，此陰陽內外淺深微甚之辨也。（卷下）

吳謙曰（《醫宗金鑒》）：未成疸前，小便不利而渴者，是欲作疸病也。已成疸後而渴者，是熱深不已，故難治也；不渴者，是熱淺將除，故可治也。疸發於陰者，人必嘔逆。嘔逆者，陰裏爲之也。發於陽者，人必振寒發熱。寒熱者，陽表爲之也。此以渴不渴，別疸之難治、可治；以嘔逆、寒熱，辨黃之在表、在裏也。

〔集注〕程林曰：黃家以濕熱相搏，有口燥、鼻燥而未至於渴，渴則津液內消，邪氣獨勝；不渴則津液未竭，正氣未衰，治之所以分難易也。陰主裏，濕勝於裏則嘔；陽主表，熱勝於表則振寒發熱也。此條辨疸證之渴與不渴，有輕重表裏之分也。（卷二十二）

黃元御曰（《金匱懸解》）：疸而渴者，濕蒸爲熱，濕爲陽虛，熱爲火盛，泄火則損其陽，補陽則益其火，故爲難治。疸而不渴者，濕多熱少，故爲可治。發於陰部，其病在裏，濕盛土鬱，胃氣上逆，必作嘔吐。發於陽部，其病在表，濕旺經鬱，寒氣外襲，必發熱而惡寒也。（卷十二）

陳念祖曰（《金匱要略淺注》）：此以渴不渴別疸之難治可治，以嘔與寒熱辨黃之在表在裏也。（卷七）

朱光被曰（《金匱要略正義》）：此條以渴不渴驗邪之淺深，以嘔與寒熱分病之表裏。蓋疸本鬱熱，鬱久熱深，津液必耗，故以渴爲病深而難治，不渴爲病淺而易圖也。陽部、陰部，主上下半身言。發於陽部、發於陰部者，謂黃或從上起，或從下起也。邪阻裏分，故主嘔逆。邪阻表分，故主寒熱也。（卷下）

高學山曰（《高注金匱要略》）：疸而渴者，熱甚，一也；陰虛，二也；濕重，三也，故難治。不渴之可治者，可想見矣。陰部，指中焦脾藏及下焦腎藏而言；陽部，指上焦胸中而言。發於脾腎，則熱邪從中下而上衝胃脘，故其人必嘔；發於胸中，則熱邪從胸膈而外犯衛氣，故其人先振寒，而後發熱也。此與上文二條，統論三疸之死生微甚，及其所發之上下不同也。

嚴鴻志曰（《金匱廣義》）：若疸病已成，其渴不休，爲熱熾濕重，其病難治；不渴者，爲濕微熱輕，其病可治。陰部主裏，從陰而發，故其人必嘔；陽部主表，從陽而發，故其人振寒發熱。此以渴與不渴陰陽表裏分疸病治之難易也。（卷三）

曹穎甫曰（《金匱發微》）：非渴之難，渴而飲水之難，黃疸之病即從濕得之，則腸胃之中必多粘滯宿垢，妨其水道，小便不利，濕乃日增，則其證益劇，此其所以難治也。若夫不渴之證，脾陽猶能化氣輸津，即不治亦當漸愈，此其所以可治也。但同黃疸，不惟渴與不渴之異，即所發之部分，要自不同，故有脾陽不振，濕留中脘，胃底膽汁不容，勢必亢而上逆故嘔。下文云諸黃腹痛而嘔者，宜柴胡湯，即此證也。發於太陰，故稱陰部。太陽寒水不行於膀胱，即出於皮毛；表虛不達，加以外寒，水氣遇寒，即病振慄；營熱內抗，即生表熱。後文所云諸病黃家當利小便，脉浮者當從汗解，桂枝加黃耆湯主之，即此證也。發於太陽，故稱陽部。陽部以太陽寒水言之，陰部以太陰濕土言之。要知黃疸病源，以水與濕爲主要，而成於膽汁之攪雜，膽火炎上不能容水與濕，乃合並而溢出皮外，此爲黃疸所由成。膽汁色黃，故其汁亦如柏汁之染物，可見太陽病由汗出不徹而有發黃之變者，皆膽汁與濕熱混雜爲之也。（卷之三）

原文 穀疸之爲病，寒熱不食，食即頭眩，心胸不安，久久發黃，爲穀疸。茵蔯蒿湯主之。（十三）

茵蔯蒿湯方

茵蔯蒿六兩　梔子十四枚　大黃貳兩

上三味，以水一斗，先煮茵蔯，減六升，內二味，煮取三升，去滓，分溫三服。小便當利，尿如皂角汁狀，色正赤，一宿腹減，黃從小便去也。

趙以德曰（《金匱方論衍義》）：按茵蔯蒿湯嘗治《傷寒》陽明瘀熱在裏，身黃發熱，但頭汗出，身無汗，劑頸而還，小便不利，渴飲水漿者，與傷寒七八日，身黃如橘子色，小便不利，腹微滿者，今又治是證。然三者之病雖有不同，何乃總以是方治之？當以三證盡屬裏熱，但務去其邪，於病之同不同弗論也。

其此之寒熱，非惟表證，脾胃內熱達於外而成肌膚寒熱者，亦不能食。何以言其然？《靈樞》曰：肌膚熱者，取三陽於下，補足太陰，以出其汗。此非脾胃熱者歟？不然何不解其表邪，而遽治其裏也？

蓋茵蔯蒿治熱結發黃；佐之梔子，去胃熱，通小便；更以大黃爲使蕩滌之。雖然，凡治疸之內熱，不可不察其輕重。如梔子柏皮湯，解其身黃發熱，內熱之未實者；麻黃連翹赤小豆湯，治表有寒濕，內有瘀熱而黃者；大黃消石湯，下內熱之實者，梔子大黃湯次之，此茵蔯蒿湯又其次之者也。

然則治病之輕重大法固然矣，設若更論其受病之因，又寧無同病而異者乎？若得之膏粱食肥者，氣滯血壅；得之先貴後賤、先富後貧，與脫勢慚愧、離絕憂患者，雖皆鬱積成熱，致其氣血失損，可與食肥者同治乎？得之貧賤者，非與水爲事，即以殘羹冷炙，久臥濕地，若此者，多挾寒濕，致陰陽乖隔而病，又可與上二者同治乎？故攻其邪

當同，而先後調治亦必不可同也。（卷中）

徐彬曰（《金匱要略論注》）：穀疸之名，似乎穀爲病也，然其原仍由外感，故前首章，雖不言發熱，特揭風寒相搏四字，而寒熱者亦有之，不食、食即頭眩，是言頭眩爲穀疸第一的據也。穀疸雖爲胃病，心胸在胃口上，濁氣上熏則心胸不安矣。但病未甚，則熱亦不甚，鬱久則熱甚，而遍於肌表，故曰久久發黃爲穀疸。藥用茵蔯、梔子、大黃，乃以開鬱解熱爲主，非發表，亦非攻裏也。蓋茵蔯性苦辛寒，善開肌肉之鬱，梔子輕浮性涼，能解內鬱，而降屈曲之火，大黃雖爲攻下之品，然從梔子、茵蔯，則取其相佐以開鬱解熱，所以茵蔯最多，而大黃少也。

論曰：前第一段論穀疸，不言寒熱，而有小便不通。第二段論穀疸，不言心胸不安，而有小便必難，此獨不言及小便。蓋穀疸證，亦有微甚不同，前所云小便不通，此勢之甚急者也。所云陽明病脈遲者，小便必難，乃既見陽明證，而因脈遲挾虛，以致不運，此表病中之間有者也。若此云寒熱，則非二三日之病矣。不食、食即頭眩，則雖眩，而食未嘗斷可知矣，故曰久久發黃。見遲之又久，乃相因爲病，其勢漸而緩，則小便亦未至不通耳。然觀方下注云一宿腹減。此亦必小便不快，而腹微脹可知，但不必專責之耳。穀疸三證，止出一方，蓋陽明病一至發黃，則久暫皆宜開鬱解熱，故此方實爲主方，若陰黃，則後人以附子合茵蔯，乃此方之變也。按心胸不安，與酒疸之心中懊憹亦不同，彼因心中熱，至有無可奈何之象；此言不安，僅微煩也，即陽明脈遲證，所謂發煩頭眩耳。（卷十五）

沈明宗曰（《沈注金匱要略》）：此穀疸證而出方也。邪在太陽之表，當發寒熱而能食，此濕熱在胃，流於所勝之膀胱，故寒熱不食，食則胃邪上衝而爲頭眩。濁氣內壅，所以心胸不安，不安者，即懊憹熱痛之類也。濕熱已自鬱蒸，相延日久，必致發黃，而爲穀疸。故用茵蔯苦寒，善解表裏之濕熱；梔子性涼，能瀉屈曲之火下行；以大黃微利而助梔子，開鬱解熱，擊其半渡而已。（卷十五）

尤怡曰（《金匱要略心典》）：穀疸爲陽明濕熱瘀鬱之證。陽明既鬱，榮衛之源壅而不利，則作寒熱；健運之機窒而不用，則爲不食，食入則適以助濕熱而增逆滿，爲頭眩，心胸不安而已。茵蔯、梔子、大黃，苦寒通泄，使濕熱從小便出也。（卷下）

吳謙曰（《醫宗金鑒》）：此詳申穀疸之爲病也。未成穀疸之時，其人多病寒熱。寒熱作時，則不能食；寒熱止時，則或能食，雖能食，然食後即頭暈目眩，心煩不安。此爲濕瘀熱鬱而內蒸，將作穀疸之徵也。久久身面必發黃，爲穀疸矣。宜茵蔯蒿湯利下，使從大、小二便而出之。（卷二十二）

黃元御曰（《金匱懸解》）：穀疸之病，濕盛而感風寒，鬱其營衛，則病寒熱。濕土鬱滿，不甘飲食。食下不消，濁氣上逆，即頭目眩暈而心胸不安。久而穀氣瘀濁，化而爲熱，熱流膀胱，發爲穀疸。茵蔯蒿湯，茵蔯利水而除濕，梔、黃瀉熱而清煩也。（卷十二）

朱光被曰（《金匱要略正義》）：穀疸本屬胃病，首章推原脈緊爲傷脾。而食穀即眩，次又推原脈遲爲藏寒。飽則發煩頭眩，是不食。食即頭眩，是穀疸之確候也。陽明病，始先惡寒，後即發熱，今寒與熱俱，正屬肌肉間之鬱邪交爭之象，非有表邪也。心胸不安，即煩滿之互詞也。久久發黃，見病由漸而成，非若正黃疸之時日可稽矣。藥用茵蔯清散濕熱爲君，梔子解結熱，大黃導鬱滯，内外清徹，上下分消，爲治陽明濕熱之主方。（卷下）

陳元犀曰（《金匱方歌括》）：太陰，濕土也；陽明，燥土也。經云：穀入於胃，游溢精氣，其上輸下轉，藉脾氣之能也。穀疸者，食穀入胃，脾氣不輸，濕與熱並，久則熏蒸成黃；黃成則營衛流行之機爲之阻而不利，故有寒熱不食之病。經云：食入於陰，長氣於陽。食則頭眩，心胸不安者，穀入於胃，挾濁氣以上干也。主以茵蔯蒿湯者，茵蔯稟冬寒水之氣，寒能勝熱；佐以梔子味苦瀉火，色黃入胃；挾大黃以滌胃腸之鬱熱，使之屈曲下行，則穀疸之邪悉從二便而解矣。（卷五）

周孝垓曰（《金匱要略集解》）：叙證不言腹滿，而方下云一宿腹减，則知穀疸必有腹滿。穀不消而胃中濁，則氣瘀而腹乃滿耳。此方苦寒泄濁，使水道通利，則濕熱從小便出也。（卷中）

嚴鴻志曰（《金匱廣義》）：穀疸之病，爲穀氣與濕熱鬱結而成，其爲病也。亦如外感風寒而發寒熱，但不欲食，食即頭暈目眩，心煩不安，此其徵也。蓋穀氣不化，與濕熱並居，故久久鬱而發黃也。宜茵蔯蒿湯利下，使從二便而出之。（卷三）

曹穎甫曰（《金匱發微》）：穀疸之病，起於太陰之濕，成於陽明之熱。太陰寒濕與陽明之熱交争，則生寒熱；寒熱作時，胃中飽懑不食，有時思食；穀氣引動胃熱，上衝腦部，即病頭眩；心胸不安者，胃熱合膽汁上攻，胸中之濕鬱而生熱也。濕熱與膽汁混合，上於頭目則頭目黃，發於皮外則一身之皮膚黃，於是遂成穀疸。所以用茵蔯蒿湯者，用苦平之茵蔯以去濕；苦寒清熱之梔子以降肺胃之濁；制大黃走前陰，疏穀氣之瘀，俾濕熱從小溲下泄，則腹脹平而黃自去矣。按此節後仲師言分温三服，小便當利，尿如皁角汁狀，鄙意大黃當走大腸，惟制大黃走小腸，服制大黃者小便多黃，而其色極深。以意會之，當是脱去“制”字。然既成穀疸，大便必少，或大便行後，繼以黃濁之小便，亦未可知也。（卷之三）

原文 黃家，日晡所發熱，而反惡寒，此爲女勞得之。膀胱急，少腹滿，身盡黃，額上黑，足下熱，因作黑疸。其腹脹如水狀，大便必黑，時溏，此女勞之病，非水也。腹滿者難治。消石礬石散主之。（十四）

消石礬石散方

消石　礬石燒，等分

上二味，爲散，以大麥粥汁和服方寸匕，日三服，病隨大小便去，小便正黃，大便正黑，是候也。

趙以德曰（《金匱方論衍義》）：按此即前女勞疸證。夫腎者，陰之主也，爲五藏之根，於是血盡屬之。血雖化於中土，生之於心，藏之於肝；若腎陰病，則中土莫得而化，心莫得而生，肝莫得而藏，榮衛莫得而運，其血敗矣，將與濕熱凝瘀於腸胃之中。然腎屬水，其味鹹，其性寒，故治之之藥，必自鹹寒，補其不足之水，瀉其所客之熱，蕩滌腸胃，推陳致新，用消石爲君。本草謂礬石能除固熱在骨髓者，則是骨與腎合，亦必能治腎熱可知也，況於消瘀濁之功乎？以大麥粥汁爲使，引入腸胃，下泄其鬱氣。大便屬陰，瘀血由是而出，其色黑；小便屬陽，熱液從是而利，其色黃。見此爲功效也。

陳無擇治是證，分之爲二：無發熱惡寒，其大便黑，脉滑者，用是湯治；若發熱惡寒，無大便黑，其脉浮緊，則以滑石、石膏治。此以表裏氣血論也。（卷中）

徐彬曰（《金匱要略論注》）：此詳辨女勞疸證。其初亦未遽黑，故與諸黃相類，而曰黃家。但日晡所發熱而反惡寒，謂彼驟然表證，或發熱惡寒並見，而無定時；至於瘧則發熱即不惡寒，惡寒即不發熱，亦無定時。脾胃勞熱，則但熱不惡寒，每於日昃時。若此獨專於日晡，日晡即申時，此時氣血注膀胱，然前曰薄暮，此曰日晡，乃統申酉時言之。酉時氣血注腎也，以發熱，知陰虛生熱；以惡寒，知腎中虛極，不任客寒；以日晡所發，知衛氣並腎與膀胱，而腎虛又不任熱，故曰此爲女勞得之。然腎主下焦，以膀胱爲府，故膀胱急，小腹滿，足下熱，必兼見之。額雖在上，水盛有過顙之勢，故火受水克，而額見腎色，黑色者，腎色也。然曰身盡黃，其初亦不即黑也。病勢浸淫，正愈虧，則邪愈肆，故曰因作黑疸。言腎邪遍於周身，不獨額上也。因而腹脹如水狀，水肆則土敗也。因而大便黑，腎邪遍於腸胃，又不獨身軀也。時溏泄者，土敗則淖澤而不堅也。然腹脹似水，而非真水，下焦本寒，水實不結，而小便自利，故曰此女勞之病，非水也。又兼腹滿土敗，則腎邪愈難制，故曰難治。消礬散主之者，消能散虛鬱之熱，爲體輕脫，而寒不傷脾；礬能却水，而所到之處，邪不復侵，如紙既礬，即不受水滲也。合而用之則散鬱熱，解腎毒，其於氣血陰陽，汗下補瀉等治法，毫不相涉，所以爲佳。（卷十五）

李彣曰（《金匱要略廣注》）：黃家原屬陽明濕熱，陽明旺於申酉戌，當日晡所發熱，而反惡寒寒者，此女勞陰陽俱虛，非陽明病也。蓋膀胱屬足太陽，爲諸陽主氣，少腹屬足少陰，爲生氣之原，二者相爲表裏，膀胱急者，陽氣虛也，少腹滿者，陰邪盛也。額爲陽分，額上黑者，陰乘陽也。腎脉斜趨足心涌泉穴，水衰火盛，故足下熱也。腎屬水，其色黑，女勞傷腎，因作黑疸，不離水色也。脾經入腹，腹脹如水狀者，腎邪乘脾也。大便黑者，精氣不充，瘀血內蓄也與酒疸便黑不同。時溏者，腎虛下焦不固也。腹滿者，中州虛極，脾氣將絶也，故難治。

或問：女勞屬陰虛，何以致疸？答曰：此有數義，不可不詳也。蓋腎與膀胱爲表裏，經云腎者胃之關也，膀胱者津液之府，氣化始出。今腎虛則關門不利，膀胱津液亦不能氣化而出，由是濕熱內瘀，胃中苦濁，蒸爲疸病，此一義也。又女勞陰虛水竭，虛熱內生，而腎主閉藏，熱邪內不得清，外無所泄，由是鬱遏於中，而熏蒸於外，因以致疸，此亦一義也。且腎者水藏也，水氣不足，土氣凌之，見其本色，發黃自屬常理，此又一義也。故穀疸、酒疸屬於胃，女勞疸起腎也。

又問：本經云黃家從濕得之，此云女勞腹脹如水，而非水也，夫無水，何以腹脹而成疸乎？答曰：譬如藏寒生滿病，又何嘗有水也？腎雖水藏，而腎氣既虛，則腎中陰邪自充斥於內，而腹爲脹滿，腎中虛火自鬱蒸於外而色顯黃黑，究其病原，自屬虛脹，全無水氣，亦猶風氣通於肝，肝虛內自生風，而不同外感之風也，明矣。

消石，火消也，質生於水而火伏於內，味辛鹹而性燥烈，能發散沉霾宿垢之疾；礬石酸以斂之，使濕熱之氣聚在一處，從消石盡發散於外，此一開一合之義也；大麥粥和服，以麥入心而助火，火氣既張，則陰翳消散矣。（卷中）

沈明宗曰（《沈注金匱要略》）：此女勞證治之方也。女勞癉，亦因濕熱而成，所以概謂黃家必因房勞，先傷腎水，並及膀胱亦虛，火起下焦，而爲女勞。然腎關鬱而胃氣不轉，日晡陽明旺時，濕熱下流腎與膀胱，證顯發熱而反惡寒，膀胱脹急，故少腹滿。然膀胱主周身陽氣，而受濕熱鬱蒸，達於皮膚，則身盡黃。腎水虛而陰火上騰，則額上黑，下流則足下熱。夫黃爲土色，黑爲腎色，脾腎濕火，互相蒸發，則臉額與身之皮肉黃中帶黑，而爲黑癉。但房勞傷腎，則胃關不利，濕熱下趨膀胱，相火則上逆於胃，濕火互蒸，故腹脹如水狀。而腎火上入胃中，逼迫渣滓下奔，所以大便必黑而時溏，此女勞致傷，精血兩痹，卒難解散，是非水腫腹滿，故曰難治。方用消石鹹寒，取其慓悍，疾趨病所，而清濕熱，又逐熱瘀之血。本草謂礬石能除痼熱，深於骨髓，以清腎與膀胱濕熱而消瘀結。大麥粥汁和服，引藥入胃，先清濕熱之源，俾瘀熱不得流腎爲患。日以三服，欲使藥力繼續，當使小便微黃，大便微黑，則病隨大小便而去，曰小便正黃，大便正黑，是其候也。（卷十五）

尤怡曰（《金匱要略心典》）：黃家日晡所本當發熱，乃不發熱而反惡寒者，此爲女勞腎熱所致，與酒癉、穀癉不同。酒癉、穀癉熱在胃，女勞癉熱在腎，胃淺而腎深，熱深則外反惡寒也。膀胱急，額上黑，足下熱，大便黑，皆腎熱之徵。雖少腹滿脹，有如水狀，而實爲腎熱而氣內蓄，非脾濕而水不行也。惟是證兼腹滿，則陽氣並傷，而其治爲難耳。消石鹹寒除熱，礬石除痼熱在骨髓，骨與腎合，用以清腎熱也。大麥粥和服，恐傷胃也。（卷下）

吳謙曰（《醫宗金鑒》）：此詳申女勞疸之爲病。黃疸日晡所發熱，乃陽明熱證，當不惡寒也；而反惡寒者，非陽明熱證，此或爲女勞得之也。女勞得之疸證，雖膀胱急，少腹滿，而小便自利；身雖盡黃，而額上則黑；雖發熱，惟足下甚。此少陰熱，因作黑疸也。故腹脹如水狀，而大便必黑，時溏，知非水脹病，乃爲女勞得之疸脹病也。時溏黑色者，亦藏病及血之徵也。血病者顏必變，豈有色黑而血不病者乎？女勞疸腹滿者爲難治，以其脾腎兩敗也。以消石入血消堅，礬石入氣勝濕，然此方治標固宜，非圖本之治。世久書訛，姑辨其理也。（卷二十二）

朱光被曰（《金匱要略正義》）：女勞證象，前已舉其大略矣。而此復從諸黃中細別其病象，而出治法也。前云薄暮，而此云日晡，統申酉時言之。以膀胱爲腎之府，藏邪致禍於府，申時氣血注膀胱，故發熱惡寒。然寒在皮膚，熱在骨髓，至薄暮而但手足中熱可知矣。日晡寒熱有似乎瘧，而不知非瘧也。此陰氣傷極，女勞成疸，始基之證象也。其膀胱急，少腹滿，足下熱，必兼見病氣，全盛於少陰所旺之時，病情俱着於少陰所主之地，雖一身盡黃，而額上自黑也，漸次而黑反周身，不止於額上矣。且大便黑、時溏，腎邪橫逆，殃及腸胃，並不止於皮毛肌肉間矣。腹脹如水，而實非水，止以女勞傷腎，腎邪充斥，而中土俱爲壅滯。腹滿難治者，太陰爲少陰之堤防，其氣亦傷，水土平治，不易爲力也。治以消礬散，以消能破滯，足以泄土中之淤塞；礬可降濁，足以澄腎家之積穢，且氣味酸鹹直走少陰，清熱去瘀；助以大麥粥汁，和中滲濕，使腎邪消散而正氣無傷，功用最神。病從大小便去，蓋消石利大便，礬石利小便，分道奏績也。（卷下）

葉霖曰（《金匱要略闕疑》）：發熱惡寒似是表病，身雖黃，若脉浮亦可和其表也，而斷之曰此爲女勞得之者。膀胱之急，少腹之滿，表證中無此也。額上黑，足下熱，大便黑，黃疸中亦無是也。其腹脹如水而便溏，有氣而無水，脹而不腫也，知其爲女勞之疸無疑矣。然黃爲脾病，腹滿而溏，非盛乃衰，則土水俱困已，方雖奇恐難回耳。（卷下）

嚴鴻志曰（《金匱廣義》）：此承上條復詳申女勞疸之證治也。黃家本日晡所發熱，以濕熱旺於陽明旺時也，今反惡寒者，非外有表邪，乃內傷腎陽，陽虛生外寒也。此爲女勞得之，故身盡黃，額上獨黑，身惡寒，足下獨熱，膀胱內急，少腹脹滿，如有水狀，大便溏黑。此女勞之病，欲作黑疸，內有蓄血，非水也。腹滿爲脾腎兩虛，本屬難治，主以消石礬石散，亦委曲之治耳。

按：張壽甫《衷中參西錄》，有審定消石礬石散方論，頗足有徵，其曰消石礬石散，爲治女勞疸之的方，實可爲治內傷黃疸之總方。其方中消石，俗名火硝，亦名焰硝；礬石，釋者皆以爲白礬當之，不無遺議，考本經礬石，一名羽涅，涅者，黑也，礬石既爲涅石，當爲染黑色所需之物，其即今之皂礬也。皂礬、白礬，古人皆名爲礬石，但白礬之功效，不如皂礬。蓋黃疸之證，中法謂由脾中蘊蓄濕熱，西法謂由膽汁溢於血中，皂礬退熱燥濕之力，不讓白礬，故能去脾中濕熱。而其色綠而且青，故亦名綠礬，又名青礬。能兼入膽經，藉其酸收之味，以斂膽汁之妄行，且此物化學家原可用硫強水化鐵而成，是知礦中所產之皂礬，亦必多含鐵質，尤可藉金鐵之餘氣，以鎮肝膽之木也。消石性寒，能解藏府之實熱，味鹹入血分，又善解血中之熱，且其性善消，遇火即燃，又多含養氣。人身之血，得養氣則赤，又藉硝之消力，以消融血中之渣滓，則血之因膽汁而色變者，不難復其正矣。矧此證大便難者甚多，得消石以軟堅開結，濕熱可從大便而解。而其鹹寒之性，善消水府之熱，即繼能使濕熱自小便解也。至用大麥粥送服者，取其補助脾胃之土以勝濕，而其甘平之性，兼能緩硝礬之猛峻，猶白虎湯中之用粳米也。礬石下注有燒字，蓋礬石酸味太烈，制爲枯礬，其性則稍和緩，皂礬、枯礬均可取用，要在審證酌取耳。

按：近今所譯西人方書，黃疸又名曰血病，似不專主其膽汁溢於血中之說也。又有名爲脾疳者，似亦改從中法脾有濕熱之說也，其治法用鹽酸規尼涅，每日一瓦至二瓦，分三次服下。規尼涅，即雞納霜。其藥以硫酸制者，名硫酸規尼涅，性溫；以鹽酸制者，名鹽酸規尼涅，性寒，皆有透表之力，而鹽酸規尼涅，又善清內熱也。或治以林擒酸鐵丁，係林擒精液，與鐵精酒所制，性能補血化滯，清熱解煩，然二藥以治外感黃疸則可，以治內傷黃疸則迴不如消石礬石散。喻嘉言曰：女勞疸，仲景用消石礬石散，後人不解用消石之義，故方書俱改消石爲滑石，可謂庸陋之甚。夫男子血化爲精，精動則一身之血俱動，以女勞而傾其精，血必繼之，故因女勞而尿血者，其血尚行，猶易治也，因女勞而成疸者，血瘀不行，爲難治矣，甚者血瘀之久，大腹盡滿，而成血蠱，尤爲極重而難治矣。昧仲景之文，反制方之意，胡可哉！女勞疸非亟去其膀胱、少腹之瘀血，萬無生路。在傷寒熱瘀膀胱之證，其人下血乃愈，血不下者，用抵當湯下之，亦因其血之暫結可峻攻也。此女勞疸蓄結之血，必非朝夕，峻攻無益，但取藥石之悍，得以直趨而下達病所，消石鹹寒走血，可消逐其瘀熱之血，故以爲君。礬石本草謂其能除錮熱在骨髓，用以清腎及膀胱藏府之熱，並建消瘀除濁之功，此方之極妙可法者也。

唐宗海曰：女勞疸由於色欲過度，欲火結於胞宮血海之中，故曰“腹如水狀”，言如水，實非水，少腹血室中脹滿也，血室有瘀熱脹滿，則膀胱受其逼窄而急，其實病在胞宮，不在膀胱，故膀胱雖急，而小便自利，以見病不在膀胱，而在血室中也。此如蓄血，小腹滿而小便自利者，同一例也。手足心屬血分，薄暮入夜屬血分，即發熱，與熱入血室夜則讝語同例。陰虛不能斂陽，瘀熱發則微汗；胞宮瘀熱，上應心部，則額上黑。總見女勞疸，病在胞宮血分之中也。凡陰陽易男女交感爲瘡爲淋者，其病皆在胞宮同例。蓋胞宮在大腸之前，膀胱之後，前後全以油膜相連，胞乃油膜中一大夾室，故用硝、礬均走油膜，去瘀濁，使瘀血從濁道走大腸而出，使熱邪從清道走小便而去，皆從油膜透達而出此兩途也。

莫枚士論女勞疸黑疸同治云：《千金》及《外臺》引《金匱·黃疸篇》文，皆以硝礬散證爲女勞疸。而《近效》云：女勞疸療與黑疸同，《病源》則曰女勞疸之狀，身目皆黃，發熱惡寒，小腹滿急，小便難，因大勞大熱，而交接竟，即入水所致也。黑疸之狀，小腹滿，身體盡黃，額上反黑，足下熱，大便黑是也。夫黃疸、酒疸、女勞疸，久久變成黑疸。據巢說：則《金匱》硝礬散證，經文當斷自膀胱急以下十六字屬黑疸，獨曰晡發熱惡寒爲女勞疸的候，餘則女勞疸久久變爲黑疸之候也。如此疏解，則於經文得之二字，及因作二字，語氣極合，巢氏真善會仲景意者，其硝礬散，本是治黑疸之方，以黑疸與女勞疸同治。故《金匱》不別言之，《近效》之説，信而有徵。又五疸中，本有勞疸一證，往往與女勞疸多相混，故或去勞疸入黑疸，以足五疸之數，但勞疸之名舊矣，《病源》名勞疸爲勞黃，與十種黃證並列。其女勞疸則次黃疸、穀疸、酒疸、黑疸之中，是勞疸屬黃證，女勞疸屬疸候，所屬不同。《外臺》引《集驗》刪繁，皆有療勞疸之方，用苦參、龍膽草、梔子三味，以牛膽或豬膽和丸，而與穀疸並列，是勞疸療與穀疸同，而《近效》云：女勞疸療與黑疸同，是治法亦不同，二疸爲證相似，所異者勞疸微汗出，手足間熱，小便利，而女勞疸無之；女勞疸發熱惡寒，足下熱，而勞疸無之；且診其少腹，但急不滿者，勞疸，急而滿者，女勞疸。此其要訣，自《金匱》勞疸條衍“女”字，而後世遂不知此義矣。又解女勞疸日晡惡寒曰：凡黃家日晡多發熱者，以陽明旺時也，疸熱隨之而發，故以此爲黃疸之常，以其病在中上，而下無病，則散而不至逆也。凡氣在中，則可上可下，在上必陷，在下必逆，若女勞疸熱固結於下，不得下泄，則時時上逆，特與脾近，與肺遠，止得逆乘於中，不能逆乘於上，至日晡則中實脾旺，疸熱之逆乘於中者，得以乘勢逆乘於上，至肺而極，故從肺虛惡寒之例而爲此病。惡寒乃肺病，非腎病，其額上黑之義亦同。蓋女勞疸之熱，逆行於藏者，借徑於脾胃而及肺，其逆行於經者，借逕於大腹而及額上，額上爲心之部，腎病者顴與顏黑，此之謂也。（卷三）

曹穎甫曰（《金匱發微》）：消石，即芒消之成塊者；礬石即皂礬，能化糞爲水。女勞用此方治，此亦急下存陰之義，爲上文腹如水狀言之也（皮水，其腹如鼓，外浮而中空）。日晡所發熱，證情似屬陽明，陽明當不惡寒，而反惡寒者，則以腎陰虧，則陽明更燥（觀少陰三急下證可知）。相火敗，則表陽更虛也（觀虛勞證手足逆寒可知）。燥則發熱，虛則惡寒，仲師所謂女勞得之者，爲其陰虛而陽越也。膀胱不得溫和之氣，故急；虛氣膨於少腹，故滿；腎虧則腦虛，故腦氣不榮額上而見黧色；膽胃之火下陷涌泉，故足下熱，《傷寒論》所謂穀氣下流也。傷及血海，故便血；大便色黑者，瘀血之象也；脾腎俱虛，故濕陷大腸而時溏。方用消石以去垢，礬石以化燥屎，和以大麥粥汁以調胃而疏肝，使病從大小便去，此亦在下者引而竭之之例也。（卷之三）

原文 酒黃疸，心中懊憹，或熱痛，梔子大黃湯主之。（十五）
梔子大黃湯方
梔子十四枚　大黃一兩　枳實五枚　豉一升
上四味，以水六升，煮取二升，分溫三服。

趙以德曰（《金匱方論衍義》）：酒熱內結，心神昏亂，作懊憹，甚則熱痛。梔子、香豉皆能治心中懊憹；大黃蕩滌實熱；枳實破結逐停，去其宿積也。按《傷寒論》陽明病：無汗，小便不利，心中懊憹者，身必發黃。由是言之，諸熱甚於內者，皆能成是病，非獨酒也。（卷中）

徐彬曰（《金匱要略論注》）：前酒疸正條，尚有不能食、欲吐，後各變證，如小便不利、足下熱、腹滿不一。此獨舉心中懊憹爲酒疸第一的據也。熱而至痛，更甚矣。藥用梔子大黃湯，蓋酒熱，氣血兩傷，欲速逐之。故以枳實佐大黃，痛屬氣勝，故枳實獨多。氣下而血分之熱解，以豆豉佐梔子，清膈而使氣分之熱散，酒必挾濕，因其陰大傷，故不用燥藥以耗其津，亦不用滲藥以竭其液，謂熱散則濕不能留也。則凡治病之濕熱而兼燥者，於此可悟矣。（卷十五）

李彣曰（《金匱要略廣注》）：心中懊憹虛煩憤悶之急，或熱痛，皆酒氣濕熱所聚也。梔子豉爲吐劑，使濕熱從上越，大黃枳實爲下藥，使濕熱從下泄，此上下分消法也。（卷中）

沈明宗曰（《沈注金匱要略》）：此酒癉而出方也，酒熱之毒，傷積於胃，熏蒸心膈之間，則懊憹，或熱痛，其勢非輕。若緩時日，必傷心血。故用梔、豉，宣發在上之邪，而清其標；大黃、枳實，蕩滌胃熱，而下奪其本。（卷十五）

魏荔彤曰（《金匱要略方論本義》）：爲實熱之邪立法也。梔子、大黃，大苦寒之品以泄之，枳實以開破之，香豉以昇散之。酒家積鬱成熱，非此不當其施也。（卷中）

尤怡曰（《金匱要略心典》）：酒家熱積而成實，爲心中懊憹，或心中熱痛，梔子、淡豉徹熱於上，枳實、大黃除實於中，亦上下分消之法也。（卷下）

吳謙曰（《醫宗金鑒》）：此詳申酒疸宜下之治也。酒黃疸，謂因飲酒過度而成黃疸也。心中懊憹欲吐，或自吐之而愈，或服梔子豉湯吐之而愈，皆可也。若心中懊憹不欲

吐，或心中熱痛，皆非吐之可愈，故以梔子大黃湯下之愈也。（卷二十二）

朱光被曰（《金匱要略正義》）：黃本乎濕，則利小便，其正治也。但濕脉主沉，今不沉而浮，明是風淫於表，與皮毛間之濕邪搏結不解，蒸發爲黃，是邪已有外達之機。若利小便，徒傷津液耳。故用桂枝湯和營衛以解表，加黃耆助正托邪，俾風邪與濕俱從微汗而解。此黃疸中表虛挾邪者之治法。（卷下）

曹穎甫曰（《金匱發微》）：酒氣留於心下，上逆心藏，則心氣亢而不下，往往有虛煩失眠之證，於是心陽不斂，轉爲懊憹。酒之標氣爲熱，從胃系上迫於心，故熱痛。方用梔、豉，與《傷寒·太陽篇》治心中懊憹同，加枳實則與梔子厚朴湯同，而必用大黃者，以酒疸胃熱獨甚也，但使胃熱一去，則黃從大便去，心下諸病將不治自愈矣。（卷之三）

原文 諸病黃家，但利其小便。假令脉浮，當以汗解之，宜桂枝加黃耆湯主之。方見水气病中。（十六）

趙以德曰（《金匱方論衍義》）：黃家大率從濕得之。經雖有謂治濕不利小便，非治也；然脉浮者，濕不在裏而在表，則當汗解之。若反利之，表濕乘虛入裏，作癃閉，故須以脉別之，適其所在可也。雖然，觀其攻下內熱之方有輕重淺深，其利小便與發汗之方，又豈無輕重淺深之異哉。而是方所主，惟和榮衛，非有發汗峻劑，必表之虛者用之。若《千金》麻黃一味，則是表之榮實者；小柴胡湯，是表之裏者用之；連翹赤小豆湯，又是裏之表者用之。利小便亦然。此條設其大略如此。（卷中）

徐彬曰（《金匱要略論注》）：此以下，皆正黃疸方也。故言諸病黃家，不論從何而得，黃概屬氣鬱，小便爲氣化之主，故但利其小便。下竅氣通，則諸竅之氣自不能久閉，然有病氣全滯表分者，則外出之氣，強利小便無益，故脉浮，以桂枝湯解肌發表，黃耆內托之，稀粥助其正，則邪自不能留也。

論曰：黃疸家，不獨穀疸、酒疸、女勞疸有分別，即正黃疸，病邪乘虛，所着不同。予治一黃疸，百藥不效，而垂斃者，見其偏於上，令服鮮射干一味，斤許而愈。又見一偏於陰者，令服鮮益母草一味，數斤而愈。其凡有黃疸初起，非係穀疸、酒疸、女勞疸者，輒令將車前根葉子合擣，取自然汁，酒服數碗而愈。甚有臥牀不起者，令將車前一味，自然汁數盂置牀頭，隨意飲之而愈。然則汗下之説，亦設言以啓悟，其可無變通耶。（卷十五）

李彣曰（《金匱要略廣注》）：利小便，使濕熱從水道中去，經云在下者，引而竭之是也。脉浮者，病在表，當汗解。桂枝湯，汗劑也，加黃耆以實腠理，司開合，則濕熱無所容，而黃自散矣。（卷中）

沈明宗曰（《沈注金匱要略》）：此風多濕少，邪機向表，通治之方也。諸病黃家，乃胃中濕熱釀成，而濕性下流，當從下驅爲順，故但利小便而爲常法。假令脉浮，則濕少風多，而風性輕揚，邪機在表，當以汗解，不可拘利小便爲常矣。故用桂枝湯和營衛而解肌表之邪，風爲表虛，加黃耆而實腠理，啜熱稀粥爲助，使周身微微小汗則肌表之邪去，而雖有裏濕亦從下滲矣。（卷十五）

魏荔彤曰（《金匱要略方論本義》）：以上諸方，法有峻緩，要不出除濕清熱之義。是諸病黃家，必以利小便爲第一法矣。但潔其净府者，一法也；而開其鬼門者，又一法也。又必因其勢而理之，脉沉弦者先下之，脉浮而欲吐者先吐之。爲酒疸言之，不止爲酒疸言之也。蓋凡諸病黃家，不犯吐下之禁者，皆然也。至於脉浮，〔批〕脉浮則外感之兼可知。又有當以汗解者，則開鬼門之法也，宜桂枝加黃耆湯主之。以桂枝湯爲主，用於黃家，非專治風也，有表邪外感，内混濕邪者，皆可主之也。加黃耆者，知疸病由於胃虚，必補中益氣，斯足以正勝於邪，而藥力方可行也。是開鬼門一法，大約外感而成之疸，固恃此爲主治矣；即有内傷而成之黃疸，濕盛氣虚，風動以勝濕，助氣以補虚，亦未嘗不可間用也。（卷中）

尤怡曰（《金匱要略心典》）：小便利，則濕熱除而黃自已，故利小便爲黃家通法。然脉浮則邪近在表，宜從汗解，亦脉浮者先吐之之意。但本無外風而欲出汗，則桂枝發散之中，必兼黃耆固衛，斯病去而表不傷，抑亦助正氣以逐邪氣也。（卷下）

吳謙曰（《醫宗金鑒》）：諸黃家病，謂一切黃家病也。黃病無表裏證，熱盛而渴者，當清之，濕盛小便不利者，但當利其小便。假令脉浮則爲在表，當以汗解之，宜桂枝加黃耆湯。於此推之，可知脉沉在裏，當以下解之也。

〔集注〕高世栻曰：利小便，乃黃家一定之法，故曰諸病黃家，但利小便。然亦自有宜汗者，故又曰：假令脉浮爲在表，當以汗解之。汗解之法，宜桂枝加黃耆湯，用桂枝湯以解肌，肌解則汗自出，加黃耆以助表，表和則營衛亦通矣。（卷二十二）

陳元犀曰（《金匱方歌括》）：黃疸證多由濕熱内鬱而成，爲病在内也。鬱在内者，宜内解，故曰當利其小便；小便通，則所鬱皆去矣。假令脉浮者，病在肌表也，當外解，故曰當以汗解之。桂枝湯解肌發汗，加黃耆助之，以黃耆有發汗退黃之專長也。（卷五）

嚴鴻志曰（《金匱廣義》）：諸黃家病，謂一切黃家病也。黃家病，必小便不利，但當利其小便可也；假令脉浮，爲病在表，當以汗解之，宜桂枝加黃耆湯主之。若腹滿而嘔者，乃脾爲濕困，胃爲熱熾，脾胃之病，多關少陽，宜以柴胡湯和解而兼下法也。諸黃之輕者，可從小便而去，用豬膏髮煎主之。（卷三）

曹穎甫曰（《金匱發微》）：黃疸之病，起於濕，成於水，利小便發汗，仲師既出茵陳五苓散及桂枝加黃耆湯方治矣。食古而不化，此笨材也。徐忠可言嘗治一垂死之證，令服鮮射干至斤許而愈；又有偏於陰者，令服鮮益母草至數斤而愈。由前之説，則鼻燥、頭眩、心中熱痛、懊憹欲死之證也；由後之説，則大便必黑之證也。其有不係酒疸、穀疸、女勞疸者，但以小便不利，濕鬱發黃，服鮮車前根葉自然汁當無不效，此又易利小便之變法也。（卷之三）

原文 諸黃，豬膏髮煎主之。（十七）

豬膏髮煎方

豬膏半斤　亂髮如雞子大三枚

上二味，和膏中煎之，髮消藥成，分再服，病從小便出。

趙以德曰（《金匱方論衍義》）：此但曰諸黃，無他證，將謂證有變態，不可悉數歟？按《肘後方》云：女勞疸，身目盡黃，發熱惡寒，小腹滿，小便難，以大熱、大勞交接，從入水所致者，用是湯。是又云：五疸，身體四肢微腫，胸滿，不得汗，汗出如黃蘗汁，由大汗出入水所致者，豬脂一味服。《傷寒類要》亦云：男子女人黃疸，食飲不消，胃中脹熱生黃衣，在胃中有乾屎使然；豬脂煎服，下乃愈。由是觀之，此方乃治血燥者。何則？諸黃雖所感之邪與所變之藏不同，然致鬱成濕熱，則悉干於脾胃，故發土色之黃。胃之經陽明，更屬於金，金主燥，若濕熱勝，則金變燥濇皴揭，燥則血乾，由是諸黃起於血燥者可悉數乎？證固不可悉數，然由血燥者皆得用之，故但曰諸黃，而不言其他矣。

然則何以知其爲血燥耶？嘗考之本草，豬脂膏者，利血脉，解風熱，潤肺，療熱毒。由是知之也。其五疸身腫不得汗者，非燥之在上者歟？胃中黃衣乾屎，非燥之在中者歟？小腹滿，小便難，非燥之在下者歟？是故三焦之燥者，皆以豬脂潤之。然燥在下，小便難者又必利之，亂髮能消瘀血，開關格，利水道，況是血餘？於血燥之小便難者，必以此爲優也。

若夫前條所主消石礬石散，亦治膀胱、小腹之血病者，與此不同語，彼以除熱去瘀，此以潤燥，各異所用。礬石之性燥，走血，安可治血燥乎？此治血燥之輕劑也。若《傷寒》中太陽病身盡黃，脉沉結，小便自利，其人如狂者，血證諦也，抵當湯主之，乃重劑也。（卷中）

徐彬曰（《金匱要略論注》）：此爲黃疸之穀氣實者設也。腎爲胃關，胃家穀氣實，則氣閉而腎燥，故以豬膏潤腎燥，髮灰利陰血，合而服之，則胃燥和而鬱解。仲景於婦人胃氣下泄，陰吹而正喧者，亦用此方。注曰：此穀氣之實也，以豬膏髮煎導之。但彼用導法，此煎服爲異耳。乃利陽明之陰，以瀉穀氣之實也。然此之穀氣實，又非穀疸之比。蓋穀疸，原由風寒不能消穀，此則真穀氣過實，熱而閉耳。予友樂天游黃疸，腹大如鼓，百藥不效，用豬膏四兩，髮灰四兩，一劑而愈。仲景豈欺我哉。（卷十五）

李彣曰（《金匱要略廣注》）：豬膏潤經脉而滑澤，亂髮入血分而去瘀，蓋經脉通則水道利，瘀血去則濕熱消矣。觀本方病從小便去可見。（卷中）

沈明宗曰（《沈注金匱要略》）：此黃癉血分通治之方也。寒濕入於血分，鬱蒸氣血不利，證顯津枯血燥，皮膚黃而暗晦，即爲陰黃。當以豬膏潤燥，髮灰入血和陰，俾脾胃之陰得其和，則氣血不滯，而濕熱自從小便去矣。蓋癉病皆因濕熱鬱蒸，相延日久，陰血必耗，不論氣血二分，皆宜兼滋其陰，故云諸黃主之。（卷十五）

魏荔彤曰（《金匱要略方論本義》）：豬膏、亂髮，皆入陰分之藥也。久煎髮消，陰從陽用，且導陽入陰，俾小便得利而濕熱得消。亦諸黃家却邪而不傷正，更兼補陽益陰之美也。所以能利小便者，以其滑，故利耳。（卷中）

尤怡曰（《金匱要略心典》）：此治黃癉不濕而燥者之法。按《傷寒類要》云：男子女人黃癉，飲食不消，胃脹，熱生黃衣，在胃中有燥屎使然，豬膏煎服則愈。蓋濕熱經久，變爲堅燥，譬如盦曲，熱久則濕去而乾也。本草豬脂利血脉，解風熱；亂髮消瘀，開關格，利水道，故曰病從小便出。（卷下）

吴谦曰（《医宗金鉴》）：诸黄，谓一切黄也。皆主猪膏发煎，恐未必尽然。医者审之，此必有脱简也。

〔集注〕程林曰：扁鹊有《黄经》《明堂》，有烙三十六黄法，皆后人所未见。唯《圣济总录》载三十六黄，方论详明，治法始备。今猪膏发煎，能治诸黄，当是黄之轻者，可从小便而去，至若阴黄、急黄、女劳之属，岂猪膏发煎所能治乎？医者审之。（卷二十二）

朱光被曰（《金匮要略正义》）：此燥热结于下焦血分，肠胃乾枯，壅积为黄也。猪脂利肠胃，直走少阴，以滋燥结之源。乱发通血络，直走厥阴，以泄水道之阻。迨小便利而燥气开，胃气自和矣。按仲景于妇人阴吹，亦主此方，注曰此谷气实也。盖大肠主津液，津液既虚，大肠之气痹而不用，而胃家所受之谷气，壅塞而无所输泄，妇人以冲任为用，只得斜趋小肠，结于前阴而为阴吹。因以猪膏之滑润，下通督脉者，开大肠之痹为君。而用乱发之下通冲任者，直抵前阴引结气而还归于故道，俟大肠气通而阴吹自愈矣，是以猪脂为主，而发为使也。此则阴液素虚而燥邪结于膀胱血分，小溲不通，手足阳明之气愈为壅滞。若用大黄下之，则阴液益耗，燥气益坚，变患滋甚矣。惟以专入血分之乱发，消瘀利水为主，而以最滑利之猪脂，流动胃家积气，从乱发前趋于水道而出，是以发为主，而猪膏为使也。一方两用，所治异途，而所主之理如此。（卷下）

陈元犀曰（《金匮方歌括》）：猪膏主润燥，发灰主通小便。故《神农本草经》有自还神化句最妙，谓发为血余，乃水精奉心化血所生。今取以炼服，仍能入至阴之藏，助水精上奉心藏之神，以化其血也。沈目南谓寒湿入于血分，久而生热，郁蒸气血不利，证显津枯血燥，皮肤黄而暗晦，即为阴黄，当以此治之。且热郁既久，阴血无有不伤，治者皆宜兼滋其阴，故曰诸黄主之。又按：时医惑于以人补人之说，每遇虚证，辄以紫河车配药。余幼时随侍，闻家君与客常谈及紫河车一物。曰：某也服此，今反肌肉羸瘦，某也服此，病反增剧，吾行道数十年，见有用紫河车者，未尝一效。余默识之。今省中行道辈，遇病人家有余资或病证虚弱火炽等证，即曰：非紫河车不能成功也。呜呼！是医也能活人乎？是药也而能活人乎？（卷五）

叶霖曰（《金匮要略阙疑》）：诸血为黄耳，非凡黄者皆可用也。程林曰：扁鹊《黄经》有烙三十六黄法，《明堂》所载，皆后人所未见，唯《圣济总录》有三十六黄，方论详明。此方所治当是黄之轻者，至阴黄、急黄、女劳等，非其任也。（卷下）

曹颖甫曰（《金匮发微》）：方用猪油半斤熬去渣，加乱发如鸡子大三团入煎，发消药成，分三服，病从小便出。仲师方治如此。然但言诸黄，而不言所治何证。予谓此酒疸、谷疸、女劳疸通治之方也。按妇人杂病篇云：胃气下泄，阴吹而正喧，此谷气之实也，猪膏发煎主之。谷气实，非谷疸之渐乎？校《千金》云：太医校尉史脱家婢黄病，服此下燥粪而瘥，神验。徐忠可治骆天游黄疸，用猪膏四两、发灰四两，煎服，一剂而瘥，皆其明证。至如女劳一证，相火熏灼，血分必燥，酒气伤血，血分亦燥，故二证大便皆黑。猪膏润以燥，发灰为血余，取其入血分而和血，凡大便色黑、肌肤甲错者皆宜之，故不指定为何证也。（卷之三）

原文 黄疸病，茵蔯五苓散主之。一本云：茵蔯湯及五苓散並主之。（十八）

茵蔯五苓散方

茵蔯蒿末十分　　五苓散五分方見痰飲中。

上二物和，先食飲方寸匕，日三服。

趙以德曰（《金匱方論衍義》）：此亦止言曰黄疸，不言他證，乃與豬膏髮煎對出者也。彼以燥在血，此以燥在氣。然則病得之汗出入水，何其成是燥也？曰：濕熱相紐而不解，則肺金治節之政不行，津液不布，則成燥也。燥鬱之久，其濕熱蒸爲黄疸矣。不然，何以本草謂茵蔯能除熱結黄疸、小便不利？其熱結與不利，非燥澀禁固而然歟？

其燥有因濕鬱而燥者，有因熱勝而燥者。其因濕鬱者，則以茵蔯五苓散治之；熱甚者，則以梔子柏皮湯治之。五苓散非惟利濕而已，亦且潤燥也，如桂枝開腠理，致津液，通氣；白术、茯苓之生津，皆潤燥者也。雖然，古人嘗論黄疸有濕黄，有熱黄，濕黄者，色如熏黄；熱黄者，色如橘色黄。更有陽黄、陰黄，陽黄者，大黄佐茵蔯；陰黄，以附子佐茵蔯。而此用五苓散佐者，可見其爲濕熱鬱成燥者矣。（卷中）

徐彬曰（《金匱要略論注》）：此表裏兩解之方。然五苓中有桂、术，乃爲稍涉虛者設也，但治黄疸不貴補，存此備虛證耳。（卷十五）

李彣曰（《金匱要略廣注》）：五苓散，發汗利小便，表裏雙解之劑也，加茵蔯，苦以泄水，寒以撤熱，則去濕熱更捷，而共成治疸之功，此亦發汗利小便法也。（卷中）

沈明宗曰（《沈注金匱要略》）：此黄癉小便閉塞，氣分實證，通治之方也。胃中濕熱相蒸則一，但有氣血風寒之分，故後人有陰黄、陽黄之別。蓋胃爲水穀之海，營衛之源，風入胃家氣分，風濕相蒸，是爲陽黄。濕熱流於膀胱，氣鬱不化，則小便不利，當用五苓散宣通表裏之邪，茵蔯開鬱而清濕熱，則黄自退矣。（卷十五）

魏荔彤曰（《金匱要略方論本義》）：又有茵蔯五苓散一方，爲黄疸家主治，乃表裏兼治，導水清熱滋乾，於《傷寒論》中言之詳矣。導水清熱治標也，而滋乾之義，亦本治也，加茵蔯專利小便，乃潔净府之善方也。（卷中）

尤怡曰（《金匱要略心典》）：此正治濕熱成癉者之法。茵蔯散結熱，五苓利水去濕也。（卷下）

吳謙曰（《醫宗金鑒》）："黄疸病"之下，當有"小便不利者"五字，茵蔯五苓散方有着落。必傳寫之遺。

〔注〕黄疸病，脉沉腹滿在裏者，以大黄消石湯下之；脉浮無汗在表者，以桂枝加黄耆湯汗之；小便不利者，不在表裏，故以茵蔯五苓散主之。（卷二十二）

黄元御曰（《金匱懸解》）：黄疸病，水鬱土濕，茵蔯瀉濕而清熱，五苓利水而燥土也。（卷十二）

陳念祖曰（《金匱要略淺注》）：此爲黄疸而出表裏兩解之方也。徐云，治黄疸不貴補，存此以備虛證耳。（卷七）

嚴鴻志曰（《金匱廣義》）：黄疸病由於濕鬱於脾，熱蒸於胃，有諸內而形諸外也。若小便不利，是中焦濕熱，無從宣化，故治法宜以茵蔯五苓散主之。五苓散用白术、茯

苓、豬苓燥脾利濕；以桂枝行膀胱氣化，合澤瀉通利水道，加茵陳蒿末去濕散熱。庶幾濕去熱清，疸黃必解矣。（卷三）

曹穎甫曰（《金匱發微》）：黃疸從濕得之，此固盡人知之。治濕不利小便非其治，此亦盡人知之。五苓散可利尋常之濕，不能治濕熱交阻之黃疸，倍茵陳則濕熱俱去矣。先食飲服者，恐藥力爲食飲所阻故也。（卷之三）

陸淵雷曰（《金匱要略今釋》）：此治黃疸之恢復期，或輕證黃疸之方。排除組織中之黃色素，使從小便而出。然不足以治愈黃疸之原因。（卷五）

原文 黃疸腹滿，小便不利而赤，自汗出，此爲表和裏實，當下之，宜大黃消石湯。（十九）
大黃消石湯方
大黃　黃蘗　消石各四兩　梔子十五枚
上四味，以水六升，煮取二升，去滓，內消，更煮取一升，頓服。

趙以德曰（《金匱方論衍義》）：熱邪內結，成腹滿、自汗，大黃、消石蕩而去之；膀胱內熱，致小便不利而赤，必黃蘗、梔子涼以行之。此下黃疸重劑也。（卷中）

徐彬曰（《金匱要略論注》）：此爲黃疸之有裏無表者言之。謂疸色黃見於表矣，乃腹滿、小便不利且赤，裏熱可知。黃疸最難得汗，乃自汗，則表從汗解，故曰此爲表和裏實。實者邪也，有邪則宜去，故主大黃消石湯。大黃、消石，解氣血中之實熱；黃蘗苦寒，主下焦；梔子雖輕浮在上，然能使裏熱從上而下，故以爲使，且輕浮則與鬱結相宜也。（卷十五）

李彣曰（《金匱要略廣注》）：腹滿、小便不利而赤，裏病也；自汗出，表和也。裏病者，濕熱內甚，用梔子清上焦濕熱，黃蘗清下焦濕熱，消石則於苦寒瀉熱之中，而有燥烈發散之意，使藥力無所不至，而濕熱悉消散矣。（卷中）

沈明宗曰（《沈注金匱要略》）：此邪居裏實通俗之方也。黃癉腹滿，小便不利而赤，濕熱壅逆中州極矣。但自汗乃表氣開通一面，爲表和裏實。然裏實必當下奪，故用大黃、消石，善攻濕熱瘀凝氣血之結；黃蘗苦寒，以清下焦濕熱；梔子輕浮，能使上焦屈曲之火下行爲助也。（卷十五）

魏荔彤曰（《金匱要略方論本義》）：若夫黃疸病，腹滿而小便不利而赤者，知濕熱之邪內盛也，加以自汗出，則表無外邪之鬱而疸自成，是表和而裏實也。裏實當下之，宜大黃消石湯，爲實熱內盛者主治也。大黃、黃蘗、梔子之苦寒，兼用不害，加以消石引從小便得出。服法煮後去滓，內硝更煮者，所以化苦寒之烈性爲柔順，清熱邪而不致傷胃陽也。內硝頓服，治濕熱必盡除其根，防其復作增劇也。前言下之，不出方。此乃宜下者，所宜主之方也。（卷中）

尤怡曰（《金匱要略心典》）：腹滿小便不利而赤爲里實，自汗出爲表和。大黃消石亦下熱去實之法，視梔子大黃及茵陳蒿湯較猛也。（卷下）

黃元御曰（《金匱懸解》）：黃疸腹滿，小便不利而赤，自汗出，此爲表和裏實，緣汗孔外泄，水道裏瘀，濕不在經絡而在藏府，法當下之。大黃消石湯，大黃、消石瀉陽明之濕熱，梔子、黃檗清君相之鬱火也。（卷十二）

陳念祖曰（《金匱要略淺注》）：此爲黃疸而出其裏實之方也，視梔子、大黃及茵蔯蒿湯較峻。（卷七）

朱光被曰（《金匱要略正義》）：此治黃疸之三焦實熱者，腹滿，小便不利而赤，裏實明矣。自汗出，表氣和矣。實熱宜於急下，因用大黃、消石合解中焦之實熱，梔子清徹上焦之實熱，黃檗苦泄下焦之實熱，三焦分清，裏氣和而黃退矣。（卷下）

嚴鴻志曰（《金匱廣義》）：腹滿、小便不利而赤，是濕熱內盛；自汗出，是濕熱外發也；表和裏實，治裏爲急，當下之，宜大黃消石湯。用大黃以瀉中焦之熱，梔子以清上焦之熱，黃檗以清下焦之熱，而以消石有燥烈發散之性合用，所以去其濕也。蓋濕雖化熱，究屬寒邪耳。（卷三）

曹穎甫曰（《金匱發微》）：凡熱邪內壅陽明，小便必短赤，甚而宗筋內痛，時出白物，又甚則筋牽右髀而痛，此固審爲大承氣湯證矣。腹滿，小便不利而赤，雖證屬黃疸，其爲陽明裏實，則固同於傷寒。自汗出則爲表和，病氣不涉太陽，故宜大黃消石湯，以攻下爲主。疸病多由胃熱上熏，故用苦降之梔子（此味宜生用）。濕熱阻塞腎膀，故加苦寒之黃檗。或云：梔子、黃檗染布皆作黃色，仲師用此，欲其以黃治黃。是說也，予未之信。（卷之三）

黃疸病脉證并治第十五

原文 黃疸病，小便色不變，欲自利，腹滿而喘，不可除熱，熱除必噦。噦者，小半夏湯主之。方見痰飲中。（二十）

趙以德曰（《金匱方論衍義》）：小便色不變、欲自利者，內有濕飲，積而熱未盛也。脾太陰濕勝，土氣不化，則滿；脾濕動肺，則喘，有似支飲之喘者，故不可除其熱；熱除則胃中反寒，寒氣上逆，爲噦矣。半夏、生薑能散逆去濕，消痰止噦。此湯用在除熱之後，非治未除熱之前者也。（卷中）

徐彬曰（《金匱要略論注》）：此言黃疸中有真寒假熱者。謂內實小便必赤，今色不變，加自利，虛寒也。雖腹熱能滿，虛亦滿；實證有喘，虛亦喘。誤以爲熱而攻除之，則虛其胃而噦，噦由胃虛而氣逆，逆則痰壅，故曰噦者，小半夏湯主之。謂噦非小故，唯薑、半能行痰下逆而調胃，胃調，然後消息治之，非小半夏即能治黃疸也。（卷十五）

李彣曰（《金匱要略廣注》）：小便色不變，欲自利，裏無濕熱可知，腹滿而喘，脾氣虛而肺氣不利耳。用苦寒藥攻裏除熱，則胃寒而虛氣上逆，故噦，宜小半夏湯散逆止噦。（卷中）

沈明宗曰（《沈注金匱要略》）：此濕多熱少氣虛之證也。小便黃赤如金則爲黃癉，此小便色不變，欲自利者，肌表必是淡黃而不枯燥，乃濕鬱熱微，氣虛之證也。濕滯於脾，則爲腹滿；脾濕壅肺，則爲喘逆。然有濕無熱，不可再除其熱。但除熱之劑，必以苦寒而傷胃陽，則陰濕不行，化爲痰飲，上逆作噦。故以半夏、生薑滌痰除飲而止噦

逆，俟噦止，再治其瘴。要知小半夏湯，非黃瘴之專方，竊疑小半夏加茯苓湯可以善後耳。（卷十五）

魏荔彤曰（《金匱要略方論本義》）：又有黃疸病，小便色不變，非赤非黃，無實熱可知矣；且欲自利，虛寒之證已著矣；腹滿而喘，浮游之熱不足敵固沍之寒濕也。慎不可認爲宜下之疸證，而妄除其熱，熱除必胃陽傷而噦。噦者，胃陽爲苦寒之藥所墜，欲昇而不能也，小半夏湯主之。半夏、生薑，純用辛溫，以開燥其寒濕之邪，與前方大相燕越，必不可混施之者也。（卷中）

尤怡曰（《金匱要略心典》）：便清自利，內無熱徵，則腹滿非裏實，喘非氣盛矣。雖有瘴熱，亦不可以寒藥攻之。熱氣雖除，陽氣則傷，必發爲噦。噦，呃逆也。魏氏謂胃陽爲寒藥所墜，欲昇而不能者是也。小半夏溫胃止噦，噦止然後溫理中藏，使氣盛而行健，則喘滿除，黃病去，非小半夏能治瘴也。（卷下）

朱光被曰（《金匱要略正義》）：此黃疸中之中氣虛寒者。小便色不變，非時下無壅熱，並見虛寒之象，乃自利，腹滿而喘，是濁邪橫逆，清氣不運使然。醫者誤認腹滿而喘爲實熱，反以寒藥除之，益致胃敗而爲噦。且以小半夏湯溫通上焦，以止逆除噦，而後漸次調理脾胃可也。（卷下）

葉霖曰（《金匱要略闕疑》）：此濕盛無熱之黃，即是腹滿證，不可用大黃消石法，小半夏只除噦耳，是救逆法，本病當另議。

喻嘉言注"自利"竟作"大便利"，注"小便"句亦云本黃赤，治之而色減，條中明云色不變，而憑空附會，豈不可笑。

此喘似水停之故，故用半夏湯，坊本作小便色小變，故喻氏有此注，"自利"本作"欲自利"，吳氏云：欲自利非下利也。亦覺牽強，直作"小便自利"何等直捷，凡書中訛文錯簡，不可曲爲之說也。（卷下）

嚴鴻志曰（《金匱廣義》）：既病黃疸，而小便色不變，且欲自利，此濕重於熱也。故脾氣不運而腹滿，肺氣不利而喘促，此疸之黃，乃陰黃也，故不可除熱，若以涼藥除之，則胃氣必寒而作噦矣。噦者，宜小半夏湯主之。蓋半夏、生薑辛溫散寒，其噦自愈。（卷三）

原文 諸黃，腹痛而嘔者，宜柴胡湯。必小柴胡湯，方見嘔吐條中。（二十一）

趙以德曰（《金匱方論衍義》）：邪正相擊，在裏則腹滿氣逆，在上則嘔。上，猶表也，故屬半表半裏。由是小柴胡湯主之。柴胡、黃芩除裏熱；半夏散裏逆；人參、甘草補正氣，緩中；生薑、大棗和榮衛，合表裏，調陰陽也。

雖然大法如此，又必如《傷寒》隨證有加減者焉。柴胡湯不惟治是黃也，《傷寒論》中又將陽明中風，脉弦浮大而短氣，腹滿，脅下及心痛，鼻乾，不得汗，嗜臥，一身面目悉黃，小便難，有潮熱者，用小柴胡湯。（卷中）

徐彬曰（《金匱要略論注》）：邪高痛下，此少陽證也。是黃雖脾胃之傷，實少陽鬱熱，故以小柴胡湯，仍去其本經之邪，但小柴胡主和解，此必黃之不甚，而亦未久者

也。（卷十五）

李彣曰（《金匱要略廣注》）：腹滿宜下，兼嘔，則邪氣未盡入裏，尚在半表半裏之間，又未可峻攻，大柴胡湯以大黃、芍藥、枳實以攻裏，柴胡、半夏、黃芩、薑、棗以和中解表，此表裏雙解法也。（卷中）

沈明宗曰（《沈注金匱要略》）：此風木乘土，痛嘔出方也。小柴胡湯原爲傷寒傳入少陽邪高痛下而設，此風熱挾木，乘於脾胃，鬱蒸發黃而爲腹痛，邪逆上衝則嘔，故以小柴胡湯單提少陽厥陰風熱上行，不令陷入土中爲患，則痛嘔自已，再以清滲風濕之藥而和之可也。（卷十五）

魏荔彤曰（《金匱要略方論本義》）：更有諸勞怯弱，氣血虛損，腹痛而嘔者，則虛而有熱也。虛而有熱，苟間以濕，又爲黃病之漸矣。若無濕可混，而此虛熱留中擾亂上下，欲大泄之不可礙於虛也，惟有少陽昇散一路，可以爲祛熱之門戶。與以柴胡湯，俾邪熱因柴胡而昇於半表，因黃芩而泄於半裏，乃治正不足而邪熱有餘之證也。附於黃疸篇中，正見黃疸之熱，非可任意妄下之旨耳。（卷中）

陳念祖曰（《金匱要略淺注》）：此言黃疸有土受木克土之證，以柴胡湯治其嘔痛，亦非謂柴胡湯治諸黃也。止言柴胡湯，未分大小，意者隨見證而臨時擇用也。（卷七）

朱光被曰（《金匱要略正義》）：嘔爲少陽的證，而兼之腹痛，是風木鬱極，脾胃均受戕賊，發見爲黃，是必用本經之藥，以和解之，則小柴胡即治黃之方也。（卷下）

曹穎甫曰（《金匱發微》）：黃疸之病，始於濕，中於水，成於燥。予讀《雜病論》至痛而嘔者宜柴胡湯，怳然於膽火之爲病也。夫濕勝則腹滿，水勝則小便不利，燥勝則胃熱上攻而心中熱疼，或上熏於肺而鼻燥，或食入胃熱上浮而頭眩。原其所以病黃疸之由，則由胃底原有之膽汁，不能容水與濕，水濕混入於胃，膽汁出而相抗，乃隨水濕溢出皮毛、手足、頭目而成黃色。腹爲足太陰部分，膽邪乘脾，乃病腹痛。《傷寒·太陽篇》云：脉弦緊者，腹中劇痛，先與小建中湯，不差，與小柴胡湯。此即膽邪乘脾之治也。嘔固少陽本病，此可證柴胡湯統治諸黃之旨也。（卷之三）

原文 男子黃，小便自利，當與虛勞小建中湯。方見虛勞中。（二十二）

趙以德曰（《金匱方論衍義》）：自此而觀，若非入內，凡雜病中虛，致脾胃不化，濕熱蓄積而爲黃，雖小便不利，亦當仿此法補瀉兼施。男子黃者，必是男子入內，虛熱而致者也。今病黃反見小便自利，爲中下無實熱，惟虛陽浮泛爲黃耳。故與治虛勞之劑，補其正氣，正氣實則榮衛、陰陽和，而黃愈矣。（卷中）

徐彬曰（《金匱要略論注》）：既無表證，而又小便自利，是表裏無邪，然發黃，此中氣不壯旺，以致上焦氣鬱。全當治其虛，虛得補，則氣暢而鬱開，鬱開則黃去矣。故曰宜虛勞小建中湯。蓋桂、芍、甘、薑、棗，能調和榮衛，而飴糖大補其中也。然單言男子，謂在婦人則血分有熱，正未可知，又當另自消息耳。（卷十五）

李彣曰（《金匱要略廣注》）：黃病濕熱內鬱，當小便不利，今反利者，中州虛竭也。蓋黃病屬脾，而脾主中州，行津液，脾虛則小便利而津液亡。小建中湯建立中氣，使脾土健運不息，足以制水而濕熱自去，此《內經》養正邪自消之方也。本經《水氣篇》云：小便自利，此亡津液，故令渴也。又云病水者，渴而下利、小便數者皆不可發汗是也。（卷中）

沈明宗曰（《沈注金匱要略》）：此虛黃通治之方也。凡病黃癉，小便極黃不利而爲實，此男子黃而自利，知無外邪壅滯所致也。其人必因飲食先傷胃中營衛，入房而傷腎中之陰，數擾其陽，相火衝於脾胃，濕熱合蒸，脾陰虧極，黃越於外，則顯肌膚黃燥。斯乃脾腎內傷所致，是無發表攻下之理，當以虛勞同治。故用小建中湯補和胃中營衛，資生腎水而鎮陽光，俾相火不乘於土，則不治黃而黃自退矣。（卷十五）

尤怡曰（《金匱要略心典》）：小便利者，不能發黃，以熱從小便去也。今小便利而黃不去，知非熱病，乃土虛而色外見，宜補中而不可除熱者也。夫黃癉之病，濕熱所鬱也，故在表者汗而發之，在裏者攻而去之，此大法也。乃亦有不濕而燥者，則變清利爲潤導，如豬膏髮煎之治也；不熱而寒，不實而虛者，則變攻爲補，變寒爲濕，如小建中之法也；其有兼證錯出者，則先治兼證而後治本證，如小半夏及小柴胡之治也。仲景論黃癉一證，而於正變虛實之法，詳盡如此，其心可謂盡矣。（卷下）

吳謙曰（《醫宗金鑒》）：婦人產後經崩，發黃色者，乃脫血之黃色，非黃疸也。今男子黃而小便自利，則知非濕熱發黃也。詢知其人必有失血亡血之故，以致虛黃之色外現。斯時汗、下、滲、利之法俱不可施，惟當與虛勞失血同治，故以小建中湯調養營衛，黃自愈矣。

〔集注〕高世栻曰：女爲陰，男爲陽；陰主血，陽主氣。男子黃，陽氣虛也。黃者土之色，陽氣虛而土色外呈。中無濕熱，故小便自利。此爲虛也，故當以小建中湯和其陰陽，調其血氣也。本論《血痹虛勞篇》有小建中湯主治虛勞，故曰：虛勞小建中。意謂此男子黃而小便利，亦爲虛勞之證云爾。（卷二十二）

朱光被曰（《金匱要略正義》）：小便自利，則內無濕熱可知，明是榮衛虛裏（批）恐"裏"是"衰"誤。中氣不能和暢而爲痿黃耳。捨小建中又何法乎？然在婦人或由血分鬱氣，正未可知，故另揭男子黃別之也。以上二條並非正黃疸，祇是病情相似，而治實相懸如此。（卷下）

葉霖曰（《金匱要略闕疑》）：婦人產後經崩，往往有脫血發黃者，男子失血，亦有面色痿黃如疸證者，非黃也，小建中治虛勞之方，故云此條當在虛勞篇中，文法亦相合。又疑作"男子虛勞黃"，語意乃順。（卷下）

嚴鴻志曰（《金匱廣義》）：黃疸無分男女，而此特舉男子黃，何哉？蓋男爲陽，盛陽則小便自利，濕熱不聚，當無發黃，其所以發黃，必因亡血失血之後，其肌膚之色，呈露虛黃，宜與虛勞門小建中湯治之。仲景云人當知諸黃，蓋有類似之證也，醫者不可不知。

喻嘉言謂酒疸之黑，與女勞疸之黑，殊不相同。女勞疸之黑，爲腎色所發；酒疸之黑，乃榮血腐敗之色。榮者水穀之精氣，爲濕熱所瘀而不行，其光華之色，轉爲晦黯，心胸嘈雜，如噉蒜虀狀，其芳甘之味，變爲酸辣，乃至肌膚抓之不仁，大便正黑，脈見浮弱，皆肺金治節之氣不行而血瘀也。必復肺中清肅之氣，乃可驅榮中瘀濁之血，較女勞疸之難治，特一間耳。方書但用白朮湯，理脾氣，解酒熱以言治，抑何庸陋之甚耶！

至於陰疸一證，仲景之方論已亡，千古之下，惟羅謙甫茵陳附子乾薑甘草湯一方，治因用寒涼藥過當，陽疸變陰疸之證，有合往轍，此外無有也。今人但云陽疸色明，陰疸色晦，此不過氣血之分，辨之不清，轉足誤人。如酒疸變黑，女勞疸額上黑，豈以其黑遂謂陰疸，可用附子、乾薑乎！夫女勞疸者，真陽爲血所壅閉，尚未大損，瘀血一行，陽氣即通矣。陰疸則真陽衰微不振，一任寒濕與濁氣敗血團結不散，必復其陽，錮結始開，倘非離照當空，幽隱胡繇畢達耶。

莫枚士黃疸黑疸説，《金匱》云：理者，皮膚藏府之文理也。此以推之，腸胃之膜，其有罅隙可知，人若脾虛，不爲胃消水穀，則水穀之停於胃者，久久則瘀而爲熱。其氣從府理中溢出，食氣溢則皮色黃，水氣溢則皮色黑，其有脾本不虛，但因飢暴多食，渴暴多飲，所受倍常，則脾不及消，亦久留於胃而爲熱，即亦從府理溢出，此癥痕、蓄氣、溢飲等證，所由來也。夫府即有理，則尋常飲食，其氣何嘗不溢，不溢則何以生衛，以肥肌熏膚充身澤毛，生營以成脉華色乎！特所溢者，是精氣，非滯氣，精氣益人，滯氣病人耳。人若肺虛，爲風濕寒熱所襲，則皮膚之理實而閉，府理中之應溢者，不得通於外，則水穀之氣，亦久留於胃而爲熱，滯則溢遲，故色變也。傷寒、溫病所致之疸，及風疸、濕疸，皆取諸此，雖不自飲食致之，而其爲溢之滯，在理則同矣，獨是水色雖黑，然留胃之水，亦黃中帶黑，不能全黑，以胃爲土，土色但黃故也，惟涉於腎，則黑黃相半，所以然者，腎爲胃關，關門不利，則水流於腎部者，留久，其責在膀胱，膀胱亦府也，亦有理也，不挾熱者，水溢爲飲。《巢源》云：痰在胸膈，飲在膀胱者，此也。其挾熱者，則氣與水蒸而爲疸，《金匱》診疸於穀疸、酒疸但言黃，而於女勞疸必言額上黑，以女勞則腎虛而利水遲，水即久留而氣溢，且胃中之水，乘腎虛而流疾，腎故不及利也。推之風水、正水、石水爲病之義，亦當如是。黃疸久之皆變爲黑疸者，胃實滯多則乘腎，腎以得水穀之精氣少，則益易乘了。知府理之爲病，而推之奇病中，有飯粒出瘡孔，蚘蟲在皮中者，皆不足爲奇矣。

蔣式玉謂黃疸，身黃、目黃、溺黃之謂也。病以濕得之，然有陰陽藏府之分，陽黃之作，濕從火化，瘀熱在裏，膽熱液泄，與胃之濁氣共並，上不得越，下不得泄，熏蒸遏鬱，侵於肺則身目俱黃，熱流膀胱，溺色爲之變，赤黃如橘子色，陽主明，治在胃。陰黃之作，濕從寒化，脾陽不能化熱，膽液爲濕所阻，漬於脾，浸淫肌肉，溢於皮膚，色如熏黃，陰主晦，治在脾。《傷寒》發黃，《金匱》黃疸，立名雖異，治法多同。有辨證三十五條，出治一十二方，先審黃之必發不發，在於小便之利與不利，疸之易治難治，在於口之渴與不渴，再察瘀熱入胃之因，或因外並，或因內發，或因醋酒，或因勞色，有隨經蓄血，入水黃汗，上盛者一身盡熱，下鬱者小便爲難。又有表虛裏虛，熱除作噦，火劫致黃，知病有不一之因，故治有不紊之法，於是脉弦脅痛，少陽未罷，仍佐以和；渴飲水漿，陽明化燥，急當瀉熱；濕在上，以辛散，以風勝；濕在下，以苦泄，以淡滲；如狂蓄血，勢所必攻；汗後溺白，自宜投補；酒客多蘊熱，先用清中，加之分利，後必顧其脾陽；女勞有穢濁，始以解毒，繼之滑竅，終當峻補腎陰。表虛者實衛，裏虛者建中，入水火劫，以及治逆變證，各立方論，以爲後學津梁，若云寒濕在裏之治，陽明篇中惟見一則，不出方治。指人於寒濕中求，蓋脾本畏木，而喜風燥，制水而惡寒濕，今陰黃一證，外不因於六淫，内不傷於嗜慾，惟寒惟濕，譬之卑監之土須暴風日之陽，純陰之病，療以辛熱無疑矣。後賢惟羅謙甫氏，具有卓識，力辨陰陽，遵《傷寒》寒濕之旨，出茵陳四逆湯之治，繼往開來，功亦偉焉。（卷三）

曹穎甫曰（《金匱發微》）：此亦肝膽乘脾之方治也。首篇云：知肝傳脾，必先實脾。男子黃，小便自利，則脾藏之濕欲去，而本藏先虛，脾虛而膽邪乘之，必有前條腹痛而嘔之變，用甘味之小建中湯，此正因脾藏之虛而先行實脾。歷來注家不知仲師立方之意，專爲胃底膽汁發燥、内乘脾藏而設，故所言多如夢囈也。（卷之三）

陸淵雷曰（《金匱要略今釋》）：醫方治陰黃不用茵陳，蓋有二義。茵陳所以排除組織間之膽汁色素。萎黃之證，其黃由於血不榮，非膽汁所染，則無須茵陳，此一義也。凡病，陽證難治而易愈，陰證易治而難愈。何以故？陽證雖輕，須各隨其本病而施治，其方萬有不齊。陰證雖重，不論何病，一以附子劑急溫之。蓋藥物所憑藉以取效者，病人抗病之正氣。陽證正氣自持，則各隨其本病而匡贊輔翼之。陰證正氣衰弱，則一以扶持正氣爲主。故治陰黃者，雖是膽汁染成之真疸，可以獨任溫補，不用茵陳，此又一義也。然既有膽汁色素沉着於組織間，則於附子劑中參用茵陳以排除之。亦復有益無損。若用茵陳於萎黃證，則無的放矢，有損無益矣。王氏、何氏主不必用茵陳，丹波主附子、茵陳並用，其説皆模稜兩可，令人仿徨失據。吾特表而出之，以供讀者研討。

又，西醫療黃疸，禁食油及含脂肪較多之物質。蓋因膽汁之用在乳化食物中之脂肪，又刺激腸上皮而促其吸收。黃疸病人之膽汁不入於腸，則脂肪之消化吸收大受障礙，故禁食之也。中醫則不禁，古方且有用蔓菁子油療黃者，見《千金》《外臺》，及陳藏器《本草拾遺》、孟詵《食療本草》。考其證候，當是真黃疸。今案所食脂肪不消化不吸收，不過隨糞便排出體外，甚則腐敗分解，使糞便作惡臭而已。本無大害，蔓菁子油或別有化學上之治療作用，今未能證明，又未可與通常脂肪等視矣。（卷五）

附方

原文 瓜蒂湯：治諸黃。方見暍病中。

趙以德曰（《金匱方論衍義》）：古方多用此治黃，或作散服，或吹鼻，皆以取黃水爲效。以此觀之，是治水飲鬱熱在膈上者用之，何則？瓜蒂，吐劑也。《内經》曰：吐上者，因而越之。仲景亦曰：濕家身上疼，面黃，納藥鼻中。是亦邪淺之故也。（卷中）

徐彬曰（《金匱要略論注》）：瓜蒂能解上焦鬱熱，故黃疸之由上焦鬱者宜之，且瓜蒂主吐，吐亦有發散之義，故附此以見治黃疸，亦有用吐法者耳。（卷十五）

沈明宗曰（《沈注金匱要略》）：瓜蒂湯，吐藥也。若邪衝於胸膈，或心煩懊憹欲吐，而無他病者，當用此湯。吐去黃水，因其高而越之也。（卷十五）

魏荔彤曰（《金匱要略方論本義》）：附瓜蒂湯，治諸黃，大約補仲景前言宜吐之法也。又附麻黃醇酒湯一法治黃疸，爲宜汗者補開鬼門之法也。冬月用酒，春月用水。防其春溫助熱也。然要不外仲景除濕清熱之旨。至於補中益氣，昇陽燥土，亦同於水氣之治法。則除仲景而外，應不足與言矣乎！（卷中）

陸淵雷曰（《金匱要略今釋》）：當即《外臺》第四卷諸黃門所載，《刪繁》第二方（引見下文）。此治病毒結聚於胃脘，非直接治疸，當有煩喘懊憹、溫溫欲吐之證。用法當參看《傷寒論今釋》瓜蒂散條。諸方書或云吐出黃水，則膽汁逆流入胃歟。《千金》《外臺》用瓜蒂劑治黃者甚多，或內服，或吹塞鼻中，附錄於後。

《外臺秘要》云：《刪繁》療天行毒熱，通貫藏府，沉鼓（案：當即錮瘤字）骨髓之間，或爲黃疸、黑疸、赤疸、白疸、穀疸、馬黃等疾，喘息須臾而絕。瓜蒂散方：瓜蒂二七枚，赤小豆二七枚，秫米二七粒。上三味，擣篩爲散，取如大豆粒，吹於兩鼻之中，甚良。不差，間日復服之。

又云：又方：瓜蒂二七枚。上一味，以水一升，煮取五合，作一服。（案：此即晹病篇所載之方）

又云：《延年秘錄》療黃，瓜蒂湯方。瓜蒂一兩，赤小豆四十九枚，丁香二七枚。上三味，擣末，以水一升，煮取四合，澄清，分爲兩度，滴入兩鼻中。

又云：《救急》療諸黃，闇黃眼闇及大角赤，黑黃先擲手足，內黃患渴，疸黃眼赤黃，腎黃小便不通，氣急心悶，五色黃。瓜蒂散方：丁香、瓜蒂、赤小豆各十枚。上三味，細擣篩，取煖水一雞子許和服，大神驗。《廣濟》同。

又云：必效療諸黃，眼已黃亦差。瓜蒂散方：丁香一分，赤小豆一分，瓜蒂一分。一方加秫米一分。上三味，擣末，溫水食前頓服使盡，則當利，並吐黃水。不差更服。案以上三方並同，但滴鼻內服爲異。更有許仁則一方亦同，不具錄。

又云：《廣濟》療急黃，身如金色。瓜蒂散方：赤小豆二七枚，丁香二七枚，黍米二七枚，瓜蒂二七枚，麝香、熏陸香等分別研，青布二方寸，燒爲灰。上七味，擣篩爲散，飲服一錢匕，則下黃水，其黃則定。

又云：《延年秘錄》療急黃，心下堅硬，渴欲得水吃，氣息麤，眼黃。但有一候相當，即須宜服此瓜蒂散，吐則差。方：瓜蒂二小合，赤小豆二合，上二味，擣篩爲散。年大人，煖漿水五小合，和散一服滿一方寸匕，一炊久當吐，不吐，更服五分匕，水亦減之。若輕病，直吹鼻中兩黑豆粒大，亦得。當鼻中黃水出，即歇。並宜灸心厭骨下一寸，名巨闕，灸五七炷以來，初小作炷，在後漸大，仍不得大如梧子。

又云：《近效》療黃疸。瓜蒂散方：瓜蒂二七枚，赤小豆七枚，生秫米二七枚，丁香二七枚（案：此即上所引《必效》一方）。

上四味，擣篩，重者取如大豆二枚，各着一枚鼻孔中，痛縮鼻。須臾，鼻中瀝清黃水，或從口中出升餘，則愈。病輕者如一小豆則可，一與不盡，間日復頻用效。李曇用之立驗。俗人或使人以竹筒極力吹鼻中，無不死者，慎之。

又云：許仁則論云：此病俗閒亦有單煮瓜蒂汁灌鼻孔中者，亦有單服生麻油者。

又云：《古今錄驗》脾疸，飲少，小便多，秦椒散。方：秦椒一分汗，瓜蒂二分。上二味，擣下篩，水服方寸匕，日三服。

《千金翼》云：黃疸目黃不除，瓜丁散。方：瓜丁（案：即瓜蒂）細末如一大豆許，

內鼻中，令病人深吸取入，鼻中黃水出，差。（卷五）

《千金》麻黃醇酒湯：治黃疸。

麻黃三兩

上一味，以美清酒五升，煮取二升半，頓服盡。冬月用酒，春月用水煮之。

趙以德曰（《金匱方論衍義》）：此湯之治黃疸，猶瓜蒂也。瓜蒂治膈上，此治表實，爲表有水寒之氣，入於榮血之間，閉而不得汗出，熱不散，結而爲黃，非麻黃不足以散其邪，非酒不足以行其勢。在冬，天氣寒冷，兩寒相得，則可用酒也。然則《傷寒論》中有云濕家之爲病，一身盡痛，發熱，色如熏黃者。注文謂：非客熱，以濕邪在經。脾惡濕，濕傷，則脾病而色見。此雖不出證，以藥觀之，殆亦此類歟？（卷中）

徐彬曰（《金匱要略論注》）：此爲黃疸之因寒，而鬱熱在榮分者言。謂麻黃能發榮中之陽，加之以醇酒，則徹上徹下之陰邪，等於見晛，故附此以備榮熱之治。（卷十五）

沈明宗曰（《沈注金匱要略》）：外感風寒，濕熱在表，鬱盦成黃，或脉自浮，當以汗解者，用此一味煮酒，使其徹上徹下，行陽開腠而驅營分之邪，則黃從表解矣。（卷十五）

陳元犀曰（《金匱方歌括》）：麻黃輕清走表，乃氣分之藥，主無汗表實證。黃疸病不離濕熱之邪，用麻黃醇酒湯者，以黃在肌表榮衛之間，非麻黃不能走肌表，非美酒不能通營衛；故用酒煮以助麻黃發汗，汗出則營衛通，而內蘊之邪悉從外解矣。（卷五）

陸淵雷曰（《金匱要略今釋》）：出《千金》第十卷傷寒發黃門。云：治傷寒熱出表，發黃疸，麻黃醇酒湯方。麻黃三兩，以醇酒五升，煮取一升半，盡服之，溫覆汗出即愈。冬月寒時用清酒，春月宜用水。《外臺》引仲景《傷寒論》，麻黃作一大把去節，云：《小品》、《古今錄驗》、張文仲《經心錄》同。煮服法中引《古今方》。文與《千金》同。據此，則本是仲景方也。醇酒者，濃厚美酒。醇酒與麻黃同煮服，發汗之力甚大，此亦祛除黃色素從汗液而出之法。然亦須病勢向表，乃可用之。急性熱病並發黃疸者，有本方之適應證。《千金》云傷寒熱出表，可味也。

《方極》云：麻黃醇酒湯，治喘而發黃，或身疼者。

余論：元堅云：黃疸之病，有陰陽二證，更有濕勝燥勝之異。今考經文：酒疸，陽而屬燥者也，故治主清涼（案謂梔子大黃湯）。女勞疸，陰而屬燥者也，故初治從和中（案謂小建中也），而末治須潤導（案當指豬膏髮煎）。穀疸有陽有陰，其陽屬濕熱，治在疏蕩（案謂茵蔯蒿湯及大黃消石湯）。其陰屬寒濕，治要溫利。後世以茵蔯附子並用者，即寒濕之治已，如茵蔯五苓散證。豈濕熱發黃之輕者乎？此諸黃者，皆病之屬裹者也，如桂枝加黃耆湯證。濕熱鬱表，亦陽黃之類已。此外，《傷寒論》中發黃諸條，不一而足，皆與本篇互發，學者宜參互詳審焉。（卷五）

驚悸吐衄下血胸滿瘀血病脉證治第十六

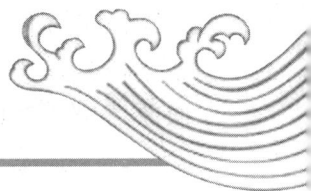

原文 寸口脉動而弱，動即爲驚，弱則爲悸。（一）

趙以德曰（《金匱方論衍義》）：心者，君火之官，神明出焉。不勞其形，不役其心，則精氣全而神明安其宅矣；苟有傷之，其氣虛則脉動，動則心驚神惕；其精虛則脉弱，弱則怔忪恐悸。蓋驚自外物觸入即動，故屬陽，陽變則脉動；悸自內恐而生，故屬陰，陰耗則脉弱。是病宜以和平之劑，補其精氣，鎮其神靈，尤當處之以靜。（卷中）

李彣曰（《金匱要略廣注》）：《傷寒論》云：數脉見於關上，上下無頭尾，如豆大，厥厥動搖者，爲動也。又云：陽動則汗出，陰動則發熱。是動脉不特見於關上，即尺寸兩部，亦有動脉，以陰陽相搏而虛者，則動者。此寸口脉，兼三部而言，蓋驚自外至也，驚則氣亂，故脉動而不寧。悸自內惕者也，悸因氣虛，故脉弱而無力也。（卷下）

沈明宗曰（《沈注金匱要略》）：此以動弱之脉而定驚與悸也。驚從外入，悸是內發。而動脉屬陽，外邪入於心包，心氣燥盛，血脉不寧，邪正相搏，則脉動而爲驚也。弱脉屬陰，心氣不足，而血亦不能榮養，氣血兩虧，包絡之火以挾外邪，搏動則悸，或心氣虛而無外邪，腎水上凌亦悸，故曰弱則爲悸。悸者，心神恍惚跳動，不能自主之貌也。然驚與悸皆屬於心，所以診脉同於寸口，但辨動則氣病，爲驚爲實；弱則血病，爲悸爲虛也。（卷十六）

魏荔彤曰（《金匱要略方論本義》）：驚、悸、吐、衄、下血、胸滿，皆血分病也。心藏神，肝藏魂，神魂體屬陽而用則陰，故心主血，肝藏血。言血分者，未有不根源於心肝二藏者也。故凡人陰虧則血損，血損則神魂不安。其人陽盛陰衰則驚，陰衰陽亦衰則悸，是驚悸之成，成於陰虧血損而已。仲景明之於脉法，診之寸口脉動而弱者，知爲驚悸證也。動脉，短促而不條暢，數急而不和緩，俱陽盛陰衰之象也。血分不足而邪熱乘之也，乘必乘之於心，心主血也，故動即爲驚。弱脉，虛浮而無根，細軟而無力，俱陰衰陽亦衰之象也。血分不足，而氣分並見病也，見必見於心下，心下陽分也，故弱即爲悸。此驚悸俱本於血分，而從中又分陰陽，均於寸口候之，寸口乃血氣會通之處也。血分不足之證，爲驚爲悸如此。然不有血分有餘之證乎？不足者，陰血受傷也；有餘者，血熱妄行也。血熱妄行，又何非陰血受傷之異流同源者？師仍於脉證明之。（卷中）

朱光被曰（《金匱要略正義》）：因物所感則爲驚，神虛怵惕則爲悸。分言之，似有動靜虛實之別，而驚則未有不悸，悸則未有不易驚者，其源流自屬一致。仲景獨取寸口，以“動而弱”三字，繪出驚悸之脉象，而仍分疏之。曰：何以知其爲驚？以其脉之厥厥動搖也。何以知其爲悸？以脉動之中而自軟弱也，則脉之動而弱必兼見，則證之驚

與悸，亦相因而主，此自然之理也。後條只言心下悸，而驚在其中矣。（卷下）

高學山曰（《高注金匱要略》）：寸口，指關前而言。動脉，形圓體短，厥厥動搖，而兼滑象者是也。弱，如弱水之弱，有不能載物之象。驚，非外來，惕然自儆也。悸者，怯怯虛餒之狀。兩物相擊，輕小者動，亦受擊者動。寸口脉動而弱，寸口應心下，弱則其氣輕小，而下焦之氣，得以上衝而擊動之。心下爲神君之座，下氣突犯，故驚。又心下爲宗氣之城，本氣虛微，故悸。諸解格格可笑。

本經及《傷寒論》，凡言脉有二例，而俱以"而"字爲界。一則以上字爲經，而以而字以下爲病。如脉浮而緊，脉浮而緩之類。蓋以浮脉定太陽，而以緊、緩別風寒也。一則如本文脉動而弱，後文脉浮而大之類。蓋又以上一字爲浮取，而以而字以下爲沉取也。餘仿此。

曹穎甫曰（《金匱發微》）：此寸口，當以手太陰之第一部言，非以全部分言也。寸口之脉，世稱左心而右肺，其實心寄肺藏之內，原不必强分左右也。寸口之脉，暴按則動，細按則弱。蓋倉卒之間暴受驚怖，則心爲之跳蕩不寧，而寸口之動應之，故動則爲驚。既受驚怖，氣餒而惕息，寸口之弱應之，故弱則爲悸。此證不得臥寐，才合目則惊叫，又復多疑。予嘗治趙姓婦人一證，頗類此。中夜比鄰王姓失火，夢中驚覺，人聲鼎沸，急從樓梯奔下，未及地而仆，雖未波及，而心中常震蕩不寧，予用炙甘草湯加棗仁、辰砂，五劑而臥寐漸安，不復叫呼矣。（卷之三）

陸淵雷曰（《金匱要略今釋》）：此雖《脉經》家言，亦頗合事實。脉動者，舊說相傳，爲關上如豆粒動搖。此因血壓非常亢進，脉管中前一波之血液未及前進，後一波之血液已擠壓而至，於是脉管之一小段虬結脹大，按之如有豆粒動搖也。人受驚恐，則植物性神經起反射作用，使全身適合於抵抗防衛所需要。抵抗防衛，責在手中及軀表之肌肉，於是手足及軀表肌肉即時充血。所以然者，人體某部分劇勞，其部即需多量之血液。《素問》所謂足受血而能步，掌受血而能握，指受血而能攝。是也。寸口（包寸關尺三部而言）者，解剖學所謂橈骨動脉，輸血於掌指者也。故驚恐時手足軀表之充血，表見於橈骨動脉者，則爲脉動，此動即爲驚之事實也。脉弱因左心室排血之力過小所致，其結果使血壓低落，因而危及生命。然苟非心藏衰弱至於極度，左心室必起代償救濟作用，加强或加速其張縮以維持血壓。凡心藏正規之張縮，人不能自覺，若例外加强加速之張縮，其人即自覺心悸亢進，此弱則爲悸之事實也。雖然，動與弱不能同時俱見，而驚恐而脉動者，同時必自覺心悸亢進。又，心悸亢進之原因甚多，決不悉因脉弱。且依脉法舊說，動脉不必皆爲驚，弱脉不必皆爲悸。則《脉經》家言終無益於實際之診治耳。又，揣編次之意，列此條於血證之首。蓋示亡血家有驚悸怔忡之證，此因神經缺於濡養所致，與脉動脉弱無關。若斷章取義，舍驚悸而論動與弱，則亡血家脉動者難治。以其血壓亢進，破裂之血管不易癒合故也。脉弱者反易治。（卷五）

原文 師曰：尺脉浮，目睛暈黃，衄未止；暈黃去，目睛慧了，知衄今止。（二）

趙以德曰（《金匱方論衍義》）：尺以候腎，腎屬水，土克則土合相火，迫其陰血從膀胱而昇，故脉浮也。腎之精上榮瞳子，膀胱之脉下額中，今火土之邪入瞳子，則目睛暈黃；至瞳子則至額中而作衄。故暈黃退而血亦降，所以知衄止也。

《明理論》云：腎主陰，血統屬之；傷寒衄者，責邪在表，經絡熱甚，陽氣壅重。雜病衄者，責在裏熱也。心主血，肝藏血，肺主氣、開竅於鼻，血得熱則散，隨氣上從鼻中出，則爲衄。此條云尺浮，不云寸口浮，因知爲腎虛血逆，非外邪也。（卷中）

徐彬曰（《金匱要略論注》）：衄爲清道之血，從督脉，由風府貫頂，下鼻中，此肝腎熱鬱，火衝陽經，而經血妄出。故云衄者其尺脉浮，以尺主下焦，肝腎有熱而虛，則尺浮，故前曰尺脉浮爲傷腎。目睛屬肝，陽明熱氣乘之，則目睛暈黃，乙癸同原，故尺浮暈黃，其邪正盛，衄爲未止。暈黃去，則熱已衰，更目睛慧了，慧了者，清爽也，知腎熱已解，則肝血無恙，血乃陰屬，無熱迫之，則衄從何來，故曰知衄今止。（卷十六）

李彣曰（《金匱要略廣注》）：尺脉宜沉而反浮，氣昇火載，陰氣不藏也。目睛暈黃者，以肝藏血，開竅於目，故衄之止與否，視目睛之暈黃何如，黃去睛慧，則目得血而能視，故衄止。（卷下）

魏荔彤曰（《金匱要略方論本義》）：尺脉，腎脉也，不應浮而浮，則陽虛而浮，必火虛而焰也。有兼挾濕邪，小便再不利，必發黃。今目睛先見暈黃，而又未見發黃，邪熱無從得出，必入血分鼓之妄行，而衄血將未有止也。蓋目者，肝之開竅，血者，肝之統會，血熱則隨少陽昇達之氣而上，此所以睹目暈黃，而知衄之將作也。黃去目睛慧了者，血既由衄而出，則熱已由衄而散，此所以知其衄今已止也。此在《傷寒論》中已屢言之，當參觀而其理益著焉。（卷中）

尤怡曰（《金匱要略心典》）：尺脉浮，知腎有游火；目睛暈黃，知肝有蓄熱，衄病得此，則未欲去。蓋血爲陰類，爲腎肝之火熱所逼而不守也。若暈黃去，目睛且慧了，知不獨肝熱除，腎熱亦除矣，故其衄今當止。（卷下）

黃元御曰（《金匱懸解》）：金性收斂，木性疏泄，衄血之病，木善泄而金不斂也。其原總由於土濕，土濕而陽明不降，則辛金上逆而失其收斂，太陰不昇，則乙木下陷而行其疏泄。木生於水，尺脉浮者，木陷於水，鬱動而欲昇也。肝竅於目，目睛暈黃者，土濕而木鬱也。肝主五色，入脾爲黃，《難經》語。木鬱而克土，黃爲土色，土敗故色隨木現。暈者，日外雲氣，圍繞如環。白睛，肺氣所結，手太陰從濕土化氣，濕氣上淫，溢於辛金之位，故白睛黃氣，如日外之環暈，遮蔽陽光，黯淡不清，濕氣堙鬱，肺金失其降斂之性，是以病衄。暈黃既去，雲霧消而天光現，故目睛慧了。此其濕邪已退，木達風清，金斂政肅，是以衄止也。（卷八）

朱光被曰（《金匱要略正義》）：衄爲清道之血，從督脉由風府，貫頂下鼻中，此由腎陰獨損，肝挾相火妄行，衝激經血所致，故尺脉獨浮。浮者，火不歸藏之微（批）"微"恐是"微"。也。目睛屬肝，肝陽縱甚，直逼陽明，故見暈黃。尺浮暈黃，陰火正熾，知衄未肯止也。迨暈黃已去，目睛清白，則陰火潛藏而衄自止矣。可見病在上者，治在下焦也。（卷下）

高學山曰（《高注金匱要略》）：尺脉之藏，爲腎。腎之府，爲膀胱。足太陽膀胱之墜道，與手太陽小腸之經，由巔頂相會，而交通於鼻。夫沉爲在裏，浮爲在表。今尺浮，是太陽膀胱之氣，由經道而直上巔頂之象也。又本經第一篇三條言鼻口色黃者，便難。夫鼻居中央，爲中土之應，陽明之氣，燥結而不下通，故於本位浮出火土之色。今由鼻而黃暈於目睛，則其黃更高矣。且目睛爲肝腎之光華，肝主血液，腎主精汁。目睛暈黃，是陽明燥熱之土氣，而爲炎蒸水液之診也。足陽明胃家之墜道，與手陽明大腸之經，相會而挾於鼻，故於二者之中，或色或脉，但見一診，即知衄未止矣。暈黃去，陽明之熱下解，目睛慧了，肝腎之氣展舒，故知衄止。上二句，合太陽陽明而言正衄之診。下三句，單就陽明而言衄止之診，則太陽之衄，其止於尺脉之浮去而見沉者，可類推矣。

原文 又曰：從春至夏，衄者，太陽；從秋至冬，衄者，陽明。（三）

趙以德曰（《金匱方論衍義》）：《內經》謂，太陽爲開，陽明爲闔。春夏氣至發生，以開者應之，故邪之迫血，亦從昇發衝出；秋冬氣至收藏，以闔者應之，故邪內鬱極而後發出。然則於所主之時固也，衄爲陽盛，獨不言少陽，何則？其太陽、陽明二經皆上交額中故也。（卷中）

徐彬曰（《金匱要略論注》）：衄者陽經之血，從火上炎，則妄出於鼻竅，春夏之陽在外，今衄爲勢迫，知從太陽來，以太陽主經絡之陽也。秋冬之陽在內，是外無熱迫，知從陽明來，以陽明主中土之陽也。足陽明起於鼻，交頞中，旁納太陽之脉，則陽明本與太陽相通，故冬則從內起。若是者何也？衄既爲陽經清道之血，總非陰經所主也，若足少陽經脉起目銳眥，上抵頭，循角下耳後，行手少陽之前，手少陽支者，亦止能入耳中，上耳角，不能從督脉由風府貫頂下鼻中矣。故以太陽陽明，分屬四時耳。（卷十六）

沈明宗曰（《沈注金匱要略》）：此火旺水虧致衄也。春夏諸陽氣浮於外，而手足太陽經絡亦在於外。手太陽小腸屬火，足太陽膀胱屬水，然水衰火旺，邪逼肺氣致衄。應補足太陽而瀉手太陽，故當從太陽而治。秋冬陽伏於內，手足陽明經絡居內，手陽明大腸屬金，足陽明胃屬土，土金氣虛而不生水，邪熱內淫於金則衄。應補陽明而瀉太陽，故從秋至冬屬陽明也。（卷十六）

魏荔彤曰（《金匱要略方論本義》）：雖然，血分者，統言之也，而必各言其分屬，方能得其受病之所在而爲施治。師又爲分示之曰：從春至夏衄者太陽，從秋至冬衄者陽明。從春致夏陽氣方昇，此時得衄，多因外感風寒客於表膚，而邪熱生於胸胃，熱既內盛，血遂上逆而致衄，故曰太陽之衄，以外感之因也；從秋至冬陽氣方降，此時得衄，多因內傷，津液耗於藏府，而邪熱生於三焦，熱亦內盛，血亦上逆而致衄，故曰陽明之衄，以內傷之因也。是就其分屬大綱言之。然春夏豈無內傷之衄，秋冬豈無外感之衄？又在人臨證審諦，而不可拘執言之者矣。要之太陽、陽明二陽熾盛，陰血受逼，鋌而走險，豈非仍陽盛陰衰之明效大驗乎？更爲錄《傷寒論》中諸條於後，以備考證。

太陽病不解，熱結膀胱，其人如狂，血自下，下者愈。其外不解者，尚未可攻，當先解其外。外解已，但少腹急結者，乃可攻之，宜桃核承氣湯。

太陽病六七日，表證仍在，脉微而沉，反不結胸，其人發狂者，以熱在下焦，少腹當硬滿，小便自利者，下血乃愈。所以然者，以太陽隨經，瘀熱在裏故也。抵當湯主之。

太陽病身黃，脉沉結，少腹硬，小便不利者，爲亡血也；小便自利，其人如狂者，血證諦也。抵當湯主之。傷寒有熱，少腹滿，應小便不利，今反利者，爲有血也，當下之，不可餘藥，宜抵當丸。太陽病，脉浮緊，發熱，身無汗，自衄者愈。

太陽病，脉浮緊，無汗，發熱，身疼痛，八九日不解，表證仍在，此當發其汗，服藥已微除，其人發煩，目瞑，劇者必衄，衄乃解。所以然者，陽氣重故也。麻黃湯主之。

傷寒脉浮緊，不發汗，因致衄者，麻黃湯主之。

傷寒不大便六七日，頭痛有熱者，與承氣湯。其小便清者，知不在裏，仍在表也，當須發汗。若頭痛者，必衄，宜桂枝湯。

傷寒六七日，目中不了了，睛不和，無表裏主，大便難，身微熱者，此爲實也。急下之，宜大承氣湯。

上九條，詳《傷寒論》中，當參看。（卷中）

高學山曰（《高注金匱要略》）：此即上文之尺浮、暈黃，而申言之也。夫春生夏長，天地生陽之氣內盛，而人身以太陽之經氣相應，故春夏之衄屬太陽。秋斂冬藏，萬物成熟之氣內實，而人身以陽明之裏氣相應，故秋冬之衄屬陽明也。但此及上文二條，明明言衄血，有太陽、陽明兩證，至下文方治，却止有瀉心一湯。幾疑單是治陽明之衄，而遺太陽一邊之治例矣。不知四條曰：尺脉浮，衄未止。七條曰：脉沉弦者衄。夫尺爲在裏，浮爲上出，與沉爲在裏，弦爲上出同斷。是太陽之衄，爲實邪從裏，外穿經隨，從下上昇巔頂之證。自當責之在裏在下，則外穿者內伏，上昇者下熄矣。夫責在裏在下之實邪，離大黃、芩、連，將誰屬乎？故雖衄證有太陽、陽明之分，而其主瀉心則一也。

曹穎甫曰（《金匱發微》）：太陽表實無汗之證，血熱內抗，外不得泄，則上衝於腦而爲衄。陽明裏熱，不得大便，則亦上衝於腦而爲衄。此太陽、陽明之衄，因於證不因於時也。然則仲師何以言從春至夏衄者太陽，從秋至冬衄者陽明。曰：此傳寫之誤也。太陽傷寒見於冬令爲多，太陽中風見於春令爲多。則原文當云：從冬至春衄者太陽。自夏徂秋，天氣炎熱，腸胃易於化燥，陽明內實爲多。則原文當云：從夏至秋衄者陽明。陳修園亦知其説不可據，不敢訂正其失，而謂四時當活看，猶爲未達一間。（卷之三）

原文 衄家不可汗，汗出必額上陷，脉緊急，直視不能眴，不得眠。（四）

趙以德曰（《金匱方論衍義》）：此主嘗出《傷寒論》。而足太陽經主表，上巔入額，貫目睛；然衄者，已脫在上絡脉之血，若更發汗，是重竭津，重竭津則經脉枯，故額上陷，脉緊急，牽引其目，直視不能合也。無血陰虛，故不得眠。

然亦有當汗者。《傷寒論》云：脉浮緊，不發汗，因致衄者，宜麻黃湯。又：傷寒不大便六七日，頭痛有熱者，與小承氣湯，其小便清者，知不在裏，仍在表也。當須發汗，若頭痛，必衄，宜桂枝湯。成無己云：桂枝、麻黃湯，非治其衄也，即是發散經中邪氣耳。若經云太陽病，脉浮緊，發熱，身無汗，自衄者愈，是經中之邪隨散，不待桂枝、麻黃湯發散之也。《明理論》又云：衄者，若但頭汗出，身無汗，及汗出至足者死。（卷中）

徐彬曰（《金匱要略論注》）：衄既爲陽經病，似可從外解，不知汗乃血液，心主之，衄家亡血過多，若又汗，則重亡其陰，而陽氣爲之餒。額爲心部，陰亡陽餒，則必陷矣，陷者如物之不堅滿也。脉屬心，血不能榮，則失和緩之氣，而爲緊急矣。目得血而能視，久衄復汗，陰脱而直視不能轉眴矣。心血虧而虛陽擾，擾則火逆不能眠矣。（卷十六）

李彣曰（《金匱要略廣注》）：衄家陰血已虧，汗出則更亡陽，額上爲陽分，陷者陽氣虛脱也。脉者血之府，氣者脉所行，此以血亡氣竭，故脉緊急也。經云：瞳子高者，太陽不足，戴眼者，太陽已絕。此衄血傷陰，汗多亡陽，陰陽兩虛，故直視不能眴也眴者，目轉合之貌。經云：陰氣虛，故目不得瞑。又云：陽虛發汗，躁不得眠。（卷下）

尤怡曰（《金匱要略心典》）：血與汗皆陰也，衄家復汗，則陰重傷矣。脉者血之府，額上陷者，額上兩旁之動脉，因血脱於上而陷下不起也。脉緊急者，寸口之脉，血不榮而失其柔，如木無液而枝乃勁也。直視不眴不眠者，陰氣亡則陽獨勝也。經云奪血者無汗，此之謂夫。（卷下）

黃元御曰（《金匱懸解》）：此段在《傷寒·不可汗》中。汗下忌宜篇。衄家營血上流，陽氣昇泄，汗之陽亡，必額上塌陷，經脉緊急，目睛直視，不能眴轉，不得眠睡。血所以灌經脉而滋筋膜。《素問·五藏生成論》：諸脉者，皆屬於目，肝受血而能視，血隨汗亡，筋脉枯燥，故脉緊直視，不能運轉。陽氣潛藏則善寐，陽根泄露而不藏，故不得眠。精血，陰也，而內含陽氣，失精亡血之病，人知精血之失亡，而不知其所以泄者，陰中之陽氣也。是以失精亡血之家，脾腎寒濕，飲食不化者，陰中之陽氣敗也。氣所以熏膚而充身，額上塌陷者，陽分之氣脱也。（卷八）

魏荔彤曰（《金匱要略方論本義》）：余注之詳矣。衄家陰虛汗出，益損其陰，陰將絕者，陽亦將亡，陰陽離絕，至危急之候也。此條亦應與《傷寒論》中本條參觀之。然則血分之關，即氣分之關，固至重哉。血分熱而妄行，亡之者已非一端，氣分再虛而不固，脱之者又非一路，而血分之因病致病，其病愈深矣。（卷中）

唐宗海曰（《金匱要略淺注補正》）：此條垂戒。見凡失血者，皆不可發汗也。汗者，水中之陽，化津外達，以充體者也。衄家循太陽經脉之血，既由額上，注於鼻而爲衄。則血傷矣。若氣不傷，猶充於外，而額不陷。今再令汗出，則太陽膀胱氣化之水津，又從汗而亡。血不守，而氣又不充，必至額上陷下矣。血脉既虛，氣又促之，則脉緊急。肝開竅於目，血不養肝，而水又不生木，則目系戾乖，直視不能眴，不得眠，皆氣之津不能救血之故。總見血家不可復傷氣津也，本注但解爲亡陰血，而不知汗是氣分之陽，津非血分也。故衄已亡血，額尚不陷，惟再汗傷氣分，額乃陷。《淺注》不得其解。高士宗云：欲辨衄之重輕，須察衄之冷熱。衄出覺熱者，乃陽明絡脉之血，輕也，治宜涼血滋陰。衄出覺冷者，乃陽明經脉之血，重也，治宜溫經助陽。要言不煩，特附錄於此。（卷七）

曹穎甫曰（《金匱發微》）：此條見《傷寒論》。前釋額上陷，既訂正爲額旁陷矣，然猶未甚精確也。人之頭顱，惟兩太陽穴最爲空虛，液少則瘦而下陷，部位在顬以上。則本條當云顬上陷。所以然者，衄家陽熱衝腦，更復發汗，則陽熱益張，陰液枯燥，顬上太陽穴因瘦而陷，脉緊急，目直不以眴，不得眠，皆陽熱外張、陰液內竭之象也。（卷之三）

原文 病人面無血色，無寒熱。脉沉弦者，衄；浮弱，手按之絶者，下血；煩欬者，必吐血。（五）

趙以德曰（《金匱方論衍義》）：面色者，血之華也，血充則華鮮。若有寒熱，則以寒熱損其血，致面無色也。今無寒熱，則是上下去血而然矣。夫脉浮以候陽，沉以候陰。設脉只是沉弦，浮之絶無者，是無陽也；無陽固知血之上脫。脉止見浮弱，按之絶無者，是無陰也；無陰則知血之下脫。煩欬吐血者，心以血安其神，若心火擾亂，則血涌神煩，上動於膈則欬，所涌之血因欬而上越吐出也。然則沉之無浮，浮之無沉，何便見血脫之證乎？以其外有面無色，脉有弦弱故也。衄血固脫乎陽，然陰血亦損，所以浮之亦弱，經曰弱者血虛。且夫脉者血之府，宜其脫血之處則無脉，血損之處則脉弦弱也。（卷中）

徐彬曰（《金匱要略論注》）：此條"面無色"三字是主。蓋人身中陰陽相維，而陰實統於陽，血者陰也，故陽能統陰，則血無妄出。今面無色，知其陽和不足，陽和不足則陰火乘之，假令脉平，則如貧人無事，亦可支持。若既無色，又非有寒熱表邪，而脉沉弦，沉則衛氣伏，弦則衛氣結，真陽衰而燥氣有餘，血隨燥火，走於清道，則血上溢而爲衄矣。若浮弱，浮則與陰不交，弱則虛陽無力，陽虛而上浮，甚至手按即絶，則下焦之陰無元陽以維之，而血下漏矣。煩欬條不言脉，"浮弱"二字揭之也。面無色，其人陽氣既虧，陰火乘之，忽見煩欬證，煩屬心，欬屬肺，心肺病，而胸中之陽不能御陰火，血隨虛火涌於濁道，則從口出矣。以上三條，皆起於真陽不足，血無所統。故血證人，大概苦寒不如甘溫，而補肺不如補腎，何也？然欲行陽氣，和榮衛，交心腎，非桂枝加龍骨牡蠣湯不可。腎得補而真陽自生，此腎氣丸，爲虛損之實也。又補腎不如補脾，何也？脾得補而中氣健運，此建中湯，爲《金匱》所重也。（卷十六）

沈明宗曰（《沈注金匱要略》）：此辨衄下吐血之脉也。面無色，即面白而無神氣也。蓋血隨氣轉，氣行血行，氣虛不能統血上華於面，故面無色。邪入於內，而外無寒熱，故脉沉弦。沉爲氣虛兼鬱，弦屬中虛衛結。然衛陷於血，血隨陰火上行經絡虛處而出，故衄也。若面無色而脉浮弱者，浮爲陰虛，弱爲陽弱，按之絶者，氣不攝血，血垂降聚於腸胃，則下血矣。若面無色，脉浮弱，按之絶者，乃陰陽皆虛而氣不攝血，則下血矣。而龍雷無制，上衝陽道，擾淫於心則煩，淫肺則欬，欬則氣逆於上，血亦隨之而

上，故吐血也。（卷十六）

魏荔彤曰（《金匱要略方論本義》）：如病人面無血色，陰血久亡，不榮肌膚之故也。無寒熱，知非外感，專主內傷也。脉沉弦者，陰寒涸於下，而虛熱炎於上，此腎家火衰焰生，胸胃受邪，因作衄也。再爲診之，脉浮弱，手按之絕者，隧道空虛，血久枯脱，故浮取之弱，衞氣猶存，按之遂絕，營血已竭，知因下血而遂得此脉。陰絕而陽無所附，亦將並此浮弱者，俱絕而已，可不急求養血滋營之治乎？再者外證煩欬並見，猶之乎火熱妄行之證，而又專存其邪於心肺之間者也。邪在高分，自尋出路，則必爲吐，此吐血之因證而可悉者也。諦乎此，知脉必亦沉弦，同於衄家也；知脉亦必浮弱，同於下血家也。但兼煩欬，故專見吐血之證，亦陰虧血熱，理一而分殊者也。（卷中）

尤怡曰（《金匱要略心典》）：無寒熱，病非外感也。衄因外感者，其脉必浮大，陽氣重也；衄因內傷者，其脉當沉弦，陰氣厲也。雖與前尺脉浮不同，其爲陰之不靖則一也。若脉浮弱按之絕者，血下過多，而陰脉不充也。煩欬者，血從上溢，而心肺焦燥也。此皆病成而後見之診也。（卷下）

黃元御曰（《金匱懸解》）：肝藏血而主色，面無色者，血鬱欲脱，而不外華也。無寒熱者，病係內傷，無外感表證也。腎脉沉，肝脉弦，脉沉而弦者，水寒不能生木，木鬱於水而不昇也。腎肝之陰，沉實於下，不能上吸陽氣，金逆而不降，故血外溢而上衄。加以煩躁欬嗽，肺胃衝逆，必吐血也。心肺之脉俱浮，浮弱而手按之絕者，金火雙敗，不能歸根，陽氣昇泄而不降也。心肺之陽，浮虛於上，不能下呼陰氣，木陷而不昇，故血內溢而下泄。

血之在下，則藏於木；血之在上，則斂於金，而總統於土。《靈樞》：中焦受氣取汁，變化而赤，是謂血。其亡於吐衄者，陽明之不降也，脱於便溺者，太陰之不昇也。太陰、陽明之不治，中氣之敗也。（卷八）

陳念祖曰（《金匱要略淺注》）：病人面無色，便知其氣血衰而不華於面也。身無寒熱，便知其外無病，而內自虧也。然經云：“察色按脉，當別陰陽。”今按其脉，沉爲腎，弦爲肝，其脉沉弦並見者，是龍雷之火迅發，血隨上溢而爲衄。若察其面無色，按其脉浮弱。浮爲陰虛，弱爲陽虛，浮弱之極，手按之即絕者，陽不下交於陰，則陰失陽而脱陷，所以下血；若察其面無色，按其脉浮弱，而竟見煩欬者，曷故？蓋猶日月出矣，爝火無光，此爲胸中之陽不宜，而陰火乘之，乘於心則煩，乘於肺則欬，欬則氣逆於上，而血隨之，可以必其吐血。

合參此條“面無色”三字是主，蓋人身中陰陽相維，而陰實統於陽。血者陰也，故陽能統陰，則血無妄出。今面無色，知其陽和不足，陽和不足則陰火乘之，假令脉平，則如平人無事，尚可支持而度日也。今觀其面，既已無色，察其證，又無表邪之寒熱，而診其脉，何以忽見此沉弦之象？當知沉爲腎，弦爲肝，沉弦並見，爲肝腎之氣不靖，龍雷之火肆逆於上，迫血奔於清道，則爲衄矣。若面無色，其脉不爲沉而爲浮，不爲弦而爲弱。浮爲陰虛，弱爲陽弱，極其虛弱之象，以手按即絕，此爲陰陽兩虛。而陽爲陰主，若虛在下焦之陰，無元陽以維之，而血下漏矣。面無色，脉浮弱，按之絕者，忽見煩欬證，煩屬心，欬屬肺，心肺病，而胸中之陽，不能以御陰火，血隨虛火涌於濁道，則從口出矣。以上三條，皆起於真陽不足，血無所統，故治血之良法，大概苦寒不如甘温，補腎必兼補脾，所以黃土湯原治先便後血之證。其方下小注云："亦主吐衄，此即金針之度也"。余每用此方，以乾薑易附子，以赤石脂一斤代黃土，取效更捷，甚者加乾側柏四兩，鮮竹茹六斤。（卷七）

曹穎甫曰（《金匱發微》）：文曰病人面無色，初未明言何病，然面無色，則氣弱血虛之象也（虛勞篇：男子面色薄爲亡血）。加以外無寒熱，則病不在表而在裏。脉見沉弦者，水勝血負，陰寒內據而陽上亢也。陽熱衝腦，則顱骨縫開，血從腦出而爲衄。此證既無寒熱，即爲里虛，與上脉浮之衄不同。脉浮而弱，弱爲血虛，浮即爲陰不抱陽，若手按之而不能應指，則陽上浮而氣下脫矣。在男子爲便血，在婦人爲崩漏。至於浮弱之脉，加之以煩渴，則血被衝激而上出於口。三證不同，而血分之熱度皆低，若誤浮陽爲實熱，投以寒涼，必致上冒之浮陽益急，而見發熱，病乃不可治矣。（卷之三）

陸淵雷曰（《金匱要略今釋》）：趙刻及俞橋本"奪無血色"之"血"字。徐氏、沈氏、尤氏同，今據徐鎔本、他注本及《脉經》《巢源》《千金》《外臺》補。《巢源》"寒熱"上"奪無"字。

此亦《脉經》家言，示望色按脉以知病之法。面無血色，有因外感卒病而然者。今無寒熱，則非外感卒病，乃亡血耳。欲知其血從何道亡失，則以脉別之。雖然，失血證脉沉弦者，因血少不能充盈其血管，血管緊縮以維持血壓之故。脉浮弱者，血少而有上逆之勢之故。若謂沉弦者衄，浮弱者下血，則不可必矣。

程氏云：《靈樞經》曰：血脫者，夭然不澤。《上經》曰：男子面色薄者，主渴及亡血。今病人面無血色，脫血之象也。《上經》曰：男子脉虛沉弦，無寒熱，時目瞑兼衄。今無寒熱而脉弦衄者，則與上證不殊，爲勞證也。若脉浮弱，手按之絕者，有陽無陰也，故知下血。煩欬者，病屬上焦也，故知吐血。（卷五）

原文 夫吐血，欬逆上氣，其脉數而有熱，不得臥者，死。（六）

趙以德曰（《金匱方論衍義》）：此金水二藏不足故也，水不足則火獨光，火獨光則金傷。夫陰血之安養內外者，皆腎水主之也；今腎水虛，則不能安靜，被火迫逐，則血溢出；血出則五藏內外之陽皆失其配；失配之陽，喪家之狂陽也，有昇無降，炎鑠肺金，金受其害，爲之欬逆上氣。金水子母也，子衰不能救母，母亦受害，不能生子，二者之陰有絕而無復。脉數身熱，陽獨勝也；不得臥，陰已絕也。陰絕陽獨，不可生矣，故曰死。雖然，若得臥者，未可以死言也。何則？《內經》於少陰司天與陽明厥逆諸條，悉有喘欬、身熱、嘔吐血等證，未嘗言死，蓋陰未絕也。（卷中）

徐彬曰（《金匱要略論注》）：凡吐血，先由陽虛，後乃陰虛，至陰虛而火日以盛，有鑠陰之火，無生陰之陽，欬則肺氣耗散，逆而上氣，則肝挾相火上乘，脉數有熱則無陰，不得臥，則夜臥血不歸肝，而木枯火然，君火變爲燥火，陰陽俱虧，凶證相並，有立盡之勢，故曰死。（卷十六）

魏荔彤曰（《金匱要略方論本義》）：試就吐血家決其生死，如欬逆上氣，其脉既浮弱沉弦，再兼熱盛而數，知正虛邪實，難於補，復難於泄也。見不得臥，而陰躁之證將

成矣。陰躁在《傷寒論》中決其死，此亦無二理也。（卷中）

黃元御曰（《金匱懸解》）：吐血，欬逆上氣，肺金之逆也。其脉數而身熱，躁煩而不卧，則土敗陽亡，拔根而外泄，無復歸宿之望，是以死也。

吐血之死，死於中氣困敗，陽泄而根斷也。後世庸工，以爲陰虛火旺，而用清潤，其書連屋而充棟，其人比肩而接踵，遂使千古失血之家，盡死其手，此是幾許痛苦，《隋書》語。不可説也。（卷八）

陳念祖曰（《金匱要略淺注》）：夫人卒然吐血，血後不欬，其證順而易愈，若欬逆上氣，則陰虛而陽無附麗矣。若其脉數而身有熱，夜間不得卧者，是既耗之陰，而從獨勝之陽，有不盡不已之勢，主死。

此言血後真陰虧而難復也。若用滋潤之劑，恐陰雲四合，龍雷之火愈昇，若用辛溫之方，又恐孤陽獨勝，而燎源之勢莫當，師所以定其死而不出方也。余於死證中覓一生路，用二加龍骨湯加阿膠，愈者甚衆。（卷七）

朱光被曰（《金匱要略正義》）：凡吐血，必由中虛陽運失常所致，故欬逆上氣在所不免。假令脉不數，則血尚足榮養經絡，或可用甘溫之品以止逆下氣，使血歸經。今脉數躁熱，至夜不得卧，陰脱陽離，下焦之逆氣奔迫不返矣，尚安望其生乎？（卷下）

高學山曰（《高注金匱要略》）：吐血、欬逆、上氣，勿作一證，當分三證看。因此條原是言吐血之死脉死證，其欬逆、上氣兩證之死診，與吐血相同，故連及之。若以吐血、欬逆、上氣爲一人之病，則何必以不得卧爲短期耶？夫吐血有陽明胃實，上衝胃系一證，主麻仁丸，或調胃承氣湯可愈。有少陽風熱上逆一證，主小柴胡湯可愈；有厥陰風火，上衝心胸一證，主當歸四逆湯可愈。然陽明胃實之脉濇而浮，僅於日晡見潮熱；少陽風熱之脉弦而微大，但見往來之熱；厥陰風火之脉弦細而浮，小見微熱，或無熱而惡寒也。若吐血而脉數，且有或表或裏之熱，則數爲無陰，而陽氣有急疾之診。熱爲離陰，而孤陽有浮脱之象，已成危候，所賴靜則生陰，猶得假一卧以留連其陽氣。若更不得卧，則氣不歸腎，而神莫棲。血不統肝，而魂欲散，其不死也得乎！欬逆者，忌邪實；上氣者，忌息高。脉數有熱，邪實息高之診，其不得卧與吐血者，同一下脱上絶而死也。

陸淵雷曰（《金匱要略今釋》）：其脉數，《巢源》作其脉數浮大。

尤氏云：脉數身熱，陽獨勝也。吐血，欬逆，上氣不得卧，陰之鑠也。以既鑠之陰，而從獨勝之陽，有不盡不已之勢，故死。淵雷案：尤注陽勝，謂虛性興奮也。陰鑠，謂血液及其他體液虧耗也。陰陽互根，陽勝則陰液愈虧，故不可治。此理已詳《傷寒論今釋》。

唐氏云：血隨氣爲運行，氣以血爲依歸。但病血而不病氣，則氣足以資血源，爲可治。但病氣而不病血，則血足以招氣歸，亦爲可治。惟氣血交病，則不可治矣。肺痿欬逆上氣不休，則氣不歸根矣。心血太虛，其火獨旺，則脉數身熱，盜汗心煩，不得安卧，而血不灌溉矣。凡此二者，病血不病氣，則猶可借氣以啟血之化源。病氣不病血，則猶可借血以引氣歸其宅。若兩無根蒂，不死何爲。淵雷案：此所謂氣，指藏器及神經之作用而言，亦即尤注所謂陽也。惟前賢多與呼吸之氣誤混爲一，故唐氏亦以欬逆上氣爲氣不歸根矣。血雖亡失，而藏器及神經之作用不病，則飲食之物自能消化吸收以生血，所謂氣足以資血源也。藏器及神經之作用雖衰弱，而血不亡失，則血中之營養成分，自能供給精力、熱力之需，而虛性興奮自止，所謂血足以招氣歸也。唐氏擅長血證，故其治法多有可取者。

元堅云：按《聖惠方·脚氣門》曰：上氣脉數，不得臥者死。蓋病屬虛，及實中挾虛者，見此脉證，必爲不治。（卷五）

原文 夫酒客欬者，必致吐血，此因極飲過度所致也。（七）

趙以德曰（《金匱方論衍義》）：酒性大熱，飲之，客而不散，則肝氣不清，胃氣不守，亂於胸中，中焦之血不布於經絡，聚而渴涌，因熱射肺爲欬，從其欬逆之氣溢出也。此即《千金》所謂由傷胃吐血者。（卷中）

徐彬曰（《金匱要略論注》）：此言吐血，不必盡由於氣不攝血，亦不必盡由於陰虛火盛。其有酒客而致欬，則肺傷已極，又爲欬所擊動，必致吐血，此非內因也，故曰極飲過度所致，則治之，當以清酒熱爲主可知。（卷十六）

李彣曰（《金匱要略廣注》）：欬出於肺，吐出於胃，酒性至熱，極飲過度，則肺胃之間熱蓄氣衝，故欬而吐血。（卷下）

沈明宗曰（《沈注金匱要略》）：酒爲熟穀之液，其性大熱，經謂因而大飲則氣逆。逆則濕熱蓄聚於胃，下流傷腎，而挾相火上熏傷肺。肺傷則欬，欬則氣亂不能攝血，則吐血，所謂極飲過度所致。當先清酒毒。勿治其血也。（卷十六）

尤怡曰（《金匱要略心典》）：酒之熱毒，積於胃而熏於肺則欬，久之肺絡熱傷，其血必隨欬而吐出。云此因極飲過度所致者，言當治其酒熱，不當治其血也。（卷下）

黃元御曰（《金匱懸解》）：酒之爲性，善生上熱，而動下濕。酒客欬者，濕盛胃逆，而肺氣不降也。欬而不已，收令失政，必致吐血。此因極飲過度，濕滋土敗，肺胃衝逆所致也。

人知酒爲濕熱之媒，不知酒後煩渴，飲冷食涼，久而脾陽傷敗，必病濕寒。庸工以爲積熱傷陰，最誤天下也。（卷八）

曹穎甫曰（《金匱發微》）：酒標熱而本寒，標熱傷肺，因病欬嗽，本寒傷脾，因病多痰。痰不盡則欬不止，肺絡激破，因病吐血。此非外感，皆貪杯者所自取。仲師雖不出方治，當清濕熱，要無可疑。陳修園謂五苓去桂加知母、石膏、竹茹多效，蓋近之矣。（卷之三）

原文 寸口脉弦而大，弦則爲減，大則爲芤，減則爲寒，芤則爲虛，寒虛相擊，此名曰革，婦人則半產漏下，男子則亡血。（八）

趙以德曰（《金匱方論衍義》）：成無己謂減則爲寒，寒者，謂陽氣少；芤爲虛，虛者，謂陰血少也；所謂革者，言其既寒且虛，則氣血乖革，不循常度。男子得之，爲真

陽減而不能內固，故主亡血失精；女子得之，爲陰血虛而不能滋養，故主半產漏下。然此條出第三卷婦人證，有旋覆花湯。（卷中）

徐彬曰（《金匱要略論注》）：此段言下血之脉，非言吐衄之脉也。謂脉之弦者，衛氣結也，故爲減爲寒。脉之大者，氣不固也，故爲芤爲虛。至弦而大，是初按之而弦，弦可以候陽，稍重按之而大，大可以候陰，不問而知其上爲邪實，下爲正虛，故曰寒虛相搏，此名曰革，謂如皮革之上有下空也。下既虛，則無陽以統之，血不循行經絡而下漏，男女一體，故曰婦人則半產漏下，男子則亡血，血下遺如亡也。（卷十六）

黃元御曰（《金匱懸解》）：此段見虛勞中。亡血之病，無不由於虛寒；虛寒之原，無不由於中氣之敗。其亡於吐衄，非無上熱，上熱者，火烈金燔而不降，其中下則虛寒也。其亡於便溺，非無下熱，下熱者，水冷木鬱而不昇，其中上則虛寒也。

中氣者，昇降水火之樞軸，樞軸不轉，則火浮而水沉，此亡血之原也。中氣虛寒，陽明不降而辛金逆，鬱爲上熱而沸涌，太陰不昇而乙木陷，鬱爲下熱而注泄。外證以弦大之脉，毫不露虛寒之形，此所以後世方書專事清涼，千手雷同，萬不一生也。不知弦則爲減，減則爲寒，大則爲芤，芤則爲虛，於弦大之中而得虛寒之義，則金逆於上而寸大者，上熱而非下熱也，木陷於下而尺弦者，下熱而非上熱也。（卷八）

高學山曰（《高注金匱要略》）：寸口，應上焦。脉弦句，謂舉之見弦，按之見大也。或曰：右寸見弦，左寸見大，此說亦合。減者，瘦削之狀，脉體如圓莖，氣血之充也。今浮之而形細如絲弦，若沉之而仍弦，是浮沉俱細，雖細而不失其爲圓莖之體矣；乃按之見大，則浮虛之見弦，是兩肩減去其圓形，而成蕎麥之象，故曰弦則爲減。非弦脉盡減，以浮弦而沉大，故知其上焦之氣，不能充滿脉體，而爲減削之貌也。芤，爲中空之草，凡物之中實者，則外氣內固，而形自堅小。今浮弦而沉處獨大，則大非本相，而爲中虛散漫之象，故曰大則爲芤也。減爲上焦之陽氣虧空，故曰寒；芤屬下焦之精血耗損，故曰虛。上焦之陽氣虧空，則陰氣上乘；下焦之精血耗損，則陽精下降。陰陽之賊氣，與妄情相得，則夢接鬼交。肺腎之餘靈，與殘境相乖，則幻生驚怖，此寒虛相搏之道也。革者，鼓革之義，弦堅大空，有鼓革之象，故合狀之如此。半產，凡不滿十月者皆是。漏下，謂血崩及赤白帶下之類。亡血，指尿血、便血之下出者而言。失精，凡有夢無夢及滑脫者，皆在其中。夫在上之陽氣削弱，不能挈提；在下之陰津虛滑，不能握固，故見種種下脫之證也。

此是虛勞脉證，故入虛勞門者爲正例。因有亡血一證而復入此者，鄭重之意也。

原文 亡血不可發其表，汗出即寒慄而振。（九）

趙以德曰（《金匱方論衍義》）：亡血則傷榮，不可發汗以傷衛，若汗則榮衛兩傷。榮行脉中，榮虛則經脉空而爲之振動；衛溫腠理，腠理衛虛，則腠理開而爲之寒慄。（卷中）

徐彬曰（《金匱要略論注》）：此言亡血家雖有表邪，不可發汗，汗則因亡血而元陰本虛，又因汗而虛其表中之陽，則內無以守，外無以固，故虛極如冷而寒慄，無陽自衛

也。振者，虛不能自主也。（卷十六）

魏荔彤曰（《金匱要略方論本義》）：血既亡矣，其熱易生，熱既生矣，外感易襲，如執外感應治表發汗，以施之於亡血之人，立見其危殆也。仲景禁之，不可發其表，汗出即寒慄而振。人知血亡則陰虧，不知血亡而陽已損，陰非陽則不生，陽非陰則無所附。故陽亡而陰無所生，陰不獨盛也，所盛者陰寒之邪氣耳；陰亡而陽無所附，陽不獨亡也，所亡者虛熱之邪火耳。知陰陽之氣，必相維繫，然後可言陰陽之氣不宜偏勝。不然將離而二之矣。陰陽豈二物也乎？此所以亡血家，發汗治表而寒慄而振，亦同於汗多亡陽之候也。（卷中）

尤怡曰（《金匱要略心典》）：亡血者亡其陰也，更發其表，則陽亦傷矣。陽傷者外不固，故寒慄；陰亡者內不守，故振振動搖。前衄血復汗，爲竭其陰，此則並亡其陽，皆所謂粗工嘻嘻者也。（卷下）

黃元御曰（《金匱懸解》）：此段見《傷寒·不可汗》中。汗釀於血而醞於氣，亡血家血亡氣泄，汗之再泄其氣，陽亡火敗，故寒慄而振搖，《經》所謂奪血者勿汗也。氣，陽也，而其涼肅而降斂者，精血滋生之本也。血，陰也，而其溫煖而昇發者，神氣化育之原也，故氣降則水生，血昇則火化。水盛則寒，而寒胎於肺氣之涼；火旺則熱，而熱胎於肝血之溫。亡血之家，名爲亡陰，而實則亡陽，以亡其血中之溫氣也。再發其表，血愈泄而陽愈亡，是以寒慄而振也。（卷八）

唐宗海曰（《金匱要略淺注補正》）：此與上衄家汗出，則額上陷，其義一也。《淺注》解彼是竭陰，此是亡陽。不知彼亦是亡陽。不過衄出之經脉在額上，故主額上陷，此亡血是指吐血下血言，是傷周身之血。故重發其汗，則周身寒慄而振。蓋氣分之津被傷，不得充達周身，氣津不能濟血液之窮，欲發痙掣拘急之證。故寒慄而振，與瘡家去血，再發其汗則痙，其例一也。即與衄家發汗，則額上陷，亦是一例。總見血液亡者，不可再亡氣津也，氣陽也。亡氣分之津，亦可稱爲亡陽，然非亡真火之陽。幸勿妄用桂附。且余是就《淺注》亡陽字立論，究仲景文無此二字，宜勿添設。（卷七）

原文 病人胸滿，唇痿舌青，口燥，但欲漱水不欲嚥，無寒熱，脉微大來遲，腹不滿，其人言我滿，爲有瘀血。（十）

趙以德曰（《金匱方論衍義》）：是證之瘀血，何邪而致之耶？曰：《內經》謂有所墮墜，惡血留內，腹中滿脹，不得前後。又謂：大怒則血菀於上。以此而言，內外諸邪，凡有其血相搏，積而不行者，即爲瘀血也。

唇者，脾之外候；舌者，心之官。又脾脉散舌下，胃脉環口旁；以心主血，脾養血，血積則津液亦不布，是以唇痿舌青。口燥，但欲漱水，以潤其燥，內無熱渴，故不欲咽也。脉本是大爲熱，遲爲寒。今無寒熱之病，其微大者，乃氣並於上，故爲胸滿也；遲者爲血積膈下也，積在陰經之隧道，不似氣積於陽之肓膜。然陽道顯，陰道隱，氣在肓膜者，則壅脹顯於外，今以血積隧道，惟閉塞而已，故腹不滿；因其閉塞，則自覺其滿，所以知瘀血使然也。（卷中）

徐彬曰（《金匱要略論注》）：此二條，言平人表裏無病，而有瘀血，其證脉不相應如此也。謂胸爲上焦，受氣於中焦，唇口舌皆脾胃所主。故《千金》云：口爲戊，唇舌爲己，循環中宮，榮華於舌，今因中宮有瘀，中氣不清，熱氣熏上焦而爲胸滿；循於肌竅而爲唇痿，爲舌青，爲口燥，且欲漱水，血氣燥也，不欲咽，胸中未嘗有熱也。無寒熱，既非有表入裏，況乃脉微，近於大虛也，來遲亦虛而無熱也。三焦脹，應氣滿於皮膚，今腹外皮膚不滿，自覺氣脹不快，而曰我滿，有滯也，非瘀血而何？故曰爲有瘀血。若病者如有熱狀，乃鬱悶之象，即下所謂煩滿、口乾燥而渴也。如果裏有熱，則脉應數，反無熱，謂不見洪數之脉也，豈非有陰物伏於內，而致陰火干於上乎？故曰：此爲陰伏。陰者何？瘀血也，瘀屬有形，非下之不可，故曰當下之。此三字，似總結上二節，然上節云胸滿，云不欲咽水，云脉來遲，不獨瘀血，內或寒多，則寒下之藥即不可用，去瘀之法，當更酌量，故不概曰可下也。

論曰：仲景論婦人有瘀血，以其證唇口乾燥，故知之。則此所謂唇痿口燥，即口乾燥，足證瘀血無疑矣。然前一證，言漱水不欲咽，後一證，又言渴，可知瘀血證不甚，則但漱水，甚則亦有渴者，蓋瘀久而熱鬱也。（卷十六）

李彣曰（《金匱要略廣注》）：心主血，肺主氣，俱位膈上，正在胸中，血瘀則心肺交困，氣血不行，故胸滿也。肝藏血，其經環唇內，脾裹血，其華在唇四白，胃多氣多血，其經挾口環唇病則口喎唇脘，血瘀則肝脾胃三經枯濇，血不華潤，故唇痿也痿者，枯燥無血色之貌。又心主血，屬火，舌爲心竅，故其色紅，血瘀則火氣衰冷，心血不生，故舌青也。血瘀則津液不布，故口燥。內無實熱，故漱水不欲咽；外無表邪，故不往來寒熱也。脉微大者，血瘀邪氣盛也。微大者，稍大之意，非微而又大也。來遲者，血瘀脉濇滯也。肝藏血，其經抵小腹，布脅肋，血病多在小腹脅肋二處，與臍腹無干，故腹不滿，其人言我滿，以血瘀氣滯，疑爲腹滿耳。（卷下）

沈明宗曰（《沈注金匱要略》）：此辨瘀血脉證也。設氣分受邪，壅逆痰飲，搏結而致胸滿者，則當煩燥氣逆喘滿，不應唇痿。此胸滿唇痿，乃血瘀於胸，故滿。不榮於唇則唇痿，唇痿者即淡白而不燥也。血凝上焦則舌青，氣滯化熱則口燥，漱水不欲咽。然邪居於血，故無寒熱。氣虛不能統血，內瘀不充於經，經脉失血，故脉微大。血滯而氣不獨行，故脉來遲，即芤虛之狀也。假令氣分熱盛，則腹脹滿，今腹不滿而言我滿者，乃外雖不滿，內藏血壅氣滯而脹，故言我滿，知是瘀血矣。如有熱狀者，非真有熱，即煩滿口乾燥而渴，如有熱狀耳，然脉無洪大數疾，爲反無熱。但脉與證寒熱不合，是非氣分受邪，乃血滯不行，而陰伏於內，是瘀血也。對有瘀血，則當下之，即犀角地黃、抵當湯丸之類也。（卷十六）

魏荔彤曰（《金匱要略方論本義》）：虛虛之禁既明，實實之戒猶不可不識。病人患胸滿，若爲結胸證，則唇枯舌赤矣。乃唇不枯而痿，痿者，色白而不澤也，兼以舌不赤而青，非實熱而仍虛寒可知也。雖有口燥一證似實熱結胸，不知欲漱水而不欲咽入，則更何實熱足言乎？再諦之，身無寒熱，又似傷寒外感結胸之邪矣。試診之，脉微大却來遲，確有實邪在內矣。更按其腹不滿，病人自云我滿者，何也？此固非但正氣虛微，而遽至如此也，於結胸實邪之外，別具一種於胸，亦作虛而有積之論，師明之曰有瘀血。

此胸滿唇痿，舌青口燥，而不能飲水之故也。蓋血之瘀，以寒爲本，其積久以熱爲標，胸中存此，類合血痹、胸痹爲一病矣，豈非血病中之關要者乎？非急求温中昇陽、散瘀行血之治，將其變有不可勝言者乎？（卷中）

黄元御曰（《金匱懸解》）：胸滿者，胃逆而濁陰不降也。脾竅於口，其華在唇，《素問》語。唇痿者，脾陷而下唇不舉也。心竅於舌，青爲肝色，舌青者，木枯而火敗也。口燥者，肺津不昇也。但欲漱水，不欲咽者，口燥而腹濕也。無寒熱者，非表證也。脉微大而來遲者，裏陽不居，而表陽亦復不盛也。腹不滿，其人言我滿者，陰凝而氣滯也。此爲內有瘀血。蓋血以陰質而含陽氣，温則流行，寒則凝結。血之瘀而不行者，藏陰盛而府陽衰，陽衰陰盛，濕旺土鬱，故胃逆而胸滿，脾陷而唇痿。肝主五色而司營血，血行於脉而脉主於心，血瘀而木鬱於脉，故色見而青發於舌。厥陰以風木之氣，血瘀則木遏而風動，風動而耗肺津，是以口燥而漱水。陰旺上濕，是以漱水而不咽。藏府埋菀，中氣莫運，按之虛空，而自覺壅塞，是不滿而言滿也。（卷八）

高學山曰（《高注金匱要略》）此及下文二條，證極錯雜，理極微奧，原難理會。注家俱泛指心、肺、肝、脾，而終不辨血瘀何地，證屬何因，殊爲夢夢。蓋不特心爲神明之府，肺爲宗氣之城，高貴清虛，略不可犯。瘀心，則惛亂猝死；瘀肺，則喘滿立絕；即或瘀脾、瘀肝，亦必腫脹暈眩，苟延旦夕，豈止胸滿、唇痿等證已也。不知本文明明從上焦歷叙諸證，故作疑案。然後點出脉之微大來遲，而結穴於腹。夫大即洪脉，洪爲陽明土府之診；又大爲虛脉，虛爲胃家傷血之形。且腹本不滿，而其人自以爲滿，則血之瘀於陽明胃絡，絡脉因阻而脹，故如腹滿耳。此古地仙隨龍而順覓穴之法，學者便可得穴而逆步龍矣。胃之大絡貫於胸，胃絡脹而滿，故貫其滿於胸矣。唇痿者，謂重滯而不輕便，幾有不能收攝之狀。唇爲胃之華，胃絡滯，故唇亦以痿頓外應也。李注謂，枯燥無血色，非痿字之義；舌青，非中寒中惡，猝厥而至危亡頃刻之青。特舌心不紅而青白，非重證也。蓋舌之本色，邊白而中青，外陽內陰者，離之象也。胃以後天精捍之氣充之，則紅潤而有色，以胃之別絡系舌本而通醴泉之竅，故也。今絡瘀而血液不上滋，故舌青而且口燥者，亦此理也。津液乾於上，故欲漱水。胃絡血瘀，不但不供津液於上，亦且不行水飲於下，中濕拒水，故不欲咽也。以上錯叙諸證，如此，當看下文，層層逼入微妙，真所謂獨見若神也。一層，以外證無寒熱，知非少陽；二層，以脉大，知在胃府；三層，以脉大無力而微遲，知非陽明結熱，而但屬瘀血；四層，以腹本不滿，而自覺爲滿，知結者不在胃中，而瘀在胃絡，故直斷之曰爲有瘀血也。蓋謂胸滿唇痿等六證，大似少陽風火之邪上逆，然少陽逆熱，必見寒熱，而此則無寒熱之表證，脉又非少陽之弦，而但微大而遲。大脉搏厚寬裕，其象爲土而屬胃，胃中熱實之氣上衝，或見種種等候。然必脉至有力而不微，數而不遲，是爲合診。今見微遲，則大非實熱可知，夫大爲胃脉，又大則爲芤，合斷之，明係胃中傷血之應，且微爲氣體不充，遲爲發機沉滯，俱壅塞之診，故知胃有瘀血。但血瘀胃中，法當膹脹而腹滿，今腹不滿，而病人自以爲滿，則知滿在胃絡，而爲血瘀之所致也。

曹穎甫曰（《金匱發微》）：病人胸滿，爲氣滯不通，其爲有濕痰與否，尚未可定。血之色見於唇，亡血者唇白，血熱重則唇黑，至於唇乾黑而痿，其爲瘀血無疑。舌青者，死血之色見於上也。血乾則口燥，然燥而渴飲，猶恐爲陽明之熱，若但欲漱水不欲咽，則燥氣不在腸胃可知。無寒熱，則決非表病。脉微大來遲，血停於下而脉不應也。腹不滿，無宿食也。病者自言滿，其爲蓄血無疑。輕則桃核承氣，重則抵當湯丸。視病之輕重而酌劑可也。（卷之三）

陸淵雷曰（《金匱要略今釋》）：嗽，諸家注本多作"漱"。漱正字，嗽假借字。《釋名·釋飲食》云：嗽，促也，用口疾促也。此亦假嗽爲漱也。條末，《脉經》復有十一字云：當汗出不出，內結，亦爲瘀血。此蓋唐以前舊文，而《金匱》遺奪。觀下文所引《小品》及《千金》犀角地黃湯之主療，可知。

《金鑒》云：表實無汗，胸滿而喘者，風寒之胸滿也。裏實便濇，胸滿煩熱者，熱壅之胸滿也。面目浮腫胸滿，喘不得臥者，停飲之胸滿也。呼吸不快胸滿，大息而稍寬者，氣滯之胸滿也。今病人無寒熱他病，惟胸滿，唇痿，舌青口燥，漱水不欲咽，乃瘀血之胸滿也。唇舌，血華之處也，血病不營，故痿瘁色變也。熱在血分，故口燥漱水不欲咽也。脉微大來遲，陰凝之診，則當腹滿，今腹不滿，詢之，其人言我滿，在胸不在腹也，與上如是之證推之，爲有瘀血也。沈氏云：假令氣分熱盛，則腹脹滿。今腹不滿，而言我滿者，乃外雖不滿，內藏血壅氣滯而脹，故言我滿，知是瘀血矣。

淵雷案：唇痿，血不華而失色也。痿即萎黃字。舌青，或舌有紫斑如皮下溢血者，皆瘀血之證，甚則舌靜脉脹大顯露焉。口燥欲漱水，因口腔內血液之供給不足，無以濡潤故也。不欲咽，胃中之血循環不病也。無寒熱，示以上諸證非外感卒病也。此瘀血在身半以上，故自覺胸滿也。脉微大來遲，心藏大作張縮，欲衝去血管中之栓塞也，張縮大則力不繼，故濟之以遲。腹不滿其人言我滿，有自覺證，無他覺證也。瘀血在腹部內藏，故自覺其滿，而不見於外，若承氣證有燥屎。沈氏所謂氣分熱盛者，當有他覺之腹滿矣，此瘀血在腹部也。此條當分兩截。無寒熱以上，上言身半以上之瘀血。脉微大以下，言腹部之瘀血。《小品》《千金》，皆截脉微大以下爲別一證，可徵也。

《千金方》云：犀角地黃湯，治傷寒及溫病應發汗而不汗之內蓄血者，及鼻衄吐血不盡內餘瘀血。面黃，大便黑，消瘀血方。犀角一兩，生地黃八兩，芍藥三兩，牡丹皮二兩。上四味，㕮咀，以水九升，煮取三升，分三服。喜妄如狂者，加大黃二兩，黃芩三兩。其人脉大來遲，腹不滿，自言滿者，爲無熱。但依方，不須加也（出第十二卷吐血門）。《外臺》引《小品》同（出第二卷傷寒衄血門）。淵雷案：此涼血和血、去瘀生新之劑，緩於桃核承氣湯一等。凡治吐血衄血，第一步當然止血。血止即須消瘀，否則既出血管之血液，留着體內，蒸蘊腐敗，久久遂成癆瘵，或偏枯，或癰膿，變證不可預測，瘀盡血和，然後甘溫補益以善其後。犀角地黃湯，即第二步消瘀和血之要藥也。惟腸風便血之類，其血在腸管中，自能隨腸內容物排泄而下，則血止後不須消瘀，逕與補益可也。又，傷寒熱病五七日後，壯熱無汗，唇乾齒衄，舌質乾絳者，既非表證，亦非柴胡、白虎、承氣諸證，後世家謂之熱入血分，則亦犀角地黃湯所主。有人治傷寒，例用平劑待期，累服豆卷、豆豉、桑葉、菊花等藥者，最多此證，即《小品》《千金》所謂應汗不汗者也。

又案：吉益氏《方極》抵當湯條自注云：凡有瘀血者二焉。少腹鞕滿，小便快利者，一也。腹不滿，其人言我滿者，二也。急則以湯，緩則以丸。雉閒煥云：心下痞按之濡，與腹不滿其人言我滿者，於證則同，於方則異。男子必三黃丸（即本篇末之瀉心湯），婦人乃浮石丸（海浮石、大黃、桃仁各等分）、抵當丸。今案：瘀血自覺腹滿者，當於攻瘀諸方中隨宜擇用，亦自有宜抵當湯丸者。子炳執男子、婦人以異治，則拘泥已甚矣。（卷五）

原文 病者如熱狀，煩滿，口乾燥而渴，其脉反無熱，此爲陰狀，是瘀血也，當下之。（十一）

趙以德曰（《金匱方論衍義》）：血，陰也，配於陽，故氣得之以和，神得之以安，咽口得之以潤，經脉得之以行，身形之中不可斯須離其血也。今由血積，神無以養則煩，氣無以和則病口無以潤則燥，腸胃無以澤則渴，是皆陽失所配，榮衛不布，津液不化，而爲是證也。非陽之自強而生，故曰如熱狀。（卷中）

李彣曰（《金匱要略廣注》）：血瘀內無實熱，故外證但如熱狀，而其脉不數疾，反無熱也。煩滿者，血瘀經不舒，燥渴者，血瘀津液不布也。血屬陰，瘀則結伏於內，故爲陰伏，下之以去瘀血新。（卷下）

魏荔彤曰（《金匱要略方論本義》）：陰伏者，盛熱伏於陰分、血分，且沉於下焦血室，至深而奧，故謂之伏也。熱入於此，必膠滯而瘀，非下之不爲功也。《傷寒論》中亦詳言之，余又詳注之，亦可參觀而得其義也。此與上條胸滿之瘀血即不同治矣，更與亡血虛勞家虛實大不同，故治法亦補泄迥異焉。〔批〕此條最易惑人，後學斷不可粗心體認也。（卷中）

尤怡曰（《金匱要略心典》）：如有熱狀，即下所謂煩滿口乾燥而渴也，脉無熱，不數大也。有熱證而無熱脉，知爲血瘀不流，不能充澤所致，故曰此爲陰伏。陰伏者，陰邪結而伏於內也，故曰當下。（卷下）

黃元御曰（《金匱懸解》）：如有熱狀者，無熱而似熱也。煩滿者，丁火不降則心煩，辛金不降則胸滿也。口乾燥渴，即上章之口燥而欲漱水也。其脉反無熱者，內原無火，故脉不洪數也。此爲陰氣伏留，營血瘀濇，阻格陽氣，逆而不降，故見以上諸證。是瘀血也，法當下之。下瘀血湯，見婦人產後。

血之吐、衄、溲、便，必因先瘀而不行。血已鬱矣，而不亡於吐衄，則血瘀於上；不亡於溲便，則血瘀於下。瘀而不去，較之外亡者更重，不得不下也。

凡驚悸、吐衄、瘀血，往往相兼而見。虛勞之家，必有驚悸、吐衄之條。驚悸皆同，而吐衄或不盡然，不知吐衄不見，則瘀血內凝矣。始若抱卵，終如懷子，環臍結鞕。歲月增添，此病一成，未有長生者也。男子猶少，婦人最多。初瘀失下，後治頗難也。（卷八）

陸淵雷曰（《金匱要略今釋》）：合兩條觀之，病人胸以上有熱象，細診非陽明熱證者，爲瘀血之候。此古人積驗所得，非臆説也。其脉反無熱，謂診察上無他熱證，不必單指脉。下之，亦不必桃核承氣、抵當湯丸。即犀角地黃加大黃、黃芩及瀉心湯之類，

亦得稱下也。（卷五）

原文 火邪者，桂枝去芍藥加蜀漆牡蠣龍骨救逆湯主之。（十二）

桂枝救逆湯方

桂枝三兩，去皮　甘草二兩，炙　生薑三兩　牡蠣五兩，熬　龍骨四兩
大棗十二枚　蜀漆三兩，洗去腥
上爲末，以水一斗二升，先煮蜀漆，減二升，內諸藥，煮取三升，去滓，溫
服一升。

趙以德曰（《金匱方論衍義》）：此但言火邪，不言何證。考之，即所謂傷寒證，脉
浮，醫以火迫劫之，亡陽，必驚狂，起臥不安者。集方獨爲驚狂摘去，類此條下，故不
具其因。成無己嘗注是方曰：汗者，心之液；亡陽，則心氣虛；心惡熱，邪內逼則心神
浮越，故驚狂、起臥不安。與桂枝湯，解未盡表邪；去芍藥，以芍藥益陰，非亡陽所
宜；火邪錯逆，加蜀漆之辛以散之；陽氣亡脫，加龍骨、牡蠣之澀以固之。（卷中）

徐彬曰（《金匱要略論注》）：此方治驚，乃治病中之驚狂不安者，非如安神丸、鎮
驚丸等之鎮心爲言也。《奔豚氣篇》中，雖有驚怖等四部病，皆從驚恐得之句，然病由
虛聲所驚，可以鎮浮而愈，若因灸炳，且熱且驚，以致邪結胸中，驚狂不安，則必驅散
其胸中之邪爲主，故標之爲火邪者。見胸中者，清陽之所居，乃火劫亡陽，致神明散
亂，故以桂、甘、薑、棗宣其上焦之元陽，則燔火自熄，驚則必有瘀結，故加常山苗、
蜀漆破血，療胸中結邪。而以龍骨之甘澀平，牡蠣之酸鹽寒，一陽一陰，以交其心腎，
而寧其散亂之神。若桂枝湯去芍，病不在肝脾，故嫌其酸收入腹也。此湯仲景《傷寒論》以
治傷寒脉浮發熱，火劫亡陽，驚狂，臥起不安者。

論曰：驚悸似屬神明邊病，然仲景以此貫於吐衄下血及瘀血之上，可知此方，重在
治其瘀結，以復其陽，而無取乎鎮墜，故治驚，全以宣陽散結、寧心去逆爲主。至於
悸，則又專責之痰，而以半夏、麻黃發其陽、化其痰爲主，謂結邪不去，則驚無由安，
而正陽不發，則悸邪不去也。（卷十六）

李彣曰（《金匱要略廣注》）：《傷寒論》云：傷寒脉浮，醫以火迫劫之，亡陽，必
驚狂，起臥不安者，主此湯。方內皆回陽固脫之品也。成無己注云：傷寒脉浮者，邪在
表，火劫發汗，汗者心之液，汗多亡陽則心氣虛，心惡熱，火邪內迫，則心神浮越，故
驚狂，起臥不安。與桂枝湯解未盡表邪，去芍藥，以其益陰，非亡陽所宜也。火邪錯
逆，加蜀漆之辛以散之；陽氣亡脫，加龍骨、牡蠣之澀以固之。本草云：澀可去脫，龍
骨、牡蠣之屬是也。（卷下）

黃元御曰（《金匱懸解》）：火邪者，以火劫發汗而中火邪也。《傷寒》：太陽病，以火
熏之，不得汗，其人必躁，至經不解，必清血，名爲火邪。汗多亡陽，土敗胃逆，君相飛騰，神
魂浮蕩，是以驚生。濁陰上逆，化生痰涎，迷塞心宮，是以狂作。桂枝去芍藥加蜀漆龍
骨牡蠣救逆湯，蜀漆吐腐敗而療狂，龍骨、牡蠣斂神魂而止驚，去芍藥者，以其酸寒而
瀉陽氣也。（卷八）

朱光被曰（《金匱要略正義》）：此言火邪之治法也。證具傷寒門，一傷寒脉浮，醫以火迫劫之，亡陽，必驚狂起卧不安；一太陽病，以火熏之，不得汗，其人必躁，到經不解，必便血，名爲火邪。是亡陽致驚與劫陰圍血，均因火而反致邪結，故曰火邪也。仲景證列於傷寒中，見邪之所由來也。一載於奔豚例中，見亡陽所以致驚也，而方又列於血證例中，見驚亦發於榮氣傷也。而治總歸於救逆，以桂、甘、薑、棗調和榮衛爲主。蓋甘溫之品，可以匡扶正氣於無形，即可以溫養榮陰於有象。因火邪結，佐以蜀漆開之。因火致逆，臣以龍、牡分道以輯寧之。如是則陽和陰暢，而神明安堵矣。（卷下）

唐宗海曰（《金匱要略淺注補正》）：此節有脱簡。《傷寒論》云：醫以火迫劫之，亡陽必驚狂，此方主之，便知此節文有脱字也。脉浮爲陽，浮於外，又以火劫之。劫之者，掠去也。灸不得法，外陽隨火飛越則驚，故用通陽鎮浮之藥以治之。觀此，則知驚與悸不同，與狂與癲更不同。（卷七）

曹穎甫曰（《金匱發微》）：此條大旨，與火劫發汗同。火劫發汗，或爲驚狂，或圍血、吐血，要以驚狂爲最劇。故《傷寒・太陽下篇》於火劫亡陽一證，出救逆湯方治。方用龍、牡以收上浮之陽，加蜀漆以去痰。按火邪之爲病，因火熏灼毛孔，汗液外泄，衛氣太強，肌肉之營氣不與衛和，故用桂枝、薑、棗扶脾陽外達，使與在表之衛氣融洽一片，外浮之陽氣乃與裏氣相接。所以去芍藥者，不欲過泄其營氣故也。（卷之三）

原文 心下悸者，半夏麻黄丸主之。（十三）

半夏麻黄丸方

半夏　麻黄各等分

上二味，末之，煉蜜和丸小豆大，飲服三丸，日三服。

趙以德曰（《金匱方論衍義》）：《明理論》云，悸者，心中惕惕然動，怔怔忪忪而不自安。悸有三種，《傷寒》有正氣虛而悸者，有水停而悸者，又有汗下後正氣内虛、邪氣交擊而悸者。病邪不同，治法亦殊。正氣虛者，小建中湯、四逆散加桂是也；飲水多而停者，心爲火而惡水，不自安爲悸也；汗下後正氣内虛，邪氣交擊而悸者，與氣虛爲悸者又甚焉，治宜鎮固，或化散之，皆須定其氣浮也。其論如此。

及觀《原病式》，則又謂是證皆屬水衰熱旺，風火燥動於胸中，謂之怔忪也。若驚悸，亦以火暴制金，不能平木，風火相搏而然。

由是而言，心悸之證則一也，欲究心悸之邪，則非一言而可盡也。形寒飲冷得之，夫心主脉，其寒傷榮，榮傷則脉不利；飲冷則水停，水停則中氣不宣。脉不利，氣不宣，由是心火鬱而致動。故用麻黄以散榮中寒，半夏以散心中水耳。篇首以脉弱爲悸，而此用是湯治者，其脉必不弱，非弦即緊。豈脉弱、心氣不足者猶得用此藥乎？（卷中）

徐彬曰（《金匱要略論注》）：悸與驚，大不同矣，驚有結邪，神明不能堪，故脉動。悸則爲陰邪所困，而心氣不足，故脉但弱。陰邪者，痰飲也，故以半夏主之，而合麻黄，老痰非麻黄不去也。每服三丸，日三服，以漸去之，靜伏之痰，非可驟却耳。然悸有虛損而悸者，此無別虛證，故專責痰，此正《痰飲門》所謂微者短氣，甚者則悸也。（卷十六）

沈明宗曰（《沈注金匱要略》）：此外感心悸之方也。悸病雖屬心虛，然致病之因，有水停心下者，有心包血虛火旺者，有腎水凌心者，有痰飲上逆者，各各補瀉不同。此因外之微邪襲於心包，以挾內飲所致，故用半夏滌飲，麻黄通陽散邪，然老痰非此不能開豁，所以用之。（卷十六）

魏荔彤曰（《金匱要略方論本義》）：至於心下悸，多係陰虧而陽亦弱，且有兼水氣而衝逆者，仲景主之以半夏麻黄丸。半夏辛燥，助陽氣，治水逆；麻黄輕清，用以為丸，不作發汗之治，而作昇陽之治。俾陽分之弱者漸旺，心下悸者得愈，然後可理其陰分之虧，而血之亡者可復耳。此二方者，俱於治標病之中，少露其本治之端倪，而推暨會通，又在人神明之矣。（卷中）

朱光被曰（《金匱要略正義》）：此為平人，並無諸虛不足證象，而但心下悸者，當責其有痰飲也。半夏、麻黄專發越上焦蘊伏之痰邪，故主之。然為劑甚小而服法最緩，以久伏之邪難以驟除耳。（卷下）

周孝垓曰（《金匱要略集解》）：張璐曰：此形寒飲冷，經脉不利，水停心下而悸，故用麻黄以散營中寒，半夏以散心下水。與傷寒水停心下用小青龍無異。首論以脉弱為悸，而此用半夏、麻黄散寒治水，知其脉必弦緊而不弱。蓋脉弱為心氣不足，非此藥所宜。用丸不用湯者，取緩散水，不取急汗也。（卷中）

唐宗海曰（《金匱要略淺注補正》）：《傷寒論》心下悸，用桂枝以宣心陽，用茯苓以利水邪，此用半夏麻黄，非故歧而二之也。蓋水氣凌心則心下悸，用桂枝者，助心中之火以敵水也；用麻黄者，通太陽之氣以泄水也。彼用茯苓，是從脾利水，以滲入膀胱；此用半夏，是從胃降水，以抑其衝氣，衝降則水隨而降。方意各別，學者正宜鉤考，以盡治法之變。

［尤在涇云］半夏蠲飲氣，麻黄發陽氣，妙在作丸與服。緩以圖之，則麻黄之辛甘，不能發越津氣，而但能昇引陽氣。即半夏之苦辛，亦不得蠲除飲氣，而並和養中氣。非仲景神明善變者，其孰能與於此哉。（卷七）

嚴鴻志曰（《金匱廣義》）：此節所謂心下悸者，乃專言悸病之常發也。心下為胃，胃有飲邪，凌犯君主，所以作悸，主以半夏麻黄丸，取義半夏降逆，合麻黄能去老痰，與前條言驚悸者不同也。（卷二）

曹穎甫曰（《金匱發微》）：太陽寒水內陷，水氣凌心則心下悸，此非可漫以鎮心之治治也。皮毛不開，則水氣之在表者不去；濁陰失降，則水氣之在裏者不除。半夏麻黄丸用生半夏以去水，生麻黄以發汗，不治悸而悸當自定。所以用丸者，欲其緩以攻之，蓋因水氣日久化為粘滯之濕痰。非如暴感之證，水氣尚清，易於達毛孔而為汗也。（卷之三）

陸淵雷曰（《金匱要略今釋》）：《脉經》無此條。《金鑒》云：此方是治寒水心下悸者，與首條脉弱悸病不合，必是錯簡。淵雷案：《金鑒》說是。亡血家神經衰弱之悸，由於心藏之虛性興奮，宜歸脾湯（白术、茯神、黃耆、龍眼、棗仁、人參、木香、甘草、生薑、大棗）、天王補心丹（地黃、人參、玄參、丹參、茯苓、桔梗、遠志、棗仁、柏子仁、天冬、麥冬、當歸、五味子、硃砂）之類。本方所治，則胃有積水所致，與苓桂术甘湯稍近。惟彼有頭眩衝逆，此當有喘若嘔，所以異耳。（卷五）

原文 吐血不止者，柏葉湯主之。（十四）

柏葉湯方

柏葉　乾薑各三兩　艾三把

上三味，以水五升，取馬通汁一升，合煮取一升，分溫再服。

趙以德曰（《金匱方論衍義》）：夫水者，遇寒則沉潛於地；遇風則波濤洶湧，起於平陸。人身之血，與水無異也。而血得寒之和者，則居經脉，內養五藏；得寒之凜冽者，則凝而不流，積而不散；得熱之和者，則運行經脉，外充九竅；得熱之甚者，風自火狂，則波濤熾起。由是觀之，豈不以吐衄血者，風火使然也。

何乃此方又用溫熱之藥而治耶？用之必有其故。蓋爲火出於地，久久則地中寒，寒則生逆，是必致其久不止，身熱，血虛，脉弦細芤遲，及與相火之出於腎中，法從反治之者，可也。若脉數大有力，風火勝者，決不可用矣。

柏葉稟西方金氣，其味溫，故可制肝木之逆，使血有所藏也；艾葉之溫，入內而不炎，可使反火歸陰，宿藏於地下。所以二藥本草俱云其止吐血也。馬者，午也，陰生於午；屎又屬午，陰之降者；血生於心，心亦午也，用馬通以降血逆，爲使，尤爲相宜。以三味藥觀之，不惟治吐血不止，而下血者亦可治之。（卷中）

徐彬曰（《金匱要略論注》）：此重"不止"二字，是諸寒涼止血藥，皆不應矣。吐血本由陽虛，不能導血歸經，然血亡而陰虧，故以柏葉之最養陰者爲君，艾葉走經爲臣，而以乾薑溫胃爲佐，馬通導火使下爲使。愚意無馬通，童便亦得。按本草載此方，乃是柏葉一把，乾薑三片，阿膠一挺，炙，合煮，入馬通一升。未知孰是，候參。（卷十六）

李彣曰（《金匱要略廣注》）：心屬君火，肝屬相火，凡吐血，皆火邪迫之也。柏葉生而西向，秉兌金之氣，以克制肝木。艾葉甘辛微溫，利陰氣，其性入內而不炎於上，使氣血反歸於裏。吐血則氣虛中寒，經云始爲熱中，末傳寒中是也。血得寒氣，愈加瘀凝而吐不止，乾薑炒黑，止而不走，能入血分，以溫經使百脉流通，血歸故道，此陽生陰長之義也。馬通汗鹹即馬屎，與血同味，故能走血，引火下行，蓋血生於心，心屬午火，馬爲午獸，與少陰君火同氣，故用之爲使，以瀉心火也。（卷下）

沈明宗曰（《沈注金匱要略》）：此寒邪傳內吐血而出方也。外寒傳入心包，經絡之血不得歸經則吐血不止。故用乾薑、艾葉辛熱散寒而行瘀血，使邪去則血自歸經矣。然血既不止，則血亡火炎，故以柏葉養陰之正，馬通沉降以瀉浮逆之火而爲助也。（卷十六）

魏荔彤曰（《金匱要略方論本義》）：柏葉性輕質清，氣香味甘，治上部滯膩之聖藥也。血凝於胸肺方吐，開斯行，行斯下注，不上越矣。佐以薑艾之辛溫，恐遇寒而又凝也；合以馬通汁破宿血、養新血、止吐衄有專功，是又血熱妄行之專治也。正陰虛而陽未虛，有火邪者主此；正陰虛而陽復虛，有火邪者，宜主前加減桂枝湯方，吐衄二證皆可理也。（卷中）

尤怡曰（《金匱要略心典》：《仁齋直指》云血遇熱則宜行，故止血多用涼藥。然亦有氣虛挾寒，陰陽不相爲守，榮氣虛散，血亦錯行者，此乾薑、艾葉之所以用也。而血既上溢，其浮盛之勢，又非溫藥所能御者，故以柏葉抑之使降，馬通引之使下，則妄行之血順而能下，下而能守矣。（卷下）

吳謙曰（《醫宗金鑒》）：吐血之病，熱傷陽絡，當清其熱；勞傷陽絡，當理其損。今以柏葉湯溫散之品，而治吐血不止者，則必是熱伏陰分，用此宣發，使熱行陽分，血不爲熱所迫，則自止矣。

〔集解〕程林曰：《神農經》云：柏葉主吐血，乾薑止唾血，艾葉止吐血。馬通者，白馬尿也。凡尿必達洞腸乃出，故曰通，亦微溫止吐血。四味皆辛溫行陽之品，使血歸經，遵行隧道，而血自止，故吐血不止，以柏葉湯主之也。（卷二十）

朱光被曰（《金匱要略正義》）：血隨氣溢，妄行無度，上崩欲脫矣。故以柏葉之性味苦濇，氣體輕清，爲功高藏者，入陰降逆爲君；艾葉芳香氣溫，通行十二經絡，以引血歸經爲臣；然血中妄行，政由中氣虛寒不能統攝所致，乾薑溫起中陽以奠定也；然氣味辛溫，易致上僭，使以馬通之鹹潤，導之下行，誠至當至神之方也。《千金方》有阿膠三兩亦佳。但近日無真阿膠，徒增粘膩耳。（卷下）

高學山曰（《高注金匱要略》）：此承七條脉浮弱，按之絕，煩欬者必吐血句。夫吐血，因下焦虛寒之氣，上衝而致欬，欬多上頓，而氣亦昇浮，因之血隨氣逆而上涌。故用柏葉湯溫下焦之寒氣，而逆自平，血自止矣。其意以乾薑辛熱，辛能平逆，熱能散寒，加之炮黑，則守而不走，更能入血分，而溫其按之欲絕之脉。且肺腎爲子母，溫腎即所以溫肺，而尤能止其煩欬也。艾葉性溫，氣味俱重，味重入血，味重而氣亦重，則入血而尤能行血中之氣。與薑爲佐，既濟其溫煖之功，復援其入血之用也。又恐溫藥與寒氣不相入，故用苦寒而不畏霜雪之柏葉以爲反佐，則深入下焦虛寒之地，而使薑艾得行其回陽之力，亦猶白通之用人尿膽汁之義也。加馬通汁者，馬爲午獸，得丙火之正，故其爲畜。嘗病熱而不病寒，以其藏府多陽氣故也。且吐血不止，其血由胃與大腸之絡脉，滲入腸胃而上出者，故用其下走腸胃之汁，以平上逆耳。仲景但欲生千古之吐血者，而不自惜其嘔出心肝矣，痛哉。

陸淵雷曰（《金匱要略今釋》）：唐氏云：柏葉湯與後瀉心湯，是治血證兩大法門。因章節間隔，人遂未能合睹。不知仲景明明示人一寒一熱，以見氣寒血脫，當溫其氣；氣熱血逆，當清其血也。淵雷案：此即治血第一步止血之方耳。後人治血習用涼藥，遂不敢用此方。又以其出於仲景書，又不敢非難，遂以吐血寒證爲説。不知柏葉、艾葉、乾薑、馬通，本草經皆明言止吐血，本條經文亦云吐血不止，可知意在止血，無寒熱之意存焉。惟吐血熱證顯著者，本方有所不宜。則葛可久花蕊石散（花蕊石研細，童便衝服）、十灰散（大薊、小薊、茅根、櫻皮、側柏、大黃、丹皮、荷葉、茜草、梔子等分爲炭）之類，亦

可用也。（卷五）

原文 下血，先便後血，此遠血也，黃土湯主之。（十五）

黃土湯方 亦主吐血、衄血。

甘草　乾地黃　白术　附子炮　阿膠　黃芩各三兩　竈中黃土半斤

上七味，以水八升，煮取三升，分溫二服。

趙以德曰（《金匱方論衍義》）：腸胃者，陽明二經也。陽明主闔，氣本收降，於是前哲謂血上者爲逆，下者爲順。以下血者言之，胃居大腸之上，若血聚於胃，必先便後血，去肛門遠，故曰遠血；若血聚大腸，近肛門，故曰近血。

雖腸胃同爲一經，然胃屬土，所主受納、轉輸；大腸爲屬金，所主傳送。而土喜溫惡濕，金則喜寒惡熱，二者非惟遠近之殊，其所喜惡亦異，故藥亦異治。是遠血者，黃土湯主之。

然則血聚於胃者，何則？蓋血從中焦所化，上行於榮，以配於衛，其榮衛之流通變化，實胃土所資也。胃與脾爲表裏，胃虛不能行氣於三陽，脾虛則不能行津於三陰，氣日以衰，脉道不利，或痹而不通，其血悉皆中積，隨其所逆而出，或嘔、或吐、或衄、或下泄也。若欲崇土以取類，莫如黃土；黃者，土之正色，更以火燒之，火乃土之母，其土得母燥而不濕，血就溫化，則所積者消，所溢者止。阿膠益血，以牛是土畜，亦取物類；地黃補血，取其象類；甘草、白术，養血補胃和中，取其味類。然甘草者，緩附子之熱，使不僭上。

予嘗觀是方之藥，不惟治遠血而已，亦可治久吐血，胃虛脉細遲者，增減用之。胃之陽不化者，非附子之善走不能通諸經、散積血也；脾之陰不理者，非黃芩之苦不能堅其陰，以固其血之走也。其黃芩又將以制附子、黃土之熱，不令其過，故以二藥爲使。（卷中）

徐彬曰（《金匱要略論注》）：下血較吐血，勢順而不逆，此病不在氣也，當從腹中求責。故以先便後血知未便時，血分不動，直至便後努責，然後下血，是內寒不能溫脾，脾元不足，不能統血，脾居中土，自下焦而言之，則爲遠矣。故以附子溫腎之陽，又恐過燥，阿膠、地黃壯陰爲佐，白术健脾之氣，脾又喜涼，故以黃芩、甘草清熱，而以經火之黃土，與脾爲類者，引之入脾，使煖氣於脾中，如冬時地中之陽氣，而爲發生之本，真神方也。脾腎爲先後天之本，調則榮衛相得，血無妄出，故又主吐衄，愚謂吐血自利者，尤宜之。（卷十六）

沈明宗曰（《沈注金匱要略》）：夫人五藏六府之血，全賴脾氣統攝，健運流行，則肺氣通調，血隨氣轉，會於膈俞，而統分藏府周身經絡，是無瘀逆之患。其或統運失常，胃氣不和，逆而上行，血陰氣轉則吐血。若胃氣下陷，則血亦隨之下降而爲便血矣。此先便後血者，乃因飢飽先傷脾胃，氣虛下陷，因虛而受寒濕，流於小腸，血瘀氣滯，相隨化物之氣傳入大腸，渣滓前行而下，血繼後行而出，所以先便而後血，故爲遠血。即小腸有寒，其人下重便血是也。故用甘、术健脾養胃，竈中黃土同附子以燥寒濕而溫脾氣，使脾溫則健運如常，而腸胃之邪得去，則便血自止，地黃、阿膠以養陰血，但慮附子辛熱，過傷寒庚金，以黃芩保護，除其腸熱耳。（卷十六）

魏荔彤曰（《金匱要略方論本義》）：近血在大腸以下，下焦血室之間，血熱妄行，未便而下也；遠血在大腸以上，上焦肝脅之間，血虛滑脫，隨便而下也。遠血之下，心肝血分受傷者深；近血之下，下焦血室受傷者淺。故遠血必兼溫補，以治其滑脫；近血專事清疏，以消其瘀熱。遠血主之以黃土湯，甘草、白术、附子溫中理脾，專功黃土以土制水，獨不可以土制血乎？猶龍骨、牡蠣治水者，可以制血之義也。黃土必用竈中，用其溫燥而遠其寒濕也。佐以地黃、阿膠引入陰分、血分，且兼引扶陽之品入腎中，回水內之陽，陽安水土之下，斯不爲炎焰而妄逼血行於上。拔本塞源之治，而非迂緩取效之比也。（卷中）

尤怡曰（《金匱要略心典》）：下血先便後血者，由脾虛氣寒失其統御之權，而血爲之不守也。脾去肛門遠，故曰遠血。黃土溫燥入脾，合白术、附子以復健行之氣，阿膠、生地黃、甘草，以益脫竭之血，而又慮辛溫之品，轉爲血病之屬，故又以黃芩之苦寒，防其太過，所謂有制之師也。（卷下）

黃元御曰（《金匱懸解》）：下血，先便而後血者，此遠血，在大便之上者也。便血之證，總緣土濕木遏，風動而疏泄也。其木氣沉陷而風泄於魄門，則便近血，其木氣鬱昇而風泄於腸胃，則便遠血。黃土湯，黃土、术、甘補中燥濕而止血，膠、地、黃芩滋木清風而瀉熱，附子煖水土以榮肝木也。

下血之家，風木鬱遏，未嘗不生燥熱，仲景所以用膠、地、黃芩。而風木鬱遏，而生燥熱，全由水土之濕寒，仲景所以用术、甘、附子。蓋水土溫煖，乙木榮暢，萬無風動血亡之理。風淫不作，何至以和煦之氣，改而爲燥熱哉！燥熱者，水寒土濕，生氣不遂，乙木鬱怒而風動也。

後世醫書，以爲腸風，專用涼血驅風之藥。其命名立法，荒陋不通，至於脾腎濕寒之故，則絲毫不知，而一味涼瀉。何其不安於下愚，而敢於妄作耶！（卷八）

朱光被曰（《金匱要略正義》）：脾土虛寒，不能統血，以致下血，病不在大腸，故先便而後血也。脾居中土，去肛門遠，故爲遠血。竈心黃土，火土合德，氣味甘溫而性收濇，足以溫脾藏固陰氣，用以爲君。且佐以术、附，亦火土合德，以生扶脾土，虛寒有不頓解乎！然血主濡之，藥過溫燥，又恐傷陰，故用阿膠、地黃、黃芩、甘草，以清養諸藏府之陰，使無所傷，合成既濟之功，故又主吐衄。（卷下）

高學山曰（《高注金匱要略》）：此承七條脉浮弱，按之絕者下血句。夫浮爲上焦有餘之邪火，憑凌胃中之血液，故中取以弱應；灌注大腸之虛脫而下，故按之以絕應。先便後血，便在大腸而血在胃，是血從胃而下注大腸者，胃比大腸較遠，故曰遠血。主黃土湯者，以浮爲上焦之實熱。故用黃芩，徹胸膈之火，以緩其吹噓之勢。弱爲中取而見，則知脾胃之陰陽兩空，故以竈中黃土爲君；白术、甘草爲臣，而益其中焦之氣，以地黃、阿膠爲佐，而並益其中焦之血；然後殿之以附子者，蓋又以辛熱而托其按欲絕之脉，並以提其下脫之血也。

陸淵雷曰（《金匱要略今釋》）：《外臺秘要》云：仲景《傷寒論》：吐血下血，黃土湯主之（釜竈下黃焦土半升綿裹，餘同《金匱》）。煮服法云：以水八升，煮六味，取二升，去滓，內膠，令烊，分三服（出《傷寒》吐唾血及下血門）。

《千金方》云：黃土湯，治卒吐血及衄血（伏龍肝半升，無地黃、附子，有乾薑三兩）。又云：諸下血，先見血，後見便，此為遠血，宜服黃土湯（並出吐血門）。

《千金翼方》云：凡下血者，先見血，後見便，此為遠血，宜服黃土湯（竈中黃土半升，餘同本方），亦主吐血（出吐血門）。

《方機》云：黃土湯，治下血，四肢不仁，或冷而痛者，下血。手足煩熱，心煩不得眠者，吐血衄血亦有前證，則此湯主之。

《用方經驗》云：婦人崩血不止，男子下血久久不愈，面色痿黃，掌中煩熱，爪甲乾色，脉數胸動，或見微腫者，得效。是禁血之劑也。

《類聚方廣義》云：黃土湯，治吐血下血經久不止，心下痞。身熱惡寒，面青體瘦脉弱，舌色刷白，或腹痛下利，或微腫者。又治藏毒痔疾，膿血不止，腹痛濡瀉，小便不利，面色痿黃，日漸羸瘠，或微腫者。

《方函口訣》云：此方治下血陷於陰分者（案：猶言屬陰證者），有收濇之意，不拘先便後血（案：中土無人道及而曰人言之，余多用日人書，非阿好也），以脉緊為用此方之目的。其治吐血衄血，亦同此意。又崩漏脉緊者有效。又傷寒熱侵血分，暴下血，與桃核承氣湯、犀角地黃湯，血不止，陷於陰位危篤者，與此方，往往得奇驗（案：此治傷寒之腸出血與桃花湯有有膿無膿之辨）。

淵雷案：竈中黃土（即伏龍肝）為鎮靜止血劑（西醫治傷寒腸出血務鎮靜其腸部），觀於本草而可知也。分量作半斤為是，《千金》《外臺》用半升，太少。此物質重而味淡，用少則不效。"升"蓋"斤"字形近而訛。地黃去瘀生新而續絕傷。出血在腸者，血止後無須消瘀，即可補益，故與竈中黃土及阿膠相協止血。三味為方中主藥。用附子者，大量腸出血之際，必有失神面白、肢冷脉細等虛寒證故也。用术者，促腸管之吸收，吸收盛則滲出自減也。用黃芩者，平腸部之充血，低減其血壓，使血易止也。《千金》有乾薑者，制止腸蠕動，使腸動脈不受壓力，則破裂處易癒合也，其為治腸出血之專藥。方意至明白，而何與於遠血近血哉？又治吐血衄血者，方中惟术一味與吐血不相應，他藥俱可借用也。又治婦人崩中者，崩中與便血治法略同也。

《續建殊錄》云：一婦人，兩腳疼痛，自䐡至膝臍見紫色筋。其婦曰：臍下悸，有時上突胸間，劇則精神變亂，方其時，彼紫色者忽焉而去，已則倏焉復來。先生即令服黃土湯，得之下血，疾全解。

《成績錄》云：一男子，年二十有餘，喘欬數日，時時咯血，脅下結鞭，臍傍有動。先生診之，與黃土湯。四五日，血止而欬未解，乃與小柴胡湯，諸患愈，爾後復發欬，於是作苓甘薑味辛夏仁湯與之，全復常。

又云：一男子久欬數月，胸中痛，少時吐血，巨裏動甚，微盜汗出，且下血亦兩三次，面無血色，羸瘦骨立。先生投黃土湯兼赤石脂散（赤石脂一味為末）而愈。

《橘窗書影》云：一婦人，傷寒數日不解，一日下血數行，或如豚肝，或如漆黑，數塊脫下，四肢厥冷，汗出喘鳴欲絕。余與黃土湯，下血止。

又云：一婦人，暑疫數日不解，虛贏煩熱，脉微細，手足微冷，不能飲食，但啜米飲少許。以法治之，元氣稍復，食少進。一日下黑血過多，舌上乾燥，身發熱，精神恍惚，殆將危篤。余作黃土湯，服之一晝夜，下血止，精神爽然。淵雷案：淺田氏兩案，皆傷寒之腸出血也。（卷五）

原文 下血，先血後便，此近血也，赤小豆當歸散主之。方見狐惑中。（十六）

趙以德曰（《金匱方論衍義》）：此出大腸，故先血後便。以濕熱之毒蘊結，其血不入之經，滲於腸中則下。赤小豆者，能行水濕，解熱毒，《梅師方》《必效方》皆同一味以治下血。況是方更有當歸者，破宿血，養新血。以名義觀之，血當有所歸，則不妄行也。（卷中）

徐彬曰（《金匱要略論注》）：先血後便，則知雖未便，而血已先聚於肛爲近，故曰此近血也。然下焦，乃腎、膀胱所主，水府也，使下焦留濕與血相混，則便溺如常，血自歸經，何得溢出。故以赤小豆爲主，去其陰分之濕，而當歸導血歸經，其勢甚便，不若遠血之傷在脾腎，溫涼補瀉，多其委曲也。赤小豆最通肝氣，爲通乳神藥，故合歸用之，亦取其通暢肝分之血，而和調之也。（卷十六）

李彣曰（《金匱要略廣注》）：血之來路近，故先血後便。《準繩》云：此由手陽明隨經下行，滲入大腸，傳於廣腸而下者也。大腸在下，故爲近血。當歸甘溫和血，使氣血各有所歸；心主血，赤小豆色赤，心之穀也，其性下行入陰分，故治下痢腸澼，而能排膿散血，除濕清熱也。（卷下）

沈明宗曰（《沈注金匱要略》）：此大腸濕熱之蓄血也。大腸乃主清肅傳道之職，而濕熱之邪蓄聚大腸，血瘀不行，小腸傳化渣滓入於大腸，則大腸所瘀之血前行至於直腸，故先血後便者，爲近血也。故以赤小豆味酸氣寒，專清血分濕熱，當歸養血，則血得歸經，兼驅其風，以漿水酸寒，清熱收斂而止血也。（卷十六）

尤怡曰（《金匱要略心典》）：下血先血後便者，由大腸傷於濕熱，而血滲於下也。大腸與肛門近，故曰近血。赤小豆能行水濕，解熱毒；當歸引血歸經，且舉血中陷下之氣也。（卷下）

黃元御曰（《金匱懸解》）：下血，先血而後便者，此近血，在大便之下者也。脾土濕陷，肝氣抑遏，木鬱風動，疏泄失藏，則便近血。赤小豆當歸散，小豆利水而燥濕土，當歸養血而潤風木也。（卷八）

高學山曰（《高注金匱要略》）：先血後便，血在廣腸之末，故曰近血。赤豆蔓生，且色紅臍黑。蔓生具經絡之象，色紅則入血分，臍黑則又走下焦者也。浸令芽出者，取芽性之生陽上銳也。仲景之意，以脉之按欲絕者，爲下焦氣脫血陷之診。則中取之而弱，輕取之而浮者，但當於下焦之虛處責之可矣。故用赤豆走下焦血分之性，令其芽出而上銳，領補血之當歸，直走廣腸，而復提血氣以上行也。要之，上條之血，滲自中焦，故於浮弱按欲絕之脉，三部俱責，以浮爲上焦實邪，按欲絕爲下焦虛寒，以實邪奔迫虛寒，直將中焦血液隨勢逼下，故三焦俱治。此律家不分首從之議也。此條之血，單責在按欲絕一邊，以血在齗門相近，其證最低，與按之欲絕之裏脉逼對。則知但因下焦之虛脫，而招上中之下陷耳。上焦之血下陷，故輕取之脉以浮見；中焦之氣下陷，故中取之脉以弱見。只用補其下而復提之，不特血反故道而病愈。且血寧則氣聚，而欲絕之脉自起。並中上二焦之氣血得還，而浮弱之脉亦可漸變矣。此春秋討罪，而獨嚴主令之義也。又上條之血，從足陽明之胃絡，滲入胃中而下，故黃土湯之方意，矚目在胃中者居多；此條之血，從手陽明之大腸絡，滲入腸中而下。故赤豆當歸散，只注意在大腸而已。諸解夢夢，俱道不着。

陸淵雷曰（《金匱要略今釋》）：赤小豆排癰腫膿血，當歸主諸惡瘡瘍，治癰疽，排膿止痛。此非治腸出血，乃治腸部之潰瘍癌腫也，其患部必兼出血。古人於病類無法分辨，故概云下血矣。狐惑篇以治狐惑膿已成，可以互證。先血後便，亦不可拘。其證下如赤豆汁，或兼膽汁者是也。移治痔瘡下膿血者，亦有相當效驗。

雞峰《普濟方》云：赤小豆散，治大便秘。赤小豆，浸令芽出，日乾，六兩；當歸三兩。上為細末，溫漿水調服二錢，不以時（出第十三卷大便秘門）。淵雷案：此方無潤下攻導之力（三兩當歸之潤不敵六兩赤小豆之滲），而云治大便秘者，何也？腸部癌腫及痔核最易引起便秘。此方非治便秘，乃治此種便秘之原因耳。故讀古方書，當於病理藥理權衡而自得之。（卷五）

原文 心氣不足，吐血、衄血，瀉心湯主之。（十七）
瀉心湯方 亦治霍亂。
大黃二兩　黃連　黃芩各一兩
上三味，以水三升，煮取一升，頓服之。

趙以德曰（《金匱方論衍義》）：心者，屬火，主血。若心氣不足者，多非心火之不足，是真陰之不足也。真陰不足，則火熱甚而心莫能養其血，血遂從熱溢，為吐衄。

大黃、黃芩，本草皆以其治血閉、治其吐衄者用之。而傷寒家以瀉心湯之苦寒，瀉心下虛熱。由是觀之，則此證之用是湯，非直指其血也，以血由心熱而溢，瀉其心之勢而血自安矣。如麻黃、桂枝湯之治衄，衄為寒邪鬱其經脉，化熱，熱迫成衄，故散寒邪，寒邪散則熱解，熱解則血不被迫而自安矣。此用瀉心湯者，正若其義也。若《簡要濟眾方》用大黃治衄，更有生地汁，則是治熱涼血，亦瀉心湯類耳。（卷中）

徐彬曰（《金匱要略論注》）：熱收於內，而火盛鑠陰，涌血上逆，出於清道為衄，出於濁道為吐，則主心氣不足論治。謂不得同諸陰虛，及極飲者之積漸而致也。故以芩、連清其熱，大黃下其瘀，而曰瀉心湯，謂病既侵心，恐因循則釀禍也。昔人嘗曰：心極須大黃。（卷十六）

李彣曰（《金匱要略廣注》）：凡五藏各具陰陽二氣，心於藏為陽，屬火，於經則屬陰，主血。心氣不足，乃心真陰之氣不足也，夫陰虛則陽亢火盛，迫血妄行，以致吐衄。大黃泄去亢盛之火，黃連苦寒入心為使，又能瀉肝木，不使木旺生火，黃芩入肺清熱，使金不受火鑠，頓服之以折火勢，此為養陰退陽之劑。（卷下）

沈明宗曰（《沈注金匱要略》）：此心氣受邪而爲不足也。心爲君火而主血，風火感襲，擾亂營血，即心熱而絡脉溢也。然心火亢極，血熱妄行，肺氣不能攝血，故吐血或衄血。所以大黃、黃連、黃芩統瀉三焦實火，俾邪去而血自寧，因火製方，名曰瀉心湯也。（卷十六）

魏荔彤曰（《金匱要略方論本義》）：主之以瀉心湯，純用苦寒以泄實熱之邪，火邪得消，而氣自足，少火又能生氣矣。此乃治邪盛，而正分陰陽俱未甚虛者，方可服也。蓋火邪大盛，則用寒以瀉之，非用寒以凝之也。斟酌調濟之間，豈庸夫俗子所能揣摹乎？然於何辨之？亦於脉證辨之。其人脉必洪數，而沉取必不手按之欲絕，其證必煩滿，口乾燥而渴，又必脉證相符，而後可恣用苦寒也。（卷中）

吳謙曰（《醫宗金鑒》）：心氣"不足"二字，當是"有餘"二字，若是不足，如何用此方治之，必是傳寫之訛。心氣有餘，熱盛也，熱盛而傷陽絡，迫血妄行，爲吐、爲衄。故以大黃、黃連、黃芩大苦大寒直瀉三焦之熱，熱去而吐衄自止矣。（卷二十）

黃元御曰（《金匱懸解》）：肺金不降，相火失斂，鬱生上熱，而病吐衄。熱傷心氣，故心氣不足。大黃黃連瀉心湯，瀉心火以救心氣，火瀉而氣復，則瀉亦成補。亡血皆虛寒病，此用三黃者，經所謂急則治其標也。（卷八）

曹穎甫曰（《金匱發微》）：太陽標陽下陷，則心氣以不足而虛，氣結成痞，與陽明燥氣相合，則大便不行；燥氣上迫於心，則心氣愈形不足；燥熱上衝於腦，則病衄血；大腸燥熱，挾血海之血上出於口，則病吐血。方用芩、連、大黃引熱下泄，則心藏以不受熏灼而自舒矣。嘗見同鄉韓筱穀治紅术作吐血證用此方，一下而吐血立止，蓋亦釜底抽薪之旨也。（卷之三）

陸淵雷曰（《金匱要略今釋》）："不足"，《千金心虛實門》作"不定"，爲是。心氣不足，而用大黃、芩、連苦寒攻伐。舊注隨文曲解，終不能怡然理順。《金鑒》改"不足"爲"有餘"，云是傳寫之訛。然"不足"字與"有餘"字，形音俱遠，何由得訛。是《金鑒》之改，其義雖是，猶未得古書之舊面也。《千金》作"不定"，列於心實熱項下。乃知"足"字本是"定"字，因形近而訛。心氣不定，謂心下動悸，即今人所謂心悸亢進，而是芩、連所主也。由是言之，此證因心張縮強盛，血壓亢進，身半以上充血，故令吐衄，治以瀉心湯者，平其心悸，移其血液於身半以下，則吐衄自止。此所謂原因療法，非若柏葉、黃土諸湯專以止血爲事也。若上半身血壓不亢進者，瀉心湯慎不可用。黃元御謂亡血皆虛寒病。此用三黃者，即經所謂急則治其標，此言可謂謬妄。夫標病之急，有甚於虛寒者乎，而可先用三黃耶。

《本事方》云：治衄血無時，三黃散。大黃一兩，黃連、黃芩各半兩。上細末，每服二錢，新汲水調下，蜜水亦得。

《直指方》云：川芎三黃散，治實熱衄血，於本方加川芎。各等分，每服二錢，食後井水調服。

《拔萃方》云：犀角地黃湯（於本方加犀角、地黃），治熱甚，血積胸中。

《先哲醫話》引惠美寧固云：衄血用諸藥無效者，用三黃瀉心湯加荊芥二錢，有奇效。

淵雷案：黃連、黃芩治心氣不定，即抑制心藏之過度張縮，且平上半身之充血也。大黃亢進腸蠕動，引起下腹部之充血，以誘導方法協芩、連平上部充血也。原注云亦治霍亂，不足據。趙、程、沈、尤、《金鑒》諸注本並刪之，是也。用法、治驗互詳《傷寒論今釋》。

《方伎雜誌》云：京師莊長笹屋利助，年例往幕府拜年，途中下血，抵府而甚，急求診治。周身面色皆青白，爪甲白，舌無血色，乾燥，脉沉弱，胸動高，氣急，飲食不進，大便頻數，檢視皆血，其中雜以衄血數個，日日如此。蓋嚴冬寒氣非常，日日大風，且途中旅宿，設衛不周，不勝寒氣，血氣脫耗，故身體手足盡冷。至於如此，余與瀉心湯及四逆加人參湯，令交互服之。急使至京師告病狀，皆大驚。親族三人兼程而來，見病人情態，亦復驚愕。然服藥後血減，身體手足亦溫。入春，血止，大暢快，但有所謂虛熱之狀，一身手足勃勃然熱，因轉柴物湯，通計三十餘日而復故，歸京師。斯人年已六十餘，患脫血又值嚴冬，余以爲必死，故私告旁人以難治，今竟全治，果屬徼幸。然亦服藥不疑故也，縱令病不如是之重，而衆議沸騰，今日請甲治，明日服乙藥，則有死之道耳。（卷五）

嘔吐噦下利病脉證治第十七

原文 夫嘔家有癰膿，不可治嘔，膿盡自愈。（一）

趙以德曰（《金匱方論衍義》）：按上卷肺癰證，必先欬而久久吐膿如米粥，桔梗湯、桔梗白散皆主之。而此雖不言癰之所在，而曰嘔膿，知其非肺癰明矣。按《內經》有曰：熱聚於胃口而不行，胃脘爲癰。此將是胃脘之癰歟？何則？胃脘屬陽明經，陽明氣逆則嘔，故膿不自欬出，從嘔而出。其膿亦不似肺癰之如米粥者出。若胃脘，則必不然。從溫化而聚結成膿，當如結痰蛤肉者，謂不可治。以不必治其嘔，嘔自膿之瘀濁熏蒸其穀氣，故嘔。若膿出，則嘔自愈。

夫癰之在胃脘上口者，則然；若過乎中，則在膈之下者，膿則不從嘔出，而從大便去矣。（卷中）

徐彬曰（《金匱要略論注》）：嘔家之因不同，客寒傷胃，或痰壅氣逆，氣有餘即是火，故《內經》曰：諸嘔吐酸，皆屬於熱。故行痰、降逆、清火、溫中皆可。若有癰膿，則榮分熱，而非氣分熱矣，因而亦嘔，此毒盛也，以治嘔法治之，行痰降逆，固爲無益，而積熱成毒，尚堪溫熱乎？故曰：不可治嘔。然即不治，嘔不因氣，由於榮分熱毒，則膿盡而邪衰，邪衰而嘔止，故曰：膿盡自愈。（卷十七）

李彣曰（《金匱要略廣注》）：嘔家有癰膿，是因癰膿而嘔，非痰食氣逆而嘔也。經云：熱聚胃口不行，故胃脘爲癰。是胃癰本熱證，若嘔家屬寒者多，治宜香溫辛散，非癰膿所宜，故不可治嘔，待膿盡則嘔自愈。（卷下）

魏荔彤曰（《金匱要略方論本義》）：嘔吐噦下利病者，氣分病也。前篇驚悸等證，血分病，責之胃，更責之脾。此篇氣分病，舍脾胃而外，亦無可他求焉。《內經》嘗言太陰陽明表裏之義，黃帝問曰：太陰陽明爲表裏，脾胃脉也，生病而異者何也？岐伯對曰：陰陽異位，更虛更實，更逆更從，或從內，或從外，所從不同，故病異名也。帝曰：願聞其狀也。岐伯曰：陽者，天氣也，主外；陰者，地氣也，主內。故陽道實，陰道虛。故賊風虛邪者，陽受之；食飲不節，起居不時者，陰受之。陽受之則入六府，陰受之則入五藏。入六府則身熱不時臥，上爲喘呼；入五藏則䐜滿閉塞，下爲飧泄，久爲腸澼。故喉主天氣，咽主地氣。故陽受風氣，陰受濕氣。故陰氣從足上行至頭，而下行循於臂至指端；陽氣從手上行至頭，而下行至足。故曰陽病者上行極而下，陰病者下行極而上。故傷於風者，上先受之；傷於濕者，下先受之。帝曰：脾病而四肢不用何也？岐伯曰：四肢皆稟氣於胃，而不得至經，必因於脾，乃得稟也。今脾病不能爲胃行其津液，四肢不能稟水穀氣，氣日以衰，脉道不利，筋骨肌肉，皆無氣以生，故不用焉。帝曰：脾與胃以膜相連耳，而能爲之行其津液何也？岐伯曰：足太陰者三陰也，其脉貫胃屬脾絡嗌，故太陰爲之行氣於三陰。陽明者，表也，五藏六府之海也，亦爲之行氣於三陽。藏府各因其經而受氣於陽明，故爲胃行其津液。四肢不得稟水穀氣，日以益衰，陰道不利，筋骨肌肉無氣以生，故不用焉。《內經》之言脾胃相因者如此。觀不得至經，必因於脾，乃得稟氣於胃，再觀藏府各因其經，而受氣於陽明之文，則血分、氣分俱賴脾以輸運，賴胃以生養也明矣。所以自有生以後，存亡壽夭之道，悉歸之後天以爲之主，而先天又主乎後天，反爲隔一之治矣。得其道，則胃以納水穀、生氣血，脾以化水穀、行氣血；失其道，則胃中水穀非消即停，氣血非窒則脫，而脾化無能化，行無能行也，不待言矣。其間胃之與脾，又有交相爲累之理。胃病陽盛而脾亦強，此脾約而胃必實也；胃病陰盛而脾亦弱，此胃寒而脾必濕也。是可知此一藏一府，內外本末，必交相培養，而後表裏調和，陰陽平順也。有何氣分、血分之病，能外於此者乎？然經文又言脾爲吞，胃爲氣逆、爲噦，大腸小腸爲泄，何理也？吞者，納也。胃爲倉廩，非脾土包容萬有，而又能輸運而無停留，何以爲虛受之地乎？故脾爲吞。氣逆而噦者，胃中之用失也。胃爲倉廩，主納而不主出，氣逆而噦，非用失乎？用者，陽也，陽衰而不能納，故氣反逆而欲噦思出也，故胃爲氣逆、爲噦。大腸、小腸，傳導受盛之府，胃藉以宣通其濁物，脾藉以蕩滌其熱氣者也。且大腸庚金，小腸丙火，金燥火熱，承制水穀之堅濕者也，脾濕則庚金不燥矣，胃寒則小腸不熱矣，所以爲飧泄、爲腸澼，而不能收攝也，故大小腸爲泄。再觀乎經文如此，又可知脾胃病則嘔吐、噦、下利，皆有必致之勢矣。《金匱》之言，言簡意賅，余恐後學或病其突然說起無處尋頭腦也，故爲引《內經》以明之，所以申解《內經》與仲景源流一致之旨也。

然仲景言嘔家之病，本於脾胃，必先言其是嘔而病，不本於脾胃者，則嘔家由於肺癰，有癰膿者是也。夫嘔家有癰膿，膿在肺，宜因嘔而令出也，豈可止其嘔而治之乎！膿盡而嘔自愈。蓋病在膿而不在嘔也。詳具肺癰。（卷中）

吳謙曰（《醫宗金鑒》）：嘔家，嘔吐或穀、或水、或痰涎、或冷沫，今嘔而有膿，此內有癰，膿潰而嘔，非嘔病也。故曰：不可治嘔，膿盡自愈。

程林曰：夫癰潰則爲膿，膿上出必令嘔，故不必治其嘔，膿盡則嘔自止也。（卷二十二）

黃元御曰（《金匱懸解》）：此段見《傷寒·厥陰》。嘔家而有癰膿，當令其膿從嘔出，不可降逆止嘔，使膿無出路。俟其膿盡癰平，則嘔吐自愈矣。（卷十三）

朱光被曰（《金匱要略正義》）：因癰生膿，因膿作嘔，胃有癰膿，則但當治癰，不可治嘔明矣。仲景恐人因嘔治嘔，愈傷陽明絡分，故以不可治嘔警之。膿盡則毒散，不治嘔而嘔止矣。（卷下）

高學山曰（《高注金匱要略》）：前人以無物爲嘔，有物爲吐，或云聲緩爲吐，聲急爲噦。雖似確當，而愚謂就病因而論，三者俱有虛實、寒熱之不同。但因虛、因寒者，十之七；而因實、因熱者，十之三。就高下而論，則嘔爲最高，吐次之，噦則直由極深、極低而迸出者。就藏府而論，嘔屬足之陽明、少陽，吐屬手少陽三焦之上部及足太陰，噦屬足之少、厥二陰者也。嘔出足陽明者奈何？夫胃脘一寒，欲下趨其府者勢也。

胃不受邪，則逆以拒脘，脘即以不下納而上涌，故作寒嘔者一。傷寒太陽之嘔是矣。胃脘犯客熱，熱爲火，火性上炎，而其氣熰鑠不定，故作熱嘔者二。內熱而實，中暑及暍，并酒客清晨之空嘔是矣。所謂陽明脘中之嘔，從中路而上逆者，如此。嘔出少陽者奈何？少陽之部在脅，其性善逆，不拘風熱寒邪犯之，則其逆氣上衝喉咽，故作嘔酸、嘔苦者，從木化也。凡柴胡湯證之嘔，是矣。所謂少陽脅下之嘔，從兩旁而上逆者，如此。以其病機在胃之脘，膽之標，而不在胃府，故嘔則無物，而且曰最高者此也。若夫吐之爲病，實在胃中，故其位居嘔之次，但脘外及膈中之氣，其溫煖化被者，實司消穀之半。（膈氣與脾，合司熟穀之化，故曰消穀之半。）此氣一虛，則胃中冷而不能消穀，穀停則敗，敗則胃不見容而作吐者，一也。下文四條之脉證是矣。又胃雖受穀，而胃外之脾氣，虛寒而不能扇運，則遲遲作吐者，又一也。下文七條之脉證是矣。所謂吐由手少陽三焦之上部，及足太陰脾藏者，此也。至於噦雖亦由胃家，其實胃氣總虛，苟非肝腎之賊陰乘虛上撞，安得從胃底而上迸，聲出重濁乎？此二十四條之兼厥、二十五條之兼逆，謂非肝腎上侮陽明之候耶？故曰噦則極深極低，而發於少、厥二陰者，此也。然嘔而不吐，吐而不噦者有之。若吐噦則未有不嘔者，以嘔高而爲吐噦之門戶，此十四、十五、十八三條，言吐而皆曰嘔吐，二十五條言噦而曰嘔噦者，可證矣。他如因疑而嘔吐者，出於心；因聞穢而嘔吐者，出於肺；因餓而嘈雜，以致慘淡之液。上泛而嘔吐者，出於胃。凡種種平人所偶見而非病者，皆不與焉。

本條見傷寒厥陰文，注詳其下。但在傷寒，是言厥陰風熱，上見少陽之癰膿，因而致嘔者。入此，則係泛論癰膿之嘔，爲微別耳。自此合下文二、三兩條，先提過別證之帶嘔，而後言嘔家之正病正治也。

曹穎甫曰（《金匱發微》）：此爲熱鬱傷絡之證，與尋常嘔吐不同。師但言嘔家有癰膿，正不知其在肺在胃。《傷寒·太陽篇》云：凡服桂枝湯吐者，其後必吐膿血也。按肺癰之爲病，始萌可救，膿成則死。則此節所謂不可治嘔，膿盡自愈者，必非肺癰可知。竊意凡遇此證，可竟用外科犀黃丸以止痛而消毒，千金葦莖湯、桔梗甘草湯並可用之，當歸赤小豆散、排膿散最爲主要。蓋血腐成膿，利用抉排，若外體之潰瘍然，毒未盡者不當急於生肌也（此條見《傷寒·厥陰篇》）。（卷之四）

陸淵雷曰（《金匱要略今釋》）：胃病之有嘔，雖是一種反射救濟，然不足以祛病，徒增病人苦楚。故治胃病者，以止嘔爲要務。又有本非胃病，因他藏器之疾患而引起嘔吐者，如急性心藏炎、急性肝藏炎、腎藏病、膀胱病，以及女子月經、妊娠、卵巢炎等，胃中本無或種有害物，無須藉嘔吐以排除之，則止嘔劑大有益於病體。若因胃及十二指腸之潰瘍而嘔，嘔出膿汁者，即不可治嘔，嘔止而膿不出，變證將不可測。故曰不可治嘔，膿盡自愈也。互詳《傷寒論今釋》。（卷六）

> **原文** 先嘔却渴者，此爲欲解。先渴却嘔者，爲水停心下，此屬飲家。嘔家本渴，今反不渴者，以心下有支飲故也，此屬支飲。（二）

趙以德曰（《金匱方論衍義》）：《傷寒》言嘔，多有其因，因熱因寒，因水因飲，皆屬胃病。而此獨以水飲者，分三節言之：初一段先嘔却渴者，爲飲而嘔，嘔則飲去，去則陽氣回，津液猶未布，故渴耳。雖渴，終以邪去正延而必解也。第二段先渴却嘔者，即前痰飲條中小半夏茯苓湯主之。第三段本渴，今反不渴，亦痰飲中小半夏茯苓湯主之是也。（卷中）

徐彬曰（《金匱要略論注》）：此二條言嘔、渴必相因，故可於先後辨其水，於反不渴知其飲，示人治嘔中有辨飲之法也。此以下，注疏嘔因之不同，治法迥異也。謂先嘔者，內有惡涎也，涎盡而渴，病氣已解。若先渴則必多飲，飲多即同惡涎，因而嘔，知水停心下，乃驟至之病，未必在偏僻處矣，故但曰此屬飲家。然多嘔則必傷津，故渴爲嘔家必然之理。今反不渴，若非心下原有偏着之飲氣潤其燥火，則渴何能免，但飲果在中之孔道，豈有不與嘔俱出，則知此飲不在孔道矣。故曰此爲支飲，支者，偏旁而不正中也。（卷十七）

魏荔彤曰（《金匱要略方論本義》）：再者欲治嘔，必先明其嘔爲何因。如先嘔而後渴者，此爲欲解，是作嘔之邪已盡隨嘔而出，津傷作渴，故知其嘔爲欲解也。嘔雖無物，而必有痰涎隨嘔聲涌出，氣與津兩越於上，而邪可已矣。故邪去津亡，而渴作焉。若夫先渴却嘔者，爲水停心下，此屬飲家之嘔也何也？嘔家本不渴，今反先渴，飲水入而反嘔，知不渴之故，有支飲存於心下也。所以先渴者，亦支飲格阻正津，不能上潤喉舌，遂先渴也。渴非真渴，故飲入即嘔，嘔屬於飲，故飲家變爲嘔家，明其屬支飲，治飲而嘔可止矣，詳見痰飲。以上二條，一因肺中癰膿而嘔，一因絡系支飲而嘔。雖其根本亦由於胃，而非胃家正病也，何也？嘔者有聲無物，氣分之嘔，邪在胸肺之上也。（卷中）

黃元御曰（《金匱懸解》）：先嘔而後渴者，積飲既去，而津亡作渴，故爲欲解。先渴而後吐者，爲水停心下，阻格君火，是以作渴。渴而飲水，爲停水所阻，乃復嘔出，此屬素有積飲之家也。嘔家津液失亡，本當發渴，今嘔後反不渴者，以心下有支飲停留，所嘔者，但是新下之水穀也，此屬支飲。此段見痰飲欬嗽中。（卷十三）

朱光被曰（《金匱要略正義》）：邪在上焦則致嘔，邪去液傷則致渴，故先嘔而後渴，爲邪解之徵。如先見病渴，渴必多飲，以致水停心下而作嘔，非嘔本證也，故曰此屬飲家。言當除暫聚之飲，不可治嘔也。若心下本有支飲，亦能致嘔，但深固之邪不能與嘔俱出，故本當渴而反不渴。此屬支飲，言但當治支飲而不必治嘔矣。合出二條，以見治病當求其本也。（卷下）

高學山曰（《高注金匱要略》）：嘔屬胃脘有寒，故先不渴，嘔則寒去，而且能提氣於上，使胃陽來復而作渴。故先嘔後渴者，知其嘔將欲解也。後三句，見飲門三十五條，注詳其下。

陸淵雷曰（《金匱要略今釋》）："先渴却嘔"三句，已見痰飲篇。彼却作後，"此屬飲家"下有"小半夏茯苓湯主之"句。"嘔家本渴"以下，亦見痰飲篇。"此屬支飲"句，彼作"小半夏湯主之"。《千金·痰飲門》云：嘔家不渴，渴者爲欲解。本渴，今反不渴，心下有支飲故也。小半夏湯主之。宜加茯苓者是。先渴却嘔，此爲水停心下，小半夏加茯苓湯主之。案一證而互見於痰飲、嘔吐兩門，見古人於病類、病名，雖無界限，然其治方則一，施治固不誤也。

胃病之所以嘔，因胃中有多量之粘液及不消化之食物，不能下降，故逆而上出也。先嘔後渴者，知胃中之粘液水分已嘔盡，水盡而渴，故知欲解。欲解謂嘔吐之解，非胃病之解也。渴為胃病最習見之證，始病時胃內容無變化，則不嘔。既而胃壁分泌多量之粘液，且因渴而多飲，又或以胃擴張之故，所飲不能下入於腸，則引起嘔吐。故先渴後嘔者，知是水停胃中，屬飲家。凡仲景書云心下，云膈間者，皆指胃也。凡胃病，嘔與渴常並見。若但嘔不渴，知胃中必有多量之停水及粘液，是為心下有支飲。（卷六）

原文 問曰：病人脉數，數為熱，當消穀引食，而反吐者，何也？師曰：以發其汗，令陽微，膈氣虛，脉乃數。數為客熱，不能消穀，胃中虛冷故也。脉弦者，虛也。胃氣無餘，朝食暮吐，變為胃反。寒在於上，醫反下之，今脉反弦，故名曰虛。（三）

趙以德曰（《金匱方論衍義》）：凡脉以候病，陽盛則數，陰盛則遲。今言其陽微而脉乃數，脉數而後胃中冷，理之安在？竊嘗究之，脉病不可以概論也，此之數，由藥之遺熱而客之；胃中冷，由陽氣不足而致之。何則？中焦者，陰陽之界，而汗劑必用辛溫發散之，不當汗而強汗，損其上脘陽分之陽，致令陽微，膈氣虛，藥之遺熱，從陽分而變，遂成脉數，故曰客熱，非陽盛也；雖有客熱，胃中之元陽却不足，故曰胃中虛冷也。醫不達中脘之上陽不足，反欲攻其客熱，以寒劑瀉其無過，復損下脘陽分之陽，遂有從陰之變脉，反弦也。所以上下之陽俱不足。

上之陽不足，雖當日中以前食之於行陽之時，亦不能運化消磨，堆積之而已；下之陽不足，雖當日暮行陰之際，陽亦不能入於下，則糟粕不輸大小腸，糟粕不輸大小腸，則不安於中，必吐出而後已，故曰胃氣無餘，朝食而暮吐也。（卷中）

李彣曰（《金匱要略廣注》）：脉有因熱而數者，有因虛而數者。經云：食入於陰，長氣於陽。是胃為水穀之海，得陽盛而消穀。今汗多亡陽，膈氣虛而脉數，經云邪熱不殺穀是也。又經云陽受氣於胸中。則陽微膈虛者，且因虛而致寒，故吐為胃中虛冷。

《內經》云：脉弱以滑，是有胃氣。弦屬肝脉，此胃虛，木邪乘土，故為胃氣無餘也。朝食暮吐，變為胃反，王太僕云：食不得入，是有火也；食入反出，是無火也。此寒在上者上指胃口言，法當溫中始愈，反下之，則愈虛寒，而愈吐矣。（卷下）

魏荔彤曰（《金匱要略方論本義》）：此見胃中虛冷，由於誤發汗亡陽，胃津傷而胃陽已敝也。周身營衛全賴胃陽，榮衛有傷，而胃氣亦虧，內外表裏，豈有不相流通乎？其本虛冷，其標之熱，則非實熱而為客熱。客熱者，虛假浮游之熱也，豈能消腐水穀哉？水穀既不能腐化，於是停蓄凝滯，朝食暮吐。久久胃氣上逆，有食即吐。胃氣不下行而反上衝，習以為性，胃乃反其常矣，名之曰胃反可也。診之脉必弦，弦者緊也，緊為寒，正胃陽虛氣冷之驗也。且弦者木象，胃脉之所最忌。見此木勝侮土，由於土虛邪乘，則又不止於誤汗，而復經誤下可知矣。庸醫不知客熱之理，以不能消穀胃虛者，為實熱之胃實，下之，而先之數脉之客熱，必為沉緊之實寒，實寒在胃，胃陽益不足矣，名之曰虛。誠哉虛也。（卷中）

尤怡曰（《金匱要略心典》）：脉數爲熱，乃不能消穀引飲而反吐者，以發汗過多，陽微膈虛所致，則其數爲客熱上浮之數，而非胃實氣熱之數矣。客熱如客之寄，不久即散，故不能消穀也。脉弦爲寒，乃不曰寒而曰虛者，以寒在於上，而醫反下之所致，故其弦非陰寒外加之弦，而爲胃虛生寒之弦矣。胃虛且寒，陽氣無餘，則朝食暮吐而變爲胃反也。讀此知數脉弦脉，均有虛候，曰熱曰寒，蓋淺之乎言脉者耳。（卷下）

黃元御曰（《金匱懸解》）：此段見《傷寒·太陽篇》。汗多陽亡，濁陰上逆，是以嘔吐。陽不歸根，客居膈上，息道短促，是以脉數。膈上雖熱，胃中則是虛冷，虛冷則水穀不消，而病嘔吐也。

膽肝脉弦，弦者，木鬱克土，胃陽之虛也。胃氣無餘，不能消穀，朝食暮吐，變爲胃反。宗氣衰微，寒在於上，醫反下之，令土敗木賊，脉反見弦，故名曰虛也。（卷十三）

朱光被曰（《金匱要略正義》）：吐屬陽明，陽明以陽爲主，一有所傷，變現雜出。仲景細原其脉證，以明中氣虛家，不可妄行吐下之戒也。如數脉本熱，熱宜消穀引飲，而何以反吐，吐則屬於胃寒矣。不知彼本因胃中虛冷致吐，乃醫者不行溫中方法而反汗之，益令上焦榮衛之氣交微，而陽氣自虛，下焦之客氣反致動膈，而脉乃數矣。是數因客熱，客熱烏能消穀耶？吾見胃中之虛冷，滋甚而脉數不解也，此時而急溫之，挽回尚易。乃醫者更用下法，以傷其藏真。陰寒上逆，胃陽削盡無餘，以致不能消穀者，變爲胃反，而朝食暮吐，脉之數者，反變爲弦。弦則爲減，中氣減去，而陰邪擾攘，難以究詰，虛虛之禍，可勝言哉！（卷下）

曹穎甫曰（《金匱發微》）：此經醫者誤治傷及中氣之病脉證也。風寒襲表，皮毛間水氣凝冱，則病形寒；中陽不振，不能旁達四肢，則亦病形寒（忍飢之人，多瑟縮畏寒，可爲明證）。惡寒同，而所以惡寒者不同。設於中陽不振之惡寒，誤認爲麻黃湯證而遽發其汗，則胃中陽氣蓋虛，而脉反見數。脉數者，汗後陽氣挾營陰而外張，內藏之陽氣將一泄無餘，蓋其脉雖數，要與脉遲不勝穀食者同爲胃中虛冷，故飲食入胃而反吐。爲其一去不還，故爲客熱，膈氣因寒而虛，故其氣上逆，吸入胃之飲食傾吐而出也，此胃氣因誤汗而虛冷者也。此條見《太陽篇》。陽熱之證，腸胃燥實，則病不能食；寒濕阻滯，胃氣不降，則亦病不能食。不能食同，所以不能食者不同。設於寒濕阻滯之不能食，誤認爲大承氣湯證而遽下之，則膈上之寒濕並入胃中，而消化之力益微，脉乃轉弦，弦爲陰脉，故痰飲、水氣、瘧證多有之。水飲入胃，胃底膽汁不能相容，則病嘔逆（痰飲、瘧證多嘔，皆有濕痰，而其脉俱弦，可知弦爲胃中濕痰所致）。蓋胃中胰液饞涎皆能消食，自誤下之後，膈上寒痰入胃，與胃中原有之津液化而爲一，中氣既寒，消化之力愈薄，故食入停貯胃中，歷一周時，胃底膽汁抗行，因至朝食暮吐，所以變爲胃反者，胃中陽氣既虛，他種津液與膽汁不和故也，此胃氣因誤下而虛冷者。（卷之四）

原文 寸口脉微而數，微則無氣，無氣則榮虛，榮虛則血不足，血不足則胸中冷。（四）

趙以德曰（《金匱方論衍義》）：此條叙脉不叙證，何也？上條以脉數爲客熱，此獨言氣血虛，又何也？亦嘗思之，凡論病脉，不可一律定，此承上條而言者也。上條以汗下之過，而致其病脉之若是；此條以上焦榮衛之不逮，亦致反胃之證，故不復叙，惟出其脉之陰陽之本象。陽脉動而健，陰脉靜而翕，二者合和，不剛不柔，不疾不徐。今微而數，微乃失其陽之象，數乃失其陰之體，奚止客熱而已矣。

胸中者，榮衛之海。榮衛虛，不充於胸中，故胸中冷矣。夫榮衛之氣，出入藏府，健運周身，本生於穀，復消磨其穀；於是榮衛非穀不充，穀非榮衛不化，所以胸中冷者，亦必致其胃之不納穀也。王冰注《內經》亦曰：食入反出，是無火也。雖然，謂之冷，當以正氣不足論之。正氣，陰陽之精，非寒非熱，沖和純粹，不宜以此之冷，同寒邪同治。若以熱治寒，不惟反助其客熱，且復耗其陽，損其陰矣。

所謂客熱者，不獨如上條藥之所遺，若五藏厥陽之火乘克於中土者，皆足以客之；況多得於七情鬱發之所致歟？夫膏粱之變，皆足以成其客熱，寒可復投之以熱乎？吁！世人治是病，非丁、附，則薑、桂，孰知正氣爲何如哉？（卷中）

徐彬曰（《金匱要略論注》）：此段推原胃中虛冷之故，故於寸口脉證之。謂寸口主上焦，微則胸中少元陽之氣，榮氣隨衛氣者也，血即榮之成流者也，無氣以引滿其榮氣而榮虛，虛則血少，不能如平人之充盛，而不足矣。雖陰火炎而見數象，胸中之榮衛實虛，元陽大虧，焉得不冷。（卷十七）

李彣曰（《金匱要略廣注》）：氣爲衛，血爲榮，《內經》云：營者水穀之精氣也，衛者水穀之悍氣也。是人因水穀以生氣血，氣血生而脉始盛矣。若微而數者，經云：寸口諸微，亡陽。故爲元氣，元氣則陽既不生，而陰亦不長<small>氣屬陽，血屬陰，氣以統血，故陽生則陰始長</small>，遂致榮虛血不足也。經云陽受氣於胸中。又宗氣出於上焦，膻中爲上氣海。今血不足而胸冷者，胸中陽氣不足，故致吐也。然始言脉微而數，後但言微，不復言數者，以數爲客熱，不能消穀，胃中虛冷，前節已言之矣。

李瑋西曰：血猶水也，食猶舟也，舟因水動，涸則不行，若榮微血少，食不得順流而下，故梗塞致吐，此丹溪治噎膈反胃，不主香燥，而主滋潤之劑也<small>如當歸、人乳諸血藥</small>。然既云胸中冷，則溫中之藥自不可少。（卷下）

魏荔彤曰（《金匱要略方論本義》）：更爲就胃虛中推言之，胃虛者，氣分也、陽分也，而不止於氣分、陽分也。氣分、陽分病於胃，而周身之營衛俱虛矣，何也？胃爲水穀受納氣生養之總司也。胃病而四肢不得稟氣於胃，則衛與營有不虛則俱虛者乎？於是診其寸口脉微而數，微者，陽虛、氣虛也；數者，陰虛、血虛也，故微則無氣，氣不足以敷布周身也。氣不足以敷布於周身，而榮亦虛，榮虛不止於氣分之不足，血分亦不足也。血不足則不惟隧道空虛，陰寒之邪易於侵襲，而胸中至陽之分亦且空虛，而陰寒將乘虛伺投矣。是因血不足而胸中冷也，然實胸中冷而後血不足也。胸冷必先胃冷也，胃冷又必先腎冷也，何非前篇所言之脾胃必責於腎之義乎？觀乎此條，愈可辨脉數之熱爲客熱，而胃反之證爲虛冷。學者須次第而求其所以胃中虛冷之故，或由於誤汗，或由於誤下，或由於誤汗、下，而由於腎虛火衰，累及脾胃。尋其根源，究其治理，庶幾得之。（卷中）

尤怡曰（《金匮要略心典》）：此因数为客热，而推言脉微而数者，为无气而非有热也。气者荣之主，故无气则荣虚；荣者血之源，故荣虚则血不足；营卫俱虚，则胸中之积而为宗气者少矣，故胸中冷。

合上二条言之，客热固非真热，不可以寒治之，胸中冷亦非真冷，不可以热治之，是皆当以温养真气为主。真气，冲和纯粹之气，此气浮则生热，沉则生冷，温之则浮焰自收，养之则虚冷自化。若热以寒治，寒以热治，则真气愈虚，寒热内贼，而其病益甚矣。（卷下）

黄元御曰（《金匮悬解》）：寸口者，手太阴肺气之所变现也。肺主气，寸口脉微而数者，肺中宗气之虚也。水谷之化营气，行于经络，其大气之搏而不行者，积于胸中，命曰宗气。宗气者，所以贯心肺而行呼吸，营气之源也。无宗气则营气虚，营虚则血不足也。宗气之根，实本于营血，血藏于肝，而血中之温气，则化君火，气乃君火之敛降者也。营虚血少，不能化火，阳衰于上，故胸中冷。血阴也，而孕君火，其性温煖而和煦，后世但言凉血，而不知煖血，误人多矣。（卷十三）

朱光被曰（《金匮要略正义》）：此系追原胃中虚冷之所由然。盖中部虚冷，未有上焦营卫之气不先虚者，故必先取之寸口。今微而数，微为阳弱而微，数为阴伤而数，营卫交虚，其何以温胸中而实元阳乎？（卷下）

高学山曰（《高注金匮要略》）：此又推原上条寒在于上之故，而言此种脉证，万勿误行吐下，致成或数或弦之脉，而变为胃反也。如寸口之脉，所以外诊经络，内诊胸中者也。倘其人脉微而数，数为客热，已见四条。但就微论，则微为气不能鼓之应，故知其无卫气。夫营卫互相根抱者也，今微而无气，则营虚可知。营阴又为血中之精华所神化者，营虚，则周身之大血，其不足又可知；血不足，则宗气无生化之源，而胸中冷矣。倘于此而以阳药汗之，则脉数者愈数，而为四条之候；以阴药下之，则脉微者变弦，而为五条之候，可不慎乎。

曹颖甫曰（《金匮发微》）：玩此节原文，首句言寸口脉微而数，后文但言脉微，则"而数"二字当为衍文。盖人一身之血，热度合华氏寒暑表九十五度，为血之中数，其应于动脉者，即为平脉。若热度渐低，营气不能上应，则其脉当迟当弱。至于两手动脉见微，则营气不足以上应，而脉管血少，心藏主脉与血，部位正在胸中，血不足而脉道微，故胸中冷。营虚而血少，则太阳寒水不得阳热蒸化，而卫阳不达于皮毛，脾阳不达于四肢。少阴病脉必微细者，水胜而血负也，水寒则胃败，故趺阳负少阴为不顺。近人以呕吐清水为胃寒，其说要非无据。尤在泾乃谓胸中冷非真冷，不可以热治之。然则少阴病之脉微细，何以用四逆汤耶！要知用药之法，无问寒热补泻，只在以偏救偏，但中病即止，而不当太过耳。尤在泾持论如此，无怪其偏信丹溪，不能入仲景之室也。（卷之四）

原文 趺阳脉浮而涩，浮则为虚，涩则伤脾，脾伤则不磨，朝食暮吐，暮食朝吐，宿谷不化，名曰胃反。脉紧而涩，其病难治。（五）

趙以德曰（《金匱方論衍義》）：趺陽者，胃脈之所過，故候胃脈必於是焉。脾與胃以膜相連，皆屬於土；土有陰陽，胃爲陽土，脾爲陰土；陽主氣，陰主血，陽主動，陰主靜。今反以脾主陰血而靜者，爲之動磨水穀，何哉？此陰陽互爲體用使之然也。陰陽交則體用行，是故陽參乎陰，則陰者能動，而不爲凝結；陰參乎陽，則陽者能固，而不爲飛越。於是脾動則脈不濇，胃固則脈不浮。若脈浮，是胃氣虛，而穀不能腐熟；脈濇，是脾血傷，而穀不得消磨，所以在朝當陽時食入者，至暮行陰時則反出；在暮陰時食入者，至陽時亦出，以其兩虛，不相參合，故莫得轉輸下入大小腸也。

若脈緊濇難治者，劉河間謂"趺陽脈緊，難治"，內燥盛而濕氣衰故也。抑嘗聞之師曰：反胃脈濇，此爲血亡，其病難治。胃之上脘血亡，則並膈間皆乾濇不利，食不得入下；脾脫血亡，則並大小腸皆枯，而糟粕不下，食雖入，必反出。（卷中）

徐彬曰（《金匱要略論注》）：吐乃胃家病，脾氣通於胃，趺陽者，脾胃脈也，故復以趺陽診之。謂趺陽脈浮而且濇，土主中州，不沉不浮，今太浮則知其虛矣。蓋虛則脾胃氣不交，而脾陰傷，不能固結其氣，故脈浮濇，正既虛則失醞釀之本，故不磨，因而朝暮之間，不能容穀，宿而不化，此胃反之由。然其脈不緊，則胃氣尚能勝邪，若又加緊而濇，緊爲寒邪，濇爲液竭，正不勝邪，故曰難治。（卷十七）

李彣曰（《金匱要略廣注》）：趺陽，胃脈也，脾胃相爲表裏，脈在不浮不沉之間，浮則氣外泄而內不充，故爲虛則傷脾也。前三節責之胃中虛冷，此節又責在脾不磨。蓋以胃納水穀，脾行津液，相須爲用者也。今脾不磨，則胃亦不納，自致朝暮迭吐，宿食不化，名爲胃反。若脈緊則中寒，濇則氣結，皆陰脈，不能溫煖胃氣，中焦衰冷，故難治。

沈子華曰：吐無常時者，爲嘔吐病，非胃反也，必朝食暮吐，暮食朝吐，有常時者，始名胃反。（卷下）

魏荔彤曰（《金匱要略方論本義》）：蓋趺陽之脈，若陽虛氣浮，必與寸口脈微數相應矣。趺陽浮，則寸口脈必微而數，俱爲浮游客熱在上，陰寒凝塞於中之象也，所以言浮則爲虛。虛者，胃中陽虛也，陽實則必不浮矣。胃陽既虛而冷，脾家必寒而濕，焉能與胃相磨蕩而消腐水穀乎！脾不磨則食停，入而復吐，宿穀至於不化，而反胃之證成矣。更診之而得緊而濇之脈，緊者，寒盛也；濇者，津亡也，胃中因虛而寒，因寒而燥，因燥而津枯，正不足而邪有餘，反胃之病難治可決矣。欲補陽，而津枯有妨於補陽；欲生津，而陽衰有礙於補陰。棘手難下者，要在乎失治於早而已。（卷中）

黃元御曰（《金匱懸解》）：趺陽者，陽明胃氣之所變現也，動脈在足跗上之衝陽，故曰趺陽。陽明胃氣，以下行爲順，脈不應見浮濇，浮則胃氣之虛而不降也。胃虛而上逆，則脾虛而下陷，陷則脾傷，脾傷不能磨化水穀，故朝食而暮吐，暮食而朝吐。宿穀不化，名曰胃反，胃反者，飲食倒上，是反順而爲逆也。緊濇者，血寒而陽陷也。脾敗不磨，而脈見緊濇，水冰地坼、微陽淪陷而不昇，故其病難治。（卷十三）

朱光被曰（《金匱要略正義》）：此條追原胃反之所由成，故脈獨責之趺陽。胃氣虛則脈浮，脾氣虛則脈濇，既浮且濇，中氣虛極，何以消磨水穀耶！此敘胃反將成之脈象也，迨宿穀不化，而胃反成矣。脈之浮者變而爲緊，緊爲陰寒，猶前條之數變爲弦也，陽盡去而陰寒獨存，將見脾既不能化穀，而陰寒彌漫於上，三焦絕無火化，在上爲格，在下必爲關矣。晦蒙否塞尚可輕言治哉！"虛則傷脾"，"虛"字疑是"濇"字。（卷下）

高學山曰（《高注金匱要略》）：此言脾虛之吐也。趺陽之脉浮而濇，姑且不論濇，即從浮斷。夫浮以診府，而浮之底面即診藏。浮脉底虛，趺陽之底虛，謂非脾氣受傷之故乎。脾傷，則胃受穀而脾不磨。於是朝食暮吐，暮食朝吐，宿穀不化，敗壞上出，致成胃反者，又一也。緊者，弦緊之謂，趺陽弦緊，法當下逆爲利，上逆爲吐之脉。濇者，血不足以生氣之診也。言浮濇而胃反之脉，漸變緊濇，則緊爲無陽，而吐不欲止；濇爲無陰，而脾不受溫，故難治。合四條、五條及本條觀之，則胃反之證，因於膈虛者一，因於胃中虛寒者二，因於脾傷者三，應病用藥，而仲景之旨，不較然乎。

曹穎甫曰（《金匱發微》）：趺陽脉爲胃脉之根，當以沖和爲正脉。若輕取見浮，重按見濇，則胃氣不降，宿食不下小腸，脾陽不昇，不能吸收小腸津液上承心肺而爲血。蓋食入於胃，食氣與脾氣化合，上下相引，乃掣制胃之全體，磨擦新食成漿，然而下滲十二指腸，無病之人所以知飢也。若脾陽頓滯，不能牽掣胃之全體上下磨擦，則胃中所受之穀食不能消融成糜以下滲十二指腸，胃底膽汁上抗，遂至朝食暮吐、暮食朝吐，病名胃反（方治在後條）。蓋此證水飲入口即上泛，穀食入胃，又以消化力薄，始則停蓄，繼即傾吐，大腸宿垢積久不行，一似陰乾者然，大腸乾濇不通，則胃濁愈加上泛，故脉緊而濇。急則治標，要惟有於他方治中加大黃利之之法較爲近似。否則胃濁不降，加以腸中否塞，其病乃益不可治也（半硫丸似亦可用）。（卷之四）

原文 病人欲吐者，不可下之。（六）

趙以德曰（《金匱方論衍義》）：欲吐者，以其邪在陽也。若下之，不惟逆治其陽，又反傷其無過之陰。豈獨如上條云反胃而已？其爲害，有不可勝言者。（卷中）

徐彬曰（《金匱要略論注》）：此因上文論吐，故推及之。治病之法，貴因勢利道，故《內經》曰：在上者越之，在下者引而竭之。言病欲上吐，不可强之使下，凡病皆然。故曰：病人欲吐者，不可下之。是概言，非止反胃，而反胃在其中。（卷十七）

李彣曰（《金匱要略廣注》）：欲吐者，時覺寒氣痰食，泛泛然涌逆而上，此病在上焦，當與溫中散逆爲主，下之則虛胃氣，逆病機矣。然此屬平常之吐，不專指胃反之吐也。（卷下）

魏荔彤曰（《金匱要略方論本義》）：更爲申誤下之戒。凡病人欲吐者，氣逆上衝也。有可吐者，邪在上則越之可也；如不可吐者，則順氣止逆，治之使勿吐可也。斷不可誤爲攻下，逆其性而折之，使邪愈深入，而難於調順也。此誤下之戒，於嘔吐門中，首宜知忌者。（卷中）

尤怡曰（《金匱要略心典》）：病人欲吐者，邪在上而氣方逆，若遽下之，病氣必與藥氣相爭，而正乃蒙其禍矣。否則裏虛邪入，病氣轉深，或痞或利，未可知也，故曰不可下之。（卷下）

高學山曰（《高注金匱要略》）：此泛論欲吐之禁，不專指胃反也。故曰病人云云。

欲吐者，不可下，其義有二：吐則胃寒者居多，下之則愈寒而吐益甚者，一也；又吐則氣機已在上涌，下之則又下奪其氣，恐致分馳而中絕者，又一也，故禁。

曹穎甫曰（《金匱發微》）：濕痰阻於胸膈，則上泛而欲吐。考太陽將傳陽明，則上濕下燥，固有當用瓜蒂散吐之者，蓋濕邪粘滯，非一下所能盡，或恐留滯腸胃，轉為他病，為其病在上膈也。嘗見病嘔逆之人，自用吳茱萸以止之者，腹中脹滿欲死，浸成裏熱，以致匝月昏憒，幾於不救。由此觀之，病人欲吐者，不惟不可下，並不可止，為胸中自有濕痰也。《內經》不云"在高者引而越之"乎？（卷之四）

陸淵雷曰（《金匱要略今釋》）：此治外感卒病之大概方法耳（參看《傷寒論今釋》二百一十三條），非指胃反。編次者列於胃反條後，注家遂謂胃反不可下，誤矣。本篇用大黃甘草湯治食已即吐；《古今錄驗》療胸膈痰飲，食噉經日並吐出方；《千金》治胃反吐逆不消食吐不止方，皆用大黃；又華佗治胃反方用朴硝；《經驗良方》治嘔吐水漿不入，或食已即吐，且用三乙承氣。安見胃反之必不可下哉。（卷六）

原文 噦而腹滿，視其前後，知何部不利，利之即愈。（七）

趙以德曰（《金匱方論衍義》）：是證出《傷寒》厥陰中。注曰：噦而腹滿，氣上而不下，利之以降其氣。《明理》又謂是證。因熱氣擁鬱，陽氣不得通以成之也。及引《傷寒論》噦證數條，或吐、汗、下，或飲水，所過有熱，大抵皆是胃虛成噦。何以見其然乎？《內經》曰：胃為氣逆，為噦。王注云：腎為胃之關，關閉不利，則氣逆。以五邪言之，邪木在下，乘間上逆而克，尤足以虛之者。《內經》又曰：脾虛則腹滿。更云：脾藏形有餘，則腹脹，涇溲不利。蓋脾胃之病狀如此，初不言其何部也。由是可見，凡外之六淫，內之五邪，皆足以致其虛實而成是證也。（卷中）

徐彬曰（《金匱要略論注》）：以下數條，皆論嘔，此首條恐亦是論嘔。謂嘔乃中上焦病，不應與腹滿並見，然而腹滿明是積滯在腹，上蒸於胃，不安而嘔，邪在腹則宜下。故曰視其前後部，前後者，大小便也，因不利而利之，則病隨利減而愈。此與上條照看，吐、嘔本相類，吐者禁下，嘔而腹滿，則又宜利矣。（卷十七）

李彣曰（《金匱要略廣注》）：昔賢云，傷寒發呃，或有熱證；雜證發呃，自屬虛寒。則噦原有虛實寒熱之不同，若腹滿，而前後何部不利，則是氣窒於下者，必逆於上，利之，使下氣既通，上氣自降，故愈。

《活人書》云：前部，豬苓湯；後部，調胃承氣湯。（卷下）

沈明宗曰（《沈注金匱要略》）：此明實噦之治也。噦者，俗謂呃也。邪傳於胃，正邪壅遏，氣逆上衝於肺，肺不受觸，轉還入胃，兩氣相搏，則為噦矣。《靈樞》謂故寒氣與新穀氣俱還入胃，新故相亂，真邪相攻，氣並相逆，復出於胃，為噦。明是胃邪壅逆衝肺耳。然肺氣不達下焦，則二便不利，以故噦而腹滿，即當視其何部不利，而利之即愈。蓋利前部者，利小便也，使膀胱氣化，而肺氣則得下達；利後部者，即通大便也，使大腸氣通，則肺氣得下，俾二氣通調，胃氣得轉，故利之則愈。（卷十七）

魏荔彤曰（《金匱要略方論本義》）：再有噦而腹滿者，噦亦有聲無物，較同於嘔，而其聲出胃府，非同嘔之出於胸喉也。此必胃中有實邪，其氣逆衝而爲噦。〔批〕前言胃虛而噦，此言胃有實邪而噦，亦一理耳。治法當視其前後，審大小便調不調也。前部不利者，水邪之逆也，當利其小便而噦愈；後部不利者，熱邪實也，當利其大便而噦愈。此俱爲有形之邪停蓄於裏。胃無論虛實，而有水邪熱邪在內，則可以利導之，而於正無傷矣，所以仲景明其利之即愈。又於不可誤下之中，明一可以利之之一法也，猶前篇言不可下，於可下之中復言可下，於不可下之中以示人知所通變而已。（卷中）

吳謙曰（《醫宗金鑒》）：噦，虛邪也，噦而不腹滿者，爲正氣虛。兼有熱者，以橘皮竹茹湯主之；兼有寒者，以吳茱萸湯主之。噦而腹滿者，爲邪氣實，當視其二便，大便不利者下之，小便不利者通之即愈也。（卷二十二）

嚴鴻志曰（《金匱廣義》）：噦者爲正氣之虛，腹滿爲邪氣之實，噦而腹滿其噦非虛，乃邪氣之逆也。但視其前後二部何部不利，利之其噦自愈。朱肱謂前部不利者，可用豬苓湯；後部不利者，可用調胃承氣湯亦宜。

嘔、吐、噦三者之病，陸九芝曾有發明，今節錄之。其論嘔吐，東垣云：嘔者聲物兼出，吐者物出無聲。精言之，則吐爲直衝而出，嘔必作勢而出，嘔有聲，吐無聲，而皆有物，則嘔與吐分，而皆非噦也。再論乾嘔，東垣以其聲出而無物，即與噦並言，徒以噦亦聲出無物耳。然噦與乾嘔，雖同爲聲出無物，而病則截然兩種。王安道謂乾嘔爲噦之微，噦爲乾嘔之甚。雖分微甚，而仍作一病觀。不思乾嘔之有聲也，爲物不出而有聲，其聲惡濁而若斷；噦之有聲也，爲但有聲而無物，其聲短促而聯屬，豈僅微甚之謂乎！且噦有胃風、胃火之噦，有因病致虛之噦，陽明病之最危者也，治之必分冷熱兩途，投劑若差，動關生死。乃俗稱噦爲打呃，打呃又稱謂冷呃，自有冷呃之稱，遂以爲呃無不冷，競用丁香柿蒂湯之辛溫，施諸陽明病熱極垂危之際，則名稱不正害之也。不知呃之出於平時者，則如《靈樞》所云：穀入於胃，胃氣上注於肺。今有故寒氣與新穀氣相亂，氣並相逆而爲噦者，則無端呃作，並不兼見他病，此噦定屬於寒，而予以丁香之溫正合，即不然而用生薑半夏湯、橘皮竹茹湯，亦有合者，然此僅噦之輕淺者耳。若在傷寒、溫熱病中，則有冷熱兩途，而其爲病也大矣。如陽明病，不能食，攻其熱，必噦。又曰：大吐大下之，極虛復極汗出者，因得噦。此則因攻致虛，幾於虛脫，即名之以冷呃，亦無不可，因其本宜於溫中也。獨有太陽中風，火劫發汗後，久則讝語，甚者致噦。又若陽明中風，有潮熱，嗜臥，一身及面目悉黃，小便難，時時噦。又若腹滿不能食，欲飲水入，與水則噦。又若陽明不尿，腹滿加噦者，不治。此則皆爲胃中實熱，不急撤其熱，即死。若徒從氣逆上圖治，安得救此陽明最危之病耶！（卷四）

曹穎甫曰（《金匱發微》）：寒熱二氣相衝激，則病噦逆，若陰陽電相觸者然，故噦有寒熱之別。濕痰留於上膈，真陽被鬱，有時衝激而上，不能相勝，此爲寒噦；鬱熱在下，鼻中吸入之清氣與之衝激，則爲熱噦。然則噦而腹滿者，究爲何病？蓋熱結膀胱，三焦水道不通，則由蓄水而腹滿，是爲五苓散證。熱結大腸，府氣不通，則由燥屎而腹滿，是爲大承氣證。所謂知其何部不利，利之而愈也。釋義詳《傷寒發微》厥陰篇，茲不贅（按此證大便不行者，下後呃止則愈，呃不止則死，予親見之）。（卷之四）

陸淵雷曰（《金匱要略今釋》）：噦係膈膜之間歇性痙攣，柿蒂、丁香爲治標之特效藥。然致噦之原因極多，有因慢性腎炎或尿中毒而起者，則所謂前部不利也。有因胃擴張、胃癌、腸梗阻及消化困難而起者，即所謂後部不利也。此等有腹滿實證者，當治其原因。若虛脫及瀕死之噦，則其腹不滿，而丁、柿亦無濟矣。互詳《傷寒論》厥陰篇。（卷六）

原文 嘔而胸滿者，茱萸湯主之。（八）
茱萸湯方
吳茱萸一升　人參三兩　生薑六兩　大棗十二枚
上四味，以水五升，煮取三升，溫服七合，日三服。

趙以德曰（《金匱方論衍義》）：《傷寒論》嘗以是方治食穀欲嘔，屬陽明證。今用是方，豈非同是中焦久寒故也。爲茱萸能治內寒，降逆；人參補中益陽；大棗緩脾；生薑發胃氣，且又散逆止嘔。氣降，胃之陽行，則腹痛消矣。

然則此方所治中焦何者之寒歟？當是脾藏陰盛逆胃，夫肝腎下焦之寒上逆，積於中焦；而治中焦者，即用是方也。若不於中焦，其藏自久寒者，則以是藏之藥佐之。如厥陰手足厥冷，脉細欲絕，內有久寒者，於當歸四逆湯加茱萸、生薑是也。（卷中）

李彣曰（《金匱要略廣注》）：凡腹滿者，宜下。若嘔，爲氣逆，但胸滿，不是腹滿，此陽氣虛而寒邪上窒也。人參、大棗補虛，吳茱萸、生薑散寒止逆。（卷下）

魏荔彤曰（《金匱要略方論本義》）：仲景先爲嘔家立治法。嘔家多熱，而胸滿之嘔非熱也。熱氣必散，而寒氣斯凝，故見胸滿而嘔，知非熱嘔而爲寒嘔必矣。主之以茱萸湯，以吳茱萸之辛溫爲君，佐以人參、大棗、生薑理脾益氣，滿消而嘔自止，寒散而滿自消矣。

甚而乾嘔，或吐涎沫，兼以頭痛，似外感而實內傷也。陰寒塞胸，壅滯而頭痛，非同發熱頭痛之義，亦主前方。茱萸溫中，生薑散邪，胸膈寒凝之通治也。（卷中）

朱光被曰（《金匱要略正義》）：嘔多本乎中虛，然至胸滿，是必下焦厥逆之氣上衝胸膈所致，以肝主嘔逆故也。故以茱萸之辛專走厥陰者，以泄其逆滿，而以人參、薑、棗溫中養正，共建止嘔散逆之殊勛。（卷下）

高學山曰（《高注金匱要略》）：胸爲胃脘所經，及脘外膈分之總名，此處悶滿，係虛寒之氣上痞陽位之應。夫嘔雖有寒熱之不同，若嘔而胸滿，則爲寒氣乘虛之嘔無疑。故君苦溫降逆之吳茱萸者，蓋苦溫所以除寒，降逆所以止嘔也。然後佐甘溫之人參以補其虛，辛溫之生薑以煖其膈，而以甘浮之大棗上托諸藥而至胸分，則滿消而嘔自愈矣。此與下條，即所謂胃脘寒而欲下趨其府，胃不受而還以拒脘之嘔也。

曹穎甫曰（《金匱發微》）：胃濁不降，脾陽不昇，則氣機否塞。嘔而胸滿者，脾虛生濕，中氣寒而胃濁上泛也。蓋脾藏吸收小腸津液，上出胸中，胸中陽氣充足，則清者散爲汗液，膏者上達心肺二藏，化而爲血（西醫謂之淋巴幹）。胸中陽氣不足，則津液渟蓄，悉化爲濕。胸中爲宗氣所居，氣爲濕阻，至不得噫噯，則脹懣欲死，此其所以胸滿也。濕痰在胸，膽胃鬱而不舒，則激而上泛，此其所以嘔而胸滿也。吳茱萸湯，吳萸以降逆散寒，人参、薑、棗以和胃扶脾，但使膈間陽氣漸舒，咽中時得噯嗳，或呵欠，或吐出痰涎，則胸滿去而嘔逆亦上。蓋仲師雖言嘔而胸滿，其實由胸滿而嘔也。（卷之四）

原文 乾嘔，吐涎沫，頭痛者，茱萸湯主之。方見上。（九）

趙以德曰（《金匱方論衍義》）：此證亦出《傷寒論》厥陰證中。成無己注：乾嘔，吐涎沫者，裏寒也；頭痛者，寒氣上攻也。用是溫裏散寒。由是觀之，與上條嘔而腹滿者病異而藥同，何也？蓋同是厥陰傷於土，故同藥也。（卷中）

徐彬曰（《金匱要略論注》）：乾嘔者，有聲無物也，物雖無而吐涎沫，仲景曰：上焦有寒，其口多涎。上焦既有寒，寒為陰邪，格陽在上，故頭痛，比胸滿而嘔，似有在上在下不同，然邪必乘虛，故亦用茱萸湯兼溫補以驅濁陰，謂嘔有不同，寒則一也。（卷十七）

李彣曰（《金匱要略廣注》）：此仲景治傷寒厥陰證例也。乾嘔者，有聲無物之謂。太陰、少陰經從足至胸，俱不上頭，二經並無頭痛證。厥陰經上出額，與督脉會於巔，故乾嘔吐涎沫者，裏寒也，頭痛者，寒氣從經脉上攻也。不用桂、附，而用吳茱萸，以其入厥陰經故耳。餘皆溫補散寒之藥。（卷下）

尤怡曰（《金匱要略心典》）：乾嘔吐涎沫，上焦有寒也；頭者諸陽之會，為陰寒之邪上逆而痛，故亦宜茱萸湯，以散陰氣而益陽氣。（卷下）

吳謙曰（《醫宗金鑒》）：乾嘔吐涎沫者，以半夏乾薑散，溫中止嘔也。若更頭痛，此屬寒氣盛而逆之甚也，故用吳茱萸湯，溫寒下氣，大折衝逆之勢也。（卷二十二）

黄元御曰（《金匱懸解》）：此段見《傷寒·厥陰》。胃氣上逆，濁陰翻騰，則生乾嘔。肺氣鬱阻，津液凝滯，則生涎沫。濁氣昇填，頭上壅塞，則苦疼痛。肺胃之上逆，根緣中下之虛寒，宜吳茱萸湯，溫補中脘而降逆氣也。（卷十三）

高學山曰（《高注金匱要略》）：古人無物曰嘔，是無食物之謂，然而或痰或飲，所不能免。若並無痰飲而作空嘔者，則曰乾嘔。吐涎沫者，非嘔而吐出涎沫之謂，蓋言嘔時無物，而口中嘗欲吐清淡之涎沫。此因膈寒遺肺，肺逆而津液不布，以致上泛之候也。虛寒之氣，既以上塞，又得乾嘔以提之，則其逆氣直浮巔頂，而頭上之絡脉作脹，故痛也。則除寒降逆，補虛煖膈之吳茱萸湯，所當兼任者矣。夫上條之嘔，本條之乾嘔，同出胃脘之中；上條之胸滿，本條之吐涎沫，又同出脘外之膈，故皆主此湯耳。

文見傷寒厥陰，特少頭痛一證，但在傷寒，是言厥陰寒熱之邪假道少陽而上胸膈，其根深。入此，則單言膈寒肺逆之嘔，其根淺。而李氏舊注：因厥陰傷寒主此，遂認吳茱萸為厥陰專藥，硬將本條之嘔為厥陰證，則大非也。蓋本湯為上中二焦溫補降緝之劑，並非厥陰正藥。其治厥陰寒逆之理，以中焦虛寒，不能下御，故肝中木邪，如要荒遠寇直從中原穿過，上犯神京之象，故以本湯之溫胸溫胃者，為尊攘之義師，而嬴秦荆楚，畏懾竄伏之道也。若本條之主此湯，又以膈自虛而胃自寒，如前四、五兩條之候。猶之畿輔凶荒，流離失業，故從就地溫補，而為撫綏安緝之法而已。且仲景明明自言曰：食穀欲嘔者，屬陽明也，吳茱萸湯主之。夫亦可想見此湯之意旨矣。

曹穎甫曰（《金匱發微》）：脾虛則生濕，胃寒則易泛，胃中無宿食，則爲乾嘔。胃中饞涎與胃底膽汁化合，並能助消化之力。膽汁太多，熱乃上泛而吐苦水；饞涎太多，寒乃上泛而吐涎沫。乾嘔不已，胃中濁氣上衝，因病頭痛。故仲師但用吳茱萸湯，與上節嘔而胸滿同法，但使濁陰下降，頭即不痛，此亦不治之治也。（此條見《傷寒論·厥陰篇》。）（卷之四）

陸淵雷曰（《金匱要略今釋》）：吐涎沫，謂口中自生酸冷之涎也。頭痛亦胃炎、胃擴張、胃弛緩常見之證，當因自家中毒所致。注家以宋元人本草指茱萸爲肝經藥。本條又在《傷寒·厥陰篇》中，遂謂厥陰經脉上攻而痛。徐氏又以爲格陽，皆穿鑿附會，互詳《傷寒論今釋》。

《續建殊錄》云：一客某，嘗患頭痛，既痛則嘔，其發語言不出，但以手自打其頭，家人不知其頭痛，皆以爲狂。先生診之，腹大攣（案：大棗所治也），恰如線引傀儡之狀。蓋頭痛之甚，有如狂狀也，急與吳茱萸湯二帖，盡之而疾愈。

《成績錄》云：一男子，乾嘔頭痛，胸中疼痛，周身微冷，面色青白。先生與吳茱萸湯數帖，稍緩，更兼用當歸芍藥散，痊愈。（卷六）

原文 嘔而腸鳴，心下痞者，半夏瀉心湯主之。（十）
半夏瀉心湯方
半夏半升，洗　黃芩　乾薑　人參各三兩　黃連一兩　大棗十二枚　甘草三兩，炙
上七味，以水一斗，煮取六升，去滓，再煮取三升，溫服一升，日三服。

趙以德曰（《金匱方論衍義》）：考之《傷寒論》，如嘔而心下痞者，有屬半表半裏，有屬於裏。半表半裏者，則以半夏瀉心湯治；屬裏者，則以十棗湯、大柴胡湯治；心下痞，腹中鳴，因有水氣不利，則以生薑瀉心湯治；有下利，穀不化，則以甘草瀉心湯治。如瀉心湯之治痞，惡寒汗出者，用附子；關上脉浮者，用大黃。且如心下痞，又不獨邊以瀉心湯治，或用解表，或用和裏，或吐，或利，或調虛氣，隨所便利而施治。以今觀之，是證由陰陽不分，塞而不通，留結心下爲痞，於是胃中空虛，客氣上逆爲嘔，下走爲腸鳴，故用是湯分陰分陽，水昇火降，而留者新散，虛者新實。成無己論是方之君臣、主治，謂連、芩之苦寒入心，以降陽而昇陰也；半夏、乾薑之辛熱以走氣，而分陰行陽也；甘草、參、棗之甘溫以補中，交陰陽而通上下也。（卷中）

徐彬曰（《金匱要略論注》）：嘔本屬熱，然而腸鳴則下寒，而虛痞者，陰邪搏飲，結於心下，即《傷寒論》所謂胃中不和、腹中雷鳴也。故主半夏瀉心湯，用參、甘、棗以補中，乾薑以溫胃瀉滿，半夏以開痰飲，而以芩、連清熱，且苦寒亦能瀉滿也。親見一乳母，吐嘔五日，百藥不能止，後服乾薑、黃連二味立止，即此方之意也。（卷十七）

李彣曰（《金匱要略廣注》）：經云：中氣不足，腸爲之苦鳴，以裏虛也。下之胸中

痛者，爲結胸，邪熱乘虛客於心下，滿而不痛者，痞也。

《傷寒論》云：病發於陽，而反下之，熱入，因作結胸，病發於陰而下之，因作痞。成注云：下後陽邪傳裏，結於胸中，爲結胸，以胸中爲陽受氣之分也。陰邪傳裏，留於心下爲痞，以心下爲陰受氣之分也。

辛以散逆，故用半夏、乾薑；若以泄熱，故用黃連、黃芩；甘以緩脾，故用人參、甘草、大棗。（卷下）

魏荔彤曰（《金匱要略方論本義》）：嘔而腸鳴，心下痞者，邪又不在胸上，而在心下也。心下陽分，有客寒之氣宅焉則痞。然半夏瀉心主之，必間有芩連之苦寒者，苦以開痞，且有寒熱雜合之治也。故半夏倍用，辛以散寒，乾薑之溫，人參、大棗、甘草之甘，以濟芩連之苦寒，苦非真苦，而寒非真寒矣。（卷中）

黃元御曰（《金匱懸解》）：寒邪衝激，則腸中雷鳴。膽胃昇鬱，則心下痞鞕。心痞則火無降路，必生上熱。半夏瀉心湯，黃芩、黃連清上而瀉火，薑、甘、參、棗溫中而補土，半夏降逆而止嘔也。（卷十三）

朱光被曰（《金匱要略正義》）：痞塞心下，肺與大腸之氣不相貫通，得嘔則肺氣少開，故大腸應之而鳴也，不嘔則隨閉矣。蓋因中氣虛裏（批）"裏"恐是"衰"誤，濁邪搏結所致。故以人參、甘、棗以補其中氣，薑、半之辛以開痞結，芩、連之苦以降逆滿，袪邪養正，功效甚神。名曰瀉心，謂瀉心下之客邪，而非實瀉心家之榮氣也。（卷下）

高學山曰（《高注金匱要略》）：此胃脘虛寒，腸中浮熱，因而痞塞致嘔之治例也。腸爲胃之下口，而麗腹中；脘爲胃之上部，而當心下。夫在天之膈氣充周，則胃脘之化機溫煖。斯從上制中，從中制下，而運行無弊矣。若嘔而腸鳴，是其腸中有走注之氣可知。又心下痞，是其腸中之氣，因上虛而倒貫又可知。謂非嘔生於痞，痞生於腸鳴，而腸鳴又生於膈虛脘寒，因而下吸浮熱之所致乎。故君降逆之半夏者，所以專責嘔逆之由於上痞也。膈虛，故佐益氣之人參以補之。脘寒，故佐煖胃之乾薑以溫之。腸鳴之氣爲浮熱，故加芩連之苦寒，以堅浮泄熱耳。然後托之以甘草，浮之以大棗，而使諸藥直從至高之胸膈，徐徐降下，則痞開而嘔自止矣。

此條之嘔，與四、五兩條，同是膈虛胃寒，而方治獨異者，以四、五兩條爲膈胃虛寒之本病，此條尤多一痞證，故專責痞，而帶治虛寒也。

原文 乾嘔而利者，黃芩加半夏生薑湯主之。（十一）
黃芩加半夏生薑湯方
黃芩三兩　甘草二兩，炙　芍藥二兩　半夏半升　生薑三兩　大棗二十枚
上六味，以水一斗，煮取三升，去滓，溫服一升，日再夜一服。

趙以德曰（《金匱方論衍義》）：按《傷寒論》太陽與少陽合病，自下利，若嘔，有黃芩加半夏生薑湯主之。成無己注之曰：太陽、陽明合病，自下利，爲在表，與葛根湯發汗；陽明、少陽合病，自下利，爲在裏，可與承氣湯下之；太陽、少陽陽合病，爲在半表半裏，則以是湯和解之。及論方藥之主治，則曰：黃芩之苦，芍藥之酸，堅斂腸胃

之氣；獨甘草、大棗之甘補，固腸胃之弱；半夏、生薑以散逆氣。由是而觀，此證將亦自《傷寒論》中摘出者耳。雖然《傷寒》有是證，今摘其要集於此，蓋抑與雜病並在二經合病者而然歟。（卷中）

李彣曰（《金匱要略廣注》）：此痞氣塞在中焦，故令上嘔下利，然痞由邪熱乘虛入裏，故用黃芩撤熱，芍藥泄邪，半夏、生薑散逆止嘔，甘草、大棗緩脾和中，此即半夏瀉心湯例也。（卷下）

魏荔彤曰（《金匱要略方論本義》）：乾嘔而利者，邪又在中而不在上下也。嘔為熱逆之嘔，邪為挾熱之利，審諦已明，主之以黃芩加半夏生薑湯可也。半夏半升，用辛苦以開之降之，而不傷於寒；黃芩、芍藥一收一降，而邪熱之在中，必由小腸而膀胱，隨小便以去；甘草、生薑、大棗益胃補中，乃治中有實熱作上嘔下利之善計也。芩芍用以通腸胃、利小便，治腸痛如神，此物此志也。（卷中）

高學山曰（《高注金匱要略》）：此上焦虛寒，下焦積熱，與上條同。上條為因虛而其熱並於上，故痞而單嘔。本條係下熱不與上虛相並，而自為奔迫下陷，故寒自嘔而熱自利也。黃芩苦寒而直根，為下焦瀉熱之要藥，得酸斂之芍藥，甘緩之甘草為使，則引入肝脾而瀉其熱，熱勢緩而奔迫者自平，故利可止。薑、半溫胃降逆，而以甘浮之大棗為使，則溫降之性，留戀膈間，而寒逆又平，故嘔可止也。

曹穎甫曰（《金匱發微》）：太陽寒水內薄，胃底膽汁不能相容，則為乾嘔；寒水太多，脾不能勝，協標熱下趨，即為自利。二者均為脾胃不和。方用黃芩湯以治協熱利，其功用在清膽火而兼能扶脾。合小半夏湯以止嘔，其功用不惟降胃逆，而能去水。此二方合用之大旨也（方及證治並見《傷寒論·太陽下篇》）。（卷之四）

原文 諸嘔吐，穀不得下者，小半夏湯主之。方見痰飲中。（十二）

趙以德曰（《金匱方論衍義》）：夫嘔吐，穀不得入者，有寒有熱，不可概論也。其屬熱者，王冰所謂穀不得入，是有火也。此則非寒非熱，由中焦停飲，氣結而逆故爾。其用小半夏湯，蓋可見矣。（卷中）

徐彬曰（《金匱要略論注》）：嘔固屬火，然使胃中無痰，則食可稍進，至穀不得下，非痰礙之而何，痰必由於氣逆，故以半夏、生薑降逆開痰。（卷十七）

李彣曰（《金匱要略廣注》）：嘔吐，穀不下，上焦氣逆也，小半夏湯散逆降氣。（卷下）

魏荔彤曰（《金匱要略方論本義》）：諸嘔吐，有穀不得下者，寒氣格塞於上，而胃氣虛冷於中也。主之以小半夏湯。半夏、生薑，全用辛溫，治虛冷上逆之善方也。（卷中）

尤怡曰（《金匱要略心典》）：嘔吐穀不得下者，胃中有飲，隨氣上逆，而阻其穀入之路也。故以半夏消飲，生薑降逆，逆止飲消，穀斯下矣。（卷下）

吳謙曰（《醫宗金鑒》）：此詳諸嘔吐之病，以明其治也。嘔者，有聲有物之謂也；吐者，有物無聲之謂也。凡諸嘔吐，飲食不得下咽者，主之小半夏湯，降逆安胃也。

（卷二十二）

黄元御曰（《金匱懸解》）：嘔吐而穀不得下者，胃氣上逆，濁陰不降也。小半夏湯，半夏、生薑降逆氣而驅濁陰也。（卷十三）

陳元犀曰（《金匱方歌括》）：胃主納穀。穀不得下者，胃氣虚寒也。嘔吐者，飲隨寒氣上逆也。胃虚飲逆，非温不能散其寒，非辛不能降其逆。用半夏滌飲降逆，生薑温中散寒，使胃氣温和，而嘔吐自平。（卷五）

高學山曰（《高注金匱要略》）："嘔吐"，勿平看，當重嘔一邊，以此條言嘔證治例故也。猶云諸凡嘔甚而致吐之謂。夫嘔吐而致穀不得下，則是寒逆已甚。生薑辛温以散寒者，爲治嘔之本；半夏辛斂以降逆者，爲治嘔之標。此小半夏湯之所以可任也。

曹穎甫曰（《金匱發微》）：嘔吐而不能食，爲胃中虚寒，是宜吴茱萸湯者也。仲師乃曰諸嘔吐穀不得下者，小半夏湯主之。然予嘗如法用之，往往失效，豈仲師之誤耶！是不然。古人用半夏多用生者，但洗去泥耳。近來藥肆所用，先以水浸七日，去膏液而留渣澤，去水之本性全失，再用薑汁拌炒半熟，欲其立止嘔吐，豈可得哉！按嘔吐一證，心下水氣不甚，胃中虚寒者，則宜吴茱萸湯；水氣太甚，時時泛濫而嘔吐清水者，則宜生半夏生薑湯，仲師所謂納半夏以去其水也。（卷之四）

原文 嘔吐而病在膈上，後思水者，解，急與之。思水者，豬苓散主之。（十三）

豬苓散方
豬苓　茯苓　白术各等分
上三味，杵爲散，飲服方寸匕，日三服。

趙以德曰（《金匱方論衍義》）：按《傷寒論》太陽病發汗後，胃中乾，欲得水飲者，少少與之，令胃中和則愈。若小便不利，微熱消渴者，五苓散主之。又，陽明病下後，脉浮發熱，欲飲水，小便不利者，豬苓湯主之。汗出多而渴者，不可與豬苓湯，以汗多、胃中燥，豬苓湯復利其小便故也。自今觀之，嘔吐者，猶汗之走津液也，膈上亦猶表病也。

何其藥之不同如此？蓋彼二方，以邪熱內連下焦，成小便不利，故皆用澤瀉與滑石、阿膠利小便爲要。此止在膈上，非真在表，故不用桂枝；不及下焦，故不用澤瀉、滑石、阿膠。是以摘其豬苓之體輕，茯苓之味淡，從共膈上肺部滲其所積之飲中，及防水入腹停；白术和中益津。其三味足以使其水精四布，去故就新，奚必味多，但用之而當也。（卷中）

徐彬曰（《金匱要略論注》）：嘔吐兼心腹等證。原非嘔吐本證也。以常言之，其病在膈上，大約邪熱搏飲，至於思水，則飲邪去，故曰解，急與之，恐燥邪不堪也。然元陽未復，正須防停飲再發，故以豬苓去水爲君，茯苓、白术以培其正氣，不用薑、半，其嘔已止，恐宣之反動虚氣，即降逆消痰亦非急務也。（卷十七）

李彣曰（《金匱要略廣注》）：嘔吐病在膈上，胃口氣寒上逆也，後思水者解，寒化爲熱，陽氣漸復也，急與之水以和胃氣，恐遲則胃乾液竭故耳。但思水者，未免水停心下，豬苓散利水和脾，即以泄邪熱，消停飲，潤津液也。

豬苓、茯苓利水而泄熱，白朮補脾以生津。（卷下）

魏荔彤曰（《金匱要略方論本義》）：嘔吐而病在膈上，後思水者，欲解之徵也，即論中所言先嘔後渴，此爲欲解之義也。急與之，嘔吐後傷津液，水入而津液可復也。若夫未曾嘔吐即思水者，即論中所言先渴却嘔之證也，是爲水停心下，應治其支飲，而渴方愈也。主以豬苓散利水補土，以治濕邪者治渴，而即以治上逆之嘔吐而已。（卷中）

尤怡曰（《金匱要略心典》）：病在膈上，病膈間有痰飲也；後思水者，知飲已去，故曰欲解。即先嘔却渴者，此爲欲解之義。夫飲邪已去，津液暴竭，而思得水；設不得，則津亡而氣亦耗，故當急與。而嘔吐之餘，中氣未復，不能勝水，設過與之，則舊飲方去，新飲復生，故宜豬苓散以崇土而逐水也。（卷下）

高學山曰（《高注金匱要略》）：嘔吐，與上條同是因嘔而吐之義。病在膈上，即首條膈氣病虛寒之謂也。嘔吐之後思水，因嘔能提氣以實虛，吐能提火以去寒，故知其解於胸陽之來復耳。但當迎其機而與之以水，使下運之神，借水而利，則上逆者自平，而嘔遂真解矣。急與之義有二：蓋嘔吐則液乾，不急以水濟之，致生煩熱懊憹之變者，一也；又虛陽新復，而飲機自動，不急應之，則神機燥澀，而其陽終伏者，二也。然病後飲水，又恐行遲積飲，此滲泄培土之豬苓散，爲不可失矣。

曹穎甫曰（《金匱發微》）：水氣在心下則甚，在膈上則微，嘔吐而病在膈上，則傾吐易盡。設渴而思飲，則水氣已盡，其病當解，急與水以滋其燥，而此外更無餘病，《傷寒論》所謂少少與之愈也。若水氣在心下而嘔吐思水者，則當通下焦，特於五苓散中去桂枝、澤瀉以利小便，使下焦通，而在上之水氣得以下行，上承之津液乃不爲所阻，而渴飲自止矣。此亦《傷寒・太陽篇》渴者宜五苓散之意也。（卷之四）

原文 嘔而脉弱，小便復利，身有微熱，見厥者難治，四逆湯主之。（十四）
四逆湯方
附子一枚，生用　乾薑一兩半　甘草二兩，炙
上三味，以水三升，煮取一升二合，去滓，分溫再服。强人可大附子一枚，乾薑三兩。

趙以德曰（《金匱方論衍義》）：凡穀入胃，長氣於陽，脉道乃行。今胃不安於穀，以成其嘔，嘔則陰谷氣不資於脉，故脉弱；弱則陽氣虛，不能充於內外。下焦虛則小便冷自利，上焦虛則下氣重上，上則迫其殘陽於表，爲微熱；下不接於經脉，成寒厥。

夫陽者，一身之主，內外三焦虛寒如此，誠難治矣。然苟或尚有可回之意，必以四逆湯回陽却陰也。其主治之法，《明理論》詳之矣，茲不復贅。（卷中）

李彣曰（《金匱要略廣注》）：嘔者，寒在上；小便利者，寒在下；脉弱者，氣衰於裏；微熱而厥者，陽亡於表也。此虛寒欲脫之證，故難治也。

附子無乾薑不熱，又生附配乾薑，補中有發，所以回陽也，炙甘草所以補中。（卷下）

魏荔彤曰（《金匱要略方論本義》）：嘔而脉弱者，胃氣虛也。小便復利，氣不足以統攝之，脱而下泄也。身有微熱，見厥，内積陰寒，外越虛陽，陽衰陰盛。其嘔爲陽浮欲越之機也，見此知爲難治，非尋常火邪痰飲之嘔也。主之以四逆湯益陽安胃，温中止逆，亦大不同於尋常寒熱錯雜治嘔之方也。附子辛熱，乾薑辛温，甘草甘平，强人倍用，以急回其陽，勿令飛越，則嘔可止也。（卷中）

尤怡曰（《金匱要略心典》）：脉弱、便利而厥，爲内虛且寒之候。則嘔非火邪，而是陰氣之上逆；熱非實邪，而是陽氣之外越矣，故以四逆湯救陽驅陰爲主。然陰方上衝，而陽且外走，其離决之勢，有未可即爲順接者，故曰難治。或云：嘔與身熱爲邪實，厥、利、脉弱爲正虛，虛實互見，故曰難治，四逆湯舍其標而治其本也，亦通。（卷下）

黃元御曰（《金匱懸解》）：此段見《傷寒·厥陰》。嘔而脉弱，胃氣之虛；小便復利，腎氣之虛腎司二便，寒則膀胱失約，故小便自利。裏陽虛敗，加以身有微熱，而見厥逆者，陰盛於内而微陽外格，故爲難治。宜四逆湯，以回裏陽也。（卷十三）

高學山曰（《高注金匱要略》）：嘔有虛寒、水飲兩證。脉充於陽明之精悍，弱則胃無悍氣可知，加之小便復利，則非水飲而爲虛寒之嘔無疑。雖表有微熱，亦是陽熱之應，然與厥證同見，則微熱爲胃中虛寒已甚，而微陽外竄之候也。温之而胃陽來復則生，不復則死，生死相半，故曰難治。以生附、乾薑大辛大熱之品，而總托於守中之甘草，正所以温胃陽而續其殘照也。

文見《傷寒論·厥陰篇》。但在傷寒，是言厥陰寒逆之氣，中凌胃陽，故主此温胃之外，而尤以味辛者勝木邪也。入此，是言辛甘而温，爲陽明本寒之治例而已。其用意不同者，以嘔而脉弱諸證，有責肝責胃之辨故也。

嚴鴻志曰（《金匱廣義》）：嘔而脉弱，爲水寒上越，胃氣内虛。但水寒既從上越，則小便當不利，今小便復利，其裏寒之盛可知。裏寒盛，故格陽於外，而有微熱。其反見厥者，此爲難治之候，如欲治之，宜四逆湯。用大辛大熱之薑、附，以驅其内寒，協甘草以和之，俾脾腎兩治，而胃陽亦復也。（卷四）

曹穎甫曰（《金匱發微》）：嘔而脉弱，水勝而血負也。惟其水勝則下焦必寒，故小便復利（按此證小便必色白不黃）。浮陽外出，而中無實熱，故身熱微；手足見厥者，中陽虛而不達四肢也。此證純陰無陽，自半夏瀉心湯以下諸方俱不合用，故曰難治。難治非不治也。蓋舍四逆湯大温中下之劑，病必不愈，觀方後所列强人可大附子一枚、乾薑三兩，可以識難治之旨矣。（卷之四）

原文 嘔而發熱者，小柴胡湯主之。（十五）

小柴胡湯方
柴胡半斤　黃芩三兩　人參三兩　甘草三兩　半夏半升　生薑三兩　大棗十二枚
上七味，以水一斗二升，煮取六升，去滓，再煎取三升，温服一升，日三服。

趙以德曰（《金匱方論衍義》）：按《傷寒論》嘗出太陽證中，又出厥陰證。小柴胡湯，本少陽半表半裏藥也，何爲太陽、厥陰亦治之？蓋太陽傳裏，而未盡入裏，厥陰受傳而未盡受，所以二者俱在半表半裏之間，故嘔而發熱。病同則其方亦同也。自此而言，病之半表半裏者，獨傷寒而有哉？嘔而雜病亦必有之，故更集要略於此歟。（卷中）

李彣曰（《金匱要略廣注》）：傷寒發熱者，爲表證，然邪欲侵裏，裏氣拒而不納，則逆而作嘔，此半表半裏證也。小柴胡爲治半表半裏和解之劑。

凡病邪，在表則寒，宜汗；在裏則熱，宜下；在半表半裏，則駸駸乎有漸熱之意，又宜和解。故用柴胡、黃芩以清熱，半夏、生薑以散逆止嘔，人參、甘草、大棗以緩中補虛也。（卷下）

魏荔彤曰（《金匱要略方論本義》）：嘔而皮膚發熱者，傷寒病少陽經證也。合以口苦、咽乾、目眩，而少陽病全。但見嘔而發熱，雖非傷寒正病，亦少陽經之屬也。主之以小柴胡湯，表解裏和而病愈矣。（卷中）

尤怡曰（《金匱要略心典》）：嘔而發熱，邪在少陽之經，欲止其嘔，必解其邪，小柴胡則和解少陽之正法也。（卷下）

高學山曰（《高注金匱要略》）：嘔因胃中虛寒者居多，故輕易無發熱證，除上條虛陽格於寒而作微熱之外，凡嘔而發熱者，是少陽之逆氣，從兩脅之邊旁而上衝。故嘔且上衝者，必兼外浮，故發熱也。小柴之降逆以止嘔，解肌以退熱，爲正治矣。湯意見傷寒少陽，文見厥陰，意亦微別，詳本注。

原文 胃反嘔吐者，大半夏湯主之。《千金》云：治胃反不受食，食入即吐。《外臺》云：治嘔，心下痞鞕者。（十六）

大半夏湯方
半夏二升，洗完用　人參三兩　白蜜一升
上三味，以水一斗二升，和蜜揚之二百四十遍，煮藥取二升半，溫服一升，餘分再服。

趙以德曰（《金匱方論衍義》）：胃反嘔吐，爲脾胃積飲，用半夏以燥之，人參以補之，固然矣；蜜者，性滯滋濕，其用之何哉？且本草亦謂能和百藥，食飲不下。由是思之，注曰“《千金》云治胃反不受食，食入即吐，蓋可見矣”，何則？太陰濕土，與陽明燥金爲合。府藏不和，則濕自內聚，爲痰爲飲；燥自外凝，爲胃脘癰。玄府乾涸，所以胃之上脘燥故食難入，雖入亦不得下中脘而反出，所以並用是方治，殆可見此條之病源矣。半夏者，解濕邪之聚結，分陰行陽，散嘔吐之逆氣；人參補中，和陽明；蜜以潤胃燥，揚之水者。《內經》曰：治上補下，制之以緩，水惟走下，故揚之以緩之；佐蜜以潤上脘之燥也。（卷中）

徐彬曰（《金匱要略論注》）：以前皆論嘔，即或兼言吐，不過飲食之後，或吐些少出來耳。若食久即盡出，此乃胃虛不能消穀，因而上逆，故使胃反，反後火逆，嘔吐兼挾燥矣。故以半夏降逆、下痰涎爲主，加人參以養其正，白蜜以潤其燥，而且揚水二百四十遍，以使速下。《千金》治不受食，《外臺》治嘔而心下痞鞕。要知不受食，虛也；痞鞕，亦虛也。（卷十七）

李彣曰（《金匱要略廣注》）：前論胃反，有云膈氣虛，胃中虛冷者，又云寒在於上，虛則傷脾者，可見胃反自屬大虛寒證，用人參補虛，半夏散逆，白蜜潤津液而利水穀也。

李昇璽曰：經云嘔家不宜甘味。此用白蜜何歟？不知此胃反自屬脾虛，《經》所謂甘味入脾歸其所喜是也。況君以半夏，味辛而止嘔，佐以人參，氣溫而補中，胃反自立止矣。（卷下）

魏荔彤曰（《金匱要略方論本義》）：胃反嘔吐者，亦胃家久虛，食停氣滯，旋食旋吐。難治之理，已詳於論注中。茲出方以半夏爲君，開散寒邪，降伏逆氣，洵聖藥也；佐以人參補胃益氣；白蜜和中潤燥。服法多煮白蜜，去其寒而用其潤，俾粘膩之性流連於胃底不速下行，而半夏、人參之力可以徐幹旋於中。其意固微矣哉。（卷中）

尤怡曰（《金匱要略心典》）：胃反嘔吐者，胃虛不能消穀，朝食而暮吐也。又胃脉本下行，虛則反逆也，故以半夏降逆，人參、白蜜益虛安中。東垣云："辛藥生薑之類治嘔吐，但治上焦氣壅表實之病，若胃虛穀氣不行，胸中閉塞而嘔者，惟宜益胃推揚穀氣而已。"此大半夏湯之旨也。（卷下）

黃元御曰（《金匱懸解》）：胃反嘔吐者，前竅短澀，後門乾燥，多有糞若羊矢之證。蓋手足太陽，兩經同氣，水穀入胃，脾陽消磨，散其精華，上歸於肺，霧氣化津，傳於膀胱、小腸，水路清通，穀道滋潤，是以小便不澀，大便不乾。胃反氣逆，肺金莫降，津液凝瘀，化生痰涎，二陰失滋，枯澀燥結，故糞如羊矢。下竅堵塞，濁氣莫泄，逆而上衝，故嘔吐不止。緣其陽衰土濕，中氣頹敗。不能腐熟水穀，化氣生津，以滋腸竅，是以飲食不得順下而逆行也。大半夏湯，人參補中氣之虛，白蜜潤小腸之燥，半夏降胃氣之逆，中氣旺而水穀消，下竅開而渣滓降，濁氣不昇，嘔吐自止也。

《陰陽別論》：三陽結，謂之膈。手足太陽，是爲三陽。足太陽膀胱結則小便澀，手太陽小腸結則大便乾，下竅澀結，濁氣上逆，故食膈而不下。總由於陽明之陽虛。噎膈、反胃頗同。反胃之病，在胃之下脘，噎膈之病，兼在胃之上脘。上脘氣閉，則食不能入，下脘氣閉，則入而復出，陽明之性，陽盛則開，陰盛則閉故也。（卷十三）

高學山曰（《高注金匱要略》）：自此至二十二共五條，凡曰嘔吐，及乾嘔吐逆，又當重吐一邊，以五條俱言胃反及吐故也。此申言四條膈虛胃寒之治例，爲胃反之正病正藥。蓋以甘浮之蜜和水而揚亂其下流之性，是令其浮於膈中，而多停時候。然後佐以益氣之人參，君以降氣之半夏，則從膈而漸漸下平矣。然本以發汗而虛其膈氣，因致胃寒之吐，故只消即補以爲溫也。

曹穎甫曰（《金匱發微》）：反胃之證，大便如羊矢，艱澀而不下，不類陽明燥矢可用大承氣湯以下之。況水氣太甚，滲入於胃，胃底膽汁不受，因而嘔吐，嘔吐傷及胃陰，時時上泛，胃因不和，水氣所以不降者，又因大腸乾涸之故（胃中穀食久不下十二指腸，腸中糞穢一似陰乾者然）。故大半夏湯方治，生半夏以去水，人參以益胃汁，白蜜以潤腸，使渣滓下通，水乃得降，而胃反之病愈矣（按世俗相傳，朝食暮吐、暮食朝吐方治，爲熟地二兩、山萸肉三兩、牡桂一錢。又有脾胃虛弱食不消化方，爲秫米粉作湯圓子，每服煮食七粒，加醋吞服。一重用山萸肉，一用醋，皆能令乾潤之類發酵易化，附存之。癸酉閏五月十四日，裴德炎妻病此，予用薑半夏四錢、潞黨參一兩、白蜜四兩，三劑即便通能食嘔止）。（卷之四）

陸淵雷曰（《金匱要略今釋》）：小半夏湯、小半夏加茯苓湯，其證嘔吐不止，雖不飲食而亦吐者也。本方證，食入則吐，不食即不吐，或稍有嘔噁而不甚者也。半夏瀉心湯證，病在胃腸，故有腸鳴下利。本方證，病在食管或幽門（狹窄、癌腫），胃中或有振水音，然絕對不下利。又，小半夏湯及半夏瀉心湯證，比較的屬於急性。本方證則屬於慢性。經文簡略，證不備具，故原注引《千金》《外臺》以足之。然今本《千金》與原注所引少異，引見方下。

《千金方》云：治胃反不受食，食已即嘔吐，大半夏湯方。半夏三升，人參二兩，白蜜一升，白术一升（案：术不以升計，可疑），生薑三兩，上五味，㕮咀，以水五升和蜜，揚之二三百下，煮取一升半。分三服。

《外臺秘要》云：仲景《傷寒論》：嘔，心下痞堅者，大半夏湯主之。方：半夏三升洗，人參三兩切，白蜜一升。上三味，以泉水一斗二升，並蜜和，揚之二百四十遍，煮藥取二升半，溫服一升，日再服。注云：本論治反胃支飲（案：此注蓋出林億等）。《醫心方》云：範汪方半夏湯，治胸中乏氣而歐（案即嘔字）欲死。方：人參二兩，茯苓二兩，生薑三兩，白蜜五合，半夏三升洗。凡五物，以蜜內六升水中，撓之百過，以餘藥合投中，煮得三升，分四服，禁冷食。治乾歐亦用此（出第九卷嘔吐門）。

《本草圖經》云：《經驗後方》：治大人小兒不進乳食，和氣去痰。人參四兩，半夏一兩，生薑汁熬一宿，曝乾爲末，麵餬丸如綠豆大。每服十丸，食後生薑湯下。

《三因方》云：大半夏湯（即本方，一法有生薑七片），治心氣不行，鬱生痰飲，聚結不散，心下痞鞕，腸中漉漉有聲，食入即吐（出第十一卷痰嘔門）。

《聖濟總錄》云：半夏人參湯（即本方），治霍亂逆滿，心下痞塞。

《御藥院方》云：橘皮枳壳湯，治胸膈氣痞，短氣噎悶，不得昇降。枳壳麩炒去穰，半夏不製，各二兩，陳皮不去白三兩，人參一兩。上四味，用泉水五大升，入白沙蜜四兩，調勻。用枚揚藥水二百四十遍，煮取一大升，去滓，分作三服，一日當服盡，食後服之。淵雷案：自《外臺》以下六條，皆借治胃病，非食管病也。

《方極》云：大半夏湯，治嘔吐而心下痞鞕者。

《方機》云：嘔吐而心下痞鞕者，兼用太蔟（大黃、黃芩、人參）或紫圓。嘔而心下痛者，兼用南呂。《方函口訣》云：此方用於嘔吐時，以心下痞鞕爲目的，先與小半夏湯，不差者與此方，如大小柴胡湯、大小承氣湯之例（案：見《傷寒論》百八條、二百一十七條）。蓋比之小半夏湯爲伍蜜，有深意焉。咽膈間交通之氣不得降而嘔逆者，以蜜之膩潤，融和半夏、人參之力，徐徐斡旋於胃中（案：此說本之魏荔彤），可謂古方之妙。故此方能治膈噎。膈噎證，心下逆滿而索然枯燥者，此方必效。若不枯燥者，爲水飲在膈，無效。又胃反噎膈，食少乏氣力者，此方加羚羊角用之。淵雷案：羚羊角治噎，見《別錄》及《外臺》。

雉間煥云：胃反之病，因急結故大便秘閉，秘閉故吐逆不止。若服蜜則急結愈，大便通，而後嘔吐得止。唐氏云：此反胃即脾陰不濡，胃氣獨逆。今之膈食病是矣，或糞如羊屎，或吐後微帶血水。用半夏降衝逆，即是降胃。用參、蜜滋脾液以濡化水穀，則腸潤穀下。西醫所謂食物全憑津液及甜肉汁、苦膽汁化之，正與此理合。淵雷案：糞如羊屎，吐後微帶血水者，為胃擴張兼潰瘍或癌腫，用參、蜜滋潤導下，説本不誤。若比之西醫之津液、甜肉汁、苦膽汁，則殊不倫。津液即唾液及胃液，甜肉汁即胰腺分泌液，此等對於食物皆有化學作用。豈僅若參，蜜之滋養潤下已哉？又案：以水和蜜，揚之數百遍用之，蓋與苓桂甘棗湯之甘爛水同意。此等皆不知其所以然之故，姑遵用之可也。

《建殊錄》云：某人，年二十餘，請治曰：膈噎二年所，十日、五日必發，頃者胸腹脹滿，舉體愈不安。衆醫皆以為不治，無一處方者，先生為大半夏湯飲之，飲輒隨吐，每吐必雜粘痰。居八九日，藥始得下，飲食不復吐，出入二月所，痊愈。

《麻疹一哈》云：橋本忠介，年三十餘，疹子既出，發熱猶未減，疹欲收未收，卒爾吐飲食，湯藥亦從而吐出，如斯二三日，前醫既不能治，更請診治於余。按其腹狀，心下痞鞕，胸腹漉漉有水聲（參看《三因方》之主療）。因為大半夏湯飲之，盡二帖，欲吐不吐，胸中憒憒不安。盡三帖後，少間就睡，寤後下利二三行，吐全已，而身熱猶未解，煩渴引飲，更作石膏黃連甘草湯飲之。盡七帖，前證漸退，疹子全收，前後十八九日所而如舊。（卷六）

原文 食已即吐者，大黃甘草湯主之。《外臺》方：又治吐水。（十七）
大黃甘草湯方
大黃四兩　甘草一兩
上二味，以水三升，煮取一升，分溫再服。

趙以德曰（《金匱方論衍義》）：胃氣生熱，其陽則絕，蓋胃强則與脾陰相絕，絕則無轉運之機，故食入即吐也。用大黃瀉大熱，甘草和中耳。（卷中）

徐彬曰（《金匱要略論注》）：食已即吐，非復嘔病矣，亦非胃弱不能消，乃胃不容穀，食已即出者也。明是有物傷胃，榮氣閉而不納，故以大黃通榮分已閉之穀氣，而兼以甘草調其胃耳。《外臺》治吐水，大黃亦能開脾氣之閉，而使散精於肺，通調水道，下輸膀胱也。（卷十七）

周揚俊曰（《金匱玉函經二注》）：王宇泰先生曰：病人欲吐者，不可下之，又用大黃甘草治食已即吐，何也？曰：欲吐者，其病在上，因而越之可也；而逆之使下，則必抑塞憒亂而益以甚，故禁之。若既已吐矣。吐而不已，有昇無降，則當逆而折之。引令下行，無速於大黃，故取之也。（卷十七）

魏荔彤曰（《金匱要略方論本義》）：又有實邪在胃，食已即吐者，非朝食暮吐，暮食朝吐之吐也。胃反之吐，食入而停，以停而吐者，虛寒也；此吐食入而逆，以逆而吐者，〔批〕經云：食入反出者，是有火也。實熱也。虛實寒熱辨證既詳，而後可不彼此混淆

也。主之以大黃甘草湯，爲實熱在胃者立法也。（卷中）

尤怡曰（《金匱要略心典》）：經云：清陽出上竅，濁陰出下竅。本乎天者親上，本乎地者親下也。若下既不通，必反上逆，所謂陰陽反作，氣逆不從，食雖入胃而氣反出之矣。故以大黃通其大便，使濁氣下行濁道，而嘔吐自止。不然，止之降之無益也。東垣通幽湯治幽門不通、上衝吸門者，亦是此意，但有緩急之分耳。

再按，經云：陽氣者閉塞，地氣者冒明，雲霧不精，則上應白露不下。夫陽氣，天氣也，天氣閉，則地氣乾矣。雲霧出於地，而雨露降於天，地不承，則天不降矣。可見天地陰陽，同此氣機，和則俱和，乖則並乖。人與天地相參，故肺氣象天，病則多及二陰、脾、胃；大小腸象地，病則多及上竅。丹溪治小便不通，用吐法以開提肺氣，使上竅通而下竅亦通，與大黃甘草湯之嘔吐，法雖異而理可通也。（卷下）

陳念祖曰（《金匱要略淺注》）：又有陽明有熱，大便不通，得食則兩熱相衝。食已即吐者，以大黃甘草湯主之。

此爲食入即吐者出其方治也。東垣謂幽門不通，上衝吸門者，本諸此也。《外臺》治水，可知大黃亦能開脾氣之閉，而使散精於肺，通調水道，下輸膀胱矣。（卷八）

高學山曰（《高注金匱要略》）：此胃熱上熏之吐，爲吐家之變證變治，而非胃反也。火性炎上而躁急，胃中火盛，上衝胃脘者勢也。以食壓而實之，則火勢受屈而迸出，故食已即吐也。以苦寒瀉火之大黃爲君，而佐以守中之甘草，不特浮大黃下趨之性，使從胃脘而下，且治急衝者，惟宜以緩降勝之也。

陸淵雷曰（《金匱要略今釋》）：《金鑒》云：朝食暮吐者寒也，食已而吐者火也。以寒性遲，火性急也。故以大黃甘草湯緩中瀉火，火平自不吐也。王肯堂曰：病人欲吐者，不可下之。又用大黃甘草治食已即吐，何也？曰：欲吐者其病在上，因而越之可也。而逆之使下，則必抑塞憒亂而益甚，故禁之。若既已吐矣，吐而不已，有昇無降，則當逆而折之，引令下行，無速於大黃，故取之也。

元堅云：先兄曰，此證胃中舊有積滯，故新穀入則不能相容，霎時變出也。古人屬火之說，恐爲強解。《千金》用單甘草湯治服湯嘔逆不入腹者，正此湯用甘草之意。（以上引元胤）又按：《金鑒》朝食暮吐者寒也，食已而吐者火也，此寒火二字改爲虛實，其理自通。

淵雷案：此因大便不通，腸中阻塞，胃中不能復容，故食已即吐。所謂閉塞性嘔吐也。其爲因食而吐，與大半夏證同。惟彼屬虛，此屬實。虛實之辨，當細察脈證以決之。古人皆謂朝食暮吐屬寒，食已即吐屬熱，此特言其大概耳。朝食暮吐者，病多在幽門；食已即吐者，病多在食管。安見幽門病之必屬寒，食管病之必屬熱哉？急性熱病發嘔吐者甚多，如葛根加半夏湯證、小柴胡湯證、黃芩加半夏生薑湯證，其病皆屬熱。然其嘔無時，不因飲食而起。假令遠食而嘔，將謂之寒乎？且胃反之吐，有朝食午吐者，有暮食而子夜吐者，將謂之非寒非熱乎？惟食久而吐，吐出之食物仍不消化者，斯爲胃寒無疑，要之。經文食已即吐，重在"食"字，謂因食而吐。注家則看重"即"字，與朝食暮吐對勘，遂有此誤。又案：欲吐不可下一條，謂自然療能有向上袪毒之勢，故不可下。瓜蒂散證之氣上衝咽喉不得息，是也。本方證則因腸管不通而吐。病位之上下不同，不可以彼例此。觀王肯堂之注，似未吐不可下，吐而不已皆當下者，非也。

甘草，《肘後》《千金》《外臺》並作二兩，宜從。

《肘後方》云：治人胃反不受食，食畢即吐出方（即本方）。

《外臺秘要》云：《必效》療胃反吐水及吐食方（即本方）。方後云：如得可，則隔兩日更服一劑，神驗。《千金》不傳。此本仲景《傷寒論》方（出第八卷胃反門）。

《千金方》云：治食已吐其食方（即本方）。

《千金翼》云：治脾氣實，其人口中淡甘，臥憒憒，痛無常處，及嘔吐反胃並主之。方：大黃六兩。上一味，破。以水六升，煮取一升，分再服。又主食即吐，並大便不通者，加甘草二兩，煮取二升半，分三服。

《聖濟總錄》云：大黃甘草湯，治水黃狀，面目俱青，狂言妄語，聲不出者。

《古今醫鑒》云：老軍散（即本方爲散），治發背癰疽，疔毒惡瘡。一切無名腫痛燉熱，初起未潰者。

《張氏醫通》云：治痘爲痰悶，不能發出。

《方極》云：大黃甘草湯，治秘閉急迫者。

《方機》云：大黃甘草湯，治大便不通。急迫者，食已即吐，大便不通者。

雉閒煥云：吐食或因大便秘閉，故用大黃。治心腹蟲痛，加鷓鴣菜，益奇。淵雷案：鷓鴣菜，見《本草綱目拾遺》。云：療小兒腹中蟲積，食之即下。如神。產漳州海石上，一名海人草，日醫用之頗廣，而我國醫藥家處方中不甚用之。

《芳翁醫談》云：病人食則不得不吐，故自探吐以求稍安。或時腹痛，或時下利者，全屬胃反，宜大黃甘草丸（即本方爲丸）。

《類聚方廣義》云：大黃甘草湯，治胃反膈噎，心胸痛。大便難者，倍加鷓鴣菜，名鷓鴣菜湯。治蚘蟲心腹痛，惡心唾沫者，小兒蚘證，及胎毒腹痛，夜啼，頭瘡疳眼。

《方函口訣》云：此方即所謂欲求南熏，先開北牖之意，導胃中壅閉之大便，以止上逆之嘔吐也。妊娠惡阻，大便不通者，有效，亦同此理。丹溪治小便不通，用吐法以開提肺氣，使上竅通而下竅亦通。與此方，法雖異而理則同（案：此說本之尤氏注）。此外，一切嘔吐屬腸胃之熱者，皆可用。欲辨胃熱，大便秘結；或食已即吐，或手足心熱，或目黃赤，或上氣頭痛者，可知胃熱。以上衝證爲目的而用之，無大誤矣。虛證大便久燥結者，用此方，爲權道，必不可膠柱。贊州御池平作，多以此方爲丸用之，即今之大甘丸。中川修亭言：調胃承氣湯爲丸，能治吐水病，皆同意也。（卷六）

原文 胃反，吐而渴欲飲水者，茯苓澤瀉湯主之。（十八）

茯苓澤瀉湯方《外臺》治消渴脉絕，胃反吐食者，有小麥一升。

茯苓半斤　澤瀉四兩　甘草一兩　桂枝二兩　白术三兩　生薑四兩

上六味，以水一斗，煮取三升，内澤瀉，再煮取二升半，溫服八合，日三服。

趙以德曰（《金匱方論衍義》）：胃反吐，則津液竭而渴也，欲飲水以潤之；且無小便不利，而亦以澤瀉利之，何哉？《內經》曰：水入於胃，上輸於肺，通調水道，下輸膀胱，五經並行。自《外臺》云脉絕者觀之，此證水雖入，而外不散於脉，故脉之陰休絕矣。其澤瀉者，不惟利膀胱之溺，亦能引薑、桂之辛入膀胱，行布水精於五經，故凡渴欲飲者，多用行水之劑，豈獨防其水停而已哉，正欲行水布津，充盈經脉，滋潤表裏，解其燥鬱耳。況是方茯苓之淡行其上，澤瀉之鹹引其下，白术、甘草之甘布其中，桂枝、生薑之辛開其道，通其氣，導其水，以合之四布而和榮衛也。（卷中）

徐彬曰（《金匱要略論注》）：此即五苓散去豬苓，加甘草、生薑也。五苓散原爲太陽表邪襲入膀胱之府，致燥渴引飲，中宮留濕，設此爲兩解表裏之方。此以胃反，吐則水從吐出，中無水氣而渴，故去豬苓，但以苓澤桂术，雙解表裏虛邪，加生薑、甘草和中以止吐也。（卷十七）

李彣曰（《金匱要略廣注》）：吐而渴者，津液亡而胃虛燥也，飲水則水停心下，茯苓、澤瀉降氣行飲，白术補脾生津，此五苓散原方之義也。然胃反因脾虛氣逆，故加生薑散逆，甘草和脾。又五苓散治外有微熱，故用桂枝，此胃反無表熱而亦用之者，桂枝非一於攻表藥也，乃徹上下，達表裏，爲通行津液、和陽散水之劑。（卷下）

魏荔彤曰（《金匱要略方論本義》）：胃反，吐爲虛寒矣。然亦有本虛寒而標則有浮熱者，專用辛溫，拒而不納，奈何？主之以茯苓澤瀉湯，利其小便，以清其熱，兼用桂枝以昇其陽，昇泄之間，浮熱可已矣。餘品仍以補中燥土爲義，俟浮熱得清，而後可以專用大半夏湯，前方不致有格阻之虞也。服法後煮澤瀉，取其陰性以利水，不宜煮之太過也。（卷中）

陳念祖曰（《金匱要略淺注》）：胃反病爲胃虛挾衝脉而上逆者，取大半夏湯之降逆，更取其柔和以養胃也。今有挾水飲而病胃反，若吐已而渴，則水飲從吐而俱出矣。若吐未已而渴，欲飲水者，是舊水不因其得吐而盡，而新水反因其渴飲而增，愈增愈吐，愈吐愈飲，愈渴愈吐，非從脾而求輸轉之法，其吐與渴，將何以寧，以茯苓澤瀉湯主之。

此爲胃反之因於水飲者而出其方治也。此方治水飲，人盡知之，而治胃反，則人未必知也。治渴，更未必知也。然參之本論豬苓散，《傷寒論》五苓散、豬苓湯，可以恍然悟矣。且《外臺》用此湯治消渴脉絕胃反者，有小麥一升，更得其秘。（卷八）

朱光被曰（《金匱要略正義》）：此與前條吐後思水義同，而病實異也。前條思水，病邪已解，只恐水氣浸淫，反增滋蔓，故但用豬苓散利水而已，了無餘義。若此因胃反吐後而渴，則非特胃汁傷極，而胃氣之顛復滋甚。設更加水逆，中陽無振起之日矣。故特用桂枝、生薑宣通上焦之清陽，兼止吐逆；白术、甘草甘補生津，以安中土；茯苓滲上焦之水，澤瀉瀉下焦之水，且導病氣下行，亦至當不易之方法也。（卷下）

高學山曰（《高注金匱要略》）：胃反，本屬寒因，然吐則陰傷，而虛火上動於膈，積飲內熱於胸，故渴欲飲水。不知飲水多，則本病之虛寒與水逆相濟，而吐愈不可止矣。故以茯苓、澤瀉之滲泄者爲君，而以培土之白术佐之，則熱水下滲，而虛火隨之，故渴可除。以桂枝、生薑之辛溫開暢者爲主，而以甘浮之甘草配之，則仍從溫補膈氣以煖胃之例，而胃反可除矣。夫吐而內有水飲，極宜半夏，而獨不用者，以證中病渴，而半夏性燥故也。仲景用藥之細密，每如此。

曹穎甫曰（《金匱發微》）：此證與病在膈上節略同，方治以利水爲主，亦與思水之豬苓散相似。茯苓澤瀉湯方治，於五苓中去豬苓以泄水，可知渴欲飲水爲水氣阻於心下，津液不能上達喉舌，而初非真渴；所以加生薑、甘草者，亦以水邪出於胃之上口，辛甘發散以調之也；所以後納澤瀉者，亦以其氣味俱薄，不任多煎也。

（卷之四）

陸淵雷曰（《金匱要略今釋》）：此亦胃弛緩、胃擴張等病，胃中停水極多者也。胃中停水，故吐不止。水不下於腸，胃又無吸收水分之力，於是全身諸組織感缺水，故渴。渴而飲水，則胃中停水愈多，其擴張愈甚，於是愈飲愈吐，而渴亦愈不得止。治之以茯苓澤瀉湯，所以使水下入於腸，吸收於血管，散布於全身，而排泄於腎藏也。此證胃中停水而吐，似小半夏湯。然小半夏湯不渴，此方則渴甚。方證又甚似五苓散，然五苓病在腎，小便不利爲主。此方病在胃，渴嘔爲主，或且腹痛。五苓因腎不排水，體內水液充溢。此方因胃不降水，體內水液乾涸。臨牀診察，以此種種參互辨析，則於用方之道，思過半矣。

《千金方》云：治消渴陰脉絶，胃反而吐食方。茯苓八兩，澤瀉四兩，白术、生薑、桂心各三兩，甘草一兩。上六味，㕮咀，以水一半，煮小麥取五（本作三，據《外臺》改）升。去麥下藥，煮取二升半，服八合，日再服（出二十一卷消渴門）。《外臺》引《千金》同，即原注所云也。

《外臺秘要》云：《集驗》療胃反吐而渴者，茯苓小澤瀉湯方。茯苓、澤瀉、半夏各四兩，桂心、甘草炙，各二兩。上五味，以水一斗，煮取二升半，去滓，服八合，日三。《千金》同。云：一方入生薑四兩。

《醫心方》云：《經心方》茯苓湯，治胃反而渴（即《集驗》之方）。

《聖濟總錄》云：治胃反吐逆，發渴飲水，茯苓飲方（本方去生薑，加乾薑）。

又云：治心脾壅滯，暴渴引飲，茯苓飲方（本方去生薑，加黃連、大黃、小麥）。

《宣明論》云：桂苓白术丸（本方用乾生薑，加半夏、紅皮爲丸），消痰逆，止欬嗽，散痞滿壅塞，開堅結痛悶。

《方極》云：茯苓澤瀉湯，治心下悸，小便不利，上衝及嘔吐，渴欲飲水者。

《方機》云：吐而渴欲飲水者，此正證也，兼用紫圓。渴（有水而渴也）而小便不利，心下悸，或腹脹滿（水滿也）者，蕤賓、紫圓、仲呂之類選用。

雉間煥云：嘔吐，蓋因心下有支飲也。吐而渴者，胃反吐水穀，而腹中空乏故也。渴而飲，乃爲支飲。服湯而支飲下，則吐止渴差。故澤瀉之主治吐與渴者，以除心下支飲故也。

《蘭臺軌範》云：此治蓄飲之吐。內澤瀉再煮，似先煮五味，後煮澤瀉。

藤田謙造云：茯苓澤瀉湯，於治嘔吐方中特云渴，又云欲飲水，重言以明其主證爲渴也。又，既云胃反，則有腹痛可知。故本此意而施用，不但胃反而已，無論嘔吐與否，有停飲而心下痛，發渴者。泛用於諸病，其效亦多，此可以知古方之妙也。淵雷案：《千金》《外臺》列此方於消渴門，故知其主證爲渴。

又云：一寡婦名玉川豐者，年三十許，自初冬之頃患腹滿，漸漸膨大，經水少通，諸醫百方治其腹滿而不效。至季冬之頃，加以腹痛，休作不差，困苦殆極，至是乞治於同藩師戶崎省庵。其證腹部緊滿，脉數，舌上有白苔，而腹中如癥瘕者頻出沒，或乍橫斜如臂，或乍磊砢如塊，上下往來，出則痛，沒則休，似大七氣之證。又常腹中雷鳴，痛發則歇，痛止亦必以雷鳴，其聲如傾水，口舌乾燥甚，二便秘極。又似已椒藶黃丸證，而出沒痛苦，心下最甚，煩渴引飲。不論温冷，飲必愠愠欲吐。前醫用氣劑，渴益甚；用硝黃，病反劇；用驅蚘藥，無效亦無害。省庵診之，謂宜先治心下之飲，因與茯苓澤瀉湯，服之四五日，渴減痛緩，滿稍軟。又連進十五六日，小便通利，病勢十減七八，惟小腹仍滿。一夜俄然暴泄如傾，翌朝又泄如前，兩度下水四五升，滿氣頓失如忘。未幾，經水亦通利。迄今七八年，強健如前，已再嫁，亦奇驗也。淵雷案：大七氣湯，治六聚，狀如癥瘕，隨氣上下，心腹疼痛，攻刺腰脅。方：三稜、莪术、桔梗、桂枝、橘皮、藿香、甘草、莎草、益智九味（見丹波氏《觀聚方要補》、淺田氏《方函口訣》，並云出《濟生》）。而我國所行嚴用和《濟生方》，從《永樂大典》錄出者，無之。日本殆尚有嚴氏原書歟。

又云：中原德藏者，父年殆已八十，極強健，雖耳聾，而其他不異壯人。性嗜酒，雖不多飲，每日不下二三次。某年當夏暑時患腹滿，四肢羸瘦如水蠱，食不進，大便秘結，小水不利赤濁。其脉滑數，舌上黃胎乾燥，渴好湯水，心下痛，惡聞酒香。余先瀉其實，令服小承氣湯。初頭硬，後溏，裏急後重，上圊頻數，不快通，腹滿益甚，食益不進。余悟其誤，乃與茯苓澤瀉湯，服之四五日，諸證漸緩。三十日許，腹滿如失，但氣力困倦，飲食不復，以香砂六君子湯調理而愈。

又云：一婦，年二十四五，患嘔吐，三四日或四五日一發，發必心下痛，如此者二三月，後至每日二三發，甚則振寒昏迷，吐後發熱。諸醫施嘔吐之治，或與驅蚘之藥，無效。余診之，渴好湯水甚，因與茯苓澤瀉湯，令頻服少量。自其夜病勢稍緩，二十餘日，諸證悉退，惟腰閒有水氣，令服牡蠣澤瀉散料而愈。

《續建殊錄》云：一禪師，平日飲食停滯，胸腹動悸，雷鳴嘔吐，腹中痛，志氣鬱鬱不樂。一醫與附子粳米湯或半夏瀉心湯，不愈。一日嘔吐甚，累日絶穀食，嘔吐益甚，服小半夏湯或小半夏加茯苓湯，疲勞日加，煩悶欲死。予投茯苓澤瀉湯，嘔吐止，翌日啜糜粥，不過十日，諸證痊愈。淵雷案：此案必有口渴證，否則投茯苓澤瀉湯爲嘗試而偶中矣。初與附子粳米湯不應者，爲其腹痛不劇。且無寒證故也。與半夏瀉心湯不應者，爲其心下不痞鞕與腹痛故也。與小半夏及加茯苓湯不應者，爲其渴故也。

《成績錄》云：安部侯臣菊池大夫，從侯在浪華，久患胃反。謂治於先生曰：不佞曩在江戶得此病，其初頗吐水，間交以食，吐已乃渴。一醫教我斷食，諸證果已，七日始飲，復吐如初。至今五年，未嘗有寧居之日。先生診其腹，自胸下至臍傍鞕滿，乃與茯苓澤瀉湯，數日而痊愈。

又云：一賈人，患胃反，飲食停滯，腹肚脹滿，心胸不安。每三日若五日，必大吐宿水，吐已乃渴，若此者三年，辟食斷飲，針灸百治，皆不奏效。先生與茯苓澤瀉湯，兼服南呂丸，月餘而痊愈。（卷六）

原文 吐後，渴欲得水而貪飲者，文蛤湯主之；兼主微風，脉緊，頭痛。（十九）

文蛤湯方

文蛤五兩　麻黃　甘草　生薑各三兩　石膏五兩　杏仁五十個　大棗十二枚

上七味，以水六升，煮取二升，溫服一升，汗出即愈。

趙以德曰（《金匱方論衍義》）：按是方即大青龍湯，無桂枝，多文蛤。大青龍湯主發散風寒兩感人，是證初不言得之外邪，而用其取汗，何哉？嘗竊思之，仲景當時外邪更有表證，後摘集於此，未可知也。雖然，在雜病亦或有可言者。天氣，人氣，飲食之氣，三者分之雖殊，然合之於一，未嘗不盡歸風寒濕熱燥火之氣化。

自其是證用文蛤湯主治，以食飲水邪之過者言之，可見麻黃、杏仁等劑皆是佐者。何則？足太陽膀胱，皆寒水之經也，先因胃熱而吐，吐竭其液，遂渴，欲水以解其熱，止其竭；所以過飲之水寒內應膀胱，故足太陽得之，而腠理閉於表；飲過傷肺，肺傷而外鬱不解，水不散。是用文蛤散水，麻黃、杏仁以開其腠理、利氣，甘草、薑、棗以發榮衛，石膏以解肌表內外之鬱熱，表開熱散則汗矣。其用文蛤為主，取其散水益腎。

所謂微風，所謂脉緊、頭痛者，謂腎水藏也，水氣泛溢，從風熱，循膀胱上入於巔，復其清陽，而為頭痛。故治腎水之溢上，如飲水之外溢同是法故也。（卷中）

徐彬曰（《金匱要略論注》）：此即前之渴欲飲水也。貪飲是水不足以止其燥。況在吐後，而非必胃反者，則虛少熱多。故以文蛤之鹽寒，清熱散結為主，而以麻、杏、甘、石，疏其氣分之熱，薑、棗以宣其上焦之鬱，然麻黃發其陽，故亦主微風，但方似以清熱為主。設脉緊，緊為寒，格火在上，故頭痛。贅此一句，以示壅熱貪飲之人，脉緊頭痛在所或有，正與前乾嘔吐涎沫條中，注頭痛相等也。然不吐涎沫，胸寒少，故麻杏可愈。（卷十七）

李彣曰（《金匱要略廣注》）：吐亡津液，故貪飲，因飲水而停飲於中，則津液不布，愈飲愈渴。文蛤味鹹，走腎邪而勝水氣，以利水飲於內；麻黃、石膏等六味，即大青龍湯去桂枝，發汗藥也，使水飲從毛竅中泄去，以散水飲於外。經云：開鬼門，潔淨府。此一方兩得之。以內有麻黃、生薑等解表藥，故兼主微風脉緊頭痛。（卷下）

魏荔彤曰（《金匱要略方論本義》）：嘔吐家，嘔後飲水為欲愈，前言之矣。然嘔後貪飲不止者，則又非欲愈之證也，乃水邪停蓄於中，隨渴隨嘔吐，隨嘔吐隨渴，只為水逆之邪耳。主之以文蛤湯，與前文蛤散不同。蓋治水同，而兼理外感之風寒不同也，故又曰兼主微風、脉緊、頭痛。言風而寒亦在其中。頭以脉得緊而為痛也。風寒外襲，水邪內混，是寒濕交侵，類小青龍湯之證，而方亦與小青龍湯相類也。加以文蛤，以止水邪上逆之嘔吐，餘俱水濕風寒兼理之品也。服法以汗出為度，汗出風寒水濕俱解，而嘔吐不治自止矣。（卷中）

尤怡曰（《金匱要略心典》）：吐後，水去熱存，渴欲得水，與前豬苓散證同，雖復貪飲，亦止熱甚而然耳，但與除熱導水之劑足矣。乃復用麻黃、杏仁等發表之藥者，必兼有客邪鬱熱於肺，不解故也。觀方下云"汗出即愈"可以知矣，曰兼主微風、脉微、

頭痛者，以麻杏甘石，本擅驅風發表之長耳。（卷下）

黃元御曰（《金匱懸解》）：吐後渴欲得水，而貪飲者，吐傷中氣，濕動肺逆，鬱生上熱，表裏無降泄之路。文蛤湯，甘草、大棗補土而益脾精，石膏、文蛤清金而瀉濕熱，杏、薑利氣而降逆，麻黃發表而達鬱也。（卷十三）

朱光被曰（《金匱要略正義》）：渴不爲水減，並至貪飲，是上焦之客熱爲水邪所鬱。飲愈多，則鬱愈甚，故渴不已也。文蛤鹹寒，以之清結熱、利水道爲主；佐以越婢湯發越上焦鬱蒸之氣，俾水邪蘊熱表裏分解，功用極神。兼治微風脉緊頭痛者，蓋太陽風寒兩傷，亦須表裏清散也。（卷下）

高學山曰（《高注金匱要略》）：吐後，雖承上條胃反，其實且兼諸吐在內。但曰吐後，則吐已暫止可知。故湯意重責水飲，而不責胃反者此也。此即上條之證，而分別尤在貪飲二字。蓋貪飲是逆熱上提者更甚，而積飲內熱者更多也。夫逆熱積飲，停而不去，以致貪飲。不特水逆而吐將復作，且防變出飲證，而見喘滿腫脹等候，故以治飲爲急也。但上條爲胃反未止，又表藥多致水逆，故茯苓澤瀉湯，從五苓以利小便之變。此條爲吐後而吐止，其渴而貪飲，爲逆熱在胸，逆熱者可借水以泄汗。故文蛤湯，從越婢發表之變也。至統以鹹寒拒水之文蛤，副以清肺利氣之杏仁，則越婢之全湯，從文蛤、杏仁之化，而發去水之汗，此所以收止渴除煩之功效矣。微風不當脉緊，緊脉爲寒爲水。今其頭痛，既爲風而非寒。則其脉緊，不當責寒而責水矣。但既曰微風脉緊頭痛，是其人平日原有水飲，因中微風而致有表證之頭痛。則其治例，似宜桂枝加朮，即帶渴而貪飲之上證，亦宜加文蛤、杏仁於桂枝湯爲合，而竟以此湯主之者。蓋以水飲家多屬無汗，而脉緊終爲水性帶寒之診，故非麻黃之疏表散寒不可也。

曹穎甫曰（《金匱發微》）：吐後渴欲得水而貪飲，似與前證吐而渴欲飲水者無別，何以前證用茯苓澤瀉湯，此證獨宜文蛤湯，此不可以不辨也。蓋吐而渴欲飲水，爲隨吐隨渴，隨飲隨吐，水氣溜胃之上口而無裏熱之證；吐後渴欲得水而貪飲，爲吐後之渴，水氣出上膈而裏有熱之證。惟其無裏熱，故但疏陽氣通小便，使水熱自下焦泄之；惟其有裏熱，故上發汗而下泄熱，使水氣從上下二焦分泄之，夫各有所當也。（卷之四）

原文 乾嘔，吐逆，吐涎沫，半夏乾薑散主之。（二十）
半夏乾薑散方
半夏　乾薑各等分
上二味，杵爲散，取方寸匕，漿水一升半，煎取七合，頓服之。

趙以德曰（《金匱方論衍義》）：乾嘔、吐涎沫者，由客邪逆害脾肺，寒主收引，津液不布，遂聚爲涎沫，故用半夏、乾薑之辛熱，散寒理逆，溫中燥濕，漿水之酸，收而行之，以下其逆也。（卷中）

徐彬曰（《金匱要略論注》）：此比前乾嘔吐涎沫頭痛條，但少“頭痛”而增“吐逆”二字，彼用茱萸湯，此用半夏乾薑散，何也？蓋上焦有寒，其口多涎，一也。然前有頭痛，是濁陰上逆，格邪在頭，故疼，與濁陰上逆，格邪在胸故滿相同，故俱用人參、薑、棗助陽，而以茱萸之苦溫，下其濁陰；此則吐逆，明是胃家寒重，以致吐逆不已，故不用參，專以乾薑理中，半夏降逆，謂與前濁陰上逆者，寒邪雖同，有高下之殊，而未至格邪在頭，在胸則虛亦未甚也。（卷十七）

李彣曰（《金匱要略廣注》）：乾嘔吐逆，胃不納穀也，吐涎沫，脾不攝涎也，_{液入脾爲涎}。此中氣虛寒所致。乾薑溫中，半夏散逆，漿水煎者，酸溫之性可以收液，頓服之，使藥味驟然而下，則治之有力，足以壓下濁涎逆氣也。（卷下）

魏荔彤曰（《金匱要略方論本義》）：乾嘔，吐逆，吐涎沫者，亦胃中虛寒，津液變爲涎沫，隨逆氣上衝作嘔也。乾嘔無物，止有涎沫，虛邪非實邪可知矣。主之以半夏乾薑散方，猶之小半夏湯，惟易生薑爲乾薑，以生薑性僭上而發越，不如乾薑之辛溫，爲度專功理中也。（卷中）

尤怡曰（《金匱要略心典》）：乾嘔、吐逆，胃中氣逆也；吐涎沫者，上焦有寒，其口多涎也。與前乾嘔、吐涎沫、頭痛不同，彼爲厥陰陰氣上逆，此是陽明寒涎逆氣不下而已。故以半夏止逆消涎，乾薑溫中和胃，漿水甘酸，調中引氣止嘔噦也。（卷下）

朱光被曰（《金匱要略正義》）：乾嘔、吐涎沫，屬於上焦有寒矣。但前條有頭痛，則主茱萸湯，以中虛厥氣上逆，非直泄厥陰以和陽明，嘔逆不除也。此則惟增吐逆，吐屬陽明，胃家之陰寒時（批）"時"當是"特"。甚，則但溫中降逆，而吐逆自止矣，半夏乾薑爲的治也。（卷下）

高學山曰（《高注金匱要略》）：言乾嘔而因於吐逆者，又於不嘔吐時，而亦嘗吐涎沫，則其寒逆已甚，故主半夏以降逆，乾薑以溫寒也。杵爲散者，欲其並服渣質，而少停於胃。煎用漿水，取穀氣之爲胃所喜，且以味酸者收逆。又以性涼者爲溫藥之反佐耳。

曹穎甫曰（《金匱發微》）：始而乾嘔（俗名胃泛），繼而吐逆（俗名胃寒，所吐清水），是水氣從胃之上口滲入，胃不納而上泛之證也，加之以吐涎沫，心下必有微飲。其所以異於頭痛一證者，彼但爲胃中濁氣上泛，初無水氣，故但用吳茱萸湯以降逆；此證吐逆，爲膈上有水氣，爲胃中有寒，故用半夏乾薑散以降逆而溫中。徐忠可反以頭痛者爲重，此證爲輕，殆不然也。（卷之四）

原文 病人胸中似喘不喘，似嘔不嘔，似噦不噦，徹心中憒憒然無奈者，生薑半夏湯主之。（二十一）

生薑半夏湯方

半夏半升　生薑汁一升

上二味，以水三升，煮半夏取二升，內生薑汁，煮取一升，小冷，分四服，日三夜一服。止，停後服。

趙以德曰（《金匱方論衍義》）：夫陽氣受於胸中，布息爲呼吸。其胸中，心肺之分，清氣之道也，不宜陰邪閉之；邪閉之則阻其布息，呼吸往來之氣或促、或搏、或逆之，則若噦。心，舍神者也，聚飲停痰則靈識不寧，故徹心憒憒然無奈。是所用半夏之辛溫，燥其濕飲；生辛之辛熱，以散寒，折其逆，則陽得以布，氣得以調，而病

愈矣。（卷中）

李彣曰（《金匱要略廣注》）：陽受氣於胸中，胸中似喘不喘等證，皆寒飲內蓄而陽氣不得伸越之象也。生薑、半夏辛溫之氣，足以散水飲而舒陽氣。然待小冷服者，恐寒飲固結於中，拒熱藥而不納，反致吐逆，今熱藥冷飲，下嗌之後，冷體既消，熱性便發，情且不違而致大益，此《內經》之旨也。此方與前半夏乾薑湯略同，但前溫中氣，故用乾薑；此散停飲，故用生薑。前因嘔吐上逆，頓服之，則藥力猛峻，足以止逆降氣，嘔吐立除；此心中無奈，寒飲內結，難以猝消，故分四服，使胸中邪氣徐徐散也。（卷下）

尤怡曰（《金匱要略心典》）：寒邪搏飲，結於胸中而不得出，則氣之呼吸往來，出入昇降者阻矣。似喘不喘，似嘔不嘔，似噦不噦，皆寒飲與氣相搏互擊之證也。且飲，水邪也；心，陽藏也。以水邪而逼處心藏，欲却不能，欲受不可，則徹心中憒憒然無奈也。生薑半夏湯，即小半夏湯。而生薑用汁，則降逆之力少，而散結之力多，乃正治飲氣相搏，欲出不出者之良法也。（卷下）

高學山曰（《高注金匱要略》）：此言胃寒之氣，上浮心下以及胸中之證治也。蓋謂胃居中土，為熏育上焦、控制下焦之關鍵。胃中自寒而陰沁，則肺氣畏縮而不下引，故似喘；然而肺管未塞，故不喘。膈氣飄忽而不安頓，故似嘔；然而膈非本病，故不嘔也。其胃無陽光以熏育上焦之候如此，又胃中自寒而招侮，則肝氣縱送而嘗上勝，故似噦。然而肝非首難，故不噦也。其胃中陰翳而吸受下焦之候，又如此。但覺從胸至心，徹上徹下，而不可指着，憒憒然無可奈何，而不能名狀者。蓋因上焦之氣，受之陽明之府。今胃寒而陽氣失根株之依輔，譬之兵凶飢饉，窮黎有流亡無策之象也。但此條之證，為寒因特重，故似喘似嘔似噦；逆氣較輕，故不喘、不嘔、不噦。而方意亦多用辛溫之生薑為君，減用辛降之半夏為佐，其立言立方之妙，概可知矣。

門人問曰：胃寒而上沁下吸，溫之降之，固為正治。其溫胃而不用甘草者何也？答曰：生薑辛溫而性善走，取汁用之，則過嗓即發，是所以溫上焦之似喘似嘔也。配半夏以降之，則辛溫之性，漸漸下沉，是溫胃之外，尤欲以辛勝肝，而並治其下焦之欲噦，故於甘草之守中者無取焉。

曹穎甫曰（《金匱發微》）：胸中為上焦昇發水液之區，西醫謂之淋巴幹，氣與水由細管中散出，胸中之氣乃得舒暢。否則乳糜頓滯，即化為濕痰，阻其上出之氣，肺氣欲納而不能受，胃氣欲抗而不能伸，於是似喘不喘、似嘔不嘔、似噦不噦。肺氣不達，胃氣不通，上不得為噫噯，下不能轉失氣，以致徹心中憒憒無奈。究其所以致此者，為其濕痰阻塞膈上，陽氣被遏而不宣也。方用生薑汁以宣陽氣之鬱，用生半夏以祛水氣之停。但使陽氣通於上、濕痰降於下，胸中氣機乃通達無所窒礙，而諸恙自愈矣。（卷之四）

原文 乾嘔噦，若手足厥者，橘皮湯主之。（二十二）
橘皮湯方
橘皮四兩　生薑半斤
上二味，以水七升，煮取三升，溫服一升，下咽即愈。

趙以德曰（《金匱方論衍義》）：成無己謂乾嘔是寒噦焉，胃虛逆冷。由是而言，此證正屬之也。以胃感於寒，邪鬱其陽氣不布，但阻呼吸之息，以成作嘔噦；外不順接四肢，以成厥冷。故用陳皮理氣解鬱，生薑散寒下逆，而陽氣得布，則病愈。（卷中）

徐彬曰（《金匱要略論注》）：嘔兼噦言，則以噦爲重矣。彼有因元氣敗而噦者，此腎虛欲絕也。若從乾嘔來，雖手足厥，明是胃家寒氣結，不行於四肢，故以橘皮溫胃爲主，而合生薑以宣散其逆氣也。（卷十七）

李彣曰（《金匱要略廣注》）：嘔噦至於厥逆，何以不用薑、桂？蓋此因水飲內蓄，其氣但上逆而不溫於四末，故致手足厥逆，非亡陽也。橘皮、生薑散水飲而止嘔吐，爲安胃和中之良劑。與《傷寒論》厥而心下悸者，宜先治水，卻治其厥同意。（卷下）

魏荔彤曰（《金匱要略方論本義》）：乾嘔兼噦，若手足厥者，胃氣虛冷，而陰寒固沍，由胃而見於四肢，所謂四肢禀氣於胃，正氣固禀，邪氣亦必禀也。主之以橘皮湯，行氣溫中，下咽即可卜其愈，爲病之淺者言之也。若夫病之深，陽氣微弱之甚者，則非四逆不足以取效也。或者先用此以順行其義，而後與以四逆，亦次弟淺深之治也。（卷中）

尤怡曰（《金匱要略心典》）：乾嘔、噦，非反胃，手足厥，非無陽，胃不和則氣不至於四肢也。橘皮和胃氣，生薑散逆氣，氣行胃和，嘔噦與厥自已，未可便認陽虛而遽投溫補也。（卷下）

吳謙曰（《醫宗金鑒》）：乾嘔噦，猶言乾嘔，即噦也。東垣以乾嘔爲輕，噦爲重，識仲景措辭之意也。噦而手足厥，乃胃陽虛，是吳茱萸湯證也。若初病形氣俱實，雖手足厥，非陽虛陰盛者比，乃氣閉不達於四肢也，故單以橘皮通氣，生薑止噦也。

〔集注〕程林曰：乾嘔噦，則氣逆於胸膈間，而不行於四末，故手足爲之厥。橘皮能降逆氣，生薑爲嘔家聖藥，小劑以和之也。然乾嘔非反胃，厥非無陽，故下咽氣行即愈。（卷二十二）

高學山曰（《高注金匱要略》）：此及下文，凡兩條，言噦證之治例也。乾嘔噦，猶云噦而乾嘔之義。蓋胃寒不能御下，肝氣從而勝之，故噦。然木邪上逆，必經少陽之部，故並見乾嘔矣。又胃陽虛而下招肝木之寒逆，則其氣既不外貫，而且至陰之氣代爲行令，故手足厥也。以辛溫宣發之生薑爲君，辛溫沉降之橘皮爲佐。蓋性溫所以專暖胃陽，而味辛所以兼平肝逆，則嘔噦厥逆，有不立愈者乎？

曹穎甫曰（《金匱發微》）：乾嘔及呃，皆出於胃氣不和，但病之來源不同，故治法亦異。胃主四肢，胃氣阻塞不能旁達四肢，故手足厥，要其所以致此者，不可以不辨也。水勝血寒，陽氣不達四肢者，手足必厥，但必有兼證，或爲吐利交作，或爲下利，其脉必細弱無力，此宜四逆、理中者也。或濕痰與宿食交阻中脘，陽氣不達於四肢，則手足亦厥，其人或欬，或悸，或小便不利，或腹中痛而泄利下重，此宜四逆散者也。若但見乾嘔、呃之證，其脉必不微細，亦無泄利下重之變，胃中陽氣所以不達四肢者，要不過氣機阻塞耳。故但用生薑以散上膈之鬱，橘皮以發胃中之閉，溫服一升而下咽即愈矣。（卷之四）

原文 噦逆者，橘皮竹茹湯主之。（二十三）

橘皮竹茹湯方

橘皮二升　竹茹二升　大棗三十個　生薑半斤　甘草五兩　人參一兩

上六味，以水一升，煮取三升，溫服一升，日三服。

趙以德曰（《金匱方論衍義》）：中焦者，脾胃土也。土虛，則在下之木往以乘之，穀氣因之不宣，變爲噦逆。是以用橘皮理其中氣而昇降之；人參、甘草以補土之不足；生薑、大棗宣發穀氣，更散其逆；竹茹者性涼，得金氣之正，用之以降膽木之風熱耳。（卷中）

魏荔彤曰（《金匱要略方論本義》）：噦逆者，胃氣虛寒固矣。亦有少挾虛熱作噦者，將何以爲治？仲景主之橘皮竹茹湯。橘皮、竹茹行氣清胃，而毫不犯攻伐寒涼之忌，佐以補中益氣溫胃之品，而胃氣足，胃陽生，浮熱不必留意也。上諸方，於嘔吐噦家淺深緩急之治，可謂至詳盡矣。業醫者，於論中明其理，於方中辨其法，亦不患脾胃有難調，而胃病莫措手之疑也乎。

何云：半夏瀉心湯證以下，皆爲嘔家挾痰飲者立也，但有寒熱之不同，虛實之各別，陽明須分經分府，嘔吐當知少陽、厥陰。仲景之嚴辨，至深切矣。何後學之弗思也？夫半夏瀉心，爲寒在胃中，飲停心下，久而發熱者設也；黃芩、生薑，爲熱在胃經，飲留腸內，久而下利者設也；小半夏湯，爲胃陽漸衰，陰痰內滯，嘔而不能食者設也；四逆湯，別厥陰之嘔，勢必發呃，以救急者立也；小柴胡，爲發熱之嘔，少陽之嘔者立也；大半夏湯，爲虛而挾痰，吐且嘔者立也；生薑半夏湯，爲痰在胃家，變生喘嘔者設也；生薑、陳皮，爲胃弱挾痰，虛之淺者設也；橘皮、竹茹，爲胃氣既虛，復有痰熱者立也。何一之勿詳且明耶？（卷中）

吳謙曰（《醫宗金鑒》）：噦即乾嘔也。因其有噦噦之聲，而無他物，故不曰乾嘔，而曰噦逆，屬氣上逆爲病也。上逆之氣，得出上竅，皆能作聲，故肺虛氣上逆，則作欬，氣從喉出而有欬逆之聲，若爲邪所阻，則爲喘滿，故無聲也。胃虛氣上逆，則作噦，氣從咽出而有噦逆之聲。若與物凝結，則爲痞痛，故無聲也，是知氣病也明矣。然邪氣所湊，正氣必虛，故用橘皮、竹茹、生薑以清邪氣，人參、甘草、大棗以補正氣，則上逆之氣自可順矣。（卷二十二）

高學山曰（《高注金匱要略》）：逆者，即上條手足厥之互詞，且兼逆氣上衝在內，以湯意按之。此與上條之證，頗同而較重者。蓋上條爲胃寒而下招肝侮，是肝無倡亂之罪，特以胃寒而吸之所致。故橘皮湯，主生薑以重責胃寒，佐橘皮以輕責肝逆也。此條之胃寒，既比上條爲甚，而尤多胃虛一證，且肝中寒逆，原有上犯之勢，是肝逆爲首惡，而胃中虛寒而不能守御，罪止爲從耳。故本條之橘皮竹茹湯，主橘皮而重責肝逆，佐生薑以兼責胃寒，佐人參以並責胃虛也。竹茹具肌肉之象，而通上下之節者，用以爲使，是欲其佐參薑以達陽明之氣，佐橘皮以通厥陰之逆，故加之也。然後以大棗、甘草，擡高諸藥，令其從上歷中，復從中至下。而漸收沉降溫補之功效也。

本草載前人論橘皮，辛苦而溫，謂是脾肺氣藥，遂以消痰下氣實之，夫謂之氣藥固矣。至以爲專走脾肺則非也，愚按橘之物理，不特凌霜變黃，交冬成熟，其性從上降下，得斂伏之氣，且瓣則酸甘，皮則辛辣。酸甘，具乙木之陰象，而似血液；辛辣，具甲木之陽象，而主神氣。況諸果之外皮，俱屬包裹收藏之性者乎，則橘皮爲厥陰肝經溫降之氣藥無疑。至於從味之辛而走肺，從氣之溫而走脾，不過爲經歷之小憩處，而非其性情之所向也。性味溫降而散，故入肺以豁痰，入脾以宣氣者，不過爲旁試之小效處，而非其精專之本技也。仲景嘔噦方中，君此之深意，不從可識乎。

曹穎甫曰（《金匱發微》）：噦有寒熱之別，噦而腹滿條及前條已詳言之矣。若但噦逆而別無兼證，在上無乾嘔、手足厥之變，在下無腹滿之變，則但爲中氣之虛，而微見膽火之上逆。中氣虛則陽氣不能外散，而阻於膈上，兼之膽火內鬱，於是吸入之清氣與之相觸，遂病呃逆。方以橘皮竹茹爲名者，橘皮以疏膈上停阻之氣，竹茹以疏久鬱之膽火，而呃逆可止矣。然呃逆之由起於上膈不散之氣，膽火之上衝亦爲此不散之氣所鬱，而氣之所以不得外散者，實因中氣之虛。故知此方橘皮、竹茹爲治標，大棗、生薑、甘草、人參爲治本，不然，但用橘皮、竹茹亦足以治呃矣，既愈之後，能保其不復噦耶！（卷之四）

原文 夫六府氣絕於外者，手足寒，上氣，脚縮；五藏氣絕於內者，利不禁，下甚者，手足不仁。（二十四）

趙以德曰（《金匱方論衍義》）：六府主表，陽也；五藏主裏，陰也。陽爲衛，陰爲榮。若六府絕，衛先不行於外，不行於外則離經脉，經脉起於手足，故手足寒。陽主昇，在息爲呼，外絕則氣上出，出而不返則下絕，下絕則寒，寒則筋急，故脚蹉縮。五藏絕，榮先不行於內，內不行則陰氣去，大便屬陰，故下利不禁，甚則血離於外，故手足不仁。（卷中）

徐彬曰（《金匱要略論注》）：此言凡病危篤，必藏府之氣先絕，而藏尤主利也。謂人有利雖久，而起居如平人，府藏之氣未絕故也。如六府氣先絕於外，則六府爲陽，陽所以溫手足，御三焦。氣既絕於外，則手足無陽以運而寒，胸中無陽以御下焦之陰而上氣，脚下之陽道不行，則有陰無陽，而脚縮不能伸。五藏氣先絕於內，則腎不能爲胃關，而利不禁，不禁之極，爲下甚，手足因無陰以維陽，而藏氣不相統攝，則爲不仁，不仁者，伸縮皆不能也。（卷十七）

李彣曰（《金匱要略廣注》）：六府屬陽，四肢爲諸陽之本，故六府氣絕者，手足寒，陽虛則氣脫而無根，故上氣。經云：陽氣者，柔則養筋。今陽氣虛寒，寒主收引，筋失所養，故脚縮也。五藏屬陰，經云：陰在內，陽之守也。陰虛不能固守於內，以致下焦不合而利不禁，手足不仁者，下多亡陰，血液既脫，肌肉榮養無資，故搔之不知痛癢也。（卷下）

魏荔彤曰（《金匱要略方論本義》）：嘔、吐、噦，胃氣上逆者，脉證治法俱詳論列矣。其胃氣下行之下利，更進明之。經言陽受賊風虛邪則入六府，陰受飲食不節，起居不時，則入五藏。六府者，胃府主之；而五藏者，脾藏主之。故仲景言下利之故，必歸重於藏府之氣，就外證以決其絕否。要在不外決之於脾藏胃府而已。脾胃表裏陰陽，實相關紐，存則俱存，絕則俱絕，雖可以分屬諦審之，而終難判然二之也。夫六府氣絕者，何以徵之？手足寒，四肢不稟氣於胃也；上氣，氣充則順，氣微乃逆也；脚縮者，胃陽衰微，欲絕命門之火，可知下部虛寒，其腿自卷；囊不縮者，正見不同少陰證而爲陽明之證也。五藏氣絕者，又何以徵之？利不禁下。蓋脾土者，水穀之大防，土失令而水穀不化，清濁不分，此利不能禁之而自下也；甚者手足不仁，陽脫於腸胃，陰痹於隧道，宗陽衰而榮衛竭，手足所以類中風之不仁，而其實無外感之邪，俱內虛之至也。〔批〕內虛則生風，所以後人有類中風之說。乃脾胃分言內外者，就表裏明之，使人知其相屬之理，又有各著之義。庶幾洞然病機，而知所調濟也。此下利家之久而失治，漸成沉痼之疾者。（卷中）

尤怡曰（《金匱要略心典》）：六府爲陽，陽者主外，陽絕不通於外，爲手足寒，陽不外通，則並而上行，爲上氣脚縮也。五藏爲陰，陰者主內，陰絕不守內，則下利不禁，甚者不交於陽，而隧道痹閉，爲手足不仁也。（卷下）

朱光被曰（《金匱要略正義》）：此泛言藏府內外之別，以見利爲藏病，而所關尤重也。夫人身六府爲陽，陽主衛外，而運行手足，榮貫三焦。如六府受邪，則衛外之氣機不利，而乾健之理歇絕，由是手足惡寒，陽不運也。上氣脚縮，鬱陽不伸也。夫府陽爲病氣阻絕，其外狀如此。若五藏屬陰，陰至（批）"至"恐是"主"訛。內守，藏真受邪，則內守之真元不固，若決堤防而綱維之理衰絕，由是下利不禁，腎關弛也。且下甚而手足不仁，營虧不充四肢也。藏陰爲病氣阻絕，其內象如此，可見利爲藏病，治法尤宜詳慎。仲景揭明於前，以嚴戒謹之意。按"氣絕"兩字，當作病氣隔絕論。若真陰陽氣絕，豈止手足寒與不仁哉。（卷下）

高學山曰（《高注金匱要略》）：此總言下利之死證重證，爲後文二十七、三十八兩條之綱領。府藏兩氣字，俱指陽氣而言，因人身以陽氣爲生死之根蒂故也。六府行五藏之氣，而主充貫之用，府氣外絕，則充貫無根，手足爲陽氣之末，故先寒。又府氣自絕，不但不能充貫，而且有上散下脫之勢。上散，故其胸中之氣，但上浮而不下納；下脫，故其脚下之氣，有上縮而不下伸矣。五藏藏六府之氣，而主提挈之神。藏氣內絕，則提挈無力，腸胃失關鍵之權，故利不禁。此下利者，以手足寒、上氣脚縮，及不禁者，爲死候也。下甚兩句，又就上文之死證，而言不犯之重證。因下甚，有似於藏絕；手足不仁，有似於府絕，而實有分辨故也。蓋下甚者，或傾腸倒肚，而泄注有勢，或連三帶五，而遍數有度之謂。若不禁，則肛門不收，宛如漏下者是也。又手足不仁，是氣虛於內，而靈醒之妙用外微。手足寒，是火熄於中，而照耀之餘溫退氣。於此而失辨，不致誤爲藏府垂絕而棄之者，幾希矣。

曹穎甫曰（《金匱發微》）：氣之行於六府者，水分之寒得血分之溫，蒸化外出者爲衛。血分溫度不高，則水分不能化氣達於皮毛之外而手足寒；水氣留着上膈，裏氣阻而不出，外氣吸而不納，則爲上氣，病屬太陽。腸胃燥熱，大便不通，熏灼陽明支脉，股下牽掣右膝外廉屈而不伸，病屬陽明。脾濕下陷，腎陽虛而不能泄水，溢入回腸則利不禁，是爲陰氣內絕。脾主四肢，脾濕下陷，陽氣不達，故手足不仁，甚則逆冷。仲師不

言者，蓋即在不仁之內也，病屬三陰。沈自南説不精，以腳縮爲陽虛生寒，尤謬。（卷之四）

原文 下利脉沉弦者，下重；脉大者，爲未止；脉微弱數者，爲欲自止，雖發熱不死。（二十五）

趙以德曰（《金匱方論衍義》）：按仲景《傷寒論》在厥陰證中。注曰：沉爲在裏，弦爲拘急，裏氣不足，主下重；脉大則病進，此利未止；脉微弱數者，邪氣微而陽氣復，爲欲自止，雖發熱，止由陽勝，非大逆也。注文如此。

然而陰弱不亂所回之陽，發熱甚者，亦必治之，但不死而已，恐亦不宜大熱。《內經》曰：下利發熱者死。雖然，不惟厥陰若是，其少陰下利亦然。《傷寒論》謂：脉緊下利，脉暴微，手足溫，利自愈。又謂：下利，手足不逆冷，反發熱，不死。是皆謂陰寒下利者然也，非滯下之利，滯下則多熱，若更發熱，難治。（卷中）

徐彬曰（《金匱要略論注》）：下利者，裏有邪也，而上下輕重不同，皆於脉別之。假令脉沉則爲寒，弦爲氣結，沉而弦，則爲病邪結於下焦，故下體之陽道不行而重。脉大主虛，主邪盛，故大則爲未止。微弱者邪衰，正亦衰也，數爲陽脉，於微弱中見之，則爲陽氣將復，故知欲自止。下利熱不止者，死，謂陽亡於外，陰亡於內也。脉既微弱數，則邪去，邪去發熱，則雖有餘邪，正將勝之，故曰不死。（卷十七）

李彣曰（《金匱要略廣注》）：沉弦皆屬陰脉，下重者，陽虛，氣不昇舉也，下利脉宜虛細。經云：大則病進。又云：泄而脉大，爲難治。以脉與病不相應，故未止也。若脉微弱，此脉與病相應者，兼數，則陽氣得復，故爲欲止。下利忌發熱，雖發熱不死，以陽氣尚存也。此治傷寒例也。（卷下）

魏荔彤曰（《金匱要略方論本義》）：再診下利家之脉，脉見沉弦者，知有下重之證也。此滯下之病，非飧泄之病也。沉爲陽陷入陰分，沉中見弦，爲少陽之氣不能宣達，故氣隨陽降而下重也。脉沉弦而大者，陽氣陷入之深而且多，故爲未止；脉微弱者，陽氣陷入淺而少，更兼見數，陽氣勃勃欲動於陰，斯易爲昇達也，故爲欲自止。是以雖滯下，而發熱亦不死也。若夫脉沉弦而大，再身見發熱，陽邪入陰而熾盛，陰分受傷而煎耗，可以有死之道也。然善治之，昇其陽、散其邪、救其津、保其陰，亦非盡可死之證也。（卷中）

吳謙曰（《醫宗金鑒》）：沉主裏；弦主急；下重，後重也。下利脉沉弦者，故里急後重也。滯下之證，發熱脉大則邪盛爲未已也，脉微弱數者則邪衰，病當自止，雖發熱不死也。由此可知脉大身熱者死也。（卷二十二）

陳念祖曰（《金匱要略淺注》）：下利證，有重輕，當以脉別之，假如下利脉沉者，主裏；弦者，主急，見是脉者，則知其裏急下重，脉大者爲邪盛，又爲病進，見是脉者爲未止，微弱者，正衰而邪亦衰也。數者，陽之象也。脉微弱中而見數者，則爲陽氣將復，故知其利欲自止，雖下利以發熱爲逆證，而既得微弱中見數之脉，邪去正復，發熱必自已而不死。

此以脉而別下利之輕重也。《內經》以"腸澼身熱則死，寒則生"，此言雖發熱不

死者，以微弱數之脉，知其邪去而正將自復，熱必不久而自退，正與《內經》之説相表裏也。（卷八）

朱光被曰（《金匱要略正義》）：上言下利爲藏病，故里急後重，脉主沉弦，沉與弦皆陰脉也。邪有盛衰，故脉有大小。大即沉弦中之大，微弱即沉弦中之微弱。大爲邪盛，微弱爲邪衰，數爲陽脉，凡陰病得陽脉者生，故雖發熱不死也。（卷下）

曹穎甫曰（《金匱發微》）：脉沉弦爲有水，此《傷寒》《金匱》之通例也。水與濕並，乃病下利，水流動而濕粘滯，故利而下重，此爲四逆湯證，爲其寒濕下陷也。予治此證，見膿血者，或用附子理中湯加柴胡、升麻，所以疏鬱而消毒也；痛甚則加乳香、沒藥，所以止痛也。此厥陰下利，雖下重而不宜涼劑者也。若夫寒盡陽回，則陽明脉大，是其始病寒濕而利不止，繼乃寒濕變爲燥熱，而利仍未止，是即後文下乃愈之證，宜用大承氣湯者也。惟邪盡正虛，脉乃微弱；邪盡則利欲自止，陰盡陽回，脉乃微弱而兼數，則尤可決其利將自止也。此證雖脉數而渴，甚至發熱、圊膿血，但用清熱去濕之白頭翁湯，一二劑可愈。故曰雖發熱不死，不似肢冷、脉伏，治以溫藥而厥不還者，爲必無生理也。（此條見《傷寒論·厥陰篇》。）（卷之四）

原文 下利，手足厥冷，無脉者，灸之不溫。若脉不還，反微喘者，死。少陰負趺陽者，爲順也。（二十六）

趙以德曰（《金匱方論衍義》）：手足，諸陽之本，十二經脉之所起也。論曰：脉者，血之府。氣主煦之，血主潤之。則是氣司脉之動息，血充脉之形體也。血不能自至，必氣以將之。氣即陽也、火也，若陰寒之氣盛，則陽火之氣衰，不能布散流通於經脉，津液亦不行，聚而下利，所以脉無、手足冷。

若殘陽尚有根於中，未竭於藏者，則以艾灸接引孤宿之火，布散經脉，手足但溫則生。其陽已絕於藏，止存呼吸之息，用艾灸之，則無根之陽反從灸火上炎，奔迫爲喘而脫矣，故死。

趺陽，胃脉土也；少陰，腎脉水也；負者，克也。若少陰受負於趺陽，是土猶足以制水，陽庶乎可回也。仲景嘗謂：下利脉不出，屬少陰者，灸少陰。此雖不言所灸之處，係厥陰證中集於此，必當灸厥陰之榮也。（卷中）

李彣曰（《金匱要略廣注》）：下利至厥冷無脉，氣已脫矣，又灸之不溫，脉不還，反微喘，則氣更無根而上逆，所謂真元耗損，喘出於腎氣之上奔是也，故死。

下利病在脾胃。少陰腎脉屬水診在太谿，足內踝後，趺陽胃脉屬土在足面上。若少陰脉勝，則水邪乘土，爲逆；今少陰脉負於趺陽負，敗也，則土能制水，水敗土勝，故順也。（卷下）

魏荔彤曰（《金匱要略方論本義》）：仲景更爲引《傷寒論》中言厥陰證下利之條云：下利，手足厥冷，無脉者，灸之不溫。若脉不還，反微喘者，死。少陰負趺陽者，爲順。余於《傷寒論》中比屬五條而注之甚詳。內一條亦見於篇末，當於五條下參觀。至少陰證內少陰負趺陽一條，注亦不必載，亦可於《傷寒論》中本條下詳審而有會焉。蓋

彼兼直中、傳經寒熱二邪言治法，此則單言下利之寒邪，而不及於熱邪也。所引五條皆然，學者識之。（卷中）

尤怡曰（《金匱要略心典》）：下利、厥冷、無脉，陰亡而陽亦絕矣。灸之所以引既絕之陽，乃厥不回，脉不還，而反微喘，殘陽上奔，大氣下脱，故死。下利爲土負水勝之病，"少陰負趺陽"者，水負而土勝也，故曰順。（卷下）

朱光被曰（《金匱要略正義》）：下利而至厥冷無脉，真陽欲絕矣。所以追元陽而通脉者，莫捷於灸，如灸關元、厥陰等穴。而手足不温，脉不還，反加微喘，則陰氣已從下脱，而無根之陽反從火氣奔騰於上，下竭上脱，生氣絕矣。蓋腎爲水藏，主閉藏，邪擾之，則關鍵不固，水邪横逆，反勝脾土而爲下利。是少陰脉勝，趺陽脉負，爲邪盛爲逆；少陰脉負，趺陽脉勝，爲邪衰爲順也。下利以脾胃爲主，脾胃强，雖有賊邪，亦不驅而自去也。（卷下）

曹穎甫曰（《金匱發微》）：脾主四肢，脾藏虛寒則手足厥冷；心主脉與血，心房血虛則無脉。欲温脾藏，莫如乾薑、甘草；欲强心房，莫如附子。則四逆湯其主方也，此爲有脉者言之也。若血分中熱度消歇，以至脉伏不鼓，則非藥力所及，是當通灸三陰諸穴，使陽氣四達而手足當温，脉伏當出。若既灸之後，手足依然逆冷，脉之伏者依然不還而反見微喘，則是血虛於裏、氣脱於外，危在旦夕矣。（卷之四）

原文 下利有微熱而渴，脉弱者，今自愈。（二十七）

趙以德曰（《金匱方論衍義》）：此證亦在《傷寒》厥陰證中。以上條下利發熱觀之，若同而異。彼以脉弱數爲陽復而陽勝，惟言不死耳；此脉獨弱，乃是陰退陽復，在表作微熱，在裏作渴，終不與熱甚更勝者同，故曰自愈。

雖然，治病在乎審察毫厘，不惟熱有微甚，渴亦不可一途論也。如少陰病，傷寒五六日，自利而渴，其小便白者，則以其渴不謂之熱而謂腎虛引水自救。由是言之，病之變化，一言而可窮乎？（卷中）

徐彬曰（《金匱要略論注》）：前章既言下利脉微弱數，爲欲自止，雖發熱不死，此六條，即前意。而言脉證或有參差，其内邪喜於外出則一理也。但變熱者，必見血耳。故謂下利本客寒傷裏，苟非直中陰證，必陰陽互勝，陰勝難愈，陽勝易愈，假令微熱，是邪出表也。而渴是胸中陽勝也，且脉弱則在内之邪氣少矣。雖不治之，邪去正自復，故令自愈，不必喜功生事也。若既有微熱，脉不弱而數，數亦陽勝也，更汗出，則熱從外瀉矣，故亦令自愈。設脉數中兼緊，則寒邪尚堅，爲未解矣。若數脉與渴並見，亦是陽勝，故令自愈。設不瘥，則寒既退而病不退，不宜責寒矣。乃熱多，必反動其血，故曰必圊膿血，以有熱故也。若發熱而汗，與上同，更脉弦，則裏證見弦爲陽脉，是陽勝也，陽勝則愈。乃有下利而失氣不已，此氣滯而亂，又在寒熱之外，故但利其小便，小便利則氣化，氣化則不亂也。若下利果屬寒，脉應沉遲，反浮數，其陽勝可知，而尺中自濇，濇爲陽邪入陰，此亦熱多，故曰必圊膿血。

論曰：下利之因多端，不可不詳。有熱傷而便腸垢者，臭穢之甚，且色黄也；若黄非焦黃，只淡黃色者，立齋云：黃爲脾家正色，不能結而散，乃脾虛之甚也。有誤下而恊熱利者，必臍下熱，或大孔熱也；有燥糞結而利者，必譫語也；有直下水者，此傷食而滯腸中之氣，使泌別失職也；有利清水，色純青，心下必痛，口乾燥者，此少陰病，又兼客熱內攻肝腎，至急宜下之證也；有少陰病，欲吐不吐，心煩，但欲寐，五六日自利而渴者，屬少陰，更小便色白益確，以下焦有寒，不能制水，故令色白也；有慣晨瀉者，此腎瀉也；有泄瀉數年者，此謂之水土同化，乃脾泄也；有或瀉或不瀉者，此濕瀉必兼微脹也；有間瀉，瀉反快者，此飲瀉也；有痰壅肺氣，使大腸虛而下利者，必兩寸滑也；有完穀不化者，此傷風餐瀉也；有溏糞者，此濕勝也；有鴨溏者，此清水中有屑細如鴨之屎，乃肺虛，或大腸有寒也；有非水、非完穀、非腸垢，但色不黃，而臭不甚，瀉而不實者，此下利清穀也。若本文數段，正所謂下利清穀耳。清穀謂食已化而不實，比欲愈之溏，則有水雜之也。（卷十七）

李彣曰（《金匱要略廣注》）：下利，微熱而渴，陽氣復也；脉弱，則邪氣去，胃氣存，且脉與病相應，故自愈。（卷下）

魏荔彤曰（《金匱要略方論本義》）：蓋下利之證，有熱者尚病淺，無熱者病已甚也。無論爲飧泄，爲滯下，俱以胃陽爲宗主。此有頹靡，則難於援救矣。所以下利有微熱，知陽氣未絕也；兼渴，陽氣尚有餘也；脉雖弱，正雖虛，而邪熱亦不盛，故知其人必自愈，而不必妄爲醫治也。（卷中）

尤怡曰（《金匱要略心典》）：微熱而渴者，胃陽復也；脉弱者，邪氣衰也。正復邪衰，故令自愈。（卷下）

原文 下利脉數，有微熱汗出，今自愈；設脉緊爲未解。（二十八）

趙以德曰（《金匱方論衍義》）：此亦嘗出《傷寒》厥陰證中。注文謂：下利，陰病也；脉數，陽脉也；陰病見陽脉者生，微熱汗出，陽氣得通也。雖然，本經亦自有陰陽退復之義，何則？《內經》曰：厥陰之下，中見少陽。故厥陰者，兩陰交盡而陽乃復生，於是陰者是其本，陽是其標；從本則寒，從標則熱。所以治厥陰不治標本，從乎中治。李東垣云：不偏不倚是中也。是故此之下利者，是其本之陰寒過也；其脉數，微熱汗出，是其標之陽火復也。復則其內之陰邪從而之表，發熱汗出而散，散則標本和，其病不治自愈。設脉緊，爲寒猶勝，故未解。（卷中）

李彣曰（《金匱要略廣注》）：下利脉數微熱，陽氣復也。汗出者，榮衛和而津液通，故自愈。緊則爲寒，屬陰脉，陰寒有餘，陽氣未復，故未解，《傷寒論》曰下利，以胃中虛冷，故令脉緊是也。（卷下）

魏荔彤曰（《金匱要略方論本義》）：再者下利脉數，有微熱，證脉相符，陽氣猶有餘可知也。汗出陽昇，陽昇則氣昇，氣昇則不致下降而利，亦可知其人必自愈也。設脉不數而緊，則不見熱而見寒。是脉之數，證之有微熱汗出，俱陰盛於內，逼陽於外，乃下真寒、上假熱之重證矣。急宜溫中散寒，回陽止利之不暇，豈望其可解乎？故仲景明示當於脉求之喜也。不然方危迫之甚，救死不贍矣。（卷中）

原文 下利脉數而渴者，今自愈；設不差，必清膿血，以有熱故也。（二十九）

趙以德曰（《金匱方論衍義》）：仲景於少陰證中下利便膿血者，悉屬虛寒，以桃花湯主之，或留聚者刺之。而獨此厥陰清膿血爲熱，何哉？蓋爲脉數而渴，故言有熱也。由是觀之，少陰以桃花湯主者，脉必不數也。仲景以脉辨寒熱，設脉數，豈復以是湯治之？

若夫以此證，亦非先有其熱，初因陰盛，而後陽復勝之故也。何以知之？謂脉數而渴，今自愈以故。可見夫陽復而可退其陰寒也。反不差，則是陽復之過，更勝其陰，遂陽熱而清膿血也。非若上條微熱而渴、脉弱者，脉弱則熱不甚，不甚則不能更勝，惟與陰和而已。此之脉數，下利又不止，故成協熱也。（卷中）

李彣曰（《金匱要略廣注》）：脉數爲熱，《傷寒論》云脉數不解，而下利不止，必協熱而便膿血是也。（卷下）

魏荔彤曰（《金匱要略方論本義》）：又有下利脉數而渴者，渴亦陽氣猶有餘之證也，必自愈。設不愈，則必爲挾熱之利，熱且蓄停腸脘，釀爲污穢膿血隨利而下，此又陽氣太盛，成爲熱邪下利，固以陽氣有餘爲吉，然又不可太盛成熱邪傷陰，致陽復有偏勝之患也。（卷中）

尤怡曰（《金匱要略心典》）：脉數而渴，陽氣已復，亦下利有微熱而渴之意。然脉不弱而數，則陽之復者已過，陰寒雖解而熱氣轉增，將更傷陰而圊膿血也。（卷下）

曹穎甫曰（《金匱發微》）：人體之强弱，視血熱之存亡爲進退。血熱之存亡不可知，要當驗之於脉。下利見陰脉則難愈，見陽脉則易愈，其大較也。是故下利脉沉弦，則病下重，由血熱爲水氣所壓，相抗於下部也，此爲初病者言之也。病者脉微而厥，則爲下利清穀，由血中温度消亡而水氣獨勝也，此爲病甚者言也。按其外證爲惡寒，爲肢冷；其裏證爲不渴飲，小便色白，莫不以陽氣退爲病進。至如下利脉數，則血熱漸高，加之以渴，則水氣漸減，此即死陰盡去、生陽來復之佳兆，固當不藥自愈。間亦有不即差者，則一變而圊膿血，此爲陽回太暴，然究非死證，白頭翁湯、桃核承氣湯俱可隨證酌用，要不當泥於始病之陰寒，而漫用桃花湯也。（卷之四）

原文 下利脉反弦，發熱身汗者，自愈。（三十）

趙以德曰（《金匱方論衍義》）：此脉初不弦，後乃弦，故曰脉反弦。弦者必輕虛，春脉之弦也，以見少陽之氣昇發矣。其陽氣之爲陰寒所復，下陷聚液成利，一旦得回行昇發之政，其陰邪從而之表，發汗而散，故利自愈。與上條脉數微熱汗出者脉不同，其自表而解之義則同也。（卷中）

李彣曰（《金匱要略廣注》）：弦爲風脉，病屬外感，下利、脉弦發熱，則證在表而所感淺，汗出則津液通而邪易散，故愈。

又按弦爲陰脉，下利亡陰，見弦脉則陰生矣。《傷寒論》曰：陽明病，循衣摸牀，

微喘直視，脉弦者生。彼以陽亢生陰而活，此以陰虛生陰而愈也。（卷下）

魏荔彤曰（《金匱要略方論本義》）：再者下利，脉反弦而發熱，是又非脉沉弦之下重身熱，有死之理也。脉不沉而見弦，則浮而弦也。浮而弦，陽氣由少陽昇達之象，知不陷下而能昇上也，故發熱身汗，只爲陽昇利止之象，而不必他疑也。所以必其人方愈也。上四條辨陽氣之虛實，有熱之真假，陰陽之不可偏勝，陽氣之是否昇陷，可謂詳盡極矣。〔批〕以上四條輾轉辨證，大費苦心，研求方得之。（卷中）

尤怡曰（《金匱要略心典》）：弦脉陰陽兩屬，若與發熱身汗並見，則弦亦陽也，與脉數有微熱汗出正同，故愈。

按，上數條，皆是傷寒邪氣入裹之候，故或熱，或渴，或汗出，或脉數，陽氣既復，邪氣得達則愈；若雜病濕熱下利之證，則發熱、口渴、脉數，均非美證。《內經》云："下利身熱者死。"仲景云："下利，手足不逆冷，反發熱者不死。"蓋《內經》所言者，雜病濕熱下利之證；仲景所言者，傷寒陰邪內入之證，二者不可不分也。（卷下）

曹穎甫曰（《金匱發微》）：下利一證，其脉始於沉弦，由沉弦而沉遲，由沉遲而沉微，其人固已垂死矣。若遲微之脉一變而爲浮弦，則太陽寒水之氣已受血熱蒸化，將從皮毛外泄。仲師所謂反弦者，反之言轉，弦之言緊，謂沉微之脉一轉而成太陽浮緊之脉也，由浮緊之脉而發熱，由發熱而汗出則內陷之寒濕已從太陽外解，病有不愈者乎？（卷之四）

原文 下利氣者，當利其小便。（三十一）

趙以德曰（《金匱方論衍義》）：下利氣者，氣與利俱下也。由氣不化，以致水穀不分，並於下焦而成利。然陰前通則陽氣行，行則水穀分而利止矣。（卷中）

李彣曰（《金匱要略廣注》）：《靈樞》云：脾病得後與氣，則快然如衰後者，大便也；氣者，失氣也。蓋脾邪壅滯，故失氣則快，今下利失氣者，利其小便，使膀胱得氣化而出，通其前即所以快其後也。（卷下）

魏荔彤曰（《金匱要略方論本義》）：下利氣者，下利失氣也。清氣所化，出於小便，陽也；濁質所變，出於大便，陰也，人之常也。今清氣出於大便，清濁陰陽不分也。法當利其小便，使清氣仍自小便出，則下利可已矣。（卷中）

高學山曰（《高注金匱要略》）：此與後文五十條之氣利不同。下利氣者，水泄下利，而兼失氣之謂。是下利爲主病，而失氣爲兼證也。利小便，則水氣從小腸而滲走膀胱，故下利可止。其小腸之氣，與水俱行，而隨機化去，故大腸之失氣，亦可止矣。若五十條之氣利，爲氣陷腸滑，而溏垢因氣俱出，是氣陷爲主病，而腸滑之似利者，爲兼證也。訶黎勒溫煖固濇，溫煖則昇陷以理氣，固濇則托滑以除利。粥飲和而頓服，使留戀於胃，而下提大小腸之陷滑耳。此曰下利氣，彼曰氣利，其叙證先後之次，即斷病重輕之案也。

曹穎甫曰（《金匱發微》）：下利一證，決無小便，此盡人之所知也。但仲師所謂下利氣者當利其小便，究屬何因？其與後文氣利用訶黎勒散止濇者，究竟是一是二？此不可以不辨也。蓋本草所謂下利氣者，爲方在下利，肛門辟辟作聲，一似轉失氣者，氣與腹中殊不相接，此利實關下焦。（《太陽篇》：理中者，理中焦。此利在下焦，可與赤石脂禹餘粮湯，不差，當利其小便，即此證。）下焦陽氣不通，水道閉塞，氣乃並注於肛門，於五苓散中重桂枝以達陽，合四苓以泄水，但令水泄於前，即氣還其故，而利自愈矣。若夫氣利用止濇之訶黎散者，實因久利而氣虛下陷，意與近人治晨泄用四神丸略同。予昔寓白克路，治鄉人陶姓曾用之，所用爲訶子壳，取其味濇能止，彼以藥末味濇不能下咽，和入粥中强吞之，日進一服，三日而止，與當利小便之證，病原固自不同也。（卷之四）

原文 下利，寸脉反浮數，尺中自濇者，必清膿血。（三十二）

趙以德曰（《金匱方論衍義》）：此證亦出《傷寒論》厥陰證。寸以候陽，尺以候陰；陽爲氣，陰爲血。夫下利本屬陰寒之病，脉當沉遲，而今寸反浮數，則是陽盛於上，而下不與陰和；陰，血也，血不得氣和，則不榮於經，不藏於肝，而散入腸胃，故見尺中之脉濇，所以其血積清廁也，因用利而出之。（卷中）

李彣曰（《金匱要略廣注》）：寸脉屬陽，浮數爲陽脉，寸脉浮數，則陽氣有餘而搏陰血。尺脉屬陰，濇爲少血，尺中自濇，則陰氣不足而爲熱所迫也。故下利者，必圊膿血。（卷下）

魏荔彤曰（《金匱要略方論本義》）：下利，寸脉反浮數，尺中自濇者，熱在下也。寸脉浮數，陽欲昇也；尺脉自濇，爲陰所陷而不能昇也。浮數者，熱之淺而易散者也；濇者，陰虛熱盛，傷其下焦之血，血室中有膠凝之象，故尺脉見濇。人之腎水不足，則尺脉見濇，不知血室中血膠凝則亦不足，故亦如水不足之見濇也。因而熏灼腸胃變爲膿血，此又熱入之深，急宜清其下焦之實熱也。（卷中）

尤怡曰（《金匱要略心典》）：寸浮數者，陽邪強也；尺中濇者，陰氣弱也；以強陽而加弱陰，必圊膿血。（卷下）

周孝垓曰（《金匱要略集解》）：張璐曰：下利爲陰邪，浮數爲陽脉，若陰盡復陽，則尺脉自和，今尺中自濇，乃熱邪搏結於陰分，雖寸口得陽脉，究竟陰邪，必走下竅而便膿血也。宜白頭翁湯治之；膿血止，芍藥甘草湯。（卷下）

高學山曰（《高注金匱要略》）：此"反"字，又對下利而言。蓋謂下利，則氣從下趨，其脉多是沉弦、沉滑、沉遲、沉緊之類。即係熱利，亦宜沉數、沉洪者爲合。乃病則下利，而其寸口之脉，反不沉而浮，且不弦滑遲緊，而於浮處又反見數。夫數爲熱，熱從浮而見寸口，則其上焦之邪熱甚熾，而有下逼之勢矣。又尺中屬下部，尺中見濇，濇爲血液凝聚之診，合而斷之，謂非陽熱下刮陰血之候乎，故知其必圊膿血也。

曹穎甫曰（《金匱發微》）：下利一證，其脉多見沉遲，而不應反見浮數，爲其寒濕下陷也。若見浮數，即爲寒盡陽回，而利將自止，但不應獨見於寸口，而尺中自濇。濇者，凝定不流之象。蓋胞中血海凝濇不通，氣機不達於衝任，是爲瘀血，此證必見腹痛下連少腹，熱在上、瘀在下，故必圊膿血也。此證不必治，膿血盡，下利自止，當從嘔

癰膿者膿盡自愈之例，説解詳《傷寒論·厥陰篇》（如病者必欲服藥，略用丹皮、桃仁、地鱉蟲等味均可）。（卷之四）

原文 下利清穀，不可攻其表，汗出必脹滿。（三十三）

趙以德曰（《金匱方論衍義》）：成無己謂，此下利者，屬胃虛也；胃爲津液之府，發汗亡其液，故胃愈虛。固然也，何仲景不叙於陽明、太陰證中，而叙於厥陰？豈無説焉？

清穀，非飧泄歟？《內經》曰：清氣在下，則生飧泄。清陽之氣，即蒼天之氣，自肝木而出，少陽之生氣也。其氣當昇發於上，若反入於下，則穀氣之昇轉者，皆不得舉矣，故食入即完出。清陽下陷，即少陽伏於厥陰之中，今不從厥陰起其少陽，乃反攻無過之表，强發胃中穀氣之精液，故虛其胃，而作脹滿也。（卷中）

李彣曰（《金匱要略廣注》）：下利清穀，陰寒氣勝，胃氣虛衰也。攻表汗出，則亡陽而中氣虛寒愈甚，故腹必脹滿。《素問》云藏寒生滿病，《靈樞》云胃中寒則脹滿是也。（卷下）

魏荔彤曰（《金匱要略方論本義》）：下利清穀者，非惟下焦無實熱，而且中脘有虛寒矣，法不宜攻其表。中虛則津亡，津亡則必小有熱證見於外，若誤以外感而發汗，汗出中益虛，陽散則陰凝，陰凝則脹滿。（卷中）

尤怡曰（《金匱要略心典》）：清與圊同，即完穀也。是爲里虛氣寒，乃不温養中土，而反攻令汗出，則陽氣重虛；陽虛者，氣不化，故脹滿。（卷下）

曹穎甫曰（《金匱發微》）：下利清穀，爲太陽寒水不能作汗，下並太陰寒濕衝激腸胃之證。太陽爲寒水之府，少陰爲寒水之藏，故在《傷寒論》中太陽、少陰二篇並見之，皆爲四逆湯證。此證表熱裏寒，本太陽證而內陷太陰，故有不可攻表之戒。按脹滿原屬太陰寒證，下利清穀，中陽垂絶，若更誤汗，致一綫微陽外散，陰寒乃獨據中宮，譬之一瓮寒水，冬令堅冰，勢將暴裂，設遇此變，惟大劑生附子以回陽，或可挽救一二，慎勿誤認肝鬱也（近代醫家多有此失）。（卷之四）

原文 下利，脉沉而遲，其人面少赤，身有微熱，下利清穀者，必鬱冒，汗出而解，病人必微熱。所以然者，其面戴陽，下虛故也。（三十四）

趙以德曰（《金匱方論衍義》）：成無己注曰，下利清穀，脉沉而遲，裏有寒也；面少赤，身有微熱，表未解也。病人以下虛微厥，表邪欲解，臨汗之時，以裏先虛，必鬱冒，然後汗出而解。注義若此。

以予觀之，仲景叙六經形證，未嘗不由表而入裏，豈便以身微熱爲表邪未解者乎？寧知不因邪入厥陰也？厥陰化爲里寒，格陽於外而然也。裏寒則下利清穀，必微厥；陽於外則身微熱；格於上則面少赤，故曰面戴陽而下虛。虛者，爲下無其陽也。然陽欲復，必深入與陰爭，爭而其雖不得拒格，然猶且散走發其陽，而陽不得宣通，怫然昏，

故爲鬱冒，鬱冒然後陽勝，而陰出爲汗矣。所以更集雜病要略者，亦必以此而然歟？（卷中）

徐彬曰（《金匱要略論注》）：此言下利中，有裏多而表少者。然邪終不能勝正，故雖變證多端，而病可解，總由於虛，而非不可治之證也。謂下利脉沉遲，沉則爲寒，遲則爲虛，不待言矣。然其面稍赤，微陽也，身有微熱，邪走於表也。但表少而下利清穀後，必鬱冒汗解，而且微厥，何也？蓋鬱冒屬虛寒，微厥亦虛寒，因身有微熱，則正稍勝，故可必其汗解，而不能保其不鬱冒，並保其不厥。因復推原，其先時見面少赤之證，所謂戴陽，由於下虛故也。（卷十七）

李彣曰（《金匱要略廣注》）：此證得以鬱冒汗出而解者，幸身有微熱一證可愈也。蓋下利脉沉遲，陰寒氣勝也，面赤爲戴陽，陰盛格陽於上也，夫陽格於上者，則陽已虛於下，故下利清穀，然幸身有微熱，故猶能鬱冒汗出，令表裏氣和而解。又以脉見沉遲，裏氣原屬虛寒，故得微厥，戴陽二句，正解面赤微厥之故，《傷寒論》云此爲本虛，故當戰而汗出是也。鬱冒，正邪爭勝而昏憒也。（卷下）

魏荔彤曰（《金匱要略方論本義》）：仲景復爲引《傷寒論》中厥陰經下利之條，所以爲下真寒、上假熱立標的也。足見中虛內寒，必有浮游之熱散發於外也；且下寒上熱，又係陰盛於裏，逼陽出外，較之外有微熱，其陽微之勢更迫篤也。於何驗之？驗之於脉沉而遲，沉者候尺中也，遲者命門火冷也。其火虛而焰作，乃面少赤，身微熱，顯似熱非熱之外證，所以謂之爲假也。然諦審其下利，下利必清穀，而陽爲陰迫至於上越，又必鬱悶而冒。汗出暫解其鬱冒，陽散於上而陰愈盛於下矣，所以病人必微厥。然則此面赤，豈陽盛乎？所以然者，乃戴陽於頭面，陽已無根，不久即飛而上脫矣，仲景明其下虛故也。見無根之陽，急宜回救，不致傾刻禍變不測也。危哉！危哉！（卷中）

尤怡曰（《金匱要略心典》）：喻氏曰：下利，脉沉遲，而面少赤，身微熱者，陰盛而格陽在上、在外也。若其人陽尚有根，其格出者終必復返，陽返而陰未肯降，必鬱冒少頃，然後陽勝而陰出爲汗；陰出爲汗，陰邪乃解，自不下利矣。陽入陰出，儼有龍戰於野，其血玄黃之象，病人能無微厥乎？（卷下）

高學山曰（《高注金匱要略》）：遲則爲虛爲寒，沉爲在裏在下。沉處見遲，正裏虛下寒之診，故下利清穀。下寒，則逼微陽於上，故其面少赤；裏虛，則浮真氣於外，故身有微熱。微陽鬱而不得下通內伏，故其軀殼如上眩外鼓而冒。汗出，則鬱冒外透，故面赤身熱俱解矣。然中下虛寒，而表陽薄泄，則其氣一時不能順接，故必微微見厥。以戴陽者必下虛，故知之也。

文見《傷寒》厥陰條，宜與彼注參看。

曹穎甫曰（《金匱發微》）：下利一證，原屬寒濕下陷而血熱不能上抗，脉之所以沉遲也。若其面戴陽而身有微熱，即可知血分熱度漸高，爲寒盡陽回之漸。陽熱內蘊，乃見鬱冒。鬱者，身熱而汗不遽泄；冒者，氣上衝而欲嘔之象也。此時心中極爲懊憹，逮肺與皮毛中含之水氣，爲陽熱蒸逼，乃濈然汗出而愈矣。若夫下利清穀一證，其人必脉微肢厥，腸胃中陽氣垂絕，所謂下虛者，久利而虛寒也，此爲四逆湯證，學者不可不知。（卷之四）

原文 下利後，脉絕，手足厥冷，晬時脉還，手足温者生，脉不還者死。（三十五）

趙以德曰（《金匱方論衍義》）：此亦在《傷寒》厥陰證中。夫脉者，氣血之候，利脉絕，不惟脉絕無其陽，而亦無陰；陽氣既已破散，陰血豈不消亡？夫氣血者，養神者也；無其氣血，則亡神。

脉之絕，晬時能復還，手足温，此可見氣血未之暫耳，故生；脉不還，則亡矣，故死。所謂生者，非不治生。然雖救其血氣，止其利可也。如前條無脉而厥，灸者，亦是一治法也。又，《傷寒》少陰下利清穀，手足逆，脉微欲絕者，以通脉四逆治；利止脉不出，加人參，其亡血。由是觀之，雖病有二經之異，然厥無脉則一。此證利止，手足温，脉雖不還，亦可治也。（卷中）

徐彬曰（《金匱要略論注》）：此言下利至脉絕，手足厥冷，乃至危證，然脉還手足温，是正漸復，故生。假令手足温，而脉不還，仍死，見當以脉爲主也。（卷十七）

李彣曰（《金匱要略廣注》）：下利脉絕，陽脱於裏也；手足厥陰，陽脱於表也。四肢爲諸陽之本。晬時—一周時也脉還，手足温，陽氣漸復也。脉不還，陽氣竟絕矣，故死。（卷下）

魏荔彤曰（《金匱要略方論本義》）：厥之微者陽尚存，厥之甚者陽必無矣。無陽陰獨，寧不死乎？下利後脉絕，手足厥，陽已將絕也。今晬時脉還，手足温者生，陽回而得生也；脉不還，則厥亦不還，乃陽絕而死也。下利以陽之存亡，爲人之存亡。如此，可不急顧慮其虛脱而爲回陽之地乎？（卷中）

曹穎甫曰（《金匱發微》）：心主脉，下利脉絕，則心房血寒；脾主四肢，下利手足厥冷，則脾陽已絕。欲强心房，莫如生附子；欲温脾陽，莫如乾薑、甘草，則四逆湯其主方也。假令服湯後一周時，心房得温而脉還，脾陽得温而手足熱，則其病可以不死。蓋此證不惟手足厥冷，而肢體常有冷汗，粘膩如膏油，所下之物白如豬膏，又似冬月之肉凍，病者自覺腦中轟轟有聲，久則魂飛帳頂，身摇摇如墜萬丈之深潭，背有所着則忽然驚覺，日數次，直待陽回之後，膏汗始斂，神魄如定，蓋去死不遠矣。予十五歲時，侍先嚴秉生公疾親見之，蓋始服高康泉芩連湯而加劇，繼服陳子壅外祖芩芍湯而病益不支。厥後，延趙云泉先生，方用制附子五錢、吴茰三錢、乾薑四錢、炙甘草三錢、五味子三錢、公丁香三錢、吉林參三錢，二劑後手足始温。若服藥後脉絕不還，則一身精血俱寒，雖有盧扁無能爲役矣，敬告同人。倪涵初瘧利三方，慎毋輕用而殺人也。（卷之四）

原文 下利，腹脹滿，身體疼痛者，先温其裏，乃攻其表。温裏宜四逆湯，攻表宜桂枝湯。（三十六）
四逆湯方方見上。
桂枝湯方

桂枝三兩，去皮　芍藥三兩　甘草二兩　生薑三兩　大棗十二枚

上五味，㕮咀，以水七升，微火煮取三升，去滓，適寒溫服一升。服已，須臾，啜稀粥一升，以助藥力，溫覆令一時許，遍身漐漐微似有汗者益佳，不可令如水淋漓。若一服汗出病差，停後服。

趙以德曰（《金匱方論衍義》）：此證亦出《傷寒》厥陰證中。蓋內有虛寒，故下利、腹脹滿；表邪未解，故身體疼痛，於是以下利爲重。先治其裏，後治其表者，若《傷寒》太陽證以醫下之，續得下利清穀不止，身疼痛者，急當以四逆湯救裏；清便自調，然後以桂枝湯救表此類也。（卷中）

徐彬曰（《金匱要略論注》）：《內經》云：胃寒生滿病。況下利，則寒尤確，但身體疼痛，猶之身熱，有表無疑。奈一時並發，是當以內爲急，故曰：先溫其裏，乃攻其表。欲人知先後之序耳。若方主四逆、桂枝，四逆乃乾薑、甘、附，必用生附，溫裏中有發散之義焉。桂枝內有甘、芍，亦兼有固裏之意也。（卷十七）

李彣曰（《金匱要略廣注》）：下利腹脹滿，寒氣在裏也；身體痛，寒氣在表也。凡表裏俱病，裏證實熱宜下者，宜先解表而後攻裏；若裏證虛寒者，宜先溫裏而後攻表，以裏虛爲重也。四逆、桂枝兩湯，爲治表裏不易之法。

李時珍曰：仲景治傷寒，有汗者爲中風，用桂枝湯。蓋津液爲汗，汗即血也，在營則爲血，在衛則爲汗。風傷衛，氣外泄，不能內護於營，營氣虛弱，津液不固，故有汗，發熱惡寒。然風寒之邪，皆由皮毛而入，皮毛者，肺之合也，肺主衛氣，包羅一身，乃天之象，是證雖屬太陽，而肺實受邪氣，其證面赤怫鬱，欬嗽有痰，喘而胸滿諸證，非肺病乎？蓋腠理不密，則津液外泄而肺氣自虛，虛則補其母，故用桂枝、甘草外散風邪以救表，內伐肝木以防脾，佐以芍藥，泄木而固脾，泄東所以補西也，使以薑、棗，行脾之津液而和營衛也。是桂枝湯雖太陽解肌輕劑，實爲理脾救肺之藥也。（卷下）

魏荔彤曰（《金匱要略方論本義》）：又引厥陰經下利證，申明表裏虛實之故，而出治法。下利腹脹滿，身體疼痛者，內陰寒所積，而外風寒所襲也。內寒則氣虛，內寒必陽微，氣虛陽微，顧可發汗治表乎？法應先溫其裏，乃攻其表，先就其生死關重者治之。外感之邪，必無劇至危亡之道，所以姑緩以徐圖之也。況外感之邪，非中實陽實，徒資發散藥力，亦無能驅逐也。此治表者，必應通其義也。裏之溫用四逆湯，下利虛寒之聖藥也；表之攻，不過宜桂枝湯昇陽解肌，而無取大汗淋漓也。上三條原文及二方義注，詳在《傷寒論》中，當參觀之，其理方明。且少陰厥陰二經所言虛寒假熱之理，即非下利證，亦應旁求其故，然後於下利之證臨時無疑難也。學者非讀萬卷書，未可輕言醫，況醫書乎？況仲景之醫書乎？空疏無據之學，難於應世也必矣！（卷中）

尤怡曰（《金匱要略心典》）：下利腹脹滿，裏有寒也；身體疼痛，表有邪也。然必先溫其裏，而後攻其表，所以然者，裏氣不充，則外攻無力，陽氣外泄，則裏寒轉增，自然之勢也。而四逆用生附，則寓發散於溫補之中，桂枝有甘、芍，則兼固裏於散邪之內，仲景用法之精如此。（卷下）

曹穎甫曰（《金匱發微》）：下利而腹脹滿，爲太陰寒濕內據，前於不可攻表條下已詳言之。身體疼痛，則由太陽寒水爲表寒所鬱，不能化汗液而出皮毛，先溫其裏，後救其表，此爲傷寒通例。溫裏固宜四逆，救表實用麻黃，《傷寒論》中太陽、厥陰二條，與本條並偽桂枝，不可盲從。（卷之四）

原文 下利，三部脉皆平，按之心下堅者，急下之，宜大承氣湯。（三十七）

趙以德曰（《金匱方論衍義》）：《傷寒論》中此證"堅"作"鞕"。注曰：下利，脉當微厥，今反和者，此爲內實也；下利三部脉平者，已爲實，而又按之心下鞕，則邪甚也，故宜大承氣下之。

觀夫是證，出於可下證中，連宿食下利及大便積一證，皆用大承氣下之同出，恐亦爲宿食所結也歟？食與寒熱不同，或不變其脉象，所以脉雖平，而食當去之，然後利止。（卷中）

徐彬曰（《金匱要略論注》）：此言下利有實邪者，不問虛寒久暫，皆當去之，不得遷延養患也。但實邪何以別之？如下利三部脉皆平，不應胸中有病，然按之心下堅，此有形之物，橫於其中，未動氣血，不形於脉，而病氣所侵，漸將及脉，故急下之以杜漸。若下利脉遲，似乎真氣虧，而脉之循行不能如期，然又見滑，滑乃有形之脉，明是有邪，而見遲滯之象，故曰實也。實者，邪實，利何肯止，故宜急下以逐賊。若下利脉更不遲，而單見滑，便知有形相阻，故曰當有所去，乃愈。若下利已愈，至年月日時復發，豈有應時感邪之理，明是病根不拔，先時藏氣於此日受傷，則藏氣至此日亦怯，怯則邪復自動相乘，故曰：以病不盡故也，當下之以絕根。以上俱用大承氣者，枳、朴、硝、黃，走而不守，去病即止，不若消積等藥，藏府反有損削之憂耳。（卷十七）

李彣曰（《金匱要略廣注》）：下利，按之心下堅者，實也。設或脉見微弱，猶未可下。今三部脉皆平，則裏氣不虛可知，自宜急下之，此憑證又憑脉之法也。（卷下）

魏荔彤曰（《金匱要略方論本義》）：下利虛寒之證既再三發明，仲景復就有實邪而下利者，辨其當下之法。經所謂虛者責之，實者責之也。實邪者何？積聚也。積聚之邪，雖亦本於虛寒，然既成積聚，則爲實邪、爲標，而虛寒爲本矣。且既成實邪，則下利由於積聚，而非由於虛寒，與虛寒之下利來路隔一層矣。法當去其積聚，而下利止；再於積聚去後，方治其虛寒，又爲隔一層遞及之治也。下利三部脉皆平，無他病，則不屬之藏府寒熱也；按之心下堅者，有物積聚於中，邪氣痞塞，則脾氣不運，脾氣不運則陰陽清濁不分，所以下利之由也。急下之，宜大承氣湯，所以去其痞塞，俾脾運而水穀二道判然各出，不相混雜，利自止矣。（卷中）

尤怡曰（《金匱要略心典》）：下利有裏虛脉脱者，亦有裏實府閉者，昔人所謂利者不利是也。按之心下堅，其證的矣，脉雖不實大，而亦未見微弱，自宜急下，使實去則利止，通因通閉之法也。（卷下）

曹穎甫曰（《金匱發微》）：今之論治者，遇脉證不符之證，或從證不從脉，或從脉不從證，此意實本仲師。即如本節下利三部脉皆平，而無滑大堅實之象，似不在急下之例。然按之而心下堅，心下當胃之上口，今按之而堅，胃中必有宿食梗塞，致上下之氣不通，設在上之梗塞一日不去，則下利一日不止，此其所以法在急下而不當從脉者也。（卷之四）

陸淵雷曰（《金匱要略今釋》）：下利下，《脉經》有"後"字。案自此以下四條，並見《傷寒論·可下篇》。

下利賅滯下泄瀉而言。而其方證，則滯下爲多。以下諸條仿此。心下堅者，橫結腸或胃中有積滯也。三部脉平，但有心下堅一證，而須大承氣急下，理頗難解，注家亦未有能質言其故。李彣注較平正，故姑用之，不寧唯是。《傷寒》《金匱》中急下諸條，皆不能無疑，爲其證輕而藥重也。雖然，嘗治一叟傷寒，熱高汗多，脉洪大而數，不大便五六日，腹雖不軟，亦不甚堅。以其年高有煙癖，不敢遽下，與大劑白虎湯。越兩日，下證較顯，急與大承氣湯，已不及救。因思《大論·陽明篇》云：陽明病發熱汗多者，急下之。蓋謂稍有可下之證，而發熱汗多，即當急下。自恨讀書不精，坐令可救不救。然因此知《傷寒》《金匱》中方法，苟非顯然刺謬，必有效驗。雖不能知其理，未嘗不可用其法也。（卷六）

原文 下利脉遲而滑者，實也。利未欲止，急下之，宜大承氣湯。（三十八）

趙以德曰（《金匱方論衍義》）：此證亦出《傷寒》可下證中。注曰：脉遲者，食乾物得之；滑者，穀氣實，脾胃傷食，不消水穀，是致下利者。若但以厚腸之藥，利必未止，與大承氣湯去宿食，利自止矣。（卷中）

李彣曰（《金匱要略廣注》）：經云脉遲尚未可攻，以遲爲寒也。若遲而滑，滑爲陽脉，乃水穀積聚之象，只因裏實氣結，經濇不通，故脉遲耳，是利未欲止，宜急下之。

王宇泰曰：脉遲而有力，方可用此法。若無力而外證無所據者，恐虛寒，不宜妄投大承氣也。（卷下）

魏荔彤曰（《金匱要略方論本義》）：遲本屬寒，然兼滑則非寒。滑者大也，利也。其遲乃停滯阻格之象，而非遲而微細，爲虛寒之正象也。辨乎此，則虛實之義昭然矣。實邪在內，即不在心下，亦能窒礙正氣，而使水穀陰陽不分。急下之，宜大承氣湯，與前法無二義也。（卷中）

尤怡曰（《金匱要略心典》）：下利有裏虛藏脫者，亦有裏實府閉者，昔人所謂利者不利是也。按之心下堅，其證的矣。脉雖不實大，而亦未見微弱，自宜急下，使實去則利止，通因通用之法。（卷下）

高學山曰（《高注金匱要略》）：此條從脉遲而滑看出。脉字，當指右關陽明而言。蓋謂病下利而右關脉遲，猶似胃寒而失分理陰陽之應。然胃寒而利，則津傷氣泄。而脉遲見濇者，常也。乃遲而兼見滑。夫滑，爲宿食凝聚之診，滑從遲見，謂非凝聚而致氣機不流行之故乎，故知其胃實也。胃實不去，則化機不醇，而利豈能愈哉？是宜主大承以通其塞矣。此與上條兩急字，恐緩則津液竭盡，而不任下，多致亡陰而死也。

曹穎甫曰（《金匱發微》）：下利脉遲，爲寒濕在裏，血分不敵水分之證。蓋胃爲生血之原，胃所以能生血者，實關於胃底消食之膽汁。膽火盛而納穀多，則富其生血之原而脉數，膽火虛而納穀少，生血之原不足，故脉遲。按《傷寒·陽明篇》云：脉遲，食難用飽，飽則微煩，頭眩，必小便難，此欲作穀疸，雖下之，腹滿如故，所以然者，脉遲故也。此寒濕阻於太陰，不當攻下之明證也。又云：陽明病，脉遲，雖汗出不惡寒，其身必重，短氣，腹滿而喘，有潮熱者，此外已解，可攻裏也。若汗多、微發熱惡寒者，外未解也，其熱不潮，未可與大承氣湯。此太陰陽明同病，濕留肌腠，表氣不達，不當攻下之明證也。若脉遲而兼滑，則爲內實。《陽明篇》又云：讝語發潮熱，脉滑而疾者，小承氣湯主之。此即脉滑當下之例。蓋病者內藏有所停着，則其脉滑，是故上膈有濕痰者滑，婦人妊娠者滑，腸胃宿食不去則亦滑。按此證必兼腹痛，故必通腸胃窒塞，然後痛定利止，此所以當急下也。（卷之四）

原文 下利脉反滑，當有所去，下乃愈，宜大承氣湯。（三十九）

趙以德曰（《金匱方論衍義》）：此證與上證同出可下證，亦爲宿食脉滑也，故云當有所去，而用大承氣湯。（卷中）

李彣曰（《金匱要略廣注》）：下利脉當虛，反滑者，水穀聚於胃中，《脉經》云滑爲病食是也，故下之愈。（卷下）

魏荔彤曰（《金匱要略方論本義》）：下利脉單見滑，並不遲矣，則實邪在內，且無寒證之可疑矣。必當去其實邪，而下利乃可愈。宜大承氣湯，亦前意也。（卷中）

尤怡曰（《金匱要略心典》）：脉遲爲寒，然與滑俱見，則不爲寒而反爲實，以中實有物，能阻其脉行之機也。夫利因實而致者，實不去則利不已，故宜急下。（卷下）

高學山曰（《高注金匱要略》）：此即上條之初候，而抽言之也。蓋謂下利，脉當濇，而反見滑，便知當有所去，即宜以大承愈之。否則，坐失機會，使滑久而胃氣阻滯，致成上條遲滑之脉矣。

曹穎甫曰（《金匱發微》）：下利之脉多沉遲，爲其寒濕下陷也。若沉遲之脉轉爲滑疾，則陰脉轉陽，其病必腹痛拒按，反之言轉也，謂脉之本不如是也。病固有前一日甫用附子理中湯，後一日即當用大承氣湯者。予昔年治江陰街肉店范姓男子親見之。蓋濕以下利而日消，寒以溫藥而頓盡，胃中宿食不能與之俱去，故前此之緩痛喜按者，一變而爲急痛拒按，則捨大承氣湯外，豈復有愈疾之方治乎？（卷之四）

陸淵雷曰（《金匱要略今釋》）：成氏《傷寒論注》云：《脉經》曰：脉滑者爲病食也。下利脉滑，則內有宿食，故云當有所去，與大承氣湯以下宿食。趙氏云：下利，虛證也。脉滑，實脉也。以下利之虛證，而反見滑實之脉，故當有所去也。（卷六）

《建殊錄》云：賈人某，患天行痢，一醫療之，雖度數頗減，尚下臭穢，日一再行，飲食無味，身體羸瘦，四肢無力，至其年月益甚，衆醫無效。先生診之，作大承氣湯飲之，數日全治。（卷六）

原文 下利已差，至其年月日時復發者，以病不盡故也，當下之，宜大承氣湯。（四十）

大承氣湯見痙病中。

趙以德曰（《金匱方論衍義》）：因四時之氣所感而爲積者，必有所合之藏蓄之。病下利已，去不盡，非其時則所感之藏府氣不王，故積伏而不動；再遇其時，則乘王而動，動則下利復作，腸胃病積聚不盡，故當下去之。（卷中）

魏荔彤曰（《金匱要略方論本義》）：下利已差，至其年月日時復發者，脾病也，脾屬信，故應時而至。以宿病實邪，下之仍未盡，故止而復作也。法仍當下之，宜大承氣湯。蓋爲灼見虛實寒熱之辨，方可毅然下之。（卷中）

高學山曰（《高注金匱要略》）：五行各有休囚官旺，而代謝因之。年月日時者，天地流轉之五行。五藏六府者，人身內具之五行，其生扶克制，內外嘗相應者，感通之道也。下利之病，乘時而發於藏府。病盡固差，病不盡，而得運氣之子氣以制其鬼，亦能差也。若遇所病之期，復見所病之證，則知其非新病，而爲未盡之舊病，得流行之鬼氣而復發也。是宜以大承滌蕩之，而毋使滋蔓矣。

曹穎甫曰（《金匱發微》）：血盛氣壯之人，遇天氣酷蒸，往往以多汗而胃中化燥，始則大便不行，繼則口燥飲冷，夏令伏陰之體，飲冷太暴，或且轉爲下利。究之利者自利，胃中燥實依然不去，故仍宜用大承氣湯以下之。予子湘人辛未六月在紅十字會治一山東人親見之，一劑後不再來診，蓋已瘥矣。壬申六月，復見此人來診，診其脉洪大而滑疾，已疏大承氣湯方治矣。其人曰：去歲之病，承先生用大黃而愈。湘人告以亦用大黃。其人欣然持方去，不復來，蓋又瘥矣。又江陰街煙紙店主嚴姓男子，每年七月上旬，大便閉而腹痛，予每用調胃承氣湯，無不應手奏效，殆亦血熱太高，暑汗經其排泄，胃中易於化燥，可見此證不忌冷飲，則濕流太陰部分而兼下利，不敢飲冷，則但病大實滿痛，要之爲承氣湯證。若仲師所云下利已瘥，至其年月日復發，爲病不盡，豈有病根不拔，安然眠食，待來歲今日而復發者乎？故知病不盡爲仲師失辭，不可爲訓。（卷之四）

原文 下利譫語者，有燥屎也，小承氣湯主之。（四十一）

小承氣湯方

大黃四兩　厚朴二兩，炙　枳實大者三枚，炙

上三味，以水四升，煮取一升二合，去滓，分溫二服。得利則止。

趙以德曰（《金匱方論衍義》）：《傷寒》凡言譫語、燥屎，悉敘陽明證中，獨此謂是厥陰病。成無己注曰：譫語、燥屎爲胃實，下利爲腸虛。不言其厥陰之由，豈撰次之誤歟？餘竊疑焉。又嘗考陽明證無下利論，惟與少陽合病者有，謂少陽木克之而下利也。若其自利，則以爲陽下，言其必死。

然則《傷寒》以陽明無下利，而下利多出厥陰證者，將爲陽明乃兩陽合明，屬之熱

已，其手經更屬之燥金；且經主合，於是燥熱易於結閉，津液易於耗竭，更遇邪熱入府，是以熱甚爲讝語，燥甚爲屎結。在陽明不出下利證爲此也。

其厥陰者，乃兩陰相交盡，盡極而復昇。如邪熱傳入於陰，屈而未得昇者，遂從其陰降而爲下利矣。故下利證多歸厥陰也。由是此證讝語、燥屎屬陽明者，而反在厥陰證中，蓋陽明燥金屈其木，不得伸，遂爲厥陰下利之證也。厥陰盡而變昇者，乃是蒼天之氣清靜，清氣貴乎發達，及《內經》清氣在下則飧泄之類也。

雖然，在傷寒邪熱所傳言之，則陽明無下利證同，若自是條經氣可屬者言之，則陽明病下利亦多矣。何則？陽明與太陰爲表裏，盡屬於濕，經曰：濕勝則濡泄。陽明又屬燥金。一藏一府，亦常更勝，太陰勝則內外俱濕，故身重而瀉；陽明勝則燥熱鬱甚，亦宜有燥屎焉，不必外傳熱而後有也。若此者，亦宜下之，獨傷寒證而已哉？（卷中）

徐彬曰（《金匱要略論注》）：此條與前心下堅，同是胃中有物也。然此獨讝語，則其屎已燥，燥熱氣蒸，藏真受傷，則芒消之急暴，反不能滌其邪，故只用枳、朴、大黃，意謂胃既燥熱，當攻之以漸也。比結胸讝語，加下利，則熱少燥多耳。（卷十七）

魏荔彤曰（《金匱要略方論本義》）：下利而讝語者，陽明病也。利雖不止，而燥屎在胃，亦足格阻脾氣不能旋運，而清濁不得分也。法當去其燥屎，主之以小承氣湯，亦類於積聚之治也。（卷中）

尤怡曰（《金匱要略心典》）：讝語者，胃實之徵，爲有燥屎也，與心下堅脉滑者大同。然前用大承氣者，以因實而致利，去之惟恐不速也；此用小承氣者，以病成而適實，攻之恐傷及其正也。（卷下）

曹穎甫曰（《金匱發微》）：大便燥結之證，當有讝語，爲腸胃濁熱上蒙腦氣，心神爲之恍惚也。若夫下利一證，正復不當讝語，仲師主以小承氣湯，而決其有燥屎，按此即世俗所謂熱結旁流。張隱庵注《傷寒論》，以此證爲必無，特未觀其通耳。説解詳《傷寒發微·厥陰篇》，不贅。（卷之四）

原文 下利便膿血者，桃花湯主之。（四十二）
桃花湯方
赤石脂一斤，一半剉，一半篩末　乾薑一兩　粳米一升
上三味，以水七升，煮米令熟，去滓，溫七合，內赤石脂末方寸匕，日三服。若一服愈，餘勿服。

趙以德曰（《金匱方論衍義》）：此少陰證。少陰，腎水也，腎寒則水盛，與血相搏，滲入腸間，積久化腐，遂成便膿。成注：下焦不約而裏寒。用赤石脂寸匕，日三服，一服愈即止，濇以固腸胃虛脫；乾薑散寒；粳米補胃。然赤石脂在血理血，在水理水，在脫則固，在濇則行。所以知其行濇也。本草用治難産、胞衣不下。乾薑非惟散寒，且能益血止血。欲諸藥入腸胃，必粳米引之也。

雖然，有不可固者，如云便膿血者可利，利非行氣血乎？然氣血欲行者不可濇，濇

者不可行，兩者實相反。仲景兩出之，後人不可不審也。

若成注：陽明下利便膿血者，協熱也。豈陰經病盡屬藏寒，而不有其邪熱蓄之者乎？病邪相乘，不可一言窮矣。仲景不過互相舉例，以俟後人之消息處治耳。（卷中）

徐彬曰（《金匱要略論注》）：下利便膿血，此由寒鬱轉為濕熱，因而動血也。然利至侵血，是先傷中氣，後傷血分。故以乾薑散本寒，劫標熱，合粳米以調中，而以赤石脂之甘酸溫濇，入血分而收濕固脫也。本草謂其能養心血，亦取其入血分而調之耳。（卷十七）

李彣曰（《金匱要略廣注》）：便膿血，人但知為協熱，而不知有裏寒者。蓋寒則血為凝滯，不能隨經以行，瘀而不散，必致尋竅而出，此見傷寒少陰證，以腎為陰藏，位居下部，故用辛溫重濇之劑以治之也。

李時珍曰：赤石脂之重濇，入下焦血分而固脫，乾薑之辛溫，煖下焦氣分而補虛，粳米之甘溫，佐石脂、乾薑而潤腸胃也。（卷下）

魏荔彤曰（《金匱要略方論本義》）：下利便膿血者，桃花湯，方義已見《傷寒論》中，當參觀之。然傷寒下利之熱移自少陰，此下利之熱則自胃而腸，自腸而下焦也，雖來路不同於傷寒，而熱入下焦則同也。（卷中）

尤怡曰（《金匱要略心典》）：此治濕寒內淫，藏氣不固，膿血不止者之法。赤石脂理血固脫，乾薑溫胃祛寒，粳米安中益氣。崔氏去粳米，加黃連、當歸，用治熱利，乃桃花湯之變法也。（卷下）

陳念祖曰（《金匱要略淺注》）：下利便膿血者，_{由寒鬱轉為溫熱，因而動血也。}以桃花湯主之。

此為利傷中氣，及於血分，即《內經》陰絡傷則便血之旨也。桃花湯薑、米以安中益氣；赤石脂入血分而利濕熱。後人以過濇疑之，是未讀《本草經》之過也。（卷八）

朱光被曰（《金匱要略正義》）：此仲景治少陰下利不止，便膿血之方也。按血主乎心，心稱手少陰，下利不止，營血從下奔迫，故云少陰病，非定主足少陰也。因以專走心經之赤石脂固濇營氣，使不下墜，且秉土堅凝之性，入脾以統血，則不但血不下趨，而利亦可止矣。然利本乎中寒，乾薑辛溫，守而不走，以領載中陽。且胃為心之子，營氣已虧，必須胃所以助之，子能令母實之義，因合粳米以實倉廩，俾脾與胃衝調，利、血自已矣。方名桃花者，血和氣暢，有萬象回春之意也。（卷下）

曹穎甫曰（《金匱發微》）：下利便膿血，為少陰寒濕沉浸、血絡腐敗之證。陳修園以為由寒鬱轉為濕熱，因而動血，此真大誤。水分多於血分，不及注腎膀為溺，乃溢入回腸而下利，水寒血凝，若凍瘃然，凍瘃既潰，即有膿血，下利便膿血者，正復如是。非溫化其寒而填止其濕，不惟下利不止，膿血又將加劇，此固寒水凝瘀血絡，積久潰敗之證，非寒鬱轉為濕熱然後動血也。蓋寒濕下注為第一病因，故桃花湯方治以止濇之赤石脂為君；由寒濕浸灌，致內藏血絡腐敗為第二病因，故乾薑次之；由下利而脾精耗損為第三病因，故粳米又次之。假令當小便不利、腹痛之時，早用四逆、理中，或不至下利而便膿血也。餘詳《傷寒發微·少陰篇》，不贅。（卷之四）

原文 熱利下重者，白頭翁湯主之。（四十三）

白头翁汤方

白頭翁二兩　黃連　黃蘗　秦皮各三兩

上四味，以水七升，煮取二升，去滓，溫服一升；不愈，更服。

趙以德曰（《金匱方論衍義》）：此證亦嘗在《傷寒》厥陰證中。成無己注謂：熱則傷氣，氣虛不利即後重；利則下焦虛，以絕苦之味堅之。

雖然，後重不可概論。前條有下利脉沉弦者，下重，爲氣虛寒不能昇舉也。然則亦有熱傷，有氣滯閉塞者，有血虛者，有血泣者，大孔痛亦然，大率皆以燥氣外鬱束斂所致。劉河間謂：下利，由燥鬱腸胃之外；濕聚腸胃之內。又謂：血行則糞自止，氣行則後重除。

然解燥鬱必分寒熱之微甚，熱微用辛溫以行氣，熱甚用苦寒以治熱。張子和有歌曰：休治風，休治燥，治得火時風燥了。是也。血虛者補之，泣者行之；血調則氣和，氣和則鬱解。此言之是後重者，豈不因燥熱鬱束其厥陰而然歟？用苦寒且可治其燥，然仍獨堅其下焦之虛乎？

觀《要略》於下利一證，獨引《傷寒論》少陰、厥陰二注者爲多。然《傷寒論》中之證，必先指何經；而《要略》所引，皆去其經名，或節其所病之源，將是傷寒而有傳變之故，必言其經與初之病。若雜病，則不問其傳否，隨其所病處而言，故爾。以産後下利虛極亦用白頭翁湯者，觀之可見矣。（卷中）

徐彬曰（《金匱要略論注》）：熱利下重，此熱傷胃之陰氣，故陷下而重也。陷下則傷腎，故用四味之苦寒者以堅之，然白頭翁清陽明血熱，黃連清心脾，秦皮和肝，黃蘗安腎，則有交相致之功矣。既下重，而不用一味調氣昇氣之藥，病已侵血分，不專在氣耳。按《傷寒論》此方，亦主下利欲飲水者，解云有熱故也。謂飲水與渴不同，渴但津乾，欲飲水則是陰分爲火熱所鑠，故亦須苦寒清下者以滌之，與辛涼以解上焦之渴不同耳。（卷十七）

李彣曰（《金匱要略廣注》）：熱則傷氣，氣虛下陷，故致後重，此見傷寒厥陰證，本方俱苦寒藥，寒能勝熱，苦以泄熱，且厚腸胃。經云：腎欲堅，急食苦以堅之。以腎主二便故也。（卷下）

魏荔彤曰（《金匱要略方論本義》）：熱利下重者，滯下之病多熱，不同於瀉泄下利之證多寒也，故名之曰熱利，而以下重別之。主之以白頭翁湯。方義亦詳《傷寒論》中，當參觀之。然傷寒之熱利由厥陰傳經之熱邪，此之熱邪乃少陽陷入之熱邪也。厥陰少陽陰陽藏府不同，然木性昇達則順，屈陷則逆，一理也。故熱利與厥陰經之下利有同治焉。（卷中）

曹穎甫曰（《金匱發微》）：熱利之別於寒利者：熱利之證，臭穢逼人，往往不可向邇，而寒證無之；熱利之證，身熱而氣粗，面垢而色浮，而寒證無之；熱利有滑大動數之脉，而寒證無之。兼此數者，乃能如航海南針，不迷所向。究其所以下重者，則以濕熱並居，阻塞氣分，穢物不得宣泄也。白頭翁方治，用白頭翁、秦皮以清涼破血分之熱，黃連、黃蘗以苦燥而兼涼性者，除下焦之濕，於是濕熱並去，氣無所阻而利自止矣。所以不用氣分藥者，濕熱去而氣自通也，若後人所用香連丸即治此證，而識解已落後一層矣（按此與前一條對文，使人知寒熱之辨）。（卷之四）

趙以德曰（《金匱方論衍義》）：按《傷寒論》，若太陽病，用藥下後，而虛煩者，仍敘太陽證中。此必自下利，虛煩，不由他證，故敘厥陰證中。雖有二經之異，然於熱乘虛入客，病煩則一，故皆用梔豉湯之苦寒，吐其客熱也。（卷中）

徐彬曰（《金匱要略論注》）：虛實皆有煩，在下利已屬虛邊，更按之心下濡，則非痞結痛滿之比，故以梔豉輕涌之，以徹其熱。蓋香豉主煩悶，亦能調中下氣，而梔子更能清心、肺、胃、大小腸鬱火也。云後是利已止，則下無病，故輕涌其邪，然不用人參，此本去邪之劑，無取補也。即虛不下焦與中焦虛者不同耳。彼虛煩亦有用參者，此中焦虛也。

論曰：仲景又云：若舊有微溏，服此湯不能上涌，反爲下泄。此於下利後之煩，偏主此湯，蓋舊微溏乃素來脾氣弱也。此所云下利，乃客邪乘裏，非脾氣素弱，且按之濡，故知煩爲膈虛，乃太陽有餘邪，而力不能驅之使出，所以輕涌而宣揚之，斯爲妙耳。（卷十七）

李彣曰（《金匱要略廣注》）：利後更煩者，熱也，若心下濡，則內非實熱，故爲虛煩。然煩出於肺，病屬上焦，梔子入肺經，故用梔子豉湯吐上焦虛熱。濡音軟。

二味俱屬苦寒，經云寒勝熱，酸苦涌泄爲陰吐爲涌，下利爲泄。香豉用黑豆蒸罯其氣，能昇能散，於吐藥尤宜。（卷下）

魏荔彤曰（《金匱要略方論本義》）：此亦《傷寒論》之條，引入此者，明虛熱實熱之不同。實熱多在腸胃以下，虛熱乃在胸膈以上。心上煩者熱也，心下濡者虛也，是又不同於實熱之可下，而當另商虛熱消散之法矣。梔子豉湯方義，亦詳於《傷寒論》中，當參觀之。然《傷寒論·厥陰篇》中虛熱由肝而昇，此下利之虛熱由胃而昇，雖昇之來路不同，上熱下虛則一理也。（卷中）

尤怡曰（《金匱要略心典》）：下利後更煩者，熱邪不從下減，而復上動也；按之心下濡，則中無阻滯可知，故曰虛煩。香豉、梔子能撤熱而除煩，得吐則熱從上出而愈，因其高而越之之意也。（卷下）

曹穎甫曰（《金匱發微》）：心下當胃之上口，胃中燥熱，則熏灼心下而煩，固自有陽明燥證。雖經下後，心中懊憹而煩者，則下利後之更煩，安知非胃中有燥屎宜大承氣湯之證。但有燥屎者，心下必硬，今按之而濡，可見煩爲虛煩，蓋下利後津液消耗，陰不抱陽，由是在表則浮陽不收，在裏則餘熱不去，鬱結而生虛煩，其有反覆顛倒、胸中窒塞及心中熱痛者。然究爲病後餘邪，故但用豆豉以發表汗，生山梔以降裏熱，而虛煩可解。所謂在表者散而去之，在高者引而下之也（梔子生用，下走大腸。《傷寒·太陽篇》病人舊微溏者不可與之，其明證也）。（卷之四）

原文 下利清穀，裏寒外熱，汗出而厥者，通脈四逆湯主之。（四十五）
通脈四逆湯方
附子大者一枚，生用　乾薑三兩，強人可四兩　甘草二兩，炙
上三味，以水三升，煮取一升二合，去滓，分溫再服。

趙以德曰（《金匱方論衍義》）：此厥陰證中裏寒外熱者，陰格陽於外也。陽不內和，故下清穀；陰不外和，故發身熱。凡汗出於陰陽氣和，則熱解，而此出於相格，故熱不去；而陽反虛，不能布於手足，以成厥，不止者死；發熱，汗不止者，亦死。此二證兼之，猶可治者，爲其厥未至陽絕，汗未至陰脫，故可治也。方解見《明理論》已。

然予於是證之用尚有可言者：附子之熱，走而不止，通行經脈，自裏達表，以至手足，止汗治厥也；乾薑之熱，止而不走，內守藏府，消穀養正；甘草補中氣，以和陰陽，解其拒格，更調二藥之走止，合適其用也。（卷中）

徐彬曰（《金匱要略論注》）：屎水雜出，面色不大黃，此所謂下利清穀，乃客寒入裏，而腸胃不調也。然或元氣尚強，而正氣日充，邪氣自瀉，絕不現寒證者有之。若裏寒外熱，而外汗內厥，是陰寒格陽於外，本應先治其裏，而陰陽不調，致外內如吳越，則病氣牽制難愈。故以通脈爲主，而曰通脈四逆，即四逆湯之薑、附、甘草也，但乾薑多加一半。且《傷寒論》中，更設加減法爲異耳。面赤加葱九莖，腹痛去葱加芍，嘔加生薑，咽痛去芍加桔梗，利止脈不出去桔梗加人參。此雖不全載，亦不可不知，蓋觀"通脈"二字之義，合加減法，不止於溫內也。（卷十七）

李彣曰（《金匱要略廣注》）：下利清穀，即裏寒也；外熱者，陰盛格陽也；汗出而厥，則亡陽液脫矣。湯名通脈四逆者四肢冷爲四逆，以十二經脈行於周身，陰陽氣各交接於手足指頭。經云：陽陰氣不相順接，便爲厥。厥者，手足逆冷是也。附子益陽散寒，乾薑、炙甘草溫中固脫，則厥溫脈通，利自止矣。（卷下）

魏荔彤曰（《金匱要略方論本義》）：下利清穀，裏寒外熱，汗出而厥者，亦《傷寒論》中之一條，即篇中"下利脈數，微有熱汗出，令自愈，脈緊爲未解"之意，乃下真寒、上假熱之證也。法宜急溫其裏、治其下，以通脈四逆湯主之恰合也。論與方，余注之《傷寒論》已詳，當參觀之。然傷寒之下利清穀，微熱而厥，乃厥陰之陰盛陽陷；此下利之微熱而厥，乃胃陽虛脫，陰寒裏盛之所致也，雖不同於厥陰，而陽微陰盛則一理也。（卷中）

尤怡曰（《金匱要略心典》）：挾熱下利者，久則必傷脾陰；中寒清穀者，甚則並傷腎陽。裏寒外熱，汗出而厥，有陰內盛而陽外亡之象。通脈四逆，即四逆加乾薑一倍，所謂進而求陽，以收散亡之氣也。（卷下）

朱光被曰（《金匱要略正義》）：下利清穀而至厥逆，裏寒特甚矣。乃外熱汗出，似

有陽勝之機，不知陰寒內盛，格越虛陽於外，將至一往不返。急以薑、附溫散陰寒，使外越之虛陽得返故宅，陽回陰化，榮衛通調，故曰通脉。（卷下）

曹穎甫曰（《金匱發微》）：下利清穀，爲完穀不化，胃中陽氣消亡之證也。胃底消食之膽汁日見薄弱，不能消入胃之水飲，乃挾未化之穀食，直下小腸、大腸，是爲里寒，寒據中宮，真陽外浮，是病外熱，外熱則汗出，裏寒則手足厥逆。以病情論，裏寒爲真，外熱爲假。"裏寒外熱"下、原脫"脉微欲絕"四字（說詳《傷寒發微》中）。蓋陽亡於外而脉微欲絕，故方治爲通脉四逆湯，用生附子一枚以強心房，而脉之伏者起，以心主脉故也；乾薑四兩、炙甘草三兩以助脾陽，而手足之厥逆者溫，以脾主四肢故也。裏寒外熱，真陽外浮，外內不通，故加葱九莖以通之；寒凝血瘀，腹中必痛，故加芍藥以疏之。此仲師用通脉四逆之大旨也。（卷之四）

原文 下利肺痛，紫參湯主之。（四十六）
紫參湯方
紫參半斤　甘草三兩
上二味，以水五升，先煮紫參，取二升，內甘草，煮取一升半，分溫三服。
疑非仲景方。

趙以德曰（《金匱方論衍義》）：下利，腸胃病也，乃云肺痛，何哉？此必爲大腸與肺合故也。大抵腸中積聚，則肺氣不行，與夫肺有所積，大腸亦不固，二者嘗互其病。所以因大腸病而氣塞於肺者痛，肺之自有積者亦痛。痛必通之，其用紫參以治之者何？本草謂主心腹積聚，療腸胃中熱，通九竅，利大小便，故用是逐其陳，開其道。佐以甘草和其中外。氣通則愈，積去則利止。

注云非仲景方者，時謂二藥非仲景所常用也。（卷中）

徐彬曰（《金匱要略論注》）：下利肺痛，此氣滯也。紫參性苦寒，能通血氣，《本草》主心腹積聚，寒熱邪氣，而好古謂治血痢，故以散瘀上痛耳。然太苦寒，故以甘草調之，即補虛益氣矣。（卷十七）

李彣曰（《金匱要略廣注》）：肺與大腸爲表裏，下利，則大腸虛熱，上逆迫肺，故肺痛。紫參主心腹積聚、腸胃邪熱，佐甘草以和中也。（卷下）

魏荔彤曰（《金匱要略方論本義》）：下利肺痛者，氣分之結聚也。氣分之結聚，非有形之物，故不可下而可通，以紫參湯主之。本草謂紫參主心腹中積聚，療腸胃中熱，通九竅，利大小便。蓋爲塞者塞之，通者通之也，且治通正所以爲塞也；與甘草同用，其意通而不泄。可知氣分之結聚，虛而不實，故治法又不同於實邪也。（卷中）

尤怡曰（《金匱要略心典》）：趙氏曰："大腸與肺合，大抵腸中積聚，則肺氣不行；肺有所積，大腸亦不固，二害互爲病。大腸病而氣塞於肺者痛，肺有積者亦痛，痛必通用。紫參通九竅，利大小腸，氣通則痛愈，積去則利自止。"喻氏曰：後人有疑此非仲景之方者，夫詎知腸胃有病，其所關全在肺氣耶。程氏疑是腹痛。本草云：紫參治心腹積聚，寒熱邪也。（卷下）

陳念祖曰（《金匱要略淺注》）：余憶二十歲時，村中橋亭新到一方士，蓬頭跣足，臘月冷食露臥。自言懸壺遍天下，每診一人，只取銅錢八文，到十人外，一文不取。人疑不敢服其藥，間有服之者，奇效。掀髯談今古事，聲出金石，觀者繞於亭畔。時余在眾人中，渠與余拱而立曰：我別老友二十年矣。我樂而汝苦奈何？隨口贈韵語百餘言，皆不可解。良久又曰，士有書，農醫無書，重在口傳，漢人去古未遠，得所傳而筆之，歸其名於古，即於本經中指出筆誤十條，紫參其一也。南山有桔梗，似人參而松，花開白而帶紫，又名紫參等語。余歸而考之，與書不合，次早往問之，而其人去無踪迹矣。始知走江湖人，專好作不可解語以欺人，大概如此。渠妄言之，而予不能妄聽之也。今因注是方，而憶及紫參即桔梗之說，頗亦近似，姑附之以廣見聞。（卷八）

朱光被曰（《金匱要略正義》）：肺主上焦氣分，與大腸之氣相通，膈下有邪瘀阻，妨礙氣道，故當下利時牽引作痛也。紫參性苦寒，能治心腹積聚，散瘀止痛，故主之。按肺痛“肺”字疑有誤，否則紫參疑即紫菀。（卷下）

曹穎甫曰（《金匱發微》）：下利一證，未聞有肺痛者，且肺痛當是何病，所痛之處究以何部分，究竟是寒是熱？歷來注家絕無分曉，此所當研核者也。按《內經》云：一陽爲病，善欬善泄。蓋少陽之火，下注則爲泄利，上注於肺則爲欬，燥火上迫，肺有所壅，乃至欬而肺痛，則此證爲熱而非寒也。然則痛在何部分？曰其痛當在胸中。予嘗見病肺癰之人，胸中常隱隱作痛，此即痛在胸中之明證。考本書肺癰方治爲桔梗甘草湯，蓋桔梗以泄壅，甘草以除毒，而肺癰可止。陳修園疑紫參爲桔梗之誤，理或然也。（卷之四）

陸淵雷曰（《金匱要略今釋》）：“肺痛”二字，《本草圖經》引作者一字。

《金鑒》云：按此文脫簡，不釋。程氏云：肺痛未詳，或云肺痛當是腹痛。本草云：紫參治心腹積聚，寒熱邪氣。淵雷案：“肺痛”字，古醫書中他無所見，必有訛誤。舊注多謂肺與大腸相表裏，故下利而肺痛，穿鑿甚矣。闕疑爲是。

《本草圖經》引，甘草二兩，煮取半升。案：此方，《千金》《外臺》諸書俱無考，故林億等疑非仲景方。紫參爲通經藥，能破血止血，諸本草並載之。然滬上藥商不識其物，市醫多書丹參爲紫丹參，遂有臆斷紫參即丹參者。其實，紫參屬蓼科植物，丹參屬唇形科植物。本草中二物分載，不可混也。紫參治血，雖略同丹參，而本草白字又主利大小便，爲丹參所無。程氏所引主療，亦出本草白字（即《本草經》）。蘇恭又云主赤白痢，恐是據此方爲說。要之。此方用法未詳。（卷六）

原文 氣利，訶梨勒散主之。（四十七）

訶梨勒散方

訶梨勒十枚，煨

上一味，爲散，粥飲和，頓服。疑非仲景方。

趙以德曰（《金匱方論衍義》）：治病有輕重，前言氣利，惟通小便，此乃通大便。蓋氣結行陰陽處不同，舉此二者以爲例，互推而廣之，六經皆得結而爲利，各有其陰陽也。

訶梨勒者，有通有濇，通以下涎液，消宿食，破結氣；濇以固腸脫。佐之粥飲引腸胃，更補其虛也。（卷中）

徐彬曰（《金匱要略論注》）：前既云下利氣者，當利其小便，此云氣利，似即下利氣也，又主訶梨勒。蓋氣利由於氣壅，氣壅由於涎聚，訶梨勒能開涎，而性濇又能固氣，故主之。氣利非止下利氣也，乃別於邪傷榮分，而色紅下重者言耳。（卷十七）

李彣曰（《金匱要略廣注》）：氣利者，下利氣虛下陷而滑脫也，訶梨勒性斂濇，能溫胃固腸，粥飲和者，假穀氣以助胃，頓服者，味並下，更有力也。（卷下）

魏荔彤曰（《金匱要略方論本義》）：訶梨勒有通有塞，通以下涎液，消積食，破結氣，濇以固腸脫。仲景取之，亦通塞互用之意也。此喻氏嘉言之解方義，亦可能盡其旨矣。上二條皆下利中氣分之病，一治其上結，一通其下脫，故通即用塞，塞即用通，其用法至難窺也。所謂兩在故不測，此理殆微矣哉。而方中用粥飲以和之，較甘草助胃之義尤著矣。（卷中）

尤怡曰（《金匱要略心典》）：氣利，氣與屎俱失也。訶黎勒濇腸而利氣，粥飲安中益腸胃，頓服者，補下治下制以急也。（卷下）

吳謙曰（《醫宗金鑒》）：氣利，所下之氣穢息，所利之物稠粘，則爲氣滯不宣，或下之、或利之，皆可也。若所利之氣不臭，所下之物不粘，則謂氣陷腸滑，故用訶黎勒散以固腸，或用補中益氣以舉陷亦可。（卷二十二）

附方

原文 《千金翼》小承氣湯：治大便不通，噦，數譫語。方見上。

徐彬曰（《金匱要略論注》）：此方似爲下利中，有噦而譫語者，乃屬胃實，故附此方，以備病機之辨。今曰大便不通，恐有誤。（卷十七）

原文 《外臺》黃芩湯：治乾嘔下利。
黃芩　人參　乾薑各三兩　桂枝一兩　大棗十二枚　半夏半升
上六味，以水七升，煮取三升，溫分三服。

徐彬曰（《金匱要略論注》）：前嘔證中，既云乾嘔而利，主黃芩湯加半夏、生薑，以黃芩湯爲太少合病主方，因嘔而加薑、半也。然此證有屬胃虛，而太少之邪在中不得散者，故以黃芩、半、棗爲主，而加人參、乾薑以溫中氣。中氣不運，邪無從出，又加桂枝以逐太少相合之邪，而不用甘、芍、生薑，謂既溫補中氣，不必更宣膈而和脾也。（卷十七）

魏荔彤曰（《金匱要略方論》）：附《千金翼》小承氣湯，已詳於下利譫語有燥屎一條。附《外臺》黃芩湯一方，治乾嘔下利，較篇中所載多人參、桂枝，少甘草、芍藥。

其中氣甚虛，而胃陽甚微者，可以此易彼，所以助前方之不逮也。

何云：嗟乎！下利之難言也，非一日矣！不讀古人書，不知也；不醫十年病，勿明也；不祖長沙法，不能也。有傷寒中之下利，即有雜證後之下利；有六氣傳染之下利，即有醫藥誤投之變利。其間之淺深次弟懸殊，微甚緩急互異，運會氣化，歲歲不同，性情嗜好，人人各獨，千里毫厘，豈曰易易？古聖人慎之，誠懼之也，誠慮之也。嗟今之人，而欲人師其說，家秘其方，以偶然之小效冀彼此之鹹宜，其禍天下，何可勝道？仲聖憫焉，爲之先舉五藏六府之本乎胃者，以提其綱，明治病之有本也；繼以胃之未敗，陽之猶存，可自愈者，條其目。豈真漠漠聽其自愈哉？懼醫藥之傷也。意者仲聖當日，殆目睹親戚之死亡半，由於專家之誤，觸目傷心，而故爲是徐徐云也。其殆有悲天憫人之意者深耶。復慮利之來，變證出，禍且重，爲之明其證，詳其脉，立其方，以垂示後世。下者二，溫者二，汗者、和者、吐者、固者亦各一，非略也，存亡之要，可愈之機，已爲之綱舉目詳矣。傷寒之利早具於論中，雜病之利既詳於各證，如離照經天，冀人之一隅三反耳。況乎運會之剛柔，氣化之微甚，又非時地身逢，勿詳也；病之淺深，治之緩急又非親歷其中，勿詳也；氣質之誰偏，性情之何戾，又不逢不若，勿詳也；以至不一之時利，呼吸之存亡，通都大邑之同患。苟昧焉從事，鮮有不誤者。此汗吐下和溫清補諸大法，不得不舉一二端，以悟天下後世之人。能好學深思，心知其故，溫與和而惟陽是圖，清與下而惟胃是保，求其於遲早太過不及之間，無幾微毫髮之憾，是不讀仲聖書不能。彼守專家，矜奇秘者，失之妄；制一丸療百病者，失之愚。愚與妄，古今所同慨也。嗟乎！不有規矩，不成方圓；不有長沙，不成醫藥。利之有絕者，有自愈者，仲聖之規矩也。凜凜於規矩之中，然後可神明於規矩之外。利雖變有不變者存，時不一有至一者在，無他，理與氣而已矣。察藏府先後天之氣，明陰陽五行大化之理，師淑乎長沙之法，於此而有二者之弊鮮矣。經不云乎？知變知常，知柔知剛，知存知亡，知陰知陽，乃可以治方。嗟乎！利豈易言哉？前輩知張會稽、繆琴川，日讀仲景書而不深察其旨，尚謂利無正法，未尚不爲之深嘆！今讀我公之注，俾仲景之良法美意炳如日星，甚盛事也，故不揣迂陋而附誌於簡末。（卷中）

瘡癰腸癰浸淫病脉證並治第十八

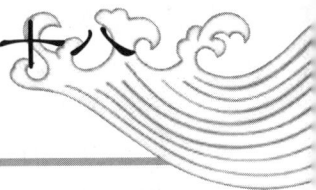

原文 諸浮數脉，應當發熱，而反洒淅惡寒，若有痛處，當發其癰。（一）

原文 師曰：諸癰腫，欲知有膿無膿，以手掩腫上，熱者爲有膿，不熱者爲無膿。（二）

徐彬曰（《金匱要略論注》）：諸瘡癰之發，初時有類外感，然察其證，則與表脉相反。故浮數本爲風熱之脉，風熱即應發熱，而反洒淅惡寒，且有痛處，明是内有壅結之毒，致衛氣爲内熱所搏，不行於表，而外反洒淅惡寒。自當發散結氣，則癰自開。若既有癰腫，不熱則膿未成，熱則毒聚，故以手掩腫處，熱爲膿，不熱無膿。然不出方，癰者壅也，通其壅則愈，故以一"發"字盡之。（卷十八）

李彣曰（《金匱要略廣注》）：脉浮數而發熱惡寒，傷寒證也，當周身骨節俱痛，癰則痛在一處。脉浮者，其氣外張，數者，其熱内擁，洒淅惡寒者，是火伏於内，不克外泄，乃熱極似水之象，是脉與證雖類傷寒，而實非傷寒也。

李昇璽曰：按《傷寒論》云：諸脉浮數，發熱惡寒，若有痛處，飲食如常者，蓄積有膿也。蓋傷寒則不欲食，癰膿則能食，此又驗證之一法也。（卷下）

腫上熱者，毒氣已經腐化，故爲有膿；不熱者，毒氣尚自蘊結，故爲無膿。（卷下）

周揚俊曰（《金匱玉函經二注》）：病之將發，脉必兆之。夫浮數，陽也，熱也，浮數兼見，爲陽中之陽，是其熱必盡顯於外矣。而反洒淅惡寒，證實不應，何哉？必其血有凝滯，氣不得越，如經所謂榮氣不從，逆於肉理，乃生癰腫；陽氣有餘，榮氣不行，乃發爲癰是也。況其身已有痛處乎？夫脉之見者，陽也，其將發而痛者亦屬陽，故曰當癰。

邪客經絡，則血必至於泣，泣則衛氣歸之，不得反覆，於是寒鬱則化熱，熱甚則肉腐而爲膿。欲知成膿與否，以手掩其上，熱則透出，否則未也。師之所以教之者，蓋已成欲其潰，未成托之起也。（卷十八）

沈明宗曰（《沈注金匱要略》）：此辨癰疽陰陽脉證也。諸浮數脉，似乎外感風熱在表。然風邪應當發熱，而反洒淅惡寒，且有痛處，乃營氣不從，邪氣逆於肉理，凝滯氣血而發癰也。見癰腫既成，欲知陰陽，則能定治，故以手按腫上，熱者，乃邪熱壅氣所成而屬陽，火熱腐化血肉，故知有膿；不熱者，乃陽氣衰微，陰寒凝滯氣血，肌肉堅硬

不仁而屬陰，不能腐潰血肉，則知無膿矣。蓋熱與不熱是驗陰陽之大法，兼互成膿未成膿之辨也。（卷十八）

魏荔彤曰（《金匱要略方論本義》）：瘡癰腸癰浸淫病者，血分病也。仲景言其大略，仍以《內經》之文明之。經文黃帝曰：余聞腸胃受穀，上焦出氣，以溫分肉，而養骨節，通腠理。中焦出氣如露，上注谿谷，而滲孫脉，津液和調，變化而赤爲血。血和則孫脉先滿盈，乃注於絡脉，皆盈，乃注於經脉。陰陽已張，因息乃行。行有經紀，周有道理，與天合同，不得休止。切而調之，從虛去實，瀉其不足，疾則氣減，留則先後。從實去虛，補則有餘，血氣已調，形氣乃持。余已知血氣之平與不平，未知癰疽之所從生，成散之時，死生之期，有遠近，何以度知，可得聞乎？岐伯曰：經脉流行不止，與天同度，與地合紀。故天宿失度，日月薄蝕，地經失紀，水道流溢，草萱不成，五穀不植，徑路不通，民不往來，巷聚邑居，則別離異處。血氣猶然，請言其故。夫血脉營衛，周流不休，上應星宿，下應經數，寒邪客於經絡之中則血泣，血泣則不通，不通則衛氣歸之，不得復反，故癰腫。寒氣化爲熱，熱勝則腐肉，肉腐則爲膿，膿不瀉則爛筋，筋爛則傷骨，骨傷則髓消，不當骨空，不得泄瀉，血枯空虛，則筋骨肌肉不相榮，經脉敗漏，熏於五藏，藏傷故死矣。黃帝曰：夫子言癰疽，何以別之？岐伯曰：營衛稽留於經脉之中，則血泣而不行，不行則衛氣從之而不通，壅遏而不得行故熱。大熱不止，熱勝則肉腐，肉腐則爲膿。然不能陷，骨髓不爲焦枯，五藏不爲傷，故名曰癰。黃帝曰：何謂疽？岐伯曰：熱氣淳盛，下陷肌膚，筋髓枯，內連五藏，血氣竭，當其癰下，筋骨良肉，皆無餘，故命曰疽。疽者，上之皮夭以堅，上如牛領之皮。癰者，其皮上薄以澤。此其候也。其發於周身之各處，俱有專名，詳於《靈樞·癰疽》篇，茲不具載。要言其瘡癰之所以成而已，是瘡癰之成，未有不成於血熱者，而血熱未有不自寒邪傷血，血泣而致變者。故仲景首言諸浮數之脉，爲表虛，爲血熱，與經言若合符節也。表虛血熱，必當發熱，而反洒淅惡寒者，熱在營分，而寒在衛分也。營熱則衛不能與營和，故獨覺寒而洒淅惡寒也。此本似營衛風寒之病，但辨證而專有痛處，則痛處必發癰，不待言矣。蓋營熱衛寒，爲通身之血，則外感氣分病也。今止結痛於一處，知非外感氣分病，而爲內傷之血分病矣。此內傷，非傷藏府也，傷內營分之血也。傷營分者，亦由於寒邪，則內傷而又緣於外感矣。此瘡癰之權輿也。（卷中）

尤怡曰（《金匱要略心典》）：浮、數脉皆陽也，陽當發熱，而反洒淅惡寒者，衛氣有所遏而不出也。夫衛主行榮氣者也，而榮過實者，反能阻遏其衛。若有痛處，則榮之實者已兆，故曰當發其癰。（卷下）

吳謙曰（《醫宗金鑒》）：諸癰腫者，謂諸陰陽癰腫也。不論陰陽，凡諸癰腫，欲知有膿無膿，當以手掩之腫上，熱則能腐化成膿。故熱者爲有膿，不熱者爲無膿也。（卷二十二）

陳念祖曰（《金匱要略淺注》）：兩手諸部，俱見浮數之脉，浮主表，數主熱，若表邪應當發熱，今不發熱，而反洒淅惡寒，必其氣血凝滯，即經所謂營氣不從，逆於肉理，乃生癰腫，陽氣有餘，營氣不行，乃發爲癰是也。若有痛處，更明明可驗，然而癰者，壅也，欲通其壅，當以麻黃荊芥之類，透發其凝滯之癰。師曰：諸癰腫，欲知有膿無膿，以手掩腫上，熱者毒已聚，爲有膿，不熱者，_{毒不聚，}爲無膿。

此言癰之所由成，而並辨有膿無膿也。言外見癰之已成者，欲其潰，未成者，托之起也。

內外原不分科，分之者，以針砭刀割熏洗等法，另有傳習諳練之人，士君子置而弗道，然而大證斷非外科之專門者所能治也。薛氏醫案，論之最詳；然以六味丸、八味丸、補中益氣湯、十全大補湯、歸脾湯、六君子湯、異功湯、逍遙散等劑，出入加減，若潰後虛證頗宜，其實是籠統套法，於大證難以成功。《金匱》謂浮數脉，當發熱而反惡寒者，以衛氣有所遏而不出，衛有所遏，責在榮之過實。止此數語寥寥，已寓癰腫之絕大治法。再參六經之見證，六經之部位，用六經之的方，無有不效。外科之專門，不足恃也。（卷八）

朱光被曰（《金匱要略正義》）：此總論癰腫初候之脉證，與將欲成膿之徵驗也。脉浮數，惡寒發熱，表邪甚熾，而有一定痛處，明是風熱搏結營衛，氣血壅阻而成癰。癰本乎熱，熱聚營分，則成膿矣，故即以手掩驗之也。（卷下）

丹波元簡曰（《金匱玉函要略輯義》）：《巢源》云：凡癰經久不復可消者，若按之都牢鞕者，未有膿也；按之半鞕半軟者，有膿也。又以手掩腫上，不熱者爲無膿，若熱甚者爲有膿。

陳氏《三因方》引原文云：此亦大略說也。若脉不數不熱而疼者，蓋發於陰也。不疼尤是惡證，不可不知。

陳氏《外科精要》云：伍氏《方論》曰：凡瘡腫，以手指從瘡旁按至四畔，上赤黑者，按之色不變，膿已結成。又按之隨手赤色，此亦有膿。按之白，良久方赤，游毒已息。

陳氏《外科正宗》云：輕按熱甚便痛者，有膿且淺且稠；重按微熱方痛者，有膿且深且稀。按之陷而不起者，膿未成；按之軟而復起者，膿已成。按之都硬不痛者無膿，非是膿即瘀血也；按之都軟不痛者有膿，非是膿即濕水也。（卷四）

高學山曰（《高注金匱要略》）：瘡者，愴也，傷也。風寒暑濕等之外因，客於經絡，而其氣血不和，有悽愴之象，因而泡爛傷損者是也。癰者，壅也，擁也。或七情之內火，或六淫之外邪，流於隧道，鬱於經穴，以致氣血不通，而壅塞擁起之象，故名癰。是瘡小癰大，瘡淺癰深。且瘡之所見，不拘十二經絡，及任督兩脉。癰即發於藏者，亦必移熱於府。而見三陽及任督諸部者，以瘡毒小而淺，故浮散而見各經之表；癰深而大，非陽經之熱，不能成焮腫潰爛之勢故也，根深而大。或見於陰經者，則腫而不痛，或癢，甚至三四月潰出。而無膿者，名疽，陰陽之別也。

首條言諸癰初發之脉證也。諸脉，指六部而言。浮爲在表，數爲熱，浮脉見數，故證當發熱。乃不發表熱而反皮毛洒淅惡寒者，是脉證不相對矣。若加上中下三部，或有一定之痛處，此爲發癰之脉證。蓋熱毒之氣外聚經絡，故其脉見浮數。又衛表之氣，初得癰熱，逼之而乍負，故洒淅惡寒也。

癰處分上中下，而浮數以寸關尺及左右分應之。故曰，諸浮脉數也。

唐宗海曰（《金匱要略淺注補正》）：當發其癰，不但托之起，並言消之去也。蓋起發是發，發散亦是發，仲景留此一字，開千古法門。惟後人或用麻桂，或用參耆，但助其氣而不行其血，豈知反洒淅惡寒，一"反"字便明明示人曰，氣本通而反不通，是有血阻之也，便知發癰之法，不但助氣，而尤當破血矣。蓋血阻氣則爲瘡癰，氣蒸血則化腐爲膿。氣即水也，血從氣之化而亦爲水，不似清水者，以血質之所化也，較水更濃，故名曰膿。觀下節，內癰有膿用薏苡、排膿湯用枳桔，皆是行氣即以行膿。夫已成膿者當行氣，即知未成膿者當破血。血行則氣散，氣散則癰愈矣。觀大黃牡丹皮湯，言膿未成者可下之，則知凡癰皆當先破其血，使不阻氣則內自消。既成膿者，但行其氣，使水不停則膿盡。（卷八）

曹穎甫曰（《金匱發微》）：凡外證初起，必先惡寒，此其大較也。蓋癰之所由成，血絡閉於寒濕而營氣不通，營鬱生熱，脉乃浮數；血以凝濇而內停，則陽氣不能獨行於表分，此所以當發熱而反洒淅惡寒也。遇此脉證，雖形似傷寒，而實爲癰疽，始則惡寒，繼則發熱，寒熱日作，若瘧發然。三數日後，瘀血蘊蒸化熱，始知痛處，此與將潰之凍瘃正復相似。無論在何部分，皆當以藥發之。大約人體外證之屬寒者，除流注外，發背、腦疽最爲重大。惟世傳陽和湯一方，與仲師當發其癰之旨最合。若誤投寒涼敗毒之品，十不活一，所以然者，爲血絡凝於寒濕，非疔毒、流火屬於陽證者比也。

癰毒初起，以腫大見紅色爲順，而皮色不變、平塌不起者爲逆。大率由寒而熱，由熱而腫，由腫而痛，痛劇則瘀血蒸化爲膿，痛減則膿已成，身亦漸涼，抉而去之，瘡口掩以拔毒生肌藥，其證立愈，此因痛減而知有膿之說也。仲師驗膿之法，則以腫處熱不熱爲驗，此又以熱而知有膿之說也。予按痛疽大證，必有極大之膿頭堅硬不化，瘡上極熱灼手處，即爲膿頭所在，以刀抉之，百不失一。仲師之言，則固信而有徵也。復有體虛未易腫大者，或婦人病在下體未便開刀者，仙方活命飲成效卓著，當附存之。（卷之四）

陸淵雷曰（《金匱要略今釋》）：癰腫蓋指軀表之炎證。當其發炎之初，大抵因化膿球菌之刺激繼續不已，被刺激處之毛細血管引起充血，白血球亦自動滲出血管外，包圍其刺激物，是爲炎證。此時雖未成膿，然因充血紅腫之故，按之固已熱矣，此即《靈樞》所謂營衛壅遏而熱者也。白血球既出血管，不得血液之營養，日久死亡，始成膿汁，膿乃白血球所腐成，非《靈樞》所謂"肉腐"。若肉腐，則是壞疽，而非癰腫矣。由是言之，有膿無膿，未可以熱不熱爲斷。今舉諸書辨膿法若干則如下。

齊德之《外科精義》云：凡瘡疽腫，大按之乃痛者，膿深也；小按之便痛者，膿淺也；按之不甚痛者，未成膿也。若按之即復者，有膿也；不復者無膿也，非也，必是水也。若發腫都軟而不痛者，血瘤也；發腫日漸增長而不大熱，時時牽痛者，氣瘤也；氣結微腫，久而不消，後亦成膿，此是寒熱所爲也。又，凡療癰疽，以手掩其上，大熱者，膿成，自軟也；若其上薄皮剝起者，膿淺也；其腫不甚熱者，膿未成也。若患瘰癧、結核，寒熱發渴，經久不消者，其人面色痿黃，被膿上蒸，已成膿也。

王肯堂《證治準繩》云：《集驗》云：脉緊而數爲膿未成，緊去但數爲膿已成。以手按上，熱者爲有膿，不熱者爲無膿。按之牢硬，未有膿也；按之半軟，已有膿也，大軟方是膿成也。……按之四痛，皮色不變，不高卓者，膿深也。

淵雷案：合觀以上諸論，知辨膿法不可但憑熱不熱，更有軟硬陷起，及痛不痛，色之變不變，皆須參合詳審焉。（卷六）

原文 腸癰之爲病，其身甲錯，腹皮急，按之濡，如腫狀，腹無積聚，身無熱，脉數，此爲腸內有癰膿，薏苡附子敗醬散主之。（三）

薏苡附子敗醬散方

薏苡仁十分　附子二分　敗醬五分

上三味，杵爲末，取方寸匕，以水二升，煎減半，頓服。小便當下。

徐彬曰（《金匱要略論注》）：前節概論瘡癰，乃榮氣熱胕，非表間病，而爲軀殼間病，故於脉數不熱，反洒淅惡寒別之。此論腸癰，乃腸胃之病，似宜只腹痛而不及外，不知癰乃血脉間病，腸爲陽明，陽明主一身肌肉，故必其身甲錯。甲錯者，如鱗也。觀《金匱》凡三言甲錯，肺癰曰胸中甲錯，肺雖主周身之氣，不主周身之血，唯胸中爲肺之府，熱過於榮，傷其血脉，故甲錯；又五勞有乾血，曰肌膚甲錯，蓋乾血者，敗血也，敗血傷血，況乾血所貯，非腸則胃，俱屬陽明，故亦主肌膚甲錯，但勞病必先傷陰，故多兩目黯黑；腸癰之病，毒在腸，腸屬陽明，陽明主肌肉，故其身甲錯，腹爲腸之府，故腹皮急，毒熱之氣上鼓也。氣非有形，故按之濡，然皮之急，雖如腫狀，而實無積聚也。腹皮急是寒微，身無熱、腹無積聚是無熱之徵，按之濡是無積聚之徵。病不在表，故身無熱。熱雖無而脉數，癰爲血病，脉主血也，故曰此爲腸癰。薏苡寒能除熱，兼下氣勝濕，利腸胃，破毒腫，故以爲君；薏苡亦主補，肺得補而氣壯，則內氣之壅可通也。敗醬善排膿破血，利結熱毒氣，故以爲臣；附子導熱行結，故爲反佐。（卷十八）

周揚俊曰（《金匱玉函經二注》）：血積於內，然後錯甲於外，經所言也。腸癰何故亦然耶？癰成於內，血泣而不流也，惟不流，氣亦滯，遂使腹皮如腫，按之仍濡。雖其患在腸胃間，究非腹有積聚也。外無熱而見數脉者，其爲癰膿在裏可知矣。然大腸與肺相表裏，府病而或上移於藏，正可虞也。故以保肺而下走者，使不上乘。附子辛散以逐結，敗醬苦寒以祛毒而排膿，務令膿化爲水，仍從水道而出，將血病解而氣亦開，抑何神乎？（卷十八）

魏荔彤曰（《金匱要略方論本義》）：仲景略舉腸癰一證，以辨證出治。肺癰有專論，再舉腸癰可以概內癰之治。腸癰之爲病，其身甲錯。肺腸庚辛金也，金燥則皮膚甲錯矣。然肺癰在胸，而腸癰在腹，故腹皮急，按之又濡，如腫狀。以爲積聚乎？乃按之濡，而脉不見沉弦，但見數也。以爲數脉乃熱證乎？又不見身熱之外證也。知爲內熱生癰，癰在腸間必矣。主之以薏苡附子敗醬散，薏仁下氣，則能泄膿；附子微用，意在直走腸中，屈曲之處可達；加以敗醬之鹹寒，以清積熱。服後以小便下爲度者，小便者，氣化也，氣通則癰膿結者可開，滯者可行，而大便必泄污穢膿血，腸癰可已矣。頓服者，取其快捷之力也。（卷中）

尤怡曰（《金匱要略心典》）：甲錯，肌皮乾起，如鱗甲之交錯，由榮滯於中，故血燥於外也。腹皮急，按之濡，氣雖外鼓，而病不在皮間也。積聚爲腫脹之根，脉數爲身熱之候，今腹如腫狀而中無積聚，身不發熱而脈反見數，非腸內有癰，榮鬱成熱而何。薏苡破毒腫，利腸胃，爲君；敗醬，一名苦菜，治暴熱火瘡，排膿破血，爲臣；附子則假其辛熱，以行鬱滯之氣爾。（卷下）

黃元御曰（《金匱懸解》）：腸癰者，癰之內及六府者也。血氣凝濇，外不華膚，故其身甲錯。腸胃瘀脹，故腹皮緊急。癰腫在內，故按之濡塌。形如腫狀，其實肌膚未嘗腫鞕也。病因腸間癰腫，腹內原無積聚。瘀熱在裏，故身上無熱，而脈卻甚數。此爲腸內有癰也。《靈樞·癰疽》：寒邪客於經脈之中則血濇，血濇則不通，不通則衛氣歸之，不得復反，故癰腫。寒氣化爲熱，熱勝則腐肉，肉腐則爲膿。是癰成爲熱，而其先則寒也。寒非得濕則不凝，薏苡附子敗醬散，薏苡去濕而消滯，敗醬破血而宣癰，附子溫寒而散結也。（卷十九）

陳念祖曰（《金匱要略淺注》）：腸癰爲之病，氣血爲內癰所奪，不得外榮肌膚，故其身枯皺，如鱗甲之交錯，腹皮雖急，而按之則濡，其外雖如腫狀，而其腹則無積聚，其身雖無熱，而其脈則似表邪之數，此爲榮鬱成熱，腸內有癰膿，以薏苡附子敗醬散主之。此癰之在於小腸也。

此爲小腸癰，而出其方治也。敗醬一名苦菜，多生土牆及屋瓦上，閩人誤爲蒲公英。（卷八）

朱光被曰（《金匱要略正義》）：此從諸癰腫中，而就腸癰一證言之。腸，大腸也。大腸與胃俱稱陽明，陽明主肌肉，肌肉賴血營養，熱傷營血，故身爲甲錯也。腹皮急，火毒攻衝也。火本無形，初非積聚，故外狀如腫而按之自濡也。以熱在血分，故脈自數，而外不必發熱也，腸癰之證象如此。薏苡甘寒，專利腸胃，除熱勝濕爲君。敗醬膿破瘀，解毒散熱爲臣。然癰者壅也，壅滯之氣，非得辛熱不開，佐以附子開散結邪，俾清熱解毒之品得以奏績也。（卷下）

陳元犀曰（《金匱方歌括》）：王晉三云：心氣抑鬱不舒，則氣結於小腸之頭，阻傳道之去路而爲癰腫，即《內經》所謂藏不容邪，則遠之於府也。故仲景重用薏苡，開通心氣，榮養心境；佐以敗醬，化膿爲水；使以附子，一開手太陽小腸之結，一化足太陽膀胱之氣，務令所化之毒仍從水道而出。精微之奧，豈庸淺者所能推測耶？（卷五）

周孝垓曰（《金匱要略集解》）：張璐曰：腸癰始發，證未昭著，但以腹皮支急，按之如腫或身有塊壘，便爲真候。若腹無積聚，身無熱，洵爲沉寒固結，雖下無濟，故用此散，專以破散沉寒爲務也。（卷下）

高學山曰（《高注金匱要略》）：此及下文兩條，就諸癰而抽言腸癰之病脈證治也。但本條爲小腸癰，下條爲大腸癰之別耳。小腸之癰，起於陽虛，不能運水而聚濕，濕久則生虛熱，濕熱交蒸於小腸，則腸中之氣血壅塞，而擁起成癰矣。大腸閉結，而其氣積熱，氣熱而鬱滯，則血不流行，故癰。此前後兩方，一係責陽虛，而除濕熱；一係責血熱，而攻氣滯之不同也。

小腸緊承胃之下口，其氣虛寒，則不能勝濕而化熱。小腸濕熱，則上逼胃中，胃土外應肌肉，濕熱熏蒸，則血色不化，故身必甲錯。濕熱外浮，而腹與小腸爲尤近，故其皮如急狀。蓋濕鼓而騰熱之應也，然濕熱蒸腹皮，而癰腫在腸內，與皮內腸外之空處無涉，故按之濡。腹如腫狀，而實非腫者，此也。夫腹中有積聚，則氣機之往來短促，而脉數於裏者有之。身有表熱，則陽浮氣勝，而脉數於表者有之。若俱無此，而脉見數，則數爲氣血不通，而熱聚搏激之應。以證准之，則爲腹內癰膿無疑矣。主本方者，濕爲本病，故君甘寒之薏苡以除濕。但除濕者，非扶眞陽以呵導之，則其濕不能驟去，故佐以生陽之附子也。熱爲標病，故兼用苦寒而攻暴熱，及善破癰膿之敗醬耳。爲散，水煎而頓服，欲其少停胃中，所以並治身之甲錯，及腹皮之急如腫狀也。小便當下，合未膿已膿而言。蓋未膿而小便不通，則附子扶陽，薏苡滲濕，敗醬泄癰膿於扶陽滲濕之中，而癰自消散；已膿而小便下通，則敗醬破膿，薏苡泄毒，而以生陽之附子爲內合瘡口之助。仲景之方，眞海市蜃樓，頃刻萬狀者也。

唐宗海曰（《金匱要略淺注補正》）：癰疽是死血，遇陽氣蒸之，則化爲膿，故用附子也。膿成則爲水類，苡仁行水，所以排膿。注言用薏苡開通心氣，榮養心境，此眞寬泛語也。試問薏苡，何以能榮養心境哉？（卷八）

曹穎甫曰（《金匱發微》）：腸癰一證，由於血凝氣滯，陰絡內阻，營氣乾澀不能外潤膚表，則肌膚爲之甲錯。甲錯者，血枯之象也。在裏之氣血不通乃成內癰。此證始以水寒而血凝，繼以血凝而腐爛，若凍瘃然，日久化熱即成潰瘍矣。血阻於內，氣膨於外，故腹皮之急如鼓，但有氣而無水，故按之濡。時發熱、自汗出、復惡寒者，肺與大腸爲表裏，皮毛爲肺所主，腸內病癰，邪熱外薄皮毛，故時發熱；熱勝而皮毛開，故自汗；汗後毛孔不閉，風乘其虛，故復惡寒。脉遲而緊，則裏熱未盛，毒血尚凝聚未散，不難一下而盡，所謂曲突徙薪也。以其大腸壅阻也，用大黃、芒消以通之；以其身甲錯，知其內有乾血也，用桃仁、丹皮以攻之；以發熱自汗復惡寒，知大腸移熱於肺，肺主之皮張毛於標熱而不收也，用瀉肺除熱之冬瓜仁以清之，此大黃牡丹湯之義也。若夫裏熱既盛，膿成血潰，至於兩脉洪數，則非一下所能盡。仲師不曰膿已成赤豆當歸散主之乎（見百合狐惑）？究其所以不可下者，譬之流寇，潰散則難爲攻，不如方聚之易爲殲也。嘗記癸丑十一月，若華之母病此，腰腹俱腫，有時發熱自汗，有時不甚發熱，痛可不忍，按之稍定，於冬至前二日，用大黃五錢、丹皮一兩、桃仁五十粒、冬瓜子八十粒、芒消三錢，服後腹中大痛，午後下血半淨桶，而腹平痛止，不啻平人矣。辛未四月，強鴻培嗣子福全病此，既就寶隆醫院矣，西醫指爲盲腸炎，並言三日後大開刀，福全不解，私問看護，以破腹告，福全懼，棄其衣物而遁。翌日，抵小西門寓所，以腹中劇痛求診，按其脉緊而數，發熱有汗，但不惡寒，予即疏方與之。明日復診，蓋下經三次而腹痛止矣。又壬申年，治大自鳴鐘愼大衣莊裘姓少年亦如之。癸酉年治陸姓少女腹右旁痛，痛經四月，身體瘦弱，西醫不敢開刀，由同鄉高長佑先生推薦，予以此方減輕授之，當夕下泥黑糞，痛未止，稍稍加重，遂大下黑糞如河泥，其痛乃定，調理一月，方能出險，蓋亦危矣。乙亥八月，四明史惠甫病此，已由門人薑佐景用前方下過，未能拔除病根，予用生大黃五錢、冬瓜仁一兩、桃仁八十粒、丹皮一兩、芒消三錢，外加當歸、赤豆，二診加赤芍五錢、敗醬草五錢，所以下黑糞並如污泥狀，病乃出險。並附記之。（卷之四）

陸淵雷曰（《金匱要略今釋》）：腸癰者，盲腸或闌尾及其周圍之炎證也。……盲腸、闌尾，形皆如袋，故糞便及誤吞之果核毛髮等物入於其中，往往不能排出，引起發炎，若有化膿球菌，則成膿槃，是即所謂腸癰也。病者多屬十五歲乃至二十五歲之少年，初起時，右腸骨窩突然作痛，發熱在三十九至四十度之間，惟極重之疼痛。亦有不發熱者，痛處腫大有硬塊，亦有綿軟而漫無定界者，惟少耳。右側腹直肌攣急殊甚，病人仰臥時，常屈其右足，以自緩其痛，俗謂之"縮腳腸癰"。馬克孛内氏（Mac-Burney）發明一壓痛點，自臍至右腹角高骨引一直線，此線與右腹直肌邊線相交之點，按之作劇痛，謂之"馬克氏點"，於診斷上甚為重要。舌苔多垢膩而潤。又常有嘔吐、便秘等胃腸證候。病之轉歸，約分三類：其一，逐漸復原，約一星期而病狀全退，惟甚易復發。其二，成局部膿腫，則腫痛日以擴大，全身證狀亦日重，此即《金匱》本條之證，而薏苡附子敗醬散所主也。惟潰膿處穿破時，有極大危險，或引起第三種轉歸之廣汎性腹膜炎；或化膿菌入於血循環，而成敗血病；或則血管被穿破；或引起門靜脉炎，若是者多致命。其三，發廣汎性腹膜炎。盲腸及闌尾穿破時，固易引起，亦有並不穿破而腹膜同時受病者。腸癰之死，多由於此。

元堅云：次條其癰未至膿潰，故少腹腫痞；此條既經膿潰，故按之濡，如腫狀，腹無積聚。次條血猶瘀結，營鬱而衛阻，故時時發熱，復惡寒，病猶屬實，故其脉遲緊；此條營分既無所鬱，故身無熱，膿成則血燥，故脉數。要之，此二條，其別在膿已成與未成之分，而不拘其部位，如前注家以大小腸為辨者，（案：程、尤等並如此云），殆失之迂矣。

《巢源·腸癰候》云：腸癰者，由寒溫不適，喜怒無度，使邪氣與營衛相干，在於腸内，遇熱加之，血氣蘊積，結聚成癰，熱積不散，血肉腐壞，化而為膿。其病之狀，小腹重而微強，抑之即痛，小便數似淋，時時汗出，復惡寒。其身皮膚甲錯，腹皮急，如腫狀。診其脉洪數者，已有膿也；其脉遲緊者，未有膿也。甚者腹脹大，轉側聞水聲；或繞臍生瘡，穿而膿出；或膿自臍中出，或大便出膿血，惟宜急治之。又云：大便膿血，似赤白下而實非者，是腸癰也。淵雷案：巢氏言原因，涵渾臆測，其言證候，有參考之價值。

《聖惠方》云：治腸癰皮肉狀如蛇皮及如錯，小腹堅，心腹急。方：敗醬二兩，附子半兩，薏苡仁二兩半。上擣，籮羅為散，每服三錢，以水中盞，入生薑半分，煎至六分，去滓，溫服。丹波氏云：案本方僅用方寸匕，似甚少，《聖惠》為是。

《方極》云：薏苡附子敗醬散，治身甲錯，腹皮急，按之濡，如腫狀，腹無積聚者。雄閒煥云：此方亦主水氣之變。腹無積聚四字，於《方極》為剩語，恐記者訛也。

《方機》云：治腸癰，其身甲錯，腹皮急，按之濡，如腫狀，脉數者。瘡家身甲錯者，所謂鵝掌風者。以上兼用梅肉。

《用方經驗》云：薏苡附子敗醬散，旁治遍身瘡癬如癩風，肌膚不仁，不知痛癢者。

《類聚方廣義》云：此方與大黃牡丹皮湯同治腸癰，其有輕重淺深，不俟論也。彼云小腹腫痞，痛如淋，此云腹皮急，按之濡，如腫狀；彼云時時發熱，自汗出，復惡寒，此云身無熱；彼云脉遲緊，此但云數，可以見其證之輕重，而毒之所結，亦自有淺深也。腸癰可針者，當認肌膚甲錯處入針，若猶豫曠日，則腐潰蔓延，膿自臍孔出，荏苒不愈，或致不起。審斷膿之淺深，其淺者速入針爲要。"腸內"二字宜活看。淵雷案：膿在盲腸闌尾之內者爲深；在其外，或在腹膜者爲淺。然深者易愈，淺者反難治。尾臺所云膿自臍孔出，及《巢源》所云繞臍生瘡，皆廣汎性腹膜炎也。尾臺又云"腸內"二字宜活看，則指獨立之化膿性腹膜炎，不因闌尾之炎引起者。此皆極惡難治之病，不可不知。

　　鶴臺氏《腹診圖彙》云：腹脹似脹滿，其身甲錯，腹皮急，按之濡，間有此證，方證不相對，則經年不治。先年，浪華谷街某之妻，二十七歲許，患此證，不治已三年，諸醫術盡，後請治於余，乃往診之。腹滿身重如孕，雖不致臥，然心煩不能步行。余以未熟故，誤見爲腹堅滿，以大承氣湯攻之，無效，因轉與大柴胡，凡半歲，更無效，於是告余師霍先生。先生往診察，責余曰："汝醫術未熟，今汝所見腹證，乃大誤也，汝不知而投峻劑，以苦病者，不仁之至。夫大承氣湯之腹證，堅滿而按之有力，且腹底有若抵抗者；大柴胡湯證，胸脅苦滿，腹實而稍有拘攣；今病者雖腹滿，而按之濡，又腹底無力，身甲錯，腹皮急，是即薏苡附子敗醬散之正證也。"

　　《橘窗書影》云：某人，年六十餘，少腹凝結，覺微痛，小便淋瀝不通快，步行則小腹攣急，苦汗出，身無寒熱，飲食如故。邸醫以爲寒疝，以爲淋毒，療之數旬不效。余診之曰："腸間有一種纍纍凝固之物，然非疝塊，亦非積聚，按之濡活，似腸癰之狀。宜溫和以觀其進退。"因與歸耆建中湯，以溫熨熨臍下。四五日，臍中忽突出成赤色。其夜，臍中噴出白膿一合餘。即投薏苡附子敗醬散，二三日而膿盡，小腹之塊如失。淵雷案：此證當是化膿性腹膜炎，惟不劇痛不發熱爲可疑，古人亦混稱腸癰。雖方劑多可通用，不無措施失當之處，故西法之病理及診察，吾人在所必學。（卷六）

原文 腸癰者，少腹腫痞，按之即痛如淋，小便自調，時時發熱，自汗出，復惡寒。其脉遲緊者，膿未成，可下之，當有血。脉洪數者，膿已成，不可下也。大黃牡丹湯主之。（四）

大黃牡丹湯方

大黃四兩　牡丹一兩　桃仁五十個　瓜子半升　芒消三合

上五味，以水六升，煮取一升，去滓，內芒消，再煎沸，頓服之，有膿當下；如無膿，當下血。

　　徐彬曰（《金匱要略論注》）：腫癰者，最苦在腫，不比腸癰之腹皮急，故即以腫名之。少腹痞者，內實而不濡也，按之即痛，有形之血爲病故也。如淋者，血分熱則不通快，血分病而氣不病，故小便仍自調。然少腹雖主下焦，而不見膀胱與腎之證，正《內經》所謂：開闔不得，寒氣從之，陷脉爲瘻也。但彼腸癰，熱毒留腹中，故身無熱；此獨時時發熱者，乃陽經榮熱，故潮熱自汗，唯熱結在下，外熱內寒，故復惡寒。但脉遲緊，是血未盡敗，脉未變熱，故遲滯而緊斂。知其膿未成，可下其毒氣，毒氣已在血之近下者，故當有血；若脉洪數，則毒熱之氣，彌滿不收，是膿已成，必須從皮肉間，抉去有形之敗濁，不可內消，故曰不可下。大黃牡丹湯，乃下方也。牡丹、桃仁瀉其血絡，大黃、芒消下其結熱，冬瓜子下氣散熱，善理陽明，而復其正氣。下取殺熱毒，膿已成，反不可下，正氣已虛，下之無益也。然此方雖爲下藥，實內消藥也，故稍有膿，則從下去，無膿，即下出血之已被毒者，而腫消矣。（卷十八）

李彣曰（《金匮要略廣注》）：腸癰生在少腹，故少腹腫痞，按之即痛如淋，癰在大腸，不在膀胱，故小便自調。熱毒蓄於中而蒸發於外，故發熱汗出，火伏於內，故肌表惡寒也如傷寒陽極發厥之類。脉遲緊者，膿未成，以熱毒尚結而未化，故用大黃牡丹湯下其血。脉洪數者，膿已成，但宜排膿養血、清熱解毒，而不宜下也。

李瑋西曰：上節癰在小腸，故云腹內有膿，用苡仁滲濕熱以利小便。此節癰在大腸，故云少腹腫痞，用大黃蕩積熱以利大便也。

大黃、芒消泄熱，桃仁行瘀，丹皮逐血痹，去血分中伏火，瓜子主潰膿血，故可下未成膿之腸癰也。（卷下）

周揚俊曰（《金匮玉函經二注》）：腸癰而少腹不可按，陽邪下結，部位牽引也；按之如淋，形容痛狀，情所必至；夫血病而氣不病，故小便自調；然陽邪已盛，衛氣斯虛，遂發熱汗出而畏寒也。癰證如是。治之者，須以膿成、未成爲異。欲知之法，舍脉無由，脉遲緊，知未熟，爲血瘀於內，勿使成膿，下之須早，非桃仁承氣湯乎？脉若洪數者，則已成矣，豈復有瘀可下？此大黃丹皮以滌熱排膿，勢所必用也。然《內經》曰：腸癰爲病不可驚，驚則腸斷而死。故患此者，坐臥轉側，理宜徐緩，少飲稀粥，毋失調養斯善。（卷十八）

沈明宗曰（《沈注金匮要略》）：前言腸癰始起之辨，此成膿未成膿之脉與方也。腸癰始起，必因風寒入內，壅逆氣血而成其形。然腸居小腹，故少腹腫痞。而小腸乃多血少氣，通於前陰，按之內着於癰，所以即痛。氣攻小便，則如淋也。但內癰成於血結，不犯膀胱氣分，故小便自調。然心與小腸爲表裏，小腸有癰，心火逆鬱不散，則時時發熱而自汗出。熱收於內，故復惡寒矣。若寒邪未隨血肉變膿，脉尚遲緊，可下瘀血。洪大者，邪已隨血變化爲膿，不可下而再傷腸胃之氣，僅宜攻膿破血消癰。故以丹皮、桃仁辛涼破血行瘀，合大黃、芒消破其血分之結，冬瓜子散熱下氣。設有膿，使從大便而去，無膿則下血矣。（卷十八）

吳謙曰（《醫宗金鑒》）：此承上條，詳發其證，以明其治也。腸癰者，其證則少腹腫硬，按之即痛，可知癰在內也；溺時如淋，尿色自調，可知腫礙之也。時時發熱，汗出惡寒，似有表病，而實非表病也。其脉遲緊，則陰盛血未化，其膿未成，可下之，大便當有血也。若其脉洪數，則陽盛血已腐，其膿已成，不可下也。下之以大黃牡丹湯，消瘀瀉熱也。（卷二十二）

朱光被曰（《金匮要略正義》）：以其腫在少腹，故謂之腫癰，疑是小腸癰也。小腸氣通於膀胱，俱稱太陽，小腸癰結，故按之即痛如淋。而膀胱之氣化無傷，故小便自調也。發熱惡寒汗出，是太陽一經之病象，以無表邪，故脉不浮。而反見遲緊者，以毒滯於血中，未化成膿，當下之，使毒與血俱出，則膿亦不必成癰而自消矣。若脉洪大，則火毒迸發，血已化而爲膿。惟有清托毒出，和調榮氣而已，不必更用下法也。大黃牡丹

678

湯正是膿未成時內消方，然曰服之有膿當下，則知膿已成亦未始不可服此，以盡其餘邪也。（卷下）

丹波元簡曰（《金匱玉函要略輯義》）：〔程〕腫則形於外，痞則著於內。少腹既已痞腫，則腸癰已成，故按之即痛也。如淋者，以小腹爲厥陰經脉所過，厥陰脉循陰器，故按少腹而痛引陰莖，有如淋狀，而小便則自調也。《靈樞經》曰：有所結氣歸之。內既有癰，則榮衛稽留於內，而不衛外，故令有發熱汗出惡寒也。脉遲緊者，則熱未聚，而肉未腐。故宜大黃牡丹湯下之，以消其腫瘍。若脉洪數，則膿已成，將成潰瘍，不可下也。

大黃牡丹湯，在當有血句下，以古人爲文法所拘，故綴於條末，《傷寒論》中多有之。按上證癰在小腸，以小腸在上，癰近於腹，則位深。但腹皮急而按之有如腫形，故用前湯，導其毒從小便而出。此證癰在大腸，以大腸在下，癰隱少腹，其位淺則有痞腫之形，其迹易見，其按即痛。故用大黃牡丹湯，排其膿血從大便而下也。

〔尤〕云不可下者，謂雖下之，而亦不能消之也。大黃牡丹湯，腸癰已成未成，皆得主之。故曰有膿當下，無膿當下血。（卷四）

陳元犀曰（《金匱方歌括》）：王晉三云：肺與大腸相表裏。大腸癰者，肺氣下結大腸之頭，其道遠於上，其位近於下，治在下者因而奪之也。故重用大黃、芒消開大腸之結，桃仁、丹皮下將敗之血，至於清肺潤腸，不過瓜子一味而已。服之當下血，下未化膿之血也；若膿已成形，肉已壞，又當先用排膿散及湯。故原文云膿已成，不可下也。（卷五）

丹波元堅曰（《金匱玉函要略述義》）：按癰腫之病，不論外內諸證，其初起也，乘其未潰而奪之。其既成也，扶正氣以外托。故葶藶大棗瀉肺湯，肺癰逐毒之治也。桔梗湯，肺癰排膿之治也。大黃牡丹湯，腸癰逐毒之治也；薏苡附子敗醬散，腸癰排膿之治也。蓋瘍醫之方，皆莫不自此二端變化，亦即仲景之法則也。

又按方後所謂有膿者，其膿稍萌之義，與前條之全就腐潰者不同矣。

《聖濟》：梅仁湯，治腸癰裏急隱痛，大便秘濇。於本方以梅核仁代桃仁，用冬瓜仁，加犀角。按奇效梅仁散原方。（卷中）

周孝垓曰（《金匱要略集解》）：張璐曰：上條用薏苡附子敗醬散，是主寒沫初搏於腸，未鬱爲熱，腹濡滿而脉不洪數，一身無熱而甲錯如鱗，故用辛熱以散其結，即《內經》腎移熱於脾，則爲癰膿是也，若癰已成，又非此方所宜。此條言脉遲緊者，膿未成可下之，則知膿未成時，其脉尚帶遲緊，便當下而不可溫，下用桃仁承氣，可不言而喻矣。至於脉洪數者，膿已成不可下也，夫既曰不可下，而仍用硝黃者何也？蓋癰膿既成於內不下，毒何從泄？以意逆之，非謂概不可下，必得排膿破瘀之劑，始爲合宜，但戒泛用下藥耳。（卷下）

唐宗海曰（《金匱要略淺注補正》）：膿已成者，宜利其水，水行則膿行，氣行則水行。癰毒既化，則非實積矣，故不可下；其膿未成，則是血積，故可下之。《淺注》但曰雖下之亦不消，皆含糊語而已。（卷八）

曹穎甫曰（《金匱發微》）：腫癰者，少腹腫痞，按之即痛，如淋，小便自調，腹無積聚，身無熱，脉數，此爲內有癰膿（"內"字上舊有"腸"字，誤），薏苡附子敗醬散主之（"腹無積聚"下，舊訛在上節，今校正）。

　　腫見於外，謂之腫癰，不類病在大腸，氣膨腹皮，但見腫狀也。按此節所列病狀，曰少腹腫痞，按之即痛，如淋，小便自調，顯系少腹疽。《傷寒·太陽篇》：少腹硬滿、小便自利者，下血乃愈。又云：少腹硬，小便不利者，爲無血也；小便自利，其人如狂者，血證諦也。此可見病在血分者，水分必無阻礙。今少腹腫痞，按之即痛如淋，小便自調，與少腹硬而小便自利有何差別。病當在胞中血海，豈得更謂之腸癰。且以證情論，小便自調下，當與上節腹無積聚連屬，爲薏苡附子敗醬散證。觀於方治後"小便當下"字，便可決爲少腹腫痞證方治，斷非其身甲錯之方治矣。腫痞在少腹，上不及臍，故知腹無積聚。病根在少腹，不似標陽內陷，故身無熱。但據少腹腫痞、按之即痛如淋之病狀，加之以脉數，便可知血已成膿。然則腸內有癰膿，實爲內有癰膿之誤。要知證雖化熱，病原實起於腎寒，血海遇寒而凝，凝則痛，久而化熱，血之凝者腐矣。故方治十倍利濕開壅之薏苡，而破血排膿之敗醬草半之，略用生附子以解凝而止痛，數不及敗醬之半，然後少腹之膿乃得從小便中出。予直決其爲少腹疽。王鴻緒以爲患在少腹之內爲小腸疽，陳修園又以爲小腸癰，俱謬誤。不然，少腹承下焦水道由腎藏出，與小腸之下自接大腸者，何嘗有絲毫干涉耶！嘗記辛未正月，予子婦之妹嫁江陰北門外程姓者病此，晝夜劇痛，不能安睡，小便時，時出粘膩白物，有時微帶紅色，所出不過一滴，出之先，痛不可忍。赴醫院求診，西醫飲以藥水，七日不減，其夫以病狀來告，予用重劑仙方活命飲加當歸四兩，向雜粮肆買赤豆一升先煎，後入他藥，陰以茶銚携入醫院，僞言開水，服之半小時即能安睡。明日，用原方二劑腫消，月餘生一子。蓋此證多出妊娠之婦，諒由氣血凝聚化熱，傷及血海所致。學者幸致意焉。（卷之四）

　　陸淵雷曰（《金匱要略今釋》）：小腹腫痞者，腫脹痞鞕亦在右腹角。然初起時，望之多無異徵，按之則右腹直肌攣急，重按則痛而已。又有腫而不痞鞕者，腫痞非必具之證也。按之即痛如淋者，痛處或延及會陰精腺故也。小便自調者，示其非淋，然初病時，小便多頻數，兒童尤甚。發熱、汗出、惡寒者，亦起病以後通常證候。以其脉或遲緊，或洪數，知非表證也。膿未成可下者，本方所主；膿已成不可下者，薏苡附子敗醬散所主也。此條言腸癰始起未成膿之候，前條言病久已成膿之候；此條近於急性，前條近於慢性。學者合觀兩條，及元堅之注、《巢源》之候，則腸癰之病，大概盡矣。又案：西醫治盲腸闌尾諸炎，惟於宿便閉塞而起者，用蓖麻子油或灌腸法，此外絕對禁用下劑，懼其穿孔也。然余治腸，審是陽明實證後，頗有以小承氣獲愈者（惟大承氣證絕少此。或時會使然），未遇穿孔之弊。治腸癰，往年以大黃牡丹湯加敗醬獲愈者亦有三數人，預後皆佳。蓋西醫之法，乃理所當然，而事實亦有不盡然者。其後得馬齒莧、紅藤爲腸癰特效藥，即用二物加薏苡、敗醬等治之，不復用大黃牡丹湯，避蹈險也。

　　淵雷案：腸癰已成膿，如前條之證者，下之真有穿孔之禍，豈特不能消而已。本方所治，經文但云當有血，方後有膿當下之文。愚別有說，在下文。元堅云：方後所謂有膿者，其膿稍萌之義，與前條之全就腐潰者不同矣。（卷六）

問曰：寸口脉浮微而濇，然當亡血，若汗出，設不汗者云何？ 答曰：若身有瘡，被刀斧所傷，亡血故也。（五）

徐彬曰（《金匱要略論注》）：此條乃詳應汗出而不汗出之故。謂寸口爲陽，浮似陽盛，然微則爲陽微，是浮乃火盛，非陽盛也。浮微而濇，血虧陰熱，陰熱則血爲火搏，津爲熱脫，故當亡血。若汗出，乃有見是脉，而汗反不出，故疑浮非因亡血。觀其身有瘡痕，知爲刀斧所傷，則先已亡血也。血奪者無汗，故汗不出耳。不出方者，重在辨脉與汗，不主論治也。（卷十八）

周揚俊曰（《金匱玉函經二注》）：微則陽虛，濇爲血虛，定理也。故濇則亡血，陽微當汗出。若不汗者云何？知汗爲血液，故汗多尚亡陽，況去血乎？然則驟爲刀斧傷者，陰去而陽亦隨衰，陽雖衰而不能復汗者，亡血故也。（卷十八）

沈明宗曰（《沈注金匱要略》）：此亡血汗家金瘡，皆有濇脉，當以證別也。寸口，即兩手之脉，皆屬手太陰也。浮爲血虛，微爲氣弱，血虛氣弱，虛則浮微，謂當亡血。然亡血陰虧，氣不獨行，所以脉濇也。蓋汗家液傷氣滯，脉亦見濇。若不汗出而脉濇，是金瘡去血之脉濇，謂被刀斧所傷，亡血故也。（卷十八）

魏荔彤曰（《金匱要略方論本義》）：脉浮微者，氣虛也；濇者，不足在血分也。氣虛而血不足，內熱生而外汗出，此其理也。設不汗出，則不足之血不在裏分，而在表分也，內無熱邪以熏蒸之，斯不汗出。外爲刀斧所傷，皮破血流，故表分之血乃亡也，是謂之曰金瘡。雖不原於藏府，而有傷於營衛，則藏府亦受病也。（卷中）

尤怡曰（《金匱要略心典》）：血與汗皆陰也，陰亡則血流不行，而氣亦無輔，故脉浮微而濇也。經云：奪血者無汗，奪汗者無血。茲不汗出而身有瘡，則知其被刀斧所傷而亡其血，與汗出不止者，迹雖異而理則同也。（卷下）

吳謙曰（《醫宗金鑒》）：脉微氣奪也，脉濇血奪也，故曰法當亡血汗出也。設無亡血汗出等病，則必身有瘡被刀斧所傷，亡血故也。（卷二十二）

陳念祖曰（《金匱要略淺注》）：此爲金瘡亡血辨其脉也。（卷八）

高學山曰（《高注金匱要略》）：此合下條，言金瘡之病脉證治也。左寸，心與膻中，爲血液之宗主。右寸，肺與胸中，爲陽氣之根蒂。其脉微濇，微爲陽氣虛，濇爲血液短可知。但陽附於陰，氣根於血，是此脉以責濇爲首，責微爲從。故診法爲吐衄等之亡血，並若發汗而汗出之脉，以亡血汗出致陰虛故濇，遂因陰虛而陽亦虛，故微也。設不汗出句，並亡血亦互在內。猶云：設若不曾汗出，及吐衄等亡血，則此脉當云因何而見也？答曰：此必身有瘡，且此瘡爲刀斧所傷之金瘡，先經血氣暴亡，故其脉與吐衄及汗出者同也。

嚴鴻志曰（《金匱廣義》）：此設爲問答，以明瘡癰之診也。如寸口脉微而濇，法當亡血及奪汗。設不汗出者，其必爲亡血無疑。蓋二者必居其一也，但亡血之因多端，若身有瘡，或被刀斧所傷，均爲亡血之因也。（卷四）

曹穎甫曰（《金匱發微》）：人之一身，皮毛之內盡含水分，水分所以能化氣外泄者，全恃周身之血熱。血熱之盈虧不可知，以寸口脉爲之驗。脉微而濇，是爲陰虛。陰虚之人，或吐血，或盗汗，是爲虚本證。今見此極虚之脉，既不吐血，又無盗汗，病既不屬虚勞，則其人必有夙疾，或身有瘡瘍，而膿血之抉去者過多，或向受刀創，而鮮血之流溢者加劇，雖境過情遷，而營氣既衰，斷不能復充脉道。蓋脉之虚，正不系乎新病也。（卷之四）

原文 病金瘡，王不留行散主之。（六）

王不留行散方

王不留行十分，八月八日採 蒴藋細葉十分，七月七日採 桑東南根白皮十分，三月三日採 甘草十八分 川椒三分，除目及閉口者，去汗 黄芩二分 乾薑二分 芍藥二分 厚朴二分

上九味，桑根皮以上三味燒灰存性，勿令灰過；各別杵篩，合治之爲散，服方寸匕。小瘡即粉之，大瘡但服之。產後亦可服。如風寒，桑東根勿取之。前三物，皆陰乾百日。

徐彬曰（《金匱要略論注》）：此非上文傷久無汗之金瘡方，乃概治金瘡方也。故曰：病金瘡，王不留行散主之。蓋王不留行，性苦平，能通利血脉，故反能止金瘡血，逐痛。蒴藋亦通利氣血，尤善開痹。周身肌肉，肺主之，桑根白皮最利肺氣，東南根向陽，生氣尤全，以復肌肉之主氣。故以此三物甚多爲君。甘草解毒和榮尤多爲臣；椒、薑以養其胸中之陽，厚朴以疏其內結之氣，芩、芍以清其陰分之熱爲佐。若有風寒，此屬經絡客邪，桑皮止利肺氣，不能逐外邪，故勿取。（卷十八）

魏荔彤曰（《金匱要略方論本義》）：主之以王不留行散，以王不留行爲君，專走血分，止血收痛，而且除風散痹，是收而兼行之藥，於血分最宜也；佐以蒴藋葉，與王不留行性共甘平，入血分清火毒，祛惡氣；倍用甘草，以益胃解毒；芍藥、黄芩助清血熱；川椒、乾薑助行血瘀；厚朴行中帶破，惟恐血乃凝滯之物，故不憚周詳也；桑根白皮性寒，同王不留行、蒴藋細葉，燒灰存性者，灰能入血分止血也，爲金瘡血流不止者設也。小瘡則合諸藥爲粉以敷之，大瘡則服之，治內以安外也。產後亦可服者，行瘀血也。風寒之日桑根勿取者，恐過於寒也。前三物皆陰乾百日，存其陰性，不可日曝及火炙也。此金瘡家之聖方，奏效如神者也。（卷中）

尤怡曰（《金匱要略心典》）：金瘡，金刃所傷而成瘡者，經脉斬絕，營衛沮弛，治之者必使經脉復行，營衛相貫而後已。王不留行散，則行氣血和陰陽之良劑也。（卷下）

吳謙曰（《醫宗金鑒》）：此承上條以明其治也。金瘡，謂刀斧所傷之瘡也。亡血過多，經絡血虚，風寒易得干之，故用王不留行散，一以止血出，一以防外邪也。小瘡粉之，即外敷也。（卷二十二）

黄元御曰（《金匱懸解》）：金瘡失血，溫氣外亡，乙木寒濕，必生風燥。王不留行散，甘草補中，厚朴行滯，椒、薑煖血而扶陽，芩、芍清肝而息風，蒴藋細葉行瘀而化凝，桑根、王不留行通經而止血也。（卷十九）

陳念祖曰（《金匱要略淺注》）：孫男心蘭按：金瘡亡血者忌發汗，以陰傷故也。若偶感風邪，其人不省，仍宜以破傷風論治，易泥於亡血之禁。（卷八）

陳元犀曰（《金匱方歌括》）：金瘡傷處，封固不密，中於風則瘡口無汗，中於水則出青黃汁；風則發痙，水則濕爛成瘡。王不留行疾行脉絡之血灌溉周身，不使其湍激於傷處；桑根皮泄肌肉之風水；蒴藋葉釋名接骨草，滲筋骨之風水，三者皆燒灰，欲其入血去邪止血也。川椒祛瘡口之風，厚朴燥刀痕之濕，黃連退肌熱，芍藥散惡血，乾薑和陽，甘草和陰。用以爲君者，欲其入血退腫生肌也。風濕去，陰陽和，瘡口收，肌肉生，此治金瘡之大要。（卷五）

嚴鴻志曰（《金匱廣義》）：金瘡者，先傷金刃，後成瘡毒也。宜王不留行散主之，俾行氣血和陰陽，其瘡則愈矣。（卷四）

曹穎甫曰（《金匱發微》）：此方有桑皮之潤，厚朴之燥，黃芩之寒，椒、薑之熱。大致金瘡流血，創口乾燥增痛，故宜潤；血去既多，濕寒停阻脾陽，故宜燥；血虛則生內熱，故宜涼；血分熱度以亡血而低，中陽失運，故宜溫。而終以通利血脉、止金創血爲要。故以王不留行、蒴藋細葉爲方中主藥，而芍藥佐之，又復倍用甘草以和諸藥，使得通行表裏，此王不留行散之大旨也。（卷之四）

原文 排膿散方

枳實十六枚　芍藥六分　桔梗二分

上三味，杵爲散，取雞子黃一枚，以藥散與雞黃相等，揉和令相得，飲和服之，日一服。

徐彬曰（《金匱要略論注》）：雞子黃、芍藥以和陰氣，枳實合桔梗，以通達周身之氣，則膿自行也。人知枳實能下內氣，豈知合桔梗，則能利周身之氣而排膿耶。或以桑皮、赤芍爲消毒之主。謂周身之氣，肺主之，肺氣暢而毒自消，可悟此二方之意。（卷十八）

沈明宗曰（《沈注金匱要略》）：腸癰必起於邪壅氣血而成。壅氣爲熱，蒸腐血肉成膿。故以雞子黃、芍藥，專補陰血之正；桔梗開提肺氣而下行；枳實以宣腸胃氣結，俾氣利則膿成毒化，故爲排膿散也。（卷十八）

魏荔彤曰（《金匱要略方論本義》）：排膿散一方，爲瘡癰將成未成治理之法也。枳實爲君，用在開瘀破滯，佐以芍藥涼血息熱，桔梗降氣寬胸，濟以雞子黃滋陰消火邪之毒。火鬱於內，應遠苦寒，而又善具開解調濟之用，誠良法也。

排膿湯一方，尤爲緩治。蓋上部胸喉之間，有欲成瘡癰之機，即當急服也。甘草、桔梗即桔梗湯，已見用肺癰病中，加以生薑、大棗以固胃氣，正盛而邪火斯易爲解散也。瘡癰未成者，服之則可開解；已成者，服之則可吐膿血而愈矣。（卷中）

陳念祖曰（《金匱要略淺注》）：枳實得陽明金氣以制風，稟少陰水氣以清熱，又合芍藥以通血，合桔梗以利氣，而尤賴雞子黃以養心和解，取有情之物助火土之藏陰，以爲排膿化毒之本也。（卷五）

陳元犀曰（《金匱方歌括》）：枳、桔行氣滯，芍藥通血滯，從氣血以排之，人所易

知也。妙在揉入雞子黃一枚，取有情之物以養心脾之陰，則排之之法獨得其本也。（卷五）

　　唐宗海曰（《金匱要略淺注補正》）：枳實得陽明金氣以制風，稟少陰水氣以清熱，此高而不切之語，與排膿二字，相隔天淵。蓋不知血從氣化而爲水，即成膿矣。氣即水，氣行則水行，水行則膿行。故桔梗、枳殼開利其氣，即是排膿。膿由血化，故兼利血，而用芍藥。其用雞子黃，則以血既腐，而去者必多，排去其膿，是去其氣分之實，即當補其血分之虛，故用雞子黃。（卷八）

　　陸淵雷曰（《金匱要略今釋》）：《張氏醫通》云：排膿散，治內癰膿從便出。

　　《方極》云：排膿散，治瘡家胸腹拘滿，若吐粘痰，或便膿血者。《類聚方》云：有瘡癰而胸腹拘滿者主之。

　　《方機》云：排膿散，治瘡癰痛而欲膿潰者。兼用梅肉。

　　《險證百問》云：青州云：眼下鼻傍一所腫起者，其初頭痛，腫所亦微痛，色全不變，久不愈，其腫漸大，痛漸甚，遂潰膿而死。又有一證，其初爲上齒一所疼痛，除其齒視之，有小穴甚深，然不覺痛。師曰：眼下鼻傍一所腫起云云，排膿散兼用伯州散，時時以梅肉散攻之，間得治效。

　　《類聚方廣義》云：東洞先生以此方合排膿湯，名排膿散及湯，治諸瘡癰，兼用應鐘再造伯州七寶，各隨其證。

　　又云：骨槽風膿潰後，不收口者，毒之根蒂必著齒根，故不拔去其齒，則決不得全治。須先拔去其齒，而後與此方，必效。兼用伯州散，時以梅肉散下之。

　　又云：產後惡露壅滯，發小腹癰、臀癰等，腹拘攣而痛，大便泄利，心下痞塞，不欲飲食而嘔欬者，亦宜此方。兼用伯州散。

　　又云：咽喉結毒，腐爛疼痛，頸項生結核者，宜兼用鼴鼠丸（鼴鼠霜、赤小豆、輕粉、大黃、遺粮）。用鼴鼠丸則咽喉更加腐爛，而後漸漸平復，結核隨而消却。

　　《方函口訣》云：此方排撻諸瘡瘍之效最捷，其妙處在桔梗與枳實合。《局方》人參敗毒散連用枳殼、桔梗，亦即此方之意也。發散用枳實，下氣用當歸，乃古本草之說。又，此方煎湯活用時，宜與排膿湯合方。

　　尤氏云：枳實苦寒，除熱破滯，爲君，得芍藥則通血，得桔梗則利氣，而尤賴雞子黃之甘潤，以爲排膿化毒之本也。

　　《成績錄》云：加賀侯臣某，便膿血既五年，來浪華從醫治之亦三年，一門生，與桂枝加术附湯及七寶丸，不治，遂請先生。診之，腹滿攣急，少腹鞕，底有物，重按則痛，乃與排膿散，受劑而去。未幾，來謝曰：宿痾盡除矣。（卷六）

原文　排膿湯方

甘草二兩　桔梗三兩　生薑一兩　大棗十枚

上四味，以水三升，煮取一升，溫服五合，日再服。

　　徐彬曰（《金匱要略論注》）：甘、桔以開提肺氣，薑、棗以和中上焦之榮衛，使內

氣通利，而膿不凝也。以上兩方，乃爲瘡癰不能散者，概治之方，不獨爲腸癰、腫癰設也。（卷十八）

尤怡曰（《金匱要略心典》）：此亦行氣血和榮衛之劑。（卷下）

陳元犀曰（《金匱方歌括》）：方中取桔梗、生薑之辛，又取大棗、甘草之甘，辛甘發散爲陽，令毒從陽化而出，排之之妙也。（卷五）

陸淵雷曰（《金匱要略今釋》）：《張氏醫通》云：排膿湯，治內癰膿從嘔出。

《方極》云：排膿湯，治膿血及粘痰急迫者。

吉益氏云：排膿湯之證雖闕，而據桔梗湯觀之，則其主治明矣。桔梗湯證曰"出濁唾腥臭，久久吐膿"，仲景曰"咽痛者可與甘草湯，不差者與桔梗湯也"。是乃甘草者，緩其毒之急迫也，而濁唾吐膿，非甘草之所主，故其不差者，乃加桔梗也。由是觀之，腫痛急迫則桔梗湯，濁唾吐膿多則排膿湯。（出《藥徵》桔梗條）

雉間煥云：排膿散、排膿湯二方，"排膿"字足知其主治，故略其證乎。又桔梗湯下"欬而胸滿振寒"條（即肺癰桔梗湯證也，據《類聚方》而言，故曰桔梗湯下），即排膿湯證也，用之大勝桔梗湯。

《續建殊錄》云：一男子，患肺癰，其友人佐氏投藥，爾後膿自口鼻出，兩便皆帶膿，或身有微熱，時惡寒，身體羸瘦，殆如不可藥，乃來求治。先生與以排膿湯及伯州散，經日而瘳。

又云：加州士人某者，來在浪華，患淋病七年，百治無效。其友人有學醫者，診之，與湯藥，兼以七寶丸、梅肉散，久服而不治，於是請治於先生。先生診之，小腹攣急，陰頭含膿，疼痛不能行步，乃作排膿湯與之，服之數日，舊痾全瘳。

《成績錄》云：一男子患癰，所謂發背，大如盤，一醫療之，三月而不差，因轉醫，加外治，腫痛引股，小便難，大便不通，腹鞕滿，短氣微喘，舌上無苔，脉弦數。先生視其鞕滿，與以大黃牡丹皮湯，雖穢物下，鞕滿減，唯發背自若，喘滿時加，濁唾粘沫如米粥，因與以排膿湯，兼服伯州散，吐粘痰數升，諸證痊愈。

丹波氏云：以上二方，徐注爲瘡癰概治之方。沈云：此兩方專治軀殼之內腸胃之癰而設。魏云：排膿散爲瘡癰將成未成治理之法也，排膿湯甘草桔梗，即桔梗湯，蓋上部胸喉之間有欲成瘡癰之機，即當急服也，數說未知孰是。程本、《金鑒》並不載此兩方，似有所見矣。

淵雷案：二方皆有方無證，又不見於《千金》《外臺》諸書，不知是否仲景方，然方意明顯，其效不待試而可知，醫療上不可廢也。湯散俱名排膿，而俱用桔梗，知《日華》《大明本草》言桔梗排膿，信而有徵，惟古人所謂膿者，不必化膿菌所釀，白血球所腐，凡體內不應有之半流動質，皆謂之膿。余常用排膿散去雞子黃，爲痢疾輔佐藥，得之則下赤白凍極爽利，因是縮短病之經過，此爲一般醫家始則懷疑，繼則驚奇，終乃表示其信服者。（卷六）

原文 浸淫瘡，從口流向四肢者，可治；從四肢流來入口者，不可治。（七）

赵以德曰（《金匮方论衍义》）：从口向四肢，由上及下，由内及外，散也；火热散则易消。反聚则难治，因久久愈热也。经云：夏脉太过，令人肤痛为浸淫。盖夏脉洪大，心主火，脉主心也。故曰：三部洪数，心家热，舌上生疮唇破裂。然必非其时有其气则然，若立夏得洪大脉，又非所论可知矣。（卷中）

徐彬曰（《金匮要略论注》）：浸淫疮者，疮之浸淫不已，虽属肌肉之病，实随藏府为流转者也。故前仲景引为自藏入府，自府入藏，可治、不可治之喻。而此以黄连粉主之，盖此本热毒邪气，自外而渐深，故以黄连清其邪热为主。因原方失传，故不载，然愚意度之，不过黄连一味耳，故曰粉。（卷十八）

李彣曰（《金匮要略广注》）：脾为生物之本，开窍于口，合肌肉而主四肢者也。浸淫疮从口流向四肢，则自内出外，邪毒将渐消散，故可治；从四肢流来入口，则自外入内，邪毒渐侵于里，而生物之本拔矣，故不可治。即上经云，病在外者可治，入里者死。盖以口为内，四肢为外也。（卷下）

沈明宗曰（《沈注金匮要略》）：此即脱疽、游丹之类也。邪热蕴积藏府营卫之间，从内而发，浸淫于皮肤肌肉，为浸淫疮也。从口流向四肢者，热毒自从六府外泄于肌肉皮肤，渐走四肢，治从外解，故为可治；若从四肢以流来入口，热毒先走经络行于四肢，复散肌皮，归于藏府，内外充斥，伤残真气，故不可治。然黄连一味为粉，外敷内饮，专解流向四肢之毒，非流来入口之方也。（卷十八）

吴谦曰（《医宗金鉴》）：浸淫疮者，浸谓浸浸，淫谓不已，谓此疮浸淫留连不已也。从口流向四肢者轻，以从内走外也，故曰可治；从四肢流走入口者重，以从外走内也，故曰不可治。浸淫者，犹今之癞癧之类。（卷二十二）

黄元御曰（《金匮悬解》）：《素问·玉机真藏论》：夏脉太过，则令人身热而肤痛，为浸淫。《气交变论》：岁火太过，身热骨痛，而为浸淫。《灵枢·痈疽》：发于足上下，名曰四淫。四淫者，疮之淫溢于四肢，即浸淫疮之谓也。热毒浸淫，从口流向四肢者，毒散于外，故可治，从四肢流来入口者，毒结于内，故不可治。黄连粉，泻热而清火也。（卷十九）

陈念祖曰（《金匮要略浅注》）：浸淫疮，留流不已，俗名棉花疮、杨梅疮、恶疮之类。从口起，流向四肢者，可治；以其从内走外也。从四肢流来入口者，不可治，以其从外走内也。浸淫疮，以黄连粉主之。方未见。

此为浸淫疮出其方治也。方未见，疑即黄连一味为粉外敷之，甚者亦内服之。

"诸痛痒疮，皆属于心"。黄连苦寒泻心火，所以主之。余因悟一方，治杨梅疮、棉花等疮甚效。连翘、蒺藜、黄耆、金银花各三钱，当归、甘草、苦参、荆芥、防风各二钱，另用土茯苓二两，以水煮汤去滓，将此汤煮药，空心服之，十日可愈。若系房欲传染者，其毒乘肾气之虚，从精孔深入中肾，散于冲任督脉，难愈；宜加龟板入任，生鹿角末入督，黄蘗入冲等药，并先用黑牵牛制末，作小丸，和烧裈散，以土茯苓汤送下，令黑粪大下后，再加前汤如神。（卷八）

高学山曰（《高注金匮要略》）：湿热之毒，发于皮肤肌肉，其浸淫沿染，如淫佚之波靡者，故曰浸淫疮。四肢于人身，有边远之象，譬之麼魔小寇，不足为社稷之害。口爲飲食之所從入，其象如粮餉要路，且陽明之經氣，終於唇口，故從口流向四肢，而自內外散者，爲可治；從四肢流來入口，而自外內犯者，爲不可治。然言四肢與口，而內外可知，言浸淫瘡，而諸病可知矣。

唐宗海曰（《金匱要略淺注補正》）：淫毒從精竅入，淋濁莖爛，是從入之路病也。或聚睪丸，睪丸是發精之物，又主筋，因之筋結，俗名結毒。或從任脉上口，生楊梅瘡；或從衝脉上咽，爲喉疳生蟲；或從督脉入腦，爲腦疳，鼻柱陷，皆發於血室丹田中也。用龍膽瀉肝湯加胡黃連爲主。病管竅者，加蓯蓉、車前；病睪丸者，加荔核、川楝；病筋結者，加羚羊、犀角；病督脉者，加生鹿角；病任衝脉者，加黃連、牛膝、杏仁。（卷八）

曹穎甫曰（《金匱發微》）：浸淫瘡爲脂水流溢之通稱，說詳藏府經絡篇。黃連苦寒，能清大毒，許半龍治疔毒重用之，往往取效，而其性燥，能去濕熱，濕熱既去，瘡中脂水乃不至蔓延流溢也。然則黃連粉方雖闕，其意則大可知也。（卷之四）

原文 浸淫瘡，黃連粉主之。方未見。（八）

趙以德曰（《金匱方論衍義》）：黃連瀉手少陰之火，火去而氣血自復矣。（卷中）

李彣曰（《金匱要略廣注》）：浸淫瘡生於濕熱，經云瘡瘍皆屬於火，黃連入心經，性寒味苦，寒勝熱，苦燥濕，故主之。（卷下）

魏荔彤曰（《金匱要略方論本義》）：主之以黃連粉，想外敷之方耳，觀王不留行散後云小瘡即粉之可知也。蓋用黃連一味作粉以敷之耳，〔批〕何云：按《外科精義》以一味黃蘗散調塗本此。至所以除濕清熱之義，又非漫用寒涼，亦非漫用辛燥也。先必明其裏之虛實，再必辨其濕勝於熱，或熱勝於濕，然後於《傷寒論》及《金匱》諸篇檢方而用之。仲景不出方，亦猶《傷寒論》中諸不出方之條，必有難於概言之者也。學者豈可一病必須古人爲定一方，而尚言法仲景乎！（卷中）

趺蹶手指臂腫轉筋陰狐疝蚘蟲病脉證治第十九

原文 師曰：病趺蹶，其人但能前，不能却，刺腨入二寸，此太陽經傷也。（一）

徐彬曰（《金匱要略論注》）：人身陽明脉絡在前，太陽脉絡在後，故陽明氣旺無病，則能前步，太陽氣旺無病，則能後移。今傾趺之後致蹶，而不能如平人，能前步不能後却，必須刺腨腸入二寸者。蓋腨腸者，太陽脉之所過，邪聚於太陽脉之合陽、承筋間，故必刺而瀉之，謂傷止在太陽經也。然太陽經甚多，而必刺腨腸者，蓋腨腸即小腿肚，本屬陽明，太陽脉過此，故刺之，使太陽與陽明之氣相通，則前後如意耳。（卷十九）

李彣曰（《金匱要略廣注》）：趺蹶，陽明病也，今刺腨入二寸，謂太陽經傷者何？蓋太陽經行身之背，爲表；陽明經行身之腹，爲里。凡邪氣外至，皆從太陽經而入，是太陽經爲邪氣出入之門戶，腨者，即足太陽經之穴，刺入二寸，使邪氣從太陽經入者，仍從太陽經而出，所以泄邪氣於所中之門戶也。經云：三陽病癰腫痿厥腨痟三陽，即太陽也。是太陽經未嘗不病蹶也。《靈樞》云：足陽明之脉，循脛外廉下足跗，足太陽之脉，下合膕中，貫腨內腨，腓腸也。是二經俱走足者也，又足太陽病，膕如結，腨如裂，是爲踝厥，是主筋。今趺蹶能前不能却，豈非《難經》所謂筋緩不能收持者乎？故陽明病而取太陽經穴，蓋有由也。

李昇璽曰：按《明堂圖》，腨上有承山、飛揚二穴，腨下二寸爲跗陽穴，即陽蹻之郄，刺之，皆治痿厥風痺不仁，此即趺蹶，而取太陽經傷之意也。（卷下）

周揚俊曰（《金匱玉函經二注》）：腨名承筋，在上股起肉處，脚跟上七寸，腨之中陷者是。法不可刺，或刺轉深，遂傷其經，以致能前而不能却，此仲景自注已詳。（卷十九）

魏荔彤曰（《金匱要略方論本義》）：仲景敘男子雜證，因收羅細碎，諸篇未及者，歷言之。師曰：病趺蹶，其人但能前，不能却。此風寒之邪，客於膝後腨中，非藥力所致也。刺腨入二寸，以泄散其風寒，趺蹶可愈矣。然刺之於何經之穴？師示之曰：此太陽經傷也。按太陽經之正支下行，循合陽，下貫腨內，歷承筋、承山、飛揚，附出外踝後之崑崙，至小指外側端之至陰穴，明其爲太陽經，則腨內之刺，有可用法之處矣。（卷中）

尤怡曰（《金匱要略心典》）：人身經絡，陽明行身之前，太陽行身之後；太陽傷，故不能却也。太陽之脉，下貫腨內，刺之所以和利其經脉也。腨，足肚也。（卷下）

黄元御曰（《金匮悬解》）：病趺蹶，其人但能前，不能却者，足趺鞭直，能前步而不能後移也。緣筋脉寒濕，縮急不柔，是以不能後却。陽明行身之前，筋脉鬆和，則能前步，太陽行身之後，筋脉柔濡，則能後移，今能前而不能却，是病不在前而在後，太陽經傷也。太陽之經，入膕中，貫腨内，出外踝，至小指之外側，刺腨入二寸，瀉太陽之寒濕，筋柔則能却矣。腨，足肚也。刺腨者，合陽、承筋之間也。此藏府經絡篇所謂濕傷於下，寒令脉急者也。（卷十八）

丹波元簡曰（《金匮玉函要略輯義》）：〔沈〕此趺厥，當辨經絡而治也。人身足陽明脉絡於腿外之前，太陽脉絡於腿外側之後，少陽脉絡於腿外側之中也。夫趺而致蹶者，足不能行也，然不能行，又當辨其前後治之。但能前者，陽明無傷也，不能却者，乃不能後抵，太陽經脉受傷也，當刺腨入二寸。腨即小腿肚，本屬陽明，乃太陽經絡所過之處，與陽明經氣會合於飛揚、承筋間，故刺之使太陽陽明氣血和而無滯，則前後如常矣。

案揚子方言：趺，蹶也。《說文》：蹶，僵也。程云：趺，足背也，趺蹶，即痹厥之屬。恐非。《金鑒》云：證刺俱未詳，必有缺文不釋。此說近是。（卷四）

高學山曰（《高注金匮要略》）：趺，蹲踞也；蹶，顛躓也。趺蹶者，蓋言立則能持，若蹲踞而趺，則顛躓而蹶，從俯覆矣，與諸經之言蹶者大殊。舊注引痿厥、踝厥，誤甚。其人能前、不能却二句，正言所以趺蹶之故；刺腨入二寸兩句，又言所以能前不能却之因也。前却，指一身之可以曲摺處而言，前如脚凹環跳，凡能曲而摺向前者即是；却如腿灣項後，凡能曲而摺向後者即是。蓋謂趺而致蹶之故，因其人之脚凹環跳，但能前摺，而腿灣項後，不能却摺，故欲趺下，則腿灣強直，但任其能前者而蹶，從俯覆矣。所以然者，太陽之經脉，由項後歷背部，而下行腿肚，纏足外廉之後側者也，太陽之經氣通暢，則和軟而能却。今不能却者，此必刺足肚之腨肉諸穴，深入二寸，以致傷其經血經氣，故強直趺蹶，則芍藥附子、芍藥甘草諸湯，可變通加減，而施其治矣。以其不能却，故知傷在身後之太陽；以其蹶由下部，故知刺傷太陽之腨肉。仲景診法之細密何如哉！

俗解以刺腨入二寸，謂是趺蹶之治法。誠如所言，以仲景之文例推之，當曰：此太陽經傷也，刺腨云云矣。且按王太僕所注《針刺》及《針灸大成》，除環跳肉厚穴深，刺入經寸之外，餘無有至二寸者。若以爲治例，則誤人無限矣。

足肚之白肉曰腨，凡委中、承山、飛揚等穴，其附於腨者，俱以深入爲禁可知。

曹穎甫曰（《金匮發微》）：此濕從下受之證也。趺蹶爲足背經脉轉戾，其人能前不能却，要爲寒濕傷筋之證。昔大禹因治水久居濕地病濕，至於兩足不相過，後世巫者效之，謂之禹步，可爲明證。仲師所云刺腨二寸，斷爲太陽經傷者，蓋太陽之經入膕中，貫腨内，出外踝之後，至小指外側，寒濕傷其經脉，血瘀不通，故強直而不能却，刺腨二寸，正所以瀉其瘀也。惟近世內科能用針者少，予嘗患右臂痠痛，自肩至於尺澤，長女昭華用毛薑四兩、川烏三兩、草烏五兩、紅花二兩、良薑一兩，每夜濃煎熏洗，月餘竟愈，則寒濕傷經，似亦不妨用之也。（卷之四）

陸淵雷曰（《金匮要略今釋》）：趺蹶爲病名，能前不能却爲趺蹶之證候，太陽經傷爲其原因，此原文之可知者，"刺腨入二寸"句，則有疑義。徐意謂此病當刺腨入二寸，其穴則合陽承筋也。他注家多從徐說，惟周氏反之，謂此病因誤刺腨，深及二寸，傷其太陽經所致。今案經文但云腨，何以知是合陽承筋？依針法，合陽可入五分，承筋爲禁針之穴，更無刺入二寸之理。腨腸部自委中至跗陽六穴，大抵主轉筋、痔漏、帶下等病，無主治跌蹶者。且《傷寒》《金匱》中設爲問答，及稱"師曰"者，皆脉經家後世家言，但作空論，不出治法。以是考之，則周注爲是，惟以文氣論，"刺腨"上仍有闕文耳。（卷六）

原文 病人常以手指臂腫動，此人身體瞤瞤者，藜蘆甘草湯主之。（二）
藜蘆甘草湯 方未見。

徐彬曰（《金匱要略論注》）：人身四肢屬脾，然肌肉之氣統於陽明，但足屬足陽明，手屬手陽明，若手指臂常腫動，乃手陽明有痰氣壅閉，更有體瞤瞤，是肌肉間陽明之氣不運，而肌肉腫動也。藜蘆能吐風痰，甘草能安中氣，故主之。全方未見，故闕。（卷十九）

周揚俊曰（《金匱玉函經二注》）：凡動皆屬風，而腫屬濕，故肝木主風，血虛則風生，氣虛則濕襲。手臂腫且動，知其血不足以養筋，陽亦不能以自固，而身體之瞤，勢不得已矣，豈非有痰氣在筋節間乎？夫見於外者，有不因於內者也。窺仲景有吐之法，惜乎方缺焉耳。（卷十九）

沈明宗曰（《沈注金匱要略》）：此治手臂病而出方也。手之五指，乃屬肺、大腸、心包、三焦、心與小腸。臂者，統屬手之六經，但臂外屬三陽，臂內屬三陰，陽經從指走頭，陰經從胸走手。若手指腫動，則當依經而治。臂腫而動者，當責手足太陰陽明之經，乃被風痰搏擊所致。蓋足太陰脾主濕，而爲生痰之源，風邪內襲，風濕煽化爲痰，氣虛不充肌肉，故身體瞤瞤。瞤者，肌肉蠕動也。而肺爲貯痰之器，因脾之風痰上溢於肺，隨經走臂，痰氣壅逆經隧，故手指臂腫，邪正搏擊，氣搖則動也。方雖未見，詳甘草和中，藜蘆善吐風痰，俾痰去則經氣疏通，而腫動自愈。此補痰飲走經隧之未備也。（卷十九）

魏荔彤曰（《金匱要略方論本義》）：病人常以手指臂腫動者，非暫時浮腫，或出於一時風熱外襲也。且此人必身體瞤瞤者，風熱不止外襲，乃內蓄風熱之證也。熱可內蓄，風亦可內蓄乎？此風蓄於經絡之間，而熱滯於營衛之分，不治必爲風痹矣。主之以藜蘆甘草湯。注云：方未見。然二味爲湯，即可以瘳此疾也。藜蘆性微寒，消瘀；甘草性甘平，益胃。甘以息風，寒以消熱也。〔批〕濕痰凝滯關節則腫，風熱襲傷經絡則動。治風治熱，必兼治痰。按藜蘆性能吐風痰，故主之，佐以甘草養胃也。古人急於胃者如此。（卷中）

尤怡曰（《金匱要略心典》）：濕痰凝滯關節則腫，風邪襲傷經絡則動。手指臂腫動，身體瞤瞤者，風痰在膈，攻走肢體；陳無擇所謂痰涎留在胸膈上下，變生諸病，手足項背，牽引釣痛，走易不定者是也。藜蘆吐上膈風痰，甘草亦能取吐，方雖未見，然大略是湧劑耳（李氏）。（卷下）

陳念祖曰（《金匱要略淺注》）：病人常以手指臂腫動，<small>蓋以腫而知其爲濕，動而知其爲</small>風，<small>濕盛生痰，風從火起，不易之理也。</small>若此人身體瞤瞤者，<small>風痰在膈，逼處於心肺，以致心爲君</small>主，<small>不行其所令，肺爲相傳不行其治節，泛泛無以制群動也。</small>以藜蘆甘草湯主之。

此爲手臂腫動而出其方治也。手之五指，乃心、肺、包絡、大小腸、三焦之所屬，當依經治之。若臂外屬三陽，臂內屬三陰，須按其外內而分治之。然亦有不必分者，取手足之太陰，以金能製木而風平，土能勝濕而痰去，又取之陽明，以調和其肌肉之氣，是爲握要之法。師用藜蘆甘草，大抵爲風痰之盛初起，出其湧劑也。（卷八）

陳元犀曰（《金匱方歌括》）：痰涎爲濕氣所生，留滯胸膈之間，久則變生無定。云病人常以手指、臂腫動，身體瞤瞤者，是氣被痰阻，濕無去路，或加邪風，風行氣亦行，引動積痰毒氣，此所以群動並發，擾亂心君不寧也。手足頂背牽引掣痛、走易不定者，心君之令不行，肺無以傳其治節也。藜蘆性毒，以毒攻毒，吐久積風痰，殺蟲，通支節，除癎痹也；助用甘草者，取甘潤之意，以其能解百毒也。方雖未見，其意不過是耳。（卷六）

高學山曰（《高注金匱要略》）：此經絡之氣上虛，而胃中濕熱之火外貫之候也。蓋經絡之氣上虛，故手指及臂俱腫，濕熱之火外貫，故氣機流注而自動也，然必其人身體瞤瞤跳動，當有流移薄疾之候，方爲確切。以大寒善吐之藜蘆爲主，而以甘浮之甘草托之，則寒能去火，吐能去濕，且一吐而提其氣以上實外實，則經絡之因虛而腫動及瞤瞤者，俱愈矣。

曹穎甫曰（《金匱發微》）：《內經》云：風勝則動，濕勝則腫。仲師言手指臂腫動，身體瞤瞤，此可知爲風濕痰涎走竄指臂，延及周身之證，與風癇證略同。特風癇無此表證耳。按子和《儒門事親》云：一婦病風癇，其始一二年一發，後即日發，甚至一日數發，求死不得，值凶歲，采野草充粮，見草若葱狀，采蒸飽食，胸膈間脹悶，頃之湧吐膠痰，數日約一二斗，甚昏困，後遂輕健如平人，以所食葱訪人，即藜蘆也。蓋風痰內壅，積久旁竄，積者爲本，竄者爲標，用藜蘆者湧吐而抉其壅也。所以用甘草者，恐藜苦寒敗胃，甘味以調之也。近聞癎證有日服控涎丹一錢，久而自愈者，亦所以去痰涎也。（卷之四）

原文 轉筋之爲病，其人臂脚直，脉上下行，微弦。轉筋入腹者，鷄屎白散主之。（三）

鷄屎白散方

鷄屎白

上一味，爲散，取方寸匕，以水六合，和，溫服。

徐彬曰（《金匱要略論注》）：轉筋之病，大概是土不能安木，至於臂脚直，則風淫於脾矣。脉上下行、微弦，是有痙之意。仲景云：夫痙家，脉伏堅，直上下。又曰：脉伏而弦。總是風入之象。此更轉筋入腹，則是肝邪直攻脾藏，此時如賊犯王城，無暇緩治。故以鷄屎白之下氣消積，捷於去風安脾者，先靖其內亂，而後徐圖安輯耳。

李彣曰（《金匱要略廣注》）：上下行者，脉來搏指，直上直下，不和柔也，弦脉屬肝，風脉也，風邪襲傷經絡，故臂脚直而轉筋入腹。《內經》云：肝之合筋也，其畜雞也，雞於卦爲巽，秉風木之性，主治風傷筋者，所謂因其氣相感而以意使之者也。猶治風病，即用病風僵蠶之意。其屎白出雞腸胃中，腸胃皆屬陽明經，今主治轉筋者，以轉筋起於足腓，腓及宗筋皆屬陽明故也。（卷下）

周揚俊曰（《金匱玉函經二注》）：轉筋者，脾胃土衰，肝木自盛，風火燥鑠於筋則筋攣而痛，故風氣甚急，則肝血失養，筋失其柔和之性，乖其屈伸之節，故臂脚直；至脉直上下行者，乃督、衝之爲病，何者？督脉循陰器，陰器者，宗筋所主也；衝脉爲肝之幕，肝木多風，則衝亦病矣。若微弦，則轉入於內，爲病較重，因以雞屎白投之，其肝邪外出耳。（卷十九）

魏荔彤曰（《金匱要略方論本義》）：轉筋之爲病，風寒外襲，而下部虛熱也。診其人臂脚直，脉上下行，微弦。弦者，即緊也，風寒入而隧道空虛也；直上下行，全無和柔之象，亦同於痙病中直上下行之意也。風寒入而變熱，熱耗其營血而脉遂直勁也。轉筋本在腨中，乃有上連少腹入腹中者，邪熱上行，由肢股而入腹裏，病之甚者。主之以雞屎白散。雞屎白性微寒，且善走下焦，入至陰之分，單用力專，本草謂其利便破淋，以之瘳轉筋，大約不出泄熱之意耳。然此治其標病，轉筋止，而其本病又當別圖補虛清熱之方矣。（卷中）

尤怡曰（《金匱要略心典》）：肝主筋，上應風氣，肝病生風，則爲轉筋，其人臂脚直，脉上下行，微弦。經云：諸暴強直，皆屬於風也。轉筋入腹者，脾土虛而肝木乘之也。雞爲木畜，其屎反利脾氣，故取治是病，且以類相求，則尤易入也。（卷下）

吳謙曰（《醫宗金鑒》）：臂同背，古通用。臂脚直，謂足背強直不能屈伸，是轉筋之證。脉上下行，謂迢迢長直，微弦不和，是轉筋之脉也。中寒之人，外寒盛則手足拘急轉筋，痛不能忍，甚者入腹，則牽連少腹拘急而痛也。主之雞屎白散，以治風寒痹氣之在筋也。（卷二十二）

高學山曰（《高注金匱要略》）：陽氣之柔者養筋，陽虛故筋如紐轉而堅痛。又陽親於上，足下陽氣嘗少，故轉筋之病，臂少而足多也。脉上下行，氣虛不能外鼓，但從寸及尺，伏行往來之謂。氣衰則微，氣削則弦，故上下行之脉體，微而且弦也。腹爲腸胃之所托，悍氣之根蒂也，轉筋入腹，則其氣更虛可知。雞於卦爲巽，而麗東南之位，得生氣向明之用。雞屎通腸胃之氣，而其白尤爲陽氣之所化，以之主轉筋之入腹，則通腸胃之精悍，以柔養筋脉之義也。

曹穎甫曰（《金匱發微》）：轉筋入腹之病，予未之見，原其病情則與痙證之宜大承氣湯者略同。痙證云痙脉按之緊如弦，直上下行，與此證脉上下行微弦何異？痙證云脚攣急，與此證臂脚直又異？痙證燥熱，陰液垂絕，故急下以救之，所以除裏熱也。此證用下氣破積、通利大小便之雞矢白散，亦所以除裏熱也。所以然者，裏熱不除則筋脉受灼而不得柔和，故必通其大腸，使陽明燥氣內熄，而筋脉乃和。考《葛仙方》中風頭足往後扯動，彎曲不伸，其形如弓，用雞矢白三錢，酒五杯，用竹筋攪千遍，日服二次。

予按此即痉病之卧不著席證。痉病自中風傳來，易於化燥，內藏燥而筋脉受灼，以致全身强急，故借《內經》治膨脹之鷄矢醴以下之，蓋亦《金匱》用大承氣湯之義也。然則轉筋用鷄矢白散，亦何獨不然乎？（卷之四）

原文 陰狐疝氣者，偏有小大，時時上下，蜘蛛散主之。（四）
蜘蛛散方
蜘蛛十四枚，熬焦　桂枝半兩
上二味，爲散，取八分一匕，飲和服，日再服，蜜丸亦可。

徐彬曰（《金匱要略論注》）：痛連少腹，皆謂之疝，故古有心疝、肝疝等名。此名狐疝者，因其獨見於外腎，偏有大小，而又上下不時，故特名陰狐氣，以狀其病之陰陽閃鑠，而不定也。藥用蜘蛛散，蜘蛛有攻毒之能，而抽絲結綱皆在少腹，故用爲嚮導；而加桂枝，以伐腎邪，使陽道行，則陰氣自消也。（卷十九）

李彣曰（《金匱要略廣注》）：偏有大小，以睪丸言，時時上下，以睪丸入小腹、出囊中言。

蜘蛛有毒，主癩疝，疝者，肝木之病，桂能伐肝，以木得桂而枯也。然此方萬勿輕試。（卷下）

沈明宗曰（《沈注金匱要略》）：此外腎睪丸之病也。陰狐疝氣，乃陰陽之氣偏虛受邪，故偏有小大，時時上下，即縮入兩胯，如狐行狀，陰出陽沒之不定。由肝腎血虛氣弱，感受風濕，所注之處爲病也。故用蜘蛛，少腹抽絲者，能引入肝，通經攻毒，而勝風濕。桂枝行陽化氣，以伐肝腎之邪，俾陽氣盛而陰狐自退矣。（卷十九）

魏荔彤曰（《金匱要略方論本義》）：陰狐疝氣也，即寒疝之病，又名之爲陰狐者，就其陰寒息氣而名之也。寒濕在下，腎囊必濕，腎主臭，其氣必腥臭，如狐之臊也。其證必偏左偏右，而偏左右之中，有大小不同，且時時上下，下部虛寒，發則墜而下，息則收而上也。主之以蜘蛛散。蜘蛛性本微寒，能治丁腫，是開散之品也，今熬令焦者，變其寒性爲溫，而用其開散之力也；佐以桂枝昇陽散邪。治疝之理，不亦明乎？（卷中）

黃元御曰（《金匱懸解》）：陰狐疝氣者，疝結陰囊，出沒不測，狀似妖狐也。左右二丸，偏有大小，時時上下，出入無常。此少陰、厥陰兩經之病，由水寒木陷，肝氣下鬱而發。蜘蛛散，蜘蛛破瘀而消腫，桂枝疏木而昇陷也。（卷十八）

陳念祖曰（《金匱要略淺注》）：此言寒濕襲陰爲陰狐疝氣者出其方治也。後人分爲七疝，曰寒疝、水疝、筋疝、血疝、氣疝、癲疝、狐疝之不同。狐疝，似止七疝之一，而不知師言狐疝，以病氣之腥臭，爲狐之臊，所以別上卷寒疝也。方書於時時上下句誤解，遂有許多附會也。（卷八）

丹波元簡曰（《金匱玉函要略輯義》）：〔尤〕陰狐疝氣者，寒濕襲陰，而睪丸受病，或左或右，大小不同，或上或下，出沒無時，故名狐疝。蜘蛛有毒，服之能令人利，合桂枝辛溫，入陰而逐其寒濕之氣也。

《靈樞·經脉篇》云：肝足厥陰所生病者，狐疝。葛氏《傷寒直格》云：狐疝，言狐者，疝氣之變化，隱見往來，不可測如狐也。

陳氏《三因》云：寒疝之氣，注入癩中，名曰狐疝，亦屬癩病。

〔程〕《別錄》云：蜘蛛，治大人小兒癀。癀，疝也。其性有毒，服之能使人利，得桂枝引入厥陰肝經，而治狐疝。

《雷敎炮炙論》云：蜘蛛凡使，勿用五色者，兼大身上有刺毛生者，並薄小者，以上皆不堪用。須用屋西南有網，身小尻大，腹內有蒼黃膿者真也。凡用去頭足了，研如膏，投藥中用之，今之方法。若仲景炒焦用，全無功矣。王氏《古方選注》云：蜘蛛，性陰而屬，其功在殼，能泄下焦結氣。桂枝，芳香入肝，專散沉陰結疝，陰狐疝偏有大小，時時上下，如狐之出入無定。《四時刺逆從論》云：厥陰滑，爲狐疝氣。推仲景之意，亦謂陰狐疝氣，是陰邪挾肝風，而上下無時也。治以蜘蛛，如批郤導窾。蜘蛛，本草言有毒，人咸畏之。長邑宰林公諱瑛，山海衛人，壯年調理，方用之多年，炙熟其味鮮美，恒得其功。本草言有毒者，南北所產不同耳。（卷四）

陳元犀曰（《金匱方歌括》）：王晉三云：蜘蛛性陰而歷，隱見莫測，可定幽暗之風，其功在殼，能泄下焦結氣；肉桂芳香入肝，專散沉陰結疝。《四時刺逆從論》曰：厥陰滑爲狐疝風。推仲景之意，亦謂陰狐疝氣，是陰邪挾肝風而上下無時也。治以蜘蛛，如披郤導窾。（卷六）

丹波元堅曰（《金匱玉函要略述義》）：小島尚質曰：八分一匕，謂十分方匕之八。

《幼幼新書》：嬰孺，治少小偏癩方。

按本草無食子條。引海藥云：張仲景使治陰汗，取燒灰，先以微溫浴了，即以帛微裹，在傅灰囊之甚良。政和本“之”作“上”。此方可疑，然以托名仲景，姑附於斯。（卷中）

高學山曰（《高注金匱要略》）：疝，詳寒疝下。狐疝者，言其出沒無定，如妖狐之象，即下文大小上下之義。曰陰狐疝者，單指前陰之睾丸而言。所以分別五藏之疝也，腎爲水藏，陽氣最貴，而與陰寒相召。陽氣偏有虛實，虛者寒氣貫之而偏大，實者陽氣自治而偏小矣。又陽主提挈，氣虛不能自舉，故臥則上入少腹，起則下墜囊中矣。蜘蛛腹大，爲下入少腹之專藥，且性主提携束縛，以辛溫生氣之桂枝爲配，則溫補關元氣海之陽神，以驅客寒，得昇舉收煞之功用，以堅弛墜，陰狐疝病寧有不愈者哉。

唐宗海曰（《金匱要略淺注補正》）：雖或墜下則囊大，收上則囊縮，實則收上爲疝退，墜下乃爲疝發也。但當令其收上，勿使墜下則愈。常見有手揉始收者，有臥後得溫煖始收者，可知是寒也。故用桂枝以散之，而蜘蛛則取其墜而能收。名狐者，言其出入無定也。予曾見此病，並不臊臭云。（卷八）

曹穎甫曰（《金匱發微》）：此寒邪並少陽濕熱並注睾丸之證也。濕熱偏注，睾丸一脹一否，則偏有小大，發時脹而偏墜，不發則如平人，故時時上下，以其病在下體，與蝕下爲狐同例，故謂之陰狐疝。蜘蛛破瘀消腫，晝隱夜出，爲陰類之蟲，取其下入陰部；桂枝通陽宣鬱，能達肝膽淪陷之氣，破瘀則寒濕不疑，通陽則鬱熱外散，而偏墜可愈矣。予昔在同仁輔元堂改散爲煎。治愈二人，用桂枝三錢、蜘蛛一枚炙存性，一人二劑愈，一人一劑愈。章次公、王慎軒皆親見之。今則相隔久遠，並病者姓與居址而忘之矣。乙亥重九日，有倪姓來診，其證時發時止，今以遇寒而發，偏墜微痛，夜有寒熱，睡醒汗出，兩脉遲滑，方用大蜘蛛一枚炙過，川桂枝四錢，一劑即愈。此爲前病腸癰之史惠甫介紹，並附記之。（卷之四）

原文 問曰：病腹痛有蟲，其脉何以別之？師曰：腹中痛，其脉當沉，若弦，反洪大，故有蚘蟲。（五）

趙以德曰（《金匱方論衍義》）：腹痛，中焦濕土之爲痛也。腹爲陰，痛爲陰類，故脉當沉。若脉弦，是見厥陰風木之象矣；反洪大者，風木盛而生火。風木之邪，賊傷中土，濕熱不攘則生蟲，故曰諸蟲皆生於風也。東方生風，在地爲木，在體爲筋，在藏爲肝；風傷筋，此因風傷而生蟲，故蟲乃厥陰肝筋之爲病也。是以《傷寒》蚘厥在厥陰篇內，此章蚘痛列於筋病篇中。（卷中）

徐彬曰（《金匱要略論注》）：腹痛不必皆有蟲，因蟲而痛亦有之，其初時當必憑脉以別之。故謂腹痛，概由寒觸其正，所謂邪正相搏，即爲寒疝也。寒則爲陰，脉必沉，衛氣必結，故弦。乃洪大，是反得陽脉，脉不應病，非因外矣，故曰有蚘蟲。然未詳蚘蟲本證之痛狀，此段單重在辨脉也。（卷十九）

李彣曰（《金匱要略廣注》）：脾爲至陰，其經入腹，風寒感之，則腹痛，陰寒在裏，故脉沉也。弦屬肝脉，其性束急，木行乘土，故亦主腹痛，經云陽脉濇，陰脉弦，法當腹中急痛是也。脉反洪大，是蚘蟲上厥動膈，與陰寒證不類，故主有蚘蟲。（卷下）

魏荔彤曰（《金匱要略方論本義》）：沉者，氣凝血滯，塞而不通之象，故痛也。若夫弦而反洪大，則非氣血之爲病矣，何也？弦見於沉中，或陰寒內結之象。如反洪大之弦，則於沉脉大相逕庭矣，知有蚘蟲，擾亂腸胃而作痛也。洪大者，熱脉；而弦者，蟲脉也。因熱而蚘動，因蚘動而腹痛，此病之由來也。（卷中）

曹穎甫曰（《金匱發微》）：此從脉象之異，決其爲有蟲之痛也。凡腹痛，脉沉爲寒濕下陷，直四逆湯證耳。脉弦爲肝邪乘脾，直小建中湯證耳。若不沉不弦而腹痛，則既非寒濕內停，又非肝膽鬱陷，故可決爲蟲痛。然"洪大"二字，亦爲仲師失詞，脉不足據，當以病狀參驗之。不然，豈大實滿痛之陽明證，其脉獨不洪大耶！（卷之四）

原文 蚘蟲之爲病，令人吐涎，心痛，發作有時。毒藥不止，甘草粉蜜湯主之。（六）
甘草粉蜜湯方
甘草二兩　粉一兩　蜜四兩
上三味，以水三升，先煮甘草，取二升，去滓，內粉、蜜，攪令和，煎如薄粥，溫服一升，差即止。

趙以德曰（《金匱方論衍義》）：夫飲食入胃，胃中有熱則蟲動，蟲動則胃緩，胃緩則廉泉開，故吐涎；蟲上入膈，故心痛；蟲聞食臭出，得食則安，故發作有時也。毒藥不止者，蟲惡之不食也。蟲喜甘，故用甘草、蜜之甘，隨所欲而攻之；胡粉甘寒，主殺三蟲，蟲得甘則頭向上而喜食，食之即死，此反佐以取之。（卷中）

徐彬曰（《金匱要略論注》）：此論蟲病之不因藏寒者也。故其證獨心痛吐涎，而不吐蟲，然其痛發作有時，謂不恒痛也，則與虛寒之綿綿而痛者異矣。毒藥不止，則必治氣治血，攻寒逐積之藥，俱不應矣。故以甘草、粉、蜜主之。白粉殺蟲，蜜與甘草，既以和胃，又以誘蟲也。（卷十九）

沈明宗曰（《沈注金匱要略》）：此蟲蟲心痛證與方也。上條謂脉反洪大，乃胃中熱濕蒸化爲蟲。若風寒致痛，即當連綿不絕，而不吐涎。此因蟲蟲行於上脘，壅塞氣道不通，令人吐涎心痛；蟲下則不痛，故發作有時；或壅下脘，即作腹痛可知矣。然攻擊風寒猛烈峻劑而爲毒藥，非殺蟲之品，故痛不止。此用白粉殺蟲，甘草合蜜和中安胃，草、蜜味甜，誘開蟲口，俾其得藥，蟲頭下向，則痛自止矣。（卷十九）

魏荔彤曰（《金匱要略方論本義》）：蟲之下行爲腹痛，蟲之上行爲吐涎、心痛，其根皆出於胃虛蟲不安耳。毒藥者，殺蟲之藥也。胃虛蟲動，以毒藥殺之，蟲必更動，所以不止。安其蟲而痛止矣，主之以甘草粉蜜湯。甘草、蜜以甘養胃，治其虛也；佐以粉者，取其體重，以鎮奠之也。煎如薄粥，溫服，理胃安蟲之義曉然矣。此胃中虛而微熱之治。（卷中）

尤怡曰（《金匱要略心典》）：吐涎，吐出清水也。心痛，痛如咬嚙，時時上下是也。發作有時者，蟲飽而靜，則痛立止，蟲飢求食，則痛復發也。毒藥，即錫粉、雷丸等殺蟲之藥。毒藥者，折之以其所惡也。甘草粉蜜湯者，誘之以其所喜也。白粉即鉛白粉，能殺三蟲，而雜於甘草、白蜜之中，誘使蟲食，甘味既盡，毒性旋發，而蟲患乃除，此醫藥之變詐也。（卷下）

黃元御曰（《金匱懸解》）：蟲蟲之爲病，令人吐涎沫而心痛，以肝心子母之藏，氣通於心，其經夾胃口而貫膈，正由心旁，蟲者木氣所化，木鬱而上衝，故心痛也。心病則火炎而刑金，津液不布，故涎沫上湧。蟲有動止，故發作有時。毒藥不止者，但知殺蟲，而木鬱不達也。甘草粉蜜湯，甘草補土，白粉殺蟲，蜂蜜潤燥而清風，滑腸而下積也。（卷十八）

丹波元簡曰（《金匱玉函要略輯義》）：〔程〕巢元方曰：蛕蟲長五寸，至一尺，發則心腹作痛，口喜唾涎及清水，貫傷心則死。《靈樞經》曰：蟲動則胃緩，胃緩則廉泉開，故涎下，是以令人吐涎也。心痛者，非蟲蟲貫心，乃蟲蟲上入胃脘即痛，下入胃中即止，是以發作有時也。若毒藥不能止，用甘草粉蜜湯，從其性以治之。

案：粉，諸注以爲鉛粉。尤云：誘使蟲食甘味既盡，毒性旋發，而蟲患乃除，此醫藥之變詐也。此解甚巧，然古單稱粉者，米粉也。《釋名》云：粉，分也，研米使分散也。《說文》：粉，傅面者也。徐曰：古傅面，亦用米粉。《傷寒論》豬膚湯所用白粉，亦米粉耳。故萬氏《保命歌括》載本方云：治蟲嚙心痛毒藥不止者。粉，乃用粳米粉。而《千金》諸書藉以治藥毒，並不用鉛粉。蓋此方非殺蟲之劑，乃不過用甘平安胃之品，而使蚘安，應驗之於患者，始知其妙而已。甘味蚘所喜。東方朔《神異經》云：南方有甘蔗之林，其高百丈，圍三尺八寸，促節多汁，甜如蜜。咋嚙其汁，令人潤澤，可以節蚘蟲。人腹中蚘蟲，其狀如蚓，此消穀蟲也，多則傷人，少則穀不消，是甘蔗能減多益少。凡蔗亦然，此所以得甘味而平也。

《千金方》：解鴆毒及一切毒藥不止，煩懣方，即本方。粉，用粱米粉。《千金翼》同，《外臺》《引翼》作白粱粉，《聖濟總錄》用葛粉，《楊氏家藏方》用綠豆粉，《聖濟》名甘草飲。（卷四）

陸淵雷曰（《金匱要略今釋》）：《方輿輗》云：此本治蟲痛之方，吾輩活用於水飲腹痛，得效甚多，此藥應，則手足身體發腫，此胃氣復之佳兆也，不可以浮腫而遽用利水劑，經日自消，若或不消，與腎氣丸可也。大凡一旦腫而愈者，永不再發，百試百效，真可謂神方。此事古書未曾道及，余不自秘惜，記之以備同志學士之識見。

《方函口訣》云：此方不但治蚘蟲吐涎，亦用於不吐涎而心腹痛甚者，故投烏梅丸、鷓鴣菜湯等劑，反激痛者，與此方弛之，腹痛必止。凡治蟲積痛，嫌苦味藥，強與則嘔噦者，宜此方。論中"毒藥不止"四字，宜深味焉，故凡眾病，服諸藥嘔逆不止者，有效。一婦人，傷寒熱甚，嘔逆不止，用小柴胡湯不解，一醫以爲水逆，與五苓散，益劇，與此方，嘔逆速差，即《玉函》單甘草湯之意（《玉函經》附方，治小兒撮口發噤），而更妙。

雉間煥云：粉之說紛紛，誰知其是非，然余謹案是甘草粉也。何則？吐涎吐蟲，此是病危篤欲絕之時多有焉，急迫至劇者也；心痛，所謂朝發夕死，夕發朝死，非藥力所及是也。且曰毒藥不止，言雖剛烈之藥，不能治之，而此方能救之，亦何神也，急食甘以緩之之謂也。其如是，故一味甘草煮汁而不足，再內甘草粉，又內蜜，以助其藥勢，而後始有麾西日之力焉。其他稱溫粉、白粉，而此但曰粉，且受於甘草下，故余知之。不啻以此知之而已，經驗無算。故居恒每戲云，當死者我能使之起，勿誚余誕。又按甘草一名粉草者，蓋本於斯，可以爲徵也。

尾臺氏云：粉，粉錫（即鉛粉，又名胡粉）也，《千金》用粱米粉，《外臺》用白粱粉，近世又有用輕粉、甘草粉等者，俱誤也。余家以粉錫、大黃二味等分爲丸，名粉黃丸，治蚘蟲心腹攪痛，吐白沫者，蚘下其痛立愈。按《神農本草經》曰粉錫殺三蟲，陶弘景曰療尸蟲，李彣之、陳藏器共曰殺蟲。又《本草綱目》粉錫條，引邵真人治婦人心痛方曰：急者，好官粉爲末，葱汁和丸小豆大，每服七丸，黃酒送下，即止，粉能殺蟲，葱能透氣故也。又引張文仲《備急方》云：治寸白蚘蟲，胡粉炒燥方寸匕，入肉臛中，空心服，大效。又葱白條引《楊氏經驗方》云：蚘蟲心痛，用葱莖白二寸，鉛粉二錢，擣丸服之，即止，葱能通氣，粉能殺蟲也。粉錫驅蟲之功，學者宜體驗。

伊澤信恬云：《外臺·天行》《備急·療勞復方》，以粉三升，以煖飲和服，又，以水和胡粉少許服之，亦佳。據此，則粉與胡粉自別可知。

淵雷案：丹波、伊澤說是，不特《千金》《外臺》可徵，若用粉錫，則不當單稱粉，且經文云"毒藥不止"，示本方爲平劑也，用粉錫殺蟲，則仍是毒藥矣。若用甘草粉，依桃花湯用赤石脂之例，當云甘草三兩，二兩剉，一兩篩末，今直云甘草二兩，粉一兩，明非甘草粉也。若謂粉即粉草，將謂水即水銀，豆即豆蔻乎？強辭甚矣。惟本方改用粉錫，亦可下蚘，改用草粉，亦可緩急迫，故尾臺、雉間各以其試效云爾。（卷六）

原文 蚘厥者，當吐蚘。今病者靜而復時煩，此為藏寒，蚘上入膈，故煩。須臾復止，得食而嘔。又煩者，蚘聞食臭出，其人常自吐蚘。（七）

原文 蚘厥者，烏梅丸主之。（八）

烏梅丸方

烏梅三百個　細辛六兩　乾薑十兩　黃連一斤　當歸四兩　附子六兩，炮　川椒四兩，去汗　桂枝六兩　人參　黃蘗各六兩

上十味，異擣篩，合治之，以苦酒漬烏梅一宿，去核，蒸之五升米下，飯熟，擣成泥，和藥令相得，內臼中，與蜜杵二千下，丸如梧子大，先食飲服十丸。三服，稍加至二十丸。禁生冷滑臭等物。

趙以德曰（《金匱方論衍義》）：蚘厥者，病蚘而手足厥冷也。蚘厥者，當吐蚘。病者靜而復時煩，此因肝藏寒而蚘上入膈，故煩；蓋言蚘生於肝，因藏寒而上入於膈也。須臾復止，得食而嘔又煩者，此蚘聞食臭而出於胃，故其人常自吐蚘；蓋言蚘因風而生於肝，藏寒則上入膈，聞食臭則出於胃也。

烏梅味酸入肝，梅得先春之氣，主助生陽而殺陰類；細辛發少陽之初陽，以助厥陰之化；當歸啓少陰之血液，以資肝藏所藏之榮；黃連配蜀椒，助心火以殺蚘，益子氣也；附子配黃蘗，資腎氣以回厥，助母氣也；乾薑佐人參，補中焦而止嘔；桂枝制風木，疏肝鬱。陰陽和而厥逆回，風邪散而氣血足，治蚘厥之法備已。蚘之化生，有若蜓蚰，生長極速。（卷中）

徐彬曰（《金匱要略論注》）：蚘蟲之為病，藏寒、藏燥，皆能使之不安，故上條粉蜜甘草，乃殺蟲與潤燥之方也。若蚘厥，厥者逆也，此與藏厥相類。藏厥由無陽，蚘厥亦因藏寒不能自安而上入，但邪有淺深，故藏厥則煩無暫安，蚘厥則須臾得止。故首言當吐蚘，以見因寒而蚘不安，致蚘上入膈，非無蚘而竟煩之比也。唯因蚘，則動靜不常，故既煩復止，及復食而嘔且煩者，聞食臭而蚘欲得食，則更上而吐出也。其原由寒，故類聚辛熱以溫之，監以黃蘗，而加烏梅、黃連以安其蚘，參、歸以補其虛也。

論曰：黃連之苦，可以安蚘，則前甘草與蜜，何以亦能安蚘也。不知上條之蚘，因燥而上入，致使心痛，則為攻心之賊，故以白粉殺蚘為主，而加甘、蜜以潤其燥。若蚘厥，未嘗攻心，且蚘因藏寒，不得已而上入其膈，故以烏梅、黃連伏之為主，而加辛熱以逐藏寒。所以一心痛而不吐蚘，一吐蚘而不心痛，此是二條大分別也。（卷十九）

尤怡曰（《金匱要略心典》）：蚘厥，蚘動而厥，心痛吐涎，手足冷也。蚘動而上逆，則當吐蚘，蚘暫安而復動，則病亦靜而復時煩也。然蚘之所以時安而時上者，何也？蟲性喜溫，藏寒則蟲不安而上膈，蟲喜得食，藏虛則蚘復上而求食。故以人參、

《金匱要略》歷代名家集注

薑、附之屬，益虛溫胃爲主，而以烏梅、椒、連之屬，苦酸辛氣味，以折其上入之勢也。（卷下）

吳謙曰（《醫宗金鑒》）："此爲藏寒"之"此"字，當是"非"字，若是"此"字，即是藏厥，與辨蚘厥之義不屬。

〔注〕蚘厥者，謂蚘痛手足厥冷也。若藏寒痛厥，則不吐蚘，此蚘厥、藏寒之所由分也。靜而時煩，乃蚘上入其膈，故煩，須臾復止，得食又吐又煩，是蚘聞食臭出故也。主之烏梅丸者，以蚘得酸則靜，得辛則伏，得苦則下，方中大酸、大辛、大苦，信爲治蟲之要劑也。（卷二十二）

黃元御曰（《金匱懸解》）：此段見《傷寒·厥陰篇》。蚘厥者，有蚘蟲，而四肢厥冷，其證當見吐蚘。蚘蟲在內，令病者有時靜，而復有時煩，此因藏寒不能安蚘。蚘蟲避寒就溫，上入其膈，故煩。蚘蟲得溫而安，須臾復止。及其得食，藏寒不能消化，隨即嘔出。嘔時氣衝蚘蟲，蚘蟲擾亂，是以又煩。蚘聞食氣之上，隨嘔而出，故其人當自吐蚘。烏梅丸，烏梅、薑、辛殺蚘止嘔而降衝，人參、桂、歸補中疏木而潤燥，椒、附煖水而溫下寒，連、檗瀉火而清上熱也。蓋厥陰之病，水寒不能生木，木鬱而熱發，故上有燥熱而下有濕寒。烏梅丸上清燥熱而下溫濕寒，蚘厥之神方也。（卷十八）

丹波元簡曰（《金匱玉函要略輯義》）：〔鑒〕李彣曰：烏梅味酸，黃連、黃檗味苦，桂枝、蜀椒、乾薑、細辛味辛，以蚘得酸則止，得苦則安，得甘則動於上，得辛則伏於下也。然胃氣虛寒，人參、附子以溫補之。吐亡津液，當歸以辛潤之，則蚘厥可愈矣。詳《傷寒論輯義》厥陰篇。

案：此方主胃虛而寒熱錯雜以致蚘厥者，故藥亦用寒熱錯雜之品治之。而有胃虛以偏於寒而動蚘者，陶華因立安蚘理中湯主之即理中湯加烏梅、花椒，出《全生集》；而有胃不虛以偏於熱而動蚘者，汪琥因制清中安蚘湯主之黃連、黃檗、枳實、烏梅、川椒，出《傷寒辨注》。此各取本方之半，而治其所偏也，對證施之，皆有奇效。（卷四）

婦人妊娠病脉證並治第二十

師曰：婦人得平脉，陰脉小弱，其人渴，不能食，無寒熱，名妊娠，桂枝湯主之。方見下利中。於法六十日當有此證，設有醫治逆者，却一月，加吐下者，則絕之。（一）

趙以德曰（《金匱方論衍義》）：平脉者，言其無病脉也。陰脉小弱，以其榮氣不足耳；凡感邪而榮氣不足者，則必惡寒發熱，不妨於食。今無寒熱，妨於食，是知妊娠矣。

夫妊娠者，血聚氣摶，經水不行，至六十日始凝成胚，當斯時也。氣血化於下，若榮氣不足，衛不獨行，壅實中焦而不能食，於是津液少布，其人渴，故用桂枝湯益榮和衛。設有醫以他治，則更一月當化胎。若加吐下，復損其榮，土亦失於養育，則不以是論，條芩、白术可也，芎、歸可也，參、苓可也，但要益榮生津，和中、下二焦而已。（卷下）

徐彬曰（《金匱要略論注》）：平脉者，不見病脉，一如平人也。關前爲陽，關後爲陰，小弱者，脉形小不大，軟弱無力，而非細也。諸脉既平，而獨下焦陰脉，微見不同，是中上焦無病，乃反見渴、不能食之證，則渴非上焦之熱，不能食亦非胃家之病矣。少陽有嘿嘿不欲食之證，今無寒熱，亦無少陽表證可疑矣。是渴乃陰火上壅，不能食乃惡心阻食，陰脉小弱乃胎元蝕氣，故曰名妊娠，孕也。因經已阻，故如此斷。藥用桂枝湯者，此湯，表證得之，爲解肌和榮衛；內證得之，爲化氣調陰陽。今妊娠初得，上下本無病，因子室有凝，氣溢上干，故但以白芍一味，固其陰氣，使不得上溢；以桂、甘、薑、棗，扶上焦之陽，而和其胃氣，但令上之陽氣充，能御相侵之陰氣足矣。未嘗治病，正所以治病也。否則，以渴爲邪熱而解之，以不能食爲脾不健而燥之，豈不謬哉。於法六十日當有此證者，謂胎已成而氣干上，治之當以胎氣爲主也。設有因醫治逆，逆者，誤也，却一月，其期未滿六十日，則胎未成，又加吐利，而因醫治誤，則脾胃實有受傷處，是當但以斷絕病根爲主，不得泥安胎之說，而狐疑致誤也，故曰絕之。

論曰：《內經》謂手少陰脉動甚，謂之有子。言心脉主血，血聚則氣盛也。又謂陰搏陽別，謂之有子。言陰得胎氣而强，脉則搏擊而別於陽脉也。今反以脉小弱爲妊娠，可知孕只兩月，能蝕下焦之氣，而不能作盛勢也。過此則不然可知，故《千金》云：初時寸脉微小，呼吸五至，三月尺脉數也。（卷二十）

李彣曰（《金匱要略廣注》）：此節病證，即妊娠惡阻是也。寸爲陽脉，主氣，尺爲陰脉，主血。陰脉小弱者，血不足也凡云尺脉旺者主有孕，亦不盡然，血以養胎，則液竭而渴，又脾爲坤土，厚德載物，胎氣賴以奠安，不能食者多見吐逆證，脾氣弱也。凡有他病而渴，不能食者，脉必不平而有寒熱，今雖不食，反得平脉，又無寒熱，故主妊娠。桂枝湯用桂枝益衛龐安常云桂不墜胎，以其走表，與胎在裏無干也，若桂心、肉桂則墜胎矣，芍藥養榮，甘草和中，薑、棗行津液，爲氣血交理之劑。

樓全善曰：絶之者，謂絶止，醫治候其自安也。嘗治一二婦惡阻病吐，愈治愈逆，因思仲景絶之之旨，遂停藥月餘，自字。（卷下）

沈明宗曰（《沈注金匱要略》）：此辨初孕之脉證也。六脉皆和，爲得平脉，則內外無病矣。然平脉之中略見陰脉有異，而陰脉者，即關尺肝腎之脉也。是脉當微弦濡滑，而反小弱，且無病證，則知厥陰少陽廕胎氣血不足之故。經云土得木而達，此木廕胎尚且不及，何暇疏通稼土？迺胃氣自壅，氣化爲火，則渴而不能食。無寒熱者，是無表證也。在於六十日，無病而見經閉脉弱，決是足厥陰少陽廕胎所致，故斷其妊娠。然既已妊娠，補瀉之法用之無益，惟宜桂枝湯調和營衛，以濟肝膽之源。但此湯用之於表，則和營衛而去表邪；用之於裏，則和營衛而生氣血，充溢藏府血海，然濟胎則自安胎矣。若見渴不能食，而醫不識此妊娠，反以病治，傷動胃氣，故加吐下，卻有一月，則當止吐下爲急，所謂絶之。（卷二十一）

魏荔彤曰（《金匱要略方論本義》）：婦人得平脉，無病之人也。然陽脉盛大，陰脉小弱，是舊經血已盡，新經血方生，乃所生之血歸於胎胞以養妊娠，而血分遂覺不足，氣分遂覺有餘，故陰脉獨見小弱也。陰虛必內熱生，內熱生必渴，此其可徵者一也；內熱者，必消穀而能食，妊娠在身，氣血聚於下，下盛上虛，虛熱必不能消穀思食，此其可徵者二也；若爲他氣血虛實之證，必寒熱作，今卻無寒熱，是上虛下實，實者妊娠而非疾病，此其可徵者三也，是名之曰妊娠，而知爲無病之婦人矣。但妊娠雖非病，而上虛下實，陰弱陽盛，不治之亦足以爲病。主之以桂枝湯，意在昇陽於胃則思食，胃陽足則津足而渴止。所以不治於血分者，妊娠至三五月，經血久閉而不泄，則陰之弱者自漸強矣。若遽滋其陰分，反傷其陽分，上虛而滋陰傷陽，豈不愈致他變乎？故治妊娠而動以養血滋陰爲事者，皆不知仲景之法者也。

此渴與不能食，在何時見乎？師言法於六旬見者爲正。一月而經應至不至，妊娠之胎始含氣血，如水於胞中；再一月經又不至，妊娠之胎方合氣血而有形質，與母同氣息，所以覺血不足，陰弱而渴；上不足，胃虛而不能食也。此必兩月前後有此證也。設不知此理，以爲渴與不食乃虛實疾病之類也，醫家逆治之，卻於一月之外，經不至之時，疑爲經閉不行，或將兩月之際，以渴不能食爲實邪在胸胃，誤吐、誤下，將妊娠中之氣血初聚者易散矣。必絶其醫藥，或如瘧證中飲食消息止之之法，忌其油膩、生冷、肥甘，胃氣自復，而吐下俱可已矣。（卷下）

嚴鴻志曰（《金匱廣義》）：婦人六脉平和，惟陰脉小弱，不過爲陰分不足之診。且身無寒熱，其無外邪可知。但其人口渴，乃胃火有餘。不能食，是食則欲嘔。於法六十日當有此證，巢氏謂妊娠一月足厥陰肝木養之，二月足少陽膽脉養之，如是則肝膽之陰，爲胎所攝，肝膽之氣，橫逆莫遏，侵犯中焦，所以口渴不能食，乃後人所謂惡阻之病。此名妊娠，但用桂枝湯調其營衛可也，不可用他藥而妄治，設醫者不知而逆治之，

中氣反虛，嘔利並作，愈治愈重，不如絕除醫藥，俾其自和之爲愈也。（卷四）

曹穎甫曰（《金匱發微》）：妊娠之脉，關後有餘，尺部跳動，右甚爲女，左甚爲男，此歷試不爽者也。今師云婦人得平脉，陰脉小弱，何乃適得其反？蓋妊娠停經之初，本無他病，故脉如平人，血凝子宮，胎氣尚弱，故陰脉小弱，非如四五月後胎氣胎氣壯盛之比。月事既停，統血之脾藏頓滯，脾精之上輸者少，故渴；脾陽失運，消穀之力微，故不能食；更有濕痰停阻胸中，時欲吐者，俗稱惡阻。仲師不言者，蓋已統於不能食中，非脫漏也。凡見此證，脉平而表無寒熱，即可斷爲妊娠。主以桂枝湯者，所以助脾陽而疏胸中水氣也（方解詳《傷寒發微》太陽篇）。所以六十日方見此證者，爲始停經時中氣尚疏，上中二焦未有所覺也。此證不當治渴及嘔，治之爲逆。設治渴而誤用清燥滋陰之品，胃中必寒；設治不能食而誤投下藥，脾濕又將下陷。治不得法，後一月必加吐下，中氣敗也，絕其藥，並斥其醫，庶幾勿藥有喜乎？（卷之四）

陸淵雷曰（《金匱要略今釋》）：此條主旨是論妊娠惡阻。惡阻之主證爲嘔吐，此因受孕後子宮起一種反射刺激，由延髓之嘔吐中樞傳達於胃壁之迷走神經所致。其證見飲食物輒吐，舌乾而紅，渴不能飲，心中憒憒，頭重眼眩，四肢沉重，懶惰不欲執作，惡聞食氣，欲噉鹹酸果實，多臥少起。大抵始於妊娠第二月之末，至第五月而自愈，亦有極嘔吐至浮腫衰弱而死者。此云：渴不能食，無寒熱，於法六十日當有此證。於事有徵，於文可解者也。"設有醫治逆者"三句，依魏氏、《金鑒》亦皆可通。其最難解者，爲桂枝湯及"則絕之"句。治惡阻法，下文有乾薑人參半夏丸。蓋半夏、茯苓、生薑、橘皮、竹茹之屬爲主要藥，虛則參、朮，實則枳、朴，隨證增損。《千金》《外臺》以至後世婦人方，莫不如此。今用桂枝湯，則方證不相對。徐注雖欲強爲之說，然其詞膚汎甚矣。"則絕之"句，諸注多以爲停藥弗醫，蓋惡阻不甚者，四五月能自愈，停藥未爲無理。然必俟却一月先阻，又加吐下後始停藥，正恐輕證亦不能自愈耳。徐氏以爲隨證施治，斷絕病根，然於原文語氣亦未穩貼，闕疑爲是。（卷七）

原文 婦人宿有癥病，經斷未及三月，而得漏下不止。胎動在臍上者，爲癥痼害。妊娠六月動者，前三月經水利時胎也。下血者，後斷三月，衃也。所以血不止者，其癥不去故也，當下其癥，桂枝茯苓丸主之。（二）
桂枝茯苓丸方
桂枝　茯苓　牡丹去心　桃仁去皮尖，熬　芍藥各等分
上五味，末之，煉蜜和丸，如兔屎大，每日食前服一丸，不知，加至三丸。

趙以德曰（《金匱方論衍義》）：宿有癥痼內結，及至血聚成胎，而癥病發動，氣淫於衝任，由是養胎之血，不得停留，遂漏不止。癥在下，迫其胎動於臍上，故曰癥痼害也。

凡成胎妊者，一月，血始聚；二月，始衃；三月，始胎。胎成始能動，令六月動者，爲前三月經水利時，胎；下血者，未成也。後斷三月，血始衃，以成胎，方能動。若血下不止，爲癥未去故也，必當去其癥。《內經》曰：有故無殞，亦無殞也。癥去則

胎安矣。

桂枝、桃仁、牡丹皮、芍藥，皆去惡血；茯苓亦去腰臍間血。雖是群爲破血之劑，然有散有緩，有收有滲，故結者散以桂枝之辛；肝藏血，血蓄者則肝急，緩以桃仁、牡丹皮之甘；陰氣之發動者，收以芍藥之酸；惡血既破，佐以茯苓之淡滲，利而行之。（卷下）

徐彬曰（《金匱要略論注》）：婦人行經時遇冷，則餘血留而爲癥。癥者，謂有形可癥。然癥病，女人恒有之，或不在子宮，則仍行經而受孕，經斷即是孕矣。未及三月，將三月也，既孕而仍見血謂之漏下，今未及三月，而漏下不止，則養胎之血傷，故胎動。假使胎在臍下，則真欲落矣；今在臍上，是每月湊集之新血，因癥氣相妨而爲漏下，實非胎病，故曰癥痼害。痼，有宿疾難愈曰痼；害者，無端而累之曰害。至六月胎動，此宜動之時矣，但較前三月，經水利時，胎動下血，則已斷血三月不行，乃復血不止，是前之漏下，新血去而癥反堅牢不去，故須下之爲安。藥用桂枝茯苓湯者，桂枝、芍藥，一陽一陰，茯苓、丹皮，一氣一血，調其寒溫，扶其正氣，桃仁以之破惡血、消癥癖，而不嫌傷胎血者，所謂有病則病當之也。且癥之初，必因寒，桂能化氣而消其本寒；癥之成，必挾濕熱爲窠囊，苓滲濕氣，丹清血熱，芍藥斂肝血而扶脾，使能統血，則養正即所以去邪耳。此方去癥之力不獨桃仁。癥者，陰氣也，遇陽則消，故以桂枝扶陽，而桃仁愈有力矣。其餘皆養血之藥也。然消癥方甚多，一舉兩得，莫有若此方之巧矣。每服甚少而頻，更巧，要知，癥不礙胎，其結原微，故以漸磨之。（卷二十）

周揚俊曰（《金匱玉函經二注》）：此復申明胎成三月而後動也。上章以經斷三月而漏下不止，然胎已成，故雖漏下而胎動於上也。此章以六月動者，以前三月經水利時而成胎，胎雖成而血時下，至後三月始斷而胚，是以妊娠六月而胎始動，蓋前三月因下血而胎失養，前三月與後三月之血下不止者，以其癥不去故也，當下其癥，此丸主之。（卷二十）

沈明宗曰（《沈注金匱要略》）：此妊娠宿有癥病而出方也。婦人經產之後，血室空虛，餘血未淨而受風寒，或因飲食生冷，凝血成塊，則爲癥瘕。若結於偏旁而不正居子宮，仍能行經受孕，曰宿有癥病。此經斷未及三月，將已三月，而得漏下不止者，見似經非經，胎胚疑似之間，以故詳辨。然懷妊娠應居當臍，而臍腹之地却被癥塊占居，故動反在臍上，而癥居偏旁，故能受胎。但害經血不廕胞胎，半途而出，以漏下不止，謂之癥痼害。蓋妊娠動時，當在六月之間，今祇三月就動，亦因癥痼害去其血，胎乾不安，如魚無水，則跳躍不定矣。然胎胚未能定其確實，所以推其經水未斷前之三月爲驗。若經水未斷前之三月，期期准節而無參差前後者，乃氣血和平，應當受孕，斯斷是胎非胚，所謂前三月，經水利時胎也。若前之三月，期期經水遲早不准，淋漓閉塞者，乃氣血乖離，何能受孕？知今經斷，非胎是胚，故下血者，後斷三月胚也。然前三月經利，既是爲胎，何因而漏血不止也？蓋因其癥不去，阻害廕胎之血不入於胞而漏下，所以當下其癥，胎始得安，則血自止。故以桂枝行陽，芍藥收陰，調和營衛。然癥病始成，必因風、寒、痰、濕，氣血凝結爲塊，以茯苓滲濕，丹皮、桃仁破血行瘀而助消癥。但丹皮、桃仁爲胎氣所忌，此不避者，經謂有故無殞，自無殞也。因胎在腹，欲去

其癥，則服一丸而漸磨，不致動胎，立法最善。（卷二十一）

魏荔彤曰（《金匱要略方論本義》）：此誤以妊娠爲疾病，而又誤治之過也。然有妊娠自妊娠，而疾病自疾病，俱在其人腹中難辨者，又何以明之？如婦人宿有癥病，舊血積聚之邪也，忽而經斷未及三月，即上條六十日以上，見渴不能食證之候也，又忽爾經血至，且得漏下不止之證，以爲胎墮乎？胎固在腹中，但動而不安有欲墮之機矣，是癥之爲病，而累及於胎者。如癥在臍下，邪居於下，可以隨血漏而癥散，止漏安胎，病去胎全矣。如癥在臍上，邪居於上，雖血漏不止，而癥自沉痼，名爲癥痼，勢必令胎中之氣血先隨血漏而墜，所以可決其害將及於妊娠也。此就宿血積聚居於胎之上下，以卜血漏不止，有無干礙妊娠之義也。再或妊娠六月矣，胎忽動者，此亦宿血痼癥所致，又當明辨其孰爲正胎，孰爲癥邪而治之。前三月之間，經水順利，得其正道，無胎應行則行，有胎應止即止，此胎之正也。至三月以後，邪癥爲患，忽而漏血不止，此血非關胎血，乃斷經之後，三月之血閉而未行，於邪癥之所在必加添積聚，成爲血瘕，所以漏下不止，而自與胎不相涉也。〔批〕胎與瘕之辨，當於血未斷之前三月求之。前三月經水順利，則經斷必是胎；前三月有曾經下血者，則經斷必成瘕。此說較前注之說明暢易曉，附載於此，以質高明。惟久久不止，方害及於胎耳。血不止而痼癥不去，必累害於胎，將奈何？師曰：當下其癥。癥自下而胎自存，所謂有故無殞者，亦此義也。主之以桂枝茯苓丸。桂枝昇舉陽氣，以止漏血之下；茯苓淡滲其小便，使氣得分而血行之力衰；牡丹、桃仁、芍藥滋陰收血，俱用酸寒，血酸可收，而血涼可止也。煉蜜爲丸，以緩治之，爲邪癥計，何非爲胎計乎？下癥全無猛屬之品，其投鼠忌器之謂乎？明此，則凡有胎而兼患積聚之邪者，可以推用其法也。（卷下）

尤怡曰（《金匱要略心典》）：癥，舊血所積，爲宿病也。癥痼害者，宿病之氣，害其胎氣也。於法妊娠六月，其胎當動，今未三月，胎不當動而忽動者，特以癥痼害之之故。是六月動者胎之常，三月動者胎之變也。夫癥病之人，其經月當不利，經不利，則不能受胎。茲前三月經水適利，胞宮淨而胎可結矣。胎結故經斷不復下，乃未三月而瘕血仍下，亦以癥痼害之之故。是血留養胎者其常，血下不止者其變也。要之，其癥不去，則血必不守，血不守，則胎終不安，故曰當下其癥。桂枝茯苓丸，下癥之力，頗輕且緩，蓋恐峻厲之藥，將並傷其胎氣也。（卷下）

吳謙曰（《醫宗金鑒》）：經斷有孕，名曰妊娠。妊娠下血，則爲漏下。婦人宿有癥痼之疾而育胎者，未及三月而得漏下，下血不止，胎動不安者，此爲癥痼害之也；已及六月而得漏下，下血胎動不安者，此亦癥痼害之也。然有血瘕成塊者，以前三月經雖斷，血未盛，胎尚弱，未可下其癥痼也。後三月血成瘕，胎已強，故主之桂枝茯苓丸，當下其癥痼也。此示人妊娠有病當攻病之義也。此條文義不純，其中必有闕文，姑存其理可也。

〔集注〕程林曰：此有癥病而懷胎者，雖有漏血不止，皆癥痼之爲害，非胎動胎漏之證，下其癥痼，妊娠自安。此《內經》所謂有故無殞，亦無殞也。（卷二十三）

黃元御曰（《金匱懸解》）：婦人宿有癥痼之病，經斷未及三月之久，而得漏下不止，胎動在臍上者，此爲癥痼之害。蓋癥痼不在子宮，所以受胎將及三月，胎氣漸大，與癥痼相礙，此後經血被癥痼阻格，不得滋養胞宮，是以漏下不止。妊娠六月胎動者，前三月經水利時之胎也。經漏下血者，後斷經三月之衃也。後斷經三月，前經利三月，合爲六月。其初漏下之血塊，乃後斷三月化胎之餘血凝而成衃者也，所以此後之血不止者，無胎時竅隧空虛而莫阻，胎成血阻，而病漏下。此以其癥不去也，當下其癥。癥因土濕木鬱而結，桂枝茯苓丸，桂枝、芍藥疏木而清風，丹皮、桃仁破瘀而行血，茯苓瀉水而滲濕，以漸而消磨之，此妊娠除癥之法也。（卷二十）

陳念祖曰（《金匱要略淺注》）：婦人行經時經未淨，或遇冷氣房事，六淫邪氣，衝斷其經，則餘血停留，凝聚成塊，結於胞中，名爲癥病，如宿有癥病，或不在子宮，則仍行經而受孕，經斷即是孕矣。乃經斷未及三月，而得漏下不止，胎無血以養，則輒動，若動在臍下，則胎真欲落矣。今動臍上者，此爲每月湊集之新血，因癥氣痼堅，阻其不入於胞之爲害。其血無所入而下漏，其實非胎病也。雖然，經斷原有胎與衃之異，欲知其證，必由今之三月，上遡前之三月，統共以六月爲準。若妊娠六月動者，間而知其前三月經水順利應時，而無前後參差，其經斷，即可必其爲胎也。若前之三月，其期經水遲早不完，便知今之下血者，乃後斷三月所積之衃而非胎也。然既有胎，何以又爲漏下？而不知舊血未去，則新血不能入胞養胎，而下走不止。所以血不止者，其癥不去故也，癥不去，則胎終不安，必當下其癥，以桂枝茯苓丸主之。（卷九）

朱光被曰（《金匱要略正義》）：癥病本屬氣分搏血而成，婦人壯盛之年，血室未虧，亦能行經受孕。今經斷幾及三月，既成胎矣，而反經行漏下不止，血傷則胎動，今動乃在臍上，明是上焦榮分所生之新血，爲癥邪攻擊而妄行，非胎元不固，而爲漏下也。若使胎病，必動在臍下矣。

至六月復胎動不安，復經行不止，是前三月之漏下，血雖去而癥安然不去，則以後斷經三月，而所積之新血，復被癥痼害之也。是癥一日不去，胎一日不安，故當下其癥。主以桂枝茯苓丸者，蓋血主於心，桂枝爲溫運心榮之要藥，用以爲君，協茯苓入心，先寧輯心家氣分，協牡丹皮入心，以鼓蕩心家榮分。然癥之成必由肝家氣血搏結而成，桂枝、桃仁入肝，以開結逐瘀而癥自此可去。胎之養必賴脾家，領載榮血以養，桂枝、芍藥條達心脾，使能統血而胎亦自此得安。祛邪養正，法最萬全，然不施於三月漏下時者，以三月手厥陰主事，相火易動，祛癥之品恐致傷正也。至六月足陽明養胎，多氣多血，可任攻伐耳。服法甚緩，以深固之邪，止堪漸以磨之也。（卷下）

高學山曰（《高注金匱要略》）：本條十一句，凡兩段：前五句爲一段，辨似胎而非胎之病；後六句爲一段，言雖病而暗妊之胎。總以本方爲主治。諸注混淆，不得經旨。癥，死血也，詳癥瘕注。痼者，固也。癥痼者，癥病之堅固宿疾也。婦人之經血，其精悍之源，起於陽明胃府，然後由藏府而充貫經絡，與男子同。但男子藏而不瀉，婦人則十二經各從內絡，而漸注於血室。血室者，胞門在其左，子戶在其右，形氣相隔而以窈冥之細絡相通者也。胞門中清虛無物，則血室滿而氣盈血溢，從貼脊而下，卻前行由少腹而出從溺管之下，陰廷之上一竅，以爲月水。若胞門貯有陽精，則血室中之氣血，如朝覲會同之象，而旁從窈冥之細絡，趨赴胎元而輔翼滋養之，使血室虛而不滿，且吸取十二經之精汁以爲供奉，故經斷也。然婦人前陰，列有三竅。假令道路不明，則是動是漏，總不能辨。且後文腹痛，小便不利等證，亦安能了然耶？故不惜饒舌，瑣屑言之。

膀胱浮居少腹（膀胱居腸之中，何謂浮居少腹？蓋對陰庭及血道而言也），其竅原高，陰庭即交接處，上通胞門子戶，其位次之。血室路經貼脊，其位最下，但其道自腰俞之下，却從絡脉而前行少腹，又纏中道而出向陰庭之上壁，故曰溺管之下，陰庭之上者此也。是胎動之血，已於血室中透過胞胎而爲撒手失護之血，其道從胎中，直由陰庭正道而下，下多，則胎落而不可安也。胎漏之血，因血絡爲癥痼所阻，未及到胎，而爲血室失守之血，其道由貼脊之腰俞，歷少腹而下者，較之胎動落胎，爲可少擔時日，而安之十得其七也。診法以腰俞痠痛，少腹沉滿者，爲漏；無此而但腹痛，及垂垂氣陷者，爲動；又血多而驟者，爲動；血少而謾者，爲漏也。

蓋謂婦人宿有癥病，如平時少腹堅硬，按之有形，或臨經腰腹脹痛不可寧耐等證即是。夫經斷似爲有子，若未及三月而漏下不止，便非有胎欲墮之候。再驗其如胎動之狀而在臍上，便不得認爲胎動，而投以安胎等劑矣。蓋未及三月，其胎尚在少腹，安得動在臍上，其爲癥滯氣鼓無疑。故知從前經斷，爲癥痼之舊血不去，而害其新血漸生。現今漏下，爲癥痼之死血阻塞，而害其生血歸元之所致也。若前證後，漏止經斷，又過三月，是六月矣。至六月而復動下血者，是前三月漏下時，經水少利而受胎。故此三月中，仍然經斷而今復下血者，又後斷三月中，不抱胎之衃血耳。其所以不抱胎而血不止者，以其癥痼不去，而阻塞蔭胎之路故也，則主化癥之桂苓丸。癥去而血得抱胎之路，復何漏下不止之病乎？夫癥痼俱起於氣寒而經尾不運，故用生陽補氣之桂枝以溫之。又癥痼俱成於氣滯，而瘀血不散，故用昇陽通氣之丹皮以動之。然後以入血之芍藥，引至癥所。而以破瘀之桃仁逐之使下也。本經言血不行則爲水，故又用滲泄之茯苓，仍從前陰而去耳。一丸至三丸，而不宜多服者，蓋取其漸磨，而不欲急攻以動胎血之義。

嚴鴻志曰（《金匱廣義》）：婦人妊娠以經斷爲別，經斷而復下血，名爲漏下。乃孕婦恒有之事。惟宿有癥病之婦人，經斷未及三月，而亦漏下不止，頗難區別。蓋以爲胎漏，乃宿有癥病以爲癥病下血，則動在臍上，頗似有胎，不知二三月之胎，未必動，即動亦在臍下。其在臍上者，而實非胎，蓋癥痼之害也。況妊娠胎動，當在六月，其常也，乃未及三月而動，其非胎也明矣。若經斷之前三月經水利而應時，則爲有胎之據，若下血者，其前三月經水必不應時而利，蓋爲宿癥未去，故斷後三月之經，積而成衃，所以其血不止者，因其癥不去故也。宜以桂枝茯苓丸，下其癥可也。此示人以辨別妊娠與癥病之異也。（卷四）

曹穎甫曰（《金匱發微》）：欲安良民，必除盜賊；欲養良苗，必除莨稗，此盡人之所知也。然則欲孕婦之安胎，不去其宿疾可乎？設宿癥不去，或經斷未及三月，即有漏下之變，所以然者，養胎之血不能凝聚子宮，反爲宿癥所阻，從旁溢出，胎失所養，則動在臍上，其實胎元無損，癥痼害之也。然亦有三月後而胎動下血者，其證亦爲癥。仲師言六月動者，賅四月至六月言之耳。前三月經水通調，忽然中止，當可決其爲胎。若經斷三月之後，忽然下血，其爲衃血橫梗，不能融洽何疑。新血與衃血不和，因有滲漏之隙，不下其癥，胎必因失養而不安。仲師設立桂枝茯苓丸以緩而下之，蓋癥之所由成，起於寒濕，故用桂枝以通陽，茯苓以泄濕，丹皮、桃仁、赤芍則攻瘀而疏達之，固未可以虛寒漏下之治治也。間亦有寒濕固瘕之證，阻隔腹中，不下血而胎元不足者。曾記丁卯新秋，無錫華宗海之母，經停十月而腹不甚大，始由丁醫用疏氣行血藥，即不覺脹滿，飲食如常人，經西醫考驗，則謂腹中有胎，爲腐敗之物壓住，不得長大，欲攻而去之，勢必傷胎。宗海邀予赴錫診之，脉濇不滑，不類妊娠，當晚與丁醫商進桃核承氣湯，晨起下白物如膠痰，更進抵當湯，下白物更多，脹滿悉除，而腹忽大，月餘生一女，母子俱安。孫子云：置之死地而後生，豈其然乎？（卷之四）

陸淵雷曰（《金匱要略今釋》）：《婦人良方》云：奪命圓，專治婦人小產，下血至多，子死腹中，其人增寒，手指唇口爪甲青白，面色黃黑；或胎上搶心，則悶絕欲死，冷汗自出，喘滿不食；或食毒物，或誤服草藥，傷動胎氣，下血不止。胎尚未損，服之可安；已死，服之可下。此方的係異人傳授，至妙。（《準繩》云此即仲景桂枝茯苓丸）即本方。以蜜圓如彈子大，每服一圓，細嚼，淡醋湯送下，速進兩圓，至胎腐爛腹中，危甚者，立可取出。

《濟陰綱目》云：催生湯（即本方水煎熱服），候產母腹痛腰痛，見胞漿下，方服。

《方極》云：桂枝茯苓丸，治拘攣上衝，心下悸，及經水有變，或胎動者。

《方機》云：治漏下不止，胎動在臍上者，婦人衝逆頭眩，或心下悸，或肉瞤筋惕者，兼用夷則（大黃、桃仁、海浮石）；經水不利，面部或手足腫者，湯或散而服之，夷則或抵當丸兼用；病有血證之變，手足煩熱，小便不利者，兼用夷則。

雉間煥云：此催生之佳方，一名奪命丸，又名催生湯，凡妊娠中見血下者，此子死於腹中之徵也（案：不可以一概論）。死胎見種種變證者，皆主之。夫下死胎者，用他攻擊劑甚不可，即促命期，大可畏哉。余屢有治驗，且間見忽略而誤者，故委悉之。

《方與輗》云：此方，於產前則催生，在生後則治惡露停滯，心腹疼痛，或發熱憎寒者，又出死胎，下胞衣，胎前產後諸雜證，功效不可具述。

又云：經水不通，雖通亦寡，或前或後，或一月兩至，兩月一至等，蓄泄失常者，皆用之，無不效，每加大黃水煎可也。如積結成久癥，則非此方所主矣。

《類聚方廣義》云：桂枝茯苓丸，治經水不調，時時頭痛，腹中拘攣；或手足麻痹者，或每至經期，頭重眩暈，腹中腰脚疼痛者；又治經閉上衝頭痛，眼中生翳，赤脉縱橫，疼痛羞明，腹中拘攣者。

又云：孕婦顚仆，子死腹中，下血不止，少腹攣痛者，用之胎即下。又用於血淋、腸風下血，皆效。以上諸證，加大黃煎服爲佳。

又云：產後惡露不盡，則諸患錯出，其窮至於不救，故其治以逐瘀血爲至要，宜此方。

《方函口訣》云：此方主去瘀血所成之癥瘕，故可活用於瘀血所生諸證。原南陽加甘草、大黃，治腸癰；余門加大黃、附子，治血瀝痛及打仆疼痛，加車前子、茅根，治血分腫及產後水氣。又，此方與桃核承氣湯之別，桃承爲如狂、小腹急結，此方則以其癥不去爲目的，又不若溫經湯（在婦人雜病篇中）之上熱下寒。

湯本氏云：本方中有芍藥，其證固有腹直肌之攣急，然非因水穀二毒而起，乃因於瘀血，故左腹直肌攣急，而右側全不攣急，假令有之，亦比左側爲弱。方中又有桃仁、牡丹皮，故於臍直下部得徵如血塊，即所謂癥者，然其高度，不如大黃牡丹皮湯之小腹腫瘕，抵當湯之少腹鞕滿，而比較的軟弱，呈凝塊，按之微痛而已。方中又有桂枝、茯苓，略如苓桂朮甘證之發上衝、眩暈、心下悸，然彼必伴水毒，沿右腹直肌而上衝，胃內有停水，此則沿左腹直肌上衝，胃內無停水。故病者若訴上衝、心悸、心下悸等，按其左腹直肌之橫徑而攣急疼痛，且診得臍下部軟弱，觸知凝塊而有壓痛者，不問男女老少，皆屬於本方之腹證。（卷七）

《金匱要略》歷代名家集注

原文 婦人懷娠六七月，脉弦，發熱，其胎愈脹，腹痛惡寒者，少腹如扇，所以然者，子藏開故也，當以附子湯溫其藏。方未見。（三）

趙以德曰（《金匱方論衍義》）：妊娠至六七月，以成筋骨堅強之時。若其脉弦，弦爲虛，爲寒；內格其陽於外，而爲發熱；陰寒內逆，而作脹，腹痛惡寒者，其內無陽，故子藏開，少腹如扇也。用附子湯，復返其陰陽，以溫其藏。方雖未見，大意可見必附子、薑、桂之屬也。（卷下）

徐彬曰（《金匱要略論注》）：懷娠至六月、七月，此胃與肺養胎之時也。脉弦者，衛氣結則脉弦。發熱者，內中寒亦能作熱也。寒固主脹，故弦脉使人胃脹，六、七月胃肺養胎而氣爲寒所滯，故始脹尚可，至此則胎愈脹也。寒在內則腹痛惡寒，然惡寒有屬表者，此連腹痛，則知寒傷內矣。少腹如扇，陣陣作冷，若或扇之也，此狀其惡寒之特異者，且獨在少腹，蓋因子藏受寒不能闔，故少腹獨甚。子藏者，子宮也，開者，不斂也。附子能入腎溫下焦，故曰：宜以附子湯溫其藏。原方失注，想不過《傷寒論》中附子合參、苓、朮、芍之附子湯耳。（卷二十）

李彣曰（《金匱要略廣注》）：肝藏血，胎氣因血以養，弦屬肝脉，又爲風脉，肝屬風木，肝虛血弱，則風非外至，而內自生風，故發熱惡寒也。肝虛則無血以養胎，故胎脹，且血脉凝濇不通，故腹痛也。少腹如扇，子藏開者，以肝性疏泄，肝血不藏，胎將墜也，故以附子湯溫其藏。

按子藏，即子宮也。臍下三寸爲關元，關元左二寸爲胞門，右二寸爲子戶，或以命門爲女子系胞之處，謂命門之子藏者，非也。蓋命門是穴名，在腰後兩腎中，附脊骨第十四椎之兩旁。今經文明說少腹如扇者，子藏開，則子藏在少腹明矣。豈有在少腹者而反謂其在脊後者乎？此誤也。（卷下）

沈明宗曰（《沈注金匱要略》）：此土金氣虛，不能助廕胞胎而受邪也。妊娠六七月，應當肺胃廕胎之際，而肺胃氣虛，廕胎不暇，令其胞門之氣亦虛，寒風襲入，相連肺胃，故見脉弦；邪鬱表陽，則發熱；乘於脾胃，則胎愈脹；深入胞宮，則腹痛惡寒，冷氣陣陣侵逼，爲少腹如扇。因子藏陽虛不斂，玉門不閉，寒風襲入胞宮，所謂子藏開也。故用附子溫起胞宮之陽，得煖則閉，而風冷自散。然方雖未見，但詳附子爲湯，必是驅寒補陽爲主，顧名思義可也。（卷二十一）

魏荔彤曰（《金匱要略方論本義》）：再有婦人懷妊六七月矣，脉弦發熱，其胎愈暴脹大，而裏腹痛，表惡寒，無乃類於內懷胎孕，外感風寒乎？但外感風寒之爲病，脉或浮緩、浮緊而不弦；即內傷冷濕之爲病，腹痛滿而胎不致暴脹；且外感風寒之惡寒在背而不在少腹；今惡寒乃在少腹，少腹如扇，畏憎風寒極矣。師爲明其所以然者，子藏開也。腎主開闔，命門火衰氣散，能開而不能闔，在二便則爲下脫。婦人子藏之開亦此理也。急溫藏回陽以救其胎，法當附子湯。注云：方未見。然方固載於《傷寒論》中少陰篇。用附子而佐以參术固氣安胎，洵善治也。如慮上有發熱之疑，則入豬膽汁，固有仲景之成法矣。或者果兼風寒，如《傷寒論》直中少陰經之證，則麻黃附子細辛湯溫經散寒，何不可比屬而用之？（卷下）

尤怡曰（《金匱要略心典》）：脉弦發熱，有似表邪，而乃身不痛而腹反痛，背不惡寒而腹反惡寒，甚至少腹陣陣作冷，若或扇之使然。所以然者，子藏開不能合，而風冷之氣乘之，夫藏開風入，其陰內勝，則其脉弦爲陰氣，而發熱且爲格陽矣。胎脹者，內熱則消，寒則脹也。（卷下）

吳謙曰（《醫宗金鑒》）：婦人懷娠六七月，脉弦發熱，似表證也；若其胎愈脹，腹痛惡寒，而無頭痛身痛，則非表證也。少腹如扇狀，其惡寒如扇風之侵襲也。所以然者，因其人陽虛子藏開，寒邪侵入，故用附子湯溫子藏而逐寒。但方缺，文亦不純，必有殘缺。（卷二十三）

黃元御曰（《金匱懸解》）：木鬱則脉弦。木鬱陽陷，故發熱而惡寒。木鬱克土，故胎脹而腹痛。木鬱風生，故少腹涼氣如扇。所以然者，土濕水寒，肝木不榮，陷而生風，疏泄失藏，致令子藏開張故也。當以附子湯溫其腎藏，苓、附瀉水而驅寒，參、术補土而益氣，芍藥斂木而息風，水溫土燥，木榮風息，則寒熱止而痛脹消矣。（卷二十）

高學山曰（《高注金匱要略》）：婦人懷妊，除少陰君主之官，其經氣血不堪供應胞胎，手太陽與心經爲表裏，隨心爲主，故俱不養胎外，其餘經脉，逐月掄滋。故一月始胚，足厥陰肝脉養之；二月始膏，足少陽膽脉養之；三月始胞，手厥陰心包脉養之；四月形體成，手少陽三焦脉養之；五月能動，足太陰脾脉養之；六月筋骨立，足陽明胃脉養之；七月毛髮生，手太陰肺脉養之；八月藏府具，手陽明大腸脉養之；九月穀氣入胃，足少陰腎脉養之；十月諸神備，足太陽膀胱脉養之，即產矣。妊娠六七月，是胃與肺養胎之候。胃爲悍氣之源，肺司諸氣之總，二者化醇，則陽氣之柔者養筋，而脉不瘦削弦急，陽虛故脉弦也。又裏寒則逼微陽於外，故發熱。裏陽充滿而包裹胎氣，則胎氣受持而相安於不覺，陽虛而失包裹之用，故其胞縱放，而殊覺愈脹也。腹痛者，裏寒之應。表虛，故惡寒也。少腹如扇，言少腹中如以冷風扇入之狀，正陽氣失守，而不能溫胎之應也。子藏開者，非子藏開解之謂，蓋陽主護衛周密之用，陽虛而不護不密，故曰開也。附子辛鹹溫熱，辛以散寒，鹹以潤下，溫熱以補助陽氣，故可爲下焦子藏之溫藥也。原方雖缺，以鄙意擬之，或以附子爲君，而加肉桂、芍藥，及當歸、茯苓之類耶。蓋肉桂爲皮，其性內裏，能伏表熱以溫裏。芍藥酸斂，其性內行下走，能引桂、附直至子藏。且氣因於血，氣虛者，血必虛，故加溫經補血之當歸。又內寒者，多聚水，故加茯苓以滲泄耳，並附於此，以正高明。

或曰，六月胃脉養胎，七月肺脉養胎，二經所喜，辛甘溫暢，似於乾薑、甘草無忤乎。

曹穎甫曰（《金匱發微》）：懷妊六七月，胎已長成，血凝於下，熱度不高，太陽寒水化氣者少，脾藏乃氣虛生濕，寒濕內壅故胎脹，流入足太陰部分故腹痛，脾陽不能外達，故發熱而惡寒。弦脉爲寒，爲水濕凝固，此《傷寒》《金匱》之通例，以爲肝病者謬也。間有肝邪乘脾脉弦腹痛者，要由脾虛濕勝，肝膽鬱陷之氣暴乘其虛，故先用小建中湯以實脾。凡脉見弦急，俱爲水勝血寒，胎氣張於內，少腹膨急而子藏開，風寒襲之，故少腹如扇。如扇云者，謂逐陣冷氣相逼也。附子湯方，用附子以溫腎，腎下水道接膀胱，故溫腎而少腹自煖；茯苓、白朮、人參以泄水而扶脾，濕邪去則寒熱止而胎脹平；芍藥能調陰絡阻滯，故治腹痛，《傷寒論》所謂腹痛加芍藥也。（卷之四）

陸淵雷曰（《金匱要略今釋》）：尾臺氏云：扇，扉也。《正字通》曰：戶之開闔，猶如鳥羽之翕張，故從戶從羽。今驗之，妊娠六七月之間，少腹時時縮張爲痛者，多發熱惡寒，小便不利，用附子湯當歸芍藥散，則小便快利，脹痛速差。又按：愈張（案尾臺所讀《金匱》殆作"愈張"耶）殆翕張之誤，此條似非張氏口氣，然用之有效，學者試之。

淵雷案：此不知究是何病。脉弦，發熱，腹痛，惡寒，似內生殖器之急性炎證，然炎證之急性者，非附子所宜，尾臺氏有附子湯之治驗；且有小便不利之證，則又似子宮位置異常之病，如子宮後傾後屈、子宮上昇等，然此等病又無發熱惡寒腹痛等證，疑莫能明。子藏開，更無此事實，要是古人臆想耳。惡寒當是全身惡寒，若妊娠中腹惡寒，即是胎死之徵。尤氏又以"如扇"字狀腹惡寒，亦非。《脉經》有"之狀"二字，可知如扇是狀其外形，非狀其自覺，尾臺以爲翕張，蓋近是。（卷七）

原文 師曰：婦人有漏下者，有半產後因續下血都不絕者，有妊娠下血者。假令妊娠腹中痛，爲胞阻，膠艾湯主之。（四）

芎歸膠艾湯方 一方加乾薑一兩。胡恰治婦人胞動，無乾薑。

芎藭　阿膠　甘草各二兩　艾葉　當歸各三兩　芍藥四兩　乾地黃四兩

上七味，以水五升，清酒三升，合煮，取三升，去滓，內膠，令消盡，溫服一升，日三服。不差，更作。

趙以德曰（《金匱方論衍義》）：經水與結胎，皆衝任也。衝任乃腎之用事者也，腎屬坎，坎有時與離會，則血滿經水行，猶月之稟日光爲盈虧也。

及或精有所施，心神內應，血即是從，故丁壬合而坎離交，二氣凝結，變化虾胎矣。然持守其陰陽交合，長養成胎者，皆坤土資之也，於是陰陽抱負則不泄，坤土隄防則不漏。若宿有瘀濁，客於衝任，則陰自結，不得與陽交合，故有時時漏下，半產不絕者亦然。

若夫妊娠胞阻者，爲陽精內成其胎，陰血外養其胞，胞以養其胎。今陰血自結，與胎阻隔，不與陽和，獨陰在內，作腹中痛、下血，皆是陰陽失於抱負，坤土失於隄防，故此方皆治之。其芎藭、當歸，味辛溫，宣通其陽血。芍藥味酸寒，宣通其陰血。阿膠之甘平，而牛皮乃土畜之屬金者。《內經》曰：肺外合皮毛，皮毛生腎水。東垣謂其入手太陰、足少陰、厥陰，良有以也。又嘗思之：坤土在身，化氣成形，於金石草木之藥，終不若膠是血肉之質，與其同類者以養之，故此方用以安胎補血，塞其漏泄宜矣。甘草佐以和陰陽，通血脉，緩中解急。葉，其氣內入，開利陰血之結而通於陽。地黃猶是補腎血之君藥也。此方調經止崩，安胎養血。妙理固無出於此，然加減又必從宜，若脉遲緩，陰勝於陽，則當如注之加乾薑、官桂亦可。設見數大之脉，則當用黃芩。（卷下）

徐彬曰（《金匱要略論注》）：此段概言婦人下血，宜以膠艾湯溫補其血，而妊娠亦其一。但致病有不同，無端漏下者，此平日血虛而加客邪；半產後，續下血不絕，此因失血血虛，而正氣難復；若妊娠下血，如前之因癥者固有之，而兼腹中痛，則是因胞阻，阻者，阻其欲行之血，而氣不相順，非癥瘕害也，故同以膠艾湯主之。蓋芎、歸、地、芍，此四物湯也，養陰補血，莫出其右。血妄行必挾風，而爲痰濁，膠以驟皮爲主，能去風以濟水，煎成能澄濁；艾性溫而善行，能導血歸經；甘草以和之，使四物不偏於陰，三味之力也，而運用之巧，實在膠艾。（卷二十）

李彣曰（《金匱要略廣注》）：漏下，即妊娠下血，《脉經》以陽不足，謂之激經是也。半產後續下血及妊娠下血，有虛實寒熱之異，不一端也。胞阻者，足三陰經血不足，無以養胎，則胞脉阻隔，而上下之氣不通，故令腹痛。此湯用四物、阿膠養血，甘草緩解經腹痛，艾葉入脾肝腎三陰經，辛能利竅，苦可疏通，故氣血交理，而女科止腹痛，安胎氣，煖子宮，帶下崩中多用之，煮以清酒，欲其行也。（卷下）

沈明宗曰（《沈注金匱要略》）：此下血則一，其因各異也。漏下即崩疾也，崩有木火乘脾而致，有胞宮受風寒而致，或半產下血都不絕而致，或脾胃氣虛而致，或因胞宮氣血寒熱偏勝而致。此妊娠下血，腹中痛者，因胞胎阻塞，氣滯不能運血於經脉，故下血腹痛。然其因雖異，而治法同於行氣止血和陰，故概用膠、艾養血調血止血，俾氣血歸於經脉，則漏下止而痛自愈。縱有風寒內襲，膠、艾溫經則驅散風寒，具在其中矣。（卷二十一）

魏荔彤曰（《金匱要略方論本義》）：再者婦人之病，首主經水者，以經水之來去得時者少。血性趨下，崩中漏下，常有之證也。師明之曰婦人有漏下者，而漏下不同。有半產後因胎不足十月而墮，墮而續下血不絕者；有妊娠而胎尚在腹，即下血者，非時而下，俱可名之漏下也。半產之漏下，另商治法，於產後篇中詳之。假令妊娠而下血，腹中痛，此胞氣阻滯之故也。胞氣何以阻？以氣虛寒也，氣虛寒則血必不足而凝，凝則氣愈阻而作痛。氣阻血凝，則又內生虛熱。血之凝者尚凝，而餘血遂漏不止，甚則傷胎而動，動而竟墜。此胞中氣血因虛而寒，因寒而阻，因阻而凝，因阻凝而熱，因熱而下血，因下血而傷胎墜孕，遞及之道也。師主之以膠艾湯，用芎藭行血中之凝；阿膠、甘草、當歸、地黃、芍藥五味全補胞血之虛；艾葉溫子藏之血。寒證見加乾薑，熱證見者乾薑燒灰存性，溫經散寒，開凝通阻，而血反止矣。乾薑之加，乃注中所增，實不易之藥，余治婦人經血，屢試屢效者也。故竟僭而添入方中，高明鑒焉。（卷下）

尤怡曰（《金匱要略心典》）：婦人經水淋瀝，及胎產前後下血不止者，皆衝任脉虛，而陰氣不能守也，是惟膠艾湯爲能補而固之，中有芎、歸能於血中行氣，艾葉利陰氣，止痛安胎，故亦治妊娠胞阻。胞阻者，胞脉阻滯，血少而氣不行也。（卷下）

吴謙曰（《醫宗金鑒》）：五六月墮胎者，謂之半產。婦人有漏下、下血之疾，至五六月墮胎而下血不絕者，此癥痼之害也。若無癥痼下血，惟腹中痛者，則爲胞阻。胞阻者，胞中氣血不和，而阻其化育也，故用芎歸膠艾湯温和其血，血和而胎育也。（卷二十三）

黄元御曰（《金匱懸解》）：非經期而下血，如器漏水滴，謂之漏下。土弱木鬱，不能養胎，則胎落而半產。半產後，肝脾遏陷，陽敗而不能温昇，因續下血不止。肝脾陽衰，胎成氣滯，木鬱血陷，故妊娠下血，如宿癥漏下之類。假令妊娠，腹中疼痛而下血，此爲胞氣阻礙，經血不得上行而下也。胞阻之病，因木鬱風動，經脉寒濇而成。膠艾湯，芎、地、歸、芍養血而行瘀濇，阿膠、艾葉潤燥而温寒凝，甘草補土而煖肝氣，木達則阻通矣。（卷二十）

丹波元簡曰（《金匱玉函要略輯義》）：《巢源》云：漏胞者，謂妊娠數月而經水時下。此由衝脉任脉虚，不能約制太陽少陰之經血故也。衝任之脉，爲經脉之海，皆起於胞內。手太陽，小腸脉也；手少陰，心脉也。是二經爲表裏，上爲乳汁，下爲月水。有娠之人，經水所以斷者，壅之以養胎，而蓄之爲乳汁。衝任氣虚，則胞內泄漏，不能制其經血，故月水時下，亦名胞阻，漏血盡則人斃也。（卷五）

高學山曰（《高注金匱要略》）：此辨胞阻之證治也。言婦人血證，種種不同，即妊娠下血，尚有各別，必下血而腹痛，然後謂之胞阻，勿誤認誤治也。漏下是臨經不暢，經後陸續見紅，如滲漏之狀，故曰漏下，即二條所謂癥痼害，而漏下不止是也。此就未妊者而言，故曰婦人、半產後下血不絕。婦人雜證十一條曰："寸口脉弦而大，弦則爲減，大則爲芤，減則爲寒，芤則爲虚，虚寒相搏，婦人則半產漏下"。是半產之故，由於上焦氣減，不能提挈，下焦血虚，不能固守之所致，則產後之下血不絕，益可知矣。妊娠下血不止胞阻，其胎動胎漏，雖已詳二條注，但胎動之故，除心肺間之天氣上空，不能下提，以致自陷自脱，如瓜果無力而萎黄落蒂之外，餘皆登高臨深，彎腰紐體，以內傷其胎，如瓜果之突遭冰雹，風搖而落者。故其血由子藏而下，而其證重也。若胎漏之故，其因不外三者：氣虚失提，亦漏中之一也；癥痼，二也；胞阻，三也。夫氣虚失提，猶爲易辨，獨癥病、胞阻，分別甚微，不可不察也。癥病爲氣血尚能養胎，特胎絡爲死血所逆，失其入胎之路而下，故桂苓丸惟去癥而不補血者此也；胞阻爲胎絡並無鬱瘀，特其血室中氣血兩虚，而自阻其養胎之妙，故名胞阻。血虚失養，故腹痛；氣虚失守，故下血。此本湯大補其血，而並温其氣，且絕不用破癥之藥者，又可證也。湯意合膠、歸、芎、地而全用者，以阿膠之皮性，善外走；芎藭之擅性，善上走，所以滋十二經脉之血，而內注血室也。以當歸之直根者，深入厥陰，以地黄之黑色者，下入少陰，所以滋肝腎陰藏之血，而浮注血室也。然後重用行陰之芍藥，以統御之，則由血室而漸可灌溉胞胎矣。艾味辛苦，而氣性温浮，蓋辛能利入胞之絡，苦能堅下脱之血，氣温性浮，得甘浮之甘草，以爲副，則又能養氣而上提其血矣。酒性温潤浮行，温則爲艾葉、甘草之使，潤則爲膠、歸、芎、地之臣，浮以固脱，行以走滯，且醇酒味厚生熱，清酒薄則生氣。將並氣虚失提之漏血者，亦可主治也。

陆渊雷曰（《金匮要略今释》）：此条言胶艾汤治非月经性之子宫出血也。此种出血，不因妊娠者，即为漏下；其起于妊娠中者，或因半产而下血不绝，或胎不损伤，但腹痛下血，即为胞阻。苟其证偏于虚者，胶艾汤悉主之。惟此条次于妊娠篇中，故说者以胞阻为主，他二证为宾矣。胞阻之名，实无深意，注家多从"阻"字望文置说，不知阻塞者不当下血，且《脉经》作"胞漏"，《巢源》名"漏胞"，其义颇觉允惬。子宫出血之原因甚多，或由炎证，或由癌肿，或由精神刺激，用方者旧法但视其外证，今能索其原因，则大有助于择方之当否也。（卷七）

原文 妇人怀娠，腹中㽱痛，当归芍药散主之。（五）

当归芍药散方

当归三两　芍药一斤　茯苓四两　白术四两　泽泻半斤　芎藭半斤—作三两

上六味，杵为散，取方寸匕，酒和，日三服。

赵以德曰（《金匮方论衍义》）：此与胞阻痛者不同，乃因脾土为木邪所克，谷气不举，其湿化淫，下流以塞，搏阴血而痛也。由是用芍药数倍多于他药，以泻肝木，利阴塞；更与芎、归补血止痛，而又佐以茯苓等收其湿邪，以降于小便也；白术益脾燥湿；茯苓、泽泻行其所积，从小便出之。以此而观，内外六淫，皆能伤胎成痛，岂独湿而已哉？兹立一法则，余者可准而推也。（卷下）

徐彬曰（《金匮要略论注》）：㽱痛者，绵绵而痛，不若寒疝之绞痛，血气之刺痛也。乃正气不足，使阴得乘阳，而水气胜土，脾郁不伸，郁而求伸，土气不调，则痛绵绵矣。故以归芍养血，苓术扶脾，泽泻泻其有余之旧水，芎藭畅其欲遂之血气。不用黄芩，㽱痛因虚，则稍挟寒也。然不用热药，原非大寒，正气充则微寒自去耳。（卷二十）

李彣曰（《金匮要略广注》）：此胎中有宿水停渍，故令腹中㽱痛急痛也，用白术健脾燥湿，茯苓、泽泻利水散瘀，当归、芎藭养血行气，芍药独多用者，以其敛阴气而安脾经，为血虚腹痛者所必需也。（卷下）

沈明宗曰（《沈注金匮要略》）：此木取土气为病也。凡属胎前之病，皆因胎处其中，而廕胎之藏受邪为病也。盖镇摄胞胎，统运气血，咸赖于脾。因其脾胃廕胎不暇，气血不能分济诸藏，故木气自强，反来讨气于土。土弱气滞，以致胞宫气血不舒，所以腹中㽱痛。㽱痛者，乃绵绵痛而不止也。故以芍药、芎、归宣和胞宫气血，兼疏土中之木；白术健脾，生化营卫，以济诸藏之虚；苓、泽导渗土虚不输之湿，俾木土相和，胞宫气血流利，则痛止而胎自安矣。（卷二十一）

魏荔彤曰（《金匮要略方论本义》）：再有妇人妊娠腹中㽱痛，血气虚阻，如上条所言，而证初见者也，主以当归芍药散。归芍以生血，芎藭以行血，茯苓、泽泻渗湿利小便，白术固中补气。方与胶艾汤同义，以酒和代干姜，无非温经补气，使行阻滞之血也，血流通而痛不作，胎斯安矣。（卷下）

尤怡曰（《金匮要略心典》）：按《说文》"㽱"音绞，腹中急也，乃血不足而水反侵之也。血不足而水侵，則胎失其所養，而反得其所害矣，腹中能無疼痛乎？芎、歸、芍藥，益血之虛；苓、术、澤瀉，除水之氣。（卷下）

黃元御曰（《金匱懸解》）：胎成氣滯，濕土賊於風木，則腹中疼痛。當歸芍藥散，芎、歸、芍藥潤肝而行瘀，苓、澤、白术瀉濕而燥土也。（卷二十）

朱光被曰（《金匱要略正義》）：胎阻氣分，則土鬱而生濕；濕滯血分，則木鬱而生風。風濕相搏，肝脾不和，故腹中綿綿作痛。芎、歸、芍藥足以和血舒肝，苓、术、澤瀉足以運脾勝濕，此即後人逍遙散之藍本也。（卷下）

陳元犀曰（《金匱方歌括》）：懷妊腹痛，多屬血虛，而血生於中氣。中者土也，土過燥不生物，故以歸、芎、芍藥滋之；土過濕亦不生物，故以苓、术、澤瀉滲之。燥濕得宜，則中氣治而血自生，其痛自止。（卷六）

丹波元堅曰（《金匱玉函要略述義》）：按妊娠之常，飲水動易停瀦，是以內寒腹痛。此方利水散寒，以使胎氣盛實。芎歸二味，不特養血，亦能散寒止痛，古方往往見之，此方所用，或此意也。《抱樸子·至理篇》曰：當歸芍藥之止絞痛。先兄亦曰：此方芍藥多用，取之緩其痛，與小建中之芍藥同趣。趙說似迂曲。（卷下）

高學山曰（《高注金匱要略》）：此胞胎吸血以自養，血不足而因燥留飲，且以水氣應胞胎之候也。血不足則腹中之絡脉急痛，因燥留飲而且以水氣應胞胎，則胎中之絡脉格痛。以下行內走而善於養營之芍藥爲君，而以辛溫補血之歸、芎兩佐之，則血足，而已有替去其水之地。然後以滋陰而善於利水之澤瀉爲臣，而以培土燥濕之苓、术兩副之，則腹中與胞中之水氣俱去矣，其疼痛寧有不愈者哉？

原文 妊娠嘔吐不止，乾薑人參半夏丸主之。（六）
乾薑人參半夏丸方
乾薑　人參各一兩　半夏二兩
上三味，末之，以生薑汁糊爲丸，如梧子大，飲服十丸，日三服。

趙以德曰（《金匱方論衍義》）：此即後世之所謂惡阻病也。先因脾胃虛弱，津液停蓄，爲痰爲飲；至妊娠二月之後，胚化爲胎，濁氣上衝，中焦不勝其逆，痰飲遂湧，嘔逆，吐而出不已，中寒乃起。故用乾薑治寒，人參補虛，生薑、半夏治痰，散逆止嘔吐。（卷下）

徐彬曰（《金匱要略論注》）：諸嘔吐酸，皆屬於火。此言胃氣不清，暫作嘔吐者也。若妊娠嘔吐不止，則因寒而吐，上出爲嘔，不止則虛矣。故以半夏治嘔，乾薑治寒，人參補虛，而以生薑汁協半夏，以下其所逆之飲。（卷二十）

李彣曰（《金匱要略廣注》）：嘔吐不止，此妊娠病惡阻也。乾薑溫中，人參養胃，半夏止嘔散逆。

張元素曰：妊娠忌半夏，薑制則無害矣。（卷下）

沈明宗曰（《沈注金匱要略》）：此木挾寒水之氣上逆而嘔吐也。蓋脾胃爲生化之源，五藏六府皆受其濟，而胞胎繫于脾，賴之以爲總廳。此脾但有廕胎之能，而無制水之暇。雖無水泛，乃寒濁之氣，以乘木勢，反衝於土，脾胃氣逆，津液化爲痰飲上溢，所以嘔吐不止。故以人參補養脾胃之元，乾薑以煖胃中之氣，俾脾胃温而健運如常，則水陰不敢上逆。以半夏滌痰下逆，而止嘔吐。蓋半夏、乾薑乃胎氣所忌，是有病則病當之，況用丸者，取其緩而不致動胎也。（卷二十一）

魏荔彤曰（《金匱要略方論本義》）：妊娠嘔吐不止者，下實上必虛。上虛胸胃必痰飲凝滯而作嘔吐，且下實氣必逆而上衝，亦能動痰飲而爲嘔吐。主之以乾薑人參半夏丸。方用乾薑温益脾胃，半夏開降逆氣，人參補中益氣。爲丸緩以收補益之功。用治虛寒之妊娠家至善之法也。（卷下）

尤怡曰（《金匱要略心典》）：此益虛温胃之法，爲妊娠中虛而有寒飲者設也。夫陽明之脉，順而下行者也，有寒則逆，有熱亦逆，逆則飲必從之，而妊娠之體，精凝血聚，每多蘊而成熱者矣。按《外臺》方，青竹茹、橘皮、半夏各五兩，生薑、茯苓各四兩，麥冬、人參各三兩，爲治胃熱氣逆嘔吐之法，可補仲景之未備也。（卷下）

吳謙曰（《醫宗金鑒》）：妊娠嘔吐謂之惡阻。惡阻者，謂胃中素有寒飲，惡阻其胎而妨飲食也。主之以乾薑去寒，半夏止嘔；惡阻之人，日日嘔吐，必傷胃氣，故又佐人參也。（卷二十三）

朱光被曰（《金匱要略正義》）：胎元蝕氣，中氣自虛，中虛則濕濁易阻，故嘔吐爲妊娠之常。但至不止，則中氣顛覆，胎何得安。爰用人參以扶植中氣，薑、半以除嘔逆，且用薑汁糊丸以緩圖之。蓋辛温蕩滌，恐動胎藏，病氣孔急，止合承之以緩也。（卷下）

高學山曰（《高注金匱要略》）：妊娠嘔吐，其因有二：分母體之氣血以養胎，於是母氣自虛，虛則生寒，而飲食之機不下運，因而上出者，一也；又胞胎在下，其生氣潛滋暗長，有日增之勢，而上鼓上衝者，二也。妊娠嘔吐不止，是二者兼而有之，故重用降逆之半夏以止嘔吐之外，又佐乾薑、人參以温補中氣而安胃，則一舉而兩得矣。蓋胎中之生氣，於五行爲木，於四時爲春，於方位爲東。方中乾薑、半夏及薑糊爲丸，俱辛辣之味。夫辛辣者，秋金之象，此所以能攝生氣，而使之下緝之義也。胞胎三十日，如正月；六十日，如二月；九十日，如三月，其發生上鼓之氣，猶之三春之地氣上衝太虛之象，故嘔吐暈眩諸證，必見於六七十日者，此風箏之起於二三月之義也。若至四月，地氣平滿，風箏不起。故妊娠於百日之外，子氣平滿，而嘔吐、暈眩俱愈。我故曰：生氣如日增之勢，而上鼓上衝者此也。

曹穎甫曰（《金匱發微》）：妊娠之婦，經血下停，上膈當然濕阻，故六十日後當見乾嘔不能食之證。惟濕困脾陽，不妨竟用桂枝湯，但得脾陽略振，胃氣自和。若夫濕積成水，停蓄心下，滲入於胃，胃中虛寒，遂有嘔吐不止之變，法當去水温中。仲師因立乾薑人參半夏丸方，但令心下之水與胃中之寒並去，嘔吐自定，但半夏一味決宜生用，並不可浸去麻性，以半數之乾薑攙雜，又加薑汁爲丸，入口必然不麻，否則棄精華而用渣滓，以之泄水，恐無濟也。（卷之四）

陸淵雷曰（《金匱要略今釋》）：此即所謂惡阻病也。云嘔吐不止，可知已用治阻諸方不效，然後與本方。蓋爲病日久，必入陰位而爲虛寒，故乾薑人參取理中之半，合半

夏生薑以止嘔也，治阻常用之方。詳本篇首條及方後尤氏注。（卷七）

《醫心方》云：僧深方云：治婦人妊娠惡阻酢（案即今之醋字）心，胸中冷，腹痛，不能飲食，輒吐青黃汁，方用人參、乾薑、半夏。凡三物，分等，治下，以地黃汁和丸如梧子，一服三丸，日三。《極要方》云：各八分，稍加至十丸。《產經》云：人參丸神良。淵雷案：此證候較詳，《聖惠方》名半夏丸，主療同。

《幼幼新書》云：嬰孺治小兒調中止痢，去冷進食，人參丸（於本方加茯苓蜜丸）。

《方極》云：乾薑人參半夏丸，治嘔吐不止，心下痞鞕者。雉間煥云：或三味水煎，合生薑汁服，或爲兼用方（案此語本出《方機》）。又云：此方立功專在妊娠，世醫對孕婦多不敢用生半夏者，不通之至也，非生物無功。

《方機》云：乾薑人參半夏丸，治妊娠嘔吐不止者，心下痞鞕而乾嘔不止者。

《類聚方廣義》云：妊娠惡阻殊甚，不能服湯藥者，用此方徐徐收效爲宜。大便不通者，間服太簇丸、黃鐘丸（即三黃丸）等；若兼蚘者，宜鷓鴣菜丸。

《方函口訣》云：此方本治惡阻之丸方，今爲料（案謂改爲湯劑也），用於諸嘔吐不止，胃氣虛者，有捷效。

程氏云：寒在胃脘，則令嘔吐不止，故用乾薑散寒，半夏、生薑止嘔，人參和胃。半夏、乾薑能下胎。樓全善曰：余治妊阻病，累用半夏，未嘗動胎，亦有故無殞之義，臨病之工，何必拘泥。淵雷案：凡滑利香竄攻下降墜破血諸藥，本草多云孕婦忌服，不顧而用之，縱令病愈，訾議之者，必以爲不諳婦科法律，及其自用，則又執《五常政大論》有故無殞之文以自解。夫服藥必因疾疢，既云有故無殞，則何孕婦忌服之有，須知墮胎之藥，非配合得宜，不能得確效，本草忌服之云，不過謂其可能，非謂其必然也。嘗見羸弱婦人妊三個月，醫者用牛膝三錢，謂有故無殞也，乃胎遽墮而漏不止。又見強健婦人苦多孕，用大量麝香，內服敷布並進，糜費甚大，乃竟安然足月而產。可知墮胎與否，由於孕婦之強弱者半，由於藥性之淡峻者半，既不可拘孕婦忌服而畏首畏尾，亦不可執有故無殞而恣用峻藥也。夫半夏、桂枝之等，本極平淡之藥，中病則可以取效，不中亦無所取禍，若謂其能下胎，則杯弓蛇影之懼耳。

淵雷案：尤氏雖注釋仲景書，實未嘗敢用仲景方。試觀其《金匱翼》及醫案數十則，皆蘇派平淡之方，絕不似宗師仲景者，譽之者且以爲化去形迹，愚則惡其言行不相顧。有相傳口號，謂"胎前不嫌涼，產後不嫌溫"，尤注蓋亦此意而已。又案：胃爲消化管之一段，其位置雖因飢飽而異，然自大體觀之，其蠕動常自上而下，與腸管一致，過寒過熱，皆能引起逆蠕動而發嘔吐。尤說自不誤。至謂陽明之脉順而下行，則附會經脉，不可從矣。足陽明胃脉從頭下行至足，謂順而下行可也，然腸之蠕動亦自上而下，而手陽明大腸經、手太陽小腸經，皆從手上行至頭，將謂大小腸之蠕動本逆而上行乎？！要之，經脉之說，爲針灸而設，後人傅會以說一切病理，遂多穿鑿不通，此亦醫學上一大障礙也。尤所引《外臺》方，出妊娠嘔吐惡食門，云"《集驗》療婦人妊娠惡阻，嘔吐不下食湯方"，其方無麥冬、人參，尤氏殆誤記。

《橘窗書影》云：一婦人，年二十許，產後胃中不和，時時吐飲食，羸瘦極，遂發大嘔吐，藥食不能入口，脉微細，四肢微冷，口乾燥，欲冷水，醫束手無可如何。

余診之，作半夏乾薑人參丸料，煎爲冷液，令時時飮少許，又以冷水送下烏梅圓，藥始下咽，嘔吐止，經二三日，啜稀粥，胃氣漸復。用前方月餘，肌肉肥胖，遂得痊愈。

又云：某女人，年四十餘，嘗有吐水之癖，經炎暑，其病益甚，食氣絕粒，身體骨立，心中疼熱，好冷水，西洋醫者流五六輩療之，更無效。余與半夏乾薑人參丸料，兼服烏梅丸，嘔吐頓止，心中疼熱日減，方得進飮食。（卷七）

原文 妊娠小便難，飮食如故，當歸貝母苦參丸主之。（七）
當歸貝母苦參丸方
當歸　貝母　苦參各四兩
上三味，末之，煉蜜丸如小豆大，飮服三丸，加至十丸。男子加滑石半兩。

趙以德曰（《金匱方論衍義》）：此小便難者，獨膀胱熱鬱，氣結成燥。病在下焦，不在中焦，所以飮食如故，是以用當歸和血潤燥。本草謂貝母治熱淋，然以仲景陷胸湯觀之，乃是治肺金燥鬱之劑。肺金是腎水之母，水之燥鬱，由母氣不化也。貝母非有大寒而能治熱者，爲鬱解則熱散；非有淡滲而能利水者，爲結通則水行。苦參亦長於治熱、利竅逐水，遂用佐貝母，並行入膀胱以除其結也。（卷下）

徐彬曰（《金匱要略論注》）：從來小便難，傷寒熱邪傳裏則有之，必先見表證；或化原鬱熱者有之，上必見渴；中氣不化者有之，飮食必不調；中氣下陷者有之，必先見脾胃證；下焦鬱熱有之，必不渴而飮食如故。今妊娠飮食如故，然小便難，必因便溺時得風冷，鬱於下焦而爲熱，致耗膀胱之水，故以當歸貝母苦參丸主之。苦參能入陰治大風，開結氣，除伏熱，故以爲君。當歸辛溫，能入陰利氣，善治衝帶之病，故以爲臣。其證雖不由肺，然膀胱者，氣化之門，下竅難則上必不利，故以貝母開肺氣之鬱爲佐，全不用利水藥，病不因水鬱也。（卷二十）

李彣曰（《金匱要略廣注》）：飮食如故則胎氣自安，但小便難者，膀胱氣不化而津液少也。當歸辛以潤之，苦參苦以泄之，貝母入肺經以開鬱利氣，使其通調水道，下輸膀胱，爲水出高源之義。（卷下）

魏荔彤曰（《金匱要略方論本義》）：妊娠小便難，飮食如故者，血虛生熱，津液傷而氣化斯不利也。主之以當歸貝母苦參丸。當歸生血，貝母清氣化之源，苦參降血熱之火，又爲虛熱之妊娠家立一法也。（卷下）

尤怡曰（《金匱要略心典》）：小便難而飮食如故，則病不由中焦出，而又無腹滿身重等證，則更非水氣不行，知其血虛熱鬱，而津液濇少也。本草言當歸補女子諸不足，苦參入陰利竅除伏熱，貝母能療鬱結，兼清水液之源也。（卷下）

黃元御曰（《金匱懸解》）：水生於肺金而瀉於肝木，妊娠中氣鬱滿，昇降失職，金逆而生上熱，木陷而生下熱，源流埋塞，故小便艱難。當歸貝母苦參丸，當歸滋木而息風，貝母瀉熱而清金，苦參瀉濕而利水也。（卷二十）

朱光被曰（《金匱要略正義》）：妊娠小便難，則責在胎宮矣，故飮食如常，別無他病可知。只以胎藏虛寒，氣機不運，濕熱下阻膀胱之氣化故耳。故以當歸溫起胎藏爲君，貝母清上以肅氣化之原，苦參入陰除熱開結，濕熱化而氣機利，小便自調矣。（卷下）

丹波元簡曰（《金匱玉函要略輯義》）：《張氏醫通》云：此小便難者，膀胱熱鬱，氣結成燥，病在下焦，所以飲食如故。故當歸以和血潤燥，貝母以清肺開鬱，苦參以利竅逐水，並入膀胱，以除熱結也。

案：貝母，《本經》、甄權並云：治產難；而《外臺·子瘖門》《小品》葛根湯方後云，貝母令人易產，若未臨月者，升麻代之。此說雖不可信，然足見其亦有利竅之功。本方所用，蓋取之於利竅耳。《金鑒》云：方證不合，必有脫簡，不釋。殆不考藥性也。（卷五）

陳元犀曰（《金匱方歌括》）：苦參、當歸補心血而清心火，貝母開肺鬱而瀉肺火。然心火不降，則小便短澀；肺氣不行於膀胱，則水道不通。此方爲下病上取之法也。況貝母主淋瀝邪氣，《神農本經》有明文也哉！（卷六）

高學山曰（《高注金匱要略》）：妊娠小便難，其因有三：血短於養胎，而諸府以及經脉，各借滋於水飲，而滲泄之氣化自緩者，一也；胞胎具一團陽氣，熱逼小腸膀胱之界，使氣壅所出之竅者，二也；又胞胎之生氣，浮縱而鼓塞於少腹，以挨擠膀胱，俾膀胱逼窄而嘗扁，不能容十分之二三，故水飲少入，即急滿而欲尿，即短而數，且擠其溺管狹小，而出又艱難者，三也。今妊娠小便難，又不渴悸而飲如故，不嘔滿而食如故，是小便之難，不當責上中二焦，而爲胎熱胎脹無疑。故用貝母、苦參之苦寒者，殆寒以清火，苦以束胎也；然後合補血之當歸以潤血，而借滋之水飲，將得路而下滲矣。蓋貝母體輕色白，能開鬱滯之氣；苦參味苦性沉，能堅散漫之氣，故瘍家爲散火消腫之專藥。夫母氣之鬱滯疏通，子氣之散漫攝伏，又血液自裕，而替下借滋之水，則小便復何留連阻滯，而尚有艱澀之苦乎？真神明之制也。

嘗讀仲景妊娠諸條，並細按其病脉證治，而知婦人懷身十月，俱恩中生害，而前後方藥，卻又害中生恩者也。蓋母身之氣血自虛，則以不能蔭胎，而胎弱者，將爲子病，幸而子胞之氣血自壯，則又以善能養胎，而胎盛者，復爲母災；甚至子胎病虛，更加傷母，母災太甚，又復傷胎，非恩中之害而何？至其治法，於乾薑人參半夏丸，則純用西金辛辣之氣，以克制其生機之上衝，於當歸貝母苦參丸又純用苦寒收束之味，以堅攏其形質之放蕩。蓋權衡於母子之間，而以益母損子者爲正治，則正保母以養子之意。故曰，害中之恩者此也。

原文 妊娠有水氣，身重，小便不利，洒淅惡寒，起即頭眩，葵子茯苓散主之。（八）
葵子茯苓散方
葵子一斤　茯苓三兩
上二味，杵爲散，飲服方寸匕，日三服。小便利則愈。

趙以德曰（《金匱方論衍義》）：膀胱者，內爲胞室，主藏津液，氣化出溺，外以經脉上行至頭，爲諸陽治表。今膀胱氣不化，困於水，溺不得出，故外不利經脉，所以身重，洒淅惡寒，起即頭眩。但利小便，其水去則經氣行，而表病自愈，於是用葵子直入膀胱利其癃閉；佐以茯苓，茯苓亦本藏利水藥也。（卷下）

徐彬曰（《金匱要略論注》）：有水氣者，雖未大腫脹，經脉中之水道已不利，而衛氣挾水，不能調暢如平人也。水道不利，則周身之氣爲水滯，故重。水以通調而順行，逆則小便不利矣。洒淅惡寒，衛氣不行也。起即頭眩，內有水氣，不動則微陽尚留於目而視明，起則厥陽之火逆陰氣而上蒙，則所見皆玄，故頭眩。藥用葵子茯苓者，葵滑其竅，而苓利其水也，下竅利則上自不壅，況葵子淡滑屬陽，亦能通上之經絡氣脉乎。然葵能滑胎而不忌，有病則病當之也。又肝主疏泄，葵子尤能通肝經之滯，使疏泄不失其職，故便無不利，而他如乳閉、乳腫，奏功尤速也。（卷二十）

李彣曰（《金匱要略廣注》）：妊娠有水氣，由肺虛氣不下降，脾虛土不勝水也，故水氣下壅則小便不利，水氣外溢則身重惡寒，水氣上蒸則煩眩本經云心下有支飲，其人苦眩冒。葵子滑以利水，茯苓淡以行水，故主之。（卷下）

沈明宗曰（《沈注金匱要略》）：此胎壓衛氣不利致水也。五六月，胎壅脾胃之氣不運；七八月，手太陰氣逆；九十月，膀胱三焦氣鬱，皆可致水。此因三焦氣鬱，決瀆無權，聚水泛溢，故爲水氣身重、小便不利。然三焦氣鬱於內，而不達於外，皮毛失護，則洒淅惡寒。胎居於下，火逆於上，木火通氣，而起動身軀，則擾動火氣上搖，則頭眩。然不畏其水，但畏小便不利，雖非陽虛致水，亦當開鬱瀉水爲主。故以葵子滑利諸竅，使通三焦之氣，茯苓滲水下行，而宣膀胱之鬱，俾下焦通則上焦氣轉，小便利而腫自退。但葵子滑胎而不忌者，乃有病則病當之，功在利水宣壅，而不滑胎矣。（卷二十一）

魏荔彤曰（《金匱要略方論本義》）：小便不利與上條同，而有水氣阻隔，正津不化，致小便不利之由則不同也。一爲虛熱耗津，一爲濕邪阻津。其惡寒頭眩之故，無非水邪之濕，混其陽氣於表，格其正氣於上，故惡寒與頭眩或兼見，或單見耳。主之以葵子茯苓散，一滑一滲，使小便利而水邪去，諸病自已，而妊娠可保矣。故曰小便利則愈。（卷下）

尤怡曰（《金匱要略心典》）：妊娠小便不利，與上條同，而身重惡寒頭眩，則全是水氣爲病，視虛熱液少者，霄壤懸殊矣。葵子、茯苓滑竅行水，水氣既行，不淫肌體，身不重矣；不侵衛陽，不惡寒矣；不犯清道，不頭眩矣。經曰：有者求之，無者求之，盛虛之變，不可不審也。（卷下）

吳謙曰（《醫宗金鑒》）：妊娠外有水氣則浮腫，洒淅惡寒，水盛貯於肌膚，故身重；內有水氣，則小便不利，水盛阻遏陽氣上昇，故起即頭眩也。用葵子茯苓者，是專以通竅利水爲主也。（卷二十三）

黃元御曰（《金匱懸解》）：妊娠，內有水氣，身體沉重。土濕木鬱，疏泄不行，故小便不利。木鬱陽陷，陰氣外束，故洒淅惡寒。水邪阻格，陽氣昇浮，故起即頭眩。葵子茯苓散，葵子、茯苓滑竅而瀉水也。（卷二十）

陳念祖曰（《金匱要略淺注》）：妊娠有水氣，謂未有腫脹，無其形，但有其氣也。水氣在內，則身重小便不利，水氣在外，則洒淅惡寒，水能阻遏陽氣上昇，故起即頭眩，以葵子茯苓散主之。是專以通竅利水爲主也。葵能滑胎而不忌，有病則病當之也。（卷九）

朱光被曰（《金匱要略正義》）：因水邪而小便不利，則治全主在水矣。然妊娠水氣與泛病水氣不同，故身重，小便不利，惡寒頭眩，有似越婢加術湯證，然究非表裏合邪，只因胎氣壅阻而爲水也。若不專於胎藏中泄水，不爲功。葵子通利諸竅，稱能滑胎，其疏泄血分可知。而得茯苓之淡滲，功專氣分者爲之佐，使水從氣分而去，則胎自無虞。立方之妙，幾不可思議。（卷下）

丹波元簡曰（《金匱玉函要略輯義》）：《婦人良方》云：《產寶》論曰：夫妊娠腫滿，由藏氣本弱，因產重虛，土不克水，血散入四肢，遂致腹脹，手足面目皆浮腫，小便秘澁。陳無擇云：凡婦人宿有風寒冷濕，妊娠喜腳腫，俗爲皺腳。亦有通身腫滿，心腹急脹，名曰胎水。《巢源》名子滿體腫。

《張氏醫通》云：膀胱者，主藏津液，氣化出溺，外利經脉，上行至頭，爲諸陽之表。今膀胱氣不化，水溺不得出，外不利經脉，所以身重洒洒惡寒，起即頭眩。但利小便，則水去而經氣行，表病自愈。用葵子直入膀胱，以利癃閉，佐茯苓以滲水道也。

《千金》：治妊娠小便不利方。即本方。《外臺》引《千金翼》，主療亦同。《千金》注：引本經文同。

《婦人良方》：葵子散，治妊娠小便不利，身重惡寒。起則眩暈，及水腫者。王子亨云：妊娠小便不通，特避寒藥。又名茯苓湯。

時氏《產經》云：如不通，恐是轉胞，加髮灰少許調服，極妙。葵子，用黃葵子。

《聖惠方》：葵子散，治妊娠身體浮腫，小便不利，洒淅惡寒。即本方，加漢防己，凡三味，各二兩。（卷五）

高學山曰（《高注金匱要略》）：妊娠有水氣，見上條小便難注。水性下沉，而滯其經絡之氣，故身重。然必以小便不利爲確診者，因水氣不行而旁溢，且身重，尚有脾陽不運之別證故也。洒淅惡寒，言惡寒之狀，如以冷水洒身上，而有淅慄之象，蓋因水氣在經絡，而衛陽阻抑失守也。妊娠胎氣下實，原多眩證，況小便不利，而復積水氣以上衝乎，故頭眩也。是則利其小便，使水氣去，而諸證俱愈矣。葵子甘寒滑利，蓋甘以走氣，寒以清熱，滑以行津，利以通竅，合茯苓以滲泄之，則小便當漸利矣。

嚴鴻志曰（《金匱廣義》）：妊娠有水氣，內外皆不利矣，水氣困於外，則衛陽爲之不振，故洒淅惡寒，身體覺重也；水氣盛於內，清陽不得上昇，故起即頭眩，濁陰阻於下焦，故小便不利也。宜葵子茯苓散主之。二物善能通竅利水，葵子又不宜於妊娠，故杵爲散服。蓋散者，散也，取其散，不欲取其利耳。（卷四）

曹穎甫曰（《金匱發微》）：妊娠之婦，血凝氣弱，入胃水飲運化較難，故有水氣留積心下，上泛而爲嘔吐者，亦有阻於膀胱，淋瀝不清而小便難者。若夫水不化氣，濕留肌肉，則病身重；三焦氣阻，則小便不利；由肌及表，陽氣不通，則洒淅惡寒；水氣上乘，不凌心而犯頭目，則心下不悸而起即頭眩。葵子茯苓散專以滑竅利水爲主，其病當愈，葵子滑胎不忌者，所謂有故無隕亦無隕也。（卷之四）

原文 婦人妊娠，宜常服當歸散主之。（九）

當歸散方

當歸　黃芩　芍藥　芎藭各一斤　白术半斤

上五味，杵爲散，酒飲服方寸匕，日再服。妊娠常服即易產，胎無苦疾，產後百病悉主之。

趙以德曰（《金匱方論衍義》）：《內經》曰：陰搏陽別，謂之有子。由是觀之，尺脉搏擊者，由子宫之氣血相搏，而形於脉也。是精留血裏，陰陽紐合，非動相搏則不變化，而變化生於動；若靜而不動，則不生不化，是故妊娠之血，不可以靜，靜則凝，凝則泣，虧少則虛，皆不能與化胎之火相合。要其胎孕生化，必脉之動搏；先和其陰陽，利其氣血，遂有常服養胎之藥，時時進之。非惟安胎易產，且免產後諸病。芎藭、芍藥、當歸之安胎補血，如上條之所云。白术者，其用有三，一者，用其益胃，致胃氣以養胎；二者，胎系于腎，腎惡濕，爲其能燥濕而且生津；三者，可致中焦所化之新血，去臍腰間之陳瘀，若胎外之血有因寒濕滯者，皆解之。黃芩減壯火而反於少火，少火則可以生氣。與脾土濕熱未傷，及開血之閉塞，以故爲常服之劑，猶當以脉之虛實遲數加減之。雖然，有是則可常服，否則不必也。何則？藥者，但宜攻邪扶正，不比米穀，終其性味偏而不中，不可以久服。如《內經》所云：味之所入，各歸其所攻，氣增而久，夭之由也。（卷下）

徐彬曰（《金匱要略論注》）：宜常服者，雖無病亦宜服之也。蓋生物者土也，而土之所以生物者，濕也，血爲濕化，胎尤賴之。故以當歸養血，芍藥斂陰；肝主血，而以芎藭通肝氣；脾統血，而以白术健脾土。其用黃芩者，安胎之法唯以涼血利氣爲主，故凡砂仁、枳殼、蘇梗皆爲安胎善物，不知氣尤主於肺，黃芩能清肺而利氣之源，白术佐之，則濕無熱而不滯，故白术佐黃芩有安胎之能，是立方之意以黃芩爲主也。胎產之難，皆由熱鬱而燥，機關不利，養血健脾，君以黃芩，自無燥熱之患。故曰常服易產，胎無疾苦，並主產後百病也。（卷二十）

李彣曰（《金匱要略廣注》）：丹溪以白术、黃芩爲安胎聖藥。蓋白术補土而能厚載，黃芩清熱以和陰陽，歸、芍、芎藭養血行氣，故可常服。四物湯中獨去熟地者，恐其泥也。昔賢云胎前毋滯，產後毋虛是矣。（卷下）

沈明宗曰（《沈注金匱要略》）：此上中氣熱，妊娠常服之方也。脾胃乃爲營衛之源，胎必賴之以爲總廈，肝爲藏血之室，衝任督脉以滋，故妊娠全欲肝脾氣和，則子宫受癊而無胎動之虞。所以芎、歸專養肝血，能疏肝氣而不壅；白术補脾燥濕；芍藥收陰，而平賊土之木；以黃芩能清木火，而涼胎氣，不致氣壅血滯，則胎無疾苦而易產。然氣血平調之方，故宜常服，所以產後百病悉主之也。（卷二十一）

魏荔彤曰（《金匱要略方論本義》）：大約婦人妊娠，人謂經血不行，血必有餘，不知血雖不行，而全力赴胞中養胎，血下未必足，而上先虛矣，故妊娠家必血虛也。血虛則必先榮分虛，血虛且必有血分熱，榮虛血熱，又妊娠家十居八九之病也。師示以常服當歸散之法。方中不過補虛清熱而已。用酒以溫和之，使氣血足而常流行於周身，而後趨注胞中，養胎中之氣血，不致於凝阻作痛，積熱漏下，俾母不得其養，而並累及其子也。故方注云：常服則易產，胎無苦疾。即臨蓐之際，母子之安全，可以預必矣。產後百病且主之，況妊娠時也！但產後之虛，人知者多，妊娠時之虛，非師不能示其義也。後人妄分胎前爲實，產後爲虛，豈不大謬乎？（卷下）

尤怡曰（《金匱要略心典》）：妊娠之後，最慮濕熱傷動胎氣，故於芎、歸、芍藥養血之中，用白术除濕，黃芩除熱，丹溪稱黃芩、白术爲安胎之聖藥，夫芩、术非能安胎者，去其濕熱而胎自安耳。（卷下）

吳謙曰（《醫宗金鑒》）：妊娠無病不須服藥，若其人瘦而有熱，恐耗血傷胎，宜常服此以安之。（卷二十三）

黃元御曰（《金匱懸解》）：胎之結也，賴木氣以生之，藉土氣以養之，妊娠所以多病者，土濕而木燥也。燥則鬱熱而克土，故妊娠所以宜常服者，培養土木之劑也。當歸散，白术燥土，歸、芍潤木，芎藭、黃芩清熱而行瘀，土旺木榮，妊娠無餘事矣。（卷二十）

朱光被曰（《金匱要略正義》）：當歸、川芎溫調厥陰經絡，使氣血和暢，易以長胎。然土爲萬物之母，脾爲統血之藏，土畏木，芍藥和脾以泄木，土惡濕，白术健脾以燥濕。然主氣化之原者肺也，黃芩苦寒，肅肺氣以清其化源，溫燥藥賴此，得既濟之常矣，故妊娠宜常服。（卷下）

高學山曰（《高注金匱要略》）：婦人妊娠，就未懷身及懷身者，而兩言之也。婦人妊娠之血，總貴充足而運行，故以補血行血之歸、芎爲主，而以行陰之芍藥引入肝藏，則血無枯槁及留滯之患矣。但血盛則氣亦盛，而多生熱，熱則恐其耗血，故以黃芩清之。又血足則陰亦足，而或聚濕，濕則恐其滯血，故以白术燥之。此在婦人，則行經暢快，而無癥瘕漏下諸虞。在妊娠，則蔭子裕如，而無半產腹痛等弊，故俱可以爲常服之主藥也。至於妊娠、產前、產後，更以血爲根本，尤所宜服，故悉主之。酒飲和服，見前當歸芍藥散注。

嚴鴻志曰（《金匱廣義》）：妊婦身體瘦而有火，恐耗血傷胎，宜常服當歸散，取芎、歸、芍藥善能養血，黃芩清熱，白术和胃，常服之則胎自安耳。若妊婦身體肥而有寒，恐血虛不能養胎，宜白术散主之，用白术和胃，川芎調血，蜀椒去寒，合牡蠣以安胎，如有他證，則照方加減之。（卷四）

曹穎甫曰（《金匱發微》）：妊娠之婦，血凝而氣聚，血凝則易生熱，氣聚則易生濕，濕熱相搏則病腹痛。當歸散所以爲常服之品也，歸、芍、川芎以和血，黃芩以清熱，白术以燥濕，但令濕熱清而血脉和，其胎即安。後世醫家有胎前宜涼之說，由此方用黃芩始也。（卷之四）

陸淵雷曰（《金匱要略今釋》）：《易簡方》云：治經三四月不行，或一月再至。（即本方，加山茱萸。）

方氏《丹溪心法附餘》云：此方養血清熱之劑也。瘦人血少有熱，胎動不安，素曾半產者，皆宜服之，以清其源而無患也。

王氏《明醫雜著》云：調理妊娠，在於清熱養血，條實黃芩爲安胎聖藥，清熱故也，暑月宜加之。養胎全在脾胃，譬猶懸鍾於梁，梁軟則鍾下墜，折則墮矣，故白术補脾，爲安胎君藥。

淵雷案：王綸之說太淺陋，謂暑月宜加黃芩，不知暑月正多寒證也。謂養胎須補脾，譬鐘懸於梁，不知世之墮胎者其脾胃果嘗折絕否也。如此說醫，無一是處。案《外臺·妊娠心痛門》引《古今錄驗》云"療妊娠卒得心痛欲死，术湯方，白术六兩，黃芩三兩，芍藥四兩"，煮服法後云"微下水，令易生"。《千金方》云："治妊娠腹中滿痛入心，不得飲食"，方同，方後亦云"微下水，令易生，月飲一劑爲善"，是术、芩、芍三味，所以治心腹痛也。夫术、芩固能治腹痛，然觀其多用芍藥，則知其痛由於攣急，蓋胃腸之痙攣也。婦人妊娠，以兼營胎血循環之故，新陳代謝所產生之有毒物質，比平時爲多，而內生殖器亦容有特異之分泌物，應行排泄，斯時腎藏機能稍有障礙，即易引起病證，神經系統受此等有毒物質之刺激，乃起痙攣，最易受病者爲消化器，浸久而及於全身運動器，惡阻嘔吐，心腹痛，子癇，皆由此而起也。《古今錄驗》之术湯，蓋以芍藥治痙攣，以术、芩引入消化器（即舊說所謂引經藥），而术之促吸收、利小便，尤爲排除有毒物質之根治法，方意如是，豈有所謂清熱與補脾也哉？！當歸散者，术湯加芎、歸二味而已，芎、歸專治子宮病、妊娠病，合术湯，則子宮之胎血循環利，有毒物質之排除速，神經系統之痙攣平，自然易產而胎無苦疾矣。不但如此，子癇之證候爲全身痙攣，多發於兼有腎炎之人，則知痙攣之發，正因有毒物質不得排除之故，余故臆揣此方可預防子癇，若子癇既發，則痙攣極劇，決非一味芍藥所能奏效矣。（卷七）

原文 妊娠養胎，白术散主之。（十）

白术散方見《外臺》

白术四分　芎藭四分　蜀椒三分，去汗　牡蠣二分

上四味，杵爲散，酒服一錢匕，日三服，夜一服。但苦痛，加芍藥；心下毒痛，倍加芎藭；心煩吐痛，不能食飲，加細辛一兩，半夏大者二十枚，服之後，更以醋漿水服之；若嘔，以醋漿水服之；復不解者，小麥汁服之；已後渴者，大麥粥服之。病雖愈，服之勿置。

趙以德曰（《金匱方論衍義》）：四味藥，本草皆謂其能去惡血，而此養胎用之，何也？蓋血聚而後成胎，少遇其邪，則所聚之血將宿而不運，反類瘀惡，必生新開陳，然後胎可安也。

雖然，養胎不惟在血，而胎系于腎，養之又在乎胃，所以補其腎，調其胃。補腎，固其精；調胃，和其中。於是用白术調胃；蜀椒開痹，痹開則陽精至；牡蠣治崩，崩止則陰精固；川芎下入血海，運動胎血，破舊生新。其或陰血不利，肝木爲害，在內乙屈而痛者，瀉以芍藥之酸，通其陰；設其衝逆而痛者，則散以芎藭之辛，宣通其陽；或挾瘀惡之氣，上逆於胃，而胃中吐煩不能食者，用細辛溫中，去痰下氣；半夏治心下急痛，和胃進食，止吐逆；若嘔而不止者，由肝木不務德，舍已而妄動，用小麥飲養其本氣以安之，且又平胃下氣止煩，一舉而兩得；大麥能主消渴，益氣調中，故中氣不足而

渴者用之。（卷下）

徐彬曰（《金匱要略論注》）：胎之為物，土以載之，血以養之，故以白朮培土，芎藭利肝，胎惡陰氣上逆，故取椒性純陽，以陰為歸者，使其攝上焦氣分之熱而下達，亦除腹中偶感之寒而使平；然入陰不能養陰，故以牡蠣，氣化純雄性陰之物，使散陰分凝結之熱氣，而和其陰陽。予治迪可弟婦，未孕即痰嗽見血，既孕而不減，人瘦。予以此方治之，因其腹痛加芍藥，兩大劑而痰少嗽止，人爽胎安。若心下毒痛，則是肝氣之鬱未暢，故倍芎藭；至心煩吐痛，不能食飲，則不獨肝鬱，是有客寒逆甚而吐且痛，火壅在上則為煩矣。故加細辛去寒，半夏止逆，用醋湯以和血而安其下也。不愈，用小麥汁養心液，而安其上也。又不愈，用大麥粥和其中也。病雖愈，服之勿置，藥性和平不偏，故曰養胎，白朮散不用血藥，調其氣而血自和也。（卷二十）

李彣曰（《金匱要略廣注》）：養胎者，胎無病而調養之，不使其損墮也。凡胎始於腎，天一生水也；長於脾胃，坤厚載物也；保於肝經，蓄血養胎也；系于命門，少火生氣也。白朮補脾胃以培土，牡蠣濇精氣以壯水，蜀椒溫脾胃而補命門，使火土相生，芎藭養肝氣以資精血，使癸乙同歸一治，是真能養胎者矣。腹痛加芍藥，安脾經而通壅也。心痛加芎藭，舒肝氣而行滯也。心煩吐痛，不能食飲，加細辛散水逆以去內寒，加半夏轉樞機以散逆氣也。嘔服酸漿水，味酸斂液入肝經也。小麥解嘔，入心經以安火_經云諸逆衝上皆屬於火。大麥解渴，入心養胃，使生血以潤津液也。服之勿置，指全方而言。

李瑋西曰：前當歸散有黃芩，胎熱者宜之；此白朮散有蜀椒，胎寒者宜之。是皆可為養胎常服之劑。（卷下）

沈明宗曰（《沈注金匱要略》）：此偏下焦陰火上逆之方也。脾胃乃生營衛而養廕胎元，為鎮攝之主，故用白朮培脾養胃，芎藭疏利肝氣，俾肝氣利，則脾氣和，而血長胎安。然又賴腎水壯而收攝陰火，不致上逆，則胎無患，故取椒性純陽，能達逆上之火而歸其根。但椒能導火下行，不能養陰攝火，故以牡蠣鹹寒純陰之品，補水而攝之，則胎長無虞。若脾氣不和腹痛者，加芍藥以疏土中之木。心氣毒痛，乃肝氣淫鬱於心，當倍芎藭以疏肝氣。心煩吐痛，不能食飲者，不獨肝氣抑鬱，且有客寒上逆，心火不寧，故加細辛驅寒，半夏止逆，以醋湯和血而安其下。復不解者，知非客寒，乃心液不足而煩，用小麥汁養心液而安其上。已後渴者，用大麥汁以和其胃。此藥性平和，所以養胎常服。此不用血藥滋陰制火，是非病偏陰陽，乃胎居其下，而陰火上逆，故但調其氣，則血自和也。（卷二十一）

魏荔彤曰（《金匱要略方論本義》）：妊娠養胎，師又出白朮散一方，為妊娠胃氣虛寒，水濕痰飲逆於上，而陰寒凝滯血氣阻閉於下通治之者也。方用白朮補中燥土，以益胃進食，芎藭氣血兼行，蜀椒溫中散寒，牡蠣除濕利水，無非為血分計，即無非為胎計也。益胃而後食進，胃血得生，血行而後流通於周身，疾病乃息；寒散中溫，而血方可行，不致有阻於胞；濕去便利，而血方無停蓄生熱，開漏下墮胎之漸。此四物養胎之神功也。腹痛加芍藥，酸以收血，寒以涼血，收之使不散漫，涼之使不妄行也。心下毒痛，倍加芎藭，芎藭血分中陽藥，倍加使溫血分之陽，以散邪開鬱也。心煩吐痛，不能食飲，加細辛、半夏，即服乾薑人參半夏丸方法之義也，為理胃溫中，開陰昇陽之治也。後以醋漿水服之，收其上逆之氣，使之隨少陽下降也。醋漿不效，必系胃中虛寒，易以小麥汁，益胃降氣、溫中理脾之法也。服後寒散氣降，則津耗而渴，與以大麥粥之甘而滑，以益胃生津利便。服之且勿置，俱以佐白术散之不逮也。服之勿置者，非但服大麥粥勿置，服白术散亦不可間斷，而大麥粥又人之常食，自不可廢矣。自加芍藥以下，步步喫緊，引入中氣虛、胃陽弱一路。妊娠之治，誰謂血分之虛實寒熱，非氣分主之者乎？醫家知此，可與言陰陽男女、君民使事之道矣。（卷下）

尤怡曰（《金匱要略心典》）：妊娠傷胎，有因濕熱者，亦有因濕寒者，隨人藏氣之陰陽而各異也。當歸散正治濕熱之劑，白术散白术、牡蠣燥濕，川芎溫血，蜀椒去寒，則正治濕寒之劑也。仲景併列於此，其所以詔示後人者深矣。（卷下）

黃元御曰（《金匱懸解》）：胎之所以失養者，土濕水寒而木氣鬱結也。妊娠養胎，燥土煖水，疏木散結而已矣。白术散，术、椒燥土而煖水，芎藭疏木而達鬱，牡蠣消瘀而散結，斂神而保精，養胎之善方也。（卷二十）

朱光被曰（《金匱要略正義》）：前當歸散方，調養肝脾，清熱利濕，原爲無病易產之方，故宜常服。此條白术散，蓋曰氣血不調，清濁舛錯，胎元不能長養，故曰養胎。白术甘溫入脾，以固中焦正氣；牡蠣鹹寒入腎，以固下焦陰氣；正虛則濁陰易泛，椒性純陽，通達三焦，能化胸中之滯而返於太和。白术賴此可無壅滯之患矣；正虛則胎易下墜，芎性上行，和調肝氣，能開胸中之鬱而爲功於衝任，牡蠣得此可無寒凝之患矣。藥止四味，而一陰一陽，一昇一降，而要於大中，故雖病愈，亦宜服之勿置也。腹痛加芍藥，泄木以安土也。心痛倍川芎，開鬱以化結也。心煩吐痛，不能飲食，加細辛、半夏，辛可通陽，半可止逆也。嘔出於陽明而本乎厥陰，藉用醋者，醋之味入肝，醋之性歸胃，安和二藏，使弗相矛也。嘔不解用小麥汁，蓋嘔則心氣紊逆，愈逆則愈嘔，小麥甘平之品，最能寧輯心氣，且滋牡藏之燥也。嘔已而渴，用大麥粥，大麥鹹溫，鹹可利餘邪，溫可益中氣也，不偏不倚，故養胎獨神。（卷下）

陳元犀曰（《金匱方歌括》）：此方舊本三物各三分，牡蠣闕之。徐靈胎云：原本無分兩。按方下云，日三服、夜一服者，牡蠣用一分可也。（卷六）

高學山曰（《高注金匱要略》）：白术去濕氣，芎藭補血氣，蜀椒束胎氣，牡蠣安逆氣，妊娠不足者之病，不過此四者，故可爲常服之主藥。苦痛者，以胎痛爲苦之謂。胎痛，由於血短而氣張，芍藥斂氣養血，故加之。心下毒痛，因膻中之陰陽，以養胎而自虛，陰虛則拘痛，陽虛則窒痛，芎藭爲血中之氣藥，其性高而上浮，能兩補心下之陰陽，故加之。心液短而龍雷之虛火乘之，故煩。膈氣虛寒，失照臨化被之妙，故吐痛而不能飲食。細辛辛溫，蓋溫以祛寒，辛以伏火也。又半夏辛燥而降逆，能助細辛以伏電光之火，故並加之。服後，服醋漿水者，以酸斂降虛熱，恐乍溫之而不受，反助其上衝之虛熱而作嘔也。若服此而嘔不解，是心氣虛，而不能下御衝氣之所致。與其下斂之而不服，毋寧填上而爲自備之計乎。小麥爲心之穀，煮汁服之，則補上以御下，故其嘔自已也。已而作渴者，陽氣初復，而津液不足以副之，正心煩之餘證也。大麥汁能潤肺而生津液，故繼小麥而爲服耳。病指苦痛及心煩吐嘔等而言，諸病雖愈，藥猶勿置，防其復也。但服藥用酒，是其定引。其醋漿大小麥汁，俱是服藥後另服者。玩本文服藥後，更以醋漿水云云，則可見矣。

醋漿非苦酒，即米飲所作之酸水也，與下文大小麥汁同用五穀，以各治其藏之義。

妊娠陽氣各有盛衰，故胞胎因之而各分寒熱。陽氣盛而胎熱者，譬之三月春晴，天氣下育地中，嘗天虛而地實，於是爲生機過銳以凌太虛（此指妊娠之熱暈熱嘔而言），爲燠熱（此指因胎而發表熱），爲雨露不敷而乾旱（此言血不足以養胎而作心煩熱渴之惡阻），爲水泉下涸等害（指小水因胎而不利者），此有故而病，則宜甘涼苦寒，如七條之歸母苦參丸、八條之葵子茯苓散、五條之當歸芍藥散等劑。即或無病，亦宜常服九條之當歸散。其覆之以春雲，潤之以涼雨，節天地姑恤之過愛，所以留長養萬物之序也。陽氣衰而胎寒者，譬之三春陰冷，陽光薄於下交，則地中之陰翳，冒春而上佔陽位，於是爲生氣不抱根株（指漏下），爲冰判欲凍（指子藏如扁），爲崩芽重萎（指半產），爲嵐霧上塞清虛（指吐痛不欲食）。此有故而病，則宜甘溫辛溫，如二條之桂苓丸、三條之附子湯、四條之膠艾湯、六條之乾薑人參半夏丸等劑。即或無病，亦宜服本條之白术散勿置。其被之以陽和，滋之以熱雨，轉天地離火之明夷，只在此呵噓胎息之微也。然婦人妊娠，得坤地之化，嘗陰多而陽少，故本篇諸條，用溫者十居其七，而用清者十居其三。如來言浩劫不殺生，其仲景之謂乎？

曹穎甫曰（《金匱發微》）：人體有強弱，強者血分多於水分，而熱度常高；弱者水氣多於血分，而寒濕爲勝。觀當歸散與白术散之異，知胎前宜涼之說不可爲訓也。寒水太勝則血熱被壓，下陷而不能昇。白术散方，白术以燥濕，牡蠣以泄水，川芎以昇陷，蜀椒以散寒，但令寒水下泄，血溫上昇，其胎即安。況水盛血虛之人，養胎尤爲不易，故仲師於當歸散後，別無增益之藥，獨於本方之後辨證加藥，並出善後方治，何其鄭重分明乎！此無他，水微而血盛，不過熱鬱生燥，不似水勝血寒者，必有墜胎之變也。血瘀則腹痛，故加芍藥以通絡；水停心下，心藏血鬱，故加昇陷之川芎；水泛凌心，寒漬入胃，以至心煩吐痛（此痛與懸飲內痛同）、不能食飲，故加細辛、半夏，以去水而蠲飲；服以醋漿者，所以平膽胃而止嘔也；不解，以小麥汁服之者，以小麥養心除煩，兼能利水故也。若夫病已而渴，常服大麥粥者，以病原起於血虛，胃爲生血之原，以胃降逆，俾能食飲，正所以補虛也。（卷之四）

陸淵雷曰（《金匱要略今釋》）：白术散及當歸散，本經但云"養胎"，但云"妊娠宜常服"，皆有方無證，程氏、《金鑒》並以肥瘦寒熱別之，是但說蜀椒、黃芩，而未有以說餘藥也。尤氏以濕寒、濕熱別之，是兼及术，而猶未有以說全方也，且安見妊娠之必病濕者？今考《古今錄驗》术湯及《千金》之主療，則當歸散當有心腹痛之證，考本方方後加味法，則本方亦有心腹痛及嘔吐之證，若依吉益氏《方極》之例，則當云"當歸散，治妊娠心腹攣急而痛，心下痞，小便不利者。白术散，治妊娠心腹冷痛，胸腹有動，小便不利者"。

方，諸本皆如此作，分兩有疑義。《外臺·胎數傷及不長門》引《古今錄驗》主療同，作白术、芎藭各四分，蜀椒三分汗，牡蠣二分。服法文亦稍有異同，云："上四味，擣下篩，酒服滿一錢匕，日三夜一。但苦痛，加芍藥；心下毒痛，倍加芎藭；吐唾不能食飲，加細辛一兩，半夏大錢二十枚。服之，復更以醋漿水服之。若嘔，亦以醋漿水服之；復不解者，小麥汁服之。已後其人若渴，大麥粥服之。病雖愈，盡服之勿置。"注云："裴服張仲景方。"

《和劑局方》云：白术散，調補衝任，扶養胎氣，治妊娠宿有風冷，胎痿不長，或失於將理，動傷胎氣，多致損墮，懷孕常服，壯氣益血，保護胎藏。即本方，《三因》同。

《婦人良方》白术圓主療同前《局方》白术散，即本方加阿膠、地黃、當歸。上爲末，蜜爲圓，如梧子，米飲吞三四十圓。酒醋湯亦可。

程氏云：白术主安胎（案出潔古《珍珠囊》）爲君，芎藭主養胎（案《大明》云"養新血"）爲臣，蜀椒主溫胎（案本草無考）爲佐，牡蠣主固胎（案本草無考，程蓋憑臆爲說）爲使。按瘦而多火者，宜用當歸散，肥而有寒者，宜用白术散，不可混施也。芍藥能緩中，故苦痛者加之；芎藭能溫中，故毒痛者倍之；痰飲在心膈，故令心煩吐痛，不能食飲，加細辛破痰下水，半夏消痰去水，更服漿水以調中。若嘔者，復用漿水服藥以止嘔；嘔不止，再易小麥汁以和胃；嘔止而胃無津液，作渴者，食大麥粥以生津液。病愈服之勿置者，以大麥粥能調中補脾，故可常服，非指上藥可常服也。

元胤云：《千金》半夏湯，治腳氣上入腹，方中用細辛，與此治心煩吐痛者同趣。又範汪旋覆花湯，治胸膈痰結，亦用細辛，俱取其辛溫通氣，散膈上寒飲也。元堅云：《千金》"治欬嗽胸脅支滿多唾上氣方，酒一升半，浸肥皂莢兩挺，經宿，煮取半升，分三服，七日忌如藥法，若吐多，以酢飯三四日止之"。此方嘔用醋漿，其義一也。

徐氏云：予治迪可弟婦，未孕即痰嗽見血，既孕而不減，人瘦。予以此方治之，因其腹痛，加芍藥，兩大劑而痰少嗽止，人爽胎安。（卷七）

原文 婦人傷胎，懷身腹滿，不得小便，從腰以下重，如有水氣狀，懷身七月，太陰當養不養，此心氣實，當刺瀉勞宮及關元。小便微利則愈。見《玉函》。（十一）

趙以德曰（《金匱方論衍義》）：《內經》曰，諸腹脹大，皆屬於熱；諸濕腫滿，皆屬於脾；三焦病者，腹滿不得小便，溢則爲水。由是觀之，心，上焦也；胎系于腎，下焦也；脾，太陰，中焦也。心之熱獨熱於上，而不下行通於腎；腎之下焦，因不得和於心；其中焦太陰，由上下之不交，穀氣無所輸，是以不得養其胎。

三焦既成閉塞，於是上關不通則濕熱並，而爲腹滿；下關不利則從腰以下如水狀。是故刺其勞宮，心氣行矣；刺其關元，腎氣化矣；手足少陰交，則小便利矣。便利則中焦之滿，下焦之重皆愈矣。（卷下）

徐彬曰（《金匱要略論注》）：傷胎者，胎氣失養，實有所傷，而病流下焦，非偶感之客邪，在中上焦比矣。懷身固宜腹大，然大者自大，軟者自軟，因傷而腹滿，則微有不同耳。不得小便，心火不下降也，因而從腰以下，氣滯則重也。如有水氣狀，非水氣也，然腹滿、小便不利、腰以下重，皆水病中所有，何以別之？若脈沉、按之不起，洒淅頭眩，則爲真水矣。今皆不然，乃七月，手太陰當養胎，因心氣有邪，則火盛鑠金，金不得安其清肅，而氣不化，則小便不利。上焦氣餒，則下焦氣滯，故重。總由心火上鑠而不下降，故刺勞宮，心之穴也，並刺關元，利其所交之腎，則氣不復再實矣。小便微利，則心火自降，而肺得其平，胎不失養，故愈。

論曰：按仲景妊娠篇，凡十方，而丸散居七，湯居三。蓋湯者，蕩也，妊娠當以安胎爲主，則攻補皆不宜驟，故緩以圖之耳。若藥品無大寒熱，說不取泥膈之藥，蓋安胎以養陰調氣爲急也。（卷二十）

李彣曰（《金匱要略廣注》）：妊娠七月，屬手太陰肺經養胎。肺主氣，肺虛則氣滯不利，故腹滿，且不能通調水道，故不得小便，腰以下重，如有水氣狀，而實非水也。勞宮在手掌中，厥陰心包絡相火之穴，肺屬金，心包絡氣實則火邪克金，故太陰當養不養，刺瀉之，則火不鑠金而太陰安矣。關元，任脉穴名，任主胞胎，在臍下三寸，小腸之募也，刺瀉之，以分理陰陽，利小便也。（卷下）

沈明宗曰（《沈注金匱要略》）：此肺經廕胎致虛，所不勝來克也。妊娠七月，太陰肺氣養胎，但有廕胎之氣，而無生水之暇。水虧包絡火旺，刑於肺金，太陰受傷，故爲傷胎，即傷廕胎之謂也。懷身腹滿，因肺金受傷，氣鬱不得下輸膀胱，故不得小便。而腰以下重，乃肺氣壅逆，非水泛皮膚，故謂如有水氣狀。蓋七月太陰受制，不能廕胎，爲當養不養。當責心氣之實，刺瀉手心勞宮穴而瀉心火，及刺關元穴，宣通腎與膀胱之氣，使膀胱氣通，則三焦氣利，心腎相交，水火既濟，不刑於金而通調，小便微利則愈。（卷二十一）

魏荔彤曰（《金匱要略方論本義》）：婦人胎氣有傷，懷身而腹常脹滿，至於小便不通，從腰以下重，如有水氣狀者，誠水氣之爲逆也。懷身至七月，應太陰肺金之氣養胎，奈脾土爲水氣之邪所混，失其燥令，而浸淫於濕水之中，土弱則金浮，金氣亦不能行其清肅之令，使氣血順行矣。故當善爲不能養者，水濕之邪爲患也。其人之陽氣不振，久爲陰寒水濕所固閉，是可謂之曰心氣實。心爲牡藏，其屬少陰，火盛則虛，火衰方實。心者，神之宅，必常活潑在腔子裏，以之主裏而裏裕，以之主氣而氣充，假令心氣實，使陰寒水濕之邪可以犯干君主，是邪實而正將替矣。急當祛逐水濕，解散陰寒，而病除胎安矣。然水濕之邪，干犯必未遽至心藏也，設犯心藏，立刻不救矣，不過犯其心包絡耳。此所謂膏之下，肓之上，支系之間，膜原之際，即支飲所存之所也。藥力不可遽及者，何以治之？法當刺其經穴之勞宮。勞宮居人掌中，其經脉起於胸中，下膈，入於上中二脘，其支屬心包，上循胸，出脅，下腋，入天池穴後，上行抵腋下，下循臑內之天泉，入肘中曲澤，又由肘中下臂，循郄門、內關、大陵，入勞宮，是心絡經脉所行也。刺之以瀉水濕之邪，使不干犯心藏，則心火用事而陽可振矣。再刺關元任脉之穴，瀉其陰寒之邪，使不阻塞陽氣，則膀胱之氣化可行矣。所以，以小便微利，爲濕氣寒散之徵。又不可大利小便，以脫其陽，故微利而可知其勢漸減矣。然後與以白术散方，加減合宜而用之，而妊娠無不可保矣。上妊娠數條於婦人中首言之，見婦人之道，以生子爲第一事；而生子之道，以經血爲第一事。此而不能調養而得其和平，則無胎者不成胎，有胎者且易墜，久而胎胞空虛，邪癥積聚，正血反不能行而閉矣；或鬱而變熱，則漏下不止矣。何以爲婦道之終，而母道之始乎？甚矣有關雎麟趾之心者，人人當加意明此篇之旨也，豈止業醫之云乎？

　　妊娠一月，足厥陰脉養；妊娠二月，足少陽脉養；妊娠三月，手心包脉養；妊娠四月，手少陽脉養；妊娠五月，足太陰脉養；妊娠六月，足陽明脉養；妊娠七月，手太陰脉養；妊娠八月，手陽明脉養；妊娠九月，足少陰脉養；妊娠十月，五藏俱備，六府齊通，俟時而生。（卷下）

　　尤怡曰（《金匱要略心典》）：傷胎，胎傷而病也。腹滿不得小便，從腰以下重，如有水氣，而實非水也。所以然者，心氣實故也。心，君火也，爲肺所畏，而妊娠七月，肺當養胎，心氣實則肺不敢降，而胎失其養，所謂太陰當養不養也。夫肺主氣化者也，肺不養胎，則胞中之氣化阻，而水乃不行矣，腹滿便難身重職是故也。是不可治其肺，當刺勞宮以寫心氣，刺關元以行水氣，使小便微利，則心氣降，心降而肺自行矣。勞宮，心之穴；關元，腎之穴。（卷下）

　　黃元御曰（《金匱懸解》）：婦人傷胎，以致懷身腹滿，不得小便，從腰以下沉重，如有水氣之狀。懷身七月，手太陰之經當養而不養，此濁陰上逆，填於陽位，心氣鬱塞而成實也。蓋胎之結也，一月、二月，木氣生之，三月、四月，火氣長之，五月、六月，土氣化之，七月、八月，金氣收之，九月、十月，水氣成之，五氣皆足，而胎完矣。足太陰以濕土主令，手太陰從濕化氣，懷身七月，正手太陰當養之時，而氣虛濕旺，故當養不養。濕旺則氣滯，不能化水，故腹滿而便癃，下重而如水狀。濕氣凝滯，火無降路，必克辛金而生上熱，故心氣成實。勞宮者，手厥陰之穴，脉動於掌心，刺勞宮以瀉厥陰之滯，則心亦瀉矣，以君相之火同氣也。關元，任脉之穴，在臍下三寸，小腸之募，刺關元以瀉小腸之滯，則心亦瀉矣，以丙丁之火同氣也。氣通火化，小便微利，濕氣滲泄，則病愈矣。（卷二十）

　　丹波元簡曰（《金匱玉函要略輯義》）：《金鑒》云：文義未詳，此穴（關元）刺之落胎，必是錯簡，不釋。此說固是，然依《玉函》，傷胎，作傷寒，乃義稍通。徐子才逐月養胎方云：妊娠七月，手太陰脉養，不可針灸其經。（卷五）

　　高學山曰（《高注金匱要略》）：傷胎，婦人受傷於胎也，即下文腹滿等之義。肺氣自縮，不能展舒，而下逼胎氣，則胎氣上肆，故腹滿。又肺氣自縮，而不管呵噓傳送，故不得小便。且肺氣自縮，而失上提下挈之用，故腰以下重也。然三者，大似水病，以不得小便，似有水之根，而腹滿腰重，似有水之證，故曰如有水狀。而實非水者，蓋懷身至七月，胎中外長皮毛，內鼓呼吸之候，正母以太陰肺經之氣血，與胞中之肺藏感通相養者也。今其所以失下逼傳送及提挈之用，而不養胎者，以心火氣實，上克肺金，俾肺金清肅之氣，畏縮而不布之道也。夫心爲藏，藏不可瀉，手厥陰心胞爲之府，掌心勞宮，是其經之井穴，刺以瀉之，則瀉經以及府，瀉府以及藏，而心氣上平矣。又心之經脉，與小腸爲表裏，任脉部中，臍下同身寸之三寸爲關元穴，爲小腸之幕也。關元與水分逼近，而司分理水道者，刺以瀉之，則小便微利。此又瀉表以及裏，而心氣平於下矣。心火克金之氣平，令肺氣下展，故以上三證自愈。以其原非有水，注意在瀉火，而不在瀉水，故但曰小便微利耳。

　　此亦陽氣盛而胎熱者之治例也。關元穴，《千金》言婦人刺之，主無子。又云，妊娠刺之，則落胎，此就陽虛者而言也。蓋關元又與氣海逼近，陽氣虛，而又刺瀉之，則關元、氣海益寒，而成地寒不穀、花寒不果之禍，其無子落胎。宜矣，若陽實而刺瀉之，則適得其平，而復何患哉！此醫貴智慧圓通之士也。

唐宗海曰（《金匱要略淺注補正》）：尤注胎傷而病，是言胎傷之後，乃有腹滿等證，然則傷胎之證，究何在哉？不知仲景是言先有腹滿等證，然後傷胎，特其文法倒裝，故至錯注。蓋其文法，言婦人所以傷胎者，多由是懷身腹滿，小便不利，腰以下重，如有水氣，即致胎傷之證也。而所以致此證者，又由於懷身七月，太陰當養不養，肺不行水之過，夫肺又何故不行水哉？此必心氣實致胎之傷也。能將文法分段讀，則義自明矣。故注仲景書，並當知漢人文法，且此節有奧義。余再詳之曰，胎外有水衣裹之，故將產先破水衣，護胎亦全賴水衣，蓋水衣，包血衣者，氣統血故也。凡人之水，化而下行則為溺，水中之陽，化而上昇則為氣，氣為水所化，故仍復化而為津，津者，非水而實水也。故氣出口鼻，著物復化為水，氣聚於胎，亦結而為水衣，實積氣以舉胎也。若有形之水質不下行，則逼其胎之下墜，氣陷而不上昇則胎不舉，此胎所以致傷也。推原水之不化，由於肺不通調，而肺不通調，又由於心火克金，世傳胎前不宜熱者，其說實出於此，然其奧義，則知者少矣。（卷九）

曹穎甫曰（《金匱發微》）：此承上養胎，旁及失養之證也。蓋胎得養則安，失養則傷，但胎氣營養，不惟外借藥力，抑更視其本體。初受胎二月，肝液養之，胎氣安靜；三四月膽火養之，胎至是而始動；五六月脾精養之，脾藏多濕，腹至是而始大；七八月肺陰養之，肺主氣，故氣充而液下濟；九十月腎陰養之，腎主水，故腹以多水而益大。設令肺陰養胎之期，為濕邪凝阻，不能下濟，濕之所聚，太陰氣化不宣，因病腹滿。氣閉於上，水吸於下，故不得小便。第觀其腰以下重如有水氣狀，但可知病在下焦矣。水氣篇云：腫在腰以下，當利小便。非其明證歟！但膈上氣疏，利用從治，膈上氣閉，但當曲治。所以然者，不宜上氣，無論五苓散、豬苓湯，百無一效，正恐愈利而愈塞也。濕停於中，心氣不得下交，則鬱而上逆，心氣實者，非心氣自實，以有所阻隔而然也。脈中營氣不動，脈外之衛氣不得獨行，心氣閉於上則腎氣窒於下，故瀉掌心之勞宮、臍下之關元，上下兩泄，令小便微利即愈。譬之今人開煤油鐵箱，上下各開一釘眼，以器下承之，油從釘眼出，若但有下眼，便涓滴不出矣。

附難產方治

婦人臨產，有先下水一日而小兒不下者，有氣血兩虛，小兒欲出不出者。長女昭華制方，活人甚多。壬申冬十一月，長子湘人側室亦以下水一日用之。附錄以告存心濟世者，蓋一舉而救人二命也。

生潞黨二兩　當歸三兩　牛膝四兩

上三味，濃煎頓服，食頃即產，蓋取其氣血兩補，並利用牛膝之墜胎也。氣分充滿者，去黨參，加牛膝一兩。（卷之四）

婦人產後病脉證治第二十一

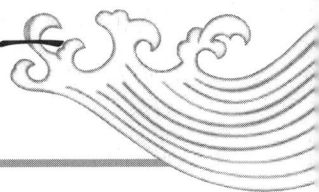

原文 問曰：新產婦人有三病，一者病痙，二者病鬱冒，三者大便難，何謂也？師曰：新產血虛，多汗出，喜中風，故令病痙；亡血復汗，寒多，故令鬱冒；亡津液，胃燥，故大便難。（一）

徐彬曰（《金匱要略論注》）：產婦與人同，雜病原無定，但從產上得之，則以三病爲言，正言其病雖三，因則一也。一病痙，痙者，身熱惡寒，足寒面赤，卒口噤，背反張也。《脉經》曰：痙家其脉伏堅，直上下。二者病鬱冒，鬱冒者，抑鬱而昏冒也。三者大便難，難者，出之堅而非閉也。人不同而病同，故疑而問，不知新產血虛，血虛因多汗，而邪乘虛入，乃喜中風，喜者，易也，風入於血虛之體，無真氣以御之，則風爲主而痙，如枯木得風，燥而翹矣。亡血復汗，則真氣既耗，內寒自生，故曰寒多，寒留於陰陽兩虛之體，則陰火鬱而上冒，若或蒙之矣。元陰既虛，清陽蒙絕，故鬱冒。血與汗皆津液所生，血虛汗出，津液既亡，燥邪旋發，燥則熱，熱則乾，乾則大便難於出矣。（卷二十一）

周揚俊曰（《金匱玉函經二注》）：陰與陽，固相資者也，故曰陽生陰長，又曰陽根於陰。夫血，陰也，汗爲血液，則亦爲陰。假如血去多，則汗亦少矣。乃偏易出者，何哉？血大虛，則衛外之陽因而不固，必多汗而腠理疏也，疏則邪易入之，血既不足以養脉，乃風入又足以燥其血液，故令病痙；若汗多者亡陽，陽亡必畏寒，寒多遂令鬱冒；至若陰氣既虛，津液必少，胃中燥結，大便轉難，容或有之。然三者總因血虛所至，乃若不明其理，而復出汗下，未有不至於危亡者，故聖人先以新產血虛立言，使後世之工，即出於中才以下，亦必從養陰起見也已。（卷二十）

沈明宗曰（《沈注金匱要略》）：此產後氣血虛而受邪致病也。新產有血虛、氣虛，有氣血兩虛，虛而招邪，則有三病。蓋三病爲綱，非只此三病也。因血虛氣熱，熱開腠理，則多汗出，而汗多則筋燥，故喜中風，風中則變痙矣。若亡血，則內火上逆，復外感寒，寒邪鬱住內火，謂寒多故令鬱冒。蓋此二條，因虛受邪而病，末節乃指產後氣血虛，不因受邪便難也。凡大腸主津，小腸主液，然津液乃屬於陽，因氣虛則津液虛，津液虛而血亦虛，則胃間不潤，腸亦燥，故大便難。此提產後虛而感受風寒，與大便難無邪三法，爲諸病之大綱也。（卷二十二）

魏荔彤曰（《金匱要略方論本義》）：婦人產後病，亦血分病也。以血爲主，而氣又血之所以爲盛衰者也。婦人爲病不一，以血虛爲產後第一病。血虛應滋其陰，以補其血矣。不知血盛而熱，可以滋陰，若火虛而熱，則爲客熱，徒滋陰只足以凝血，而不足以補血也。故產後之補血，又不能全責之血分，必以氣分之陽爲血分之陰之主，而後可以治血分之病。其病亦至不齊矣，師以三者該之，就其血虛以論之也。問曰：新產婦人有三病，一者病痙，二者病鬱冒，三者大便難，何謂也？痙者，風邪外感之證也，乘產後血虛而入者也。然所以得兼寒濕而中之者，則不止於虛專在血也。鬱冒者，汗多陰虛之證也，而所以目眩頭眩，亦不止虛專在血也。大便難者，津亡胃燥之證也，而所以津傷氣弱，亦不止虛專在血也。師責之於新產血虛，多汗出，喜中風，所以病痙；亡血復汗，寒多；故令鬱冒：亡津液，胃中枯燥，故大便難。只就血虛、陰虛言，而氣虛、陽虛在其中矣。（卷下）

吳謙曰（《醫宗金鑑》）：新產之婦，畏其無汗，若無汗則榮衛不和。而有發熱無汗，似乎傷寒表病者，但舌無白胎可辨也。故喜其有汗，而又恐汗出過多，表陽不固，風邪易入，而爲項強腰背反張之痙病也。新產之婦，畏血不行，若不行則血瘀於裏。而有發熱腹痛，似乎傷寒裏病者，但以舌無黃胎可辨也。故喜其血下，而又恐血下過多，陰亡失守，虛陽上厥，而爲昏冒不省，合目汗出之血暈也。新產雖喜其出汗，喜其血行，又恐不免過傷陰液，致令胃乾腸燥，而有潮熱讖語，大便硬難，似乎陽明胃家實者。故仲景於產後首出三病，不只爲防未然之病，而更爲辨已然之疑也。昏冒而曰鬱冒者，謂陰陽虛鬱，不相交通而致冒也。（卷二十三）

陳念祖曰（《金匱要略淺注》）：問曰：新產婦人有三病，一者病痙，二者病鬱冒，三者大便難，何謂也？師曰：新產之婦，畏其無汗，若無汗，則營衛不和，而爲發病無汗等證，似乎傷寒之表病，但舌無白胎，及無頭痛項強，可辨也。然雖欲有汗，又恐其血虛，氣熱，熱則腠理開而多汗出，汗出則腠理愈開，而喜中風，血不養筋，而風又動火，故令病痙。新產之婦，畏血不行，若不行，則血瘀於內，而爲發熱腹痛等證，似乎傷寒裏病，但舌無黃胎，又無大煩躁、大狂渴之可辨也。然雖欲血下，又恐下過多而亡血，血亡，其氣無耦而外泄，則復汗，氣血兩耗，則寒自內生，而寒多，血爲陰，陰亡失守，氣爲陽，陽虛上厥。故令頭眩目瞀，或不省人事而鬱冒。新產之婦，雖欲其汗出血行，又恐汗與血過多，以致亡津液，胃乾腸燥，故大便難。三者不同，其爲亡血傷津則一也。

此爲產後提出三病以爲綱，非謂產後止此三病也。（卷九）

丹波元堅曰（《金匱玉函要略述義》）：按產後痙病，其證治，與上經所敘無別，故更不論列。鬱冒，開在次條；但大便難，則不出其方，然不出於脾約丸等潤燥手段也。

又按《巢源·婦人雜病》中曰：張仲景云，婦人經水過多，亡津液者，亦大便難也，恐係于錯引本條者。（卷下）

唐宗海曰（《金匱要略淺注補正》）：故令鬱冒，"故"字是承"亡血復汗寒多"來，《淺注》解寒多是寒自內生，而解故令冒，又在"故"字上，添出陽上厥來，"故"字與《淺注》相承而與本文卻不相承，文法既乖，意義豈合哉？蓋寒多，是言亡血復汗，則外寒多得襲之，故令鬱冒。鬱者外寒鬱閉，故周身無汗。冒者，陽被鬱而不得四達，從下衝上，獨冒於頭上，故眩運而獨頭汗出。余見產婦外感致鬱冒者多矣。《淺注》解"故"字，不承上文"寒"字；解寒字，又不承上文汗字，而以爲內寒。文法未玩，且與下小柴胡湯亦不合矣。（卷九）

曹穎甫曰（《金匱發微》）：婦人懷孕，周身血及水液盡資養胎之用，至於臨產，養胎之血及水液載胎以出，譬之順水行舟，水隨舟下。產後血液虛耗，正不待言。陰亡於內，則陽張於外，陰耗陽張，故令腸胃內燥，肌腠外疏，營魄弱而汗液泄，風乘其虛，始則中風，風燥傷筋，因轉爲痙，此即栝樓桂枝湯證也。脾爲統血之藏，血虛則脾精不行，腸胃燥而大便難，此即脾約麻仁丸證也。血分與陽氣合則溫，與陽氣離則寒，西醫謂血中無氣者，妄也，但內含而不外散耳（血中無氣，安有熱度）。產後亡血而陽浮於上，陽浮則表虛而汗出，陰寒襲虛，內藏微陽益不能支，因致鬱而上冒，若暴厥狀，此桂枝去芍藥加龍骨牡蠣湯證也。以上三證，並爲亡陽傷津，要其爲大便之難則一，設不大便無所苦，不妨徐俟津液之復，大便自通，雖不治亦可也。（卷之四）

陸淵雷曰（《金匱要略今釋》）：痙當作痙，詳痙濕暍篇。新產之痙，亦是破傷風，破傷風菌染著於產道創傷面，其分泌毒傳佈於全身，此毒對於腦神經系統有特殊之親和力，故發劇烈之神經證狀，與金創腕折之破傷風原無二致，特產後血虛多汗，尤爲險惡難治耳，證治可參看痙病篇。鬱冒之病，循名責實，宜即後世所謂血運，又俗稱敗血衝心。然據次條所云，乃指產褥熱中一種證候，非通常所謂血運。今云亡血復汗寒多，則是鬱冒之虛證，乃急性腦貧血耳。大便難則極輕微之證狀，比之痙與鬱冒，夷險天淵，不可並論，其原因，當如經文所云亡津液而胃燥之故。又案本條云血虛多汗出，云亡血復汗，似新產必有汗出證者，又似汗出必因血虛者。其實，新產自汗，必別有觸冒，兼發熱等證，若睡中盜汗，乃因亡血陰虛耳。（卷七）

原文 產婦鬱冒，其脉微弱，不能食，大便反堅，但頭汗出。所以然者，血虛而厥，厥而必冒，冒家欲解，必大汗出。以血虛下厥，孤陽上出，故頭汗出。所以產婦喜汗出者，亡陰血虛，陽氣獨盛，故當汗出，陰陽乃復。大便堅，嘔不能食，小柴胡湯主之。方見嘔吐中。（二）

徐彬曰（《金匱要略論注》）：此下言新產之病雖三，痙病尚少，唯鬱冒與大便堅每相兼而具，且詳其病因與治法也。謂產婦鬱冒，虛多而邪少，故其脉微弱，中氣虛也；中虛則陰火爲逆而嘔，且不能食，然不能食，似乎胃弱易泄，而不知亡津胃燥故大便反堅；內虛燥而身之陰陽不和，故身無汗，但頭汗出數證，乃鬱冒中兼有之證也。因復詳病因，謂所以冒者何？血虛則陰不能維陽而下厥，厥者，盡也，寒也，下寒則上鬱如冒。冒家欲解必大汗出，見當聽其自汗，非汗下所宜也。其所以頭汗者何？既血虛下厥，則下之陰氣盡，而陽爲孤陽，陽孤則上出而頭汗矣。然既頭汗，仍喜其汗出而解者何？蓋陰不亡則血未大虛，唯產婦之血，至過多而亡陰，則陽爲孤陽，自陰較之，陽爲獨盛，所以喜其汗，損陽而就陰，則陰陽平，故曰乃復。然大便堅非熱多，乃虛燥也；嘔非寒，乃膽氣逆也；不能食，非實邪，乃胃有虛熱則不能食也，故以柴胡、參、甘、芩、半、薑、棗和之。（卷二十一）

李彣曰（《金匱要略廣注》）：產後鬱冒，脉微弱者，榮衛俱虛也；嘔不能食，胃氣未復也；大便堅，血燥也；頭爲諸陽之會，但頭汗出者，孤陽上出也。《內經》云：下虛則厥，上虛則眩。冒即眩也，然前節云，亡血復汗，寒多，故令鬱冒，則已汗者，不可再汗，此不忌亡陽之患，而云冒家欲解，必大汗出者，何也？蓋前云寒多令鬱冒者，乃汗時復受外感之寒，非內寒也。《傷寒論》云：病自汗出者，此爲榮氣和，以衛氣不共榮氣和諧故耳，復發其汗，榮衛和則愈。此即因汗而致鬱冒，復因汗出而鬱冒解之意也。可見寒從外感者，必因汗乃解。若云內寒，則經云：病人有寒復發汗，胃中冷，必吐蚘。豈有內寒者不急於溫中，汗多者不令其固表，而反欲其汗出乃解哉？前云孤陽上出，此何以云陽氣獨盛？蓋所謂孤陽者，經云陰在內陽之守也。今陰虛陽無所麗，故爲孤陽，所謂陽氣獨盛者，指衛氣爲寒邪所束，怫鬱在表，不得發越，乃衛中邪氣盛，非正氣盛也以邪氣在表傷衛，故即爲陽氣，惟邪氣盛，故必汗出，則邪從汗解，陰陽乃復。若果真陽氣盛，安有復致鬱冒之理也。大便堅，嘔不能食者，小柴胡湯和解之人參補虛，柴胡解表，黃芩清熱，半夏散逆氣，薑、棗行津液。七八日，邪氣傳裏之時，更發熱者，此爲胃實，所謂陽明病蒸蒸發熱者是也，大承氣湯下之。然必在病解能食後，方可慎用此湯。設使病未解而不能食，安可妄議下哉？此產後汗下二法，萬勿輕試也。（卷下）

周揚俊曰（《金匱玉函經二注》）：產婦脉證極虛種種者，其理可得而晰言之也。婦人主血，重在衝脉；衝者，肝幕也，血去既多，邪中特易，邪入則必逆冷畏寒，由於遏抑，是血氣虧於中，陰邪冒於外，卒難解也。而其所以難解者，正以血虛不能作汗，而非汗復不解，故欲解者，必大汗出，而後邪始退，正始越也。此言周身之汗者也。亦有血虛下厥，而陽氣孤而無偶，遂上昇而汗亦出，則其汗又頭以下不得汗也。總由血虛陰亡，其陽獨盛，汗出之後，邪退正和矣。然其津液一傷於血去，復傷於汗多，安得大便不堅乎？假使大便堅而復有嘔不能食之證，仍是表邪未去，抑或血室受邪也。小柴胡湯爲正治之法矣。（卷二十一）

尤怡曰（《金匱要略心典》）：鬱冒雖有客邪，而其本則爲里虛，故其脉微弱也。嘔不能食，大便反堅，但頭汗出，津氣上行而不下逮之象，所以然者，亡陰血虛，孤陽上厥，而津氣從之也。厥者必冒，冒家欲解，必大汗出者，陰陽乍離，故厥而冒，及陰陽復通，汗乃大出而解也。產婦新虛，不宜多汗，而此反喜汗出者，血去陰虛，陽受邪氣而獨盛，汗出則邪去，陽弱而後與陰相和，所謂損陽而就陰是也。小柴胡主之者，以邪氣不可不散，而正虛不可不顧，惟此法爲能解散客邪，而和利陰陽耳。（卷下）

吳謙曰（《醫宗金鑒》）：此承上條互詳其義，以明其治也。產婦昏冒，脉微弱者，是氣血俱虛應得之診也。不能食者，是胃氣未和應得之候也。大便反堅者，是腸胃枯乾應得之病也。究之鬱冒所以然者，由血虛則陰虛，陰虛則陽氣上厥而必冒也。冒家欲解，必大汗出者，是陽氣鬱得以外泄而解也，故產婦喜汗出也。由此推之，血瘀致冒，解必當血下，是陰氣鬱得以內輸而解也。最忌者，但頭汗出，則爲陰亡下厥，孤陽上出也。大便堅，嘔不能食，用小柴胡湯，必其人舌有胎身無汗，形氣不衰者始可，故病得解，自能食也。若有汗當減柴胡，無熱當減黃芩，嘔則當倍薑、半，虛則當倍人參，又在臨證之變通也。（卷二十三）

黃元御曰（《金匱懸解》）：產婦陽陷，而病鬱冒。溫氣亡泄，故其脉微弱。胃氣上逆，故嘔不能食。血脫腸燥，故大便反堅。陽不歸根，故頭上汗出。所以然者，血性溫煖而胎君火，血脫則温氣亡瀉，寒盛而發厥逆，厥則木遏陽陷，必生鬱冒。冒家欲解，陽氣外達，必大汗出。以其發於群陰之中，透圍而出，故作大汗也。血虛下厥，孤陽不歸，泄而失藏，故頭上汗出。蓋陰中之陽下陷，則病鬱冒，陽中之陽上逆，則見頭汗也。所以產婦喜汗出者，以其亡陰血虛，陽不歸根，獨盛於上，蒸泄皮毛，故當汗出。陽隨汗泄，與陰氣相平，陰陽之顛倒而反常者，乃復其本位也。其大便堅鞕，嘔不能食者，膽胃上逆，飲食不下。宜小柴胡湯，柴、芩、半夏清膽火而降胃逆，薑、甘、參、棗補脾陽而滋肝血也。（卷二十一）

丹波元簡曰（《金匱玉函要略輯義》）：《巢源》云，運悶之狀，心煩氣欲絕是也。亦有去血過多，亦有下血極少，皆令運悶。若去血過多，血虛氣極如此而運悶者，但煩悶而已。若下血過少，而氣逆者，則血隨氣上掩於心，亦令運悶，則煩悶而心滿急。二者爲異，亦當候其產婦，血下多少，則知其產後應運與不運也。然煩悶不止，則斃人，巢氏所論如此，知產後血暈，自有兩端。其去血過多而暈者，屬氣脫，其證眼閉口開，手撒手冷，六脉微細或浮是也。下血極少而暈者屬血逆，其證胸腹脹痛氣粗，兩手握拳，牙關緊閉是也。此二者證治霄壤，服藥一差，生死立判，宜審辨焉。而本條所論，別是一證。《活人書》妊娠傷寒門，載此條於三物黃芩湯之後，則知是專治婦人草蓐傷風，嘔而不能食者。若以小柴胡湯爲產後鬱冒之的方，則誤人殆多矣。（卷五）

陳元犀曰（《金匱方歌括》）：產婦脉微弱者，血虛也。血虛則陰不維陽，則爲孤陽；陽獨行於上，則頭汗出而冒；陽不及於下，則下厥；陽鬱陰傷，無以養腸胃，故大便堅；陰陽不和，擾動於中，故作嘔而不能食。蓋血虛無以作汗，故鬱冒不得從汗而解也。治之者，當審其病情，以冒家欲解，既不得從頭汗而泄，必得大汗而解者，以小柴胡湯發之，使陽從汗泄，則鬱開而陰陽和矣。此損陽就陰法也。（卷六）

丹波元堅曰（《金匱玉函要略述義》）：按此條文法，稍近倒裝。"小柴胡湯主之"一句，本當在"但頭汗出"下，其以先辨鬱冒之理，故更於章末補出三句也。冒家大汗出，即是小柴胡相適之效，亦猶少陽病振汗之比，且"以血虛下厥"三句釋頭汗出之理，所以"產婦喜汗出者"四句釋前條亡血復汗之理，即血虛邪客之候。"陰陽乃復"一句，與"冒家欲解，必大汗出"相應，蓋喜汗出、頭汗、大汗，三證不同，宜分別看。

又按大便反堅，"反"字，對嘔不能食而言。蓋嘔不能食，是少陽證，大便宜未至堅，今產後液燥，故大便反堅也。《本事方》曰：人平居無苦疾，忽如死人，身不動搖，默默不知人，目閉不能開，口噤不能言，或微知人，惡聞人聲，但如眩冒，移時方寤，此由已汗過多，血少氣並於血，陽獨上而不下，氣壅塞而不行，故身如死。氣過血還，陰陽復通，故移時方寤，名曰鬱冒，亦名血厥，婦人多有之。宜白薇湯、倉公散。白薇湯，白薇、當歸各一兩，人參半兩，甘草一分，炙。水煎服。倉公散，瓜蒂、藜蘆、雄黃、礬石煅，等分。少許吹入鼻中。按二方，並非本條證所宜，姑附之。

又曰：婦人產後，有三種疾，鬱冒則多汗，多汗則大便秘，故難於用藥。唯麻子蘇子粥，最佳且穩。按冒家汗出乃復，後但腸燥便秘者，此粥爲佳。首條所謂大便難者，亦或所

宜。（卷下）

唐宗海曰（《金匱要略淺注補正》）：產中停食者多矣，每因發熱貽誤，故仲景特揭以示人。蓋產後虛證易辨，實證難明，故後世淺醫，只言產後當補，而列十全大補等湯。在仲景意，以爲產後宜補，更何待言！惟當攻者，則極難辨，不可不知也。讀者須知仲景書例。（卷九）

曹穎甫曰（《金匱發微》）：此申上節鬱冒、大便難而發明其病理，非謂小柴胡湯可通治鬱冒、大便難也。仲師所以不出方治者，正以證有輕重，劑量可隨時增減也，至不明病理而妄治云，則殆矣。證情由於血虛，自當以養血爲主，是故產後血虛，不惟桂枝去芍藥加龍骨牡蠣爲治標之法，而初非正治，即仲師小柴胡湯亦爲大便堅、嘔不能食而設，亦非通治鬱冒。鬱冒之脉所以微弱者，亦由血虛，血虛則肝陰虧而膽液生燥，少陽之氣上逆，則嘔不能食。嘔則胃燥，津液不能下漑大腸而大便堅。故治此者，但需小柴胡湯以平膽胃之逆，使膈上津液足以下潤大腸，諸恙可愈。若夫虛陽上浮，則但頭汗出，陰虛陽越則衛不與營和，但令助營氣之弱，使與衛氣相接，其病自愈。曰冒家欲解，必大汗出乃愈者，此即藏無他病，先其時發汗則愈宜桂枝湯之例也。如營氣過弱，異於血實不行，即當去芍藥；陽氣上盛，吸水下降，即當加龍骨、牡蠣，可以片言決也。陳修園乃謂小柴胡湯通治鬱冒及便難，有是理乎！予嘗治湖南曹姓婦產後冒風寒泄瀉之證，經前醫兩進小柴胡湯，泄瀉雖止，而壯熱頭暈，多汗而喘，一身盡疼，惡露不行。予謂產後百脉空虛，風寒易入，此即惡寒泄瀉所由來，此時不用溫中補虛，反用解外之小柴胡湯張發其陽氣，因有發熱頭暈之變。瘀血爲陽氣吸引，不得下行，故身痛；陽氣鬱冒於上，故多汗而喘。予即認定虛寒，用潞參三錢、炙耆三錢、熟地黃二兩、歸身五錢、附子三錢、麥冬四錢，外加薑、棗，一劑而浮陽減，繼以膠艾湯而惡露通。夫小柴胡湯能致鬱冒，豈有本鬱冒而反用小柴胡湯之理。足見仲景此方專爲大便堅、嘔不能食而設，蓋以止少陽之嘔逆，留胃液而潤胃燥，並欲下行之府氣不爲浮陽吸引也。仲師恐人誤認爲鬱冒方治，故於節末另提大便堅、嘔不能食二層，二者之中，又以嘔不能食爲主。然非好學深思、心知其意者，未易爲淺見寡聞道也（方見嘔吐）。（卷之四）

陸淵雷曰（《金匱要略今釋》）：此承上條，言鬱冒之證治也。本條之鬱冒，蓋即今之產褥熱，亦因產道創傷面傳染細菌所致，其菌多屬釀膿性球菌，故往往遍身發膿瘍。極重者發全身敗血膿毒證，輕者亦必惡寒發熱而多汗，此即前條所謂多汗出，亦即余所謂汗出必別有觸冒也。本條不言發熱者，省文，次條云七八日更發熱，明本條本有發熱矣。（卷七）

原文 病解能食，七八日更發熱者，此爲胃實，大承氣湯主之。方見痙中。（三）

周揚俊曰（《金匱玉函經二注》）：邪去則不歸於府，自能食也，七八日更發熱，明系食滯於胃，脾虛不能運之，能不急下以救其津液乎？然大虛者，當小作湯，要在臨證

斟酌爾。（卷二十一）

沈明宗曰（《沈注金匱要略》）：此即大便堅，嘔不能食，用小柴胡湯而病解能食也。病解者，謂鬱冒已解。能食者，乃餘邪隱伏胃中，風熱熾盛而消穀，但食入於胃，助起餘邪復盛，所以七八日而更發熱，故爲胃實。是當蕩滌胃邪爲主，故用大承氣峻攻胃中堅壘，俾無形之邪相隨有形之滯，一掃盡出，則病如失。仲景本意發明產後氣血雖虛，然有實證即當治實，不可顧慮其虛，反致病劇也。（卷二十二）

魏荔彤曰（《金匱要略方論本義》）：再或產婦，初然陰虛陽盛，既而汗出而陰陽平復，是病解矣。且病解而胃無他證，虛而思食，自能食矣。七八日之久，更發熱者，此非向之陰虛陽盛，潮熱汗出之證也，乃新產胃虛，食入不能遽化，積七八日有宿食在胃，所以發熱也。有宿食何以能發熱？蓋胃中氣血，爲一身營衛所稟之宗主，此有宿食之邪停滯，必作胃熱，胃熱而周身之營衛俱熱，所以宿食能發熱也。師名之此爲胃實，有物有形之邪，應下之以清積熱、去實邪，不必以產後胃虛爲疑阻也。設有過虛，則於先發熱汗出時陰陽必不能復矣。陰陽自復，而病解能食，則非甚虛，已識之於早矣，師豈孟浪而主用下法乎？大承氣湯，下實邪也。人見產後發熱，未有不以爲陰虛血熱者，於是惟以滋陰養血爲事，而脾胃愈濕，宿食愈停。否則大補其氣血，使宿食生熱耗津，而大便必堅，邪火內熾，皆醫家執產後裏虛之說誤之也。師則於陰陽復時，已知其人之產後不作大虛之論矣，固非俗醫所可望見者乎？（卷下）

吳謙曰（《醫宗金鑒》）：大便堅，七八日更發熱，用大承氣湯，亦必其人形氣俱實，胃強能食者始可也。若氣弱液乾，因虛致燥，難堪攻下者，則又當內用元明粉以軟堅燥，外用諸導法以潤廣腸，緩緩圖之也。（卷二十三）

黃元御曰（《金匱懸解》）：鬱冒病解，嘔止能食，七八日後，更發熱者，此產後陽虛，飲食不消，宿穀壅阻，陽格於外而發熱也。病本爲虛，而宿食停留，則爲胃實。大承氣下其宿食，則陽秘而熱止矣。（卷二十一）

陳念祖曰（《金匱要略淺注》）：鬱冒之病既解而能食，至七八日更發熱者，然發熱而不惡寒，便知其不在表，而在裏矣。用能食而更發熱，便知其非虛病，而爲食復矣。此爲胃實，宜大承氣湯主之。

此言大虛之後有實證，即當以實治之也。若畏承氣之峻而不敢用，恐因循致虛，病變百出，甚矣哉！庸庸者不堪以共事也。若畏承氣之峻，而用穀芽、麥芽、山楂、神曲之類消耗胃氣，亦爲害事。（卷九）

朱光被曰（《金匱要略正義》）：得小柴胡既病解矣，而陰液尚未復也。胃氣雖開，大便必猶燥堅，故至七八日更見發熱。其因能食而爲食復可知，胃實宜下，大承氣即鋤強扶弱之方也。（卷下）

陸淵雷曰（《金匱要略今釋》）：此又承上條嘔不能食而言。服小柴胡後，鬱冒解而能食，經七八日而更發熱，若有腹滿、脉沉實之裏證，則知前日病雖解，尚有餘毒。蓋前條柴胡證，毒害性物質在半表半裏，服柴胡湯而大汗，毒害性物質之在半表者雖去，其在半裏者，猶潛伏未去，復經七八日能食，則毒勢又熾，與所食相結而成裏實證。所以然者，產褥熱爲急性熱病，其經過略同傷寒，故前條屬少陽，此條屬陽明也。此條舊注，徐氏、朱氏俱以爲食復，魏氏、周氏意亦爾。夫新產血虛，食復輕病，豈宜大承氣峻攻？惟沈氏云：病解者，謂鬱冒已解，能食者，乃餘邪隱伏胃中，風熱熾盛而消穀，但食入於胃，助起餘邪復盛，所以七八日而更發熱，故爲胃實。是當蕩滌胃邪爲主，故用大承氣，峻攻胃中堅壘，俾無形之邪隨有形之滯一掃盡出，則病如失。仲景本意，發明產後氣血雖虛，然有實證，即當治實，不可顧慮其虛，反致病劇也。尤氏云"病解能食"，謂鬱冒解而能受食也，"至七八日更發熱"，此其病，不在表而在裏，不屬虛而屬實矣，是宜大承氣以下裏。二說皆是，而尤氏更覈，然此爲胃實云者，必有胃實之脉證，然後可用大承氣，非謂病解能食七八日更發熱者必爲胃實。又，時醫執丹溪產後當大補氣血之說，雖有實證，不敢議攻，則又執一而無權矣。（卷七）

原文 產後腹中㽲痛，當歸生薑羊肉湯主之。並治腹中寒疝，虛勞不足。（四）

當歸生薑羊肉湯方見寒疝中。

徐彬曰（《金匱要略論注》）：㽲痛者，緩緩痛也，概屬客寒相阻，故以當歸通血分之滯，生薑行氣分之寒，然胎前責實，故當歸芍藥散內加茯苓、澤瀉，瀉其水濕。此之產後，大概責虛，故君之以羊肉，所謂形不足者補之以味也。蓋羊肉補氣，㽲痛屬氣弱，故宜之。此方攻補兼施，故並治寒疝、虛損。（卷二十一）

周揚俊曰（《金匱玉函經二注》）：產後本虛，則寒易入，今腹中爲肝之募，爲脾之統，痛非正虛而邪實耶？此湯原治寒疝，取以治產後，未常不可，即以治虛勞，又誰曰不宜？（卷二十一）

魏荔彤曰（《金匱要略方論本義》）：婦人妊娠，有腹中㽲痛一證，產後又見，果何理解乎？妊娠之㽲痛，胞阻於血，寒也；產後腹中㽲痛者，裏虛而血寒也。一阻一虛，而治法異矣。〔批〕阻則用通，而虛則用寒。主之以當歸生薑羊肉湯，並治腹中寒疝，虛勞不足。方義已詳寒疝門中，大約爲血寒裏虛者主治也。（卷下）

吳謙曰（《醫宗金鑒》）：產後暴然腹中急痛，產後虛寒痛也。主之當歸生薑羊肉湯者，補虛散寒止痛也。並治虛勞不足，寒疝腹痛者，亦以其虛而寒也。（卷二十三）

黃元御曰（《金匱懸解》）：產後陽亡土濕，血虛木燥，濕土遏陷，風木不達，鬱迫擊衝，則病腹痛。當歸生薑羊肉湯，當歸滋風木而潤燥，生薑、羊肉肝脾而行鬱，治腹痛血枯之良法，亦寒疝虛勞之善方也。（卷二十一）

陳念祖曰（《金匱要略淺注》）：㽲痛者，緩緩痛也。概屬客寒相阻，故以當歸通血分之滯，生薑行氣分之寒。然胎前責實，故當歸芍藥散內加茯苓、澤瀉，瀉其水濕。此屬產後，大概責虛，故以當歸養血而行血滯，生薑散寒而行氣滯。又主以羊肉味厚氣溫，補氣而生血，俾氣血得溫，則邪自散而痛止矣。此方攻補兼施，故並治寒疝虛損，或疑羊肉太補，而不知孫真人謂羊肉止痛、利產婦。古訓鑿鑿可據，又何疑哉？（卷九）

朱光被曰（《金匱要略正義》）：產後氣寒血濇，故腹中㽲痛，與胎前迥殊，主以當

歸、生薑、羊肉，溫通氣血，宣補兼施，故亦治寒疝、虛勞也。（卷下）

高學山曰（《高注金匱要略》）：此氣空血虛之疼痛也。氣空則胞胎新下，而腸胃一時未得安妥，故作餒痛。血虛則絡脉乾縮，故作吊痛。當歸苦溫以補血，生薑、羊肉辛溫甘溫以補氣，使陽氣匀滿，而陰血滋潤，故可爲止痛之主藥也。又溫上者，能化下寒，補上者能固下脫，故並治寒疝之上犯腹中，虛勞之下滑精汁者也。

曹穎甫曰（《金匱發微》）：產後下血過多，其人水分不足，則因虛生燥而大便難；水分過多，則因虛生寒而腹中疼痛。當歸生薑羊肉湯，當歸以補血，生薑以散寒，羊肉以補虛，而疼痛可止。惟治腹中寒疝、虛勞不足，宜於本方中加生附子一枚，非惟去病，兼能令人有子。予於趙振聲妻張氏親驗之，蓋此所以不孕者，以其有痛淋也（每痛必下白物一滴）。服此方而痛淋止矣（方見寒疝）。（卷之四）

> **原文** 產後腹痛，煩滿不得臥，枳實芍藥散主之。（五）
> 枳實芍藥散方
> 枳實燒令黑，勿太過　芍藥等分
> 上二味，杵爲散，服方寸匕，日三服，並主癰膿，以麥粥下之。

趙以德曰（《金匱方論衍義》）：仲景凡治腹痛，多用芍藥，何哉？以其能治血氣積聚，宣利藏府，通則痛止也；以其陰氣之散亂成痛，用此收之也；以其能除血痹之痛也；以其能緩中而止其急痛也。本草亦謂主邪氣腹痛，故仲景多用之。

雖然芍藥所治之博固如此，寧無一言之要歟？夫五氣之邪，莫如厥陰肝木之性急暴，一有不平，則曲直作痛。蓋肝爲藏血之海，若血有痹結瘀積，則海不清，而肝木之氣塞矣。東方震木，出於純陰者，則能興啟發生，若出於散亂之陰，則肝木之氣狂矣。木強直，若值邪氣，則肝木與之搏擊矣。由此三者而言，將是芍藥之所治，皆治其肝木也。雖曰治之，而亦補之，木之味酸，芍藥亦酸，故必補之也，義見首篇，此方治產後疼痛概可知矣。用芍藥爲主，佐之枳實炒黑，入血破積聚，收陰緩中，逐陳致新；麥粥補虛下氣，壯血脉也。（卷下）

徐彬曰（《金匱要略論注》）：痛概由氣阻，腹痛則脾虛氣弱而阻也。脾虛而正氣不斂則滿，氣阻而壅火在上則煩，壅極而陽明逆，不得從其道，則不得臥。故以枳實通氣，所謂通則不痛也；芍藥補脾斂氣，以消滿也，氣順不痛則不煩而臥矣。然通氣斂血，則氣血自調，故又主癰膿。以麥粥下之，和肝氣以養心脾也。小麥爲肝家之穀。（卷二十一）

魏荔彤曰（《金匱要略方論本義》）：又有產婦血流不快，積於腹中作痛，心煩脅滿不得臥，此又爲實邪，非虛寒在血而疼痛矣。蓋不得臥一證，逆氣上衝之甚，既無上冒下厥、但頭汗出，則非正虛而爲邪實可驗矣。法應開散而行其瘀滯，則諸病可已。枳實燒黑者，入血中行積也；加以芍藥走血分而血藏可開散矣；以麥粥下之者，即大麥粥，取其滑潤宜血，且有益胃氣也。並主癰膿，亦血之醞釀而成者耳。俗謂產後忌用芍藥，以其酸寒能止血也，不知血積而寒者固忌用，所以有當歸生薑羊肉方之法；若夫血積而

熱者，芍藥涼而兼行，於血分最宜，豈漫言忌用乎！故以排膿消癰，而恣用不疑也。（卷下）

吳謙曰（《醫宗金鑒》）：產後腹痛，不煩不滿，裏虛也；今腹痛，煩滿不得臥，裏實也。氣結血凝而痛，故用枳實破氣結，芍藥調腹痛。枳實炒令黑者，蓋因產婦氣不實也。並主癰膿，亦因血爲氣凝，久而腐化者也。佐以麥粥，恐傷產婦之胃也。（卷二十三）

黃元御曰（《金匱懸解》）：產後腹痛，煩躁脹滿，不得眠臥，是木燥而克土，土鬱而氣滯也。枳實芍藥散，瀉土鬱而清木燥也。（卷二十一）

朱光被曰（《金匱要略正義》）：腹痛而至煩滿不臥，肝脾兩氣傷極，勢將煩滿不已，漸至厥逆，未可知也。因以枳實之苦泄，芍藥之酸泄，泄肝和脾。蓋肝陽有餘，不可不瀉，脾陰不足，不可不扶，損有餘補不足，兩藏調而痛已矣。並主癰膿，亦以能和肝脾也。（卷下）

陳元犀曰（《金匱方歌括》）：枳實通氣滯，芍藥通血滯，通則不痛，人所共知也。妙在枳實燒黑，得火化而善攻停積；下以大麥粥，和肝氣而兼養心脾，是行滯中而寓補養之意，故癰膿亦主之。（卷六）

高學山曰（《高注金匱要略》）：此腹中之血暴虛，而客氣挽留血分之證治也。腹爲陰，腹中之血分，爲陰中之陰，乘其虛而客氣留於空處，故痛滿也。痛則陽氣不能內伏，滿則息道艱於下引，故不得臥也。枳實善破留氣，燒黑則入陰分而破血中之滯，又得走血之芍藥以領之，則直入陰血中而無可挪移，故主之。麥粥當是小麥，以小麥爲心穀，既與血虛者相宜，且並治其證中之煩故也。癰膿亦系客氣留滯於血分之所成，故並主之。但在經絡者，或可加麻桂之類以外引之，歸芎之類以散行之耶。蓋主之之義，特以此爲主，而原與人以增減之謂也。

唐宗海曰（《金匱要略淺注補正》）：注仲景書，最怕似是而非，有如此節，注煩是火上逆，注滿是氣壅滯，注不得臥是熱上礙，就其注觀，似的確矣。然何以既是火熱，而不用芩連，既是氣壅，而枳實又須炒黑，此何故也？又自言此方並主癰膿，則又何說？陳注但以調和氣血四字，籠統言之，既與其注未洽，又與其方未明，真所謂似是而非也。蓋煩滿腹痛，雖是氣滯，然見於產後，則其滯不在氣分，而在血分之中也。故用芍藥以利血，用枳實而必炒黑使入血分，以行血中之氣，並主癰膿者，膿乃血所化，此能行血中之滯故也。知主癰膿，即知主產後滿痛矣。若寓補養之義，故主癰膿則尤謬矣。（卷九）

曹穎甫曰（《金匱發微》）：產後腹痛有三：一爲虛寒之痛，上節所謂疹痛是也；一爲蓄血之痛，後節枳實芍藥散治之不愈者是也；一爲胃實血不流行之證，即此煩滿不得臥者是也。血少而不能交會於心則煩，胃氣頓滯則滿，胃不和則脹悶而不得臥。方用芍藥以通血分之瘀，枳實以導胃實之滯，併用大麥粥以調養肝脾，但使血分通調，中氣疏暢，煩滿自止。煩滿止，然後營衛調適，臥寐坦然矣。（卷之四）

陸淵雷曰（《金匱要略今釋》）：此治腹滿攣急而痛，爲比較的實證。《金鑒》云：產後腹痛，不煩不滿，裏虛也；今腹痛，煩滿不得臥，裏實也。尤氏云：產後腹痛，而

至煩滿不得臥，知血鬱而成熱，且下病而礙上也，與虛寒疠痛不同矣。枳實燒令黑，能入血行滯，同芍藥爲和血止痛之劑也。（卷七）

師曰：產婦腹痛，法當以枳實芍藥散，假令不愈者，此爲腹中有乾血着臍下，宜下瘀血湯主之。亦主經水不利。（六）

下瘀血湯方

大黃二兩　桃仁二十枚　䗪蟲二十枚，熬，去足

上三味，末之，煉蜜合爲四丸，以酒一升，煎一丸，取八合，頓服之。新血下如豚肝。

趙以德曰（《金匱方論衍義》）：血之乾燥凝着者，非潤燥蕩滌不能去也。由是，芍藥、枳實不得治，故用大黃將軍之劑蕩而逐之；桃仁潤燥，緩中破結；䗪蟲下血閉；用蜜補不足，止痛和藥，緩大黃之急速，尤潤燥也。此劑與抵當湯同類，但少緩耳。（卷下）

徐彬曰（《金匱要略論注》）：此言產婦腹痛，果是脾虛氣阻，枳實、芍藥散逐惡氣、斂正氣，決無不愈。有不愈，即不可責虛，必是有瘀血。然產後之血不能瘀於上，故曰臍下。既有瘀血，即當專攻血，不得復狃虛寒二字，掣肘其藥力。故直以大黃、桃仁、䗪蟲峻攻之，謂病去即是補耳。唯專去瘀血，故亦主經水不利，既曰新血，又曰如豚肝，驟結之血也。（卷二十一）

李彣曰（《金匱要略廣注》）：大黃苦以瀉實，桃仁苦以行瘀，䗪蟲鹹以走血。亦主經水不利，要惟血實者宜之，血虛者忌服。（卷下）

魏荔彤曰（《金匱要略方論本義》）：以枳實芍藥，下積血止腹痛矣。設痛不止，何謂也？師示之曰：產婦腹痛，法當以枳實芍藥散，假令不愈者，此爲腹中有乾血着臍下。又非止新產血流不快之故，平日之癥血爲患也，即前篇所言可以爲害於妊娠者也。宜下瘀血湯主之，類於抵當湯、丸之用。亦主經水不利，無非通幽開積之治也。和酒爲丸者，緩從下治也。服之新血下者，產後之血也；內有如豬肝者，非新血也，乾血之邪癥也。此必先服前方不效，而後可用也。（卷下）

吳謙曰（《醫宗金鑒》）：產婦腹痛，屬氣結血凝者，枳實芍藥散以調之。假令服後不愈，此爲熱灼血乾著於臍下而痛，非枳實、芍藥之所能治也，宜下瘀血，主之下瘀血湯，攻熱下瘀血也。並主經水不通，亦因熱灼血乾故也。（卷二十三）

朱光被曰（《金匱要略正義》）：枳實芍藥散，原爲肝脾氣分不和而設，如因瘀阻作癥，瘀爲有形之實病，非直用血藥以峻攻之不可。下瘀血湯專於去瘀，謂瘀血行則新血和調，而痛自止也。（卷下）

陳元犀曰（《金匱方歌括》）：方中大黃、桃仁能推陳下瘀；䗪蟲之善攻乾血，人盡知之；妙在桃仁一味，平平中大有功力。鬱血已敗而成瘀，非得生氣不能流通。桃得三月春和之氣，而花最鮮明似血，而其生氣皆在於仁，其味苦又能開泄，故直入血中而和之散之，逐其舊而不傷其新也。（卷六）

原文 産後七八日，無太陽證，少腹堅痛，此惡露不盡，不大便，煩躁發熱，切脉微實，再倍發熱，日晡時煩躁者，不食，食則讝語，至夜即愈，宜大承氣湯主之。熱在裏，結在膀胱也。方見痙病中。（七）

趙以德曰（《金匱方論衍義》）：太陽爲表，膀胱爲里，七八日表證入裏，故曰無太陽證。初惡露已爲病氣所鬱，不得盡去，邪因入裏，與惡露相搏，結在膀胱，而作小腹堅痛；下焦熱極，故不大便，煩躁發熱；更切其脉微實，再倍發熱，日晡時煩躁者，乃邪又攻於胃，胃熱則不食，食入則穀氣之熱更助，兩熱相並，故讝語；至夜愈者，以產後血虛，邪易入於血室，入血室者則夜如見鬼狀，用此以明其不在血室，而在膀胱與胃，故用大承氣湯治。（卷下）

徐彬曰（《金匱要略論注》）：此條言產後惡露不盡有血瘀，而病實不在血，因腹內有熱，致血結膀胱，其辨尤在“至夜即愈”四字。謂產後七八日，則本虛稍可矣，無太陽證，則非頭痛、發熱、惡寒之表證矣。乃少腹堅痛，非惡露不盡而何？然而不大便，則爲腸胃中燥熱；煩躁發熱，則爲實熱上攻；脉微實，則又非虛比；更倍發熱，日晡煩躁，則爲脾胃鬱熱證；更食則讝語，胃熱尤確。諸皆熱結腸胃之證，而非惡露不盡本證也。況至夜即愈，病果在陰，則宜夜重，而夜反愈，豈非實熱內結乎。故以大承氣主之，意在通其熱結，以承接其元氣，則惡露自行。不必如前之單下瘀血，恐單去血而熱不除，則並血亦未必能去也。故復總言之曰“熱在裏”，即《傷寒論》表裏之裏，謂當攻裏也。曰“結在膀胱”，是言血偶因熱而結，非血自結之病，故不當攻血也。（卷二十一）

李彣曰（《金匱要略廣注》）：此一節俱兩證在內，一是太陽蓄血證，一是陽明裏實證，因古人文法錯綜，故難辨也。無太陽證，謂無表證也，少腹堅痛者，以肝藏血，少腹爲肝經部分，故血必結於此，則堅痛亦在此，此惡露不盡，是爲熱在裏，結在膀胱，此太陽蓄血證也，宜下去瘀血。經云：蓄血者，太陽隨經，瘀熱在裏故也。又云熱結膀胱，其人如狂，血自下者愈。若不大便，煩躁，脉實，讝語者，陰陽裏實也，經云實則讝語。再倍發熱者，熱在裏而蒸蒸發於外也，陽明旺於申酉戌，日晡是陽明向旺時，故煩躁不能食，病在陽而不在陰，故至夜則愈，此陽明府病也，宜大承氣湯以下胃實。

按經云：陽明病不能食，攻其熱，必噦，以胃中虛冷故也。又云：發熱者，尤當先解表，乃可攻之。況在產後，安可妄議攻下哉，必認證果真，方可用此。（卷下）

沈明宗曰（《沈注金匱要略》）：此互亡津液胃燥，邪壅而致血瘀也。七八日，無太陽證，是無太陽陽明表證。少腹堅痛，乃因陽明邪鬱而致惡露不盡也，但亡津液胃燥，邪熱入於胃府，以挾宿食不行，故不大便。胃熱上衝，則胃燥發熱矣。然產後氣血兩虛，脉當微弱，此切微脉，而再倍發熱，明是外邪傳入陽明，氣壅食滯內熱之證，所以日晡時煩躁不食，食則助其邪熱，而發讝語。設因惡露不盡之瘀血爲病，即當夜間發熱，此夜反愈，知非瘀血血虛之故，不必拘疑產後瘀血而施常法，當除胃中燥熱食滯爲務。然雖有瘀血，使熱食去而瘀血自行，故宜大承氣，而不用破瘀血藥也。蓋膀胱爲津液之府，但胃熱則津液枯燥，氣鬱化熱，謂熱在裏，熱鬱不行則血瘀，故爲結在膀胱。

此示產後亦有邪熱氣壅而致胞宮血瘀，則當治其胃中邪熱，不可專攻瘀血爲訓也。（卷二十二）

魏荔彤曰（《金匱要略方論本義》）：產婦發熱，無不以爲血虛矣，豈知血實之害滋甚焉。所以前條陰虛陽盛，汗出而陰陽復，師即以爲病解。見陰陽平順，虛者其常，徐於飲食起居調養，可以漸次旺盛，而不必生事啓釁也。若夫實邪，則如盜賊在舍，不驅逐之，必肆害於藏府，豈可與產婦血虛平常可以不治之證同論乎？師必明示之曰產後七八日之久，無太陽證，爲頭痛、惡寒等是也。見發熱非外感也；少腹堅痛者，此惡露不盡之故也；兼以不大便煩躁，發熱，純似產後血虛，津亡陰弱之證矣。於此而補益之，必犯實實之戒。試切其脉微實，益知非血虛而爲血實也。然血實必下之，前二方酌其輕重爲用，血實可消矣。再或其發熱也加倍，日晡時獨煩躁，既不能食，食入即讝語，至夜乃愈者，又類於陽明胃實之證，無乃爲陽明胃實乎？不知亦非也。此實之熱不在胃，乃在下焦之裏分，結於膀胱也。膀胱太陽之經，熱在故身之熱加倍，至日晡時煩躁，不食，食即讝語，俱爲胃證。而邪不在胃，於何辨之？辨之於至夜即愈也。如邪在胃，則胃爲倉廩，主受主納，邪入而無所復傳，《傷寒論》中陽明病言之詳矣，豈能至夜即愈，而明日復發乎？此亦惡露不盡之故，而瘀血積於血室，地近膀胱，故移熱於是，究之爲血實之證，與前條無異耳。主之以大承氣湯，明是下胃實之治，而以之下血實者，實邪則可下，不必更論何實也。然何以不用下瘀血湯治下焦之積血？不知下瘀血湯爲癥血之治，積而乾之血，必須攻破也。此惡露不盡，不過產後新血而已，無所用其攻破也，大承氣硝黃鹹寒併用，厚朴、枳實降氣開積，而病可已矣。此俱師處方斟酌輕重之妙法也。不言下焦血室，而言膀胱者，見產後之惡露亦必由清道而泄，不同《傷寒論》中血室之熱實，下之從濁道而出。必言膀胱，所以分清濁前後之異也？其理亦微矣哉！（卷下）

吳謙曰（《醫宗金鑒》）："熱在裏，結在膀胱也"之八字，當在本條上文"惡露不盡"之下，未有大承氣湯下膀胱血之理，必是傳寫之訛。"再倍"二字，當是衍文。

〔注〕無太陽證，無表證也；少腹堅痛，有裏證也。因其產後七八日，有蓄血裏證，而無太陽表證，則可知非傷寒太陽隨經瘀熱在裏之病，乃產後惡露未盡，熱結膀胱之病，當主以下瘀血可也。若不大便，不食、讝語、煩躁、發熱，日晡更甚，至夜即愈，此爲胃實之病，非惡露不盡之病。以其日晡更甚，至夜即愈，則可知病不在血分而在胃也，故以大承氣湯下之。（卷二十三）

黃元御曰（《金匱懸解》）：產後七八日，無太陽表證，但覺少腹堅痛，此惡露之不盡也。其證不大便，煩躁而發熱，若切其脉，或覺微實。再患加倍發熱，日晡時益以煩躁者，此陽明之府熱，胃氣鬱滿，必當不食。食則中氣愈鬱，燥熱逆衝，而作讝語。至夜而陽消陰長，則愈。是宜大承氣湯瀉其府熱，以其熱在胃裏，結在膀胱之府也。

蓋胃腸內實，燥土克水，病及膀胱，膀胱燥結，肝木失滋，故血道瘀濇，惡露不行，木氣遏陷，少腹堅痛也。大承氣瀉陽明之熱，故膀胱清而惡露下。若有太陽表證，太陽者，膀胱之經，是宜解表之後，用桃核承氣、抵當湯丸，以下瘀血。此無太陽證，全是陽明之累及膀胱，故但清陽明，膀胱自愈也。（卷二十一）

陳念祖曰（《金匱要略淺注》）：然亦有不可專下其瘀者，不可不知。產後七八日，無頭痛、發熱、惡寒之太陽證，少腹堅痛，此惡露不盡；治者不外下其瘀血而已，然其不大便，煩躁發熱，切脉微實，是胃家之實也。陽明旺於申酉戌，日晡是陽明向旺之時，其更倍發熱，至日晡時煩躁者，又胃熱之驗也。食入於胃，長氣於陽，若不食，則已而食入則助胃之熱爲讝語，又胃熱之驗也。然又有最確之辨。晝，陽也；夜，陰也。若病果在陰，宜晝輕而夜重，今至夜間應陽明氣衰之時而即稍愈，其爲胃家之實熱，更無疑也。宜大承氣湯主之。蓋此湯熱與結兼祛，以陽明之熱在裏，少腹之結在膀胱也。

此言血雖結於少腹，若胃有實熱，當以大承氣湯爲主；若但治其血而遺其胃，則血雖去而熱不除，即血亦未必能去也。此條"至夜即愈"四字，爲辨證大眼目。蓋晝爲陽而主氣，暮爲陰而主血，觀下節"婦人傷寒發熱，經水適來，晝日明了，暮則讝語，如見鬼狀者，此爲熱入血室"。以此數句而對面尋繹之，便知至夜則愈，知其病不專在血也。（卷九）

原文 產後風，續之數十日不解，頭微痛，惡寒，時時有熱，心下悶，乾嘔汗出。雖久，陽旦證續在耳，可與陽旦湯。即桂枝湯，見下利中。（八）

趙以德曰（《金匱方論衍義》）：《傷寒論》謂，太陽病，頭痛發熱，汗出惡風者，桂枝湯主之。又謂：太陽病，八九日不解者，表證仍在，當發其汗。是證正此謂也。不惟是證用傷寒法，凡產後感於風寒諸證，皆不可越其規矩。舉此與上文承氣湯者，爲表裏之例耳，餘皆准而推之。

雖然，仲景治傷寒之法在於諸病之兼外感者，固不可越其規矩矣，然尚有諉論者。東垣治勞役飲食所傷，挾外感者，亦名爲兩感，必顧胃氣。《大全良方》謂：新產去血，津液燥少，如有時氣之類，須當發汗，如麻黃謹不可，取汗無令過多。《活人書》又有：婦人諸病，皆用四物湯，與所見證如上陽旦湯之類，各半和而用之。學者又當知此。（卷下）

徐彬曰（《金匱要略論注》）：此段言產後中風，淹延不愈，而表裏雜見者，仍當去其風也。謂中風之輕者，數十日不解，似乎不可責表，然頭疼、惡寒、汗出、時有熱，皆表證也。心下悶、乾嘔，太陽之邪欲內入，而內不受。考《傷寒論》有陽旦湯，乃桂枝湯加黃芩，以治太陽中風而挾熱者。今久風而熱不已，則陽旦證仍在，陽旦湯何不可與，而因循以致誤也。（卷二十一）

沈明宗曰（《沈注金匱要略》）：上下三條乃產後感冒證也。世謂產後氣血兩虛，不論外感內傷，皆以補虛爲主，而仲景拈傷寒中之風傷衛發熱，仍以表裏陰陽去邪爲訓，故云產後中風，續續數十日不解，頭微疼，惡寒，時時有熱，汗出，乃太陽風傷衛，表證未解，但心下悶，乾嘔，是外邪入於胸膈之裏，太陽表裏有邪，謂之陽旦證，故以桂枝湯加黃芩而爲陽旦湯。然風邪在表，所以桂枝湯解肌；邪入胸膈之間，當以清涼解其內熱，故加黃芩。正謂不犯其虛，是益其餘，不補正而正自補，不驅邪而邪自散，斯爲產後感冒入神之妙方也。奈後人不察其理，反謂芍藥酸寒，能伐生生之氣，桂心辛熱，恐傷其血，棄之不用，以致病劇不解，只因未窺仲景門墻耳。故《千金方》以此湯加飴糖、當歸，爲當歸建中湯，治產後諸虛或外感病，深得仲景之意。余嘗以此湯加減出入而治產後諸病，屢獲神效，故表出之。（卷二十二）

魏荔彤曰（《金匱要略方論本義》）：再有產婦，產後風邪續感而得之，數十日不解者，陽氣虛不能祛風外出也。頭微痛，惡寒，時時有熱，心下悶，乾嘔，汗出，不知者又以陰虛發熱妄用補劑，邪風愈不能出，入而致變，醫誤之也。蓋產後感風，不過亦感風之證耳。感風固同於常人，而陽虛汗出，久而益虛，風愈不去，此不同於常人者也。常人感風，用桂枝湯驅風固表可以愈矣；產後陽虛感風，桂枝湯不用，用陽旦，所以宣助其陽氣，俾能祛邪無餘之義也。所以不以日計，陽旦證在者，即可與陽旦湯矣。余前證《傷寒論》獨出意見，確遵仲景原文因加附子參其間，增桂令汗出，附子溫經，亡陽故也，三句定論陽旦湯，爲桂枝湯加附子。人多疑之，以爲無所本。試觀此條之用陽旦湯治風，與後條竹葉湯中加附子治風，則陽旦湯確爲桂枝湯加附子，愈大明矣。無熱之陽虛感風，陽旦湯方正治也；有浮熱而陽虛感風，後條竹葉湯之治也。竹葉湯中且用附子以治風，況桂枝湯之義原爲助陽氣、除邪風之用乎？孰謂仲景原文明言因加附子參其間，而謂非加附子，乃加黃芩也？合《傷寒論》中陽旦本條觀之較然。或問陽旦加附子參之，增桂汗出，附子溫經，亡陽，如子所言，是《傷寒論》中仲景有成說，凡陰虛陽盛戒用附子矣，何於產後感風，陽虛氣弱，而反可用附子入桂枝湯乎？如子所言是也，是與仲景之戒相犯也。如非如子所言加附子爲陽旦，則子之注《傷寒論》前說爲杜譔也，疑甚，敢質之？余曰善哉，子之問也，其辨甚細。陽之虛而感風，必用陽旦加附子，藉溫經走陽之猛性，而後邪風可祛，此爲陽虛而陰盛者言治法也；若陽虛而陰已弱，遽加附子，則陽氣太盛，反汗出亡陽，而風不解，此幾誠在危微之際，非上工不能察識而得之者也。或又問：如子所言，產婦產後陰有不與陽俱虛者乎？余曰：此則未可概言也，人之氣稟不倫，陽虛陰盛，陰虛陽盛，陰陽俱虛、俱盛，何拘之有？產後固陰虛，竟有產後不陰虛而陽虛者，亦十之四五也。子之後問，無乃猶執世醫之說，產後定爲陰虛血虛也乎？（卷下）

吳謙曰（《醫宗金鑒》）：產後續感風邪，數十日不解，頭微痛，惡寒，時熱汗出，表未解也，雖有心下悶、乾嘔之裏，但有桂枝證在，可與陽旦湯解表可也。陽旦湯，即桂枝湯加黃芩。陽旦證，即桂枝證也。（卷二十三）

陳念祖曰（《金匱要略淺注》）：此言產後陽旦證未罷，病雖久而仍用其方也。《傷寒論·太陽篇》有因加附子參其間，增桂令汗出之句，言因者，承上病證象桂枝，因取桂枝湯之原方也。言增桂者，即於桂枝湯原方外，更增桂枝二兩，合共五兩是也。言加附子參其間者，即於前方間，參以附子一枚也。孫真人於此數句，未能體認，反以桂枝湯加黃芩爲陽旦湯，後人因之，至今相沿不解。甚哉！讀書之難也。然此方《傷寒論》特筆用"令汗出"三字，大是眼目。其與桂枝加附子湯之治遂漏者，爲同中之異，而亦異中之同。蓋止汗漏者，匡正之功；令出汗者，驅邪之力；泛應曲當，方之所以入神也。上節裏熱或實，雖產七八日，與大承氣湯而不傷於峻；此節表邪不解，雖數十日之久，與陽旦湯而不慮其散，此中之奧妙，難與淺人道也。丹溪謂產後惟大補氣血爲主，其餘以末治之。又云：芍藥伐生生之氣。此授庸醫藏拙之術以誤人，不得不直斥之。

頭疼惡寒，時時有熱，自汗乾嘔，俱是桂枝證，而不用桂枝湯者，以心下悶，當用桂枝去芍藥湯之法。今因產後亡血，不可徑去芍藥，須當增桂以宣其陽，汗出至數十日之久，雖與發汗遂漏者迥別，亦當借桂枝加附子湯之法，固少陰之根以止汗，且止汗即在發汗之中，此所以陽旦湯爲絲絲入扣也。（卷九）

嚴鴻志曰（《金匱廣義》）：產後續感風邪，數十日不解，但頭痛則微，時時惡寒，有熱汗出，不如初感時之甚也，惟心下悶乾嘔，爲日雖久，陽旦證仍在者，可與陽旦湯。陽旦湯即桂枝湯加黃芩，表裏兩解之法也。（卷四）

原文 產後中風，發熱，面正赤，喘而頭痛，竹葉湯主之。（九）

竹葉湯方

竹葉一把　葛根三兩　防風　桔梗　桂枝　人參　甘草各一兩　附子一枚，炮　大棗十五枚　生薑五兩

上十味，以水一斗，煮取二升半，分溫三服，溫覆使汗出。頭項強，用大附子一枚，破之如豆大，煎藥揚去沫。嘔者，加半夏半升洗。

趙以德曰（《金匱方論衍義》）：此證蓋太陽上行至頭表，陽明脉過膈上，循於面，二經合病，故如是。

竹葉湯亦桂枝湯之變者。仲景凡治二經合病，多加葛根，爲陽明解肌藥；防風佐桂枝，主二經之風；竹葉主氣上喘；桔梗佐竹葉利之；人參亦治喘，且又與甘草和中；生薑、大棗行穀氣，發榮衛。穀氣行，榮衛和，則上下交濟而汗出解矣。

其附子者，恐即是方後所加治頭項強者，不然，何入兩藥中而用二枚乎？頸項強者，邪在太陽，禁固其筋脉不得屈伸，故用附子溫經散寒濕，以佐葛根。若邪在胸中而嘔，加半夏治之。（卷下）

徐彬曰（《金匱要略論注》）：中風發熱頭痛，表邪也。然面正赤，此非小可淡紅，所謂面若粧朱，乃真陽上浮也。加之以喘，氣高不下也。明是產後大虛，元陽不能自固，而又雜以表邪，自宜攻補兼施。故以桂、甘、防、葛、桔梗、薑、棗，清其上之邪；竹葉清其膽府之熱；而以參、附培元氣，返其欲脫之陽。然以竹葉名湯，要知本寒標熱，膽居中道，清其交接之緣，則標本俱安，竹葉實爲功之首耳。頸項強，則下虛尤甚，故加大附。嘔則逆而有水，故加半夏。（卷二十一）

李彣曰（《金匱要略廣注》）：發熱頭痛，表證也，面正赤而喘者，風邪怫鬱於上，未得汗解而氣逆也。經云：面色緣緣正赤者，陽氣怫鬱在表，當解之熏之，若汗出不徹者，煩躁，不知痛處，其人短氣_{喘即短氣之甚者}，但坐以汗出不徹故也。故與竹葉湯，於溫補中復令解表。

桂枝、葛根、防風爲汗劑，治發熱頭痛，然產後氣血虛寒，以人參補之，附子溫之，面赤者竹葉清之，喘者桔梗苦以泄之，甘草甘以緩之，生薑、大棗行津液以和之。頸項強，用附子驅在經之寒邪也，嘔加半夏，止邪氣之上逆也。（卷下）

沈明宗曰（《沈注金匱要略》）：前謂太陽表邪未解，此兼陽明證也。發熱頭痛，乃風傷太陽表證，兼傳陽明，熱邪上逆，所以面正赤而喘，然治之不離桂枝湯調和營衛，芍藥酸收則當去之。但產後氣血兩虛，若不用參、附固攝陰陽之正，何敢以葛根、防、桔昇發太陽陽明風熱之邪從表而出？以竹葉專清風邪，通於肝膽，乘胃之熱。蓋產後最易變爲柔痙，故發熱頭痛雖屬太陽經證，恐隱痙病之機，所以方後云"頸項強，加大附子一枚"，以正陽燥濕祛風耳。徐注言其真陽上浮，大謬。然真陽既浮，何得反以溫覆取汗，復散其陽之理哉？嘔乃胃虛生痰，故加半夏。（卷二十二）

魏荔彤曰（《金匱要略方論本義》）：再有產後中風，即傷風也。發熱面赤，喘而頭痛，似是陰虛陽盛之感風矣。不知熱之所上炎者，携風勢也，標也；而風之所以不能去者，無正陽氣也，本也。主之以竹葉湯。竹葉、葛根、防風、桔梗，清解其表熱之風邪；桂枝、人參、甘草、附子、大棗、生薑，補助其本虛之陽氣。是又不可以產後陰虛陽盛之說概言治法者也。服法溫覆使汗出，亦微汗漐漐，勿致大汗淋漓可也。頭項強者，風兼寒濕，痙病之證也，至用附子之大者，破之，速其走陽之效也。嘔加半夏，通陽降陰之義也。觀此條竹葉湯內用附子，尚以陽旦湯爲非加附子，則食古不化之人，何足與深辨乎！（卷下）

吳謙曰（《醫宗金鑒》）："產後中風"之下，當有"病痙者"之三字，始與方合。若無此三字，則人參、附子施之於中風發熱可乎？而又以竹葉命名者，何所謂也？且方內有"頸項強用大附子"之文，本篇有證無方，則可知必有脫簡。

〔注〕產後汗多，表虛而中風邪病痙者，主之竹葉湯，發散太陽、陽明兩經風邪。用竹葉爲君者，以發熱，面正赤，有熱也；用人參爲臣者，以產後而喘，不足也；頸項強急，風邪之甚，故佐附子；嘔者氣逆，故加半夏也。（卷二十三）

黃元御曰（《金匱懸解》）：產後中風，發熱，面色正赤，喘而頭痛，此陽虛土敗，水泛胃逆，肺氣壅滿，陽鬱頭面而不降也。竹葉湯，竹葉、桔梗涼肺而下氣，生薑、葛根清胃而降逆，附子溫寒而煖水，桂、防燥濕而達木，甘、棗、人參補中而培土也。

蓋產後中氣虛弱，一感風邪，鬱其裏氣，脾肝下陷而生寒，胃膽上逆而生熱。其發熱面赤，喘促頭痛，皆陽逆上熱之證。即其胃逆而上熱，知其脾陷而下寒，非寒水下旺，君相之火不得格鬱而不降也。（卷二十一）

朱光被曰（《金匱要略正義》）：發熱頭痛，挾表無疑，而面正赤，氣喘，陽邪怫鬱於上焦陽位，火從風發，誠有日熾之勢。不行開散，風陽於何從泄？然得之產後，元氣大虛，輕揚疏散之品，最慮走泄真元，不可不慎。爰以竹葉之清寒，輕開上焦之鬱熱爲主，葛根清肌肉間之蘊熱，防風散風，桔梗開氣，桂、甘、薑、棗調和榮衛，而重藉參、附以大補其元陽，使邪自解而正氣自復，庶恃此以無恐矣。（卷下）

周孝垓曰（《金匱要略集解》）：張璐曰：中風發熱，面赤頭痛，爲太陽陽明合病。以產後中風，易於發痙，故用桂枝加葛根，以解二經之邪，去芍藥之酸收，而加人參之甘溫以益氣，更加桔梗、防風、竹葉通陽明之風熱，而主面赤喘滿也。若頭項強者，知邪襲太陽、陽明，將成痙也，以產後新虛，故加附子助人參溫散之；若嘔者知痰濕上逆，故加半夏以開滌之。世本本方中即有附子，乃後人所加，觀方後所云自知。（卷下）

唐宗海曰（《金匱要略淺注補正》）：上兩條，是仲景教人勿拘泥產後。此下共三條，又是仲景教人要照顧產後。蓋謂中風雖同，而面赤與喘，爲虛陽上浮，乃產後獨有也，故散風而尤要補正，幸勿忘却產後，而以尋常中風治之也。上是恐人拘於產後，此又恐人忘却產後，仲師之法，面面俱圓。（卷九）

曹穎甫曰（《金匱發微》）：產後中風發熱，起於血去過多而營氣虛寒。風本陽邪，易於發熱，不似寒邪外薄，皮毛之內，水氣本寒，必待營熱內抗然後發熱也。但發熱而面色赤，則陽鬱於上，與惡寒時時有熱者異；喘而頭痛，則與頭微疼者亦異。夫面正赤，爲胃熱上熏，痰飲篇可證也。然產後體虛，豈宜於胃家未實加大黃以利之，此一難也。中風表證未罷，固不應急攻其裏，但在表之浮陽，吸陽明浮熱上昇，於清熱一層，豈宜置之不論，而本體又甚虛寒，此二難也。惟喘而頭痛，究爲風熱相搏。竹葉湯方治，竹葉、葛根以清胃熱，防風、桔梗以散風而定喘，余則仍從陽旦湯意去芍藥而加人參。所以去芍藥加人參者，則以陰虛不任苦泄，而急於營養之故。傷寒少陰下利，真武湯去芍藥，吐下後液虧，桂枝、白虎二湯加人參，此其例也。予早年聞北京產婦三日後即服吉林參湯，一月後產婦氣體如未產時，此其明證。又按本方清太陽、陽明風熱，溫脾藏之虛寒，與桂枝加葛根湯、栝樓桂枝湯用意略同，不使陽邪內陷經輸，發爲柔痙，倘亦上工治未病之旨乎！（卷之四）

原文 婦人乳中虛，煩亂嘔逆，安中益氣，竹皮大丸主之。（十）
竹皮大丸方
生竹茹二分　石膏二分　桂枝一分　甘草七分　白薇一分
上五味，末之，棗肉和丸，彈子大，以飲服一丸，日三夜一服。有熱者，倍白薇；煩喘者，加柏實一分。

趙以德曰（《金匱方論衍義》）：婦人以陰血上爲乳汁，必藉穀氣精微以成之。然乳房居胃上，陽明經脉之所過，乳汁去多，則陰血乏，而陽明胃中亦虛。陰乏則火擾而神昏亂，胃虛則嘔逆。是以用甘草瀉心火，安中益氣；石膏、白薇治熱，療煩亂；竹皮止嘔逆；桂枝利榮氣，通血脉，且又宣導諸藥，使無扞格之逆，猶因用也；柏實者，本草謂主恍惚虛損，安五藏，益氣。其煩喘者，爲心中虛火動肺，故以柏實兩安之。（卷下）

徐彬曰（《金匱要略論注》）：乳者，乳子之婦也。肝氣原不足，中虛者，中氣大虛也。脾土復困弱，於是火上壅則煩，氣上越則嘔。煩而亂，則煩之甚也；嘔而逆，則嘔之甚也。病本全由中虛，然而藥止用竹茹、桂、甘、石膏、白薇者，蓋中虛而至爲嘔、爲煩，則膽府受邪，煩嘔爲主病。故以竹茹之除煩止嘔者爲君；胸中陽氣不用，故以桂、甘扶陽，而化其逆氣者爲臣；以石膏涼上焦氣分之虛熱爲佐；以白薇去表間之浮熱爲使。要知煩亂嘔逆，而無腹痛下利等證，雖虛無寒可疑也。妙在加桂於涼劑中，尤妙在生甘草獨多，意謂散蘊蓄之邪，復清陽之氣，中即自安，氣即自益，故無一補劑，而反注其立湯之本意，曰安中益氣，竹皮大丸，神哉！喘加柏實，柏每西向，得西方之氣最深，故能益金、潤肝木而寧心，則肺不受鑠，喘自平也。好古謂肝家氣分藥，蓋柏爲陰木，能益肝陰，而輯其橫溢之氣，潤肝之功多也。有熱倍白薇，蓋微能去浮熱，故《小品》於桂枝加龍骨牡蠣湯云：汗多熱浮者，去桂，加白薇、附子各三分，名曰二加龍骨湯。則微之能去浮熱可知矣。（卷二十一）

李彣曰（《金匱要略廣注》）：《濟陰綱目》云：中虛不可用石膏，煩亂不可用桂枝。此方以甘草七分配眾藥六分，又以棗肉爲丸，仍以一丸飲下，可想其立方之微，用藥之難，審虛實之不易也。仍飲服者，尤慮夫虛虛之禍耳，用是方者，亦當深省。

徐之才曰：白薇惡大棗，而此以棗肉爲丸，蓋恐諸藥鹹寒傷脾胃也。（卷下）

沈明宗曰（《沈注金匱要略》）：此即前條陽明證變而方亦變也。婦人乳者，謂婦人乳閉而不通也。產後受邪，中氣虛而風邪傳入於胃，邪正抑鬱，故乳閉而不通。風必挾木上衝於心，所以煩亂，乘胃則嘔逆也。故以竹茹、甘草、石膏甘涼和解風邪乘胃之熱，桂枝和營衛而驅風，白薇甘寒，能驅血海之風，使從外出，俾邪去則煩亂嘔逆止，而胃氣宣行，乳閉亦通，正不補而自補，故爲安中益氣。有熱者，乃陰分熱盛，浮於肌表，當倍白薇，昔賢謂其能去浮熱。喘加柏實，清心寧肺，而制風木之盛也。（卷二十二）

魏荔彤曰（《金匱要略方論本義》）：婦人妊娠時，其血既用以養胎矣。及產後胞胎之血，隨子而下，是謂之敗血，存之無益而有害者。故有惡露不盡，急須通之，有血積熱生，急須下之，爲血實計者，似比血虛計爲更甚矣。何也？血虛其常，血實其變，前言其理矣。然天地之氣化，無日不生，人身之氣血，亦無日不生，敗血去盡，新血乃生矣。但產後所生之血，不爲經而爲乳，則似天地生人之時，有意爲之，以廣育嬰之仁。不然則子離母胞，何以資生乎？故乳即血也，初產血虛，乳中未有不虛者。血虛必熱生煩亂嘔逆，虛熱在於上部，故如此也。師言法當安中益氣，主之以竹皮大丸。竹茹清氣分之熱，同石膏安胃清邪；桂枝、甘草昇陽益津；白薇補虛固裏，有熱者倍用。名爲血虛之證，仍是氣分之治，總見陽能主陰，且能生陰之義耳。煩喘者加柏實，香以散熱，實以補虛。仍用棗肉和丸，益胃安中。爲上部虛熱之治，至善之法也。（卷下）

尤怡曰（《金匱要略心典》）：婦人乳中虛，煩亂嘔逆者，乳子之時，氣虛火勝，內亂而上逆也。竹茹、石膏，甘寒清胃；桂枝、甘草，辛甘化氣；白薇性寒入陽明，治狂惑邪氣，故曰安中益氣。（卷下）

黃元御曰（《金匱懸解》）：婦人乳子，中氣虛弱，胃土不降，相火上炎而生煩亂，濁氣熏衝而作嘔逆，宜安中益氣。竹皮大丸，竹茹、石膏止嘔而清煩，甘草、桂枝補中而下衝，白薇涼金而退熱也。（卷二十一）

朱光被曰（《金匱要略正義》）：乳即產也，產內病，雖因中虛而致煩亂嘔逆，然因煩亂嘔逆而中氣益虛也，則欲安中益氣，莫若先治煩嘔爲主。煩爲陽盛，嘔爲氣逆，則清熱養氣方是安中之法也。蓋煩嘔必因乎火，因以竹茹之氣清微寒而主降者，除煩止嘔爲君。石膏清裏分之鬱熱，白薇解表間之浮熱爲臣。然胸中陽氣主事，桂枝扶益清陽而化下焦之逆氣爲佐。重用甘草者，甘可緩中，甘能益氣，藉以爲使也。喘加柏實，諸子皆降，柏實滋肝陰而潤心氣，肺無燥氣侵犯，則喘自平也。（卷下）

高學山曰（《高注金匱要略》）：婦人乳，謂常兒乳食時也。中虛，指胃脘中之陰津陽氣而言。乳從胃府之陰津，上浮脘中之絡脉，而注於乳房者，吸亂則精汁奔赴之，而陽熱獨盛，故脘中一時枯濇而煩亂，又吸乳則膈氣亦虛，而下氣乘之，故欬逆也。此非新產之證，亦非產後之重證，凡陽氣素盛之婦人，產後二三月，及歲餘中，常有之候。但於兒乳時，每當奶陣經流，心中如焦渴而慌慌者，即其初候也。以甘寒辛涼之味，濟陰以抑陽，則安中而煩亂可除。以辛溫甘平之品，補上以御下，則益氣而欬逆可止，此竹皮大丸之所以獨任也。嘗觀竹生乾山，貫四時而青翠不衰，薇根長細，歷久遠而柔軟可屈，則其自多精汁，而善滋陽液者可見，又何止甘寒苦寒，而僅能降氣伏熱耶。與辛涼之石膏爲偶，則微雨輕風，滋乾解熱，而得清和之化矣，非安中而何！桂枝辛溫，而具生陽之性，得甘浮之甘草，重用至七倍，而上托之，則所益者，在上中之氣，譬之旭日照臨，而陰氛之氣不得上犯，復何欬逆之有哉，此益氣之義也。棗肉爲丸，即重用甘草之義，蓋取浮諸藥以補上治上，故知所謂中虛者，指胃脘之上穿胸膈而言也。丸大如彈子，而以飲嚼服者，取其易發，而且使渣質少停也。一丸而日夜五服者，又取其緩滋，而並令藥力之無間也。白薇微苦而寒，苦能泄熱，寒能解熱，故有熱者倍二分。柏枝凌冬指西，不畏霜雪，得木氣之正，其西指者，受金氣之吸引也，花於三月，實於九月，柏實更得金木之精，其味甘平，甘能緩中，平可降逆，故中虛而煩、肺逆而喘者加一分。古份作分，原方當作十三份；如倍白薇，加柏實，則十五份矣。

唐宗海曰（《金匱要略淺注補正》）：婦人乳作一讀，謂乳子也。中虛作一句，謂中焦受氣取汁，上入心以變血，下安胃以和氣。乳汁去多，則中焦虛乏，上不能入心化血，則心神無依而煩亂；下不能安胃以和氣，則衝氣上逆而爲嘔逆。是以其方君甘草、棗肉，以填補中宮，化生汁液，而又用桂枝、竹茹達心通脉絡，以助生心血，則神得憑依而煩亂止，用石膏、白薇以清胃降逆，則氣得安養而嘔逆除。然此四藥相輔而行，不可分論，必合致其用，乃能調陰和陽，成其爲大補中虛之妙劑也。徐注尚有未合。

原注方解多不的確，即如此方，注竹葉爲降逆止嘔，注石膏爲通乳定亂，皆與藥性未合。竹茹是竹之脉絡，以云通乳，尚於理近，今注爲降逆之藥，而又注石膏爲通乳，則仍多誤也。（卷九）

曹穎甫曰（《金匱發微》）：婦人乳汁爲精血所化，常見乳子之婦終年月事不行，可爲明證。乳中虛者，或產婦體本虛羸，納穀減少，或因小兒吮乳過多，乳少不能爲繼，於是營陰不足，心中煩亂，胃納既少，生血之原本自不足，加以無厭之吸吮，引動膽胃之火發爲嘔逆。仲師出竹皮大丸方治，竹茹、石膏以清膽胃之逆，三倍甘草以和中氣，減半桂枝、白薇以略扶中陽而清裏熱，更用棗和丸以扶脾而建中。但令胃熱除而穀食增，則生血之原既富，膽胃之上逆自平矣。（卷之四）

原文 產後下利虛極，白頭翁加甘草阿膠湯主之。（十一）

白頭翁加甘草阿膠湯方

白頭翁二兩　黃連　蘗皮　秦皮各三兩　甘草二兩　阿膠二兩

上六味，以水七升，煮取二升半，內膠，令消盡，分溫三服。

趙以德曰（《金匱方論衍義》）：《傷寒》厥陰證熱利下重者，白頭翁湯治。四味盡苦寒，寒以治熱，苦以堅腸胃。此產後氣血兩虛，因加阿膠補氣血，而亦止利；甘草緩中，通血脉。然下利由血滯也。古人有云：血行則糞自止。則是甘草尤為要藥。此方豈獨治產後者哉？（卷下）

徐彬曰（《金匱要略論注》）：仲景治熱利下重，取白頭翁湯。蓋白頭翁純苦能堅腎，故為驅下焦風熱結氣君藥。臣以黃連，清心火也；秦皮清肝熱也；蘗皮清腎熱也。四味皆苦寒，故熱痢下重者宜之。若產後下痢，其濕熱應與人同，而白頭翁湯在所宜矣。假令虛極，不可無補，但非他味參、术所宜，惡其壅而燥也，亦非苓、澤淡滲可治，恐傷液也。唯甘草之甘涼清中，即所以補中；阿膠之滋潤去風，即所以和血。以此治病，即以此為大補。方知凡治痢者，濕熱非苦寒不除，故類聚四味之苦寒不為過。若和血安中，只一味甘草及阿膠而有餘，治痢好用參术者，政由未悉此理耳。（卷二十一）

李彣曰（《金匱要略廣注》）：血屬陰，產後血虛下利，則更傷陰分，故為虛極也。本湯原治厥陰熱利下重，為苦以堅腎之劑，今加甘草益脾，阿膠養血以補虛生陰也。

李瑋西曰：前節云中虛，此云下利虛極，則竹皮大丸及此湯寒涼藥，不虞其腹痛增劇乎？自非仲景神明，不可輕用。（卷下）

沈明宗曰（《沈注金匱要略》）：此血虛風襲下利，即痢疾也。產後血虛火盛，風乘腸胃，濕熱相蒸，津液化而為膿，故下利虛極。然雖虛極，是非兜澀能止，當清風熱則利自止。故以白頭翁、黃連、秦皮、蘗皮，味皆苦寒，能清風邪而除腸胃濕熱。甘草和中，阿膠養陰血而驅血海之風，俾邪去即是補虛，而利自止。蓋仲景示產後雖有氣血虛而感受風寒內病，則當驅邪之中，兼用補虛而退病也。（卷二十二）

魏荔彤曰（《金匱要略方論本義》）：又有產後下利虛極者，自當大補其氣血矣。不知其人雖極虛而下利者，乃挾熱之利，切未可以遽補，補之則熱邪無出，其利必不能止也。主之以白頭翁加甘草阿膠湯，清熱燥濕，補中理氣，使熱去而利自止。亦治虛熱下利之妙方，不止為產後論治矣。以上師言產後固虛，而陰虛陽虛必辨，虛寒虛熱當察，陽統陰、陰宗陽之理當識，非但謂產後陰虛血虛，諸病俱可該括於內也。如世醫所主之四物湯，執為婦人聖藥，豈不可蚩乎？（卷下）

黃元御曰（《金匱懸解》）：產後陽衰土濕，木鬱生熱，風木疏泄，而病下利。亡血之後，復苦泄利，虛憊極矣，宜白頭翁湯清其濕熱，加甘草以培中氣，阿膠以滋風木也。（卷二十一）

朱光被曰（《金匱要略正義》）：產後亡血，加以下利，陰氣自是虛極，故必藉苦味堅陰以固其脫，此白頭翁湯為要藥也。然氣過於寒，恐故傷中，加甘草以和中氣也。味過於苦，又慮燥陰，加阿膠以濡陰血也。蓋產後虛極，不得不如此調劑耳。（卷下）

陳元犀曰（《金匱方歌括》）：產後去血過多，又兼下利亡其津液，其為陰虛無疑，茲云虛極，理宜大補；然歸、芎、芍、地則益其滑而下脫，參、术、桂、耆則動其陽而上逆，皆為禁劑。須知此“虛”字，指陰虛而言，與少陰證陰氣欲絕同義。少陰證與大承氣湯急下以救陰，與此證與白頭翁大苦以救陰同義。此法非薛立齋、張景岳、李士材輩，以甘溫爲主、苦寒爲戒者所可窺測。尤妙在加甘草之甘，合四味之苦，爲苦甘化陰法；且久利膏脂盡脫，脉絡空虛，得阿膠之滋潤，合四味之苦以堅之，則源流俱清，而利自止。（卷六）

高學山曰（《高注金匱要略》）：此肝血失藏，肝陽妄泄之證也。產後血虛，大便當堅，因便堅而結熱於大腸，以致熱極而傍流，是猶其標也。夫人身之血藏於肝，肝泌膽汁，下灌二腸，所以大便通調，不堅亦不利也。今產後血虛，肝無藏血，而肝陽急躁之氣，仍從膽管走注二腸，成爲腹痛、裏急、後重、欲下不能、不下不得之下利。本屬血虛之產婦，乘以下利努撐，更傷其氣。虛極者，血虛而氣極也，仲景一眼觀定本證之由於血虛肝旺，直任白頭翁加甘草阿膠湯。白頭翁方，注已見傷寒厥陰下利，加甘草、阿膠者，緩中以補血也。主之者可加減，而不能挪移。如下利赤多，加當歸；白多，加白芍；氣滯溲少，加枳實、車前。在司診者之臨時斟酌耳。

唐宗海曰（《金匱要略淺注補正》）：本注籠統言之，以爲下利虛極之方，而斥好用參术者之非，不能指出下利是何等利，虛極是何等虛，安得妄斥參术之誤哉？蓋此下利，是言痢疾便膿血也。仲景此數節，或言產後傷寒，或言產後中風，此又言產後或得痢疾，仍當照法用白頭翁湯，惟系產後血虛之極，故宜加補血之品。此仲景舉例以見其概，非謂產後痢疾僅此一方，又非謂虛寒洞瀉而下利亦用是方也。本注不別分，而遽斥參术，可乎哉。（卷九）

曹穎甫曰（《金匱發微》）：產後下利，寒熱不同。今但云下利虛極，白頭翁加甘草阿膠湯主之，此仲師之失辭，不可爲訓也。夫熱利下重，則爲白頭翁湯證，加甘草以補中，阿膠以養血，亦第爲熱利虛極而設。夫產後血瘀不行，腐敗而下利，爲熱；血去過多，因虛受涼而下利，爲寒。予嘗於丙午六月治梁姓婦人，因產後納涼，下利腹痛，予用附、桂、炮薑，略加白頭翁、秦皮，一劑而利止。所以用白頭翁、秦皮者，以新產不無血熱也。所以去黃連、蘗皮者，以暴受新涼，不勝苦寒也。若必執成方以治病，與鄉愚用單方何以異哉！（卷之四）

附方

原文 《千金》三物黃芩湯：治婦人在草蓐，自發露得風，四肢苦煩熱，頭痛者，與小柴胡湯。頭不痛，但煩者，此湯主之。
黃芩一兩　苦參二兩　乾地黃四兩
上三味，以水八升，煮取二升，溫服一升。多吐下蟲。

趙以德曰（《金匱方論衍義》）："自發露"三字，不解其義，意謂自發表露體，因得風，非邪之所傷者，故不爲自汗尋常風病。蓋產時天機開發，陰血泄下，陽氣變動，革故鼎新，五藏空虛，易於動搖；外雖微風，內之肝膽厥陰少陽火木之邪即應，脾主四肢，外感內應之風合化，淫於四末，而作四肢苦煩熱；上至於頭，作頭痛。病在表裏間，因用小柴胡湯治少陽。若頭不痛，是無表也，惟是厥陰肝風熱，動其上膈作煩，是以用黃芩退熱；苦參養肝膽，安五藏，定志益精，除熱，古人多用吐胸中煩熱；熟地黃補血，益腎水。如是則肝膽之火木寧矣。而蚘得苦參之苦，亦吐下去之。（卷下）

徐彬曰（《金匱要略論注》）：此言產婦有暫感微風，或在半表裏，或在下焦，風濕合或生蟲，皆能見四肢煩熱證，但以頭之痛不痛爲別耳。故謂在草蓐，是未離產所也。自發露得風，是揭蓋衣被，稍有不慎而暫感也。產後陰虛，四肢在亡血之後，陽氣獨盛，又得微風，則苦煩熱。然表多，則上入而頭痛，當以上焦爲重，故主小柴胡和解。若從下受之，而濕熱結於下，則必生蟲，而頭不痛。故以黃芩清熱爲君。苦參去風殺蟲爲臣，而以地黃補其元陰爲佐。曰多吐下蟲，謂蟲得苦參必不安，其上出下出，政未可知也。（卷二十一）

沈明宗曰（《沈注金匱要略》）：此分上下受邪而治也。草蓐，即生產坐草也。產後血氣未復，或蓋覆不周，爲自發露得風。蓋四肢屬土，風邪屬木，風乘脾胃，淫於四末，故四肢苦煩熱。但當辨其上下受邪分治，則如鼓應桴。然邪從上受，必入陽經，勢必頭痛，當與小柴胡湯和解表裏風木之邪，由風氣通於肝故也。若胞門氣血虛，而風從陰戶侵入血海，風化爲熱，上衝心脾，故四肢苦煩熱而頭不痛，所以地黃補其陰血。風與濕蒸，氣血化而爲蟲，以苦參燥濕而殺蟲，又去伏風。以黃芩能清風化之熱，服之多吐者，乃逆上之標，風從上出。下蟲者，胞門濕盛，即從下出矣。（卷二十二）

魏荔彤曰（《金匱要略方論本義》）：然篇中所言，乃內傷於陰虛陽盛，用小柴胡以和解之；此云在草蓐發露得風而然，則意在外感之邪，兩解表裏於半表裏也。是用小柴胡湯同，而立意不同也。其間有頭不痛而苦煩者，云主之以三物黃芩湯，爲陰虛血熱，內傷之證立法也。然非仲景之法，即有過於寒涼之弊矣，用者酌之。（卷下）

陳元犀曰（《金匱方歌括》）：《千金》云：婦人在草蓐，是新產時也。新產血虛，厥陰主血，血虛則厥陰之相火動，火動則毛竅開。因自發去衣被，露其身體，風邪遂乘虛而襲焉。夫風爲陽邪，四肢爲諸陽之本，兩陽相搏，故四肢苦煩熱也。頭痛者，風邪從藏而干於府，有欲外出之象，故與小柴胡湯達之，使其從樞以外出也。頭不痛但煩者，風邪內鬱，擾動心包之熱，心包火熾，血液必傷，故主以三黃湯。取地黃之甘寒多液者，補陰血之虛；黃芩、苦參之苦寒者，瀉心包之熱，使火平而風熄，陰復則肝寧，何有四肢苦煩熱之病哉？且心包有熱，必挾風木而生蟲，故方下云"服後多吐下蟲"。（卷六）

原文 《千金》內補當歸建中湯：治婦人產後，虛羸不足，腹中刺痛不止，吸吸少氣，或苦少腹中急，摩痛引腰背，不能食飲。產後一月，日得服四五劑爲善。令人強壯宜。

當歸四兩　桂枝三兩　芍藥六兩　生薑三兩　甘草二兩　大棗十二枚

上六味，以水一斗，煮取三升，分溫三服，一日令盡。若大虛，加飴糖六兩，湯成內之，於火上煖，令飴消。若去血過多，崩傷內衄不止，加地黃六兩、阿膠二兩，合八味，湯成內阿膠。若無當歸，以芎藭代之；若無生薑，以乾薑代之。

趙以德曰（《金匱方論衍義》）：產後血去，榮衛俱虛，內不充於五藏，肝木妄動作腹中刺痛；上不充於膻中，遂吸吸少氣；下不濟於腎，腎藏急，引作少腹痛；外連經脈，痛引腰脊；更不和於六府，則不能食飲。人以穀氣爲養，不食則中氣愈虛，所以用是湯益榮衛，伐肝邪，補中和內外。方解見虛勞小建中湯，此不重贅。（卷下）

　　徐彬曰（《金匱要略論注》）：桂枝湯，爲中風家和榮衛、調陰陽聖方。加飴糖爲建中，已爲邪盛正虛者，巧定一先本後標之法。今產後虛羸不足，先因陰虛，後並陽虛，補陰則寒凝，補陽則氣壅。後天以中氣爲主，故治法亦出於建中，但加當歸即偏於內，故曰內補當歸建中湯。謂腹中刺痛不止，血少也，吸吸少氣，陽弱也。故將桂枝、生薑、當歸之辛溫，以行其榮衛之氣；甘草、白芍，以養其脾陰之血；而以飴糖、大棗，峻補中氣，則元氣自復，而羸者豐，痛者止也。然桂枝於陰陽內外，無所不通，尤當歸善入陰，治帶下之疾，故又主少腹急摩痛引腰背，不能飲食者，蓋帶下病去，而中氣自強也。曰產後一月，日得服四五劑爲善，調宜急於此調之，庶無後時之歉。然藥味和平，可以治疾，可以調補，故又曰令人強壯宜。若云大虛，加飴糖，而不用人參。蓋人參補元氣，與中氣不相安者有之。飴糖乃補中氣，而聽元氣之自生，故因此一味而曰建中。正爲產後先血虛，人參偏於氣，未免使陽驟勝，驟勝則愈傷陰也。若去血過多，崩傷內衄，方加乾地黃、阿膠，所傷偏於陰，故特多加陰藥，非產後必宜用地黃、阿膠也。（卷二十一）

　　沈明宗曰（《沈氏金匱要略》）：產後體雖無病，血海必虛，若中氣充盛，氣血雖虛，易能恢復。或後天不能生血充於血海，則見虛羸不足，但血海虛而經絡之虛，是不待言。因氣血不利而瘀，則腹中刺痛不止，衝任督帶內虛，則少腹中急摩，痛引腰背。脾胃氣虛，則吸吸少氣，不能食飲。故用桂枝湯調和營衛，加當歸，欲補血之功居多。若大虛，加膠飴峻補脾胃，而生氣血。若去血過多，崩傷內衄，乃血海真陰大虧，故加地黃、阿膠以培之。方後云無生薑，以乾薑代之，乃溫補之中，兼引血藥入血分生血，其義更妙。（卷二十二）

　　周孝垓曰（《金匱要略集解》）：張璐曰：產後血去，營衛俱虛，內不充於五藏，肝木妄動，作腹中刺痛；上不充於膻中，遂吸吸少氣，不下濟於腎，故少腹急引，外連腰脊；六府不和，故不能食。用此以益營衛，伐肝邪，補中和內，蓋即黃耆建中之變法，彼用黃耆以助衛陽，此用當歸以調營血。然助外則用桂枝，調中則宜肉桂，又不易之法也。（卷下）

婦人雜病脉證並治第二十二

原文 婦人中風，七八日續來寒熱，發作有時，經水適斷，此爲熱入血室，其血必結，故使如瘧狀，發作有時，小柴胡湯主之。方見嘔吐中。（一）

趙以德曰（《金匱方論衍義》）：此下四條，皆見《傷寒論》中。成無己注曰：中風七八日，邪氣傳裏之時，本無寒熱，而續得寒熱，經水適斷者，爲表邪乘虛入於血室，相搏而血結不行，經水所以斷也；血氣與邪分爭，致寒熱如瘧而發作有時，與小柴胡湯，以解傳經之邪。（卷下）

徐彬曰（《金匱要略論注》）：婦人熱入血室有四。入血室，必讝語，此則不讝語，而但如瘧狀者，謂傷寒男女皆有之，而婦人有獨異者，故首曰婦人中風，即傷寒中所主桂枝湯之風證也。七八日，則表邪已解矣；復有寒熱，故曰續來；然不長熱，故曰有時。問其經水，則已來而適斷，明是餘熱未盡，乘虛入之，則餘血必有結者，故寒熱有時。然非太陽傳入少陽之比，因結血之熱，致有此病，故曰使如瘧狀，雖非傳入少陽之比，其藥仍用小柴胡者，蓋血室之氣，肝主之，肝與膽爲表裏，膽因肝受邪而病如瘧，非他藥所宜，故亦主和其半表裏。謂上焦氣和，而驟結之血將自行，若峻攻之，如抵當湯證，則亦犯少陽之禁也。（卷二十二）

李彣曰（《金匱要略廣注》）：中風七八日，表邪傳裏之時，經水却來，表邪乘血室虛而入之，與血相搏，故血結不行，經水適斷，以致寒熱發作有時，此血氣與邪分爭，故如瘧狀，而實非瘧也。小柴胡湯，解表裏寒熱之邪。血室，即衝脉，所謂血海是也。（卷下）

沈明宗曰（《沈注金匱要略》）：此風邪陷入血室而出方也。風傷衛證，七八日來，續得寒熱，發作有時者，因經水適來，血室空虛，外邪乘虛內陷，邪血搏擊，正邪分爭，陰陽更勝，勢如瘧狀，故謂有時。然邪陷血室而得寒熱，當責邪在半表半裏，故用小柴胡湯和陰陽而提風木之邪上行，使從表出，則病自愈，不必求其血室之補瀉也。（卷二十三）

魏荔彤曰（《金匱要略方論本義》）：婦人雜病，亦血分病也。婦人雜病，豈異男子之藏府經絡乎？然不止妊娠、產後，另立病名，而雜病亦分篇者，正緣婦人血分之雜病，迥不同於男子凡幾，故必出此篇之論法。其他雜病，同於男子者尚夥，則可該於前諸篇之中，不必贅及矣。何也？婦人妊娠，其血在胞養胎；產後，其血舊者泄盡，新者化乳，一定之理也。至平居無孕之時，血分之枯榮，全視乎經行之進退通閉，故爲病大半感於經血來去之候。經血來，血室開，經血去，血室虛，開者邪易入，虛者邪易乘也。再者，陽邪入而血傷熱則漏下，陰邪入而血傷寒則經閉，無不於此肇端焉。此婦人雜病，必關血分，而另立一篇，於妊娠、產後合爲三大法門也。首列婦人經水適斷，受外感傳變之邪一條；次列經水適來，受外感之邪一條；再次列經水適來，受外感傳變之邪一條，俱載在《傷寒論·少陽》篇中，注義甚詳於彼條下，觀之自知婦人男子感病之同異，及治法之同中見異，異中未始不見同也；再其次列陽明下血讝語一條，亦載在《傷寒論·陽明》篇，注義俱明，亦可就彼條觀之，而知病由與治法也。仲景既列此四條，《傷寒論》於男子中別婦人之證治，復敘於此，非復也。見婦人雜病，必由經血者多，所以分名辨證，以示人參考旁通而有會耳。（卷下）

尤怡曰（《金匱要略心典》）：中風七八日，寒熱已止而續來，經水才行而適斷者，知非風寒重感，乃熱邪與血俱結於血室也。熱與血結，攻其血則熱亦去；然雖結而寒熱如瘧，則邪既留連於血室，而亦侵淫於經絡。設攻其血，血雖去，邪必不盡，且恐血去而邪得乘虛盡入也。仲景單用小柴胡湯，不雜血藥一味，意謂熱邪解而乍結之血自行耳。（卷下）

黃元御曰（《金匱懸解》）：此段見《傷寒·少陽篇》。婦人中風，七八日後續得寒熱往來，發作有時之證，而值經水適斷之時者，此爲熱入血室，其血必當瘀結。熱結血分，少陽之經氣不得外達，陰陽交爭，互相束閉，故使寒熱如瘧，發作按時。小柴胡發少陽之經邪，熱去則血可自下。不下，然後用下瘀之劑也。

婦人中風，而值經水適來、適斷之時，及當經傳少陽，相火鬱發，不得泄路，邪熱隨經內傳，必入血室。以其經脉新虛，最易受邪也。（卷二十二）

朱光被曰（《金匱要略正義》）：此由太陽風傷衛證，而成熱入血室也。七八日，是太陽已罷，而邪搏少陽，故寒熱續來，發作有時如瘧。其所以轉入少陽者，以經水來而適斷，熱邪乘虛搏結於血室。肝爲血之海，膽爲肝之府，表邪入裏而尚未離乎表，故用小柴胡，提出裏分之邪，從半表和解也。（卷下）

高學山曰（《高注金匱要略》）：婦人中風，其發熱汗出，惡風脉緩，與男子同。第病已七八日，寒熱去而續來，且發作有時，非復風邪之寒熱矣。當病經來，因病適斷，以致應去未去之血，結於營分，與瘧邪伏於膜原，衛氣會之而不行，相爭爲寒熱者，正同，故使如瘧狀，發作有時也。治宜和解，故主小柴。如熱結血甚，可加丹皮、丹參，以泄熱行血乎。

曹穎甫曰（《金匱發微》）：婦人中風延至七八日，適當經水初斷，熱除身涼，既而續發寒熱，發作有時，不似病中風時晝夜無間，雖在中工，亦當知其非桂枝湯證。究其所以然，則以經水初斷，標陽乘虛而陷血室，因是血結胞中，乘營氣夜行於陽，發爲寒熱，且即明了，一如瘧之休作有時，但熱邪甫陷，胞中定無乾血。故但需小柴胡湯，使標陽之陷而入者昇發而出之，其病當愈，更不須桃核承氣也。此虛實之辨也。（卷之四）

原文 婦人傷寒發熱，經水適來，晝日明了，暮則讝語，如見鬼狀者，此爲熱入血室，治之無犯胃氣及上二焦，必自愈。（二）

趙以德曰（《金匱方論衍義》）：成無己注謂，傷寒發熱者，寒已成熱者。經水適來，則血室空虛，邪熱乘虛入於血室，若晝日讝語，爲邪客於府，與陽爭也；此晝日明了，暮則讝語，如見鬼狀，是邪不入府，入於血室，與陰爭也。陽盛讝語則宜下，此熱入血室，不可與下藥犯其胃氣。熱入血室，血結寒熱者，與小柴胡湯散邪發汗；此雖熱入血室，而不留結，不可與發汗藥犯其上焦。熱入血室，胸脇滿如結胸狀者，可刺期門；此雖入血室，而無滿結，不可刺期門犯其中焦。必自愈者，以經行則熱隨血去，血下已，則邪熱悉除而愈矣。所謂發汗爲犯上焦者，發汗則動衛氣，衛氣出上焦故也；刺期門爲犯中焦者，刺期門則動榮氣，榮氣出中焦故也。（卷下）

徐彬曰（《金匱要略論注》）：此言熱入血室，不必血結，而初即搏邪爲患者。曰傷寒，即所謂無汗惡寒者也；曰發熱，此病之初也；曰經水適來，來則經水初行之時也。邪盛經氣亦盛，適相值，寒邪必傷榮，故邪與血搏，血屬陰，主夜，故晝則熱，雖發而明了，暮則入陰分，邪挾陰氣而爲讝語，如見鬼狀者，讝之甚也。此爲熱入血室者，言血室雖在內，而表邪實未嘗犯胃及上二焦之內，故曰此者，只此而非表邪入裏也。治法亦惟和表邪，而略兼清血室之熱足矣。誤以爲客邪入內而攻之，則所傷實多。故曰：無犯胃氣及上二焦，必自愈。必云者，內原無病可攻，故雖不治，而必愈也。（卷二十二）

李彣曰（《金匱要略廣注》）：胃府爲陽，血室爲陰；晝爲陽，暮爲陰。此晝日明了，暮則讝語如見鬼狀者，邪熱不入府而入血室，搏陰而不搏陽，故禁下藥傷胃氣也。此雖熱入血室，不似前血結寒熱，故勿與小柴胡湯散邪發汗，犯其上焦發汗則動衛氣，衛氣出上焦，且胸脇不滿，不致如結胸狀，故毋刺期門，犯其中焦。刺期門則動榮氣，榮氣出中焦。必自愈者，以經行，則熱隨血去，邪熱自除矣。（卷下）

黃元御曰（《金匱懸解》）：此段見《傷寒·少陽篇》。婦人傷寒發熱，而值經水適來之時，晝日清白明了，暮則讝語，如見鬼狀者，此爲熱入血室。以血爲陰，夜而陽氣入陰，血熱發作，故讝妄不明。治之勿犯中焦胃氣及上焦清氣，必自愈也。（卷二十二）

朱光被曰（《金匱要略正義》）：此由太陽寒傷營證而成熱入血室也。榮分既已受邪，則血已與邪搏結，今經水適來，明是血與邪有並行之機。晝屬陽，氣分無傷，故明了；暮屬陰，血分受邪，故讝語，如見鬼狀也。此亦爲熱入血室，但比經水適斷，熱邪乘虛襲入者，病情自異耳。前條血室已空，只以散邪爲主；此條邪與血並，瀉必俱瀉，治專在裏分也，故以無犯胃氣及上二焦爲大戒。（卷下）

高學山曰（《高注金匱要略》）：婦人傷寒，其證亦同，第病時經水適來，血室虛而邪入之，且婦人之營衛運行，暮昇而晝降，當暮昇之時，挾熱邪而上擾神明，故輕則讝語，重則如見鬼狀。仲景斷爲熱入血室，恐後人誤認爲陽明胃熱，故治之，無犯胃氣及上二焦爲戒。

曹穎甫曰（《金匱發微》）：傷寒始病，有已發熱、未發熱之別。婦人當傷寒發熱之期，經水適來則胞中之血未虛，發熱則周身血分熱度已高，以至高之血熱合始行之經血，熱乃併入血室。衛氣晝行於陽，水分無熱，故明了；營氣夜行於陽，血分有熱，故暮即讝語、如見鬼狀（俗稱熱昏）。此證血熱在下，但需攻瘀，其病當已，所謂血自結下之愈也。斷不可因讝語而妄用承氣湯傷及胃氣，亦不可發太陽之汗損上中二焦水液，致血熱益無控制。桃核承氣湯、抵當湯丸、下瘀血湯皆足以治之。陳修園乃以爲無方之治深於治，蓋未識仲師之旨也。（卷之四）

原文 婦人中風，發熱惡寒，經水適來，得七八日熱除脉遲，身涼和，胸脇滿，如結胸狀，讝語者，此爲熱入血室也。當刺期門，隨其實而取之。（三）

趙以德曰（《金匱方論衍義》）：中風，發熱惡寒，表病也。若經水不來，表邪傳裏，則入府而不入血室也；經水適來，血室空虛，至七八日邪傳裏之時，更不入府，乘虛而入於血室。熱除、脉遲、身涼者，邪氣內陷而表證罷也；胸脇下滿如結胸狀，讝語者，熱入血室而裏實；期門者，肝之幕，肝主血，刺期門者，瀉血室之熱。審何經氣實，更隨其實而瀉之。（卷下）

徐彬曰（《金匱要略論注》）：此言經與病值，不即爲患，而病解後，反搏邪在胸脇作楚者，謂中風病，雖稍異於前之傷寒，然發熱惡寒，經水適來，與前之邪盛經亦盛無二，後七八日熱除、脉遲、身涼和，是經在病中行而不礙也。却七八日後，反胸脇滿，如結胸狀，讝語，是入血室之熱，不竄於經，而結於肝之府。故脉之所過處爲滿，甚則如結胸狀，陰火盛則讝語也。然滿雖在胸脇，非少陽表邪；雖如結胸，非太陽表邪入裏；雖讝語，非胃實。故曰此熱入血室，亦見不可誤攻胃及上二焦也。當刺期門。期門者，肝之分也。此肝實之病，瀉其實則愈，故曰：隨其實而取之。（卷二十二）

李彣曰（《金匱要略廣注》）：發熱惡寒，中風表證也，因經水適來，血室空虛，七八日邪氣傳裏之時，乘虛入於血室，熱除、脉遲、身涼，邪氣內陷，表證罷也。胸脇滿 _{胸脇者，肝之部分}，如結胸，讝語者，熱入血室而裏實也，期門穴在不容旁一寸五分，上直乳第二肋端，肝之募也。肝藏血，刺期門以瀉其實。_{隨其實而瀉之，即刺期門之意。成注謂刺期門之外，審看何經氣實，更隨其實而瀉之者，似多一轉語。}

王三陽曰：經水適斷，則血尚未盡，爲邪熱相搏，結之不行，續得寒熱，發作有時，邪在半裏半表，故用小柴胡湯以散其邪。若經水適來，血虛甚矣，邪氣入之，熱除身涼，胸滿讝語，則邪盡入裏，裏有實，邪又難下，故刺以瀉之。

許叔微曰：或問熱入血室，何爲而成結胸也？曰：邪氣傳入經絡，與正氣相搏，上下流行，或遇經水適來適斷，邪氣乘虛入血室，血爲邪迫，上入肝經，肝受邪，則讝語見鬼，復入膻中 _{解見百合病}，則血結於胸也。蓋婦人平居，水以養木，血以養肝，未受孕則下行爲月水，既孕則中蓄以養胎，產後則上壅爲乳，皆此血也。今邪氣蓄血並歸肝經，聚於膻中，結於乳下，故手觸之則痛，非湯劑可及，故刺期門。（卷下）

尤怡曰（《金匱要略心典》）：熱除脉遲身涼和而讝語者，病去表而入裏也。血室者，衝任之脉，肝實主之。肝之脉布脇肋，上貫膈，其支者復從肝別上膈，注於肺；血行室空，熱邪獨勝，則不特入於其宮，而亦得游其部，是以胸脇滿如結胸狀。許叔微云：邪氣蓄血，並歸肝經，聚於膻中，結於乳下，以手觸之則痛，非湯劑可及，故當刺

期門。期門，肝之募。隨其實而取之者，隨其結之微甚，刺而取之也。（卷下）

嚴鴻志曰（《金匱廣義》）：初中風邪，發熱惡寒，經水適來，未必即知爲熱入血室，待七八日，熱除脉遲，身涼和，反見胸脅滿，如結胸狀，讝語者，方知爲血室有熱入之據。蓋血室乃衝任所主，衝任又爲肝經所聯絡，肝之脉布脅肋，上貫膈，熱邪乘之，所以胸脅滿，如結胸狀。肝存魂，魂不藏，則讝語也。當刺期門穴，期門肝之募，隨其實而取之可也。此條並見《傷寒論·少陽篇》中。（卷四）

曹穎甫曰（《金匱發微》）：中風當翕翕發熱之候，仍不免嗇嗇惡寒，此時病氣全在肌表，在婦人雖經水適來，決無裏證。乃得病七八日，脉遲身涼，則肌表邪熱已解，似可無餘病矣，乃一變爲胸脅下滿，如結胸狀。設爲太陽標熱並水氣結於胸脅，要惟有硬滿而痛，不當讝語，讝語爲陽明實證所常有，但此讝語當如上節之發於暮夜，不在旦晝。以七八日經水適來推之，便可知標陽內陷血室。所以然者，經後血室空虛，邪熱易爲入也，熱陷在經後，必無乾血爲患，故但刺乳旁一寸之期門，以瀉肝膽之熱，諸恙自平。蓋胸脅主上中二焦，腎下至膀胱屬下焦，並爲少陽部分，熱鬱胸脅則猶未及下焦，隨少陽之熱結於上中二焦者，先刺期門以瀉之，不使下陷胞中，久成乾血，所謂曲突徙薪也。（卷之四）

原文 陽明病，下血讝語者，此爲熱入血室，但頭汗出，當刺期門，隨其實而瀉之。濈然汗出者愈。（四）

趙以德曰（《金匱方論衍義》）：陽明病，熱入血室，迫血下行，使下血讝語。陽明法當汗，以奪血者無汗，故但頭汗出也。刺期門以散血室之熱，隨其實而瀉之，以除陽明之邪熱，散邪除熱，榮衛得通，津液得復，濈然汗出而解。

《明理論》：衝是血室，婦人則隨經而入，男子由陽明而傳也。（卷下）

徐彬曰（《金匱要略論注》）：此言陽明病亦有熱入血室者，但下血、頭汗出不同耳。陽明病，即頭痛、鼻乾、不眠是也。假如轉入陽明之府，則必有汗、讝語等，爲可下之證。何緣而動血，乃下血讝語，故知爲熱入血室。然陽明宜通身有汗，此血中有熱而血耗，耗則下虛搏邪，身爲燥陰所把，故無汗；唯頭則陰不能入，而陽仍通，故汗。此病亦由肝實，不當責陽明，故亦刺期門，而曰隨其實而瀉之。濈然者，通身微微似汗也，汗則肝不強而陰陽平，故愈。

論曰：熱入血室，仲景專就婦人言之，以有血室而行經，婦人所獨也。然男子兩腎間，七節下，亦有血海穴，假令平日血弱之人感風寒，亦或能襲之。凡見有陽明證，而變下血讝語，中風已愈，而如瘧，傷寒初起，而夜如見鬼，中風已愈，而脅滿讝語，不當以此意通之乎。（卷二十二）

李彣曰（《金匱要略廣注》）：陽明經多氣多血，熱入血室者，血爲熱迫，故下血也。讝語者，猶太陽蓄血證之如狂善忘也。經云：陽明病法多汗。今但頭汗者，邪氣內結不能遍越周身，但熏蒸於頭也。刺期門以越其熱，則血室之邪可泄，而汗出愈矣。

或問病在陽明，熱宜入府，何反入於血室也？曰：《內經》云：陽明者，五藏六府之海，主潤宗筋，衝脉者，經脉之海衝脉即血室也，主滲灌溪谷，與陽明合於宗筋。又《難經》云：衝脉者，起於氣衝，並足陽明之經，夾臍上行，則陽明與衝脉，其經氣原自相通，故陽明有病，得以熱入血室也。（卷下）

尤怡曰（《金匱要略心典》）：陽明之熱，從氣而之血，襲入胞宮，即下血而讝語。蓋衝任之脉，並陽明之經，不必乘經水之來，而後熱得入之，故彼為血去而熱入，此為熱入而血下也。但頭汗出者，陽通而閉在陰也，此雖陽明之熱，而傳入血室，則仍屬肝家，故亦當刺期門以瀉其實；刺已，周身漐然汗出，則陰之閉者，亦通，故愈。（卷下）

陳念祖曰（《金匱要略淺注》）：此言陽明病亦有熱入血室者，不必拘於經水之來與斷也。但其證下血頭汗出之獨異也。蓋陽明之熱，從氣而亡血，襲入胞宮，即下血而讝語，不必乘經水之來，而後熱邪得以入之，彼為血去而熱乘其虛而後入，此為熱入而血有所迫而自下也。然既入血室，則不以陽明為主，而以衝任厥陰之血海為主。衝任，奇脉也。又以厥陰為主，厥陰之氣不通，故一身無汗，鬱而求通，遂於其少陽之府而達之，故頭上汗出，治法亦當刺期門，以瀉其實。刺已，周身漐然汗出，則陰之閉者亦通，故愈。（卷九）

高學山曰（《高注金匱要略》）：前三條，與《傷寒論·少陽篇》第十八、十九、二十條相同，注雖已見，因有未盡餘義，故申釋之。本條亦與《陽明篇》第三十六條相同，其精義已詳於該條下，故不贅。若夫宜刺、宜小柴之別，以經水適來者宜刺，經水適斷者宜小柴。以經水適來，則但有熱入，而未嘗結其血室中之血，故血仍來，刺期門以瀉去血室中之熱則愈。經水適斷，則熱入血室，而並結其血，故使經斷，非小柴之解其熱，而並因汗以散其血者，不可也。

原文 婦人咽中如有炙臠，半夏厚朴湯主之。（五）
半夏厚朴湯方《千金》作胸滿，心下堅，咽中帖帖，如有炙肉，吐之不出，吞之不下。
半夏一升　厚朴三兩　茯苓四兩　生薑五兩　乾蘇葉二兩
上五味，以水七升，煮取四升，分溫四服，日三夜一服。

趙以德曰（《金匱方論衍義》）：上焦，陽也，衛氣所治，貴通利而惡閉鬱，鬱則津液不行，而積為痰涎。膽以咽為使，膽主決斷，氣屬相火，遇七情至而不決，則火亦鬱而不發，火鬱則焰不達，焰不達則氣如煙，與痰涎聚結胸中，故若炙臠。其《千金》之證雖異，然亦以此而致也。用半夏、茯苓、厚朴、生薑、蘇葉，散鬱化痰而已。（卷下）

徐彬曰（《金匱要略論注》）：此條即後所謂寒傷經絡，凝堅在上也。炙臠，譬如乾肉也。《千金》所謂咽中帖帖，如有炙肉，吐之不出，吞之不下，狀如有炙臠。數語甚明切。此病不因腸胃，故不礙飲食二便；不因表邪，故無骨痛寒熱。乃氣為積寒所傷，不與血和，血中之氣溢，而浮於咽中，得水濕之氣，而凝結難移。婦人血分受寒，多積冷結氣，最易得此病，而男子間有之。藥用半夏厚朴湯，乃二陳湯去陳皮、甘草，加厚朴、紫蘇、生薑也。半夏降逆氣，厚朴兼散結，故主之。薑、苓宣至高之滯，而下其濕；蘇葉味辛氣香，色紫性溫，能入陰和血，而兼歸氣於血，故諸失血，以赤小豆和丸服，能使血不妄行，夏天暑傷心陰，能下暑鬱，而炙臠者用之，則氣與血和，不復上浮也。吐血證，氣不與血和而妄出，或上氣，亦宜用之。

論曰：余治王小乙，咽中每噎塞，嗽不出，余以半夏厚朴湯，投之即愈。後每復發，細問之，云夜中燈下，每見暈如團五色，背脊內間痠，其人又壯盛，知下初因受寒，陰氣不足，而肝反鬱熱，甚則結寒微動，挾腎氣上衝，咽喉塞噎也。即於此方，加大劑枸杞、菊花、丹皮、肉桂，暈乃漸除，而咽中亦愈。故曰男子間有之，信不誣也。（卷二十二）

李彣曰（《金匱要略廣注》）：婦人氣多鬱悶，咽中如有炙臠，諸鬱阻塞氣道也，半夏、生薑散逆，厚朴、茯苓下氣，蘇葉入肺經而宣正氣，又爲開鬱利氣之總司也。（卷下）

魏荔彤曰（《金匱要略方論本義》）：婦人咽中如有炙臠者，食腥之氣上衝也，必胃虛寒而飲食停，飲食停而內熱生，內熱生而腥臭作。清胃理脾，調氣散熱而病愈，主之以半夏厚朴湯，此義也。證似同於男子，而陰血虛熱易於得此，微不同也。（卷下）

尤怡曰（《金匱要略心典》）：此凝痰結氣，阻塞咽嗌之間，《千金》所謂咽中帖貼，如有炙肉，吞不下，吐不出者是也。半夏、厚朴、生薑辛以散結，苦以降逆，茯苓佐半夏利痰氣，紫蘇芳香，入肺以宣其氣也。（卷下）

吳謙曰（《醫宗金鑒》）：咽中如有炙臠，謂咽中有痰涎，如同炙肉，咯之不出，咽之不下者，即今之梅核氣病也。此病得於七情鬱氣，凝涎而生。故用半夏、厚朴、生薑，辛以散結，苦以降逆；茯苓佐半夏，以利飲行涎；紫蘇芳香，以宣通鬱氣，俾氣舒涎去，病自愈矣。此證男子亦有，不獨婦人也。（卷二十三）

陳元犀曰（《金匱方歌括》）：咽喉者，高之極；小腹者，下之極。炙臠貼於咽中者，病在上；奔豚起於小腹者，病在下，俱屬於氣，但其病有上下之分。蓋婦人氣鬱居多，或偶感客邪，依痰凝結，窒塞咽中，如有炙臠狀，即《千金》所謂咽中貼貼狀。吞之不下，吐之不出者，今人名曰梅核氣是也。主以半夏厚朴湯者，方中以半夏降逆氣，厚朴解結氣，茯苓消痰；尤妙以生薑通神明，助正祛邪，以紫蘇之辛香，散其鬱氣，鬱散氣調，而凝結焉有不化者哉？後人以此湯變其分兩，治胸腹滿悶嘔逆等證，名七氣湯，以治七情之病。（卷六）

高學山曰（《高注金匱要略》）：婦人心境逼窄，凡憂思憤悶，則氣鬱於胸分而不散，故咽中如有炙臠，噯之不得出，咽之不得下者。留氣之上塞橫據，而不降不散之候也。故以降逆之半夏爲君，佐以開鬱之厚朴，宣鬱之生薑，加滲濕之茯苓，以去鬱氣之依輔，散邪之蘇葉，以去鬱氣之勾結，則下降旁散，而留氣無所容矣。

原文 婦人藏躁，喜悲傷欲哭，象如神靈所作，數欠伸，甘麥大棗湯主之。（六）

甘草小麥大棗湯方
甘草三兩　小麥一升　大棗十枚
上三味，以水六升，煮取三升，溫分三服。亦補脾氣。

趙以德曰（《金匱方論衍義》）：《內經》以肺之聲爲哭；又曰並於肺則悲。《靈樞》曰：悲哀動中則傷魂。由是言之，此證乃因肝虛肺並，傷其魂而然也。蓋肝，陽藏也；肺，陰藏也。陽舒而陰慘，肝木發生之氣，不勝肅殺之邪並之，屈而不伸，生化之火被抑，擾亂於下，故發爲藏燥，變爲悲哭，所藏之魂不得並神出入，遂至妄亂，象如神靈；木氣被抑而不前，筋骨拘束而不舒，於是數作欠伸。

然治是相並之邪，必安之和之，故用小麥養肝氣止燥；甘草、大棗之甘，以緩肝氣之苦急。燥止急緩，則藏安而悲哭愈。

然又曰亦補脾氣者，蓋有肝病先實脾氣者之義，不惟畏其傳，且脾實而肺得母氣以安，庶不離位過中而復下並矣。（卷下）

徐彬曰（《金匱要略論注》）：此條即後所謂或有憂慘，悲傷多嗔也。藏，五藏也。燥，謂婦人血室，先受積冷，而鬱久爲熱，則藏爲之燥。《靈樞》曰：一陰主關，關之闔折，則肝氣絕而喜悲。則知燥氣乘肝，爲悲傷欲哭，象如神靈所作，病從血來，故見陰象也。《千金》論藏虛藏燥，俱概指陰分言，總是陰分燥，則乘肺乘肝，皆能作悲。《濟陰綱目》單指脉，未是，更將此條尚入治前，尤非。《靈樞》曰：胃病善伸，數欠，顏黑。則知燥氣侵胃爲欠伸。然使肝氣津潤，君火不亢，則藏陰之燥，不敢乘肝侵胃，今令悲傷欠伸，其肝陰之熱可知，心分之熱亦可知，故以甘麥大棗湯主之。謂小麥能和肝陰之客熱，而養心液，且有消煩利溲止汗之功，故以爲君；麥爲肝家之穀，故亦能滋肝。甘草瀉心火而和胃，故以爲臣；大棗調胃，而利其上壅之燥，故以爲佐；蓋病本於血，心爲血主，肝之子也，心火瀉而土氣和，則胃氣下達，肺藏潤，肝氣調，燥止而病自除也。補脾氣者，火爲土之母，心得所養，則火能生土也。（卷二十二）

李彣曰（《金匱要略廣注》）：婦人藏躁，指肺藏而言，肺藏魄，主憂，在聲爲哭。喜悲傷欲哭，象如神靈所作，此肺虛傷魄也。數欠伸者，肺主氣，氣乏則欠呵欠也，體疲則伸也。甘草、大棗俱入脾經而緩急，故亦補脾土以生肺金，又心藏神，更佐小麥入心以安神也。

或問藏躁一證，何以不病男子而獨病婦人？答曰：男子生於寅，秉陽氣也；女子生於申，秉陰氣也。故悲傷欲哭，皆陰氣愁慘之狀，且申屬金，肺亦屬金，同氣相求，故不病男子而病婦人，並不病他藏而獨病肺藏也。（卷下）

魏荔彤曰（《金匱要略方論本義》）：再有婦人藏躁者，必喜悲傷，無所感觸，悲哭無常，象如神靈所作，不知非神靈也，仍血虛而津亡，藏〔批〕此藏未指定何藏，則亦泛言藏陰併兼胃津而言耳。空而發躁之證也。其爲證又數欠伸，師早知其血虛之津亡，由於氣虛之胃陽亡矣。欠伸者，倦怠之象，非陽氣不足，精神不振，無此證也。合觀之，則陽爲陰主，氣能化血之義，與前篇所言無二理矣。主之以甘麥大棗湯。補中益胃之外，無他治法也。藏躁由於血虛，世醫孰不競言滋陰養血乎？抑知陰盛而津愈枯，陽衰而陰愈燥，師言之固鑿鑿也乎。（卷下）

尤怡曰（《金匱要略心典》）：藏躁，沈氏所謂子宮血虛，受風化熱者是也。血虛藏躁，則內火擾而神不寧，悲傷欲哭，如有神靈，而實爲虛病；前《五藏風寒積聚篇》所謂邪哭使魂魄不安者，血氣少而屬於心也。數欠伸者，經云腎爲欠、爲嚏；又腎病者，善伸、數欠、顏黑，蓋五志生火，動必關心；藏陰既傷，究必及腎也。小麥爲肝之穀，而善養心氣；甘草、大棗甘潤生陰，所以滋藏氣而止其燥也。（卷下）

高學山曰（《高注金匱要略》）：藏指心肺而言，藏躁言藏中陽液枯乾，而藏真之氣嘗不能自立，而有躁急之義，故其心神肺魄，如失援失依，不可自支。而悲傷欲哭者，煩冤之所致也。如神靈所作，正言無故而悲傷欲哭，如有憑藉之象。氣失所依，而時引上下則欠；氣自微長，而時欲外達則伸也。小麥爲心之穀，大棗爲肺之果，又皆甘寒甘溫，而偏滋津液者，得甘草以浮之在上，則正行心肺之間，而神魄優裕，又豈止食甘以緩其急躁乎哉！亦補脾氣，義見首卷補肝下，蓋補心中之火液，既可因母以生子，而補肺中之金液，又可因子以蔭母故也。

補脾，非補脾氣，當指脾中之津液，故本湯可與脾約丸爲表裏之劑。

唐宗海曰（《金匱要略淺注補正》）：注云藏屬陰，又曰不必拘於何藏，此真惝怳語也。蓋婦人子宮，古亦名子藏，子藏之血液，本於胃中，胃中汁液多，則化乳化血下達與催乳相似，乳多即是化血之本，又與麥門冬湯，滋胃陰以達胞室者相似。《淺注》聯上下水火，交會於中土，大而無當之言，豈能與方證相合哉？再按肺散津而主悲，肺津虛則悲傷欲哭，心藏血而主神，心血虛則神亂而如有神靈所憑，津血兩虛，則不能下潤子藏，故統以滋補汁液者化生津血。（卷九）

嚴鴻志曰（《金匱廣義》）：藏氣虛則生煩躁。肺主悲，如悲傷喜哭，是肺藏躁也；心主神明，象如神靈所作，是心藏躁也；腎病者善伸數欠，數欠伸者，是腎藏躁也。前五藏風寒積聚篇，有所謂邪哭，使魂魄不安者，血氣少也，血氣少者，屬於心，如是則今之所謂煩躁悲哭，象如神靈所作，數欠伸諸病，雖關各藏，而實不離乎心藏之虛也，主以甘麥大棗湯。小麥爲肝之穀，而養心氣；甘草、大棗甘潤生陰，俾滋藏氣而止其煩躁耳。（卷四）

曹穎甫曰（《金匱發微》）：肺主悲，亦主哭，悲傷欲哭，病當在肺。凡人倦則欠伸，精神强固則否。所以數欠伸者，脾陽不振而中氣急也。凡人飲食入胃，由脾氣散津，上輸於肺，脾精不能運輸，則肺藏燥、肺陰虛，則主氣之藏窒塞，故悲傷欲哭。方後別出"亦補脾氣"四字，可知病機專屬肺藏矣。方用甘、麥、大棗，專取甘味之藥，俾脾精上輸於肺，肺陰既充，則下足以貫注百脈，外足以輸精皮毛，內外調達，氣機舒暢，略無抑鬱不和之氣，悲傷欲哭之證乃可不作。曰如有神靈者，甚言不能自主也。（卷之四）

原文 婦人吐涎沫，醫反下之，心下即痞，當先治其吐涎沫，小青龍湯主之。涎沫止，乃治痞，瀉心湯主之。（七）

小青龍湯方 見肺癰中。

瀉心湯方 見驚悸中。

趙以德曰（《金匱方論衍義》）：按《傷寒論》表不解，心下有水氣者，用小青龍湯解表散水也。又曰：表未解，醫反下之，陽氣內陷，實則結胸，虛則心下痞。由此觀之，是證之吐涎沫者，蓋由水氣之爲病，因反下之爲痞。然吐涎沫仍在，故先以小青龍治其涎沫，然後以瀉心湯除心下之熱痞也。（卷下）

徐彬曰（《金匱要略論注》）：此條，即後所謂凝堅在上，嘔吐涎唾也。婦人下焦素有積冷，而凝於上之內爲飲，又得客寒，故吐涎沫，是積寒爲本而客邪爲標也。然邪高在肺，宜從傷寒心下有水氣者論治。但彼無積寒，故乾嘔；此有凝寒，故有涎沫耳。醫者下之，是胃未受邪，而誅責無過，故曰反。藥傷其胃，客氣動膈，故心下即痞。究竟下雖作痞，而上之客寒水氣未服，當先治其本，故主小青龍，則水氣與客寒俱去，而涎沫止。思客寒吐涎沫，男子亦有之，但婦人則當防其積寒上凝耳。然藥用小青龍，病在標，則舍本治標也，內有乾薑、細辛，於水寒亦相宜也。痞不過誤下之陰邪客於心下，故以大黃、芩、連，峻瀉心下痞鬱之邪，可一服而愈也。（卷二十二）

李彣曰（《金匱要略廣注》）：本經云：水在肺，吐涎沫，此水飲上逆也。心下痞者，下後虛其中氣，所謂氣虛中滿是也經云病發於陰而下之，因有痞。傷寒心下有水氣，主小青龍湯，散水行飲。此病起於吐涎沫，故先治吐以散水飲，却用瀉心湯治痞，此治法之次第然也。（卷下）

魏荔彤曰（《金匱要略方論本義》）：再有婦人喜吐涎沫，此正胃虛津亡，口粘多吐也。下工方以爲胃實而下之。胃虛而下，陰藥結陽氣於心下，必作痞。《傷寒論》中言誤下之痞極其詳盡。此應治其宿病，應治其新病乎？師曰：當先治其吐涎沫。吐涎沫之胃虛津亡，又由於水濕之邪客於支系，名爲支飲，格阻正氣不化，正津不生耳。主之小青龍除濕開鬱，而陽氣得行，正津能生，口潤而涎沫止矣，嗣後方可治痞。蓋小青龍行陽氣、滌水濕，痞之不散，亦已微矣。與以瀉心湯，心下之痞可除也。瀉心湯在《傷寒論》中爲方不一，亦當合《傷寒論》中痞證諸條參觀之而求其治法，未可專以苦寒爲治，使因苦寒而痞者，再與以苦寒，必無效理，而乃歸究於師。師未嘗明言爲何瀉心，在人神明，豈能預料之哉！（卷下）

尤怡曰（《金匱要略心典》）：吐涎沫，上焦有寒也，不與溫散而反下之，則寒內入而成痞，如傷寒下早例也。然雖痞而猶吐涎沫，則上寒未已，不可治痞，當先治其上寒，而後治其中痞，亦如傷寒例，表解乃可攻痞也。（卷下）

吳謙曰（《醫宗金鑒》）：吐涎沫，形寒飲冷也，不溫散而反下之，則寒飲虛結成痞硬也。當先治其吐涎沫，以小青龍湯治外寒內飲，俟涎沫止，以半夏瀉心湯，乃治痞也。（卷二十三）

高學山曰（《高注金匱要略》）：水寒之氣上泛，肺受逼而失分佈之用，故吐涎沫。是溫之燥之，滲之泄之，始爲正治，乃反欲攻下以去涎沫，則誤矣。故不特涎沫不止，而且胃陽以寒下而益虛，故痞氣上塞於心下，此當先治其本病之吐涎沫。小青龍爲發汗利小便之劑，則散水行飲，而涎沫自止。然後主半夏瀉心以治痞，則填膈降逆，而痞亦平矣。

此是半夏瀉心，徐忠可注爲三黃瀉心，誤人無限。

原文 婦人之病，因虛、積冷、結氣，爲諸經水斷絕，至有歷年，血寒積結，胞門寒傷，經絡凝堅。在上嘔吐涎唾，久成肺癰，形體損分；在中盤結，繞臍寒疝，或兩脇疼痛，與藏相連；或結熱中，痛在關元，脉數無瘡，肌若魚鱗，時着男子，非止女身；在下未多，經候不勻，令陰掣痛，少腹惡寒，或引腰脊，下根氣街，氣衝急痛，膝脛疼煩，奄忽眩冒，狀如厥癲，或有憂慘，悲傷多嗔，此皆帶下，非有鬼神。久則羸瘦，脉虛多寒。三十六病，千變萬端。審脉陰陽，虛實緊弦；行其針藥，治危得安，其雖同病，脉各異源，子當辨記，勿謂不然。（八）

趙以德曰（《金匱方論衍義》）：夫陰陽之運動，有上下，有中外，有歸宿，有倡順。得其道，則變化萬象，各司其用；失其宜，則隨所適而爲病。然二者之要，必尊陽爲主，由陽主動，用以施化者也。而陰者惟虛其體，受之以生育而已。

若夫邪氣在陰，則凝結堅實，實則陽不能入而施化，致生諸病也，其病不可窮矣。然仲景獨敘是數證何也？蓋舉此冷積下焦，至於變易之大法耳，自此而可推病於無窮也。如所謂經水斷絕，胞門寒傷，令陰掣痛，少腹惡寒，或引腰脊，下根氣街，氣衝急痛，膝脛痛煩，皆由陰結下焦，陽不得入，隨所著衝任之脉而爲病也。謂嘔吐涎唾，久成肺癰者，必陰結在腎少陰經。其經上連於肺，水因溢上爲涎沫，久迫上焦之陽，蓄以成肺癰也。謂繞臍寒疝，或兩脇疼痛，與藏相連者，臍在人身正中，四藏應之，其四藏則應於上下左右，蓋是生氣所出之原，五藏皆於此受之。今爲冷邪凝結，生氣不發，邪正相擊，而作寒疝；或臍間冷結，連及兩脇少陽發生之分並而疼痛，故曰與藏相連也。或謂熱中，病在關元者，關元乃小腸火之募也，足三陰、任脉之所會；足三陰、任脉盡爲積冷於小腸，火氣不行，而熱鬱在中，冷熱相搏，故痛在關元。謂脉數無瘡，肌若魚鱗者，陰不化血，無以輸脉生肌，滋潤於外，徒是孤陽行脉，燥消皮毛耳。謂奄然眩冒，狀如厥癲者，爲衝、任、督、陰蹻之脉衝突而逆，陽亂於上，所以如尸厥、癲癇。謂或有憂慘，悲傷多嗔者，此在下腎、肝藏結陰而陽不入，精泄不固，下泄爲帶，魂不舒、志不寧故爾，非鬼神使之也。以此而觀，陰由冷積，榮血內結，不與衛和，內外成病，求之於陰陽變易之道，可一言而盡乎？故仲景既敘其證，復謂三十六病，千變萬端，其雖同病，脉各異源，正恐後人膠柱鼓瑟其證，而不求於陰陽之變化，是以叮嚀告之。吁！獨是證而已乎！《金匱要略》所敘之證皆然也。（卷下）

徐彬曰（《金匱要略論注》）：此段敘婦人諸病之由，所以異於男子，全從經起，舍此則與男子等也。及其變爲各病，因稟之强弱，時之虛實，上下寒熱之偏勝，而見證不同。其治之，或從標，或從本，即前後所述諸病可推，此則言其大概也。"婦人之病"至"胞門"數句，爲一篇綱領，因虛、積冷、結氣六字，尤爲綱中之綱。謂人不虛，則邪不能乘之，因虛，故偶感之冷，不化而積，氣熱則行，冷則凝，冷氣凝滯，久則結，結者不散也。血遇冷氣而不行，則經水斷絕，然有微甚上下不同，故曰：諸。至有歷年血寒者，氣冷則血寒也，胞門，即子宮，所通陰中之門也，爲經水孔道，冷則瘀積，而礙其月水之來矣。"寒傷經絡"至"損分"數句爲一段。謂冷積關元，始時尚微，陽衰之後，榮衛相干，結寒氣注；經絡受傷，相緣上入，而凝堅在上，客邪並之，嘔吐涎唾；久則氣壅而上焦熱，熱則肺傷而癰，初時止氣受寒結，至此漸及形體，故曰形體損分，此爲病之變而在上者也。在中四句爲一段。謂上焦之元氣或盛，而無客邪並之，則寒邪不能上侵；盤結在中，臍主中焦，故繞臍寒疝。寒疝，寒痛也。然兩脅者，肝所主，肝之經爲厥陰，起於下，治於脅，故每與藏相連而痛者有之，不必盡然或有也。"或結熱中"至"女身"數句爲一段。謂人之禀賦不同，中氣弱者，爲寒所侵而疝矣；若其人中氣素熱，下邪並之，即爲熱中病；而關元之寒，客熱不能消之，故痛仍在。然胃熱，故脉數；不由榮分之熱，故無瘡。雖無瘡而客熱所至，榮氣作燥，故肌若魚鱗，魚鱗者，肌粗不滑之狀也。時著男子，非止女身，謂冷氣收斂，不能及人，熱中則氣熱，男女交合感其熱，而男子亦然，非止女身肌粗矣。此上兩段，言病之變，而在中，本爲寒，或爲熱者也。

在下四句爲一段。謂關元以下，寒冷或多，則冷低而經不全妨。但期候不調匀，冷近於陰，故陰痛掣，抽痛也，於是少腹陽氣少則惡寒矣。此言病之變而在下者也。"或引腰脊"四句爲一段。謂病侵下之經絡，則骨節之間，上下無定，自腰脊、氣衝、膝脛，無往不疼者有之，此言病之變於骨節者也。"奄忽四句"爲一段。謂邪入既深，神氣受之，則陰火熾，而元首之陽衰，爲眩爲冒；陽氣虧而神明無主，爲厥爲癲；藏氣既燥，稍或有憂慘相感，則悲傷多嚔。此言病之變於神氣間者也。然厥癲悲傷，似乎有鬼神者，不知前此皆帶脉以下爲病，而非鬼神。帶下者，猶言帶之下，非如今人所謂白帶也。其病之初發，各因形體之寒熱爲寒熱，久則元氣耗而肌肉削，故羸瘦；久則經脉虛而陽氣少，故多寒；三十六病者，十二癥、九痛、七害、五傷、三痼也，詳首卷。"審脉陰陽，虛實緊弦"二句，此總結全篇之治法，謂變雖萬端，總不出乎陰陽虛實。而獨以緊弦爲言者，蓋經阻之始，大概屬寒，故氣結則爲弦，寒甚則爲緊耳。示人以二脉爲主，而參之兼脉也。針藥者，各有相宜也，然病形雖同，脉有各異，所異之部，即爲病源，故脉各異源。此段爲婦科辨證論治之最要語，故令辨記，且戒之耳。（卷二十二）

李彣曰（《金匱要略廣注》）：此節病以一虛字爲主，蓋因虛而至氣結，因氣結而經血斷絕也。故有氣結而爲寒傷者，有氣結而爲熱中者，有氣結而在上、在中、在下者，其種種病證，各循經絡，按部分，皆因虛而得之，《內經》云邪之所湊，其氣必虛是也。在下來多，如崩淋尖血之類。氣衝，即氣街，陽明胃經穴名，在曲骨旁三寸。關元、胞門，見水氣病。三十六病，見篇首。（卷下）

魏荔彤曰（《金匱要略方論本義》）：師至此，遂詳推婦人雜病多由經水，其旨至簡易，而其變至繁賾，因纂爲韻語以誦之。見經水之病，本爲虛寒，標有虛熱，三十六病之由成，而千變萬化所由滋也。師曰：婦人之病，因虛、積冷、結氣。爲諸是婦人常患血虛，而陰血虛由於陽氣冷，陽氣冷斯邪氣結，婦人之病遂起矣。經水斷絕，至有歷年，邪氣結則正氣不行，正氣不行則經血不通，一定之理也。血寒積結，胞門寒傷，經絡凝堅，血不通惟氣寒之故，氣寒血自寒，血寒必積結，積結必結於下焦胞門血室之中。蓋血之寒由於氣寒，而氣之寒又本火之衰也。火衰於下，氣寒於上，胃陽令失，營衛莫禀，而周身之經絡俱凝堅閉塞，百病叢生矣。於是在上嘔吐涎唾，久成肺癰，形體損分。下寒者，必上熱，血氣閉塞，熱又生於醞釀，津亡熱盛，熏灼肺藏，久成癰膿。形體失養於營衛，飲食不能爲肌肉，皮毛焦落，筋骨支羸，虧損分摧，病之見於上焦者如此。此外在中盤結，繞臍寒疝，或兩脅痛，與藏相連，或結熱中，痛在關元。虛寒氣血，在於中焦則盤結不開，爲脹滿，爲痞塞，爲疠痛，種種不同。在下焦則繞臍隱伏，爲少腹冷痛，爲奔豚，爲寒疝，種種不同。傍出者，結於兩脅，如藏府相連，邪高痛下，而痛反在關元，爲下厥上逆之證。其虛寒變熱者，邪結於胃，成爲中消，飲食倍進，而氣血愈敝，何非經血虛寒，肆出之證乎？試診之，而脉數無瘡，肌若魚鱗，時著男子，非止婦人。氣血虛損之極，不通營衛，不榮肌膚，脉數之熱，總爲消中之邪，而遍身甲錯，羸尰之甚，虛勞之病成矣。更且爲骨蒸之熱，更且爲傳尸之妖，穢氣病邪，足以染著男子，非止爲病婦人本身喪亡而已。經血病變至此，不亦危哉？惡哉？此就其經閉，漸至危亡之證言之也。然又有經水之來不時，爲漏下之疾者。經血一月一至，至必聚而多；經血不時而至，至反散而少，所以在下雖不多，而來去之候總不匀，來去無常，長短不齊，經血之病大見矣。〔批〕亦有下未多而候總不匀者，故下來多與下未多亦當作兩證看，而不匀爲病則一也。陰病必歸陰分，陰乃掣痛，少腹惡寒，或引腰脊，下衝氣街。夫血閉經枯，由於虛寒，人已鮮知之矣。血多漏下，未有不以爲血熱妄行，而進滋陰降火之治者。抑知陰掣痛而少腹惡寒，引腰脊，衝氣街，果爲熱耶？果爲寒耶？腰以下，腎之屬，脊以上，陽之路，腎火衰，陽氣弱，開閤之氣不守，而崩漏之血時泄，雖上有浮游之客熱，亦下必虛冷之真寒。溫經血，補命門，容有異治乎？苟仍以爲血熱而誤寒其寒，且或誤虛其虛也。氣衝之急者必痛，膝脛以下疼而且煩，腎虛之人兩腿酸苦，上連心作煩，如無可奈何之狀。男子虛勞家，往往見此證，即師所言脛膝疼煩之證也。下既虛寒，浮火必上炎，忽而眩冒，狀如厥顛。厥者，手足逆冷；顛者，卒倒如仆擊，一名仆顛。虛寒之證，一一如繪矣。此時猶有執痰火之說以進者，真醫道之蠹也。此又就經通漏下，漸至危篤之證言之也。如是二大條，氣血俱損，即未至於此之先，其人必憂慘悲傷，多怒多嗔，發藏躁之證，如鬼如神，莫可測度，豈知皆帶脉病，而經血之在下者，或閉或泄之過，又豈真有神靈之式憑耶？以上初病，猶肌膚潤肥而不覺，久則營衛全敝，乃極羸瘦，診之脉多虛寒。恍然有悟於經血之爲閉爲泄，未有不由於陽虛氣寒者，雖三十六病，千變萬端，而虛寒盡之矣。虛寒不外於經血，婦人之病盡之矣。主治者明此篇師示叮嚀之旨，審脉之陰陽，全不專主陰血分也。言陰血分，必根於陽氣分，而審辨其偏勝，原其宗主，而後可出治也。其間虛實之故，又不外於緊弦二脉。緊者寒也，弦者虛也，氣血充足則柔緩，不足斯弦直也，氣血溫和則平順，虛冷則緊也。觀師單就緊弦二字，以明血閉血泄二證，縱有專兼之診，不出緊弦之義，其示人者可爲深切著明矣。於是行其針者行針，與以藥者與藥，然後補泄之法與正邪虛實相遇，而危而得安，死可回生也。其病雖千變萬端，而以三十六該之。三十六病，又以經閉經泄統之，經閉經泄二大證，復以經血虛寒盡之，是爲病本同也。然病之本同，一本也，標不同，萬殊也。又當隨證認脉考證，而後可無毫厘千里之謬。所以師必云：其雖同病，脉各異源。又在業醫之子，細心辨論，廣其記識，古稽今居，年深月積，理明斯法當矣。顧可謂爲弗然，而漫以施之乎？（卷下）

尤怡曰（《金匱要略心典》）：此言婦人之病，其因約有三端：曰虛，曰冷，曰結氣。蓋血脉貴充悅，而地道喜溫和，生氣欲條達也。否則血寒經絕，胞門閉而經絡阻矣。而其變證，則有在上、在中、在下之異。在上者，肺胃受之，爲嘔吐涎唾，爲肺癰，爲形體消損，病自下而至上，從炎上之化也。在中者，肝脾受之，或寒疝繞臍，或脅痛連藏，此病爲陰；或結熱中，痛在關元；或脉數肌乾，甚則並著男子，此病爲熱中，爲陰陽之交，故或從寒化，或從熱化也。在下者，腎藏受之，爲經候不匀，爲陰中掣痛，少腹惡寒；或上引腰脊，下根氣街，及膝脛疼痛。腎藏爲陰之部，而衝脉與少陰之大絡，並起於腎故也。甚則奄忽眩冒，狀如厥癲，所謂陰病者，下行極而上也。或有憂慘悲噴，狀如鬼神者，病在陰，則多怒及悲愁不樂也，而統之曰此皆帶下。帶下者，帶脉之下，古人列經脉爲病，凡三十六種，皆謂之帶下病，非今人所謂赤白帶下也。至其陰陽虛實之機，針藥安危之故，苟非醫者辨之有素，烏能施之而無誤耶。三十六病者，十二癥、九痛、七害、五傷、三痼也。（卷下）

吳謙曰（《醫宗金鑒》）：此條爲婦人雜病提綱，當冠篇首，以揭病情。"在下來多"之"來"字，當是"未"字。本條皆經水斷絕之病，若係來多，則與上文不合，與下文經候不匀亦不合。又本條內有"此皆帶下"一句，當在"非有鬼神"之下，文義相屬，是傳寫之訛。

此條爲婦女諸病綱領，其病之所以異於男子者，以其有月經也。其月經致病之根源，則多因虛損、積冷、結氣也。三者一有所感，皆能使經水斷絕。至有歷年寒積胞門，以致血凝氣結而不行者。先哲云：女子以經調爲無病，若經不調，則變病百出矣。以下皆言三者阻經之變病。其變病之不同，各因其人之藏府、經絡、寒熱、虛實之異也。如寒外傷經絡，其人上焦素寒，則凝堅在上，故上焦胸肺受病也。形寒傷肺，則氣滯阻飲，故嘔吐涎唾也。若其人上焦素熱，寒同其化，久則成熱，熱傷其肺，故成肺癰，而形體損瘦也。若其人中焦素寒，則在中盤結，故繞臍疝痛也，或兩脇疼痛，是中焦之部，連及肝藏故也。或其人中焦素熱，則不病寒疝，而病結熱於中矣。中熱故不能爲寒疝，而繞臍之痛，仍在關元也。其人脉數當生瘡，若無瘡，則熱必灼陰，皮膚失潤，故肌粗若魚鱗也。然此嘔吐涎唾，寒疝疼痛，肌若魚鱗等病，亦時著男子，非止女子病也。在下未多，謂經候不匀，而血不多下也。邪侵胞中，乃下焦之部，故病陰中掣痛，少腹惡寒也。或痛引腰脊，下根氣街急痛，腰膝疼煩，皆胞中衝任爲病所必然也。或痛極奄忽眩冒，狀如厥癲，亦痛甚之常狀也。若其人或有憂慘悲傷多噴之遇，而見此眩冒厥巔之證，實非有鬼神也。凡此胞中衝任血病，皆能病帶，故諺曰十女九帶也。然帶下病久，津液必傷，形必羸瘦，診其脉虛，審其多寒。豈止病此三十六病，而千變萬端矣。雖千變萬端，然必審脉陰陽虛實緊弦，與病參究，行其針藥，治危得安也。其有病雖同而脉不同者，則當詳加審辨。故曰：子當辨記，勿謂不然也。（卷二十三）

高學山曰（《高注金匱要略》）：人身心肺間之氣，其先天從命門溫溫之火，歷膂脊而上蒸於胸中；其後天從胃中之精悍，歷脾充肺，而外托於胸中。二者合德，而化爲太和之瑞，充周遍滿於胸膈，外爲經絡衛氣鼓動之根，內司中下二焦溫被之化，且其運血養神，提精御氣之妙，爲有生之大寶，故曰宗氣。宗氣者，言雖非鼻祖，而實爲宗子之義。猶之後天離火，正位南方，所以繼乾坤，而主化生萬物之權者也。是氣男女同貴，而尤爲婦人之所更重者，雖已補詳虛勞注中，而本條所論諸證，理奧詞古，苟不悉此氣之根源，及其關係處，則必不能讀，即讀亦必不能解也。虛即指此宗氣空淺而言，蓋謂婦人之病，皆因上焦如霧之氣虛餒，則諸氣漸寒，寒久則凡各處俱積冷矣，如下文所謂胞門、經絡、繞臍、兩脇、少腹、腰脊、氣街、膝脛俱是矣。夫氣以充滿溫和爲流行之本，因虛而積冷，虛則滯結，冷則寒結，故結氣。但虛者氣不運血，冷者氣不溫血，結者氣不行血，三者得一，即能斷經。非至結氣而始不月者，故曰爲諸經水斷絕也。至有歷年，謂宗氣虛至日久，其血寒積結之地，雖不止二者，即此內而胞門寒傷，生機歇絕，外而經絡凝堅，流通無氣，則其經焉得不斷絕耶！以上爲一段。首四句，言婦人諸病，起於宗氣上虛，成於經水下斷，歷年四句，又推所以經斷之故。蓋胞門之氣，逼近血室，而司經水之總區，經絡之血，趨歸血室，而爲經水之原，故兩揭之耳。損指肌膚瘦削而言，分指肉腀離脫而言，膈陽上虛而衝氣犯之，則嘔吐。又肺既受下寒之窘迫，則津液不布，而涎唾上泛，且肺氣踡縮而自壅，則生熱而成癰，又必至之勢也。於是肺不能爲脾胃行精悍以及周身，而形體之肌膚以陰血不榮而日損，其肉腀以陽氣不充而漸分矣。以上三句爲第二段，就因虛二字而言其證，蓋虛在心肺間之宗氣，故見在上之證者如此。若積冷結氣，盤結在於中焦，則爲繞臍寒疝者一。寒疝詳本門，其或見於臍外兩旁之季脅，疼痛下連肝藏者二，以肝居至陰之下，與寒氣尤爲相召故也。且又有血因結而乾，液因血而竭，而變爲燥熱之證，此亦在中焦，故名熱中。其候則拘急之痛，引於關元，又瘡脉多數，今脉數無瘡，正陰虛火熾之診。且其肌肉粗若魚鱗，皆陰不澤陽，水不濟火之候者三也。但此在上在中諸證，雖屬婦人斷經之候居多，然亦時著男子之亡血失精者，非止女身所獨有，又不可不知者也。若因虛而積冷結氣，在於下焦，上虛則不能提挈，故一月再見，或一行半月而來多。又上虛則不能傳送，故過期不行，或行而不暢，而爲不匀等病者有之。其積結在下，則爲冷拘陰沁之掣痛，及少腹中惡寒者有之，又或掣痛，後引腰脊，下引氣街，以致氣衝急痛，且下引之甚，至於膝脛疼煩者有之。以膝脛屬腎，疼煩者，腎氣結而腎精竭之應也。至統上虛下冷而合推其證，下冷上犯，必爲奄忽眩冒，而一時不知人之狀，如陰陽不相順接之厥，而不得從厥治，如陰迸於上之顚，而不得從顚治者有之。以積冷結氣之上侮虛陽，而非真厥、真顚故也。又陽光上虛，而下陰乘之，譬之愁云鬱霧，呃塞太虛之象，故其神境中，嘗若憂虞慘淡，而不勝悲傷，及煩冤而多瞋怒者有之。夫此厥顚憂慘等候，皆由上虛失提，因而赤白帶下，漸致陽愈虛而陰愈竭之證，非有鬼神憑藉，使之若是也。惟此在下來多諸候，始爲婦人之所獨病，而不著男子者矣。然而證則陰虛羸瘦，脉則陽虛多寒，病機變幻，嘗於三十六病之中，千頭萬緒，不可端擬。要不外乎陰陽二氣，司診視者，詳審脉之陰陽，辨其何部正虛，何部邪實，何處脉緊氣寒，何處脉弦氣削。審得在經絡者，則行溫針以通之散之；在胞門、繞臍、兩脅、關元等處者，則行溫藥以補之益之，便可治危得安而無難。誠以病雖同證，而其致病之源各異，非審脉無以爲辨證故也。

此條爲女科之金針。

曹穎甫曰（《金匱發微》）：此統述婦人經水之病也。人之一身，水分與血分平均，乃無有餘不足之弊。若血分不足，水分不受血熱蒸化，則寒凝氣結而月事不行，血凝氣結則痛，不及此時用附子湯以溫之。至有歷年，寒傷胞門，癥瘕凝瘤而堅癖，雖用抵當湯合桂枝茯苓丸下之，猶恐其無濟也。大抵水寒血鬱之證，久必生熱，若凍瘃然，始則寒凝而痛，久乃熱鬱而潰，故有寒在上焦者，始則嘔吐涎唾，久鬱則成肺痿。肺痿肺癰篇云：肺痿或從嘔吐，亡其津液。與此嘔吐涎唾久成肺痿正同。蓋液傷而燥，病在外，不比血熱壅阻，病在肺藏之裏。外燥爲痿，裏實爲癰，故肺癰但有辟辟燥欬，必無嘔吐，此云癰者誤也。《內經》云：肺熱葉焦乃生痿躄。上痿下躄，故曰形體損分。或寒濕據於中部，由胃入腸，繞臍而痛，是名寒疝。此證脈必弦緊，寒在外則惡寒，在裏則不欲食，發即白津出，手足厥冷，此大烏頭煎證也。其痛連兩脅，牽掣腎藏，甚則痛及少腹，此血虛水寒之當歸羊肉湯證也。所謂熱結於中者，亦緣水寒血凝、積久生熱所致，始則痛，痛久則腐爛，瘀血生熱則脈數，外無瘡瘍而血瘀在裏，血不行於肌表，故肌若魚鱗，此虛勞大黃䗪蟲丸證也。此證下後血必純黑，下之不早，必至虛極而死。癸酉正月，予於四明陳姓少年見之，其證肌膚甲錯，腹部外皮焦黑，按之刺手，渴飲，徹夜不寐，大便纍日不行，予因其內有乾血也，用百合地黃合桃核承氣輕劑，當晚下黑血無算。下後，覺惡寒甚，天明肢厥脈伏，病家大驚，乃就近延四明某醫士，投以炮薑、附子，脈出身和，後予以附子理中繼之，已得安睡，並能食，病家以爲無患矣。後聞於六七日後，病者一寐不醒，蓋乾血雖云而正氣不支矣。然後嘆時著男子非止女身之說，信而有徵也。"在下未多"，於義未通，當系"來"字之誤，溫經湯方後月水來過多，當即此證。否則上既有血結胞門一證，此更別出經候不勻一證，豈得謂之未多耶？蓋在下來多，既下經候不勻之說，或一月之中經來二次，或月信過多間日再來，或經行多日，以致前後參差不一，皆得以"來多"名之。厥陰之絡，入於陰中，血虧而絡燥，故令陰掣痛。血海在少腹左右，血海不溫，故少腹惡寒。腰爲水藏，後通督脈，水濕壅滯，陽氣不通，則本藏及背脊痠疼。氣街爲足陽明動脈，在腿腹之交，亦名氣衝，此脈由髀關抵伏兔，下膝臏，循脛外廉，下至足跗，寒濕上阻，陽氣被壓，故氣衝急痛，膝脛疼煩，此脈水藏不足則燥而掣痛，爲陽明之大承氣證。水濕太過，陽氣內陷，乃見此證。腎藏之寒水一日不泄，陽氣一日不通，桂枝芍藥知母湯、麻黃附子細辛湯，俱可參酌用之。血虛之人，往往猝然眩暈，顛仆道左，狀如厥顛者，謂如暴厥而顛仆也。此證西醫謂之腦貧血。治此者宜大補氣血，近世所傳防眩湯大有成效。此證氣血兩虛，氣虛則多悲，血虛則善怒，忽然顛仆，忽然悲哭，忽然嗔怒，狀若神靈所作，其實非有鬼神，昔人謂之帶下病（凡血虛陰虧證癥瘕蓄血之類皆是，不專指淋瀝）。始病不覺，久乃羸瘦，此證多由血虛生寒，故但曰脈虛多寒，而無脈實多熱之證，婦人有十二癥、九痛、七害、五傷、三因，共三十六病，變端百出，皆當決之於脈。脈左爲陰，屬精與血；右爲陽，屬氣與水。或水盛而血寒，或液枯而血燥，而論脈終以緊弦者，緊則以始病氣結在外，在內之血熱猶足與之相抗。至於沉弦，則水寒而血熱消沮矣。治此者，或針瀉期門，或針引陽氣。血結者氣實，藥以瀉之；水寒者陽虛，藥以溫之。所以針藥異用者，謂驗其脈而知病源不同也。此節或仲師自述師承，或門人述仲師之訓，與全書文體不類，或亦因論列婦人雜病而附存之歟！（卷之四）

原文 問曰：婦人年五十所，病下利，數十日不止，暮即發熱，少腹裏急，腹滿，手掌煩熱，唇口乾燥，何也？師曰：此病屬帶下，何以故？曾經半產，瘀血在少腹不去。何以知之？其證唇口乾燥，故知之，當以溫經湯主之。（九）

溫經湯方

吳茱萸三兩　當歸　芎藭　芍藥各二兩　人參　桂枝　阿膠　牡丹皮去心
生薑　甘草炙，各二兩　半夏半升　麥門冬一升，去心

上十二味，以水一斗，煮取三升，分溫三服。亦主婦人少腹寒，久不受胎，兼取崩中去血，或月水來過多，及至期不來。

趙以德曰（《金匱方論衍義》）：問下利不止之故，答以此屬帶下，何哉？夫婦人二七天癸至，任脈通，太衝脈盛，月事以時下；七七太衝脈衰，天癸竭，地道不通，經水遂止。今以婦人年五十，經水已絕，胞門閉塞，衝任不復，輸瀉之時，其所積瘀血既動，不得自胞門化為帶下，無所從出，大便屬陰，故就大便作為下利矣。

按《大全良方》嘗集是方，云出《千金》，治女人曾經小產，或帶下三十六病；以或字分之為二。《金匱》以帶下原於小產瘀血，乃一證耳。而《大全良方》云所治之情如此，豈帶下三十六病無濕熱之實邪者，而盡原於瘀血之虛寒者哉？竊謂帶脈居身形之中，束十二經絡與奇經八脈，凡各經挾寒熱之邪，過而傷之，動其衝任，則氣血為之不化，心腎為之不交，變成赤白漏下。治之必察始感何邪，何經傷害，終傳為虛與否，發何餘病，脈見何象，令在寒暑，隨宜以起，度量治之可也。豈直概云三十六病，盡切於是方乎？終不若仲景之立言有原委，而可為後世法也。

蓋小產，則是胞脈已虛，不能生新推陳，致血積瘀在下，而發生之氣起於下焦。固藏之政亦司下焦，下焦瘀積，既結於陰，則上焦之陽不入矣，遂成少腹裏急，腹滿。因藏既失政，則五液時下；其陽至暮當行於陰，而不得入，獨浮於上，為發熱，為掌上熱煩，為唇口乾燥，故必先開痹破陰結，引陽下行。皆吳茱萸能主之，益新推陳。又，芎、歸為臣，牡丹皮佐之。然推陳藥固多，獨用牡丹皮者，易老謂其能治神志不足，則是血積胞中，心腎不交，非直達其處者，不能通其神志之氣。用半夏以解寒熱之結；阿膠、人參補氣血之不足；麥門冬助牡丹皮引心氣入陰，又治客熱唇口乾燥；桂枝、生薑發達生化之氣；甘草益元氣，和諸藥。婦人小腹寒，不受胎者，崩中去血者，皆因虛寒結陰，而陽不得入耳，盡可治之。設以脈沉數，而陽乘陰者，亦是以為帶下不成孕、崩中去血等證，又焉可用是治之？必須脈辨也。（卷下）

徐彬曰（《金匱要略論注》）：此段言歷年血寒積結胞門而甚焉者也。故就婦人之年暮，經水斷絕者，而亦必據證斷之，以立法也。謂婦人年五十，其天癸已絕，應不從經血起見矣，然而病證下利，數十日不止，知非偶感矣。暮即發熱，病屬陰矣。少腹裏急，明乎病屬下焦矣。因而腹滿，是雖脾病，而根於下焦矣。手掌煩熱，掌屬心，心主血，血鬱則熱煩也。唇口必得脾家榮氣而津潤，榮氣鬱，則陰火從之，故乾燥非渴也，渴則為胸中熱，胸無熱，而但陰分有鬱火，故不渴而乾燥也。然皆非相因的對之證，故

疑而問，仲景乃略其下利發熱腹滿，而斷之爲帶下，且決其曾經半產，瘀血在少腹不去。謂下利而發熱，陰虛者有之；因而少腹裏急，下多亡陰者有之；腹滿，脾虛者有之；手掌煩熱，陰虛者亦有之；若唇口，乃榮氣所主，下利之病不應見此。然而有是證，又合之少腹裏急，手掌煩熱，明是血瘀而火鬱，所以心得之而掌熱，脾得之唇口燥，故曰：其證唇口乾燥，故知之。藥用溫經湯者，其證因半產之虛，而積冷氣結，血乃瘀而不去，故以歸、芍、芎調血；吳茱、桂枝以溫其血分之氣而行其瘀；肺爲氣主，麥冬、阿膠以補其本；土以統血，參、甘以補其虛，丹皮以去標熱；丹皮亦能行血然下利已久，脾氣有傷，故以薑、半正脾氣。名曰溫經湯，治其本也。唯溫經，故凡血分虛寒而不調者，皆主之。（卷二十二）

李彣曰（《金匱要略廣注》）：婦人年五十，則已過七七之期，任脉虛，太衝脉衰，天癸竭，地道不通時也，所病下利，據本文帶下觀之，當是崩淋下血之證。蓋血屬陰，陰虛故發熱，暮亦屬陰也。任主胞胎，衝爲血海，二脉皆起於胞宮而出於會陰，正當少腹部分，又衝脉俠臍上行，故任衝脉虛，則少腹裏急，有乾血，亦令腹滿。《內經》云任脉爲病，女子帶下瘕聚是也。手背爲陽，手掌爲陰，乃手三陰經過脉之處，陰虛，故掌中煩熱也。陽明脉俠口環唇，與衝脉會於氣街，皆屬於帶脉，《難經》云血主濡之，以衝脉血阻不行，則陽明津液衰少，不能濡潤，故唇口乾燥，斷以病屬帶下，以曾經半產，少腹瘀血不去，則津液不布，新血不生，此唇口乾燥之所由生也。

李昇璽曰：婦人血虛，津液不足者，多致口乾，血瘀津液不布者，亦致口乾。此際毫厘之辨，須要諦審。

《內經》云：血氣者，喜溫而惡寒，寒則凝濇不流，溫則消而去之。此湯名溫經，以瘀血得溫即行也。方內皆補養氣血之藥，未嘗以逐瘀爲事而瘀血自去者，此養正邪自消之法也。故婦人崩淋不孕、月事不調者，並主之。（卷下）

魏荔彤曰（《金匱要略方論本義》）：婦人有非時漏下者，爲經水未斷，在天癸未絕之年也。若七七之期已盡，經血之爲病，宜乎息矣。不知天癸水絕，而瘀血未除，病猶本於經血。婦人年五十後仍如此，況正當經血未去之時？十病八九，原始於是可知矣。問曰：婦人年五十所，下利數十日不止，暮即發熱，少腹裏急，腹滿，手掌煩熱，唇口乾燥，何也？師曰：此病屬帶下。帶下俗言各色帶下，乃帶下中之第一病。凡經血之病，屬之帶脉以下者，俱可名之也。沈氏目南之說頗明，今附載於篇末。蓋帶下之故，成於瘀血，而瘀之故，由於曾經半產，胎未滿足，有傷而墮。其人陽盛則易致於崩漏，陰盛則易成乎邪癥，瘀血在少腹，久留不去，迨年齒已衰，積瘀成熱，傷陰分，發邪火，與經血方行之少婦經閉作熱，理無二也。其外證必見唇口乾燥。唇口爲津液徵驗，津液之虧，乾燥必甚，不治將與脉數無瘡，肌若魚鱗，漸成危迫之證無異也。知之早，斯可以預圖之，主以溫經湯，開散瘀血爲主治。而瘀血之成，成於陰盛，故用吳茱萸之辛溫，以引芎藭、芍藥、丹皮、阿膠入陰血之分，補之正所以泄之也；加人參、桂枝、生薑、甘草、半夏群隊陽性之藥，以開陰生陽，溫之即所以行之也；再加麥冬以生津治標，洵陰陽本末兼理之法也。方後云：婦人少腹寒，久不受胎，兼崩中去血，或月水之來過期。及至期不來，俱主之。可見經水之來去失度，悉關血分之寒熱，而血分之寒熱，實由氣分之虛實。方中以補氣爲調血，以溫經爲行瘀，較之時下滋陰養血之四物湯、破瘀行氣之香附丸，義理純駁粲然矣。竟有不知瘀血陰寒，而妄施攻下者，則又下工之下者也。（卷下）

尤怡曰（《金匱要略心典》）：婦人年五十所，天癸已斷而病下利，似非因經所致矣，不知少腹舊有積血，欲行而未得遽行，欲止而不能竟止，於是下利窘急，至數十日不止。暮即發熱者，血結在陰，陽氣至暮不得入於陰，而反浮於外也。少腹裏急腹滿者，血積不行，亦陰寒在下也。手掌煩熱，病在陰，掌亦陰也。唇口乾燥，血內瘀者不外榮也，此爲瘀血作利，不必治利，但去其瘀而利自止。吳茱萸、桂枝、丹皮入血散寒而行其瘀，芎、歸、芍藥、麥冬、阿膠以生新血，人參、甘草、薑、夏以正脾氣，蓋瘀久者榮必衰，下多者脾必傷也。（卷下）

高學山曰（《高注金匱要略》）：《傷寒》《金匱》中，最難理會之文，莫如本條，以問意、答意、方意，俱似不相承貫故也。蓋問語平鋪，敘證錯雜，覓其所問之頭緒，一難。答則丟開問中下利，劈空斷爲帶下，又略過問中諸證，獨取唇口乾燥一語，爲確診，而皆不言其所以然之故。如半產血瘀，何以便帶下，帶下又何以便下利之類。又唇口乾燥，亦下利傷陰之兼證，何以便斷爲帶下者，二難。至於斷病，則曰少腹瘀血，病屬帶下，是在下焦矣，而診病何以却在上焦之唇口乾燥。湯名則曰溫經，謂溫經以去瘀血則可，謂溫經而並除帶下，是何理也？又本文明以唇口乾燥爲之據，投以本湯中之吳茱萸、薑、桂，而不虞其更乾更燥，又何義耶？且問證如彼，主治如此，仲景當日將置下利不止等候於不問乎？抑治此而愈彼之道，將何奧旨乎？此三難也。何怪乎諸注之不能中其款窾乎哉！不知問意，以婦人年五十所一句，謂天癸已竭，地道不通之時，撇開經血胎產，毫不著想，單重下利一病，而問其是寒是熱耳。故曰下利一證，寒熱異因，各有確證，今數十日不止，大似中焦氣寒，而失分理之司，下焦氣虛，而無關鎖之候。然久利以發熱爲欲止，因陽氣有起伏之機故也，乃暮即發熱而利不止，則又非虛寒可斷矣。且少腹裏急而下墜，腹中脹滿而痞塞，又似內有陰寒之據，然手掌煩熱，唇口乾燥，又却似內有陽熱之符。此種下利，其或寒或熱，將何推斷耶？帶下，以妊娠門二條按之，當就漏血之赤帶而言，非指白帶也，瘀血不去，即致帶下，雖詳妊娠漏血注，然與妊娠之漏血有分別者。以妊娠之血，爲不得入胞胎而下從血室，此處之帶下，又肝血之絡，爲瘀血所阻，而不得入血室，故自下也。答意雖就諸證，層層細推，却又專從婦人著眼，專從婦人之年五十所著眼，而斷出者也。蓋利至數十日，裏急腹滿，俱似寒因，暮即發熱，手掌煩熱，俱似陰虛之熱因。寒熱既不應互見，且唇屬脾，口屬肺，唇口乾燥，熱利爲合。又與數十日不止，及裏急腹滿者，尤不應兼見，故知其平日素有赤帶之病，以致脾肺不滋，故唇口乾燥。血液同竭，故手掌煩熱，暮即發熱。血虛者，氣自寒，故利數十日不止，及裏急腹滿也。以其在婦人，故知其瘀血在少腹不去，以其年五十所，故知其非目前之瘀，而爲曾經半產所得之舊病也。然則不當從利爲治，但行其瘀，而使血液歸經，則帶下可除，止其帶而使血液內潤，則暮熱掌熱，及唇口乾燥者亦解。究之血裕氣溫，將並數十日不止之利，及裏急腹滿者，可不治而自愈矣。名之曰溫經湯者，血氣得寒則凝，得溫則暢也。以辛溫之薑、桂爲主，而以善降之半夏，善斂之芍藥佐之，則溫下而適所以去下焦之瘀也。因瘀而肝血阻於血室之絡，以致血不得由血室而外達上供，故下陷而帶下，漸成煩熱乾燥之候。故以芎、麥之上滋者，補上焦之血；膠、歸之下滋者，補下焦之血。而以善行陰陽之丹皮，分走而各注之，所以治暮熱掌熱，唇口乾燥等候也。又血虛氣寒而至於下利，究當責之陽明之府，故用苦溫之茱萸，甘溫之人參，而托以守中之甘草，則胃府之陰陽起復。譬之大地春融冰消雪化，田疇氣煖，冰脫濕乾之象，將瘀去而利亦自止矣。

　　婦人少腹寒而不受胎，雖無血瘀，而此湯能溫中以溫下，故亦主之。崩中去血，是非期而暴下，月水過多，指至期而大下，皆中寒失提，下寒失守之候，故兼取諸此也。至期不來，又中虛而精悍不生，下虛而氣血自短所致，故亦取之耳。

　　婦人之月水，名之曰經血者，以其由十二經脉盈滿之氣，從月光之虧損，而瀉下之義也。但其源委，則有兩路，從胃府發精之根，歷脾肺肝腎，以及於心，凡經過之藏府，各私取以自潤其經脉者，一也。又肝爲血藏，藏中之餘血，由肝絡而內從血室，以外達經絡，與各藏府所榮經脉之血會成一片者，又一也。此如潮起之象，其少火生氣，潛滋暗長，至三十日則經脉外滿，而不受兩血之注，遂使外氣平而內氣不長，且外盛者具反注之勢，故氣伏潮落。而十二經脉之血，闔歸血室，而下爲月水矣。此係血瘀少腹之肝絡，肝藏內血，欲由血室而外達以養經，因絡阻而不得透過血室，故無期而帶下。我故曰：與妊娠漏血有別，又曰：使血液歸經者此也。

　　曹穎甫曰（《金匱發微》）：據《內經》女子七七四十九而天癸絶，則婦人年五十所而病下利，數十日不止，似與月事無關。但營氣夜行於陽，今病者暮即發熱，病在血分可知，加以少腹裏急，則瘀當在膀胱血海，腹滿爲脾濕下陷，手掌煩熱、唇口乾燥，脾精不得上行之象也。以病源論，當用大黃䗪蟲丸；以現狀論，當用附子理中丸。然則師何以指爲帶下證，所用者乃爲溫經湯，治遠因而不據近因，不可不求其故也。蓋帶下之證，寒濕下注而浮陽上昇，下寒故少腹急，上燥故唇口乾。蓋此婦舊有淋濁，少腹常急，唇口常燥。究其遠因，則以曾經半產，少腹留積敗血，久而腐化，乃下白物，寒濕從之，歷年不愈，津液下滲，故唇口燥；積瘀不盡，故少腹急。此二證爲未經下利時所恒有。今淋瀝中止而病下利，知其血寒濕勝，陷入大腸，瘀血業經腐爛，故不用大黃䗪蟲丸；病不在中而在下，故不用附子理中湯。用溫經湯者，推其原以爲治也。方中芎、歸、芍、膠、丹皮，以和血而通瘀，桂枝以達鬱而通陽，生薑、半夏以去水，麥冬、人參、甘草以滋液而潤上燥，吳茱萸疏肝燥脾、溫中除濕，故不治利而利可止也。予按此爲調經總治之方，凡久不受胎，經來先期後期，或經行腹痛，或見紫黑，或淡如黃濁之水，施治無不愈者。曾記寓華慶坊時，治浦東十餘年不孕之婦，服此得子者六七家，江陰街四明范姓婦亦然，此其成效也。（卷之四）

原文 帶下，經水不利，少腹滿痛，經一月再見者，土瓜根散主之。（十）
土瓜根散方 陰癲腫，亦主之。
土瓜根　芍藥　桂枝去皮　䗪蟲熬，各三分
上四味，杵爲散，酒服方寸匕，日三服。

趙以德曰（《金匱方論衍義》）：此亦如上文，謂因瘀血而病者。經水雖有不利、一月再見之不同，然皆衝任脉瘀血之病，故可同治之。

土瓜根者，能通月水，消瘀血，生津液，津生即化血也；芍藥主邪氣腹痛，除血痹，開陰塞；桂枝通血脉，引陽氣；䗪蟲破血積；以酒行之。

非獨血積衝任者有是證，然肝藏血，主生化之氣，故與衝任同其病；而脉循陰器，任、督脉亦結陰下，故皆用是湯治之。癩腫者，非惟男子之睪丸，而婦人之陰戶亦有之，多在產時瘀血流入作痛，下墜出戶外。（卷下）

徐彬曰（《金匱要略論注》）：帶下，即前所謂"此皆帶下"，非專指赤白帶也。蓋古人列婦人因經致病，凡三十六種，皆謂之帶下病，故此節冠以帶下二字，後不復重出耳。不利者，不能如期也。因寒而瘀，故少腹滿痛。然既有瘀而不利，則前經行未暢者，不及待後月正期，乃一月而再見也。藥主土瓜根散者，土瓜即草部王瓜也，性苦寒，善驅熱行瘀；䗪蟲兼活血，芍藥斂陰中正氣；桂枝行經絡之滯，而積冷自散。因有瘀滯，故以土瓜爲主，必合桂枝，所謂寒因熱用也。*此比去瘀血湯，乃漸化之也，得力在桂枝。*（卷二十二）

李彣曰（《金匱要略廣注》）：帶下，少腹滿痛，有時經水不利，有時經一月再見，行止遲速不調者，皆瘀血爲患也。土瓜根破瘀血，䗪蟲下血閉，桂枝導氣行陽，芍藥泄邪養陰，則瘀血行經自調矣。陰癩腫亦屬瘀血閉濇，故並治之。（卷下）

魏荔彤曰（《金匱要略方論本義》）：再有帶下病經水不利，少腹滿痛，經一月而再見者，即前言所下不多，經候不勻之證也。經來不利，止後又來，瘀血在少腹爲患之權輿也。不治則漸成大病，非崩漏不止，即經閉不來矣。主之以土瓜根散，並下陰癩腫，無非清熱散瘀之義也。杵爲散，以酒服，用陰必遠陰，恐桂枝之升陽力不足，故用酒之溫散以行瘀。而不爲湯、丸，而爲散，散者散也，制方之理微矣乎！（卷下）

尤怡曰（《金匱要略心典》）：婦人經脉流暢，應期而至，血滿則下，血盡復生，如月盈則虧，月晦復朏也。惟其不利，則蓄泄失常，似通非通，欲止不止，經一月而再見矣。少腹滿痛，不利之驗也。土瓜根主內痹瘀血月閉，䗪蟲蠕動逐血，桂枝、芍藥行榮氣而正經脉也。（卷下）

吳謙曰（《醫宗金鑒》）："再"字當是"不"字，若是"再"字，一月兩來，與上文不利不合，是傳寫之訛。

此亦前條在下未多，經候不勻之證。帶下，胞中病也。胞中有宿瘀，從氣分，或寒化，則爲白帶；從血分，或熱化，則爲赤帶；從氣血寒熱錯雜之化，則爲雜色之帶也。若兼經水不利，少腹滿痛，乃有瘀血故也。其經至期不見，主以土瓜根散者，土瓜能逐瘀血，䗪蟲能開血閉，桂枝合芍藥舒陽益陰、通和營氣，則瘀去血和，經調帶止矣。（卷二十三）

陳元犀曰（《金匱方歌括》）：此條單指經水不利之帶下病也。經者，常也。婦人行經，必有常期。尤云：血滿則行，血盡復生，如月之盈虧，海之潮汐，必定應期而至，謂之信。此云經水不利、一月再見者，乃蓄泄失常，則有停瘀之患也。然瘀既停，必著少腹之間作滿而痛也。立土瓜根散者，爲調協陰陽，主驅熱通瘀之法。方中桂枝通陽，

芍藥行陰，使陰陽和，則經之本正矣。土瓜根驅熱行瘀，䗪蟲蠕動逐血，去其舊而生新，使經脉流暢，常行不亂也。（卷六）

高學山曰（《高注金匱要略》）：此即上條之初證也。帶下，亦指赤帶，詳已見。經水不利，因經脉之血，止有脾胃一路上供，而肝藏之血，陸續漏下，以致經脉之氣血虧淺，故至期之經水不暢利也。少腹滿痛者，血瘀氣滯之應也。經一月再見，又承帶下而言。蓋謂帶下一證，又致各經經氣上虛，因而不能包護，以至一月再見者。二者就延日久，俱成上條利下等證，故宜即主此以愈之，無使漸成溫經湯之候也。芍藥下引而入血分，䗪蟲陰性而行血結，桂枝辛以散之，溫以行之，合三味而去瘀之功用全矣。土瓜根為蔓引之本，其性上行，蓋蔓引則走經脉，上行則托住肝藏之血，而使上充十二經脉之義也。以其為上條之初證，陰血未傷，故於溫經湯，則少用歸、芎、膠、麥；陽氣未寒，故於溫經湯又少用參、薑、吳茱萸者，此也。夫瘀去而肝血得從血室以歸經脉，故帶下除，而少腹之滿痛亦止。經脉氣充，而下伏於血室者有勢，故經水自利，又血上滋而氣自裕，則包護有力而尤能提挈，故一月再見者亦愈矣。

血下瘀，則陰癩；氣下鬱，則陰腫。本方為行血提氣之藥，故亦主之。

曹穎甫曰（《金匱發微》）：帶下經水不利、少腹滿痛，其為胞中蓄血可知。血瘀則生熱，血分有熱，故經一月而再見，且行經之期，既以有所阻礙，不得暢遂，餘血停頓，遂與後月正期經水合併充切，不及期而先事排泄，滿者必溢，理固然也。土瓜即王瓜，味苦性寒，能驅熱行瘀，黃疸變黑，醫所不能治，用根搗汁，平旦溫服，午夜黃從小便出即愈，此可證通瘀泄熱之作用。芍藥能通凝閉之血絡，故瘍科方書常用京赤芍。䗪蟲即地鱉蟲，生竈下亂柴塵土中，善攻積穢，不穴堅土，故大黃䗪蟲丸、下瘀血湯用之，傷科亦用之，取其不傷新血也。用桂枝者，所以調達肝脾，變凝結為疏泄也。此土瓜根散之旨也。（卷之四）

原文 寸口脉弦而大，弦則為減，大則為芤，減則為寒，芤則為虛，寒虛相搏，此名曰革，婦人則半產漏下，旋覆花湯主之。（十一）

旋覆花湯方
旋覆花三兩　葱十四莖　新絳少許
上三味，以水三升，煮取一升，頓服之。

趙以德曰（《金匱方論衍義》）：此嘗出《傷寒論》脉中。成無己注曰：弦則為減，減則為寒者，謂陽氣少也；大則為芤，芤則為虛者，謂血不足也。所謂革者，言其既寒且虛，則氣血改革，不循常度。婦人得之，為陰血虛，而不能滋養，故主半產漏下。注文止言如是，未嘗明言弦大相搏之義，自今以三味藥觀之，不得無疑焉？

本草謂旋覆花主結氣，脅下滿，通血脉，去五藏間熱，補中下氣。葱白亦主寒熱，安胎，除肝邪。二藥更能止血。新絳未審何物，當是緋帛也。凡系帛皆理血，血之色紅，用絳猶切於活血。肝為藏血，主生化，故衝任之脉成月事及胞胎者，皆統屬之。三味藥入肝理血，除邪散結，豈非為氣陽也，血陰也。氣少則無陽，無陽則寒；血虛則無陰，無陰則熱；兩虛之寒熱相搏，以害其肝之生化歟？若不明其相搏，正謂其虛，何以用旋覆花、葱白皆解客熱之邪者，而不用溫補其虛寒者乎？（卷下）

徐彬曰（《金匱要略論注》）：此段言弦大之脉，並見於寸口，是病氣上浮，見於陽部，乃正氣虧而病氣勝也，故脉先見弦。弦則衛氣結，又見大，大則虛而不能斂，故釋之曰：弦則爲減。謂正氣已減，然正氣何緣而減，以寒邪乘之，乃氣結而減也，故曰：減則爲寒。又釋之曰：大則爲芤。謂有邊無中，芤如按葱也，然脉何緣而中空，以元虛不實，乃中弱而空也，故曰：芤則爲虛。虛寒相搏，病始於下，而脉見寸口陽部，是外實內虛如鼓，故名曰革。婦人妊娠及行經，必陰陽相維而後無病，今陽浮陰弱，不能養胎，故半產或下血而爲漏下，此因虛而寒氣結也，結則氣不攝血而漏下矣。故以旋覆開結氣，而通其虛中之滯；加葱行其氣也；加絳少許，即新染絳色絹也，以此爲血分引經耳。

論曰：半產漏下，血虛可知，不用補血藥者，蓋虛而兼寒，是有邪矣。故以開結爲主，結開而漏止，其血自生，不必補也。若有邪而補，則邪盛而漏愈甚，未得益，先得損矣。（卷二十二）

李彣曰（《金匱要略廣注》）：血以養胎，而實藉氣以生血，所謂陽生則陰長也。若氣虛則上逆不能下濟所謂不能納氣歸元是也，血亦虛而下陷，不能中守，故致半產漏下。蓋肺主天氣，位高而氣下降，旋覆花入肺經而降氣，氣降則與血交，氣血相生，煦濡不絕，胎可保矣；葱入陽明經以安胎，蓋陽明即中衝脉，爲氣血之海，主供應胎孕者也；新絳者，紅花染成，用以引經活血，然不竟用紅花，而用紅花所染之新絳，何也？蓋桑乃箕星之精，《神農本經》稱桑皮治五勞六極，崩中絕脉，補虛益氣，蠶食其葉，吐絲織絹，紅花染成絳色，絲有綿綿不絕之形，絳有入心化赤之義。蓋醫者意也，以此治半產漏下，欲使胎氣繼續無窮，源源生血之妙，所謂因其類相感，而以意使之者也。

李瑋西曰：此節本經凡三見，意各不同，前二篇兩引此者，一主虛勞，一主亡血。本篇引此，則專主半產漏下而言也，須有分曉。（卷下）

魏荔彤曰（《金匱要略方論本義》）：此條已見於虛勞中，兼男子而言之也，今復見於此，專爲婦人發論也。半產漏下，俱氣不足以統血，血無所攝而下趨，所以有胎即半產，而不能滿足十月，無胎即漏下不止，而經血愈傷也。此胃氣虛寒之極，故血分之病見於婦人，而氣分之病見於男子。雖其所稟先天陰陽有異質，而後天氣衰，則又各爲一病，其理固甚同也。其虛寒之義，已詳注於虛勞中，合觀之可見矣。孰謂男子爲陽主氣，宜偏治氣，女子爲陰主血，宜偏治血乎？顧知治氣可以兼治血，專治血反足以傷氣也乎。在虛勞中不出方者，意主男子，別爲立法也；此條下出旋覆花湯，主婦人經血之治也。旋覆花清陽，氣分藥也；佐以葱之通陽，無非爲氣分虛寒主治也；加以新絳少許，引入血分，而下趨之血，可以隨昇舉之陽氣而思返矣。（卷下）

尤怡曰（《金匱要略心典》）：本文已見虛勞篇中，此去"男子亡血亡精"句，而益之曰"旋覆花湯主之"，蓋專爲婦人立法也。詳《本草》旋覆花治結氣，去五藏間寒熱，通血脉；葱主寒熱，除肝邪；絳帛入肝理血，殊與虛寒之旨不合。然而肝以陰藏而舍少陽之氣，以生化爲事，以流行爲用，是以虛不可補；解其鬱聚，即所以補；寒不可溫，行其血氣，即所以溫；固不可專補其血，以傷其氣；亦非必先散結聚，而後溫補，如趙

氏、魏氏之說也。（卷下）

吳謙曰（《醫宗金鑒》）：此條詳在《傷寒論·辨脉法篇》，錯簡在此。"旋覆花湯主之"一句，亦必是錯簡。不然，半產漏下，氣已下陷，焉有再用旋覆花下氣之理。（卷二十三）

高學山曰（《高注金匱要略》）：文義脉象，注見血門。婦人半產漏下，以上虛失提，外虛失裹之所致。葱性辛溫，而先降後昇，爲下通腎陽以外達之品，故白通湯之用之者，蓋取諸此也。旋覆花用至三兩，而且以之名湯，其意有二：夫上虛者必有陰氣乘之，旋覆能降逆陰，以爲昇陽之地者，一也；又取並力下趨葱性，以溫腎陽者，二也。淺紅曰絳，新絳者，新紬所染之絳色也。以蠶絲口吐，其性上行，而紅花所染之絳，又從其色而上入心膈之義，明系一小腎氣丸。蓋以辛熱多氣之葱莖代桂、附，以收降之旋覆代地黃、山萸，以上行心膈之新絳代丹皮，則其先資下降，而徐引上昇，以補益其宗氣，俾上提外裹者有力，而半產漏下自止矣。然本方不過救急之劫藥，若求穩著，畢竟以建中、腎氣湯丸，爲的當而無弊，千載以後，自有高明者以余言爲不謬。又豈止仲景在天之靈，默爲之首肯乎哉！

嚴鴻志曰（《金匱廣義》）：寸口陽部之脉，弦而且大，弦則爲減爲寒，大則爲芤爲虛，虛寒相搏，名曰革脉。婦人見此脉，必半產漏下也，旋覆花湯主之。旋覆花、新絳、葱三味，善通血絡，所謂通因通用，其病自愈也。尤在涇謂此節本文，已見虛勞篇中，此去男子亡血失精句，而益之曰旋覆花湯主之，蓋爲婦人立法。（卷四）

曹穎甫曰（《金匱發微》）：此節一見於虛勞，一見於吐衄下血，二篇皆無方治，多"男子則亡血失精"七字。蓋節末但有婦人句，語意正未畢也，不知何時淺人將末句刪去，又將肝着方治旋覆花湯闌入，藥不對病，此又何足致辨。若錢乙所謂半產漏下，氣已下陷，焉有用旋覆花下氣之理？特爲中下人說法耳。妊娠篇不云婦人漏下及半產後下血不絕，膠艾湯主之乎？然則無乾薑者爲膠艾湯，加乾薑即爲膠薑湯，方治即在後一節。本條特爲後一節補出脉象，原本固無方治也，說解詳前。（卷之四）

原文 婦人陷經，漏下，黑不解，膠薑湯主之。（十二）臣億等校諸本，無膠薑湯方，想是妊娠中膠艾湯。

趙以德曰（《金匱方論衍義》）：氣倡而血從，則百脉流動，以候天癸而後去。苟有邪以沮之，則血不從其氣，而自陷於血海；血海者，腎主之，腎者，寒水也，其色黑，是以漏下黑矣，猶《內經》所謂結陰下血類也。方雖不見，然以艾、薑二物，亦足治之。艾火於皮膚灸之，尚能內入，況服之而不自陽引入之於陰？薑以散其結陰，開通腠理，致津液行氣也。（卷下）

徐彬曰（《金匱要略論注》）：婦人之經，雖從下出，實由心胃之氣主之，故昇降有期。今曰漏下，是無期也，所漏者黑，是下有因寒而滯之物，故曰陷經，陷者有降無昇，久則爲黑色。故以膠艾湯主之，乃四物加甘、膠、艾，四物通調肝血，加甘、膠峻補之，病本於寒，故以艾溫而行之也。

論曰：丹溪謂婦人之經，淡爲有水，紫爲熱，黑爲熱極，故兼水化，假令其人，素從熱病來者容有之，然而仲景之言，道其常也。（卷二十二）

李彣曰（《金匱要略廣注》）：陷經漏下，謂經脉下陷，而血漏下不止，乃氣不攝血也。黑不解者，瘀血不去，則新血不生，榮氣腐敗也。然氣血喜溫惡寒，用膠薑湯溫養氣血，則氣盛血充，推陳致新而經自調矣。

阿井通濟水，用阿井水煮膠，《內經》以濟水爲天地之肝，肝藏血，屬風木，故入肝，治風證、血證如神。又乾薑本辛，炮之則苦，守而不移，功能止血，蓋血虛則熱，熱則妄行，薑炒黑則能引補血藥入陰分，血得補則陰生熱退，且黑爲水色，故血不妄行也。此薑是炮薑。（卷下）

魏荔彤曰（《金匱要略方論本義》）：再有婦人陷經漏下，色黑而不能解止者，人皆以爲血熱妄行矣，不知血寒方瘀，血瘀方黑，豈血熱哉？主之以膠薑湯，入乾薑於阿膠中，補陰用陽之義也。林億注謂即膠艾湯。艾與薑同爲溫經行血之治，而乾薑燒炭存性，治下血不止神效。艾葉香芬，取其氣溫以安妊娠。至此恐緩不濟急也，故沈氏亦以爲膠薑湯爲正。（卷下）

尤怡曰（《金匱要略心典》）：陷經，下而不止之謂。黑則因寒而色瘀也。膠薑湯方未見，然補虛溫裏止漏，阿膠、乾薑二物已足。林億云：恐是膠艾湯。按，《千金》膠艾湯有乾薑，似可取用。（卷下）

黃元御曰（《金匱懸解》）：婦人經水，溫則昇而赤，寒則陷而黑。血藏於肝而肝生於腎，腎寒不能生木，木鬱血陷，則漏下黑色。久而不解，此以寒水之失藏，風木之善泄也。膠薑湯，阿膠滋木而息風，乾薑溫肝而煖血也。（卷二十二）

高學山曰（《高注金匱要略》）：婦人陷經，與妊娠胞阻同義。蓋婦人少腹，積有死血，使肝血不由血室以養經，而漏下者曰帶下。若少腹並無瘀血阻塞，但其肝藏中，氣虛而不能上蒸，血虛而不能上蔭，其血剛至血室，而中路陷脫，故曰陷經。與胞阻之無瘀阻滯，其氣血因虛而自漏者同，故曰與妊娠胞阻同義也。血虛者，氣自寒，而血又因寒而其色慘黑，寒久則黑如豆汁矣。證與妊娠之胞阻同，故其主膠艾湯亦一也，湯意詳胞阻下。但於胞阻，則補血溫氣以養胎，此則補血溫氣以養經爲異耳。

即以膠薑湯而論，據愚鄙之見，未始不與陷經之候相對，但疑尚有當歸、芍藥、桂枝、丹皮四味，蓋以阿膠之皮性，善於包裹提挈者爲主，而佐以苦溫之當歸，所以溫補血虛也。以生薑之根性，善於昇浮旁達者爲主，而佐以辛溫之桂枝，所以溫補氣寒也。然後以芍藥引之入肝，以丹皮通之出脉，則陷經漏黑，當解於溫補昇行之內。有識者，或不以爲好事而借妄乎。

原文 婦人少腹滿如敦音堆狀，小便微難而不渴，生後者，此爲水與血并結在血室也，大黃甘遂湯主之。（十三）
大黃甘遂湯方
大黃四兩　甘遂二兩　阿膠二兩
上三味，以水三升，煮取一升，頓服之，其血當下。

趙以德曰（《金匱方論衍義》）：《內經》謂，水入於經，其血乃成。則是血由水化。今何乃言水與血並爲病哉？竊嘗思之，水者，有精有濁，精則入經化血，濁則爲溺爲唾，苟因氣化之亂，濁者亦得入之，則不能化血，而爲血害；其精者，初雖爲水而色白，至於坎離之度，其火化而色變赤，如月之稟日光以爲盈虧，與陽隨動，流轉上下，行諸經脈，與水性異矣。水性惟能潤下，苟下流不通，必注於澤，所以水失其道，入於血居，必停於脈，隨其所止；入於肌表者，作身腫；止於筋骨者，作肢節腫。而此止於血室，故作少腹如敦狀。然血室雖與膀胱異道，其膀胱是行水之府，水蓄血室，氣有相感，故膀胱之氣亦不化，而小便微難矣。由是言之，若小便自如而少腹雖如敦者，則不謂之水并，當是他邪而血積可知矣。

是方之用甘遂，取其直達水停之處以行之；大黃以蕩瘀血；阿膠引爲血室之嚮導，且補其不足也。（卷下）

徐彬曰（《金匱要略論注》）：少腹滿，前之小腹滿也。如敦狀，如人敦而不起，則氣從後注，今溺滿在前，而血瘀在後，故曰：如敦狀。小便微難，是溺亦微有病而不甚也。不渴，知非上焦之氣熱不化，更在生病後，則知餘邪未清，故使血室不淨，血室在膀胱之後，病在彼，故氣如後注而敦者然，明是溺與血俱病，故曰：此爲水與血俱結在血室。大黃以逐其瘀血，甘遂以去其停水，古人治有形之病，以急去爲主，故用藥不嫌峻耳。若阿膠，則養正而不滯，故加之，且以驅血中伏風也。（卷二十二）

魏荔彤曰（《金匱要略方論本義》）：再有婦人少腹滿如敦狀者，腹皮加厚也；小便微難者，有形之邪格阻於下也。如此宜爲水氣之病格阻正津，上衝胸喉作渴，如水氣病所云矣。乃不渴，知非但水邪，且合瘀血也。惟水邪與瘀血俱結在血室，同爲有形之物，斯可以爲實邪而驅逐攻下也，主以大黃甘遂湯。大黃下血，甘遂逐水，二邪同治矣；入阿膠者，就陰分下水血二邪，而不至於傷陰也。頓服之，血當下，血下而水自必隨下矣。此瘀血積於產後，雖在血室，又不同於抵當湯、丸之下，下之於大便。此即產後篇中所言熱在裏，結在膀胱者也。彼單爲血，故用大承氣湯；此兼水邪，故用大黃甘遂湯。邪有專兼，治亦分專兼矣。是此二條之意，在由膀胱之清道宣泄居多也，不同於抵當湯、丸之治自濁道泄邪也，學者識之。（卷下）

李彣曰（《金匱要略廣注》）：敦，大貌。少腹屬肝經，肝藏血，滿如敦狀，水血俱結在此，正當血室所在也，小便微難者，水與血阻之也，不渴者，非內熱也。在生後見此證，自宜水血並下，以袪邪養正可也。

大黃下血，甘遂逐水，生後血虛，恐藥力太猛，更用阿膠以養血也。（卷下）

沈明宗曰（《沈注金匱要略》）：此經後受邪，水血兩瘀也。經後血室虛而受邪，水血內瘀，則少腹滿如敦狀，如人敦而不能起，言其下重之情也。血分受邪，故小便微難而不渴，非似氣分閉而不通矣。此有形水血結於血室，若不峻攻，何以破其堅壘之結，所以大黃攻血，甘遂以逐蓄水而無留滯，又藉阿膠養血，善驅血中伏風，俾風去則水血俱利矣。竊擬血分受風而致水腫者，用之無不妙耳。（卷二十三）

尤怡曰（《金匱要略心典》）：敦，音對。按《周禮》注，槃以盛血，敦以盛食，蓋古器也。少腹滿如敦狀者，言少腹有形高起，如敦之狀，與《內經》脅下大如覆杯之文略同。小便難，病不獨在血矣。不渴，知非上焦氣熱不化。生後即產後，產後得此，乃是水血並結，而病屬下焦也。故以大黃下血，甘遂逐水，加阿膠者，所以去瘀濁而兼安養也。（卷下）

吳謙曰（《醫宗金鑒》）：敦，大也。少腹，胞之室也。胞爲血海，有滿大之狀，是血蓄也。若小便微難而不渴者，水亦蓄也。此病若在生育之後，則爲水與血俱結在血室也。主之大黃甘遂湯，是水血並攻之法也。（卷二十三）

高學山曰（《高注金匱要略》）：敦者，上小下大之象。婦人少腹如敦狀，先就外證而言，然實包藏諸證在內，以胎氣水積、血結，俱能作此狀故也。曰小便難，則積有水氣可知。曰微難，則小便尚見，而積水不多又可知。若使渴而微難，則出少不勝入多，猶得斷爲純是水氣，而又不渴，則其如敦狀者，非全水者更可知。又少腹滿大，小便微難而不渴，頗似胎氣。今且是生產之後，則既非全是水，又不必疑爲胎，而與水共結爲如敦狀者，非生後之瘀血而何哉！則破結血之大黃，與逐水飲之甘遂，可直任無疑矣。但生後血虛，攻其積水結血，恐致傷陰之弊，故以養血之阿膠佐之者，蓋血短則留連外飲，是補血亦所以替去其水，生新則推出死血，是補血又所以逐去其瘀之義也。五句惟二十九字，文法則八面玲瓏，診法則千層透闢，西漢以後醫書，烏足以語此哉！

曹穎甫曰（《金匱發微》）：少腹滿如敦狀，謂如敦之膨其外也。少腹爲血室所寄，膨在少腹，則胞中有蓄血可知，設令小便自利，直抵當湯證耳。乃小便微難而不渴，水液略無虧損，此即爲產後水與血俱結胞門之確證（未產時，水與血俱供養胎，產後排泄未盡，乃見此證），而爲平人之所無。蓋養胎之血及水混合不別，臨產則送小兒及胞衣出產門，一時不能暢泄，餘者遂留積胞中。治此者便當水血同治。大黃甘遂湯，甘遂以泄水，阿膠入血分，以生新而去瘀；大黃入大腸，令水與血俱從大便出，少腹之滿可以立除，此與桃核承氣湯、抵當湯、下瘀血湯之用大黃同意，蓋取後陰容積較寬，瘀血之排泄易盡也。（卷之四）

陸淵雷曰（《金匱要略今釋》）：《方極》云：大黃甘遂湯，治小腹滿如敦狀，小便微難，或經水不調者。

《方機》云：治小腹滿如敦狀，小便微難者，小腹絞痛堅滿，手不可近者。

《類聚方廣義》云：大黃甘遂湯與抵當湯皆主小腹滿，而抵當湯證鞕滿而小便自利，此方證少腹膨滿而不甚鞕，小便微難，以斯見瘀血與水血結滯之異。

又云：此方不特產後，凡經水不調，男女癃閉，小腹滿痛者，淋毒沉滯，梅淋小腹滿痛不可忍，溲膿血者，皆能治之。

《方函口訣》云：此方主去水血二物，然水氣爲重，血爲客也。去微難者，明非一向不通。此證世多有之，然婦人忽然小腹滿急，小便不利者，有速效。又男子疝，小便閉塞，小腹滿痛者，此方最驗。

《續建殊錄》云：一婦人，產後忽煩悶，二便秘閉，少腹鞕滿，按之則痛，不可近手，兩足洪腫，不能屈伸，乾嘔短氣，命迫旦夕。與八味湯，兼用大黃甘遂湯，兩便快利，小便晝夜六七行，惡露續下，爾後少腹滿大減，按之不痛，經日浮腫不去，乃與木防己湯，兼以夷則丸，諸證痊愈。

《成績錄》云：一婦人，產後煩悶，二便秘閉，少腹鞕滿，不可近手，兩足洪腫，不可屈伸，乾嘔短氣，命迫旦夕。先生診之，投桃仁承氣湯，兼以大黃甘遂湯，二便快利，小便晝夜六七行，惡露續下，少腹滿去，按之不痛，經日足腫未除，更用木防己加茯苓湯，諸證痊愈。淵雷案：以上兩條，當是一案而記者異辭，前條用八味湯，似是八味丸作煎劑，於證不對，此條作桃仁承氣爲是。

《古方便覽》云：一僧年二十八，患淋瀝數年，時出膿血，或如米泔水，大便下利，時又秘閉，下利時淋瀝稍安，秘閉則甚。余診之，少腹滿如敦狀，按之，引莖中痛，乃作此方飲之，大下利，病頓退，數日而痊愈。（卷七）

原文 婦人經水不利下，抵當湯主之。（十四）亦治男子膀胱滿急，有瘀血者。

抵當湯方

水蛭三十個，熬　蝱蟲三十枚，熬，去翅足　桃仁二十個，去皮尖　大黃三兩，酒浸

上四味，爲末，以水五升，煮取三升，去滓，溫服一升。

趙以德曰（《金匱方論衍義》）：按《傷寒論》有謂，陽明證，其人喜忘者，必有蓄血，大便以黑，抵當湯主之；與發熱下之不解，六七日不大便者，有瘀血，亦宜抵當湯；傷寒有熱，少腹滿，應小便不利，今反利者，爲有血也，宜抵當丸。

由是觀之，仲景於傷寒，未嘗不解論病形而後出方，何乃今於雜病止云經水不利一句？然經水不利豈盡血蓄不通，而無虛損者哉？此必初立方時有蓄血形狀，其集方者略之故也。

注言治男子膀胱滿急者亦然，不審其小便，何以知是血蓄也。（卷下）

徐彬曰（《金匱要略論注》）：不利下者，明知有血欲行，而不肯利下，既非若久閉不至，亦非若行而不暢。如一月再見者，是有形之物礙之。故以大黃、桃仁、水蛭、蝱蟲峻逐之。（卷二十二）

李彣曰（《金匱要略廣注》）：經水不利下，有瘀血也。血堅乾者，虻蟲、水蛭鹹以軟之；血閉濇者，桃仁、大黃苦以泄之。（卷下）

魏荔彤曰（《金匱要略方論本義》）：續此可以明抵當湯之用。婦人經水不利快而下，有瘀血在血室也。非得之新產後，則血之積於血室，堅而成衃必矣。不同生後之積血易爲開散也，必用攻堅破積之治，舍抵當不足以驅逐矣。此則重濁之物，非可清道而出，隨其邪而爲祛，因其性而利導之，不與之相乖忤，斯邪易已，而病易愈矣。（卷下）

尤怡曰（《金匱要略心典》）：經水不利下者，經脉閉塞而不下，比前條下而不利者有別矣。故彼兼和利，而此專攻逐也。然必審其脉證並實而後用之。不然，婦人經閉，多有血枯脉絕者矣。雖養衝任，猶恐不至，而可強責之哉。（卷下）

陳元犀曰（《金匱方歌括》）：婦人經水不利下，脉證俱實者，宜此湯；否則當養其衝任之源，不可攻下。（卷六）

高學山曰（《高注金匱要略》）：此亦血瘀內絡，以致行血之氣，力綿勢緩，故經水不利下也。但比前條諸證，多上中二焦之瘀，如膻中及脾胃之孫絡，或因曾經咯血，或因飲食大飽，以及形寒飲冷等類，皆能令絡中血瘀，血瘀則氣滯，而經水不利。故用本天親上之䗪蟲，本地親下之水蛭，各引入死血之絡，然後以桃仁破而動之，大黃逐而下之。觀大黃之用酒浸，行血之外，蓋又取浮緩其性，而使之從上下掃者居多。我故曰：比前條多上中二焦之瘀者此也。然爲壯人之初證，又不可不知。壯人，故直任峻藥；初證，故血未虛而全不補血也。

曹穎甫曰（《金匱發微》）：婦人經水不利，有虛實寒熱之分，虛者宜溫經湯，兼有濕熱則宜土瓜根散，產後水與血俱結胞中則宜大黃甘遂湯，前數條已詳言之矣。然則此條何以但方不利下，而主治乃爲抵當湯？蓋此條不舉病狀者，爲其於《傷寒·太陽篇》已備言之也。太陽篇云：熱在下焦，少腹當硬滿，小便不利者，下血乃愈，抵當湯主之。又云：脉沉結，少腹硬，小便自利，其人如狂者，血證諦也，抵當湯主之。其明證也。按此證少腹必結痛，大便必黑，要以小便利爲不易之標準，使但用尋常通經之藥，豈有濟乎？予昔在同仁輔元堂治周姓十七歲少女，時經停五月矣，以善堂忌用猛藥，每日令服大黃䗪蟲丸，不應，送診期後，病者至江陰街寓所求診，月事不行已抵七月，予用虻蟲、水蛭各一錢、大黃五錢、桃仁五十粒，下之，下後以四物加參、耆善後，凡二劑。十年來，於江陰街遇之，始知其嫁於小西門朱姓，已生有二子矣。（卷之四）

原文 婦人經水閉不利，藏堅癖不止，中有乾血，下白物，礬石丸主之。（十五）

礬石丸方
礬石三分，燒　杏仁一分
上二味，末之，煉蜜和丸棗核大，內藏中，劇者再內之。

趙以德曰（《金匱方論衍義》）：子宮血積，不與氣和，故新血不至，遂成乾血；堅癖外連於戶，津液不行，化爲白物。是用礬石消堅癖，破乾血；杏仁利氣開閉，潤藏之燥；蜜以佐之。內子戶，而藥氣可直達子宮矣。設乾血在衝任之海者，必服藥下之，內藥不能去也。（卷下）

徐彬曰（《金匱要略論注》）：此言閉則經阻不行矣。然其子藏寒鬱，更堅癖而下不止，乃中有乾血，故所下者，但白物而非血也。以礬石丸主之者，其經阻之由，雖在子藏，實大腸之濕熱侵之，使子藏得熱，而有乾血，與著臍下之瘀血不同。故不用前之下瘀血湯，但以礬石却水去濕爲君，杏仁利大腸之氣爲佐，而內之大腸，謂大腸之濕熱去，而子藏之乾血自行，則白物止而經不閉也。（卷二十二）

李彣曰（《金匱要略廣注》）：白物，即白帶、白淫、白沃之類。經閉、藏堅，濕熱下流，津液漸脫，故下白物。礬石味酸澀，燒之則性枯燥，有澀以固脫，燥可去濕之功，所以止白物也。然氣行則血行，杏仁利氣以通乾血。煉蜜爲丸者，和血潤燥，便於納藏中也。藏堅癖，此藏指子宮言；納藏中，此藏指陰戶言。（卷下）

魏荔彤曰（《金匮要略方论本义》）：再者妇人经水不止不利，且闭而不利矣。血瘀而热生，热生而阴耗，阴耗而邪癥自存，新血不生，所以内藏坚实者，正津不滋，邪癥阻塞也。且藏坚亦即前方藏躁之理耳。津盛则柔则缓，津枯斯躁斯坚矣。由是邪热无所宣泄，并归大肠，肠澼不止，即前言年五十妇人，病下利数十日不止也。古人泄泻、滞下，俱谓之下利，下利门中如是也，特以后重二字别滞下。滞下在经谓之肠澼，故仲景于此亦言澼不止。以澼为癖者，传刊之误也。此为中有干血，故令经闭于前，而热趋于后，于何验辨之？前阴虽经闭，而膀胱之气未常不通，血瘀热积于下焦，膀胱必有热，气化必不清，此白物必下之故也。主以矾石丸，除湿清热，且用澀以止滑脱，肠澼可止；加杏仁以升阳降阴，不惟散热，而且通经；炼蜜为丸，取其滑润。内藏中，剧者再内，此藏指下阴。盖必内藏燥坚而下阴方燥坚也。此固外治之法，而于中之治。其人血寒则用温经汤，血热则用抵当汤。〔批〕此条既云藏坚，则非血热为知；且云中有干血，则非瘀血也。抵当汤之注非宜。又非可专恃此方为法也。（卷下）

尤怡曰（《金匮要略心典》）：藏坚癖不止者，子藏干血，坚凝成癖而不去也。干血不去，则新血不荣，而经闭不利矣。由是蓄泄不时，胞宫生湿，湿复生热，所积之血，转为湿热所腐，而成白物，时时自下，是宜先去其藏之湿热。矾石却水除热，合杏仁破结润干血也。（卷下）

吴谦曰（《医宗金鉴》）：藏，阴内也。不止，不去也。经水闭而不通。瘀，宿血也。阴中坚块不去，血乾凝也。下白物，化血成带也。用矾石丸坐药治之。此方治下白物，若从湿化者可也，恐未能攻坚癖干血也。（卷二十三）

高学山曰（《高注金匮要略》）：藏指阴庭而言，即方后纳藏中者是也。坚者，阴藏中之肉，因气郁血滞而坚硬之谓。坚癖者，坚久而欲为痼疾，即肠癖之义也。白物，非谓白带、白淫之类，殆指形如粉渣而白，湿热之所化也。盖白带、白淫，下从带脉及肾中，其源远而象如精汁，此则从阴庭之坚癖处而下，其源近而微乾色白，如积垢，故曰白物耳。经水闭不行，乃本条领语，藏坚癖以下，方是正文。盖谓经水闭而不行，或行而不利，其或为血瘀，或为虚寒，或止下焦，或兼上部，已各有专方正治矣。然又有一种因经闭不行，而兼致外证者，则除正病正治外，而其外证，又不可不知外治也。比如经闭不利，则气血沉滞，从络脉而下注阴藏之肉内，遂成坚硬之癖疾，久久不止，则沉滞之血，乾于坚癖中，于是气血郁而生热，热则生湿，湿热交蒸，则下垢腻之白物。矾石气寒味酸而性燥，寒则清火而解热，酸则消坚而散血，燥则拔乾而去湿，故用之为君。佐利气之杏仁者，所以并散其沉滞之气也。又诸证下在阴内，为服药之所未易到者，何似丸如枣核，纳藏中而以外治治之为甚便也。诸诸注支离混淆，不得款窾。

曹颖甫曰（《金匮发微》）：妇人经闭，累月不至，犹未知其何证也。若子藏坚癖，少腹硬满不消，乾血久停，因湿热而腐烂，时下白物（俗名白带），其病固显然矣。盖始则因热结而成乾血，其继因浊痰下注而留湿，湿热蒸化，乾血乃成白带。尝见妇人有痰病者，痰多则无淋，淋多即无痰，可为明证。故外治之法，要以去湿为主，而三倍矾石佐杏仁以破下陷之湿痰，而湿浊可去矣。（卷之四）

原文 婦人六十二種風，及腹中血氣刺痛，紅藍花酒主之。（十六）

紅藍花酒方疑非仲景方。

紅藍花一兩

上一味，以酒一大升，煎減半，頓服一半。未止，再服。

趙以德曰（《金匱方論衍義》）：注疑非仲景方，誠哉是言也。《傷寒論》一部，以風寒二邪，必反復言其傳變，然後出方。今乃云六十二種風，盡以一藥治之，寧無寒熱虛實、上下表裏之異耶？非仲景法明矣。

雖然，原其立方之旨，將爲婦人以血爲主，一月一瀉，然後平和。若風邪與血凝搏，或不輸血海，以阻其月事；或不流轉經絡，以閉其榮衛；或內觸藏府，以違其和。因隨所止，遂有不一之病。所以治之，惟有破血通經，故用紅藍花酒煎之，血開氣行，則風亦散矣。（卷下）

徐彬曰（《金匱要略論注》）：六十二種風，此言凡婦人病挾風者，無不治之。其六十二之名，詳考方書，皆不能悉。血氣刺痛，是言因血虛，或腹中受風寒之邪，如經前後、胎前後、產前後皆是，以別於寒疝者而言，故以血氣二字殊言之。痛而言刺，蓋血氣之痛，其狀如刺，亦不同於寒疝也。紅藍花一味之力能概之者，色紅與血同類，性味辛溫而微苦，能入心肝衝任，而行血和血，血和則風自滅也。得酒則力更大，故凡風證血證皆宜之。（卷二十二）

李彣曰（《金匱要略廣注》）：《內經》云：風者，百病之長也。又云：風者，善行而數變。故婦人有六十二種風證。蓋風有因外感者，亦有從內生者，如肝藏血，肝虛則血燥，內自生風，所謂風氣通於肝也。紅藍花，色紅，通行血脉，又味辛以潤之，能活血潤燥，乃治風先養血，血生風自滅之義。酒煎以行血也。又脾裏血，其經入腹，腹中刺痛，乃血氣不利使然，所謂通則不痛，痛則不通也。亦主此酒順氣行血，刺痛止矣。（卷下）

沈明宗曰（《沈注金匱要略》）：此概以婦人血分挾風而病也。仲景每論婦人之病，皆從血海受邪起見，而推廣六十二種風疾，並腹中血氣刺痛，咸因血海氣血虛而招風，以致衝任督帶、五藏六府皆病。故以紅藍花一味，煎酒取其色紅，與血相類，味苦辛溫，能入心肝衝任血海，養血和血行血，專理血海，去舊生新。得酒入血，宣行之力更佳，正謂血足風自滅也。（卷二十三）

魏荔彤曰（《金匱要略方論本義》）：再者婦人血虛內熱，最易感風，而風邪中之，又多不同於男子中其經絡藏府，往往先中其腹中。婦人腹中，經盡之時及產子之後，率皆空虛，風入無所捍衛，此風及腹中之由也。風邪入腹，擾氣亂血，腹中必刺痛，主之以紅藍花酒。酒以溫和其血，紅藍花以行散其瘀，而痛可止。此六十二種之風名，不過言風之致證多端，爲百病之長耳，不必拘泥其文而鑿求之。（卷下）

高學山曰（《高注金匱要略》）：婦人舊血行得暢，則新血生得滿。而氣因於血，故氣亦爲之溫煖，充周而無病。若舊血遲滯，則生新之機自鈍，而氣血俱虛矣。血虛，則偏於乾熱而動生內風，血虛而氣虛，則疏於衛外，而易感外風，此六十二種風因之所自來也。又腹中血虛，則失於滋潤而絡脉乾痛；氣虛，則失於流貫而絡脉拘痛，此腹中刺痛之所自來也。紅藍花活血行氣，得溫浮蒸被之酒性以充之，則氣行血暢，而解內外之風邪，除腹中之刺痛也宜矣。

曹穎甫曰（《金匱發微》）：此節張隱庵注甚有意味，茲特引申之以博其趣。張云：紅花色赤多汁，生血行血之品也。陶隱居主治胎產血暈、惡血不盡、絞痛（絞，本書作疠）、胎死腹中，此可知紅花作用專主調適血分矣。又云：治風先治血，血行風自滅，此又可知紅花雖行血之品，其作用實能治風矣。但血虛生風，有從內發者，有從外受者。從內發者，忽然頭目眩轉，令人傾仆，此宜氣血兩補，重用參、术、歸、芍、地黃者也；從外受者，皮毛開泄，感受陽邪，此宜桂枝湯者也。紅藍花酒究治何風？然觀於方治用酒，可知其專主外風矣。《靈樞》云：飲酒者，衛氣先行於皮膚。衝任之絡散於皮膚肌腠間，肌膚血虛，易受外風，故以生血行血之紅花主治，而以酒助其藥力，使得行於肌表，以拒外風之侵入。婦人月事時下，衝任之血不足，故治風以此方為宜。要之為外皮膚及筋骨痠疼之病，與中風正自不同。近世驗方，有用延胡索、當歸、牡桂等分研末，以酒調服，治周身痛不可忍者，意與此同。曰六十二種風，不過言通治之總方，舉多數也。血行則腹中刺痛止，故亦兼治之，固不在六十二種之內也。（卷之四）

> **原文** 婦人腹中諸疾痛，當歸芍藥散主之。（十七）
> 當歸芍藥散方見前妊娠中。

趙以德曰（《金匱方論衍義》）：前謂懷娠腹中疞痛，以是湯治之，此須不懷娠，而亦以是湯治者，蓋為邪血所搏同故也。（卷下）

徐彬曰（《金匱要略論注》）：此方婦人之病，大概由血，故言諸疾痛，皆以术、苓、澤、歸、芍、芎主之，謂即有因寒者，亦不過稍為加減，非真以此方概腹中諸痛也。（卷二十二）

李彣曰（《金匱要略廣注》）：腹中諸疾痛，此血虛腹痛也。白术固中氣，利腰臍間血，然心生血，脾裏血，肝藏血，故用白芍入脾，芎藭入肝，當歸兼入心肝脾三經，皆以養藏陰而益榮血，茯苓、澤瀉利腹中宿垢痞水，以去舊生新也。（卷下）

沈明宗曰（《沈注金匱要略》）：此脾虛而致腹痛也。腹中，即血海也。婦人雖以血海為主，實賴脾胃資生之，化而統血於海，則無諸病。此因脾不健運，濕氣下流胞中，血濇氣滯，故腹中諸疾痛，當責脾虛而治。故以芎歸養血而行血中之氣滯，芍藥收陰之正，白术、茯苓、澤瀉健脾滲濕，俾脾健則血生，濕不下流，衝任氣行血利，則諸痛自止。此又重於脾，不當責於胞，此亦其雖同病，脉各異源也。（卷二十三）

魏荔彤曰（《金匱要略方論本義》）：再有婦人諸病，血氣凝聚而痛作，以當歸芍藥散主之，生新血之中，寓行宿血之義。以此為主，而隨證加易，亦不可拘泥而鑿言之。（卷下）

尤怡曰（《金匱要略心典》）：婦人以血為主，而血以中氣為主。中氣者，土氣也。土燥不生物，土濕亦不生物。芎、歸、芍藥滋其血，苓、术、澤瀉治其濕，燥濕得宜，

而土能生物，疾痛並蠲矣。（卷下）

　　高學山曰（《高注金匱要略》）：婦人腹中諸疾痛，惟真陰虧損而留連外水二者而已。蓋真陰虛，則內絡急痛；外水積，則內絡窒痛。當歸芍藥散能補血行飲，故主之。方義，詳妊娠腹中疠痛下。

　　嚴鴻志曰（《金匱廣義》）：當歸芍藥散為調血理脾之劑，小建中湯為補中緩急之劑，方中芍藥均主多用者，所以療腹中之疼痛也。但腹痛之因不一，宜審證用之。若謂當歸芍藥散可治諸疾痛，小建中湯可治腹中痛，而不明其病因，不詳其病證，諒仲景決無此泛論示後也，此必有脫簡。（卷四）

　　曹穎甫曰（《金匱發微》）：婦人腹中疾痛，大要由於水濕太甚，血菀不通，前於妊娠篇婦人懷孕節言之已詳。但懷孕之人，水血俱停，人盡知之，不知雜病亦有相類者。蓋婦人經水按月而行，故血常不足，血不足而水濕有餘，乃鬱結於太陰腹部而為痛。此方泄濕行血，故可通治，要不惟為妊娠設也（方治見妊娠）。（卷之四）

原文 婦人腹中痛，小建中湯主之。（十八）

小建中湯方見前虛勞中。

　　趙以德曰（《金匱方論衍義》）：此腹中痛者，由中氣脾土不能昇運陰陽，二氣乖離，肝木乘克而作痛，故用是湯補中伐木，通陰行陽也。（卷下）

　　徐彬曰（《金匱要略論注》）：此言婦人之病，既概由血，則虛者多，從何補起，唯有建中之法為妙。謂後天以脾胃為本，胃和而飲食如常，則自能生血，而痛止也。小建中即桂枝湯加飴糖也，言外見當扶脾以統血，不當全恃四物之類耳。前產後附《千金》內補當歸建中湯，正此意也。（卷二十二）

　　李彣曰（《金匱要略廣注》）：此中氣不足而致腹痛也。經云：脾主中州，灌溉四旁。建者，立也。建中者，建立脾氣也。甘草、膠飴、大棗，俱味甘入脾，歸其所喜，所謂脾欲緩，急食甘以緩之是也；芍藥入脾養陰，配以甘草，能安脾經而止腹痛；桂枝、生薑行陽散寒。由是中州建立，氣血通行，而腹痛止矣。（卷下）

　　魏荔彤曰（《金匱要略方論本義》）：再有婦人腹中痛，非養血行瘀所可愈者，則中虛之故也。中虛，氣自運行不快，氣運不快，則血行多滯，腹痛之故，大不同於前所言者。設以行散為義，暫已復發，日益增劇也。宜補其中，中者，胃之中脘也。〔批〕中之不可盡謂為胃之中脘，而胃之中脘亦中也，建中湯實為補胃，故可以胃之中脘定之。助胃氣不外生胃陽，生胃陽而氣旺血行，痛不作矣。此建中湯之所以主中虛腹痛也。孰謂痛為實邪，概不言溫補乎？（卷下）

　　尤怡曰（《金匱要略心典》）：營不足則脉急，衛不足則裹寒，虛寒裹急，腹中則痛，是必以甘藥補中緩急為主，而合辛以生陽，合酸以生陰，陰陽和而營衛行，何腹痛之有哉。（卷下）

　　吳謙曰（《醫宗金鑒》）：若因木盛土衰，中虛急痛者，用此補虛緩中定痛可也。（卷二十三）

高學山曰（《高注金匱要略》）：上條爲中下二焦，陰血不足之痛；此條爲上中二焦，陽氣不足之痛。蓋天氣寒，則不能照耀，故腹中作陰沁之痛；天氣虛，則不能傳送，而作積聚之痛。小建中湯，溫膈而並填其氣，膈氣上溫，則陽熱下噓，而陰沁之痛可除；膈氣上裕，則鼓弩下逼，而聚之痛亦愈，故主之。湯義別詳。

曹穎甫曰（《金匱發微》）：此證俗名下肝氣，婦人局量至爲狹小，稍有怫逆，則氣下沉而入腹，立見脹痛，所謂肝乘脾也。《傷寒·太陽篇》云：陽脈急，陰脈弦，法當腹中急痛，宜小建中湯主之。重用甘味之藥者，《內經》所謂肝苦急，急食甘以緩之也（方治見虛勞）。（卷之四）

原文 問曰：婦人病，飲食如故，煩熱不能臥，而反倚息者，何也？師曰：此名轉胞，不得溺也，以胞系了戾，故致此病。但利小便則愈，宜腎氣丸主之。（十九）

腎氣丸方

乾地黃八兩　薯蕷四兩　山茱萸四兩　澤瀉三兩　茯苓三兩　牡丹皮三兩
桂枝　附子炮，各一兩

上八味，末之，煉蜜和丸梧子大，酒下十五丸，加至二十五丸，日再服。

趙以德曰（《金匱方論衍義》）：是方在虛勞中，治腹痛，小腹拘急，小便不利。而此亦用之，何也？蓋皆由腎虛而用之。若微飲而短氣者，亦用是利小便，則可見矣。而此轉胞之病，爲胞居膀胱之室內，因下焦氣衰弱，惟納水濕在中，不得膀胱氣化而出，遂至鼓急其胞；因轉動不止，了戾其溺之系。水既不出，經氣遂逆，上衝於肺；在肺所主之榮衛，不得入於陰，蓄積於上，故煩熱不得臥而倚息也。於是用此補腎則氣化，氣化則水濕行，水行則逆者降，而病愈矣。

雖然，轉胞之病，豈盡由下焦腎虛所致耶？若中焦氣虛土濕，下干害於其胞，與上焦肺氣壅塞，不化於下焦，及胎重壓其胞，與忍溺入房者，皆足以成是病。必各求其所因以治之。（卷下）

徐彬曰（《金匱要略論注》）：不見寒熱，而飲食如故，則表裏俱無邪矣。然煩熱不得臥，而反倚息，病形頗急，故疑而問。不知下氣上逆，膈受之，則內熱而煩，陽明之氣下行，逆則不得臥，逆則氣高，高則氣極，故反倚息，不能循呼吸之常，乃倚息而如喘也。其所以氣逆之故，蓋小便因氣化而出，下有熱滯不得出，久則氣亂而胞轉，轉則愈不得溺，故曰以胞系了戾致此病，了戾者，其系紐轉也。然既無表裏，自當但利小便，則胞中之氣，有藥使之仍出故道，乃氣直而系不得紐也。然不用八正等，而以腎氣丸主之者，謂胞系了戾，初因氣濇而溺滿，滿則氣亂而轉，氣濇之由，則因熱聚，熱聚之由，因元虛。故以六味補其下元，導之使出，又以桂枝化其氣，附子健其氣行之勢，所謂補正以逐邪也。若一味淡滲，則元氣削而餒，餒則反不能出矣。（卷二十二）

李彣曰（《金匱要略廣注》）：兩腎中間，真火所聚，名命門，爲女子系胞之處，胞系了戾，非真有糾纏趷瘩之故，祇是命門火衰，真陽氣絶，有如了戾之象，此坎水不溫，不能熏蒸膀胱，故不得氣化而出溺也。_{腎與膀胱爲表裏，經云：膀胱者，津液藏焉，氣化則能出矣。}飲食如故，病不在胃也。煩熱者，不得溺而熱蓄於內也。不得臥而倚息者，_{一呼一吸爲息，倚息者，呼吸短促，氣不接續也。}《內經》云：腎者水藏，主臥與喘也。又云：不得臥，臥則喘者，是水氣之逆也。蓋肺主氣，通調水道，爲腎之上源，今不得溺，則下流壅塞，肺氣不得下降，故不得臥而倚息，是宜利小便也。

方名腎氣丸者，氣屬陽，補腎中真陽之氣也。內具六味丸，壯腎水以資小便之源_{茯苓、澤瀉俱利小便藥}，桂附益命門火，以化膀胱之氣，則熏蒸津液，水道以通而小便自利，此所以不用五苓散，而用腎氣丸也。

或云此主孕婦而言，蓋子宮即血室也，一係在下，上有兩岐，一達於左，一達於右，又胞名紫河車，其蒂起於兩腎中間，著脊而生，有一系，係於兒臍，懸兒於胞中，此通母之氣血，遺蔭之道路也，外是河車包裹，內含漿水，以養兒身。今胞系了戾，則胎氣逼迫，下壓膀胱，小便自不得出，常見數孕婦，胎至七八個月，窘迫不得溺，今收生婆以手探之，略將胞胎拾起，其溺衝手而下，此其驗也。果如此說，則方內丹皮、附子不懼傷胎氣者，即《內經》妊娠用毒藥，爲有故無隕之義歟。（卷下）

沈明宗曰（《沈注金匱要略》）：此胞門陽虛致病也。表裏上中二焦無病，則飲食如故；下焦陽虛不能統氣於尿胕，故胞系了戾，即紐轉而不得溺也。然胞系既轉，上氣不得下通，逆衝心肺，故煩熱不得臥而倚息，名曰轉胞不得溺，是因真陽虛而不得統氣於胞，故用六味丸以滋左腎之元陰，桂、附專補右腎之真陽，行陽化氣，直達胞中，胞系滿直，開闔有權，則小便利而煩熱倚息頓愈。若以五苓、八正一概淡滲，元陽頓削，反不得溺也。（卷二十三）

魏荔彤曰（《金匱要略方論本義》）：再有婦人病飲食如故，煩熱不得臥，而反倚息者，何也？此必非經血病矣，而去經血行閉之路亦不遠，師曰：此名轉胞。試問其溺，必不得也。以胞系了戾，故致此病，但利其小便自愈。及出方，則以腎氣丸主之，而非尋常導水清熱之方也。腎主開闔，氣不足，胞虛而不安。〔批〕隔垣之照。蓋胞之內外空虛，皆氣充塞，則胞不致游移，而其系自正。如胞之內外氣虛，胞乃可以推移無定所，而胞系或致反戾，則溺必難矣。以補腎氣爲利小便之法，猶之補膀胱氣化不足之治，而又專補在腎氣，俾氣足而胞正，胞正而系正，小便不利可利矣。不知者，漫用利水清熱，腎氣大泄，氣愈虛而溺愈不利，少腹脹痛，氣逆上衝，證變危迫，皆不會轉胞之理者也。師明之，示人切哉。腎氣丸方義，詳《傷寒論》中，不必再釋。（卷下）

吳謙曰（《醫宗金鑒》）：病不在胃，故飲食如故也。病在於胞，故不得溺也。陽氣不化，故煩熱也。水不得下行，故倚息不得臥也。名曰轉胞，以胞系乖戾不爽也，故致此病，但當利小便則愈。主之腎氣丸，以溫行下焦陽氣，陽氣化則溺出，諸病自解矣。胞者乃謂尿胞，非血胞也。（卷二十三）

陳元犀曰（《金匱方歌括》）：胞爲血海，與膀胱併列於臍下，俱懸空之府，其氣相通，全賴腎氣充溢於其間，其胞系乃正。若腎氣不充，則胞系了戾；胞系了戾，必不得溺矣。是病雖在胞，其權則專在腎也，故以腎氣丸主之。方中地黃、山藥固腎藏之陰，山茱萸、附子補腎藏之陽，桂枝化府氣，茯苓行水道，妙在澤瀉形圓善轉，俾腎氣旺，則能充於胞而系自正，系正則小便不利者而可利矣。又主虛勞腰痛、少腹拘急、小便不利者，以腰爲腎之外府。腎司開合，主骨髓，爲作强之官，與膀胱相表裏。若少陰精氣虛，不能主骨，則腰痛；少陰陽氣虛，不能通府，則少腹拘急、小便不利。本方補益真陰，蒸動水氣，使陰平陽秘，開合之樞自如，故能治虛勞之病，然小便自利者，不宜服之，以其滲泄而更劫陰也。（卷六）

高學山曰（《高注金匱要略》）：此條明言不得溺爲本病，因而轉胞。又因轉胞而致煩熱不卧，以及倚息，此屬易解。但其所以不得溺，及所以不用他藥利小便，而獨主腎氣丸者，解得透徹，則略無障礙矣。蓋腎中先天之氣，從貼脊之後道，上熏膈中，與飲食所生之悍氣，從肺而上貯胸中者相會，則先天後天混合，而成在上之宗氣，此氣充滿，則呵噓蒸被，而水道流行。今腎中鮮上熏之妙，而膈氣空淺，則水行自緩，緩則氣愈滯而不得溺，不得溺則膀胱滿而擁起胞胎，令胞系松寬而微轉，故曰轉胞。夫膀胱之氣，與胞胎之氣，兩皆上轉，則氣宇扁窄，其煩熱不得卧，及倚坐以息也宜矣。於何知之，於飲食如故，故知上中二焦，及前行之後天氣道中無病，而爲先天之腎氣虛微，因致胸中失傳送之候也。了戾者，釘鉤掛物，系松而搖拽旋紐之象。腎氣丸中，茯、澤滲泄以利水，山藥培土以利水，則膀胱淺軟，而胞胎已有下弛之地，且得地黃、山萸，將桂、附彈壓，下入肝腎，而令丹皮直從貼脊而上引之，俾胸中氤氳之氣下逼，則胞胎復安其位。而其系因直而自正，又何煩熱不得卧，及倚息之患耶？此仲景不以他藥利水，而獨主腎氣丸之精意。安得有心人，而與之共剔長沙之燈火哉！

曹穎甫曰（《金匱發微》）：飲食如故，則脾胃無病可知；煩熱不得卧，又似陽明熱證，若果陽明生燥，上膈決無水氣濕痰，豈有反倚息如病痰飲欬逆之理，此甚可疑也。然究其所以倚息之故，則以小便不通之故，蓋下流不通，則上源壅塞，其所以不通者，則以轉胞了戾之故。通其小便，則上膈水氣下行而倚息自平。所以煩熱不得卧者，則以下焦閉結，而少陽之熱上熏也，泄其水則邪熱之上熏者息矣。然則何以不用泄水之五苓散？曰：此陰陽兩虛之證，恐其愈泄而愈不通也。嘗見有氣閉而小便不通者，以木通、車前、豬苓等藥治之，百無一效，或用白歸身一兩、川芎五錢，佐以柴胡、升麻，一服即通。可見地黃、山萸、山藥之補陰，桂、附之扶陽，爲至不可少，必非專用茯苓、澤瀉同等之藥所能奏功也，用丹皮者，所以通壅寒也（腸癰篇有大黃牡丹湯，可爲明證）。（卷之四）

原文 蛇床子散方：温陰中坐藥。（二十）

蛇床子仁

上一味，末之，以白粉少許，和合相得，如棗大，綿裹內之，自然温。

趙以德曰（《金匱方論衍義》）：風寒入陰戶，痹而成冷，故用蛇牀子，以起其陰分

之陽，陽強則痹開而溫矣。（卷下）

徐彬曰（《金匱要略論注》）：坐，謂內入陰中，如生產，謂坐草之坐也。（卷二十二）

李彣曰（《金匱要略廣注》）：陰寒，子宮不溫也，必有血虛腹痛，經行不利，不成生育之患。蛇牀子味辛甘，溫腎助陽，起男子陰痿，煖婦人子宮，故可以溫中而爲坐藥。（卷下）

沈明宗曰（《沈注金匱要略》）：此令陰掣痛，少腹惡寒之方也。胞門陽虛受寒，現證不一，非惟少腹惡寒之一證也。但寒從陰戶所受，不從表出，當溫其受邪之處，則病得愈。故以蛇牀一味，大熱能補真陽，納入陰中，俾子宮得煖，邪去而病自愈矣。（卷二十三）

吳謙曰（《醫宗金鑒》）：陰寒，前陰寒也，治以溫中坐藥。蛇牀子，性溫熱能壯陽，故納之以助陽驅陰也。（卷二十三）

高學山曰（《高注金匱要略》）：陰寒，亦指陰庭之寒冷而言，俗解作子宮寒，非。以坐藥外治，不能溫子宮故也。坐藥者，納之而坐，非一時取效之謂，故方後曰綿裹者，恐其坐久致化之義也。凡婦人一切納藥、坐藥、洗藥，俱與深遠之藏府無干，而爲外證，外證而治以內藥，既失之迂，而且虞藏府之喜惡不齊，先爲藥病也，故外證皆從外治之例。本草稱蛇虺喜臥其下，故有蛇牀、虺牀之名，則其性之溫煖可知。又味辛而甘，夫辛甘主散，則其溫煖之性，爲能橫施旁達又可知。用爲坐藥，而陰寒自溫可必也。

客有素讀仲景之書，而難予者曰：陰非獨寒，必子宮上冷而後下陰戶者。本文明主坐藥，而子謂但溫陰庭，而非子宮之藥，毋乃所見之偏且執耶？余曰：是非客所知也。夫《金匱》一書，分門立論，其就證列方者，大似玉碎珠零，金星寶片，殊無可貴，是在靈機無礙者，會其全神。譬之重漆圍屏，鉗鑲鬭縫，則異彩奇光，照耀堂奧，而成玻璃世界，客之所見者，屑末而已矣。烏足以知此哉？誠如客言，彼子宮之寒在先天者，腎氣丸不具在乎！在後天者，理中丸不具在乎！何妨以內藥先溫其本，而後以外藥兼治其標耶？且云坐藥可上溫子宮，則亦將以嗽口不下咽者，能愈中焦疾苦乎？客失笑而語塞。

原文 少陰脉滑而數者，陰中即生瘡，陰中蝕瘡爛者，狼牙湯洗之。（二十一）

狼牙湯方

狼牙三兩

上一味，以水四升，煮取半升，以綿纏筋如繭，浸湯瀝陰中，日四遍。

趙以德曰（《金匱要略方論衍義》）：少陰脉滑，腎中血熱也，濕熱積陰戶生瘡，甚則蟲生蝕爛。狼牙味苦酸寒，主邪熱氣，殺蟲。後人瘡藥多用之。（卷下）

徐彬曰（《金匱要略論注》）：少陰脉，即左尺脉也。數爲熱，然尚有虛而假熱者，滑則爲實邪矣。邪熱結於陰，故陰中即生瘡，至於瘡熱內蝕，以致糜爛，則熱勢浸淫爲

甚矣。故以狼牙草湯洗之，狼牙苦能清熱，辛能散邪，毒能殺蟲也。（卷二十二）

李彣曰（《金匱要略廣注》）：少陰屬腎，陰中，腎之竅也。《內經》云：滑者陰氣有餘。又云：數則爲熱。故陰中生瘡蝕爛，皆濕熱所致。狼牙味苦性寒，寒能勝熱，苦能殺蟲，故主洗之。（卷下）

魏荔彤曰（《金匱要略方論本義》）：再有婦人，診其少陰腎經之脉滑而數者，實熱之邪在下焦也。陰中生瘡蝕爛，內治之法亦不能遽及，更出外治狼牙湯一方，溫湯常洗，除濕清熱之治也。（卷下）

尤怡曰（《金匱要略心典》）：脉滑者濕也，脉數者熱也，濕熱相合，而係在少陰，故陰中即生瘡，甚則蝕爛不已。狼牙味酸苦，除邪熱氣，瘡瘙惡瘡，去白蟲，故取治是病。（卷下）

吳謙曰（《醫宗金鑒》）：陰中，即前陰也。生瘡蝕爛，乃濕熱不潔而生䘌也。用狼牙湯洗之，以除濕熱殺䘌也。狼牙，非狼之牙，乃狼牙草也，如不得，以狼毒代之亦可。其瘡深，洗不可及，則用後法也。（卷二十三）

高學山曰（《高注金匱要略》）：滑爲濕，數爲熱，少陰之下竟下，爲陰庭之應，其脉濕熱交見，故知其爲陰中生瘡矣。陰中蝕瘡句，勿作上文之復語。蓋上兩句是言診法，亦是言其初證，下二句言瘡久而濕熱浸淫，以致蟲生之治法也。狼牙味苦性寒，以寒能勝熱，苦能燥濕，而尤能殺蟲，故主此以洗之耳。

曹穎甫曰（《金匱發微》）：少陰脉，手太陰動脉之尺部也，屬下焦，脉滑而數屬下焦濕熱。濕熱注於下焦，或爲淋帶，或爲太陽蓄血，猶未可定爲陰蝕也。惟陰中癢痛腐爛，乃可決爲陰中生瘡。狼牙草近今所無，陳修園以爲可用狼毒代之，未知驗否。但此證有蟲與毒，即世俗所謂楊梅瘡，似不如蝦蟆散爲宜，方用硫磺三錢、胡椒二錢，研末納蝦蟆口中，用線繫住，外用黃泥和水厚塗，入炭火燒之，俟泥團紅透取出，候冷去泥細研，忌用鐵器，用時以小磨麻油調，以鷄毛蘸塗患處，去其毒水，數日毒盡，雖肉爛盡亦愈。此葛仙《肘後方》也。自來注釋家徒事說理，不求實用，豈仲師著書之旨歟！（卷之四）

原文 胃氣下泄，陰吹而正喧，此穀氣之實也，膏髮煎導之。（二十二）
膏髮煎方見黃疸中。

趙以德曰（《金匱方論衍義》）：陽明與宗筋會於氣街，若陽明不能昇發穀氣上行，變爲濁邪，反泄下利，子宮受抑，氣不上通，故從陰戶作聲而吹出。豬脂補下焦，生血，潤腠理；亂髮通關格。而腠理開，關格通，則中下焦各得昇降，而氣歸故道矣。（卷下）

徐彬曰（《金匱要略論注》）：下泄與下陷不同，下陷爲虛，下泄者，氣從陰門而泄出，故曰陰吹。吹者，氣出而不能止也。然必有不宜結而結者，於是有不宜泄而泄，故曰正結，謂大便之氣燥而閉也。此有熱邪，因穀氣不運而來，故曰：此穀氣之實也。既有實邪，非昇提藥可愈，故須豬膏之滋陰，髮煎之養血，補其陰而潤其氣，大腸之氣

潤，而此通則彼塞矣。（卷二十二）

李彣曰（《金匱要略廣注》）：陰吹者，胃氣自陰中吹出也；正喧者，陰吹之聲喧響不已也。蓋胃以納穀，穀氣太實，急切不得從大便轉出，反從前陰竅中下泄，此倒行逆施之病也。豬膏滑潤腸胃，亂髮通瘀行滯，且肺合皮毛，與大腸為表裏，則毛髮屬肺所主，其氣直走大腸，導字妙，謂引導穀氣，反其故道，仍從大便中轉出，則胃氣自不從前陰吹喧矣。（卷下）

魏荔彤曰（《金匱要略方論本義》）：再有婦人胃氣下泄，不由大腸而出濁道，乃由小腸而出清道，則氣不足，而無所收攝也，故令下陰作吹，而其聲且喧聞於外，此為胃中穀氣之實，而其實胃中正氣之衰也。亦有外治之法，以膏髮煎導之。方義見黃疸中。在疸病用之，自口而腹，為利便清熱去疸之治；在此用之下導，無乃令大便氣通，而胃氣縱然下泄，必由濁道而出，不致亂干清道，陰中吹氣，貽人聽聞之義而已。（卷下）

尤怡曰（《金匱要略心典》）：陰吹，陰中出聲，如大便失氣之狀，連續不絕，故曰正喧。穀氣實者，大便結而不通，是以陽明下行之氣，不得從其故道，而乃別走旁竅也。豬膏髮煎潤導大便，便通，氣自歸矣。（卷下）

吳謙曰（《醫宗金鑒》）："膏髮煎導之"之五字，當是衍文。"此穀氣之實也"之下，當有"長服訶梨勒丸"之六字。後陰下氣，謂之氣利，用訶梨勒散；前陰下氣，謂之陰吹，用訶梨勒丸。文義始屬，藥病亦對。蓋訶梨勒丸，以訶梨勒固下氣之虛，以厚朴、陳皮平穀氣之實，亦相允合。方錯簡在《雜療篇》內。下小兒疳蟲蝕齒一方，殺蟲解毒，或另有小兒門，或列在雜方內，今於婦人雜病之末，亦錯簡也。（卷二十三）

曹穎甫曰（《金匱發微》）：凡大便燥實之證，由回腸灼鑠前陰者，則小便已而陰中疼熱，其有不兼陽明實熱而燥實者，在婦人則有陰吹，此非可以大承氣湯治之也。陰吹如轉失氣聲，實由大便不通，失氣無從下泄，轉從間道出。此證但苦腸中燥矢與陰絡固結，故但用膏髮煎以和血滑腸，則大便通而陰吹止矣。校《千金》云：太醫史脫家婢黃病，服此，燥糞下便差，神驗。乃知方後從小便出為傳寫之誤。黃坤載泄濕通膀胱之解，為大不通也。又按門人吳炳南之妻，每患腸燥，納穀不多，授以大半夏湯，服之甚效，間一二日不服，燥結如故。吳私念此胃實腸燥之證，乃自制豬膏髮煎服之，一劑而瘥。乃知仲師"穀氣之實"四字，早明示人以通治他證之路，不專為陰吹設也。（卷之四）

原文 小兒疳蟲蝕齒方疑非仲景方。（二十三）

雄黃　葶藶

上二味，末之，取臘月豬脂鎔，以槐枝綿裹頭四五枚，點藥烙之。

趙以德曰（《金匱方論衍義》）：食肥啖羹，積成內熱，其熱循陽明經絡入齒根，與血相搏，久鬱成瘡，腐化為蟲。蟲者，風木之所化。由是用雄黃治風殺蟲，發其鬱伏之熱；葶藶散結下壅；豬脂亦殺蟲，潤開皮膝；槐枝以通陽明之氣。雖疑非仲景方，然亦是良方也。

下諸方，未暇論，故闕之，惟存其正文。（卷下）

徐彬曰（《金匱要略論注》）：是方疑有誤，此篇爲婦人雜方，而獨附小兒一方，恐亦是母因小兒而病也。大約雄黃取其去風殺蟲，肺爲氣主，壅濕爲熱，故以葶藶泄肺氣，而拔其邪之源耳。（卷二十二）

雜療方第二十三

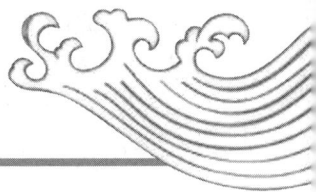

原文 退五藏虛熱四時加減柴胡飲子方（一）

冬三月加柴胡八分　白术八分　大腹檳榔四枚，并皮子用　陳皮五分　生薑五分　桔梗七分

春三月加枳實　減白术，共六味

夏三月加生薑三分　枳實五分　甘草三分，共八味

秋三月加陳皮三分，共六味

上各㕮咀，分爲三貼，一貼以水三升，煮取二升，分溫三服。如人行四五里，進一服。如四體壅，添甘草少許，每貼分作三小貼，每小貼以水一升，煮取七合，溫服，再合滓爲一服，重煎，都成四服。疑非仲景方。

　　高學山曰（《高注金匱要略》）：錢塘李氏曰：人無四時一定之病，安得有四時一定之方，此後人之所附會者，非仲景神明之製也。愚嘗細按方意，及所加所減並所去者，俱令人不解，且方名則曰"飲子"，方後曰"分爲三帖"，又曰"如四體壅，添甘草少許"，又曰"每帖分作三小帖"，又曰"再合滓爲一服重煮，都成四服"。命名造語下字，以及煎服之法，與本經前後諸方大殊。其宋元之無識者以魚目混珠，借珠光以炫人，而令後世不敢檢出耳，李君黜爲偽方，卓識絕倫。

　　陸淵雷曰（《金匱要略今釋》）：《方函口訣》云：此方爲四逆散之變方，治時時發肌熱，一也。或如瘧狀，二三日苦悶者，二也。脚氣初期，似傷寒而發熱者，三也。皆有效。煎法爲宋人所改，不可從。渡邊熙云：竊思古代，無論何病，病名不定者多，未記明系某病之某證候，故《方函口訣》之記載，有若謎語，此實因其無現今科學的病理學故也。將來和漢醫學亟宜研究此點，使適合於現代醫學之病理學，說明某病之某證，宜適用某方。今請舉一例，淺田氏所舉三證，予鑒定爲潛伏之先天梅毒，或三期梅毒，由氣候、疲勞，或其他原因而發作者。其次尚有附記者三，潛伏梅毒時時發作，顯原因不明之肌熱者，本方治之，一也。潛伏梅毒時作瘧狀，發暴熱，二三日間苦悶者，亦用本方，二也。潛伏梅毒續發脚氣病者，往往發熱，呈窒扶斯熱型，此時本方有大效，三也。本方宜細切囊包，浸以沸水，數振其囊，以出藥汁，不可久煎，如是則易飲而實行亦便。○渡邊之書，名《東洋醫學處方各論》，乃取淺田《方函口訣》而加以按語者，市上所行《漢和處方學津梁》，即其譯本，然渡邊之按語，較口訣頗爲難譯，此條系金君正愚代譯，附書識謝。

　　淵雷案：五藏虛熱，謂發熱之非因外感實邪者，即東垣所謂內傷之類。方意在於行氣，頗似四逆散及局方逍遙散，桔梗、陳皮、檳榔，開宣上中下三部，今人多喜此法。其方稱飲子，加減隨四時，橘皮稱陳皮，藥量以分計，藥劑以帖計，以及合滓再煎等法，皆是宋以後法，絕非仲景方。程氏不載本方，《金鑒》謂方證不屬，皆有所見也。至其用法，當如淺田之《口訣》，蓋治原因不明之發熱耳。渡邊推測以爲梅毒，則因日本遍地淫瘡，狃於見聞之故。吾國宋以前絕少梅毒，古人豈能爲千百年後預立方劑哉。且本方雖能治梅毒發熱，實非根治梅毒之劑。渡邊之煮法，亦是日本習慣，日商所售中將湯，附有小囊，即如此用。

丹波氏《醫賸》云：藥一貼，始見《金匱》柴胡飲子方後，或通作帖，蓋是包裹粘貼之義。陳眉公《太平清話》云：宋朝吳郡士登科者，始於龔誠，其家居崑山黃姑廟，猶藏登第時金花榜帖，乃塗金紙，闊三寸，長四寸許，大書姓名，下有兩知舉花押，又用白紙作大帖，如藥帖狀，貯金花帖於中，外亦書姓名二字，蓋以此報其人，以此知其制與斯幫藥裸相似也。元堅云：藥以貼稱，宋以上所罕見；藥滓再煮，見陶氏本草序例，然僅係于諸補湯所用。（卷八）

原文 長服訶梨勒丸方疑非仲景方。（二）
訶梨勒煨　陳皮　厚朴各三兩
上三味，末之，煉蜜丸如梧子大，酒飲服二十丸，加至三十丸。

丹波元簡曰（《金匱玉函要略輯義》）：〔程〕二味破氣行氣之劑，不可長服，宜審之。案本草云：訶梨勒，破胸膈結氣。（卷六）

丹波元堅曰（《金匱玉函要略述義》）：《本草》《圖經》，引張仲景云：長服方，訶黎勒、陳橘皮、厚朴，各三大兩。擣篩，蜜丸，大如梧子，每服二十丸，至三十丸。（卷下）

高學山曰（《高注金匱要略》）：李氏曰：訶梨勒性濇，厚朴破氣，安可長服，此亦偽方。愚按方意，殆指中氣薄而善於上膨下滑者之長服也。蓋中氣薄者，甫食則胃氣上浮而膜脹，食化則胃氣下陷而溏泄。訶梨勒氣溫性濇，溫以提陷，濇以固滑，得厚朴之氣溫而開拓心胸。陳皮之性煖而沉降衝氣，是爲收拾上下之走注，而固住中焦之藥，以之長服，不亦宜乎。其望診之法，凡地角尖小，唇中挈薄，則其人胃小脾短。胃小則受穀不多，脾短則磨穀不盡，故食後善噯而多便且溏也。

陳淵雷曰（《金匱要略今釋》）：此亦非仲景語，藥所以去病，病去則藥止，無常服之理。況三味皆破氣行氣之劑，非若後世補益方，可以常服無害者。《金鑒》以爲前篇治陰吹之方，亦與病理下合。（卷八）

原文 三物備急丸方見《千金方》。司空裴秀爲散用亦可。先和成汁，乃傾口中，令從齒間得入，至良驗。（三）
大黃一兩　乾薑一兩　巴豆一兩，去皮、心，熬，外研如脂
上藥各須精新，先擣大黃、乾薑爲末，研巴豆，內中，合治一千杵，用爲

散，蜜和丸亦佳，密器中貯之，莫令歇。主心腹諸卒暴百病。若中惡客忤，心腹脹滿，卒痛如錐刺，氣急口噤，停尸卒死者，以暖水若酒，服大豆許三四丸，或不下，捧頭起，灌令下咽，須臾當差。如未差，更與三丸，當腹中鳴，即吐下，便差。若口噤，亦須折齒灌之。

吳謙曰（《醫宗金鑑》）：方名備急者，以備暴然諸腹滿、腹急痛，及中惡客忤、噤閉卒死者也。若口噤亦須折齒灌之，是恐人不急救則死之義，然不如後人管吹入鼻之法爲良。

［集解］李彣云：人卒得病欲死者，皆感毒厲邪陰不正之氣而然。三物相須，能蕩邪安正，或吐或下，使穢氣上下分消，誠足備一時急需也。

案停尸無考，蓋是即遁尸。《巢源》云：遁尸者，言其停遁在人肌肉血脉之間，瘥後復發，停遁不消，故謂之遁尸也。（卷二十四）

高學山曰（《高注金匱要略》）：雜療方者，大概證則九死一生。既非常有之病，藥則險峻冷異，又非和易之材，雖至十年，或可不用，而却爲一時之所急需。無處收受，而又不忍棄絕者，故以雜療統之。夫《傷寒》六經之專方，《金匱》各門之要藥，譬之太平取士，已登選造之名，而世之奇功偉績，往往收之雄強英俊，及幽隱孤高之輩，此邊才國士之科，亦不容盡廢之道也。

凡卒暴死者，皆穢邪充塞藏府，而使真氣鬱悶不得流通，故一時背住而昏絕者，鬱悶遲久，則氣寒血寂而真死矣。若吐之以上寬胸膈，下之以下寬腸胃，則真氣之咽伏者，因上下之空，而動機相引，則復爲流貫而自甦。後文卒死諸方，皆本此意，而各爲變通者也。心腹之卒痛，與卒死同義，得吐下，而心腹之邪，從腸胃之空而內注，故其痛自止，即所謂入府則愈之義也。本方以通神明、去穢惡之乾薑，挑動胃陽，而合斬關奪門之大黃、巴豆上越下並，則胃中之真陽得舒展之地，而一時背住者復出，故差也。但中毒厲者，氣必虛寒，而致悶絕者，內多煩熱，故並性寒之大黃，性熱之巴豆，而合用者此也。（卷六）

陳淵雷（《金匱要略今釋》）："歇"下，《千金》有氣字，徐氏、沈氏本同，程本、《金鑑》並改作泄。

此與走馬湯，俱是開通壅塞，取急吐下之方，惟彼有水毒，故佐杏仁，此則宿食停積，故佐大黃。彼但治心腹脹痛，此則卒死口噤，不但病情異，其緩急亦殊。中惡客忤，停尸卒死，皆言病之急暴，故方名備急。中惡已詳走馬湯下，客忤卒死，亦見《巢源》，云：卒忤者，亦名客忤，謂邪客之氣，卒犯忤人精神也。此是鬼厲之毒氣，中惡之類。人有魂魄衰弱者，則爲鬼氣所犯忤，喜於道間門外得之，其狀心腹絞痛脹滿，氣衝心胸，或即悶絕，不復識人，肉色變異，府藏虛竭者，不即治乃至於死。又云：卒死者，由三虛而遇賊風所爲也。三虛，謂乘年之衰，一也；逢月之虛，二也；失時之和，三也。人有此三虛，而爲賊風所傷，使陰氣偏竭於內，陽氣阻隔於外，二氣壅閉，故暴絕如死。若府藏氣未竭者，良久乃蘇，然亦有挾鬼神之氣而卒死者，皆有頃邪退乃活也。丹波氏云：停尸無考，蓋是即遁尸。案《巢源·遁尸候》云：遁尸者，言其停遁在人肌肉血脉之間，若卒有犯觸，即發動，亦令人心腹脹滿刺痛，氣息喘急，傍攻兩脅，上衝心胸，瘥後復發，停遁不消，故謂之遁尸也。

《千金方》云：張仲景三物備急丸，司空裴秀爲散用，治心腹諸卒暴百病方。大黃、乾薑、巴豆各等分，上皆須精新，多少隨意。先擣大黃、乾薑，下篩爲散，別研巴豆如脂，內散中，合擣千杵，即爾用之爲散，亦好下蜜爲丸，密器貯之，莫令歇氣。若中惡客忤，心腹脹滿刺痛，口噤氣急，停尸卒死者，以煖水若酒，服大豆許三枚，老小量之，扶頭起，令得下喉。須臾未醒，更與三枚，腹中鳴轉，得吐利便愈。若口已噤，可先和成汁，傾口中，令從齒間得入，至良（出第十二卷《萬病丸散門》）。案此篇本系後人掇拾，非《雜病論》原文，《千金》此條，即其所據，故具錄之，以資對校。又見《外臺》三十一卷，文小異。

又云：雷氏千金丸，主行諸氣，宿食不消，飲實，中惡心腹痛如刺，及瘥方（於本方加桂心、消石）。上五味，末之，密丸擣三千杵，服如大豆二丸，神驗無比，已死折齒灌之。

又云：治遁尸尸疰心腹刺痛不可忍者方。（本方去大黃，加桂心）上三味，治下篩，以上酢和如泥，傳病上，乾即易之。《千金月令》云：抵聖備急丸，主乾霍亂，心腹百病，疰痛等方。（即本方）丸如綠豆大，每服空心服三丸，快利爲度。

《外臺秘要》云：許仁則云：乾霍大小便不通，煩冤欲死，宜急與巴豆等三味丸服之，服取快利。（參看《傷寒論今釋·霍亂篇》）

又云：《古今錄驗》三味備急散。（即本方）本療卒死感忤，宮泰以療人卒上氣，呼吸氣不得下，喘逆，差後已（案即以字）爲常用方。（出第十卷《因食飲水上氣門》）淵雷案：常用，非無病常服之謂，蓋上氣多反復休作，若差後復因食飲水而上氣，仍可以此治之，故曰常用爾。又云：《古今錄驗》，司空三物備急散。（即本方）療卒死及感忤，口噤不開者。（出二十八卷《卒死門》）

又云：崔氏備急散。（即《千金》治遁尸尸疰之方）療卒中惡，心痛脹滿，欲吐短氣。（出三十一卷古今諸家散方）

《聖惠方》云：備急丸，治霍亂心腹疰痛，冷氣築心。

又云：治因食熱飽，及飲冷水過多，上攻肺藏，喘急不已。（並即本方）

又云：治乾霍亂，心腹疗痛，氣短急，四體悶，不吐利，煩悗難忍，此名乾霍亂。斯須不救，即殺人，急治方。（於本方加吳茱萸）

又云：治惡疰心腹痛，如錐刀所刺，脹滿欲死者，消石圓。（於本方加消石、附子）

又云：治暴癥氣攻心腹脹痛，不欲飲食，宜服巴豆圓。（於本方加木香、蓬莪茂）

又云：治卒死及感忤，口噤不開者，宜服此方。（即本方）

《聖濟總錄》云：備急丸，治霍亂卒暴心腹痛。

又云：治小兒木舌，腫脹滿口中，三物備急丸。

《十便良方》云：返魂丹。（即本方）治腸內一切卒暴百病。

《全生指迷論》云：若寒熱如瘧，不以時度，腸滿膨脝，起則頭暈，大便不通，或時腹痛，胸膈痞悶，此由宿穀停留不化，結於腸間，氣道不舒，陰陽反亂，宜備急圓。

（出《幼幼新書》瘧疾寒熱交作門）

《澹寮集驗方》云：曾有婦人，熱而大便秘，脉實，子死腹中，已致昏不知人，醫用備急圓，胎下人活。

程氏《醫學心悟》云：獨行丸，治中食至甚，胸高滿悶，吐法不效，須用此藥攻之。若昏暈不醒，四肢僵便，但心頭温者，抉齒灌之。（即本方三味）研細，薑汁爲丸，如黄豆大，每服五七丸，用薑湯化下，若服後瀉不止者，用冷粥湯飲之即止。

《方極》云：備急圓，治心腹卒痛者。《方機》云：治食滯腹痛者，心痛諸卒痛者，霍亂吐下心痛者。

原南陽砦草云：大食傷大霍亂妙方。（即本方）突然腹痛甚烈，氣絶者，用之，在上則吐，在下則瀉，又數日在馬上受風時，有病風眼者，痛烈時用之。

《春林軒丸散便覽》云：大呂丸，治毒迫心下，心腹卒痛，氣急者，此方即所謂備急圓，後世家之徒，多能用之。惟後世多用於食毒，其實不限於食毒，凡毒迫心下，急痛者，皆可用之。若不大便，或因腹滿急痛，致四肢微冷，或中暑毒，迫於心下而急痛，用理中湯、香薷飲等難效者，皆可用此方。

《類聚方廣義》云：此方治飲食傷霍亂，一切諸病暴發心腹滿痛者。妊娠水腫，死胎衝心，便秘脉實者，用之則下。紫圓亦佳，但當審其人強弱以處之。

又云：霍亂病雖因外感，蓋屬傷食，又有挾疝癥激動者，其不吐不下，胸腹劇痛者，當先與備急圓、紫圓以吐下之，腹痛悶亂止，嘔不止，藥汁不入者，宜小半夏加茯苓湯，以止其嘔。吐下後頭痛發熱，身疼痛，渴而嘔吐，小便不利，脉浮數者，宜五苓散。前證吐利不止，四肢微冷，好熱飲者，人參湯。吐下止，大熱大渴，煩躁，心下痞鞕者，白虎加人參湯。前證頭痛汗出，惡寒，身體疼痛，心下不痞鞕者，白虎加桂枝湯。乾嘔不止，冷汗厥逆，轉筋腹痛，脉微欲絶者，可用四逆湯。苟精究攻伐之術，治安之策，設施不誤，則起其可起者，豈難事哉。

元堅云：此方所主，其證極暴極實，僅有顧慮，禍速反掌，是以其治要在短刀直入，咄嗟奏凱。故巴豆辛熱峻下，以爲之君，大黄爲臣，以輔峻下之用，乾薑爲佐，以助辛熱之性。三味相藉，其功益烈，爲攻瀉諸方之冠，所以能相抵當也。《雷公炮炙論》云：云如大豆許者，取重十兩鯉魚目比之。

《方與輗》云：此丸本酒服之方，今醫多用白湯送下，然用酒則助藥力，其功更大。一男子傷食，社中醫生用備急走馬等，無寸效，技窮之餘，試令飲酒，仍服前藥，遂得快吐下而康復。

《建殊錄》云：有恕首坐者，伯州人也，游京師，一日謁先生曰：頃者得鄉信，貧道戒師某禪師者病腫脹，二便不通，衆醫皆以爲必死，將還侍湯藥，顧得先生備急圓者而往矣。乃作數劑與之，比及首坐還，禪師僅存呼吸，即出備急圓服之，下利數十行，腫稍減，未及十日，痊愈。

又云：病人一日卒倒，呼吸促迫，角弓反張，不能自轉側，急爲備急圓飲之（每服重五錢）。下利如傾，即復故。

《漫遊雜記》云：一男子，病疥癬，以散藥摩擦數日而愈，後作湯藥浴焉，浴後中風，發寒熱，毒氣內攻，滿身暴脹，兩便斷而不下，氣急脈數，不能移一步，請余。余謂家人曰：斯證死不旋踵，非峻攻之藥，則雜與爭鋒。與備急圓五分，快利三行，其明，作東洋先生赤小豆湯。（赤小豆、商陸、麻黃、桂枝、反鼻、連翹、生薑、大黃）使服三大碗，又利二行，其明又與備急圓，利十餘行，毒氣漸減，瘡痕發膿，續與赤小豆湯，二十餘日而痊愈。

又云：大阪賈豎，感暑泄利，其妻少而姣，時醫皆以為虛火上衝，與益氣湯三十餘日，下既斷，心下絞痛，三日夜無間斷，四肢拘攣，口不能言，服附子理中湯數帖，不治欲死，請余。余曰：是邪毒結而上攻，當下之，醫生暨旁人皆不可。賈豎特曰：下之雖死，不下亦死，死則一也，不如服之無遺憾。於是與備急圓二十粒，服後悶滿，食頃，絞痛不發，而便未得下，余診其腹，臍下隱然怒脹，曰：是心下雖已解，藥氣為疝所閉耳。乃作黃連瀉心二帖進之，其夜二更，便下，家人來報，余曰：當不過五六行，無它故也。至明，下六行，神氣輕健，得行步，與半夏瀉心加大黃湯，二十日而痊愈。

《續建殊錄》云：一男子，當食時，忽咽痛，少間，手足厥冷，如死者狀。二醫診之，一醫以為寒疾，一醫以為纏喉風，曰：此證宜備急圓，然未之試，故辭不療，乃迎先生審之。先生曰：備急圓固的當也。與之，一時許，大便快通，疾如洗。（卷八）

原文 治傷寒，令愈不復，紫石寒食散。方見《千金翼》。（四）

紫石英　白石英　赤石脂　鐘乳研煉　栝樓根　防風　桔梗　文蛤　鬼白各十分　太一餘粮十分，燒　乾薑　附子炮，去皮　桂枝去皮，各四分

上十三味，杵為散，酒服方寸匕。

高學山曰（《高注金匱要略》）：李氏曰：仲景治傷寒，三百九十七法，一百一十三方，神而明之，纖悉備具。令愈不復，不過養正袪邪，使元氣自足，何必用此以立異，偽方無疑。此論似屬近理，愚嘗細按藥性，詳參方意，見其先降後昇，帶血補氣，而且十三味中，精神貫串，顧慮周詳，斷非後人所能擬者。蓋傷寒一病，其根由於肝腎之藏陽，虛於裏與下，因而經表之衛陽，疏於外與上，故虛邪賊寒，得乘而中之之候也。夫未病而寒且中之，況既病而發以桂麻等藥之後乎？則其內外之陽更虛可知。復非《內經》食肉則復之義，殆指衛虛而復中外寒之謂也。是非急溫藏府以密衛陽，則愈後復中，有不可待之勢，然於白通附子，為熱勢太猛，而於理中腎氣，為功效較遲。故用溫潤之紫石英，補肝藏之氣血；辛鹹而寒之寒水石，補腎藏之精汁；辛甘大溫而粘濇之赤石脂，填腸胃之空；辛甘而溫及去水住氣之鐘乳，煖命門之火；甘鹹微寒及利水留氣之太乙餘粮，溫膀胱之化。五石之性，剽悍迅速，將辛溫補氣之薑、附，帶入藏府，而以聚根藏氣，獨莖透發之鬼臼，封固而直行之。然後佐桔梗以開提經脉，佐桂枝以通行衛陽，而總交之防風以固密之，則藏府內溫，衛氣外實，亦何寒邪復中之患乎！又傷寒愈後，有煩渴之餘證，而致病水飲者不少，況本方為補氣行陽之散乎。此生津之栝樓根，止渴之文蛤，又與利水之太乙餘粮相為照應耳。李氏偽方之論，其足信乎否？

陸淵雷曰（《金匱要略今釋》）：見《千金翼》第十五卷大補養門，云：張仲景紫石寒食散，治傷寒已愈不復方。《巢源·寒食散發候》云：仲景經有紫石英方。蓋即指此。《千金翼》論曰：病患已成，即須勤於藥餌，所以立補養之方。此方皆是五石三石大寒食丸散等藥，自非虛勞成就，偏枯著牀，惟向死近，無所控告者，乃可用之。斯誠可以起死人耳，平人無病，不可造次著手，深宜慎忌。據此，則諸石寒食方，本以治久病痼疾，謂之寒食者，服藥後須冷食、冷水浴、減衣薄覆臥故也。而貪妄之徒，服此以求長生，方及服食法度，詳《巢源》《千金翼》。然其弊往往癰疽陷背，夭害年命，故又有石發解散諸方。古詩十九首，"服食求神仙，多爲藥所誤"。蓋服石之風，盛於漢魏，至唐以後始衰歇，今人則莫敢妄試矣。又案《千金翼》治傷寒已愈不復，蓋謂氣體不恢復，《金匱》云治傷寒令愈不復，乃似食復、勞復之復，此編次者之誤。徐注直云愈而不復發，非也。又，《醫心方》第二十卷服石方中，引仲景方四首。蓋仲景別有服石方，在《傷寒雜病論》之外，而今佚矣。《宋史·藝文志》既錄張仲景《傷寒論》及《金匱要略》方，又錄張機《金石製藥法》一卷，可證也。（卷八）

原文 救卒死方（五）
薤擣汁，灌鼻中。

高學山曰（《高注金匱要略》）：卒死，見三物備急注。薤味辛而性溫，且其氣味俱薄，辛溫走氣，氣味俱薄，則輕清而得在天親上之妙，天氣通於肺，鼻爲肺竅，灌薤汁以勾引氣機之薄鬱耳。

陸淵雷曰（《金匱要略今釋》）：自此以下，救卒死諸方，並出《肘後》，云"張仲景諸要方"，蓋相傳出於仲景也。卒死即西醫所謂假死狀態，大概因呼吸中樞（在延髓中）之機能突然停息之故，故諸方大半取其刺激性。《肘後》云：凡卒死中惡及尸蹶，皆天地及人身自然陰陽之氣，忽有乖離否隔，上下不通，偏竭所致。故雖涉死境，猶可治而生，緣氣未都竭也。當爾之時，兼有鬼神於其間，故亦可以符術而獲濟者。《巢源》亦有說，引見前備急丸條。《千金方》云：治卒魘死方，擣韭汁灌鼻孔中，劇者灌兩耳。注云：張仲景云灌口中。案耳鼻皆有孔竅以通咽喉，薤與韭皆屬百合科，而味辛，若取其刺激，則口耳不如鼻，韭不如薤矣。《金鑒》云：薤白類蒜而小，北人謂之小根菜，南人謂之釣喬是也。擣汁灌鼻，亦通竅取嚏之意也。（卷八）

原文 又方
雄鷄冠割取血，管吹內鼻中。
豬脂如鷄子大，苦酒一升，煮沸，灌喉中。
鷄肝及血塗面上，以灰圍四旁，立起。
大豆二七粒，以鷄子白並酒和，盡以吞之。

吳謙曰（《醫宗金鑒》）：雄鷄冠血及肝、卵白、豬脂、大豆、酒、醋等物，無非用陽物以勝陰祟也。管吹內鼻中，謂將雞冠血，或合熱酒，含在不病人口內，以葦管或筆管插入病人鼻孔中，使氣連藥吹之，其藥自能下咽，氣通噤自開也。（卷二十四）

丹波元簡曰（《金匱玉函要略輯義》）：《肘後》云：凡卒死中惡，及尸蹶，皆天地及人身自然陰陽之氣，忽有乖離否隔，上下不通，偏竭所致。故雖涉死境，猶可治而生，緣氣未都竭也。當爾之時，兼有鬼神於其間，故亦可以符術而獲濟者。

《巢源》云：卒死者，由三虛，而遇賊風所爲也。三虛，謂乘年之衰一也；乘月之空二也；失時之和三也。人有此三虛，而爲賊風所傷，使陰陽偏竭於內，則陽氣阻隔於外，二氣擁閉，故暴絕如死也。若府藏氣未絕者，良久乃蘇，然亦有挾鬼神之氣，而卒死者，皆有頃邪退乃活也。（卷六）

高學山曰（《高注金匱要略》）：雞爲巽畜，得東南生氣之正，而雄雞之冠，尤爲陽氣之勃發者，且血能引氣，使之相就，故吹內鼻中，亦灌以薤汁之義也。

此液短氣濇，而氣機背絕之卒死也。豬脂膩滑而利竅，苦酒乘沸，則其氣深沉而尖銳，灌入喉中，令從濁道斂浮冒以通胃陽之義。後方凡從口入者俱仿此。

風氣通於肝，而雞肝尤得巽風之正，雞血，見前注。面爲諸陽之會，以雞肝及血塗之，則氣血風火，有兩相感召之妙。且以灰圍四旁，令火土之餘溫，以煖衛氣，則衛氣外實，而反注有力，故所背之氣，上引而復通，其立起也宜矣。

大豆，北人名鹽豆，浙人名羅漢豆者即是。味甘性溫，能生胃陽，並散五藏積結，故薯蕷丸中，浸芽令卷而用之者此也。但玩下文和字，似於二七粒下，當有末之句。雞子白環裏蛋黃，有天包地外之象，其氣轉清親上，又酒性高浮而善行，以之共相和藥，是欲浮大豆生陽散結之性，上開胸中胃腕之義也。其曰盡以吞之，則其卒死之勢，而尚未至於死者可知。後方凡曰飲之咽之者仿此。

陸淵雷曰（《金匱要略今釋》）：以上四方，皆有厭勝之意，塗雞血於面，以灰圍病人，是絕無藥效可言，直是厭勝法耳。末一方吞大豆，若不研細，恐卒死之人，轉致哽噎，即研細，亦恐不得效也。（卷八）

原文 救卒死而壯熱者方（六）
礬石半斤，以水一斗半，煮消，以漬腳，令沒踝。

高學山曰（《高注金匱要略》）：此就壯熱着眼之方治也。蓋陽氣盡浮於在上，無所展舒，故悶絕而卒死。又陽氣盡浮於在外，未經泄越，故卒死而猶壯熱也。礬石鹹酸，則能固其未脫之根，收濇則能招其外騖之氣。踝下爲足經藏府井榮原合等穴之所經，漬之沒踝，住本氣以招復標陽，將在上在外之浮冒者，下緝內斂，則上氣之悶絕者得展舒，而卒死自甦，外氣之怫鬱者得內通，而壯熱亦解矣。

陸淵雷曰（《金匱要略今釋》）：卒死，概因呼吸中樞之停息，身壯熱，則司造溫之中樞亦受擾亂矣。礬湯漬腳者，礬性收濇，湯則溫煖，俗謂引火歸原，其實亦是誘導法，溫濇其下，即所以平上部之興奮，歷節篇載本方治腳氣衝心，可見也。程氏云：厥陽獨行，故卒死而壯熱。岐伯曰：血之與氣，並走於上，則爲大厥，厥則暴死。礬石收

濇藥也，以之浸足而收斂其厥逆之氣。（卷八）

原文 救卒死而目閉者方（七）

騎牛臨面，搗薤汁灌耳中，吹皂莢末鼻中，立效。

丹波元簡曰（《金匱玉函要略輯義》）：〔程〕按葛洪《肘後方》，治卒魘不寤，以青牛蹄或馬蹄，臨人頭上，即活，則騎牛臨面，系厭惡驅邪法也。目閉者，邪氣內著也。灌薤汁，以闢邪安魂；吹皂莢，以取嚏開竅。（卷六）

高學山曰（《高注金匱要略》）：此從目閉着眼之方治也。目閉有二，辨詳傷寒衄證目瞑下，此是上眼皮下就之目閉也。蓋目爲神光外注之竅，而神光又下托於氣，氣欲下伏，則神光內沉，於是目皮從上下合而目閉矣。騎牛臨面，謂抱病人騎在之牛背，而且令其前俯，使其面側臨於牛背，以便左右灌耳也。仲景蓋謂卒死之人，假令目皮從上下合而閉者，此係陽氣下陷，而上氣垂絶之卒死也。夫陽氣者，火之象也，火之將伏熄者，宜以動引之，而尤宜以微動引之。牛性坤順而安頓，令病者俯騎牛背，側面枕臨之，以留口鼻之息道，使人挽牛緩行，則動機微微牽引，而陽火不致一時寂滅，然後搗生陽之薤灌耳中，以勾腎氣之上通，且以開竅善嚏之皂莢末吹鼻中，得嚏出以提之，則氣復上接於胸膈，故立效也。

陸淵雷曰（《金匱要略今釋》）：《肘後》又云：治卒魘寐不寤，以牛蹄或馬蹄臨魘人上，亦可治卒死，青牛尤佳。《千金》云：卒死無脉，無他形候，陰陽俱竭故也。治之方，牽牛臨鼻上二百息，牛舐必差，牛不肯舐，著鹽汁塗面上，牛即肯舐。案《肘後》之意，用牛全爲厭勝，《千金》似以牛息引人息，猶今世人工呼吸之意。又諸獸之臊，惟牛臊最適於鼻，久嗅不覺其惡，則騎牛臨面與牽牛臨鼻，於卒死厭死人之呼吸作用，殆有化學之效歟。薤汁灌耳，皂莢末吹鼻，與牛舐面，皆刺激以恢復其知覺也。（卷八）

原文 救卒死而張口反折者方（八）

灸手足兩爪後十四壯了，飲以五毒諸膏散。有巴豆者。

丹波元簡曰（《金匱玉函要略輯義》）：〔程〕灸手足兩爪後，當是灸兩手足爪後，其文則順。以十爪甲爲十二經之終始，灸之以接引陽氣，而回卒死，此惡氣中於太陽，令卒死而開口反張也。五毒諸膏散，方未見。

案《肘後》卒死門云：有三物備急丸散，及裴公膏，救卒死尤良。裴氏五毒神膏，見於百病備急散膏，無巴豆，而《千金》，加巴豆、莽草、薤白，爲裴公八毒膏，所謂五毒諸膏散，蓋此類也。五毒，《周禮》鄭注：石膽、丹砂、雄黄、礜石、慈石。今考五毒膏、八毒膏，但用丹砂、雄黄耳，其餘並他品，而爲五味、八味也。（卷六）

高學山曰（《高注金匱要略》）：此就張口反折着眼之方治也。蓋陰寒食滯之氣，撐鼓於前，而經絡陽和之氣，瘈縱於後，前盈後縮，故反折，反折故張口而卒死也。手足兩爪後，當指少商、隱白而言，因脾肺二經，嘗運經絡之陽氣，以貫周身，而少商、隱白爲脾肺之井穴，灸之者，所以溫經絡之氣，使痿縱展舒，而反折可愈矣。五毒，指烏頭、附子、蜀椒、巴豆、大黃等而言。曰諸膏散者，即烏頭煎、附子煎、三物備急方，及溫藥下之者皆是。蓋溫以祛寒，下以開鬱，撐鼓之氣下平，而真陽流貫，則卒死者自甦也。膏散而曰飲者，凡膏散等類，俱卒死者所不能吞咽，非煎解不可灌故也。必用五毒者，以諸藥溫熱犀利，不假胃氣之運行，而自能排闥蕩滌也。膏浮上部，散戀中焦，以卒死之氣，多從上中背絶者，故獨於丸藥無取焉。方不可以定指，在圓機通變者，隨時應用，故但曰飲以五毒諸膏散，而不列方者，非缺也。

原文 救卒死而四肢不收失便者方（九）

馬屎一升，水三斗，煮取二斗以洗之。又取牛洞稀糞是也。一升，溫酒灌口中，灸心下一寸、臍上三寸、臍下四寸、各一百壯，差。

高學山曰（《高注金匱要略》）：此從四肢不收及失便着眼之方治也。蓋四肢不收，是陽欲外脫；失便，是陽欲下脫，則其真陽虛極，而中焦無貫通提挈之火力可知。馬爲午畜而性溫，其屎尤得腸胃中下行內行之化，煮水洗之，蓋既防其汗泄，而且欲攝四肢不收之氣，使之內通也。牛性食物，必倒嚼而後下，是牛洞之性，能緩腸胃之下注者；且以浮熱之酒，相和灌之，是取暫挽其走注之氣，而不使一時盡脫耳。心下一寸曰巨闕，臍上三寸曰建裏，臍下四寸曰中極，各灸百壯，則三焦內溫，而上接息道，故卒死自還。外貫四末，故四肢自收，下提關鎖，故失便自固。然則馬屎牛洞，洗之灌之，不過暫爲攪留殘焰之計，而各灸百壯，始爲溫中續命之正治。噫，亦危矣哉！

陸淵雷曰（《金匱要略今釋》）：《外臺》，洗之作洗足，牛洞作牛糞。

程氏云：卒死而四肢不收者，無陽以行四末也。失便者，正氣衰微，不能約束便溺也。物之臭者，皆能解毒殺邪，故以牛馬糞及後狗糞治之。心下一寸，當是上脘穴；臍上三寸，當是中脘穴；臍下四寸，當是關元穴。灸之以復三焦之陽，而回其垂絶之氣。

淵雷案：依灸法，當灸上脘、中脘、關元，然同身寸法，自胸骨劍突之下端（即鳩尾穴）至臍，作七寸，上脘在鳩尾下二寸，臍上五寸，中脘在上脘下一寸，臍上四寸，其在臍上三寸者，乃建裏也。關元在臍下三寸，其在臍下四寸者，乃中極也。針灸書亦無心下若干寸之文，爲其心之部位不明了也。蓋救卒死諸條，欲便常人急用，故寸法不合灸書。（卷八）

原文 救小兒卒死而吐利，不知是何病方。（十）

狗屎一丸，絞取汁，以灌之。無濕者，水煮乾者，取汁。

吳謙曰（《醫宗金鑒》）：凡屎皆發陽氣，用狗屎亦取發陽氣也。（卷二十四）

高學山曰（《高注金匱要略》）：此從吐利著眼之方治也。卒死而吐利，是因上吐下利，而中氣分消，頓致垂絶之卒死也。不知是何病，言不辨是寒是食之謂。蓋中寒食積。俱能令小兒吐利，吐利甚，故一時氣微卒死耳。狗胃熱而尤善化物，熱則溫中，化物則云滯，將胃氣奠安，而吐利自止，故皆能上續而自生也。

陸淵雷曰（《金匱要略今釋》）：《肘後》用馬矢。《本草綱目》時珍曰：狗屎所治諸病，皆取其解毒之功。淵雷案：小兒無知識，手攫得物，輒以入口，故卒死吐利，不知何病者，即有中毒之疑，而用狗屎，徐氏以爲消化，《金鑒》以爲發陽氣，殆不然。（卷八）

原文 尸蹶脉動而無氣，氣閉不通，故靜而死也。
治方脉證見上卷。（十一）
菖蒲屑，內鼻兩孔中，吹之。今人以桂屑着舌下。

丹波元簡曰（《金匱玉函要略輯義》）：〔程〕《甲乙經》曰：尸蹶者，死不知人，脉動如故。《傷寒論》曰：尸蹶者，令人不仁，即氣閉不通，靜而死之謂也。菖蒲內鼻中，以通其肺氣，桂內舌下，以開其心竅。心肺開，則上焦之陽自能開發，尸厥之疾可愈。（卷六）

丹波元堅曰（《金匱玉函要略述義》）：靜而死，《肘後》作靜然而死。《外臺》同。"而"作"如"，"而"字當爲"如"義讀。

按尸蹶，即陽氣暴實，凌轢陰血之病，蓋中氣之類也。說詳於扁倉傳匯考中，當參。（卷下）

高學山曰（《高注金匱要略》）：尸蹶者，宗氣上虛，或因驚駭，或因憤悶，以致肝腎濁陰之氣，上衝陽位，而膈中真氣逼側不展，故蹶而如尸也。此與卒死有辨：卒死者，氣與脉俱伏，然延則竟死；尸蹶，無氣而脉動，久則當自還。今脉動無氣，故知其但氣閉不通，而爲尸蹶之死耳。菖蒲屑味辛氣溫，吹內鼻孔，以通肺與胸中之真氣；舌下着辛溫之桂屑，蓋取煖胸分之陽，伐肝腎之逆也。夫濁陰下伏，真陽上通，宜乎尸蹶者之復起矣。

此即奔豚之重證，犯則氣絕神昏，大小便出，然系婦人女子居多，以其心氣易空，而瞋怒易動故也。

陸淵雷曰（《金匱要略今釋》）：亦見《肘後》《外臺》，亦引張仲景，《肘後》"舌下"下更有"又云扁鵲法治楚王效"九字。原注"脉證見上卷者"，徐鎔《附遺》謂即首篇"寸脉沉大而滑"一條，是也。《三因方》名內鼻散。《肘後》云：尸蹶之病，卒死而脉猶動，聽其耳中，循循如嘯聲，而股間煖是也。耳中雖無嘯聲而脉動者，故當以尸蹶救之。《巢源·尸厥候》云：尸蹶者，陰氣逆也。此由陽脉卒下墜，陰脉卒上昇，陰陽離居，營衛不通，真氣厥亂，客邪乘之，其狀如死，猶微有息而不恒，脉尚動而形無知也。聽其耳內，循循有如嘯之聲，而股間煖是也，耳內雖無嘯聲而脉動者，故當以尸厥治之（下言脉與本經首篇所云略同，不具錄）。據此，知尸蹶亦是一種假死，其證候爲脉動而無氣，耳中如有嘯聲，股間煖（言股間煖則他處已冷矣）。扁鵲所治虢太子，正是此病。見《史記》本傳及《說苑》。菖蒲屑吹鼻，桂屑著舌下，皆取其刺激開竅也。（卷八）

原文 又方

剔取左角髮方寸，燒末，酒和，灌令入喉，立起。

高學山曰（《高注金匱要略》）：髮爲血之餘，而亦氣之所附者。況頭角之髮，其氣血上行之性，尤其熟路，又得上浮善行之酒力以和之，則真氣因上引之機而立通，故蹶者自起也。

陸淵雷曰（《金匱要略今釋》）：《肘後》方寸間有"二"字，《外臺》作"方寸匕"。案"剔"，《素問》作"鬄"，依《說文》，當作鬄，云鬄髮也，鬄即俗剃字。

程氏云：《內經》曰：邪客於手足少陰、太陰，足陽明之絡，此五絡，皆會於耳中，上絡左角，五絡皆竭，令人身脉皆動，而形無知也。其狀若尸，或曰尸厥，以竹管吹其兩耳，鬄其左角之髮，方一寸，燔治。飲以美酒一杯，不能飲者灌之，立已。見繆刺論。今仲景亦剔左角之髮治者，以左角爲陽氣之所在，五絡之所繞，五絡皆竭，故剔其五絡之血餘以治之，和以酒灌者，助藥力而行氣血也。淵雷案：本方原出《素問》。《素問》之意，當如程說。然所謂邪與絡，皆涉渺茫，難以信據。考之本草，亂髮消瘀治驚癇，或者腦部血管有栓塞，遂成假死證狀歟。（卷八）

原文 救卒死、客忤死，還魂湯主之方《千金方》云：主卒忤、鬼擊、飛尸，諸奄忽氣絶無復覺，或已無脉，口噤拗不開，去齒下湯。湯下口不下者，分病人髮左右，捉搯肩引之。藥下，復增取一升，須臾立蘇。（十二）

麻黃三兩，去節一方四兩　杏仁去皮尖，七十個　甘草一兩，炙《千金》用桂心二兩

上三味，以水八升，煮取三升，去滓，分令咽之。通治諸感忤。

徐彬曰（《金匱要略論注》）：凡卒死及客忤死，總是正不勝邪，故陽氣驟閉而死。肺朝百脉，爲一身之宗，麻黃、杏仁，利肺通陽之君藥，合炙甘以調中，故爲救卒死主方。名曰還魂湯，著其功也。（卷二十三）

吳謙曰（《醫宗金鑒》）：中惡客忤，便閉裏實者，仲景用備急丸，可知無汗表實者，不當用備急丸通裏，當用還魂湯以通表也。通裏者，抑諸陰氣也；通表者，扶諸陽氣也。昧者不知，以麻黃爲入太陽發汗之藥，抑知不温覆取汗，則爲入太陰通陽之藥也。陽氣通動，魂可還矣。（卷二十四）

高學山曰（《高注金匱要略》）：卒死，見各方下。客忤死者，人身真氣，由中焦而上熏，如蘭香梅馥，氤氳衝翠，寒熱毒屬之客邪乘之，譬之橫風暴氣，衝突花前，則香馥之神頓伏，猶之客從外入，而忤奪主情之象，故名。麻杏利氣而疏泄諸惡，得甘草以中托之，則正開中上之寒熱毒屬，而使真陽復治，故主此也。但卒死之因，各有分別，已詳諸方下。若謂通治卒死諸證，而投以目閉，及四肢不收、失便二候，則速之真死矣。明者察之。

陸淵雷曰（《金匱要略今釋》）：《肘後》無方名，冠以"張仲景諸要方"六字，用麻黃四兩，《千金翼》同。《千金》主療文，與原注所引小異，"卒忤"間有"感"字，

"無脉"作"死絞","口噤"下無"拗"字,"下口"作"入口","擒"作"踏","取"下有"盡"字,"甦"作"蘇"。方有桂心二兩,《外臺》引《肘後》同(今本《肘後》無桂心)。方後云:通療諸昏客忤良。案此方有桂心,即是傷寒麻黃湯,卒死熱高者可用,其無熱者,不用桂心爲是。《金鑒》云:中惡客忤,便閉裏實者,仲景用備急丸,可知無汗表實者,不當用備急丸通裏,當用還魂湯以通表也。通裏者,抑諸陰氣也;通表者,扶諸陽氣也。昧者不知,以麻黃爲入太陽發汗之藥,抑知不溫覆取汗,則爲入太陰通陽之藥也,陽氣通動,魂可還矣。淵雷案:抑諸陰氣,謂排除有形的物質也;扶諸陽氣,謂鼓動無形之機能也。此蓋因呼吸停止而假死,故用麻黃、杏仁。

《方輿輗》云:此方爲起死回生之神劑,還魂之名,誠不愧也。小兒有作搐而死,至二三日不醒者,間可起之。余通家一幼兒,嘗病此證,醫人紛集,投驚藥數方,且針且灸,殆盡其治,一不見效,病勢已極,皆曰不治。余最後至,其脉初診沉絕,稍久則時見生機仿佛,因謂病家,此子病勢已危,以余觀之,全是熱邪鬱閉之極,得一發泄,庶幾可回春,即作還魂湯與之。令其母抱而被覆,須臾汗出即醒。蓋還魂湯原無發汗之說,今用此被覆,出於予之胸臆,余常值小兒發熱昏沉,務發其汗,十不一誤。此證若遽用金石腦麝,不唯不醒,反引邪深入,禍在反掌之間。喻嘉言曰:小兒發熱昏沉,務擇傷寒名家,循經救療,百不失一,確論也。淵雷案:小兒得急性熱病,往往發痙攣,此本非腦病,散其熱則痙攣自止。時醫治熱病,用豆卷、豆豉等遷延失表,此證尤多,有持之案,深可省玩。(卷八)

原文 又方

韭根一把　烏梅二七個　吳茱萸半升,炒

上三味,以水一斗,煮之。以病人櫛內中,三沸,櫛浮者生,沉者死。煮取三升,去滓,分飲之。

丹波元簡曰(《金匱玉函要略輯義》):《肘後》云:客忤者,中惡之類也。多於道間門外得之,令人心腹絞痛,脹滿氣衝心胸,不即治亦殺人。又云:客者客也,忤者犯也,謂客氣犯人也。(卷六)

高學山曰(《高注金匱要略》):此肝中陰寒之逆氣,上犯心君之部,而悶絕卒死之方治也。吳茱萸苦溫沉降,用以爲主;韭根辛溫,聚純陽之氣,而易於發生者,配以爲佐;烏梅酸斂入肝,憑以爲使。明系先任吳茱萸之溫降,隨便挾韭根之辛溫,從胸中膻中,排壓其陰寒之逆氣,使上焦寬展,而神氣可以漸舒者,一也。且將二藥之溫性,趁勢隨烏梅之酸斂,納入以溫肝藏,二也。至此卻又任韭根生發之性,挾吳茱萸之溫氣而上熏者,三也。髮爲上行氣血之餘,而櫛又髮性之所寄託者,納之令沸,是佐韭根生陽之發越,與剔左角之髮同義者,四也。櫛浮者生,沉者死,是驗病人平日之陽氣耳。蓋陽盛而氣通於櫛,則櫛浮而靈,以其氣能引藥上通,故生;陽絕而櫛無受氣,則櫛沉而不靈,以其藥不能扶陽上透,故死。仲景之方意,真百道連環,不可勝解者乎!

以上自三物備急,及卒死尸蹶,凡十五方,因其方意以想見病情,各有辨證末議,此鏡中看影，因影知形之道。而於卒病亡之後，實有小補，故敢瑣瑣言之，並非穿鑿以誑後人，自貽拔舌地獄之罪者也。同志者其鑒之。

陸淵雷曰（《金匮要略今釋》）：《肘後》用烏梅二十枚，吳茱萸半斤。《外臺》引《肘後》，用烏梅十四顆，水一斗作"勞水一升"。

徐氏云：韭根有薤白之功，烏梅有開關之力，吳茱萸能降濁陰，陰降而關開，則魂自還，故亦取之。程氏云：方亦可解，而櫛之浮沉則不可解也。淵雷案：前方開氣管之閉塞，此方除胃中之粘痰，二者皆足以致假死。櫛之浮沉，則無理。（卷八）

原文 救自縊死方：救自縊死，旦至暮，雖已冷，必可治。暮至旦，小難也。恐此當言陰氣盛故也。然夏時夜短於晝，又熱，猶應可治。又云：心下若微溫者，一日以上，猶可治之方。（十三）

徐徐抱解，不得截繩，上下安被臥之。一人以腳踏其兩肩，手少挽其髮，常弦弦，勿縱之。一人以手按據胸上，數動之。一人摩捋臂脛，屈伸之。若已殭，但漸漸強屈之，並按其腹。如此一炊頃，氣從口出，呼吸眼開，而猶引按莫置，亦勿苦勞之。須臾，可少桂湯及粥清含與之，令濡喉，漸漸能嚥，乃稍止。若向令兩人以管吹其兩耳，采好。此法最善，無不活者。

吳謙曰（《醫宗金鑒》）：觀此諄諄告切，仲景仁心，惟恐人畏其繁瑣而不治也。此法嘗試之，十全八九，始知言果不謬。弦弦，猶言緊緊也，揉胸按腹，摩臂脛屈伸之，皆引導其氣之法也。（卷二十四）

高學山曰（《高注金匮要略》）：縊則息道不得出入，故胸腹四末之氣，背閉而死也。旦至暮，為陽氣未散，故雖冷可治；暮至旦，以陰陽代更，故小難。恣氣句，又仲景解釋小難之義或如是耶。蓋謂縊者多忿，忿為肝氣，居陰之下，而旺於暮，故忿者至暮而氣盛，氣盛而縊，則其胸中之背閉者，不止本氣，而更多一忿氣在其中矣，豈因此而小難耶？然此說亦不可盡泥，除冬夜長而且冷，恐氣血寒凝，真是小難外。夏時夜短氣熱，不又較之旦至暮者，治之反更易乎？又云以下，言總以心下微溫，不論旦暮長短，俱可治也。玩其文氣，必是當時救縊之成法，而仲景特集之者也。

徐徐抱解，不得用刀剪以截其繩之上下者，恐墜振以散亂其所背之氣也。安被仰臥，令人坐於縊者之當頭，以兩腳尖輕踏其兩肩，然後以手提挽其髮，向上微令弦急，使縊者之頭略往上微起，蓋取胸中背閉之氣，使之微滿而急之義。按胸數動，是欲因其滿急，而熨之上通也。摩捋臂脛，雖殭而強屈伸之，是欲運四末之鬱氣以內鼓胸中，並按其腹，是欲運胃中之鬱氣，以上鼓胸中，總以逼熨其背閉者氣從口出耳。呼吸眼開，引按莫置，恐氣出而靜伏，則仍脫也。戒苦勞者，恐因引按太甚，而反傷其氣也。桂宣陽氣，粥引胃氣，故少少含與之，以濡其喉者，恐氣雖通，而又以乾燥濇其機致也。縊者頸以下之氣下鬱，頸以上之氣外冒，故以兩管吹其耳者，以他人之外氣逼之內通而已。

陸淵雷曰（《金匮要略今釋》）：《外臺》無"救"字，冠以"仲景云"三字，"治之方"三字作"活"一字，"及稍止"作"乃稍止"，"若向"二字作"兼"一字，"罙"作"彌"，並是。陰氣，徐鎔本、俞橋本及諸家注本並作忿氣，非。案"恐此當言"四句，蓋後人注語，故上有"仲景云"字，下復有"又云"字也。

　　旦至暮，則自縊必當卧起時，體力休養較充，故易救；暮至旦，則自縊必在將卧之前，體力較疲，故難救。不但陰氣之盛也。心下微溫，則呼吸循環皆停止未久，故猶可活。徐徐抱解，不得截繩，恐截繩則死者顛仆撞擊，傷其垂絶之氣也。踏肩挽髮，弦弦勿縱，引伸其氣管，勿令瘲縮也。弦弦者，微急之意，猶俗言緊繃繃。按據胸上，屈伸臂脛，皆是人工呼吸，又以恢復其四肢之血循環也。按據屈伸之遲數，當以平人呼吸爲度，每分鐘約十六次。今之人工呼吸法，仰卧病人於空氣流通之處，枕其背，使胸廓高起，一人跪其頂前，持其肘，伸之向頂，屈之向胸，一人跨跪病人腰際，兩掌輕按其胸，視屈肘時，以兩拇指重按其心窩，伸肘則急去掌，如是反覆行之，則窒息者自蘇。亦可閉塞病人鼻孔，救者接其口而極吹之，此以管吹兩耳，蓋亦通氣之意。丹波氏云：桂湯，諸書無考，蓋此單味桂枝煎湯耳。而《洗寃錄》引本經之文，後載官桂湯方，未知何本。官桂湯，廣陳皮八分，厚朴、半夏各一錢，肉桂、乾薑各五分，甘草三分。

　　《金鑒》云：此法嘗試之，十全八九，始知言果不謬。程氏《醫學心悟》云：予嘗見自暮至旦，而猶救活者，不可輕棄也。顧氏《瘍醫大全》云：必須心口尚溫，大便未下，舌未伸出者，救活。淵雷案：此法不特縊久者不得活，即心口尚溫者，亦不能必活，然舍此更無他法，諸急救固無必效之法也。又，他書所載救縊死法，皆本此文，而切戒割斷其繩，謂須徐徐抱解，又有用軟綿塞肛門及女子陰者。愚謂倉卒割繩，恐其顛墜震傷耳，若繩系死套頭，急不得解，則抱起後，割開其結，使速鬆氣管，殆未爲不可。至綿塞前後陰，謂防泄氣，揆諸生理，似不相合。然嘗見處絞刑者，絞時腹膨起，行刑者蹴之使失氣，云否則絶而復蘇，是自縊者不得失氣，亦非全妄，塞之既無害，過而信之可也。他書所載救自縊法，有足資參校者，撮錄於後。

　　《巢源》云：以繩物系頸自懸持致死，呼爲自縊，若覺早，雖已死，徐徐捧下，其陰陽經絡雖暴壅閉，而藏府真氣故有未盡，所以猶可救療，故有得活者。若見其懸掛，便忽遽截斷其繩，舊云則不可救，此言氣已壅閉，繩忽暴斷，其氣雖通，而奔進運悶故，則氣不能還，即不得復生。

　　《千金》云：治自縊死方，凡救自縊死者，極須按定其心，勿截繩，徐徐抱解之，心下尚溫者，以甒甊覆口鼻，兩人吹其兩耳。又方：強卧，以物塞兩耳，竹筒內口中，使兩人痛吹之，塞口傍，無令氣得出，半日，死人即噫，噫即勿吹也。又方：擣皂莢細辛屑，如胡豆大，吹兩鼻中。又方：刺鷄冠血出，滴著口中，即活，男雌女雄。又自縊死，灸四肢大節陷大指本文，名曰地神，各七壯（案《千金》共有十一方，錄傳鈔最廣者五方）。

　　《外臺》云：《肘後》葛氏療自縊死，心下尚微溫，久猶可活方。徐徐抱解其繩，不得斷之，懸其髮，令足去地五寸許，塞兩鼻孔，以蘆管內其口中至咽，令人噓之，有頃，其腹中䶆䶆轉，或是通氣也。其舉手撈人，當益堅捉持，更遞噓之，若活了能語，乃可置。若不得懸髮，可中分髮，兩手牽。又方：皂莢末，葱葉吹其兩鼻孔中，逆出，復内之。又方：以蘆管吹其兩耳，極則易人吹，取活乃止。若氣通者，以少桂湯稍稍咽之，徐徐乃以少粥清與之。

菅氏《五絕治法》云：徐徐放下，將喉氣管捻圓，揪髮向上揉擦，用口對口接氣，糞門用火筒吹之，以半夏、皂角搐鼻，以薑汁調蘇合香丸灌之，或煎木香細辛湯調灌，亦得。如甦可治，繩小痕深，過時身冷者，不治。（卷八）

原文 凡中暍死，不可使得冷，得冷便死，療之方。（十四）
屈草帶，繞暍人臍，使三兩人溺其中，令溫。亦可用熱泥和屈草，亦可扣瓦椀底按及車缸，以著暍人，取令溺，須得流去。此謂道路窮，卒無湯，當令溺其中，欲使多人溺，取令溫。若有湯便可與之，不可泥及車缸，恐此物冷。暍既在夏，得熱泥土、暖車缸，亦可用也。

丹波元簡曰（《金匱玉函要略輯義》）：〔程〕中暍不可得冷，猶被凍不可沃以熱湯，寒熱拒隔，反爲大害。本草，車轄，一名車缸，即車軸鐵轄頭。

《巢源》云：夏月炎熱，人冒涉途路，熱毒入內，與五藏相並，客邪熾盛，或鬱瘀不宣，致陰氣卒絕，陽氣暴壅，經絡不通，故奄然悶絕，謂之暍。然此乃外邪所擊，真藏未壞，若遇便治救，氣宣則蘇。夫熱暍不可得冷，得冷便死，此謂外卒以冷，觸其熱，蘊積於內，不是宣發故也。

《三因方》云：中暑悶倒，急扶在陰涼處，切不可與冷，當以布巾衣物等蘸熱湯，熨臍中及氣海，續以湯淋布上，令徹臍腹，煖即漸惺。如倉卒無湯處，掬道上熱土於臍上，仍撥開作窩子，令人更溺於其中，以代湯。急嚼生薑一大塊，冷水送下，如已迷亂悶，嚼大蒜一大瓣，冷水送下。如不能嚼，即用水研灌之，立醒。

葉氏《避暑錄話》云：道路城市間，中暑昏仆而死者，此皆虛人勞人，或飢飽失節，或素有疾，一爲暑氣所中，不得泄則關竅皆窒，非暑氣使然，氣閉塞而死也。大蒜一握，道上熱土，雜研爛，以新水和之，濾去滓，抉其齒灌之，有頃即蘇。（卷六）

高學山曰（《高注金匱要略》）：屈草帶，謂取草繩草鞭之類，屈作圓圈，大小六寸許，環放繞臍，以受溺而使之流去者是也。不得繩鞭，即以熱泥和散草，而屈圍如草帶用法。瓦椀底而曰扣，當指無底之瓦椀，即瓦椀底圈之謂。覆椀扣臍，是從無底處溺入耳。"按及"，疑是"及按"之訛，否則"按"字爲羨文矣。車缸，形器未詳，不敢妄釋用法，懸俟高明。漢人信手率書，多有此沙中細水、葉上蟲班之筆，漏滲盤旋中，而古雅之氣自在。注家以其徑路欹斜，蹤迹斷續，輒囫圇圖而不求甚解。愚以救死之方，不容忽略，故瑣屑辨之爾。

下焦命門之火不衰，中焦脾胃之陽自煖，則上焦胸中之真氣氤氳充滿，暍邪必不能入。惟三焦氣虛，則流熱之邪乘虛而襲入心肺之空，於是氣機靈道，一時伏鬱而如死矣，此與卒中毒屬及客忤諸死同義也。然當邪正相持於胸膈，得冷則微陽一斂，而暍邪如逐北之象，深入堂奧，而據其氣機之根蒂，故便死矣。與之以溫熱之湯，使胃陽從口而上奪，則正勝邪闢而自甦，或發爲熱汁，而暍且盡散矣。若道路窮卒無湯，凡屈草帶，熱泥和草，以屈作帶狀，及瓦椀底扣之，熱車缸按之，令多人溺其臍中，雖系外治，而其爲溫中以破暍之法，則一也。

陸淵雷曰（《金匱要略今釋》）：此方，《外臺》引《肘後》，而今本《肘後》無之。云：以屈草帶繞暍人臍，使三四人尿其中，令溫，亦可用泥上屈草，亦可扣瓦椀底若脫車缸，以著暍人臍上，取令尿不得流去而已，此謂道路窮急無湯，當令人尿其中。仲景云：欲使多人尿，取令溫，若有湯，便可與之。仲景云：不用泥及車缸，恐此物冷，暍既在夏月，得熱上泥煖車缸，亦可用也。《醫心方》亦引葛氏方，其文少異，不具錄。

此亦中熱而衰竭之證，與第二篇太陽中暍首條之證同理，彼不遽死，而此卒死者，或因體禀本弱，或因勞傷嗜酒，故不勝暴熱灼鑠而卒死也。病屬虛寒（參看太陽中暍條），故得冷便死，《金鑒》謂恐其閉熱在內，非也。屈草溺臍，蓋即溫熨之意，氣海、關元諸穴，皆近在臍下，陰證宜灸者往往取之，可以互證。程氏云：本草，車轄一名車缸，即車軸鐵轄頭。（卷八）

救溺死方（十五）
取竈中灰兩石餘，以埋人，從頭至足。水出七孔，即活。
上療自縊、溺、暍之法，並出自張仲景爲之。其意殊絕，殆非常情所及，本草所能關，實救人之大術矣。傷寒家數有暍病，非此遇熱之暍。見《外臺》《肘後》目。

李彣曰（《金匱要略廣注》）：竈灰得火土相生之氣，以埋人，則外溫衛氣，而內滲水濕，故能使水出七孔而活。（卷下）

丹波元簡曰（《金匱玉函要略輯義》）：《巢源》云：人爲水所沒溺，水從孔竅入，灌注府藏，其氣壅閉故死。若早拯救得出，即泄瀝其水，令氣血得通，便得活。經半日及一日，猶可活。氣若已絕，心上煖，亦可活。（卷六）

高學山曰（《高注金匱要略》）：溺者死於水漲諸竅而氣絕。竈灰溫燥，能拔水納氣，取以埋人。蓋納氣即所以去水，故水出七孔；而拔水即所以引氣，故即活也。

陸淵雷曰（《金匱要略今釋》）：《千金方》云：治落水死方，以竈中灰布地，令厚五寸，以甔側著灰上，令死人伏於甔上，使頭小垂，下抄鹽二方寸匕，內竹管中，吹下孔中，即當吐水。水下，因去甔，下死人著灰中，壅身，使出鼻口，即活。又方：掘地作坑，熬數斛灰，內坑中，下死人，覆灰，濕澈即易之，勿令大熱搏人，灰冷更易，半日即活。又方：倒懸死人，以好酒灌鼻中，又灌下部，又酢灌鼻，亦得。又方：綿裹皂莢，內下部中，須臾水出（《醫心方》引《小品方》，云擣皂莢作末，又云須臾穀出即活也）。又方：裹石灰，內下部中，水出盡則活。又方：熬沙覆死人面，上下有沙，但出鼻口耳，沙冷濕即易（《醫心方》引《集驗方》同）。又方：屈兩脚，著生人兩肩上，死人背向生人背，即負持走行，吐出水便活。

《醫心方》云：《小品方》治溺水死方，以竈灰布著地，令厚五寸，以甔倒覆灰上，以溺人覆伏甔上，口中水當出也。覺水出，復更別熬灰令煖，置之，溺人口中水已出極多，便去甑，即以煖灰壅溺人通身，但出口鼻耳，小時便蘇醒則活也。又方：令二健人抱溺人倒臥，瀝溺人水出盡，便活也。

淵雷案：《小品》《千金》諸方，皆主吐出水，似勝於徒埋灰中，臨急擇用可也。然諸救溺方未有主恢復呼吸者。意者，溺水時腹內外壓力俱大，肺體已縮至常度以下，拯之出水，則外壓除，以法使吐水，則內壓亦除，壓力既除，肺體自能以彈力稍擴張，入氣少許，因得自復呼吸歟。

此篇之暍，與第二篇之暍，本是一病，但有緩急重輕之異。彼但發熱惡寒，此則卒然悶倒，故彼可從容服藥，此須當時急救耳。葛氏謂傷寒家別復有暍，誤矣。陳氏《三因方》已辨之，而誤以葛氏語爲林氏語，云：傷寒中暍，其實一病，但輕重不同。新校正《要略》者，乃云傷寒家別有暍病，非也。（卷八）

原文 治馬墜及一切筋骨損方見《肘後》。（十六）
大黃一兩，切，浸，湯成下　緋帛如手大，燒灰　亂髮如雞子大，燒灰用　久用炊單布一尺，燒灰　敗蒲一握，三寸　桃仁四十九個，去皮尖，熬　甘草如中指節，炙，剉
上七味，以童子小便量多少煎湯成，內酒一大盞，次下大黃，去滓，分溫三服。先剉敗蒲席半領，煎湯浴，衣被蓋覆，斯須通利數行，痛楚立差。利及浴水赤，勿怪，即瘀血也。

丹波元堅曰（《金匱玉函要略述義》）：〔鑒〕外浴以散其瘀，內服以下其瘀，斯得之矣。

按《醫心方》服石方中，引張仲景者，凡四道，未知本經之遺否？姑附載於左。

張仲景云：解散發，煩悶欲吐不得，單服甘草湯，甘草五兩切，以水五升，煮取二升，服一升，得吐即止。

張仲景方云：黃芩湯，治散發腹內切痛方。支子二兩，香豉三升，黃芩二兩，凡三物，切，綿裹，以水九升，煮取三升，分三服。以衣覆臥，欠應有汗。

張仲景云：半夏湯，治散發，乾嘔不食飲方。半夏八兩洗炮，生薑十兩，桂心三兩，橘皮三兩，上四物，以水七升，煮取三升半，分三服，一日令盡。

張仲景方。治寒食散，大小行難方。香豉二升，大麻子一升破，上二物，以水四升，煮二升八合，去滓停冷，一服六合，日三。（卷下）

高學山曰（《高注金匱要略》）：馬墜，及一切筋骨損者，惟以血瘀致死耳。蓋血瘀則氣塞，氣塞則活血亦滯，夫所以續筋接骨者，惟氣血周流之神化也。苟血以塞氣，氣以滯血，則內而三焦不行，外而營衛斷絕，不死何恃！髮爲血餘，性入血分，而亂髮又爲血餘之敗落者，則從類而直親死血可知。蠶絲具細絡之象，其性善走絡脉，而染緋則更走經脉之血絡又可知。蒲草陽多陰少，故易生而早敗，敗蒲之性，其吸血又可見矣。炊單布，去血肉垢膩，久用成性。甘草浮諸藥而使之旁搜遍及。然後以破瘀血之桃仁先動之，而以逐瘀之大黃攻下之也。又恐血瘀氣塞者，易於生熱，而逐瘀破血者，易於下

趨，故以鹹寒之童便煎湯，而以浮煖之酒力上留也。大黃切浸而後下者，取輕清之氣，以蕩漾鬱瘀，而不使重濁之味傷陰液也。三藥燒灰而入煎者，取鹹黑之性，深入血分，而且假火燒之力助陽氣也。以此溫服，則內而三焦之瘀，得從通利而去，故利下色赤也。蒲草陰津枯燥，性吸血氣，敗席久臥，則所吸之血氣盈滿，煎湯先洗，則相爲感召，而外引其經絡之瘀，從毛竅而散，故浴水赤色也。內外之瘀皆去，而氣血流通，此筋骨之損，自能接續矣。

陸淵雷曰（《金匱要略今釋》）：今本《肘後》不見此方，惟《千金》二十五卷被打門，治腕折瘀血方下注云：《肘後》云用大黃云云，其文具錄於下，此蓋宋以前舊注，故林億據之。

徐氏云：從高墜下，雖當救損傷筋骨爲主，然頓跌之勢，內外之血必無不瘀，瘀不去則氣不行，氣不行則傷不愈。故以桃仁、大黃逐瘀爲主，緋帛紅花之餘，亂髮血之餘，合童便以消瘀血，敗蒲亦能破血行氣，故入煎能療腹中損傷瘀血。湯浴能活周身血氣，然筋骨瘀血，必有熱氣滯鬱，故以炊單布受氣最多而易消者，以散滯通氣，從其類也，加少炙甘草，補中以和諸藥也。

淵雷案：此方用炊單布，又曰剉曰煎，殆非仲景法也。凡治跌仆損傷，大法主逐瘀行血，所以然者，恢復損傷，須細胞之滋生，而瘀血停留，則諸藏器之機能俱受障礙，損傷處不易滋生新細胞故也。然亦須隨證消息，若失血過多，衰弱甚者，即不宜恣意逐瘀，當兼補氣血；又有瘀血甚少，不須蕩滌，而別成他種證候者，不可一概論治。此方專主逐瘀，守其常耳。緋帛，好古云：主墜馬及一切筋骨損。時珍云：燒研療血崩、金瘡出血。炊單布，蓋圍甑之布，他書未見入藥者，惟李氏《綱目》載之，即據本方爲說。敗蒲亦即蒲席（參看十三篇蒲灰散）。《別錄》云：主筋溢惡瘡。甄權云：單用破血。從高墜下，損瘀在腹刺痛，取久臥者，燒灰酒服二錢。浴水赤，當是敗蒲席之色，絕非瘀血，浴之使瘀血行化，理固可通，皮裏之瘀，豈能滌除於浴湯哉？

《千金方》云：治腕折瘀血方。大黃如指節大一枚，桃仁四十枚，亂髮一握。上三味，以布方廣四寸，以繞亂髮，燒之，㕮咀大黃、桃仁。以酒三升，煮取一升，盡服之，血盡出。注云：《肘後》云，仲景方用大黃三兩，緋帛子如手大，灰，亂髮如雞子大，灰，久用炊單布方一尺，灰，桃仁四十九枚，敗蒲蓆一握，長三寸，切，甘草一枚，如指大。以童子小便量多少煎湯成，內酒一大盞，次下大黃，分溫爲三服。別剉敗蒲蓆半領，煎湯以浴，衣被密覆，服藥須通利數行，痛楚立差。利及浴水赤，勿怪，即瘀血也。（卷八）

禽獸魚蟲禁忌並治第二十四

原文 凡飲食滋味，以養於生，食之有妨，反能為害。自非服藥煉液，焉能不飲食乎？切見時人，不閑調攝，疾疢競起，若不因食而生，苟全其生，須知切忌者矣。所食之味，有與病相宜，有與身害，若得宜則益體，害則成疾，以此致危，例皆難療。凡煮藥飲汁以解毒者，雖云救急，不可熱飲，諸毒病得熱更甚，宜冷飲之。（一）

徐彬曰（《金匱要略論注》）：凡氣遇熱則增，遇冷則減，毒氣亦然，故曰"諸毒病得熱更甚"。凡解毒藥必甘寒之品，亦此故也。若乾霍亂飲熱湯則死，蓋毒由邪熱熾盛，故得熱更甚。每見豬屎及鹽水，性寒皆能愈之，亦所謂飲冷，不獨湯之涼也，不宜辛熱藥亦可知也。（卷二十四）

吳謙曰（《醫宗金鑒》）：此言五藏有病，而禁之以五味，何也？肝木病若與之以辛，辛助肺氣，恐克肝也，故肝病則禁辛。心火病若與之以鹹，鹹能益水，恐水克火也，故心病則禁鹹。脾土病若與之以酸，酸味屬肝，恐木克土也，故脾病則禁酸。肺金病若與之以苦，苦味屬火，恐克金也，故肺病則禁苦。腎水病若與之以甘，甘能補脾，脾主克水，故腎病則禁甘。（卷二十四）

高學山曰（《高注金匱要略》）："若不因食"二句，似乎費解，故橋李徐氏，謂"若"字恐是"無"字之訛。愚謂徐氏誤將此句連下文讀耳，若連上讀，則其義自明矣。蓋言不閑調攝，以致災疾，竟若不欲飲食而求生者之謂（愚按"若不因食而生"句，蓋謂不閑調攝者，疾疢因食而生，而自以別有緣起，初非因食耳，如是解，亦通）。

陸淵雷曰（《金匱要略今釋》）：服藥煉液，謂道家辟穀，能不飲食也。"閑"，習也，"疢"，丑忍切，熱病也。若不因食之"若"字，徐云恐是"無"字，沈云恐是"莫"字，案無論為"無"字"莫"字，其上當有"人"字。下句"苟全"之間當有"欲"字，詞意乃達。程氏云：凡物之毒者，必熱，熱飲則助其毒勢也。丹波氏云：王充《論衡·言毒篇》云："夫毒，太陽之熱氣也，中人人毒，人食湊懑者，其不堪任也，不堪任則謂之毒矣。"又云："天下萬物，含太陽氣而生者，皆有毒螫，在蟲則為蝮蛇蜂蠆，在草則為巴豆冶葛，在魚則為鮭與鯸鮧"（以上引丹波《論衡》），乃知毒物皆熱也。淵雷案：有毒物質絕非太陽之熱氣所生，王說在今日，已顯然謬誤，然毒藥多熱，解毒之藥宜冷飲，則是事實。《醫心方》引《醫門方》亦云爾。（卷八）

原文 肝病禁辛，心病禁鹹，脾病禁酸，肺病禁苦，腎病禁甘。春不食肝，夏不食心，秋不食肺，冬不食腎，四季不食脾。辨曰：春不食肝者，爲肝氣旺，脾氣敗，若食肝，則又補肝，脾氣敗尤甚，不可救。又肝旺之時，不可以死氣入肝，恐傷魂也。若非旺時即虛，以肝補之佳。餘藏準此。（二）

徐彬曰（《金匱要略論注》）："肝病禁辛"五句，恐助仇也。"春不食肝"五句，恐衰藏偏絕也。若"死氣入肝"之說，甚有妙理，蓋一藏當一藏之旺時，生氣之所起也。以死肝合之，則死氣借旺而復，是死氣乘肝，伐生生之氣。若非旺時，縱有死氣，不乘旺，無生氣相引，則死氣不復也。適足以補之而已，故曰：以肝補之佳。（卷二十四）

李彣曰（《金匱要略廣注》）：肝病屬木，辛味屬金，金克木也；心病屬火，鹹味屬水，水克火也；脾病屬土，酸味屬木，木克土也；肺病屬金，苦味屬火，火克金也；腎病屬水，甘味屬土，土克水也。故皆在所禁。

非王時即虛，以肝補之，指夏秋而言。蓋夏月木生火，是肝泄氣之時，秋月金克木，是肝受制之時也。（卷下）

吳謙曰（《醫宗金鑒》）：此言四時有宜食，有不宜食者。如春爲肝旺，則脾弱，故宜食脾，而不宜食肝，若食肝，則肝益旺，而脾更弱，故曰不可救。又云：肝旺之時，不可以死氣入肝，即《內經》毋伐天和之意。若伐天和，則傷肝，肝主魂，恐復傷魂也。若非旺時，即虛，虛則以肝補肝，故謂之佳，餘藏准此。（卷二十四）

丹波元簡曰（《金匱玉函要略輯義》）：〔程〕上段以生克言，下段以禁忌言，六畜六獸，聖人以之養生事死，其食忌，亦不可不察。

案：《漢書·藝文志》，《神農黃帝食禁》十二卷。此篇所載，豈其遺歟。（卷六）

丹波元堅曰（《金匱玉函要略述義》）：《醫說》引食治通說云，《金匱要略方》曰：春不食肝，夏不食心，秋不食肺，冬不食腎，四季不食脾。謂畜獸五藏，能益人五藏，春時木旺，肝氣盛，脾氣敗，故不食肝，食之則肝氣愈盛，脾氣愈敗，因成脾病，則難治也。或春月肝經受病，明有虛證，亦宜食肝以補之，或春月肝氣太盛，即宜食肺以抑之，又云：肝病禁辛，心病禁鹹，脾病禁酸，肺病禁苦，腎病禁甘，五味遞相克制，故禁之也。或肝氣太盛，因而生病，亦宜辛味以制之，更在心智變通，不可全執定論，他藏效此。（卷下）

陸淵雷曰（《金匱要略今釋》）：此條全從五行立說，已不可信。且舊說言藏府之病，多非其本藏，例如肝病，實爲神經系統病，而所食之肝，乃真是肝藏，而非腦脊髓若神經，然則此所謂禁食宜食，無乃隔靴搔癢。肝旺不可以死氣入肝云者，謂春時己身之肝本自當旺，而所食之肝卻是死肝，己肝與食肝同氣相應，則是引死氣以入己肝也。《內經》以肝藏魂，心藏神，脾藏意，肺藏魄，腎藏志，故死氣入肝則傷魂云。（卷八）

原文 凡肝藏，自不可輕噉，自死者彌甚。（三）

李彣曰（《金匱要略廣注》）：獸臨殺時，驚氣入心，絕氣歸肝，故不可輕噉。自死者，必中毒也。（卷下）

吳謙曰（《醫宗金鑒》）：謂諸畜獸臨殺之時，必有所驚，肝有所忿，食之俱不利，故曰不可輕噉。如獸自死者，必中毒而死，更不可食也。（卷二十四）

高學山曰（《高注金匱要略》）：肝藏爲飲刀時忿怒之氣之所鬱伏者，故不可輕噉，又五行之運，木先榮而早凋，故肝生之而肝實死之也，是自死之肝，其死氣之氣窟宅也乎。物之死氣，嘗死人之生氣，故不可噉彌甚。

丹波元簡曰（《金匱玉函要略輯義》）：《外臺》引張文仲云：又食生肝中毒方，服附子方寸匕，日三，須以生薑湯服之，不然自生其毒。

案：《三元延壽書》云：臨死驚風入心，絕氣歸肝，俱不可多食，必傷人。（卷六）

丹波元堅曰（《金匱玉函要略述義》）：《巢源》曰：凡禽獸六畜自死者，肝皆有毒，不可食，往往傷人，其疫死者彌甚，被其毒者，多洞利嘔吐，而煩悶不安。（卷下）

陸淵雷曰（《金匱要略今釋》）：說者多謂畜獸臨死之際，驚恐忿怒之氣，歸於肝藏，故不可食，其說於科學無徵。以今日所知，則肝藏爲生活體中之消毒器，食物之有毒者，經肝藏之化學作用，化爲無毒，由是言之，肝藏摘出之際，容有未經化盡之毒質，存在於肝細胞中，非洗滌所能消除，故不可輕噉。其自死者，或因疾疫，則復有毒素存在，故彌不可噉。彌，愈也，益也。

《肘後方》云：凡物肝藏自不可輕噉，自死者彌勿食之，生食肝中毒，擣附子末，服一刀圭，日三服。

《外臺秘要》云：張文仲食生肝中毒方，服附子方寸匕，日三，須以生薑湯服之，不然，自生其毒。（卷八）

原文 凡心皆爲神識所舍，勿食之，使人來生復其報對矣。（四）

李彣曰（《金匱要略廣注》）：人物雖殊，其貪生怖死之心一也，既食其肉，何忍復食其心，古仁人尚有不忍食菜心者，況有神識之動物乎。（卷下）

吳謙曰（《醫宗金鑒》）：人與物雖別，而貪生畏死之心則一也，惟其心爲神識所舍，故曰勿食之。（卷二十四）

丹波元簡曰（《金匱玉函要略輯義》）：畜獸雖異於人，其心亦神識所舍，勿食之，生殺果報，諒不誣也。（卷六）

高學山曰（《高注金匱要略》）：血肉之心爲形藏，而形藏者神靈知識之所舍，人物雖有偏全之別，而其具有神識則一也。夫形骸可以氣化，而神識不得以水火劫數消滅者，物類之神識雖微，積久而鬱爲火毒，發爲癰疽，理或然耶，故戒勿食，來生復其對報，雖似仲景以因果之說恐嚇後人，然而天道循環，風吹南北，江干消長，地易東西，亦未始不可盡信也。

陸淵雷曰（《金匱要略今釋》）：果報之義，出自佛家，然佛家不以肉團之心爲神識所舍，且食肉還肉，豈特心藏？今食肉而不食心，是亦"月攘一雞"而已。（卷八）

原文 凡肉及肝，落地不着塵土者，不可食之。豬肉落水浮者，不可食。（五）

丹波元簡曰（《金匱玉函要略輯義》）：〔程〕皆涉怪異，食之必有非常之害，下見水自動，熱血不斷，塵土不污，並同。（卷六）

高學山曰（《高注金匱要略》）：落地不著塵土，以其毒氣盛滿，嘗浮鼓於形外之所致也。

落水而浮，知其毒氣之鼓滿於肉中也。

陸淵雷曰（《金匱要略今釋》）：《醫心方》引《養生要集》云：凡生肉五藏等，著草中自搖動，及得酢鹹不反色，墮地不污，與犬犬不食者，皆有毒，食之煞人（《千金翼》同）。又引《食經》云：生魚肉投地，塵芥不著，食之傷人。

淵雷案：豬字作"諸"為是，諸肉落水本自沉，為其比重，大於水也。若日久腐敗，發酵而含有氣體，則落水反浮，此與溺水死者久則自浮同理，肉既腐敗，故不可食。若豬肉，則脂肪白色者入水本浮，不足異也。（卷八）

原文 諸肉及魚，若狗不食、鳥不啄者，不可食。（六）

吳謙曰（《醫宗金鑒》）：凡禽獸不食之肉，必有毒，不可食之。（卷二十四）

陸淵雷曰（《金匱要略今釋》）：諸，徐氏、沈氏注本並作"豬"，非，下同。

淵雷案：生活上自衛之本能，鳥獸賢於人類，為其嗅、味、視、聽之靈敏也，故辨別食物之可食與否，人類以其智力，鳥獸以其本能，此條借鳥獸之本能，以濟智力之或有不及也。（卷八）

原文 諸肉不乾，火炙不動，見水自動者，不可食之。（七）

高學山曰（《高注金匱要略》）：不乾者，陰毒重，而風日之陽氣不易入也，得火而伏氣自揚，故炙而動。得水而鬱熱傳染，故見水自動，皆毒氣憑藉使然，而有似乎妖異也。

陸淵雷曰（《金匱要略今釋》）：《巢源》云：凡脯炙之不動，得水而動，食之亦殺人（出鬱肉漏脯中毒候）。《醫心方》引《養生要集》，同（而作"復"）。（卷八）

原文 肉中有如朱點者，不可食之。（八）

李彣曰（《金匱要略廣注》）：朱點，惡血所聚，此色惡不食也。（卷下）

高學山曰（《高注金匱要略》）：肉中朱點，如人病瘟熱，而發為斑疹之象，疫癘之畜可知矣。

陸淵雷曰（《金匱要略今釋》）：《醫心方》引《食經》云：肉中有腥如朱，不可食

之。（卷八）

原文 六畜肉，熱血不斷者，不可食之。

父母及身本命肉，食之令人神魂不安。（九）

李彣曰（《金匱要略廣注》）：此以十二支所屬言，惡其同一生肖也。（卷下）

吳謙曰（《醫宗金鑒》）：此爲仁人孝子之心也。（卷二十四）

丹波元簡曰（《金匱玉函要略輯義》）：〔程〕仁人孝子，當自識之。隋蕭吉《五行大義》云：十二屬，並是斗星之氣，散而爲人之命，系於北斗，是故用以爲屬。《春秋運斗樞》曰：樞星散爲龍馬，旋星散爲虎，機星散爲狗，攝星散爲蛇，玉衡散爲雞兔鼠，闓陽散爲羊牛，搖光散爲猴猿，此等皆上應天星，下屬年命也。（卷六）

高學山曰（《高注金匱要略》）：支所屬，歲以百萬計，似可不必拘泥，亦就不忽而而言之耳。

陸淵雷曰（《金匱要略今釋》）：《醫心方》引《食經》云：生肉若熟肉有血者，皆煞人。案此條難曉。

《千金方》云：勿食父母本命所屬肉，令人命不長，勿食自己本命所屬肉，令人魂魄飛揚（出廿七卷道林養性）。案本命所屬，謂子鼠、丑牛之等，雖出術家言，然仁人孝子之用心，固過於不忍也。

淵雷案：十二屬年命，不知始自何代，《春秋運斗樞》者，緯書，出於前漢哀平之際，樞星、旋星乃至搖光，皆北斗七星之星名。丹波原書，攝作“攝”，闓作“闓”，不知《五行大義》原文果如此否，今據星象書所通用者改之。（卷八）

原文 食肥肉及熱羹，不得飲冷水。（十）

吳謙曰（《醫宗金鑒》）：食肥肉熱羹後，繼飲冷水，冷熱相搏，膩膈不行，不腹痛吐利，必成痞變積，慎之慎之。（卷二十四）

高學山曰（《高注金匱要略》）：肥肉難化，食之而飲冷水，則胃陽斂狀，而致積聚，熱羹能使胃中精悍並起，嘗從胃絡而發爲陽汗，驟飲冷水以激之，則其汗中鬱，而致濕滿水腫等候。

陸淵雷曰（《金匱要略今釋》）：羹，肉汁也，與肥肉皆爲脂肪，脂肪得冷，則凝固而不易消化，久則釀成胃腸病。腹痛吐利，急性胃腸炎也；痞，慢性胃炎及胃擴張也。故飽食肥厚之後，即飲冷品，必易發生慢性胃病，不可不戒也。（卷八）

原文 諸五藏及魚，投地塵土不污者，不可食之。（十一）

李彣曰（《金匱要略廣注》）：五者皆怪誕不經，必有毒故也。（卷下）

吳謙曰（《醫宗金鑒》）：以上五條，皆怪異非常，必不可食之。（卷二十四）

丹波元簡曰（《金匱玉函要略輯義》）：〔程〕物已敗腐，必不宜於藏府，食之則能傷人，臭惡不食也。（卷六）

陸淵雷曰（《金匱要略今釋》）：與前第五條同意，而理不可解。（卷八）

原文 穢飯、餒肉、臭魚，食之皆傷人。（十二）

李彣曰（《金匱要略廣注》）：此臭惡不食也。（卷下）

吳謙曰（《醫宗金鑒》）：言敗腐之物，皆不宜食也。（卷二十四）

高學山曰（《高注金匱要略》）：當是餒魚臭肉，肺及脾胃之所不喜，皆能陰其氤氳化醇之妙，故曰傷人。

陸淵雷曰（《金匱要略今釋》）：《醫心方》引《養生要集》云：穢飯餒肉，食之不利人，成病。案《爾雅·釋器》"肉謂之敗，魚謂之餒"，《論語》"魚餒而肉敗"，是也。今云餒肉，散文不別耳，腰者"喂"之訛。《論語釋文》云："餒一作喂。"（卷八）

原文 自死肉，口閉者，不可食之。（十三）

李彣曰（《金匱要略廣注》）：物中毒自死閉口，則毒不得出，故戒食。（卷下）

吳謙曰（《醫宗金鑒》）：凡自死之物，其肉皆有毒，口閉則毒不得外泄，切不可食。（卷二十四）

丹波元簡曰（《金匱玉函要略輯義》）：〔程〕自死既已有毒，口閉則其毒不得泄，不可食之。（卷六）

丹波元堅曰（《金匱玉函要略述義》）：《巢源》曰：凡可食之肉，無甚有毒，自死者，多因疫氣所斃，其肉則有毒，若食此毒肉，便令人困悶，吐利無度，是中毒。（卷下）

陸淵雷曰（《金匱要略今釋》）：《醫心方》引《養生要集》云：自死畜，口不閉，食之傷人。案云"不閉"，與《金匱》相反，未知孰是，下又有鳥自死口不閉條，當參。《巢源·食諸肉中毒候》云："凡可食之肉，無甚有毒，自死者多因疫氣所斃，其肉則有毒，若食此毒肉，便令人困悶，吐利無度，是中毒。"（卷八）

原文 六畜自死，皆疫死，則有毒，不可食之。（十四）

吳謙曰（《醫宗金鑒》）：疫毒能死六畜，其肉必有疫毒，故不可食。（卷二十四）

丹波元堅曰（《金匱玉函要略述義》）：《巢源》曰：六畜者，謂牛馬豬羊雞狗也，凡此等肉，本無毒，不害人，其自死，及著疫死者，皆有毒。中此毒者，亦令人心煩悶而吐利無度。（卷下）

陸淵雷曰（《金匱要略今釋》）：《醫心方》引《食經》云：凡自死獸，無創者，勿食，煞人。又云：獸自病瘡死，食之傷人。（卷八）

原文 獸自死，北首及伏地者，食之殺人。（十五）

李彣曰（《金匱要略廣注》）：面所向曰首。北，殺方也。如柏葉感兌金之氣，則生而西向，獸感殺屬之氣，則自死北向，及死不僵仆而伏地者，亦感瘟疫之氣使然，故食之殺人。（卷下）

吳謙曰（《醫宗金鑒》）：凡獸北向自死，及死不僵而伏地者，食之多殺人。（卷二十四）

丹波元簡曰（《金匱玉函要略輯義》）：〔程〕首，頭向也。凡獸向殺方以自死，及死不僵直，斜倒而伏地者，皆獸之有靈知，故食之殺人。檀公曰：狐死正丘首，豹死首山，樂其生不忘本也，獸豈無靈知者邪！（卷六）

高學山曰（《高注金匱要略》）：獸自死而首北向，感北方陰寒慘屬之氣而死者可知，兼之伏地，四末不顛覆，則其為暴死又可知，故食之殺人。

陸淵雷曰（《金匱要略今釋》）：《醫心方》引《養生要集》云：凡自死獸伏地，食之煞人。

淵雷案：此不知是事實否，經文原意，蓋如程注矣。（卷八）

原文 食生肉，飽飲乳，變成白蟲。一作血蟲。（十六）

李彣曰（《金匱要略廣注》）：肉豈可生食，乳酪性多濕熱，邊鄙人常食之，以濕熱生蟲也。（卷下）

吳謙曰（《醫宗金鑒》）：食生肉飽，即飲乳酪，則成濕熱，必變生白蟲。（卷二十四）

丹波元簡曰（《金匱玉函要略輯義》）：〔程〕生肉非人所食，食生肉而飲乳汁，西北人則有之，脾胃弱者，未有不為蟲為蟲。（卷六）

高學山曰（《高注金匱要略》）：肉之生者，其生氣尚在，乳性寒而令胃不化肉，且得乳以養其生氣，而蟲化乃成，故蟲則從生氣，而白則從乳色也。

白蟲形短而扁闊，長寸許，寬六七分，色白如玉，從肛門不時自出，其冷如冰。口北蒙古，多食生飲乳，故病此者最多，仲景之言，其刊銅鑄鐵者乎。莊親王有轎夫病此，問證于余，遂以生肉犯乳汁，牛肉犯韭菜為對。王命治之，余飲乾薑蜜雄煎一升，兩日許，計下蟲半斗而愈。

陸淵雷曰（《金匱要略今釋》）：《醫心方》引《養生要集》云：高平王熙叔和（案當即撰次《傷寒論》之王叔和，于此見其名貫，亦醫史之珍聞）曰："乳汁不可合飲生肉，生腸中蟲。"

淵雷案：白蟲、血蟲，字形相近而訛。白蟲者九蟲之一，蟲之孳生必由卵子，生肉中或有蟲若子，食之病蟲，事誠有之，豬肉中之條蟲，是其例矣。然不必為白蟲，亦與飲乳無關。血蟲蓋即《巢源》蟲吐血、蟲下血之類，此則非關生肉乳汁矣。（卷八）

原文 疫死牛肉，食之令病洞下，亦致堅積，宜利藥下之。（十七）

李彣曰（《金匱要略廣注》）：毒肉留於胃中，自宜下去爲安。（卷下）

吳謙曰（《醫宗金鑒》）：疫死牛肉，有毒不可食，食之若洞瀉，爲其毒自下，或致堅積，宜下藥利之。（卷二十四）

丹波元堅曰（《金匱玉函要略述義》）：《巢源·食牛肉中毒候》曰：又因疫病而死者，亦有毒，食此牛肉，則令人心悶、身體痹，甚者，乃吐逆下利，腹痛不可堪，因而致者非一也。（卷下）

高學山曰（《高注金匱要略》）：牛性重墜難化，而疫牛死肉，尤爲沉着。胃氣實者食之，則肉化毒留，故挾毒而洞洩下利。胃氣虛者，肉與毒俱滯，而致堅硬之積矣，皆非利藥攻下之不可也。

陸淵雷曰（《金匱要略今釋》）：凡誤食有毒諸物，而胃腸尚有自救之力者，多病嘔吐洞下，此乃自然療能之祛毒方法，不特食疫死牛肉爲然。凡食肉過多，每易致堅積，不特牛肉，更無關疫死與否。此洞下與堅積，皆宜利藥下之，一則助其祛毒，一則徑行消積也。（卷八）

原文 脯藏米甕中，有毒，及經夏食之，發腎病。（十八）

李彣曰（《金匱要略廣注》）：米甕有濕熱鬱蒸之氣，脯藏其中，自能致毒，及經夏，則脯已腐敗矣。《難經》云：腎色黑，其臭腐。以腐氣入腎，故食之發腎病。（卷下）

高學山曰（《高注金匱要略》）：肉之乾者爲脯，肉忌受熱，受熱則腐，乾肉得熱，形雖不腐，而其性已內敗，致成死朽之頑質，故有毒。米性熱，而況鬱之以甕乎？脯藏其中，而脯猶是，人皆見脯，而不知其性已非脯也，故揭出之。經夏之脯，其受熱與藏米甕者同，腎臭自腐，故脯之腐毒相感而入腎，以發其病矣。腎病如痿陽便毒及沮爛等候，蓋腐以致腐之義也。

陸淵雷曰（《金匱要略今釋》）：《醫心方》引《養生要集》云：凡脯置於米甕中，不可食，煞人。又云：脯勿置黍甕中，食之閉氣傷人。案：乾肉受米黍鬱蒸，往往腐敗，故與經夏同論。食腐脯當發胃腸病，今云發腎病，殆不然矣。《金鑒》釋之云"食之腐氣入腎，故發腎病"，此因《內經》五行之說，以腎爲北方水藏，其臭腐故也。（卷八）

原文 治自死六畜肉中毒方（十九）
黄蘗屑，擣服方寸匕。

李彣曰（《金匱要略廣注》）：瘟疫多濕熱之氣，六畜感之而自死，黄蘗氣味苦寒，寒勝熱，苦燥濕，故解其毒。（卷下）

吳謙曰（《醫宗金鑒》）：六畜自死，肉中有毒，中其毒者，以此方服之，苦能解毒也。（卷二十四）

丹波元堅曰（《金匱玉函要略述義》）：〔程〕六畜自死，必因毒疫，苦能解毒，黃蘗，味之苦者。（卷下）

高學山曰（《高注金匱要略》）：六畜皆自死于熱屬者，熱淫於肉，故食其肉者，毒亦中於肉也，黃蘗爲煖木之裏皮，肉之象也，味苦而性寒，蓋苦以堅之，寒以勝之，而且皮性內裏，其熱淫之毒，將解於入府則愈之例乎？

陸淵雷曰（《金匱要略今釋》）：《肘後方》云：食自死六畜諸肉中毒方，黃蘗末，服方寸匕，未解者數服。《千金方》云：治食六畜肉中毒方，各取六畜乾屎末，水服之佳，若是自死六畜肉毒，水服黃蘗末方寸匕，須臾復與佳。案據《肘後》《千金》，經文自死上當有"食"字，《醫心方》引《小品方》，方同。案此篇解毒諸方，皆所謂特效藥，古人蓋偶然得之，其理非可以氣味解矣。（卷八）

原文 治食鬱肉漏脯中毒方鬱肉，密器蓋之，隔宿者是也。漏脯，茅屋漏下，沾着者是也。
（二十）
燒犬屎，酒服方寸匕，每服人乳汁亦良。飲生韭汁三升，亦得。

李彣曰（《金匱要略廣注》）：鬱肉，密器蓋藏隔宿者。漏脯，茅屋漏下沾着者。犬屎溫中，燒之則從火化而可生胃土，人乳性味甘平，韭汁辛溫去穢，三物皆能解毒。（卷下）

高學山曰（《高注金匱要略》）：密器之蓋藏多日者曰鬱肉，幽隱之遺忘經夏者曰漏脯，生新之氣性全去，與潰膿頑死同質，食之焉得不中毒乎？燒犬屎、生韭汁俱能溫胃中之陽氣以化腐者，服之飲之，正勝而毒自化之義也。又鬱肉漏脯之毒，原非自死瘟疫諸畜之比，特以鬱漏既久，氣性不全致毒耳。人乳汁滋枯潤朽，能代五穀以生養孩提，鬱漏得此，則復返其肉與脯之故性矣，此仲景服人乳汁之意乎。

此疑治初中之方，若腐氣入腎，而腎病已發，恐當主下藥爲合矣。

陸淵雷曰（《金匱要略今釋》）：《肘後》，犬屎作"人屎末"，無"人乳方"，生韭汁作"薤汁"，云："服二三升，各連取（案據《外臺》，當是'冬月連根取'五字），以少水和之。"《醫心方》引葛氏方（案即《肘後》而今本無）："煮豬肪一斤，盡服之。又方多飲人乳汁。"《千金》以狗屎末專治鬱肉濕脯毒，以韭汁專治漏脯毒，下云"大豆汁亦得"，狗屎方下云："凡生肉熟肉，皆不用深藏密蓋，不泄氣，皆殺人，又肉汁在器中密蓋，氣不泄者，亦殺人"。《外臺》引張文仲，亦用犬屎生韭，云："絞取汁，服一二升，冬月連根取，和水洗絞之，用薤亦佳。"

《巢源·食鬱肉中毒候》云：鬱肉毒者，謂諸生肉及熟肉，內器中密閉頭，其氣壅積不泄，則爲鬱肉，有毒。不幸而食之，乃殺人，其輕者亦吐利煩亂不安。又漏脯中毒候云：凡諸肉脯，若爲久故茅草屋漏所浸，則有大毒，食之三日內乃成暴證，不可治，亦有即殺人者。

淵雷案：肉類蓋之密器中僅一宿，依理不致發生毒質，惟豬牛肉中，多帶有病原菌，菌之生活，多畏日光，蓋之密器，則較易孳殖，菌體及肉腐化所發生之有毒氣體，因密器之壓力，復吸收於肉體中，此外似無他種毒質。若今之罐頭肉類，經消毒防腐，則非鬱肉之比矣。漏脯相傳爲劇毒之物，余謂其毒出於屋上之舊茅苫，漏水沾任何食物，皆不可食，不特脯也。

元堅云：犬屎，本草唐本注（案即蘇恭）云：白狗屎，主丁瘡，水絞汁服，主諸毒不可入口者。人乳，功見下條（案治噉蛇牛肉條）。生韭汁，本草引孟詵云"胸痹，心中急痛如錐刺，取生韭或根五斤，先擣汁，灌少許，即吐胸中惡血"，知此方亦取湧吐。（卷八）

原文 治黍米中藏乾脯食之中毒方（二十一）
大豆濃煮汁，飲數升即解。亦治諸肉漏脯等毒。

李彣曰（《金匱要略廣注》）：脯藏黍米中，其濕熱之氣，皆足鬱蒸致毒。大豆解毒，散五藏結積故也。（卷下）

丹波元堅曰（《金匱玉函要略述義》）：〔程〕大豆能解諸毒，故用以治。（卷下）

高學山曰（《高注金匱要略》）：即米甕中脯，詳上文。大豆去垢膩而散結毒，煮飲濃汁數升，且能通利，故並治狸肉漏脯等毒也。

陸淵雷曰（《金匱要略今釋》）：《肘後方》云：食黍米中藏脯中毒方，此是鬱脯，煮大豆一沸，飲汁數升即解，兼解諸肉漏毒。《千金》不載本方，云："曲一兩，以水一升，鹽兩撮，煮服之良。"《外臺》引張文仲，亦云："兼療諸肉及漏脯毒。"案據《肘後》《外臺》，本經狸字乃"諸"字之誤。（卷八）

原文 治食生肉中毒方（二十二）
掘地深三尺，取其下土三升，以水五升，煮數沸，澄清汁，飲一升，即愈。

李彣曰（《金匱要略廣注》）：毒氣暴發，唯甘味可以緩之，土性緩，書云土爰稼穡作甘，故可解毒。又萬物生於土，亦莫不復歸於土，得土氣則毒氣已悉化矣。三尺以上，穢土也，三尺以下，則得真土而純乎土性矣。故煮汁飲之，可以解毒。（卷下）

吳謙曰（《醫宗金鑒》）：地漿能解諸毒，掘得黃土有泉滲出，謂之地漿。三尺，大概言也，未見黃土，皆穢土，得黃土乃可取用。（卷二十四）

丹波元簡曰（《金匱玉函要略輯義》）：〔程〕三尺以上曰糞，三尺以下曰土，土能解一切毒，非止解肉毒也。

案：《證類本草》弘景地漿注云：此掘地作坎，深三尺，以新汲水沃入，攪濁少頃，取清用之，故曰地漿，亦曰土漿。《金鑒》之說，未見所本。（卷六）

高學山曰（《高注金匱要略》）：萬物之毒穢，得土而化，取三尺下淨土，煮汁飲之，使其毒隨澄清之性，而下伏且散矣。

原文 治六畜鳥獸肝中毒方（二十三）

水浸豆豉，絞取汁，服數升愈。

李彣曰（《金匱要略廣注》）：毒物入胃，難以復出，豆豉味苦，蒸罯所成，其性上越能吐，得吐則毒已解矣。（卷下）

吳謙曰（《醫宗金鑒》）：食禽肉獸肝，中毒在胃，故用豆豉湧吐其毒。（卷二十四）

丹波元簡曰（《金匱玉函要略輯義》）：〔程〕豆豉，爲黑大豆所造，能解六畜胎子諸毒。案：本於《別錄》豆豉主治。（卷六）

高學山曰（《高注金匱要略》）：肝爲風木之藏，其毒上發，且毒之所發者皆熱化。豆豉本大豆解毒之性，且蒸煿腐發，而變爲清涼苦降，蓋苦降以抑其上發，而清涼以勝其熱化，此其所以浸汁飲之而愈心。

陸淵雷曰（《金匱要略今釋》）：《外臺》引張文仲，《醫心方》引葛氏方，並同，今本《肘後》不載。元堅云：六上似脫"食"字。（卷八）

原文 馬腳無夜眼者，不可食之。（二十四）

李彣曰（《金匱要略廣注》）：夜眼在馬兩前足膝上，馬有此能夜行，無此者，惡其形不全，故勿食之。夜眼一名附蟬屍。（卷下）

吳謙曰（《醫宗金鑒》）：凡馬皆有夜眼，若無者其形異，故勿食之。（卷二十四）

高學山曰（《高注金匱要略》）：馬前足內臁膝下，有無毛黑點，大如博碁，名夜眼。筋之所出也，筋爲肝之合，無夜眼，則筋氣不外出，而肝毒閉結於周身，故戒食。

陸淵雷曰（《金匱要略今釋》）：丹波氏云：本綱張鼎云：馬生角，馬無夜眼，白馬青蹄，白馬黑頭者，並不可食，令人癲。

淵雷案：馬肝大毒，古書屢見，馬毛則本不可食，與肝並舉，殊不倫。《千金》引黃帝云："一切馬汗氣及毛，不可入食中，害人。"疑《金匱》傳寫致訛。（卷八）

原文 食酸馬肉，不飲酒，則殺人。（二十五）

李彣曰（《金匱要略廣注》）：駿馬肉壯健，難於消化；不飲酒，不足以運脾氣也。《食療》云：食馬肉，毒發心悶者，飲清酒則解，飲濁酒則加。按秦繆公亡馬，見有盜而食之者，公曰：此駁馬肉也，食之不飲酒者死，即飲之酒。後食馬者力解公之圍。此見《韓非子》。然彼云駁馬，非駿馬也。姑志之，以爲同類之證。馬之良者曰駿，毛色不純曰駁。（卷下）

吳謙曰（《醫宗金鑒》）：馬肉味酸有毒，故飲酒以解之。（卷二十四）

丹波元簡曰（《金匱玉函要略輯義》）：〔程〕馬肉苦冷有毒，故飲酒以解之。孟詵曰：食馬肉，毒發心悶者飲清酒則解，飲濁酒則加。韓非子曰：秦穆公亡駿馬，見人食之，繆公曰：食駿馬肉，不飲酒者殺人，即飲之酒，居三年，食駿馬肉者，出死力解繆公之圍。

案穆公事，又見《呂氏春秋》。而《巢源》亦云：凡駿馬肉，及馬鞍下肉，皆有毒，不可食之，食之則死，程注爲是。（卷六）

高學山曰（《高注金匱要略》）：駿馬英邁之氣，嘗鬱於汗血中，不飲酒以食其肉，則汗血之毒氣，不得流行，故能殺人。

陸淵雷曰（《金匱要略今釋》）：駿，趙刻及諸本並作"酸"，今從程氏及《外臺》改。徐氏云：酸當作"駿"。出秦穆公岐下野人傳，蓋馬肉無不酸者，沈氏同。案此條，《外臺》引張文仲。（卷八）

原文 馬肉不可熱食，傷人心。（二十六）

李彣曰（《金匱要略廣注》）：心屬午，爲少陰君火。馬爲午獸，亦屬火。心惡熱，又熱食之，火氣太盛，故傷心。（卷下）

吳謙曰（《醫宗金鑒》）：馬屬火，肉熱火甚，恐傷心，當冷食之。（卷二十四）

高學山曰（《高注金匱要略》）：馬爲午獸，其肉善走心部，藏氣相感應也。心不宜於馬肉死氣，而尤宜於死氣乘熱襲之，心惡熱，故受傷也。

原文 馬鞍下肉，食之殺人。（二十七）

李彣曰（《金匱要略廣注》）：馬鞍下肉，不透風氣，其汗流濕漬，皆能積腐成毒，故食之殺人。（卷下）

吳謙曰（《醫宗金鑒》）：鞍下肉，久經汗漬，有毒，食之殺人。（卷二十四）

丹波元簡曰（《金匱玉函要略輯義》）：〔程〕馬鞍下肉，多臭爛有毒，食之必殺人。（卷六）

高學山曰（《高注金匱要略》）：馬鞍下肉，汗血久漬，而又長不透氣，毒之所閉也，故食之能殺人。

陸淵雷曰（《金匱要略今釋》）：《外臺》引張文仲，同。《千金》引《黃帝》云：白馬鞍下烏色徹肉裏者，食之傷人五藏（出二十六卷食治鳥獸門）。（卷八）

原文 白馬黑頭者，不可食之。（二十八）

李彣曰（《金匱要略廣注》）：《食療》云：食令人癲。（卷下）

高學山曰（《高注金匱要略》）：凡毛色不純者，其肉性亦龐雜乖舛。二色斬截者，即不宜食，況乘戴乎。黑白界然相中曰斬截。頭足，一拗其九（全身白，惟頭與蹄界黑而青者，即一拗其九也。亦即一分黑青，而拗其九分之全白之謂也。邈違）曰乘戴。蓋相半者，不過性自反於兩歧，拗一者，豈知其毒自逼於頭足，故不可食。後文白羊黑頭、黑雞白頭同義。

丹波元簡曰（《金匱玉函要略輯義》）：〔程〕《虎鈐經》曰：白馬青蹄，皆馬毛之利害者，騎之不利人。若食之，必能取害也。（卷六）

原文 白馬青蹄者，不可食之。（二十九）

李彣曰（《金匱要略廣注》）：《虎鈐經》曰：白馬青蹄，皆馬毛之利害者，騎之不利人，食之必取害也。（卷下）

吳謙曰（《醫宗金鑒》）：白馬青蹄，騎之不利，人食之必取害，故不可食。（卷二十四）

陸淵雷曰（《金匱要略今釋》）：此二條，《外臺》並引《肘後》，同。《千金》引《黃帝》云：白馬玄頭，食其腦，令人癲；白馬青蹄，肉不可食。（卷八）

原文 馬肉、狪肉共食，飽醉臥，大忌。（三十）

李彣曰（《金匱要略廣注》）：馬，火畜。狪，水畜。水火克制，物性相反，故戒共食，且醉飽臥，則脾氣又不運動，故忌。（卷下）

吳謙曰（《醫宗金鑒》）：馬肉屬火，狪肉屬水，共食已屬不和，若醉飽即臥，則傷脾氣，故曰大忌。（卷二十四）

丹波元簡曰（《金匱玉函要略輯義》）：本綱孟詵云：馬肉同狪肉食，成霍亂。（卷六）

高學山曰（《高注金匱要略》）：胃氣之化物，如人之應事，事之類順者，雖數十事，亦可以順應之而無難。其相逆者，即兩事亦不能猝理者。氣有所專屬，而一時不及變更故也。馬肉性陽，獨肉性陰，胃氣既在不能並化之候，而又醉飽而臥，則脾陽伏而不動，故大忌。後文合食之忌，凡水火冷熱，上下野脆之相逆者，此其例之一也。

陸淵雷曰（《金匱要略今釋》）：狪肉，豬肉也，此禁不知真實否，肉類雜噉，可致急性胃腸病，成吐利，古人輒稱急性吐利爲霍亂，不必虎列拉也，下條同。（卷八）

原文 驢馬肉合豬肉食之，成霍亂。（三十一）

李彣曰（《金匱要略廣注》）：諸肉雜食，則難消化。《內經》云：飲食自倍，腸胃乃傷，故成霍亂。（卷下）

高學山曰（《高注金匱要略》）：驢肉性發，馬肉性悍，豬肉性膩，即所謂性之相逆者是也。合而食之，令胃氣不能齊應，而反受各肉之性以持之，則胃氣霍然而亂矣。即上文馬狪肉共食之互詞，而推言即常設之肉，亦不宜雜食，以犯其相逆之例。

原文 馬肝及毛，不可妄食，中毒害人。（三十二）

李彣曰（《金匱要略廣注》）：漢武帝云：食馬毋食馬肝，未爲不知味也。又《漢史》：文成食馬肝而死。蓋馬爲火畜，肝屬木藏，木能生火，火氣盛則木氣泄，故馬有肝無膽，而木藏不足，其肝有毒也。毛字誤。（卷下）

丹波元簡曰（《金匱玉函要略輯義》）：〔程〕馬肝及毛，皆有大毒，不可妄食。馬肝，一名懸烽。王充《論衡》云：馬肝，氣勃而毒盛，故食走，馬肝殺人。（卷六）

高學山曰（《高注金匱要略》）：此言凡相生相養之物，不可共食，而爲合食所忌之又一例也。肉食入胃，貴在腐化，始能養人，不獨有毒，即無病毒，亦有禁忌，不可不察也。比如馬肝爲血藏而屬木，木具東方之生氣，而毛又血之所生養者。食馬肝而誤食及毛，則毛得血藏之木氣以生養之，且肝護其毛而胃不能化，將爲蟲爲積，而中毒害人矣。是言一馬肝而六畜之肝及毛，可類推也。後文魚及鸕鷀同食之義若此。

陸淵雷曰（《金匱要略今釋》）：馬肝，一名懸烽。馬肝大毒，古書屢見，馬毛則本不可食，與肝並舉，殊不倫。《千金》引黃帝云：一切馬汗氣及毛，不可入食中，害人。疑《金匱》傳寫致訛。（卷八）

原文 治馬肝毒中人未死方（三十三）
雄鼠屎二七粒，末之，水和服，日再服。屎尖者是。

李彣曰（《金匱要略廣注》）：馬食鼠屎則腹脹，是鼠能制馬也。蓋鼠屬子水，馬屬午火，子午相衝，水能克火，物性相制然也。馬肝，一名懸燧。兩頭尖者是雄鼠屎。（卷下）

丹波元簡曰（《金匱玉函要略輯義》）：〔程〕馬稟火氣而生，火不能生水，故有肝無膽，而木藏不足，故食其肝者死。漢武帝云：食肉無食馬肝。又云：文成食馬肝而死，韋莊云：食馬留肝，則其毒可知矣。馬食鼠屎，則腹脹，故用鼠屎而治馬肝毒，以物性相制也。

案：食肉無食馬肝，見《史記》儒林傳景帝語，程誤。又云：乃是武帝語。（卷六）

陸淵雷曰（《金匱要略今釋》）：《肘後》《千金》及《外臺》引張文仲，並同，並云"兩頭尖者是"。程氏云：馬食鼠屎則腹脹，故用鼠屎而治馬肝毒，以物性相制也。（卷八）

原文 又方
人垢，取方寸匕，服之佳。

李彣曰（《金匱要略廣注》）：梅師方，治馬肝殺人，取頭垢一分，熟水調下。此人垢當即頭垢也。《日華子》云：溫，治中蠱毒及蕈毒，米飲或酒化下，並得以吐爲佳。（卷下）

吳謙曰（《醫宗金鑒》）：人垢，即人頭垢也。用方寸匕，酒化下，得吐爲佳。（卷二十四）

丹波元簡曰（《金匱玉函要略輯義》）：〔程〕人垢，汗所結也，味鹹有毒，亦以毒解毒之意。

案：《千金》云：治食野菜馬肝肉，諸脯肉毒方，取頭垢，如棗核大，吞之起死人。《肘後》云：食六畜鳥獸，幞頭垢一錢匕。《外臺》引張文仲云：服頭垢一錢匕差。仲景、《千金》同。又本草附方，自死肉毒，故頭巾中垢一錢，熱水服取吐。《大明》云：頭垢中蠱毒蕈毒，米飲或酒化下，並取吐爲度，依以上諸方，則《金鑒》爲是。然人垢亦吐人，見《儒門事親》。（卷六）

高學山曰（《高注金匱要略》）：馬肝多鬱汗血之毒，人身皮毛所積之泥垢，汗氣之所托也，取其方寸匕，蓋從其故性，而使毒散毛竅之義。

原文 治食馬肉中毒欲死方（三十四）
香豉二兩　杏仁三兩
上二味，蒸一食頃，熟，杵之服，日再服。

李彣曰（《金匱要略廣注》）：香豉乃黑豆所製，《日華子》云：黑豆調中下氣，治牛馬瘟毒。杏仁下氣，氣下則毒亦解矣。（卷下）

丹波元簡曰（《金匱玉函要略輯義》）：〔程〕香豉解毒，杏仁利氣，則毒可除。（卷六）

高學山曰（《高注金匱要略》）：馬死必腹脹如吹者，汗血之鬱毒，真氣欲絕而浮鼓也。食肉中毒欲死，亦毒氣之脹之所致耳。香豉解毒降氣，杏仁利肺泄氣，蒸杵服之，其愈於失氣，而毒脹自消爾。

疑腹脹而氣者主此。

陸淵雷曰（《金匱要略今釋》）：《肘後方》云：食馬肉，洞下欲死者，豉二百粒，杏子二十枚，㕮咀，蒸之五升飯下熟，合擣之，再朝服令盡（《千金》同，馬肉下有"血"字，再下無"朝"字）。

《外臺秘要》云：張文仲，食馬肉洞下欲死者方，豉二百粒，杏仁二十枚，上二味，合於炊飯中蒸之，擣丸服之，至差。仲景同。（卷八）

原文 又方
煮蘆根汁，飲之良。

李彣曰（《金匱要略廣注》）：《聖惠方》：蘆根，主解馬肉毒。（卷下）

吳謙曰（《醫宗金鑒》）：蘆根味甘性寒，解諸肉毒。（卷二十四）

高學山曰（《高注金匱要略》）：本朝於三四月間，差官役放馬沿海葦場，令食蘆苗月許，虻起去之，凡勞傷病馬，俱能愈而且肥，是蘆性能解病馬之毒，並馬性之喜蘆者可見。且根屬下行，而功尤利水，煮汁飲之，或引其毒而解於小便耶。

疑脹而水結者主此。

陸淵雷曰（《金匱要略今釋》）:《千金方》云：蘆根汁，飲以浴，即解。《金鑒》云：蘆根味甘性寒，解諸肉毒。（卷八）

原文 疫死牛，或目赤，或黃，食之大忌。（三十五）

李彣曰（《金匱要略廣注》）：牛疫死者，其濕熱之毒未散，故目或赤或黃也。（卷下）

吳謙曰（《醫宗金鑒》）：牛疫死，目或赤或黃，疫毒甚也，大忌食之。（卷二十四）

高學山曰（《高注金匱要略》）：牛之疫死，皆瘟癘之熱毒。目赤者，肝膽之膈熱上衝也；目黃者，脾胃之中熱外熾也，則其熱熏于肉可知，故食之大忌者，恐其熱毒之內傳於肝膽脾胃耳。

陸淵雷曰（《金匱要略今釋》）：疫死諸肉，皆不可食，不必牛，且不必視其目色矣。（卷八）

原文 牛肉共豬肉食之，必作寸白蟲。（三十六）

李彣曰（《金匱要略廣注》）：牛肉粗屬難化，豬肉肥濃生痰，積成濕熱，便能生蟲。（卷下）

吳謙曰（《醫宗金鑒》）：牛肉共豬肉食之，脾胃濕熱者，能生寸白蟲。當戒之。（卷二十四）

丹波元簡曰（《金匱玉函要略輯義》）：〔程〕牛肉性滯，豬肉動風，入胃不消，釀成濕熱，則蟲生也。亦有共食而不生蟲者，視人之胃氣何如耳。（卷六）

高學山曰（《高注金匱要略》）：牛肉多氣，而其筋膜尤爲難化，得肥甘之豬肉，包裹而抱養之，作寸白蟲者，牛肉中之筋膜，久停之所化也，與生肉乳汁同義。

陸淵雷曰（《金匱要略今釋》）：此等明是虛妄，寸白蟲必有卵子，非牛豬肉共食所能產生，今人共食者多矣，了無他異。（卷八）

原文 青牛腸，不可合犬肉食之。（三十七）

李彣曰（《金匱要略廣注》）：犬肉大熱，與牛腸合食，則熱性但積腸中不散，故戒之。青牛，水牛也。（卷下）

丹波元簡曰（《金匱玉函要略輯義》）：〔程〕青牛，水牛也，其腸性溫，犬肉性熱，溫熱之物，不可合食。（卷六）

高學山曰（《高注金匱要略》）：犬性嗜牛，腸性裹肉，合食則相戀而輕易不化，久則必爲害矣。獨言青牛腸者，以其難化故也。然而諸腸之忌犬肉，亦可概見。

陸淵雷曰（《金匱要略今釋》）：《外臺》引《肘後》云：牛腸不可合犬血肉等食。（卷八）

原文 牛肺，從三月至五月，其中有蟲如馬尾，割去勿食，食則損人。（三十八）

李彣曰（《金匱要略廣注》）：凡蟲類，俱感濕熱之氣而生，三月至五月，正濕熱交蒸之時，牛食青草，胃多濕熱，醞釀生蟲，上入肺竅也。（卷下）

吳謙曰（《醫宗金鑒》）：凡牛腸、肺，值三月至五月，濕熱交蒸之時，必生其蟲，戒勿食之。（卷二十四）

丹波元簡曰（《金匱玉函要略輯義》）：〔程〕春夏之交，濕熱蒸鬱，牛感草之濕熱，則蟲生於胃，而緣入肺竅，故勿食之。（卷六）

高學山曰（《高注金匱要略》）：牛食青草，脾胃多濕，三月至五月，地中生氣上昇於天，肺者天之象，濕化乘生機而上動，故其時肺中有蟲。

陸淵雷曰（《金匱要略今釋》）：此亦無稽，程氏、《金鑒》，並以春夏之交濕熱爲說，臆說耳。（卷八）

原文 牛、羊、豬肉，皆不得以楮木、桑木蒸炙。食之，令人腹內生蟲。（三十九）

李彣曰（《金匱要略廣注》）：桑乃箕星之精，古人煉藥多用桑柴火。楮實子能健脾消水，則楮木亦可燒用。何以蒸炙牛羊豬肉，食之即生蟲乎？此必物性相反，有如此者。（卷下）

吳謙曰（《醫宗金鑒》）：古人煉藥多用桑柴火，楮實子能健脾消水，楮木亦可燒用，何以蒸炙諸肉食之即生蟲乎？其或物性相反也。（卷二十四）

高學山曰（《高注金匱要略》）：此理人多不解，故歷來注家，從無道着仲景之意者。蓋楮木，亦名穀樹，穀之與桑，皆具生氣最盛，而易生之木也，故不但接之壓之俱活，即從根伐樹，而其柔枝，復能遠揚。……以二木蒸炙牛豬肉，則木灰，而生氣無所寄託，遂憑水火而貫入肉中，其幻生蟲化宜矣。

嘗聞章皇帝以御廚同進牛肉韭菜，怒欲殺之。因韭菜多氣易生，與難化之牛肉同食，亦恐生氣之入牛肉耳。真天資聰明，深得仲景之奧旨乎？

陸淵雷曰（《金匱要略今釋》）：《醫心方》引《養生要集》云：凡豬羊牛鹿諸肉，皆不可以谷木、桑木爲劃（案此字疑誤）炙食之，入腸裏生蟲，傷人。（卷八）

原文 噉蛇牛肉殺人。何以知之？噉蛇者，毛髮向後順者是也。（四十）

李彣曰（《金匱要略廣注》）：陳藏器云：黃牛獨肝者有大毒，食之痢血至死。北人牛瘦，多以蛇從鼻中灌之，則爲獨肝也。水牛則無之。（卷下）

丹波元簡曰（《金匱玉函要略輯義》）：《巢源》云：凡食牛肉有毒者，由毒蛇在草，牛食因誤噉蛇則死，亦有蛇吐毒着草，牛食其草亦死，此牛肉有大毒。（卷六）

高學山曰（《高注金匱要略》）：北人以牛瘦，多從鼻孔中瞰牛以蛇而遂肥者，故有此名，瞰蛇者成獨肝，故又名獨肝牛。凡牛毛俱前順後指，毛髮向後順，前指之謂也。

陸淵雷曰（《金匱要略今釋》）：牛爲草食之畜，無瞰蛇之理，殆食草誤瞰蛇，如《巢源》所云飲，方後程注引藏器說，不知有其事否？（卷八）

原文 治瞰蛇牛肉食之欲死方（四十一）

飲人乳汁一升，立愈。

又方

以泔洗頭，飲一升，愈。

牛肚細切，以水一斗，煮取一升，暖飲之，大汗出者愈。

李彣曰（《金匱要略廣注》）：人乳汁甘平，能解獨肝牛肉毒。頭垢水能吐毒。牛肚，即牛胃也，人胃中受牛肉毒，即以牛胃汁煖飲之，取其同類相感之意，令汗大出愈，毒從毛竅中出也。（卷下）

丹波元簡曰（《金匱玉函要略輯義》）：〔程〕藏器曰，北人牛瘦，多以蛇從鼻灌之，其肝則獨，乳汁能解獨肝牛肉毒，瞰蛇牛，當是獨肝牛也。以泔洗頭飲者，取頭垢能吐所毒也，以牛肚煮服者，取其同類相親，同氣相求，大發其汗，以出其毒也。

本草人乳條《別錄》云：解獨肝牛肉毒，合濃豉汁服之神效。案：牛肚即牛胃，《本綱》牛胃附方，引本方。（卷六）

高學山曰（《高注金匱要略》）：人乳不特甘寒解毒，且爲經絡走注之血所化，其性行而不守，是能收攬其毒，使之下泄者，故立愈。頭垢積于諸陽之氣化，其性上出，泔水洗而飲之，是蓋高越其毒，使之上湧，故亦愈也。牛肚爲好牛水草之海，能包藏濕熱諸毒，而使之消化者，切煮煖飲，則精悍起而愈於大汗矣。

陸淵雷曰（《金匱要略今釋》）：泔，淅米汁也，善去垢，古人用以盥沐，《內則》"其間面垢，燂潘請靧"，"潘"即泔也。（卷八）

原文 治食牛肉中毒方（四十二）

甘草煮汁飲之，即解。

吳謙曰（《醫宗金鑒》）：甘草味甘，能解百毒。（卷二十四）

丹波元簡曰（《金匱玉函要略輯義》）：〔程〕甘草，能解百毒。（卷六）

高學山曰（《高注金匱要略》）：凡毒穢入土則化，甘草味甘性緩，土氣敦厚之象，煮汁飲之，使其毒消沉于甘緩中，如毒穢入土而腐化之義也。

陸淵雷曰（《金匱要略今釋》）：《肘後方》云：食牛肉中毒，煮甘草，飲汁一二升。程氏云：甘草能解百毒。（卷八）

原文 羊肉，其有宿熱者，不可食之。（四十三）

李彣曰（《金匱要略廣注》）：羊食毒草，其肉雖溫補，亦能發病，故有宿熱者忌食。（卷下）

丹波元簡曰（《金匱玉函要略輯義》）：〔程〕羊之五藏皆平溫，唯肉屬火而大熱，人宿有熱者，不可食之。時珍云：羊肉大熱，熱病及天行病，瘧疾病後，食之必發熱致危。（卷六）

高學山曰（《高注金匱要略》）：羊肉性溫氣厚，與虛寒者相宜，宿熱者食之，是益其熱矣。

陸淵雷曰（《金匱要略今釋》）：《千金》同。案謂體質熱者，得熱病癒未久者，不可食羊肉也。丹波氏云：時珍云：「羊肉大熱，熱病及天行病瘧疾病後，食之必發熱致危。」（卷八）

原文 羊肉不可共生魚、酪食之，害人。（四十四）

李彣曰（《金匱要略廣注》）：魚鮓生則傷胃，乳酪濕熱滯脾，羊肉又味重發病之物，故共食害人。（卷下）

吳謙曰（《醫宗金鑒》）：羊肉熱，與生魚、酪乳共食，必不益人也。（卷二十四）

高學山曰（《高注金匱要略》）：生魚酪生氣未斷，而與羊肉之性溫多氣者共食，恐助其生氣而爲蟲爲積之禍機伏焉，故曰害人。亦猶楮桑蒸炙，食生飲乳之義。

陸淵雷曰（《金匱要略今釋》）：此下四條，《千金方》並引《黃帝》云。程氏云：生魚，鮓（案鹹魚、糟魚之類久藏者）之屬；酪，乳之屬。生魚與酪食，尚成內瘕（案下文食鱠飲乳酪條），加以羊肉食之，必不益也。淵雷案：此以下合食諸禁，今人多犯之，其害不甚著，惟羊肉與西瓜同食，則十人而病九，目驗甚多。（卷八）

原文 羊蹄甲中有珠子白者，名羊懸筋，食之令人癲。（四十五）

李彣曰（《金匱要略廣注》）：其形不類也。（卷下）

高學山曰（《高注金匱要略》）：經言陰氣上並爲癲。羊蹄懸筋，食之令癲，意者此羊足下之氣有餘，故其筋縱而懸爲白珠，食足下有餘之氣者，能令陰氣之上並乎。

原文 白羊黑頭，食其腦，作腸癰。（四十六）

李彣曰（《金匱要略廣注》）：白羊黑頭，其頭異者，腦必有毒，以腦在頭內故也。（卷下）

吳謙曰（《醫宗金鑒》）：諸腦有毒，惟此羊腦食之作腸癰。（卷二十四）

丹波元簡曰（《金匱玉函要略輯義》）：〔程〕羊腦有毒，食之發風疾，損精氣，不唯作腸癰也。方書只用爲外敷藥。（卷六）

高學山曰（《高注金匱要略》）：凡色純者性平，白羊黑頭，是渾身之白，排擠其黑而至於頭，則頭中之腦其毒濃且重矣。食之作腸癰者，以腦中之毒，受逼而極於巔頂者，今得反其性，而亦下趨於廣腸也，與前白馬黑頭、白馬青蹄同義。

陸淵雷曰（《金匱要略今釋》）：此條無理，程據本草孟詵之說。然今人多有啖羊腦以爲補益者。（卷八）

原文 羊肝共生椒食之，破人五藏。（四十七）

李彣曰（《金匱要略廣注》）：羊肝屬木生風，生椒辛熱助火，共食則風火相煽，故破五藏。（卷下）

吳謙曰（《醫宗金鑒》）：羊肝、生椒皆屬於火，共食恐損傷人五藏也。（卷二十四）

高學山曰（《高注金匱要略》）：肝性鬱怒，而羊肝尤有多氣之殊；椒毒伏辛，而生椒尤屬猛悍之最，共食則合成風火閉結之暴毒，而深入藏中，有不迸破不止之勢，可不戒慎乎哉。

陸淵雷曰（《金匱要略今釋》）：《千金》引《黃帝》云：破人五藏，傷心最損，小兒彌忌。《外臺》引《肘後》云：羊肝不可合烏梅、白梅及椒。（卷八）

原文 豬肉共羊肝和食之，令人心悶。（四十八）

李彣曰（《金匱要略廣注》）：羊肝木藏也，性宜疏散，豬肉滯氣生痰，性與相反，故共食之心悶。（卷下）

吳謙曰（《醫宗金鑒》）：豬肉滯，羊肝膩，共食則氣滯而心悶矣。（卷二十四）

丹波元簡曰（《金匱玉函要略輯義》）：〔程〕豬肉能閉血脉，與羊肝合食，則滯氣，故令人心悶。（卷六）

高學山曰（《高注金匱要略》）：羊肝性從上疏，得膩而滯氣之豬肉和食，則浮其滯氣於上，故心悶。

陸淵雷曰（《金匱要略今釋》）：《外臺》引《肘後》云：豬肉不可合烏梅食，一云不可合羊肝。（卷八）

原文 豬肉以生胡荽同食，爛人臍。（四十九）

李彣曰（《金匱要略廣注》）：胡荽芳香通竅，然不可生食，豬肉滯氣生痰，二物性自相反，同食爛臍者，以胡荽入脾，脾經入腹故也。（卷下）

吳謙曰（《醫宗金鑒》）：胡荽與豬肉不可同食，不可多者，恐動風疾。云爛人臍，此義未詳。（卷二十四）

丹波元簡曰（《金匱玉函要略輯義》）：〔程〕胡荽，損精神發痼疾；豬肉，令人乏氣少精，發痼疾，宜其不可共食，若爛臍則不可解。（卷六）

陸淵雷曰（《金匱要略今釋》）：胡荽即蒝（俗作芫）荽，今人雜投羹肴中生啖，謂

之香菜者是也，程說出孟詵、陳藏器及《千金》。（卷八）

原文 豬脂不可合梅子食之。（五十）

李彣曰（《金匱要略廣注》）：豬脂滑利，梅子酸濇，性與相反也。（卷下）

吳謙曰（《醫宗金鑒》）：豬脂滑利，梅子酸濇，性相反也，故不可合食。
（卷二十四）

陸淵雷曰（《金匱要略今釋》）：《醫心方》引《養生要集》云：高平王熙叔和曰："烏梅不可合豬膏食之，傷人。"又云："杏子合生豬膏食之，煞人。"案：膏即脂也。
（卷八）

原文 豬肉和葵食之，少氣。（五十一）

李彣曰（《金匱要略廣注》）：本草云：豬肉味苦，主閉血脉，弱筋骨，久食令人虛肥。葵葉為百菜主，其心傷人，《衍義》云：葵苗性滑利，不益人，故其食則少氣。
（卷下）

丹波元簡曰（《金匱玉函要略輯義》）：〔程〕葵性冷利，生痰動風，豬肉令人乏氣，合食之，非止於少氣也。（卷六）

陸淵雷曰（《金匱要略今釋》）：《醫心方》引《養生要集》云：高平王熙叔和曰："葵菜不可合食豬肉，奪人氣，成病。"又引馬琬《食經》云："豬肉合葵菜食之，奪人氣。"案冬葵苗，古人用為菜蔬（其子即俗稱香瓜子），故有和食豬肉之事。（卷八）

原文 鹿肉不可和蒲白作羹，食之發惡瘡。（五十二）

李彣曰（《金匱要略廣注》）：鹿肉性熱，蒲白當是蒲筍，性與相反故也。（卷下）

高學山曰（《高注金匱要略》）：鹿肉性熱，蒲草陽多陰少，且中虛而善走陽明以及肉腠，其嫩白又具昇發之性，作羹食之，是領熱性行於肉腠，故發惡瘡也。

陸淵雷曰（《金匱要略今釋》）：肉，諸本並作"人"，今從徐、程、沈、《金鑒》改。《千金》引《黃帝》，作"白鹿肉"。《金鑒》云：發惡瘡，此義未詳。程氏云：鹿肉，九月以後，至正月以前堪食，他月食之，則發冷痛（案出孟詵）。蒲白想是蒲筍之類，當詳之。丹波氏云：本草蘇敬云："香蒲可作葅者，春初生取白，為葅"。又蘇頌云："其中心入地，白蒻大如匕柄者，生噉之。"知是蒲白乃蒲蒻，一名蒲筍。（卷八）

原文 麋脂及梅李子，若妊娠食之，令子青盲，男子傷精。（五十三）

李彣曰（《金匱要略廣注》）：人目以陰為體，以陽為用。麋，陰獸也，梅、李子味酸苦，亦屬陰類。妊婦三物合食，則陰氣太盛而消沮閉藏者多，陽氣絕無而光明開發者少，故令子青盲也。男子精氣宜温煖，陰勝則精寒。本經云：陰寒精自出。本草云：麋脂令陰痿，此傷精之驗也。

按麋蹄下有二竅，爲夜目，《淮南子》云：孕婦見麋而四目。亦物性相感然也。（卷下）

丹波元簡曰（《金匱玉函要略輯義》）：〔程〕麋脂忌梅李，故不可合食。按麋蹄下有二竅，爲夜目。《淮南子》曰：孕女見麋而子四目，今食麋脂而令子青盲，物類相感，了不可知，其於胎教，不可不慎也。又麋脂能痿陽傷精，麋角能興陽益髓，何一體中而性治頓異耶？

案李時珍云：麋似鹿而色青黑，大如小牛，肉蹄，目下有二竅爲夜目。程云：蹄下有二竅恐誤。（卷六）

高學山曰（《高注金匱要略》）：鹿爲陽獸，麋爲陰獸，況凡脂俱屬陰液乎？陰盛則能埋藏陽氣，而使之不出，又梅李子味酸而賊甲木之氣，已詳味過於酸。目光以陰精爲體，以陽神爲用。妊婦合二者食之，則使胎中之肝陽埋藏損削，故令子青盲。又陰生於陽，男子合食之，則陽敗而傷精矣。

陸淵雷曰（《金匱要略今釋》）：《外臺》引《肘後》云：麋脂不可合梅李食。

淵雷案：青盲者，眼目形色不變，但視物不見也，妊婦忌食異味，忌見奇形怪物，忌聞淫聲，忌不正當之思想，乃胎教中所有事，中外古今無異辭，若謂食某物必致某種變故，則不可憑。（卷八）

原文 麋肉不可合蝦及生菜、梅、李果食之，皆病人。（五十四）

李彣曰（《金匱要略廣注》）：此皆物性相反也。（卷下）

吳謙曰（《醫宗金鑒》）：獐肉性温，八月至十一月食之勝羊肉。餘月食之動氣。蝦能動風，生菜、梅、李動痰，合食之皆令人病。（卷二十四）

陸淵雷曰（《金匱要略今釋》）：《醫心方》引《養生要集》云：高平王熙叔和曰："諸刺菜不可合食麋肉及蝦，傷人。"又云："麋鹿肉，不可雜蝦及諸刺生菜食之，腹中生蟲，不出三年死。"案獐與麋鹿同類，蝦者鰕之俗字，《金匱》諸刻本皆作蝦，今改之。

程氏云：獐肉，十二月至七月食之，動氣。鰕能動風熱，生菜梅李動痰，合食之，皆令人病。

淵雷案：程說出孟詵寧源等。《千金》引《黃帝》云："五月勿食獐肉，傷人神氣。"凡云某月不可食某動物者，疑皆孳乳之期，古人于肉食中仍寓仁愛之意歟？（卷八）

原文 痼疾人，不可食熊肉，令終身不愈。（五十五）

李彣曰（《金匱要略廣注》）：熊性猛悍，故食之發痼疾。（卷下）

丹波元簡曰（《金匱玉函要略輯義》）：〔程〕張鼎云：腹中有積聚寒熱者，食熊肉，永不除。（卷六）

高學山曰（《高注金匱要略》）：熊性嗜蟲蟻而氣猛悍，嗜蟲蟻則其毒能使痼疾穴鏤深細，氣猛悍則其力能使痼疾憑藉堅牢，故終身不愈。

陸淵雷曰（《金匱要略今釋》）：《千金》云：若腹中有積聚，寒熱羸瘦者，食熊肉，病永不除。（卷八）

原文 白犬自死，不出舌者，食之害人。（五十六）

吳謙曰（《醫宗金鑒》）：凡犬死必吐舌，惟中毒而死，其舌不吐，毒在內也，故食之害人。（卷二十四）

高學山曰（《高注金匱要略》）：犬死吐舌，毒氣或從口散，否則其心中之毒堅急，而洋溢於軀殼，故不出舌之害人，尤甚于白犬之自死也。

原文 食狗鼠餘，令人發瘻瘡。（五十七）

李彣曰（《金匱要略廣注》）：狗鼠所食餘物，其涎有毒，瘻瘡生兩頸旁，《內經》云：陷脉為瘻，留連肉腠。又古有鼠瘻、蟻瘻之名。言其腐爛處孔竅甚多，若鼠蟻所穿之穴也。（卷下）

陸淵雷曰（《金匱要略今釋》）：程氏云：餘，狗鼠之剩食也，其涎毒在食中，人食之則毒散於筋絡，令發瘻瘡。淵雷案：瘻瘡，即淋巴腺腫瘍之久潰不愈者，亦即血痹虛勞篇之馬刀俠癭，今人所謂癧串也。

《巢源·瘻病諸候》引《養生方》云：十二月勿食狗鼠殘肉，生瘡及瘻，出頸項及口裏，或生咽內。又云：正月勿食鼠殘食，作鼠瘻，發於頸項，或毒入腹，下血不止，或口生瘡，如有蟲食。（卷八）

原文 治食犬肉不消成病方：治食犬肉不消，心下堅，或腹脹，口乾大渴，心急發熱，妄語如狂，或洞下方。（五十八）
杏仁一升，合皮，熟，研用
以沸湯三升和，取汁，分三服，利下肉片，大驗。

李彣曰（《金匱要略廣注》）：杏仁利氣，氣利則毒解，且犬肉畏杏仁故也。（卷下）

吳謙曰（《醫宗金鑒》）：此以相畏相制之義也，犬肉畏杏仁，故用此而諸證悉除矣。（卷二十四）

丹波元簡曰（《金匱玉函要略輯義》）：〔程〕犬肉，畏杏仁，故能治犬肉不消，近人以之治狂犬咬，皆此意。（卷六）

丹波元堅曰（《金匱玉函要略述義》）：《巢源》曰：凡狗肉性甚躁熱，其疫死及狂死者，皆有毒，食之難消，故令人煩毒悶亂。（卷下）

高學山曰（《高注金匱要略》）：心下堅者，犬肉上停胃脘也。或腹脹者，犬肉中橫胃府也。性熱而久滯，則其氣上淩外鼓，故口乾大渴，心急發熱也。妄語爲狂，犬性熱，傷胃液，以致不能上養神明之應，或下洞者，堅脹橫據中州，上衝之而不足，故其餘力回逼下趨也。若不速去其肉片，則堅脹者氣將上絕，洞下者氣將下絕矣。杏仁性滑而利氣，氣利則能大展其胸膈以下推，滑性則能潤裹其渣質以下轉，故可取利下肉片之大驗也。

原文 婦人妊娠，不可食兔肉、山羊肉及鱉、雞、鴨，令子無聲音。（五十九）

李彣曰（《金匱要略廣注》）：按妊娠食兔肉，令子缺唇；食鱉肉，令子短項，無聲音；食犬肉，亦令子無聲音；若羊、雞、鴨，妊娠頗常食之，子亦無恙，或不必過拘也。（卷下）

高學山曰（《高注金匱要略》）：直響爲聲，轉韻爲音，兔與山羊，及鱉、雞、鴨等物，或絕然無聲，或有聲而蠢濁，及略無轉韻者，總謂之無聲音。妊娠養胎，凡食物之氣，各以類感，故亦能病子，聲音且然，況性情乎。此下文食雀飲酒，令子淫亂，以雀善淫，而酒善亂故也，胎教者可不懼哉。

陸淵雷曰（《金匱要略今釋》）：《千金方》云：妊娠食山羊肉，令子多病；妊娠食兔肉犬肉，令子無音聲，並缺唇；妊娠食雞肉糯米，令子多寸白蟲；妊娠食椹並鴨子，令子倒出，心寒；妊娠食鱉，令子項短。《醫心方》引《養生要集》云：婦人妊，勿食兔肉，令子唇缺，亦不須見之。又引朱思簡《食經》云：勿食諸肉，令子喑啞無聲。又引《本草食禁》云：妊食雞肉並糯米，使子腹中多蟲。

程氏云：妊娠食兔肉，則令子缺唇；食羊肉，則令子多熱；食鱉肉，則令子項短，不令無聲音也。若食犬肉，則令子無聲音。雞鴨肉，胎產需以補益，二者不必忌之。淵雷案：程說爲中醫婦科所通行，今推其意，則兔缺唇，羊肉性熱，以相似爲忌也；鱉長項，犬善吠，以相反爲忌也。此皆臆說，未可信據，然異味不常食之物，妊娠寧忌之爲是。（卷八）

原文 兔肉不可合白雞肉食之，令人面發黃。（六十）

李彣曰（《金匱要略廣注》）：兔，卯獸也，雞，酉禽也，白雞又純乎金色，此卯酉相衝，故合食則動脾氣而發黃。（卷下）

吳謙曰（《醫宗金鑒》）：兔肉酸寒，多食損元氣，絕血脉，令人萎黃。白雞雖得庚金太白之象，實屬風木，能助肝火。二物合食，動脾氣而發黃，故不可合食。（卷二十四）

陸淵雷曰（《金匱要略今釋》）：《千金》引《黃帝》云：兔肉和獺肝食之，三日必成遁屍；共白雞肝心食之，令人面失色，一年成癉黃；共薑食，變成霍亂（本經次條）；共白雞肉食之，令人血氣不行。二月勿食兔肉，傷人神氣。

《外臺》引《肘後》云：兔肉不可雜獺肉及白雞心食。（卷八）

原文 兔肉着乾薑食之，成霍亂。（六十一）

李彣曰（《金匱要略廣注》）：兔肉酸寒，乾姜辛熱，寒熱相搏，性既不調，酸收辛散，味又相反，故合食成霍亂。（卷下）

丹波元簡曰（《金匱玉函要略輯義》）：〔程〕兔肉味酸，乾姜味辛，辛能勝酸，故合食之，成霍亂。陶弘景曰：並不可與橘、芥同食，二味亦辛物也。（卷六）

高學山曰（《高注金匱要略》）：兔善匿而肉酸寒，薑善散而性辛熱，能使胃氣不順，故成霍亂。

陸淵雷曰（《金匱要略今釋》）：《醫心方》引《養生要集》云：高平王熙叔和曰："乾薑勿合食兔，發霍亂。"（卷八）

原文 凡鳥自死，口不閉，翅不合者，不可食之。（六十二）

吳謙曰（《醫宗金鑒》）：諸鳥自死，必閉口斂翅；若開口張翅，恐有毒，不可食。（卷二十四）

高學山曰（《高注金匱要略》）：鳥死口不開，則死氣內閉，翅不合，則毒氣外張，故不可食。

陸淵雷曰（《金匱要略今釋》）：《外臺》引《肘後》云：鳥獸自死，口不開，翼不合，不可食。《醫心方》引七卷《食經》作"口不閉"。案：閉開正相反，莫之適從，然自死鳥獸，不論口開口閉，總不可食。（卷八）

原文 諸禽肉，肝青者，食之殺人。（六十三）

李彣曰（《金匱要略廣注》）：有毒故肝青也。（卷下）

吳謙曰（《醫宗金鑒》）：肝青者，被毒所傷，若食之必殺人。（卷二十四）

高學山曰（《高注金匱要略》）：肝爲木藏而主疏散，青則其氣自結，故見本色，肝毒溢於肉腠，故食之殺人。

陸淵雷曰（《金匱要略今釋》）：《醫心方》引《養生要集》云：凡禽獸，肝藏有光者，不可食，煞人。

凡射獵所得，無論鳥獸，皆謂之禽，禽者獲也，俗加手旁作"擒"。《白虎通》："禽者何，鳥獸之總名，是也。"《爾雅·釋鳥》"二足而羽謂之禽，四足而毛謂之獸"，乃稱謂之轉移。《金匱》本條之"禽"，即《養生要集》之禽獸矣。肝藏本是動物體中消毒器，色青若有光，皆中毒而消之不盡，因致死者，故不可食。（卷八）

原文 雞有六翮四距者，不可食之。（六十四）

李彣曰（《金匱要略廣注》）：其形怪者，有毒。距，雞脚爪也。（卷下）

丹波元堅曰（《金匱玉函要略述義》）：先兄曰：《爾雅》，羽本，謂之翮；《說文》翮，羽莖也。（卷下）

陸淵雷曰（《金匱要略今釋》）：《醫心方》引七卷《食經》云：鳥有三足，雞兩足有四距，食煞人。丹波氏云：《千金》引《黃帝》作"六距"，本草引《食療》作"六指"（案《外臺》引《肘後》但云六翮）。元胤云：《爾雅》羽本謂之"翮"。《說文》羽莖也。《金鑒》云：距，雞腳爪也，形有怪異者有毒，故不可食。（卷八）

原文 烏雞白首者，不可食之。（六十五）

李彣曰（《金匱要略廣注》）：其色異者，有毒。（卷下）

吳謙曰（《醫宗金鑒》）：色有不相合者，有毒，不可食。（卷二十四）

原文 雞不可共葫蒜食之，滯氣。一云雞子。（六十六）

李彣曰（《金匱要略廣注》）：雞及葫蒜，皆能生濕戀痰，合食滯氣，風痰壅也。（卷下）

吳謙曰（《醫宗金鑒》）：雞蒜同食，能動風動痰，風痰發動，故氣滯。（卷二十四）

丹波元簡曰（《金匱玉函要略輯義》）：〔程〕雞，能動風；蒜，能動痰。風痰發動，則氣壅滯。（卷六）

高學山曰（《高注金匱要略》）：雞爲風木之禽，其性走氣，與性味昏濁之胡蒜合食，則引之而留戀於氣分，使失其輕清流利之用，故滯氣。

陸淵雷曰（《金匱要略今釋》）：《千金》引《黃帝》云：雞子白共蒜食之，令人短氣。《外臺》引《肘後》云：雞鴨子，不可合蒜、桃、李子、鱉肉、山雞肉。（卷八）

原文 山雞不可合鳥獸肉食之。（六十七）

李彣曰（《金匱要略廣注》）：山雞，即鷩雞也，似雉，尾長三四尺，自受其尾，不入叢林，雨雪則岩伏木棲不敢下食，往往餓死。雉居原野，鷩居山岩，故名山雞，性食蟲蟻，而肉有毒，與鳥獸肉相反，故戒合食。（卷下）

吳謙曰（《醫宗金鑒》）：山雞食蟲蟻有毒，與鳥獸肉相反，故戒合食。（卷二十四）

陸淵雷曰（《金匱要略今釋》）：程氏云：山雞，鷩雞也，小於雉而尾長，人多畜之藩中，性食蟲蟻而有毒，非唯不可共鳥獸肉同食，即單食亦在所忌也。（卷八）

原文 雉肉久食之，令人瘦。（六十八）

李彣曰（《金匱要略廣注》）：雞屬木，雉屬火，故雞炙則冠變，雉炙則冠紅，明其性屬火也，火氣銷鑠萬物，故久食令人瘦。又其肉味酸，酸則性主收斂，故亦令人瘦，

且春夏不可食，爲其食蟲蟻，及與蛇交變化，有毒也。（卷下）

吳謙曰（《醫宗金鑒》）：雉肉小毒，發瘡疥生諸蟲，以此則令人瘦。（卷二十四）

原文 鴨卵不可合鱉肉食之。（六十九）

李彣曰（《金匱要略廣注》）：皆物性相反故也。（卷下）

吳謙曰（《醫宗金鑒》）：二物性寒發冷氣，不可合食。（卷二十四）

丹波元簡曰（《金匱玉函要略輯義》）：〔程〕鴨卵性寒，發冷氣，鱉肉性冷，亦發冷氣，不可合食。（卷六）

原文 婦人妊娠食雀肉，令子淫亂無恥。（七十）

吳謙曰（《醫宗金鑒》）：雀之性淫，酒能亂性，妊娠當戒食之，古慎胎教也。（卷二十四）

陸淵雷曰（《金匱要略今釋》）：《千金方》云：妊娠食雀肉並豆醬，令子滿面多黚黷黑子，妊娠食雀肉飲酒，令子心淫情亂，不畏羞恥。《醫心方》引《養生要集》云：婦人妊，勿以炙雀並大豆醬食，令胞漏，使兒多疱。又云：勿飲酒多食雀肉，使子心淫精（案疑情字之誤）亂。又云：勿食雀肉，令兒多所欲。又云：勿食雀肉並雀肶（案此字未詳），令人雀盲。又云：勿食雀並梨子，令子短舌。

程氏云：雀性最淫，《周書》云"季秋，雀入大水爲蛤"，雀不入水，國多淫泆，物類相感，理所必然，妊娠當戒食之，古慎胎教也。淵雷案：雀入大水爲蛤，腐草爲螢等說，"夏小正"以下，自古相傳，然絕非事實，不過雀非常食之物，妊娠勿食爲是。（卷八）

原文 雀肉不可合李子食之。（七十一）

吳謙曰（《醫宗金鑒》）：雀肉性暖大溫，李子性寒味酸，溫得寒酸而滯氣，故不可合食。（卷二十四）

丹波元簡曰（《金匱玉函要略輯義》）：〔程〕雀肉壯陽益氣，得李子酸濇，則熱性不行，故不可共食。（卷六）

高學山曰（《高注金匱要略》）：雀肉溫而多氣，李爲肝之果，合食則引雀肉入肝，使肝氣有餘，而脾土受傷矣。

陸淵雷曰（《金匱要略今釋》）：《醫心方》引《養生要集》云：高平王熙叔和曰："李實合雀肉食，令大行漏血。"《別錄》云："雀肉不可合李食，及與諸肝食。"（卷八）

原文 燕肉勿食，入水爲蛟龍所噉。（七十二）

李彣曰（《金匱要略廣注》）：燕名遊波，能召龍祈雨。雷公云：海竭江枯，投遊波而立泛，以蛟龍嗜燕故也。（卷下）

陸淵雷曰（《金匱要略今釋》）：《別錄》云：燕肉不可食，損人神氣，入水爲蛟龍所吞，亦不宜殺之。《千金》云：越燕，肉不可食之，入水爲蛟龍所殺。程氏云：《淮南子》曰：燕入水爲蜃蛤。高誘注，謂蛟龍嗜燕，人食燕者，不可入水，而祈禱家用燕召龍，能興波祈雨，故名遊波。雷公曰：海竭江枯，投遊波而立泛。其召龍之說，似亦有之也。淵雷案：程說出李時珍，入水爲蜃蛤，亦不可信。（卷八）

原文 治食鳥獸中箭肉毒方：鳥獸有中毒箭死者，其肉有毒，解之方。（七十三）

大豆煮汁及藍汁，服之解。

李彣曰（《金匱要略廣注》）：箭藥有射罔毒，射罔即烏頭熬成者，大豆汁能解烏頭毒，鹽味鹹走血則毒亦解。（卷下）

吳謙曰（《醫宗金鑒》）：箭傷有毒，凡鳥獸被箭死者，肉毒。人食之，先服鹽汁，次服豆汁，解不及者死。（卷二十四）

高學山曰（《高注金匱要略》）：烏頭取汁晒成膏，染刀箭，能令人物立死，以其熱毒殺血，最爲神速，鳥獸中毒箭，則其毒洋溢血肉，故食之中毒。大豆汁味甘性醇，具大地之象，能包涵消釋諸毒，又鹽汁之性，收煞潤下，能使毒氣不張，故服之俱可解。

陸淵雷曰（《金匱要略今釋》）：藍，趙刻及諸本並作“鹽”，今從《肘後》《千金》《外臺》《醫心方》改。

《肘後方》云：肉有箭毒，以藍汁大豆解射罔毒。又云：中射罔毒，藍汁大豆、豬犬血並解之（此出諸藥解毒門）。《千金》云：射罔毒，藍汁，大小豆汁，竹瀝，大麻子汁，六畜血，貝齒屑，蚯蚓屎，藕芰汁。又云：方稱大豆汁解百藥毒，余每試之，大懸絕，不及甘草，又能加之爲甘豆湯，其驗尤奇。有人服玉壺丸治嘔不能已，百藥與之不止，藍汁入口即定，如此之事，皆須知之。《外臺》引張文仲云：禽獸有中毒箭死者，其肉有毒，可以藍汁大豆解射罔也。《医心方》引本章经云：射罔毒，用藍汁，大小豆汁，竹瀝，大麻子汁，藕芰汁，并解之。

程氏云：箭藥多是射罔毒，射罔乃烏頭所熬，大豆汁能解烏頭毒故也，鹹能勝熱，故鹽亦解其毒。淵雷案：鹽乃藍之訛，丹波說是，程氏強解耳。今之附子、烏頭，采藥者皆用鹽漬極鹹，然不經泡制，則其毒如故，知鹽非能解烏頭毒矣。《巢源·食射罔肉中毒候》云：射獵人多用射罔藥塗箭頭，以射蟲鹿，傷皮則死，以其有毒故也，人獲此肉，除箭處毒肉不盡，食之則被毒致死，其不死者，所誤食肉處去箭遠，毒氣不深，其毒則輕，雖不死，猶能令人困悶吐利，身體痹不安。罔藥者，以生烏頭擣汁，用作之是也。（卷八）

原文 魚頭正白如連珠，至脊上，食之殺人。（七十四）

高學山曰（《高注金匱要略》）：此亦陰氣排擠之毒，前極於頭，上極於脊，故聚而不散，斷而復續，如連珠之象，即白羊黑頭、白馬黑頭，及烏雞白頭之義也。食之殺人，以理推之，當殺於腦癰對口，及腎脉之為病乎。

陸淵雷曰（《金匱要略今釋》）：此以下四條，《外臺》引《肘後》，並云"不可食"，無"殺人字"，亦見《醫心方》引《食經》。（卷八）

原文 魚頭中無腮者，不可食之，殺人。（七十五）

高學山曰（《高注金匱要略》）：魚腮所以出水，亦所以散毒，無腮則水不出，而毒亦不散，故食之殺人。

陸淵雷曰（《金匱要略今釋》）：《千金》引《黃帝》，無"殺人"字。又云：魚無全腮，食之發癰疽。程氏云：能殺人，詳《酉陽雜俎》。（卷八）

原文 魚無腸膽者，不可食之，三年陰不起，女子絕生。（七十六）
魚頭似有角者，不可食之。

高學山曰（《高注金匱要略》）：腸為轉運之路，所以去穢惡，膽司樞機之任，所以發伏神。魚無腸膽，則其所貯之氣血，既無所支，復無所發，而包裹鬱滯之毒，食之暴作，而死於䐜脹者，魚毒之氣自滿，而鼓塞腸胃之所致也。即或烹治得法，當下無恙。然其陽明受病，二年而延至於心，三年而遞及於脾，漸使胃中悍氣不生，而男子陰痿，營血不長，而女子絕生。經所謂二陽之病發心脾，有不得隱曲，女子不月者是也。

以上三條，當通指河豚魚而言，後文解鯸鮧河豚魚毒方治，蓋承此耳。按河豚，即鯸鮧魚，形如蝌蚪，小者三四寸，大者尺餘，無鱗無腮，亦且無膽，目能開合，不特脂血及子，俱能殺人，即揉洗淨盡，而煤焰落鍋，猶堪畢命。故前二條嚴戒食者。然人每以其味鮮美，僥倖萬一，遂謂無害，而且有名其白為西施乳者，殊不知毒種陽明之陰禍，故復以三條明揭之云。

陸淵雷曰（《金匱要略今釋》）：《千金》引《黃帝》，同。《外臺》引《肘後》，無三年以下九字。《醫心方》引《食經》云：魚腸無膽，食之煞人。

《千金》引《黃帝》云：魚有角，食之發心驚，害人。《醫心方》引《食經》云：不可食，傷人。（卷八）

原文 魚目合者，不可食之。（七十七）

李彣曰（《金匱要略廣注》）：以上俱形怪，必有毒也。（卷下）

高學山曰（《高注金匱要略》）：凡胎生卵生者，皆有目有皮，故能開能合，濕生化生者，多有睛無眼，故但開不合，以濕化而獨具胎卵之目，反常也。反常者性必不良，故戒食。

陸淵雷曰（《金匱要略今釋》）：《醫心方》引《食經》云：魚死二目不合，食之傷人。案魚目以不合爲常，《醫心方》當衍"不"字。（卷八）

原文 六甲日，勿食鱗甲之物。（七十八）

李彣曰（《金匱要略廣注》）：六甲日，皆有神主之，甲子神名孔琳，甲戌神名丘梁，甲申神名淩成，甲午神名費陽，甲辰神名王屋，甲寅神名許成。勿食鱗甲之屬，避其形與名之近似也。（卷下）

吳謙曰（《醫宗金鑒》）：六甲值日，食鱗甲物犯其所忌，故曰勿食。（卷二十四）

丹波元簡曰（《金匱玉函要略輯義》）：〔程〕六甲日，有六甲之神，以直日，食鱗甲，則犯其忌也。本草思邈云：損人神。（卷六）

高學山曰（《高注金匱要略》）：天干逢甲日，則肝氣起而脾土內虛，天人內外之應也。勿食鱗甲者，嚴其聲之相似，外引干甲之氣以內賊耶。然似可不必拘泥。

原文 魚不可合雞肉食之。（七十九）

李彣曰（《金匱要略廣注》）：《內經》云：魚者使人熱中。蓋魚在水中，無一息之停，是雖水畜而性反屬火，雞屬巽木而每能生風，合食則風火相熾，故戒之。（卷下）

吳謙曰（《醫宗金鑒》）：魚屬火，善動；雞屬木，生風。風火相煽，故勿合食。（卷二十四）

丹波元簡曰（《金匱玉函要略輯義》）：〔程〕今人常合食之，亦不見爲害，或飛潛之物，合食所當忌耶，或過之不消，則魚能動火，雞能動風，能令作病耶？

本草，弘景云：雞同魚汁食，成心瘕。（卷六）

陸淵雷曰（《金匱要略今釋》）：《外臺》引《肘後》，雞上有"烏"字。（卷八）

原文 魚不得合鸕鷀肉食之。（八十）

李彣曰（《金匱要略廣注》）：鸕鷀能入水取魚，凡魚骨梗者，密念鸕鷀不已，即下。以二物相制而相犯也。故戒合食。鸕鷀俗名摸魚公。（卷下）

吳謙曰（《醫宗金鑒》）：鸕鷀嗜魚，凡物相制相犯者，皆不可合食。（卷二十四）

丹波元簡曰（《金匱玉函要略輯義》）：〔程〕鸕鷀食魚物，相制而相犯也，不可合食。

本草，孟詵云：鸕鷀性制魚，若合食不利人。（卷六）

高學山曰（《高注金匱要略》）：鸕鷀嗜魚，而魚復畏鸕鷀而飽養之者，合食入胃，惡其相生相並，多以依附不化致害耳。

原文 鯉魚鮓不可合小豆藿食之，其子不可合豬肝食之，害人。（八十一）

丹波元簡曰（《金匱玉函要略輯義》）：〔程〕鯉魚鮓，小豆藿，味皆鹹，鹹能勝血，故陶弘景云：合食成消渴，其子合豬肝食，傷人神。（卷六）

高學山曰（《高注金匱要略》）：魚性熱中，而鯉魚尤能飛越變化，生切作鮓，是其生性尚在也。小豆即赤豆，摘其嫩葉爲菜爲藿，豆莖直引上銳，豆葉橫托其氣，以擎貯都豆角者，是豆藿以兜留爲性者也。合食則使熱中之生性不從下運，而熱氣久戀胸膈。陶弘景、孫思邈俱謂能致消渴者是也。又魚子剖取曝乾，見水復活，且水發時，散於地上，水落日曬，次年變爲蝗蟲，其性戀生可見。肝藏具東方之生氣，而豬又爲水畜，故其肝較之他獸，尤得水生之氣。以有氣之肝，與戀生之魚子合食，則蟲化必成，故害人。

陸淵雷曰（《金匱要略今釋》）：《外臺》引《肘後》，無“其子”以下二句。《醫心方》引《養生要集》云：高平王熙叔和曰：“豬肝合鯉子及芥菜食之，傷人。”《金鑒》云：小豆藿，即小豆葉也。（卷八）

原文 鯉魚不可合犬肉食之。（八十二）

高學山曰（《高注金匱要略》）：鯉魚犬肉，其性皆熱，合食，則陽明之府恐致中消及內癰等候故也。

陸淵雷曰（《金匱要略今釋》）：《外臺》引《肘後》，犬上有白字。（卷八）

原文 鯽魚不可合猴雉肉食之。一云：不可合豬肝食。（八十三）

丹波元簡曰（《金匱玉函要略輯義》）：〔程〕鯽魚，同猴雉肉豬肝食，生癰疽。（卷六）

高學山曰（《高注金匱要略》）：鯽魚喜土，故性走脾胃，猴善動而無脾，雉嗜蟲而屬火，且二者俱瘦削之性，合食則能引猴雉入脾胃，或搖其厚載之德，而致嘔吐霍亂。或剝其滋潤之氣，而致胃燥腸結，故戒。又云不可合豬肝食者，惡其引木氣以賊土耶。

陸淵雷曰（《金匱要略今釋》）：《外臺》引《肘後》，雉肉作豬肝。《醫心方》引《養生要集》云：高平王熙叔和曰：“豬肝不可合鯽魚子卵食之，傷人。”（卷八）

原文 鰻魚合鹿肉生食，令人筋甲縮。（八十四）

丹波元簡曰（《金匱玉函要略輯義》）：〔程〕鰻魚，鮎魚也，鰻魚鹿肉皆能治風，生食反傷其筋脉，致令筋甲縮。（卷六）

高學山曰（《高注金匱要略》）：鰻魚即鮎魚，以其無鱗而好穴藏，無鱗則氣自堅收，好穴藏則性嘗閉伏。《別錄》言鹿肉酸溫，合爲生食，則酸以引肝，而使肝之餘氣，堅收閉伏，而不外榮，故令筋甲縮。

陸淵雷曰（《金匱要略今釋》）：《外臺》引《肘後》云：鰻魚不可合鹿肉食之。《醫心方》引《養生要集》云：鹿肉合鯷魚食之，煞人。注云："鮎，一名鯷。"又引朱思簡《食經云》：鯽魚合鹿肉生食之，筋急噴怒。（卷八）

原文 青魚鮓不可合生葫荽及生葵，并麥中食之。（八十五）

高學山曰（《高注金匱要略》）：青魚作鮓，生氣未絕，胡荽辛溫而蔓蔓，葵子四時可種，又能續根，且術家取其子，微炒爆炸（音畢乍，火裂聲），散着濕地踏之，朝種暮生，不待過宿，則其易生可見，況生葵乎。麥醬成於發變，三者與魚鮓合食。俱能留連長養其生氣，而或蟲積諸禍者也。

丹波元簡曰（《金匱玉函要略輯義》）：〔程〕青魚鮓，不益人；胡荽、生葵，能動風，發痼疾，必與青魚鮓不相宜，鮓味鹹，麥醬亦鹹，合食必作消渴。（卷六）

原文 鯔、鱔不可合白犬血食之。（八十六）

吳謙曰（《醫宗金鑒》）：以上六條，皆能助熱動風，合食俱不宜。（卷二十四）

高學山曰（《高注金匱要略》）：犬肉熱性守，白屬金主斂，而鯔鱔則性喜穿穴。不可合白犬肉食者，恐其引守斂之氣偏走經絡，而遇可守斂之處，其勢不得不住，然住中有動機伏焉，或將變生諸怪證耶。

陸淵雷曰（《金匱要略今釋》）：程氏云：鯔鱔爲無鱗魚，白犬血爲地厭，非唯不可合食，抑衛生家所當忌也。又，鯔鱔善竄，能動風；白犬血，性熱能動火，是不可合食。淵雷案：鯔即俗所謂泥鰍，今人不食，白犬血亦鮮有食者，鱔則饕餮家以爲美味，程說動風動火，則不可憑。地厭者，術家語，謂能禳辟一切邪魅妖術云。（卷八）

原文 龜肉不可合酒、果子食之。（八十七）

李彣曰（《金匱要略廣注》）：以上七節，皆物性相反故也。（卷下）

吳謙曰（《醫宗金鑒》）：龜多神靈，不可輕食，若酒果合食，更非所宜也。（卷二十四）

高學山曰（《高注金匱要略》）：龜能生陽，肉味酸溫，所以不可與酒果子合食者。蓋凡果子，核中有仁，仁即乾元，含生生不已之機，以龜陽而酸溫者，吸之，收之，抱養之，亦或幻生諸蟲耶。

陸淵雷曰（《金匱要略今釋》）：《外臺》引《肘後》云：不可合瓜及飲酒。程氏云：仲景以龜肉忌酒果子，而蘇恭以龜肉釀酒，治大風。陶弘景曰："龜多神靈，人不可輕殺，更不可輕噉也"。果子，亦不知何果。（卷八）

原文 鱉目凹陷者及厭下有王字形者，不可食之。其肉不得合雞鴨子食之。（八十八）

李彣曰（《金匱要略廣注》）：鱉無耳，以目爲聽，純雌無雄，與蛇及黿爲匹。目凹陷，及腹下有王字形者，皆有毒，或蛇所化也。性與雞鴨子相反。在山上者，有毒殺人。（卷下）

吳謙曰（《醫宗金鑒》）：鱉無耳，以目爲聽，目凹陷，及腹有王字形者，皆有毒，慎之。性與雞鴨相反，故不可合食。（卷二十四）

高學山曰（《高注金匱要略》）：鱉純雌無雄，嘗與異類及蛇爲配，目凹陷，腹下有王字形者，毒種之所生，或竟蛇之所化，故不可食。鱉性最護卵，而以神抱，與雞鴨子合食，恐肉性戀之而相持不化，以致堅積也。此又言不可食者，亦與諸卵相忌耳。

陸淵雷曰（《金匱要略今釋》）：凹，趙刻本、徐鎔本、徐程《金鑒》本及《外臺秘要》並同。俞橋本誤"四"，坊刻全書誤"回"。壓，徐鎔本作"厭"，同。程氏、《金鑒》改作"腹"，不知字義假借故也。諸家本並無"又"字，"其肉"以下並爲別條。此條，《外臺》亦引《肘後》。

丹波氏云：厭壓並與壓同，唐韻，壓，於琰反，腹下壓（案即藥用之鱉甲也）。程氏云：《淮南子》曰：鱉無耳，以目爲聽（案此說亦妄）。目凹陷則歷年多，而神內守，故名曰神守，若有王字，則物已靈異矣，食之有害。鱉肉令人患水，雞子令人動風，鴨子令人氣短，不可合食。（卷八）

原文　龜、鱉肉不可合莧菜食之。（八十九）

李彣曰（《金匱要略廣注》）：合食則腹生鱉瘕。（卷下）

吳謙曰（《醫宗金鑒》）：龜鱉皆與莧菜相反，若合食之，必成鱉瘕。（卷二十四）

陸淵雷曰（《金匱要略今釋》）：《外臺》引《肘後》云：鱉肉不可合莧菜食之，亦不可合龜共煮之。程氏云：龜、鱉肉皆反莧菜，食之成鱉瘕。丹波氏云：陶弘景云：昔有人剉鱉，以赤莧同包，置濕地，經旬皆成生鱉。淵雷案：吾鄉俗傳莧菜不可合豬肉食，云成肉鱉，當是此條之傳訛。（卷八）

原文　鰕無須及腹下通黑，煮之反白者，不可食之。（九十）

李彣曰（《金匱要略廣注》）：形色俱異，必有毒也。（卷下）

吳謙曰（《醫宗金鑒》）：無須腹黑反白者，怪異之鰕也，故不可食。（卷二十四）

丹波元簡曰（《金匱玉函要略輯義》）：〔程〕無須，失鰕之形，腹黑，必鰕之毒，色白反鰕之色，物既反常，必不可食。（卷六）

高學山曰（《高注金匱要略》）：毛髮者，火氣外炎之象，蝦無須，是其氣不外發而內鬱矣。腹中通黑，謂身內有一條黑線，通長到尾，是陰穢之可驗者，更加煮之不紅而反白，是色又不受火反而外出也，其爲異類之變化，而有毒中聚無疑，故不可食。

陸淵雷曰（《金匱要略今釋》）：《外臺》引《肘後》，同。《醫心方》引《食經》，無"煮之反白"句。（卷八）

原文 食膾，飲乳酪，令人腹中生蟲，爲瘕。（九十一）

李彣曰（《金匱要略廣注》）：膾系生魚，浮酪性多濕熱，故合飲食，則生蟲瘕。（卷下）

吳謙曰（《醫宗金鑒》）：膾乃牛、羊、魚之腥，聶而切之爲膾，乳酪酸寒，與膾同食則生蟲爲瘕，故戒合食。（卷二十四）

陸淵雷曰（《金匱要略今釋》）：程氏云：鱠乃生魚所作，非胃弱所宜，乳酪之性粘滯，合而食之，則停留於胃，爲瘕爲蟲也。淵雷案：膾者正字，鱠者或體字（出《論語·鄉黨》釋文），膾本是細切肉，畜獸及魚，皆可作，後世多用魚鱠，故《外臺》食鱠與食魚同門，《本草綱目》亦但於鱗部出魚鱠，獸部無之，而鱠字遂專從魚矣。時珍云：“劊切而成，故謂之鱠，凡諸魚之鮮活者，薄切，洗淨血衉，沃以蒜薑醋五味，食之，是也。”本經本條從肉作鱠，後二條從魚作鱠，諸本並同。又前第十八條云：“食生肉飽，飲乳，變成白蟲。”合而觀之，明本條指畜獸肉之鱠，後二條乃指魚鱠，撰次者誤列於鰕魚類中，程氏乃以爲魚鱠矣。又，《醫心方》引《養生要集》云：高平王熙叔和曰“乳酪不可合食魚鱠，腸中生蟲”。此當是別一義。（卷八）

原文 治食鱠不化成癥病方：鱠食之，在心胸間不化，吐復不出，速下除之，久成癥病，治之方。（九十二）
橘皮一兩　大黃二兩　朴消二兩
上三味，以水一大升，煮至小升，頓服即消。

李彣曰（《金匱要略廣注》）：大黃苦以泄滯，朴硝鹹以軟堅，橘皮解魚毒也。（卷下）

吳謙曰（《醫宗金鑒》）：橘皮解魚毒，得硝、黃使下從大便而出也。（卷二十四）

高學山曰（《高注金匱要略》）：鱠在心胸間不化，停於脘下胃上也。近上者法宜用吐，今吐復不出者，胃氣下實而不得轉舒，故不能托之上越也。吐既不出，宜速主攻下以除之，久則必成癥病，氣愈弱而不勝攻下矣。橘皮辛溫而降，能助膈胃以少展其氣，然後佐朴硝以收煞之，主大黃以推蕩之，而不化者自下也。

陸淵雷曰（《金匱要略今釋》）：《肘後方》云：食豬肉，遇冷不消，必成蟲癥。下之方，大黃、朴硝各一兩，芒消亦佳，煮取一升，盡服之。若不消，並皮研杏子，湯三升和，三服，吐出，神驗。

《千金方》云：治食魚鱠及生肉，住胸膈中不化，吐之不出，便成癥瘕方。厚朴三兩，大黃二兩，上二味，㕮咀，以酒二升，煮取一升，盡服，立消。人強者加大黃，用酒三升，煮取二升，再服之（《醫心方》引《小品方》用厚朴二兩，大黃一兩）。

又云：治食魚鱠不消方，大黃三兩切，朴硝二兩，上二味，以酒二升，煮取一升，頓服之。注云：仲景方有橘皮一兩，《肘後方》云“治食豬肉遇冷不消，必成癥，下之方”，亦無橘皮。

程氏云：橘皮能解鱼毒，硝黄能下癥瘕。丹波氏云：據《千金》大升當二升，小升當一升。

《巢源·食魚鱠中毒候》云：凡人食魚鱠者，皆是使生冷之物，食之甚利口，人多嗜之，食多則難消化，令人心腹痞滿，煩亂不安。神巧萬全方，治食物過飽不消，遂成痞膈將死方。（卷八）

原文 食鱠多不消，結爲癥病，治之方（九十三）
馬鞭草
上一味，擣汁飲之。或以薑葉汁，飲之一升，亦消。又可服吐藥吐之。

李彣曰（《金匱要略廣注》）：馬鞭草苦寒，主癥癖血瘕，破血殺蟲。薑通神明，去穢惡，故其葉亦解毒。（卷下）

高學山曰（《高注金匱要略》）：此失用下除，而已成癥病之方治也。馬鞭草味苦辛而性涼，能破癥散瘕，故擣汁飲之，可消膾積，薑通神明而去穢惡，其葉性上親於天，能以辛溫扶胃脘之氣，則下化諸積，故飲汁亦消。吐藥當以瓜蒂散爲正，以吐之而不傷胃氣故也。然此當指未經吐不出者而言。

陸淵雷曰（《金匱要略今釋》）：《千金方》云：治食魚鱠不消又方，舂馬鞭草，飲汁一升，即消去也，生薑亦良。

《外臺秘要》云：《肘後》，療食鱠過多，冷不消，不療必成蟲癥方。馬鞭草，擣絞取汁，飲一升，即消去，亦宜服諸吐藥吐之（《醫心方》引葛氏方同，今本《肘後》不見）。

程氏云：馬鞭草，味苦寒，下癥瘕，破血。姜葉，亦能解魚毒。（卷八）

原文 食魚後中毒，面腫煩亂，治之方（九十四）
橘皮
濃煎汁，服之即解。

李彣曰（《金匱要略廣注》）：橘皮辛散而利氣，故能解毒。（卷下）

吳謙曰（《醫宗金鑒》）：橘皮味苦辛溫，下氣通神，故能解毒。（卷二十四）

高學山曰（《高注金匱要略》）：魚性熱而善浮，能令人煩。復食他毒，而負於善浮之魚熱，故煩而且亂也。橘皮辛降，辛則能散新毒於上，降則能沉魚熱於下，故濃煎服之而兩解。

陸淵雷曰（《金匱要略今釋》）：《肘後方》云：食魚中毒，濃煮橘皮，飲汁。《小品》云：冬瓜汁最驗。

《千金方》云：治食魚中毒方，煮橘皮，停極冷飲之，立驗。注云：《肘後方》云："治食魚中毒，面腫煩亂者。"（案今本《肘後》無下句）

《醫心方》云：《小品方》治食魚中毒方，煮橘皮，涼飲之佳。注云：今案《食經》云："治食鱠及生肉太多，煩悶者。"

程氏云：《神農經》曰：橘皮，主胸中瘕熱逆氣，通神明，魚毒食毒俱可解。
（卷八）

原文 食鯸鮧魚中毒方（九十五）

蘆根

煮汁，服之即解。

李彣曰（《金匱要略廣注》）：按鯸鮧，河豚魚也，狀如蝌蚪。凡魚類目皆不瞑，而河豚目能開閉，觸物即怒，腹脹浮于水上，爲鴉雛所食。率以三頭相從爲一部，其腹腴，呼爲西施乳，腹無膽，頭無頰，身無鱗，其肝毒殺人。吳人言血有毒，脂令舌麻，子令腹脹水浸其子，一夜大如芡實，眼令目花，故有油麻子脹眼睛花之語。煮忌煤炲落釜中。蘆根能解鯸鮧毒。（卷下）

吳謙曰（《醫宗金鑒》）：鯸鮧即河豚魚，味美。其腹艘，呼爲西施乳。頭無腮，身無鱗，其肝毒，血殺人，脂令舌麻，子令腹脹，眼令目花，惟蘆根汁能解之。（卷二十四）

高學山曰（《高注金匱要略》）：魚之有鱗腮，猶人之有毛竅鼻孔之象，而使通散其氣血者也。鯸鮧魚無鱗無腮，其氣血嘗自閉結而不外散，故味之獨爲鮮美者在此，而毒之必致脹滿者亦在此也。蘆味甘而中空，有疏通之義，且根性尖利下行，不拘水土，是能泄其閉結之毒於大小便，不使之作脹而解也。

陸淵雷曰（《金匱要略今釋》）：程氏云：河豚，畏蘆根，故其汁可解其毒。

《巢源·食鯸鮧魚中毒候》云：此魚肝及腹內子，有大毒，不可食，食之往往致死。

淵雷案：河豚乃海魚，有時隨潮汐倒灌入川，則江河下流近海處亦有之。吾鄉出產甚多，春秋二季，幾於比戶食之，雄者有腴，極肥美，雌者無腴，而子劇毒。鄉人相傳，其毒在肝、在子、在血，皆棄弗食，洗須極淨，煮須極熟，煮時忌承塵上煤炲，及釜蓋上汽水，皆不可令入釜，亦有連肝煮者，將肝置魚身上，勿令着釜，迨熟，則已熔消，味更美，總之，以爛熟爲要。若中毒，必覺口麻，繼而腹痛。才覺中毒，急噉橄欖、蘆根、糞汁皆解，甘蔗亦佳。《外臺》引《古今錄驗》：鮫魚皮燒灰水服，即鱠魚皮，無皮，壞刀裝取之。《醫心方》引《小品》，同。然鮫皮難得，不若蘆根、橄欖、甘蔗，隨處有之。（卷八）

原文 蟹目相向，足斑赤者，不可食之。（九十六）

吳謙曰（《醫宗金鑒》）：蟹目相背，若目相向，足斑目赤者，有毒，故戒勿食。（卷二十四）

陸淵雷曰（《金匱要略今釋》）：《外臺》引《肘後》，同。《千金》引《黃帝》，作蟹目相向足斑者，無"目赤"字。（卷八）

原文 食蟹中毒治之方（九十七）

紫蘇

煮汁，飲之三升。紫蘇子擣汁飲之，亦良。

又方

冬瓜汁，飲二升。食冬瓜亦可。

李彣曰（《金匱要略廣注》）：紫蘇、冬瓜俱解魚蟹毒。（卷下）

丹波元簡曰（《金匱玉函要略輯義》）：《外臺》引《肘後》云：療食蟹，及諸肴膳中毒方，濃煮香蘇，飲汁一升解，本仲景方。《證類本草》，引《金匱》方，三升下云，以子汁飲之，亦治凡蟹未經霜多毒。

〔程〕紫蘇、冬瓜，並解魚蟹毒。

傅肱《蟹譜》云：不可與柿子同食，發霍亂。孟詵云：大黃、紫蘇、冬瓜汁，解之即差。（卷六）

陸淵雷曰（《金匱要略今釋》）：蟹柿忌。同食，《本草衍義》但謂令人腹痛作瀉，今驗之，竟可殺人，近年有一醫者（記似杭垣人）不信，試之竟死。《本草綱目》謂木香磨汁飲之，可解。（卷八）

原文 凡蟹未遇霜，多毒。其熟者，乃可食之。（九十八）

李彣曰（《金匱要略廣注》）：蟹有毒，見霧則死，經霜降肅殺之氣，其毒始解。陶隱居曰：未被霜者，食水莨菪，故有毒。（卷下）

吳謙曰（《醫宗金鑒》）：蟹未經霜有毒，不可生食，經霜則毒無。（卷二十四）

高學山曰（《高注金匱要略》）：又蟹性寒冷，以火熟之，則寒冷薄減，故可食。但此當作兩層看。蓋云霜前總不可食，即遇霜後，亦不可生食之謂，非指未遇霜而熟則可食也。

陸淵雷曰（《金匱要略今釋》）：《外臺》引《肘後》云：夫蟹，未被霜多毒，熟煮乃可食之，或云是水莨所爲，蝲蛄亦有毒，蔡謨食之幾死。《巢源·食蟹中毒候》云：此蟹食水莨，水莨有大毒，故蟹亦有毒。中其毒，則悶亂欲死，若經霜以後，遇毒即不能害人，未被霜蟹，煮食之，則多有中毒，令人悶亂，精神不安。《肘後》云，是水莨所爲，彭蜞亦有毒，蔡謨食之幾死。本草弘景云：未被霜，甚有毒，云食水莨菪所致，人中之多死，霜後將蟄，故味美，乃可食之。淵雷案：據《外臺》所引《肘後》，推此條之意，蓋謂未遇霜之蟹，絕不可生食，須煮熟乃勉强可食也，生食如醉蟹之類。今驗食蟹者，霜前霜後，毒無重輕，霜後則充實而肥美耳。

程氏云：未遇霜者，霜降節前也，節前食水莨菪，故有毒。霜降節後，食稻將蟄，則熟而味美，乃可食也。莨菪，生水濱，有大毒。淵雷案：程以熟字爲成熟之義，既違《肘後》，又於事實無徵，殆不可從。鄉人有長夏食蟹者，俗名六月黃，味頗不惡，亦不中毒。（卷八）

原文 蜘蛛落食中，有毒，勿食之。（九十九）

李彣曰（《金匱要略廣注》）：恐食中有蜘蛛絲網糞溺故也。（卷下）

吳謙曰（《醫宗金鑒》）：蜘蛛有毒，凡落食上不可食，有毒故也。（卷二十四）

高學山曰（《高注金匱要略》）：蜘蛛着物，必以後足領其絲以粘之，便援引也，其絲有毒，故戒食之。

陸淵雷曰（《金匱要略今釋》）：程氏云：蜘蛛有毒，落食中，或有尿有絲粘食上，故不可食。（卷八）

原文 凡蜂、蠅、蟲、蟻等，多集食上，食之致瘻。（一百）

李彣曰（《金匱要略廣注》）：蟲類皆穢污有毒，食之致瘻者，瘻生兩頸旁，正當陽明胃經人迎動脉處，以食入於胃故也。（卷下）

吳謙曰（《醫宗金鑒》）：蟲類有毒，凡蟲集食上者，食之則致瘻。（卷二十四）

丹波元簡曰（《金匱玉函要略輯義》）：〔程〕蜂蠅蟲蟻，稟濕熱而有毒，集食上而人食之，濕熱之毒，傳於肌肉，致生瘻瘡。

案：《巢源》有蜂瘻蠅瘻蟻瘻，皆由飲食內有蜂蠅等，因誤食之，毒入于五藏，流出經絡，變生諸瘻，證證各異，今不繁引。（卷六）

果實菜穀禁忌並治第二十五

原文 果子生食，生瘡。（一）

李彣曰（《金匱要略廣注》）：陽明胃經主肌肉，而稟濕熱之性，果子性多濕熱而有毒，生食之入胃，則肌肉生瘡也。（卷下）

吳謙曰（《醫宗金鑒》）：果生之性，多濕多熱而有毒，或生食之，故令生瘡，腹脹作泄。（卷二十四）

丹波元簡曰（《金匱玉函要略輯義》）：〔程〕諸果之實，皆成于夏秋，稟濕熱之性，食之故令生瘡。（卷六）

高學山曰（《高注金匱要略》）：果子生食，指未經成熟而言，非欲人火食之謂，蓋其償成熟時，生氣未滿，而向長之機尚銳，食之則生機鬱於胃中，而蟲積成矣。

陸淵雷曰（《金匱要略今釋》）：《醫心方》引《養生要集》云：凡諸果非時未成核，不可食，令人生瘡，或發黃疸。又云：凡諸果物生，兩甲皆有毒，不可食，害人。又引《食經》云：空腹勿食生果，喜令人膈上熱，爲骨蒸，作癊癖。（卷八）

原文 果子落地經宿，蟲蟻食之者，人大忌食之。（二）

李彣曰（《金匱要略廣注》）：蟲蟻有毒故也。（卷下）

吳謙曰（《醫宗金鑒》）：凡果落地，隔夜尚不可食，而況蟲蟻食者乎？見之者切不可食。（卷二十四）

丹波元簡曰（《金匱玉函要略輯義》）：〔程〕落地經宿，則果壞，蟲蟻食之，則果毒，在人大忌食之，令人患九漏。（卷六）

高學山曰（《高注金匱要略》）：即前云蟲蟻多集食上，食之令人病瘻之義也。

原文 生米停留多日，有損處，食之傷人。（三）

李彣曰（《金匱要略廣注》）：蟲鼠所齧之餘，則有損處，亦有毒傷人。（卷下）

吳謙曰（《醫宗金鑒》）：凡食之物停留多日，或隔夜者，若有損處，即蟲鼠所齧之餘，皆有毒傷人。（卷二十四）

高學山曰（《高注金匱要略》）：生米當是新剝取而未經乾透之米也。損處謂濕熱酶變之類，未乾新米，停留多日，因濕生熱，而酶變損壞，則其性發越竄亂，食之傷陽明之氣，而致霍亂疔腫，故曰傷人。嘗於乙未初夏，大潦損麥，厥後農家麵食，輒生脹滿吐利，相沿如疫，余亦身中其害，爲可驗也。舊說米經蟲鼠齧損，便熊傷人，不觀倉廩中於五六月間，蟲起如塵，而鼠粮歲減，朝廷所不能禁，然而千萬人食之，未聞有因米致病者，則俗注之妄可見矣。

原文 桃子多食，令人熱，仍不得入水浴，令人病淋瀝寒熱病。（四）

李彣曰（《金匱要略廣注》）：桃子性熱，故多食生熱，其味酸，酸主收斂，入水浴則濕與熱並，不得宣散，故外爲寒熱，內成淋瀝。（卷下）

丹波元簡曰（《金匱玉函要略輯義》）：〔程〕桃實，酸甘辛，生於春則味酸，成于夏則酸甘，成於秋則酸辛，其性熱，故多食令人熱也。若多食而入水浴，則酸味不得內泄，多令人癃，水寒之氣，因而外客，故令人寒熱也。

案：淋瀝，寒熱連綿不已之謂。《肘後》云：屍注，大略使人寒熱淋瀝，恍恍默默，不的知其所苦。又《外臺》云：勞極之病，吳楚謂之淋瀝是也。程氏、《金鑒》以爲癃，誤，《千金》《黃帝》云：飽食桃，入水浴，成淋病，此是別義。（卷六）

陸淵雷曰（《金匱要略今釋》）：淋瀝本雙聲形容詞，丹波說是，然此條之淋瀝，當即《千金》之淋病，程氏、《金鑒》不誤。蓋本篇出自撰次者之附益，撰次者不明詁訓，誤以淋瀝寒熱即淋病耳。（卷八）

原文 杏酪不熟，傷人。（五）

李彣曰（《金匱要略廣注》）：杏酸熱有小毒，杏酪不熟，釀之不得法也。（卷下）

丹波元簡曰（《金匱玉函要略輯義》）：〔程〕古人杏酪以酒蜜釀成，亦有甘草、生薑汁熬成者，以杏仁有毒，半生半熟皆能害人也，今人另有制法。案：杏酪，一名杏酥，藏器云：服之潤五藏，去痰嗽，生熟吃俱可，若半生半熟，服之殺人。《金鑒》爲杏酪二物誤。（卷六）

高學山曰（《高注金匱要略》）：杏酪以山杏仁泡去皮並其苦味，少入米麥，磨作漿汁，熟之如米粥以救飢者。今沿邊諸寨，其窮民於五六月間，采寨外山杏核，以當一季之粮食，非指富貴家碾治精潔，加粮蜜而偶然作供之酪也。不熟，謂泡浸不透，換水不到之類，蓋杏仁善走太陰，不熟則其味苦性濇，能令脾肺之系及管，一時縮閉，故氣絕而殺人。余客北平三載，嘗往來于桃林殺虎等口。……土人咎在誤食雙仁，而不知爲治之未熟之故，良可悼也。

陸淵雷曰（《金匱要略今釋》）：本草杏酥法：頌曰："祛風虛，除百病，搗爛杏仁一石，以好酒二石，研濾取汁一石五斗，入白蜜一斗五升，攪勻，封於新甕中，勿泄氣，三十日，看酒上酥出，即掠取，納磁器中貯之，取其酒滓，團如梨大，置空屋中，作格安之，候成飴脯狀，旦服一枚，以前酒下。"又法，宗奭曰："治肺燥喘熱，大腸秘，潤五藏，用杏仁去皮研細，每一升入水一升半，搗稠汁，入生薑四兩，甘草一寸，

853

銀石器中慢火熬成稀膏，入酥二兩，同收，每夜沸湯點服一匙。"（卷八）

原文 梅多食，壞人齒。（六）

李彣曰（《金匱要略廣注》）：《衍義》云：食梅則津液泄，水生木也。經云：味過於酸，肝氣以津。津液泄，故傷齒，以腎主液而合骨，齒者骨之餘也。食梅齒齼，以胡桃嚼之。（卷下）

丹波元簡曰（《金匱玉函要略輯義》）：〔程〕梅實，能致津液，津液出則骨傷，以腎主五液，齒爲腎之標故也。案：時珍發明，詳論此理，程注本之，當參考。案：本草，食梅齒齼者，嚼胡桃肉解之，蓋胡桃補腎也。（卷六）

高學山曰（《高注金匱要略》）：齒爲腎之餘，而堅陰精所發之陽氣爲用，陽剛乾健之應也。酸者陰味也，味過於酸，所以斂腎中之餘氣，而折其所用之陽，陰精不能勝任，故齒之神自軟，梅多食則腎陽斂於酸而不復出，故齒壞而不固矣。

陸淵雷曰（《金匱要略今釋》）：《千金方》同。今驗之，良信，蓋其酸能損壞齒面琺瑯質故也。程氏用《本草綱目》說，謂食梅津出骨傷，腎主五液，齒爲腎標之故，則涉玄誕矣。本草《大明》云：食梅齒齼者，嚼胡桃肉解之。（卷八）

原文 李不可多食，令人臚脹。（七）

李彣曰（《金匱要略廣注》）：李味酸濇，能使脾氣不運而中焦壅滯，故多食則臚脹。臚，腹也。（卷下）

高學山曰（《高注金匱要略》）：李味苦酸甘溫，以言東方肝之果，孫思邈謂肝病宜食之，則李之走肝可見。季脅後之軟肉曰臚，肝之所托也，多食李，則肝中之氣血，鬱而不疏，故臚脹。

陸淵雷曰（《金匱要略今釋》）：《千金》云：不可多食，令人虛。本草《大明》，臚脹下有"發虛熱"三字，《金鑒》臚作"腹"，殆非。（卷八）

原文 林檎不可多食，令人百脉弱。（八）

李彣曰（《金匱要略廣注》）：百脉宜宣通，不宜壅滯，林檎味酸濇，多食則百脉滯而不行，故脉弱。（卷下）

高學山曰（《高注金匱要略》）：林檎甘酸而溫，甘溫入胃，酸則伏氣，胃中精悍貫於周身，則百脉爲之強固。今甘而且酸，是入胃而伏其精悍之氣者，故令人百脉弱也。

陸淵雷曰（《金匱要略今釋》）：《千金》同。程氏云：林檎，酸濇而閉百脉，故多食令人百脉弱。淵雷案：林檎俗名花紅。（卷八）

原文 橘柚多食，令人口爽，不知五味。（九）

李彣曰（《金匱要略廣注》）：《尚書》注：小曰橘，大曰柚。郭璞云：柚似橙而大於橘。蓋脾主味，開竅於口，橘柚味酸泄液，故令口爽然不知五味。（卷下）

丹波元簡曰（《金匱玉函要略輯義》）：〔程〕橘柚，味酸能戀膈，生痰聚飲，飲聚膈上，則令口痰不知歆。

案：時珍云，橘皮，下氣消痰，其肉生痰聚飲，表裏之異如此，程注本之，但爽字未妥。案：《爾雅》釋言，爽，差也，忒也。《老子》五味令人口爽，乃爲口失味之義。（卷六）

陸淵雷曰（《金匱要略今釋》）：柚即俗稱文旦者是。（卷八）

原文 梨不可多食，令人寒中。金瘡、產婦，亦不宜食。（十）

吳謙曰（《醫宗金鑒》）：梨味甘酸性寒，若過食則令人中焦寒，金瘡、產婦更宜戒之。（卷二十四）

高學山曰（《高注金匱要略》）：梨味甘而性寒，甘嘗守中，甘而且寒，則守寒於中而不散，故令寒中。金瘡產婦，亡血而氣自削，尤忌寒中，故不宜食。上二句言可食者，戒多食。下二句言不可食者，即少食亦不宜也。

陸淵雷曰（《金匱要略今釋》）：《千金》同，云金瘡產婦勿食，令人委困寒中。程氏云：梨性大寒，故令人寒中，寒能凝血脉，故金瘡、產婦不宜食。（卷八）

原文 櫻桃、杏多食，傷筋骨。（十一）

李彣曰（《金匱要略廣注》）：肝合筋，腎合骨。櫻桃、杏，皆味酸。《內經》云：酸傷筋而亦傷骨者，子能令母虛水生木，肝是腎之子。且肝腎同歸一治也。（卷下）

吳謙曰（《醫宗金鑒》）：櫻桃、杏味酸性寒，若過食則傷筋骨。《內經》云：酸則傷筋。寒主傷腎，故傷筋骨。（卷二十四）

高學山曰（《高注金匱要略》）：筋爲肝之餘，骨爲腎之餘，筋骨之所以榮且立者，肝腎中所發之陽氣爲用也。櫻桃杏味皆酸，能斂其外發之陽氣，而令筋痹骨弱，故曰傷筋骨。經言酸傷筋，而亦並傷骨者，肝腎爲子母，子病而母忍自全也。

陸淵雷曰（《金匱要略今釋》）：櫻桃，《別錄》云：調中益脾氣，令人好顏色，美志。《千金》同，且云可多食。惟孟詵引李廷飛曰：傷筋骨，敗血氣，有寒熱病人不可食。杏，本草引扁鵲云“多食動宿疾，令人目盲，鬚眉落”，而《千金》引扁鵲，以此爲杏仁。（卷八）

原文 安石榴不可多食，損人肺。（十二）

吳謙曰（《醫宗金鑒》）：安石榴味酸濇，酸濇則氣滯。肺主氣，宜利而不宜滯，滯則傷損矣，故不可過食也。（卷二十四）

丹波元簡曰（《金匱玉函要略輯義》）：本草，震亨云：榴者，留也，其汁酸，性滯戀成痰。（卷六）

陸淵雷曰（《金匱要略今釋》）：《千金》同。本草誑曰"多食損齒令黑"。案即石榴也，安南人尚黑齒，云以石榴皮染之。（卷八）

原文 胡桃不可多食，令人動痰飲。（十三）

李彣曰（《金匱要略廣注》）：《衍義》云：胡桃性熱發風，風熱在胃，痰飲自生。（卷下）

吳謙曰（《醫宗金鑒》）：〔集注〕程林曰：胡桃潤肺消痰，何以動痰飲？因其性熱，多食則令人火動，煎熬津液而爲痰飲矣。（卷二十四）

高學山曰（《高注金匱要略》）：胡桃之功，前人及楚醫李時珍，言之最詳。但其氣溫，其性潤，其味濇而滯，多食則因濇積溫而成濕熱，熱則煎煉津液而成痰，又多食則因濇積潤而成濕，濕則坎止形質而成飲，此所以令人動痰飲之理也。

陸淵雷曰（《金匱要略今釋》）：《千金》云："不可多食，動痰飲，令人噁心，吐水吐食"。案胡桃今人以爲補血藥。孟詵云："常服令人能食，骨肉細膩光潤，鬚髮黑澤，血脉通潤。"時珍云："補氣養血，潤燥化痰。"今云動痰飲，是能引起慢性胃炎，想是驟然多食之故。孟詵服法，須漸漸食之，初服一顆，每五日加一顆，至二十顆止，是也。（卷八）

原文 生棗多食，令人熱渴氣脹。寒熱羸瘦者，彌不可食，傷人。（十四）

李彣曰（《金匱要略廣注》）：棗性熱，故令熱渴，味甘，故令氣脹經云：甘者令人中滿。滯氣，故令寒熱。又脾主肌肉，肌肉羸瘦者，彌不可食，《內經》所謂甘走肉，肉病無多食甘是也。（卷下）

吳謙曰（《醫宗金鑒》）：棗性熱生渴，味甘生滿，羸弱者內熱必盛，脾胃必虛，故令人寒熱，尤不可食。（卷二十四）

高學山曰（《高注金匱要略》）：生棗即新棗之生者，熱而且浮之性，尚未斂緝，多食而熱浮於上，則熱渴；熱浮於中，則氣脹；熱浮於外，則寒熱也。凡羸瘦者陰嘗不足，故彌不可食。傷人即指熱渴等證而言，尤不勝其浮熱之義。

陸淵雷曰（《金匱要略今釋》）：《千金》同，寒熱上有"若"字。案：生棗即未經曬乾者。《本經》云："多食令人寒熱，凡羸瘦者不可食。"其曬乾者爲大棗，則又服食上品，此理殆非化學分析所能曉。（卷八）

原文 食諸果中毒治之方（十五）
豬骨燒過
上一味，末之，水服方寸匕。亦治馬肝、漏脯等毒。

李彣曰（《金匱要略廣注》）：以豬骨治果子毒，物性相制使然。治馬肝毒者，以豬水畜，馬火畜，水可克火也。治漏脯毒者，亦骨肉相感之義。（卷下）

丹波元簡曰（《金匱玉函要略輯義》）：〔程〕豬骨，治諸果毒，亦治馬肝漏脯毒，其義不可曉。（卷六）

高學山曰（《高注金匱要略》）：諸果之毒，我系生新之火氣，浮胃鬱悶所致，骨爲水藏之餘質，而豬骨尤得北方正氣，燒過末服，一則先以用温者爲從治，再則取大威潤下之性。以水勝火，而沉之使化者也，馬肝漏脯，系血肉之毒母，血肉以骨爲依附，其意以類聚者，從而招之化之耶。

原文 木耳赤色及仰生者，勿食。

原文 菌仰卷及赤色者不可食。（十六）

李彣曰（《金匱要略廣注》）：菌，蕈也。形色皆異者，必有毒也。木耳、菌，皆覆卷。（卷下）

吳謙曰（《醫宗金鑒》）：木耳諸菌，皆覆卷而生，若仰卷而生，形色皆異，必有毒也，故不可食。（卷二十四）

陸淵雷曰（《金匱要略今釋》）：赤，《證類本草》引作"青"。（卷八）

原文 食諸菌中毒，悶亂欲死，治之方（十七）
人糞汁，飲一升。土漿，飲一二升。大豆濃煮汁，飲之。服諸吐利藥，並解。

李彣曰（《金匱要略廣注》）：悶亂欲死，毒氣在胃也，人糞、土漿、大豆俱解其毒，服吐利藥並解，使毒氣上下分消也。（卷下）

高學山曰（《高注金匱要略》）：凡松榛榆柳，及一切腐爛草木，並牛馬糞中，俱能發菌，且至有長於鳥獸蟲蛇之死朽處者，其毒彌甚，故曰食諸菌中毒。菌形如蓋，其氣上鼓而頂平，又橫出而下卷，故性亦如之。食之中毒，則其毒亦從胃上鼓，又橫幔於胸膈者。上鼓，故欲吐不吐而脹悶；橫幔於胸膈，故欲利不利而煩亂致死也。人糞汁爲污垢之極化，故能藏污納垢者，氣以類相聚也，且腸胃爲其熟路，而性易下趨，故能化悶亂者而使之同下也。土漿、大豆汁，見二十卷注。吐則越其毒於上，利則蕩其毒於下，上下分消，則悶亂自解，故諸方俱可服。

陸淵雷曰（《金匱要略今釋》）：《千金》云：治食山中樹菌中毒方，人屎汁，服一升良（出解食毒門）。

又云：諸菌毒。掘地作坑，以水沃中攪令濁，澄清飲之，名地漿（出解百藥毒門）。

本草陳藏器云：菌，冬春無毒，夏秋有毒，有蛇蟲從上過也，夜中有光者，欲爛無蟲者，煮之不熟者，煮訖照人無影者，上有毛、下無紋者，仰卷赤色者，並有毒殺人，中其毒者，地漿及糞清解之。

《巢源》云：凡園圃所種之菜，本無毒，但蕈菌等物，皆是草木變化所生，出於樹者爲蕈，生於地者爲菌，並是鬱蒸濕氣，變化所生，故或有毒者，人食遇此毒，多致死甚疾速，其不死者，猶能令躁悶吐利，良久始醒。淵雷案：蕈菌皆寄生植物，多作傘形，其孳生自有種子，在傘下摺疊縫中，成熟後，搖之紛落如粉者是也。此子落於朽樹上，遇相當之濕度、熱度，則生新蕈，其生於土地者，必土中有有機物質之故，否則不爲寄生矣。既由種子產生，乃非濕氣變化，古人不知生物學，往往誤謂化生。

《聖濟總錄》曰：朽木生蕈，腐土生菌，二者皆陰濕之氣蒸鬱所生也，既非沖和所產，性必有毒，若誤食之，令人吐利不已，心腹切痛，甚者身黑而死。

宋周密《癸辛雜識》云：嘉定乙亥歲，楊和王墳上感慧庵僧德明，遊山得奇菌，歸作糜供家，毒發，僧行死者十餘人，德明嘔嘗糞獲免。有日本僧定心者，寧死不污，至膚理坼裂而死。

清吳林《吳蕈譜》云：鏡水忍可禪師，在寧國山中，一日，與僧三四人食蕈，俱中毒，剎那間二便頻遺，身軟口呿，正窘急時，欻有市藥者上山，僧眾言其故，隨以甘草濃煎灌之，同時獲愈。又陽山西花巷有人，在一荒墩上，采菌一叢，煮而食之，卒然毒發，膚如琉璃，使人往采蕈處察之，見菌叢生如故，即掘見一古塚，滿中是蛇，即以甘草煎湯啜之，尋愈。故余每于臘月中糞坑內，浸甘草人中黃，以治蕈毒及天行疫毒、伏氣熱病、痘科毒甚不能貫漿者，悉有神效。（卷八）

原文 食楓柱菌而笑不止，治之以前方。（十八）

李彣曰（《金匱要略廣注》）：心主笑，笑不止，毒氣入心也。（卷下）

丹波元簡曰（《金匱玉函要略輯義》）：〔程〕弘景曰：楓木上生者，令人笑不止，以地漿解之。

張氏《醫說》云：四明溫台間山谷，多生菌，然種類不一，食之間有中毒，往往至殺人者，蓋蛇毒氣所熏蒸也。有僧教掘地，以冷水攪之令濁，少頃取飲者，皆得全活。此方見本草，陶隱居注，謂之地漿，亦治楓樹菌，食之笑不止，俗言食笑菌者，居山間，不可不知此法。案：陶穀《清異錄》云，菌蕈有一種，食之令人得乾笑疾，士人戲呼爲笑矣乎。此間無楓樹，然間有食菌而笑不已者，此豈所謂笑矣乎者耶？（卷六）

陸淵雷曰（《金匱要略今釋》）：化學中有所謂笑氣者，即亞氧化氮，吸之令人笑不止，楓菌及笑矣乎之毒，殆此類乎？又案：菌類生於乾燥向陽之地，色白或褐，氣香，折斷曝之，其斷面不變色者，無毒可食；生於濕地，色鮮艷，氣甚臭，味苦辛鹹濇，曝之，斷面變青綠諸色者，有毒不可食。（卷八）

原文 誤食野芋，煩毒欲死，治之以前方。其野芋根，山東人名魁芋。人種芋，三年不收，亦成野芋，並殺人。（十九）

李彣曰（《金匮要略广注》）：烦出于肺，烦乱欲死，毒气入肺也。<small>山东名野芋根为魁芋，种芋三年不收，亦成野芋，杀人。</small>（卷下）

丹波元简曰（《金匮玉函要略辑义》）：〔程〕野芋三年不收，又名相芋，味辛冷有毒，只可敷摩瘡肿，人若食之，中其毒。土浆，豆汁，粪汁，俱可解也。

本草陶弘景云：野芋形叶与芋相似，芋种三年不采，成枹芋，并能杀人，误食之，烦闷垂死者，惟以土浆及粪汁、大豆汁饮之，则活矣。程注摩傅瘡肿，出于时珍。（卷六）

高学山曰（《高注金匮要略》）：野芋善麻而戟人，误食则胃脘胸膈，麻而且戟，故烦乱欲死。人粪、土浆、大豆汁，俱能收摄其毒而下化，故皆可治之。

陆渊雷曰（《金匮要略今释》）：《肘后方》云：误食野芋欲死，疗同菌法（<small>人屎汁、诸吐利丸、土浆，引见上</small>）。

《千金方》云：野芋毒，土浆，人粪汁。（卷八）

原文 蜀椒闭口者，有毒。误食之，戟人咽喉，气病欲绝，或吐下白沫，身体痹冷，急治之方。（二十）
肉桂煎汁饮之。多饮冷水一二升，或食蒜，或饮地浆，或浓煮豉汁，饮之，并解。

李彣曰（《金匮要略广注》）：蜀椒气味辛热有毒，闭口者，其毒更包藏不散。桂与蒜皆大辛大热之物，能通血脉，辟邪去秽，以热攻热，从治之义也。冷水以清凉解之。地浆得土气，以万物本乎土，亦莫不复归于土，见土则毒已化矣。饮豉汁以吐去其毒。（卷下）

高学山曰（《高注金匮要略》）：蜀椒性味，麻闷沉郁，闭品者则气不外泄，而其毒尤甚。盖惟麻闷，故戟人咽喉。沉郁，故气病欲绝也。肠胃之气欲绝，则津液不布，故吐下白沫。脾肺之气欲绝，则营卫间隔，故身体痹冷。倘令迟缓，恐气机郁久而真绝矣，故急宜治之。肉桂及蒜，辛温辛热而主散，散则麻闷者得上开，而为从治。冷水地浆豉汁，甘苦清凉而主降，降则沉郁者得下化，而为正治，故并解。然阳虚者宜从治，阳实者宜正治，又不可不辨也。

陆渊雷曰（《金匮要略今释》）：《肘后方》云：蜀椒闭口者有毒，戟人咽，气便欲绝，又令人吐白沫，多饮桂汁，若冷水一二升，及多食大蒜，即便愈，慎不可饮热，杀人，比见人中椒毒，含蒜及荠苨差。《外台》引《肘后》云：蜀椒闭口者有毒，食之戟人咽，使不得出气，便欲绝，又令人吐白沫，并吐下，身体冷痹。疗方：煮桂饮汁，多益佳，又饮冷水一二升，又多食蒜，又土浆饮一升，又浓煮豉汁，冷饮之一二升，又急饮酢，又食椒不可饮热，饮热杀人。《千金》云：蜀椒毒，葵子汁、桂汁、豉汁、人尿、冷水、土浆、蒜、鸡毛烧吸烟，及水调服。渊雷案：本条"气病欲绝"句，义不了，据《肘后》。病当"便"字之误，而《外台》所引，文尤晓畅。盖方书多经俗医传抄，甚难校理，余故备录异同，省学者对读焉。

程氏云：蜀椒，氣大熱，有毒，味辛麻，閉口者毒更甚，辛則戟人咽喉，麻則令人吐下白沫，身體痹冷也。冷水，地漿，豉汁，寒涼能解熱毒，其桂、蒜大熱，而《肘後》諸方，亦云，解椒毒，不知其義，豈因其氣欲絶，身體冷痹而用耶。《金鑒》云：如桂與蒜，皆大辛大熱之物，通血脉，辟邪穢，以熱治熱，是從治之法也。淵雷案：物性相制，蓋不可以冷熱拘。（卷八）

原文 正月勿食生葱，令人面生游風。（二十一）

李彣曰（《金匱要略廣注》）：葱味辛散，入陽明經，陽明循頭面，正月陽氣未舒，食葱過於發散，故面生遊風。（卷下）

丹波元簡曰（《金匱玉函要略輯義》）：〔程〕正月甲木始生，人氣始發，葱能走頭面，而通陽氣，反引風邪，而病頭面，故令生遊風。

案：遊風，未詳。《千金》頭面風鴟頭酒，治風頭眩轉，面上游風方。又菊花散，治頭面游風方。又《本事方》知母湯，治遊風攻頭面，或四肢作腫塊，此似指頭風眩運，又《千金》面藥門，有治面上風方，即指鼻皰等。此云生遊風，則當是鼻皰面皯粉刺等之謂。（卷六）

高學山曰（《高注金匱要略》）：正月爲木氣臨官，陽氣上昇之候，葱性內通而辛熱，面爲諸陽之會，風者木之化氣也。蓋言正月當發生之始，而食內通辛熱之葱以助長之，則風木之氣上噓，而浮游于諸陽之會矣。

陸淵雷曰（《金匱要略今釋》）：日月食禁，原出道家，故《千金》俱引《黃帝》，道家服食禁忌修煉諸法，有非常理所可解者。程氏雖憑臆作注，今不備引。（卷八）

原文 二月勿食蓼，傷人腎。（二十二）

李彣曰（《金匱要略廣注》）：文選云：習蓼蟲之忘辛，是物莫辛於蓼也。二月卯木主令，水能生木，正腎水泄氣之時，以腎主閉藏，蓼味辛散，故傷腎也。（卷下）

丹波元簡曰（《金匱玉函要略輯義》）：〔程〕扁鵲云，食蓼，損髓少氣減精，二月木正王，若食蓼以傷腎水，則木不生，故二月勿食。（卷六）

高學山曰（《高注金匱要略》）：腎爲水藏，水中壬陽之氣死於卯，以其貪木化也。蓼喜水生，而辛發且燥，則走腎而散氣燥精可知。二月食之，是乘腎之害也，故曰傷腎。

陳藏器曰：蓼水洗毒，不可近陰，令弱。扁鵲曰：久食蓼，令人損髓減氣，俱此義也。況乘卯而腎氣自敗之月乎？

原文 三月勿食小蒜，傷人志性。（二十三）

李彣曰（《金匱要略廣注》）：蒜性辛熱，辛走氣，熱傷氣，三月陽氣已盛，又食此

辛熱之物以助之，則陽過盛而傷陰。經云：腎藏精與志。傷志性，即傷腎之義。（卷下）

丹波元簡曰（《金匱玉函要略輯義》）：〔程〕小蒜，辛熱有毒，三月爲陽氣長養之時，不可食此奪氣傷神之物。（卷六）

高學山曰（《高注金匱要略》）：小蒜葱根韭葉，俗名小根菜，先因移種於薍（音力，地名）及野澤中，故又有薍澤諸名。中國漢以前舊有之蒜，後因胡蒜較大，遂以小蒜別之，性味辛散臭濁，能昏藏真之清氣。李時珍謂其生食增恚，熟食發媱者也。夫志根於腎，性統於心，三月腎水入墓，心火初冠，食小蒜，則辛散者，泄墓庫之腎水，故傷志。臭濁者，昏冠帶之心火，故傷性也。

原文 四月、八月勿食胡荽，傷人神。（二十四）

李彣曰（《金匱要略廣注》）：四月陽氣盛極，八月陰氣將斂，胡荽辛溫開竅，四月則助陽氣，八月則散陰氣，非其宜也。然夏屬心火，心藏神，秋屬肺金，肺藏魄，食之但言傷神者，以心爲君主之官也。張騫使西域，始得種歸，故名胡荽，今俗名元荽是也。荽音綏。（卷下）

吳謙曰（《醫宗金鑒》）：胡荽辛溫開竅，四月陽氣盛，八月陰氣斂，若食此辛散之味，必傷神也（卷二十四）

丹波元簡曰（《金匱玉函要略輯義》）：〔程〕胡荽，葷菜也，辛芳之氣，損人精神，四月心火正王，八月肺將斂，以心藏神，而肺藏魄，食此走散之物，必能傷神也。（卷六）

高學山曰（《高注金匱要略》）：四八爲己酉之月，當肺金生旺之鄉，心雖藏神，而神實由肺氣所統御，故氣肅而神自清，氣和而神自裕者此也。胡荽辛熱葷穢，於肺氣生旺之月而食之，則助長繼富，將氣以辛熱而神欲搖，氣以葷穢而神不宅矣。

陸淵雷曰（《金匱要略今釋》）：葫，徐鎔本、俞橋本並作「胡」，《千金》《外臺》並作「葫」一字，無「荽」字。實一物也，葫荽已釋於前篇。（卷八）

原文 五月勿食韭，令人乏氣力。（二十五）

李彣曰（《金匱要略廣注》）：《內經》云：陽明者午也。五月盛陽之陰也，陽盛而陰氣加之也。韭氣味辛溫，五月食之，但益已盛之陽，不爲微陰之助，使陰陽榮衛之氣過於辛散，故乏氣力。（卷下）

吳謙曰（《醫宗金鑒》）：韭春食則香，夏食則臭，是月食之則乏氣力。（卷二十四）

丹波元簡曰（《金匱玉函要略輯義》）：〔程〕韭菜，春食則香，夏食則臭，脾惡臭而主四肢，是以令人乏氣力。（卷六）

高學山曰（《高注金匱要略》）：大氣舉天地而不勞，宗氣運形骸而輕便，是力以氣爲根蒂，而氣又以真陽爲盈縮者，真陽之氣，盈極者必縮，亢害自然之道也。韭具辛溫昇發之性，五月丙火欲亢，更食辛溫之韭以昇發之，是空其根而速之使害也，故乏氣力。

陸淵雷曰（《金匱要略今釋》）：《千金》引《黄帝》，"韭"下有"損人滋味"句，"氣力"下又有二句云："二月三月宜食韭，大益人心。"《外臺》又引張文仲，《醫心方》引崔禹（案當脱"錫"字）云："五月不可食韭，傷人目精。"（卷八）

原文 五月五日勿食一切生菜，發百病。（二十六）

吳謙曰（《醫宗金鑒》）：五月五日，天中節，是日純陽，人當養陽以順時，若食生菜，是伐天和，故百病發焉。（卷二十四）

丹波元簡曰（《金匱玉函要略輯義》）：〔程〕五月五日，爲天中節，爲純陽日，人當養陽以順令節，若食生菜，則伐天和，故生百病。（卷六）

高學山曰（《高注金匱要略》）：五月五日，爲純陽之節，旭發於外，而伏陰於內，一切生菜，味性苦寒，食之能令一時寒中，故悍氣不行，而百病乃發。

陸淵雷曰（《金匱要略今釋》）：《千金》引《黄帝》，"菜"上無"生"字。《醫心方》引《養生要集》云："五月五日食諸菜，至月盡，令冷陽，令人短氣。"又引崔禹云："莫食一切菜，發百病。"（卷八）

原文 六月、七月勿食茱萸，傷神氣。（二十七）

李彣曰（《金匱要略廣注》）：六月暑氣盛張，七月微陰將斂，吳茱萸辛熱走氣，助暑傷陰，以心藏神，肺主氣，食之使心火太張，肺金不斂，故傷神氣也。（卷下）

吳謙曰（《醫宗金鑒》）：茱萸辛熱走氣，六月陽氣盛張，七月陰微將斂，若食此辛熱之味，有傷神氣也。（卷二十四）

高學山曰（《高注金匱要略》）：六月心火亢而欲害，七月肺多弱于新生。茱萸辛熱，六月食之，以熱亢陽而傷神；七月食之，以爲克弱金而傷氣。

陸淵雷曰（《金匱要略今釋》）：《千金》引《黄帝》云：傷人神氣，令人起伏氣，咽喉不通徹。案此即所謂食茱萸，與藥用之吳茱萸一類，而產地不同。（卷八）

原文 八月、九月勿食薑，傷人神。（二十八）

吳謙曰（《醫宗金鑒》）：薑性熱，味辛辣，八、九兩月，秋主收斂，過於辛散，故傷人之神。朱子晦庵云：秋食姜，夭人天年。謂其辛走氣瀉肺也。（卷二十四）

丹波元簡曰（《金匱玉函要略輯義》）：〔程〕八九月，人氣收斂，姜味辛發，食之則傷神也。《雲笈七籤》曰：九月食生薑，成痼疾，孫真人曰：八九月食薑，至春多患眼，捐筋力，減壽，朱晦庵有秋姜夭人天年之語，謂其辛走氣瀉肺也。（卷六）

高學山曰（《高注金匱要略》）：八九月，心火曆病死之鄉，姜味辛氣熱而性散，能助辛酉之金氣，且泄離液，而使心中洞洞然，故傷神。

陸淵雷曰（《金匱要略今釋》）：《醫心方》引《本草食禁》，同。《千金》引《黃帝》，下更有"損壽"二字。（卷八）

原文　十月勿食椒，損人心，傷心脉。（二十九）

李彣曰（《金匱要略廣注》）：十月陽氣盡斂，氣主閉藏，椒乃玉衡星精，味辛散而氣熱，心惡熱，故食之損心，並傷脉者，心合脉也。（卷下）

吳謙曰（《醫宗金鑒》）：椒性熱，味辛辣，十月陽氣盡斂，若食此辛熱之味，必損心傷脉。（卷二十四）

丹波元簡曰（《金匱玉函要略輯義》）：〔程〕《內經》曰：九月十月，人氣在心，椒能走氣傷心，故傷心脉。（卷六）

高學山曰（《高注金匱要略》）：心爲神藏，嘗御氣以統血，而血又脉之主也，其性喜疏通而惡壅滯，蓋疏通則神起而血脉周，壅滯則神寒而血脉着也。椒性熱而閉，亥爲丙火之宗廟。十月食椒，乘心火之弊，而且犯其惡熱閉之性矣。心藏神，神損於椒之閉，故曰損人心；心統血，血傷於椒之熱，故曰傷人脉。

陸淵雷曰（《金匱要略今釋》）：《千金》引《黃帝》，心脉作"血脉"。《醫心方》引《養生要集》云："令人氣瘻。"（卷八）

原文　十一月、十二月勿食薤，令人多涕唾。（三十）

李彣曰（《金匱要略廣注》）：十一、二月，凝寒閉藏之候，薤氣味辛散，大走肺氣，故食之多涕唾也。（卷下）

丹波元簡曰（《金匱玉函要略輯義》）：〔程〕薤白，氣味冷滑，能引涕唾，非獨十一月、十二月然也。（卷六）

高學山曰（《高注金匱要略》）：十一、二月，陽內伏而陰外用，薤性辛溫而輕浮，嘗行胸膈而蒸發肺與胃脘之氣，故肺液上昇而多涕，胃脘之液上昇而多唾矣。獨言十一、二月者，外寒抑勒之，而內熱始作氣故也。

陸淵雷曰（《金匱要略今釋》）：《千金》引《黃帝》，上更有"十月"二字，薤上有"生"字。（卷八）

原文　四季勿食生葵，令人飲食不化，發百病。非但食中，藥中皆不可用，深宜慎之。（三十一）

李彣曰（《金匱要略廣注》）：脾屬土，土寄旺于四時之季月，生葵滑利傷脾，故食之飲食不化而發病。（卷下）

高學山曰（《高注金匱要略》）：四季之月，土王用事，宜養其溫和敦厚之氣，則腐化有神，而生精悍。葵性滑利而淺敦厚，生葵寒冷而傷溫和，故飲食不化，以致精悍不生，而發百病矣。偶然之藥味，尚宜慎之，況家常菜食乎。

陸淵雷曰（《金匱要略今釋》）：《千金》引《黃帝》，作「四季之月土王時」，百病作「宿病」，無「非但」以下三句。案此三句，蓋總上文十一條而言，非專指四季生葵也。（卷八）

原文 時病差未健，食生菜，手足必腫。（三十二）

李彣曰（《金匱要略廣注》）：脾主四肢，生菜滑利傷脾，故手足腫也。病癒爲差。音釵，去聲。（卷下）

丹波元簡曰（《金匱玉函要略輯義》）：〔程〕時病，熱病也，熱病所差，而脾胃尚弱，食生菜，則傷脾，故令手足浮腫。（卷六）

高學山曰（《高注金匱要略》）：手足爲諸陽之末，猶之遐陬僻壤，王化原所難被。時病差而未健，則其氣血不能周偏，食生菜以冷脾胃之微陽，而輒末之氣不貫，故虛寒而作腫。

陸淵雷曰（《金匱要略今釋》）：《千金》引《黃帝》，菜上腫上並有「青」字。（卷八）

原文 夜食生菜，不利人。（三十三）

李彣曰（《金匱要略廣注》）：生菜傷脾，夜臥脾氣不運故也。（卷下）

丹波元簡曰（《金匱玉函要略輯義》）：〔程〕夜食生菜，則易停留而難轉化，不利於人也。（卷六）

高學山曰（《高注金匱要略》）：夜爲陽火入墓之候，食苦寒之生菜，則無陽火以御之，而脾胃受傷，故不早人。

原文 十月勿食被霜生菜，令人面無光，目澀，心痛，腰疼，或發心瘧。瘧發時，手足十指爪皆青，困委。（三十四）

李彣曰（《金匱要略廣注》）：十月純陰無陽，故爲陽月。嚴霜肅殺之氣，生菜被之而寒滑更甚，故食之致此等疾。（卷下）

丹波元簡曰（《金匱玉函要略輯義》）：〔程〕道藏云，六陰之月，萬物至此，歸根復命，以待來復，不可食寒冷，以伐天和。生菜性冷，經霜則寒，寒冷之物，能損陽氣，食之能發上證。

《素問‧刺瘧論》云：心瘧者，令人煩心甚，欲得清水，反寒多，不甚熱，刺手少陰。《三因》云：病者心煩，欲飲清水，反寒多，不甚熱，乍來乍去，以喜傷心，心氣耗散所致，名曰心瘧。（卷六）

高學山曰（《高注金匱要略》）：十月純陰用事，而爲丙火欲絕之候，生菜被霜，則生氣下伏，而寒肅冷滑之性更甚，食之而面無光者，陽不上華于陽會也。目瞷者，火敗而血不上蒸肝竅也。心與腰爲手足少陰之所屬，寒氣逼結之，而不能自舒，故疼痛。生味苦而入心，故心病居多，心以火爲用，寒氣犯之，則客寒與心陽爭勝，故寒熱而發心瘧，指爪爲火氣乘木之所榮，心受寒而陽神自縮，獨餘肝木之色，故青。陽主健用，陽氣伏，故殊覺困倦而委頓。

陸淵雷曰（《金匱要略今釋》）：《千金》引《黃帝》云：十月勿食被霜菜，令人面上無光澤，目瞷痛，又瘧發，心痛腰疼，或致心瘧，發時手足十指爪皆青，困委。又見《醫心方》引《養生要集》。（卷八）

原文 葱、韭初生芽者，食之傷人心氣。（三十五）

李彣曰（《金匱要略廣注》）：葱韭初生芽，則純陽鬱勃之氣尚未透發，故食傷心氣。（卷下）

丹波元簡曰（《金匱玉函要略輯義》）：〔程〕萌芽含抑鬱之氣未伸，食之能傷心氣。（卷六）

高學山曰（《高注金匱要略》）：葱韭辛熱而爲心之所惡，初生芽，則其尖穎銳發之氣上熏尤爲犀利，能使人神明昏濁渙散，故傷心氣。

原文 飲白酒，食生韭，令人病增。（三十六）

李彣曰（《金匱要略廣注》）：白酒多濕，生韭性熱，濕熱相合，自令病增。（卷下）

高學山曰（《高注金匱要略》）：白酒味薄性浮，生韭辛溫多氣，合爲飲食，是浮其氣於上，而增喘欬暈冒及衝氣等病者也。

原文 生葱不可共蜜食之，殺人。獨顆蒜彌忌。（三十七）

李彣曰（《金匱要略廣注》）：葱、韭、棗、蜜，皆性相反者，獨顆蒜有毒。（卷下）

吳謙曰（《醫宗金鑒》）：葱、蒜皆不可共蜜食，若共食令人利下。（卷二十四）

高學山曰（《高注金匱要略》）：心爲神明之府，喜苦而惡辛，喜涼而惡熱，喜清虛而惡熏穢，生葱性味，盡爲心之所惡，得粘戀高浮之蜜以托之，是使辛散以搖其神，熱閉以塞其氣，熏穢以濁亂其靈道，而心君駸駸有出亡之勢，故能殺人。胡蒜之性味，倍於生葱，況獨顆者之得氣尤專一乎。故共蜜合食之善，較之生葱，爲彌甚也。

陸淵雷曰（《金匱要略今釋》）：《千金》引《黃帝》云：食生葱，即噉蜜，變作下利，食燒葱，並噉蜜，擁氣而死。本草引思邈，同。又云：大蒜合蜜食，殺人。《醫心方》引《養生要集》云：高平王熙叔和曰：「葱薤不可合食白蜜，傷人五藏。」又云，「食生葱，噉蜜，變作腹痢，氣壅如死。」（此兩條《醫心方》前後兩見）（卷八）

原文 棗合生蔥食之，令人病。（三十八）

丹波元簡曰（《金匱玉函要略輯義》）：〔程〕棗與蔥食，令人五藏不和。（卷六）

陸淵雷曰（《金匱要略今釋》）：《醫心方》引《養生要集》云：高平王熙叔和曰："生蔥食不得食棗，病人。"又云："棗食不得食生蔥，痛病人。"（案"痛"字可疑）（卷八）

原文 生蔥和雄雞、雉、白犬肉食之，令人七竅經年流血。（三十九）

李彣曰（《金匱要略廣注》）：此皆生風發火之物，合食則血氣更淖溢不和，故七竅流血。（卷下）

高學山曰（《高注金匱要略》）：雄雞得風木之陽氣，雉爲火蟲之正，而性善飛揚，白犬肉性熱而金氣渾全，是皆上火之物，和生蔥同食，俱能浮其辛熱於上者，故令七竅流血。曰經年者，血泄於七竅而上虛，吸取之機，與奔迫之勢，兩相就也。

陸淵雷曰（《金匱要略今釋》）：《醫心方》引《養生要集》云：高平王熙叔和曰："生蔥合雞雄雉食之，使人大（案大字誤）竅終年流血，煞人。"案此等殊難信，今齊魯燕晉人合食者多矣，未見七竅終年流血也。（卷八）

原文 食糖、蜜後四日內，食生蔥、韭，令人心痛。（四十）

吳謙曰（《醫宗金鑒》）：蜜與蔥及韭、蒜皆相反，雖食蜜後四日內，猶忌之，若犯令人心痛。（卷二十四）

丹波元簡曰（《金匱玉函要略輯義》）：〔程〕蜜，與蔥韭蒜，皆相反，雖食蜜後四日內，尤忌之，相犯仍令人心痛。

《千金》《黃帝》云：食生蔥，即噉蜜，變作下利，食燒蔥，並噉蜜，擁氣而死。案：糖，《說文》餳也。《方言》餳，謂之糖，明是糖與蜜各別。程、《金鑒》，言蜜而不及糖，何？（卷六）

高學山曰（《高注金匱要略》）：前兩條，言生蔥不可與甘緩高浮之味同食。白酒條，言生韭不可與甘緩高浮之味同食。此條合蔥韭而廣言甚言之也。蓋謂不特白酒棗蜜，即糖餳亦在例內，不特一時合食，即數日內，凡甘浮之性未净，而犯禁者，猶令人病心痛，遵生謹疾者，可不慎哉。獨言四日者，以甘爲土味，凡辰戌丑未之氣，至第五位，而四生三合，方爲另頭重起之理也。

陸淵雷曰（《金匱要略今釋》）：蒜，俞橋本同，徐鎔本及程氏、《金鑒》並作"韭"。《醫心方》引《養生要集》云：高平王熙叔和曰："蒜勿合飴餳食之，傷人。"

淵雷案：《說文》本但有"餳"字，無"糖"字，糖字出徐鉉《新附》，蓋"餳"者正字，"糖"者俗字耳。（卷八）

原文 夜食諸薑、蒜、葱等，傷人心。（四十一）

李彣曰（《金匱要略廣注》）：諸薑葱蒜，皆氣味辛散之物，夜氣收斂，不宜辛散。食之傷心者，以神氣不藏也。（卷下）

丹波元簡曰（《金匱玉函要略輯義》）：〔程〕人之氣，晝行于陽，而夜行于陰，夜食辛物，以擾乎陽，則傷上焦心膈之陽氣也。（卷六）

高學山曰（《高注金匱要略》）：心屬火藏，火墓于戌，夜爲火氣休養之候，食諸薑葱蒜等，不特辛散以發其伏氣，而傷陽神，且溫勢踵于奧符，而尤傷其陰血也。

陸淵雷曰（《金匱要略今釋》）：《醫心方》引《七卷食經》云：夜食不用噉蒜及熏辛菜，辛氣歸目，不利人。案諸辛皆刺激興奮，夜食之，蓋不能安寐耳。（卷八）

原文 蕪菁根多食，令人氣脹。（四十二）

丹波元簡曰（《金匱玉函要略輯義》）：〔程〕蕪菁，即蔓菁也，多食動氣。案：多食動氣，出於宗奭。（卷六）

高學山曰（《高注金匱要略》）：蕪菁亦名蔓菁。凡菜之性，苗葉銳生者多上發，根株下大者多結滯，本天親上、本地親下之道也。蕪菁蓄根下大，其壅中下二焦之氣者可見，故多食令氣脹。

原文 薤不可共牛肉作羹，食之成瘕病。韭亦然。（四十三）

李彣曰（《金匱要略廣注》）：牛肉粗屬，難以克化，薤韭氣味臭烈，皆脾家所不喜者，故合食則積而成瘕。（卷下）

原文 蓴多食，動痔疾。（四十四）

李彣曰（《金匱要略廣注》）：蓴性滑而有毒，動痔病者，毒氣注下也。（卷下）

吳謙曰（《醫宗金鑒》）：蓴性滑有毒，滑而易下，故發痔病。（卷二十四）

原文 野苣不可同蜜食之，作內痔。（四十五）

李彣曰（《金匱要略廣注》）：一苦一甘，性味相反。經云：腸澼爲痔。內痔，則外無瘡而內瀉血者是也。（卷下）

丹波元簡曰（《金匱玉函要略輯義》）：〔程〕野苣，苦蕒也，性苦寒，能治痔，與蜜同食，復生內痔，物性相忌，則易其性也。（卷六）

高學山曰（《高注金匱要略》）：野苣苦寒，與甘浮之蜜同食，則浮苦寒之性於上，而迫腸胃之陽熱于下焦，故作內痔。

原文 白苣不可共酪同食，作䘌蟲。（四十六）

李彣曰（《金匱要略廣注》）：白苣苦寒，乳酪甘熱，氣味乖反，故合食生蟲。（卷下）

吳謙曰（《醫宗金鑒》）：白苣味苦性寒，乳酪味甘性熱，一寒一熱而成濕，濕成則生蟲，故曰不可食。（卷二十四）

丹波元簡曰（《金匱玉函要略輯義》）：〔程〕白苣苦寒，乳酪甘寒，合食停於胃中，則生蝕䘌。時珍云：白苣處處有之，似萵苣而葉色白，折之有白汁，四月開黃花，如苦藚結子。（卷六）

高學山曰（《高注金匱要略》）：蟲者陰類也，陽氣盛者，除蚘蟲爲五穀蟲之外，餘皆消化，猶之諸蟲畏太陽而不敢出見之象，白苣、乳酪，俱性寒之物，同食則胃陽薄冷而陰類化成矣。

原文 黃瓜食之，發熱病。（四十七）

李彣曰（《金匱要略廣注》）：月令仲夏王瓜生，今俗稱黃瓜，以色名也，有毒。（卷下）

吳謙曰（《醫宗金鑒》）：黃瓜多濕有毒。程林曰：動寒熱虛熱，天行熱病及病後，皆不可食。（卷二十四）

丹波元簡曰（《金匱玉函要略輯義》）：案藏器曰：胡瓜北人避石勒諱，改呼黃瓜，至今因之。而今此稱黃瓜，則避石勒諱之說，難信歟。（卷六）

高學山曰（《高注金匱要略》）：黃瓜非月令之所謂王瓜，即今之作菜食者是。得種西域，舊名胡瓜。後因避諱改名。孟夏生蔓，炎暑成瓜，抱陰質而乘陽氣，故其性本寒而標熱，孟詵謂其損陰血而發虛熱者此也。

原文 葵心不可食，傷人，葉尤冷，黃背赤莖者，勿食之。（四十八）

李彣曰（《金匱要略廣注》）：葵心有毒，黃背赤莖者，葉色反常，故亦有毒。（卷下）

吳謙曰（《醫宗金鑒》）：葵心有毒，背葉反常亦有毒，不可食。（卷二十四）

高學山曰（《高注金匱要略》）：葵葉苦而冷滑，其菜心更爲氣性之所專聚，食之則苦以入心，而傷心陽。冷滑入脾胃，而傷脾胃之陽，故曰傷人。旁葉爲退氣，故尤冷而不可食，葉背黃而莖赤，其死朽諸毒之所滋養，故于陰寒之質，而幻爲陽熱之色耶。

陸淵雷曰（《金匱要略今釋》）：《千金》云：冬葵，其心傷人，百藥忌食心，心有毒。《醫心方》引馬琬云：葵赤莖背黃，食之煞人。丹波氏云，弘景云，葵葉尤冷利，不可多食。葵心，此猶蓴心桃葉心之心，謂葵菜嫩心也。程氏云：葵心有毒，其葉黃背赤莖者，亦有毒，不可食。（卷八）

原文 胡荽久食之，令人多忘。（四十九）

李彣曰（《金匱要略廣注》）：胡荽辛溫開竅，入心脾二經，心藏神，脾主思，藏意與智，久食過於辛散，故多忘。（卷下）

吳謙曰（《醫宗金鑒》）：胡荽辛溫開竅，久食耗心血，故令人多忘。（卷二十四）

高學山曰（《高注金匱要略》）：胡荽辛溫熏臭，辛溫則耗液，熏臭則昏神，故久食多忘。

陸淵雷曰（《金匱要略今釋》）：《千金》云：葉不可久食，令人多忘。（卷八）

原文 病人不可食胡荽及黃花菜。（五十）

李彣曰（《金匱要略廣注》）：胡荽辛溫耗氣，黃花菜苦寒傷胃，皆病人所忌者。（卷下）

吳謙曰（《醫宗金鑒》）：胡荽耗氣，黃花菜破氣耗血，皆病人忌食。（卷二十四）

丹波元簡曰（《金匱玉函要略輯義》）：案本綱，黃瓜菜，一名黃花菜，始出於汪穎《食物本草》。本經所指，未知此物否。（卷六）

高學山曰（《高注金匱要略》）：胡荽辛溫耗血，李時珍謂燕齊人采山丹花跗未開者，乾而貨之，名紅花菜，其性甘涼，又白花菜，一名羊角菜，其味苦辛，花黃者，即名黃花菜。汪穎謂多食動風氣、滯藏府，令人胃中悶滿。二者未知孰是。然大概皆性寒傷氣之菜。病人氣血兩虧，故皆不可食。

原文 芋不可多食，動病。（五十一）

李彣曰（《金匱要略廣注》）：芋性滯而發病，多食則胸腹脹悶，故動氣。（卷下）

吳謙曰（《醫宗金鑒》）：芋滯有毒，多食則脾困而脹生，故戒多食。（卷二十四）

丹波元簡曰（《金匱玉函要略輯義》）：〔程〕芋難克化，滯氣困脾。案此注，本于宗奭。（卷六）

高學山曰（《高注金匱要略》）：與多食蕪菁根而氣脹同義。

原文 妊婦食薑，令子餘指。（五十二）

高學山曰（《高注金匱要略》）：姜本溫而多氣。能使胎氣餘於四末，且薑之分岔努芽，於手足之指爲形似，故食之令子餘指。

陸淵雷曰（《金匱要略今釋》）：《醫心方》引《養生要集》云：婦人妊身，勿食生薑，令子盈指。丹波氏云：《博物志》云：妊娠噉生薑，令兒多指。程氏云：餘指，六指也，薑形如列指，物性相感也。淵雷案：妊娠當噉姜時，心感此物有如枝指，容有使子枝指者，蓋非必然也。（卷八）

原文 蓼多食，發心痛。（五十三）

　　高學山曰（《高注金匱要略》）：蓼味辛燥而高浮，辛能散氣，燥能耗血，高浮者心肺之部，獨言發心病者，辛燥為肺之所喜，而心氣心血，不耐其耗散故也。

　　陸淵雷曰（《金匱要略今釋》）：《千金》引《黃帝》云：蓼食過多，有毒，發心痛。（卷八）

原文 蓼和生魚食之，令人奪氣，陰核疼痛。（五十四）

　　李彣曰（《金匱要略廣注》）：蓼味辛溫有毒，生魚鮓屬令人熱中。《內經》云：心惡熱，故多食發心病。熱傷氣，故合食則奪氣也，陰核痛亦濕熱致病耳。（卷下）

　　丹波元簡曰（《金匱玉函要略輯義》）：〔程〕生魚，鮓屬之屬，合食則相犯，令人脫氣陰核痛。

　　案《千金》云：黃帝書曰，食蓼過多，有毒發心痛，和生魚食，令人脫氣陰核痛求死。又黃帝云：食小蒜噉生魚，令人奪氣，陰核疼求死。陰核，即陰丸也。（卷六）

　　高學山曰（《高注金匱要略》）：生魚，指鮓屬而言，其性沉潛入腎，和蓼同食，是使辛燥之性，隨魚入腎，而上氣下陷，故奪氣。又辛散溫浮之性，沉鬱而為旁鼓下墮，故陰核疼痛。

　　陸淵雷曰（《金匱要略今釋》）：核，趙刻及諸本作並“欬”，今從程氏、《金鑒》及《千金方》、《醫心方》改。

　　《千金》引《黃帝》，同。《醫心方》引《養生要集》云：高平王熙叔和曰：“食蓼，噉生魚，令氣奪，或令陰核疼，至死。”又云：“蓼葉合食生魚，使人肌中生蟲。”（卷八）

原文 芥菜不可共兔肉食之，成惡邪病。（五十五）

　　吳謙曰（《醫宗金鑒》）：凡物性相反，不可同食，同食則成惡邪病。（卷二十四）

　　丹波元簡曰（《金匱玉函要略輯義》）：〔程〕芥菜，昏人眼月；兔肉，傷人神氣，合食必為惡邪之病。（卷六）

　　高學山曰（《高注金匱要略》）：芥菜辛辣克削，共酸寒伏匿之兔肉同食，非包藏克削之芥性，下鬱肝腎，即宣發伏匿之兔性，分滯脾肺，故成險邪惡病。

原文 小蒜多食，傷人心力。（五十六）

　　李彣曰（《金匱要略廣注》）：辛熱耗氣故也。（卷下）

　　吳謙曰（《醫宗金鑒》）：小蒜辛溫小毒，若多食氣散，故傷心力。（卷二十四）

　　陸淵雷曰（《金匱要略今釋》）：《千金》云：不可久食，損人心力。（卷八）

原文 食躁式躁方（五十七）

豉

濃煮汁飲之。

　　李彣曰（《金匱要略廣注》）：豉苦而能吐，毒隨吐解也。（卷下）

　　吳謙曰（《醫宗金鑒》）："食躁式躁"之"式"字，當是"或"字，應改之。

　　〔注〕食躁或躁者，即今之食後時或噁心，欲吐不吐之病也，故以豉湯吐之。

（卷二十四）

　　陸淵雷曰（《金匱要略今釋》）：程氏云：豉汁雖能解毒，而躁字有誤（案程意以躁字為所食之菜也）。元堅云：此方介於菜類方法中，則亦當治菜毒方。考《醫心方》引葛氏方云"治食諸菜中毒，發狂煩悶，吐下欲死方，煮豉汁，飲一二升。"竊想葛氏所舉，本是仲景原文，而今作食躁或躁者，系於文字訛脫，或是"食菜煩躁"四字之誤也。今本《肘後方》偶欠此方，然自有治諸菜毒方，而其前後諸條，概與本篇方法相同。《巢源》曰"野菜芹荇之類，多有毒蟲水蛭附之，人誤食之，便中其毒，亦能悶亂煩躁不安。"可以互證。（卷下）

原文 誤食鉤吻殺人解之方：鉤吻與芹菜相似，誤食之，殺人，解之方《肘後》云：與茱萸、食芹相似。（五十八）

薺苨八兩

上一味，水六升，煮取二升，分溫二服。鉤吻生地傍無它草，其莖有毛，以此別之。

　　李彣曰（《金匱要略廣注》）：黃帝問天老曰：天地所生，有食之死者乎？天老曰：太陰之精，名曰鉤吻，入口則死葛洪方云，鉤吻生處無他草，莖上有毛。薺苨根莖似人參，而味小異，味甘寒，主解百藥毒，以其與毒藥共處，而毒自然敗，不止入方家用也。（卷下）

　　吳謙曰（《醫宗金鑒》）：太陰之精，名曰鉤吻，入口則死。葛洪云：鉤吻生處，無他草，莖上有毛。（卷二十四）

　　陸淵雷曰（《金匱要略今釋》）：《外臺秘要》云：《肘後》，鉤吻與食芹相似，而其所生之地，旁無他草，莖有毛，誤食之殺人。方，薺苨八兩，㕮咀，以水六升，煮取三升，服之。又，此多生籬埒水瀆邊，絕似茶，人識之無敢食，但不知之，必是鉤吻。按本草，鉤吻，一名野葛，又秦鉤吻，乃併入藥用，非此。又一種，葉似黃精，唯花黃莖紫，亦呼為鉤吻，不可食。故經方引與黃精為比，言其形色相似也。淵雷案：本方原出《肘後》，而今本《肘後》與《千金》《外臺》互異，故備錄之。

　　丹波氏云：案《外臺》引《肘後》（"多生籬埒云云"，見上），知本經所謂與芹菜相似者，別是一種。陶氏於本草，則云鉤吻是毛茛，而於《肘後》，則云此非鉤吻。蓋以蔓生者為鉤吻，以似芹者為毛茛耶？唐本注已辨其非，當考本草。蓋鉤吻有數種，故古人所說不一者，以其所見各不同也。今以此間所有考之，藤本之外，草本、木本、黃精葉及芹葉，凡五種，皆見有俚人誤食中毒者，則知當據各書所論而辨其物也，若欲强並爲一草，則謬矣。淵雷案：鈎吻一名野葛，一名胡蔓草，一名斷腸草，乃蔓生植物，嶺南多有之，《外臺》所謂絕似茶者也，其似芥、似芹、似黄精者，皆別種小草，而亦有毒，薺苨亦解之爾。（卷八）

原文 治誤食水茛菪中毒方：菜中有水茛菪，葉圓而光，有毒。誤食之，令人狂亂，狀如中風，或吐血，治之方（五十九）

甘草

煮汁，服之即解。

李彣曰（《金匱要略廣注》）：甘以緩之，故能解毒。（卷下）

高學山曰（《高注金匱要略》）：茛菪一名水仙子。韓保升、蘇頌皆稱其有白毛。而仲景謂葉圓而光，豈茛菪之陸生者有毛，而水茛菪者獨光澤乎。誤刈謂於菜中誤食其苗葉也。性熱而上浮且散，能昏人神明而散心氣，故令人狂亂，中風非指中風寒而言，蓋謂如中風魔之狀，正狂亂之注脚也。或吐血者，熱浮而血隨氣以上湧也。甘草性緩而守中，有厚土之象，煮汁服之。能緩其浮散之熱毒，沉埋寬大中而令消化之義耳。

陸淵雷曰（《金匱要略今釋》）：《千金方》云：治食茛菪，悶亂，如卒中風，或似熱盛狂病，服藥即劇。飲甘草汁，青藍汁。又云：茛菪毒，薺苨、甘草、犀角、蠏汁、升麻。

又云：甘草湯，主天下毒氣，及山水露霧毒氣，去地風氣瘴癘等毒方，甘草二兩，上一味，以水二升，煮取一升，分服。

《外臺秘要》云：《備急》，療諸藥各各有相解，然難常儲，今但取一種，而兼解眾毒，求之易得者。甘草濃煮汁，多飲之，無不生也，又食少蜜佳。

丹波氏云：蘇敬唐本注云：毛茛，是有毛石龍芮也。《百一方》云，菜中有水茛，葉圓而光，生水旁，有毒，蠏多食之。案：此草生水旁，其毒如茛菪，故名之水茛菪，蘇氏以爲毛茛，引《百一方》，此豈水茛下脱菪字耶？《外臺》引《肘後》亦云：“食蠏中毒，或云是水茛所爲”。時珍不辨茛茛，作水茛，附於釋名中，恐疏。案茛音浪，茛音艮，云葉圓而有光，則水茛菪即是石龍芮，而毛茛葉有毛而無光。淵雷案：今人不究六書之學，植物書中毛茛科，皆從良作茛，而教者亦讀浪音，此誤也。

元堅云：按此云中風，即發狂之謂，《後漢書·朱浮傳》曰中風狂走。（卷八）

原文 治食芹菜中龍精毒方：春秋二時，龍帶精入芹菜中，人偶食之爲病。發時手青腹滿，痛不可忍，名蛟龍病，治之方。（六十）

硬糖二三升

上一味，日兩度服之，吐出如蜥蜴三五枚，差。

李彣曰（《金匱要略廣注》）：龍性淫而能變化，交不擇類，故有帶精入芹菜中之

時。硬糖味甘，甘能解毒故也。（卷下）

吳謙曰（《醫宗金鑒》）：芹生陂澤之中，蛟龍雖變化莫測，其精焉能入此？大抵是蜥蜴、虺蛇，春夏之交，遺精於此耳。且蛇嗜芹，尤爲可證。按《外臺秘要》云：蛟龍子生在芹上，誤食入腹，變成龍子，飴、粳米、杏仁、乳餅煮粥食之，吐出蛟子大驗。張機用硬糖治之，考《本草》並無硬糖，當是粳米、飴糖無疑。二物味甘，甘能解毒是也。（卷二十四）

丹波元簡曰（《金匱玉函要略輯義》）：〔程〕芹菜，生江湖陂澤之涯，蛟龍雖云變化莫測，其精那能入此，大抵是蜥蜴虺蛇之類。春夏之交，遺精於此故耳，且蛇嗜芹，尤爲可證，按《外臺秘要》云，蛟龍子生在芹菜上，食之入腹，變成龍子，須慎之。飴、粳米、杏仁、乳餅煮粥食之，吐出蛟子，大驗，仲景用硬糖治之，余考之本草，並無硬糖，當是粳米飴塘無疑，二物味甘，甘能解毒故也。《金鑒》同。案：程所引《外臺》文，并無考，詳見下。

案：劉熙《釋名》云，糖之清者曰飴，形怡怡然也，稠者曰餳，強硬如錫也。時珍云：古人寒食多食餳，故醫方亦收用之。明硬糖，即是餳，程注殆妄矣。

《千金》云：開皇六年，三月八日，有人食芹得之，其人病發，似癲癇，面色青黃，因食寒食餳過多，便吐出狀似蛟龍，有頭有尾。

《外臺》《廣濟》，療蛟龍病，三月八月，近海及水邊，因食生芹，爲蛟龍子生在芹菜上，食入人腹，變成龍子，須慎之。其病發似癲，面色青黃，少腹脹，狀如懷妊，宜食寒食餳方。

寒食粥餳三升，日三服之，吐出蛟龍，有兩頭及尾。開皇六年，又賈橋有人，吃餳吐出蛟龍，大驗。

《醫說》云：古有患者，飲食如故，發則如癲，面色青黃，小腹脹滿，狀如妊孕。醫者診其脉，與證皆異，而難明主療。忽有一山叟曰：聞開皇六年，灞橋有人患此病，蓋因三月八日，水邊食芹菜得之。有識者曰，此蛟龍病也，爲龍游於芹菜之上，不幸食之而病也。遂以寒食餳，每劑五合，服之數劑，吐出一物，雖小但似蛟龍狀，而有兩頭，其病者依而治之獲愈。出《名醫錄》。（卷六）

丹波元堅曰（《金匱玉函要略述義》）：按糖，即餳字，飴弱於餳，故飴有膠飴，餳有硬餳也。（卷下）

原文 食苦瓠中毒治之方（六十一）
黍穰煮汁，數服之，解。

李彣曰（《金匱要略廣注》）：按《風俗通》云，燒穰可以殺瓠。又云，種瓜之家不燒漆，種瓠之家不燒穰，物性相畏也。故黍穰能解瓠毒。苦瓠，匏也。黍，糯米也。穰，黍草也。（卷下）

丹波元簡曰（《金匱玉函要略輯義》）：〔程〕苦瓠，匏也。《詩》云，匏有苦葉。《國語》云，苦匏不材，於人共濟而已。此苦瓠也。黍穰，能解苦瓠毒者。《風俗通》云：

燒穰可以殺瓠，或云種瓠之家不燒穰，種瓜之家不燒漆，物性相畏也。人食苦瓠過分，吐利不止者，以黍穰汁解之，本諸此。程注本于時珍。

蘇敬云：服苦瓠過分，吐利不止者，以黍穰灰汁解之。（卷六）

高學山曰（《高注金匱要略》）：俗稱種瓠損秧根，則實苦。或又云瓠與黃瓜，失雨便苦。苦瓠堅縮肺與腸胃之系，而閉其氣，故食之中毒。《風俗通》謂燒穰可以殺瓠，又云種瓜之家不燒漆，故黍穰能解瓠毒者，甘能緩其意也。

本草以稷之粘者爲黍，是蓋因古人以黍粘履，以黍雪桃，及解黍等所誤也，不知黍實俗名高粱者是，北人呼其米曰黍米，楷曰黍楷者可證。且凡米皆有粳糯，高粱之糯者亦何不粘，而必以稷之米粘者名黍，豈不謬哉。按稷之粘者約小黃米，并不名黍，故知黍穰系高粱莖子之去皮，而其中之軟白者爲真也。

原文 扁豆，寒熱者不可食之。（六十二）

李彣曰（《金匱要略廣注》）：寒熱者，傷寒病也，扁豆實脾而性稍滯，故勿食。（卷下）

吳謙曰（《醫宗金鑒》）：扁豆性滯而補，如患寒熱者忌之。（卷二十四）

高學山曰（《高注金匱要略》）：寒熱凡先寒後熱，發熱惡寒，及往來寒熱者，皆在其中。此皆經絡受邪，而邪正相爭之候。扁豆蔓生而甘溫，甘溫者益氣。蔓生而甘溫，是走經絡而益其氣者。食之則適能滯其寒熱之邪，故戒。

陸淵雷曰（《金匱要略今釋》）：本草引弘景，同。案：患瘧者，食扁豆則瘧不差，瘧乍愈者，食扁豆即復發，雖扁豆棚下，亦不可行立。（卷八）

原文 久食小豆，令人枯燥。（六十三）

李彣曰（《金匱要略廣注》）：小豆利小便，滲津液，故久食則肌膚枯燥。（卷下）

吳謙曰（《醫宗金鑒》）：小豆即赤豆也，性主利水，久食令肌膚枯燥。（卷二十四）

丹波元簡曰（《金匱玉函要略輯義》）：〔程〕小豆，逐津液利小便，津液消減，故令肌膚枯燥。

《千金》云，赤小豆，不可久服，令人枯燥。（卷六）

原文 食大豆屑，忌噉豬肉。（六十四）

李彣曰（《金匱要略廣注》）：《食療》云：此二物小兒不得合食，必壅氣致死。十歲以上者不忌。（卷下）

吳謙曰（《醫宗金鑒》）：大豆即黃豆也，若同豬肉食之，則閉氣，故忌之，小兒尤當忌之。（卷二十四）

高學山曰（《高注金匱要略》）：大豆屑能解飢辟穀，其性重而不易消化。又，豬肉之膩膈者，多致上焦氣壅，故宜忌之。

陸淵雷曰（《金匱要略今釋》）：《千金》引《黃帝》云：服大豆屑，忌食豬肉，炒豆不得與一歲以上、十歲以下小兒食，食竟噉豬肉，必擁氣死。《醫心方》引崔禹錫《食經》云：食大豆屑後，噉豬肉，損人氣。本草孟詵云：大豆黃屑忌豬肉，小兒以炒豆豬肉同食，必壅氣致死，十有八九，十歲以上不畏也（丹波引此，誤作《千金》）。（卷八）

原文 大麥久食，令人作癬。（六十五）

李彣曰（《金匱要略廣注》）：《字彙》云：癬、疥同。蓋麥入心，久食則心氣盛而內熱。經云：諸痛癢瘡，皆屬心火。故作癬。（卷下）

丹波元簡曰（《金匱玉函要略輯義》）：〔程〕大麥下氣，久食令手足痿弱，而懈惰。

案：癬，字典，俗疥字，而農家多常食大麥，未盡患疥，李注不可從。孟詵云：暴食似脚弱，為下氣故也，程則本此。（卷六）

高學山曰（《高注金匱要略》）：癬與懈同，即癬作之義。大麥滑而下氣，久食則其氣上虛，而精神不貫，故令人作癬。

陸淵雷曰（《金匱要略今釋》）：《千金方》云：大麥久食，令人多力健行。（卷八）

原文 白黍米不可同飴、蜜食，亦不可合葵食之。（六十六）

李彣曰（《金匱要略廣注》）：黍米多熱，令人心煩，飴蜜味甘，令人中滿，故戒同食。葵味為百葉主，其心傷人。《食療》云：黍米合葵食，成痼疾。物性相反如此。（卷下）

高學山曰（《高注金匱要略》）：黍米多紅色，白黍米，今關東最多，而北平州縣，亦間種之。飯色如粳，黍之粘糯者也，其性肩飢難化，飴蜜留緩，葵菜冷滑，蓋留而不化，則成堅積於脘膈，滑而不化，則致洞滯於廣腸，故皆不可合食也。

陸淵雷曰（《金匱要略今釋》）：《千金》引《黃帝》云：五種黍米，合葵食之，令人成痼疾。《外臺秘要》引張文仲，白黍不可合飴糖蜜共食，又黍米不可合葵共食。《醫心方》引《養生要集》云：高平王熙叔和曰：“白蜜合白黍食之，傷五內，令不流。”（卷八）

原文 蕺麥麵多食，令人髮落。（六十七）

李彣曰（《金匱要略廣注》）：《詩經·陳風篇》云：視爾如蕺音魁。注：蕺，芘芣也，又名荊葵。《爾雅》云：一名錦葵。春時開花，葉未生，花似五銖錢，粉紅有紫紋。據此二說觀之，則蕺乃草花之類，非麥也，安得有面？今以臆斷之，蕺與蕎同音，古字通用，即蕎麥面也。本草云：蕎麥久食動熱風，脫人鬚眉。今云多食髮落，即脫鬚眉之意也。蓋髮者血之餘，動風則血燥髮枯而落。經云：風傷皮毛，是毛髮原同一類，

故令髮落。以此知葀即蕎也。然亦未敢自信，姑存疑以質當世。（卷下）

高學山曰（《高注金匱要略》）：蕎與蕎同，即蕎麥也。秋後下種，經霜結實，乘秋金收降之令，故其性清肅下降爲多，而敷榮之色澤自鮮，多食髮落者，從其寒葈之本性也。

陸淵雷曰（《金匱要略今釋》）：丹波氏云：本綱蕎麥，一名葀麥。《千金》《黃帝》云：蕎麥作面，和豬羊肉熱食之，不過八九，頓作熱風，令人眉髮落，又還生仍希少。涇邠已北，多患此疾。今蕎麥面，人多食之，未有髮落者，此必脫"和豬羊肉"等字。程、《金鑒》並云，葀字有誤，當詳之，蓋失考耳。淵雷案：《醫心方》引《養生要集》云：高平王熙叔和曰："食蕎麥，合豬肉，不過三日，成熱風病。"（卷八）

原文 鹽多食，傷人肺。（六十八）

丹波元簡曰（《金匱玉函要略輯義》）：〔程〕鹽，味鹹，能傷腎，又傷肺，多食發哮喘，爲終身痼疾也。

《千金》云：鹽不可多食，傷肺喜欬，令人色膚黑損筋力。（卷六）

高學山曰（《高注金匱要略》）：鹽性聚飲生濕而入腎，腎與肺爲子母，而其氣相通，肺惡飲與濕，而肺之神機自滯，故傷肺。

陸淵雷曰（《金匱要略今釋》）：食鹽能改血，能催吐利，《本經》主喘逆，然不利於哮喘證，此所以謂爲傷肺飲，水腫、消渴亦忌之。（卷八）

原文 食冷物，冰人齒。食熱物，勿飲冷水。（六十九）

李彣曰（《金匱要略廣注》）：手足陽明經脉入上下齒中，其性喜温惡寒，故忌食冷物。

寒熱相激，脾胃乃傷。（卷下）

吳謙曰（《醫宗金鑒》）：寒熱相搏，脾胃乃傷。（卷二十四）

高學山曰（《高注金匱要略》）：與食酸壞齒，同折其腎陽也。食熱飲冷，其有害有二，一則令毒氣不順，嘗致霍亂；一則食熱作汗，未及外出。飲冷以激伏之，則所伏之汗，隨其所住之地，而名成濕證矣。

陸淵雷曰（《金匱要略今釋》）：食冰結漣者，齒面驟冷而收縮，最易損壞琺瑯質。

《醫心方》引《養生要集》云：高平王熙叔和曰："飲食冷熱不可合食，傷人氣。"又云："食熱膩物，勿飲冷酢漿，喜失聲嘶咽。"（卷八）

原文 飲酒，食生蒼耳，令人心痛。（七十）

吳謙曰（《醫宗金鑒》）：酒性純陽，蒼耳味苦有毒，苦先入心，飲酒以行其毒，故心痛。（卷二十四）

高學山曰（《高注金匱要略》）：蒼耳苦寒有毒，況生食之，而其性尤甚乎。飲高浮之酒，而後食之，是以酒而托其毒於上，令人心痛者，苦寒入心而堅急也。

陸淵雷曰（《金匱要略今釋》）：蒼耳一名胡。《醫心方》引《養生要集》云：頻（案當是"潁"字誤）。川韓元長曰："飲酒不用食生胡，令人心疾。"（卷八）

原文 夏月大醉汗流，不得冷水洗着身，及使扇，即成病。（七十一）

李彣曰（《金匱要略廣注》）：夏月醉汗，腠理已開，又浴水使扇，是風濕相搏成病，本經云汗出浴水則爲黃汗。《內經》云：飲酒中風，謂之漏風。可不謹哉。（卷下）

丹波元簡曰（《金匱玉函要略輯義》）：〔程〕夏月大醉，汗流浴冷水，即成黃汗，扇取涼，即成漏風。（卷六）

陸淵雷曰（《金匱要略今釋》）：《醫心方》引《養生要集》云：頻川韓元長曰："夏日飲酒大醉，流汗，不得以水洗濯，及持扇引風，成病。"（卷八）

原文 飲酒，大忌灸腹背，令人腸結。（七十二）

李彣曰（《金匱要略廣注》）：醉後血氣淖溢，復以火迫之，火燥血枯，腸結必矣。（卷下）

吳謙曰（《醫宗金鑒》）：灸家云：毋灸大醉人。即此義也。（卷二十四）

丹波元簡曰（《金匱玉函要略輯義》）：〔程〕毋灸大醉人，此灸家所必避忌也。

《資生經》：《下經》云：灸時不得傷飽大飢飲酒。（卷六）

高學山曰（《高注金匱要略》）：酒性浮熱，飲至大醉，則血液浮溢，復灸腹以燔炙陽明，灸背以燔炙太陽，則營衛之血液枯竭，而下陰奔通上赴以自救，無論煩渴等候見於上焦，而下液不復，必成兩腸燥結之證矣。

陸淵雷曰（《金匱要略今釋》）：《千金》引《黃帝》。"大忌"二字作"莫"一字。《醫心方》引《養生要集》云：頻川韓元長曰："飲酒醉，灸頭，煞人。"（卷八）

原文 醉後勿飽食，發寒熱。（七十三）

李彣曰（《金匱要略廣注》）：因醉飽而發寒熱，胃氣大傷，筋脈橫解也。（卷下）

吳謙曰（《醫宗金鑒》）：醉則肝、膽之氣肆行，本來侮土。故曰：勿食飽，發寒熱。（卷二十四）

高學山曰（《高注金匱要略》）：醉則血氣浮溢，又以飽食實之，則中氣無所容，而出格于衛。職並於外則熱，陰干於表則寒，故發寒熱。

陸淵雷曰（《金匱要略今釋》）：《千金方》云：醉，不可強食，或發癰疽，或發喑，或生瘡（出二十七卷道林養性門）。《醫心方》引《養生要集》云：頻川韓元長曰："酒已醉，勿強飽食之，不幸則發疽。"（卷八）

原文 飲酒食豬肉，臥秫稻穰中，則發黃。（七十四）

李彣曰（《金匱要略廣注》）：黃者，濕熱交蒸所致，飲酒食肉，則濕熱聚於中，臥秫稻穰中，則濕熱困於外，故發黃。（卷下）

丹波元簡曰（《金匱玉函要略輯義》）：〔程〕飲酒而食肉，則腠理開，臥稻穰中，則濕熱入，是以發黃也。（卷六）

高學山曰（《高注金匱要略》）：黃爲濕熱之候，飲酒食肉，則濕熱中滿，臥秫稻穰，則濕熱外攘，其發黃宜矣。

陸淵雷曰（《金匱要略今釋》）：《醫心方》引《養生要集》云：頻川韓元長曰："食豬肉飲酒，臥秫稻穰中，見星者，使人發黃。"（卷八）

原文 食飴，多飲酒，大忌。（七十五）

李彣曰（《金匱要略廣注》）：劉熙曰：糖之稠者曰餳，強硬如錫也；清者曰飴，形怡怡然也。飴味甘，經云酒客不喜甘故也。故酒與飴相忌。（卷下）

吳謙曰（《醫宗金鑒》）：諺云：酒家忌甘，此義未詳。（卷二十四）

高學山曰（《高注金匱要略》）：飴味甘而性浮，食後又飲濕熱之酒以乘之，是使濕熱在上，而浮以托浮也，則嘔悶滿冒，可勝言哉，故戒。

陸淵雷曰（《金匱要略今釋》）：《醫心方》引《養生要集》云：頻川韓元長曰："餳（原本誤"錫"）薑多食，飲酒醉，煞人。"（卷八）

原文 凡水及酒，照見人影動者，不可飲之。（七十六）

李彣曰（《金匱要略廣注》）：此災異也，故戒勿飲。（卷下）

吳謙曰（《醫宗金鑒》）：見此影動者，乃怪異也，切不可飲之。（卷二十四）

丹波元簡曰（《金匱玉函要略輯義》）：〔程〕此涉怪異，宜不可飲。（卷六）

高學山曰（《高注金匱要略》）：酒及水，照影而動，是其中毒氣流溢之象，故戒飲之。

陸淵雷曰（《金匱要略今釋》）：《千金方》云："濕食及酒漿，臨上看之，不見人物影者，勿食之，成卒注，若已食腹脹者，急以藥下之。"（出二十七卷道林養性門）。《醫心方》引《養生要集》云："酒水漿不見影者，不可飲，飲之煞人。"皆與本條義少異。（卷八）

原文 醋合酪食之，令人血瘕。（七十七）

李彣曰（《金匱要略廣注》）：酪多濕熱，醋復酸斂，故血積成瘕。（卷下）

丹波元簡曰（《金匱玉函要略輯義》）：〔程〕醋酸斂，而酪粘滯，令作血瘕。（卷六）

高學山曰（《高注金匱要略》）：醋味酸斂，而酪性寒涼，合食則胃腸窘伏而血泣不流，故成血瘕。或早酪者血液也，合醋食而成瘕，醋點乳汁，便成乳餅之道，亦通。

陸淵雷曰（《金匱要略今釋》）：《千金》引《黃帝》云：食甜酪竟，即食大酢者，變作血瘕，及尿血。《醫心方》引《養生要集》云：高平王熙叔和曰："食甜酪，勿食大酢，變爲血尿。"案醋是"酬醋"本字，酢是"酒酢"本字，今人醋酢互易，《千金》《醫心》並用古字，《金匱》用今字也。（卷八）

原文 食白米粥，勿食生蒼耳，成走疰。（七十八）

李彣曰（《金匱要略廣注》）：蒼耳能搜風逐濕，而其味苦，若生食之，則苦味走骨，風燥血枯，反致筋骨掣痛而成走注，以白米粥味甘，甘與苦性相反也。（卷下）

吳謙曰（《醫宗金鑒》）：白米粥、蒼耳子同食，成走注病，然必性味不合也。（卷二十四）

丹波元簡曰（《金匱玉函要略輯義》）：〔程〕白米粥，能利小便；蒼耳子，能搜風，小便利，而食搜風之物，虛其經絡，反致走注疼痛。

《巢源·走注候》云：注者，住也，言其病連滯停住，死又注易傍人也。人體虛，受邪氣，邪氣隨血而行，或淫弈皮膚，去來擊痛，游走無有常所，故名爲走注。《千金》《黃帝》云：食甜粥，復以蒼耳甲下之，成走注。（卷六）

高學山曰（《高注金匱要略》）：食甘溫之白米粥，能使胃中精悍頓起，食苦寒之生蒼耳，則苦以堅浮，寒以約熱，令精悍之氣欲行不行，不行故擊痛，欲行故其掣痛嘗走注而不守也。

陸淵雷曰（《金匱要略今釋》）：蒼耳，今人不用作日食品，而本經兩見合食之禁，《千金》食治，亦專列一品，則知古人多食之，此古今風氣之異也。（卷八）

原文 食甜粥已，食鹽即吐。（七十九）

李彣曰（《金匱要略廣注》）：甘味滿於中，鹹味湧於上，自應即吐。（卷下）

吳謙曰（《醫宗金鑒》）：粥甘鹽鹹，先食甜已，復過食鹽即吐，理必然也。（卷二十四）

高學山曰（《高注金匱要略》）：食鹽非指鹹豉鹹菜，蓋謂整塊食鹽及鹽湯也。甜粥戀守中宮，而令注潤下之鹽性，不能下注，而且爲甜粥上浮之所激，故即吐。

陸淵雷曰（《金匱要略今釋》）：《醫心方》引《養生要集》，云：高平王熙叔和曰："食甜粥訖，勿食薑，食少許即卒吐，或爲霍亂。"注云："一云勿食鹽。"程氏云：甘者令人中滿，食甜物必泥於膈上，隨食以鹽，得鹹則湧泄也。（卷八）

原文 犀角筯攪飲食，沫出，及澆地墳起者，食之殺人。（八十）

李彣曰（《金匱要略廣注》）：《抱樸子》云：犀食百草之毒及眾木之棘，故知飲食之毒，其角解毒，以之爲箸，攪飲食，沫出，及以飲食澆地墳起者，皆有毒也。墳起，高起也。（卷下）

丹波元簡曰（《金匱玉函要略輯義》）：《抱樸子》云：蠱之鄉有飲食，以此角攪之，有毒則生白沫，無毒則否。《國語》云，置鴆於酒，置堇於肉，公祭之地，地墳，與犬犬斃。韋昭注：墳，起也。又范寧注《谷梁》云：地賁，賁，沸起也。（卷六）

高學山曰（《高注金匱要略》）：犀角有分水辟塵，駭雞驚狐等神異，而性涼解毒，以之爲箸，攪飲食而其中沫出者，是箸欲化毒，毒盛而不受化，故邪正相激而沫出也。厚土無所不容，澆地墳起，是毒氣有以發之也，食之必液枯脹滿而殺人。

原文 飲食中毒，煩滿，治之方（八十一）
苦參三兩　苦酒一升半
上二味，煮三沸，三上三下，服之，吐食出即差。或以水煮亦得。

李彣曰（《金匱要略廣注》）：苦參味苦，苦酒味酸。《內經》云：酸苦湧泄爲陰。湧，吐也，吐去其毒，煩滿自消矣。（卷下）

丹波元簡曰（《金匱玉函要略輯義》）：〔程〕酸苦湧泄爲陰，苦參之苦，苦酒之酸，所以湧泄煩滿，而除食毒。（卷六）

陸淵雷曰（《金匱要略今釋》）：《千金方》云：治飲食中毒煩懣方，苦參三兩，咬咀，以酒二升半，煮取一升，頓服之，取吐愈。《外臺》及《醫心方》引並同。（卷八）

原文 又方
犀角湯亦佳。

李彣曰（《金匱要略廣注》）：李時珍曰：犀角入胃經。胃爲水穀之海，飲食藥物，胃先受之，故解一切諸毒。（卷下）

高學山曰（《高注金匱要略》）：犀角解熱解毒，故亦可作湯以解飲食毒。

陸淵雷曰（《金匱要略今釋》）：《千金方》云：治諸食中毒方，飲黃龍湯（案即小柴胡湯）及犀角汁，無不治也，飲馬尿亦良。《外臺》引《千金》同。《醫心方》云："《集驗方》，食諸梨麥面臛百味，毒若急者方，單飲土漿。又方，單服犀角末方寸匕。"《肘後附方》《梅師方》："治飲食中毒，魚肉菜等，苦參三兩，以苦酒一升，煎三五沸，去滓服之，吐出即愈，或取煮犀角汁一升，亦佳。"

淵雷案：滿，當讀爲"懣"，音義同"悶"字。（卷八）

原文 貪食，食多不消，心腹堅滿痛，治之方（八十二）
鹽一升　水三升
上二味，煮令鹽消，分三服，當吐出食，便差。

李彣曰（《金匱要略廣注》）：鹹味軟堅，又能湧泄，今人常用鹽湯探吐，即祖此法。（卷下）

丹波元簡曰（《金匱玉函要略輯義》）：〔程〕鹹味湧泄，鹽水以越心腹堅滿。

《千金》治霍亂蠱毒，宿食不消，積冷，心腹煩滿，鬼氣方。用極鹹鹽湯三升，熱飲一升，以指刺口，令吐宿食使盡，不吐，更服訖。復飲，三吐乃住。此法大勝諸治，俗人以爲田舍淺近法，鄙而不用，守死而已，凡有此病，即須先用之。（卷六）

高學山曰（《高注金匱要略》）：貪食則不自節，故食多，食多則胃氣受窘，故不消。然亦有食多而自消者，惟外證見心腹堅硬，內證見滿而且痛，則其爲食多不消者，有確據矣。鹽本下行，煮消分服而上湧者，以鹽性得熱則上越，胃陽與停食相搏，遂生鬱熱，且多服鹽水，則下行不及，反激其怒而爲上湧，故並出其食而差也。

陸淵雷曰（《金匱要略今釋》）：此但取其湧吐，別無他意。（卷八）

原文 礬石，生入腹，破人心肝。亦禁水。（八十三）

李彣曰（《金匱要略廣注》）：生礬酸濇不堪，故破人心肝，然礬得水則化，物性相畏，故亦禁水。（卷下）

丹波元簡曰（《金匱玉函要略輯義》）：〔程〕礬石，傷骨蝕肉，內用必傷心肝也，礬石得水則化，故亦禁水。

本草吳普云：礬石，久服傷人骨。宗奭云：礬石不可多服，損心肺，卻水故也，水化書紙上，乾則水不能濡，故知其性卻水也。（卷六）

高學山曰（《高注金匱要略》）：生入腹，謂乾吞生礬入腹。禁水言亦且禁服礬水也。礬石酸濇，能收煞形藏，而藏中之氣，一時鼓而未服，故勒之使破。但曰破心肝者，酸濇入肝，而肝木又直傳心火故也。然不特生入腹者，其害如彼，即化礬入水，如俗稱解毒探吐之類，亦在所禁，蓋較之生礬性味雖覺稍淡，而其縮腸胃膀胱則一也。

陸淵雷曰（《金匱要略今釋》）：礬石亦可內服少量，破人心肝之說，殆過甚之詞。（卷八）

原文 商陸，以水服，殺人。（八十四）

吳謙曰（《醫宗金鑒》）：商陸大毒，能行水而忌水服，物性相惡而然。（卷二十四）

高學山曰（《高注金匱要略》）：商陸辛甘苦寒，沉降有大毒，而性善逐水，凡受制之物，一時勢盛，則報復之情反倍。商陸逐水，而以水服，則水勢盛而反勝之，於是水浮其毒，而沉降之性，不得已而變爲旁鼓橫逆之敗，將真氣閉絶而殺人。

原文 葶藶子傅頭瘡，藥成入腦，殺人。（八十五）

李彣曰（《金匱要略廣注》）：頭爲諸陽之會，腦爲髓海，先天性命根也。葶藶子味

苦大寒，雖能敷瘡殺蟲，然藥氣入腦則瘡毒亦內攻入腦矣，故殺人。（卷下）

吳謙曰（《醫宗金鑑》）：葶藶大寒，雖能傅瘡殺蟲，然藥氣善能下行，則瘡毒亦內攻入腦矣，故殺人。（卷二十四）

高學山曰（《高注金匱要略》）：葶藶苦而大寒，性能堅浮束氣，故以之傅瘡，善於殺蟲消腫者此也。但頭上骨空穴，通於髓海。若傅頭瘡，則苦寒之氣，因其堅束之性，由骨空而入腦，將髓海日削，故殺人。

陸淵雷曰（《金匱要略今釋》）：葶藶宜無入腦殺人之理。（卷八）

原文 水銀入人耳，及六畜等，皆死。以金銀著耳邊，水銀則吐。（八十六）

李彣曰（《金匱要略廣注》）：《唐本》注云：水銀入肉，使百脈攣縮，入耳，能令食腦至盡，故死人。然其爲物，自是金銀之類，金銀著耳邊則吐者，此物性感召之理，猶磁石之引針也。（卷下）

吳謙曰（《醫宗金鑑》）：水銀大毒，入耳則沉經墜絡，皆能死人。以金銀著耳門，引之則吐出，此物性感召之理，猶磁石之引針也。（卷二十四）

高學山曰（《高注金匱要略》）：水銀陰寒沉墜，入人耳及六畜諸竅，則陰寒阻氣道，沉墜穴肉理，故久能令人畜皆死。然性嗜金銀而喜蝕之，故鍍金及燒鼎銀家，以金銀著水銀，則濕化如爛泥，著耳邊者，投其所喜而引之外就也。

陸淵雷曰（《金匱要略今釋》）：本草陳藏器云：水銀入耳，能食人腦至盡。案：水銀與金銀相遇，極易成合金，故方書多以水銀解金銀毒，正與《金匱》本條互發。（卷八）

原文 苦棟無子者，殺人。（八十七）

吳謙曰（《醫宗金鑑》）：苦棟有雌雄兩種。雄者無子，根赤有毒，服之使人吐不能止，有至死者。雌者有子，根白有微毒，可入藥用。（卷二十四）

高學山曰（《高注金匱要略》）：舊注引本草，棟有兩種。雌者根白有子，可服；雄者根赤無子，有毒，不可服。是就根皮而言之也。愚謂無子，並但有實而無核者，亦在其中。蓋棟味苦而其性結縮，子及根皮，俱能使諸蟲蜷縮而結死，故可殺蟲，又其味極苦，嘗令胃系上急而致吐，與瓜蒂同性。有核，則性味分傅于核而薄減。無子，則其氣自完而加倍，能令人吐不止而胃氣自絕，故殺人。況雄者之總無花實以泄其氣者乎。

陸淵雷曰（《金匱要略今釋》）：即苦棟也，其子名金鈴子。程注本于蘇恭。又《大明》云：“雄者根赤有毒，吐瀉殺人，不可誤服，雌者入服食，每一兩可入糯米五十粒同煎殺毒。若瀉者，以冷粥止之；不瀉者，以熱葱粥發之。”

以上五條，雜以礦物，與篇名不應，若論諸藥有毒，則挂一漏萬，不知編次者何所取舍也。（卷八）

原文 凡諸毒，多是假毒以投，不知時，宜煮甘草薺苨汁飲之，通除諸毒藥。（八十八）

徐彬曰（《金匱要略論注》）：此總結前諸毒之傷人，謂一線之毒何能傷人？乃假些微毒氣滲入元氣，元氣反爲毒氣作使，至不可療，所謂星星之火，勢極燎原。亦惟以甘寒如甘草、薺苨，培其本氣爲主，而兼與消解毒氣，自無不愈，故爲通治諸毒之藥。見諸解毒藥，不若此二味之精當。然亦可悟解毒之藥，概取甘涼矣。（卷二十四）

李彣曰（《金匱要略廣注》）：無知，謂不知其毒而誤食之也。假，借也。薺苨、甘草除毒，解見前。（卷下）

吳謙曰（《醫宗金鑒》）：凡諸毒多借飲食以投毒，而服毒之人，原自不知，若覺之，則時時煮甘草、薺苨湯飲之，以二物能解草石百毒也。（卷二十四）

高學山曰（《高注金匱要略》）：假毒投無知，言被人所毒，及不知而誤食中毒者皆是，若待毒發自知，則垂救恐晚，故宜時煮解毒之藥汁以飲之，而防其未然也。

陸淵雷曰（《金匱要略今釋》）：《外臺》引《肘後》云：諸饌食，直爾何容有毒，皆是以毒投之耳，既不知是何處毒，便應煎甘草薺苨湯療之。漢質帝食餅，魏任城王噉棗，皆致死，即其事也。

《證類本草》云：《金匱玉函》治誤飲饌中毒者，未審中何毒，卒急無藥可解，只煎甘草薺苨湯服之，入口便活（與本經文頗異，故錄備考）。

淵雷案：《金匱》原文，義不了，今以《肘後》及《證類》所引考之，此條乃通治飲食中毒，以總結兩篇食治也。其意若曰：尋常飲食，無由中毒，其中毒者，皆是怨家乘食者不知，投毒於食物中耳，無即"無"字，多見於道書，食者才覺受毒，又不知所受何毒，即宜服甘草薺苨湯解之，以二物皆能解百藥毒也。

《巢源·諸飲食中毒候》云：凡人往往因飲食，忽然困悶，少時致甚，乃至死者，名爲飲食中毒，言人假以毒物投食裏而殺人，但其病，頰內或懸雍內，初如酸棗大，漸漸長大，是中毒也。急治則差，久不治，毒入腹則死，但診其脉，浮之無陽，微細而不可知者，中毒也。（卷八）

附：
主要注家及書目

序號	注家	書名	著書年代	版本
1	趙以德	金匱方論衍義	1368	中國中醫藥出版社，1993年，中國中醫研究院影印，以中國科學院圖書館藏《金匱方論衍義》三卷（舊抄本）爲底本
2	喻昌	醫門法律	1658	中國中醫藥出版社，2002年，以清乾隆三十年（1765）集思堂藏板《醫門法律全集》爲底本
3	徐彬	金匱要略論注	1671	人民衛生出版社，1993年，以清康熙十年（1671）的刊刻本爲底本，以清光緒五年（1879）掃葉山房藏版爲主校本
4	程林	金匱要略直解	1673	上海衛生出版社
5	李彣	金匱要略廣注	1682	北京科學技術出版社，康熙二十一年（1682）複印本
6	周揚俊	金匱玉函經二注	1687	上海衛生出版社，以道光十二年（1832）養恬齋刊本爲底本
7	沈明宗	沈注金匱要略	1692	人民衛生出版社
8	張璐	張氏醫通	1695	1955年上海錦章書局石印本
9	魏荔彤	金匱要略方論本義	1720	人民衛生出版社，以康熙五十九年（1720）初刻本爲底本
10	尤怡	金匱要略心典	1729	人民衛生出版社
11	吳謙	醫宗金鑒	1742	人民衛生出版社1973年
12	黃元御	金匱懸解	1756	人民衛生出版社
13	陳念祖	金匱要略淺注	1803	福建科學技術出版社1988年，以清嘉慶本衙板爲藍本
14	朱光被	金匱要略正義	1805	以日抄本爲底本
15	丹波元簡	金匱玉函要略輯義	1807	人民衛生出版社1956年
16	陳元犀	金匱方歌括	1830	上海科學技術出版社鉛印本1984年
17	丹波元堅	金匱玉函要略述義	1842	人民衛生出版社1957年

序號	注家	書名	著書年代	版本
18	周孝垓	金匱要略集解	1850	清道光刻本
19	高學山	高注金匱要略	1872	人民衛生出版社 1956 年
20	唐宗海	金匱要略淺注補正	1890	1936 年上海千頃堂書局鉛印本
21	葉 霖	金匱要略闕疑	1895	以抄本爲底本
22	嚴鴻志	金匱廣義	1924	以 1924 年寧波鈞和印刷公司本爲底本
23	曹穎甫	金匱發微	1931	上海衛生出版社 1956 年，以 1931 年初刻本爲底本
24	陸淵雷	金匱要略今釋	1934	人民衛生出版社 1955 年
25	何 任	金匱要略校注	1990	人民衛生出版社 1990 年，以 1340 年元代仿宋刻本《新編金匱要略方論》（鄧珍本）爲底本